中华医学百科全书

临床医学

口腔医学（四）

国家出版基金项目
NATIONAL PUBLICATION FOUNDATION

中国协和医科大学出版社

图书在版编目（CIP）数据

中华医学百科全书·口腔医学 . 四 / 张志愿主编 . —北京：中国协和医科大学出版社，
2020.1

ISBN 978-7-5679-1392-9

Ⅰ.①口…　Ⅱ.①张…　Ⅲ.①口腔科学　Ⅳ.①R78

中国版本图书馆 CIP 数据核字（2019）第 246900 号

中华医学百科全书·口腔医学（四）

主　　编：张志愿

编　　审：谢　阳

责任编辑：吴翠姣

出版发行：中国协和医科大学出版社
　　　　　（北京东单三条九号　邮编 100730　电话 010-6526 0431）

网　　址：www.pumcp.com

经　　销：新华书店总店北京发行所

印　　刷：北京雅昌艺术印刷有限公司

开　　本：889×1230　1/16

印　　张：38.5

字　　数：1130 千字

版　　次：2020 年 1 月第 1 版

印　　次：2020 年 1 月第 1 次印刷

定　　价：425.00 元

ISBN 978-7-5679-1392-9

《中华医学百科全书》编纂委员会

总顾问　吴阶平　韩启德　桑国卫

总指导　陈　竺

总主编　刘德培

副总主编　曹雪涛　李立明　曾益新

编纂委员（以姓氏笔画为序）

B·吉格木德		丁　洁	丁　樱	丁安伟	于中麟	于布为
于学忠	万经海	马　军	马　骁	马　静	马　融	马中立
马安宁	马建辉	马烈光	马绪臣	王　伟	王　辰	王　政
王　恒	王　硕	王　舒	王　键	王一飞	王一镗	王士贞
王卫平	王长振	王文全	王心如	王生田	王立祥	王兰兰
王汉明	王永安	王永炎	王华兰	王成锋	王延光	王旭东
王军志	王声湧	王坚成	王良录	王拥军	王茂斌	王松灵
王明荣	王明贵	王宝玺	王诗忠	王建中	王建业	王建军
王建祥	王临虹	王贵强	王美青	王晓民	王晓良	王鸿利
王维林	王琳芳	王喜军	王晴宇	王道全	王德文	王德群
木塔力甫·艾力阿吉		尤启冬	戈　烽	牛　侨	毛秉智	毛常学
乌　兰	文卫平	文历阳	文爱东	方以群	尹　佳	孔北华
孔令义	孔维佳	邓文龙	邓家刚	书　亭	毋福海	艾措千
艾儒棣	石　岩	石远凯	石学敏	石建功	布仁达来	占　堆
卢志平	卢祖洵	叶　桦	叶冬青	叶常青	叶章群	申昆玲
申春悌	田景振	田嘉禾	史录文	代　涛	代华平	白春学
白慧良	丛　斌	丛亚丽	包怀恩	包金山	冯卫生	冯学山
冯希平	边旭明	边振甲	匡海学	邢小平	达万明	达庆东
成　军	成翼娟	师英强	吐尔洪·艾买尔		吕时铭	吕爱平
朱　珠	朱万孚	朱立国	朱华栋	朱宗涵	朱建平	朱晓东
朱祥成	乔延江	伍瑞昌	任　华	任钧国	华　伟	
伊河山·伊明		向　阳	多　杰	邬堂春	庄　辉	庄志雄
刘　平	刘　进	刘　玮	刘　蓬	刘大为	刘小林	刘中民
刘玉清	刘尔翔	刘训红	刘永锋	刘吉开	刘伏友	刘芝华
刘华平	刘华生	刘志刚	刘克良	刘更生	刘迎龙	刘建勋
刘胡波	刘树民	刘昭纯	刘俊涛	刘洪涛	刘献祥	刘嘉瀛

刘德培	闫永平	米 玛	米光明	许 媛	许腊英	那彦群
阮长耿	阮时宝	孙 宁	孙 光	孙 皎	孙 锟	孙长颢
孙少宣	孙立忠	孙则禹	孙秀梅	孙建中	孙建方	孙建宁
孙贵范	孙晓波	孙海晨	孙景工	孙颖浩	孙慕义	严世芸
苏 川	苏 旭	苏荣扎布	杜元灏	杜文东	杜治政	杜惠兰
李 龙	李 飞	李 东	李 宁	李 刚	李 丽	李 波
李 勇	李 桦	李 鲁	李 磊	李 燕	李 冀	李大魁
李云庆	李太生	李日庆	李玉珍	李世荣	李立明	李永哲
李志平	李连达	李灿东	李君文	李劲松	李其忠	李若瑜
李松林	李泽坚	李宝馨	李建勇	李映兰	李莹辉	李晓明
李继承	李森恺	李曙光	杨 凯	杨 恬	杨 健	杨 硕
杨化新	杨文英	杨世民	杨世林	杨伟文	杨克敌	杨国山
杨宝峰	杨炳友	杨晓明	杨跃进	杨腊虎	杨瑞馥	杨慧霞
励建安	连建伟	肖 波	肖 南	肖永庆	肖海峰	肖培根
肖鲁伟	吴 东	吴 江	吴 明	吴 信	吴令英	吴立玲
吴欣娟	吴勉华	吴爱勤	吴群红	吴德沛	邱建华	邱贵兴
邱海波	邱蔚六	何 维	何 勤	何方方	何绍衡	何春涤
何裕民	余争平	余新忠	狄 文	冷希圣	汪 海	汪受传
沈 岩	沈 岳	沈 敏	沈 铿	沈卫峰	沈心亮	沈华浩
沈俊良	宋国维	张 泓	张 学	张 亮	张 强	张 霆
张 澍	张大庆	张为远	张世民	张华敏	张志愿	张丽霞
张伯礼	张宏誉	张劲松	张奉春	张宝仁	张宇鹏	张建中
张建宁	张承芬	张琴明	张富强	张新庆	张潍平	张德芹
张燕生	陆 华	陆 林	陆小左	陆付耳	陆伟跃	陆静波
阿不都热依木·卡地尔	陈 文	陈 杰	陈 实	陈 洪	陈 琪
陈 楠	陈 薇	陈士林	陈大为	陈文祥	陈代杰	陈红风
陈尧忠	陈志南	陈志强	陈规化	陈国良	陈佩仪	陈家旭
陈智轩	陈锦秀	陈誉华	邵 蓉	邵荣光	武志昂	
其仁旺其格	范 明	范炳华	林三仁	林久祥	林子强	林江涛
林曙光	杭太俊	欧阳靖宇	尚 红	果德安	明根巴雅尔	易定华
易著文	罗 力	罗 毅	罗小平	罗长坤	罗永昌	罗颂平
帕尔哈提·克力木		帕塔尔·买合木提·吐尔根		图门巴雅尔	岳建民
金 玉	金 奇	金少鸿	金伯泉	金季玲	金征宇	金银龙
金惠铭	郁 琦	周 兵	周 林	周永学	周光炎	周灿全
周良辅	周纯武	周学东	周宗灿	周定标	周宜开	周建平
周建新	周荣斌	周福成	郑一宁	郑家伟	郑志忠	郑金福

郑法雷	郑建全	郑洪新	郎景和	房 敏	孟 群	孟庆跃
孟静岩	赵 平	赵 群	赵子琴	赵中振	赵文海	赵玉沛
赵正言	赵永强	赵志河	赵彤言	赵明杰	赵明辉	赵耐青
赵继宗	赵铱民	郝 模	郝小江	郝传明	郝晓柯	胡 志
胡大一	胡文东	胡向军	胡国华	胡昌勤	胡晓峰	胡盛寿
胡德瑜	柯 杨	查 干	柏树令	柳长华	钟翠平	钟赣生
香多·李先加		段 涛	段金廒	段俊国	侯一平	侯金林
侯春林	俞光岩	俞梦孙	俞景茂	饶克勤	姜小鹰	姜玉新
姜廷良	姜国华	姜柏生	姜德友	洪 两	洪 震	洪秀华
洪建国	祝庆余	祝蘡晨	姚永杰	姚祝军	秦 川	袁文俊
袁永贵	都晓伟	晋红中	柴家科	钱传云	钱忠直	钱家鸣
夏照帆	夏慧敏	柴光军	柴家科	钱传云	钱忠直	钱家鸣
钱焕文	倪 鑫	倪 健	徐 军	徐 晨	徐永健	徐志云
徐志凯	徐克前	徐金华	徐建国	徐勇勇	徐桂华	凌文华
高 妍	高 晞	高志贤	高志强	高学敏	高金明	高健生
高树中	高思华	高润霖	郭 岩	郭小朝	郭长江	郭巧生
郭宝林	郭海英	唐 强	唐朝枢	唐德才	诸欣平	谈 勇
谈献和	陶·苏和	陶广正	陶永华	陶芳标	陶建生	黄 峻
黄 烽	黄人健	黄叶莉	黄宇光	黄国宁	黄国英	黄跃生
黄璐琦	萧树东	梅长林	曹 佳	曹广文	曹务春	曹建平
曹洪欣	曹济民	曹雪涛	曹德英	龚千锋	龚守良	龚非力
袭著革	常耀明	崔 蒙	崔丽英	庾石山	康 健	康廷国
康宏向	章友康	章锦才	章静波	梁显泉	梁铭会	梁繁荣
谌贻璞	屠鹏飞	隆 云	绳 宇	巢永烈	彭 成	彭 勇
彭明婷	彭晓忠	彭瑞云	彭毅志	斯拉甫·艾白		葛 坚
葛立宏	董方田	蒋力生	蒋建东	蒋建利	蒋澄宇	韩晶岩
韩德民	惠延年	粟晓黎	程 伟	程天民	程训佳	童培建
曾 苏	曾小峰	曾正陪	曾学思	曾益新	谢 宁	谢立信
蒲传强	赖西南	赖新生	詹启敏	詹思延	鲍春德	窦科峰
窦德强	赫 捷	蔡 威	裴国献	裴晓方	裴晓华	管柏林
廖品正	谭仁祥	谭先杰	翟所迪	熊大经	熊鸿燕	樊飞跃
樊巧玲	樊代明	樊立华	樊明文	樊瑜波	黎源倩	颜 虹
潘国宗	潘柏申	潘桂娟	薛社普	薛博瑜	魏光辉	魏丽惠
藤光生						

《中华医学百科全书》学术委员会

主任委员　巴德年

副主任委员（以姓氏笔画为序）

汤钊猷　　吴孟超　　陈可冀　　贺福初

学术委员（以姓氏笔画为序）

丁鸿才	于是凤	于润江	于德泉	马遂	王宪	王大章
王文吉	王之虹	王正敏	王声湧	王近中	王邦康	王晓仪
王政国	王海燕	王鸿利	王琳芳	王锋鹏	王满恩	王模堂
王澍寰	王德文	王翰章	乌正赉	毛秉智	尹昭云	巴德年
邓伟吾	石一复	石中瑗	石四箴	石学敏	平其能	卢世璧
卢光琇	史俊南	皮昕	吕军	吕传真	朱预	朱大年
朱元珏	朱家恺	朱晓东	仲剑平	刘正	刘耀	刘又宁
刘宝林（口腔）		刘宝林（公共卫生）		刘桂昌	刘敏如	刘景昌
刘新光	刘嘉瀛	刘镇宇	刘德培	江世忠	闫剑群	汤光
汤钊猷	阮金秀	孙燕	孙汉董	孙曼霁	纪宝华	严隽陶
苏志	苏荣扎布	杜乐勋	李亚洁	李传胪	李仲智	李连达
李若新	李济仁	李钟铎	李舜伟	李巍然	杨莘	杨圣辉
杨宠莹	杨瑞馥	肖文彬	肖承悰	肖培根	吴坤	吴蓬
吴乐山	吴永佩	吴在德	吴军正	吴观陵	吴希如	吴孟超
吴咸中	邱蔚六	何大澄	余森海	谷华运	邹学贤	汪华
汪仕良	张乃峥	张习坦	张月琴	张世臣	张丽霞	张伯礼
张金哲	张学文	张学军	张承绪	张洪君	张致平	张博学
张朝武	张蕴惠	陆士新	陆道培	陈子江	陈文亮	陈世谦
陈可冀	陈立典	陈宁庆	陈尧忠	陈在嘉	陈君石	陈育德
陈治清	陈洪铎	陈家伟	陈家伦	陈寅卿	邵铭熙	范乐明
范茂槐	欧阳惠卿	罗才贵	罗成基	罗启芳	罗爱伦	罗慰慈
季成叶	金义成	金水高	金惠铭	周俊	周仲瑛	周荣汉
赵云凤	胡永华	钟世镇	钟南山	段富津	侯云德	侯惠民
俞永新	俞梦孙	施侣元	姜世忠	姜庆五	恽榴红	姚天爵
姚新生	贺福初	秦伯益	贾继东	贾福星	顾美仪	顾觉奋
顾景范	夏惠明	徐文严	翁心植	栾文明	郭定	郭子光
郭天文	唐由之	唐福林	涂永强	黄洁夫	黄璐琦	曹仁发
曹采方	曹谊林	龚幼龙	龚锦涵	盛志勇	康广盛	章魁华

梁文权	梁德荣	彭名炜	董 怡	温 海	程元荣	程书钧
程伯基	傅民魁	曾长青	曾宪英	裘雪友	甄永苏	褚新奇
蔡年生	廖万清	樊明文	黎介寿	薛 淼	戴行锷	戴宝珍
戴尅戎						

《中华医学百科全书》工作委员会

口腔医学类

总主编

邱蔚六　　上海交通大学口腔医学院

学术委员（以姓氏笔画为序）

王邦康　　首都医科大学口腔医学院

刘宝林　　空军军医大学口腔医学院

李巍然　　北京大学口腔医学院

杨圣辉　　首都医科大学口腔医学院

邱蔚六　　上海交通大学口腔医学院

张博学　　北京大学口腔医学院

张蕴惠　　四川大学华西口腔医学院

张震康　　北京大学口腔医学院

栾文明　　北京医院

郭天文　　空军军医大学口腔医学院

曹采方　　北京大学口腔医学院

樊明文　　武汉大学口腔医学院

常务副主编

郑家伟　　上海交通大学口腔医学院

学术秘书

王琪赟　　上海交通大学口腔医学院

叶　晨　　上海交通大学口腔医学院

徐　菱　　上海交通大学口腔医学院

本卷编委会

主　编

张志愿　　上海交通大学口腔医学院

副主编（以姓氏笔画为序）

马绪臣　　北京大学口腔医学院

俞光岩　　北京大学口腔医学院

学术委员

邱蔚六　　上海交通大学口腔医学院

编　委（以姓氏笔画为序）

马玉波　　上海交通大学口腔医学院

马绪臣　　北京大学口腔医学院

王　兴　　北京大学口腔医学院

王国民　　上海交通大学口腔医学院

王慧明　　浙江大学医学院附属口腔医院

石　冰　　四川大学华西口腔医学院

卢晓峰　　上海交通大学口腔医学院

田卫东　　四川大学华西口腔医学院

朱也森　　上海交通大学口腔医学院

朱亚琴　　上海交通大学口腔医学院

刘月华　　上海市口腔病防治院

刘彦普　　空军军医大学口腔医学院

孙　坚　　上海交通大学口腔医学院

孙志鹏　　北京大学口腔医学院

李龙江　　四川大学华西口腔医学院

李祖兵　　武汉大学口腔医学院

杨　驰　　上海交通大学口腔医学院

余　强　　上海交通大学口腔医学院

沈国芳　　上海交通大学口腔医学院

张　益　　北京大学口腔医学院

张伟杰　　上海交通大学口腔医学院

张志愿	上海交通大学口腔医学院
张陈平	上海交通大学口腔医学院
张祖燕	北京大学口腔医学院
张善勇	上海交通大学口腔医学院
范新东	上海交通大学口腔医学院
周国瑜	上海交通大学口腔医学院
郑家伟	上海交通大学口腔医学院
封兴华	空军军医大学口腔医学院
赵怡芳	武汉大学口腔医学院
胡　静	四川大学华西口腔医学院
胡开进	空军军医大学口腔医学院
俞光岩	北京大学口腔医学院
俞创奇	上海交通大学口腔医学院
祝颂松	四川大学华西口腔医学院
郭　伟	上海交通大学口腔医学院
郭传瑸	北京大学口腔医学院
涂文勇	上海交通大学口腔医学院
黄洪章	中山大学光华口腔医学院
宿玉成	中国医学科学院北京协和医院
翦新春	中南大学湘雅医院

前　言

《中华医学百科全书》终于和读者朋友们见面了！

古往今来，凡政通人和、国泰民安之时代，国之重器皆为科技、文化领域的鸿篇巨制。唐代《艺文类聚》、宋代《太平御览》、明代《永乐大典》、清代《古今图书集成》等，无不彰显盛世之辉煌。新中国成立后，国家先后组织编纂了《中国大百科全书》第一版、第二版，成为我国科学文化事业繁荣发达的重要标志。医学的发展，从大医学、大卫生、大健康角度，集自然科学、人文社会科学和艺术之大成，是人类社会文明与进步的集中体现。随着经济社会快速发展，医药卫生领域科技日新月异，知识大幅更新。广大读者对医药卫生领域的知识文化需求日益增长，因此，编纂一部医药卫生领域的专业性百科全书，进一步规范医学基本概念，整理医学核心体系，传播精准医学知识，促进医学发展和人类健康的任务迫在眉睫。在党中央、国务院的亲切关怀以及国家各有关部门的大力支持下，《中华医学百科全书》应运而生。

作为当代中华民族"盛世修典"的重要工程之一，《中华医学百科全书》肩负着全面总结国内外医药卫生领域经典理论、先进知识，回顾展现我国卫生事业取得的辉煌成就，弘扬中华文明传统医药璀璨历史文化的使命。《中华医学百科全书》将成为我国科技文化发展水平的重要标志、医药卫生领域知识技术的最高"检阅"、服务千家万户的国家健康数据库和医药卫生各学科领域走向整合的平台。

肩此重任，《中华医学百科全书》的编纂力求做到两个符合。一是符合社会发展趋势：全面贯彻以人为本的科学发展观指导思想，通过普及医学知识，增强人民群众健康意识，提高人民群众健康水平，促进社会主义和谐社会构建。二是符合医学发展趋势：遵循先进的国际医学理念，以"战略前移、重心下移、模式转变、系统整合"的人口与健康科技发展战略为指导。同时，《中华医学百科全书》的编纂力求做到两个体现：一是体现科学思维模式的深刻变革，即学科交叉渗透/知识系统整合；二是体现继承发展与时俱进的精神，准确把握学科现有基础理论、基本知识、基本技能以及经典理论知识与科学思维精髓，深刻领悟学科当前面临的交叉渗透与整合转化，敏锐洞察学科未来的发展趋势与突破方向。

作为未来权威著作的"基准点"和"金标准"，《中华医学百科全书》编纂过程中、制定了严格的主编、编者遴选原则，聘请了一批在学界有相当威望、具有较高学术造诣和较强组织协调能力的专家教授（包括多位两院院士）担任大类主编和学科卷主编，确保全书的科学性与权威性。另外，还借鉴了已有百科全书的编写经验。鉴于《中华医学百科全书》的编纂过程本身带有科学研究性质，还聘请了若干科研院所的科研管理专家作为特约编审，站在科研管理的高度为全书的顺利编纂保驾护航。除了编者、编审队伍外，还制订了详尽的质量保证计划。编纂委员会和工作委员会秉持质量源于设计的理念，共同制订了一系列配套的质量控制规范性文件，建立了一套切实可行、行之有效、效率最优的编纂质量管理方案和各种情况下的处理原则及预案。

《中华医学百科全书》的编纂实行主编负责制，在统一思想下进行系统规划，保证良好的全程质量策划、质量控制、质量保证。在编写过程中，统筹协调学科内各编委、卷内条目以及学科间编委、卷间条目，努力做到科学布局、合理分工、层次分明、逻辑严谨、详略有方。在内容编排上，务求做到"全准精新"。形式"全"：学科"全"，册内条目"全"，全面展现学科面貌；内涵"全"：知识结构"全"，多方位进行条目阐释；联系整合"全"：多角度编制知识网。数据"准"：基于权威文献，引用准确数据，表述权威观点；把握"准"：审慎洞察知识内涵，准确把握取舍详略。内容"精"："一语天然万古新，豪华落尽见真淳。"内容丰富而精练，文字简洁而规范；逻辑"精"："片言可以明百意，坐驰可以役万里。"严密说理，科学分析。知识"新"：以最新的知识积累体现时代气息；见解"新"：体现出学术水平，具有科学性、启发性和先进性。

《中华医学百科全书》之"中华"二字，意在中华之文明、中华之血脉、中华之视角，而不仅限于中华之地域。在文明交织的国际化浪潮下，中华医学汲取人类文明成果，正不断开拓视野，敞开胸怀，海纳百川般融入，润物无声状拓展。《中华医学百科全书》秉承了这样的胸襟怀抱，广泛吸收国内外华裔专家加入，力求以中华文明为纽带，牵系起所有华人专家的力量，展现出现今时代下中华医学文明之全貌。《中华医学百科全书》作为由中国政府主导，参与编纂学者多、分卷学科设置全、未来受益人口广的国家重点出版工程，得到了联合国教科文等组织的高度关注，对于中华医学的全球共享和人类的健康保健，都具有深远意义。

《中华医学百科全书》分基础医学、临床医学、中医药学、公共卫生学、军事与特种医学和药学六大类，共计144卷。由中国医学科学院/北京协和医学院牵头，联合军事医学科学院、中国中医科学院和中国疾病预防控制中心，带动全国知名院校、科研单位和医院，有多位院士和海内外数千位优秀专家参加。国内知名的医学和百科编审汇集中国协和医科大学出版社，并培养了一批热爱百科事业的中青年编辑。

回览编纂历程，犹然历历在目。几年来，《中华医学百科全书》编纂团队呕心沥血，孜孜矻矻。组织协调坚定有力，条目撰写字斟句酌，学术审查一丝不苟，手书长卷撼人心魂……在此，谨向全国医学各学科、各领域、各部门的专家、学者的积极参与以及国家各有关部门、医药卫生领域相关单位的大力支持致以崇高的敬意和衷心的感谢！

《中华医学百科全书》的编纂是一项泽被后世的创举，其牵涉医学科学众多学科及学科间交叉，有着一定的复杂性；需要体现在当前医学整合转型的新形式，有着相当的创新性；作为一项国家出版工程，有着毋庸置疑的严肃性。《中华医学百科全书》开创性和挑战性都非常强。由于编纂工作浩繁，难免存在差错与疏漏，敬请广大读者给予批评指正，以便在今后的编纂工作中不断改进和完善。

刘德培

凡　例

一、《中华医学百科全书》（以下简称《全书》）按基础医学类、临床医学类、中医药学类、公共卫生类、军事与特种医学类、药学类的不同学科分卷出版。一学科辑成一卷或数卷。

二、《全书》基本结构单元为条目，主要供读者查检，亦可系统阅读。条目标题有些是一个词，例如"釉丛"；有些是词组，例如"上颌发育"。

三、由于学科内容有交叉，会在不同卷设有少量同名条目。例如《病理生理学》《心血管病学》都设有"高血压"条目。其释文会根据不同学科的视角不同各有侧重。

四、条目标题上方加注汉语拼音，条目标题后附相应的外文。例如：

tuòyèxiàn jíbìng
唾液腺疾病（salivary gland disease）

五、本卷条目按学科知识体系顺序排列。为便于读者了解学科概貌，卷首条目分类目录中条目标题按阶梯式排列，例如：

唾液腺疾病 ……………………………………………………………………

　唾液腺炎症 ……………………………………………………………………

　　急性化脓性腮腺炎 …………………………………………………………

六、各学科都有一篇介绍本学科的概观性条目，一般作为本学科卷的首条。介绍学科大类的概观性条目，列在本大类中基础性学科卷的学科概观性条目之前。

七、条目之中设立参见系统，体现相关条目内容的联系。一个条目的内容涉及其他条目，需要其他条目的释文作为补充的，设为"参见"。所参见的本卷条目的标题在本条目释文中出现的，用蓝色楷体字印刷；所参见的本卷条目的标题未在本条目释文中出现的，在括号内用蓝色楷体字印刷该标题，另加"见"字；参见其他卷条目的，注明参见条所属学科卷名，如"参见□□□卷"或"参见□□□卷□□□□"。

八、《全书》医学名词以全国科学技术名词审定委员会审定公布的为标准。同一概念或疾病在不同学科有不同命名的，以主科所定名词为准。字数较多，释文中拟用简称的名词，每个条目中第一次出现时使用全称，并括注简称，例如：甲型病毒性肝炎（简称甲肝）。个别众所周知的名词直接使用简称、缩写，例如：B超。药物名称参照《中华人民共和国药典》2015年版和《国家基本药物目录》2012年版。

九、《全书》量和单位的使用以国家标准 GB 3100～3102—1993《量和单位》为准。援引古籍或外文时维持原有单位不变。必要时括注与法定计量单位的换算。

十、《全书》数字用法以国家标准 GB/T 15835—2011《出版物上数字用法》为准。

十一、正文之后设有内容索引和条目标题索引。内容索引供读者按照汉语拼音字母顺序查检条目和条目之中隐含的知识主题。条目标题索引分为条目标题汉字笔画索引和条目外文标题索引，条目标题汉字笔画索引供读者按照汉字笔画顺序查检条目，条目外文标题索引供读者按照外文字母顺序查检条目。

十二、部分学科卷根据需要设有附录，列载本学科有关的重要文献资料。

目　录

口腔颌面医学影像学 …………………………… 1

［口腔颌面医学影像学技术］

　［普通 X 线检查 ］

　　［X 线平片］

　　　　根尖片 ……………………………… 2

　　　　𬜬翼片 ……………………………… 4

　　　　𬜬片 ………………………………… 4

　　　　华特位片 …………………………… 5

　　　　下颌骨侧斜位片 …………………… 5

　　　　下颌骨后前位片 …………………… 6

　　　　颞下颌关节经颅侧斜位片 ………… 6

　　　　髁突经咽侧位片 …………………… 7

　　　　头影测量片 ………………………… 7

　　［X 线体层摄影］

　　　　上颌体层片 ………………………… 8

　　　　颞下颌关节体层片 ………………… 8

　　　　曲面体层片 ………………………… 9

　　［普通 X 线造影］

　　　唾液腺造影 …………………………… 11

　　　颞下颌关节造影 ……………………… 12

　　　鼻咽腔造影 …………………………… 13

　　　瘤腔造影 ……………………………… 14

　　　瘘管造影 ……………………………… 14

　口腔颌面部 CT 检查 …………………………… 14

　口腔颌面部磁共振成像 ………………………… 18

　口腔颌面部超声成像 …………………………… 21

　［口腔颌面部核素成像］

　　　唾液腺核素显像 ……………………… 23

　　　口腔颌面部疾病骨核素显像 ………… 23

　　　颞下颌关节核素显像 ………………… 24

　　　口腔颌面部淋巴核素显像 …………… 24

　　　口腔颌面部肿瘤代谢核素显像 ……… 25

　　　口腔颌面部肿瘤葡萄糖代谢核素显像 … 25

　口腔颌面部介入放射学技术 …………………… 26

　口腔颌面种植放射学技术 ……………………… 27

［口腔颌面部疾病影像学表现］

　［牙体牙髓疾病影像学表现］

　　　龋病影像学表现 ……………………… 28

　　　牙髓病影像学表现 …………………… 28

　　　根尖周病影像学表现 ………………… 29

　　　牙发育异常影像学表现 ……………… 30

　　　牙损伤影像学表现 …………………… 32

　　　牙根折裂影像学表现 ………………… 33

　牙周炎影像学表现 ……………………………… 34

　［颌面骨炎症影像学表现］

　　　牙源性化脓性颌骨骨髓炎影像学表现 … 35

　　　婴幼儿颌骨骨髓炎影像学表现 ……… 36

　　　加雷骨髓炎影像学表现 ……………… 36

　　　慢性硬化性颌骨骨髓炎影像学表现 … 37

　　　颌骨放射性骨坏死影像学表现 ……… 37

　　　颌骨放线菌病影像学表现 …………… 38

　　　颌面骨结核影像学表现 ……………… 38

　　　颌骨化学性坏死影像学表现 ………… 39

　［颌面骨骨折影像学表现］

　　　牙槽突骨折影像学表现 ……………… 39

　　　下颌骨骨折影像学表现 ……………… 39

　　　上颌骨骨折影像学表现 ……………… 40

　　　颧骨复合骨折影像学表现 …………… 41

　　　鼻骨骨折影像学表现 ………………… 41

　　　面中部复合骨折影像学表现 ………… 41

　［口腔颌面颈部囊肿影像学表现 ］

　　　根尖周囊肿影像学表现 ……………… 42

　　　含牙囊肿影像学表现 ………………… 42

　　　牙源性角化囊肿影像学表现 ………… 43

　　　基底细胞痣综合征影像学表现 ……… 43

　　　腺牙源性囊肿影像学表现 …………… 44

　　　鼻腭囊肿影像学表现 ………………… 44

　　　鼻唇囊肿影像学表现 ………………… 45

　　　甲状舌管囊肿影像学表现 …………… 45

　　　鳃裂囊肿影像学表现 ………………… 46

口腔颌面部皮样囊肿影像学表现 …………………… 47

口腔颌面部表皮样囊肿影像学表现 ………………… 47

舌下囊肿影像学表现 ………………………………… 48

［颌骨牙源性肿瘤影像学表现］

成釉细胞瘤影像学表现 ……………………………… 48

牙源性钙化上皮瘤影像学表现 ……………………… 49

牙源性腺样瘤影像学表现 …………………………… 50

牙瘤影像学表现 ……………………………………… 50

牙源性钙化囊性瘤影像学表现 ……………………… 51

成釉细胞纤维瘤影像学表现 ………………………… 51

成釉细胞纤维-牙瘤影像学表现 …………………… 52

牙源性纤维瘤影像学表现 …………………………… 52

牙源性黏液瘤影像学表现 …………………………… 52

成牙骨质细胞瘤影像学表现 ………………………… 53

成釉细胞癌影像学表现 ……………………………… 53

原发性骨内鳞状细胞癌影像学表现 ………………… 54

成釉细胞纤维肉瘤影像学表现 ……………………… 55

［颌骨骨源性肿瘤和瘤样病变影像学表现］

颌骨骨化纤维瘤影像学表现 ………………………… 55

颌骨纤维结构不良影像学表现 ……………………… 55

根尖周牙骨质结构不良影像学表现 ………………… 56

局灶性牙骨质-骨结构不良影像学表现 …………… 56

繁茂型骨结构不良影像学表现 ……………………… 57

家族性巨大型牙骨质瘤影像学表现 ………………… 57

颌骨中心性巨细胞肉芽肿影像学表现 ……………… 57

巨颌症影像学表现 …………………………………… 58

颌骨动脉瘤样骨囊肿影像学表现 …………………… 58

颌骨单纯性骨囊肿影像学表现 ……………………… 59

婴儿黑色素神经外胚瘤影像学表现 ………………… 60

颌骨骨瘤影像学表现 ………………………………… 60

颌骨成骨细胞瘤影像学表现 ………………………… 60

颌骨骨样骨瘤影像学表现 …………………………… 61

颌骨中心性血管瘤影像学表现 ……………………… 61

颌骨促结缔组织增生性纤维瘤影像学表现 ……… 62

颌骨朗格汉斯细胞组织细胞增多症影像学

表现 …………………………………………………… 62

颌骨软骨肉瘤影像学表现 …………………………… 63

颌骨骨肉瘤影像学表现 ……………………………… 64

颌骨纤维肉瘤影像学表现 …………………………… 64

颌骨恶性纤维组织细胞瘤影像学表现 …………… 65

颌骨尤因肉瘤影像学表现 …………………………… 65

颌骨血管肉瘤影像学表现 …………………………… 66

颌骨骨髓瘤影像学表现 ……………………………… 66

颌骨淋巴瘤影像学表现 ……………………………… 67

颌骨唾液腺癌影像学表现 …………………………… 67

颌骨转移性肿瘤影像学表现 ………………………… 68

［口腔颌面颈部软组织肿瘤和瘤样病变影像学表现］

口腔颌面部骨化性肌炎影像学表现 ………………… 68

口腔颌面部韧带样型纤维瘤病影像学表现 ……… 69

口腔颌面部孤立性纤维瘤影像学表现 …………… 69

口腔颌面部炎症性肌成纤维细胞性肿瘤影像学

表现 …………………………………………………… 70

口腔颌面部结节性筋膜炎影像学表现 …………… 70

口腔颌面颈部脂肪瘤影像学表现 …………………… 71

口腔颌面颈部软组织动静脉畸形影像学表现 …… 71

口腔颌面颈部静脉畸形影像学表现 ………………… 72

口腔颌面颈部淋巴管畸形影像学表现 …………… 73

口腔颌面颈部神经鞘瘤影像学表现 ………………… 73

口腔颌面部神经纤维瘤影像学表现 ………………… 74

颈动脉体副神经节瘤影像学表现 …………………… 75

口腔颌面颈部嗜酸性粒细胞淋巴肉芽肿影像学

表现 …………………………………………………… 76

口腔颌面部化脓性肉芽肿影像学表现 …………… 77

口腔颌面颈部结节病影像学表现 …………………… 77

口腔颌面部鳞状细胞癌影像学表现 ………………… 77

口腔颌面颈部淋巴瘤影像学表现 …………………… 78

口腔颌面部纤维肉瘤影像学表现 …………………… 79

口腔颌面部脂肪肉瘤影像学表现 …………………… 80

口腔颌面部软组织血管肉瘤影像学表现 ………… 80

口腔颌面部横纹肌肉瘤影像学表现 ………………… 81

口腔颌面部平滑肌肉瘤影像学表现 ……………… 81
口腔颌面部滑膜肉瘤影像学表现 ……………… 82
口腔颌面部恶性周围神经鞘瘤影像学表现 …… 82
口腔颌面部恶性黑色素瘤影像学表现 ………… 83
颈淋巴结转移性肿瘤影像学表现 ……………… 83
［系统病颌骨病变的影像学表现］
甲状旁腺功能亢进症颌骨病变影像学表现 …… 84
垂体功能亢进症颌骨病变影像学表现 ………… 85
糖尿病颌骨病变影像学表现 …………………… 85
骨质疏松症颌骨病变影像学表现 ……………… 85
佝偻病颌骨病变影像学表现 …………………… 85
骨软化症颌骨病变影像学表现 ………………… 86
低磷酸酯酶症颌骨病变影像学表现 …………… 86
低磷血症颌骨病变影像学表现 ………………… 86
骨硬化症颌骨病变影像学表现 ………………… 86
［唾液腺疾病影像学表现］
唾液腺发育异常影像学表现 …………………… 87
唾液腺结石病影像学表现 ……………………… 87
唾液腺瘘影像学表现 …………………………… 88
唾液腺炎症影像学表现 ………………………… 89
舍格伦综合征影像学表现 ……………………… 90
唾液腺囊肿影像学表现 ………………………… 91
唾液腺肿瘤影像学表现 ………………………… 92
唾液腺良性肥大影像学表现 …………………… 94
［颞下颌关节疾病影像学表现］
髁突发育不良影像学表现 ……………………… 94
髁突发育过度影像学表现 ……………………… 94
双髁突畸形影像学表现 ………………………… 95
颞下颌关节紊乱病影像学表现 ………………… 95
颞下颌关节脱位影像学表现 …………………… 98
颞下颌关节创伤性关节炎影像学表现 ………… 98
颞下颌关节化脓性关节炎影像学表现 ………… 99
颞下颌关节结核影像学表现 …………………… 100
类风湿关节炎累及颞下颌关节影像学表现 …… 100
强直性脊柱炎累及颞下颌关节影像学表现 …… 100

颞下颌关节强直影像学表现 …………………… 101
髁突特发性吸收影像学表现 …………………… 101
颞下颌关节二水焦磷酸钙结晶沉积病影像学
    表现 ………………………………………… 102
颞下颌关节滑膜囊肿影像学表现 ……………… 102
颞下颌关节腱鞘囊肿影像学表现 ……………… 103
颞下颌关节单纯性骨囊肿影像学表现 ………… 103
颞下颌关节动脉瘤样骨囊肿影像学表现 ……… 104
髁突骨瘤影像学表现 …………………………… 104
髁突骨软骨瘤影像学表现 ……………………… 104
颞下颌关节滑膜软骨瘤病影像学表现 ………… 105
颞下颌关节骨巨细胞瘤影像学表现 …………… 106
颞下颌关节成软骨细胞瘤影像学表现 ………… 106
颞下颌关节色素绒毛结节性滑膜炎影像学
    表现 ………………………………………… 107
颞下颌关节骨肉瘤影像学表现 ………………… 107
颞下颌关节软骨肉瘤影像学表现 ……………… 108
颞下颌关节转移瘤影像学表现 ………………… 108
口腔颌面外科学 ………………………………… 108
口腔颌面颈部检查 ……………………………… 110
［一般检查］
颌面部检查 ……………………………………… 111
口腔检查 ………………………………………… 112
颈部检查 ………………………………………… 113
颞下颌关节检查 ………………………………… 113
咀嚼功能检查 ………………………………… 114
唾液腺检查 ……………………………………… 116
［辅助检查］
口腔颌面颈部穿刺检查 ………………………… 116
口腔颌面颈部活体组织检查 …………………… 118
颞下颌关节内镜检查 …………………………… 120
口腔颌面部疾病鉴别诊断 ……………………… 121
口面痛 …………………………………………… 123
口腔颌面部出血 ………………………………… 127
口腔颌面部麻木 ………………………………… 129

开口受限 …………………………… 129

语音不清 …………………………… 132

面部不对称 ………………………… 134

口腔异味 …………………………… 136

口腔颌面部肿块 …………………… 137

口腔颌面部瘘管与窦道 …………… 142

牙及牙槽外科学 …………………… 145

　牙拔除术 ………………………… 147

　　普通牙拔除术 ………………… 148

　　复杂牙拔除术 ………………… 148

　　阻生牙拔除术 ………………… 150

　牙再植术 ………………………… 152

　牙移植术 ………………………… 154

　修复前外科 ……………………… 155

　　牙槽突修整术 ………………… 156

　　牙槽突重建术 ………………… 156

　　唇颊沟延伸术 ………………… 158

　　颌骨隆突修整术 ……………… 158

　　上颌结节肥大修整术 ………… 159

　[其他牙槽外科]

　　唇系带矫正术 ………………… 159

　　舌系带矫正术 ………………… 160

　　口腔上颌窦瘘修补术 ………… 160

口腔颌面部感染性疾病 …………… 161

　第三磨牙冠周炎 ………………… 161

　坏疽性口炎 ……………………… 162

　海绵窦血栓性静脉炎 …………… 163

　感染性口角炎 …………………… 163

　口腔颌面部间隙感染 …………… 163

　口腔颌面部脓肿 ………………… 164

　口腔窦瘘道 ……………………… 165

　口腔颌面颈部淋巴结炎 ………… 166

　面部疖痈 ………………………… 166

　牙源性上颌窦炎 ………………… 167

　新生儿颌骨骨髓炎 ……………… 167

化脓性颌骨骨髓炎 ………………… 168

口腔颌面部结核 …………………… 169

口腔颌面部放线菌病 ……………… 170

口腔颌面部梅毒 …………………… 170

淋菌性口炎 ………………………… 171

低毒性硬化性颌骨骨髓炎 ………… 172

慢性硬化性颌骨骨髓炎 …………… 172

放射性颌骨骨髓炎 ………………… 173

化学性颌骨坏死 …………………… 174

口腔颌面部创伤 …………………… 174

　口腔颌面部创伤急救 …………… 175

　　环甲膜穿刺术 ………………… 177

　　气管切开术 …………………… 177

　　颈外动脉结扎术 ……………… 177

　口腔颌面部软组织开放性损伤 … 177

　　口腔颌面部动物咬伤 ………… 178

　　唇损伤 ………………………… 178

　　舌损伤 ………………………… 178

　　腭损伤 ………………………… 179

　　鼻损伤 ………………………… 179

　　颊部贯通伤 …………………… 179

　　面部软组织撕脱伤 …………… 179

　　腮腺损伤 ……………………… 180

　　面神经损伤 …………………… 180

　　口腔颌面部软组织开放性损伤清创术 … 181

　　腮腺导管吻合术 ……………… 182

　口腔颌面部异物 ………………… 182

　　口腔颌面部异物定位技术 …… 183

　　口腔颌面深部异物探查取出术 … 183

　牙损伤 …………………………… 184

　　牙折断 ………………………… 184

　　牙脱位 ………………………… 185

　　　牙脱位复位固定术 ………… 185

　颌面部骨折 ……………………… 185

　　牙槽突骨折 …………………… 186

牙槽突骨折复位固定术 …………………… 186

下颌骨骨折 ……………………………………… 187

颏及颏旁骨折 ……………………………… 187

下颌体骨折 ………………………………… 187

下颌角骨折 ………………………………… 188

髁突骨折 …………………………………… 188

下颌骨粉碎性骨折 ………………………… 189

下颌骨陈旧性骨折 ………………………… 189

下颌骨骨不连 ……………………………… 189

上颌骨骨折 …………………………………… 190

面中部骨折 …………………………………… 192

颧骨骨折 ……………………………………… 192

眼眶骨折 ……………………………………… 194

鼻眶筛区骨折 ………………………………… 196

额窦骨折 ……………………………………… 197

全面部骨折 …………………………………… 198

儿童颌骨骨折 ………………………………… 199

颌面部骨折复位 ……………………………… 200

颌面部骨折固定 ……………………………… 200

［口内固定］

颌间固定 …………………………………… 201

［骨内固定］

拉力螺钉固定 ……………………………… 201

张力带固定 ………………………………… 202

小型和微型板固定 ………………………… 202

重建板固定 ………………………………… 203

锁定固定 …………………………………… 203

可吸收板固定 ……………………………… 203

颅颌固定 ……………………………………… 203

颌面部骨折愈合 ……………………………… 203

口腔颌面部肿瘤学 ……………………………… 205

口腔颌面部囊肿 ……………………………… 206

口腔颌面部软组织囊肿 …………………… 207

口腔颌面部皮脂腺囊肿 ………………… 207

甲状舌管囊肿 ………………………… 207

鳃裂囊肿 ……………………………………… 208

口腔颌面部皮样囊肿 ……………………… 209

口腔颌面部表皮样囊肿 …………………… 209

颌骨囊肿 ……………………………………… 209

牙源性颌骨囊肿 …………………………… 210

非牙源性颌骨囊肿 ………………………… 211

口腔颌面部脉管性疾病 ……………………… 211

口腔颌面部血管瘤 …………………………… 212

口腔颌面部先天性血管瘤 ………………… 216

口腔颌面部脉管畸形 ………………………… 218

口腔颌面部微静脉畸形 …………………… 219

口腔颌面部静脉畸形 ……………………… 221

口腔静脉湖 …………………………… 223

颈内静脉扩张症 ……………………… 224

口腔颌面部动静脉畸形 …………………… 225

口腔颌面部软组织动静脉畸形 ………… 225

颌骨动静脉畸形 ……………………… 227

口腔颌面部动静脉畸形介入栓塞 ……… 228

口腔颌面颈部动静脉瘘 …………………… 229

口腔颌面部淋巴管畸形 …………………… 230

口腔颌面部微囊型淋巴管畸形 ………… 230

口腔颌面部巨囊型淋巴管畸形 ………… 232

口腔颌面部混合性脉管畸形 ……………… 233

口腔颌面部脉管系统肿瘤 …………………… 233

口腔颌面部血管内皮细胞瘤 ……………… 234

口腔颌面部血管外皮细胞瘤 ……………… 234

口腔颌面部卡波西肉瘤 …………………… 235

口腔颌面部血管瘤和脉管畸形相关综合征 ……… 236

克利佩尔·特伦纳伊综合征 ……………… 236

卡萨巴赫·梅里特现象 …………………… 238

脑颜面血管瘤综合征 ……………………… 239

PHACES 综合征 …………………………… 240

口腔颌面部良性肿瘤 ………………………… 240

牙源性肿瘤 …………………………………… 241

牙瘤 …………………………………………… 241

牙骨质瘤 ………………………………… 242
牙源性角化囊肿 ………………………… 242
成釉细胞瘤 ……………………………… 242
牙源性黏液瘤 …………………………… 243
牙源性腺样瘤 …………………………… 244
牙源性钙化上皮瘤 ……………………… 244
牙源性钙化囊腺瘤 ……………………… 244
牙源性纤维瘤 …………………………… 244
口腔颌面部骨源性肿瘤 ………………… 245
牙骨质化纤维瘤 ………………………… 245
口腔颌面部骨化性纤维瘤 ……………… 245
口腔颌面部骨巨细胞瘤 ………………… 245
口腔颌面部软组织肿瘤 ………………… 246
口腔颌面部纤维瘤 ……………………… 246
口腔颌面部神经鞘瘤 …………………… 246
口腔颌面部神经纤维瘤 ………………… 246
口腔颌面部钙化上皮瘤 ………………… 247
口腔颌面部瘤样病变 …………………… 247
口腔颌面部色素痣 ……………………… 247
牙龈瘤 …………………………………… 247
颌骨骨纤维异常增殖症 ………………… 247
根尖周牙骨质结构不良 ………………… 248
巨颌症 …………………………………… 248
口腔颌面部恶性肿瘤 …………………… 248
口腔癌 …………………………………… 248
唇癌 …………………………………… 249
舌癌 …………………………………… 250
颊黏膜癌 ……………………………… 251
口底癌 ………………………………… 252
牙龈癌 ………………………………… 252
腭癌 …………………………………… 253
口咽癌 ………………………………… 254
上颌窦癌 ………………………………… 254
原发性颌骨内癌 ………………………… 255
口腔颌面部软组织肉瘤 ………………… 256

口腔颌面部骨源性肉瘤 ………………… 256
口腔颌面部恶性黑色素瘤 ……………… 257
口腔颌面部霍奇金淋巴瘤 ……………… 259
口腔颌面部非霍奇金淋巴瘤 …………… 260
口腔颌面部朗格汉斯细胞组织细胞增生症 ……… 262
口腔颌面部多原发癌 …………………… 264
口腔颌面部肿瘤治疗 …………………… 265
口腔颌面部肿瘤手术治疗 ……………… 266
口腔颌面部恶性肿瘤化学治疗 ………… 268
口腔颌面部恶性肿瘤放射治疗 ………… 269
口腔癌放射治疗 ……………………… 272
口咽癌放射治疗 ……………………… 273
唾液腺癌放射治疗 …………………… 273
鼻腔上颌窦癌放射治疗 ……………… 275
口腔颌面部嗜酸性淋巴肉芽肿放射治疗 ……… 275
涎瘘放射治疗 …………………………… 276
口腔颌面部恶性肿瘤生物治疗 ………… 276
口腔颌面部恶性肿瘤靶向治疗 ………… 277
口腔颌面部肿瘤冷冻治疗 ……………… 278
口腔颌面部恶性肿瘤中医治疗 ………… 279
口腔颌面部恶性肿瘤中西医结合治疗 … 279
口腔颌面部头颈肿瘤加热治疗 ………… 280
口腔颌面部恶性肿瘤综合序列治疗 …… 281
唾液腺疾病 ………………………………… 282
唾液腺炎症 ……………………………… 282
急性化脓性腮腺炎 ……………………… 282
慢性复发性腮腺炎 ……………………… 283
慢性阻塞性腮腺炎 ……………………… 284
下颌下腺炎 ……………………………… 284
唾液腺结核 ……………………………… 285
唾液腺放线菌病 ………………………… 285
唾液腺结石病 …………………………… 286
［唾液腺创伤］
涎瘘 ……………………………………… 286
［唾液腺分泌异常］

流涎症 ································· 287
口干症 ································· 287
舍格伦综合征 ························· 288
[唾液腺瘤样病变]
唾液腺黏液囊肿 ····················· 289
舌下腺囊肿 ··························· 289
唾液腺良性肥大 ····················· 290
唾液腺肿瘤 ····························· 290
唾液腺多形性腺瘤 ··················· 290
唾液腺肌上皮瘤 ····················· 291
唾液腺基底细胞腺瘤 ················· 292
唾液腺沃辛瘤 ······················· 292
唾液腺黏液表皮样癌 ················· 293
唾液腺腺样囊性癌 ··················· 294
唾液腺腺泡细胞癌 ··················· 295
唾液腺肌上皮癌 ····················· 295
唾液腺上皮-肌上皮癌 ··············· 296
唾液腺导管癌 ······················· 296
唾液腺多形性腺瘤癌变 ··············· 297
唾液腺内镜技术 ························· 298
颞下颌关节疾病 ··························· 299
颞下颌关节紊乱病 ····················· 299
颞下颌关节结构紊乱疾病 ··········· 300
咀嚼肌功能紊乱 ····················· 302
颞下颌关节骨关节病 ················· 303
颞下颌关节炎性疾病 ················· 304
颞下颌关节损伤 ······················· 305
颞下颌关节强直 ······················· 307
颞下颌关节脱位 ······················· 309
颞下颌关节感染 ······················· 310
化脓性颞下颌关节炎 ················· 310
颞下颌关节肿瘤 ······················· 311
颞下颌关节良性肿瘤 ················· 312
颞下颌关节骨瘤 ··················· 312
颞下颌关节骨样骨瘤 ··············· 312

颞下颌关节成骨细胞瘤 ············· 313
颞下颌关节软骨瘤 ················· 313
颞下颌关节骨软骨瘤 ··············· 314
颞下颌关节成软骨细胞瘤 ··········· 314
颞下颌关节骨巨细胞瘤 ············· 315
颞下颌关节巨细胞肉芽肿 ··········· 316
颞下颌关节软骨黏液样纤维瘤 ······· 316
颞下颌关节恶性肿瘤 ················· 317
颞下颌关节骨肉瘤 ················· 317
颞下颌关节软骨肉瘤 ··············· 318
颞下颌关节滑膜软骨肉瘤 ··········· 319
颞下颌关节瘤样病变 ··················· 319
颞下颌关节滑膜软骨瘤病 ··········· 320
颞下颌关节色素绒毛结节性滑膜炎 ··· 320
颞下颌关节髁突瘤样增生 ··········· 321
颞下颌关节髁突外生骨疣 ··········· 322
颞下颌关节双髁突畸形 ············· 322
颞下颌关节纤维瘤病 ··············· 322
颞下颌关节瘤样钙盐沉着症 ········· 322
颞下颌关节朗格汉斯细胞组织细胞增生症 ········ 323
颞下颌关节囊肿 ······················· 323
颞下颌关节滑膜囊肿 ··············· 323
颞下颌关节腱鞘囊肿 ··············· 324
颞下颌关节疾病相关性牙颌面畸形 ····· 324
颞下颌关节关节镜外科 ················· 326
口腔颌面部神经疾病 ····················· 328
口腔颌面部感觉神经疾病 ··············· 328
三叉神经痛 ··························· 328
三叉神经痛微创外科治疗 ··········· 331
舌咽神经痛 ··························· 332
非典型性面痛 ························· 332
蝶腭神经痛 ··························· 333
中间神经痛 ··························· 333
耳颞神经痛 ··························· 333
簇集性头痛 ··························· 333

神经官能症性面痛 ························· 334
口腔颌面部感觉功能障碍 ················· 334
味觉功能障碍 ······················· 335
茎突过长综合征 ····················· 335
味觉出汗综合征 ····················· 336
口腔颌面部运动神经疾病 ·················· 336
面神经麻痹 ························· 336
贝尔面瘫 ························· 338
创伤性面瘫 ······················· 339
面肌抽搐 ··························· 340
舌下神经麻痹 ······················· 341
迷走神经麻痹 ······················· 342
副神经麻痹 ························· 342
面神经功能评价系统 ····················· 342
面神经损伤修复 ······················· 343
颅面裂 ····························· 343
面裂 ····························· 344
面中裂 ··························· 344
面中裂修复术 ····················· 344
面斜裂 ··························· 345
面斜裂修复术 ····················· 345
面横裂 ··························· 345
面横裂修复术 ····················· 346
唇裂 ····························· 346
唇裂修复术 ······················· 347
单侧唇裂整复术 ··················· 347
单侧唇裂术后继发唇畸形整复术 ········· 348
单侧唇裂鼻畸形整复术 ··············· 349
双侧唇裂整复术 ··················· 349
双侧唇裂术后继发唇畸形整复术 ········· 350
双侧唇裂鼻畸形整复术 ··············· 351
腭裂 ····························· 351
腭成形术 ························· 352
腭裂两瓣法整复术 ················· 354
腭裂逆向双"Z"形瓣整复术 ··········· 354

腭裂腭帆提肌重建术 ················· 354
咽成形术 ··························· 355
腭咽肌瓣成形术 ··················· 355
咽后壁组织瓣转移术 ··············· 356
改良咽后壁组织瓣转移术 ············· 356
腭咽成形术 ······················· 356
腭咽闭合 ························· 356
腭裂语音 ··························· 358
汉语语音清晰度 ··················· 358
汉语语音清晰度测试字表 ············· 359
牙槽突裂 ····························· 359
牙槽突裂植骨术 ····················· 360
睡眠呼吸障碍疾病 ····················· 362
[睡眠呼吸障碍相关检查]
多导睡眠监测 ······················· 362
微觉醒 ··························· 363
睡眠呼吸障碍相关指数 ··············· 364
弗里德曼分类 ······················· 364
脉搏传导时间 ······················· 365
上气道评估 ························· 366
嗜睡评价 ··························· 367
肥胖评价 ··························· 367
[睡眠呼吸障碍疾病分类]
阻塞性睡眠呼吸障碍 ··················· 368
原发性鼾症 ······················· 368
上气道阻力综合征 ················· 369
阻塞性睡眠呼吸暂停低通气综合征 ········· 369
[中枢性睡眠呼吸障碍]
中枢性睡眠呼吸暂停低通气综合征 ········· 371
睡眠低通气综合征 ················· 372
[睡眠呼吸障碍相关的颅颌先后天畸形]
颅缝早闭综合征 ····················· 373
腺样体面容 ························· 375
小颌畸形 ··························· 377
唐氏综合征 ························· 378

脐疝-巨舌-巨体综合征 ……………… 379
巨舌症 …………………………… 379
[睡眠呼吸障碍手术治疗]
睡眠呼吸障碍正压通气治疗 ………… 380
睡眠呼吸障碍行为治疗 …………… 381
阻塞性睡眠呼吸暂停低通气综合征口腔
矫治器治疗 ……………………… 382
软组织减容术 …………………… 383
颅颌骨框架重建术 ……………… 385
口腔颌面美容外科学 ……………………… 387
口腔颌面除皱术 ………………………… 388
颞部除皱术 ……………………… 388
额部除皱术 ……………………… 389
额颞部除皱术 …………………… 389
颈部除皱术 ……………………… 390
面颈部除皱术 …………………… 390
肉毒杆菌毒素 A 注射除皱术 …… 391
透明质酸钠凝胶注射除皱术 …… 391
自体脂肪充填除皱术 …………… 392
眼部整形术 …………………………… 392
眼睑松弛矫正术 ………………… 393
睑裂开大术 ……………………… 393
外眦矫正术 ……………………… 394
睑裂缩短术 ……………………… 394
重睑成形术 ……………………… 395
睑袋整形术 ……………………… 396
眼轮匝肌肥厚矫正术 …………… 396
眼睑凹陷脂肪充填术 …………… 397
面部皮肤换肤术 ………………………… 397
皮肤磨削术 ……………………… 397
皮肤化学剥脱术 ………………… 398
皮肤激光换肤术 ………………… 399
面部轮廓整形术 ………………………… 399
隆额术 …………………………… 399
隆颞术 …………………………… 400

颧骨降低术 ……………………………… 401
下颌角肥大矫治术 ……………………… 401
咬肌肉毒杆菌毒素 A 注射术 …………… 402
颊脂垫摘除术 …………………………… 403
隆颊术 …………………………………… 403
颏部前移术 ……………………………… 403
颏部后缩术 ……………………………… 404
鼻部整形术 ………………………………… 405
鼻翼下垂矫治术 ………………………… 405
鼻翼肥厚矫治术 ………………………… 406
鼻翼上缩矫治术 ………………………… 406
鼻翼塌陷矫治术 ………………………… 407
驼峰鼻矫治术 …………………………… 407
鹰钩鼻矫治术 …………………………… 408
鼻尖圆钝矫治术 ………………………… 408
鼻尖隐裂矫治术 ………………………… 409
鼻小柱过短矫治术 ……………………… 409
鼻小柱塌陷矫治术 ……………………… 410
鼻小柱偏斜矫治术 ……………………… 410
歪鼻矫治术 ……………………………… 411
隆鼻术 …………………………………… 411
唇部整形术 ………………………………… 412
重唇矫正术 ……………………………… 412
丰唇术 …………………………………… 413
酒窝成形术 ………………………………… 413
口腔颌面部修复重建外科学 ……………… 414
口腔颌面部畸形 …………………………… 414
口腔颌面部显微外科 ……………………… 416
口腔颌面部组织移植 ……………………… 416
皮肤移植 ………………………………… 416
皮瓣移植 ………………………………… 416
游离皮瓣移植 ………………………… 416
直接皮肤血管皮瓣移植 ……………… 417
肌皮血管皮瓣移植 …………………… 418
动脉干网状血管皮瓣移植 …………… 418

肌间隔血管皮瓣移植 …………………………… 418

[局部皮瓣移植]

　滑行皮瓣移植 …………………………… 419

　旋转皮瓣移植 …………………………… 419

　　双叶皮瓣移植 ………………………… 419

　换位皮瓣移植 …………………………… 419

　　"Z" 成形术 …………………………… 419

　　菱形皮瓣移植 ………………………… 420

　额瓣移植 ………………………………… 420

　鼻背皮瓣移植 …………………………… 420

　颞肌瓣移植 ……………………………… 420

　颞肌筋膜瓣移植 ………………………… 420

　颈阔肌皮瓣移植 ………………………… 421

[带血管蒂皮瓣移植]

　胸三角皮瓣移植 ………………………… 421

　胸锁乳突肌皮瓣移植 …………………… 422

　颏下皮瓣移植 …………………………… 422

　胸大肌肌皮瓣移植 ……………………… 423

　斜方肌皮瓣移植 ………………………… 423

　背阔肌皮瓣移植 ………………………… 424

　舌骨下肌群肌皮瓣移植 ………………… 425

[带血管游离组织块移植]

　前臂皮瓣移植 …………………………… 425

　上臂外侧皮瓣移植 ……………………… 426

　股前外侧皮瓣移植 ……………………… 426

　足背皮瓣移植 …………………………… 427

　肩胛（骨）皮瓣移植 …………………… 427

　腹直肌皮瓣移植 ………………………… 428

　胸大肌肋骨肌皮瓣移植 ………………… 428

　髂骨肌皮瓣移植 ………………………… 428

　腓骨肌（皮）瓣移植 …………………… 429

骨膜移植 …………………………………… 430

单纯游离骨移植 …………………………… 430

　成形性松质骨移植 ……………………… 430

软骨移植 …………………………………… 431

脂肪移植 …………………………………… 431

黏膜移植 …………………………………… 431

筋膜移植 …………………………………… 431

肌移植 ……………………………………… 432

神经移植 …………………………………… 432

复合组织移植 ……………………………… 433

预制组织瓣移植 …………………………… 433

生物材料植入 ……………………………… 433

组织工程化组织移植 ……………………… 434

口腔颌面部软组织缺损整复 ……………… 434

唇畸形整复 ………………………………… 435

　唇外翻整复 ……………………………… 436

　唇内卷整复 ……………………………… 436

　唇红缺损整复 …………………………… 436

口角歪斜整复 ……………………………… 437

小口畸形整复 ……………………………… 437

舌缺损整复 ………………………………… 438

软腭缺损整复 ……………………………… 438

面颊部缺损整复 …………………………… 438

　面颊部凹陷畸形整复 …………………… 439

上颌骨缺损整复 …………………………… 439

下颌骨缺损整复 …………………………… 440

颧骨缺损整复 ……………………………… 441

颞下颌关节缺损整复 ……………………… 442

眶周骨缺损整复 …………………………… 442

[鼻畸形整复]

　鞍鼻整复 ………………………………… 443

　鼻孔不对称畸形整复 …………………… 443

　鼻中隔偏曲整复 ………………………… 443

鼻缺损整复 ………………………………… 444

　鼻小柱缺损整复 ………………………… 444

　鼻尖缺损整复 …………………………… 445

　鼻翼缺损整复 …………………………… 445

　鼻半侧缺损整复 ………………………… 445

　全鼻缺损整复 …………………………… 446

耳缺损整复 …………………………………… 446

面神经缺损整复 ……………………………… 446

面神经移植术 ……………………………… 447

面神经吻合术 ……………………………… 447

正颌外科学 …………………………………… 447

牙颌面畸形 …………………………………… 449

上颌前突 …………………………………… 449

双颌前突 …………………………………… 450

下颌发育过度 ……………………………… 451

上颌发育不足 ……………………………… 453

下颌发育不足 ……………………………… 454

颏部畸形 …………………………………… 455

骨性开𬌗 …………………………………… 456

双颌畸形 …………………………………… 457

正颌手术 …………………………………… 458

勒福Ⅰ型截骨术 …………………………… 458

勒福Ⅱ型截骨术 …………………………… 460

方块状勒福Ⅱ型截骨术 ………………… 461

勒福Ⅲ型截骨术 …………………………… 462

上颌前部截骨术 …………………………… 463

上颌后部截骨术 …………………………… 464

下颌支矢状劈开截骨术 …………………… 465

下颌支垂直截骨术 ………………………… 467

下颌前部根尖下截骨术 …………………… 468

下颌后部根尖下截骨术 …………………… 469

水平截骨颏成形术 ………………………… 470

正颌相关正畸治疗 …………………………… 473

正颌术前正畸治疗 ………………………… 473

正颌术后正畸治疗 ………………………… 474

口腔颌面部疾病物理治疗 …………………… 474

口腔颌面部疾病冷冻治疗 …………………… 474

口腔黑色素瘤冷冻治疗 …………………… 474

口腔黏膜白斑冷冻治疗 …………………… 475

口腔黏膜非典型型增生冷冻治疗 ………… 475

口腔黏膜红斑冷冻治疗 …………………… 476

口腔颌面部疾病低温钳取活检术 …………… 476

面神经低温处理术 ………………………… 476

口腔颌面部疾病理疗 ………………………… 477

口腔恶性肿瘤微波热化疗 …………………… 477

口腔颌面部疾病激光治疗 …………………… 477

口腔颌面部疾病激光荧光诊断 …………… 478

口腔颌面部疾病激光光动力学疗法 ……… 478

口腔颌面部疾病激光手术 ………………… 479

口腔颌面部疾病激光凝固术 ……………… 479

口腔颌面部疾病激光组织内照射治疗 …… 480

口腔颌面部疾病激光内镜治疗 …………… 480

口腔颌面部疾病祛色素激光治疗 ………… 480

激光牙漂白术 ……………………………… 481

口腔颌面部瘢痕激光治疗 ………………… 481

口腔颌面部疾病准分子激光治疗 ………… 482

面部激光组织提升术 ……………………… 482

口腔颌面部疾病激光射频治疗 …………… 483

口腔颌面部疾病激光治疗防护 …………… 483

口腔麻醉学 …………………………………… 484

口腔颌面部手术麻醉 ………………………… 485

〔麻醉方式〕

口腔颌面部手术局部麻醉 ………………… 485

口腔颌面部手术全身麻醉 ………………… 486

口腔颌面部手术镇静 ……………………… 489

口腔颌面部肿瘤患者镇痛 ………………… 491

〔麻醉管理〕

口腔颌面部手术气道控制 ………………… 492

口腔颌面部手术围术期监测 ……………… 494

口腔颌面部手术容量管理 ………………… 496

〔常见手术麻醉〕

正颌手术麻醉 ……………………………… 497

口腔颌面部肿瘤手术麻醉 ………………… 498

口腔颌面部创伤手术麻醉 ………………… 500

儿童唇腭裂手术麻醉 ……………………… 501

颞下颌关节手术麻醉 ……………………… 504

阻塞性睡眠呼吸暂停综合征手术麻醉 …………… 506

口腔颌面部门诊手术麻醉 ………………………… 508

［麻醉后管理］

口腔颌面部手术术后镇痛 ……………………… 510

口腔颌面部手术麻醉恢复室 …………………… 512

口腔颌面部手术重症监护室 …………………… 515

口腔种植学 ………………………………………… 517

骨结合 ……………………………………………… 519

种植成功标准 ……………………………………… 520

种植美学 …………………………………………… 520

白色美学 ………………………………………… 520

红色美学 ………………………………………… 520

轮廓美学 ………………………………………… 520

种植体系统 ………………………………………… 520

种植体 …………………………………………… 520

种植体基台 ……………………………………… 520

种植外科程序 ……………………………………… 521

种植体植入时机 ………………………………… 521

拔牙位点保存 …………………………………… 521

引导骨再生 ……………………………………… 522

上颌窦底提升 …………………………………… 522

块状自体骨移植 ………………………………… 522

夹层骨移植 ……………………………………… 522

骨劈开 …………………………………………… 523

二期手术 ………………………………………… 523

种植修复程序 ……………………………………… 523

种植体负荷时机 ………………………………… 523

种植印模 ………………………………………… 523

种植修复体 ……………………………………… 524

种植维护程序 ……………………………………… 524

口腔卫生维护 …………………………………… 524

数字化口腔种植治疗 ……………………………… 524

导板外科 ………………………………………… 524

导航外科 ………………………………………… 525

数字化扫描 ……………………………………… 525

个性化基台 ……………………………………… 525

种植治疗并发症 …………………………………… 525

索引 ………………………………………………… 527

条目标题汉字笔画索引 …………………………… 527

条目外文标题索引 ………………………………… 543

内容索引 …………………………………………… 559

kǒuqiāng hémiàn yīxué yǐngxiàngxué

口腔颌面医学影像学 （oral and maxillofacial medical imaging）

采用口腔颌面医学影像学检查方法对口腔颌面部疾病进行检查和诊断，以及在医学影像学检查设备引导下，通过穿刺获取口腔颌面部病变的组织病理学、细胞学等诊断资料和经血管内或血管外途径对口腔颌面部疾病进行治疗的学科。随着口腔颌面介入放射学的发展，口腔颌面医学影像学已逐渐成为集对口腔颌面部疾病进行医学影像学诊断和介入治疗为一体的临床学科，是口腔医学中发展最快的分支学科之一。口腔颌面介入放射学尚在不断完善之中，现仅介绍口腔颌面医学影像诊断学的相关情况。

简史 口腔颌面医学影像学的发展经历了牙科放射学、口腔颌面放射学及口腔颌面医学影像学三个阶段。

1895 年伦琴宣布发现 X 射线之后仅 2 周的时间，有学者将 X 射线用于拍摄牙科 X 线片。但在此之后相当长的时期，仅限于采用牙科 X 线机对牙、牙周及根尖周病变的检查，主要拍摄的 X 线片是根尖片及下颌骨平片，学科处于牙科放射学阶段。

平面体层 X 线机于 20 世纪 30 年代后期开始用于颞下颌关节疾病的检查。20 世纪 50 年代后曲面体层机问世。1913 年用金属铋作为造影剂进行了下颌下腺造影，显示下颌下腺导管结石。1944 年成功进行了颞下颌关节造影技术，并开始试用于临床诊断。但由于重金属铋作为造影剂可能引起的不良反应，以及颞下颌关节造影技术操作和对于关节造影图像解释的困难，使得唾液腺造影和颞下颌关节造影技术长时间未能在临床上得以推广应用。中国学者自 20 世纪 30 年代开始将唾液腺造影用于唾液腺肿瘤的诊断；自 20 世纪 60 年代开始进行颞下颌关节造影的研究工作，在其后的 20 余年中，颞下颌关节单纯碘水造影、双重对比造影、X 线动态录像技术及数字减影关节造影技术等均得到了很好的发展和临床应用。1968 年，第 1 届国际口腔放射学会议在智利召开，并自此之后每 2 年举办一次，极大地促进了国际口腔放射学的发展。1971 年医用 CT 机的发明，促进了口腔颌面医学影像学的发展。由于曲面体层机、头影测量、多轨迹体层摄影、医用 CT 等放射检查技术及口腔颌面部造影技术的发展和在口腔医学临床的应用，口腔颌面部检查范围已远远超出了单纯对于牙及牙周疾病的检查，而是包括了口腔颌面部外伤、炎症、肿瘤、发育畸形、颞下颌关节疾病及唾液腺疾病等，从而进入了口腔颌面放射学阶段。数字放射学技术在口腔颌面部检查中的迅速推广，大大丰富了口腔颌面放射学的内容，使其进入了一个全新的数字化放射学时代。口腔颌面锥形束 CT 问世，其以较传统医用 CT 相对较低的放射剂量、高空间分辨率及体积相对较小和设备成本相对较低等优越性，在口腔医学领域迅速推广，可以满足口腔颌面部硬组织绝大多数病变检查的需要。

口腔颌面放射学进入医学影像学阶段是随着超声、核素及磁共振等非 X 线影像学技术在口腔医学中的应用而逐渐实现的。超声技术已较普遍地应用于唾液腺疾病及颈部病变的检查。核素检查已比较普遍地用于对唾液腺病变的检查，较多地用于颌骨相关疾病的检查。20 世纪 80 年代，磁共振成像技术开始用于颞下颌关节疾病的检查，现也已广泛地用于口腔颌面部肿瘤及瘤样病变的检查。超声、核素及磁共振等医学影像技术的进步，极大地促进了临床医学影像学的进步，也为口腔颌面医学影像学的发展提供了良好的条件，彻底改变了传统的单纯以 X 线影像为诊断基础的口腔颌面放射诊断学模式，而发展为口腔颌面医学影像诊断学。

研究范围 几乎包括了发生于口腔颌面部的所有疾病及由其所累及的相关部位病变的影像学诊断，内容包括牙及牙周组织病变、口腔颌面部炎症、颌骨囊肿、口腔颌面部肿瘤和瘤样病变、口腔颌面部外伤、唾液腺疾病、颞下颌关节疾病，系统病在口腔、颅、颌面骨的影像学表现以及种植放射学等内容。当所研究的疾病或病变累及其相关部位组织结构时，也在口腔颌面影像诊断学的研究范围之内，如口腔颌面部恶性肿瘤发生颈部淋巴结转移，同时累及口腔、颌面及颈部的软组织良恶性病变，口腔颌面部广泛、复杂的外伤骨折累及眼眶、筛窦、颅底，以及颌面部多间隙感染累及颈部软组织等。此外，口腔颌面放射防护及相关口腔颌面放射生物学等相关基础内容亦属口腔颌面医学影像学的重要研究领域。

研究方法 主要的研究方法包括普通 X 线检查，口腔颌面 CBCT、螺旋 CT、MRI、核素、超声检查及多种相关的造影检查等。

普通 X 线检查包括平片 X 线检查、体层摄影检查及普通 X 线造影检查等。平片检查包括根尖片、殆翼片、殆片、华特位片、下颌骨侧斜位片、下颌骨后前位片、颞下颌关节经颅侧斜位片、髁突经咽侧位片及头影测量片等；体层摄影检查包括上颌体层片、颞下颌关节体层片及曲面体层片等；普通 X 线造影包括唾液腺造影、颞下颌关节造影、鼻咽腔造影、瘤腔造影及瘘管造影等。口腔颌面 CBCT 分为大、中、小三个不同视野扫描；螺旋 CT 分为平扫、增强扫描、CT 造影以及 CT 灌注成像等。MRI 又分为不同的脉冲系列，如自旋回波序列、反转恢复序列、快速自旋回波序列、梯度回波序列、快速梯度自旋回波序列等。MRI 尚可进行对比增强检查、血管造影、电影成像、水成像、脑功能成像及波谱分析和成像技术等。核素检查，常用于唾液腺及颌骨检查。普通超声检查包括二维超声检查、频谱型多普勒超声检查及彩色多普勒血流显像检查等。口腔颌面部主要采用彩色多普勒超声显像技术对大唾液腺、颌面颈部软组织病变及颌骨病变进行检查。

与邻近学科的关系　口腔颌面医学影像学的发展大大提高了临床诊断能力和水平，为口腔医学总体水平的提高和学科发展做出了重要贡献，与牙体牙髓病学、牙周病学、口腔正畸学、口腔种植学及口腔颌面外科学等多个学科均有着密切的联系。影像学检查所获得的诊断信息资料已成为口腔医学多学科的多种疾病诊断不可或缺的重要依据之一。

口腔颌面医学影像学的发展为口腔临床医学多学科提供了丰富的影像学检查方法；但各学科临床医师在对患者进行检查时，必须密切结合各学科不同疾病的特点和需要，认真权衡所采用的检查为患者诊断、治疗带来的帮助和可能给患者造成的风险及经济负担之间的关系，必须掌握各种影像学检查方法的适应证、禁忌证及优缺点，以便选择最佳的检查方案。同时，应认识到对于疾病的诊断过程是各学科临床医师根据疾病的临床特征及多种客观检查结果综合判断的过程，医学影像学检查结果仅为疾病诊断中的一个依据，其具有一定的局限性。

（马绪臣）

gēnjiānpiàn

根尖片（periapical radiograph）

用于显示被检查牙的牙体、牙周支持组织及根尖病变的口内 X 线平片检查方法。俗称牙片。根尖片投照技术包括平行投照技术和分角线投照技术。全口根尖片 X 线检查，成年人一般采用 14 张胶片、儿童采用 10 张胶片完成。一般可以采用胶片投照；亦可采用数字化检查方法，应用 CCD 或 CMOS 感受器和储存磷感光板替代传统胶片。

检查方法　投照时患者取坐位，头部枕于头托上，正中矢状面与地面垂直。投照上颌前磨牙及磨牙时，外耳孔至鼻翼连线与地面平行，此线代表上颌前磨牙及磨牙的𬌗面与地面平行；投照上颌切牙时，使切牙唇面与地面垂直；投照下颌前磨牙及磨牙时，外耳孔至口角连线与地面平行，代表下颌前磨牙及磨牙𬌗面与地面平行；投照下颌切牙时，使被检查牙唇面与地面垂直。

分角线投照技术　依据的是等距法则，即如果两个共边三角形有两个角相等，则这两个三角形全等。牙科 X 线摄影时应用该法则，将接收器尽量贴近牙舌（腭）侧面。接收器平面与牙长轴形成一个夹角，夹角的顶点为接收器与牙的接触点，该夹角被一假象的直线平分，当 X 线中心线与分角线垂直时，便形成有两个相等的角和一条共用边（即假象分角线）的两个三角形（图 1）。因此，当满足这些条件时，投影到胶片的图像理论上与投影物体的长度相等。①为了精确显示多根牙每个牙根的长度，应对每个牙根采用不同的 X 线中心线投照角度。投照时，将胶片感光面置于被投照牙的舌、腭侧，尽量使胶片贴合被投照部位的组织面。投照上下切牙时胶片长轴与被照牙长轴平行（竖放），投照前磨牙及磨牙时将胶片短轴与被照牙长轴平行（横放），胶片边缘需与切缘或𬌗面平行，并超出 1cm。②在分角线投照技术中，最好应用分角线持片夹。使用数字化成像时，不应让患者用示指固定接收器，以免因患者用力过大，折弯接收器，造成图像失真，同时亦可避免发生接收器与操作者投照无关的滑动，导致不正确的投照野；在使用胶片投照时，可嘱患者用手指轻轻抵住胶片，投照上颌牙时用拇指固定胶片，投照下颌牙时可用示指固定胶片。③X 线中心射线必须与牙长轴和胶片所形成夹角的分角线垂直，并与被照牙的邻面平行。投照上颌根尖片时，X 线中心线射入点应在鼻尖至外耳孔上缘的假想连线上，然后对准胶片中心射入。一般投照中切牙时，X 线中心线通过鼻尖；投照侧切牙时可通过鼻尖与投照侧鼻翼中点；投照单尖牙时可通过投照侧鼻翼；投照前磨牙与第一磨牙可通过上述连线与患者向前正视时自瞳孔向下垂直线的交点；投照第二与第三磨牙时 X 线中心线通过假想连线与由外眦向下导引线交叉点。投照下颌根尖片时，X 线的中心射入点应在沿下颌骨下缘上1cm假想线上，然后对准胶片中心投照。投照上颌切牙、尖牙、前磨牙及磨牙时X线管应向足侧倾斜角度分别为42°、45°、30°和28°。投照下颌切牙、尖牙、前磨牙及磨牙时X线管应向头侧倾斜角度分别为15°、18°、10°和5°。

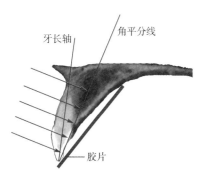

图1 分角线投照技术示意

注：在分角线投照中，X线中心线（↑）垂直于牙长轴与胶片的角平分线，影像与被照物体的长度一致

平行投照技术　也称直角或长遮线筒技术。投照时胶片与牙长轴平行，X线束的中心线与牙长轴和胶片均垂直（图2）。胶片、牙与X线中心线的这种定位将几何失真减到最小，可真实显示牙及其支持骨的解剖关系。为了减小几何失真，应使用长遮线

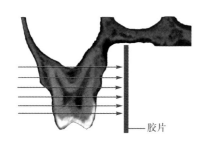

图2 平行投照技术示意

注：在平行投照中，X线中心线（↑）垂直于牙长轴和胶片

筒，增加焦点至牙的距离。这样可使射线穿过被投照牙时几乎为平行的中心射线，基本上消除了散射线的影响，进而增加图像锐利度，并将影像放大率减到最小。

正常X线表现　牙由牙釉质、牙本质、牙髓和牙支持组织组成（图3）。

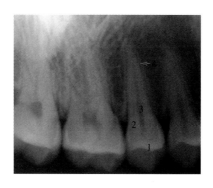

图3 正常根尖片影像

注：1. 牙釉质；2. 牙本质；3. 牙髓腔；4. 牙周骨硬板

牙釉质　人体中钙化程度最高的组织，X线片上影像密度亦最高，似帽状被覆在冠部牙本质表面。其在𬌗面及前牙切缘最厚，由𬌗面和切缘向侧方至牙颈部逐渐变薄，终止于牙颈部。有时牙颈部近中或远中因投照技术原因形成低密度影像，位于牙釉质和牙槽嵴顶之间，为正常表现。

牙本质　其矿物质含量较釉质少，围绕牙髓构成牙的主体，X线影像密度较牙釉质稍低。牙骨质覆盖于牙根表面牙本质上，很薄，在X线片上显示影像与牙本质不易区别。

牙髓　X线表现为低密度透射影像，可分为髓室和根管。X线影像中下颌磨牙髓腔似"H"形，上颌磨牙髓腔呈圆形或卵圆形。年轻人牙髓腔宽大，老年人髓室较年轻人小、根管亦细，这是由于年龄的增长有继发性牙本

质形成所致。

牙支持组织　X线片上可显示牙支持组织，包括骨小梁、牙槽嵴顶、骨硬板及牙周膜间隙。①骨小梁：在X线片中表现为致密的薄层骨板交织构成，其间为透射的骨髓腔。骨小梁形态在不同患者或同一患者不同部位表现不同。上颌前部牙槽骨松质骨板薄且多，不同方向的骨小梁交织构成细的颗粒样致密的X线影像，骨髓腔相对小而多。上颌后部骨小梁形态与前部类似，但骨髓腔相对较大。下颌骨前部松质骨板较上颌骨厚，X线片上表现为骨小梁粗，而且多以水平方向排列，下颌骨小梁比上颌少，骨髓腔大；下颌后部骨小梁结构更加清晰，主要呈水平方向，根尖下方骨小梁相对不明显。颌骨骨小梁数目和分布排列情况与相对应部位密质骨板厚度（强度）相关。一般情况下，相邻密质骨板较厚，则该部位骨小梁相对较少。上颌和下颌前部的密质骨板相对薄弱，骨小梁多而致密。②骨硬板：为正常牙槽窝壁一层致密的骨板，X线表现为包绕牙根的连续的高密度线条状影像。骨硬板的致密度和厚度与该牙所承载的咬合力大小相关。咬合力大，相对应的牙根侧骨硬板致密。另外，骨硬板影像与投照角度相关，有时可见双骨硬板，系投照时X线中心线向近中或远中倾斜而同时显示颊侧和舌侧骨硬板所致。骨硬板是否清晰、连续有助于临床诊断。③牙槽嵴顶：为位于两牙之间牙龈缘的牙槽突表面，X线影像表现为清晰的阻射X线的致密线条影。通常牙槽嵴高度位于邻牙釉牙骨质界下，不低于1.5mm。随着年龄的增长，牙槽嵴高度逐渐降低。牙槽嵴致密线条影往往与

骨硬板连续，成一清晰锐利的角度。④牙周膜：X线影像表现为牙根与骨硬板之间线条状低密度影，起于牙根一侧的牙槽嵴顶，包绕牙根，止于牙根另一侧的牙槽嵴顶，宽度为 0.15~0.38mm。牙有一定的生理动度，牙根中间部为力的支点，牙周韧带纤细，牙周韧带间隙较窄。牙周韧带间隙的变化与该牙的生理功能、咬合力大小及病理状况密切相关。

在上颌中切牙位根尖片上可见到腭中缝、切牙孔、鼻腔、前鼻棘、鼻中隔和鼻尖软组织影像，在上颌磨牙区根尖片上常可见到上颌窦底、颧骨、翼板和喙突等，上颌根尖片两处骨质稀疏区为侧切牙根尖区的切牙窝和上颌结节区。在下颌切牙根尖片上常可见到颏棘和营养管等结构，在下颌前磨牙根尖片上常可见颏孔，在下颌磨牙位根尖片上可见到下颌神经管、外斜线、内斜线及下颌骨下缘等结构。

根尖片是口腔医学临床中应用最为普遍的 X 线检查方法，广泛应用于牙体牙髓及牙周等疾病的诊断和治疗评价。根尖片平行投照技术，因其能提供较少失真的影像，在临床应用中具有优势。数字化影像技术由于快捷、便利及辐射剂量较低等优点，在口腔医学临床中的使用日益增多。

(孙志鹏)

héyìpiàn

𬌗翼片 (bitewing radiograph)

在一张尺寸与根尖片相同的胶片中，同时显示上、下颌牙冠和相应牙槽嵴的口内 X 线平片检查方法。

检查方法 𬌗翼片检查所用胶片由 3cm×4cm 根尖片改制而成，在胶片感光面的平分面上固定一翼片，投照时，嘱患者咬住翼片以固定胶片位置，并保证胶片上部分在上颌牙的腭侧，胶片下部分在下颌牙的舌侧。𬌗翼片投照患者取坐位，头矢状面与地面垂直。①切牙𬌗翼片投照时，听鼻线与地面平行，将胶片长轴与切牙长轴平行，放置于上、下颌切牙的舌侧。嘱患者用上、下切牙咬住翼片。X 线中心线垂直向以+8°角对准两中切牙之间，通过上颌切牙缘上方 0.5cm 射入，X 线水平方向与被照牙邻面平行。②磨牙𬌗翼片投照时使患者听口线与地面平行。将胶片横轴与磨牙长轴平行，放置于下颌磨牙舌侧，将翼片放于被照牙面上，然后嘱患者轻轻咬住翼片。X 线中心线垂直向以+8°角对准胶片中心，通过上颌磨牙𬌗平面上方 0.5cm 射入，并使 X 线水平方向与被照牙邻面平行。

正常 X 线表现 𬌗翼片主要显示上、下牙牙冠部分及相应的牙槽骨影像。

临床上𬌗翼片主要用来检查邻面龋，特别是临床不易发现的早期龋，以及充填后继发龋。𬌗翼片可以很好地评价投照部位牙周情况，清楚地显示牙槽骨质，观察牙槽嵴顶高度变化。此外，临床还可用于发现邻面牙石情况。

(孙志鹏)

hépiàn

𬌗片 (occlusive radiograph)

用于显示比根尖片更大范围的牙和牙周支持组织及邻近结构的口内 X 线平片检查方法。

检查方法 𬌗片分为上颌前部𬌗片、上颌前部横断𬌗片、上颌后部𬌗片、下颌前部𬌗片和下颌横断𬌗片。

上颌前部𬌗片 拍摄上颌前部𬌗片时，患者取坐位，头矢状面与地面垂直，听鼻线与地面平行。使用 6cm×8cm 胶片放置于被照区牙列面上，将胶片置于口内，感光面向上颌骨，胶片后缘触到下颌升支，嘱患者轻咬固定胶片。X 线中心线向足侧倾斜 65°对准头矢状面，由鼻骨和鼻软骨交界处射入胶片中心。

上颌前部横断𬌗片 拍摄上颌前部横断𬌗片时，患者取坐位，头矢状面与地面垂直，鼻翼至外耳道口上缘连线与地面平行，使用 6cm×8cm 胶片，前牙轻咬于胶片中后 1/3 交界处。X 线中心线应与上前牙的长轴平行，根据上前牙与咬合平面的倾斜角度调整。

上颌后部𬌗片 投照时患者取坐位，头矢状面与地面垂直，听鼻线与地面平行。使用 6cm×8cm 胶片，将胶片置于上、下颌牙之间，尽量往后并向检查侧放置。嘱患者咬住胶片固定。X 线中心线向足侧倾斜 60°，水平角与被检查侧前磨牙邻面平行，对准被检侧眶下孔的外侧射入。

下颌前部𬌗片 拍摄下颌前部𬌗片时，患者取坐位，头后仰，头矢状面与地面垂直，使胶片与地面呈 55°。置胶片于上、下颌牙之间，尽量向后放置，使胶片长轴位于两下中切牙之间，嘱患者轻咬住胶片固定。X 线中心线应以 0 度角对准头正中矢状面，由颏部射入。

下颌横断𬌗片 拍摄下颌横断𬌗片时，患者取坐位，头矢状面与地面垂直，听鼻线与地面垂直，胶片放置同下颌前部𬌗片。X 线中心线对准正中矢状面，经两侧下颌第一磨牙连线中点垂直胶片射入。若检查口底颌下腺导管结石，需以投照软组织条件曝光。

正常 X 线表现 ①上颌前部𬌗片：显示上颌前部牙和牙槽骨情况，包括切牙孔、鼻中隔、上颌窦、鼻泪管、上切牙及腭中缝等结构，常用于观察上颌前部骨质变化及乳、恒牙的情况。②上颌前部横断𬌗片：显示上颌牙列冠根方向重叠影像，可用于上颌前牙区埋伏牙或异物的定位。③上颌后部𬌗片：显示检查侧上颌骨后部的影像，包括第一前磨牙至第二磨牙、牙槽突和该侧上颌窦底部，常用于观察一侧上颌骨后部骨质变化情况。④下颌前部𬌗片：显示下颌颏部情况，包括下颌前部牙列和颏骨及下颌骨下缘，可用于观察颏部骨折及其他颏部骨质变化。⑤下颌横断𬌗片：显示下颌体和牙弓的横断面影像，包括下牙列横断面、下颌颊侧和舌侧皮质骨板，常用于检查下颌骨颊、舌侧皮质骨膨胀或病变情况，用于下颌下腺导管结石的辅助诊断，也可用于辅助诊断下颌体骨折移位、颌骨内异物或埋伏牙定位。

临床上𬌗片可用于以下情况：①多生牙、埋伏牙和阻生牙在颌骨内位置的定位；颌骨内异物和颌下腺导管结石的定位。②判定上颌窦壁（前、内、外侧壁）的连续性。③不能开口无法投照根尖片的患者，可使用𬌗片替代。④唇腭裂治疗中显示牙槽嵴裂及植骨情况，显示颌骨骨折和错位情况。⑤判断颌骨病变（囊肿、骨髓炎、恶性肿瘤）颊舌侧膨胀或破坏的情况，判断口底和腭部病变是否累及颌骨等。

（孙志鹏）

huátèwèipiàn
华特位片（water position radiograph）
主要用于显示两侧鼻窦、眼眶、颧骨和颧弓的X线平片检查方法。又称鼻颏位。

检查方法　检查时，患者取坐位，面向胶片暗盒，头矢状面与之垂直，颏部靠近暗盒，头后仰，使外耳道口上缘与外眦的连线与暗盒或影像接收器成37°，鼻尖与上唇间的中点被置于暗盒中心。X线中心线对准上唇与鼻尖间的中点，并与暗盒垂直射入，焦点胶片距离为100cm。

正常X线表现　正确的检查体位应使两侧颞骨岩部投影于上颌窦底的下方。①华特位片（图）中上颌窦影像显示较佳。于2岁时，上颌窦才能在X线片中显示。华特位片中所显示的上颌窦比实际窦腔略小。上颌窦正常情况下一般双侧大小形态对称，亦可有不对称者。上颌窦黏膜在X线片中不显影，上颌窦内容为空气，上颌窦壁常表现为连续完整的线状或板状。②筛窦一般需在6岁以后进行X线检查才具有价值。③额窦一般在3岁左右开始发育，6~7岁时在X线片上可以显示。两侧筛窦亦常为两侧大致对称的多房囊状低密度结构，前组筛窦位置偏上内，后组筛窦位置偏下外。④额窦亦常为低密度表现，单房囊者少见，多房囊者多见，其外形可对称或不对称，变化差异较大。⑤两侧颧骨和颧弓外形对称，为高密度骨结构表现。

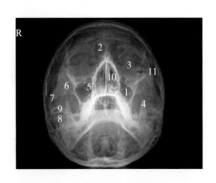

图　华特位正常影像
注：1.上颌窦；2.额窦；3.眼眶；4.喙突；5.眶上裂；6.颧骨；7.颧弓；8.髁突；9.关节结节；10.鼻腔；11.无名线

⑥鼻腔呈三角形低密度结构表现，鼻中隔位于正中线上，为线状高密度结构。

华特位片主要用于观察上颌窦、额窦、筛窦、眼眶、鼻腔、上颌骨、颧骨、颧弓、下颌骨喙突在上颌与颧弓之间的位置以及颌间间隙等情况，作为上颌骨、上颌窦及颧骨等部位的炎症、外伤和肿瘤性疾病的初步检查。

（孙志鹏）

xiàhégǔ cèxiéwèipiàn
下颌骨侧斜位片（lateral oblique radiograph of mandible）
用于观察下颌骨体、升支及髁突侧斜位影像的X线平片检查方法。分为下颌骨升支侧斜位片和下颌骨尖牙位侧斜位片。

检查方法　检查时患者取坐位，被检查侧贴近胶片，颏部尽量前伸使下颌体长轴与胶片暗盒或数字化影像接收器平行，紧贴暗盒，使暗盒下缘超出下颌骨体下缘3cm。暗盒置于摄影架上，使暗盒向后倾斜与地面成65°~70°。X线中心线以0度角对准对侧下颌角下方1cm处射入，经被检查侧下颌第三磨牙颊舌侧穿出，焦点胶片间距离为40cm。拍摄下颌骨升支侧斜位片时，使患者转动头部使头矢状面与暗盒平行，X线通过下颌升支中部；拍摄下颌骨尖牙位片时，使尖牙区紧贴暗盒，X线中心线通过尖牙区。

正常X线表现　下颌骨侧斜位片（图）中可清楚地显示下颌骨体磨牙区及下颌升支，但下颌骨体尖牙区与对侧下颌骨重叠，髁突则和部分关节窝重叠。观察时需注意咽腔呈低密度、宽而整齐的影像与下颌支重叠，不要误诊为骨破坏。下颌管呈宽0.3cm的长条形低密度影像，其两侧高密度线条状影像为下颌管壁，下颌管壁前部影像常显示不清晰。在下颌骨升支侧斜位片可显示下颌骨升支、髁突及部分磨牙区结构，下颌骨尖牙位则以观察下颌骨尖牙区最为满意。

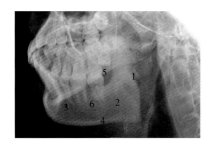

图 下颌骨侧斜位片

注：1. 下颌支；2. 下牙槽神经管；3. 颏孔；4. 下颌骨下缘（检查侧）；5. 下颌骨下缘（对侧）；6. 下颌骨体部

下颌骨侧斜位片为临床常用检查方法之一，常用于观察下颌骨体、升支及髁突的病变。

（孙志鹏）

xiàhégǔ hòuqiánwèipiàn

下颌骨后前位片（posterioanterior radiograph of mandible）

用于显示双侧下颌升支后前位的 X 线平片检查方法。可于闭口位和开口位时投照。

检查方法 拍摄闭口位下颌骨后前位片时，患者面向胶片暗盒，头正中矢状面对应暗盒中线并与之垂直。前额与鼻尖紧靠暗盒，上唇置于暗盒中心。X 线中心线对准上唇与暗盒垂直，焦点至暗盒距离为 60cm。拍摄下颌骨开口后前位片时，患者尽量大张口，前额和鼻尖紧靠暗盒，听眦线与暗盒垂直，鼻根部置于暗盒中心。X 线中心线向头侧倾斜 25°，通过鼻根部入射暗盒中心。焦点至胶片距离为 100cm。

正常 X 线表现 下颌骨后前位可显示上下颌骨后前位影像，

以显示双侧下颌升支后前位影像最为满意，常用于双侧对比观察下颌升支各部病变。下颌骨开口后前位中，由于髁突在开口位时滑出关节窝，显像于关节结节的前下方，可使髁突影像避开重叠，使得双侧髁突内外径向显示较为理想（图）。

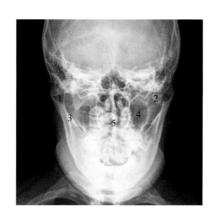

图 下颌骨后前位片（开口位）

注：1. 正常髁突；2. 髁突骨折；3. 喙突；4. 上颌窦；5. 鼻中隔

临床上下颌骨后前位片用于对比观察双侧下颌升支部病变。下颌骨开口后前位片用于观察双侧髁突内外径向的病变，常用于下颌骨髁突骨折的诊断。

（孙志鹏）

nièxiàhé guānjié jīnglú cèxiéwèipiàn

颞下颌关节经颅侧斜位片

（transcranial lateral oblique radiograph of temporomandibular joint） 主要用于显示颞下颌关节外侧 1/3 侧斜位影像的 X 线平片检查方法。又称许勒位片、薛氏位片。此片可同时显示关节窝、关节结节、髁突及关节间隙。矫正颞下颌关节经颅侧斜位片又称矫正许勒位，是根据每位被检查者髁突水平角、垂直角来调整 X 线中心线的垂直角和水平角，以改进投照效果的方法，可以更加

准确地显示关节间隙及关节结构的形态。

检查方法 许勒位片可以拍摄双侧开、闭口位片，共 4 张同摄于一张胶片上，以便双侧对比读片。为使双侧位置角度相同，应使用颞下颌关节摄影定位架投照，先后拍摄双侧关节正中𬌗位片及大开口位片。根据临床需要，也可仅拍摄双侧关节正中𬌗位片。投照时，被检查侧靠近胶片，调至外耳道口与定位架耳塞相齐，然后将两侧耳塞放进外耳道内。此时，头矢状面与暗盒平行，听眶线与听鼻线之分角线与定位架短轴平行，使用 12.5cm×17.5cm 胶片，X 线中心线向足侧倾斜 25°，对准对侧的外耳道口上方 5cm 处。焦点胶片距离为 75cm，投照时用遮线筒、滤线器。

矫正许勒位片需首先拍摄颅底位及头颅后前位片，或双侧关节正位体层片，以测量出髁突的水平角和垂直角。由于 X 线中心线垂直角对于前后关节间隙影响不大，也可不予校正，仅在颞骨岩部与髁突影像重叠位置超过髁突上三分之一或过低时才予校正。投照时，患者取坐位，头矢状面与地面垂直，被检查侧关节靠暗盒。按所测得的髁突水平角和垂直角调整线中心线方向进行拍摄。焦点胶片间距离为 60cm。

正常 X 线表现 许勒位片（图）正常图像中显示颞下颌关节外侧三分之一侧斜位影像，颞骨岩部投影于髁突下方，可同时显示关节窝、关节结节、髁突及关节间隙。双侧颞下颌关节的形态一般是对称的。①髁突外形可为圆柱形、椭圆形或双斜形。有学者观察到 32 种髁突形态。年轻人髁突顶部一般较圆，老年人则较扁平。成人的髁突有连续不断的、

整齐、致密而又薄的密质骨边缘，其下方骨纹理结构均匀；儿童髁突表面无密质骨，仅为一层钙化层覆盖，15岁后才逐渐形成完整的密质骨，因而X线片上儿童髁突密质骨常不清晰，易误认为是病理改变。如髁突正常运动正常，在开口时一般应位于关节结节顶部后方5mm至关节顶部前方10mm之间。②关节间隙主要为关节盘所占据。正常成人关节上间隙最宽，后间隙次之，前间隙最窄。在许勒位片中，关节上间隙约为2.80mm，后间隙约为2.30mm，前间隙约为2.06mm。一般双侧关节间隙对称。③关节结节一般为弧形突起，曲线圆滑，双侧一致。高度为7mm左右，斜度约为54°。关节结节的曲度和高度可有很大变化。④关节窝底亦有密质骨边缘与关节结节相连续，但有的关节窝密质骨边缘不清晰，可能是由于解剖上关节窝外侧骨缘较为圆钝呈坡形所致。

许勒位片是颞下颌关节X线检查最常用的方法之一，临床中主要用于评价关节间隙的变化。其检查方法相对简单、显示颞下颌关节结构较为全面、使用定位架投照使得多次检查之间具有很好的参照对比性，因此在口腔正畸、正颌外科、口腔修复及颞下颌关节疾病的临床诊断中普遍应用。然而，由于髁突的水平角及垂直角存在个体差异，而标准许勒位投照法采用固定投照角度拍摄，无法适应每位患者个体的解剖情况，因此，许勒位片常无法精确显示关节间隙及关节结构的细微改变。

（孙志鹏）

kētū jīngyān cèwèipiàn

髁突经咽侧位片（transpharyngeal lateral radiograph of condyle）

通过避免髁突与颅骨影像重叠而清楚显示髁突骨质结构的X线平片检查方法。

检查方法　检查时患者取坐位，被投照侧贴靠暗盒，髁突位于胶片中心，头矢状面与胶片平行，听鼻线和地面平行。患者于投照时保持半开口位。暗盒置于摄片架上，与地面垂直。一般用牙科X线机以近距离投照，X线球管窗口贴于对侧乙状切迹处，X线中心线向头侧、枕侧各倾斜10°，对准被检查侧髁突拍摄。常规将双侧髁突同摄于一张胶片上，便于对比观察。使用12.5cm×17.5cm胶片。由于此投照方法为近距离投照，患者接受的放射剂量相对较大为其缺陷，为此，有学者研制出专用定位摄影架，摄片距离为20cm左右，投照时X线中心线分别向头侧和枕侧各倾斜5°，此方法在临床中普遍应用。

正常X线表现　正常影像中显示髁突前后侧斜位影像（图）。正常髁突表面圆滑，有一薄层连续、均匀、致密的密质骨边缘，呈高密度致密线条影像，表面光滑；松质骨骨纹理均匀、清晰。一般15岁以下儿童髁突未形成致密的密质骨覆盖，但其表面光滑、整齐。

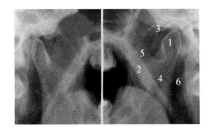

图　髁突经咽侧位片

注：1. 髁突；2. 软腭；3. 关节前结节；4. 下颌支；5. 喙突；6. 咽腔

临床上髁突经咽侧位片主要用于观察颞下颌关节髁突骨质改变情况，最常应用于颞下颌骨关节病的临床诊断。

（孙志鹏）

tóuyǐng cèliángpiàn

头影测量片（cephalometric radiograph）

投照时采用头颅定位装置，主要用于牙及颅、颌面骨和相关软组织结构测量分析的X线平片检查方法。包括侧位（图1）与正位（图2）头影测量片，必须使用头颅定位仪严格定位下进行投照，以保证影像和测量结果分析比较的价值。

检查方法　投照头影测量侧位片时，患者可取站位或坐位，将两侧耳塞放进外耳道口内，头矢状面与暗盒平行。调节标尺定位杆使贴近鼻根点，嘱患者咬合在正中位，每次检查时均需恒定于此位置不变。X线中心线对准

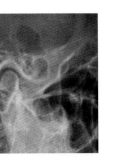
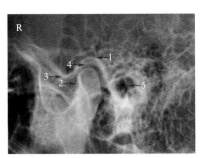

图　颞下颌关节许勒位片（闭口位）

注：1. 关节窝；2. 髁突；3. 关节前结节；4. 关节间隙；5. 外耳道

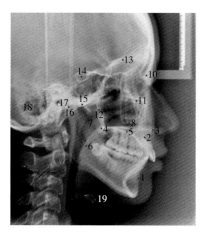

图1 头影测量头颅定位侧位片

注：1. B点；2. A点；3. 前
鼻棘；4. 后鼻棘；5. 硬腭；6. 软
腭；7. 鼻咽；8. 上颌骨颧突；9. 鼻
骨；10. 鼻根点；11. 眶下缘；12. 翼
上颌裂；13. 前颅底（眼眶上壁）；
14. 蝶鞍；15. 中颅窝底；16. 下
颌骨髁突；17. 外耳道；18. 乳突
蜂房；19. 舌骨

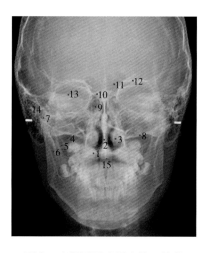

图2 头影测量头颅定位正位片

注：1. 硬腭；2. 鼻中隔；3. 下
鼻甲；4. 上颌窦；5. 上颌骨颧突；
6. 下颌支；7. 下颌骨髁突；8. 后颅
窝颅底；9. 筛窦；10. 筛骨水平板；
11. 额窦；12. 眶上缘；13. 颞骨岩
部；14. 乳突；15. 枢椎齿突

外耳道口，垂直暗盒投照。焦点
至头矢状面距离为150cm，头矢
状面至胶片为15cm。投照头影测
量正位片时，可旋转定位仪，使
患者面向暗盒，头矢状面与暗盒
垂直。由于每次投照检查时头位、
X线球管及胶片三者之间的关系

维持恒定，这样所得的影像能够
保证测量结果的可重复性，以使
不同个体或不同时期分别测量所
得结果具有可比性。

正常X线表现 头影测量片
（图）中可见两侧解剖结构重合较
好的颅面骨及其软组织轮廓影像。
可以观察到垂体窝、蝶窦、斜坡、
外耳道、乳突蜂房等颅底骨结构；
鼻骨、眼眶、上颌窦、筛窦、咽
腔、鼻腔、翼腭窝、硬腭、前后
鼻棘、下颌骨、牙列、舌骨等颌
面部结构；鼻、唇、上颈部及舌
和软腭等软组织影像。

头影测量片是常用的影像学
方法，是研究颅面生长发育的重
要手段。常用于分析正常及错𬌗
畸形患者牙、颌、面形态结构，
研究颅面生长发育，记录矫治前
后牙、颌、面形态结构的变化，
诊断与分析腭咽闭合不全等。

（孙志鹏）

shànghé tǐcéngpiàn

上颌体层片（tomogram of
maxilla） 利用平面体层摄影技
术，主要用于显示上颌骨、上颌
窦、翼腭窝及颞下窝病变的X线
检查方法。包括上颌侧位体层片
及上颌后前位体层片（图）。

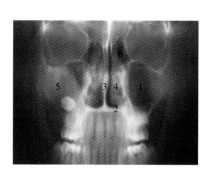

图 上颌后前位体层片

注：1. 上颌窦；2. 硬腭；3. 鼻
中隔；4. 下鼻甲；5. 上颌病变；6.
筛窦

检查方法 ①拍摄上颌侧位
体层片时，患者俯卧于摄影台上，

头侧转，使被检查侧靠近摄影台
面，头矢状面与摄影台平行。焦
点胶片距离为100cm，X线管移
动角度为50°。X线管处于正常垂
直位时，X线中心线对准听鼻线
中点。常使用的检查层面相当于
检查侧上颌磨牙牙列层，该层面
距检查台面4.0～4.5cm。②拍摄
上颌后前位体层片时，患者俯卧
于摄影台，头矢状面与摄影台垂
直，听眶线与摄影台垂直，前额
与鼻部靠向台面，鼻尖对准暗盒
中心。X线管处于正常垂直位时，
X线中心线对准鼻翼的基底部。
上颌后前位体层域根据临床需要
选择，常用的为上颌第一磨牙层
和翼突层。上颌第一磨牙层距摄
影台4.0～4.5cm，翼突层距台面
6.5～7.0cm。

正常X线表现 ①上颌侧位
体层片可显示相当于磨牙列矢状
面上颌窦、翼腭窝、翼突、上颌
牙槽骨及磨牙列影像。上颌后前
位体层片第一磨牙层可以显示该
层面前颅窝底部、筛窦蜂房、眼
眶、眶下裂、鼻腔、鼻中隔、鼻
甲、上颌窦、颧骨、上颌第一磨
牙及牙槽突的冠状面影像，上颌
后前位体层片翼突层可以显示翼
突、颅中窝底、鼻腔后部、蝶窦
及颞下窝的冠状面影像。②上颌
侧位体层片可用于检查上颌骨、
上颌窦、翼腭窝及颞下窝病变。
上颌后前位体层片可用于检查上
颌骨病变与上颌窦、筛窦、眶底、
鼻腔和颅底的关系。由于CT的普
及应用，上颌体层片的检查方法
临床中已经很少使用。

（孙志鹏）

nièxiàhé guānjié tǐcéngpiàn

颞下颌关节体层片（tomo-
gram of temporomandibular
joint） 利用平面体层摄影技术
进行颞下颌关节投照成像的X线

检查方法。颞下颌关节体层摄影检查包括标准颞下颌关节后前位体层摄影、标准颞下颌关节侧位体层摄影和矫正颞下颌关节侧位体层摄影。

检查方法　检查时，患者俯卧于摄影台面上。拍摄标准颞下颌关节后前位体层片时，头矢状面与台面垂直，鼻额部靠向台面，听鼻线与台面垂直；拍摄标准颞下颌关节侧位体层片时，头矢状面与台面平行，听鼻线与台面短轴平行；拍摄矫正颞下颌关节侧位体层片时，首先按标准颞下颌关节侧位体层摄影要求摆好体位，然后按患者髁突水平角和垂直角矫正其头位。投照时均应使被投照侧髁突位于胶片中心，X线中心线与台面垂直并对准被投照侧髁突，X线球管移动角度为50°，投照时最好应用固位架，以保证体位准确。一般均选择关节冠状位或矢状位中间层面拍摄，胶片为12.5cm×17.5cm（侧位体层片可使用其纵向的1/2），焦点胶片距离为100cm。如使用具有多幅拍摄系统的X线机时，可根据需要预先设置好拍摄片数，进行多层体层摄影。

正常X线表现　正常图像上述三种关节体层摄影技术可分别显示标准关节冠状面、矢状面和矫正矢状面的关节骨性结构影像，包括关节窝及髁突。①健康成人髁突表面光滑，覆以连续、均匀、致密的密质骨。关节后前位体层片可用于观察髁突内、外部骨质情况，在颞下颌关节造影时，可用于观察有无关节盘内、外移位及关节囊扩张。在标准关节侧位体层片上尚可见关节结节呈曲线光滑的圆弧形突起。②在标准关节侧位体层片上，关节上间隙为3.65mm，后间隙为2.75mm，而

前间隙为2.70mm。由于不同个体之间关节间隙情况存在差异以及因不同个体髁突水平角和垂直角的变异而造成的摄影误差，此关节间隙数值并不能准确地反映每个个体的关节间隙情况。矫正关节侧位体层片可较准确地反映个体的关节间隙情况，健康成人正中位时，平均位置为基本中性，且有轻度后移倾向，但个体之间关节前、后间隙的变异范围较大。

体层摄影技术自20世纪30年代末期开始用于颞下颌关节疾病的检查，之后半个多世纪以来，一直是颞下颌关节疾病常用的重要的X线检查方法，也是颞下颌关节造影常采用的检查方法。但是，随着CT和磁共振检查技术的问世和广泛应用于临床，颞下颌关节平面体层摄影已经逐渐不在临床使用。

（孙志鹏）

qǔmiàn tǐcéngpiàn

曲面体层片（panoramic radiograph）

采用体层摄影和狭缝原理，使X线球管和胶片围绕患者口腔颌面弧度做相反方向的旋转运动，从而拍摄到与颌骨形态一致的体层图像的X线检查方法。可在一张曲面体层片显示双侧上、下颌骨、上颌窦、颞下颌关节及全口牙等结构。分为全口牙位及上、下颌位3种曲面体层片。曲面体层机分为胶片机和数字成像两种机型。

检查方法　投照全口牙位曲面体层片时，患者取立位或坐位，颈椎呈垂直状态或稍向前倾斜，颏部置于颏托正中，头矢状面与地面垂直，听眶线与听鼻线的分角线与地面平行，用额托和颞夹将头固定。投照下颌骨位曲面体层片时，听鼻线与地面平行；投照上颌骨位曲面体层片时，听眶

线与地面平行。

正常X线表现　包括以下方面（图）。

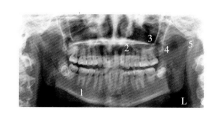

图　曲面体层片
注：1. 下颌骨；2. 上颌骨；
3. 上颌窦；4. 喙突；5. 髁突

下颌骨　下颌骨影像可以分为髁突、喙突、升支、下颌角与下颌体部、颏部、下颌牙列及牙槽突。①下颌骨皮质骨边缘除牙列部位外都应该是连续、无中断的，而且在对称解剖部位的皮质骨的厚度应该是对称的，如下颌骨体部、下颌角下缘皮质骨以及升支后缘皮质骨。下颌骨前部骨小梁结构较丰富，而下颌角至升支部位骨髓组织逐渐增多。在牙槽突骨小梁结构最清晰。下颌骨松质结构双侧基本对称，尤其是在儿童，在乳牙期及替牙期时骨小梁结构较为疏松。②由于在投照时，患者需要微开口并且下颌前伸以固定在曲面体层机的咬合板中，所以髁突通常比闭口位髁突的位置稍显前下移位。③颞下颌关节关节窝是颞骨的一部分，因此可以有类似乳突小房样的气化，表现为关节结节和关节窝多房的X线透射区影像，是一种正常的解剖变异。④下颌骨升支区可出现以下结构的伪影：咽腔气道影像，尤其是患者不能够将舌背与硬腭紧贴，口腔中含有气体时；鼻咽后壁影像；颈椎影像；耳垂；鼻软骨及鼻部饰物；软腭和悬雍垂；舌背及舌部饰物；对

侧下颌骨或金属的伪影。⑤下颌神经管和颏孔的影像通常较为清晰。通常下颌神经管的宽度较为均匀或者沿其走行方向逐渐变细。下颌神经管影像在第一磨牙及前磨牙区可能成像不清，如果下颌神经管只有部分成像则通常为下缘成像。下颌神经管末端开口于颏孔，下颌神经管的影像可以达到颏孔影像前方数毫米。下颌神经管在由升支向体部移行转折过程中出现的轻度增宽是一种正常变异的表现。⑥在下颌骨的舌侧存在有一些生理性压迹，如舌下腺窝和下颌下腺窝。这些腺体组织压迹在影像中可表现为X线密度减低区。

面中部 口腔曲面体层片可以观察到的面中部骨骼有上颌骨、颞骨、颧骨、下颌骨、额骨、蝶骨、筛骨、犁骨、鼻骨、下鼻甲及硬腭。面中部结构可以分为以下部分依次观察：上颌骨的皮质骨边界，包括上颌骨的后壁及牙槽嵴；翼上颌间隙；上颌窦；颧骨复合体，包括眶下缘和眶外侧缘、上颌骨颧突及颧弓前部；鼻腔与鼻甲；颞下颌关节关节窝；上颌牙及牙槽突。①观察上颌骨的密质骨边界是面中部观察的重点。上颌骨的后界由翼腭窝向下至上颌结节并延伸至对侧。②翼腭窝的后界是蝶骨翼板的前面，翼腭窝的形状似倒置泪滴样。在曲面体层片中观察双侧翼腭窝的影像具有十分重要的意义，翼腭窝前壁破坏常提示上颌窦病变。同时，上颌骨骨折的 LeFort 分型中，蝶骨翼板也是重要解剖标志。③上颌窦通常在口腔曲面体层片中有较好的成像。医生需注意观察上颌窦的各骨壁（后壁、前壁、上壁及底壁）皮质骨的完整性、对称性及影像密度。上颌窦内侧壁为鼻腔的外侧壁，上颌窦上壁即为眼眶下壁，眶底骨的前缘可在曲面体层片中成像。尽管双侧对比有助于发现上颌窦的病变，但是需谨记上颌窦在大小、形状及骨性分隔方面的生理性不对称十分常见。上颌窦后部影像由于与颧骨重叠而影像密度增高。上颌窦需观察是否存在黏膜潴留性囊肿、黏骨膜增厚及上颌窦的其他异常。④颧骨复合体被称为面中部的支柱结构，包括额骨、颧骨及上颌骨。颧骨复合体的结构包括眼眶外侧缘及下缘、上颌骨颧突和颧弓。上颌骨颧突起自上颌骨第一、二磨牙区，上颌窦影像可延伸至颧上颌缝，这样可表现为上颌窦区的椭圆形边界清楚的 X 线透射影像，并可与上颌磨牙区牙根影像重叠。颧弓下缘自上颌骨颧突向后延伸至颞骨关节结节和关节窝。颧弓上缘的影像向前向上形成眶外侧壁。乳突小房的气化可延伸至颧颞缝，关节窝影像中可存在有多房、泡沫样 X 线透射区，为正常解剖变异。⑤鼻中隔、下鼻甲骨性结构及黏膜亦在曲面体层片中成像。下鼻甲的前部以冠状位方式成像，后部结构以矢状位方式成像，表现为双侧上颌窦区或前鼻咽部较大的、密度均匀的软组织影像。

软组织 曲面体层片中可识别以下软组织结构的影像：舌（位于硬腭下方、横跨双侧下颌角之间区域）、唇（位于影像中部）、软腭（自双侧硬腭后缘向升支方向延伸）、口鼻咽的后壁、鼻中隔、耳垂、鼻翼及鼻唇沟。重叠于骨性结构的上气道的影像是由其周围软组织衬托体现的，包括鼻腔、鼻咽、口腔及口咽。会厌及甲状软骨亦会成像。舌背、软腭与气道交界线的影像与下颌角重叠，表现类似骨折线。

牙列 牙及牙周组织通常是观察的重点内容。①前牙过于宽大或窄小说明牙列没有处于断层域中。同样，一侧牙明显较对侧宽大则说明患者体位扭转。②较大范围的龋或根尖周、牙周病变可在口腔曲面体层片中有所显示，范围较小或隐匿的病变则需要进行口内片检查。前磨牙的邻面往往有较多重叠，不利于龋的诊断。③曲面体层片最大的优势在于通常情况下可以同时显示整个牙列。因此，观察牙必须识别所有萌出和发育中的牙，包括牙的数目、位置和解剖形态。④需注意观察根管治疗、冠修复治疗及其他固定修复等牙科治疗。⑤阻生第三磨牙的方向和牙根形态，其与下颌神经管、上颌窦、上颌结节及毗邻牙等重要结构的位置关系，以及牙冠及牙根周围骨质结构的观察都十分重要。

临床意义 ①主要优点包括以下几点：反映内容全面，包含面部骨骼及牙；辐射剂量较低；具有便捷性；可应用于开口受限患者；图像简单易懂，易于进行患者教育。因此，对于涉及颌骨问题的口腔颌面部疾病，曲面体层片是应用最为广泛的检查方法。最常见的适应证包括创伤、第三磨牙位置观察、较为广泛的牙或骨骼疾病、已知的或可疑范围较大的病变、牙发育的观察、颞下颌关节及颌骨发育异常。口腔曲面体层片通常作为一种初步评价的影像手段，以此作为依据选择进一步检查的方法。②最突出的缺点是其不能够显示牙的细微结构，在早期龋的诊断、牙周膜结构的观察以及根尖周疾病的诊断中不能代替根尖片。在曲面体层片中前磨牙的邻面通常相互重叠。

因此，曲面体层片并不能完全达到常见疾病诊断的要求。其他缺点包括放大率不一致、影像扭曲变形、重叠结构较多等。

（孙志鹏）

tuòyèxiàn zàoyǐng

唾液腺造影（sialography） 将对比剂经导管口注入腮腺或下颌下腺腺体内，使腺体导管系统成像的 X 线检查方法。

适应证 唾液腺慢性炎症、舍格伦综合征、唾液腺良性肥大、唾液腺肿瘤、涎瘘、导管阴性结石及需要确定唾液腺周围组织病变是否已经侵及腺体及导管时均可行唾液腺造影。

禁忌证 对碘过敏者及唾液腺急性炎症期间为唾液腺造影禁忌证。此外，阳性唾液腺导管结石，为避免注射对比剂注射时产生将结石向后推移的力，亦不宜再进行唾液腺造影检查。

检查方法 用于唾液腺造影的对比剂分为油溶性对比剂和水溶性对比剂。油溶性对比剂为40%碘化油，为植物油与碘结合的一种有机碘化合物，造影图像的对比度好，表面张力大，可用于导管灌注治疗，但流动性差、排空慢。水溶性对比剂为60%泛影葡胺，与碘化油相比流动性好、易于排出，适用于舍格伦综合征等患者。非离子型碘对比剂由于其安全性较高，也可应用于唾液腺造影。

造影技术 ①腮腺造影首先将口角向外牵拉，找到导管口，用0.5%碘伏消毒导管口局部黏膜。用圆头探针扩张导管口后，将专用导管插入腮腺导管口，缓慢注射对比剂。对比剂成人用量一般约1.5ml，但常需根据病变性质、患者年龄和反应情况加以调整。注射完毕后，擦净溢至口内的少量造影剂，嘱患者闭口立即投照。②下颌下腺造影因下颌下腺导管解剖位置特点，注射用针头除需平钝圆滑外，尚应将针头前端弯曲成125°。针头插入导管方向是向后外方进入，以适应导管走行方向。下颌下腺注入量一般为1ml，但亦需要根据病变性质、患者年龄及注射时反应进行调整。如使用油剂对比剂时，在注射完成后用纱卷压住导管口，拔出针头，擦净溢出对比剂后即可投照；如使用水剂对比剂，则需注射完成后保留针头投照。

投照技术 ①腮腺造影片包括侧位片、分泌功能片及后前位片。在临床诊断为腮腺炎症性疾病时，可只拍摄侧位片；如临床诊断为腮腺占位性疾病时，则需拍摄侧位片及后前位片。若对腮腺肿瘤患者进行腮腺造影检查时，可进行 CT 检查，以利于肿瘤及导管系统的显示。腮腺造影侧位片建议使用专用摄片架进行。胶片置于摄片架上，使其与地平面成70°。患者坐于椅上，转成侧位，被检查侧靠暗盒。头矢状面与暗盒平行，颏部尽量前伸，使腮腺腺体位于暗盒中心向后2cm处。X线中心线以 0 度对准对侧下颌角下方 1cm，再向颈椎倾斜5°~10°射入腺体部。腮腺造影后前位片投照时胶片直放于摄片架上，暗盒与地面垂直。患者坐于摄片架前，面向胶片。额部与鼻紧靠暗盒，使外耳道口上缘至眶下缘连线与暗盒垂直。被检查侧下颌支长轴置于暗盒中线上，下颌角置于暗盒中心。X线中心线对准被检查侧下颌角与暗盒垂直射入胶片中心。②下颌下腺造影片包括侧位片和分泌功能片。拍摄下颌下腺造影侧位片时，应使用头颅定位仪投照，可使两侧下颌骨影像重叠在一起。患者取坐位，被检查侧靠近暗盒，调至外耳道口与耳塞平齐，然后将两侧耳塞置入外耳道内。此时，头矢状面与暗盒平行。下颌颏部尽量前伸，使下颌体长轴放于暗盒长轴上；暗盒上缘包括髁突，前缘包括颏部。X 线中心线对准对侧下颌角，垂直暗盒投照。焦点胶片距离 150cm。③唾液腺分泌功能片是在拍摄充盈片后，用 2.5% 柠檬酸刺激舌背前 1/3 处 1 分钟，在拍摄充盈片后 5 分钟，拍摄腮腺和下颌下腺侧位片。

正常 X 线表现 包括以下几种情况。

腮腺造影侧位片 充盈良好的造影片可显示导管系统及腺实质的侧位影像（图）。导管口位于上颌第二磨牙相对颊黏膜处，主导管在下颌升支上斜向后下走行。正常主导管长约 5cm，最大管径0.9~4.0mm，平均 2.0mm。约半数人有副腺体，位于主导管上方。腮腺腺体大小不同，个体之间及同一个体两侧之间均可有所差异。①主导管入口处因绕过咬肌前缘的走行不同，在 X 线片上可显示为直线、略呈膝状弯曲或呈粗结状弯曲后再向后下走行。主导管走行以直线形和凹面向上的弧形者多见，表现为乙状形及分叉形者少见。分支导管逐级分支，由粗至细，主导管及各级分支导管边缘光滑。分支导管与主导管相连处近于直角，导管系统在腺体内逐级分支，由粗至细，最后进入腺实质内。根据造影剂注入量的多少，可分别显示出主导管、叶间导管及小叶间导管。分支导管自主导管分出较早、主导管较短者为干线型；分支导管几乎在主导管近腺体的三分之一端同时分出，主导管较长者称为分散型，干线型较为常见。②儿童腮腺较小，导管亦较细少。往往于造影片上主导管显示良好，而细小导管则显示不明显，这是由于儿童腺体及分支导管发育尚不完全所致。14~15 岁后腮腺造影片开始显示细分支导管影像。③老年人由于管壁张力下降，管径变宽，主导管及分支导管呈蜿蜒状改变，需结合临床与腮腺管炎相鉴别。

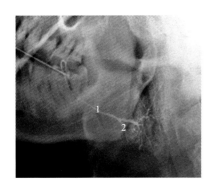

图 腮腺造影侧位片
注：1. 主导管；2. 分支导管

腮腺造影后前位片 可显示腮腺后前位影像。腺体紧贴下颌升支外侧，其上下两端较薄，中间稍厚，外缘呈整齐的弧形，腺泡影像分布均匀。主导管自导管口向外侧伸延；在离下颌升支外缘约 1cm 处转向后方并向上、向下逐级分支。大部分导管分支位于下颌升支外侧，小部分导管分支可延伸至下颌升支内侧。

下颌下腺造影侧位片 可显示下颌下腺侧位影像。下颌下腺导管口位于舌下区前部。主导管长 5~7cm，管径 2~4mm，由前上向后下方向走行。主导管多呈直线型、弧形，呈乙状形及分叉形者甚少。主导管走行至下颌角前约呈直角向下弯曲，在弯曲部下方分出分支导管。下颌下腺分支导管较少且较短而粗，下颌下腺腺体外形似梨。

唾液腺分泌功能片 在唾液腺分泌功能正常时，对比剂应全部排空。排空情况除与唾液腺分泌功能有关外，尚与对比剂的黏滞性、注入量的多少、腺泡充盈程度等有关。

唾液腺造影至今仍作为唾液腺炎症性疾病诊断的重要依据，在儿童复发性腮腺炎、舍格伦综合征、慢性阻塞性唾液腺炎症、涎石症等疾病中可以显示导管及腺泡系统的变化、反映腺体功能，具有十分重要的诊断价值。

（孙志鹏）

nièxiàhé guānjié zàoyǐng

颞下颌关节造影（arthrography of temporomandibular joint）将对比剂注射进入颞下颌关节上腔或下腔进行成像，显示颞下颌关节结构的 X 线检查方法。颞下颌关节造影按使用对比剂不同可分为单纯碘对比剂造影和双重造影；按造影部位可分为关节上腔造影和关节下腔造影。单纯碘对比剂时仅使用碘对比剂，双重造影则同时使用无菌空气和碘对比剂。

适应证 主要用于观察关节盘的位置和是否存在关节盘穿孔。

禁忌证 有碘对比剂过敏史及关节局部皮肤有感染者，不宜进行关节造影检查。患有出血性疾病及使用抗凝血药物治疗的患者，一般亦不宜做关节造影检查。

检查方法 其包括以下几种方法。

关节上腔单纯碘对比剂造影 在造影前先对颞下颌关节进行触诊，嘱患者行开闭口运动，以明确髁突及关节窝的体表解剖位置。局部皮肤消毒后，嘱患者大开口，于耳屏前 1cm 处进针，在髁后区注入 1ml 2% 利多卡因后将针退回至皮下，再将针尖斜向前、

上、内，直抵关节结节后斜面，此时可有刺及软骨的感觉，将针尖退回少许，注入 0.1~0.2ml 利多卡因，如无阻力且可回吸，则表明针尖已进入关节上腔。将注入关节上腔的利多卡因吸出，更换含对比剂的注射器，注入对比剂。正常成人关节上腔容量为 1.0~1.2ml，颞下颌关节紊乱病患者关节上腔容量可增加 30%~50%。

关节下腔单纯碘对比剂造影 皮肤消毒后，嘱患者小开口，做左侧下腔造影时，在相当于髁突后斜面 2 点处进针；做右侧下腔造影时，在相当于髁突后斜面约 10 点处进针。于髁后区注入 2% 利多卡因约 1ml 后，将针尖退回至皮下，再向前并稍向内，直抵髁突后斜面，此时针尖可随髁突活动。然后将针尖向上、向内滑入关节下腔。关节下腔容量在成人为 0.5~0.8ml，颞下颌关节紊乱病患者可增加 30% 左右。

关节双重对比造影 颞下颌关节上下腔均可做双重对比造影。其穿刺方法与单纯碘对比剂造影相同，所用对比对剂为碘对比剂和无菌空气。穿刺成功后，首先注入碘对比剂，然后注入无菌空气。一般上腔可注射碘对比剂 0.3~0.4ml，无菌空气 0.5~1.0ml；下腔可注射碘对比剂和无菌空气各 0.2~0.4ml。注射完毕后嘱患者做 3~5 次开闭口运动，以便对比剂均匀分布于关节腔内。

对于关节盘移位、关节盘穿孔等常见改变，关节上腔造影和下腔造影均可做出较准确的诊断。因关节上腔造影操作简便易行，临床上一般多采用关节上腔造影。但对于关节盘穿孔特别是较小的关节盘穿孔，关节下腔造影的敏感度较关节上腔造影为高。因此，

对于关节盘较小穿孔以及专为检查关节下腔某些病变时，应进行关节下腔造影。在需同时观察关节上腔和下腔病变时，可同时行关节上腔、下腔造影，其可清楚地显示关节盘的影像。关节双重对比造影由于碘对比剂和空气形成双重对比，可更清楚地显示关节盘的影像。

颞下颌关节造影一般拍摄关节侧位体层闭口位片、开口位片及许勒位片闭口位和关节后前位闭口体层片。颞下颌关节造影亦可应用锥形束 CT，可获得矢状位、冠状位及轴位多个层面的图像资料。

正常 X 线表现　有以下几种情况。

关节上腔单纯碘对比剂造影　①在侧位体层闭口位片中，以经过关节中间层面造影图像最为理想，可见关节上腔对比剂呈"S"形致密影像。中段对比剂影像较窄。其前、后分别为关节前上隐窝和后上隐窝的影像。前上隐窝前端在关节结节稍前方，后上隐窝后界在外耳道前壁的前方，前、后上隐窝对比剂分布均匀。对比剂下缘为关节盘本体部及其颞前、后附着的上缘影像，自前而后分别为颞前附着、关节盘本体部及颞后附着。关节盘呈中带凹陷、前后带呈上凸的形态。关节盘本体部位于关节结节后斜面和髁突前斜面之间，关节盘后带位于髁突横嵴之上。②在侧位体层中间层面开口位片中，髁突位于关节结节顶下方或稍超过关节结节顶部；前上隐窝对比剂基本消失，后上隐窝明显扩张，为对比剂所充满，占据关节窝全部空间。对比剂下缘前部清楚地显示关节盘本体部的影像，三带分界清晰、明确。髁突位于关节结节

顶下方者，关节盘略呈扁平的中间凹陷状态，关节盘中带对应髁突横嵴部。在髁突位于关节结节稍前下方者，关节盘前、中、后三带呈现中间凹陷、前后方上凸的表现。关节盘本体部位于髁突后上方，髁突横嵴可达关节盘前带部位。关节盘颞后附着的形态为圆弧形或斜线形。许勒位片中上腔对比剂亦显示为 S 形，为关节上腔外部对比剂影像，中间较窄。关节上腔中部和内侧的对比剂形成半月形影像遮盖部分髁突影像。前上隐窝和后上隐窝对比剂分布均匀。S 形对比剂与髁突之间的低密度影像主要为关节盘所占据，相当于髁突横嵴上部此影像带最宽，为关节盘后带所处的位置。③在侧位体层开、闭口位片及许勒位片中，均可见上腔对比剂与关节窝、关节结节密质骨之间有一细窄、低密度线条影像，平滑而均匀，为关节结节后斜面的纤维软骨和关节窝纤维结缔组织覆盖的影像。④在颞下颌关节造影后前位体层片中，可见对比剂充满上腔，呈圆弧形，内侧对比剂多于外侧。对比剂与髁突之间低密度阴影主要为关节盘所占据的空间，外侧较窄，中部及内侧较宽。

关节下腔单纯碘对比剂造影　关节下腔碘造影侧位体层闭口位片可见髁突表面为对比剂所覆盖。髁突前方对比剂所显示的影像为关节下腔的前下隐窝，髁突后方对比剂所显示的影像为关节下腔的后下隐窝。髁突凸面处对比剂甚薄，关节窝底与对比剂上缘的空隙主要为关节盘所占据。开口时，随髁突向前运动，对比剂自前下隐窝流入后下隐窝，使后下隐窝的形态类似半个心脏。在大开口位时，前下隐窝对比剂

基本消失，而流入后下隐窝。对比剂下缘与髁突之间的低密度、均匀的线条状影像为髁突表面软骨覆盖的影像。

关节双重对比造影　其基本特征与单纯碘造影图像相同，关节腔的周围软廓为一层碘剂所勾画，其中充以气体，影像清楚。

在磁共振成像尚未广泛应用于颞下颌关节疾病诊断之前，颞下颌关节造影为颞下颌关节关节盘移位和穿孔的诊断提供影像客观依据的重要方法。磁共振成像具有无创、无辐射、可显示关节盘移位及关节积液等优点，在颞下颌关节紊乱病的诊断中已经逐渐普及。然而由于关节造影检查简便易行，显示关节盘穿孔的敏感性优于磁共振检查，以及可用于因体内有金属植入体等原因而不能进行磁共振检查的患者等，尚不能为磁共振成像所完全取代。

（孙志鹏）

bíyānqiāng zàoyǐng

鼻咽腔造影（nasopharyngography）　应用钡剂使鼻咽部清晰成像的 X 线检查方法。

适应证　可用于检查腭裂患者腭咽闭合情况。

检查方法　用钡剂做鼻咽部造影，在摄片前嘱患者清理、排净口、鼻腔内分泌物，用注射器将稀而黏的钡剂一滴一滴地滴入患侧鼻孔。边滴边嘱患者做吸气动作，帮助钡剂向鼻咽部流入并均匀分布。当患者感觉舌背上有钡剂时，表明钡剂已经流过鼻咽部到达口咽，可停止滴入。分别于患者静止位和发"依"音时拍摄鼻咽腔造影侧位片。注意钡剂滴入不可过多，最好不超过3ml。钡粉、阿拉伯胶和水的体积按1∶1∶2的比例调匀制成的钡剂比较适合。

正常 X 线表现 静止位片可见覆盖有对比剂的软腭下垂，在发"依"音时摄片可见软腭大幅度向后上方提升，以整个中三分之一部将鼻咽腔的下口堵塞，形成堵塞式闭合。

(孙志鹏)

l, liúqiāng zàoyǐng

瘤腔造影（intranidus angiography） 应用碘对比剂检查口腔颌面部静脉畸形范围及血液回流情况的 X 线检查方法。对诊断和治疗方式的选择有一定的指导意义。

应使用碘对比剂，根据病变大小及回流情况调整对比剂用量，投照正侧位 X 线片一般各需 10ml 对比剂。患者取头低位或卧位，穿刺点可选择在病变的远心部位，较大的病变可采用两点穿刺注射法。当穿刺回吸有血时，在 3 ~ 4 秒内将对比剂快速注入。如注射速度过慢，对比剂将被血液稀释或随血液流逝而得不到满意的影像。一般需拍摄正侧位片 X 线片，应包括全部病变并有利于观察血液回流情况。

(孙志鹏)

lòuguǎn zàoyǐng

瘘管造影（fistulography） 将对比剂注入瘘道或瘘管内部，用于口腔颌面部瘘道和瘘管性疾病诊断和治疗的 X 线检查方法。

适应证 常用于先天性鳃裂瘘、甲状舌管瘘、涎瘘及各种炎症或损伤性瘘道的影像诊断。

检查方法 可选用碘化油、离子或非离子型碘对比剂进行检查，应避免于病变急性炎症期进行检查。检查前用探针初探病变的走行与方向，以生理盐水将病变中的分泌物冲洗排出。再将对比剂经病变的外口注入，根据患者反应或注射阻力调整药量，一般需用对比剂 2 ~ 5ml。注射完成后即刻拍摄 X 线正侧位，复杂病例可以行 CT 检查更利于病变的诊断。

口腔颌面部常见瘘道包括炎症性、牙源性、发育性等多种临床情况，通过瘘道造影可以显示瘘道的走行和分布情况，更重要的是显示病变是否存在有内口及内口的位置，这些信息对于疾病的诊断和治疗均十分重要。先天性鳃裂瘘根据病变来源和走行不同可分为第一鳃裂瘘、第二鳃裂瘘、第三鳃裂瘘、第四鳃裂瘘，其内口最常见的发生部位分别为外耳道、扁桃体窝和梨状窝。甲状舌管瘘常走行延伸至舌根部舌盲孔周围。

(孙志鹏)

kǒuqiāng hémiànbù CT jiǎnchá

口腔颌面部 CT 检查（oral and maxillofacial CT scan） 口腔颌面部 CT 检查包括螺旋 CT 检查和锥形束 CT 检查。

螺旋 CT 检查 螺旋 CT 中球管和探测器沿人体长轴连续匀速旋转，扫描床同步匀速递进扫描轨迹呈螺旋状前进。多层螺旋 CT 中由多层探测器同时接收信号，因而扫描速度加快。

适应证 ①唾液腺疾病：应用于唾液腺肿瘤、炎症及发育异常性疾病的鉴别诊断。②颞下颌关节疾病：主要应用于颞下颌关节肿瘤性和创伤性疾病的诊断。③颌骨疾病：包括颌骨囊肿、肿瘤、骨折及发育异常等。④脉管畸形：口腔颌面部血管畸形和血管瘤的影像诊断。⑤口腔癌：用以辅助临床诊断、分期及随访诊断。⑥口腔颌面部其他常见软组织病变：如脂肪瘤、皮样和表皮囊肿等。

禁忌证 螺旋 CT 检查并无绝对禁忌证，对于增强 CT，造影剂过敏、严重肾功能不全等应作为检查禁忌证。由于口腔颌面锥形束 CT 的应用，牙体、牙周、根尖周疾病，种植以及正畸相关 CT 检查更适合于使用锥形束 CT，需根据病情选择恰当的检查方法。

检查方法 螺旋 CT 检查包括逐层扫描和螺旋扫描两种方式。口腔颌面部螺旋 CT 检查推荐使用螺旋扫描方式以获得容积数据。根据病情的需要可行平扫或增强螺旋 CT 检查，不使用对比剂的扫描称为平扫；静脉注射含碘对比剂后，进行螺旋 CT 扫描称为增强扫描。

增强螺旋 CT 扫描的目的。①改善图像密度分辨率：增加病变组织与正常组织之间的对比，有利于病变的显示与观察。②显示血管结构：对于颈部血管结构的显示更加有利于疾病诊断。③显示肿瘤的血供状况，作为肿瘤定性诊断的参考依据之一。对于兴趣同一层面设定时间在注射对比剂后进行多期相重复扫描，动态监测 CT 值变化曲线可绘制时间-密度曲线，判断病变的血流动力学变化。

口腔颌面部常规螺旋 CT 检查 扫描时患者取卧位，身体矢状面与扫描中心线重合，听眦线垂直于水平激光定位线，双外眦连线与水平激光定位线重合，以保证轴位图像双侧对称。直接冠状位扫描时，患者取卧位，头过度后伸，注意使头部正中线位于正中，双侧对称。由于多层螺旋 CT 中可获得多平面重组的冠状位与矢状位图像，因此，直接冠状位扫描于需要改变检查体位以避开口内金属义齿伪影对兴趣区的影响时采用。口腔颌面部 CT 推荐采用螺旋扫描方式。管电压 ≥ 120kV，管电流 ≥ 200mA，扫描层厚 2～3mm，视野（FOV）16～20cm，矩阵≥512×512，骨算法与软组织算法重建轴位。依据病变重组冠状位或矢状位；重建层厚 1～3mm，重建间隔≤重建层厚。窗宽/窗位：软组织窗为 250～400HU/30～50HU；骨窗为 1500～4000HU/500～700HU。增强 CT 扫描推荐使用自动注射器，注射非离子型碘对比剂，用量 1.5～2ml/kg，注射速率 2.0～3.0ml/s，延迟扫描时间及多期相扫描依病变及设备情况而定，应注意在颈部动静脉及病变的最佳显示时机成像。

唾液腺螺旋 CT 检查　唾液腺螺旋 CT 根据病情可行平扫、增强扫描或唾液腺造影螺旋 CT 检查。推荐采用螺旋扫描。患者取仰卧位，以听眦线与地面垂直，自眶上缘扫描至胸廓入口。其管电压≥120kV，管电流≥200mA，扫描层厚 2～3mm，重建层厚 2～3mm 及薄层重建（1mm），进行标准或软组织重建算法，如涉及骨质改变应行骨算法薄层重建。腮腺及下颌下腺螺旋 CT 需用冠状位图像时，可由横断位图像经多平面重组后处理获得。当患者口腔内金属伪影影响成像效果时，可采用调整机架角度或冠状位扫描的方法。唾液腺增强螺旋 CT 常应用于唾液腺炎症、唾液腺肿瘤、脉管性疾病的诊断。注射方法同常规检查。唾液腺肿瘤增强螺旋 CT 可行平扫、增强即刻扫描或动态多期相扫描，依据病情而定。腮腺与下颌下腺可行造影 CT，有利于确定是否存在肿瘤以及肿瘤对导管系统的影响或破坏。

颞下颌关节检查　颞下颌关节螺旋 CT 根据病情可行平扫、增强扫描或颞下颌关节造影 CT 检查，推荐采用螺旋扫描方式，进行软组织和骨组织算法重建。对于颞下颌关节的螺旋 CT 观察应该包括横断面、冠状面、矢状面和三维重组等多种图像。在颞下颌关节紊乱病关节间隙及骨质结构的观察中，需使重组矢状面垂直于髁突内外径，使重组冠状面平行于髁突内外径。在颞下颌关节肿瘤或骨折的显示，双侧颅底对称的冠状位图像更利于双侧对比观察。由于进行颞下颌关节螺旋 CT 检查的目的，除对关节骨关节病进行诊断外，更重要的是明确或排除关节及关节周围结构的占位性病变。因此，在进行鉴别诊断需要明确面深部是否存在占位性病变时，其扫描范围应自颅底至下颌下缘 1cm，横断面平扫最好进行连续薄层扫描，以保证重建图像的质量。如怀疑关节或周围组织占位性病变时，应进行增强扫描。

图像后处理技术　螺旋 CT 常用的图像后处理技术包括多平面重组、容积再现、最大密度投影。多平面重组用于利用原始轴位图像形成冠状位或矢状位图像；容积再现用于利用原始轴位图像形成三维重建骨骼、气道影像；最大密度投影法用于显示骨折影像，尤其是显示线样骨折具有优势。

螺旋 CT 正常影像学表现包括以下方面。

颌骨　下颌骨可显示下颌骨体、升支、髁突及喙突等结构。下颌骨的外侧面除牙槽突、牙槽窝、双侧颏孔、双侧下颌孔外，均覆盖有连续、致密的密质骨结构（图1）。下颌骨松质骨内为均匀排列的骨小梁结构。下颌管管壁显示为连续致密的密质骨管道，起于下颌孔，止于颏孔，其内走行下牙槽血管神经束。上颌骨 CT 中可显示上颌骨体、上颌窦、颧突、牙槽突、腭突及额突等结构（图2～4）。上颌骨体前面、眶下缘中点下方约 0.5cm 处可见椭圆形的眶下孔，与眼眶侧面的眶下管、眶下沟相连。上颌骨前面与后面（即颞下面）在外侧的移行处为颧牙槽嵴，其后面为比较粗糙的圆形隆起，称为上颌结节。上颌体的内侧面参与鼻腔的构成，上颌窦裂孔的后方有翼腭沟，与蝶骨翼突、腭骨垂直部相接，共同构成翼腭管。

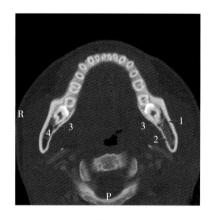

图1　下颌骨轴位螺旋 CT 图像

注：1. 颊侧密质骨；2. 舌侧密质骨；3. 下牙槽神经管；4. 松质骨

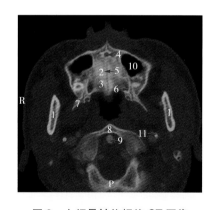

图2　上颌骨轴位螺旋 CT 图像

注：1. 下颌支；2. 上颌骨腭突（硬腭）；3. 腭骨水平板；4. 切牙孔；5. 腭中缝；6. 腭大孔；7. 蝶骨翼突外板；8. 寰椎椎弓；9. 枢椎齿突；10. 上颌窦；11. 茎突颞

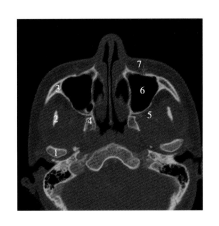

图3 上颌窦轴位螺旋CT图像
注：1. 髁突；2. 喙突；3. 颧骨；4. 蝶骨翼突；5. 翼腭窝；6. 上颌窦；7. 眶下孔

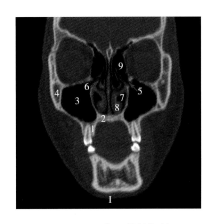

图4 上颌窦冠状位螺旋CT图像
注：1. 上颌骨牙槽突；2. 上颌骨腭突（硬腭）；3. 上颌窦；4. 颧骨；5. 上颌窦口；6. 钩突；7. 下鼻道；8. 下鼻甲；9. 筛窦

腮腺 在相当于下颌升支内侧下颌小舌的平面上，显示腮腺形态较完整，呈近似三角形并向外突出（图5），腮腺由颈深筋膜浅层所覆盖，浅叶向前延伸于咬肌表面，向后与胸锁乳突肌及二腹肌后腹相邻。深叶向内延伸至下颌升支内侧，与咽旁间隙相邻，前界为翼内肌，后界为茎突及茎突诸肌，深面为二腹肌后腹。颈外动脉和下颌后静脉在升支后方穿越腮腺，颈内动静脉位于腺体和茎突内侧。CT横轴位图像中以

下颌后静脉作为区分腮腺浅叶与深叶的解剖标志。正常腮腺组织CT值常介于-40~40HU。儿童、低体重指数患者的腮腺组织中脂肪含量较少，腮腺结构致密，CT值较高，且在增强CT中可强化明显。老年和肥胖患者的腮腺中脂肪组织含量增多，其CT值下降，其强化程度减低。

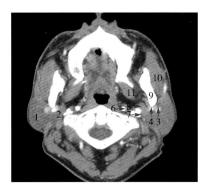

图5 腮腺增强CT图像
注：1. 腮腺浅叶；2. 腮腺深叶；3. 下颌后静脉；4. 颈外动脉；5. 咽旁间隙；6. 颈内动脉；7. 颈内静脉；8. 茎突；9. 下颌支；10. 咬肌

下颌下腺 在横断面CT图像上，下颌下腺显示为圆钝三角形或圆形，位于下颌角的下前方，腺体大部分位于下颌舌骨肌的下面或浅面。下颌下腺后面与腮腺由筋膜分隔。下颌下腺密度较均匀，平扫CT值一般介于20~40HU，同一患者中下颌下腺CT值和强化程度一般高于腮腺，强化后CT值可介于50~80HU。下颌下腺中可见穿行于其间的面动静脉。

颞下颌关节 CT中可显示颞下颌关节髁突、关节间隙及关节窝等骨性结构（图6，图7）。髁突略呈椭圆形，内外径长、前后径短，向内侧突出多，向外侧突出少。髁突内极向内侧突出较多，为髁突矢状骨折的好发部位。髁

突颈部变细，并稍弯向腹侧，为下颌骨外伤骨折好发的部位。两侧髁突水平轴的延长线相交于枕骨大孔前缘，成145°~160°。髁突前斜面为功能面，是关节的负重区，是颞下颌关节骨关节病好累及的部位。髁突骨性表面光滑，密质骨板厚度均匀、完整。内部骨小梁呈前后纵向连接，排列整齐、有序。关节前、上、后间隙大致相等，约2mm，髁突位于关节窝中位。关节窝为颞骨组成部分、形似三角形，前方为关节结节，外侧为颧弓的后续部分，内后边为岩鼓裂、岩鳞裂和鼓鳞裂，内侧为蝶骨嵴。关节窝顶部密质

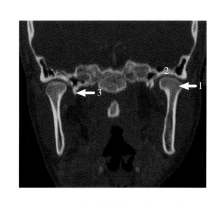

图6 颞下颌关节冠状位图像
注：1. 髁突；2. 关节窝；3. 蝶骨角棘

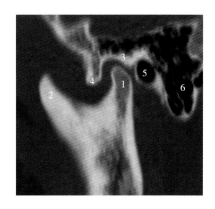

图7 颞下颌关节矢状位图像
注：1. 髁突；2. 喙突；3. 关节窝；4. 关节间结节；5. 外耳道；6. 乳突

骨较薄，为颅中窝颅底骨组成部分之一。颞下颌关节髁突的形态正常情况下有较大的变异，双侧发育形态可以不对称。

多层螺旋CT的迅速发展，使得螺旋CT在提高扫描速度的同时，不断改善影像分辨率，成为目前医疗中不可缺少的影像学手段。螺旋CT可准确地定位病变的部位和大小，观察病变与周围组织结构的关系；可在螺旋CT引导下进行穿刺活检和介入性治疗；可通过螺旋CT数据可辅助进行外科导航手术、放射治疗；可进行各种定量计算；通过增强扫描，可了解组织与病变的血供情况、病变与血管的关系；可通过三维成像技术重建人体解剖的三维图像。螺旋CT于口腔颌面部创伤、肿瘤、炎症及发育异常性疾病中均有较广泛应用，对于唾液腺、颞下颌关节、颌骨等部位的疾病有较明确的诊断和鉴别诊断价值，对于口腔癌临床分期具有重要辅助诊断意义。

锥形束CT检查 采用锥形X线束和面阵探测器，围绕患者头部扫描一周，获取容积数据后，可重建出标准的轴位图像并可重组出冠状位、矢状、曲面体层、与颌骨长轴垂直的颌骨轴位体层和三维图像等。

优点 ①锥形束CT的空间分辨率是多个因素决定的。锥形束CT的图像具有各向同性的特点，常见的设备体素在 0.2~0.4mm，有些最小体素可达 0.1~0.2mm。因此，锥形束CT具有较高的空间分辨率。但是体素越小，扫描时间越长，所造成的辐射剂量也越大。②与螺旋CT相比，多数锥形束CT的辐射剂量更低。锥形束CT的辐射剂量与曝光参数、成像视野及扫描时间等有关，不同厂家的不同机型差别很大。在说明锥形束CT的辐射剂量低于螺旋CT的同时，应当强调，锥形束CT的辐射剂量高于常规口腔放射学检查方法，如根尖片和曲面体层等。③在口腔颌面锥形束CT出现之前的各种成像方法都是二维成像，因此，具有影像放大、失真、变形和重叠等缺点。而锥形束CT使口腔颌面放射学检查实现从二维影像到三维影像的转变。④锥形束CT获取的影像信息可通过第三方软件，进行手术模拟、治疗设计、影像引导手术等操作，使口腔颌面放射学从影像诊断迈入诊断和治疗全过程。

局限性 口腔颌面锥形束CT的主要局限性在于，由于降低了辐射剂量，锥形束CT的软组织分辨率不如螺旋CT，锥形束CT的图像噪声较明显。另外，锥形束CT也和螺旋CT一样受到金属伪影的影响。

由于口腔颌面部放射学检查的受检者中青少年占了很大部分，因此，锥形束CT检查的辐射安全日益引起关注；另外，锥形束CT产生的影像信息量远大于传统口腔颌面放射学检查，如何充分读取锥形束CT检查全部影像信息，提高影像诊断水平，避免误诊、漏诊，也是锥形束CT在口腔医学临床应用过程中应当注意的问题。国外关于锥形束CT在口腔医学临床应用指南中要求使用锥形束CT影像和实际进行检查操作的人员都应当接受锥形束CT相关的课程培训，培训内容包括口腔颌面锥形束CT的辐射安全、伪影的产生、影像解剖和口腔颌面部疾病的锥形束CT影像表现等内容。

适应证 广泛应用于口腔医学的各个领域，如牙及牙周组织疾病诊断、颌骨囊肿及肿瘤诊断、颞下颌关节疾病诊断、口腔正畸及口腔种植等。但是，锥形束CT检查的适应证选择还缺乏基于循证医学依据的临床应用指南和规范。关于锥形束CT临床使用指南中对于锥形束CT检查的选用提出了一些原则性要求，要求临床医师在选择锥形束CT检查之前，应当了解患者的相关病史，并进行临床检查，根据临床需要选择锥形束CT检查，而不能将锥形束CT检查作为一种筛选或常规的检查方法；选择锥形束CT检查应当了解相关疾病的临床特点和锥形束CT对于特定疾病的诊断能力；当传统或常规口腔放射学检查方法能够满足诊断需要时，应当首选辐射剂量低的检查方法。

禁忌证 患者有呼吸与循环障碍、严重颅脑损伤及其他危及生命的体征，或无法配合检查者不应进行锥形束CT检查。

检查方法 锥形束CT多数采用坐位或立位投照，设备结构由U形臂和立柱组成，外观与口腔医生常用的曲面体层机近似；少数机型采用卧位投照，设备由扫描床和机架组成，类似于传统的医用CT。锥形束CT检查的扫描时间与旋转角度、视野大小、扫描分辨率和设备种类有关，差异较大。

目前尚缺乏关于扫描参数、图像质量和辐射剂量的临床应用指南，理论上，成像体素大，采用的容积数据较少时，扫描时间缩短，图像分辨率相对差，但造成的辐射剂量较低，运动伪影较少；如果采集的容积数据多，扫描时间长，可提高图像分辨率，但同时也增加了辐射剂量，而且更容易出现运动伪影。在国外对于锥形束CT在口腔医学临床应用指南中，对于锥形束CT检查的辐射剂量优化提出了一些要求，如锥形束 CT 检查应当根据临床需要选择曝光视野和扫描分辨率，锥形束 CT 检查必须使用定位灯等定位辅助装置，锥形束 CT 安装后应当进行验收测试，使用过程中应当定期进行辐射安全测试等。这些要求对于保护口腔医学工作者和口腔疾病患者都是非常重要的。

（孙志鹏　张祖燕）

kǒuqiāng hémiànbù cígòngzhèn chéngxiàng

口腔颌面部磁共振成像 （oral-maxillofacial magnetic resonance imaging） 将磁共振成像技术应用于口腔颌面部以判断该区域组织结构是否存有异常的影像学检查方法。磁共振成像（MRI）是利用磁共振所释放的能量与相位改变在物体内部不同环境中形成的不同衰减和变化，并通过外加梯度磁场检测其所释放的电磁信号，进而获知被测物体内所含原子核种类和所在位置的技术。由于能通过该技术绘制出被测物体内部结构的图像，故称磁共振成像。磁共振成像又称核磁共振成像和自旋成像。由于磁共振分析技术还能通过其谱线参数（如谱线宽度、轮廓形状、面积和位置等）来测定和分析物质的分子结构与性质，并具有较高的分辨率和精确度，且不会对被测物体（样品）的内部结构进行损毁，因其具有良好的组织信号对比（有助于异常组织的更好显示）和检查的无创性，已被广泛使用于临床医学各领域。由于口腔颌面部在解剖结构和组织学方面与全身其他部位有异同之处，故口腔颌面部磁共振成像检查既遵循全身磁共振成像的普遍性规律，又有其自身的独特之处。通常，根据临床诊疗需要可将 MRI

检查分为以显示组织、器官形态为主的一般性 MRI 检查和以显示组织、器官生理与病理功能为主兼形态特点的特殊 MRI 检查。口腔颌面部 MRI 检查包括常规口腔颌面颈部 MRI、颞下颌关节 MRI、磁共振唾液腺造影和口腔颌面颈部磁共振血管造影。口腔颌面部特殊 MRI 检查主要包括口腔颌面部动态对比增强 MRI、口腔颌面部弥散加权 MRI 和口腔颌面部磁共振波谱。

口腔颌面部常规 MRI 检查
常规口腔颌面部 MRI 检查是最为常用的检查方法。其与全身头颈部常规 MRI 检查技术基本相同。

适应证　口腔颌面颈部软组织间隙感染、脓肿和各类肉芽肿性疾病；软组织囊肿；软组织肿瘤或瘤样病变；颌骨炎症或肉芽肿性病变；具有侵袭特性的颌骨良性、交界性或恶性肿瘤；口腔颌面颈部软硬组织畸形；部分外伤性病变；各类口腔颌面部病变治疗后的随访。

禁忌证　体内带有心脏起搏器者；曾行动脉手术或颅内带有动脉瘤夹者；曾行心脏手术并带有人工心脏瓣膜者；眼眶、耳和口腔颌面部带有金属假体者；行增强 MRI 检查时，对磁共振对比剂过敏者或有严重心、肝、肾功能不全者。临床上常用的磁共振对比剂为顺磁性物质二乙烯三胺五乙钆。

检查方法　口腔颌面部常规 MRI 检查包括平扫和增强扫描 2 种。检查所用射频线圈通常为头颈联合线圈。应至少包括 2 个检查方位（横断面和冠状面/横断面和矢状面）。MRI 检查序列通常为自旋回波和快速自旋回波脉冲序列中的 T1 加权像、T2 加权像和质子加权像。此外，反转恢复脉

冲序列（包括抑脂序列）和梯度回波脉冲序列也可根据具体情况而使用之。增强 MRI 检查采用 SE-T1WI（抑脂或不抑脂均可）。横断面上，扫描范围应尽可能涵盖蝶鞍至环状软骨区域；冠状面上，扫描范围一般在上颌窦前壁至颞骨乳突之间；矢状面上的扫描范围多根据病变部位而定，一般将其用于口腔颌面颈部前部或后部病变。横断面扫描线应与听眶线平行；冠状面扫描线应与听眶线垂直。此外，根据具体情况还可选用斜冠状面和斜矢状面 MRI 检查。

正常影像学表现　口腔颌面部正常组织的信号表现因 MR 扫描序列的不同而异。以临床最为常用的 SE 序列为例。一般将肌肉组织在 SE 序列 T1WI 和 T2WI 上的表现设定为中等信号；脂肪和颌骨黄骨髓组织在 T1WI 和 T2WI 上均表现为高信号；静态液体和水在 T1WI 上表现为低信号，在 T2WI 上表现为高信号；骨皮质在 T1WI 和 T2WI 上均表现为低信号；腮腺和下颌下腺组织在 T1WI 和 T2WI 上均表现为高信号，但其高信号强度低于脂肪组织，而下颌下腺的高信号强度又低于腮腺组织；血管因其内有质子流空而在 T1WI 和 T2WI 上均表现为无信号或极低信号；颈部淋巴结组织在 T1WI 和 T2WI 上均表现为中等信号（可略高于肌肉组织）。

颞下颌关节 MRI 检查　用于颞下颌关节的 MRI 检查方法有两种。方法一与常规口腔颌面部 MRI 检查相同，主要用于颞下颌关节外伤、肿瘤和瘤样病变的检查。方法二为一种针对颞下颌关节解剖特点设计，且能更清晰地显示其外形轮廓和内部结构的磁共振成像方法，主要用于颞下颌

关节紊乱病的检查，但也可视具体情况而用于颞下颌关节外伤和肿瘤性病变的检查。由于能在MRI上直接显示颞下颌关节的形态、结构组成和各结构之间的位置关系，颞下颌关节MRI检查已成为评价该区正常和异常的金标准之一。

适应证 颞下颌关节紊乱病、颞下颌关节肿瘤和瘤样病变、颞下颌关节炎性病变和外伤。

禁忌证 同口腔颌面部常规MRI检查。

检查方法 检查所用射频线圈通常为双侧颞下颌关节表面线圈（其直径大小以 7 ~ 10cm 为宜）。MRI检查序列一般为 SE 和 FSE 序列（T2WI 和 PDWI 常用，T1WI 相对少用），并可适时采用抑脂序列。检查方位以斜矢状面和斜冠状面为主。颞下颌关节斜矢状面和斜冠状面的定位均基于横断面上髁突的位置，斜矢状面成像要求其扫描基线与髁突的内-外径线垂直，斜冠状面成像则要求扫描基线与髁突的内-外径线平行。检查时，斜矢状面必须包括闭口位和张口位，斜冠状面通常采用闭口位。行颞下颌关节MRI扫描时，其层厚和层隔相加不应超过 3mm（斜冠状面）和 3.5mm（斜矢状面）。

正常影像学表现 颞下颌关节的关节盘、关节附着和关节囊在 T1WI、T2WI 和 PDWI 上均呈中等信号表现。关节滑液在 T1WI 上呈低信号，在 PDWI 和 T2WI 上呈略高信号和高信号。一般情况下，正常关节滑液可以在关节腔内显示，但不应超过 2 个连续扫描层面。

磁共振唾液腺造影 磁共振唾液腺造影（MRSia）是基于 MR 水成像原理，用于显示大唾液腺（腮腺和下颌下腺）导管系统形态、结构的磁共振成像技术。MR 水成像系利用静态液体具有长 T2 弛豫时间的特点，采用重 T2 加权成像和抑脂序列，使实质器官、流动血液和脂肪组织呈低信号，而流动缓慢或表现为相对静止状态的液体呈高信号，达到使含液体的组织器官显影的技术。

适应证 大唾液腺炎症、唾液腺自身免疫性疾病、先天性唾液腺导管扩张。

禁忌证 同常规口腔颌面部MRI检查。

检查方法 检查所用的射频线圈通常为头线圈或头颈联合线圈。检查方位多采用斜矢状面。用于 MRSia 检查的序列主要有重 T2 快速采集弛豫增强序列，其 TE 大于 150ms；重 T2 二维（2D）或三维（3D）FSE 序列，其 TE 大于 250ms；单次激发快速自旋回波反转恢复序列和重 T2 加权梯度回波序列。其中，重 T2 的 2D-FSE 和 3D-FSE 序列在临床上应用较多。2D-FSE 的重 T2WI 序列的扫描层厚为 3mm。从此序列上获得图像后，需进行最大密度投影处理和斜矢状面多平面重建。3D-FSE 的重 T2WI 序列的扫描层厚为 10~30mm。

正常影像学表现 正常腮腺和下颌下腺的主导管影像可以在 MRSia 上显示，也可以不显示（多在不使用催涎物时）。腮腺和下颌下腺的分支导管可偶尔有不全显示。

口腔颌面颈部磁共振血管造影 磁共振血管造影（MRA）是利用血管内质子流动特性在磁共振成像时所形成的特殊信号使血管显示并进行成像的技术。口腔颌面颈部 MRA 是指血管成像范围仅局限于口腔颌面颈部的 MRA 检查，其主要涉及的是颈总动脉、颈内动脉、颈外动脉及其分支、颈内静脉和颈外静脉的显影。MRA 技术主要有飞越时间法 MRA、相位对比法 MRA 和对比增强 MRA。上述各种 MRA 均可行二维（2D）和三维（3D）成像。最常用于口腔颌面颈部的是 3D CE-MRA。

适应证 判断颈总动脉和颈内动脉有无斑块形成或是否有狭窄，口腔颌面颈部动静脉畸形或动静脉瘘的诊断，显示口腔颌面部病变的内部血供及其与颈部诸血管的关系。

禁忌证 同常规口腔颌面部MRI检查。

检查方法 检查所用射频线圈通常为头颈联合线圈。检查采用冠状位或矢状位。检查采用梯度回波序列。扰相梯度回波序列和稳态进动快速成像序列均可采用。为避免或减少颈静脉对颈动脉显示的干扰，可采用对比剂跟踪技术来确定颈动脉成像的最佳时间。行口腔颌面颈部 3D CE-MRA 检查时，所需静脉注入的磁共振对比剂（Gd-DTPA）剂量为常规增强MRI所用剂量的 2~3 倍（30 ~ 40ml），注射速率为 3 ~ 4ml/s。CE-MRA 的主要后处理技术为 MIP。

影像学表现 能显示颈动脉及其分支的走向和分布。颈动脉狭窄或迂曲扩张也多在 CE-MRA 上有所表现。遇口腔颌面颈部动静脉畸形或动静脉瘘时，还可见病变侧颈内静脉或颈外静脉提前显示。

口腔颌颈面部动态对比增强磁共振成像 动态对比增强磁共振成像（DCE-MRI）是通过将外源性对比剂注入血管后进行示踪，利用快速磁共振成像序列对所关注组织层面进行连续扫描,通过获得该组织的时间-信号强度曲线以反映其血供、灌注和毛细血管通透性状况,并据此进行相关疾病诊断的磁共振成像技术。口腔颌面部 DCE-MRI 检查是将 DCE-MRI 技术移植于口腔颌面部以对该区域的病变进行诊断。主要用于口腔颌面部炎性病变和肿瘤性病变的诊断和鉴别诊断。

适应证 口腔颌面颈部原发肿瘤,头颈部淋巴结转移性肿瘤,口腔颌面部炎性病变与恶性肿瘤之间的鉴别诊断,口腔颌面部良性肿瘤或瘤样病变与恶性肿瘤之间的鉴别诊断,对口腔颌面部肿瘤化疗效果的判断,对口腔颌面部肿瘤术后复发或残留的诊断。

禁忌证 同口腔颌面部常规 MRI 检查。

检查方法 检查所用射频线圈通常为头线圈或头颈联合线圈。检查方位多采用横断面。用于病变评价时,口腔颌面部 DCE-MRI 的扫描范围应尽可能涵盖平扫时所显示的病变范围。检查步骤为:①首先行常规 MRI 检查以明确病变所在部位。②在磁共振对比剂注射后(注射速率为 $2.5 \sim 3ml/s$,剂量 $0.2ml/kg$)采用杂合了 GRE 和回波平面成像的 T1WI 序列(GRE-EPI-T1WI)进行扫描。③DCE-MRI 的连续扫描时间应在 3 分钟以上。④对扫描后所出图像进行后处理(在病变最大层面选择感兴趣区,并通过相关软件形成 TIC 图和计算有关参数)。

影像学表现 口腔颌面部正常和异常组织的 TIC 类型有 4 型:Ⅰ型为缓慢持续强化型,Ⅱ型快速持续强化型,Ⅲ型为快速强化伴退出型,Ⅳ型为无强化型。正常口腔颌面部组织可表现为Ⅰ型和Ⅳ型。异常组织则于 4 型均有分布,其中Ⅱ型多为交界性或恶性肿瘤表现,其余类型以良性病变为主。

口腔颌颈面部 DW-MRI 检查

弥散加权磁共振成像(DW-MRI)是通过定量分析活体组织内水分子弥散运动状况(弥散受限程度)以反映各类组织生理和病理特性的成像技术。人体内的水分子弥散运动因受不同组织结构和大分子化学作用的影响而并不真正处在随机状态。故而可将水在特定组织环境中表现出来的自弥散称为表观弥散。弥散加权像上组织的信号变化程度和水分子移动的幅度与弥散强度系数(b 值)有关。b 值大小可决定弥散成像的权重程度(如高 b 值 DWI 对弥散更敏感)。作为一种 MR 功能成像方法,DW-MRI 最早用于早期缺血性脑卒中的评价,已获得广泛应用。对口腔颌面部而言,DW-MRI 已成功地应用于大唾液腺(腮腺和下颌下腺)的功能评价和肿块性病变的性质鉴别。

适应证 大唾液腺组织的唾液分泌功能评价,唾液腺肿瘤的诊断和鉴别诊断,头颈部良性病变和恶性肿瘤的诊断和鉴别诊断,颈部淋巴结病变的诊断和鉴别诊断,对口腔颌面部肿瘤术后复发或残留的判断。

禁忌证 同口腔颌面部常规 MRI 检查。

检查方法 检查所用射频线圈通常为相控阵头线圈或头颈联合线圈。检查方位多采用横断面。检查步骤:①首先行常规 MRI 检查以明确病变所在部位。②选定 b 值(通常为 0 和 $1000s/mm^2$)后采用杂合了 SE 和 EPI(SE-EPI)的 T2WI 序列(SE-EPI-T2WI)进行扫描。③扫描完成后在自动生成的表观弥散系数图上对病变区的 ADC 值进行测量(应尽可能避开病灶内的出血、坏死和钙化区域)。

影像学表现 DWI 图上,正常口腔颌面部组织多呈中等信号(通常具有中等或较高 ADC 值),而病变组织多呈高信号(通常具有较低 ADC 值,说明其内水分子弥散运动受限)。

口腔颌面颈部 MRS 检查 磁共振波谱(MRS)是通过将 MRI 和波谱分析技术结合,以达到测定出被检组织(离体或活体)内化学成分的诊断技术。两者之间的主要差异在于 MRI 中的信号是通过梯度磁场采集的,而 MRS 中的信号是在均匀磁场中采集的。用于口腔颌面颈部 MRS 检查的质子频谱有氢(^{1}H)谱和磷(^{31}P)谱。其中,由于在人体组织中广泛分布,且具有较高信噪比和较短检查时间,^{1}H 谱 MRS(^{1}H-MRS)已被作为首选的 MRS 检查方法。

适应证 口腔颌面部肿瘤性病变的诊断,口腔颌面部炎性病变和恶性肿瘤的鉴别诊断,对口腔颌面部肿瘤术后复发或残留的诊断。

禁忌证 同口腔颌面部常规 MRI 检查。

检查方法 检查所用射频线圈通常为相控阵头线圈或头颈联合线圈。检查方位多采用横断面。检查步骤:①行 SE-T1WI 或 SE-T2WI 序列检查为病变定位。②根据病变大小放置感兴趣区。③选择点分辨频谱法作为单体素 ^{1}H-MRS 定位技术。④进行 ^{1}H-MRS 预扫描(包括接受增益、传输增益、水中心频率调整、自动匀场和抑水序列)。⑤对频谱图像进行后处理。

影像学表现 正常口腔颌面

颈部组织在经¹H-MRS检查后多仅有脂肪峰（位于0.9～1.5ppm）显示或无代谢物质波峰显示。对口腔颌面部肿瘤组织（尤其是恶性肿瘤）而言，其多有胆碱（位于3.2ppm）峰显示。

（余 强）

kǒuqiāng hémiànbù chāoshēng chéngxiàng

口腔颌面部超声成像（oral and maxillofacial ultrasonography）

利用超声波在口腔颌面部组织中传播特性进行疾病诊断的无创性检查。

优点 超声检查具有以下特点：①无放射性损伤。②对于活动界面可实时显示，便于动态观察。③可获得各个方向的层面图像。④便于反复检查。⑤操作简便，设备轻便，可进行床旁检查等。

局限性 超声检查对骨骼及含气器官的显示较差；声像图显示受检组织的声阻抗差改变，缺乏特异性；声像图是受检组织的局部断面图像，对于脏器和病变空间位置和整体结构难以完整显示；超声检查的准确性受设备性能和操作者技术水平及经验的影响较大。

适应证 可用于检查实质性脏器的大小、形状及物理特性；检查囊性器官的大小、形状、走向及功能状态；检查血管结构及血流动力学状态；鉴别脏器内占位性病变的物理性质，对病变性质判断提供参考；随访临床治疗后效果，观察病变的动态变化；可用于超声引导下穿刺、活检、植入放射性粒子等，进行辅助诊断或治疗。

检查方法 超声检查患者无需特殊准备，操作医师应详细了解患者的病史、临床检查所见及其他影像检查情况，明确检查目的。口腔颌面部组织结构复杂，位置相对表浅，宜采用高频线阵探头（7～12MHz），必要时辅以较低频率扇扫探头（3.5～5MHz）用于范围较大或位置较深在的病变。一般采用直接探查，探头置病变区体表，做纵横或任意切面的扫查，对咽旁、颞下凹、骨深面的病变，可利用骨间隙做切线位扫查。对体表呈结节状者，加水囊采用间接探查，能更清晰地显示病变浅部的形状及结构。用体积很小的腔内探头进行口内探查，可更直接地显示舌、腭和牙龈的病变，还可显示部分骨遮挡区的病变。

获得满意图像时，可停帧进行记录和测量，并记录患者信息及方位标记。超声检查主要的观察项包括二维切面图观察病变的外形、边界及内部结构的物理性状，病变所占据的组织层次和与周围组织的关系等；测量病变的大小、深度。彩色多普勒血流显像可观察病变区内有无彩色血流显示，血流的多少、形态、性质、方向及彩色的明亮程度等；录取血流速度频谱，测量血流的速度、阻力等指标，计算血流量，全面了解病变区的血供情况。

正常影像学表现 包括以下方面。

皮肤及皮下软组织 皮下组织呈低回声，筋膜和脂肪之间可见高回声带。肌肉组织的回声较脂肪组织强，回声粗糙，边界清晰，肌纤维回声清晰，呈羽毛状或水纹状，横切面呈斑点状。

血管 血管中较粗的动脉管壁较厚，如颈总动脉可见内膜、中膜、外膜三层结构，管壁厚约1mm，呈两条平行带状强回声，中层为暗带区；伴行静脉管壁较薄，无内膜回声呈一层清晰带状强回声。较细血管的管壁均表现为强回声带，内径大于2mm的血管即可显示二维图像。管腔内的血流为无回声。彩色多普勒血流显像能检出内径小于1mm的血管内的血流，并用红、蓝色加以标识，迎向探头的血流为红色，背离探头的血流为蓝色。动脉血流呈有节律的闪动，静脉血流多呈持续性、节律不明显。纵切血管血流呈束条状，横切呈圆形。

唾液腺 ①腮腺：腮腺呈均匀、细腻的实质性结构，外形规则（图1），与周围肌肉或脂肪组织相比回声较强，内部可见短小线状回声，腮腺大小个体差异很大，边界常不清晰。正常的腮腺导管在声像图上不易显示，导管扩张时横切扫查可见平行管道样回声。腮腺内有时可见淋巴结形成的椭圆形低回声区。纵切扫查时耳前可见下颌后静脉，其深部可见颈外动脉及其分支。②下颌下腺：正常的下颌下腺呈三角形，位于颌下三角区内，内部为均匀的细小点状回声，回声强度与颌下腺相近，边界较清晰，颌下腺导管正常情况下不易显示。颌下腺深层有二腹肌，纵切时颌下腺内上方可见面动脉影像。③舌下腺：位于口底前部两侧黏膜下、

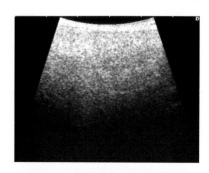

图1 正常腮腺超声声像图
注：腮腺腺体呈均匀、细腻的点状回声

下颌舌骨肌之上，其声像图纵切为长条状，横切为类圆形，厚9~13mm，腺实质为均质的中等回声，包膜较薄。

淋巴结 形态呈圆形或豆形，大小不一，常聚集成群。美国癌症联合委员会根据颈部淋巴结被肿瘤累及的范围和水平，将颈部淋巴结分为7组，Ⅰ为颏下和下颌下淋巴结，Ⅱ为颈内静脉上组淋巴结，Ⅲ为颈内静脉中组淋巴结，Ⅳ为颈内静脉下组淋巴结，Ⅴ为副神经淋巴结和颈横淋巴结，Ⅵ为颈前淋巴结，Ⅶ为上纵隔淋巴结。①正常淋巴结的超声表现类似肾脏，外形呈卵圆形，也可呈圆形。②淋巴结包膜呈中高回声，淋巴结门一侧的外形可凹陷，淋巴结边缘的低回声为皮质，主要由淋巴小结组成，组织学上较均匀，呈低回声；淋巴结中央可见一高回声结构，与周围软组织相连续，在超声表现中称为淋巴门（图2），组织学上由髓窦、结缔组织、脂肪及动静脉组成。有些颈部淋巴结较细长，淋巴门较细小，也可缺如；而有些淋巴结呈圆形，淋巴门较饱满。③正常淋巴结血管分布不易显示，当淋巴结发生炎症时，血管扩张，超声可显示淋巴结的血管结构。

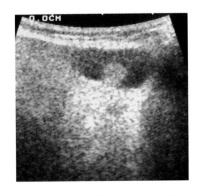

图2 颌下区淋巴结超声声像图

注：颌下区淋巴结呈卵圆形，中央可见高回声淋巴门，与周围软组织相连续

④正常淋巴结大小的上限尚有争议，但下颌下淋巴结和上颈部淋巴结通常较其他区域淋巴结大。

骨组织 骨皮质较厚，声阻抗高，对声波反射和吸收较强，呈强回声光带，超声检查对正常骨组织的检查受到限制。肿瘤侵犯骨组织时，骨皮质破坏或变薄，超声可显示骨内病变。

异常影像学表现 包括以下方面。

软组织炎症 口腔颌面部间隙感染时可见病变区皮下软组织明显增厚，内部可见局限性不规则形低回声、形态不规则，可混杂有强回声光点和光团，彩色血流显像可见病变周围丰富的血流信号。超声检查能显示筋膜间隙增厚的程度；测量淋巴结的大小，了解脓腔液化的程度。

软组织囊肿 根据不同的组织层次及内部回声特点，进行定位定性诊断，准确性高。

唾液腺疾病 ①唾液腺良性肥大可见腮腺或颌下腺弥漫性肿大，内部回声增高，回声均匀。②涎石症时可见结石呈大小不等的强回声，后方可伴有声影，可见导管扩张。③急性唾液腺炎症时早期可见腺体弥漫性肿大，内部回声减低，而且不均匀，可见腺体内部血流信号丰富，发生脓肿时腺体局部可见形态不规则的低回声或无回声，边界不清楚，脓肿内部无血流信号；慢性唾液腺炎症时可见腺体外形增大，边界不清楚，腺体内部回声不均匀，可见导管扩张、结石及相关淋巴结肿大，炎症晚期可见腺体萎缩变小。④舍格伦综合征时可见腺体回声不均匀，呈多发小囊状或蜂窝状，有些可见腺体内低回声区呈占位性病变表现，称为类肿瘤型或结节型，当受累腺体发生

萎缩时可见腺体变小，回声不均匀。对于唾液腺肿瘤，超声检查可从肿瘤形态、边界、内部回声和后方回声等方面进行观察，典型的良性肿瘤表现为形态规则、边界清楚、内部回声均匀、后方回声增强；典型的恶性肿瘤表现为形态不规则，边界不清楚，内部回声不均匀，可见靶样、簇状强回声，后方回声衰减或伴有声影。有些唾液腺肿瘤既有良性肿瘤的声像图表现，也有恶性肿瘤的表现，如多形性腺瘤、高分化黏液表皮样癌、腺泡细胞癌等，这种表现称为临界征。

肿瘤 超声能检出口腔颌面部其他软组织肿瘤的存在，尤其是一些临床不易扪及的肿物，超声可较准确地测量肿瘤大小、深度，提示所波及的组织层次。根据口腔颌面部软组织肿瘤边界、形态、内部回声和彩色血流特点，为判断肿瘤的性质提供诊断依据。

淋巴结病变 超声检查对淋巴结病变的诊断主要通过解剖区域、淋巴结大小、纵横比、淋巴结边界、淋巴门、内部回声及其他辅助特征等项目的观察。①非特异性感染的淋巴结受累多在同一解剖区，淋巴结核和淋巴瘤多累及整个解剖区域和相邻区域，转移性淋巴结的分布有特征性。②虽然较小的淋巴结内也可发现转移灶，但通常转移性淋巴结较大，动态观察如果发现已知原发肿瘤的患者有淋巴结增大，则高度提示转移。③纵横比是同一切面上淋巴结的纵径与横径比，良性淋巴结多趋向于长椭圆形或长卵圆形，恶性淋巴结多趋向于圆形；但是，正常的下颌下淋巴结和腮腺淋巴结趋向于圆形。④转移性淋巴结和淋巴瘤的边界较清晰，而结核性淋巴结的边界通常

不清晰。⑤虽然在病变早期淋巴门未破坏时尚可显示，但转移性淋巴结、淋巴瘤和结核性淋巴趋向于淋巴门消失。⑥正常淋巴结、反应性淋巴结、淋巴瘤和结核性淋巴结与周围肌肉相比呈低回声，但有些转移性淋巴结，如甲状腺乳头状癌转移淋巴结的内部可呈高回声，有些转移性淋巴结发生囊性变可呈无回声区。⑦有助于颈部淋巴结病变诊断的辅助特征是相邻软组织水肿和淋巴结融合，多见于结核性淋巴结。

（张祖燕）

tuòyèxiàn hésù xiǎnxiàng

唾液腺核素显像（salivary gland imaging）

通过静脉给予可被唾液腺摄取和分泌的显像剂而使唾液腺实现核素显像的检查。该显像是整体了解两侧唾液腺摄取和分泌的时序、快慢、对称性、通畅性等功能是否正常的首选无创性诊断方法。

适应证 唾液腺炎症、干燥综合征、唾液腺肿瘤等疾病诊断、唾液腺导管通畅性判断、唾液腺术后残留功能评价、其他疾病或放疗对唾液腺的功能损伤评估及疗效随访等。

禁忌证 妊娠及哺乳期女性；唾液腺造影后72小时内及不能安静平卧者（如疼痛患者，不配合儿童，精神疾病、癫痫发作期、帕金森病、舞蹈病、心肌梗死等疾病急性期）。

检查方法 静脉注射显像剂过锝酸钠（^{99m}Tc-NaTcO$_4$）185~555MBq（5~15mCi），其过锝酸根（^{99m}TcO$_4^-$）通过血液循环，可被唾液腺小叶内的导管上皮细胞摄取吸收并聚集在腺体内，再通过核医学显像设备SPECT采集处理即可显影，即唾液腺显像。然后^{99m}TcO$_4^-$还可通过腺体导管分泌并排泄到口腔。将此过程连续动态显影称动态显像，可产生"时间-放射性曲线"供分析。动态显像中途口含枸橼酸片或维生素C 500mg以酸刺激，促使唾液腺分泌，可帮助观察排泄功能。分泌前后还可以静态采集，最后处理形成动态或平面静态影像。

正常影像学表现 两侧唾液腺与下颌下腺同时显影（舌下腺过小，通常显示不清），影像清晰完整，腺体大小、位置对称。放射性摄取在20~30分钟达高峰，分布均匀，随后开始随唾液分泌排泄于口腔。给予酸性刺激可使分泌明显加快，在导管通畅的情况下，腮腺和下颌下腺的放射性会迅速消退。^{99m}TcO$_4^-$也是甲状腺的显像剂，能同时显影，可作为唾液腺影像的参照。

临床意义 常见异常影像学表现有：①若影像表现为一侧或两侧唾液腺放射性摄取呈弥漫性浓聚，则常见于细菌或病毒感染引起的急性唾液腺炎、酒精中毒、头颈部肿瘤放疗后的炎症反应等。②一侧或两侧弥漫性稀疏减低、不均匀、不对称或不显影，则常见于慢性唾液腺腺炎、唾液腺切除术后等。③唾液腺肿物定性诊断。若肿块区表现为放射性增高或"热区"，多见于沃辛瘤；若为"冷区"则有两种情况，边缘清晰光滑多为良性肿瘤、囊肿、脓肿等，冷区伴边缘模糊不清多为恶性肿瘤。④放疗对唾液腺的功能损伤评估、疗效随访等。

（马玉波）

kǒuqiāng hémiànbù jíbìng gǔ hésù xiǎnxiàng

口腔颌面部疾病骨核素显像（bone imaging of oral and maxillofacial diseases）

口腔颌面部疾病影响或侵犯到附近骨骼，或转移到远处骨骼，或口腔颌面部以外的疾病影响到颌面骨代谢异常时，通过静脉给予趋骨性放射性核素显像剂，使颌面骨及全身骨吸附、摄取、浓聚显影成像的检查。该方法无创无痛，可一次性全身扫描成像（不易漏诊）。常用显像剂是^{99m}锝-亚甲基二磷酸盐（^{99m}Tc-MDP）或^{18}F氟-氟化钠（^{18}F-NaF）。

骨显像不仅能够反映骨的形态，而且能够反映骨组织及其病变的血流和代谢情况，甚至轻微的代谢改变。因此具有高灵敏特征，在早期诊断方面有独到优势，尤其成骨性肿瘤骨转移，通常可比X线或CT提早3~6个月甚至更早发现异常。其核素浓聚程度与骨组织血供和代谢旺盛程度（即无机盐代谢的更新速度和成骨或破骨细胞的活跃程度）成正比。缺点是不能直接反映病变的性质，所以部分病变诊断特异性不够强；另外，较小的早期溶骨性病变不如MRI。

适应证 口腔颌面部疾病（包括骨肿瘤、骨创伤和骨折、骨的炎症和感染、骨坏死、骨移植监测、骨代谢异常等）的诊断和辅助诊断。

禁忌证 妊娠、哺乳期女性；剧痛、强迫体位患者、帕金森病及舞蹈病等不能配合患者。

检查方法 静脉注射^{99m}Tc-MDP液740~1110MBq（20~30mCi）后3~6小时仰卧显影。

正常影像学表现 全身骨（包括颅骨、上下颌骨）结构完整，形态正常，各骨放射性分布均匀、左右对称，因透视角度和结构重叠原因局部骨影会稍浓。

临床意义 广泛应用于各临床学科，涉及口腔颌面部病变的主要有以下情况。

口腔颌面部恶性肿瘤骨转移 众多口腔颌面部恶性肿瘤均可发生骨转移，可伴有不同程度骨痛，甚至可以是肿瘤的首发症状。典型表现为任意数目的核素异常浓聚灶（成骨反应），少数表现为稀疏缺损灶（溶骨破坏），无规律随机分布；特殊表现为整骨核素浓聚增强，呈弥漫性、对称性，骨影不出现，称"超级影像"，提示全身骨弥漫性转移。骨转移诊断是骨显像检查最常用的适应证，有时甚至早于原发灶的发现，可作为首选方法；但需结合病史和其他检查排除炎症、创伤、退变、假体植入、放射性骨炎等良性改变。口腔颌面部肿瘤骨转移诊断对临床分期、不明原因的骨痛筛查、骨转移排除、指导治疗（如帮助确定治疗方案、选择放疗照射野）、疗效随访、其他肿瘤颌骨转移诊断等均有重要临床价值。

口腔颌面部原发性骨肿瘤 多表现为放射性异常浓聚。主要用于病变累及范围确定（常大于X线显示范围）、辅助确定手术或放疗方案和范围、发现原发灶以外的骨转移灶等。

颌骨创伤和骨折 特征是疼痛部位出现局限性浓聚灶或"热点"。判断X线难以发现的隐匿性骨折、应力性骨折和细小骨折等；新鲜（高浓聚）和陈旧性（低浓聚）骨折鉴别；骨折愈合情况评价；手术或放疗后的医源性骨损伤（如骨坏死或放射性骨髓炎）评价。

颌骨移植骨血供和成活情况监测与判断 外伤、发育畸形、肿瘤切除术后常需骨移植。若骨床出现放射性浓聚，表明血供良好，移植骨存活，否则提示未成活。优点是安全无创，灵敏，不干扰移植骨，可鉴别萎缩坏死

（冷区）、早期排异反应和感染（热区）。

代谢性骨病颌面骨表现 多为全身性成骨活跃，骨骼影像普遍对称性增浓，类似超级影像，颅骨、下颌骨和长骨干骺端尤著，常见于原发和继发性甲状旁腺功能亢进症、肾性骨病、骨软化症等。另外，畸形性骨炎多表现为局部骨强烈浓聚，非对称性，在颌面部以下颌骨多见。重度骨质疏松可有核素摄取减少，颌骨影稀疏。

颌骨骨纤维异常增生症 典型特征是病变骨骼放射性高度异常浓集。

口腔颌面部肿瘤致肥大性骨关节病 机制不明。骨显像特征为多发性、对称性骨影增浓，长骨骨干皮质影增厚、增浓显著，呈"双轨征"，可与肿瘤骨转移合并存在。

口腔颌面部病变致颌面骨缺损 如结核、蜂窝织炎、骨髓炎、牙槽骨囊肿、血管瘤及骨髓瘤等均可侵蚀和破坏颌面骨，导致局部骨缺损或空洞形成，骨显像表现为放射性稀疏或缺损。

（马玉波）

nièxiàhé guānjié hésù xiǎnxiàng

颞下颌关节核素显像 （imaging of temporomandibular joint）

通过颞下颌关节显像（局部骨显像），并计算关节部位放射性比值和定量分析，可以反映和评估两侧代谢和发育不平衡的程度，为手术矫正治疗等提供选择时机参考的特有的生理性无创检查。

适应证 偏颌畸形。

禁忌证 伴有颞下颌关节炎症期、脱臼损伤期、肿瘤侵犯等。

检查方法 见口腔颌面部疾病骨核素显像。部位是两侧头颈部（包含颞下颌关节）和腰部局

部平面显影。

正常影像学表现 两侧颞下颌关节骨结构形态与核素摄取程度自然、对称，椎体轮廓清晰完整，核素摄取分布均匀。

临床意义 偏颌畸形者，两侧颞下颌关节骨性结构放射性摄取活性可明显不同，通常过长侧活性增高而对侧活性正常，可通过计算机软件测定两侧颞下颌关节处的核素摄取活性差与椎体摄取活性的比值，以便协助确定治疗方案和疗效随访，是否要手术矫正，矫正侧的选择，手术时机的选择等。部分学者认为比值大于0.1者为异常。

（马玉波）

kǒuqiāng hémiànbù línbā hésù xiǎnxiàng

口腔颌面部淋巴核素显像 （lymphoscintigraphy of oral and maxillofacial region）

将微量标记放射性的胶体颗粒或适中的大分子物质，注射到口腔颌面部病变部位皮下或组织间隙中，这些物质不能透过毛细血管基底膜，而会经毛细淋巴管吸收、引流、转运，其中部分被单核-巨噬细胞吞噬而滞留在沿途各站的淋巴结内，将该过程示踪显影即口腔颌面部淋巴显像检查。是观察淋巴引流最有效的无创性检查。

适应证 了解口腔颌面部病变（主要是肿瘤）区域淋巴回流或变异情况；肿瘤前哨淋巴结探测、淋巴结转移诊断；辅助放疗布野制订等。

禁忌证 孕妇或儿童等不能配合者。

检查方法 皮下或肿瘤组织内多点注射显像剂 37～74MBq（1～2mCi）后30分钟显像。

正常影像学表现 淋巴结显示清晰，圆形或卵圆形，淋巴链

连续无中断。

临床意义 可追踪显像剂的停留和输送过程，显示引流淋巴结及淋巴链的数目、形态、分布、引流状态。其中前哨淋巴结探测最常用，可为活检提供准确位置和数目（但应避免盲目性，特别是有跳跃转移时），还益于判断分期、侵犯部位、淋巴清扫区域和确定手术范围、指导放化疗决策等，如了解牙龈癌、舌癌、颊癌、腮腺肿瘤等的颌下或颈部淋巴转移情况等。

（马玉波）

kǒuqiāng hémiànbù zhǒngliú
dàixiè hésù xiǎnxiàng

口腔颌面部肿瘤代谢核素显像（metabolic imaging of oral and maxillofacial tumors） 将放射性核素标记肿瘤需要的大分子（DNA、脂肪和蛋白质等）物质的代谢底物（如氨基酸、核苷酸、葡萄糖、脂肪酸、胆碱等）或类似物，作为显像剂引入体内，参与肿瘤细胞的部分或全部代谢过程，从而探测成像的检查。若显像剂反映肿瘤的代谢特征则称肿瘤代谢显像。

口腔颌面部肿瘤组织和细胞具有无限增生的特性，DNA和蛋白质等合成活跃，核苷酸、氨基酸和葡萄糖等代谢底物利用与消耗明显增加，其代谢旺盛程度通常明显高于正常组织、细胞，这些变化甚至出现在形态、结构发生改变之前，利用这一特性，可行口腔颌面部肿瘤代谢显像。

适应证 可用于肿瘤早期诊断、定性鉴别、分期分级、探测转移或复发、帮助制订治疗方案、疗效监测、预后评估等。

禁忌证 妊娠期和哺乳期女性等。

检查方法 被标记底物也可

是受体、肿瘤乏氧细胞或凋亡小体亲和物等，所以肿瘤代谢显像剂种类很多。标记核素常用 ^{11}C、^{13}N、^{15}O、^{18}F，它们都是天然组成人体基本元素 ^{12}C、^{14}N、^{16}O、^{1}H 的放射性核素（其中 ^{18}F 的化学性质类似 "OH$^-$"），且都是正电子（β^+）发射体，因此需要依据核医学湮灭辐射原理的 PET-CT、PET-MR 显像。标记物不改变或影响体内原有代谢过程，具有真正意义或相当近似的生理状态下的示踪性能，并且代表活体状态分子水平生化特征，反映肿瘤组织功能代谢和受体分布等信息，因此也称肿瘤分子影像。缺点是多数情况下每种显像剂只能显示一种或一类肿瘤，但葡萄糖作为示踪剂可显示大多数类型肿瘤。

（马玉波）

kǒuqiāng hémiànbù zhǒngliú
pútáotáng dàixiè hésù xiǎnxiàng

口腔颌面部肿瘤葡萄糖代谢核素显像（glucose metabolic imaging of oral and maxillofacial tumors） 将正电子核素标记葡萄糖作为显像剂使口腔颌面部肿瘤显影的检查和方法。葡萄糖为肿瘤细胞代谢唯一能量来源（主要靠无氧酵解），^{18}氟-脱氧葡萄糖（^{18}F-FDG）是葡萄糖的类似物，与葡萄糖一样可被肿瘤细胞摄取，并参与葡萄糖分解代谢的部分过程。它是肿瘤代谢显像剂中最常用、最具代表性的一种，临床应用和价值得到了广泛认可。优点是非侵袭性，一次可完成全身显像。缺点是特异性不够强，显像剂与肿瘤组织不是特异性结合，不专对于某一种肿瘤，凡是摄取葡萄糖旺盛的所有类型肿瘤甚至炎症团块等都可显影。这不同于对肿瘤定性诊断具有高度特异性的肿瘤特异性显像，如放射免疫

显像、肿瘤受体显像及肿瘤基因显像等。

肿瘤摄取 ^{18}F-FDG 的量或核素浓聚程度，与肿瘤的血供、生长速度、恶性程度、代谢旺盛程度成正比，可通过绝对定量或半定量测定了解。病灶的"标准摄取值"（standardized uptake value，SUV）是临床最常用、最有价值的半定量指标，可借助计算机软件计算完成：SUV=[病灶局部感兴趣区平均放射性活度（MBq/ml）]/[静脉注入放射性总活度（MBq/千克体重）]。SUV值包括最大SUV值、平均SUV值等，可计算病灶与邻近或对侧正常组织SUV比值、治疗前后SUV比值等，以丰富诊断信息。SUV值大小可鉴别恶性肿瘤（临床上通常将SUV>2.5或3.0作为界值判断标准）与良性病变，提示肿瘤的代谢旺盛或恶性程度，但注意非绝对标准，有一定假阳性和假阴性；SUV可判断疗效和预后，研究显示高SUV组患者生存预期值会迅速下降，存活时间也明显短于低SUV组。

适应证 口腔颌面部肿瘤诊断、鉴别诊断、辅助治疗决策（如放疗的生物代谢活性靶区勾画和化疗药物敏感性的筛选）、疗效随访和预后、观察转移和复发及抗肿瘤药物筛选等。

禁忌证 妊娠、哺乳期女性；幽闭恐惧症患者。

检查方法 静息状态下空腹静脉注射肿瘤显像剂 185～370MBq（5～10mCi）后50~60分钟显像。

正常影像学表现 无异常浓聚灶，但眼外肌、扁桃体、下颌下腺、活动后的肌肉（如咀嚼肌）、多语后的声带区及寒冷情况下的棕色脂肪等可有轻度FDG生

理性摄取。

临床意义 口腔颌面部肿瘤容易复发和淋巴（甚至远处）转移，诊疗难度较大。18F-FDG 显像可为全面、系统的诊断和个体化治疗方案及疗效评估提供准确、可靠的信息和依据：①根据影像特征和 SUV 值等鉴别良、恶性病变（非特异性，少数情况有假阳性和假阴性）。②不明原因的发热和胸水、腹水或肿瘤标志物持续升高探查，肿瘤高危人群筛查，肿瘤早期诊断与原发灶探查，其有较高的灵敏度和特异性，多数 18F-FDG 摄取旺盛。③探测恶性肿瘤浸润范围，观察小病灶、隐匿性病灶、复发灶，了解恶性程度，判断或排除转移，明确临床分期，为治疗决策提供依据，并提高治疗的准确性和疗效。④鉴别治疗后水肿、瘢痕（代谢活性低下）与肿瘤残余或复发（代谢仍旺盛或重新升高）。⑤应用于放疗，使肿瘤生物功能靶区和解剖结构靶区直观显示，便于临床放疗计划中靶区范围的精确勾画，减少遗漏，提升靶区剂量和降低正常组织剂量，并判断放疗反应。⑥肿瘤疗效监测与评价。凡治疗有效者，无论体积是否缩小，首先是 SUV 值会显著降低，且 18F-FDG 代谢降低常常会先于体积缩小（形态结构消退滞后于代谢改变）。因此原本 CT 检查认为无效者，若 18F-FDG 显像有活性降低，实际为有效；而仍有代谢旺盛区域者提示肿瘤残留或复发概率高，表明疗效不佳或治疗失败，从而可进一步指导后续治疗方案的调整。18F-FDG 代谢显像已成为实体瘤疗效评价标准的一个重要指标。⑦预后分析与判断。肿瘤的增生和复发活性与肿瘤恶性程度和葡萄糖代谢旺盛程度一致，并与肿瘤的病理类型及分期分级密切相关，而与肿瘤体积大小的关系不大。生存率随着肿瘤的分期和 SUV 值的增加而减少，SUV > 12 时预后更差。有研究显示，SUV 值是头颈部鳞癌唯一影响无病生存率的预后因素。⑧在恶性淋巴瘤诊断和治疗中的应用。恶性淋巴瘤属于全身血液系统肿瘤，除头颈部淋巴结，也可单独或多发侵犯舌根舌体、咽侧壁、鼻腔、鼻窦、颌骨、甲状腺等部位，因而容易被误诊或忽略其全身情况。18F-FDG 显像更适于对淋巴瘤各种治疗方案的有效性进行及时评价和调整，并方便兼顾全身。

(马玉波)

kǒuqiāng hémiànbù jièrù fàngshèxué jìshù

口腔颌面部介入放射学技术

(techniques for interventional radiology of oral and maxillofacial region) 在医学影像学检查设备引导下，通过血管或非血管途径将治疗药物或装置送入中枢神经系统以外的颅面部以达到治疗目的的技术。其诊治内容主要包括口腔颌面部脉管畸形的介入治疗、动脉瘤和假性动脉瘤的介入治疗、高血循病变的辅助性栓塞以及恶性肿瘤的动脉化疗。介入技术的特点：①微创性：往往仅经过皮肤穿刺、插管，生理或手术孔道插管即可完成口腔颌面深在部位病变的诊断和治疗。②可重复性强：在一次性治疗不彻底或病变复发时可经同样的途径重复多次进行治疗。③定位准确：所有操作均在医学影像设备引导下进行，使穿刺和插管准确到位，诊断和治疗具有较少的盲目性。④疗效高、见效快：对于出血性病变、血管狭窄和其他管腔狭窄等病变，一旦介入技术成功，疗效立即可见，如出血立即停止、管腔即刻开通、伴随症状马上消失。⑤并发症发生率低。⑥多种技术的联合应用简便易行：对于某些病变需多种方法同时或序贯进行才能取得良好疗效，多种介入技术方便而互相干扰少，协同作用强，如介入化疗与放疗联合应用，辅助性介入栓塞与手术联合应用等。

适应证 主要为颅面部的血管性病变，包括动静脉畸形、静脉畸形、淋巴管畸形、动静脉瘘、假性动脉瘤、颅面部高血循肿瘤以及颅面部恶性肿瘤。治疗技术分为血管内治疗技术、非血管内治疗技术，其中血管内治疗技术包括血管栓塞术、血管内药物灌注术和血管成形术，而非血管内治疗技术主要指影像监视下的直接穿刺进行诊断和治疗。

方法 通过颈外动脉分支进行的病变或血管内的阻塞或灌注，该过程通常与造影同时完成。颈外动脉系统栓塞常用的栓塞材料为 PVA、明胶海绵、弹簧圈以及液体的组织胶和无水乙醇等。栓塞材料的选择主要依据栓塞的目的（即术前辅助性栓塞还是治疗性栓塞），栓塞野内是否含有正常组织以及栓塞治疗的必要程度来决定。液体和小颗粒栓塞剂（直径<200μm）可以栓塞到微小血管，引起局部缺血并导致脑神经麻痹和局部软组织坏死。通过超选择血管造影的仔细评估以及预防性激惹试验，可以有效地减少上述并发症的发生。颈外动脉系统的治疗性栓塞主要用于动静脉畸形、假性动脉瘤以及顽固性鼻出血的治疗。预防性栓塞的主要目的在于减少头颈部高血循肿瘤的术中出血，这些肿瘤主要包括青少年鼻咽纤维血管瘤、副神经节瘤、脑膜瘤、神经源性肿瘤、

27

转移性骨肿瘤以及血管瘤。栓塞治疗的评估包括两个方面，一个是栓塞技术是否成功，即靶血管和血管团是否得以堵塞；另一个是临床症状是否改善。颈外动脉系统栓塞技术的成功率通常大于90%，临床症状改善和术中出血明显减少的概率也大于80%。在施行颅面部疾病的介入治疗前，应明确病变与周围结构的关系，尤其是局部血管解剖学，从而制订客观的治疗目标，本着这一目标，选择相应的介入治疗用材料。根据不同病种、不同病情，具体制订一个恰当的治疗计划（包括栓塞物类型、栓塞部位、分次分期栓塞、同一病灶不同栓塞剂栓塞等），以期最大限度达到解剖治愈，又尽可能不影响正常组织的供血，获得临床愈复，这是施行颅面部介入治疗的基本原则，也是保证神经介入治疗成功的关键。

口腔颌面部介入手术无小手术，在施行各种类型的介入手术时，力求认真规划，仔细、规范操作，以减少或杜绝因操作技术不当造成的并发症和后遗症。在实施介入治疗前应告知家属其疾病的性质，治疗过程的细节和预后，治疗的益处和可能出现的并发症、后遗症，以取得患者及其家属的理解和支持。

（范新东）

kǒuqiāng hémiàn zhòngzhí
fàngshèxué jìshù

口腔颌面种植放射学技术

（techniques for implant radiology of oral and maxillofacial region）

采用影像学检查方法在口腔种植术前及术后对颌骨、种植体及相关解剖结构进行检查的技术。牙种植术前对于颌骨骨量、形态和骨质量的了解，以及种植术后对于种植体的稳固情况和种植体

位置的评价对于临床医师是非常重要的，有许多影像学检查手段可提供相关诊断信息，如口内片、口外片、常规体层片、CT、口腔颌面锥形束CT和磁共振成像等。在种植放射学检查中应当考虑到患者的辐射防护问题。

适应证 可用于口腔种植术前检查，了解种植区的余留牙槽骨高度、宽度及质量，检查上颌窦、下颌管、切牙孔、鼻腔等相关重要解剖结构，观察手术区及周围骨组织内有无相关病变等；种植放射学影像信息可辅助种植模拟手术和个性化定位导向外科模板的设计制作，并可辅助计算机实时导航；种植放射学检查还用于口腔种植术后观察种植体的位置、方向和随访种植体周围的骨吸收情况。

禁忌证 口腔颌面种植放射学各种检查方法的禁忌证与口腔颌面放射学检查相同，无特殊禁忌证。

检查方法 包括以下方法。

口内片 根尖片可用于种植术前和术后对于颌骨的检查。角平分线法投照的根尖片影像变形和失真较明显，而使用长遮线筒平行投照的根尖片具有影像放大率和影像失真相对较小、影像重叠较少和皮肤剂量小等优点。长遮线筒平行投照中X线焦点到胶片的距离约为30cm。咬合片在种植放射学中的应用有限，因为咬合片提供的颌骨颊舌向宽度是近下颌骨下缘部分的宽度，而不是牙槽突的宽度，牙槽突的宽度才是临床种植医师所关注的。

口外片 曲面体层是口腔影像学中最常用的检查技术之一，曲面体层采用相对较小的辐射剂量可提供全牙列和双侧上、下颌骨的影像信息。但是，曲面体层

具有图像变形、放大失真等问题，难以提供准确的颌骨解剖结构的位置关系；检查者的操作和患者的体位都会影响成像结果；而且作为二维图像，无法提供三维影像，缺乏颌骨颊舌向层面的影像信息，用于种植放射学检查有其局限性。下颌管是种植放射学中非常关注的解剖结构，对于保证牙种植手术的成功具有重要意义。但是，曲面体层片显示的下颌管与牙槽嵴顶的位置关系可因解剖形态或投照因素而变形，甚至无法显示。影像重叠是曲面体层的缺点之一，影响影像信息的读取。

头颅侧位 采用长距离投照，影像放大率较小，因此可比较准确地测量上颌和下颌骨中线位置的骨量。

常规体层摄影 在曲面体层机的发展历史上曾开发出体层摄影功能，可进行颌骨轴位断层，用于种植放射学检查。但是，这种体层摄影方法费时，曝光时间长，运动伪影和模糊层伪影造成图像质量差，患者舒适感差，已被口腔颌面锥形束CT检查取代。

CT 目前的多层螺旋CT检查时间短，单颌的扫描时间只需要几秒钟，影像具有各向同性的优点，图像后处理软件包可重建出颌骨轴位图像和曲面体层图像，并具有多种直观的显示方式和易于读取的图像格式，而且成像视野大，可包括颧骨等颌骨之外的种植区。与口腔颌面锥形束CT相比，多层螺旋CT的密度分辨率高，可用于颌骨质量观察。多层螺旋CT用于种植放射学检查的局限性主要是辐射剂量大，检查成本高，适宜的软件包较少，有时下颌管显示不满意，硬线伪影和金属伪影影响种植兴趣区的观察。由于CT图像上种植体周围可见一

个低密度带，因此，CT 也不适用于对骨结合的评价。

口腔颌面锥形束 CT 锥形束 CT 可以提供牙和骨等口腔颌面部硬组织的三维影像，其成像原理与多层螺旋 CT 不同，但所得到的图像与多层螺旋 CT 的图像相似。因此，可以从三个维度观察种植区牙槽骨情况，采用软件测量工具进行准确的测量。锥形束 CT 获取的数据还可以 DICOM 格式输出到第三方软件，进行各种测量、治疗设计、手术模拟、设计制作模板和辅助导航等。研究表明，锥形束 CT 的线距测量准确，适用于种植术前检查。和多层螺旋 CT 一样，容积效应可造成锥形束 CT 测量结果的误差。

口腔颌面磁共振检查 适用于对软组织的检查。多数关于口腔种植前磁共振检查的研究集中于对下颌神经管的检查，下颌神经管在高信号的下颌骨骨松质中显示为无信号区。一些离体标本的磁共振研究证实了下颌骨正中区血管神经束结构的存在，对于下颌骨正中区的种植治疗设计具有重要参考意义。磁共振检查无辐射损害，但扫描时间长，缺乏骨组织影像信息，目前在种植放射学的应用有限。磁共振检查产生较强的磁场，因此，不适用于有心脏起搏器、神经刺激器、人工心脏瓣膜、眼球异物、颅内带有动脉瘤夹及其他体内有各种金属植入物的患者。金属修复体对磁共振检查的影响也是口腔种植医师和患者经常关注的问题，口腔内有银汞或其他非贵金属合金的患者在磁共振检查时可产生较大的伪影，影响磁共振检查，纯钛种植体在磁共振检查时不产生伪影。

（张祖燕）

qǔbìng yǐngxiàngxué biǎoxiàn

龋病影像学表现 （imagings findings of caries） 龋病是在以细菌为主的多种因素影响下，牙体硬组织发生慢性、感染性、进行性破坏的疾病。是人类最常见的口腔病之一。根据病变发展速度可将龋病分为急性龋、慢性龋和静止性龋。猖獗龋是急性龋的一种特殊类型，表现为在较短时间内全口多数牙、多个牙面同时患龋，包括不易患龋的牙位如下前牙，以及不易滞留菌斑的部位如前牙切缘、后牙牙尖等，病变进展迅速，可很快形成残冠、残根。头颈部恶性肿瘤放疗患者因大小唾液腺受到破坏，使唾液的量和质发生明显改变，削弱和丧失了唾液对牙的冲洗、抗菌等作用而发生的猖獗龋又称放射性龋。舍格伦综合征因唾液腺组织被侵犯，也可发生猖獗龋，这类患者除有口腔干燥等症状外，通常尚有自身免疫性疾病的表现。

影像学表现 乳、恒牙龋病均常见，可个别牙、多数牙甚至全口牙发生。龋病表现为硬组织破坏、低密度，其特点为龋洞较小时或在特殊部位虽然龋洞较大但洞缘未崩溃时呈口小底大，当龋洞缘崩离后则洞口变大，无论洞口大小，龋洞底通常呈圆弧形，龋病中心密度最低。猖獗龋多表现为多数牙甚至全口牙多个牙面同时患龋，多数患者最后呈全口牙根残留。X 线检查对龋病诊断的意义在于：①可以早期发现邻面龋，邻面隐蔽部位的浅龋，尤其是后牙大多不能直观，X 线片显示为局部很浅的密度减低影像。②发现继发龋，即龋病经过充填治疗后，在充填区再度发生的龋病，发生在洞壁的继发龋只有通过 X 线检查才能发现。③咬合翼

片影像失真小，可比较真实地判断龋洞与髓腔的关系。

鉴别诊断 牙颈部缩窄可形成正常牙颈部的三角形透影区，应与龋病鉴别。

（张祖燕）

yásuǐbìng yǐngxiàngxué biǎoxiàn

牙髓病影像学表现 （imaging findings of pulp diseases） 牙髓病指发生于牙髓组织的一类疾病。牙髓病的分类方法很多，根据临床表现可分为可复性牙髓炎、不可复性牙髓炎、牙髓坏死、牙髓变性。X 线检查仅对牙髓变性所引起的牙髓钙化和牙内吸收具有诊断价值。①牙髓钙化是由于牙髓组织血液循环障碍，细胞营养不良，变性、坏死后成为钙化中心，诱导钙盐沉积所形成，分为髓石和弥散性钙化两种。X 线片所显示的髓石约占牙髓钙化的 15%，临床多无症状。②牙内吸收指从髓腔侧开始的牙本质吸收，髓腔扩大，可能与创伤、活髓保存治疗、牙再植和牙髓息肉等有关。多发牙内吸收也可能与系统性疾病有关。牙内吸收多无症状，个别病例可有牙髓炎症状，常常于 X 线检查偶然发现。严重的冠部内吸收可导致牙变色，呈粉红色斑点，甚至可造成牙冠穿通、牙折、牙髓暴露，可引起疼痛、出血等症状。

影像学表现 包括以下方面。

牙髓钙化 可见于个别牙，有时为数个牙，甚至全口牙。表现为局限性或弥散性两种形式。局限性髓石多见于髓室内，呈圆形、椭圆形高密度影，通常单个，可游离于髓室中，或附着于髓室壁。弥散性牙髓钙化多见于根管内，可呈散在颗粒状或表现为长条形或针形高密度影，周围有黑线条影围绕，有的病例可表现

为髓腔闭塞消失，可伴有牙根吸收。

牙内吸收　恒牙多见，少见乳牙内吸收。多发生于单个牙，依发生频率依次为中切牙，第一、第二磨牙，侧切牙，前磨牙，尖牙和第三磨牙。牙内吸收表现为髓室或根管的局部或整个髓腔呈圆形、椭圆形或不规则形扩大的密度减低影像，边界清楚，与牙周膜影像相隔离。有时可见大范围的内吸收病理性折断。有的内吸收牙可伴有根尖周病变和牙根尖吸收。偶见两个牙或多数牙同时发生内吸收。

鉴别诊断　在根尖片上，牙槽骨边缘可与髓腔影像重叠，易误为牙髓钙化，改变投照角度可资鉴别。

（张祖燕）

gēnjiānzhōubìng yǐngxiàngxué biǎoxiàn

根尖周病影像学表现（imaging findings of periapical diseases）　根尖周病指发生于根尖及其周围组织的疾病。包括根尖周炎、特发性骨硬化、牙骨质增生和根尖周牙骨质结构不良等。根尖周病变的 X 线检查非常重要，可确定病变的性质、程度和范围，有利于治疗方案的制订。

根尖周炎有急性和慢性两种。急性根尖周炎在 X 线片上根尖周骨质无明显改变。慢性根尖周炎又包括根尖周肉芽肿、慢性根尖周脓肿、根尖周囊肿、致密性骨炎和牙骨质增生。①根尖周肉芽肿是根尖周组织受到轻微、缓慢的感染刺激而产生的炎性肉芽组织，是慢性根尖周炎最常见的一种类型。②慢性根尖周脓肿也称慢性牙槽脓肿，当牙髓感染扩散出根尖孔引起根尖周感染，感染继续扩散，造成牙槽骨破坏，急

性根尖周脓肿转为慢性根尖周脓肿；当根尖周肉芽肿增大到一定程度时，中央部位血液循环差，发生液化、坏死，形成脓腔，而转化为慢性牙槽脓肿。③根尖周囊肿是以病原牙根尖为中心的病理性囊腔，是颌骨最常见的牙源性囊肿。④致密性骨炎亦称硬化性骨炎、根尖周骨硬化症、慢性局灶性硬化性骨髓炎，是病原牙根尖周组织受到轻微、缓和的慢性持续性刺激所表现出的边界多不清的反应性骨质增生。⑤牙骨质增生是一种退行性变，表现为大量继发性牙骨质沉积于根面，多为局部因素引起，有些内分泌疾病或遗传病也会造成牙骨质增生，如畸形性骨炎等。

影像学表现　包括以下方面。

根尖周肉芽肿　通常在病原牙根尖周，有时也可见于根尖侧，甚至根分叉处，多为一个病变，有时可见两个或多个病变，呈圆形、椭圆形或围绕根尖的低密度影，边界清楚，通常无或可有致密线条影环绕，但外围无反应性骨质增生，可有牙根吸收，一般范围较小，有的较大，但直径不超过 1.5cm。

慢性根尖周脓肿　可见病原牙根尖周骨质弥散性破坏，中心区破坏重，病变与周围正常骨质逐渐移行，密度减低区内可见残留骨小梁，而病变外围也无明显骨质增生、硬化反应。病变晚期或反复急性发作的病例可见骨质破坏区较局限，边界较清楚，且可见外围骨质有增生致密反应。

根尖周囊肿　通常在病原牙根尖周呈圆形、卵圆形低密度影，边缘清晰，边缘可见致密线条影环绕（图 1），囊肿继发感染可使此线条状高密度影模糊消失。囊肿可发展至较大，使颌骨膨隆，

压迫邻牙移位，甚至发生牙根吸收。有时也可见于病原牙根侧面大小不同的圆形或半圆形密度减低区，并有密质白线围绕，系根侧型根尖周囊肿或主根管炎症扩散通过侧支根管所引起的炎性根侧囊肿。对根尖周有病变的牙，拔牙后未做彻底清除处理，所形成囊肿称为残余囊肿，在缺牙区颌骨内，相当于牙根部位可见囊肿影像。

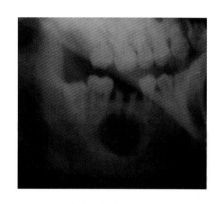

图 1　根尖周囊肿
注：左下颌第一磨牙为残根，根尖周可见椭圆形低密度区，边界清楚，有致密白线环绕

致密性骨炎　多发生于下颌骨，多见于下颌前磨牙和磨牙，常见于死髓牙根尖周，也可见于残根或咬合创伤牙的根尖周。病变形状、大小不一，边缘的清晰程度各不相同。较轻的病例，表现为病原牙近根尖段牙周膜影像增宽，尤其是根尖部呈月牙形密度减低区，外围有局限性反应性骨质增生，边界不清（图 2）；较重的病例表现为病原牙根尖周弥散的高密度影像，边界清楚或不清楚；有时可见患牙牙根吸收，根管治疗或拔牙后骨硬化多可恢复正常，少数也可长期不变。

牙骨质增生　多见于前磨牙，其次是第一磨牙。多为一个牙，

也可多数牙发生。多根牙可能其中一个根或多个根都受累。受累牙根可局限根尖部呈结节状或球状膨大或似冰球杆状弯曲，或累及整个根面，牙根变粗，根尖变钝。髓腔可变窄或消失，尤其根尖增大部分。牙周膜及牙槽骨骨硬板影像通常存在。患牙可有深龋，或为残冠、残根、畸形中央尖折断、𬌗面磨耗较重等，可伴有根尖周病变，或伴有牙周炎。

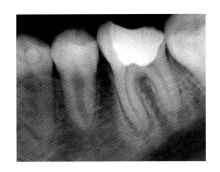

图2　致密性骨炎

注：左下颌第一磨牙根尖周牙槽骨骨质密度增高，边界不清楚

鉴别诊断　上颌中切牙的根尖周低密度影像有时要与切牙孔鉴别，下颌前磨牙根尖周低密度影像有时要与颏孔鉴别，观察根尖周的牙周膜和骨硬板是否连续、清晰对于鉴别是很重要的。致密性骨炎要与牙骨质增生、特发性骨硬化等鉴别，致密性骨炎多位于骨硬板外，牙根影像可较清晰；特发性骨硬化可单发或多发，边界可清晰或与正常骨质延续，无病原牙。

（张祖燕）

yáfāyù yìcháng yǐngxiàngxué biǎoxiàn

牙发育异常影像学表现（imaging findings of tooth dysplasia）

牙发育异常是由于全身或局部因素，牙在生长发育过程中牙的数目、形态、结构或萌出情况与正常不同的先天畸形。

影像学表现　包括以下方面。

牙体形态异常　①畸形中央尖：又称牙外突。主要形成于前磨牙咬合面，呈圆锥形突起或细而高的尖，常见于前磨牙的中央窝，或颊尖的舌嵴上，也可见于磨牙，甚至可发生于尖牙。下颌前磨牙较多见，常双侧对称发生。畸形中央尖内常有髓角突入，因此，畸形中央尖折断或被磨损后可出现牙髓炎和根尖周炎症状。X线片可见于已萌出或尚未萌出的牙咬合面有牙尖样突起，或圆钝或高尖，可见髓角突入，已萌出的牙有的已折断，髓腔暴露后有些可见根尖周骨质密度减低区。②牙内陷：牙发育期间，成釉器过度卷叠或局部过度增生，深入到牙乳头内，牙发育完成后则呈现突出或囊状深陷畸形，可分为畸形舌侧窝和牙中牙，最好发的部位是上颌侧切牙，牙内陷处的牙釉质较薄弱，甚至缺如，易于发生龋或使细菌感染侵入髓腔。畸形舌侧窝表现为牙舌侧窝内陷，有的在舌侧窝处形成纵行裂沟，有的裂沟可越过舌隆突向根方延伸。牙中牙的患牙呈圆锥形，体积稍大，舌侧窝呈口小底大梨形内陷，需要X线片确诊。依牙内陷程度不同，X线表现也不同。畸形舌侧窝多见于上颌侧切牙，牙通常较小，尤其牙冠较小，并呈圆锥状畸形，相当舌侧窝和舌隆突部位有硬组织向内卷入，形成边缘密度高、中间密度低的影像，有的根尖孔尚未发育完全，有的根尖周可有透影区。牙中牙的牙外形通常有异常，尤其是牙冠多异常，可见牙髓腔内有一个畸形小牙影像，根尖常发育不全，并有根尖周病变（图1）。③融合牙：源于两个分离的正常牙胚相互融合，乳、恒牙均可发生，乳

牙较多见。X线片上完全融合牙表现为一巨大的畸形牙，可仅表现为牙过大，但仍保持相应的牙外形，也可表现为牙过大而失去相应的牙外形，常伴有明显的舌侧尖，但通常有较大的髓腔。部分融合多见，表现为牙冠完全或不完全分开，共有一个较大的牙根和一个宽大的根管，或可见两个根管影像（图2）。④结合牙：

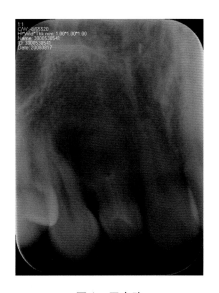

图1　牙内陷

注：右上颌侧切牙牙内陷，根尖片显示右上颌侧切牙外形大，髓腔内可见畸形的小牙影像，根尖周骨质密度减低

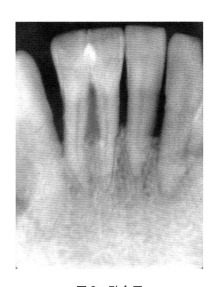

图2　融合牙

注：根尖片显示右侧下颌中切牙和侧切牙牙冠融合，牙根分开

发育中或发育完成后的邻牙的牙表面由增生的牙体硬组织相互结合，X线片上可见两个牙髓腔影像，两牙间由增生的牙体硬组织连接在一起，与融合牙不易区别。⑤双生牙：源于单个牙胚不完全分裂为二，可发生在乳、恒牙列，乳前牙较多见。X线片可见硬组织和髓腔形态改变，牙冠可见凹陷或裂隙，通常形成两个对称的牙冠，而牙根多为一个，髓腔可增大，或部分分开为二，有些前磨牙双生呈现磨牙的形态。磨牙双生牙更少见。

牙根异常　包括形态异常和数目异常。牙冠形态和结构通常正常，牙根异常多无不适，通过X线检查才能发现，了解牙根有无异常对拔牙、牙髓炎、根尖周病治疗和儿童错𬌗畸形矫治有重要意义。X线片上可表现为牙根过短或过长、弯曲、额外牙根或牙根融合等。①牙根弯曲程度可不同，牙根和牙冠形成明显的弯曲角度，称为弯曲牙（图3），常见于上颌中切牙，常需X线检查确定弯曲方向和程度。弯曲牙多为一个牙，有时可见两个牙，可呈不同方向、不同程度弯曲，有的因受投照角度影响，仅见牙冠影像。②额外牙根可发生于任何牙，但下颌尖牙和前磨牙更多见，

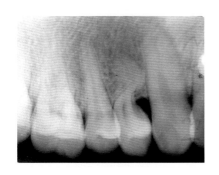

图3　牙根异常
注：根尖片显示右上颌第一前磨牙牙根弯曲畸形

当额外牙根没有和其他牙根重叠时，很容易被发现，当见到有额外的根管或双牙周膜间隙时，则提示可能有额外牙根，必要时可改变角度拍照根尖片进一步观察。③第三磨牙的牙根数目及形态变异较大，通常为两个根，但有时为一个融合根，有时为3个根，甚至4个根，也可以有不同程度弯曲。

牙结构异常　包括以下方面。
釉质发育不全　在牙发育期间，由于局部、全身或遗传因素的影响，所造成的釉质结构异常。根据发病机制不同，分为釉质形成不全和釉质矿化不全两种类型。①特纳牙指因乳牙病变引起的继承恒牙发生的釉质发育不全，多见于前磨牙及上颌恒切牙。多发生于单个牙，轻者仅表现为部分牙冠呈棕黄色，重者牙冠出现不规则凹陷，甚至累及整个牙冠。X线片上，特纳牙前磨牙较多见，可见釉质不同程度缺损，牙冠失去正常形态，并低于咬合平面，牙根可短小，而邻牙无类似改变。②无论是釉质形成不全型还是釉质矿化不全型，除遗传性的个别类型外，乳、恒牙均可被侵犯，已萌出或尚未萌出的牙均可发生。患牙通常釉质变薄，新萌出牙釉质厚度为正常牙的1/8~1/4。牙尖低平，甚至消失，釉质和牙本质间正常的密度对比多消失，牙磨损明显，失去正常牙冠外形，牙分离。釉质影像粗糙，有的病例前牙冠部可见点状密度减低影，近切缘或牙冠中部可见横行带状密度减低影，后牙冠部呈颗粒状或不规则状密度增高影。在有些病例中，前牙切缘和后牙𬌗面的近远中径同颈部等宽，牙冠呈类方形，外形变小，失去接触点。其牙根、牙周膜、髓腔形态通常

正常。
遗传性乳光牙本质　因牙外观有一种特殊的半透明乳光色而得名。由于牙冠严重磨损，牙冠变短小，邻牙间隙增大。牙本质在髓腔侧的不断形成，致使髓室和根管部分或全部闭塞。全牙列可被侵及，乳、恒牙均可被侵犯。X线片上，牙冠尚存者呈特有的球形，牙颈部收缩，牙冠可有不同程度磨耗变短，严重者可呈残根状，邻牙间隙增大。髓室和根管模糊、狭窄或闭塞，牙根通常短而尖细，有的牙根尖周可以有透影区。牙周膜宽度通常在正常范围内。上下颌骨的结构正常，见图4。

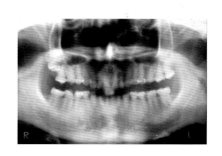

图4　遗传性乳光牙本质
注：曲面体层显示部分牙冠呈球形，牙冠磨耗，髓腔模糊、消失，部分牙根变细

牙数目异常　包括以下几种。
额外牙　亦称多生牙，指多于正常牙数的牙，多见一个或两个额外牙，少见有数个额外牙。偶见颌骨内有较多额外牙，并伴有颌骨及其他骨骼异常，如颅骨锁骨发育不全等。额外牙常有萌出受阻，埋伏于颌骨内，无论是确定拔牙进路，还是对于正畸治疗方案的设计，埋伏牙的定位都非常重要。常用的定位方法包括如下几种：①根尖片法是以不同的水平角度分别投照两张根尖片，根据埋伏牙影像的位置移动情况，

判断埋伏牙位于牙列的唇（颊）侧或腭（舌）侧。改变水平角度后，与牙列中的标记牙比较，埋伏牙位置移动幅度大，则位于牙列唇（颊）侧，反之则位于牙列腭（舌）侧。此方法主观性强，如果埋伏牙位置较接近牙列，常难以判断。②头颅侧位法因双侧影像重叠，对埋伏于牙列中或牙列腭侧的额外牙难以清晰地显示，现已较少使用。③横断咬合片法可确定上颌或下颌埋伏牙在牙列的唇（颊）侧或腭（舌）侧，可观察埋伏牙的方向，但上颌横断咬合片有时投照困难，已限制此方法在临床的应用，多用于颌骨前部额外牙检查。④口腔颌面部锥形束CT扫描可清晰地显示埋伏牙的位置、方向、与邻牙和邻近解剖结构的关系、邻牙牙根情况，可根据埋伏牙位置、方向和临床需要，进行多方向重建和三维显示，对决定治疗方法、手术入路具有较好的诊断价值，是埋伏牙定位中较为准确、直观的检查方法。不同部位额外牙：①上颌前部额外牙可以单个发生，也可以成双，甚至更多。可垂直、倾斜，偶有倒置。形态和大小可正常，但多有畸形。②额外牙也可见于前磨牙区，或可位于第二前磨牙和第一磨牙间。可为一个或多个，可和正常前磨牙同样大小，或较小。牙根可发育完成，也可尚未形成，外形可与前磨牙相同，也可发生畸形。可直立阻生，也可倾斜。邻牙通常无移位。③旁磨牙和第四磨牙在上颌明显多见，多埋伏阻生，通常是拍片时偶然发现。牙体较小，形态异常，牙根多未发育完成。多为单侧，有时可双侧发生。旁磨牙先萌出会影响第三磨牙正常萌出。④偶见第五磨牙。

先天缺牙　需X线检查以确定恒牙胚的缺失情况。牙先天缺失通常见于恒牙，除第三磨牙外，多见于第二前磨牙和切牙。颌骨内无牙胚影像存在，恒牙先天缺失时常见相应乳牙滞留，乳牙牙根可完整或不同程度吸收，直至完全吸收，甚至牙冠也可有部分吸收，而使残冠置于牙槽嵴顶上方软组织。先天性无牙畸形，乳、恒牙均可缺失或恒牙胚全部缺失，由于无咬合功能，牙槽嵴低平，但下颌骨长度仍正常。

阻生牙　X线检查对阻生牙的诊断和治疗是非常重要的。反复出现临床症状的阻生牙，尤其是下颌第三磨牙，一般都需要拔除，X线检查是必不可少的。①阻生牙的位置：判断是低位或高位阻生、部分或完全阻生、软组织内阻生或骨内阻生。②阻生牙的方向：是前倾、水平、垂直、侧向或颊舌向阻生。③阻生牙本身状况：如有无龋坏、龋坏程度及根尖有无炎症。④阻生牙与邻牙的关系：邻牙是否与阻生牙位置紧密，是否有龋坏或根尖周感染，了解牙槽骨的吸收程度、牙根尖是否吸收。⑤牙根数目及形态：牙根有无弯曲、是否增生肥大，了解牙根与颌骨有无粘连、牙根分叉的大小、牙根长短粗细、牙根与下牙槽神经管的距离等。⑥磨牙后间隙大小的测量：有利于正确判断凿骨增隙的多少。下颌第三磨牙投照时，牙片的安放位置不易准确，被投照牙不易放在牙片的中心，照片时常把球管中心线倾斜一定的方向和角度，方能完整地显示牙及牙根情况。由于X线水平角度和垂直角度的改变，造成牙相互重叠，使X线片显示的影像与临床检查不完全符合，如显示第三磨牙牙冠紧抵

第二磨牙远中，阻生牙根尖与下牙槽神经管的距离与实际不相符合等。少数患者由于张口受限，无法进行口内拍片时，可采用曲面体层片或下颌斜侧位片，不仅可减少投照时的不适，又可清楚地显示相邻牙之间、阻生牙与邻近解剖结构之间的关系。

鉴别诊断　①畸形中央尖和牙内陷的影像表现具有特征性，不易混淆；融合牙、结合牙和双生牙的鉴别有时较困难。②区域性牙本质发育不全是原因不明的、非遗传性牙发育不良，可广泛累及釉质、牙本质、牙骨质和牙囊，可伴发于各种综合征。影像学表现特点是可发生于一个或两个象限内的多个牙，牙髓腔变大，牙根变短或无牙根，病变牙影像不清晰，故称幻影牙。

（张祖燕）

yá sǔnshāng yǐngxiàngxué biǎoxiàn

牙损伤影像学表现　（imaging findings of tooth injury）　牙损伤指牙因外力作用造成损伤的疾病。包括牙脱位和牙折。①牙脱位指牙受外力作用而脱离在牙槽窝中的正常位置，分为完全脱位和部分脱位。外伤是引起牙脱位的最常见原因，个别情况下拔牙等操作不当也可发生邻牙脱位。根据脱位方向可有殆向脱位、嵌入脱位及唇舌向脱位等，可有疼痛、牙松动、移位、咬合障碍等表现，嵌入脱位时可见临床冠变短，切缘或殆面低于正常位置，完全脱位可见牙槽窝空虚。各种脱位均可伴有牙龈撕裂、牙槽突骨折等。②牙折按部位可分为冠折、根折和冠根联合折，多由外伤引起，内吸收等可引起病理性牙折，拔牙可引起根折。若牙本质暴露可有冷热刺激敏感症状，已露髓者可有牙髓炎症状。可有牙稍伸长、

松动、咬合痛或叩痛、龈沟出血等表现。

影像学表现　包括以下方面。

牙脱位　龄向脱位可见牙周膜间隙增宽，切缘超出邻牙，可伴牙槽突骨折；完全脱位可见牙槽窝空虚。嵌入脱位可见牙周间隙和牙槽骨骨硬板影像消失，切缘低于邻牙，脱位牙也可滑脱于骨膜下。牙脱位可伴有冠缺损。脱位牙未做特殊处理复位后，追踪观察可见根侧面外吸收。

牙脱位再植后的愈合形式分为3种。①牙周膜愈合：是牙再植最理想的愈合方式，指牙根面和牙槽骨壁上断裂的牙周膜再愈合，也称为一期愈合，这种机会很少。X线片上可见围绕牙根均匀一致的低密度线条影。②骨性粘连：是牙根与牙槽窝壁之间血块机化，牙根面吸收，肉芽组织长入吸收区并形成骨组织，最终导致骨性粘连。X线片无牙周间隙。③炎性吸收：牙根吸收与牙槽骨间有炎性肉芽组织不能骨化，且继续吸收，直至将牙根完全吸收，牙槽窝则被新生的骨组织所代替。牙根发育阶段、牙槽外干燥贮存时间、是否能立即再植以及牙槽外唾液或盐水贮存等因素均可影响牙再植的效果。牙根外吸收是牙再植常见的并发症。牙再植后的牙根形成情况与牙髓血管再生或牙髓坏死有关。

牙折　冠折临床检查容易发现，根折则需X线检查确定。根折表现为不整齐的线条状低密度影，牙的连续性中断，断端通常无明显错位，也可有错位（图）。根折可发生在近牙颈部、牙根中部、近根尖，折线可横行或斜行。远期观察牙折断端可有牙骨质沉积使折线变模糊，根折的近根尖段可有根管影像消失，根尖吸收

变细，牙周膜和骨硬板影像也可消失，有时可见折断的近根尖段大部分吸收或完全吸收消失。陈旧的牙折有时可见断面吸收，变光滑，断端间隙增宽。拔牙导致的断根遗留追踪观察多逐渐吸收变小，并向牙槽嵴顶移动，或吸收消失；个别病例遗留断根有牙骨质沉积使其变大。

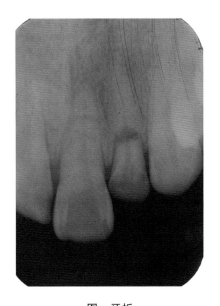

图　牙折

注：根尖片显示左上颌中切牙和侧切牙牙折，可见低密度牙折线

鉴别诊断　根尖片上有时牙槽突边缘或其他软组织影像与牙重叠，应与牙折影像鉴别，重叠影像在重复检查时可发生位置和形态变化。

（张祖燕）

yágēn zhéliè yǐngxiàngxué biǎoxiàn

牙根折裂影像学表现（imaging findings of fracture of tooth root）　牙根折裂指牙冠无龋病和裂损，而牙根硬组织沿根管发生颊舌向纵向裂缝。也称牙根纵裂。咬合力作用是发生牙根纵裂的重要外在因素，牙根纵裂的牙常有较明显的咬合面磨耗，说明患牙存在咬合创伤，有研究表明，牙

根纵裂牙的咬合面形态异常改变了患牙的稳定及受力状态，所造成的过大咬合力和异常方向的咬合力可能是牙根纵裂发生的重要因素；研究发现，牙根纵裂的牙周组织破坏较同名无根裂者明显为重，多数患根周围的牙槽骨吸收；牙本质生长线所在部位是牙根中牙本质结合较差的部位，牙根纵裂常沿这一牙根组织结构薄弱之处发生。

影像学表现　牙根折裂多见于下颌磨牙近中根，尤其是下颌第一磨牙近中根（图）或上颌磨牙近中颊根，牙冠磨耗较重，无其他异常。纵裂多表现为沿根管走向局部或整个根管不同程度增宽，最早见于近根尖处根管，逐渐向根分叉方向伸展，以致累及整个根管，严重者在根分叉处横向折断，并可见折断的根片移位。通常患牙牙槽骨有不同程度的垂直和水平吸收，但少数患牙局部牙槽突吸收不明显。少见近远中根纵裂、多数牙纵裂或前磨牙牙根纵裂。

鉴别诊断　牙根折裂有时要与牙内吸收鉴别，牙内吸收显示髓腔局部呈不规则形低密度影像，临床上牙内吸收常有牙髓坏死，牙冠可变色。

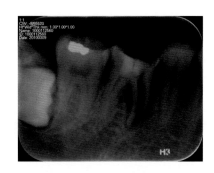

图　牙根折裂

注：根尖片显示右下颌第一磨牙近中根折裂，折片移位

（张祖燕）

yázhōuyán yǐngxiàngxué biǎoxiàn

牙周炎影像学表现 （imaging findings of periodontitis）

牙周炎是发生在牙支持组织的炎性疾病。牙周炎是一种多因素疾病，其发生、发展是细菌与宿主之间相互作用的结果。牙周炎的主要临床特征为牙周溢脓、牙松动。慢性牙周炎是最常见的一类牙周炎，最常见于成年人，一般侵犯全口多数牙，大部分慢性牙周炎呈缓慢加重，也可出现间歇性的活动期。慢性牙周炎通常无疼痛，可伴有牙本质过敏、咀嚼痛等症状。通常有较多的牙菌斑、牙石，牙龈有不同程度炎症，色暗红，质地松软，点彩消失，牙龈水肿，牙龈自发性出血或探诊出血，牙周袋形成。

侵袭性牙周炎是一组在临床表现和实验室检查方面与慢性牙周炎有明显区别的牙周炎，相对少见，多发于年轻人，也可见于成年人，发展较快，也可转为间断性静止期。侵袭性牙周炎分为局限型和广泛型，临床特点表现为患者年龄较小，快速进展的牙周组织破坏，局限型患者的牙菌斑和牙石很少，牙龈表面的炎症轻微，但已有深牙周袋，典型的患牙局限于第一横磨牙和上下切牙，多为双侧对称，广泛型的侵袭性牙周炎侵犯全口大多数牙。侵袭性牙周炎可有家族聚集性。

影像学检查方法 X线检查是牙周炎诊断的重要内容，可观察与牙周炎有关的一些局部因素如牙石、不良充填或修复体，可观察牙根长度、形态、冠根比、牙周间隙宽度、牙槽骨情况等。放射学检查是一种重要的辅助检查方法，但骨量减少达到30%才能出现放射学改变，因此，应当结合仔细的临床检查做出诊断。X线检查方法包括根尖片、曲面体层片和殆翼片等。

根尖片 可以显示冠根比、牙冠和牙根的形态及大小、牙石、牙根吸收、充填体的边缘形态、牙根折裂等影像信息，也可以显示牙槽骨吸收的类型、程度、病变范围、根分叉病变、骨硬板和根周膜宽度的改变。根尖片有分角线投照技术和长焦距平行投照技术两种方法。分角线技术不需要特殊持片夹，临床应用最广泛。但分角线技术所拍摄的根尖片所显示的牙槽骨情况有失真，造成牙槽骨吸收的测量与实际情况有差异，根分叉病变难以早期发现，也不利于牙周病的纵向研究。长焦距平行投照可以较准确地显示牙及牙周结构的形态，真实地反映牙槽突吸收情况，也有助于纵向比较，因此，牙周炎诊断宜使用长焦距平行投照方法。

曲面体层片 可一次曝光显示全口牙槽突吸收类型和程度，可观察根周牙槽骨的骨密度情况，操作简单，与锥形束CT相比，是一种辐射剂量较小的放射学检查方法。但是，曲面体层摄影由于是体层片，其细微结构显示较根尖片差，有时体层域与牙槽骨形态及厚度不完全吻合，显示牙槽骨吸收情况与临床不符，无法准确判断牙槽骨吸收程度。因此，根据临床检查所见和曲面体层片表现再选择某些牙位的根尖片检查，可有效地降低患者接受的辐射剂量。

殆翼片 可在同一张X线片上显示上、下颌牙的邻面和牙槽嵴顶影像，适用于早期发现牙槽嵴顶的吸收，投照的垂直角度小，能真实反映牙槽骨吸收程度和类型，有助于早期牙周炎与牙龈炎的鉴别，也有助于观察龈下牙石；但不能显示整个牙根及根尖周骨质情况，并且只局限于磨牙到前磨牙区的观察。

以上的检查方法都是二维放射学检查方法，只能显示牙近远中向的骨质情况，而颊舌侧骨板与牙影像重叠不易显示。口腔颌面部锥形束CT可提供三维度的影像信息，空间分辨率好，辐射剂量低于传统的医用CT，具有一定的优点，但锥形束CT在牙周炎诊断中的应用价值尚待进一步研究。

影像学表现 牙周炎早期牙槽骨高度尚无明显降低，但牙槽嵴顶的硬骨板影像消失，或呈虫蚀状。牙槽嵴顶的少量吸收使牙槽间隔变平，或凹陷。牙周炎的主要表现是牙槽骨吸收，测定牙槽嵴高度，一般以该牙邻面的釉牙骨质界为参考标准，牙槽嵴顶到釉牙本质界的距离超过2mm可视为有牙槽骨吸收，牙槽骨吸收可分为3种类型。①水平吸收：从牙槽嵴顶向根尖方向的牙槽骨吸收，早期表现为牙槽嵴顶模糊、变平、凹陷，最终导致牙槽突高度降低。②垂直吸收：早期表现为牙槽窝内壁吸收，骨硬板消失，牙槽骨吸收方向与牙长轴平行，呈楔形或杯形，形成骨内袋。③混合吸收：表现为水平吸收伴有垂直吸收（图）。牙槽骨吸收的程度按其吸收量多少分成轻度、中度和重度，常以牙槽骨的高度

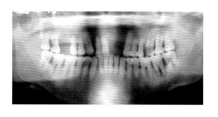

图 牙周炎

注：曲面体层片显示全口牙槽突水平吸收，左侧下颌第二磨牙处可见牙槽突垂直吸收

和牙根长度的比例来表示，如吸收至根长的 1/3、1/2、2/3 等。牙周炎还可有牙骨质增生、牙根吸收、牙根纵裂等表现。

鉴别诊断 包括以下方面。

牙龈瘤 牙龈局限性炎性增生，在组织病理学上可分为肉芽肿性龈瘤、纤维性龈瘤、血管性龈瘤和巨细胞性龈瘤。牙龈瘤多见于上颌前牙唇侧，可有蒂或无蒂，表面颜色可因类型不同而呈粉红色、红色或暗红色，较大的牙龈瘤可使牙移位，表面可有溃疡。早期常无异常 X 线表现，也可见牙周膜间隙增宽，牙槽骨吸收，似牙周炎表现，或大范围的牙槽骨破坏，似恶性肿瘤表现。纤维性龈瘤可见牙槽突外的软组织包块内高密度的骨化影像。

牙龈纤维瘤病 是一种罕见的遗传性疾病。牙龈组织弥漫性增生，儿童患者多见，牙龈组织增生肥大，表面光滑或呈结节状，增生的牙龈可覆盖整个牙冠，甚至呈球形突出，单颌或双颌发生，多见于前牙区。影像学表现为牙槽突吸收，凹凸不平，颌骨前部可膨大，边缘光整，牙可移位或萌出受阻，咬合紊乱。

朗格汉斯细胞组织细胞增生症 一组以朗格汉斯细胞增生为主的疾病，可分为嗜酸性肉芽肿、汉-许-克病和勒-雪病 3 种类型，症状、病程和预后各不相同。朗格汉斯细胞组织细胞增生症可单发于颌骨，也可伴有颅骨等其他骨骼损害，颌骨病变多见于下颌骨。影像学表现可分为牙槽突型和颌骨内型两类。牙槽突型表现为牙槽突骨质破坏，可导致牙悬浮于病变软组织中，或明显移位，呈漂浮样，病变的边缘清楚，有些可见病变周围骨硬化。颌骨内型表现为病变始于颌骨内、下颌

管下方，可向上扩展破坏牙槽突，也可见下颌骨下缘破坏，有些病变发生于下颌骨升支，呈囊肿样或恶性肿瘤样表现，可见骨膜成骨表现。

（张祖燕）

yáyuánxìng huànóngxìng hégǔ gǔsuǐyán yǐngxiàngxué biǎoxiàn

牙源性化脓性颌骨骨髓炎影像学表现（imaging findings of odontogenic suppurative osteomyelitis of jawbone）

牙源性化脓性颌骨骨髓炎是继发于病原牙根尖周或牙周感染，在细菌毒力较强或机体抵抗力下降的情况下，感染在骨髓腔或颌骨周围组织间隙中扩散的疾病。根据发病、临床表现及病程的不同，将牙源性化脓性颌骨骨髓炎分为牙源性中央性颌骨骨髓炎和牙源性边缘性颌骨骨髓炎。

影像学表现 包括以下两种情况。

X 线检查 ①牙源性中央性颌骨骨髓炎：急性炎症早期无影像学改变，骨髓炎的早期诊断主要依靠病史和临床检查。骨骼脱钙量达 30% 以上时 X 线片才能显示其病理变化，因而骨髓炎发病约 10 天后才可出现 X 线片异常改变。由于临床病程进展不同，X 线表现亦不同。病变早期表现为颌骨内以病原牙为中心的单发或多发密度减低区，大小不等，形状不规则，边界模糊不清。病原牙根尖周骨质破坏最重，骨质密度最低。随着炎症进展，受累骨破坏范围加大，边缘可呈虫蚀状，骨质破坏区和骨质硬化区可同时存在。急性期后病变逐渐局限，骨破坏区和骨质硬化区可同时存在。在骨破坏区中有死骨形成。死骨指坏死的骨质从颌骨逐渐分离而形成的不规则致密团块，其

X 线表现通常为密度较高且界限清楚，原因是死骨中钙盐沉着及炎症过程造成周围正常骨脱矿而使对比度增强。较小的死骨则由于其周围脓液的溶解作用使其逐渐变小，密度较低。骨髓腔内炎症可逐渐破坏累及密质骨至骨膜下，刺激骨膜内层，成骨细胞活跃而出现骨膜成骨，X 线表现为密质骨外密度较高的线条样骨膜反应。炎症亦可突破皮质骨、骨膜及其表面的皮肤或黏膜形成瘘管，其 X 线表现为带状低密度影像。广泛的骨质破坏及较大死骨形成均可导致病理性骨折。骨质破坏结束后病变区开始修复，修复后的病灶区骨小梁变粗、数目增多，排列与正常骨纹理不同，呈较致密的影像。②牙源性边缘性骨髓炎：主要起源于下颌第三磨牙冠周间隙感染，通过颌周组织间隙累及下颌骨表面，因此，仅当病变累及骨膜引起骨膜下成骨或皮质骨破坏时才出现 X 线表现。主要 X 线表现为：骨膜成骨，下颌升支侧斜位片或曲面体片可以显示下颌骨下缘及升支前缘和后缘的骨膜成骨，表现为层样或葱皮样成骨；密质骨破坏，病变区可见有密质骨局限性不连续呈骨质破坏灶，由于绝大多数病例骨质破坏较局限，多无死骨形成；骨密度增高，病变区骨小梁结构致密表现为弥漫性骨密度增高。

CT CT 更加有利于病变的早期诊断和鉴别诊断。应用螺旋 CT 薄层骨算法重建图像或口腔颌面部锥形束 CT 更有利于发现根尖周骨硬板和骨小梁结构破坏、骨吸收破坏和硬化反应、密质骨破坏和骨膜反应性增生、死骨形成及软组织间隙感染等影像学改变。在中央型骨髓炎中有利于发现病原牙、确定骨破坏范围、有无死

骨形成以辅助临床诊治，在边缘型骨髓炎中有利于发现升支颊侧或舌侧密质骨的骨反应性增生。

鉴别诊断 需与以下疾病鉴别诊断。

骨肉瘤 为骨源性疾病，无病原牙，骨肉瘤常见科德曼（Codman）三角或放射状骨膜成骨，与骨髓炎中线状、层状或葱皮样骨膜反应性增生相鉴别；骨肉瘤可见成骨型或溶骨型两种，可表现为骨松质内高密度的瘤骨形成或低密度的骨质吸收、破坏。

颌骨中心性鳞癌 早期临床症状和影像学表现较隐匿。随着病变发展出现骨破坏区，典型者呈虫蚀样边界不清，发生与病原牙无关，但可累及下颌牙槽突导致牙脱落作为首发症状。可累及下牙槽神经管出现下唇麻木。颌骨中心性鳞癌一般不出现骨膜反应或骨小梁反应性增生，密质骨可以中断、不连续，颌骨外形多无明显膨隆。常伴有上颈部淋巴结转移。

朗格汉斯细胞组织细胞增生症 下颌骨体部及升支可发生骨嗜酸性肉芽肿，以 5～10 岁儿童常见，影像学表现类似骨髓炎，可表现为局限性骨破坏区，边界不清，伴周围骨膜反应性增生。嗜酸性肉芽肿发生与病原牙无关，病变中心可靠近体部下缘或升支后缘。汉-许-克病伴有颅骨、骨盆、肋骨、长骨及脊柱多发骨骼病灶和肝、脾、肺等内脏器官受累的情况。勒-雪病常伴有严重的全身症状。

（孙志鹏）

yīngyòuér hégǔ gǔsuǐyán yǐngxiàngxué biǎoxiàn

婴幼儿颌骨骨髓炎影像学表现（imaging findings of infantile osteomyelitis of jawbone）

婴幼儿颌骨骨髓炎是主要由金黄色葡萄球菌引起婴幼儿上颌骨非牙源性化脓性炎症的疾病。多为血源性感染，也可由出生时口腔黏膜损伤引起；上颌窦炎和母乳或人工喂养污染也可为感染来源；可能有局部创伤史。下颌骨的婴幼儿骨髓炎极为罕见，有时与产伤所致的骨折有关。治疗不及时或治疗不当可导致面部畸形或死亡。表现为眶下区蜂窝织炎；发病数天即可形成窦道，脓液经口内或口外排出；一旦引流建立，病变转入慢性期并可有死骨形成。

影像学表现 病变早期，X 线表现无异常。此外，婴幼儿颌骨钙化程度低，骨质较疏松，颌骨内有很多发育不同阶段的牙胚，因而早期 X 线检查常无阳性所见。晚期病变颌骨破坏广泛，表现为不规则骨质密度减低区并伴有死骨形成及牙胚移位、缺失，死骨脱落和颌骨畸形等。CT 有利于发现早期骨质改变、有助于明确病变范围和程度。

鉴别诊断 主要应与骨肉瘤、尤文肉瘤等恶性病变相鉴别，均可表现有骨吸收破坏。婴幼儿颌骨骨髓炎较局限性骨吸收破坏同时伴有上颌窦影像改变时需通过 CT 与占位性病变相鉴别。

（孙志鹏）

Jiāléi gǔsuǐyán yǐngxiàngxué biǎoxiàn

加雷骨髓炎影像学表现（imaging findings of Garre osteomyelitis）

加雷骨髓炎是在细菌毒力较弱而机体抵抗力较强的情况下颌骨以增生反应为主的常见于儿童和年轻成人的特殊类型的慢性骨髓炎。常发生于下颌骨体部及升支区。临床常表现为颌面部反复肿胀、疼痛、开口受限、全身低热等。其感染来源可以是牙源性、血源性或没有明显感染来源。加雷骨髓炎的发生是多种因素共同作用的结果，形成慢性炎症且宿主抵抗力和感染的毒力达到平衡，因而常见于骨膜具有活跃成骨能力的青年人；如果宿主抵抗力低于细菌毒力，则会出现骨质破坏、吸收。

影像学表现 一般需要出现特征性影像学表现方可诊断加雷骨髓炎，其特点为致密性骨硬化伴骨膜成骨（图）。松质骨内骨小梁结构弥漫性硬化，病变区与正常骨结构区移性界限不清。早期可以观察到密质骨外薄层膨出的骨质，密质骨及膨出的骨质之间为无骨小梁结构的低密度影像。炎症刺激持续存在可致间断性骨膜新骨形成，阻射层与透射层交替存在，呈现类似"葱皮样"表现。病变进一步发展，层状骨膜成骨融合形成团块状新生骨，可导致颌骨膨隆变形，原密质骨板与骨膜成骨的界限消失，或密质骨板不连续。炎症因素去除后，病变骨可改建为正常形态。

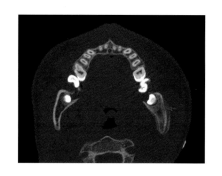

图 下颌骨加雷骨髓炎

注：患病侧下颌支（↑）可见包绕升支"葱皮样"反应增生，松质骨密度增高

鉴别诊断 ①加雷颌骨骨髓炎在去除感染因素、新骨形成后影像学表现可逐渐恢复。当发生进展性颌骨膨隆时需警惕恶性病变的可能性，必要时需行活体组织检查以明确诊断。应与尤文肉

瘤、成骨型骨肉瘤或软骨肉瘤等恶性病变相鉴别。上述疾病亦常发生于儿童或年轻人，发生时在松质骨内及颌骨周围有瘤骨形成，可出现松质骨结构硬化和骨膜成骨等表现。骨肉瘤中骨膜成骨常呈"日光"放射状，区别于加雷骨髓炎中的"葱皮样"骨膜炎症反应性成骨。②加雷骨髓炎由于持续的骨膜反应性成骨，患者就诊时即可表现有明显的颌骨膨隆变形，易误诊为骨纤维异常（如骨纤维异常增殖症）或骨纤维异常伴感染，若颌骨骨膜的新骨形成与原密质骨板之间的界限不清，或者骨骼形态发生改建后，不易鉴别二者。骨纤维异常可单发于下颌骨体部或升支，病变区皮质骨变薄或消失，骨膨隆变形，骨结构为磨玻璃样致密影像并可伴局限性低密度区。骨纤维异常可伴发感染，出现颌骨反复肿胀症状不易与加雷骨髓炎相鉴别。③骨嗜伊红肉芽肿常表现为累及下颌骨体部及升支的伴有骨膜反应性增生的骨破坏性病变，以局部骨质吸收为主要表现，X线中表现为低密度病灶。加雷骨髓炎中以骨小梁结构致密性改变为主。

（孙志鹏）

mànxìng yìnghuàxìng hégǔ gǔsuǐyán yǐngxiàngxué biǎoxiàn

慢性硬化性颌骨骨髓炎影像学表现（imaging findings of chronic sclerosing osteomyelitis of jawbone）

慢性硬化性颌骨骨髓炎分为局限性和弥漫性两种。局限性硬化性颌骨骨髓炎的特点为牙髓感染导致的根尖周骨质致密性反应，也称致密性骨炎；弥漫性硬化性颌骨骨髓炎主要表现为颌骨的反应性增生，缺乏急性过程，由颌骨的低毒性感染引起，无脓肿及瘘管形成，无死骨形成。

可发生于任何年龄。慢性硬化性颌骨骨髓炎病变多见于下颌骨，由于机体不能完全控制低毒性感染，病变范围通常较广泛，临床特点是存在反复发作的肿胀和疼痛症状，可持续数年，亦称下颌骨弥漫性硬化性骨髓炎。

影像学表现 弥漫性硬化性颌骨骨髓炎与广泛骨改建过程（成骨及骨吸收过程）有关。早期表现为界限不清的骨质密度减低区及硬化区，随着病程进展，病变区骨质密度增高，病变通常累及大部分下颌骨。下颌骨骨质吸收与骨膜成骨范围及程度与病变阶段和患者年龄有关。病变早期及年轻患者以骨膜成骨为主，受累骨体积增大；病变慢性期及老年患者骨吸收占主导地位，致下颌骨高度减低。有时小的密度减低区与疼痛有关，随着临床症状改善，透影区减小或消失。经过5~10年，骨硬化可消退，骨结构基本恢复正常。CT表现为骨质硬化，松质骨髓腔内为致密硬化骨结构，硬化病变区内散在低密度区，密质骨与松质骨的边界不清。

鉴别诊断 ①加雷骨髓炎：与下颌骨弥漫性硬化性骨髓炎具有一定的相似性，其与牙源性感染有关，尤其是下颌第三磨牙和下颌第一恒磨牙的感染是最常见的病因。此病主要发生于儿童和年轻成人，30岁以上患者少见，可以引起颌骨膨隆。X线表现特点为骨膜成骨和骨硬化，骨膜成骨多表现为层状，与骨膜成骨相对应部位的密质骨一般无破坏。②骨纤维异常增殖症：下颌骨弥漫性硬化性骨髓炎可引起颌骨一定程度的膨隆变形，且松质骨密度增高，需与骨纤维异常增殖症继发感染相鉴别。后者多发生于

青少年期，X线表现为下颌骨弥漫性密度增高，可呈典型的"毛玻璃样"密度；下颌骨沿外形膨大，密质骨变薄，无骨膜反应；此外，牙周膜影像变窄，牙槽骨骨硬板消失及下颌管移位是其特点。③成骨型骨肉瘤：在松质骨内病变可导致骨小梁增生变粗，骨髓腔变窄或消失，与弥漫性硬化性颌骨骨髓炎相似。骨肉瘤可体积较大或边界不清，但并非弥漫性病变，垂直于骨表面的"日光"放射状骨膜成骨或科德曼（Codman）三角是其特征性影像学表现。CT中可见骨肉瘤呈现具有强化特征的软组织团块，其内可见肿瘤骨形成，病变易侵犯颌骨周围组织间隙。

（孙志鹏）

hégǔ fàngshèxìng gǔ huàisǐ yǐngxiàngxué biǎoxiàn

颌骨放射性骨坏死影像学表现（imaging findings of osteoradionecrosis of jawbone）

颌骨放射性骨坏死是由放射治疗导致细胞缺氧性损伤的上下颌骨骨坏死性炎症的疾病。其病因、发病机制不清，认为放射治疗、创伤和感染是发生颌骨放射性骨坏死的最主要因素；放射治疗后可数月、数年甚至数十年发病，头颈部放射治疗后拔牙、颌骨手术、牙体及牙周治疗均可作为发病诱因，也可无诱因发病；放射性颌骨骨坏死以下颌骨后部常见，此部位常为直接受照射部位。主要症状是疼痛和骨暴露。

影像学表现 颌骨病变早期，由于少量放射线照射使成骨细胞活力减低，骨质呈弥散性疏松，进而有斑点状不规则骨质破坏。病变区可见有散在增粗的骨小梁和密度增高的小团块病理性骨沉积。骨吸收破坏区之外，常可见

明显的硬化区。病变边界多不清楚。随病变进展，骨吸收破坏加重，可见大小不等、形状不一的死骨形成，密质骨中断、不连续或者明显缺损。病理性骨折多发生于下颌骨。骨膜对放射线高度敏感，放射线照射后的骨膜活力明显降低，甚至消失，因而很少发生骨膜成骨。颌骨有牙存在时，放射性骨坏死易继发感染，病变常从牙槽突开始。当病变以牙槽突为主时，表现为局部骨疏松及根尖周密度减低。随着病变进展，骨吸收渐加重，范围增大，可见大小不等、形状不一的死骨（图）。由于成骨和破骨活动均停止，所以死骨不易分离。较大范围的死骨形成可致病理性骨折。病变中心常不在牙槽突，而位于根尖以下，并可累及下颌下缘密质骨板。

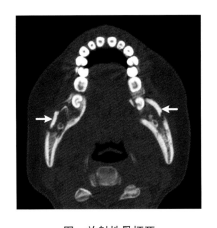

图　放射性骨坏死
注：双侧下颌骨体部骨小梁吸收，密质骨不连续（↑）、断裂呈死骨样

鉴别诊断　颌骨放射性骨髓炎的诊断需综合放射治疗病史、临床表现及影像学表现进行判断。放射性骨坏死所引起的骨破坏需与恶性肿瘤局部复发相鉴别，后者 X 线片见骨质破坏进展迅速，且骨质破坏不限于照射野内，临床检查可触及肿块。若照射区内有牙，且骨质破坏从牙槽突开始，有时不易与牙源性骨髓炎区别。

（孙志鹏）

hégǔ fàngxiànjūnbìng yǐngxiàngxué biǎoxiàn

颌骨放线菌病影像学表现

（imaging findings of actinophytosis of jawbone）　放线菌病是由厌氧放线菌引起慢性化脓性和肉芽肿性炎症的疾病。其临床特征为多发性窦道并排出含硫磺颗粒的脓液，放线菌病累及颌骨时可发生颌骨放线菌性骨髓炎。放线菌是一种内源性寄生菌，毒力较弱，主要寄居于口腔，如牙石、牙周袋、龋洞、牙菌斑及扁桃体隐窝内，为口腔正常寄生菌。当机体抵抗力降低时，由于感染、创伤或外科手术破坏了正常口腔黏膜屏障，放线菌可侵入邻近组织。颌骨放线菌病多继发于软组织病变，可有急性和慢性，其中慢性多见。多发生于青壮年男性，临床主要表现为硬性软组织包块、多发窦道和不同程度开口受限。

影像学表现　常见于下颌角和下颌支，X 线表现为骨质破坏及周围骨质呈反应性新骨增生。骨质破坏区表现为颌骨内大小不等的低密度区，骨质增生区表现为骨密度增高。骨膜成骨明显，可导致颌骨膨隆变形。

鉴别诊断　确诊主要依据是找到病原菌以及在脓液中查找硫磺颗粒。影像学表现与慢性化脓性颌骨骨髓炎相似，不易区别。面颈部放线菌病常表现有硬性包块，需与腮腺炎、肿瘤、淋巴结结核等相鉴别。若肿块渐进性生长，必要时需进行活体组织检查以与恶性肿瘤相鉴别。

（孙志鹏）

hémiàn gǔ jiéhé yǐngxiàngxué biǎoxiàn

颌面骨结核影像学表现

（imaging findings of tuberculosis of maxillofacial bone）　颌面骨结核少见，其中以发生于颌骨及颧骨相对较多。结核是主要由结核分枝杆菌引起的慢性、感染性肉芽肿性病变的疾病。结核分枝杆菌主要感染肺脏，亦可累及淋巴结、脑膜、肾、骨、皮肤和口腔，约3%的肺结核或系统性结核有口腔表现。颌面部结核分为原发性和继发性，原发性病变较少且多为年轻患者，好发于牙龈、前庭黏膜和拔牙窝，亦可累及颊黏膜、舌、腭部和口底；继发性结核较多见，大多数口腔结核病变继发于机体其他部位结核，由口腔黏膜接触感染痰液或血源性扩散引起，多见于老年人。口腔黏膜完整性、唾液自洁作用、唾液酶和组织抗体均对结核分枝菌感染起屏障作用，因而口腔黏膜破损、口腔卫生不良、牙萌出或拔除、牙周病和龋齿引起的髓腔暴露使屏障作用受损时易于发病。口腔黏膜病变表现为不规则、浅表性或深在的疼痛性溃疡，经常发生于易受创伤的部位，易被误诊为创伤性或癌性溃疡；结核性牙龈炎表现为牙龈组织弥漫性、充血性结节状或乳头状增生；颌面结核性骨髓炎多见于下颌骨，易经拔牙窝、髓腔、根管或开放龋洞、牙萌出所致黏膜撕裂处感染，以及通过血源性感染，临床表现有局部肿胀、疼痛、牙松动、牙胚移位及颈部淋巴结肿大等。病原学检查可以在痰液或组织涂片中找到结核分枝菌，可作为确诊依据。

影像学表现　颌面骨结核常发生于下颌角及颧颌缝处。影像学表现为骨质破坏、死骨形成、颌骨变形及病理性骨折。口腔黏膜或牙龈结核累及颌骨者，表现为局部骨质破坏，可有细小死骨形成。结核性颌骨骨髓炎以骨破坏为主，表现为颌骨内局限性密度减低区，边界不清，可见骨膜反应。结核性骨髓炎发生于儿童者，可引起颌骨膨隆；成人骨质较致密，很少发生骨质膨隆。骨内较大的破坏灶会因血液循环障碍而有死骨形成，但骨质破坏区边缘无骨质增生。骨质破坏范围较大时可发生病理性骨折。结核性骨髓炎无病原牙，引起的骨质破坏常远离牙根，但病变较大时可波及牙胚，致牙胚的致密线条影消失，牙胚移位。颌面骨结核的另一个好发部位是颧颌缝的下半部分，表现为局限性骨质破坏，破坏区周围骨质无硬化，中心可见小死骨。

鉴别诊断 应与牙源性骨髓炎鉴别。牙源性骨髓炎有病原牙，常有较大死骨形成，此时病变区周围骨质明显增生硬化。

（孙志鹏）

hégǔ huàxuéxìng huàisǐ yǐngxiàngxué biǎoxiàn

颌骨化学性坏死影像学表现

（imaging findings of chemical osteonecrosis of jawbone） 颌骨化学性坏死指由某些化学物质造成颌骨坏死的疾病。主要为砷、磷和双膦酸盐类药物等。三氧化二砷曾在口腔临床广泛应用，若使用不当，药物经根尖孔、侧支根管导致药物外渗或直接与牙龈接触可造成牙周组织及牙槽骨损害，严重者导致骨组织坏死。慢性磷中毒时，磷沉积于骨中，使生长发育中的松质骨增生，生长停止后可使骨膜增生，受累骨钙盐减少，导致骨代谢异常。双膦酸盐相关骨坏死是与双膦酸盐治疗相关的一个重要并发症，双膦

酸盐类药物用于治疗骨转移瘤、多发骨髓瘤等溶骨性病变，可以抑制破骨细胞的活性，破坏骨代谢动态平衡。

影像学表现 ①砷毒性骨坏死影像表现为局部牙槽突破坏、骨密度减低、根尖周较大范围低密度区、死骨分离等。②磷毒性骨坏死中牙槽骨表现不同程度的增生、硬化；骨纹理增粗、骨髓腔变窄；骨纹理紊乱，骨髓腔不清或呈毛玻璃样；牙槽骨不同程度吸收降低、骨硬板影像模糊不清或消失。③双膦酸盐骨坏死常常伴有上下颌骨广泛弥漫性骨改变。早期表现为广泛的骨小梁结构致密、增粗；局部骨质硬化、骨密度增高；骨硬板和下颌神经管壁增厚；由于密质骨沉积致颌骨膨隆、上颌窦壁增厚。双膦酸盐骨坏死伴发感染后感染区域可表现为局部界限不清的骨吸收、死骨分离等表现。

鉴别诊断 颌骨化学性骨坏死伴发感染时结合临床表现诊断并不困难，未继发感染的骨坏死影像学中缺少足够的特异性。①砷毒性骨坏死主要应与根尖周炎相鉴别，前者可有死骨形成。②磷毒性骨坏死由于可导致牙槽嵴顶吸收降低，需与慢性牙周炎相鉴别。磷中毒除有牙周炎常见的牙槽骨吸收、破坏外，常合并牙槽骨增生、硬化，多两侧对称。③双膦酸盐骨坏死常呈弥漫性广泛受累，感染区域局限，可有死骨形成。但需要与颌骨转移瘤、多发性骨髓瘤等病变相鉴别。

（孙志鹏）

yácáotū gǔzhé yǐngxiàngxué biǎoxiàn

牙槽突骨折影像学表现

（imaging findings of alveolar process fracture） 牙槽突骨折是由于外力直接作用于牙槽突而引起局部

骨折的疾病。可单独发生或合并其他部位骨折，常发生于前牙区。临床表现为骨折段的异常动度和咬合紊乱。移动其中一颗牙，可见位于骨折段上的邻近数牙随之移动。牙槽突骨折常伴有牙折、牙脱位、牙嵌入等牙损伤和周围软组织损伤。虽然牙槽突骨折临床诊断并不困难，但仍需通过影像学检查明确诊断和辅助治疗。对于局部单发牙槽突骨折，通过根尖片或𬌗片即可进行诊断。应用口腔颌面部锥形束CT可以准确判断X线片中显示不理想的牙和牙槽突的损伤。对于可能合并有其他部位损伤的情况，亦可选择螺旋CT检查。

影像学表现 骨折线常表现为不规则、不整齐的线条状密度减低影像，可以为单发或多发。骨折线方向可以表现为横行、斜行或纵行，也可为唇颊或舌腭侧的粉碎性骨折。当骨折段移位明显时，骨折线影像增宽。骨折可伴有牙折、牙脱位等影像学表现。

鉴别诊断 无明显移位的牙槽突线样骨折主要应与牙槽突营养管正常影像相鉴别，营养管影像一般走行规则、光滑、连续。

（孙志鹏）

xiàhégǔ gǔzhé yǐngxiàngxué biǎoxiàn

下颌骨骨折影像学表现

（imaging findings of mandible fracture） 下颌骨骨折是由于外力作用于下颌骨而发生的骨折。最常发生于髁突、下颌角、颏孔区和颏部，可单发或多发。由于下颌骨呈对称的弓形结构，当一个部位受到直接外力作用时，其他部位结构也可因受到间接外力作用而发生骨折。下颌骨骨折中常见有线性骨折、青枝骨折和粉碎性骨折等多种类型。常用的X线检查方法包括口腔曲面体层片、下

颌骨开口后前位片、下颌骨侧斜位片和拾片等。绝大多数下颌骨骨折均可在 X 线片中诊断。口腔颌面锥形束 CT 或螺旋 CT 可以进行任意部位的多平面重组和三维重组成像，因此，对于诊断和治疗有积极意义。

影像学表现包括以下方面。

髁突骨折　髁突是下颌骨中易发生骨折的薄弱部位之一，髁突骨折约占下颌骨骨折的 1/3，儿童是高发人群。髁突骨折可以单侧或双侧发生，常合并下颌骨其他部位骨折。根据髁突骨折线的高低可分为髁突高位、髁颈和髁颈下骨折。髁突矢状骨折是髁突顶部关节面至髁颈内侧矢状走行的骨折（图 a）。严重的髁突骨折可以呈粉碎性或髁突上移至中颅窝内。髁突骨折影像学表现可为线样骨折或青枝骨折，骨折无明显移位。髁突骨折端游离后受翼外肌前内方向的牵拉力作用，骨折的髁突易向前内侧方向移位。髁突颈下的骨折常向内侧不同程度成角倾斜移位，也可向外侧错位（图 b）或呈线样骨折。

下颌角区骨折　骨折线多由磨牙后区斜向后下走行。当骨折线位于下颌角内时，骨折段内外侧受到咀嚼肌夹持，常呈线样骨折，可无明显移位或仅发生轻微移位。当骨折线位于下颌角前方时，前端体部受降颌肌群牵拉向后下内移位，后端升支受升颌肌群牵拉向上内移位，易发生错位。下颌角骨折可沿埋伏下颌第三磨牙斜向后下走行。

颏孔区骨折　常表现为由牙槽突斜行或纵行至下颌骨下缘的骨折线，可同时累及颊侧和舌侧密质骨。可见线样骨折、层片样骨折或粉碎性骨折。骨折线前端和后端受咀嚼肌牵拉作用常发生

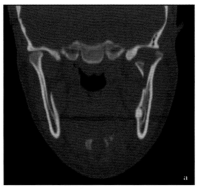
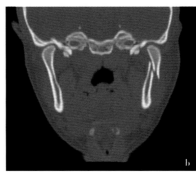

图　髁突骨折
注：a. 冠状位 CT 图像示左侧髁突矢状骨折，可见骨折线由髁突顶部向其内侧矢状走行，髁突骨折段向内侧移位。b. 冠状位 CT 图像示左髁突颈部骨折外侧移位

上下方向的移位，在口腔曲面体层片中可见下颌骨下缘不连续。当颊舌侧密质骨骨折线位于同一牙位或相距较近时，骨折线较垂直经过松质骨，可在口腔曲面体层片中表现为重叠的低密度线。而当颊舌侧密质骨骨折线相距较远时，骨折线斜行通过松质骨，在口腔曲面体层片中显示为两条分离的骨折线，而在 CT 中可见通过松质骨相连，称为层片样骨折。

颏部骨折　发生于正中联合时，可表现为无明显移位或轻微移位的垂直走行的线样骨折。颏部单线斜行骨折表现为由一侧牙槽嵴顶斜行向下颌骨下缘走行的骨折线。颏部双侧骨折时双侧下前牙或尖牙区的骨折线可使颏部中间颏部呈相对游离的骨块，易向后下移位，同时出现牙弓缩窄

和舌后坠。颏部亦可发生粉碎性骨折。

下颌骨喙突骨折　单发骨折较少见，常发生于面中部多发性骨折中，或在颧骨骨折中受移位颧骨体部压迫而发生骨折。骨折的喙突易向上方移位。

（孙志鹏）

shànghégǔ gǔzhé yǐngxiàngxué biǎoxiàn

上颌骨骨折影像学表现（imaging findings of maxilla fracture）　上颌骨骨折是由于外力作用于上颌骨各区及连结部位和体部而发生的骨折。是常见的面中部骨折，常伴有颧骨、鼻骨、眶、筛骨等面中部多处的损伤。上颌骨骨折可以分为勒福（Le Fort）Ⅰ型、勒福Ⅱ型和勒福Ⅲ型三种经典类型。由于上颌骨自身和周围面骨结构复杂，常发生于面中部复合性骨折中。上颌骨骨折常用华特位片进行诊断。伴有多个器官损伤、面中部复杂骨折或颅脑损伤等情况时，螺旋 CT 应作为常规影像学检查方法。螺旋 CT 三维重组图像可立体显示上颌骨表面的复杂解剖结构，整体观察上颌骨情况，有利于诊断和治疗。多平面重组 CT 图像可准确显示内部的骨骼结构变化，对于观察上颌窦壁、眶底部的骨折十分有益。

影像学表现包括以下方面。

上颌骨勒福Ⅰ型骨折　骨折线从梨状孔下部，经牙槽突基底部，向后至上颌结节，呈水平延伸至翼突，在 X 线片或 CT 冠状位中可见为上颌骨低位密度减低的不整齐裂隙影像。

勒福Ⅱ型骨折　骨折线自鼻根部向两侧经眶内侧壁、眶底、颧骨下部、颧上颌缝向后达翼突，此型为上颌骨中位骨折。

勒福Ⅲ型骨折　骨折线由鼻

额缝横跨眶部，经颧额缝向后下达翼突，可导致颅颌面骨分离，可伴有颅底骨折和颅脑损伤。

完全符合上述三种经典类型的上颌骨骨折并不多见。上颌骨骨折常由上述多种骨折线组合而发生。颧骨受外力骨折时，颧上颌骨复合体发生的骨折，常波及颧牙槽嵴，并累及上颌窦的前壁和后壁发生骨折。鼻骨骨折时常伴有上颌骨额突的骨折。眼眶爆裂性骨折时，眶底骨折常累及上颌窦顶部。此外，上颌骨还可见有沿腭中缝或中线旁前后方向的矢状骨折。上颌窦隐匿的线样骨折线，虽移位不明显，但伴有上颌窦黏膜撕裂时可出现上颌窦内血肿影像，也有助于诊断。

（孙志鹏）

quángǔ fùhé gǔzhé yǐngxiàngxué biǎoxiàn

颧骨复合骨折影像学表现

（imaging findings of zygomatic bone complex fracture） 颧骨复合骨折指外力作用于颧骨及其毗邻面中部骨骼而发生的骨折。常发生于颧骨的额蝶突、上颌突和颞突，使颧骨体部发生移位，同时导致上颌骨、眶下缘、眶外壁和颧弓骨折。颧骨颧弓位于面中部侧方最突出部位，多因受侧方或侧前方直接外力而发生骨折。颧骨骨折多数情况下颧骨体向后内侧移位，表现为颧额缝、颧颞缝和颧上颌缝正常连接破坏。少数情况下颧骨向外侧移位。华特位和颧弓位片常用于颧骨颧弓骨折的 X 线诊断。当伴有多个器官损伤、面中部复杂骨折或颅脑损伤时，可选择螺旋 CT 进行检查。螺旋 CT 三维重组图像可以更准确地判断颧骨的移位程度，有利于诊断和治疗。

依所受外力程度不同，颧骨骨折中骨结构出现不同程度破坏。多数颧骨骨折中颧骨体部可保持连续。当颧额缝、颧上颌缝和颧颞缝仅表现为增宽或线样骨折时，颧骨体可无明显移位。随骨折程度加重和颧骨移位的影响，颧骨体部毗邻周围骨结构出现相应的受累。颧上颌缝周围的骨折常出现上颌窦前、后壁骨折和眶下缘的不连续。颧颞缝处可出现颧弓的多处骨折线，伴有颧弓塌陷或颞骨颧突根部骨折等。颧额缝的增宽，常同时可见眶外侧壁的骨折线。受到较严重外力作用时，颧骨体部可以发生粉碎性骨折。

（孙志鹏）

bígǔ gǔzhé yǐngxiàngxué biǎoxiàn

鼻骨骨折影像学表现

（imaging findings of nasal bone fracture） 鼻骨骨折是外力作用于鼻骨而发生的骨折。鼻骨骨折时临床表现有鼻背部疼痛、肿胀、出血、鼻背弯曲或塌陷等畸形。鼻骨骨折可合并额骨或颅中窝骨折，出现脑脊液漏。

影像学表现 鼻骨骨折 X 线检查常规采用鼻骨侧位，也可拍摄鼻骨轴位。鼻骨骨折可单独发生或发生于面中部多发骨折中。面中部多发骨折中，鼻骨骨折常合并上颌骨额突、泪骨、额骨及筛骨的骨折。鼻骨骨折线常为横行或斜行，也可纵行、凹陷或粉碎性骨折。

鉴别诊断 鼻骨骨折应与鼻额缝区别，勿将正常鼻额缝误认为骨折线。

（孙志鹏）

miànzhōngbù fùhé gǔzhé yǐngxiàngxué biǎoxiàn

面中部复合骨折影像学表现

（imaging findings of mid-face multiple fracture） 面中部复合骨折指同时累及上颌骨、颧骨、颧弓、鼻骨、眶、筛骨、额骨等多数面骨的多发性骨折。上颌骨是面中部最大的骨骼，与周围骨骼连接，构成鼻额、颧上颌和翼上颌三对垂直力学支柱结构。眶上缘、眶下缘和颧弓形成水平力学支柱结构。当面中部受到正面或侧向外力打击时，这些骨性支柱结构可遭到破坏，常形成多骨、多器官的复合损伤。面中部复合骨折要根据临床诊断来选择 X 线检查的片位。对于较复杂的面中部复合骨折，螺旋 CT 应该作为常规影像学首选检查方法。螺旋 CT 三维重组图像可以立体显示骨表面的解剖结构，整体观察上颌骨、颧骨颧弓、眶壁的情况。多平面重组 CT 图像可以准确诊断上颌窦、眶壁、筛窦和额窦等内部结构的骨折，提供诊断和治疗必要的信息。

影像学表现包括以下方面。

颧骨上颌骨复合体骨折 颧骨和上颌骨同时发生骨折。颧骨体参与形成眶下缘、眶底和眶外侧壁，因此颧骨上颌复合体骨折又常伴有眼眶骨折。颧骨塌陷骨折时常会发生向下后内方向的移位，颧上颌缝连续性受到破坏时，常发生上颌窦前壁或后壁的破坏。颧额突的移位常导致眶外侧壁移位、眶腔扩大，严重情况下出现眶壁粉碎性骨折。颧上颌骨复合体骨折常导致眶下缘连续性中断，累及眶下神经管。同时颧骨后向移位，可出现颞骨颧突的骨折。

鼻-眶-筛区骨折 发生于双侧眼眶之间鼻骨、泪骨、筛骨、上颌骨额突、额骨鼻突的骨折。可以表现为中央骨段整块骨折或粉碎性骨折。CT 影像中可见鼻骨和上颌骨额突塌陷或粉碎性骨折、鼻额缝增宽或移位、双侧筛窦蜂房密度增高、筛窦纸板局部塌陷或粉碎性骨折、筛窦水平板骨折、鼻泪管和额窦骨折受累等表现。

眼眶骨折 按发生机制可分为爆裂性骨折和非爆裂性骨折。①爆裂性骨折是多由于眶内容物受外力冲击后眶内压力骤增造成的眶底、眶内壁和眶尖发生的粉碎性骨折。CT 影像中常见眶底壁不连续，向上颌窦内陷，可伴有眶内容物或眼外肌嵌顿。眶内侧壁骨折时可累及筛骨纸板和筛窦。②非爆裂性骨折多伴发于颧骨上颌骨复合体骨折中，常见由于颧骨移位导致眶下缘不连续和眶外侧壁移位。

（孙志鹏）

gēnjiānzhōu nángzhǒng yǐngxiàngxué biǎoxiàn

根尖周囊肿影像学表现 （imaging findings of periapical cyst）

根尖周囊肿为发生于颌骨内，起源于牙周韧带内上皮残余的感染性囊肿。根尖周囊肿通常继发于死髓牙之后。该囊肿一般有根尖和根侧 2 种类型。又称根尖囊肿、根尖牙周囊肿和牙囊肿。绝大多数的根尖周囊肿位于牙根根尖，部分可位于近中或远中的根侧面。约 60% 的根尖周囊肿出现在上颌骨，特别是上颌的切牙和尖牙区；40% 的根尖周囊肿出现在下颌骨。

影像学表现 根尖周囊肿多呈类圆形。囊肿边界清晰，可见其周围有骨皮质线围绕。遇继发感染时，囊肿边界可模糊不清，其周围的骨皮质线也可不完整或消失。①X 线检查：根尖周囊肿为单囊状低密度 X 线透射区，可伴有残根（图）。生长期较长的根尖周囊肿内可有零星分布的微小钙化。②CT：平扫 CT 上，根尖周囊肿多为均匀的水液密度表现；增强 CT 上可以见囊壁有强化表现。③MRI：平扫 MRI 上，根尖周囊肿在 T1WI 上信号变化多样（低信号、中等信号和高信号均可），在 T2WI 上呈均匀高信号表现；增强 MRI 上，根尖周囊肿的囊壁可明显增厚呈环形强化表现。

较大的根尖周囊肿可致邻牙牙根移位和吸收，牙根吸收的方式多为弧形曲线形态。膨隆的颌骨边缘多为弧形曲线或圆形表现。由于牙根倾向于牙的远中，起源于上颌侧切牙的根尖周囊肿可突入上颌窦内，但在囊肿和上颌窦之间多有骨皮质线分隔。如根尖周囊肿出现在乳磨牙区，则其囊状低密度影多位于发育中的双尖牙的颊侧。如遇继发感染，囊肿周围的炎性反应可引起骨吸收和骨硬化。

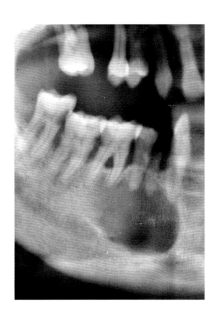

图 右下颌骨根尖周囊肿
注：曲面体层片（局部）示右下颌双尖牙根方有类圆形骨质密度降低区，边缘光滑。右下第一双尖牙为残根（病灶牙）

鉴别诊断 较小的根尖周囊肿很难与根尖肉芽肿区别。边缘光滑而有骨皮质线围绕，直径大于 2cm 的圆形低密度病变为颌骨根尖周囊肿的特点。与部分牙源性角化囊肿相似，上颌侧切牙区的根尖周囊肿常位于侧切牙和尖牙牙根之间。此时死髓牙的有无对两者的鉴别具有重要意义。

（余 强）

hányá nángzhǒng yǐngxiàngxué biǎoxiàn

含牙囊肿影像学表现 （imaging findings of dentigerous cyst）

含牙囊肿为发生于颌骨的、囊壁包绕于未萌出牙冠，并附着于该牙牙颈部的发育性囊肿。又称滤泡囊肿。含牙囊肿好发于上下颌第三磨牙区和上颌尖牙区（常为多生牙）。

影像学表现 含牙囊肿多呈圆形或类圆形表现，边界清晰，周围有光滑的骨皮质线围绕。①X 线检查：含牙囊肿有单囊（常见）和多囊之分。病变表现为低密度 X 线透射区，内含有未萌牙的牙冠（图）。此未萌牙的牙冠常指向病变的中心。含牙囊肿的囊壁常围绕于受累牙的牙釉质-牙骨质连接线，有时可见受累牙的牙冠或牙冠和牙根的一部分被包含在囊

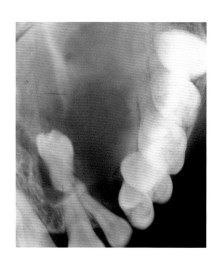

图 左上颌骨含牙囊肿
注：上颌咬合 X 线片示左侧上颌前牙区有类圆形 X 线透射区，边缘光滑。病灶内含有未萌且倒向生长的左上尖牙（其牙根未完全形成）

腔中。囊肿的含牙数可单个（源于一个牙胚），亦可多个（源于多个牙胚，罕见）。②CT：含牙囊肿的CT值多为水液密度，病变内所含牙为高密度表现。③MRI：含牙囊肿的囊液多呈T1WI上的低或中等信号和T2WI上的均匀高信号。病变内所含牙在T1WI和T2WI上均为低信号表现。增强CT和MRI上，病变的囊内容物无强化，但囊壁可强化。

由于未萌出牙的整体运动，含牙囊肿内的牙易被推移位，甚至翻转。含牙囊肿有推移和吸收邻牙的倾向。被推移牙常向根尖方向移位，上颌者可移位至眼眶底部，下颌第三磨牙可被移位至下颌冠突和髁突或至下颌骨下缘。

鉴别诊断 须与异常增生的牙滤泡、牙源性角化囊肿和牙源性腺样瘤鉴别。①正常牙滤泡：间隙的大小为2～3mm。如果该间隙超过5mm，则应考虑为含牙囊肿。②牙源性角化囊肿：其内也可含牙，但其颌骨膨胀程度轻于含牙囊肿，所含牙也较少附着于牙釉质-牙骨质连接线，且多为牙根已形成的恒牙。③牙源性腺样瘤：所含之牙多为牙根已形成的侧切牙、尖牙或双尖牙，但其内部出现的高密度钙化点是其与含牙囊肿区别的主要依据。

（余 强）

yáyuánxìng jiǎohuà nángzhǒng yǐngxiàngxué biǎoxiàn

牙源性角化囊肿影像学表现

（imaging findings of odontogenic keratocyst） 牙源性角化囊肿为以不全角化复层鳞状上皮衬里和潜在侵袭性或浸润性生长为特征的牙源性发育性囊肿。牙源性角化囊肿可单发，亦可多发。又称牙源性角化囊性瘤和始基囊肿。

下颌骨牙源性角化囊肿较上颌骨多见，且主要发生于神经管上方的下颌后部和下颌支。近半下颌牙源性角化囊肿可向前伸展至下颌体，向后延伸至下颌支。上颌骨牙源性角化囊肿多见于上颌后部（上颌第一磨牙后区）。复发性牙源性角化囊肿除有颌骨病损外，尚可侵犯颌骨周围软组织。

影像学表现 牙源性角化囊肿多为圆形或类圆形表现，具有一般颌骨囊肿的特点。病变边界清晰，多有致密的骨皮质线包绕。牙源性角化囊肿有单囊（图1）和多囊（图2）之分。单囊者较多囊者多见。牙源性角化囊肿内可含牙。①X线检查：牙源性角化囊肿呈X线透射表现。②平扫CT：病变内部的CT值或接近于水液，或与软组织相同。部分牙源性角化囊肿内可有CT值明显增高（可大于200HU）的内容物（角化物）。③MRI：牙源性角化囊肿呈T1WI上的低或中等信号（少数可呈高信号）和T2WI上的均匀或不均匀高信号。④增强CT和MRI：牙源性角化囊肿内部多无强化，但病变边缘可有强化表现。牙源性角化囊肿的影像学表现特点之一是病变沿颌骨长轴生长，颌骨膨胀改变者少见。但部分病变可使颌骨向舌侧膨胀，骨皮质可部分吸收。

牙源性角化囊肿可推移邻牙或吸收病变区内的牙根。下颌牙源性角化囊肿可压迫下颌神经管向下移位；上颌牙源性角化囊肿可侵犯或占据部分或整个上颌窦，甚至累及眼眶。

鉴别诊断 ①成釉细胞瘤：牙源性角化囊肿多沿颌骨长轴生长，较少引发颌骨膨胀性改变；成釉细胞瘤具有一定的侵袭性，除有明显的颌骨膨胀外，病变导

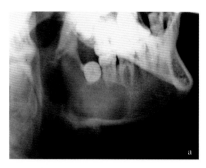
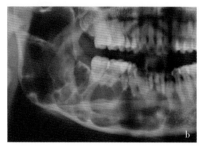

图 右下颌骨牙源性角化囊肿
注：a. 右下颌骨侧位片示右侧下颌骨后部有单囊状低密度病变，病灶沿下颌骨长轴生长，边缘光滑。b. 曲面体层片（局部）示右侧下颌骨体和下颌支有多囊状、低密度病变，病灶沿下颌骨长轴生长，边缘光滑

致的牙槽骨和牙根吸收亦较为多见。多囊性牙源性角化囊肿与多囊型成釉细胞瘤的区别在于：前者的分房差异不甚明显；后者的囊差大小明显，可见微小子囊。②含牙囊肿：牙源性角化囊肿内部所含牙多有完整或不完整牙根，其含牙的附着点多不在牙骨质-牙釉质结合线处；与含牙囊肿相比，牙源性角化囊肿的膨胀性表现不明显。

（余 强）

jīdǐ xìbāo zhì zōnghézhēng yǐngxiàngxué biǎoxiàn

基底细胞痣综合征影像学表现

（imaging findings of basal cell nevus syndrome） 基底细胞痣综合征以颌骨多发性牙源性角化囊肿和皮肤基底细胞癌或痣为主要表现特点，并具有常染色体显性遗传特征的一组疾病。又

称痣样基底细胞癌综合征和戈林（Gorlin）综合征。此外，基底细胞痣综合征还可伴发其他异常，如全身骨骼系统异常、钙磷代谢异常、脑部结构异常和脑肿瘤等。

影像学表现　除颌骨多发性牙源性角化囊肿外，其他全身骨骼系统异常还包括肋骨异常（如多见于第3~5的肋骨分叉、肋骨发育不全和肋骨融合），脊柱异常（如半椎畸形、脊柱弯曲、脊柱融合和椎体附件畸形等），多指趾、掌骨、颞骨和颞顶隆突变短，眶距增宽或变短等。钙磷代谢异常包括生命早期出现脑镰、脑幕或其他脑膜钙化，蝶鞍韧带钙化（鞍桥形成）。脑部结构的异常主要有脑室大小不对称或异常扩大、脑萎缩、透明隔畸形和胼胝体发育不全。脑肿瘤主要有脑膜瘤或髓母细胞瘤。

鉴别诊断　因基底细胞痣综合征的主要表现（也常为首发临床表现）是颌骨多发性牙源性角化囊肿，故有时尚需将其同其他颌骨多发性疾病鉴别，如多发性骨髓瘤、巨颌症和腺牙源性囊肿等。①多发性骨髓瘤：主要见于中老年人。X线检查和CT示多发性骨髓瘤边缘模糊，与多发性牙源性角化囊肿明显不同。②巨颌症：发病年龄与多发性牙源性角化囊肿相似，X线上其多表现为多囊状低密度病变。但与多发性牙源性角化囊肿不同的是巨颌症的颌骨膨胀特点十分突出，且常伴有邻牙被推向前移位。③腺牙源性囊肿：虽可多发，其X线表现亦与牙源性角化囊肿有较多相似之处，但腺牙源性囊肿不伴有其他骨骼系统和脑部结构的异常。

（余　强）

腺牙源性囊肿影像学表现

（imaging findings of glandular odontogenic cyst）　腺牙源性囊肿为起源于颌骨承牙区，并以立方形细胞或柱状细胞的上皮衬里为特点的发育性囊肿。多见于下颌骨，下颌后部为其常见区域；上颌者多见于其前部。部分腺牙源性囊肿具有多发性。

影像学表现　腺牙源性囊肿有单囊和多囊之分。直径较小的多呈类圆形改变，边界清晰；直径较大（6cm以上）的可沿颌骨长轴生长，但颌骨颊舌侧膨胀也较明显，病变边界清晰，部分骨皮质线可不完整或有缺损和中断表现。①X线检查：病变为低密度X线透射表现，其内可含牙。②CT：多呈均匀水密度表现。③MRI：在T1WI上呈中等信号或高信号；在T2WI上呈均匀高信号。增强CT和MRI上，病变内部无强化表现，但其边缘多有环形强化表现。

直径较小的腺牙源性囊肿一般少有邻近结构侵犯，周围骨硬化反应也不多见；直径较大的腺牙源性囊肿可致颌骨外形膨大。部分腺牙源性囊肿还可侵犯颌骨周围的软组织，如颌面深部间隙和肌肉组织。该囊肿还可压迫下颌神经管或侵入上颌窦。

鉴别诊断　①含牙囊肿：多发生于下颌后部和上颌前部，其含牙特点和腺牙源性囊肿不同，且少有多囊和多发特点。②多发性牙源性角化囊肿：虽与多发性牙源性角化囊肿的X线和CT表现相似，但腺牙源性囊肿明显膨胀的特点鲜见于牙源性角化囊肿；而牙源性角化囊肿内可含有高密度角化物的特点亦几乎不见于腺

牙源性囊肿。

（余　强）

鼻腭囊肿影像学表现

（imaging findings of nasopalatine cyst）　鼻腭囊肿为起源于上颌中线区鼻腭管（切牙管）内残余上皮的发育性囊肿。又称鼻腭管囊肿、切牙管囊肿、正中腭囊肿和正中前上颌囊肿。如该囊肿的囊壁上皮起源于鼻腭管浅表部位（骨外）的残余上皮则可称为腭乳头囊肿。大多数鼻腭囊肿位于上颌中线和左右中切牙牙根之间或后方的鼻腭管（切牙管）内。

影像学表现　鼻腭囊肿多呈类圆形表现，部分可呈心形表现。囊肿边界清晰，周围有骨皮质线围绕。①X线检查：多呈单囊状X线透射区，密度均匀。偶尔可见病变内有形态不规则的退行性钙化，此时病变边缘多为模糊不清表现。②CT：鼻腭囊肿的CT值多为水液密度，且其周围无鼻腭孔影可见（图）。③MRI：鼻腭囊肿在T1WI上多呈低或等信号表现，偶见高信号；在T2WI上呈均匀高信号表现。

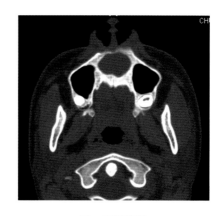

图　鼻腭囊肿

注：横断面CT骨窗示上颌骨正中区有类圆形水液密度病变，边缘光滑。鼻腭孔未显示

多数鼻腭囊肿可致两侧上颌

中切牙分离和移位，偶见牙根吸收和鼻底向上移位。部分鼻腭囊肿可向后累及硬腭；部分可从中切牙之间向前伸展，突破唇侧骨板，但中切牙的硬骨板和牙周膜的连续性仍可见。

鉴别诊断 ①增大的切牙孔容易和鼻腭囊肿的 X 线表现混淆。一般而言，切牙管的直径超过 6mm 时应高度怀疑有鼻腭囊肿发生。鼻腭囊肿尚有膨胀颌骨和引起中切牙移位的特点。②上颌中切牙区的根尖周囊肿或根尖肉芽肿的 X 线表现有时可与鼻腭囊肿相似。但根尖周囊肿或根尖肉芽肿属于感染性病变，故能致中切牙硬骨板的破坏、吸收和牙周韧带增宽，但一般不会导致两侧上颌中切牙牙根的移位。临床上，与根尖周囊肿或根尖肉芽肿相对应的病灶牙为死髓牙。

（余 强）

bíchún nángzhǒng yǐngxiàngxué biǎoxiàn

鼻唇囊肿影像学表现 （imaging findings of nasolabial cyst）

鼻唇囊肿为形成于鼻孔底部附近的牙槽突上（骨外鼻翼旁）的非牙源性软组织囊肿。又称鼻牙槽囊肿和 Klestadt 囊肿。鼻唇囊肿主要发生于上颌尖牙和侧切牙的唇侧上方软组织内。

影像学表现 鼻唇囊肿外形多为圆形或类圆形表现。病变边界清晰。①X 线检查：鼻唇囊肿多为单囊状 X 线透射区表现。②CT：平扫 CT 上，鼻唇囊肿多呈均匀水液密度，部分呈软组织密度表现。③MRI：鼻唇囊肿主要表现为 T1WI 上的均匀中等信号和 T2WI 上的均匀高信号。增强 CT 和 MRI 上，病变内部无强化表现，但其囊壁可有强化。

部分鼻唇囊肿可破坏上颌牙槽突表面，侵入骨内，形成位于牙根尖区的 X 线透射区。较大的鼻唇囊肿还可压迫上颌窦前壁。

鉴别诊断 ①鼻腭管囊肿：牙片和 X 线咬合片上，部分侵入牙槽骨的鼻唇囊肿可与鼻腭管囊肿十分相似，但后者为骨内囊肿，一般不会出现明显的鼻唇部软组织肿胀。②急性牙槽脓肿：可以和感染性鼻唇囊肿有相同的临床表现。但两者之间的主要不同在于：与鼻唇囊肿相邻近的牙多为活髓牙，而急性牙槽脓肿内或周围多为死髓牙。③小唾液腺潴留性囊肿：CT 或 MRI 表现也可与鼻唇囊肿相似，影像鉴别较为困难。

（余 强）

jiǎzhuàngshéguǎn nángzhǒng yǐngxiàngxué biǎoxiàn

甲状舌管囊肿影像学表现 （imaging findings of thyroglossal duct cyst）

甲状舌管囊肿为起源于舌根盲孔与甲状腺床之间的甲状舌管残余上皮的发育性囊肿。甲状舌管囊肿可出现在自舌盲孔至甲状腺床之间的任何区域，其中 25% 位于舌骨上区，50% 位于舌骨区，25% 位于舌骨下区。位于舌骨上区和舌骨区的甲状舌管囊肿多位于颈中线区，而舌骨下甲状舌管囊肿多位于颈侧区。

影像学表现 甲状舌管囊肿多呈类圆形改变。病变的直径大小通常为 2~4cm。囊肿边缘光滑，囊壁薄而均匀。①超声：甲状舌管囊肿可表现为无回声型、均匀低回声型、假实性型和不均匀回声型 4 种类型。其中，儿童甲状舌管囊肿中以假实性型多见。②平扫 CT：囊内容物的 CT 值等于或接近于水，囊壁为软组织密度（图）。③平扫 MRI：其囊内容物多表现为 T1WI 上的低信号或高信号（含蛋白分泌液）和 T2WI

上的均匀高信号；囊壁在 T1WI 和 T2WI 上表现为略低信号或中等信号。增强 CT 和 MRI 上，除囊壁和囊隔（偶见）有强化外，囊内容物一般无强化表现。继发感染时，囊壁可增厚，并于增强 CT 和 MRI 上呈明显强化表现。

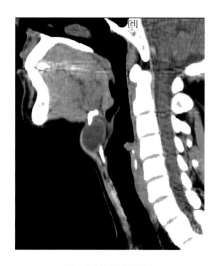

图 甲状舌管囊肿

注：重建矢状面平扫 CT 示舌骨正中区有类圆形水液密度病变，可见囊壁，边缘光滑

位于舌根部的甲状舌管囊肿可向后下侵入口底和会厌前间隙；位于舌骨和舌骨下区的甲状舌管囊肿可植入带状肌内、黏附于舌骨，或推舌骨移位（少见），或侵入咽腔，使气道受压变小。少数直径较大的病变还可向侧后方生长，影响颈鞘血管。

鉴别诊断 ①甲状舌管囊肿癌变：一旦在该囊肿的囊壁上发现有壁结节或钙化，则应高度警惕其有癌变（乳头状癌为主）。②皮样囊肿和表皮样囊肿：均极少累及舌骨。皮样囊肿内部常有特征性的脂肪密度和信号出现；表皮样囊肿虽表现为水液密度和信号，但较少分布于颈中线区。③异位甲状腺：在超声、CT 和 MRI 上均呈实性回声、密度和信号表现，与甲状舌管囊肿的囊性结构表现有较大差异。④脓肿：常为大小不等的多囊状结构，其壁多有不规则增厚，病变极少有植入颈部带状肌内的影像表现。⑤舌骨下区甲状舌管囊肿的影像表现常与第三或第四鳃裂囊肿、坏死性淋巴结和淋巴水瘤相似，鉴别诊断较为困难。

（余　强）

鳃裂囊肿影像学表现（imaging findings of brachial cleft cyst）　鳃裂囊肿指鳃裂上皮来源的软组织发育性囊肿。一般认为其发生与胚胎期鳃器或咽囊的上皮残余有关。根据囊肿的发生部位不同，鳃裂囊肿有第一鳃裂囊肿、第二鳃裂囊肿、第三鳃裂囊肿和第四鳃裂囊肿之分。其中，第二鳃裂囊肿最为常见。目前多认为术语淋巴上皮囊肿是第一鳃裂囊肿的同义词。淋巴上皮囊肿有 AIDS 相关型（HIV 感染者）和非 AIDS 相关型 2 型。第一鳃裂囊肿主要发生于外耳道和腮腺周围组织内；第二鳃裂囊肿主要位于下颌角周围，多位于下颌下腺的后外侧、颈动脉间隙的外侧和胸锁乳突肌的前内方；第三鳃裂囊肿主要位于上颈部的颈后间隙和中下颈部的胸锁乳突肌前缘；第四鳃裂囊肿可以见于左侧梨状窝至甲状腺的任何部位，但常见于甲状腺左叶或附着于甲状软骨表面。

影像学表现　鳃裂囊肿以单囊类圆形表现为主。因感染或自行破裂而反复肿大的鳃裂囊肿可呈多囊状改变。鳃裂囊肿边界清晰，有完整而较薄的囊壁显示。①超声：鳃裂囊肿主要有无回声型、均匀低回声伴碎片型、假实性型和不均匀型 4 型。其中，无回声和均匀低回声者多见。②平扫 CT：鳃裂囊肿的 CT 值等于或接近于水液密度（图）。如囊肿继发感染，则其密度可近似于软组织。③平扫 MRI：鳃裂囊肿在 T1WI 上可表现为低信号、等信号或略高信号和 T2WI 上的高信号。增强 CT 和 MRI 上，鳃裂囊肿的内容物无强化，但其囊壁可呈环形强化。遇有继发感染时，囊壁有增厚表现，且强化明显。

发生部位相异的鳃裂囊肿其对邻近组织的影响也各不相同。第一鳃裂囊肿多紧邻外耳道或可黏附于腮腺内的面神经周围；第二鳃裂囊肿可与颈内静脉粘连，或推移颈鞘血管移位；位于咽旁间隙的鳃裂囊肿可向上侵蚀颅底，并可导致咽腔缩小；部分还可侵犯后组脑神经，导致瘫痪症状。

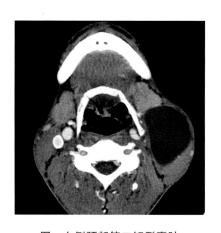

图　左侧颈部第二鳃裂囊肿
注：横断面增强 CT 示左侧颈上部（下颌下腺后方，颈鞘外侧）有类圆形水液密度病变，边缘光滑

鉴别诊断　根据鳃裂囊肿所在部位不同，其所需鉴别的疾病种类也各有异同，主要包括淋巴管畸形、脓肿、化脓性淋巴结炎和坏死性转移性淋巴结。第一鳃裂囊肿的影像表现可与颞下颌关节区囊肿（腱鞘或滑膜囊肿）、沃辛瘤和良性淋巴上皮病（囊性病变）相似；第二鳃裂囊肿的发生部位和影像表现可与囊性迷走神经鞘瘤相似；第三鳃裂囊肿的影像表现可与咽后脓肿和舌骨下甲状舌管囊肿相似；第四鳃裂囊肿的影像表现可与甲状舌管囊肿、甲状腺脓肿和胸腺囊肿相似。①淋巴管畸形多呈多囊状表现（单囊少见），可见液-液平面。②脓肿和化脓性淋巴结炎：常有典型的感染症状，且影像表现以多囊厚壁囊性肿块、伴间隙感染和周围淋巴结肿大为特点。③坏死性转移性淋巴结：影像表现虽可与鳃裂囊肿相同，但其可出现包膜外侵犯。④第一鳃裂囊肿可紧贴于外耳道后方；而来源于颞下颌关节的囊肿多紧贴于下颌髁突的外表面，直径大小多在 1cm 左右。⑤腮腺良性淋巴上皮病常呈多囊状改变，多累及两侧腮腺和下颌下腺，明显有别于第一鳃裂囊肿。⑥沃辛瘤和第一鳃裂囊肿均好发于腮腺下极。虽然沃辛瘤在呈现囊性改变的同时亦有实性部分显示，此实性成分几乎不见于鳃裂囊肿。⑦囊性迷走神经鞘瘤和第二鳃裂囊肿的主要不同在于：前者多位于颈鞘后方，临床上无反复感染史；后者位于颈鞘前方。⑧舌骨下甲状舌管囊肿多与带状肌和甲状软骨关系密切，或位于甲状腺前方；第三鳃裂囊肿多位于颈后间隙区和胸锁乳突肌前缘。⑨胸腺囊肿：可位于左侧甲状腺附近，与第四鳃裂囊肿相似，但前者在 T1WI 上可表现为高信号。50% 的胸腺囊肿可突入纵隔，而第四鳃裂囊肿几乎不会突入纵隔，且近半数的胸腺囊肿患者为儿童，第四鳃裂囊肿则多见于成人。

（余　强）

口腔颌面部皮样囊肿影像学表现（imaging findings of maxillofacial dermoid cyst）

口腔颌面部皮样囊肿为起源于胚胎期发育性上皮剩余，且位于口腔颌面部软组织内的囊肿性疾病。好发于中线区，最常见部位为口底。通常以下颌舌骨肌为界分口底区囊肿为口内型（舌下区）和口外型（颏下和下颌下区）2种。口内型皮样囊肿占多数，其后依次为颏下区和下颌下区，部分皮样囊肿可跨越口内和口外区域。

影像学表现 皮样囊肿多呈圆形或类圆形，边缘光滑清晰。①超声：皮样囊肿呈单囊混合回声表现，其内含有不同量的脂肪和钙化，病灶内可见散在分布且强弱不一的光点。实时超声检查时，其内光点呈翻滚样变化。②CT：皮样囊肿呈单囊状结构表现，其CT值变化因其内部结构不同而异：或呈均匀脂肪密度表现，或呈水液密度改变（图），少数病

变内还可见钙化，部分病变内可有脂-液平面显示。皮样囊肿的囊壁较薄，呈软组织密度。③MRI：皮样囊肿的信号变化亦随其内容物而异。如病变内含脂肪，则在T1WI和T2WI上均为高信号表现；如其内含液体，则表现为T1WI上的低或中等信号和T2WI上的高信号；如病变内有点片状钙化，则为低信号表现。此外在CT和MRI上，皮样囊肿还可以呈"大理石袋"表现。增强CT和MRI上，囊肿内容物无强化表现。

位于口底的皮样囊肿可推移口底肌肉向下移位。部分较大的皮样囊肿还可侵占口咽腔，致气道变小。

鉴别诊断 位于口底中线附近的皮样囊肿应在影像学表现上同舌骨上甲状舌管囊肿、舌下囊肿、淋巴管畸形和脓肿鉴别。如果皮样囊肿的内容物以脂肪组织为主，或为不均匀密度和信号表现，或含有钙化组织，则其超声、CT和MRI表现均明显有别于甲状舌管囊肿、舌下囊肿和表皮样囊肿，鉴别诊断较易。但如皮样囊肿的内容物是水液，则很难根据其回声、密度和信号变化将其与上述囊肿区分。①皮样囊肿和舌下囊肿的不同之处主要在位置不同：皮样囊肿多位于口底中线区，舌下囊肿多位于口底的一侧。②淋巴管畸形常为多囊状表现，其密度和信号亦可呈不均匀性改变，但其变化形式不如皮样囊肿丰富，更缺乏"大理石袋"征象，且少见于舌下口底区。③口腔脓肿患者在临床上有特殊体征。增强CT和MRI上，脓肿壁强化明显，且厚薄不均，与周围组织分界模糊。

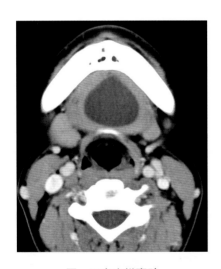

图 口底皮样囊肿

注：横断面增强CT示口底正中区有类圆形水液密度病变，边缘光滑

口腔颌面部表皮样囊肿影像学表现（imaging findings of maxillofacial epidermoid cyst）

口腔颌面部表皮样囊肿为起源于胚胎外胚层的发育性上皮剩余，囊壁无皮肤附属器，且发生于口腔颌面部软组织内的囊肿性疾病。位于皮肤的表皮样囊肿又称漏斗囊肿。口腔颌面部表皮样囊肿多位于两侧浅表区域，好发部位为鼻、腮腺和口底。

影像学表现 表皮样囊肿多呈类圆形改变，边界清晰。①超声：表皮样囊肿多为单囊无回声或分布均匀的低回声表现，后方回声可增强。囊液内的细胞碎片可造成假实性表现，有包膜反射光带。②平扫CT：表皮样囊肿多为单囊均匀的水液密度（图）。③平扫MRI：该囊肿的信号表现和一般囊肿相同，呈T1WI上的低信号和T2WI上的均匀高信号。增强CT和MRI上，表皮样囊肿的囊内容物无强化表现，但囊壁可有强化。

多数表皮样囊肿的范围局限，较少侵入周围组织结构或引发周围组织反应。

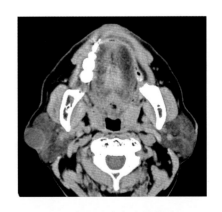

图 右腮腺区表皮样囊肿

注：横断面平扫CT示右腮腺浅叶有一类圆形水液密度占位，可见囊壁，边缘光滑

（余 强）

鉴别诊断 与表皮样囊肿影像表现相似的囊性病变主要有皮样囊肿、皮脂腺囊肿和舌下囊肿。口腔颌面部表皮样囊肿以位于皮肤和黏膜的侧方为特点，其影像表现虽具有一般囊肿表现的共性，但缺乏特性。

(余　强)

shéxià nángzhǒng yǐngxiàngxué biǎoxiàn

舌下囊肿影像学表现 （imaging findings of ranula） 舌下囊肿为发生于舌下腺或舌下间隙小唾液腺、因外伤或感染所致的潴留性囊肿性疾病。又称舌下腺黏液囊肿和黏液潴留性囊肿。通常舌下囊肿可分为单纯性舌下囊肿和潜跃性舌下囊肿。前者是真性舌下囊肿，几乎均位于口底和下颌舌骨肌之上，属于口内型舌下囊肿，通常仅累及单侧舌下间隙；后者为深在或潜跃性舌下囊肿，多由前者破裂后发展而来，可位于下颌舌骨肌上和下，属于口外型舌下囊肿，常可同时累及单侧舌下间隙和下颌下间隙，甚至可累及咽旁间隙。双侧舌下腺囊肿少见。

影像学表现 单纯性舌下囊肿多为类圆形薄壁肿块，直径大小多在 3～4cm，边界清晰。潜跃性舌下囊肿多表现为由"尾征"（指囊肿位于舌下间隙的部分）和"头部"（指囊肿位于下颌下间隙的部分）组成的彗星状肿块，囊肿的直径大小可超过 5cm，形成颈部巨大型舌下囊肿。①超声：舌下囊肿主要表现为无回声或均匀低回声肿块，后方回声略增强。②平扫 CT：单纯性舌下囊肿多为单囊表现，其 CT 值等于或接近于水液；潜跃性舌下囊肿可为单囊或多囊表现。③平扫 MRI：舌下囊肿主要表现为 T1WI 上的低信号和 T2WI 上的均匀高信号（图）。增

强 CT 和 MRI 上，囊肿内部无强化表现，囊壁可呈轻度强化表现。遇有感染时，囊壁强化明显。

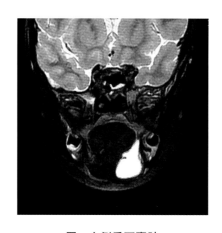

图　左侧舌下囊肿
注：冠状面抑脂 T2WI 示左侧舌下间隙区有类圆形异常高信号区，边界清晰

虽然大多数舌下间隙局限于一侧，但也有少数可跨越中线侵犯至对侧。

鉴别诊断 ①口底区皮样囊肿：多位置居中，和单侧生长的舌下囊肿明显不同。②表皮样囊肿：较少出现在舌下间隙。③第二鳃裂囊肿和下颌下腺黏液囊肿：可位于下颌下间隙，但一般不会累及舌下间隙，更少出现"尾征"。④淋巴管畸形：其多囊表现可与多囊表现的潜跃性舌下囊肿相似，但淋巴管畸形可出现液-液平面。⑤颏下区坏死性淋巴结具有多灶性特点，有别于单灶多囊表现的舌下囊肿。⑥脓肿：多具有典型的炎症病程和体征。影像学表现上，脓肿壁厚薄不均，强化特征明显。

(余　强)

chéngyòu xìbāoliú yǐngxiàngxué biǎoxiàn

成釉细胞瘤影像学表现 （imaging findings of ameloblastoma） 成釉细胞瘤为发生于颌骨或牙龈黏膜的，内含成釉样结

构但无釉质或其他牙体硬组织形成的，有局部侵袭性的真性牙源性上皮性肿瘤。又称釉质瘤和上皮性牙瘤。下颌骨是成釉细胞瘤的好发部位，约 80% 的下颌骨成釉细胞瘤位于下颌磨牙区和下颌升支；上颌骨成釉细胞瘤主要位于上颌磨牙区。

影像学表现 多数颌骨成釉细胞瘤呈类圆形肿块表现，边界清晰，周围有骨皮质样硬化线；少数病变呈不规则形，边界不清（多为促结缔组织增生型成釉细胞瘤或肿瘤有继发感染者），可类似于颌骨恶性肿瘤。部分颌骨成釉细胞瘤还可呈分叶状，边缘有切迹。①X 线检查：多数颌骨成釉细胞瘤呈多囊（图 a）或单囊（图 b）低密度表现，病变内部偶有高密度钙化影显示（约 50% 的促结缔组织增生型成釉细胞瘤内部可见斑片状钙化影）。多囊型成釉细胞瘤的分房多表现为大小不等，成群排列，类似于蜂窝或肥皂泡（图）。多囊的分隔可以是光滑锐利的高密度骨嵴，也可以是纤维组织。多囊型成釉细胞瘤内偶可含牙，但较单囊型者少见。单囊型成釉细胞瘤内部罕见有钙化表现。通常可将单囊型成釉细胞瘤分为含牙和不含牙 2 种类型。②CT：平扫 CT 上，多数成釉细胞瘤内部的 CT 值接近于水，少数病变的 CT 值为软组织密度表现。骨外/外周型成釉细胞瘤多以软组织肿块表现为主。增强 CT 上，成釉细胞瘤内部的纤维分隔和实性部分（部分为壁结节表现）可有强化表现，但囊液部分无强化。③MRI：平扫 MRI 上，成釉细胞瘤多呈 T1WI 上的低或中等信号和 T2WI 上的均匀或不均匀高信号。肿瘤内的骨或纤维组织分隔呈低或中等信号。增强 MRI 上，

肿瘤的实质部分多有强化表现。

成釉细胞瘤具有侵袭性特点，常表现为牙移位、牙根锯齿状或截断状吸收和牙槽骨的吸收（图）。成釉细胞瘤可致颌骨膨胀，且主要发生在颌骨的唇颊侧或舌腭侧。颌骨边缘的骨皮质可变薄，也可中断。少数成釉细胞瘤可吸收颌骨骨皮质，并侵犯颌骨周围的软组织，形成软组织肿块。极少数成釉细胞瘤（尤其是上颌骨或复发性成釉细胞瘤）还可破坏吸收颅底、侵入颅内。

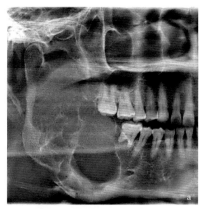
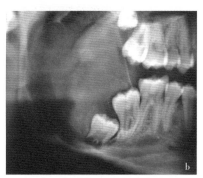

图 右下颌骨成釉细胞瘤

注：a. 曲面体层片（局部）示右下颌骨后部有多囊状低密度病变，各囊大小悬殊，右下6牙根呈锯齿状吸收。b. 曲面体层片（局部）示右下颌骨后部有单囊状低密度病变，边界光滑。病灶内含有右下7和8

鉴别诊断 颌骨多囊型成釉细胞瘤的影像学表现可与多囊型牙源性角化囊肿、牙源性黏液瘤和中心性巨细胞肉芽肿相似；单囊型成釉细胞瘤的影像学表现可

与单囊型牙源性角化囊肿、含牙囊肿和单纯性骨囊肿相似。①成釉细胞瘤与牙源性角化囊肿的鉴别要点：前者多可致颌骨膨胀，后者多沿颌骨长轴生长，颌骨膨胀不明显；前者的侵袭性特点较后者明显，如牙根吸收、牙槽骨和颌骨骨皮质破坏等；多囊改变中，前者常表现为分房大小不等，后者的分房大小则接近一致。②多囊型成釉细胞瘤与颌骨中心性巨细胞肉芽肿的区别要点：前者囊隔多呈曲线状改变，后者囊隔纤细、模糊且欠锐利且多垂直于病变边缘。颌骨中心性巨细胞肉芽肿的另一特点是好发于年轻女性。③X线片上，牙源性黏液瘤的分隔较成釉细胞瘤纤细，其特点为分隔呈直线或"火焰状"排列。④含牙的单囊型成釉细胞瘤常易与含牙囊肿混淆，鉴别诊断较为困难。含牙囊肿的影像表现特点为：病变内所含牙常为仅有牙冠而无牙根的恒牙，囊壁常附着于所含牙的牙冠根交界处，与囊肿相邻的牙根较少有吸收的表现。⑤单纯性骨囊肿的X线表现特点为病变多与牙体牙周组织无关。

（余 强）

yáyuánxìng gàihuà shàngpíliú yǐngxiàngxué biǎoxiàn

牙源性钙化上皮瘤影像学表现（imaging findings of calcifying epithelial odontogenic tumor）

牙源性钙化上皮瘤为具有局部侵袭性，且以病变内含有钙化淀粉样物质为特点的良性牙源性肿瘤。又称平堡（Pindborg）瘤。大多数牙源性钙化上皮瘤发生于颌骨内，约6%位于颌骨外；牙源性钙化上皮瘤多见于下颌骨，以颌骨后部（双尖牙和磨牙区）好发；骨外型或外周型牙源性钙化上皮

瘤好发于前部牙龈。

影像学表现 牙源性钙化上皮瘤多呈规则的类圆形改变，病变边界清晰或不清。①X线检查：有单囊和多囊之分，其中单囊者多见。多数病变呈X线透射区和阻射区（钙化组织）相互混合表现，少数病变以单纯低密度改变为主，极少数病变呈完全高密度改变。约半数或超过半数的颌骨牙源性钙化上皮瘤内含有阻生牙。②CT：多呈不均匀密度改变，表现为软组织密度和高密度钙化或骨化结构混合共存。病变内的钙化斑点或斑片或呈弥漫状分布，或呈雪堆状，或主要分布于埋伏阻生牙的牙冠上方。③MRI：多表现为T1WI上的低等信号和T2WI上的混合高信号。

牙源性钙化上皮瘤可阻碍牙萌出，并可压迫下颌神经管移位。除少数病变可经穿破的骨皮质侵犯至骨外，多数牙源性钙化上皮瘤局限于骨内生长，颌骨骨皮质保持完整。

鉴别诊断 不伴有钙化的单囊或多囊牙源性钙化上皮瘤的影像表现可与颌骨含牙囊肿和成釉细胞瘤相似，鉴别诊断较为困难。伴有钙化的牙源性钙化上皮瘤可与牙源性腺样瘤、成釉细胞纤维牙瘤和牙源性钙化囊性瘤的影像表现相似。鉴别要点如下：①牙源性腺样瘤多位于颌骨前部，与尖牙关系密切，病变内部常含有发育不全的尖牙；牙源性钙化上皮瘤多位于颌骨后部，与磨牙关系密切，病变内可含发育不全的磨牙。②成釉细胞纤维牙瘤的X线表现与牙源性钙化上皮瘤较为相似，但成釉细胞纤维牙瘤的平均发病年龄（8~12岁）明显小于牙源性钙化上皮瘤（40岁）。③牙源性钙化囊肿内虽可见数量

不等的高密度钙化影，但其内含牙表现较牙源性钙化上皮瘤少见。

（余 强）

yáyuánxìng xiànyàngliú
yǐngxiàngxué biǎoxiàn

牙源性腺样瘤影像学表现

（imaging findings of adenomatoid odontogenic tumor） 牙源性腺样瘤为由多种牙源性上皮组织结构组成，并为成熟结缔组织间质所包绕，且以缓慢生长为特点的良性牙源性肿瘤。该肿瘤也有骨内型和骨外型（外周型）之分，骨外型者罕见。颌骨牙源性腺样瘤多发生于颌骨尖牙和双尖牙区。

影像学表现 牙源性腺样瘤多呈圆形或类圆形改变，病变边界清晰，周围多伴有致密性骨皮质线或硬化。①X 线检查：有单囊和多囊（少见）之分。病变内部结构形式多样：或为单一的 X 线透射区表现，或在病变的局部出现形态、大小不一的高密度钙化影。伴有钙化的牙源性腺样瘤约占 2/3。病变可阻碍受累牙的萌出，故其内多含有阻生牙（多为发育完整或发育不全的尖牙）。部分牙源性腺样瘤内除含有恒尖牙外，还可有乳尖牙滞留。②CT：呈不均匀密度改变。病灶内所含牙及其周围钙化区的 CT 值等于或高于骨（图），非钙化区的 CT 值与软组织相等。③MRI：在 T1WI 上呈低信号（囊变区）或不均匀中等信号（实性区）；T2WI 上，牙源性腺样瘤的囊变区呈高信号，实质区呈中等信号或高信号改变。增强 MRI 上，病变的实质部分可有强化表现。

直径较大的颌骨牙源性腺样瘤可推移与病变相邻的恒牙，其中侧切牙和尖牙被推移者最为多见。颌骨骨皮质可呈膨胀性改变，但外形保持完好。

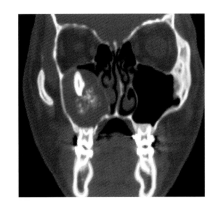

图　右上颌骨牙源性腺样瘤
注：冠状面 CT 骨窗示右上颌骨类圆形混合密度病变，边界清晰。病灶内含有右上 3，其周围可见散在钙化点

鉴别诊断 ①含牙囊肿：牙源性腺样瘤多有高密度钙化斑点显示，含牙的附着点多不在牙骨质-牙釉质结合线，病变内所含牙多伴有完整或不完整的牙根。②牙源性钙化囊性瘤和成釉细胞纤维牙瘤：内部也可含牙，但两者所含牙的形态和大小均与牙源性腺样瘤不同（牙源性腺样瘤所含牙的形态和大小接近于正常恒牙的大小）。

（余 强）

yáliú yǐngxiàngxué biǎoxiàn

牙瘤影像学表现

（imaging findings of odontoma） 牙瘤由一个或多个牙胚组织异常发育增生形成的，由牙釉质和牙本质组成并混有数量不等的牙髓和牙骨质的成牙组织的发育畸形，而非真性肿瘤。又称牙源性错构瘤和囊性牙瘤。牙瘤有混合型牙瘤和组合型牙瘤之分。①混合型牙瘤又称混合复质性牙瘤和钙化混合性牙瘤，以牙釉质、牙本质和牙骨质混合排列为特点。组合型牙瘤以含数量不等、大小不一的牙样结构或牙样小体为特征。颌骨

混合型牙瘤主要发生在承牙区，常见于下颌双尖牙和磨牙区。②组合型牙瘤又称组合复质性牙瘤。可见于颌骨承牙区的任何部位，但好发于上颌前部。

影像学表现 牙瘤多呈类圆形改变，病变边界清晰，可见低密度条带状纤维包膜。①X 线检查：牙瘤多表现为密度高低不一的非均质性团块。混合型牙瘤的 X 线高密度阻射区是其主要组成部分，而 X 线低密度透射区是其次要构成部分；组合型牙瘤为高密度团块表现，且多由数目不等、大小不一、排列杂乱的牙样结构所组成（图）。②CT：混合型牙瘤以高密度的不均匀性肿块表现为主，而组合型牙瘤的牙样结构能更清晰地显示。较大的牙瘤能使颌骨呈膨胀性改变，但颌骨骨皮质外形保持完整。由于牙瘤能干扰正常牙的发育和萌出，故近 70% 的牙瘤可伴有牙阻生、牙错位、牙发育不全和牙畸形等异常改变。

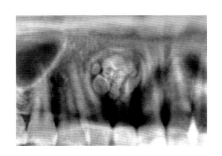

图　上颌骨组合型牙瘤
注：曲面体层片（局部）示右上颌骨前牙区有一由多个小牙结构组成的类圆形高密度病变，其边界清晰

鉴别诊断 混合型牙瘤的 X 线表现有时与骨化纤维瘤表现相似。其鉴别要点为：①混合型牙瘤的平均发病年龄小于骨化纤维瘤。②混合型牙瘤内可伴有形态

各异的未萌牙，骨化纤维瘤几乎不含未萌牙。③混合型牙瘤多以异常高密度表现为主，骨化纤维瘤虽亦可表现为异常高密度区，但可不构成其主要成分。此外，混合型牙瘤的X线表现还可与根尖周牙骨质结构不良相似，两者之间的不同为：前者以单发病灶为主，后者常为多发病变。X线上，颌骨内生骨疣也多为高密度团块表现，与混合型牙瘤相似，但内生骨疣的边缘缺乏条带状X线透射区。组合型牙瘤的影像学表现特征明显，一般不需同其他颌骨病变鉴别。

（余　强）

yáyuánxìng gàihuà nángxìngliú yǐngxiàngxué biǎoxiàn
牙源性钙化囊性瘤影像学表现（imaging findings of calcifying cystic odontogenic tumor）

牙源性钙化囊性瘤为以含有可发生钙化的影细胞和类似于成釉细胞瘤的特异性上皮成分为特征的囊性牙源性良性肿瘤。又称牙源性钙化囊肿、牙源性角化和钙化囊肿和戈林（Gorlin）囊肿。牙源性钙化囊性瘤好发于颌骨的切牙-尖牙区。

影像学表现 多数牙源性钙化囊性瘤呈圆形或类圆形肿块表现。病变边缘变化较大，可类似于囊肿，有清晰光滑的边界并可发生钙化（图），也可表现为边缘不规则。①X线检查：牙源性钙化囊性瘤多呈单囊状改变，多囊者罕见。牙源性钙化囊性瘤的表现形式多样，可以是单纯的低密度X线透射区（与骨囊肿相似），也可以是囊状低密度X线透射区内含有大小不等、形态各异的高密度钙化影（约占50%）。至少有超过1/3的牙源性钙化囊性瘤病变内可伴有未萌牙。②CT：囊

性牙源性钙化囊性瘤的内部密度分布均匀，CT值与水接近；囊实相间的牙源性钙化囊性瘤则密度分布不均匀，其实性部分表现为软组织密度，内含高密度钙化影（图）。③MRI：囊性牙源性钙化囊性瘤表现为T1WI上的低或中等信号和T2WI上的均匀高信号；囊实相间的牙源性钙化囊性瘤则在T2WI上表现为不均匀高信号。

牙源性钙化囊性瘤可致邻牙移位和牙阻生，亦可致颌骨明显膨胀。病变内牙根可有吸收。

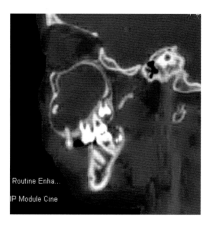

图　右上颌骨牙源性钙化囊性瘤

注：重建矢状面CT骨窗示右侧上颌骨有单囊状水液密度病变，边界清晰，可见囊壁，其局部有线状和结节状钙化形成

鉴别诊断 不伴有高密度钙化的牙源性钙化囊性瘤有时很难与颌骨囊肿鉴别。其中，含牙的牙源性钙化囊性瘤难以与含牙囊肿区别；而不含牙的牙源性钙化囊性瘤难以同其他颌骨囊肿鉴别。含牙而伴有高密度钙化的牙源性钙化囊性瘤应与牙源性钙化上皮瘤、成釉细胞纤维-牙瘤、牙源性腺样瘤和骨化纤维瘤区别。牙源性钙化上皮瘤和骨化纤维瘤好发于颌骨后部。成釉细胞纤维-牙瘤内部所含牙多为外形较小的畸形牙，而牙源性钙化囊性瘤所含的

未萌牙多具有正常的外形，或为发育不全的阻生牙。牙源性腺样瘤好发于颌骨的尖牙和双尖牙区，其内所含牙多为发育不全或发育完整的尖牙。

（余　强）

chéngyòu xìbāo xiānwéiliú yǐngxiàngxué biǎoxiàn
成釉细胞纤维瘤影像学表现（imaging findings of ameloblastic fibroma）

成釉细胞纤维瘤为由类似于牙乳头的牙源性外胚间充质、类似于牙板和成釉器的上皮条索和巢团所组成的，且不含牙体硬组织的良性牙源性肿瘤。如病变内有牙本质形成，则可称为成釉细胞纤维牙本质瘤。成釉细胞纤维瘤好发于下颌双尖牙和磨牙区。

影像学表现 成釉细胞纤维瘤多呈类圆形，边界清晰。病变周围多有致密性骨皮质线显示。少数为边缘不规则或不清晰表现。成釉细胞纤维瘤有单囊和多囊之分，单囊多见。①X线检查：成釉细胞纤维瘤为X线透射表现。多囊病变的囊隔淡而模糊。部分成釉细胞纤维瘤的内部还可含有发育不全的恒牙和牙本质，后者多呈点状X线阻射区。②CT：成釉细胞纤维瘤主要为软组织密度表现，内可含牙，或见点状高密度区。

成釉细胞纤维瘤常可致颌骨膨胀，但病变多局限于颌骨内生长，少有骨外侵犯。邻牙可有轻度移位。部分病变可阻碍相关牙的正常萌出，致其向根方移位。

鉴别诊断 ①病变直径较小且含牙的成釉细胞纤维瘤几乎不能与同样大小的含牙囊肿或牙滤泡增生区别。②成釉细胞瘤：成釉细胞纤维瘤的平均发病年龄明显小于成釉细胞瘤，多囊型成釉

细胞瘤的囊隔粗而清晰，成釉细胞纤维牙本质瘤内可含有发育不良的、呈点状高密度表现的牙本质。③成釉细胞纤维瘤的颌骨膨胀性生长特点也有别于较少引起颌骨膨胀的牙源性角化囊肿。④成釉细胞纤维瘤病变内可含牙，而中心性巨细胞肉芽肿和动脉瘤样骨囊肿的病灶内一般不含牙。⑤牙源性黏液瘤和颌骨中心性血管瘤的囊隔特点与成釉细胞纤维瘤有所不同：牙源性黏液瘤可呈"火焰状"，而颌骨中心性血管瘤可呈蜂窝状或网球拍状。临床上，颌骨中心性血管瘤常有牙龈反复出血和牙移位表现。

(余 强)

chéngyòu xìbāo xiānwéi-yáliú yǐngxiàngxué biǎoxiàn

成釉细胞纤维-牙瘤影像学表现

（imaging findings of ameloblastic fibro-odontoma） 成釉细胞纤维-牙瘤为既有成釉细胞纤维瘤的组织学特点，又兼具牙本质和牙釉质成分的良性混合性牙源性肿瘤。成釉细胞纤维-牙瘤多位于下颌双尖牙和磨牙区。

影像学表现 成釉细胞纤维-牙瘤多呈单囊类圆形表现。病变边缘清晰，多为致密的骨皮质线所围绕。①X 线检查：病变以低密度表现为主，可含有多个高密度牙样小体（组合型牙瘤）或团块状高密度影（混合型牙瘤）。部分高密度牙样小体内可见釉质样边缘，类似于"圈饼"。多数病变内伴有单个或多个（少见）阻生牙。②CT：成釉细胞纤维-牙瘤病变的主要成分呈软组织密度改变，其间可以见散在的高密度斑点。

成釉细胞纤维-牙瘤多局限于颌骨内生长，少有骨外侵犯。病变可致下颌神经管向下移位。

鉴别诊断 ①成釉细胞纤维-牙瘤病变内如无明显的高密度斑点显示则很难与成釉细胞纤维瘤鉴别。②成釉细胞纤维-牙瘤与牙瘤的主要区别点在于：前者以软组织密度肿块表现为主，后者以牙体硬组织成分为主；前者病灶内所含的牙体硬组织多为散在分布、外形较小的成熟牙体结构，后者内的牙体硬组织多呈团块状排列；前者好发于下颌骨后部，而组合性牙瘤好发于颌骨前部；成釉细胞纤维-牙瘤较牙瘤明显少见。

(余 强)

yáyuánxìng xiānwéiliú yǐngxiàngxué biǎoxiàn

牙源性纤维瘤影像学表现

（imaging findings of odontogenic fibroma） 牙源性纤维瘤为以成熟纤维间质内包含数量不等的非活动性牙源性上皮为特点的良性肿瘤。牙源性纤维瘤有中心性和外周性之分。中心性牙源性纤维瘤主要发生于下颌骨，下颌双尖牙和磨牙区是牙源性纤维瘤最常发生部位。外周性牙源性纤维瘤多见于牙龈区。

影像学表现 中心性牙源性纤维瘤多为类圆形表现。病变边界清晰，但周围较少有骨皮质线包绕。牙源性纤维瘤有单囊和多囊之分，但多囊者少见。①X 线表现：肿瘤以不均匀低密度 X 线透射表现为主（图），偶尔可见病变内有散在分布的点状高密度钙化影（图），或可见含牙。多囊者形态各异，多以方形表现为主。多囊的囊隔纤细且直。②CT：平扫CT 上，牙源性纤维瘤多为软组织密度表现；增强 CT 上，其实性部分可有轻至中度强化。位于肿瘤内的牙根可有吸收。与病变相关的牙可以缺失或被推移位，牙源性纤维瘤可致颌骨膨胀性改变，部分

病变还可致颌骨骨皮质破坏。

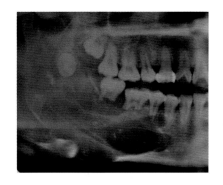

图 右下颌骨牙源性纤维瘤
注：曲面体层片（局部）示右侧下颌骨体部有多囊状低密度病变，边界清晰。病灶内有点状钙化灶并含有右下8，右下6和7牙根呈锯齿状吸收

鉴别诊断 ①颌骨牙源性纤维瘤缺乏特殊影像学表现特点。部分牙源性纤维瘤的组织学和影像学表现可与促结缔组织增生性纤维瘤相似。两者之间的主要鉴别点为后者多缺乏清晰的病变边缘，易侵犯颌骨周围的软组织结构。②牙源性纤维瘤的多囊囊隔也可与其他多囊性颌骨病变相似，如牙源性黏液瘤（多表现为囊隔直而纤细，可呈"火焰状"）和巨细胞肉芽肿，鉴别较为困难。

(余 强)

yáyuánxìng niányèliú yǐngxiàngxué biǎoxiàn

牙源性黏液瘤影像学表现

（imaging findings of odontogenic myxoma） 牙源性黏液瘤为发生于颌骨内的，并以大量黏液样细胞外基质包含星形或梭形细胞为特点的良性但有局部浸润的牙源性肿瘤。又称牙源性黏液纤维瘤。牙源性黏液瘤多见于下颌双尖牙和磨牙区，上颌牙源性黏液瘤多见于上颌结节区。

影像学表现 多数牙源性黏液瘤呈类圆形改变，少数可呈纺

锭状。病变边缘多为清晰表现，边缘模糊者相对少见（多发生于上颌）。牙源性黏液瘤有单囊和多囊之分，且以多囊病变多见。①X线检查：牙源性黏液瘤呈低密度X线透射表现。多囊者囊隔常为不规则排列，可呈纤细的直线状表现（图）。病变多囊的形态各异，可呈"网状""皂泡状"或"蜂房状"，有时也可呈"火焰状"改变。病变内含牙者罕见。②CT：牙源性黏液瘤为软组织密度表现，病变内部可有斑点状钙化影显示。增强CT上，多数牙源性黏液瘤可有轻度强化表现。③MRI：平扫MRI上，牙源性黏液瘤在T1WI上呈低或中等信号；在T2WI上呈不均匀高信号。增强MRI上，病变边缘可有强化，但其中心强化不明显或呈缓慢增强。牙源性黏液瘤具有沿颌骨长轴生长的特点，下颌骨侧向膨胀程度较轻。病变内牙根可有吸收；与病变相邻的牙可出现移位。CT上可见颌骨局部骨皮质的破坏、吸收。

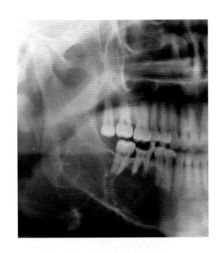

图　右下颌骨牙源性黏液瘤
注：曲面体层片（局部）示右侧下颌骨体后部有多囊网格状低密度病变，囊隔纤细而直，边界清晰

肿瘤能通过穿破的骨皮质侵犯至周围软组织。上颌骨病变可突入并占据整个上颌窦。少数病变还可侵犯鼻腔和眼眶。

鉴别诊断　与颌骨多囊状牙源性黏液瘤影像表现相似的病变主要有成釉细胞瘤、中心性巨细胞肉芽肿、巨颌症和中心性血管瘤。X线片上，多囊状牙源性黏液瘤的以下特点与上述病变有所不同：①病变的多囊呈"网状""皂泡状""蜂房状"或"火焰状"表现。②多囊之囊隔呈纤细直线状表现。③病变沿颌骨长轴生长，颌骨侧向膨胀轻微。此外，由于X线投照角度的原因，部分牙源性黏液瘤的直线状囊隔与骨肉瘤的瘤骨骨针相似。但大多数牙源性黏液瘤保持颌骨外缘骨皮质完整的特点与骨肉瘤明显不同。

（余　强）

chéngyáguǐzhì xìbāoliú yǐngxiàngxué biǎoxiàn

成牙骨质细胞瘤影像学表现

（imaging findings of cemento-blastoma）　成牙骨质细胞瘤为缓慢生长，且主要由牙骨质样组织组成的间充质性良性肿瘤。又称良性成牙骨质细胞瘤和真性牙骨质瘤。成牙骨质细胞瘤多发生于下颌骨，与双尖牙和第一磨牙关系尤为密切。

影像学表现　成牙骨质细胞瘤多呈圆形表现。边界清晰，可见低密度条带包膜影。X线和CT检查，成牙骨质细胞瘤多呈低、高混合密度表现，其中高密度X线阻射区是肿瘤的主要构成部分。有时病变可呈轮辐状改变。CT可清晰显示该瘤瘤体与受累牙的牙根的融合关系，位于肿瘤内的牙根可呈吸收改变。下颌成牙骨质细胞瘤长大后可向下压迫下颌神经管。通常，成牙骨质细胞瘤多不伴有牙阻生。病变可致颌骨膨胀和骨皮质吸收。

鉴别诊断　①X线片上，与成牙骨质细胞瘤影像学表现相似的病变主要是根尖周牙骨质结构不良。两者之间的主要不同为：成牙骨质细胞瘤为单发病变，而根尖周牙骨质结构不良常为多发性病变；成牙骨质细胞瘤外周的低密度条带影较根尖周牙骨质结构不良更清晰而均匀。②成牙骨质细胞瘤的X线表现还可与根尖周硬化性骨炎、内生骨疣和牙骨质增生相似。根尖周硬化性骨炎和内生骨疣的周围无低密度条带包膜围绕。而牙骨质增生边缘的线状低密度包膜影通常薄于成牙骨质细胞瘤，且牙骨质增生内几乎不伴有牙根吸收征象。

（余　强）

chéngyòu xìbāoái yǐngxiàngxué biǎoxiàn

成釉细胞癌影像学表现

（imaging findings of ameloblastic carcinoma）　成釉细胞癌为少见的、起源于牙源性上皮组织的颌骨恶性肿瘤。该肿瘤有原发型和继发型之分。①成釉细胞癌-原发型具有成釉细胞瘤的组织学特点，且在没有发生转移时也表现出细胞的异形性。多见于下颌双尖牙区和磨牙区。②成釉细胞癌-继发型曾称去分化成釉细胞瘤，是一种由已存在于骨内或外周的成釉细胞发展而来的成釉细胞癌，故有成釉细胞癌-继发型骨内性和外周性之分。骨内性病变曾称癌在骨内型成釉细胞瘤中，外周性病变曾称癌在外周型成釉细胞瘤中。多位于原颌骨或软组织病变的发生区或其附近。

影像学表现　部分成釉细胞癌形态规则，边界清晰，与成釉细胞瘤相似；部分则表现为不规则形态，肿瘤边界不清。①X线检查：成釉细胞癌-原发型主要表现为低密度骨质破坏区（图）。病变内部结构有单囊和多囊之分。多囊者多见,可呈蜂窝或皂泡状改变,钙化影少见,偶可含牙。②CT:成釉细胞癌多为骨内软组织密度表现。增强CT上,病变可有强化表现。

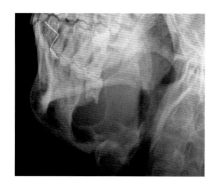

图 左下颌骨成釉细胞癌

注:左下颌骨侧位片示左下颌骨体和下颌支区有多囊状低密度病变,部分边界模糊。左下7牙根呈锯齿状吸收

位于成釉细胞癌-原发型病变区的牙可有移位、松动和脱落,病变可穿破颌骨骨皮质侵犯周围组织;成釉细胞癌-继发型可直接侵犯眼眶、上颌窦、颌面部软组织间隙和颅底等结构。

鉴别诊断 影像学表现与成釉细胞癌表现相似的疾病主要有成釉细胞瘤、牙源性角化囊肿、牙源性黏液瘤和中心性黏液表皮样癌。如果成釉细胞癌的影像表现与颌骨恶性肿瘤类似,出现边界不清、虫蚀状破坏和周围软组织肿大成块等征象,则可与成釉细胞瘤、牙源性角化囊肿和牙源性黏液瘤相区别。

(余 强)

yuánfāxìng gǔ-nèi línzhuàng xìbāo'ái yǐngxiàngxué biǎoxiàn

原发性骨内鳞状细胞癌影像学表现

(imaging findings of primary intraosseous squamous cell carcinoma) 原发性骨内鳞状细胞癌为起源于颌骨内牙源性上皮剩余的恶性肿瘤。原发性骨内鳞状细胞癌有3种亚类:原发性骨内鳞状细胞癌-实体型;原发性骨内鳞状细胞癌,源自牙源性角化囊肿;原发性骨内鳞状细胞癌,源自牙源性囊肿。源于牙源性角化囊肿的原发性骨内鳞状细胞癌为发生原发性骨内鳞状细胞癌的同时,还存在牙源性角化囊肿,且与口腔黏膜无初始相连。源于牙源性囊肿的原发性骨内鳞状细胞癌为原发性骨内鳞状细胞癌的同时,还存在牙源性角化囊肿以外的牙源性囊肿,且与口腔黏膜无初始连接。3种亚类起源不同,影像学表现也可各不相同。原发性骨内鳞状细胞癌多见于下颌骨。

原发性骨内鳞状细胞癌-实体型 包括以下方面。

影像学表现 原发性骨内鳞状细胞癌-实体型多为不规则形表现,病变边缘凹凸不平或模糊不清。有时可见病理性骨折。少数原发性骨内鳞状细胞癌-实体型的病变边缘较为清晰。①X线检查:几乎为低密度X线透射表现。病变内部极少有新骨形成或骨残留。②CT:病变为软组织密度表现,静脉注入对比剂后可见其内有强化。③MRI:多呈T1WI上的中等信号和T2WI上的不均匀高信号,部分病变还可表现为T2WI上的低或中等信号。

原发性骨内鳞状细胞癌-实体型病变可以破坏下颌神经管和牙槽骨,导致"牙浮立"征象出现。病变亦可以向外破坏颌骨骨皮质,致使病变向外突出而侵犯至颌骨周围结构,如上颌窦、鼻腔、眼眶、肌肉和口腔颌面部软组织间隙等。

鉴别诊断 原发性骨内鳞状细胞癌-实体型具有一般颌骨恶性肿瘤的影像学表现特点,将其与颌骨良性肿瘤区别并不困难。但在众多颌骨恶性肿瘤中,原发性骨内鳞状细胞癌-实体型的影像表现并无特征性,故难以与其他呈溶骨表现的颌骨恶性肿瘤相区别。有时,部分原发性骨内鳞状细胞癌-实体型的影像表现可以同颌骨骨髓炎相似,两者之间的影像学表现区别为:牙源性颌骨骨髓炎的病程较长,临床检查中有病原牙可寻;X线片上,牙源性颌骨骨髓炎多以病原牙为中心,病变边缘可见不同程度的高密度骨增生表现,病变内部可有高密度游离死骨形成。而原发性骨内鳞状细胞癌-实体型的病变内部无高密度死骨形成,病变边缘亦无反应性新骨或骨膜反应。

源于牙源性角化囊肿和源于牙源性囊肿的原发性骨内鳞状细胞癌 包括以下方面。

影像学表现 两者外形均与颌骨囊肿相似,呈类圆形改变;病变边界或规则清晰,或模糊不清;部分病变的边缘有骨皮质线围绕。①X线表现:病变呈低密度X线透射改变。病变内部结构有单囊和多囊之分,且单囊病变似较多囊者更为多见。如原发性骨内鳞状细胞癌源于含牙囊肿或牙源性角化囊肿,则病变内还可含牙。②CT:病变的CT值或与水液接近,或呈软组织密度;有时可以见囊隔;病变的囊壁厚薄不均,局部可以有隆起性改变。③MRI:病变多呈T1WI上的低或等信号和T2WI上的高信号。增强CT和MRI上,病变实性部分和囊壁可呈强化表现。

源于牙源性角化囊肿和牙源性囊肿的原发性骨内鳞状细胞癌可破坏吸收颌骨的牙槽骨和骨皮质。病变还可穿破颌骨骨皮质,侵犯其周围的肌肉组织和软组织间隙。与病变相邻的牙周硬骨板也可破坏消失。

鉴别诊断 与其他颌骨恶性肿瘤不同，因两类病变的影像学表现常与颌骨牙源性囊肿相似，故较易误诊为良性颌骨囊性病变。鉴别诊断时应注意病变有无恶性征象，如病变边缘或全部或部分呈模糊不清表现。值得注意的是伴有继发感染的颌骨牙源性囊肿也可出现边缘模糊征象，但其边缘多伴有骨反应性硬化。临床上，感染性囊肿也可出现相应的感染症状。发生癌变的牙源性角化囊肿和牙源性囊肿一般较少出现感染症状或缺乏感染的影像学表现。

（余 强）

chéngyòu xìbāo xiānwéi ròuliú
yǐngxiàngxué biǎoxiàn

成釉细胞纤维肉瘤影像学表现（imaging findings of ameloblastic fibrosarcoma）

成釉细胞纤维肉瘤为含有良性上皮性成分和恶性外胚间充质成分的牙源性肿瘤。通常认为该肿瘤是与成釉细胞纤维瘤相对应的恶性肿瘤。下颌成釉细胞纤维肉瘤较上颌者多见，且主要位于颌骨后部。

影像学表现 成釉细胞纤维肉瘤多为不规则形态表现。病变边缘模糊，多与正常骨结构分界不清。①X线检查：成釉细胞纤维肉瘤呈颌骨内低密度溶骨破坏表现。病变有单囊和多囊之分。②CT：平扫CT上，成釉细胞纤维肉瘤为软组织密度表现。增强CT上，病变内部可呈不均匀强化表现。

成釉细胞纤维肉瘤可吸收位于病灶内的牙根和下颌神经管，病变可破坏颌骨骨皮质，累及其周围软组织并形成软组织肿块。

鉴别诊断 成釉细胞纤维肉瘤具有一般骨恶性肿瘤的影像表现特点，但无特殊征象，故很难与其他颌骨恶性肿瘤鉴别。

（余 强）

hégǔ gǔhuà xiānwéiliú yǐngxiàngxué
biǎoxiàn

颌骨骨化纤维瘤影像学表现（imaging findings of ossifying fibroma of jawbone）

骨化纤维瘤为由细胞丰富的纤维组织和表现多样的矿化组织构成的边界清晰的良性肿瘤。又称牙骨质化纤维瘤、牙骨质-骨化纤维瘤和青少年（活动性/侵袭性）骨化纤维瘤。该肿瘤有青少年骨小梁状骨化纤维瘤和青少年沙瘤样骨化纤维瘤2种组织变异类型。骨化纤维瘤主要发生于双尖牙和磨牙区，且多位于下颌神经管的上方；其变异类型好发于上颌骨和鼻窦骨壁。

影像学表现 骨化纤维瘤为类圆形肿块或不规则形肿块表现，边界清晰，多可见完整包膜。①X线检查和CT：有单囊和多囊之分。病变常呈混合性密度改变。低密度X线透射区多与肿瘤内纤维成分相对应，高密度X线阻射区多与病变内矿化成分相对应（图）。②MRI：在T1WI上呈低或

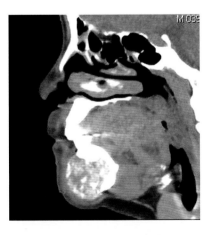

图　下颌骨骨化纤维瘤
注：重建矢状面CT示下颌骨颏部有向前膨胀的类圆形骨质破坏区。病变以斑片状高密度表现为主，边界清晰

中等信号表现，在T2WI上呈低、高混合信号。病变内的成熟骨化结节如含有骨髓，则可表现为T1WI和T2WI上的高信号。增强MRI上，可见病变内纤维成分区域有轻至中度的不均匀强化表现。

骨化纤维瘤多以颌骨骨髓为中心向外膨胀生长。病变可致牙和下颌神经管移位，颌骨边缘呈膨大改变。上颌骨骨化纤维瘤可向上生长使上颌窦腔变小或消失。受累牙的硬骨板可消失，牙根可被吸收。

鉴别诊断 ①纤维结构不良：骨化纤维瘤有清晰边缘和包膜，而纤维结构不良无包膜；骨化纤维瘤内部结构不均匀，纤维结构不良内部结构可呈较均匀的磨砂玻璃样改变；骨化纤维瘤多有明确的病变中心，纤维结构不良以受累骨整体膨大为特点，受累的颌骨外形仍然保持；骨化纤维瘤以单骨病变为主，纤维结构不良可累及多骨。②根尖周牙骨质结构不良：常为多发病灶，骨化纤维瘤多为单发病变。③牙源性腺样瘤和牙源性钙化上皮瘤：二者内可含牙，而骨化纤维瘤内几乎不含牙。④牙源性钙化囊性瘤：其钙化多呈点、线条状，而骨化纤维瘤内的矿化多呈团块状。⑤成骨型骨肉瘤：影像学表现有时也可与骨化纤维瘤相似。但骨肉瘤多伴有颌骨骨皮质的破坏，并可见其周围软组织受侵。

（余 强）

hégǔ xiānwéi jiégòu bùliáng
yǐngxiàngxué biǎoxiàn

颌骨纤维结构不良影像学表现（imaging findings of fibrous dysplasia of jaw bone）

纤维结构不良为散发的、由基因突变引起的，并以正常骨小梁被成熟纤

维组织和不成熟编织骨所取代的良性疾病。又称骨纤维异常增殖症。该病变可累及单骨或多骨，故又包括单骨性纤维结构不良和多骨性纤维结构不良。发生于相邻的多个颅颌面骨的纤维结构不良常被视为单骨性纤维结构不良，亦称颅面纤维结构不良；多骨性纤维结构不良可以是McCune-Albright综合征的表征之一。上颌骨纤维结构不良多见于下颌骨，并可累及邻近颅面骨（颧骨和蝶骨为主）。多骨性纤维结构不良中，除颅颌面骨外，肋骨、股骨和胫骨亦较为常见。

影像学表现 颌骨纤维结构不良主要为骨外形轮廓的异常增大。病变与正常骨之间或分界清晰，或分界模糊。①X线检查和CT：颌骨纤维结构不良内的骨小梁影消失，且主要有3种类型：早期者，病变以均匀低密度或中等密度的磨砂玻璃样改变为主（图）；中期者，病变以高密度X线阻射改变为主；晚期者，病变呈低、高混合密度改变。以低密度改变为主的颌骨纤维结构不良可类似于骨囊肿；而高密度病变多呈橘皮样或棉絮状改变。在混合密度病变中，有时可见磨砂玻璃基质周围有小囊状低密度区。②MRI：颌骨纤维结构不良在T1WI上呈低或中等信号；在T2WI上可呈不均匀低信号或混合高信号。增强MRI上，病变部分区域可呈强化表现。

颌骨纤维结构不良多局限于骨内，通常不会侵犯至骨外。但颌骨外形的增大能使颌骨周围软组织的空间缩小。下颌骨纤维结构不良可导致下颌神经管上移、牙周膜变窄或消失和硬骨板破坏吸收。上颌骨纤维结构不良能压缩上颌窦的窦腔空间，使其变小或消失。

鉴别诊断 ①根尖周牙骨质结构不良：病变中心位于前牙根尖区，病变范围局限。②佩吉特（Paget）病：多见于老年人，颌骨发病者较为罕见（多见于顶骨、额骨和枕骨），病变范围较纤维结构不良更弥散。③甲状旁腺功能亢进症：亦可累及多骨，并在X线和CT上表现为低密度X线透射区或混合密度改变。但甲状旁腺功能亢进症罕见于颌骨，且较少致颌骨发生膨胀性改变。④颌骨骨髓炎：在颌骨纤维结构不良基础上还可伴有继发感染，并导致颌骨骨髓炎。影像学表现上，颌骨骨髓炎可掩盖颌骨纤维结构不良征象。两者之间鉴别要点为：有效抗感染治疗后，颌骨骨髓炎的影像征象多消失，纤维结构不良征象重新显露；X线和CT检查，通过仔细观察能确认颌骨膨胀的原因是否与骨皮质相关，如果相关，则病变多为骨髓炎。⑤成骨型骨肉瘤和软骨肉瘤：影像学表现有时也可与纤维结构不良相似，但两者多伴有骨外软组织侵犯征象。

（余　强）

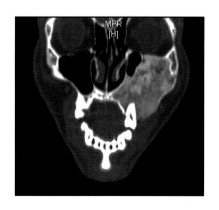

图　左上颌骨纤维结构不良

注：重建冠状面CT骨窗示左上颌骨膨大明显，正常骨结构为肿块状磨砂玻璃样病变组织取代，边界清晰。左侧上颌窦受压变小

gēnjiānzhōu yáguǔzhì jiégòu bùliáng yǐngxiàngxué biǎoxiàn

根尖周牙骨质结构不良影像学表现（imaging findings of periapical cemental dysplasia）根尖周牙骨质结构不良为位于下颌前部承牙区，并以正常骨组织被纤维组织和化生骨所取代的局限性骨结构不良性疾病。又称根尖周骨结构不良和根尖周牙骨质瘤。根尖周牙骨质结构不良主要发生于下颌前牙，常呈多灶性改变。

影像学表现 根尖周牙骨质结构不良多呈类圆形表现，边界清晰。依据X线和CT检查，可分为3期：早期病变以牙根尖区低密度X线透射表现为特征，类似于根尖肉芽肿和小囊肿；混合期病灶以牙根尖区高密度伴周围条状低密度表现为主；成熟期病变以牙根尖区高密度改变为特点。根尖周牙骨质结构不良的病灶内出现牙根吸收和牙结构受侵者少见，但病变可与受累牙牙根的牙骨质相互融合。

鉴别诊断 与根尖周牙骨质结构不良早期病损相似的颌骨病变主要有根尖肉芽肿和根尖周囊肿。根尖肉芽肿和根尖周囊肿以单发病变为主，受累牙为死髓牙；而根尖周牙骨质结构不良常为多发病变表现，受累牙为活髓牙。同样，根尖周牙骨质结构不良的成熟期病损可与成牙骨质细胞瘤相似，但前者常表现为多发性病变，后者亦以单发表现为主。

（余　强）

júzàoxìng yáguǔzhì-gǔ jiégòu bùliáng yǐngxiàngxué biǎoxiàn

局灶性牙骨质–骨结构不良影像学表现（imaging findings of focal cemento-osseous dysplasia）局灶性牙骨质–骨结构不良指发生于颌骨后牙区的骨结构不

良性疾病。又称局灶性骨结构不良。局灶性牙骨质-骨结构不良的影像学表现与根尖周牙骨质结构不良者相同（见根尖周牙骨质结构不良影像学表现）。两者间的区别仅在于发病部位的不同。

（余 强）

fánmàoxíng gǔ jiégòu bùliáng yǐngxiàngxué biǎoxiàn

繁茂型骨结构不良影像学表现（imaging findings of florid osseous dysplasia）

繁茂型骨结构不良是以颌骨多发且具有弥漫分布特点的骨结构不良性疾病。又称繁茂型牙骨质-骨结构不良。多见于中年黑人和亚洲女性。繁茂型骨结构不良多发生在两侧颌骨的后部，可上下颌骨同时受累。单发病灶常见于下颌骨且多位于下颌神经管上方。多数病灶与受累区的牙根关系密切。

影像学表现 繁茂型骨结构不良多呈不规则形肿块表现，边界清晰。X线和CT检查，病变多呈高低混合密度改变。相对而言，病变内异常高密度X线阻射区多于低密度X线透射区（图）。部

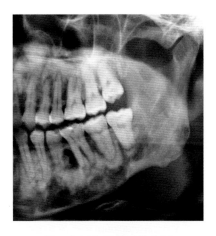

图 左侧上下颌骨繁茂型骨结构不良

注：曲面体层片（局部）示左侧上下颌骨3~8牙根方有不规则形高密度病灶，界限模糊。左下5~6病灶呈低高混合密度改变

分繁茂型骨结构不良病灶还可呈低密度囊肿样表现，并可发展为单纯性骨囊肿。

下颌骨繁茂型骨结构不良可向下推移下颌神经管，而上颌病变可向上突入上颌窦内。

鉴别诊断 ①颌骨纤维结构不良和佩吉特（Paget）病：以多发病变为特点，但繁茂型骨结构不良通常只累及颌骨，不会影响其他颅面骨。②颌骨骨髓炎：繁茂型骨结构不良如伴有继发感染，则难以同颌骨骨髓炎鉴别。抗炎治疗后的随访观察对最终确诊繁茂型骨结构不良具有重要作用。

（余 强）

jiāzúxíng jùdàxíng yáguzhìliú yǐngxiàngxué biǎoxiàn

家族性巨大型牙骨质瘤影像学表现（imaging findings of familial gigantiform cementoma）

家族性巨大型牙骨质瘤以多发、外形肿大、范围弥散和仅累及颌骨为特点的骨结构不良性疾病。多见于年轻人，是一种表现形式各异的常染色体显性遗传疾病。家族性巨大型牙骨质瘤常以多发形式出现，可同时累及上下颌骨。

影像学表现 家族性巨大型牙骨质瘤的病变边界多呈模糊不清表现。X线和CT检查，因其病灶形态巨大而常致颌骨外形轮廓呈明显肿大改变。病变内部以高密度表现为主，可间杂以囊状或不规则形低密度区。病变区内的牙可被推移位，或呈脱落缺失改变。下颌神经管可显示不清。上颌窦可被压变小。

鉴别诊断 ①家族性巨大型牙骨质瘤患者常因继发感染而就诊，故其常伴有颌骨骨髓炎。单纯的颌骨骨髓炎可导致周围软组织受累并呈弥漫肿大改变，但颌骨骨髓炎一般较少引发颌骨外形

呈肿大改变。②颌骨纤维结构不良和佩吉特病的影像学表现可与该病相似。但家族性巨大型牙骨质瘤多只累及颌骨，而纤维结构不良和佩吉特病可累及其他颅面骨。家族遗传特点也是区别该病和其他疾病的重要依据。

（余 强）

hégǔ zhōngxīnxìng jùxìbāo ròuyázhǒng yǐngxiàngxué biǎoxiàn

颌骨中心性巨细胞肉芽肿影像学表现（imaging findings of central giant cell granuloma of jawbone）

颌骨中心性巨细胞肉芽肿为以颌骨内病变组织含有出血、含铁血黄素沉积、破骨细胞样巨细胞和反应性成骨为特点的良性疾病。又称修复性巨细胞肉芽肿。该病损多呈局限性，但可有侵袭性。下颌骨中心性巨细胞肉芽肿明显多于上颌骨。下颌中心性巨细胞肉芽肿主要位于下颌体，病变多在下颌第一磨牙的前方，病变可跨越下颌骨中线；上颌中心性巨细胞肉芽肿主要位于尖牙区。

影像学表现 多数颌骨中心性巨细胞肉芽肿呈类圆形改变，少数可表现为不规则形。下颌者多有清晰的边界，但多缺乏骨皮质样边缘硬化线。上颌者可无清晰边界。少数病变可呈侵袭性改变，表现为病变穿破颌骨骨皮质，侵犯周围软组织。①X线检查：颌骨中心性巨细胞肉芽肿呈低密度X线透射改变（图）。病变可呈单囊，亦可为多囊。直径较小的单囊病变多为均匀低密度表现，类似于囊肿。多囊者，病变内有纤细且模糊的分隔。囊隔可垂直于病变边缘。②CT：平扫CT上，病变为软组织密度表现，部分病变内可见细小的颗粒样钙化。增强CT上，病变可呈强化表现。

③MRI：平扫 MRI 上，颌骨中心性巨细胞肉芽肿在 T1WI 和 T2WI 上多呈低信号表现，但也可表现为 T1WI 上的中等略高信号和 T2WI 上的均匀高信号。增强 MRI 上，病变有强化表现。

颌骨中心性巨细胞肉芽肿常可以推牙移位，少数可以有牙根吸收，病变区域内的牙槽骨硬骨板可以消失。下颌者可以推下颌神经管向下移位。颌骨中心性巨细胞肉芽肿有较强的骨皮质膨胀倾向。膨胀的骨皮质多呈不规则形或波浪状。X 线咬合片上，膨胀的骨皮质可呈双边缘表现。部分颌骨中心性巨细胞肉芽肿可无膨胀表现，但可出现骨皮质的破坏（上颌骨多见），与恶性病变的表现相似。

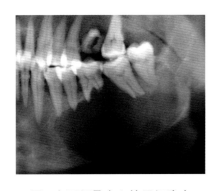

图　左下颌骨中心性巨细胞肉芽肿

注：曲面体层片（局部）示左下颌骨体后部有单囊状低密度骨质破坏区，边界清晰。左下 6 和 7 牙根吸收

鉴别诊断　①成釉细胞瘤：成釉细胞瘤常位于下颌骨后部，发病年龄多大于中心性巨细胞肉芽肿，多囊分隔多为锐利清晰的粗曲线状骨隔。②牙源性黏液瘤：病变的发病年龄较大，病变内常有粗而锐利的垂直分隔，多无骨皮质膨胀倾向。③颌骨动脉瘤样骨囊肿：内部如呈现有分隔者也易与颌骨中心性巨细胞肉芽肿混

淆。但动脉瘤样骨囊肿为罕见病变，其常发生于颌骨后部，有明显颌骨膨胀表现，并常有液-液平面征象出现。④单囊状颌骨中心性巨细胞肉芽肿应与单纯性骨囊肿等鉴别：单纯性骨囊肿少有邻牙移位和牙根吸收表现，亦少见颌骨呈膨胀性改变；因甲状旁腺功能亢进所导致的棕色瘤在影像学表现和组织病理表现上也常与颌骨中心性巨细胞肉芽肿相似，甲状旁腺素水平的检测有助于区别两者。与颌骨中心性巨细胞肉芽肿相比，棕色瘤多见于年长者，且病变常以多发为特点。

（余　强）

jùhézhèng yǐngxiàngxué biǎoxiàn

巨颌症影像学表现（imaging findings of cherubism）　巨颌症以患者颌骨对称性膨大，且以"小天使"面容为特点的、罕见的常染色体显性遗传性疾病。又称家族性纤维结构不良。该病的实质是一种与形成骨基质无关的巨细胞肉芽肿，而非纤维结构不良。巨颌症可累及颌骨的 4 个象限。单发者罕见。病变主要累及上、下颌骨的后部（下颌第一磨牙以后区域和上颌结节区）。病变范围广泛者，可见其越过颌骨中线与对侧颌骨病灶相连。

影像学表现　巨颌症多呈类圆形或不规则形肿块，边界清晰，一般无骨皮质外侵犯。巨颌症具有明显的膨胀性改变。部分较大的病灶可以突破颌骨边缘，破坏颌骨骨皮质。青春期后的巨颌症病变边缘可以呈明显的骨硬化表现。大多数巨颌症病灶呈多囊状改变。①X 线检查：病变表现为多囊低密度 X 线透射区，囊隔纤细，各囊大小不一，可以呈圆形或不规则形。青春期后，随着病变生长的停止，病变内硬化的囊

隔可以增粗。②CT：病灶内的囊隔为高密度骨隔，形态不一。骨隔之间的实质性病灶表现为软组织密度。③MRI：多囊骨隔表现为 T1WI 和 T2WI 上的低信号，病灶实性部分多呈 T1WI 上的低或中等信号和 T2WI 上的中等或略高信号。

巨颌症较少累及颌骨周围软组织。由于多数病变位于颌骨的后部，故可见受累牙多向前移位。病灶内的牙囊可被破坏。上颌骨病变可侵入上颌窦内，严重者还可侵犯至眶底。

鉴别诊断　巨颌症的临床表现和影像学表现均有显著的特征性，通常不易误诊为其他颌骨病变。①颌骨中心性巨细胞肉芽肿：巨颌症的病变多位于颌骨后部，颌骨中心性巨细胞病变多位于颌骨前部。巨颌症为多发肉芽肿，颌骨膨胀呈对称性改变；颌骨中心性巨细胞肉芽肿多为单发病变，颌骨膨胀呈单侧性。②颌骨纤维结构不良：纤维结构不良中呈低密度 X 线透射改变的病变多为单囊状，与呈多囊低密度 X 线透射表现的巨颌症明显不同。③多发性牙源性角化囊肿：虽也可为多囊表现，但其颌骨膨胀表现多不明显。

（余　强）

hégǔ dòngmàiliúyàng gǔ nángzhǒng yǐngxiàngxué biǎoxiàn

颌骨动脉瘤样骨囊肿影像学表现（imaging findings of aneurysmal bone cyst of jawbone）　动脉瘤样骨囊肿是以囊壁或隔含有破骨细胞样巨细胞和反应性骨，囊腔内含有血液为特点的囊腔样病变的疾病。由于组织病理学和影像学表现相似，动脉瘤样骨囊肿和颌骨中心性巨细胞肉芽肿之间可能存在密切关系。颌骨动脉

瘤样骨囊肿可与其他骨病变并存，如纤维结构不良、血管瘤、巨细胞肉芽肿和骨肉瘤等，但较为少见。下颌骨动脉瘤样骨囊肿较上颌骨者多见，下颌骨动脉瘤样骨囊肿主要发生于下颌磨牙区和下颌支。

影像学表现 颌骨动脉瘤样骨囊肿为溶骨性表现，可有明显膨胀性改变，多呈类圆形或"气球状"。病变边界变化多样，多数病变有清晰边缘，部分可模糊不清。颌骨动脉瘤样骨囊肿有单囊和多囊之分，后者略多见。①X线检查：病变呈低密度X线透射改变。多囊病变的囊隔纤细，但欠光滑锐利，偶见斑点状钙化或骨化影。单囊者多呈均匀低密度表现。②CT：颌骨动脉瘤样骨囊肿的CT值或与水液相同，或为软组织密度。病变内可见点状高密度钙化和线状骨隔。病变囊腔内可有特征性的气-液平面或液-液平面（图）。③MRI：颌骨动脉瘤样骨囊肿一般表现为T1WI上的低或中等信号和T2WI上的均匀

或不均匀高信号，并可见特征性的液-液平面。增强MRI上，病变内部的囊隔可呈强化表现。如颌骨动脉瘤样骨囊肿伴有纤维结构不良，则可见磨砂玻璃样病变内部或周围有囊性低密度X线透射区。

颌骨动脉瘤样骨囊肿多可推移病变区牙移位，但牙根吸收较少见。部分病变还可穿破颌骨骨皮质，侵犯周围软组织结构。上颌骨动脉瘤样骨囊肿尚可侵入鼻腔和眼眶。

鉴别诊断 颌骨动脉瘤样骨囊肿可以和颌骨中心性巨细胞肉芽肿、巨颌症和成釉细胞瘤相似。颌骨中心性巨细胞肉芽肿、巨颌症和动脉瘤样骨囊肿同属巨细胞病变，组织病理学表现有一定的相似性。通常，颌骨中心性巨细胞肉芽肿的发病部位多在颌骨前部（第一磨牙之前）；动脉瘤样骨囊肿则好发于颌骨后部。巨颌症可同时累及颌骨的3~4个象限；动脉瘤样骨囊肿仅累及颌骨的单个象限。相比较而言，成釉细胞瘤的发病年龄一般大于颌骨动脉瘤样骨囊肿。

（余 强）

hégǔ dānchúnxìng gǔ nángzhǒng yǐngxiàngxué biǎoxiàn

颌骨单纯性骨囊肿影像学表现（imaging findings of simple bone cyst of jawbone） 单纯性骨囊肿是以囊壁缺乏上皮组织衬里，且囊腔或为空腔，或含浆液或血液为特点的骨内假性囊腔性疾病。又称孤立性骨囊肿、创伤性骨囊肿、出血性骨囊肿、单腔性骨囊肿、进展性骨腔、溢出性囊肿和特发性骨腔。下颌骨单纯性骨囊肿较上颌骨者多见。病变可以出现于下颌骨任何部位，但在年长患者中以下颌后部和下颌

支多见。

影像学表现 颌骨单纯性骨囊肿多呈类圆形，具有一般骨囊肿的影像学表现特点。部分颌骨单纯性骨囊肿亦可呈不规则形表现。病变边界清晰，但牙槽侧边缘可呈硬化的扇形或弧线表现。①X线检查：颌骨单纯性骨囊肿多为单囊低密度X线透射表现（图），多囊者少见。②CT：颌骨单纯性骨囊肿的CT值多介于水和软组织之间。③MRI：平扫T1WI上，病变信号变化较大，液体呈低信号，血液可呈高信号。T2WI上病变多呈高信号。部分病变可在CT和MRI上显示有液-液平面。MRI增强T1WI上，可见病变囊壁有局部强化表现。

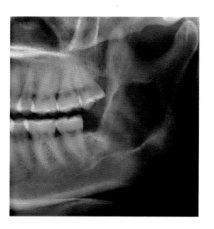

图 左下颌骨单纯性骨囊肿

注：曲面体层片（局部）示左下颌支有单囊低密度病灶，边界清晰。病变位于左下颌神经管上方

颌骨单纯性骨囊肿一般少有病变区牙移位和牙根吸收，牙周硬骨板也多保存完整。下颌颌骨单纯性骨囊肿有沿颌骨长轴生长的特点，颌骨膨胀和颌骨外侵犯者均少见。

鉴别诊断 颌骨单纯性骨囊肿的X线表现可与牙源性角化囊肿相似。两者间的区别要点如下：后者的发病年龄大于前者；后者

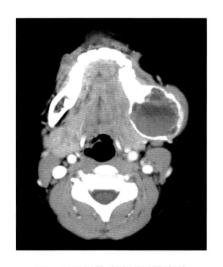

图 左下颌骨动脉瘤样骨囊肿

注：横断面增强CT示左侧下颌支膨胀明显，内有单囊状骨质破坏区，边界清晰。病变局限于骨内，其内可见液-液平面

可致牙移位和牙根吸收，前者则少见；后者多边缘清晰，前者边缘变化多样，但也有一定的分布特点。

（余 强）

婴儿黑色素神经外胚瘤影像学表现 （imaging findings of melanotic neuroectodermal tumor of infancy）

婴儿黑色素神经外胚瘤为主要由神经母细胞和色素上皮细胞组成的婴儿肿瘤性疾病。又称黑色素性突变瘤、视网膜始基瘤和黑色素性成釉细胞瘤。婴儿黑色素神经外胚瘤多发于上颌骨，且多见于上颌前部。

影像学表现 婴儿黑色素神经外胚瘤多呈类圆形肿块表现，边界清晰；少数病变为不规则形，边缘模糊。①X 线检查：婴儿黑色素神经外胚瘤表现为低密度溶骨样破坏，病变内可含牙。②CT：其为软组织密度的实性病变。③MRI：婴儿黑色素神经外胚瘤的信号表现的变化与黑色素含量密切相关。黑色素含量高的病变可表现为 T1WI 上的高信号和 T2WI 上的低或等信号；而黑色素含量低的病变多呈 T1WI 上的低或中等信号和 T2WI 的高信号。然而因肿瘤成分复杂，许多黑色素含量丰富的病变信号表现并不遵循上述规律，亦无特征性的信号呈现。

婴儿黑色素神经外胚瘤可伴有骨内牙囊结构的破坏和骨外邻近结构的侵犯。上颌者可表现为向后侵犯颞下间隙和翼腭间隙，向上侵入上颌窦，向内侵犯鼻腔，向前累及眶下间隙。下颌者可侵犯咀嚼肌间隙。

鉴别诊断 婴儿黑色素神经外胚瘤的发病年龄具有特征性。

影像学表现病变形态通常具有良性肿瘤的特点，但其骨质破坏的表现又与恶性肿瘤相似。结合其临床特点，应较易同其他颌骨病损相区别。

（余 强）

颌骨骨瘤影像学表现 （imaging findings of osteoma of jawbone）

骨瘤为由层状结构的成熟骨组成的良性疾病。骨瘤不是真性肿瘤。骨瘤一词应限用于鼻窦、面骨和眼眶区域。颌骨骨瘤有单发和多发之分。多发性颌骨骨瘤常为家族性腺瘤样息肉病的表征之一。颌骨骨瘤者好发于下颌骨，其中下颌角、下颌髁突和冠突是骨瘤的好发部位。

影像学表现 骨瘤多呈圆形或半圆形，部分可呈分叶状改变，边界清晰。X 线检查和 CT 显示，致密型骨瘤由均匀一致的高密度影像所构成，松质骨型骨瘤主要由线网状高密度骨小梁和低密度骨髓腔所构成。部分颌骨骨瘤可向外突出，占据邻近组织结构的空间，导致部分肌肉组织被推移位，引起功能障碍。鼻窦骨瘤多向窦腔内突出，对周围组织结构少有影响。

鉴别诊断 由于骨瘤形态规则，发病部位比较特殊，一般不会将其同其他颌骨肿瘤相混淆。但发生在下颌髁突区的骨瘤有时不易同髁突骨软骨瘤、髁突肥大和髁突骨赘鉴别。鉴别要点为：髁突区骨软骨瘤的外形多为不规则形态，CT 和 MRI 检查时可见典型的软骨帽影像；髁突肥大者多伴有患侧下颌支和下颌体外形的明显增大和增长；髁突区骨赘的形态多似鸟嘴，不同于骨瘤常见的圆形或半圆形改变。

（余 强）

颌骨成骨细胞瘤影像学表现 （imaging findings of osteoblastoma of jawbone）

成骨细胞瘤为罕见的、以骨母细胞排列在骨小梁周围为特点的良性成骨性肿瘤。又称骨母细胞瘤、巨大性骨样瘤和骨化巨细胞瘤。颌骨成骨细胞瘤主要位于上、下颌骨的承牙区和髁突。

影像学表现 颌骨成骨细胞瘤多表现为形态不规则形的肿块。病变边界或模糊不清，或清晰并围以硬化的骨皮质线。①X 线检查：颌骨成骨细胞瘤的内部结构表现多样。早期病变以低密度 X 线透射改变为主，以后可见低密度病变区内出现不同程度的高密度钙化或骨化。此高密度钙化或骨化可呈日光状或颗粒状骨小梁样改变。②CT：成骨细胞瘤内部密度不均匀，多表现为软组织密度区间杂以钙化或骨化区。成骨细胞瘤可使颌骨膨胀，但颌骨的轮廓多保持完整（图）。病变可以侵犯鼻腔、上颌窦和下颌神经管。

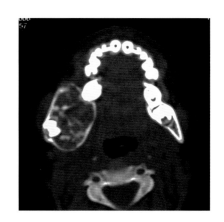

图 右下颌骨成骨细胞瘤
注：横断面 CT 骨窗示右侧下颌支膨大明显，内有混合密度病变，并含右下 8，边界清晰

鉴别诊断 颌骨成骨细胞瘤的 X 线和 CT 表现可以与骨化纤

维瘤、牙源性钙化上皮瘤、骨肉瘤和软骨肉瘤相似。通常，骨肉瘤和软骨肉瘤多有明显的骨皮质破坏，且多伴有软组织肿块形成；而成骨细胞瘤多局限于骨内生长，伴有骨皮质穿破者少见或轻微。同样，与有清晰边缘的骨化纤维瘤和牙源性钙化上皮瘤等良性肿瘤相比，骨母细胞瘤的病变边缘可呈模糊不清表现。

（余　强）

hégǔ gǔyàng gǔliú yǐngxiàngxué biǎoxiàn

颌骨骨样骨瘤影像学表现

（imaging findings of osteoid osteoma of jawbone）　骨样骨瘤为以体积较小（其直径常常不超过1.5cm）、自限性生长倾向和夜间疼痛为特点的良性成骨性肿瘤。颌骨骨样骨瘤主要发生于下颌骨体和下颌支区骨皮质，但颌骨松质骨区也可偶见。

影像学表现　颌骨骨样骨瘤多呈类圆形改变，部分位于颌骨骨皮质区的骨样骨瘤可呈梭形改变，病变边界清晰。①X线检查：颌骨骨样骨瘤的病变中心区多为低密度X线透射区。但在成熟的骨样骨瘤病变，可见其中心低密度X线透射区内有斑点状高密度影，此为典型的瘤巢表现。②CT：骨窗上，可见病变中心为高密度表现，边缘围以带状低密度区。骨样骨瘤的边缘可见呈硬化改变的反应性骨形成。骨皮质可明显增厚，有时可见刺激性骨膜新骨形成。

鉴别诊断　影像学表现呈典型表现的骨样骨瘤（如病变位于骨皮质区，瘤巢中心有钙化斑点等）是比较容易和其他颌骨肿瘤相区别的。不典型者多为位于骨松质区的骨样骨瘤。与之影像学表现相似的颌骨病变有硬化性骨

炎、骨化纤维瘤、成牙骨质细胞瘤和根尖周牙骨质结构不良。此外，由于有新生骨和骨膜反应形成，骨样骨瘤的影像学表现还可与颌骨骨髓炎相似。由于颌骨骨样骨瘤是罕见疾病，故在诊断不典型骨样骨瘤时应充分结合其临床表现。

（余　强）

hégǔ zhōngxīnxìng xuèguǎnliú yǐngxiàngxué biǎoxiàn

颌骨中心性血管瘤影像学表现

（imaging findings of central hemangioma of jawbone）　颌骨中心性血管瘤是以颌骨的溶骨性改变为特征的动静脉畸形。

影像学表现　①X线检查：根据患者年龄、病变大小及发生部位、病程进展程度以及是否伴发软组织动静脉畸形，在X线平片上可呈不同的表现。不侵犯周围软组织的下颌骨中心性血管瘤，骨皮质完整，主要表现为下颌骨内单囊性或多囊性骨密度降低区，也可仅表现为下颌骨的骨小梁粗糙、模糊。病变主要发生在第一磨牙区，也可向前扩展至前磨牙区，多伴有牙根吸收。侵犯周围软组织的下颌骨中心性血管瘤，骨皮质欠完整，X线平片上呈"蜂窝状"或"肥皂泡样"改变。下颌骨中心性血管瘤在X线平片上绝大多数伴有下颌管的增粗。上颌骨中心性血管瘤主要发生上颌第一磨牙根尖区，患区根尖的X线片可见第一磨牙根尖区牙槽骨和牙根吸收。上颌骨的曲面断层片显示罹患区的牙槽骨骨小梁粗糙、囊状吸收，部分病例由于骨组织间的重叠则无阳性显示。②CT：颌骨中心性血管瘤在平扫CT上表现为骨髓腔间隙增大、骨小梁消失的单囊或多囊状低密度灶，骨质膨隆不明显。如颌骨中

心性血管瘤不波及软组织，颌骨骨皮质完整；反之，则骨皮质呈穿凿样改变。注射增强剂后，颌骨内病变如图所示呈明显强化，接近血管密度。增强CT对颌骨中心性血管瘤的诊断具有重要价值，特别是在显示颌骨内病变范围、位置、周界和大小方面，CT较其他影像方式更直观和清晰（图）。③MRI：颌骨中心性血管瘤在MRI上表现为骨髓腔内的脂肪信号消失，T1及T2加权像均呈低信号。如果侵及周围软组织，则显示为不规则的蜂窝状流空血管巢，或仅见不规则曲张异常的流空血管影。注射增强剂后颌骨内病变区明显强化。④血管造影：是诊断颌骨中心性血管瘤的"金标准"。血管造影时颌骨中心性血管瘤表现为牙槽骨内的异常血管团（又称静脉池），回流静脉提前显示。该异常血管团可持续到静脉晚期并与回流静脉相通。下颌骨中心性血管瘤的供血动脉主要为下牙槽动脉，下牙槽动脉的超选择造影可见它以多个纤细分支形式供应异常血管团。上颌骨中心性血管瘤的供血动脉主要为上颌动脉的上牙槽后动脉和腭降动脉，面前静脉和眶上静脉为回流静脉。

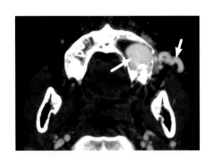

图　左上颌骨中心性血管瘤

注：横断面增强CT显示上颌磨牙区的牙槽骨内呈接近血管密度的明显强化团块（长箭头），邻近回流静脉扩张（短箭头）

鉴别诊断　颌骨中心性血管瘤在X线平片上的表现可与成釉细胞瘤或者牙源性角化囊肿相似，准确的鉴别诊断对临床治疗方案的选择具有一定的指导意义。颌骨中心性血管瘤与成釉细胞瘤的鉴别要点为：前者多沿颌骨长轴生长，颌骨膨胀不明显，后者多可致颌骨膨胀；前者的下颌管扩张明显，后者无明显的下颌管扩张；多囊改变中，后者常表现为多个分房，且分房大小不等，前者多呈单囊，多囊表现时分房大小则接近一致。颌骨中心性血管瘤与牙源性角化囊肿在X线平片上的鉴别要点为：有沿颌骨长轴生长，颌骨膨胀不明显的共性，但是前者多伴下颌管扩张；前者的侵袭性特点较后者明显，如牙根吸收、牙槽骨和颌骨骨皮质破坏等；前者多为单发病变，后者常表现多发。

(范新东)

hégǔ cù jiédì zǔzhī zēngshēngxìng xiānwéiliú yǐngxiàngxué biǎoxiàn

颌骨促结缔组织增生性纤维瘤影像学表现（imaging findings of desmoplastic fibroma of jawbone）

促结缔组织增生性纤维瘤为罕见的、具有局部侵袭性的、由轻度异型的梭形细胞和大量胶原组织所组成的良性骨肿瘤。又称骨韧带状瘤和骨内型软组织纤维瘤病。该肿瘤多见于下颌体、下颌升支和上颌后牙区。

影像学表现　①X线检查：多呈类圆形，可呈单囊和多囊。病变主要表现为低密度X线透射区（图）。多囊病变内可见增粗的骨小梁结构。肿瘤内钙化或骨化少见。在复发性颌骨促结缔组织增生性纤维瘤中，骨小梁增粗表现明显。病变边界多模糊不清，但移行带较狭窄，无硬化显现。

②CT：多为均匀软组织密度表现。③MRI：在T1WI和T2WI上多为低或中等信号表现，但也可在T2WI上表现为高信号。增强MRI上，病变内部多呈均匀或不均匀强化表现。颌骨促结缔组织增生性纤维瘤的膨胀性生长特点较为突出，颌骨骨皮质变薄明显，受累颌骨的外形多有明显的异常增大，但少见骨膜反应。

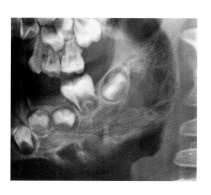

图　左下颌骨促结缔组织增生性纤维瘤
注：曲面体层片（局部）示左下颌骨体和下颌支膨大明显，内有多囊状混合密度病变，边界不清

颌骨促结缔组织增生性纤维瘤可破坏颌骨内诸多结构（牙体牙周结构、下颌神经管和上颌窦底壁），并可通过吸收的颌骨骨皮质向外侵犯周围软组织结构，形成软组织肿块。上颌骨促结缔组织增生性纤维瘤可侵入上颌窦、颞下间隙和翼腭间隙；下颌骨促结缔组织增生性纤维瘤可侵犯周围的咬肌肌群和腮腺组织，甚至累及颞下颌关节。

鉴别诊断　颌骨促结缔组织增生性纤维瘤的影像学表现与骨源性肉瘤（如成纤维性骨肉瘤和纤维肉瘤）、多囊状成釉细胞瘤和牙源性黏液瘤相似。①骨纤维肉瘤：X线表现特点为肿瘤边缘的移行带较宽，颌骨以溶骨破坏为主，膨胀改变不明显。②多囊状成釉细胞瘤：多见于30~40岁成年人，儿童和青少年少见。③部分多囊型成釉细胞瘤：其内有含液密度和信号表现，与呈实性表现的促结缔组织增生性纤维瘤明显不同。④牙源性黏液瘤：内部亦可有增粗的骨小梁显示，但其以侵犯颌骨牙槽侧为主，而促结缔组织增生性纤维瘤的膨胀方向多向舌侧或非牙槽侧。

(余　强)

hégǔ Lǎnggéhànsī xìbāo zǔzhī xìbāo zēngduōzhèng yǐngxiàngxué biǎoxiàn

颌骨朗格汉斯细胞组织细胞增多症影像学表现（imaging findings of Langerhans cell histiocytosis of jawbone）

朗格汉斯细胞组织细胞增多症为朗格汉斯细胞克隆性肿瘤性增生性疾病。又称组织细胞增多症X和朗格汉斯细胞肉芽肿病。临床类型有骨孤立性嗜酸性粒细胞肉芽肿、韩-许-柯病和勒-雪病。颌骨朗格汉斯细胞组织细胞增多症发病年龄范围广泛（1个月至80岁），80%~85%患者在30岁之前发病，60%患者小于10岁；勒-雪病多发生在婴儿；韩-许-柯病多见于3~5岁儿童。朗格汉斯细胞组织细胞增多症有单灶性、多灶性和弥漫性之分。朗格汉斯细胞组织细胞增多症好发于颅骨和颌骨。在颌骨朗格汉斯细胞组织细胞增多症中，下颌骨较上颌骨多见，且多发生于下颌骨后部。

影像学表现　颌骨朗格汉斯细胞组织细胞增多症病灶多表现为不规则形肿块，病变边缘或模糊或清晰，部分可见硬化改变。多数青少年下颌骨病灶可伴有连续的或不连续的层状骨膜反应（图）。多发病灶者除可见不同颌骨部位的病灶外，尚可显示颅骨病灶（以多发的、边界清晰的类圆形改变和边缘硬化为特点）。①X线检查：有牙槽突型和骨内型之分。病灶几乎均呈低密度溶骨破坏状改变，且有单囊和多囊之分。偶见病变内有未被完全吸收的残留骨影。部分成人可伴有病理性骨折。②平扫CT：软组织肿块密度（图）。③MRI：平扫MRI上，多表现为T1WI上的低或中等信号和T2WI上的高信号；增强CT和MRI上，病变多有明显强化表现。④放射性核素骨扫描：可见病灶区多有示踪剂浓聚表现。颌骨朗格汉斯细胞组织细胞增多症病变可致牙囊破坏（青少年患者）和"牙浮立"。CT和MRI上可见有骨外软组织侵犯表现，病变可累及颌骨周围的咀嚼肌群和软组织间隙。

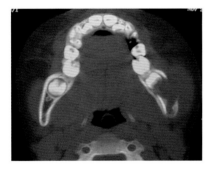

图　左下颌骨朗格汉斯细胞组织细胞增多症

注：横断面平扫CT骨窗示左侧下颌支有溶骨状骨质破坏区，界限不清。病变向外侵犯左侧咬肌。左下颌支内侧可见层状骨膜反应

鉴别诊断　颌骨朗格汉斯细胞组织细胞增多症的影像学表现可与部分颌骨骨髓炎、颌骨恶性肿瘤和牙龈鳞状细胞癌相似。实际上，成人与儿童青少年的颌骨朗格汉斯细胞组织细胞增多症具有不同影像学表现特点。青少年颌骨朗格汉斯细胞组织细胞增多症较少伴发病理性骨折，但常伴有连续或不连续的层状骨膜反应，类似于边缘型颌骨骨髓炎。成人则反之，病变可伴发病理性骨折，但少见有骨膜反应，类似于颌骨恶性肿瘤。青少年颌骨朗格汉斯细胞组织细胞增多症和边缘型颌骨骨髓炎的X线检查鉴别较为困难，但CT检查可提供一定的有益信息。CT上，边缘型颌骨骨髓炎常伴有边界模糊的软组织增生，而朗格汉斯细胞组织细胞增多症多呈边界较清的软组织肿块。临床上，抗感染治疗对边缘型颌骨骨髓炎有效，但对颌骨朗格汉斯细胞组织细胞增多症无效。如果儿童青少年出现面部肿大但无明显感染表现，影像学检查见其颌骨呈溶骨性破坏且伴层状骨膜反应，则应考虑有颌骨朗格汉斯细胞组织细胞增多症的可能。同样，成人颌骨朗格汉斯细胞组织细胞增多症几乎不能在影像学表现上同颌骨恶性肿瘤（包括颌骨转移性肿瘤）和牙龈癌相鉴别。但对儿童和青少年患者而言，牙龈癌较少发生，且其X线检查和CT上少有骨膜反应出现。此外，部分颌骨朗格汉斯细胞组织细胞增多症病变多发的特点，也有助于将其与边缘型颌骨骨髓炎、颌骨恶性肿瘤（转移瘤、淋巴瘤和多发性骨髓瘤除外）和牙龈癌鉴别诊断。

（余　强）

hégǔ ruǎngǔ ròuliú yǐngxiàngxué biǎoxiàn

颌骨软骨肉瘤影像学表现

（imaging findings of chondrosarcoma of jawbone）　软骨肉瘤为起源于软骨的，并可出现黏液样变、钙化和骨化的恶性肿瘤。上颌骨软骨肉瘤多发生于上颌前部，下颌软骨肉瘤多发生于下颌冠突、髁突和下颌体。

影像学表现　颌骨软骨肉瘤多为类圆形或不规则形肿块，可呈分叶状。病变边缘或为清晰表现，或为模糊不清，或呈鼠咬状改变。颌骨骨皮质多有破坏、吸收。①X线检查：多数颌骨软骨肉瘤表现为X线透射与X线阻射区相混合，少数可表现为以低密度X线透射区改变为主。病变内的高密度X线阻射区形态不一，可呈斑片状和点状。②CT：颌骨软骨肉瘤成分复杂，一般由软组织和钙化的软骨样基质混合而成（图）。其中，软组织肿块内有软骨样基质的显示是软骨肉瘤的主要特征之一。③MRI：软骨肉瘤在T1WI上为低或中等信号表现，在T2WI上为均匀或不均匀高信号表现。病变在T1WI和T2WI上的不均匀信号表现与病变内的矿化、出血和囊变密切相关。而病变内钙化的软骨样基质在T1WI和T2WI上均呈低信号表现。增强CT和MRI上，病变多呈不均匀强化表现，其中强化区域与病变的实质区域相对应；而无强化区与病变内胶冻黏液样变区和矿化区相对应。

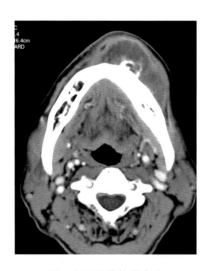

图　左下颌骨软骨肉瘤

注：横断面增强CT示左侧下颌骨体前部外侧边缘可见片状不规则骨形成，其外侧有囊实性软组织肿块

颌骨软骨肉瘤可致牙周膜增宽、牙根吸收和下颌神经管破坏，并可穿破颌骨骨皮质，直接侵犯至颌骨外诸软组织结构，形成软组织肿块，占据或部分替代周围组织结构的空间。其中，骨皮质的破坏是软骨肉瘤最常见的影像学表现之一。通常，软骨肉瘤导致骨膜新骨形成者少见。

鉴别诊断 ①骨肉瘤：颌骨软骨肉瘤的 X 线表现和骨肉瘤十分相似，鉴别诊断困难。但 CT 和 MRI 检查有时可显示出两者之间的差异，主要表现为：软骨肉瘤内部的胶冻黏液样变区多为低密度表现，增强后无明显强化；骨肉瘤内部有此征象者相对少见，病变主要为软组织密度改变，增强后有明显强化。另外，软骨肉瘤伴骨膜反应者也较骨肉瘤少见。②颌骨纤维结构不良：X 线表现有时也可与颌骨软骨肉瘤相似。但与颌骨软骨肉瘤不同的是，颌骨纤维结构不良多呈磨砂玻璃样改变，病变一般局限于骨内生长，颌骨外形完整，病变几乎没有骨皮质破坏吸收、骨外侵犯和软组织肿块形成；软骨肉瘤则反之，病变多可破坏颌骨骨皮质，并可有软组织肿块形成。

（余　强）

hégǔ gǔ ròuliú yǐngxiàngxué biǎoxiàn

颌骨骨肉瘤影像学表现 （imaging findings of osteosarcoma of jawbone）

骨肉瘤为以肿瘤细胞直接产生骨和骨样基质为特点的骨原发性恶性肿瘤。骨肉瘤类型繁多，在颌骨骨肉瘤中最常见者为普通型骨肉瘤。颌骨骨肉瘤为少见疾病，但同其他颌骨恶性肿瘤相比，它又是较为常见的骨恶性肿瘤之一。颌骨骨肉瘤病因不明，但在继发性骨肉瘤中，约超过 10% 的骨肉瘤可发生于放射

治疗后。其他类型者有继发于纤维结构不良的骨肉瘤。下颌骨骨肉瘤多见于下颌体、下颌角和下颌支，上颌骨骨肉瘤多发生于上颌后部。

影像学表现 颌骨骨肉瘤多呈不规则形表现。肿瘤无清晰边缘。成骨性骨肉瘤的边缘多有日光状或针状瘤骨形成，其排列多参差不齐，长短不一。成纤维性骨肉瘤的边缘多呈低密度 X 线透射表现，其周围无明显骨硬化表现。如病变穿破颌骨骨皮质和其外层的骨膜反应，则可见科德曼（Codman）三角形成。①X 线检查：颌骨骨肉瘤的主要表现类型有低密度 X 线透射病灶、低密度 X 线透射区和高密度 X 线阻射区相混合病灶、高密度 X 线阻射病灶。病变内的瘤骨可呈日光状、针状、颗粒状、棉絮状、蜂窝状和束状。②CT：多数颌骨骨肉瘤呈混合密度改变（图），部分骨肉瘤以成骨为主，部分以软组织肿块表现为主。③MRI：骨肉瘤在T1WI 上或呈中等信号，或呈低、中等混合信号；在 T2WI 上病变呈低、中等、高混合信号。增强

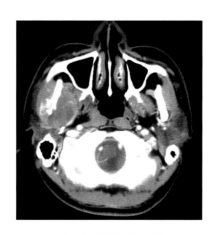

图　右下颌骨骨肉瘤

注：横断面增强 CT 示右侧咀嚼肌间隙有不均匀密度软组织肿块形成。右下颌支骨质破坏，局部可见不规则形瘤骨形成，边界不清

CT 和 MRI 上，骨肉瘤的软组织实质部分多有强化表现。

骨肉瘤多可破坏颌骨骨皮质，并可穿破骨皮质，侵犯周围软组织，形成软组织肿块。病变骨周围可见科德曼三角骨膜反应形成。颌骨骨肉瘤常可侵犯颌面深部的咀嚼肌间隙和颅底。

鉴别诊断 类型不同的颌骨骨肉瘤，其所对应的鉴别诊断疾病也各不相同。成骨性骨肉瘤和成软骨性骨肉瘤的影像学表现可同软骨肉瘤和部分高密度颌骨转移性肿瘤（如前列腺癌或乳腺癌的颌骨转移）相似，而成纤维性骨肉瘤的影像学表现则与大多数呈溶骨性破坏的恶性肿瘤（如纤维肉瘤、恶性纤维组织细胞瘤、骨转移性癌、尤因肉瘤和孤立性骨髓瘤等）相似。同转移性肿瘤的鉴别主要应依靠患者的病史和临床其他检查资料。有时，部分颌骨良性肿瘤和瘤样病变（如纤维结构不良和骨化纤维瘤等）的影像学表现也可与骨肉瘤相似。颌骨纤维结构不良的特点是推下颌神经管或上颌窦底移位，且不会导致牙周膜或牙周韧带间隙增宽。此外，颌骨良性肿瘤和瘤样病变多局限在颌骨内生长，极少有骨外软组织侵犯或伴有软组织肿块形成。当然，对部分继发于颌骨纤维结构不良的骨肉瘤而言，如病变本身不伴有明显的骨质破坏、吸收，则两者之间的影像学鉴别诊断往往十分困难。

（余　强）

hégǔ xiānwéi ròuliú yǐngxiàngxué biǎoxiàn

颌骨纤维肉瘤影像学表现 （imaging findings of fibrosarcoma of jawbone）

骨纤维肉瘤是以肿瘤细胞成束或成簇排列呈"鲱鱼骨"状为特点的骨原发性恶

性梭形细胞肿瘤。下颌骨纤维肉瘤较上颌骨者多见。

影像学表现　颌骨纤维肉瘤多为不规则形表现，边界模糊，常呈渗透性或"鼠咬"状改变。①X线检查：颌骨纤维肉瘤呈溶骨状改变，表现为低密度X线透射区。②CT：颌骨纤维肉瘤为软组织密度。③MRI：病变多呈T1WI上的中等信号和T2WI上的不均匀高信号改变。增强CT和MRI上，病变可以呈不均匀强化表现。

颌骨纤维肉瘤具有侵袭性。病变可破坏颌骨内的下颌神经管、牙槽骨和牙周韧带，侵犯颌骨边缘，致使颌骨骨皮质破坏、缺损。病变边缘出现骨膜反应者少见。此外，颌骨纤维肉瘤还可侵犯至骨外，形成软组织肿块。颌骨周围诸软组织间隙可被累及。病变甚至可向上侵犯颅底和颅内。

鉴别诊断　颌骨纤维肉瘤的影像学表现具有一般溶骨性恶性肿瘤的影像学表现特点，但无特征表现可与其他溶骨性恶性肿瘤区别。与颌骨纤维肉瘤影像表现相似的颌骨恶性肿瘤主要有成纤维性骨肉瘤、骨恶性纤维组织细胞瘤和部分牙源性恶性肿瘤（如颌骨原发性骨内癌等）。

（余　强）

hégǔ èxìng xiānwéi zǔzhī xìbāoliú yǐngxiàngxué biǎoxiàn

颌骨恶性纤维组织细胞瘤影像学表现（imaging findings of malignant fibrous histiocytoma of jawbone）

恶性纤维组织细胞瘤为由成纤维细胞和多形性细胞构成，且以席纹状形式排列为特点的恶性肿瘤。曾称纤维黄色肉瘤、恶性纤维黄色瘤、黏液纤维肉瘤和黏液样恶性纤维组织细胞瘤。发生于上颌骨（包括上颌窦）的恶性纤维组织细胞瘤多于下颌骨。

影像学表现　颌骨恶性纤维组织细胞瘤多为不规则肿块形态。肿瘤边界不规则，可呈"鼠咬状"改变。①X线检查：颌骨恶性纤维组织细胞瘤表现为低密度X线透射区，病变内部几乎无钙化或骨化区。②CT：平扫CT上，颌骨恶性纤维组织细胞瘤为软组织密度改变；增强CT上，病变多呈不均匀强化表现（图）。③MRI：平扫MRI上，该肿瘤一般呈T1WI上的中等信号和T2WI上的不均匀高信号表现。增强MRI上，病变的实质区可呈强化表现。

颌骨恶性纤维组织细胞瘤可破坏颌骨内结构，如下颌神经管、牙槽硬骨板和上颌窦底壁等结构。病变还可突破颌骨骨皮质，侵犯至颌骨周围软组织，形成软组织肿块。病变周围无新骨形成，亦无骨膜反应。

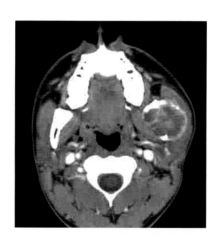

图　左下颌骨恶性纤维组织细胞瘤

注：横断面增强CT示左侧下颌支有不均匀密度软组织肿块形成。左下颌支内外侧骨皮质破坏

鉴别诊断　颌骨恶性纤维组织细胞瘤具有一般骨恶性肿瘤的影像学表现特点。通常不会与颌骨良性肿瘤相混淆。但该恶性肿瘤本身并无特征性，因而较难将其同其他呈溶骨表现的颌骨恶性肿瘤相鉴别。

（余　强）

hégǔ Yóuyīn ròuliú yǐngxiàngxué biǎoxiàn

颌骨尤因肉瘤影像学表现（imaging findings of Ewing sarcoma of jawbone）

颌骨尤因肉瘤为发生于颌骨的，以不同程度的神经内胚层分化为特点的圆形细胞肉瘤。尤因肉瘤又称尤因瘤。颌骨尤因肉瘤多发生于颌骨后部，下颌骨尤因肉瘤明显多于上颌骨尤因肉瘤。

影像学表现　颌骨尤因肉瘤多为圆形或类圆形表现，也可为不规则形表现。病变边界模糊不清，常呈虫蚀状或鼠咬状。①X线检查：颌骨尤因肉瘤主要表现为低密度X线透射区，部分病变内可见线状成骨结构形成。②CT：尤因肉瘤为软组织密度表现（图）。③MRI：该肿瘤通常表现为T1WI上的低或中等信号和T2WI上的不均匀高信号。增强CT和MRI上，颌骨尤因肉瘤多表现为不均匀强化。颌骨尤因肉瘤

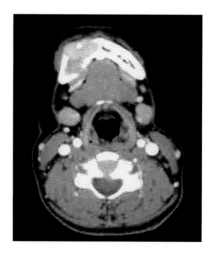

图　右下颌骨尤因肉瘤

注：横断面增强CT示右侧下颌骨体破坏、吸收，内有均匀强化的软组织肿块形成。边界不清

侵蚀、吸收颌骨内结构（如下颌神经管）。大多数颌骨尤因肉瘤中可显示有骨皮质的连续性中断和骨的破坏。颌骨尤因肉瘤可刺激骨膜形成新骨，一般认为"葱皮"样多层骨膜是骨尤因肉瘤的特征性表现，但此征象在颌骨尤因肉瘤中并不常见，而比较多见的是科德曼（Codman）三角。

颌骨尤因肉瘤可破坏牙槽骨，但少有牙根吸收表现。病变可以侵犯颌骨周围的肌肉、神经、血管、软组织间隙、腮腺、鼻腔和眼眶等重要结构，甚至可以侵犯颅底。

鉴别诊断 ①颌骨尤因肉瘤具有一般骨恶性肿瘤的特点，与其他溶骨性恶性肿瘤（如成纤维性骨肉瘤、纤维肉瘤和恶性纤维组织细胞瘤）较难区别，但尤因肉瘤的骨膜反应特点却与之有别，有时可作为鉴别诊断的依据。②成骨性骨肉瘤虽可与尤因肉瘤拥有相同的骨膜反应表现，但成骨性骨肉瘤的病变内部多有高密度成骨表现，而颌骨尤因肉瘤为低密度溶骨表现。③X线和CT检查显示，颌骨尤因肉瘤、颌骨骨髓炎和朗格汉斯细胞组织细胞增生症均可显示有骨膜反应，但尤因肉瘤的骨膜反应形态可呈Codman三角样改变，而颌骨骨髓炎和朗格汉斯细胞组织细胞增生症的骨膜反应多为层状骨膜反应。此外，X线检查和CT显示骨髓炎内部多有骨硬化表现，而尤因肉瘤以低密度溶骨表现为主。

（余 强）

hégǔ xuèguǎn ròuliú yǐngxiàngxué biǎoxiàn

颌骨血管肉瘤影像学表现

（imaging findings of angiosarcoma of jawbone） 血管肉瘤为由骨内血管内皮分化的瘤细胞所构成的恶性肿瘤。又称血管内皮瘤、上皮样血管肉瘤、血管内皮肉瘤、恶性血管内皮瘤和内皮样血管肉瘤。上颌骨（或上颌窦）血管肉瘤较下颌者多见，颌骨后部者较其前部多见。

影像学表现 颌骨血管肉瘤多呈类圆形肿块，病变边缘清晰（低度恶性者）或不清晰（高度恶性者）。①X线检查：颌骨血管肉瘤呈溶骨状低密度破坏表现，可伴有骨皮质破坏，并可导致病理性骨折。②CT：骨血管肉瘤表现为软组织密度。③MRI：呈T1WI上的中等信号和T2WI上的不均匀高信号。增强CT和MRI上，病变可有强化表现。

颌骨血管肉瘤可有骨外侵犯，累及周围软组织。下颌骨血管肉瘤可侵犯咀嚼肌间隙；上颌骨血管肉瘤可突入上颌窦，侵犯深部咀嚼肌间隙、鼻腔或眼眶。

鉴别诊断 低度恶性的颌骨血管肉瘤可类似于良性牙源性肿瘤（如单囊型成釉细胞瘤）。部分颌骨血管肉瘤可与血管瘤相似（内部有残余骨小梁结构），鉴别诊断较为困难。高度恶性的颌骨血管肉瘤具有一般颌骨恶性肿瘤的特点，但无特殊影像学表现可与其他颌骨恶性肿瘤鉴别。

（余 强）

hégǔ gǔsuǐliú yǐngxiàngxué biǎoxiàn

颌骨骨髓瘤影像学表现（im-aging finding of myeloma of jawbone） 骨髓瘤为起源于骨髓的浆细胞发生单克隆肿瘤性增生性疾病。又称浆细胞瘤。多数骨髓瘤为多中心性肿瘤，属于扩散性疾病，并最终侵犯不同的器官，但极少导致浆细胞白血病。颌骨骨髓瘤有孤立性骨髓瘤和多发性骨髓瘤之分。约50%的颌骨孤立性骨髓瘤会转变为多发性骨髓瘤。

下颌骨骨髓瘤较上颌骨者多见，颌骨后部是颌骨骨髓瘤常见的发生部位。

影像学表现 颌骨骨髓瘤可呈圆形，多发性骨髓瘤可以相互融合，类似多囊性病变。病变边缘多模糊不清。①X线检查：绝大多数颌骨骨髓瘤呈溶骨性低密度X线透射改变，内部少有其他结构显示。②平扫CT：颌骨骨髓瘤多呈软组织密度改变。③平扫MRI：病变信号取代颌骨骨髓的高信号区，病变一般表现为T1WI上的低或中等信号和T2WI上的高信号。增强CT和MRI上，骨髓瘤病灶可以呈强化表现。颌骨骨髓瘤可以破坏病变区内牙体和牙周组织，导致牙根吸收和牙周硬骨板的消失。下颌神经管也可以被破坏。骨髓瘤常破坏颌骨骨皮质，但几乎无骨膜反应形成。颌骨骨髓瘤可以伴有病理性骨折。④99mTc-MDP全身骨扫描：可以显示放射性核素浓聚于病理性骨折区域。

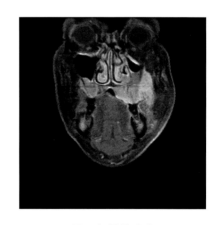

图 颌骨骨髓瘤

鉴别诊断 应与颌骨多发性骨髓瘤鉴别的颌骨病变主要有颌骨转移性肿瘤、非霍奇金淋巴瘤和朗格汉斯细胞组织细胞增多症。绝大部分颌骨转移性肿瘤都有原发肿瘤病因可寻，因此不难与多发性颌骨骨髓瘤和非霍奇金淋巴瘤鉴别。对于颌骨多发性病变有骨外侵犯，但受累骨外形轮廓仍保持者，应多考虑非霍奇金淋巴瘤而少考虑骨转移性肿瘤和多发性骨髓瘤。与多发性骨髓瘤一样，朗格汉斯细胞组织细胞增多症也可呈多发性骨病变改变，但其发病年龄较小，一般罕见于 50～70 岁的成年人。有时因甲状旁腺功能亢进引发的棕色瘤的 X 线表现也可与多发性骨髓瘤相似，除血液检查有明显不同外，影像学表现鉴别诊断尚存一定困难。

（余 强）

hégǔ línbāliú yǐngxiàngxué biǎoxiàn

颌骨淋巴瘤影像学表现 （imaging findings of lymphoma of jawbone）

淋巴瘤是起源于淋巴造血系统的恶性肿瘤。又称网织细胞肉瘤和淋巴肉瘤。原发性颌骨淋巴瘤基本为非霍奇金淋巴瘤；继发性颌骨淋巴瘤可以是非霍奇金淋巴瘤，也可以是霍奇金病，但也以非霍奇金淋巴瘤为主。下颌骨淋巴瘤主要发生于下颌骨体的后部。

影像学表现 颌骨淋巴瘤常呈不规则形或类圆形肿块表现。病变边界多模糊不清，亦少见骨膜反应。①X 线检查：颌骨淋巴瘤以溶骨性骨破坏为主，部分可近乎于正常表现。②CT：平扫 CT 上，颌骨淋巴瘤多为软组织密度表现，偶有钙化；增强 CT 上，病变实体可呈强化表现。③ MRI：颌骨淋巴瘤多呈 T1WI 上的低或中等信号和 T2WI 上的不均匀中等、高混合信号。增强 MRI 上，病变多有强化表现。④^{99m}Tc-MDP 骨扫描和^{18}F-FDG-PET 检查：可见颌骨淋巴瘤有异常浓聚表现。

颌骨淋巴瘤可破坏颌骨骨皮质和下颌神经管。未成年人颌骨内的牙囊和牙乳头亦可被破坏。位于病变内或周围的牙可被推移位。如颌骨淋巴瘤突破颌骨骨皮质，则在 CT 和 MRI 上可见病变侵犯其周围的肌肉组织和软组织间隙。

鉴别诊断 颌骨淋巴瘤的影像学表现具有一般恶性肿瘤的特点，可与多发性骨髓瘤、颌骨转移性肿瘤和朗格汉斯细胞组织细胞增多症相似（三者均可表现为多中心性病变）。与多发性骨髓瘤和颌骨转移性肿瘤不同的是：颌骨淋巴瘤常伴有颌面颈部软组织病变。与朗格汉斯细胞组织细胞增多症不同的是：颌骨淋巴瘤生长较快，短时间内病变可有明显进展，且多见于成年人。单发性颌骨淋巴瘤通常较难在影像学表现上与其他单发的溶骨性颌骨恶性肿瘤鉴别。

（余 强）

hégǔ tuòyèxiàn ái yǐngxiàngxué biǎoxiàn

颌骨唾液腺癌影像学表现 （imaging findings of salivary gland carcinomas of jawbone）

颌骨唾液腺癌为发生于颌骨内的唾液腺上皮性恶性肿瘤。颌骨唾液腺癌的上皮组织可能来源于多潜能牙源性上皮组织和囊肿的上皮衬里，也可能和唾液腺上皮组织在颌骨内的异位有关。颌骨唾液腺癌罕见，以颌骨中心性黏液表皮样癌最为多见，中心性腺样囊性癌次之。颌骨唾液腺癌多见于下颌骨，病变主要分布于下颌双尖牙和磨牙区，且多位于下颌神经管上方。

影像学表现 多数颌骨唾液腺癌多呈类圆形改变，边缘清晰，可呈波浪状，类似于良性牙源性肿瘤；少数病变呈不规则肿块形

态，边界模糊不清，与恶性肿瘤相同。①X 线检查：颌骨唾液腺癌几乎均呈低密度 X 线透射改变。多囊表现者多见。多囊者可呈蜂窝状或皂泡状改变，其间囊隔或薄或厚。少数颌骨中心性腺样囊性癌内可见钙化。②CT：病变呈软组织密度改变（图）。多囊病变内部的囊隔呈曲线状改变，部分病变内可出现高密度钙化影。③MRI：病变实质呈 T1WI 上的低或中等信号和 T2WI 上的不均匀中等或高信号。

颌骨唾液腺癌可以导致牙根吸收和牙脱落。病变多具有明显的颊舌向侵犯倾向，颌骨骨皮质可被破坏（图）。位于下颌神经管上方的病变可以向下推移此管，位于上颌骨内的病变可以向上突入上颌窦。

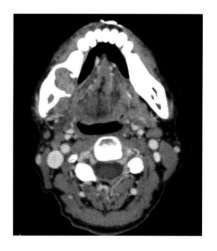

图 右下颌骨黏液表皮样癌
注：横断面增强 CT 示右侧下颌骨体呈溶骨破坏改变，并为均匀强化的软组织肿块所取代，右下颌骨内侧骨壁破坏、吸收

鉴别诊断 多数颌骨唾液腺癌的 X 线表现可与部分良性牙源性肿瘤（尤其是多囊型成釉细胞瘤）相似，鉴别诊断较为困难。但不少颌骨唾液腺癌的 CT 表现具有恶性肿瘤表现特点，故不能忽

视 CT 检查的作用。值得注意的是少数颌骨中心性腺样囊性癌被发现时，已出现肺部转移。

（余　强）

hégǔ zhuǎnyíxìng zhǒngliú yǐngxiàng xué biǎoxiàn

颌骨转移性肿瘤影像学表现

（imaging findings of metastatic tumor of jawbone）　颌骨转移性肿瘤为原发于全身其他组织器官的恶性肿瘤转移至颌骨的肿瘤。颌骨转移性肿瘤的主要转移途径是通过血液循环。颌骨转移性肿瘤的原发部位多源于锁骨以下的身体组织器官。上皮性癌是颌骨最为常见的转移性肿瘤类型。颌骨转移性肿瘤的最常见原发部位为乳腺，其次是肺和前列腺。肾、甲状腺、结肠、直肠、胃、睾丸、胆囊、卵巢和子宫颈部等区域的恶性肿瘤也可转移至颌骨。颌骨转移性肿瘤主要发生在颌骨后部，依次为上颌窦、硬腭前部和下颌髁突。

影像学表现　颌骨转移性肿瘤多呈类圆形或不规则形态。病变边界或清晰，或模糊，或呈虫蚀状改变。颌骨前列腺癌和乳腺癌转移灶的边缘可有高密度硬化出现。①X 线检查：颌骨转移性肿瘤的骨质破坏形式有溶骨性（图）、成骨性和混合性 3 种。多数颌骨转移性肿瘤呈低密度溶骨状改变。颌骨前列腺癌和部分乳腺癌可表现为高密度成骨改变，其成骨形态多为斑片状或团块状。混合性骨破坏系为病变内有未被肿瘤吸收的残留骨所致。如果转移性病变呈多发性改变，则其可呈多囊状低密度表现。②平扫 CT：颌骨转移性肿瘤表现形式也呈多样性，包括伴有骨溶解破坏的软组织肿块、伴有异常成骨的软组织肿块和异常成骨改变。增强 CT 上，此软组织肿块可呈强化表现。③平扫 MRI：多数骨转移性肿瘤在 T1WI 上呈低或中等信号；在 T2WI 上呈混合信号或高信号。增强 MRI 上，颌骨转移性肿瘤多有强化表现。④核素骨扫描：显示病变区多有异常放射性浓聚。

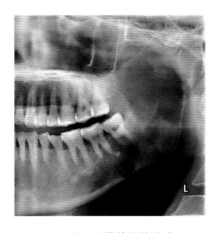

图　左下颌骨转移性腺癌

注：曲面体层片（局部）示左下颌支和髁突呈溶骨状破坏、吸收，边界不清

位于颌骨转移性肿瘤内的牙及其支持组织结构多可发生异常改变，如牙周韧带增宽、硬骨板消失、"牙浮立"、牙囊破坏和牙吸收（少见）等。部分病变的 X 线表现可类似于牙周病。

颌骨转移性肿瘤多有颌骨骨皮质的破坏，形成骨外侵犯。骨外侵犯病变可累及颌骨周围的肌肉组织和软组织间隙，也可侵入上颌窦、鼻腔和眼眶。

鉴别诊断　大多数颌骨转移性肿瘤因原发病灶明确而无须鉴别诊断。①对部分原发病灶不明的颌骨转移性肿瘤，应根据其影像学表现分别同骨髓瘤、成骨性骨肉瘤和软骨肉瘤鉴别。②与骨转移性肿瘤一样，多发性骨髓瘤亦呈多发性溶骨状破坏性改变，两者之间的鉴别诊断存在一定的难度。所不同的是多发性骨髓瘤的骨破坏边缘可呈清晰、光滑表现，而骨转移性肿瘤的边缘多模糊不清。③源自前列腺癌和部分乳腺癌的成骨性转移性肿瘤有时与成骨性骨肉瘤和软骨肉瘤相似。由于缺乏影像特征，两者之间的鉴别诊断也存在一定难度。

（余　强）

kǒuqiāng hémiànbù gǔhuàxìng jīyán yǐngxiàngxué biǎoxiàn

口腔颌面部骨化性肌炎影像学表现

（imaging findings of myositis ossificans of oral and maxillofacial region）　骨化性肌炎是进行性骨质结构于肌肉、结缔组织内沉积所引起的肌肉硬化性疾病。又称软组织假恶性骨肿瘤、骨外局限性非肿瘤性骨和软骨形成、局限性骨化性肌炎和创伤性骨化性肌炎。口腔颌面部骨化性肌炎常发生于咀嚼肌间隙区。

影像学表现　骨化性肌炎早期（又称急性骨化性肌炎）仅为软组织不规则形肿大，边界不清。骨化性肌炎晚期则多有肿块形成，形态规则，边界清晰。①骨化性肌炎早期，其在 X 线片和 CT 上显示为异常软组织密度改变，内无钙化或骨化。平扫 MRI 上，呈 T1WI 上的中等或略高信号和 T2WI 上的高信号表现；增强 MRI 上，病变周围表现为清晰的环状强化。②骨化性肌炎中晚期，X 线检查可见肿胀的软组织病变内有不规则形絮状致密影显示，之后病变周边有板层骨结构显示，并向中心发展。CT 上，可见病变自外向内逐渐形成成熟的同心圆结构，其不成熟区为软组织密度表现，其成熟区有钙化或骨化显示。平扫 MRI 上，病变在 T1WI 上呈中等或高信号，在 T2WI 上呈略高信号，有时可见部分病变内有出血和液-液平面，病变外周的成熟区域在各序列上均为广泛的无信号区；增强 MRI 上，病变外周区无明显强化表现。

骨化性肌炎多局限于软组织内，几乎不伴有邻近骨结构的破坏。局限于软组织内的骨化性肌炎可占据口腔颌面部软组织间隙，导致该区域的脂肪组织结构密度和信号为病变组织的密度和信号所取代。

鉴别诊断 早期骨化性肌炎的影像学表现与软组织恶性肿瘤相似。平扫 CT 和 MRI 上，早期骨化性肌炎的密度和信号表现虽无特征性，但在增强 CT 和 MRI 上，骨化性肌炎的环状强化表现多与软组织恶性肿瘤的不均匀强化表现有所区别。此外，恶性肿瘤多伴有邻近骨结构的破坏，而骨化性肌炎少有此影像表现。在定期 X 线检查随访过程中，如能发现病变正逐渐趋于成熟（如出现钙化或骨化，或钙化和骨化区域扩大），则亦有助于两者之间的鉴别。

（余　强）

kǒuqiāng hémiànbù rèndàiyàngxíng xiānwéiliúbìng yǐngxiàngxué biǎoxiàn

口腔颌面部韧带样型纤维瘤病影像学表现 （imaging findings of desmoid-type fibromatosis of oral and maxillofacial region）

韧带样型纤维瘤病为成纤维细胞克隆性增生性疾病。又称韧带样瘤、侵袭性纤维瘤病、腱膜纤维瘤病。该病以浸润性或侵袭性生长为特征，易局部复发，但不转移。

影像学表现 韧带样型纤维瘤病的形态表现多样，可呈规则或不规则形态。轻度侵袭性者多为边缘清晰表现；侵袭明显者多为边缘模糊，类似于恶性肿瘤。①超声：多表现为均匀低回声。②CT：平扫 CT 上，为软组织密度表现（罕见有钙化和骨化）；增强 CT 上，病变内部有不均匀轻至中度强化。③ MRI：平扫 MRI，T1WI 上病变多以低或中等信号表现为主，T2WI 上病变呈不均匀中等至高信号且随时间的延续病变内部可出现低信号区；增强 MRI，T1WI 病变强化明显。

咀嚼肌间隙韧带样型纤维瘤病可致颌骨和颅底骨质结构发生异常改变，表现为骨皮质增厚、骨质增生和骨质吸收。少数病变还可侵入颅内。病变周围的肌肉结构多有受侵，表现为肌肉轮廓模糊。

鉴别诊断 韧带样型纤维瘤病的影像表现缺乏特征性，且多数病变可与软组织恶性肿瘤（如纤维肉瘤、非霍奇金淋巴瘤、横纹肌肉瘤）和软组织蜂窝织炎的影像学表现相似，鉴别诊断比较困难。临床上，软组织蜂窝织炎与韧带样型纤维瘤病之间有较大的表现差异（前者主要表现为红、肿、热、痛、肿块）。

（余　强）

kǒuqiāng hémiànbù gūlìxìng xiānwéiliú yǐngxiàngxué biǎoxiàn

口腔颌面部孤立性纤维瘤影像学表现 （imaging findings of solitary fibroma of oral and maxillofacial region）

孤立性纤维瘤为起源于树突状间质细胞的间质性肿瘤。通常，该肿瘤可分为良性孤立性纤维瘤和恶性孤立性纤维瘤。曾将孤立性纤维瘤诊断为血管外周细胞瘤，事实上血管外周细胞瘤与孤立性纤维瘤的细胞丰富区域十分相似，两者之间界限模糊。口腔颌面部孤立性纤维瘤发生部位散在，但多见于唾液腺和颌面部软组织间隙（咽旁间隙、咀嚼肌间隙和颊间隙）。

影像学表现 孤立性纤维瘤多表现为形态规则的类圆形肿块，可呈分叶状，边界清晰，部分可见包膜。①超声：为相对低回声表现。②CT：平扫 CT 上，CT 值等于肌肉组织，密度较均匀，病变内可偶见高密度钙化影；增强 CT 上，病变多呈明显早期持续强化表现，均匀或不均匀。③MRI：孤立性纤维瘤在 T1WI 上呈均匀中等信号；在 T2WI 上病变信号变化多样，多数病变表现为低等信号或混合信号，少数为高信号表现。增强 MRI 上，孤立性纤维瘤早期强化明显（图），且呈持续状。其强化方式一般有均匀性、结节性和不均匀性 3 种表现。

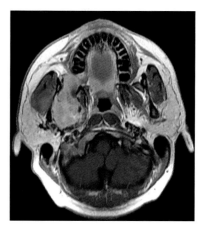

图　右咀嚼肌间隙孤立性纤维瘤

注：横断面增强 T1WI 示右咀嚼肌间隙有信号强化明显的肿块形成，界限清晰。右下颌支受压变形

孤立性纤维瘤因其性质和所在部位不同而对周围组织结构的影响亦不尽相同。一般而言，良性孤立性纤维瘤多表现为推移或压迫周围组织结构，极少有破坏周围骨质结构的征象。恶性孤立性纤维瘤具有侵袭性生长的特点，

其周围的软组织结构可为病灶取代，邻近骨质结构可被溶解吸收。部分位于鼻窦和深部颌面间隙的侵袭性孤立性纤维瘤还可破坏颅底，侵入颅内。

鉴别诊断 良性孤立性纤维瘤应与口腔颌面部恶性肿瘤（鳞状细胞癌和软组织肉瘤）进行鉴别。良性孤立性纤维瘤边界清晰，伴有完整或不完整包膜的征象几乎不见于鳞状细胞癌。部分软组织肉瘤虽可呈早期强化并有假包膜形成，但其明显强化的程度多不及孤立性纤维瘤。此外，孤立性纤维瘤早期明显强化的特点几乎不见于口腔颌面部常见肿瘤，如多形性腺瘤、神经鞘瘤和鳞状细胞癌。少数良性肿瘤，如副神经节瘤和唾液腺基底细胞腺瘤也可具有早期持续强化特点，但此两者多有特定的发生部位。

（余 强）

kǒuqiāng hémiànbù yánzhèngxìng jīchéngxiānwéi xìbāoxìng zhǒngliú yǐngxiàngxué biǎoxiàn

口腔颌面部炎症性肌成纤维细胞性肿瘤影像学表现（imaging findings of inflammatory myofibroblastic tumor of oral and maxillofacial region） 炎症性肌成纤维细胞性肿瘤为由肌成纤维细胞性梭形细胞和浆细胞、淋巴细胞、嗜酸性粒细胞等细胞组成的间叶性肿瘤。又称浆细胞肉芽肿、浆细胞假瘤、炎症性肌成纤维细胞性增生、炎性假瘤、浆细胞炎性假瘤等。属于交界性肿瘤。口腔颌面部炎症性肌成纤维细胞性肿瘤常见于口咽、舌、软组织间隙、鼻窦、唾液腺和颈淋巴结。

影像学表现 多为不规则形肿块表现，病变边缘不清。①超声：多表现为低回声肿块。②CT：平扫CT上，病变主要为软组织肿块表现，内部偶见钙化；增强CT上，病变可有轻度至中度强化（图）。如内部有坏死者，则为不均匀强化表现。③MRI：平扫MRI上，多数病变表现T1WI和T2WI上的中等信号；少数病变可在T2WI上呈不均匀略高信号表现；增强MRI上，病变多有轻至中度强化表现。

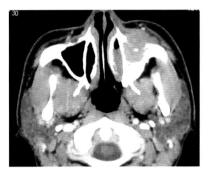

图 左上颌窦炎症性肌成纤维细胞性肿瘤
注：横断面增强CT示左上颌区软组织肿块形成，密度均匀。病变破坏、吸收左上颌窦前壁，并侵入左眶下间隙

炎症性肌成纤维细胞性肿瘤可累及与之相邻的肌肉和软组织间隙，致其正常轮廓消失或为病变组织取代。位于软组织间隙和鼻窦的炎症性肌成纤维细胞性肿瘤可以累及并且破坏下颌骨和鼻窦窦壁，甚至还可以导致颅底骨的破坏。

鉴别诊断 口腔颌面部炎症性肌成纤维细胞性肿瘤的影像表现无特征性，可以和许多软组织肿瘤相似，尤其可与恶性肿瘤相似，鉴别诊断较为困难。应用磁共振波谱（¹H-MRS）技术试图在两者之间进行鉴别，结果显示两者之间在被胆碱代谢物标记时存在差异（恶性肿瘤易被胆碱标记，炎症性肌成纤维细胞性肿瘤则不

易被标记）。

（余 强）

kǒuqiāng hémiànbù jiéjiéxìng jīnmóyán yǐngxiàngxué biǎoxiàn

口腔颌面部结节性筋膜炎影像学表现（imaging findings of nodular fasciitis of maxillofacial region） 结节性筋膜炎为生长迅速、具有自限性的浅筋膜、结节性成纤维细胞增生性疾病。又称假肉瘤性筋膜炎。口腔颌面部结节性筋膜炎主要发生于面部皮下组织，可累及部位主要有口腔、腮腺、颏下和眶下。

影像学表现 结节性筋膜炎多表现为不规则形态，亦可呈类圆形，病变直径较小（少有超过3cm者）。多数病变边界清晰，少数边界模糊。①超声：主要表现为实性低回声，偶见囊性。②CT：平扫CT上，多表现为软组织肿块，少数可为低密度囊肿样表现；增强CT上，病变或为均匀强化表现（图）；或为环形强化表现。③MRI：平扫MRI上，结节性筋膜炎的信号变化较大。如病变以黏液和细胞为主者，则病变在T1WI和T2WI上均以中等或高信号表现为主；如病变以纤维为主，

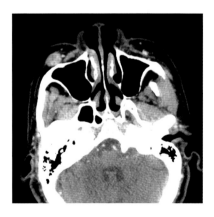

图 右侧面部结节性筋膜炎
注：横断面增强CT示右侧面颊皮下区有小圆形软组织肿块形成，密度均匀，有强化，边界清晰

则其在 T1WI 和 T2WI 均以低信号表现为主。增强 MRI 上，病变实性部分多有显著强化；而其囊变的边缘亦有明显强化，表现为环形强化。部分结节性筋膜炎病变在 MRI 上可呈"倒靶征"表现，即在 T1WI 上，病变表现为中心低信号和外周高信号；在 T2WI 上，病变表现为中心高信号和外周低信号；增强 T1WI 上，病变外周强化明显，中心强化较轻微。

口腔颌面部结节性筋膜炎有一定的浸润性生长特性，与病变相邻的肌肉结构常被累及。头颈部结节性筋膜炎可破坏颅底，侵犯颅内。

鉴别诊断 ①恶性纤维组织细胞瘤：多见于中老年男性患者，恶性纤维组织细胞瘤病变多发生于深部软组织，体积一般较大，周围组织结构受侵明显；结节性筋膜炎则多见于年轻成人，病变多位于皮下或皮下筋膜，病变直径较小，周围组织结构虽可受累，但侵犯程度轻于恶性纤维组织细胞瘤。②纤维肉瘤：可发生于皮下组织，纤维肉瘤病变对周围组织结构的侵犯常较结节性筋膜炎明显。③纤维瘤病：是一种非常少见的呈浸润性生长的软组织肿瘤，其 MRI 信号表现与结节性筋膜炎相似。但在平扫 CT 上，纤维瘤病的 CT 值高于肌肉组织。结节性筋膜炎病变密度可与肌肉相等或低于肌肉组织。

（余 强）

kǒuqiāng hémiànjǐngbù zhīfángliú yǐngxiàngxué biǎoxiàn

口腔颌面颈部脂肪瘤影像学表现（imaging findings of lipoma of oral and maxillofacial-neck region）

脂肪瘤为由成熟白色脂肪细胞构成的良性肿瘤。发生部位散在，主要见于口腔颌面颈部皮下组织、软组织间隙、咽部和腮腺。

影像学表现 脂肪瘤的形态变化多样，多为肿块状表现，边界清晰，可见包膜。①超声：内部回声表现多样。与头颈部的肌肉组织相比，大多数脂肪瘤表现为高回声和等回声；少数为低回声。②CT：典型脂肪瘤为低密度表现，其 CT 值范围在 $-20 \sim -100$（图）。血管脂肪瘤内尚可见不规则形软组织密度影。③MRI：在 T1WI 和 T2WI 上均呈高信号表现，T1WI 和 T2WI 压脂序列上，其为低信号表现。

位置浅表的头颈部脂肪瘤对其周围组织结构较少有侵犯。脂肪瘤对周围组织结构的侵犯多因其所在部位不同而存在差异。如位于咽旁间隙的脂肪瘤可导致咽腔的缩小和颅底侵犯。

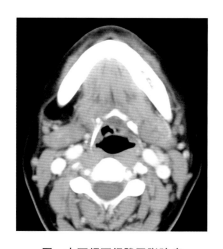

图　右下颌下间隙区脂肪瘤

注：横断面增强 CT 示左下颌下腺前方有低密度（CT 值：−80HU）肿块影，边界清晰

鉴别诊断 因脂肪瘤在超声、CT 和 MRI 上有特殊的密度和信号表现，对大多数脂肪瘤的影像学诊断并不存在困难。

（余 强）

kǒuqiāng hémiànjǐngbù ruǎnzǔzhī dòng-jìngmài jīxíng yǐngxiàngxué biǎoxiàn

口腔颌面颈部软组织动静脉畸形影像学表现（imaging finding of arteriovenous malformation of oral and maxillofacial-neck soft tissue）

动静脉畸形是由于胚胎期口腔颌面颈部的脉管系统发育异常而导致动脉和静脉直接吻合所形成的血管团块，内衬细胞间质的畸形。曾称蔓状血管瘤。

影像学表现 影像学检查的任务是明确病变的性质、范围以及与周围组织的关系，主要检查方式包括增强 CT、MRI 和血管造影。①CT：在平扫 CT 上表现为等密度的异常软组织膨隆；注射增强剂后，该异常软组织膨隆明显强化，近似邻近血管密度，病变侧的回流静脉较健侧提前显示并粗大（图）。②MRI：在 MRI 上显示为异常软组织信号影，T1WI 上为等信号影；T2WI 上信号强度增高，内有明显的流空信号。注射增强剂后，该异常软组织信号影明显强化。③数字减影血管造影：能清晰显示动静脉畸形的血管构筑，是制订治疗措施必要的检查。但由于该检查创伤大、费用高，一般不作为常规的检查手段，仅与介入治疗结合应用。检查包括两侧的颈外动脉、两侧颈内动脉和两侧椎动脉。颈外动脉结扎术后动静脉畸形复发的患者，还需进行甲状颈干的造影。口腔颌面颈部软组织动静脉畸形的特征性 DSA 表现包括团状、结节状畸形血管巢，增粗、增多的供应动脉，早显、扩张的引流静脉。由于畸形血管巢内血液流速增加、流量增大，供应畸形血管巢的供应动脉增粗，可为单支或多支，供养动脉的来源与畸形血管巢的部位有关。位于面上 1/3 和鼻背部软组织的动静脉畸形，供血来自颈内动脉的眼动脉，其他部分则来自颈外动脉系统。畸形血管巢的引流静脉明显增粗、迂曲，在动脉相与畸形血管巢同时显影。伴高流量动静脉瘘、范围大的动静脉畸形，大量的血液进入动静脉畸形病巢内，造成病变远端血管显示不清，即为"盗血"现象。

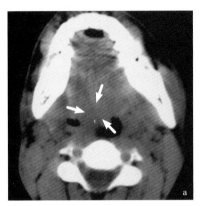

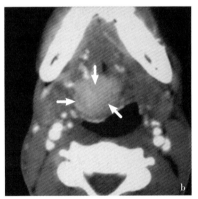

图　舌根部动静脉畸形

注：a. 平扫轴状面 CT 上，舌根部动静脉畸形表现为罹患部位的异常软组织增生（↑）。b. 注射增强剂后，该异常软组织增生明显强化，与周围血管密度相近（↑）

鉴别诊断　口腔颌面颈部软组织动静脉畸形与发生在该部位的假性动脉瘤和高血循占位在影像学表现上均呈明显强化的团块，需进行鉴别诊断。软组织动静脉

畸形与假性动脉瘤的鉴别要点：①前者为先天性病变，后者为后天获得性病变，常与外伤相关。②前者伴有病变侧回流静脉的提前出现和粗大，后者可不出现回流静脉异常。③前者病变常常呈弥散状分布，后者病变则表现为形状各异的囊状扩张。软组织动静脉畸形与高血循的鉴别要点：①前者为先天性病变，后者为后天获得性病变。②前者伴有病变侧回流静脉的提前出现和粗大，后者可不出现回流静脉异常。③前者病变常常呈弥散状血管团样分布，后者病变则表现实质性的占位。

（范新东）

kǒuqiāng hémiànjǐngbù jìngmài jīxíng yǐngxiàngxué biǎoxiàn

口腔颌面颈部静脉畸形影像学表现（imaging findings of venous malformation of oral and maxillofacial-neck region）　静脉畸形是由大小不等的扩张静脉构成的低流速脉管畸形。曾称海绵状血管瘤，是口腔颌面颈部最常见的先天性血管畸形。静脉畸形血流缓慢，有时局部血管内可以形成血栓并反复机化形成静脉石。

影像学表现　①超声：无创，对口腔颌面部和颈根部较表浅部位的静脉畸形诊断敏感。在超声上，静脉畸形呈低回声区，分布均匀，其中的静脉石则呈强回声点。CDFI 显示病变内部血流信号丰富。但是，超声检查欠直观，对面深间隙的病变显示欠佳，难以作为一种独立的影像诊断方式。②X 线检查：在 X 线平片上，静脉畸形多表现为软组织膨隆，相邻颌骨可呈继发性增生。静脉畸形中的静脉石在 X 线平片上常表现为多个大小不等的局限性高密

度影。③CT：可进一步明确 X 线平片的可疑发现，可以更清楚地显示静脉畸形的静脉石。增强 CT 扫描时，少数局限、回流较快的静脉畸形可表现强化的软组织团块，绝大多数的静脉畸形无明显强化。④MRI：是静脉畸形的首选影像学检查。静脉畸形在 T1WI 为低或等信号，T2WI 为高信号，在 T2 压脂像显示最佳（图）；注射增强剂后，病变局部多数无明显强化，少数可有部分强化。但在静脉石的显示方面，CT 明显优于 MRI。⑤动脉血管造影：一般不用于静脉畸形的诊断，即使范围较大、回流较快的静脉畸形，动脉造影也无明显的阳性发现。少数病例在静脉期可见点、片状造影剂沉积。

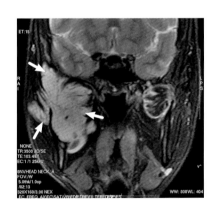

图　右面深间隙静脉畸形

注：右下颌支内侧面深间隙的静脉畸形在磁共振冠状面的 T2 压脂像上显示为边界清晰的长 T2 信号影（↑）

鉴别诊断　静脉畸形的磁共振表现可与婴幼儿血管瘤、淋巴管畸形和其他软组织囊肿相似。准确的鉴别诊断对临床治疗方案的选择具有一定的指导意义。①静脉畸形与婴幼儿血管瘤鉴别要点：前者就诊年龄多为青少年，后者多为出生后 1~2 个月大小的婴幼儿；前者在增强的 T1 加权像

上常常无明显强化，后者在增强的 T1 加权像上常呈明显强化的团块；前者多呈均匀长 T2 信号影，后者可伴流空形成。②静脉畸形与淋巴管畸形鉴别要点：前者多呈单囊性病变，后者多表现为多囊性病变；前者在增强的 T1 加权像上可有少许强化，后者则无任何强化。③静脉畸形与软组织囊肿的鉴别要点：前者为先天性病变，后者多为后天获得性病变；前者在 T1 加权像上呈低或等信号，后者则依据囊液性质的不同呈等或略高信号；前者在变换体位时，影像的形态和位置可发生改变，后者无此特征。

（范新东）

kǒuqiāng hémiànjǐngbù línbāguǎn jīxíng yǐngxiàngxué biǎoxiàn

口腔颌面颈部淋巴管畸形影像学表现（imaging findings of lymphatic malformation of oral and maxillofacial-neck region）

淋巴管畸形是淋巴管扩张形成大小不等，含有淋巴液的小泡或囊腔的先天性疾病。曾称淋巴管瘤和囊状水瘤。舌、唇、颊、颈部为口腔颌面部的好发区域。根据其组织学结构，目前将其分为巨囊型和微囊型 2 类，但临床上淋巴管畸形常为巨囊和微囊的混合型，如颈部出现巨囊型，而在舌部或颊部表现微囊型。淋巴管畸形常伴微静脉畸形或静脉畸形，此时称为淋巴管血管畸形。

影像学表现　①超声：超声检查无创，对口腔颌面颈部较表浅部位的淋巴管畸形诊断敏感。在超声上，巨囊型的淋巴管畸形内部呈无回声区，分布均匀，透声较好，其间有多条纤细的带状分隔致囊腔大小不等、形态不规则，囊腔可压缩、囊壁薄、境界清楚。淋巴管血管畸形则表现为内部不均匀的无回声区，分布不均匀，内可见缓慢流动的回声点及分隔带。CDFI 上血流信号一般。②MRI：淋巴管畸形首选的影像学检查方式。绝大多数的淋巴管畸形在 MRI 上多呈多囊性表现，T1WI 为低或等信号，T2WI 为高信号（图）。注射增强剂后，病变无强化。③X 线平片和 CT：一般不用于口腔颌面部淋巴管畸形的检查。

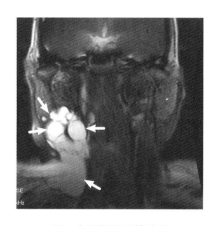

图　右颈部淋巴管畸形

注：右颈部淋巴管畸形在冠状面的 T2 压脂像显示为界限清晰的多囊状高信号异常软组织占位（↑）

鉴别诊断　淋巴管畸形的磁共振表现可与静脉畸形和其他软组织囊肿相似，准确的鉴别诊断对临床治疗方案的选择具有一定的指导意义。①淋巴管畸形与静脉畸形鉴别要点：前者常表现为多囊性病变，后者则多呈单囊性病变；前者在增强的 T1 加权像上无任何强化，后者则可有少许强化。②单囊性的淋巴管畸形与软组织囊肿的鉴别要点：前者为先天性病变，后者多为后天获得性病变；前者在 T1 加权像上呈低或等信号，后者则依据囊液性质的不同呈等或略高信号。

（范新东）

kǒuqiāng hémiànjǐngbù shénjīngqiàoliú yǐngxiàngxué biǎoxiàn

口腔颌面颈部神经鞘瘤影像学表现（imaging findings of neurilemmoma of oral and maxillofacial-neck region）

神经鞘瘤为起源于神经鞘膜施万细胞的良性肿瘤。又称施万细胞瘤。发生于口腔颌面颈部的神经鞘瘤与脑神经中的三叉神经、面神经、舌咽神经、迷走神经、副神经和舌下神经的走行分布区域密切相关。周围神经和交感神经的分布区域也可偶发神经鞘瘤。头颈部神经鞘瘤的主要好发部位在咽旁间隙、颈动脉间隙、深部咀嚼肌间隙、腮腺间隙、下颌下间隙及舌、腭、鼻腔鼻窦和颈后三角间隙等区域。

影像学表现　神经鞘瘤多为类圆形或梭形表现，边界清晰，可见包膜。①超声：多为低回声肿块，光点分布欠均匀，偶有散在分布的无回声区。肿瘤内部的囊腔具有透声性强的特点。约 50% 神经鞘瘤有后方回声增强，肿瘤边缘为高回声，有完整的包膜反射光带，境界清晰。②CT：平扫 CT 上，多为软组织密度表现。肿瘤囊性变（约 20%）时，则病变 CT 值可接近于水液，甚至可见液-液平面。增强 CT 上，多数神经鞘瘤呈渐进性强化表现，不强化者相对少见。神经鞘瘤的强化可以是均匀或不均匀的，不均匀强化者相对多见。组织学上，神经鞘瘤内的囊变、出血、液化和坏死改变可能与该肿瘤的不均匀强化密切相关。肿瘤内部的囊变、液化和坏死在增强 CT 上多表现为低密度或等密度区。③平扫 MRI：多表现为 T1WI 上的低或等信号（与肌肉组织相比）和 T2WI 上的不均匀高信号（图）。遇有肿瘤内部出血时，神经鞘瘤在 T1WI

上可表现为高信号。随着肿瘤内部细胞量的增加，其T2弛豫时间会缩短，表现为信号降低。如肿瘤内部有囊变或囊肿形成，则和肿瘤其他区域相比，其在T1WI上为较低信号表现，在T2WI和PDWI上为较高信号表现。增强MRI上，神经鞘瘤多呈均匀或不均匀性、渐进性强化表现。

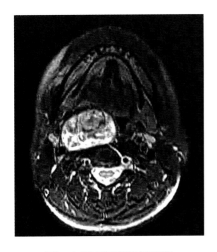

图 右咽旁间隙神经鞘瘤
注：横断面T2WI示右侧咽旁间隙内有异常不均匀高信号肿块形成，边界清晰。口咽腔受压变小

不同部位的神经鞘瘤对其周围邻近结构的侵犯亦不尽相同。口腔颌面颈部神经鞘瘤所能影响的邻近结构主要有颈鞘内血管（主要是颈总或颈内动脉）、中颅底、咽腔、下颌骨和颈椎。

鉴别诊断 部位不同的神经鞘瘤应予鉴别的病变也不尽相同。①应与咽旁间隙和颈动脉间隙神经鞘瘤鉴别的病变主要是腮腺深叶的唾液腺肿瘤，颈内动脉移位方向是鉴别两者的主要影像学依据。迷走神经肿瘤易推颈内动脉向腹侧（前）和内侧移位；而腮腺深叶肿瘤多推颈内动脉向后移位；但如遇起源于颈交感神经链的神经鞘瘤亦推颈内动脉向后移位时，则两者不能鉴别。脂肪带

也是区别两者的标准之一，如在肿瘤和腮腺之间有脂肪带存在（通常肿瘤最大直径小于4cm），则多提示肿瘤源于咽旁间隙，为神经鞘瘤的可能性较大；反之，则多提示肿瘤源于腮腺深叶，为唾液腺多形性腺瘤的可能性较大。②位于深部咀嚼肌间隙的病变除神经鞘瘤外，尚有炎症性病变、血管瘤或血管畸形、软组织肉瘤等。与神经鞘瘤不同，上述病变中除血管瘤或血管畸形和部分软组织肉瘤可偶见包膜或假包膜外，炎症性病变和大多数软组织肉瘤均缺乏包膜。位于深部咀嚼肌间隙的血管瘤或血管畸形多以多发形式出现，病变内部常有典型的静脉石影显现。神经鞘瘤多为单发肿瘤，瘤内钙化征象较少见。由于部分软组织肉瘤和神经鞘瘤一样具有不均匀强化表现和比较完整的包膜和假包膜，故有时在两者之间进行鉴别较为困难。此时应结合患者的临床表现（如张口情况等）予以区分。③位于颈后三角间隙的病变除神经鞘瘤以外，尚有淋巴结病变和囊性淋巴管瘤（囊性水瘤）等。囊性淋巴管瘤常以多囊形式出现，与呈单囊或实性结构表现的神经鞘瘤明显有别。淋巴结病变主要有转移性肿瘤、淋巴瘤和淋巴结炎症等。和多为孤立性表现的神经鞘瘤不同，上述淋巴结病变均可以多中心形式出现。增强CT和MRI上，淋巴瘤和淋巴结炎多为均匀强化表现；神经鞘瘤则多为不均匀强化表现。虽然转移性淋巴结和神经鞘瘤内均可有液化坏死表现，但两者的液化坏死在CT和MRI表现上是有所区别的。前者的液化坏死区多占据整个淋巴结并伴有环形强化；后者多表现为肿瘤实性区与液化坏死区互相分隔，

且实性区的面积或体积往往大于液化坏死区。神经鞘瘤多无环形边缘强化表现。

（余 强）

kǒuqiāng hémiànbù shénjīng xiānwéiliú yǐngxiàngxué biǎoxiàn

口腔颌面部神经纤维瘤影像学表现（imaging findings of neurofibroma of oral and maxillo-facial-neck region） 神经纤维瘤（neurofibromatosis，NF）为由神经鞘细胞及成纤维细胞主要成分组成、生长缓慢的良性肿瘤。通常将神经纤维瘤分为孤立性神经纤维瘤、弥漫性神经纤维瘤和丛状神经纤维瘤3类。神经纤维瘤病为多发性神经纤维瘤。根据临床和遗传学表现，目前将神经纤维瘤病分为NF-1型和NF-2型2类。口腔颌面部神经纤维瘤多位于真皮或皮下组织内。位于深部者，尤其是位于人体中线附近者相对少见。对口腔颌面部而言，神经纤维瘤主要沿三叉神经和面神经分布，既可累及眼、舌、腭和面颈部诸软组织间隙，也可累及唾液腺和甲状腺组织，部分丛状神经纤维瘤甚至可累及颅颌面诸骨。

影像学表现 孤立性神经纤维瘤多呈圆形、梭形（或纺锤状）肿块表现，界限清晰；弥漫性神经纤维瘤多呈不规则形态，边界模糊；丛状神经纤维瘤多形如串珠或竹节状，边界不清。神经纤维瘤的内部结构影像学表现具有多样性。①超声：神经纤维瘤与神经鞘瘤一样，多呈低回声表现。高频超声尚能显示低回声肿瘤与正常回声神经之间的联系。与神经鞘瘤相似，神经纤维瘤出现后方回声增强的情况相对少见。部分神经纤维瘤还可表现为特征性的"靶征"，即低回声外周伴高回声内核。②CT：平扫CT，多表现

不均匀软组织密度，且以低密度表现为主（与肿瘤内部含脂丰富的施万细胞、邻近脂肪组织的卷入和病变的囊性变等密切相关）；神经纤维瘤呈高密度病变者偶见，可能与成纤维细胞产生的胶原组织致密带有关，也可能与病变内部的出血相关。增强 CT 上，神经纤维瘤多无强化表现，其 CT 值可低于邻近肌肉组织；但在部分丛状神经纤维瘤中，病变也可表现为形同"靶征"的局灶性强化。③ MRI：平扫 MRI，多表现为 T1WI 上呈中等信号或略高信号和 T2WI 上的均匀或不均匀高信号（图）。特征性"靶征"在 T2WI 上表现为病变中央区的低信号和病变周边区的高信号（图）。增强 MRI 上，神经纤维瘤多有均匀或不均匀强化表现。与增强 CT 一样，部分丛状神经纤维瘤在增强 MRI 上也呈"靶征"表现，即病变的中央区呈明显强化表现。

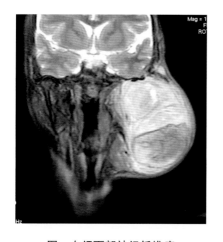

图　左颌面部神经纤维瘤
注：冠状面抑脂 T2WI 示左颌面部有巨大不均匀高信号肿块形成，边界清晰。病灶下部以块状低信号表现为主，周围围以带状高信号区（靶征）

孤立性神经纤维瘤对周围组织结构的影响依其所在部位而定，通常其较少侵犯与其相邻的组织结构。NF-1 型病变者（无论何种类型神经纤维瘤）中约 40%可伴有口腔颌面部骨结构异常改变。颌面骨异常在影像学上的表现形式具有多样性，可以是颌面骨（包括颅底诸骨）外形的异常变小、增大或局部缺损，也可以是骨结构的异常改变（如颈椎椎体的扇形改变或颈椎间孔的扩大）。此外，部分 NF-1 型病变可伴有眼眶、脊柱和脑畸形。

鉴别诊断　口腔颌面部孤立性神经纤维瘤的影像学表现通常和神经鞘瘤相似，两者之间的影像鉴别诊断较为困难。神经纤维瘤病的临床表现和影像学表现具有较为突出的特征性，一般不需与其他多发性病变进行鉴别。但临床经验提示：多发于浅表皮肤的丛状神经纤维瘤易与低血流血管畸形相混淆。尽管浅表丛状神经纤维瘤在 T2WI 上显示的"靶征"少见，但只要此征象出现，则鉴别诊断并不困难。

（余　强）

jǐng dòngmàitǐ fùshénjīngjiéliú yǐngxiàngxué biǎoxiàn

颈动脉体副神经节瘤影像学表现（imaging findings of paraganglioma of carotid body）

颈动脉体副神经节瘤为起源于颈动脉分叉处的颈动脉体细胞的、隶属颈动脉体副神经节的神经内分泌肿瘤。又称颈动脉体瘤、化学感受器瘤、球瘤、非嗜铬细胞副神经节瘤和神经内分泌肿瘤。通常位于颈总动脉分出颈内动脉和颈外动脉处（相当于舌骨大角水平面）。可两侧发生，但较为罕见。

影像学表现　多呈类圆形肿块，边缘清晰。超声上多可见包膜反射光带，CT 和 MRI 上可见肿瘤有较完整的包膜。①超声：多表现为实质性不均匀低回声，内有较强的中等回声光点。彩色多普勒上可显示肿瘤内部血流信号丰富。②CT：平扫 CT，多表现为密度均匀的软组织肿块。增强 CT 上，肿瘤多有明显均匀或不均匀强化表现（图）。③ MRI：平扫 MRI，T1WI 多表现为中等信号；T2WI 上，病变主体可表现为均匀高信号或不均匀高信号。前者见于直径小于 2cm 的肿瘤。不均匀高信号系指高信号病变内有点、管状低信号影镶嵌其中，即所谓"椒盐"征。增强 MRI 上，病变内部强化明显，但亦可见点、管状低信号区镶嵌其中，亦为"椒盐"征。④DSA：可见病变在动脉期即出现对比剂染色。

颈动脉体副神经节瘤所影响的邻近结构主要是颈鞘内血管。CT 和 MRI 上，颈鞘内血管受累的方式多样。常表现为颈内动脉和颈外动脉分别被推向前内和前外移位（图），移位的血管多位于肿瘤的边缘；少见表现为颈内动脉和颈外动脉可被肿瘤包绕。普通血管造影、DSA、CTA 或 MRA 上，多可见颈内动脉和颈外动脉之间的分叉角度增大，呈张开状态，血管移位明显。

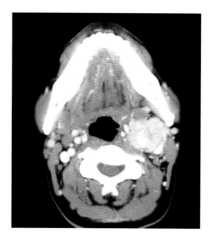

图　左颈动脉体副神经节瘤
注：横断面增强 CT 示左侧颈动脉分叉区有明显强化的软组织肿块形成，边界清晰。左颈内动脉为病变包绕

鉴别诊断 与颈动脉体副神经节瘤影像学表现相似的肿瘤性病变主要有位于颈动脉间隙的神经鞘瘤、颈部结内型淋巴瘤、颈部淋巴结转移性肿瘤（肾细胞癌或甲状腺癌转移）、部分软组织肉瘤和异位性脑膜瘤。①颈动脉体副神经节瘤和神经鞘瘤的主要区别点在于病变内血流和血供方面。彩色多普勒上可见颈动脉体副神经节瘤内部血流信号丰富，而神经鞘瘤内的血流信号或少或无。CT 和 MRI 上，颈动脉体副神经节瘤内的对比剂强化时间和强化程度均明显早于和高于神经鞘瘤。②CT 和 MRI 上表现为实性的颈淋巴结转移性肿瘤或结内型淋巴瘤内部也可有丰富的血流和血供，并出现"椒盐"征。与颈动脉体副神经节瘤明显有别的是：淋巴瘤和颈部淋巴结转移性肿瘤常为多灶性病变，恶性肿瘤如有包膜外侵犯尚可表现为边缘模糊，颈部淋巴结转移性肿瘤多有原发病变可寻。③异位性脑膜瘤和高度恶性的软组织肉瘤在超声、CT 和 MRI 上也可显示有丰富的血流和血供，并出现"椒盐"征。然而异位性脑膜瘤和软组织肉瘤多位于咽旁间隙，咀嚼肌间隙和咽后间隙；发生于颈动脉间隙者较为罕见。

（余 强）

kǒuqiāng hémiànjǐngbù shìsuānxìng lì xìbāo línbā ròuyázhǒng yǐng xiàngxué biǎoxiàn

口腔颌面颈部嗜酸性粒细胞淋巴肉芽肿影像学表现（imaging findings of eosinophilic hyperplastic lymphogranuloma of oral and maxillofacial-neck region）

嗜酸性粒细胞淋巴肉芽肿为以嗜酸性粒细胞和淋巴细胞呈灶性或弥漫性浸润为特点的良性肉芽肿性疾病。又称嗜酸性粒细胞增生性淋巴肉芽肿、血管淋巴样增生伴嗜酸性粒细胞浸润、上皮样血管瘤、伴嗜酸性粒细胞和淋巴滤泡的结节性血管母细胞增生、皮下血管母细胞性淋巴样增生伴嗜酸性粒细胞浸润和炎性血管瘤样结节。该病的本质是肿瘤或慢性反应性炎性病变尚存争议。腮腺和颈淋巴结是嗜酸性粒细胞淋巴肉芽肿的好发部位，病变可同时累及多个淋巴结，腮腺咬肌区嗜酸性粒细胞淋巴肉芽肿可以合并皮肤或皮下组织同时受累。

影像学表现 病变形态一般呈弥漫状或类圆形。位于腮腺、皮肤或皮下组织的病变多呈弥漫性肿块表现，边界模糊；位于颈部淋巴结的病变则多呈类圆形肿块形态，边界较清晰。①超声：病变多呈不均匀低回声表现，部分可以呈"毛衣"样声质表现。②CT：平扫 CT 上，病变多为软组织密度表现；增强 CT 上，病变可以无明显强化或为轻度至中度强化表现。颈部淋巴结病变的边缘可以呈环形强化。③MRI：平扫 MRI 上，信号表现多样，可以是 T1WI 上的不均匀低等信号和 T2WI 上的略高信号或明显高信号，也可以在 T1WI 和 T2WI 上均表现为高信号，后者多见于皮肤和皮下组织病损。增强 MRI 上，多数病变呈轻度或中度强化的表现（图）。

嗜酸性粒细胞淋巴肉芽肿属于良性病变，通常不会对其周围骨组织形成侵犯。位于腮腺或下颌下腺区的嗜酸性粒细胞淋巴肉芽肿常可侵犯其周围皮肤或皮下组织；位于颈后三角和下颌下区的淋巴结嗜酸性粒细胞淋巴肉芽肿可压迫颈鞘内血管。

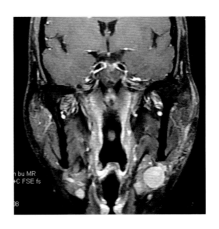

图 左腮腺区皮下组织和下颌下区淋巴结嗜酸性粒细胞淋巴肉芽肿

注：冠状面增强抑脂 T1WI 示左腮腺区皮下组织内可见条带状和不规则形异常强化区，边界模糊。同时可见左下颌下间隙区淋巴结肿大，呈均匀强化表现，边界清晰

鉴别诊断 应与口腔颌面颈部嗜酸性粒细胞淋巴肉芽肿鉴别的疾患主要有弥漫性神经纤维瘤、软组织恶性肿瘤和炎症性病变等。①弥漫性神经纤维瘤：嗜酸性粒细胞淋巴肉芽肿也可表现为边界模糊的皮肤或皮下组织弥漫性病损。但在嗜酸性粒细胞淋巴肉芽肿病灶中几乎没有囊性变、"靶征"和颅颌面骨形态异常等体现弥漫性神经纤维瘤特征的征象出现。弥漫性神经纤维瘤的病变范围通常较嗜酸性粒细胞淋巴肉芽肿更广泛。②界限模糊的软组织弥漫性病变还可见于软组织恶性肿瘤，但和软组织恶性肿瘤不同的是嗜酸性粒细胞淋巴肉芽肿几乎不侵犯与之相邻的骨组织。③口腔颌面颈部的蜂窝织炎：也可表现为界限不清晰的弥漫性病变并伴有淋巴结肿大，然而与之不同的是嗜酸性粒细胞淋巴肉芽肿起病缓慢，病程较长，且无明显抗感染治疗效果。无论治疗有效与否，蜂窝织炎在短期内均可出现较大的影像学变化，或出现

液化坏死，以至脓肿形成；或病变范围局限，以至完全吸收痊愈。

（余　强）

kǒuqiāng hémiànbù huà-nóngxìng ròuyázhǒng yǐngxiàngxué biǎoxiàn

口腔颌面部化脓性肉芽肿影像学表现（imaging findings of pyogenic granuloma of oral and maxillofacial region）

化脓性肉芽肿是由毛细血管增生所形成的瘤样增生性疾病。又称肉芽肿性牙龈瘤和妊娠性龈瘤。口腔颌面部化脓性肉芽肿常见于牙龈，偶见于唇、舌、颊、鼻腔、鼻咽和鼻窦黏膜。

影像学表现　病变多为类圆形肿块表现，与息肉形态类似，边界清晰。①CT：表现为异常软组织密度肿块，多数病变在增强CT上呈明显强化表现。②MRI：病变多呈 T1WI 上的中等信号，T2WI 和增强 T1WI 上的高信号。病变的密度和信号分布均匀。

一般情况下，少见化脓性肉芽肿对周围邻近组织和结构有侵犯表现。部分位于牙龈的化脓性肉芽肿可引起牙槽骨吸收，类似于"扇形"，骨破坏边界可清晰或不清晰。位于鼻腔的化脓性肉芽肿可吸收鼻中隔和鼻窦骨壁。

鉴别诊断　①位于牙龈的化脓性肉芽肿应与牙龈鳞状细胞癌鉴别。临床上，两者的外观形态、生物学行为和生长方式均有明显不同。但有时两者的影像学表现却十分相似。通常，化脓性肉芽肿虽可导致牙槽骨破坏，但多以弧形压迫性表现为主，边界清晰。而牙龈鳞状细胞癌所引起的牙槽骨破坏多以溶解表现为主，边界模糊。②位于颌面部其他部位的化脓性肉芽肿有时也易与某些恶性肿瘤相混淆。虽然多数化脓性肉芽肿的影像学表现并不提示其

有恶性征象，但对有些显示恶性征象者，则鉴别诊断相当困难，必须结合临床表现或需要行病理组织活检。

（余　强）

kǒuqiāng hémiànjǐngbù jiéjiébìng yǐngxiàngxué biǎoxiàn

口腔颌面颈部结节病影像学表现（imaging findings of sarcoidosis of oral and maxillofacial-neck region）

结节病是非干酪样坏死性上皮细胞肉芽肿炎症性疾病。原因不明，为发生于全身的系统性疾病。口腔颌面颈部结节病主要发生于腮腺和颈淋巴结（颈后三角区淋巴结易发），并可同时累及诸器官（如腮腺、泪腺和颈淋巴结）。

影像学表现　病变多表现为多个类圆形结节或肿块。各结节或肿块大小不一（淋巴结直径多大于 2cm），可相互融合，或呈分叶状改变。病变边界清晰，少有包膜外侵犯征象。①超声：可表现为混合性低回声，其内可见散在性强光点。②CT：平扫 CT 上，为实性均匀软组织密度影。病变内偶尔可见高密度钙化。增强 CT 上，结节病病灶可表现为均匀强化，也可为无明显强化。③MRI：平扫 MRI 上，结节病在 T1WI 上呈中等信号，在 T2WI 上表现为高信号。增强 T1WI 上，该病变可有轻至中度强化。

发生于腮腺和颈部淋巴结的结节病可以推移或压迫颈鞘内血管。病变所在位置不同，其推血管移位的方向也不尽相同。通常，腮腺区病变可向后推移颈鞘血管，颈后三角区淋巴结病变则多向前推移颈鞘内血管。

鉴别诊断　①表现为两侧腮腺肿大的结节病应与腮腺良性淋巴上皮病和慢性腮腺炎鉴别。CT

和 MRI 上，腮腺区结节病为实性多结节软组织肿块表现，界限清晰，病变周围无点状或小囊状扩张的末梢导管。腮腺良性淋巴上皮病和慢性腮腺炎多为弥漫性病变表现，病变内有密度或信号高低不均的末梢导管扩张表现。②颈部淋巴结的结节病易与同样表现为实性多结节状软组织肿块的淋巴瘤相混淆。结节病病程长、CT 和 MRI 上少有包膜外侵犯的特点可作为两者间的鉴别依据。

（余　强）

kǒuqiāng hémiànbù línzhuàng xìbāoái yǐngxiàngxué biǎoxiàn

口腔颌面部鳞状细胞癌影像学表现（imaging findings of squamous cell carcinoma of oral and maxillofacial region）

口腔颌面部鳞状细胞癌为起源于口腔颌面部黏膜组织的，并具有不同鳞状分化程度的侵袭性上皮性恶性肿瘤。该病是口腔颌面部最为常见的恶性肿瘤。口腔鳞状细胞癌的好发部位为牙龈、颊、下唇、硬腭、软腭复合体、舌前 2/3（包括舌背、舌腹和舌侧缘）、口底和上颌窦。口咽鳞状细胞癌多见于舌根和舌后 1/3。

影像学表现　大多数口腔和口咽鳞状细胞癌呈不规则形态（或为肿块状，或为黏膜增厚表现），边缘不清。少数仅表现为黏膜溃疡的鳞状细胞癌可以在 CT 和 MRI 上呈假阴性表现。①CT：平扫 CT，病变常为软组织密度表现；增强 CT 上，病变常表现为明显强化表现，密度多不均匀（图1）。②MRI：平扫 MRI，病变多表现为 T1WI 上的中等信号和 T2WI 上的中等信号或不均匀高信号（图 2），部分病变还可在 T2WI 上呈低信号表现；增强 MRI 上，病变强化明显。

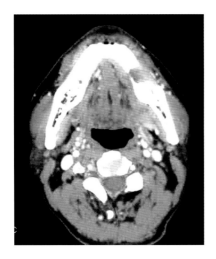

图 1　左下颌牙龈鳞状细胞癌

注：横断面增强 CT 示左下颌磨牙区牙龈肿大成块，强化明显，边界模糊。左下颌牙槽骨破坏、吸收

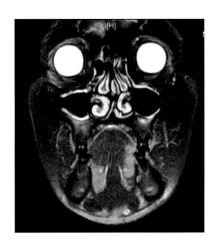

图 2　左舌鳞状细胞癌

注：冠状面抑脂 T2WI 示左舌缘有不规则形块状异常高信号影，边缘欠光滑

口腔颌面部鳞状细胞癌的所在位置不同，其所侵犯的邻近解剖结构也不尽相同。①舌前 2/3 和舌根区黏膜鳞状细胞癌的侵犯范围：向下扩散至口底，向外侵犯下颌骨体，向上累及口咽侧壁和顶壁的软腭，向后通过舌根侵犯会厌间隙和软骨。②口底和舌后 1/3 黏膜鳞状细胞癌的侵犯范围：向上侵犯舌体，向后侵犯舌根和下颌下间隙，向前和向外侵

犯下颌骨体。③牙龈黏膜鳞状细胞癌的邻近结构侵犯范围：下颌牙龈鳞状细胞癌可侵及下颌牙槽骨、口底、颊肌和颊间隙，上颌牙龈鳞状细胞癌可侵犯腭、上颌牙槽骨、上颌结节和上颌窦。X线检查上可见吸收的牙槽骨呈"扇形"改变。④腭部黏膜鳞状细胞癌的侵犯范围：向后外可以累及咽旁间隙；向上可破坏腭骨水平板，侵入至鼻腔、上颌窦、颌面深部间隙和颅底；向下可累及舌体和舌根部。⑤颊黏膜鳞状细胞癌的侵犯范围：向颌面深部的颞下间隙侵犯，也可破坏上颌结节和下颌骨前缘。咬肌和翼内肌常可受累。⑥上颌窦鳞状细胞癌的侵犯范围：可向前累及眶下和颊部皮下组织，向后侵犯翼腭窝，向上侵犯眶下裂和眼眶，向外侵犯上颌结节和颞下窝，向下侵犯牙槽嵴、颊间隙和硬腭，向内侵犯鼻腔。此外，口腔颌面部鳞状细胞癌还可沿神经周侵犯，并向上侵蚀颅底，或经中颅底上的圆孔和卵圆孔，侵犯海绵窦。

鉴别诊断　大多数口腔颌面部鳞状细胞癌的 CT 和 MRI 表现具有典型的恶性肿瘤特征。①非霍奇金淋巴瘤：CT 和 MRI 上，发生于口咽、舌和口底区的非霍奇金淋巴瘤多为黏膜异常增厚和肿块状表现，病变密度和信号分布较为均匀，少有坏死灶出现。非霍奇金淋巴瘤还可同时伴有颈部淋巴结病变，CT 和 MRI 上其多表现为多个大小不一、密度和信号均匀的肿块。增强 CT 和 MRI 上，非霍奇金淋巴瘤一般少有鳞状细胞癌淋巴结转移所特有的中央液化坏死和边缘环形强化表现。②少数良性肿瘤和瘤样病变也可出现在舌和口底区，如囊肿、血管畸形、神经鞘瘤和异位甲状腺

等。但这些病变多有清晰的边缘和包膜，与鳞状细胞癌和非霍奇金淋巴瘤的影像学表现明显不同。③部分炎性或肉芽肿性病变的影像学表现也可与鳞状细胞癌相似或相同，炎症性病变和肿瘤性病变在常规 T2WI 上的表现是有区别的，前者多为高信号改变，后者多为中等略高信号表现。

（余　强）

kǒuqiāng hémiànjǐngbù línbāliú yǐngxiàngxué biǎoxiàn

口腔颌面颈部淋巴瘤影像学表现（imaging findings of lymphoma of oral and maxillofacial-neck region）　淋巴瘤为发生于淋巴造血系统的恶性肿瘤。该肿瘤是口腔颌面颈部第二常见恶性肿瘤。淋巴瘤主要有霍奇金淋巴瘤和非霍奇金淋巴瘤 2 型。前者又称霍奇金病，较少见，且大多发生于颈淋巴结内；非霍奇金淋巴瘤于淋巴结内和结外均可发生。结内型淋巴瘤以颈内淋巴链受累者最为常见。根据影像学检查，有研究者将头颈部淋巴瘤分为 4 型：1 型为仅有淋巴结受累，2 型为仅有结外组织受累，3 型为结内和结外组织均受累，4 型为多中心病变伴或不伴淋巴结受累。另有研究者将头颈部非霍奇金淋巴瘤分为 3 型：Ⅰ 类为结内型非霍奇金淋巴瘤，Ⅱ 类为结外含淋巴组织（如 Waldeyer 环）的非霍奇金淋巴瘤，Ⅲ 类为结外不含淋巴组织（如眼眶、鼻窦、面深间隙、下颌骨、腮腺、皮肤和咽部）的非霍奇金淋巴瘤。此外，口腔颌面颈部淋巴瘤的特点之一是可以多部位发生，其或表现单侧多个和双侧多个结内型淋巴瘤，或表现为结内型病变与结外型病变共存。

影像学表现　口腔颌面颈部

淋巴瘤的形态表现主要有肿块和黏膜异常增厚2种。大多数颌面颈部淋巴瘤以类圆形肿块表现为主，肿块的最大直径可超过10cm；黏膜增厚表现者少见，主要见于部分咽淋巴环区淋巴瘤。肿块的边缘可清晰或不清晰。结内型淋巴瘤可大小不一，如病变不伴有结外侵犯，则其多为边缘清晰表现；反之，如结内型淋巴瘤伴有包膜外侵犯，或在多个结内型病变之间形成融合（类似于分叶表现），则病变边缘多模糊不清。①超声：淋巴瘤内部多呈不均匀低回声表现，也可呈均匀低回声表现。部分病变内部可有点状或树枝状高回声区，部分则回声接近于液性暗区。彩色多普勒超声上可见病变中心和边缘均可有血流信号显示。病变包膜反射光带完整。②CT：平扫CT上，淋巴瘤多表现为接近于肌肉的软组织密度。治疗前病变内极少有高密度钙化出现，治疗后则可有钙化显示。增强CT上，病变表现多样，或为明显均匀强化，或为中央低密度而边缘有强化，或无明显强化。③MRI：淋巴瘤多表现为T1WI上的低或中等信号和T2WI上的高信号（图）。增强MRI上，病变实质区可有强化，或无强化。如果是有液化坏死的淋巴结病变，则其边缘强化明显。

口腔颌面颈部淋巴瘤对其周围结构的侵犯依其所在位置而定。位于颈内淋巴结的淋巴瘤可影响颈鞘内血管。诊断颈部结内型淋巴瘤侵犯颈鞘内血管的CT和MRI征象主要有病变包绕颈鞘血管超过180°或270°，病变与血管之间的脂肪带消失。位于鼻腔和鼻窦的淋巴瘤可以破坏、吸收鼻窦窦壁。位于口腔颌面颈部软组织间隙（包括颊间隙、腮腺间隙、深

部咀嚼肌间隙、咽旁间隙和咽后间隙）的淋巴瘤既可侵犯颅底骨质结构和颈椎椎体，也可以破坏上、下颌骨和颧骨。此外，发生于咽淋巴环的淋巴瘤尚可侵犯咽旁间隙、咽后间隙以及口底诸间隙。

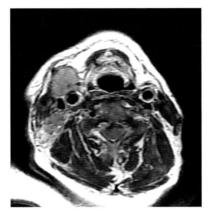

图　右颈部淋巴结霍奇金淋巴瘤

注：横断面T2WI示右侧颈上部多个淋巴结异常肿大，呈均匀高信号表现，部分病灶边界清晰，部分呈模糊改变

鉴别诊断　通常应与口腔颌面颈部淋巴瘤鉴别的疾病有颈淋巴结疾病和淋巴结外疾病2类。前者主要有淋巴结反应性增生、结核、转移性肿瘤、结节病和窦组织细胞增多症等；后者主要是鳞状细胞癌。①如病变内部出现液化、坏死和边缘增强，则其影像学表现多与淋巴结转移性肿瘤（尤其是鳞状细胞癌转移）和淋巴结结核相似。但与淋巴结转移性肿瘤相比，结内型淋巴瘤出现液化、坏死表现者少见；淋巴结结核内部可有钙化灶显现，而结内型淋巴瘤内部罕有钙化。②影像学表现呈实性表现的淋巴结反应性增生和结内型淋巴瘤也较难区别，然而临床表现能为两者的区别提供有益信息。③呈实性表现的结内型淋巴瘤尚需与某些少见

的良性颈淋巴结疾病相区别，如结节病和窦组织细胞增多症等，影像学表现鉴别要点为前者可出现包膜外侵犯和病灶相互融合，边缘模糊；后者则边界清晰，多无结外侵犯和相互融合征象。④发生在咽淋巴环区的结外型淋巴瘤通常不易与鳞状细胞癌区别。但如果结外型淋巴瘤病灶在多部位（除外淋巴结）显现，则两者的鉴别并不困难，因为鳞状细胞癌表现多发者极为罕见。总体而言，发生在口腔颌面颈部的多发性疾病并不多见，一旦其在影像学检查上有所显示，则不应忽略诊断淋巴瘤的可能。⑤因无特征性影像学表现，呈孤立性结外型表现的淋巴瘤一般也难与其他软组织恶性肿瘤相鉴别。

（余　强）

kǒuqiāng hémiànbù xiānwéi ròuliú yǐngxiàngxué biǎoxiàn

口腔颌面部纤维肉瘤影像学表现（imaging findings of fibrosarcoma of oral and maxillofacial region）　纤维肉瘤为起源于成纤维细胞或肌成纤维细胞，并由纤维细胞及其各种胶原产物所构成的恶性肿瘤。纤维肉瘤有婴儿纤维肉瘤和成人纤维肉瘤之分。典型的成人纤维肉瘤不同于婴儿纤维肉瘤和其他特殊类型的成纤维细胞性肉瘤，具有特征性的"鲱鱼骨样"结构。口腔颌面部纤维肉瘤主要发生在颊部、腭部、鼻窦和面深部。

影像学表现　纤维肉瘤形态多为不规则形，边缘不清。①CT：平扫CT上，为软组织肿块表现，内部偶见钙化。增强CT上，因病变内部有乏血管区和坏死区而多呈不均匀强化表现。②MRI：平扫MRI上，纤维肉瘤的信号变化多样，病变在T1WI上为均匀低

或中等信号；在 T2WI 上或为不均匀低至中等信号，或为中等至高信号表现。前者在病理上多与致密胶原纤维相对应，后者则多与丰富的成纤维细胞基质相对应。增强 MRI 上，纤维肉瘤可呈均匀或不均匀强化表现。

与纤维肉瘤相邻的骨骼、肌肉、血管神经和软组织间隙均可受侵。病变侵犯骨骼者可出现明显的骨质破坏、骨髓侵犯和局灶性骨膜反应。病变侵犯咬肌者，则受累的肌肉多轮廓不清或消失；病变侵犯血管、神经和软组织间隙者，可见其包绕血管，软组织间隙变小或消失。

鉴别诊断　与许多软组织肉瘤一样，口腔颌面部纤维肉瘤的影像表现除具有一般恶性肿瘤特点外，并无特征性。欲将其同其他软组织肉瘤（尤其是恶性纤维组织细胞瘤）进行区别，尚存在困难。但根据患者发病年龄的不同，通常能在纤维肉瘤或恶性纤维组织细胞瘤（中老年患者多见）和横纹肌肉瘤（青少年多见）之间鉴别。

（余　强）

kǒuqiāng hémiànbù zhīfáng ròuliú yǐngxiàngxué biǎoxiàn

口腔颌面部脂肪肉瘤影像学表现 （imaging findings of liposarcoma of oral and maxillofacial region）

脂肪肉瘤为起源于间叶组织细胞，并可分化为脂肪组织，但不一定是成熟脂肪细胞的恶性肿瘤。脂肪肉瘤有中间型和恶性脂肪细胞性肿瘤之分。中间型系高分化型脂肪肉瘤，又称非典型性脂肪瘤型肿瘤、非典型性脂肪瘤、脂肪细胞性脂肪肉瘤、脂肪瘤样脂肪肉瘤、硬化性脂肪肉瘤、梭形细胞脂肪肉瘤和炎症性脂肪肉瘤。恶性脂肪细胞性肿瘤又分

为 5 型，分别为分化脂肪肉瘤、黏液样脂肪肉瘤、圆细胞脂肪肉瘤、多形性脂肪肉瘤和混合型脂肪肉瘤。口腔颌面部脂肪肉瘤多见于面下部（恶性脂肪细胞性肿瘤），也可见于口腔颌面深部间隙（高分化型脂肪肉瘤）。

影像学表现　多数脂肪肉瘤表现为形态规则的肿块，边界清晰或模糊。少数黏液样脂肪肉瘤尚可有假包膜形成。①CT：平扫 CT 上，高分化型脂肪肉瘤多为低密度表现（CT 值接近于脂肪组织，多小于−20HU），与良性脂肪源性肿瘤的密度相似。肿瘤内可见粗线状或结节状软组织分隔。有时可见肿瘤内有钙化出现；恶性脂肪细胞性肿瘤多为均匀或不均匀软组织密度表现。部分黏液样脂肪肉瘤在 CT 上可呈水液密度改变，与囊肿性病变相似。增强 CT 上，高分化型脂肪肉瘤内的分隔有强化表现；但是恶性脂肪细胞性肿瘤多为整体强化表现。②MRI：平扫 MRI 上，高分化型脂肪肉瘤内的脂肪成分表现为 T1WI 和 T2WI 上的高信号；而肿瘤内的分隔多表现为 T1WI 上的低信号和 T2WI 上的高信号。各型恶性脂肪细胞性肿瘤的信号大多表现为 T1WI 上的低或中等信号和 T2WI 上的不均匀高信号。部分黏液样脂肪肉瘤的信号变化类似于含液量较多的囊肿性病变，其在 T1WI、T2WI 和压脂 T2WI 上均为高信号表现。增强 MRI 上，高分化型脂肪肉瘤内的内分隔强化明显，部分可出现脂肪−液体平面；而各型恶性脂肪细胞性肿瘤多表现为明显不均匀强化。

根据脂肪肉瘤所在口腔颌面部的位置不同，其所侵犯的邻近组织结构亦可各异。如位于颌面深部的脂肪肉瘤除可侵犯其周围

的肌肉组织外，还可破坏、吸收上颌窦的后外壁和下颌骨升支，甚至可破坏颅底，侵入颅内。

鉴别诊断　①高分化型脂肪肉瘤的影像学表现和脂肪瘤十分相似。两者之间的影像鉴别诊断较为困难。一般情况下，如果在含脂肪密度和信号的肿块内部出现较粗的软组织条索、结节和斑块，并可见这些组织在对比剂注入后有明显增强表现，则应多考虑高分化型脂肪肉瘤的诊断可能。②应与各型恶性脂肪细胞性肿瘤鉴别的疾病主要有高分化型脂肪肉瘤、囊性病变和其他软组织恶性肿瘤等。与高分化型脂肪肉瘤内含大量脂肪组织的 CT 和 MRI 表现不同，各型恶性脂肪细胞性肿瘤内或含少量脂肪组织，或几乎不含有脂肪组织。对呈囊性密度和信号改变的黏液样脂肪肉瘤而言，还应将其同囊肿样病变鉴别。增强 CT 和 MRI 上病变内的强化表现可以提示黏液样脂肪肉瘤是实性肿瘤而非囊肿性病变。由于各型恶性脂肪细胞性肿瘤本身并无特殊的影像学表现特点，故在一般情况下较难将其同其他软组织恶性肿瘤相区别。

（余　强）

kǒuqiāng hémiànbù ruǎnzǔzhī xuèguǎn ròuliú yǐngxiàngxué biǎoxiàn

口腔颌面部软组织血管肉瘤影像学表现 （imaging findings of angiosarcoma of oral and maxillofacial soft tissue）

血管肉瘤为起源于血管内皮细胞的恶性肿瘤。又称淋巴管肉瘤、血管肉瘤、血管母细胞瘤和恶性血管内皮瘤。口腔颌面部血管肉瘤的发病部位多较浅表，如皮肤和皮下组织、牙龈、下唇、腭和舌部；深部病变可见于软组织间隙，如咽旁间隙、腮腺和咀嚼肌间隙等。

影像学表现 血管肉瘤多为不规则肿块表现，病变边界不清。①CT：血管肉瘤表现为软组织密度。②MRI：病变在T1WI上呈中等信号，在T2WI上呈不均匀高信号。增强CT和MRI上，病变多有程度不等的强化表现。

软组织血管肉瘤可侵犯与之相邻的皮下组织、肌肉组织和间隙，亦可破坏颌骨。

鉴别诊断 发生于口腔颌面部的软组织血管肉瘤具有软组织恶性肿瘤的一般影像学表现特点，但无特征性。因此很难根据其CT和MRI表现做出与病理诊断相同的结论。

（余 强）

kǒuqiāng hémiànbù héngwénjī ròuliú yǐngxiàngxué biǎoxiàn

口腔颌面部横纹肌肉瘤影像学表现（imaging findings of rhabdomyosarcoma of oral and maxillofacial region） 横纹肌肉瘤为起源于骨骼肌组织的恶性肿瘤。又称肌肉瘤、恶性横纹肌瘤、横纹肉瘤、胚胎性肉瘤和横纹肌母细胞瘤。口腔颌面部横纹肌肉瘤主要发生于鼻咽、鼻腔和鼻窦区。口腔颌面部软组织间隙（如咀嚼肌间隙、咽旁间隙）也可发生横纹肌肉瘤，但相对少见。

影像学表现 多表现为形态规则的类圆形肿块，部分病变为不规则形肿块，部分病变呈葡萄状。多边缘清晰，可有假包膜形成。①超声：横纹肌肉瘤的内部可以是不均匀低回声，或为等回声，或为高回声。②CT：平扫CT上，横纹肌肉瘤为软组织密度表现，但其密度可略低于病变周围的肌肉组织。增强CT上，病变多呈轻至中度不均匀强化（图），或无强化。③MRI：平扫MRI上，多数横纹肌肉瘤表现为T1WI上

的中等信号和T2WI上的不均匀高信号。增强MRI上，病变多表现为不均匀强化。横纹肌肉瘤内部的坏死区一般可在CT和MRI上有所显示，主要表现为不均匀低密度影和长T1与长T2异常信号；增强CT和MRI上，坏死区无强化表现。

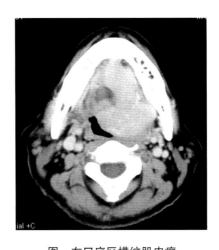

图 左口底区横纹肌肉瘤
注：横断面增强CT示左侧口底区有强化均匀的软组织肿块形成，肿块边界不清。病变跨越中线向对侧侵犯

不同部位的横纹肌肉瘤可影响的邻近结构也不尽相同。位于鼻腔、鼻窦和鼻咽的横纹肌肉瘤可以破坏、吸收鼻窦各骨壁，侵犯眼眶和与之邻近的软组织间隙（如咀嚼肌间隙和咽旁间隙）。同样，起源于口腔颌面深部软组织间隙的横纹肌肉瘤也可侵犯颅底、上下颌骨。位于咽旁间隙的横纹肌肉瘤尚可影响颈鞘内血管和神经组织。

鉴别诊断 口腔颌面部横纹肌肉瘤的影像学表现与该区域最常见的鳞状细胞癌和淋巴瘤之间并无显著区别。但横纹肌肉瘤的特点是儿童和青少年好发。淋巴瘤则以多发为特点。此外，横纹肌肉瘤内部少见钙化的特点尚可同部分含钙化或骨化的恶性肿瘤

（如软骨肉瘤和骨肉瘤等）相区别。尽管部分横纹肌肉瘤在CT和MRI上可以有清晰边界和假包膜等良性肿瘤征象，但该病变侵袭性生长的特点（如骨组织受侵和破坏）对其与良性肿瘤的鉴别具有重要的提示意义。

（余 强）

kǒuqiāng hémiànbù pínghuájī ròuliú yǐngxiàngxué biǎoxiàn

口腔颌面部平滑肌肉瘤影像学表现（imaging findings of leiomyosarcoma of oral-maxillofacial region） 平滑肌肉瘤为起源于平滑肌组织的恶性肿瘤。根据其临床表现和生物学行为可分为皮肤平滑肌肉瘤、软组织平滑肌肉瘤和血管平滑肌肉瘤。口腔颌面部平滑肌肉瘤主要发生于皮肤和皮下组织、深部软组织间隙（咀嚼肌间隙、咽旁间隙），偶见于鼻窦、腮腺、舌和颊部。

影像学表现 肿瘤多为类圆形肿块表现，边界可清晰或不清晰。边缘清晰表现者甚至有假包膜显示。①超声：肿瘤多为不均匀低回声表现。②CT：平扫CT上，肿瘤为软组织密度，肿瘤内部可见低密度囊性变区，而高密度钙化影较为罕见。增强CT上，肿瘤可呈不同程度的强化表现。③MRI：平扫T1WI上，肿瘤为中等信号表现；T2WI上为中等或不均匀高信号（图），部分病变为低信号表现。

口腔颌面部平滑肌肉瘤可以侵犯病变周围的软组织和骨组织。通常，平滑肌肉瘤破坏颅颌面骨（颅底诸骨、上颌骨和下颌骨等）的主要方式为骨吸收，而呈现为骨硬化者罕见。

鉴别诊断 大多数口腔颌面部平滑肌肉瘤的影像学表现缺乏特异性。部分平滑肌肉瘤甚至可

呈良性肿瘤表现。对于后者，鉴别点为平滑肌肉瘤多出现在中老年人，可致周围骨结构破坏吸收，累及咀嚼肌肌群时可引起患者张口受限。

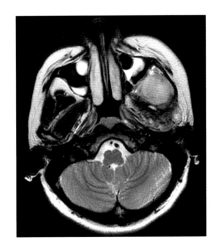

图　左咀嚼肌间隙平滑肌肉瘤

注：横断面T2WI示左侧颞下间隙区有异常高信号肿块形成，边界清晰

（余　强）

kǒuqiāng hémiànbù huámó ròuliú yǐngxiàngxué biǎoxiàn

口腔颌面部滑膜肉瘤影像学表现（imaging findings of syno-vial sarcoma of oral and maxillo-facial region）

滑膜肉瘤为由与癌相似的上皮细胞和与纤维肉瘤相似的梭形细胞组成的恶性肿瘤。尚无有力证据显示该肿瘤来源于滑膜组织。滑膜肉瘤多发生于咽旁间隙、咀嚼肌间隙、舌或口底、腮腺、上颌窦和颞下颌关节等区域。

影像学表现　滑膜肉瘤多呈肿块状表现。部分病变边界清晰，可有假包膜形成；部分病变则形态不规则，边缘模糊不清。①超声：多表现为不均匀低回声。彩色多普勒上可见其为富血管实性肿块。②CT：平扫CT上，肿瘤多为软组织密度表现，其内可有高密度钙化影，但较少见（可提

示预后较好）。如病变内部有囊变区，则其为低密度表现，甚至可以是多囊状低密度表现。增强CT上，病变多有均匀或不均匀强化。③MRI：平扫T1WI上，多数表现为中等信号。如病变内局部有出血灶，尚可为高信号表现；如病变内局部有囊变，则为低信号表现。T2WI上，肿瘤多呈不均匀高信号表现；部分病变可表现为低信号。约1/3的滑膜肉瘤内部可在T2WI上表现为"三信号征"，即病变由高信号（与液体信号类似）、中等信号（等于或略高于脂肪信号）和低信号（与纤维组织类似）混合而成。有时病变内出血和囊变区液体可形成并不常见的双液平面。当病变直径大于5cm时，其内部多可见中等信号分隔。增强MRI上，肿瘤呈均匀或不均匀强化表现。

位置不同的口腔颌面部滑膜肉瘤能侵犯其周围不同的组织结构，这些结构主要为肌肉组织、血管组织、唾液腺组织、颌面诸骨和颞下颌关节。

鉴别诊断　由于口腔颌面部滑膜肉瘤的影像学表现具有多样性特点，故很难将其同其他性质的肿瘤进行区别，有时甚至不能将其同良性肿瘤进行区别。但"三信号征"和T1WI上的局部高信号灶可能是诊断滑膜肉瘤的重要依据。

（余　强）

kǒuqiāng hémiànbù èxìng zhōuwéi shénjīngqiàoliú yǐngxiàngxué biǎoxiàn

口腔颌面部恶性周围神经鞘瘤影像学表现（imaging find-ings of malignant peripheral nerve sheath tumor of oral and maxillofacial region）

恶性周围神经鞘瘤为起源于神经鞘组织、

并以局部浸润性生长和发生转移为特点的恶性肿瘤。又称恶性施万细胞瘤、神经源性肉瘤和神经纤维肉瘤。在有周围神经分布的任何口腔颌面部解剖区域均可发生该肿瘤。

影像学表现　多呈梭形或不规则形肿块表现，肿瘤边缘多不清晰。①CT：平扫CT上，多表现为均匀或不均匀软组织密度。增强CT上，肿瘤多呈不均匀强化表现。②MRI：平扫T1WI上，肿瘤呈等信号或略高信号表现，信号分布多不均匀；T2WI上，肿瘤表现为均匀或不均匀高信号（图）。增强T1WI上，恶性周围神经鞘瘤多有不均匀强化表现。

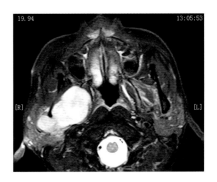

图　右咽旁间隙恶性周围神经鞘瘤

注：横断面抑脂T2WI示右侧咽旁间隙有均匀高信号肿块形成，界限清晰。右下颌骨受压。有下颌支受压变形

恶性周围神经鞘瘤多以侵袭性方式侵犯与之相邻的软组织结构，如肌肉、血管和脂肪组织等。受累的组织结构和边界多表现为正常轮廓变形或消失，界限不清。部分恶性周围神经鞘瘤还可以沿神经干或神经鞘膜向远处扩散。该肿瘤可以侵犯与之相邻的颌面诸骨。

鉴别诊断　多数恶性周围神经鞘瘤的影像学表现具有一般软

组织恶性肿瘤的特征，易于同软组织良性病变区别。但部分从良性神经鞘瘤恶变而来的恶性周围神经鞘瘤的 CT 和 MRI 表现可与良性病变相似，鉴别较为困难。即使在软组织恶性肿瘤中，恶性周围神经鞘瘤也缺乏独立而典型的特征。

（余　强）

kǒuqiāng hémiànbù èxìng hēisèsùliú yǐngxiàngxué biǎoxiàn

口腔颌面部恶性黑色素瘤影像学表现（imaging findings of malignant melanoma of oral and maxillofacial region）

恶性黑色素瘤是以位于上皮和结缔组织交界处由皮肤或黏膜基底层的黑色素细胞恶变形成的肿瘤。该肿瘤可侵入上皮组织深部和结缔组织。口腔颌面部恶性黑色素瘤中，80%发生于腭和上颌牙龈黏膜。

影像学表现　口腔颌面部黑色素瘤的形态表现有黏膜组织异常增厚和软组织肿块形成 2 种形式。病变边缘多模糊不清。①CT：平扫 CT 上，肿瘤为软组织密度表现；增强 CT 上，原发性病灶中约有一半病例表现为均匀或不均匀强化（图），淋巴结转移性恶性黑色素瘤几乎均表现为均匀或不均匀强化。②MRI：信号表现为短 T1 和短 T2（T1WI 上呈高信号，T2WI 上呈低信号），但在实际病例中，有此典型表现者较为少见。多数恶性黑色素瘤表现为 T1WI 上的等、高信号和 T2WI 上的混合高信号。增强 T1WI 上，病变内部信号可明显增高。

口腔颌面部恶性黑色素瘤的邻近结构侵犯较为常见，且因病变位置不同而异。原发性黏膜恶性黑色素瘤多有牙槽骨侵犯。病变也可侵犯邻近肌肉组织或沿神经组织扩散。恶性黑色素瘤的颈部淋巴结转移性病变可以有包膜外侵犯，压迫或直接粘连颈鞘内血管。

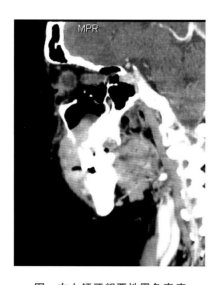

图　右上颌牙龈恶性黑色素瘤

注：重组矢状面增强 CT 示右上颌牙龈区有异常软组织肿块形成，其边界不清，右上颌牙槽骨破坏、吸收

鉴别诊断　口腔颌面部恶性黑色素瘤的 CT 和 MRI 表现有时与鳞状细胞癌和淋巴瘤相似，多在显示原发病变的同时伴有颈部淋巴结转移。由于恶性黑色素瘤的临床表现特点能为其诊断提供可靠依据，故在一般情况下不会出现鉴别诊断困难。此外，恶性黑色素瘤典型的 MRI 表现特点一旦出现，也能有助于建立准确的影像鉴别诊断。

（余　强）

jǐng línbājié zhuǎnyíxìng zhǒngliú yǐngxiàngxué biǎoxiàn

颈淋巴结转移性肿瘤影像学表现（imaging findings of metastatic tumor of cervical lymph node）

颈淋巴结转移性肿瘤为全身其他组织器官恶性肿瘤转移至颈淋巴结的疾病。颈淋巴结转移性肿瘤最常见的发生部位在颈二腹肌组淋巴结（即位于颈静脉前、外、后区的淋巴结）。

影像学表现　肿瘤几乎均为圆形表现。多个圆形转移性淋巴结可相互融合呈分叶团块表现。肿瘤如无包膜外侵犯，则边界清晰；有包膜侵犯者，则边缘模糊。通常颈二腹肌组和下颌下组淋巴结的最大直径超过 1.5cm，其他部位颈淋巴结的最大直径超过 1cm 者即可视为异常。以此标准诊断颈淋巴结转移性肿瘤的准确率为 72% ~ 80%。此外，还有采用测量淋巴结最大纵轴直径与淋巴结最大横轴直径（L/T）之比值的方法。如果该比值大于 2，则多为淋巴结反应性病变；如果该比值小于 2，则应高度怀疑颈淋巴结转移性肿瘤。①超声：肿瘤内部多为光点分布均匀的低回声区，有时可见液性暗区。病变的淋巴门结构多显示不清。彩色多普勒超声上，可见病变边缘有点或条状血流信号。②CT：平扫 CT 上，肿瘤多为软组织密度表现；增强 CT 上，病变呈均匀强化表现和病变中心为低密度、边缘呈环形强化表现（图）两种表现。对诊断颈淋巴结转移性肿瘤而言，后者常被认为是最可靠的判断标准之一，且较为多见。一般认为中心坏死区大于 3mm 时即可在 CT 上有所表现。③MRI：平扫 MRI 上，肿瘤的表现也具有多样性，多呈不均匀信号表现。一般而言，病变在 T1WI 上为中等信号，在 T2WI 上为高信号。淋巴结内坏死区则表现为 T1WI 上的低信号和 T2WI 上的高信号。淋巴结转移性肿瘤在平扫 MRI 上最为可靠的表现是 T2WI 上不均匀的局灶性高信号。增强压脂 T1WI 能清晰显示病变中心不强化的坏死灶和边缘的环形强化。

颈淋巴结转移性肿瘤的包膜

外侵犯是其影响邻近结构的基础。病变的包膜外侵犯多能在 CT 上清晰显示，表现为环形强化的包膜有不规则增厚并侵犯周围脂肪组织。目前多认为 CT 是评价淋巴结转移性肿瘤包膜外侵犯的金标准。诊断转移性病变包膜外侵犯必须先排除外科手术史、放疗史和急性淋巴结炎症。颈淋巴结转移性肿瘤的包膜外侵犯的发生率随肿瘤的增大而上升。颈淋巴结转移性肿瘤侵犯的邻近结构主要有颈鞘内血管（颈总和颈内动脉、颈内静脉）、IX~XII 脑神经和颅底。超声、CT 和 MRI 在判断恶性肿瘤（包括淋巴瘤）侵犯颈鞘内血管的征象如下：病变与血管之间的脂肪带消失；颈动脉和颈内静脉受压变形，或颈内静脉节段性消失；病变包绕颈鞘血管超过 180° 或 270°；血管边缘模糊。

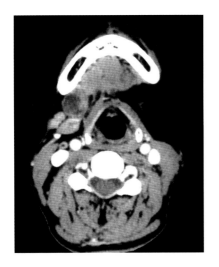

图　右上颈部（下颌下间隙）淋巴结转移性肿瘤

注：横断面增强 CT 示右下颌下腺前方有异常肿大淋巴结影，其病变中心呈低密度改变、边缘呈环形强化

鉴别诊断　应注意与颈淋巴结转移性肿瘤鉴别的疾病主要有 2 大类：淋巴结疾病和非淋巴结疾病。前者主要有结内型淋巴瘤、淋巴结反应性增生、淋巴结结核、结节病和淋巴结门脂肪化生，后者主要有第 2 鳃裂囊肿。①结内型淋巴瘤的影像学表现可与颈淋巴结转移性肿瘤有重叠，两者之间的鉴别有时较为困难。比较而言，结内型淋巴瘤多以实性表现为主，颈淋巴结转移性肿瘤多以中心坏死和边缘环形强化表现为主。②颈淋巴结反应性增生和结核的临床表现与颈淋巴结转移性肿瘤不同，后者多有原发病灶可寻，而淋巴结反应性增生多表现为颈部疼痛性肿块。影像学表现颈淋巴结反应性增生多为实性结构，病变内低密度坏死灶者少见；颈淋巴结结核虽多以病变内低密度坏死表现为主，但病灶可呈多囊状，并可伴有散在钙化斑点。此与颈淋巴结转移性肿瘤少见钙化和多囊改变者明显有别。③颈淋巴结结节病为颈部罕见疾病。病变以实性表现为主，少见有低密度液化、坏死灶。与颈淋巴结转移性肿瘤和结内型淋巴瘤不同，结节病边界清晰，通常少有淋巴结包膜外侵犯征象，亦无病变间相互融合表现。④淋巴结门脂肪化生通常是淋巴结对慢性感染性病变的反应性改变。CT 上，淋巴结门脂肪化生为低密度影像表现，但其几乎总出现在淋巴结的边缘，此与颈淋巴结转移性肿瘤的中心低密度坏死明显有别。⑤第二鳃裂囊肿主要出现在下颌下腺后方。与颈淋巴结转移性肿瘤不同的是第二鳃裂囊肿在临床上其主要表现为无痛而质地柔软肿块，可反复肿大。影像学上，第二鳃裂囊肿一般有较大的直径，囊壁薄而均匀，边界清晰，无囊壁外侵犯征象。

（余　强）

jiǎzhuàngpángxiàn gōngnéng kàngjìnzhèng hégǔ bìngbiàn yǐngxiàngxué biǎoxiàn

甲状旁腺功能亢进症颌骨病变影像学表现（imaging findings of jaw lesion of hyperparathyroidism）　甲状旁腺功能亢进症是一组以甲状旁腺激素分泌过多为特征的疾病。分为原发性、继发性、三发性及假性 4 种。原发性甲状旁腺功能亢进症多发于 30~60 岁，女性发病率为男性的 2~3 倍。临床上可见患者存在精神障碍、胃溃疡、四肢肌肉软弱乏力、骨和关节疼痛及反复发生的肾或输尿管结石等，可能会逐渐发生牙松动、移位及丧失。

影像学表现　常见的颌骨 X 线改变为普遍性、均匀的骨质疏松，下颌骨下缘、下颌管及上颌窦窦壁的密质骨边缘变薄、模糊及密度减低。由于颌骨密度减低与牙形成较大的反差，而在 X 线片上凸显出牙的影像。正常颌骨骨小梁结构消失，排列紊乱，呈现"毛玻璃样"表现。少数患者可见单个牙或全部存留牙的骨硬板部分或全部消失，牙根似锥形或梭形。长期患病者任一骨均可发生棕色瘤，但以颌面骨较常见，可以单骨多发，亦可单独发生。棕色瘤呈囊性密度减低影像，密质骨膨胀致颌骨变形，边缘可以模糊，也可比较清楚。有的患者在骨密度减低区内可同时有密度正常或增高区，这种表现较常见于颅骨和腰椎。

鉴别诊断　甲状旁腺功能亢进症发生于颌骨的棕色瘤应与颌骨动脉瘤样骨囊肿及颌骨中心性巨细胞肉芽肿鉴别。动脉瘤样骨囊肿较多发生于下颌骨后部，可伴有外伤史，可以继发于其他有出血性囊性改变的良、恶性骨肿瘤；颌骨中心性巨细胞肉芽肿较多发生于下颌第一磨牙前方；甲状旁腺功能亢进症除可发生棕色瘤外，常可见颌骨较普遍的骨质疏松改变且病变可多发等有助于鉴别。结合临床情况及相关生化检查对于这三种疾病的鉴别诊断是十分重要的。

（马绪臣）

chuítǐ gōngnéng kàngjìnzhèng hégǔ bìngbiàn yǐngxiàngxué biǎoxiàn

垂体功能亢进症颌骨病变影像学表现（imaging findings of hyperpituitarism in jaws）

垂体功能亢进症是因腺垂体功能亢进导致生长激素持久过度分泌的内分泌代谢性疾病。儿童时期发病，可致身体生长过高，称为巨人症。成人发病称肢端肥大症，可发生骨骼增生、肥大，下颌骨、髁突及升支明显变长、变大，下颌前突及前牙反𬌗畸形等，常伴有唇、舌、鼻及手和脚软组织的过度生长。

影像学表现　X线检查可见颌骨增大，以下颌骨扩大最为明显，表现为下颌骨体、升支及髁突均明显变宽、变长，下颌角变大、变钝等。牙间隙增宽，牙槽嵴增高变厚，前牙开𬌗及外倾张开，后牙牙根肥大而牙冠正常，并常可见后牙过长，以适应下颌骨的变化。同时，尚可见相伴的颅骨及四肢骨的X线改变，如蝶鞍扩大、颅骨增厚、额窦和上颌窦扩大及指、趾骨骨端肥大等改变。

鉴别诊断　肢端肥大症所致下颌前突需与遗传性的下颌前突相鉴别。前者为患病后逐渐出现的继发性下颌前突，切牙呈外倾张开状，且伴有颅骨及四肢骨的改变；后者常有家族遗传史，有助于区别。

（马绪臣）

tángniàobìng hégǔ bìngbiàn yǐngxiàngxué biǎoxiàn

糖尿病颌骨病变影像学表现（imaging findings of diabetes mellitus in jaws）

糖尿病是一组由多病因引起的以慢性高血糖为特征的代谢性疾病。糖尿病主要包括胰岛素依赖型（1型）和非胰岛素依赖型（2型）两类。胰岛素依赖型糖尿病主要临床表现为多饮、多尿、多食、消瘦等，青少年多见，但少数患者可发生于30岁以后的任何年龄。非胰岛素依赖型糖尿病多发生于中、老年人，临床表现一般较轻。糖尿病未得到有效控制时，为牙周炎的易感因素，且可使牙周炎加重；在儿童患者其龋的发生率往往增高。

影像学表现　在颌骨及牙无特征性X线改变。青少年糖尿病患者未得到有效控制时，可以发生重度牙槽骨破坏改变，可累及多个牙的牙槽骨，甚至全部牙槽骨均发生破坏、吸收改变。

鉴别诊断　一般来讲，糖尿病患者牙周炎X线表现与无糖尿病患者的牙周炎难以区别。

（马绪臣）

gǔzhìshūsōngzhèng hégǔ bìngbiàn yǐngxiàngxué biǎoxiàn

骨质疏松症颌骨病变影像学表现（imaging findings of osteoporosis in jaws）

骨质疏松症是以骨量降低及骨组织微结构破坏而导致骨脆性增加和易于发生骨折的代谢性骨病。原发性骨质疏松症为老年人常见的全身性骨病，特别是绝经后老年妇女更易患病。自30岁后骨量逐渐减低，女性每10年减低约8%，男性减低约3%。继发性骨质疏松症指继发于某些疾病或使用皮质激素、肝素等药物治疗引起的骨质疏松。

骨质疏松症患者骨脆性增加，易于发生骨折，常伴有全身无力及骨痛。

X线表现为骨密度总体减低，骨小梁稀疏。以牙为对照，可以清楚地观察到颌骨总体密度减低的改变。可见下颌骨下缘密质骨边缘变薄及密度减低，有的患者密质骨内可见大小不等的密度减低区，呈虫蚀样。由于牙对牙槽突部位的持续性压力作用，在牙槽突很少见骨小梁数目减少的征象，偶可见骨硬板变薄。在下颌骨的其他部位，则可见骨小梁数目明显减少。可采用单或双光子吸收法、双能X线吸收法或定量CT检查等比较准确地评估骨密度情况。应该密切结合临床表现来鉴别原发性及继发性骨质疏松症。

（马绪臣）

gōulóubìng hégǔ bìngbiàn yǐngxiàngxué biǎoxiàn

佝偻病颌骨病变影像学表现（imaging findings of jaw lesion of rickets）

佝偻病是婴儿和儿童时期由于体内维生素D缺乏导致钙和磷代谢紊乱而产生的以骨骼病变为特征的疾病。婴儿常有营养缺乏病史，临床上可见患儿躁动、睡眠不安、经常啼哭、手足抽搐及痉挛等。婴儿骨骼发育受累，可出现颅骨变薄、软化，囟门关闭延迟和腕、踝部肿胀等。病情严重者可表现为身材矮小、方颅畸形、鸡胸、漏斗胸、串珠肋、脊柱弯曲及"O"形腿等。常可见牙列发育及牙萌出迟缓。

影像学表现　X线检查常可见颌骨不同程度的骨密度减低、骨小梁变细且数量减少，下颌骨下缘及下颌管管壁的密质骨变薄。3岁前发病的婴幼儿，X线检查常可见牙迟萌、牙釉质发育不良、未萌出牙牙囊的骨硬板和密质骨边缘变薄乃至消失。

鉴别诊断 对于佝偻病的诊断应结合临床及相关检查情况，仅凭 X 线检查难以与诸多可以引起钙、磷及维生素 D 吸收减少的疾病鉴别。

(马绪臣)

gǔruǎnhuàzhèng hégǔ bìngbiàn yǐngxiàngxué biǎoxiàn

骨软化症颌骨病变影像学表现（imaging findings of jaw lesion of osteomalacia）

骨软化症是由于体内维生素 D 缺乏导致钙和磷代谢紊乱而使新形成的骨基质不能以正常的方式矿化的疾病。多见于成人。主要表现为负重骨骼变形，如脊柱侧弯、后突及足、腿骨变形等。大部分患者临床上可见有多处骨痛或骨压痛。此外，尚可见患者有"企鹅式"摇摆行走步态，易于发生骨折等。

影像学表现 多数患者 X 线检查颌骨骨质及牙可无明显异常。但病情较重或长期患病的患者，可能会表现为颌骨普遍性的透射性改变，骨密度广泛减低，骨小梁数量减少、变稀疏，密质骨变薄及牙骨硬板变薄等。

鉴别诊断 仅据 X 线表现难以与诸多可以引起钙、磷和维生素 D 吸收减少、25-（OH）D 生成或利用减少、1,25-（OH）$_2$D 生成不足等疾病所导致的颌骨病变的 X 线表现区别，如慢性腹泻及慢性肝、肾疾病等，应密切结合临床表现及相关检查进行诊断。

(马绪臣)

dīlínsuānzhǐméizhèng hégǔ bìngbiàn yǐngxiàngxué biǎoxiàn

低磷酸酯酶症颌骨病变影像学表现（imaging findings of hypophosphatasia in jaws）

低磷酸酯酶症是由于碱性磷酸酶生成

减少或功能缺陷引起的以骨骼和牙矿化不全为主要特征的罕见的遗传性疾病。主要发生于婴幼儿，成人很少见。同型合子受累的患儿常在 1 岁内死亡。婴儿患者常表现为四肢骨弯曲及明显的颅骨钙化缺陷。患杂合子性疾病的患者临床表现比较轻，患儿中约 85% 有乳牙的过早脱落及恒牙列迟萌。

X 线表现为上、下颌骨明显的总体密度减低。密质骨及骨硬板变薄，牙槽骨钙化不良并可能出现缺损。乳、恒牙均可见釉质发育不良、变薄，牙髓室及根管变大，牙可能有发育不全及过早脱落、丧失。幼儿低磷酸酯酶症可见长骨骨骺缺损及颅骨钙化不良。在颅缝过早闭合的年龄较大的患儿，可见颅骨有多个类似铜币样的密度减低区，称为脑回压迹。成人患者可发生全身骨密度减低。

(马绪臣)

dīlínxuèzhèng hégǔ bìngbiàn yǐngxiàngxué biǎoxiàn

低磷血症颌骨病变影像学表现（imaging findings of hypophosphatemia in jaws）

低磷血症指血清无机磷浓度低于 0.8mmol/L 的代谢紊乱疾病。多发性骨髓瘤对肾脏的继发性损害，可能导致低磷血症。儿童患者表现为生长迟缓，可见佝偻病样骨改变；成人可有骨痛、肌无力及椎骨骨折。

颌骨的 X 线表现主要为骨小梁减少、骨质疏松，密质骨边缘模糊不清、密度减低，骨小梁可呈颗粒状表现。牙可有发育不良、牙釉质变薄、髓室和根管扩大及骨硬板变薄等。严重患者可有牙过早脱落。儿童患者的 X 线表现与佝偻病难以区别。成人患者长

骨可有畸形、骨折或假性骨折。

(马绪臣)

gǔyìnghuàzhèng hégǔ bìngbiàn yǐngxiàngxué biǎoxiàn

骨硬化症颌骨病变影像学表现（imaging findings of osteopetrosis in jaws）

骨硬化症是由破骨细胞分化及功能缺陷所导致的骨矿化物质增多的疾病。又称大理石骨病及石骨症。①常染色体隐性遗传型骨硬化症：又称恶性石骨病，见于婴幼儿，临床表现严重，可发生颅骨增大、脑积水、肝脾大、贫血、失明、耳聋、前庭神经及其他脑神经受压症状等，常可导致死亡。②常染色体显性遗传型骨硬化症：又称良性石骨病。发病较晚，多为成年人，症状较轻。因致密骨相对缺乏血供，抗感染能力减低，较易发生骨髓炎，下颌骨较常见。

影像学表现 X 线表现为全身骨骼对称性的弥漫性硬化，骨密度明显增高。颌骨亦呈明显硬化改变，密质骨板增厚，髓腔变窄或完全闭塞，甚至牙根亦因颌骨密度明显增高而显示不清。可见乳、恒牙列萌出迟缓，牙缺失及发育异常，牙骨硬板硬化增厚、影像不清。患者可存在病理性骨折。伴有骨髓炎时可见骨髓炎的相关 X 线征象，如骨质破坏及死骨形成等。

鉴别诊断 ①婴幼儿皮质骨肥厚：可以累及多骨，下颌骨受累时 X 线表现为骨质硬化、密质骨分层状肥厚和骨膜增生，可于数周或数月内完全消失而恢复正常。②氟中毒导致的骨硬化：常以躯干病变为主，向四肢则逐渐减轻，可见牙釉质发育不全。X 线检查及地方病史等均有助于鉴别诊断。

(马绪臣)

tuòyèxiàn fāyù yìcháng yǐngxiàngxué biǎoxiàn

唾液腺发育异常影像学表现

（imaging findings of salivary gland dysplasia） 唾液腺发育异常是发生于唾液腺组织的一组发育异常疾病。主要包括唾液腺缺失和发育不全、迷走唾液腺和异位唾液腺、唾液腺导管异常等。①唾液腺先天缺失或发育不全：可见于一个或多个腺体，极为罕见，原因不明，有些患者有家族发病史。任何唾液腺均可发生，可单独发生，也可伴有头颈部的其他异常，如鳃弓综合征、泪器异常、泪腺和泪点等缺失、先天性牙缺失、过小牙及骨畸形等；或可为综合征表现的一部分，如眼-耳-牙-指综合征。外胚叶发育不全患者也可有腮腺和颌下腺缺失或发育不全。多个大唾液腺缺失可出现口干、猖獗龋、念珠菌感染、咽喉炎等临床表现，牙片状脱落和唇疱疹也可成为唾液腺缺失的首发症状。②迷走唾液腺：唾液腺的部分始基异位于正常情况下不含唾液腺组织的部位，而正常唾液腺可存在。迷走唾液腺无导管系统，可形成唾液腺瘘，进食时可见分泌物流出。唾液腺的胚胎发育与第一、二鳃弓之间有密切关系，因而迷走唾液腺最常见于颈侧、咽部及中耳，也可见于颌骨体内。在下颌骨体内偶见唾液腺组织，通常穿过舌侧密质骨，以蒂与正常颌下腺或舌下腺相连，称为静止性骨腔或斯塔夫纳（Stafne）骨腔。③腮腺及颌下腺均可发生异位，单侧或双侧发生，腮腺常沿咬肌前缘或下缘异位，颌下腺可异位至扁桃体窝、颌舌骨肌之上、舌下间隙，有的与舌下腺融合。

影像学表现 包括以下方面。

唾液腺缺失和发育不全 放射性核素检查一次成像可显示多个腺体，唾液腺缺失的表现为正常唾液腺区无放射性浓聚现象，或仅有少量放射性分布，影像模糊不清。但核医学检查只能显示没有放射性核素浓聚，无法鉴别其他疾病造成的腺体摄取功能丧失，如干燥综合征等。CT和超声检查可见腺体缺失（图1）。

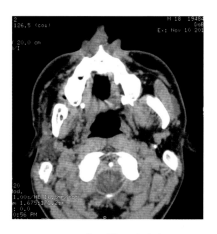

图1 先天性腮腺缺失
注：CT示左侧腮腺缺失

迷走唾液腺和异位唾液腺 ①静止性骨腔X线表现为卵圆形密度减低区，曲面体层片可见病变通常位于下颌管与下颌下缘之间、下颌角的前方（图2）。CT检查可见下颌骨舌侧皮质骨缺损。颌下腺造影有时可见部分腺体位于此密度减低区中；舌下腺陷入少见，可发生于下颌舌侧前段，表现为境界不清的密度减低区，位于下颌中切牙及第一前磨牙之间。②对于唾液腺异位病变，唾液腺造影时造影剂如可注入，则可见唾液腺异位部明显凸起，X线表现为发育不全的唾液腺。CT检查可见异位腺体呈软组织密度，正常解剖部位腺体缺失。核医学检查时见异位腺体放射性核素浓聚，则可证实。

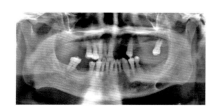

图2 静止性骨腔
注：曲面体层片示左侧下颌骨角前切迹前方低密度影像，边界清楚，位于下颌管下方

唾液腺导管异常 导管异常中导管缺失极为罕见，也可表现为先天性导管扩张及开口位置异常等。先天性唾液腺导管扩张包括主导管扩张及末梢导管扩张，常因继发感染而就诊。

鉴别诊断 唾液腺缺失应注意与其他造成腺体功能丧失的疾病鉴别，结合临床表现和多种影像学检查方法所见，不难鉴别；静止性骨腔需要与其他颌骨疾病鉴别，静止性骨腔的位置和形态具有特殊性，舌侧骨板常不连续也是其特征；唾液腺导管的先天性扩张需要与阻塞性唾液腺炎鉴别，应结合其临床表现，有时不易鉴别。

（张祖燕）

tuòyèxiàn jiéshíbìng yǐngxiàngxué biǎoxiàn

唾液腺结石病影像学表现

（imaging findings of sialolithiasis） 唾液腺结石病是唾液腺导管或腺体内形成结石而引起一系列症状的疾病。是临床上常见的唾液腺疾病之一，约占大唾液腺疾病的50%，有尸检研究表明唾液腺结石的发病率可高达1%。唾液腺结石和唾液腺炎症关系密切，有学者认为唾液腺结石既是炎症的原因，也是炎症的结果。唾液腺结石是唾液腺导管系统内的钙盐沉积形成的，典型结构是中心为高度矿化的球状核，周围为无机物与有机物交替排列的层状结构，外表面主要为有机物。唾液腺结石常伴有导管及腺体的逆行性感染，可导致腺体萎缩。唾液腺结石病以颌下腺最多见，占80%~90%，这与颌下腺的解剖特点及分泌物性质有关，其次为腮腺，而舌下腺及小唾液腺结石较少见。导管被唾液腺结石阻塞的腺体在进食时肿胀、疼痛，进食后不久肿胀及疼痛可消失，临床症状与结石大小无关；导管口黏膜可红肿，挤压腺体可有少许脓性分泌物溢出；结石处压痛，可触及硬结及炎性浸润。

影像学表现 包括以下方面。

阳性结石 阻射 X 线的唾液腺结石称为阳性结石，用 X 线平片即可检出。①下颌下腺导管结石可用下颌横断𬌗片检查，投照时 X 线方向应与下前牙的长轴平行，避免导管口处的结石与颌骨影像重叠；并应采用软组织条件投照，以能显示舌的影像为标准，以避免遗漏钙化较差的结石；胶片应充分向后放置，以免遗漏导管后段的结石。怀疑下颌下腺结石在导管后段或腺体内者，用下颌下腺侧位片检查，投照时应使患者将头部稍前伸，以避免结石与下颌骨重叠。②腮腺导管前段结石可用口内含片检查，在腮腺导管口处放置一牙科胶片，胶片贴于被投照侧口内颊部，自口外用软组织条件垂直投照。腮腺导管后部结石可用鼓颊后前位片检查，口腔充分鼓气使颊部向外膨出，形成良好的空气与软组织的密度对比，用后前位投照。CT 检查也可用于检查唾液腺导管结石。阳性结石呈圆形、卵圆形或柱状高密度影像（图1），大小可为数毫米至 2cm 不等，沿导管走行方向及位置排列，有些可见层状结

构。多数患者为单个结石，约有25%的患者可见导管的多发结石。

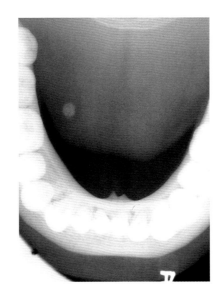

图1　右侧下颌下腺导管阳性结石

注：下颌横断𬌗片显示右侧下颌下腺导管走行区圆形高密度影像

阴性结石 有 10%~20% 的导管结石是不阻射 X 线的，称为阴性结石。阴性结石在 X 线平片上不能显示，需用唾液腺造影术检查。造影时应使用水溶性造影剂，以避免使用油性造影剂时将结石推向导管远端。阴性结石在造影片上显示为圆形或卵圆形充盈缺损（图2），其远心段可见导管扩张；结石完全阻塞导管时，

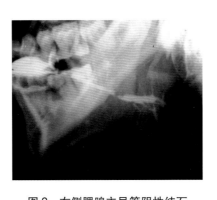

图2　右侧腮腺主导管阴性结石

注：右侧腮腺造影显示右腮腺主导管两处充盈缺损，主导管扩张

可见注入的造影剂影像突然中断，或末端呈分叉状。唾液腺内镜可直接看到导管内的结石，并可发现纤维样物质、黏液栓、息肉等放射学检查不易发现的导管阻塞因素。

鉴别诊断 ①下颌下区的钙化淋巴结和静脉石有时易与下颌下腺导管结石混淆，淋巴结钙化多呈不规则的点状聚集，并常是多发的，可以出现在下颌下腺导管走行区以外的部位。②对于阴性结石，造影检查时，造影剂注入过程中应注意防止气泡混入，以免与阴性结石混淆。重复唾液腺造影或采用唾液腺造影数字减影技术可区别阴性结石和导管内的气泡。唾液腺内镜可直视下检查管腔内情况，是检查唾液腺导管结石的可靠方法。

（张祖燕）

tuòyèxiàn lòu yǐngxiàngxué biǎoxiàn

唾液腺瘘影像学表现（imaging findings of salivary fistula）

唾液腺瘘分为获得性和先天性两种，获得性唾液腺瘘多发生在腮腺，可因外伤、感染或不正确的手术切口而形成。腺体或导管损伤后，唾液由创口外流，影响创口愈合，形成瘘道。外唾液腺瘘唾液经瘘口流至面颊部；内唾液腺瘘的唾液流入口腔，对患者影响不大。外伤后唾液腺瘘造成鼻瘘的，可能与上颌骨折、腮腺瘘进入上颌窦有关。根据唾液腺瘘发生的部位，可分为腺瘘和管瘘，腺瘘为发生在腺体的唾液腺瘘，在腮腺区皮肤上可以见到很小的点状瘘孔，并有少量透明液体从瘘孔流出；管瘘是发生在主导管的唾液腺瘘，可有透明或浑浊的唾液外流至面颊部，进食时分泌物排出量增多，瘘口周围皮肤可因唾液激惹出现轻度炎症或

湿疹样皮损。

唾液腺瘘的明确诊断需进行唾液腺造影，可鉴别腺瘘还是管瘘，观察瘘口与自然导管口及腺门的关系，以便决定手术治疗方法。造影时应采用油性造影剂以便于操作，自口内唾液腺导管口注入造影剂时可用棉卷在瘘口处稍加压力，以避免造影剂自瘘口外溢；瘘口近段导管闭塞时可经瘘口注入造影剂。唾液腺瘘在造影图像上显示导管系统完整，造影剂自腺体部外漏；有时瘘口小，并不能显示，结合临床不难诊断；管瘘则表现为造影剂自主导管破损处外漏，瘘口狭窄或继发感染时可见其远端导管扩张。

（张祖燕）

tuòyèxiàn yánzhèng yǐngxiàngxué biǎoxiàn

唾液腺炎症影像学表现（imaging findings of sialadenitis）

唾液腺炎症指发生于唾液腺的炎症性疾病。多见于大唾液腺，也可发生于小唾液腺，主要为细菌或病毒感染所致。慢性化脓性唾液腺炎包括慢性复发性腮腺炎和慢性阻塞性唾液腺炎。①慢性复发性腮腺炎：多见于儿童，称为儿童复发性腮腺炎，在儿童患者中仅次于流行性腮腺炎，是第二位常见的唾液腺疾病。儿童复发性腮腺炎发病年龄平均3~5岁，最小可仅几个月，男性稍多；腮腺反复肿胀、不适，可突然发生或逐渐肿起，多单侧发生，也可见双侧腮腺肿胀者，其一侧的症状较重，皮肤潮红，体温升高。发作期数天至数周，间隔期数周、数月不等，有些可间隔1~2年。随着年龄增长，间隔期变长，儿童复发性腮腺炎具有自限性，到成年期即不再发作。少数患者可继续发展到成人期，成为成人复发性腮腺炎。唾液腺造影检查既可用于疾病诊断，也可以有效缓解复发性腮腺炎的症状。②慢性阻塞性唾液腺炎：是最常见的唾液腺非肿瘤性疾病，多由导管结石、纤维黏液栓、导管狭窄、导管内异物、息肉及肉芽组织、导管解剖变异及发育异常等阻塞性因素引起，局部肿瘤可压迫导管形成阻塞性因素，如口底肿物可造成下颌下腺阻塞性炎症等。其中导管结石是最常见的阻塞因素，下颌下腺较多见，导管狭窄及扭结是第二位常见的阻塞因素，主要发生于腮腺。慢性阻塞性唾液腺炎患者常有进食时唾液腺肿胀病史，可自觉口内有咸味分泌物。检查时可见腺体肿大，有些可触及粗硬的导管呈索条状，挤压腺体及导管时，可有脓性或黏稠、浑浊的含胶冻样物分泌。③唾液腺结核是结核分枝杆菌感染造成的唾液腺炎症，即使在结核病高发的国家，唾液腺结核也很少见。发生在腮腺者较多见，多见于单侧，临床上可见急性炎症型和慢性肿块型两种类型，可表现为缓慢生长的唾液腺包块。

影像学表现 包括以下方面。

慢性复发性腮腺炎 ①造影表现可见主导管正常或可轻度扩张不整，在唾液腺内镜下可见主导管的管壁呈白色，管壁血管消失；分支导管因尚未发育成熟，显示稀少；末梢导管扩张呈点状、球状，少数甚至可呈腔状，副腺体也可以被累及（图1）；排空功能迟缓。随着年龄增长，临床发作次数减少，末梢导管扩张数目也逐渐减少，直至完全消失。造影表现完全恢复正常一般在临床痊愈后若干年。②超声检查可见腺体外形增大，腺体回声不均匀减低，可呈多发小囊状。

慢性阻塞性唾液腺炎 ①唾液腺造影：可见导管系统扩张不整，首先表现为主导管扩张，或导管扩张与狭窄相交替，呈腊肠状（图2）；逐渐波及分支导管，甚至出现末梢导管扩张征象。唾液腺内镜可见管腔内絮状渗出物、导管壁出血、糜烂等表现。下颌下腺的阻塞性炎症由于下颌下腺小叶内导管短而粗的解剖特点，不易出现末梢导管扩张征象。唾液腺造影有时可见导管充盈缺损形成的阴性结石表现，也可见到导管狭窄、导管憩室样、腺门呈盆状扩张等导管变异表现，有研究发现腮腺反复肿胀的患者23%~30%可见导管狭窄的造影表现。

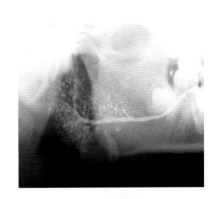

图1 儿童复发性腮腺炎
注：患儿，女性，10岁。左侧腮腺造影示多数末梢导管扩张呈点状及球状，腺内段主导管轻度扩张

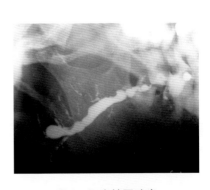

图2 阻塞性腮腺炎
注：患者，女性，70岁。左侧腮腺造影显示主导管扩张，粗细不均呈腊肠状，分支导管扩张

②B超：唾液腺的急性炎症期可见腺体增大，内部回声光点减弱、粗糙，而且分布不均匀。有局部脓肿形成时，表现为液性暗区。慢性炎症时腺体可增大，晚期多缩小呈结节状，边界不清。内部回声粗糙，病程较长者内部回声可呈斑片状。腮腺慢性炎症可分为弥漫性和局限性两种表现，弥漫性者回声光点减弱、粗糙，可见多发性液性暗区。局限性者为边界不清的低回声区，形态多不规则。阻塞性唾液腺炎多有导管扩张，B超检查可探及扩张的主导管呈管道样液性暗区。③CT：可见腺体增大，密度增高，强化明显；伴有蜂窝织炎时，可见皮下脂肪层呈条纹状、颈阔肌增厚等；脓肿形成时可见低密度区，周围可见边缘强化；有时可见导管结石影像。④MRI：T1加权像可见腺体增大，信号减低；T2加权像呈低或高信号，与水肿等情况有关。增强T1加权像可见腺体整体强化，脓肿形成时可仅有边缘强化表现。磁共振水成像采用特殊的成像程序，不需要注入造影即可显示导管系统，对于造影插管困难的患者有助于诊断。⑤唾液腺内镜：可直视观察导管内的阻塞情况、导管壁改变、导管扩张等，并可以进行微创治疗。

唾液腺结核 影像学表现不具有特异性，当病变局限在唾液腺淋巴结内时，唾液腺造影呈良性占位性表现，分支导管移位、腺泡充盈缺损等；当病变组织分解，形成空洞，淋巴结包膜破溃，波及腺实质时，可见团块状造影剂外溢等恶性肿瘤表现。①B超：病变局限在淋巴结内时显示为边界清楚的低回声区，早期内部回声为不均匀的暗淡光点，血流较多；晚期由于发生干酪样坏死，

呈边界不清楚的液性暗区，伴有强回声光团，液性暗区中无彩色血流显示。病变突破淋巴结包膜时呈边界不清、形态不规则的低回声区，外形呈结节状。②CT和MRI：不易与唾液腺肿瘤鉴别，临床上常被作为肿瘤手术切除后才得以确诊。

鉴别诊断 ①成人复发性腮腺炎应与舍格伦综合征继发感染相鉴别，舍格伦综合征多见于中老年女性，多无幼年发病史，常有口、眼干燥或其他自身免疫病表现。成人复发性腮腺炎临床表现为腮腺反复肿胀，导管口也可以有脓性或浑浊分泌，唾液腺造影表现为末梢导管扩张，有时需要与慢性阻塞性腮腺炎进行鉴别。但成人复发性腮腺炎有幼年发病史，追踪观察可发现发作期逐渐变短，间隔期延长，唾液腺造影的末梢导管扩张数目逐渐变少，虽然主导管可扩张不整齐，但其他分支导管一般无异常改变。慢性阻塞性腮腺炎多表现为进食时腮腺肿胀，唾液腺造影以导管系统的扩张为主。②腮腺内非特异性淋巴结炎临床表现可与慢性阻塞性腮腺炎相似，应注意鉴别。腮腺内含有多个淋巴结，腮腺内淋巴结炎可引起腮腺区红肿、疼痛，并可破坏淋巴结包膜，侵及周围腺体和导管。超声表现为椭圆形低回声表现，边界清楚，唾液腺造影多表现为腺泡充盈缺损。

（张祖燕）

Shěgélún zōnghézhēng yǐngxiàngxué biǎoxiàn

舍格伦综合征影像学表现

（imaging findings of Sjögren syndrome） 舍格伦综合征是以外分泌腺损害为主的慢性、系统性自身免疫病。在自身免疫病中仅次于类风湿关节炎，发病率位

于第二位，可分为原发性舍格伦综合征及继发性舍格伦综合征，仅有口干症及眼干症者为原发性舍格伦综合征，又称干燥综合征；口干症和/或眼干伴有结缔组织病者为继发性舍格伦综合征。舍格伦综合征多见于中老年女性，男女之比约为1：10。临床表现主要有口干、眼干及唾液腺肿大。患者口干，影响进食、吞咽及语言功能；检查可见舌背丝状乳头萎缩，舌面光滑，可有舌裂；患者常伴有白色念珠菌感染及多发龋。眼干可造成患者畏光、眼摩擦感、砂砾感等症状。唾液腺可反复肿胀或呈弥漫性肿大，有时可扪及包块。

影像学表现 包括以下方面。

唾液腺造影 是舍格伦综合征诊断的重要检查方法，舍格伦综合征的唾液腺造影表现分为以下4型。①腺体形态正常，排空功能迟缓。②唾液腺末梢导管扩张，是舍格伦综合征典型的造影表现。主导管可无改变，腺内分支导管变细、稀少或不显影，这是由于导管上皮细胞和肌上皮细胞增生，使管腔狭窄所形成的。末梢导管扩张，一般分为4期：点状期末梢导管呈弥漫、散在的点状扩张，直径小于1mm（图a）；球状期末梢导管扩张呈球状，直径1~2mm；腔状期显示为末梢导管球状扩张影像融合，呈大小不等、分布不均的腔状；破坏期周围的导管及腺泡被破坏，不能显示，造影剂进入腺体分隔和包膜下。除末梢导管扩张外，还可以看到由逆行感染引起的主导管扩张，呈腊肠状；或主导管边缘不整齐，局部增宽，呈羽毛状、花边状，甚至呈葱皮状，这是由于导管上皮完整性丧失，管周结缔组织变性、断裂，造影剂注入

的压力使造影剂外渗所造成的。其中主导管边缘呈羽毛状、花边状或葱皮状改变可视为特征性造影表现。有些患者可伴有腺泡充盈缺损现象，边缘不整齐，周围分支导管无移位现象，其形成原因可能为腺内导管上皮或肌上皮增生，导致小导管阻塞，造影剂不能注入，腺泡无法充盈。③向心性萎缩：指在唾液腺造影片上显示为仅有主导管和某些叶间导管显影，周缘腺体组织不显示，说明腺体萎缩变小（图b）。这种情况多为晚期病变，腺体组织大部分被破坏，代以淋巴组织；有些腺内导管完全被阻塞，造影剂无法注入。④肿瘤样改变：也称为结节型，舍格伦综合征在唾液腺造影片上可表现为肿瘤样改变，这是由于局部腺小叶受侵、融合，形成包块；其中腺体已大部分被破坏，代之以淋巴组织，形成一无包膜包绕的包块。造影片表现为腺泡充盈缺损，周围的分支导管可有移位，呈良性肿瘤表现。

放射性核素检查 早期可表现为唾液腺分泌功能下降，摄取功能正常；晚期则摄取及分泌功能均下降。

CT及MRI 在CT和MRI片上表现为腺体增大，T1加权像可见腺体中不均匀的低信号点状、球状或腔状区域，T2加权像则为高信号表现，晚期则表现为多发囊状表现，称为蜂窝状。磁共振水成像具有不需要注入造影剂即可显示导管系统的优点，可用于舍格伦综合征检查。

鉴别诊断 需要与以下疾病鉴别。

唾液腺肿瘤 有些舍格伦综合征患者临床上表现为局部肿块，唾液腺造影呈肿瘤样表现，不易与唾液腺肿瘤区别。但舍格伦综合征唾液腺造影有末梢导管扩张表现，而且其他唾液腺腺体可有相应表现，可资鉴别。

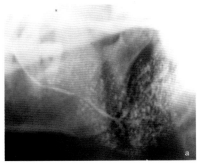

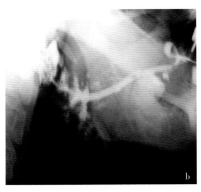

图 舍格伦综合征

注：a. 患者，女性，36岁。右腮腺造影显示多数末梢导管点状扩张，副腺体亦受累。b. 患者，女性，57岁。口干、眼干17年。左腮腺造影显示腺体萎缩，周围腺体不显影，主导管及分支导管扩张，主导管内阴性结石

成人复发性腮腺炎 其表现为末梢导管扩张，排空功能迟缓，继发感染后可有主导管扩张呈腊肠样改变，这些都与舍格伦综合征相似。但成人复发性腮腺炎有自幼发病史，挤压腺体可有较多的唾液分泌；而舍格伦综合征一般无唾液分泌，或唾液分泌很少。成人复发性腮腺炎的主导管可扩张，但没有边缘毛糙如羽毛状、花边状，甚至葱皮状表现。追踪观察成人复发性腮腺炎的末梢导管扩张数目逐渐减少，直至痊愈，这些都与舍格伦综合征不同。

唾液腺良性肥大 可表现为腮腺肿大，也可出现口干症状，腮腺造影可有末梢导管扩张表现。但口干表现及造影剂排空迟缓一般不及舍格伦综合征严重，结合临床表现及血清学检查可以协助鉴别。

（张祖燕）

tuòyèxiàn nángzhǒng yǐngxiàngxué biǎoxiàn

唾液腺囊肿影像学表现 （imaging findings of salivary gland cyst）

唾液腺囊肿指唾液腺组织发生病理性囊腔的疾病。包括外渗性囊肿、唾液腺导管囊肿、淋巴上皮囊肿、多囊性腮腺和HIV伴发的腮腺囊性疾病等，腮腺区还可见鳃裂囊肿等病变。血管畸形等病变影像上可表现为囊性病变，有些肿瘤也可发生囊性变。

影像学表现 ①超声：腮腺、下颌下腺囊肿的声像图表现多呈边界清楚的圆形、类圆形液性暗区，后方回声增强，内部无彩色血流。舌下腺囊肿口外型者可从下颌下区探及，同侧的下颌下腺可受压移位。唾液腺囊肿继发感染时，液性暗区边界不清楚，周边的彩色血流可增多。②CT：囊肿呈规则形低密度区，边界清楚，内部密度均匀，CT值多为0～20HU，有些可见薄壁。增强扫描时内部无强化，合并感染时可见囊肿内部密度增高，囊壁增厚、强化。

鉴别诊断 唾液腺囊肿继发感染时表现为边界不清楚，有时易与炎症混淆，有些唾液腺囊肿需要与肿瘤进行鉴别，综合超声和CT、MRI所见进行诊断而不是采用单一影像学检查方法有助于鉴别，必要时可在影像引导下进行穿刺检查，以便明确诊断。

（张祖燕）

tuòyèxiàn zhǒngliú yǐngxiàngxué biǎoxiàn

唾液腺肿瘤影像学表现 （imaging findings of salivary gland tumor）

唾液腺肿瘤指发生于唾液腺组织的肿瘤。病理类型繁多，影像诊断具有一定困难，唾液腺肿瘤的术前诊断和鉴别诊断不仅影响肿瘤预后评价，对于治疗方法的选择也具有重要意义。影像学检查对于唾液腺疾病诊断和治疗计划是非常重要的，随着影像学检查技术的发展，超声、CT及磁共振成像等新型检查方法在唾液腺肿瘤诊断方面已逐渐取代了传统的唾液腺造影。超声检查操作简便、无辐射损害，对于位置表浅的唾液腺肿瘤应作为首选的影像学检查方法，对于儿童患者和孕妇尤为适用；而对于位置深在的唾液腺肿瘤，如部分小唾液腺肿瘤和舌下腺肿瘤应以CT和磁共振成像检查为主。超声和CT检查不仅可用于影像诊断，还可用于影像引导的活检和放射性粒子植入等操作。

唾液腺肿瘤的诊断有赖于仔细的病史采集和认真的临床检查，临床上良性肿瘤多表现为生长缓慢的无痛性肿块，与皮肤或周围组织无粘连。腮腺深叶肿瘤可有咽部异物感，由于位置关系，其活动度较受限。而恶性肿瘤生长较快，有疼痛、麻木等症状，质地较硬，常与周围组织粘连，可有开口受限、皮肤破溃及面神经或舌神经瘫痪等表现。

影像学表现 包括以下方面。

超声 与唾液腺肿瘤性质密切相关的超声表现有肿瘤形态、边界回声、内部回声及后方回声，是判断肿瘤性质的重要标志。典型的良性肿瘤表现多呈圆形或类圆形，边界清楚光滑，内部回声均匀（图1）。这与肿瘤细胞排列致密、均匀，间质少，少有出血及坏死等组织病理学特点有关。典型的恶性肿瘤表现呈形态不规则、边界不清楚，内部回声高度不均匀（图2），可见多数簇状强回声或靶状回声，有时可见声影。有些肿瘤的超声声像图表现既有良性肿瘤表现，也有恶性肿瘤表现，多见于具有侵袭性的良性肿瘤和一些低度恶性肿瘤，称为临界征。沃辛瘤的肿瘤内部低回声区被线状强回声分隔成网格状（图3a），这与肿瘤多数小囊腔中有上皮乳头突入的组织病理学特点有关，具有一定特征性，沃辛瘤的多发也是其特点，可单侧腮腺或双侧腮腺多发。

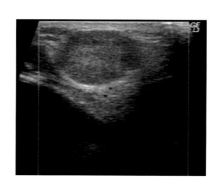

图1 腮腺混合瘤

注：患者，女性，42岁。超声声像图显示右腮腺内椭圆形低回声区，边界清楚，内部回声均匀，后方回声增强

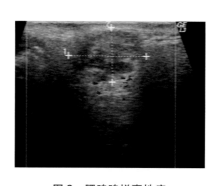

图2 腮腺腺样囊性癌

注：患者，男性，70岁。超声声像图显示左腮腺不规则形低回声区，边界不清楚，内部回声不均匀

CT 可较好地显示肿瘤的位置、范围、与邻近组织结构的关系等，特别是对腮腺深叶肿瘤与咽旁间隙肿瘤的鉴别、腮腺肿瘤与颈鞘的关系等可提供重要的影像信息。①典型的良性肿瘤：多呈圆形或类圆形，界限清楚，边缘光滑，密度均匀，其密度多高于腮腺组织（图3b），皮下脂肪层及腮腺咬肌筋膜等组织平面存在，咬肌、翼内肌、胸锁乳突肌及二腹肌后腹等邻近结构清晰可见，强化扫描时较小的病变可无明显强化，或为均匀强化，较大的肿瘤可呈现不均匀强化。脂肪瘤的密度与咽旁间隙相近，CT值可低达-100HU，边界清晰，根据CT表现可明确诊断（图4）。②典型的恶性肿瘤：形态不规则，界限不清楚，内部密度不均匀（图5），可出现液化、坏死和钙化，皮下脂肪及腮腺咬肌筋膜平面消失，咬肌、翼内肌、胸锁乳突肌等周围肌肉受累时，则层次消失或模糊不清，有些还可以看到颞骨岩部或乳突的骨质破坏。低度恶性肿瘤或部分具有局部侵蚀性的良性肿瘤如多形性腺瘤等表现为界限清楚，但边缘不规则，呈分叶状，密度可不均匀，可有低密度的液化、坏死、出血和囊样变，也可有钙化斑点。强化扫描时不同类型肿瘤的强化特点可不同，有助于对肿瘤性质的判断，如多形性腺瘤的动态CT表现为缓慢强化。CT灌注技术也可为肿瘤性质的鉴别提供依据。③腮腺深叶肿瘤和咽部肿瘤的鉴别是CT检查的一个优点，腮腺深叶肿瘤时，由咽旁间隙所形成的透明带位于肿瘤与咽缩肌之间，而在咽旁肿瘤时，咽旁间隙透明带位于肿瘤与腮腺深叶之间，这对于临床上选择手术入路具有非常重要的意

义。腮腺深叶肿瘤突向咽旁间隙时，距颈内动、静脉较近，术前常需要了解肿瘤与颈鞘的关系，为手术适应证的选择和手术方案的确定提供依据。

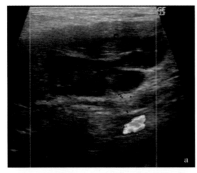

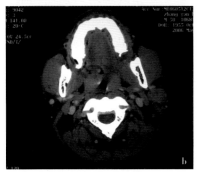

图3　左腮腺沃辛瘤

注：a. 患者，男性，53岁。超声声像图显示左腮腺低回声区，形态规则，边界清楚，内部回声不均匀，可见网格样回声，后方回声增强。b. 患者，男性，57岁。CT可见左腮腺内椭圆形软组织肿物，边界清楚，内部密度较均匀

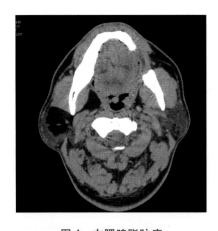

图4　右腮腺脂肪瘤

注：患者，男性，53岁。CT可见右腮腺低密度肿物，边界清楚，向内扩展至深叶

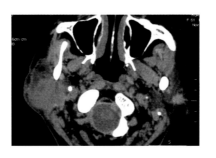

图5　右腮腺恶性混合瘤

注：患者，女性，61岁。CT可见右侧腮腺软组织肿物，形态不规则，边界不清楚

　　磁共振成像　①肿瘤组织，特别是癌瘤组织中，含水量常高于周围正常组织，因此磁共振成像的信号强度常高于周围组织，但根据磁共振成像表现来确定唾液腺肿瘤的性质是困难的。磁共振图像一般适用于肿瘤范围较广泛、位置深在、侵犯多个组织器官者；由于有流空现象，磁共振成像对显示唾液腺肿瘤与颈鞘的关系方面明显优于CT检查。磁共振检查用于唾液腺肿瘤的诊断具有无辐射损害、多参数成像、软组织对比度高等优点。②磁共振成像多用于观察肿瘤的范围、肿瘤与腮腺及周围其他解剖结构的关系等。磁共振成像对唾液腺肿瘤定性诊断的特异性较低，组织病理学类型不同的肿瘤可表现相同的信号特征，而组织病理学相同的肿瘤磁共振表现可不同。因此，仅凭肿瘤的信号强度判断肿瘤性质是不准确的。理论上，细胞致密的肿瘤，细胞胞质少，在T1和T2加权像表现为低信号；而大细胞肿瘤含水量相对较多，T2加权像信号增高。腮腺常见的良性肿瘤如多形性腺瘤磁共振表现为T1加权像多呈均匀的低到中等信号，T2加权像为中等信号或不均匀的高信号（图6），静脉增强后可见不均匀强化。③唾液腺

恶性肿瘤在自旋回波脉冲序列T2加权像上显示为两种信号变化：高信号和低、中等信号。研究表明，高信号反映了肿瘤组织内浆液、黏液和细胞内含水量，而低信号代表了肿瘤细胞集中区，对唾液腺恶性肿瘤具有一定的特征性诊断意义。梯度回波序列可用于对唾液腺恶性肿瘤及唾液腺区钙化或纤维化进行鉴别。唾液腺恶性肿瘤的边缘表现与肿瘤大小及位置有关，肿瘤较小者边缘较光滑；腮腺深叶肿瘤对周围组织的侵犯较明显，边缘不光滑。④磁共振成像可检查腮腺肿瘤与周围血管、神经的关系，肿瘤与血管、神经的分界清晰，表明肿瘤对血管、神经没有影响，肿瘤与血管、神经关系密切时可显示肿瘤推移血管、神经或与血、管神经界限不清楚。

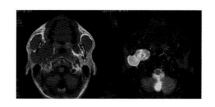

图6　右腮腺神经鞘瘤

注：患者，男性，32岁。MRI T1加权像可见右腮腺低到中等信号肿物；T2加权像为不均匀高信号，边界清楚，位于右腮腺深叶

　　鉴别诊断　唾液腺肿瘤的影像学表现应与其他非肿瘤性疾病鉴别。①舍格伦综合征：可表现为唾液腺肿大，也可表现为结节型，但患者具有口干、眼干等自身免疫疾病的症状，唾液流率、眼科检查和血清学检查有助于鉴别。②唾液腺良性肥大：临床表现为唾液腺肿大，易与唾液腺肿瘤混淆，但超声和CT表现为唾液腺外形增大，腺体的回声或密度

均匀，可与唾液腺肿瘤表现鉴别。③唾液腺炎症：具有临床特点，结合临床表现和检查所见，综合各种影像学方法的表现，不难鉴别。④嗜酸性淋巴肉芽肿：常发生于 20~40 岁的成年人，男性多见。主要表现为软组织肿块，腮腺区为好发部位，特征性表现是局部皮肤瘙痒。实验室检查可见嗜酸性粒细胞比例增高，可达 60%~70%，绝对计数也明显增加，可与唾液腺肿瘤鉴别。

(张祖燕)

唾液腺良性肥大影像学表现

tuòyèxiàn liángxìng féidà yǐngxiàngxué biǎoxiàn

（imaging findings of benign hypertrophy of salivary gland） 唾液腺良性肥大是以唾液腺无痛性肿大为特点的非炎症性、非肿瘤性、非自身免疫性的唾液腺疾病。包括营养不良性、内分泌性、神经调节性、酶功能异常性和药物引起的等多种类型。营养不良性唾液性良性肥大较常见，如酒精中毒、厌食症和贲门痉挛等，有报道慢性酒精中毒患者 30%~80% 可有无症状的腮腺肥大。常见的临床表现是慢性进行性或复发性唾液腺肿大，腮腺多见，也可见于下颌下腺。

影像学表现 ①唾液腺造影：表现形态多正常，体积明显增大，这与腺泡本身增大有关。可伴有导管轻度扩张，有些可有末梢导管扩张表现，与组织病理学对照研究表明，这是叶间导管的横断面影像。②超声：唾液腺良性肥大表现为腺体外形增大，腺体内部回声可增强。③CT：唾液腺外形增大，腺体的密度可减低。

鉴别诊断 唾液腺良性肥大排空功能迟缓，与腺泡的退行性改变有关，但程度一般不及舍格伦综合征患者重。结合临床情况及血清学检查可与舍格伦综合征鉴别。

(张祖燕)

髁突发育不良影像学表现

kētū fāyù bùliáng yǐngxiàngxué biǎoxiàn

（imaging findings of condylar hypoplasia） 髁突发育不良指由于先天性和发育性异常或获得性疾病影响髁突生长而使髁突体积小于正常的发育异常性疾病。常伴有患侧升支发育不良，有的患者尚可同时伴有患侧下颌骨体的发育不良。双侧髁突发育不良时可表现为小下颌畸形、颏部后缩；单侧髁突发育不良时，可见下颌不对称畸形，颏部向患侧偏斜。较常发生关节的继发退行性病变，有些患者可有颞下颌关节紊乱病的一些类似症状。

影像学表现 X 线表现为髁突短小、扁平，可伴有患侧升支及下颌骨体变短，但髁突形态及结构大致正常，常伴有关节窝相应变小。髁颈部及喙突一般较细，髁突及升支后缘可表现向后倾斜。下颌骨角前切迹常较深，而乙状切迹较浅。单侧髁突发育不良者，曲面体层片及头影测量正位片可见不同程度的下颌骨不对称畸形，颏部向患侧偏斜（图）。双侧髁突发育不良者，头影测量侧位片常

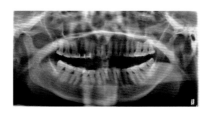

图 髁突发育不良
注：曲面体层片示左髁突短小，伴左侧下颌骨升支及体部变短，颏部向左侧偏斜

可见不同程度的下颌后缩及前牙开𬌗。

鉴别诊断 髁突发育不良主要应注意与晚期骨关节病髁突磨平变短小及髁突特发性吸收进行鉴别。骨关节病晚期虽可发生髁突磨平、变短，但常伴有髁突硬化、骨质增生乃至明显的骨赘形成及关节间隙狭窄等退行性改变 X 线特征；而髁突发育不良除髁突体积较小外，往往无明显的关节骨性结构的退行性变化。特发性髁突吸收常可表现为进行性骨质吸收，而髁突发育不良则其形态和结构基本正常、稳定。

(马绪臣)

髁突发育过度影像学表现

kētū fāyù guòdù yǐngxiàngxué biǎoxiàn

（imaging findings of overdevelopment of condyle） 髁突发育过度指髁突增大的发育异常性疾病，可伴有畸形。关节窝可发生与髁突相适应的形态变化。通常为单侧发病，此时又称髁突肥大，常伴有同侧下颌升支伸长及下颌骨体部增大，临床表现为不同程度的下颌不对称畸形，颏部偏向健侧，患侧后牙可有开𬌗。双侧髁突发育过度可伴有双侧下颌升支及下颌骨体增大，从而导致下颌前突及反𬌗畸形。部分髁突发育过度患者可有关节内杂音、疼痛及不同程度开口障碍等类似颞下颌关节紊乱病的症状。

影像学表现 X 线表现主要为髁突变大、变长，多基本保持相对正常的形态（图），但也可发生形态改变，呈不规则外形。髁突骨密度较高，由于髁突和髁颈部伸长及代偿性地向前弯曲而呈倒 "L" 形表现。增大的髁突密质骨厚度及骨小梁形态正常。关节窝可以变得较为宽大，以与增

大的髁突相适应。常见患侧下颌升支和下颌骨体伸长、增大，致使下颌偏斜、颏部向健侧偏移。双侧髁突发育过度时，常伴有双侧下颌升支及下颌骨体的伸长和增大。

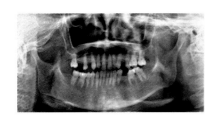

图 髁突发育过度

注：曲面体层片示左髁突过长，下颌骨髁突、升支及体部均变长，颏部向右偏斜

鉴别诊断 双侧髁突发育过度可能与遗传因素及内分泌异常有关，结合临床表现通常不难诊断。单侧髁突发育过度或髁突肥大需与髁突骨瘤或骨软骨瘤进行鉴别。髁突发育过度或髁突肥大通常保持了相对正常的髁突形态，常伴有患侧下颌骨升支伸长及下颌骨体增大；而骨瘤、骨软骨瘤的形态多为不规则性，且一般不伴有患侧下颌骨升支及体部自身的伸长、增大等，均有助于鉴别。此外，有的髁突肥大患者尚需与骨关节病较大的骨赘相鉴别，后者常伴随关节其他的退行性改变X线征象，有助于诊断。

（马绪臣）

shuāng kētū jīxíng yǐngxiàngxué biǎoxiàn

双髁突畸形影像学表现（imaging findings of bifid condyle）

双髁突畸形指髁突中间有一个垂直向的凹陷或深裂隙，也可是髁突复制形成两个髁突的发育异常性疾病。可为单侧，亦可为双侧。常无临床症状，而在一般X线检查时偶然发现。有的患者可有颞下颌关节紊乱病的某些症状，如关节内杂音及疼痛等。

影像学表现 双髁突畸形于关节冠状位或矢状位X线片、CT及磁共振图像上均可显示，表现为髁突顶部不同深度的凹陷畸形或裂隙（图），也有患者表现为几乎完全分离的、形态相似的两个髁突。往往伴有关节窝形态的相应变化，与髁突的形态适应。MRI可显示双髁突凹陷畸形与关节盘的关系，有的患者可见髁突凹陷相对应的关节盘部位变厚并突入髁突凹陷内。

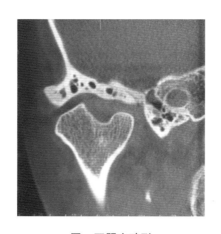

图 双髁突畸形

注：口腔颌面锥形束CT冠状位示右髁突双髁突畸形

鉴别诊断 应注意发育性的双髁突畸形与创伤致髁突矢状骨折后形成的髁突畸形鉴别，后者所形成的双髁突畸形形态往往比较僵直，且有明确的髁突骨折史，有助于鉴别诊断。

（马绪臣）

nièxiàhé guānjié wěnluànbìng yǐngxiàngxué biǎoxiàn

颞下颌关节紊乱病影像学表现（imaging findings of temporomandibular disorders） 颞下颌关节紊乱病指包括咀嚼肌紊乱疾病、颞下颌关节结构紊乱疾病、炎性疾病及骨关节病等病因尚未完全清楚而有颞下颌关节弹响或杂音、关节和/或咀嚼肌疼痛、下颌运动异常等相同或相似症状的一组疾病的总称。曾称颞下颌关节紊乱综合征、颞下颌关节疼痛功能紊乱综合征等。对于颞下颌关节紊乱病不同类型的疾病可采用不同的影像学检查，包括普通X线检查（许勒位片、髁突经咽侧位及曲面体层片等）、CBCT及MRI等。前两类检查主要用于颞下颌关节骨性结构的检查，而MRI则主要用于对颞下颌关节关节盘、关节囊等软组织及关节腔内积液的观察。在临床检查疑有关节占位性病变或病变累及范围较广泛时，常需采用螺旋CT及MRI检查。根据临床需要，疑为关节囊肿时可辅以B超检查，在需了解髁突代谢情况时可采用核素检查。

影像学表现 颞下颌关节紊乱病不同类型的疾病有不同的影像学表现。

结构紊乱疾病 颞下颌关节紊乱病结构紊乱主要包括各种关节盘移位，如关节盘前移位、侧方移位及旋转移位等，其中最为常见的是关节盘前移位。关节盘前移位分为可复性盘前移位（图1）及不可复性盘前移位（图2）。在闭口位时，两者均表现为关节盘前移位，关节造影和MRI均可显示关节盘后带的后缘位于髁突横嵴的前方并超过正常位置，一般不可复性盘前移位患者关节盘向前移位的程度较可复性盘前移位为大。在开口位时，可复性盘前移位关节造影和MRI均显示关节盘和髁突相对位置关系恢复正常，髁突横嵴与关节盘中带相对应，关节造影可见前隐窝造影剂几乎全部回流至后隐窝；而在不可复性盘前移位开口时，关节盘不能恢复正常位置，仍位于髁突横嵴前方，常伴有关节盘不同程度的变形，关节造影可见前隐窝造影剂不能完全回流至后隐窝，变形的关节盘类似一肿块压迫造影剂，MRI 矢状面开口位可见呈低信号的不同程度变形的关节盘本体部仍位于髁突前方，关节盘双板区被拉伸变长。

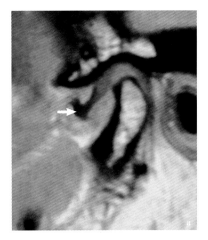

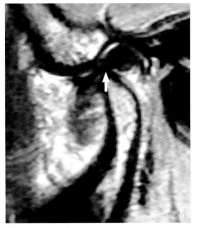

图 1　可复性盘前移位

注：a. 矢状面闭口位 MRI 质子图像示关节盘前移位（↑）。b. 矢状面开口位 MRI T2 图像示关节盘恢复正常位置（↑），伴关节腔积液，呈高信号表现

对关节盘侧方移位及关节盘旋转移位的诊断，以 MRI 较为准确。关节盘侧方移位包括盘外侧移位及盘内侧移位两种。在 MRI 冠状位或斜冠状位图像上，盘外侧移位表现为呈低信号影像的关节盘本体部位于髁突外极的外侧，盘内侧移位表现为关节盘本体部位于髁突内极的内侧。CBCT 关节造影亦可为关节盘侧方移位提供较准确的诊断。关节盘旋转移位分为前内旋转移位和前外旋转移位两种。关节盘前内旋转移位在闭口矢状位或斜矢状位 MRI 图像上显示为盘前移位，而在冠状位或斜冠状位图像上表现为盘内侧移位特征；关节盘前外旋转移位则在闭口矢状位或斜矢状位 MRI 图像上显示为盘前移位，而在冠状位或斜冠状位图像上表现为盘外侧移位特征。

关节盘移位常伴有关节间隙的变化。较常见的关节间隙改变包括关节前间隙变窄而后间隙增宽，即髁突前移位；关节前间隙增宽而后间隙变窄，即髁突后移位；关节间隙整体增宽，即髁突下移位；关节间隙整体变窄，即髁突上移位。双侧关节间隙改变可以是对称性的，即双侧关节间隙改变一致；双侧关节间隙改变亦可为不对称性改变，如一侧髁突后移位而对侧髁突前移位或双侧髁突移位方向一致但程度不同等。由于健康人之间关节间隙变化较大，不能依据关节间隙变化确定关节盘的移位情况。对于关节盘位置的诊断须依据 MRI 检查或关节造影检查。

炎性疾病　颞下颌关节紊乱病炎性疾病包括滑膜炎及关节囊炎，可伴随结构紊乱类中的各种关节盘移位和/或骨关节病发生，但亦可单独发生。滑膜炎和/或关节囊炎无关节腔内渗液积聚时，普通 X 线检查无明显阳性改变，但若在 MRI T2 图像上发现关节盘双板区及关节囊等软组织部位呈现较正常相应组织信号更高的表现时，则可支持临床的滑膜炎诊断。在滑膜炎和/或关节囊炎存在关节腔内渗液积聚时，普通 X 线检查包括闭口位许勒位片、颞下颌关节侧位体层片及 CBCT 片均可显示关节间隙增宽，髁突向前下移位等改变；MRI T1 图像上渗液可呈低-中信号改变，而在 T2 图像上则呈明显的高信号改变（图 2）。

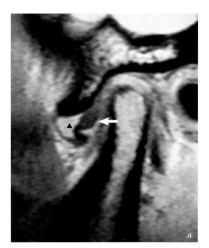

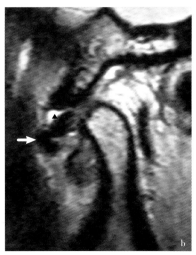

图 2　不可复性盘前移位

注：a. 矢状面闭口位 MRI 质子图像示关节盘前移位（↑），伴关节腔内积液（△）。b. 矢状面开口位 MRI T2 图像示关节盘未恢复正常位置，仍处于前移位状态（↑），伴关节腔积液，呈高信号表现（△）

骨关节病　主要依靠 X 线检查，包括普通 X 线检查及 CBCT

等。普通 X 线检查最常应用的为许勒位片、髁突经咽侧位片及曲面体层片。普通 X 线检查通常即可对骨关节病做出诊断，但其显示关节骨质病变的敏感度远不及 CBCT。CBCT 检查可以提供关节骨性结构的三维信息资料，从关节矢状位、冠状位及轴位三个方向观察骨质改变情况，已日益广泛地用于颞下颌关节紊乱病的检查。骨关节病的主要 X 线表现为髁突硬化、骨质破坏、囊样变、骨质增生、磨平变短、关节结节及关节窝硬化、关节窝扁平宽大及关节腔狭窄等。①髁突硬化可表现为广泛的骨质硬化，也可为髁突密质骨的不规则增厚、密度增高或髁突松质骨内散在的斑点状密度增高影像。②髁突破坏可表现为髁突密质骨面模糊不清、髁突的小凹陷缺损及较广泛的破坏。③髁突囊样变表现为髁突密质骨板下方的圆形或类圆形低密度影像，周围可有致密的硬化边缘，可以单发，也可多发，大小不等。④髁突边缘骨质增生较小者常称为髁突的唇样变或唇样骨质增生，较大的骨质增生常称为骨赘（图 3），其大小或严重程度在不同患者可有较大区别。⑤髁突磨平变短可为骨关节病晚期表现，常伴有上述多种 X 线改变。有患者髁突单纯表现为比较短小、磨平，而无其他髁突退行性改变 X 线表现者，可能与先天性发育不良或改建变化有关，应注意与骨关节病区别。⑥关节结节及关节窝硬化可表现为其密质骨板明显增厚及松质骨密度明显增高，常伴随关节窝扁平宽大。⑦关节腔狭窄为骨关节病晚期的典型改变，常伴有髁突广泛硬化、骨赘及关节窝的硬化、密质骨增厚和变扁平等改变。

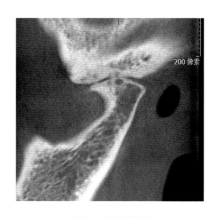

图 3　骨关节病

注：口腔颌面锥形束 CT 矢状位片，示髁突囊样变及骨赘

骨关节病患者常伴有关节盘穿孔改变。关节造影检查对关节盘穿孔的诊断有较高的敏感度。在将关节造影剂单纯注入关节上腔或关节下腔后拍摄关节侧位体层片或许勒位片或进行 CBCT 检查，发现关节上、下腔均有造影剂显影时，即可做出关节盘穿孔的影像学诊断。关节盘穿孔的 MRI 表现为骨-骨直接相对征，即髁突密质骨板的低信号影像与关节窝或关节结节密质骨板的低信号影像之间无关节盘软组织影像分隔，而直接相对应。

鉴别诊断　现仅从影像学表现方面的鉴别诊断予以描述。主要包括如下 3 个方面。

结构紊乱疾病　在结构紊乱疾病的影像学鉴别诊断中的一个常见问题是将可复性盘前移位误诊为不可复性盘前移位。可复性盘前移位患者中，有些患者存在"暂时性锁结"表现，即在开、闭口过程中由于前移位关节盘阻挡髁突运动，发生暂时性开、闭口受限，此时关节盘位于髁突前方，未能恢复正常位置。然而，这个过程是暂时性的。当患者错动下颌做一个特定的活动，关节盘即可恢复正常位置。而在进行关节

造影或磁共振闭口位检查时，恰在发生暂时性锁结时采集图像，则可做出不可复性盘前移位的诊断。此时应注意了解临床情况，在采集开口位图像时，应待患者自动解除暂时性锁结后进行。若能于发生关节盘暂时性锁结时和其自动解除锁结后分别采集开口位图像，则可避免误诊，并可对关节盘移位的状态有更准确的判断。此外，在做关节造影检查时造影剂注入量过大，则在开口位图像上表现为前隐窝较多造影剂不能回流至后隐窝，从而较易误诊为不可复性盘前移位。此时，仔细观察关节盘与髁突的相对位置关系是否恢复正常对于做出正确诊断有重要帮助，而不应仅以关节前隐窝造影剂于开口位时是否完全回流至后隐窝为诊断依据。

炎症性疾病　①关节腔内渗液所产生的影像学特征：在许勒位、关节侧位体层片及 CBCT 矢状位图像上均可见关节间隙增宽改变，但化脓性关节炎、创伤性关节炎、类风湿关节炎等累及颞下颌关节产生渗液时亦同样可以出现关节间隙增宽改变。颞下颌关节紊乱病滑膜炎和/或关节囊炎关节腔渗液、类风湿关节炎等累及颞下颌关节时的渗液在 MRI T1 图像表现为低信号，而 T2 图像表现为高信号；创伤性关节炎关节腔内的新鲜出血亦可表现为 MRI T1 图像的低信号和 T2 图像的高信号，但随时间迁延，在不同阶段会有不同的 MRI 图像变化。此时，详细了解临床情况将有助于诊断。②相伴的 X 线征象：如关节外伤时同时可能伴有的髁突骨折，化脓性关节炎或类风湿关节炎等累及颞下颌关节时可能伴有比较严重的骨质破坏特征等。③与滑膜软骨瘤病关节腔内积液

的鉴别：滑膜软骨瘤病患者常有关节腔内较大量的渗液，一般明显多于滑膜炎；在 MRI 图像上，经常存在比较具有特征性的小环状游离体影像学表现，有助于鉴别诊断。

骨关节病　骨关节病可以存在关节骨性结构的多种影像学改变。继发性骨关节病可为多种不同疾病的一个共同转归。单纯依据影像学特征对其进行准确全面的诊断往往有一定困难，需密切结合临床情况进行判断。在骨关节病表现为广泛骨质破坏时，需注意与类风湿关节炎等全身疾病累及颞下颌关节时的骨质破坏，慢性创伤性关节炎、化脓性关节炎可能发生的骨质破坏，关节的肿瘤和瘤样病变所发生的骨质破坏等疾病进行鉴别。①类风湿关节炎进展累及颞下颌关节发生骨质破坏时，可见病变以破骨为主，很少有成骨征象，这与骨关节病常常既有骨质破坏表现又有骨质增生等成骨表现不同。在类风湿关节炎得以控制、病情比较稳定后，可以发生继发性骨关节病的改变；此时，往往可见在原骨质破坏的基础上，同时出现骨质硬化、骨质增生乃至骨赘形成等改变。对于这样的病例，仅凭影像学表现鉴别原发性骨关节病和类风湿关节炎继发骨关节病是相当困难的。②慢性创伤性关节炎可以在其原骨质损伤的基础上发生继发性骨关节病。在影像学上，若能发现有髁突陈旧性骨折征象或小的骨折碎片将有助于诊断。③化脓性关节炎得不到及时控制时可以发生严重的骨质破坏，髁突和关节窝、关节结节的骨质均可受累，且关节窝、关节结节骨质受到破坏的概率要较骨关节病高，程度也往往较重。在得到控

制后，随时间迁延，亦可发生继发性骨关节病改变。④颞下颌关节不同的肿瘤和瘤样病变所造成的关节骨质破坏具有不同的影像学特征，应结合相应的临床表现和影像学特征，特别是 CT 及 MRI 的表现进行鉴别诊断。

（马绪臣）

nièxiàhé guānjié tuōwèi yǐngxiàngxué biǎoxiàn

颞下颌关节脱位影像学表现

（imaging findings of dislocation of temporomandibular joint）　颞下颌关节脱位指髁突脱出关节窝之外，而不能自行复位的疾病。关节脱位可发生于单侧，也可双侧均发生。根据髁突脱位的方向可分为前方、侧方及后方脱位；根据髁突脱位的时间和性质可分为急性、陈旧性及复发性脱位。临床上以前脱位最常见，患者主要表现为呈开口状，不能闭合。

影像学表现　颞下颌关节前脱位最常应用闭口许勒位进行检查，以证实临床诊断。可见髁突脱出关节窝，位于关节结节前上方，闭口时不能回复到关节窝内。关节侧方及后方脱位较少见，多因严重的创伤所致，可见髁突向侧方或后方脱出关节窝，常伴有髁突或关节窝骨折。CT 检查可以清楚显示髁突脱出的准确方向和关节骨性结构骨折的情况。

鉴别诊断　颞下颌关节脱位的影像学诊断比较容易，但仍应密切结合临床情况。有明确外伤史者，应注意可能同时伴存的髁突或下颌骨其他部位的骨折。在髁突前脱位较轻且伴有髁颈部骨折时，许勒位片易于漏诊，此时CT 检查是十分重要的。表现为缓慢发生的关节脱位，无论有无关节骨质破坏，均应注意与关节内占位性病变的鉴别诊断，必要时

应进行 CT 或 MRI 检查。

（马绪臣）

nièxiàhé guānjié chuàngshāngxìng guānjiéyán yǐngxiàngxué biǎoxiàn

颞下颌关节创伤性关节炎影像学表现

（imaging findings of traumatic arthritis of temporomandibular joint）　创伤性关节炎指由关节区遭受直接暴力或颏部、下颌角等下颌骨部位遭受暴力打击及头颈部鞭伤等导致的关节间接性创伤所致的关节损伤性疾病。分为急性创伤性关节炎和慢性创伤性关节炎。①急性创伤性关节炎：受到创伤较轻者，可仅有滑膜的创伤性炎症，少量的关节腔内渗液积聚或积血，临床上可表现为关节的轻、中度疼痛及开口轻度受限等，部分患者可有轻微的咬合不适。关节受到直接或间接严重创伤的患者，则可发生髁突和/或关节窝、关节结节骨折，关节盘及关节囊撕裂，关节腔内较多积血等。此时，常伴有下颌骨乃至口腔颌面部多发骨折及关节盘移位等。临床上则症状可以比较严重，表现为关节区肿胀、重度疼痛、咬合紊乱及开口受限或因髁突骨折而不能闭口等。②慢性创伤性关节炎：临床表现与颞下颌关节紊乱病有诸多相似的症状，如关节区隐痛、酸胀不适、不同程度的开口受限、咬合关系紊乱及关节内杂音等，多由急性创伤性关节炎发展而来。病程迁延者多可发生继发性骨关节病改变。部分创伤性关节炎可发生关节内纤维性粘连，严重者可发生关节强直。

影像学表现　急性创伤性关节炎和慢性创伤性关节炎的影像学表现有很大不同。

急性创伤性关节炎　影像学改变与关节受到的损伤程度密切

相关。重度损伤者常可见髁突骨折。关节腔内有积液或积血时，许勒位、关节侧位体层片及矢状位 CBCT 片均可见关节间隙明显增宽。关节腔内的新鲜出血在 MRI T1 图像上呈低信号改变，而在 T2 图像上呈高信号改变。之后，随关节腔内积血的病理变化过程而有不同的 MRI 表现。由于创伤导致的关节囊及关节盘附着的水肿，MRI T2 图像上可见关节囊及关节盘前后附着部位的高信号改变。在髁突骨折时，髁突可因翼外肌牵拉而向前下方移位，关节盘可随移位的关节盘一并向前下移位，MRI 图像可清楚地显示髁突及关节盘的位置和形态变化情况。创伤轻微、未造成关节组织结构明显损伤者，可无明确的 X 线改变。有的患者可能在 MRI 检查时发现有少量关节腔内积液。

慢性创伤性关节炎　无严重关节组织结构损伤的慢性创伤性关节炎可以无明显的 X 线变化。关节组织结构曾受到较严重损伤者，随时间迁延，可发生关节的退行性变化，X 线检查常见有髁突及关节窝、关节结节的硬化、骨质增生及形态异常。曾有髁突骨折者，常可见骨折遗留的愈合痕迹或错位愈合而致的髁突畸形。有的患者可见关节腔内遗留的小碎骨片。MRI 图像可明确关节盘的形态及位置。存在关节盘移位者，经 MRI 检查亦可以得到明确。

鉴别诊断　急性创伤性关节炎因有明确的创伤史，易于做出诊断。慢性创伤性关节炎主要应与颞下颌关节紊乱病鉴别，特别是在慢性创伤性关节炎发生退行性改变时，需与原发的骨关节病进行鉴别。实际上，此时仅凭影像学表现难以对两者进行区分，

须结合临床情况进行判断。但若能在影像学检查时发现有陈旧性骨折愈合征象或有小的碎骨片遗留，则有助于诊断。

（马绪臣）

nièxiàhé guānjié huànóngxìng guānjiéyán yǐngxiàngxué biǎoxiàn

颞下颌关节化脓性关节炎影像学表现（imaging findings of suppurative arthritis of temporomandibular joint）　化脓性关节炎指由金黄色葡萄球菌、化脓性链球菌、肺炎链球菌等化脓性细菌引起的关节炎性疾病。可发生于任何年龄，分为浆液性渗出期、浆液纤维蛋白渗出期及脓性渗出期。颞下颌关节化脓性关节炎可由关节局部的开放性伤口感染及邻近部位的化脓性炎症引起，如化脓性中耳炎、化脓性腮腺炎、化脓性下颌升支骨髓炎、口腔颌面间隙感染等；亦可由败血症时的血源性细菌播散而致。值得注意的是，有的化脓性关节炎患者并不能发现确切的感染来源。此外，关节腔内注射污染所导致的医源性化脓性关节炎亦不容忽视。化脓性关节炎一般发病较急，多伴有发热、关节区不同程度的肿胀及疼痛、后牙开𬌗、开口受限及开口型向患侧偏斜等。但亦有患者症状相对较轻而为临床医师忽略。

影像学表现　颞下颌关节化脓性关节炎最早出现的 X 线表现为关节间隙的增宽，可见髁突向前下移位（图），是由关节腔内浆液性渗出液或脓液积聚所致。闭口位许勒位片、侧位体层片及 CBCT 矢状位片均可清楚显示。此时，MRI T1 图像上可见关节间隙增宽，积液呈低信号；而 T2 图像上则呈高信号表现。如病变未能得到及时、有效的控制，则可发

生关节骨性结构的破坏，髁突和关节窝、关节结节均可发生。病变程度可有不同，较轻者可见髁突和/或关节窝、关节结节骨质表面模糊不清、粗糙不光整、部分密质骨板中断消失及小的骨质缺损等。病变严重者，可出现广泛的关节骨质破坏，乃至破坏关节盘。X 线检查可清楚显示关节的骨质破坏改变，但以 CBCT 显示得更为全面和清楚。MRI T2 图像除可清楚地显示关节腔内积液呈高信号改变外，尚可显示呈低信号的关节骨面的不光整、缺损等破坏改变，以及髁突髓质骨内的水肿，呈不均匀的高信号表现。化脓性关节炎病程迁延者可发生继发性骨关节病改变，严重者可发展为关节纤维性或骨性强直。

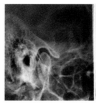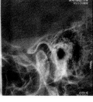

图　颞下颌关节化脓性关节炎
注：许勒位闭口位片示右关节腔增宽，髁突向前下移位

鉴别诊断　化脓性关节炎一般发病较急，有比较典型的化脓性炎症的临床表现，如同时出现关节间隙增宽的 X 线改变时，不难做出诊断。此时进行关节腔内穿刺、抽吸，并对关节腔内积液进行显微镜检查，有助于及时确定诊断。在 X 线检查表现为比较广泛的关节骨质破坏时，应注意与类风湿关节炎等全身性疾病累及颞下颌关节、进展性骨关节病、关节结核及关节恶性肿瘤等进行鉴别。此时，应综合 X 线及 MRI 等影像学表现并须密切结合临床情况予以诊断，单纯凭借 X 线表现

进行鉴别诊断往往存在困难。

(马绪臣)

颞下颌关节结核影像学表现

（imaging findings of tuberculosis of temporomandibular joint） 关节结核指由结核分枝杆菌引起关节炎性病变的疾病。为继发于肺结核或其他部位结核的并发疾病。颞下颌关节结核极为少见，主要发生于髁突，多伴有低热、关节区疼痛及不同程度的肿胀、开口受限和开口型向患侧偏斜等。

影像学表现 关节结核可出现明显的关节骨质破坏，以髁突病变相对较为常见，可为巨大的空洞型骨质破坏，密质骨板破坏中断，无骨质增生表现。骨质破坏亦可累及关节窝及关节结节，病变严重者甚至可累及中耳及外耳道。CT 及 MRI 检查常可发现患侧伴随翼外肌肿胀。CT 增强扫描检查，可见髁突空洞性破坏，病变无增强改变。

鉴别诊断 ①化脓性关节炎：关节结核一般病程较长，发展较慢，常有肺结核或其他部位结核，不似化脓性关节炎发病急，常伴有发热及关节局部肿痛等。关节结核晚期多可发生纤维性强直，而化脓性关节炎晚期可发生骨性强直。②关节恶性肿瘤：须密切结合临床情况和关节不同肿瘤的 CT、MRI 等多种影像学特点综合判断。

(马绪臣)

类风湿关节炎累及颞下颌关节影像学表现

（imaging findings of temporomandibular joint involved by rheumatoid arthritis） 类风湿关节炎是以侵蚀性、对称性多关节炎为主要临床表现的慢性、全身性自身免疫性疾病。病因尚未完全明确，一般认为系多种因素诱发机体的自身免疫反应所致。常对称性地累及多个关节，颞下颌关节亦可受累，临床表现为颞下颌关节疼痛、开口受限，可同时伴有咀嚼肌僵硬及疼痛。关节疼痛多表现为其深部钝痛。在关节内有渗液时，会发生咬合关系紊乱。疾病得到控制，但病程迁延者，可以发生关节继发性退行性改变。病变严重者可以发生关节内纤维性粘连，形成纤维性关节强直，乃至骨性关节强直。

影像学表现 与受累严重程度、病程及病期等密切相关。①损害较轻的早期患者，普通 X 线检查常无明显异常改变。当关节腔内疑有渗液积聚时，许勒位闭口位片为最常用的检查方法，可表现为关节间隙增宽、髁突向前下移位；亦可用 CBCT 矢状位观察，其表现类同。在 MRI T2 图像上，可见高信号的关节内积液影像，关节上、下腔均可出现。在病变进展、累及关节骨质时，可表现为髁突、关节结节及关节窝不同程度的破坏，很少有成骨征象。同时可以观察到骨质疏松变化。②病变相对稳定、病程较长的患者，可在骨质破坏的基础上继发退行性改变，如髁突骨质增生、硬化及关节窝扁平硬化等。此时可以观察到关节骨质破坏与增生共存的情况。③病变严重者可以最终导致关节纤维性或骨性强直，而表现为关节强直的影像学改变。

鉴别诊断 ①关节腔内积液引起关节间隙增宽：应注意与颞下颌关节紊乱病的滑膜炎关节腔内积液区别，后者关节间隙增宽往往较前者为轻。积液较少时，两者难以鉴别。②关节骨质有比较严重破坏：应注意与颞下颌关节的恶性肿瘤鉴别，后者骨质破坏往往更为严重和广泛，可累及下颌升支及关节窝，并具有相关肿瘤的相应表现。③应注意与骨关节病的骨质破坏鉴别。一般而言，类风湿关节炎骨质破坏很少伴随有成骨改变，而骨关节病则往往伴有不同的成骨表现，有助于区别。④发生继发性退行性改变时，很难仅凭关节的影像学表现与原发性骨关节病及其他原因导致的继发性骨关节病相鉴别。此时，结合临床表现及其他相关检查是十分重要的。

(马绪臣)

强直性脊柱炎累及颞下颌关节影像学表现

（imaging findings of temporomandibular joint involved by ankylosing spondylitis） 强直性脊柱炎是以中轴关节慢性炎症为主、原因不明的全身性疾病。多发生于 10~40 岁患者，男性多于女性。整个脊柱可自下而上逐渐发生强直。绝大多数患者可累及骶髂关节，且往往为最先发病的部位。此外，髋、膝、踝等关节亦可受累。约 20% 患者可以外周关节受累为首发表现，累及颞下颌关节或以颞下颌关节为首发表现者甚少。当患者以颞下颌关节受累为首发表现时，常于口腔科首先就诊。主要临床表现为颞下颌关节疼痛、轻度肿胀、不同程度的开口受限等。颞下颌关节可以发生不同程度的骨质破坏，病变严重者可最终导致关节强直。

影像学表现 强直性关节炎累及颞下颌关节时，CBCT 和螺旋

CT检查均可以清楚地显示其骨质改变情况。较早期可表现为轻度骨质破坏，如髁突骨面模糊不清及边缘呈虫蚀状的局限性破坏。继之病变发展，则可发生比较广泛和严重的骨质破坏。髁突最常受累，骨质破坏可呈凹凸不平的锯齿状。由于骨质破坏，关节间隙可稍显增宽。关节窝和关节结节亦可受累，骨质破坏使其骨面失去连续和光整。晚期可发生纤维性乃至骨性关节强直，其X线表现可见颞下颌关节强直影像学表现。

鉴别诊断 ①强直性脊柱炎累及颞下颌关节早期，骨质破坏病变可以较轻，此时仅依据X线表现较难与骨关节炎骨质破坏区别。但随病变发展，强直性脊柱炎骨质破坏往往严重，进展亦较快；而骨关节炎病变则往往相对局限，且常伴有关节骨质其他的退行性改变，有助于鉴别。②类风湿关节炎、银屑病性关节炎等累及颞下颌关节发生骨质破坏时，仅凭颞下颌关节X线改变难以与强直性脊柱炎区别，此时除应密切了解临床情况及相关生化检查外，脊柱和骶髂关节受累的相关X线表现有助鉴别诊断。③在需与关节恶性肿瘤鉴别时，进行增强CT检查及MRI检查是必要的，其往往可以显示具体的占位性病变及相关肿瘤特征。

（马绪臣）

nièxiàhé guānjié qiángzhí yǐngxiàngxué biǎoxiàn

颞下颌关节强直影像学表现
（imaging findings of ankylosis of temporomandibular joint） 颞下颌关节强直指由于疾病、损伤或外科手术而导致的关节固定和运动丧失，表现为长期开口困难或完全不能开口的疾病。颞下颌关

节强直在临床上分为真性关节强直和假性关节强直。真性关节强直常简称为关节强直，可分为纤维性关节强直和骨性关节强直。假性关节强直又称关节外强直，为口腔颌面部软组织瘢痕所致的关节运动丧失。临床表现主要为开口重度受限或完全不能开口。

影像学表现 ①纤维性关节强直：常采用许勒位片或CBCT检查；其X线表现为髁突、关节结节及关节窝骨质不同程度的破坏，骨表面不规则，关节间隙狭窄、密度增高等。②骨性关节强直：常采用曲面体层片及CBCT检查，病变广泛者应该采用螺旋CT检查；其X线表现为关节骨性结构正常形态消失，关节间隙狭窄乃至部分或全部消失，在关节窝、关节结节与髁突之间形成骨桥样骨性粘连、愈着（图），严重者可以见关节结构为一致密的骨性团块所取代，呈骨球样，并可累及乙状切迹、喙突、下颌骨升支上部及颧弓。病变更为广泛者，可见强直骨与颅底骨粘连融合，甚至可累及颅底某些重要结构。此外，常可见患侧代偿性喙突过长、下颌骨角前切迹加深等继发性改变。如果关节强直发生于儿童发育期，则因其影响下颌骨发

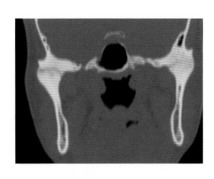

图 颞下颌关节骨性强直
螺旋CT平扫冠状位示双侧髁突与关节窝、关节结节形成骨性粘连，关节间隙几近消失

育，可以见患侧下颌升支及下颌骨体变短小；双侧均患病者，可见小颌畸形。

鉴别诊断 骨性关节强直的X线诊断一般并不困难。但在临床上，开口受限可由多种疾病引起，应注意与相关疾病、特别是肿瘤的鉴别诊断。在纤维性关节强直患者，关节骨性结构的不规则破坏改变为常见的X线表现，但X线检查并不能显示关节内的纤维性粘连组织。此时，了解患者有无关节创伤史、感染史以及类风湿关节炎等可能累及关节的全身疾病等临床情况，有助于鉴别诊断，必要时应进行其他相应检查。此外，关节外强直或颌间瘢痕挛缩有时可与真性关节强直同时存在。X线检查可见颌间间隙变窄，其中可有钙化或骨化的密度增高影像。

（马绪臣）

kētū tèfāxìng xīshōu yǐngxiàngxué biǎoxiàn

髁突特发性吸收影像学表现
（imaging findings of idiopathic condylar resorption） 髁突特发性吸收是病因尚不明确的髁突骨质渐进性吸收的疾病。常可伴有下颌支高度减低、下颌位置后移及后牙早接触等临床表现。又称髁突溶解症、不明原因的髁突吸收等。可能与性激素状态、髁突的缺血性坏死、颌骨创伤、关节负荷过重等因素有关。临床上很少见，较多见于年轻女性和青少年，常累及双侧关节。常无或仅有轻微颞下颌关节紊乱病临床症状，但常因髁突骨质吸收、髁突变短乃至完全消失而导致不同程度的开胎及下颌后缩。

影像学表现 ①X线表现：主要为髁突进行性骨质吸收，变短、变小。严重者髁突骨质可以

完全吸收、消失，下颌升支明显变短。头影测量 X 线片可见下颌后缩，呈 Ⅱ 类错𬌗畸形表现。②MRI：可见关节盘有退行性改变，部分患者可伴有髁突的缺血性坏死表现。

鉴别诊断 髁突特发性吸收是一种很少见的疾病，应注意与发育不良所致的髁突相对短小及骨关节病髁突磨平变短等临床上比较常见的情况进行鉴别。髁突特发性吸收常表现为髁突骨质的进行性吸收，几无成骨表现，直至病变稳定。髁突骨质吸收和变短远较骨关节病的髁突磨平变短为著。此外，骨关节病的骨质病变往往同时存在其他的退行性变 X 线表现，如骨质硬化、增生甚至有较大的骨赘形成等，有助于鉴别。髁突发育不良虽髁突体积较小，但骨质情况一般比较稳定。

（马绪臣）

nièxiàhé guānjié èrshuǐjiāolínsuāngài jiéjīng chénjībìng yǐngxiàngxué biǎoxiàn

颞下颌关节二水焦磷酸钙结晶沉积病影像学表现（imaging findings of calcium pyrophosphate dihydrate crystal deposition disease of temporomandibular joint）

二水焦磷酸钙结晶沉积病是由二水焦磷酸钙晶体在关节内沉积引起的急性或慢性炎性关节病，是一种以软骨钙质沉积和滑液中存在晶体为特征的代谢性疾病。又称软骨钙质沉积症及假痛风等。较常见于膝、腕等大关节，发生于颞下颌关节者很少见，主要为老年人，一般为良性病变。主要临床表现为关节区疼痛、肿胀、开口受限及𬌗关系紊乱等，有的患者可以出现耳聋。

影像学表现 最常见的 X 线

表现为关节腔内髁突周围致密的斑点状、线状或形态不规则钙化，可显示为大小不等的毛玻璃样的钙化团块（图），并可累及邻近组织。约半数患者可见不同程度的关节骨质异常改变，包括髁突及关节窝、关节结节密质骨硬化、轻度破坏乃至严重而广泛的破坏等。少数患者病变可以破坏颅底骨质，甚至可以进入中颅窝。病变广泛者可累及颞下凹。钙化团块内可表现为砂砾样。关节腔内的钙化团块常可挤压、推移髁突向前下移位。普通 X 线检查及 CT 检查均可清楚显示钙化病变。磁共振检查可见关节腔内积液、关节周围水肿等。砂砾样钙化团块在磁共振 T1 及 T2 图像上均表现为低至中等信号改变。

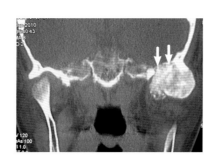

图 颞下颌关节二水焦磷酸钙结晶沉积病

注：CT 冠状位片示左关节区致密的斑点状钙化团块，呈毛玻璃样，中颅窝底破坏（↑）

鉴别诊断 在影像学上主要应与颞下颌关节内可以存在钙化性病变的疾病进行鉴别。①骨关节病：颞下颌关节骨关节病钙化的游离体不超过 10 个；且多同时伴有髁突和关节窝骨质明显的退行性改变，如骨质硬化、骨赘形成等 X 线表现。②剥脱性骨软骨炎钙化的游离体多仅为一个，或最多 2～3 个，且剥脱的骨软骨碎片往往与髁突的骨缺损部位一致。

③滑膜软骨瘤病：可以表现为大量的钙化游离体，需特别注意与二水焦磷酸钙结晶沉积病鉴别。普通 X 线及 CT 检查对两者的鉴别有一定困难，而磁共振检查则往往有一定价值，特别是滑膜软骨瘤病在质子加权图像及 T2 图像上所显示出来的大小不等的"小环形"或"管状"结构等影像学特征有助于鉴别。④软骨肉瘤：在髁突、关节窝有广泛骨质破坏或向颅内及颞下凹扩展时应注意与软骨肉瘤进行鉴别。软骨肉瘤若存在骨质破坏时，往往更为严重，且其肿瘤内钙化可以呈弧形、螺旋形及斑片状，有助于鉴别。

（马绪臣）

nièxiàhé guānjié huámó nángzhǒng yǐngxiàngxué biǎoxiàn

颞下颌关节滑膜囊肿影像学表现（imaging findings of synovial cyst of temporomandibular joint）

滑膜囊肿为由关节囊疝入周围软组织而形成的、具有含滑膜细胞的上皮衬里覆盖、充满液体的囊肿。为真性囊肿。在颞下颌关节极为少见，囊肿可与关节腔相通，亦可无相通，其形成可能与关节腔内压力增高或胚胎发育期滑膜组织异位有关。囊壁内可见有软骨及骨性碎片和含铁血黄素沉积。临床表现可为关节区钝痛及酸胀不适，轻度膨隆，轻、中度开口受限或开口型偏向患侧以及咬合不良等。

影像学表现 ①诊断主要依赖磁共振检查，可见不同方向的关节囊疝形成，囊性病变包绕关节，可与关节腔相通，亦可不相通。MRI T1 加权像上呈均匀的低信号表现，T2 加权像上呈均匀的高信号表现（图）。病变较大者可累及外耳道。②X 线检查对关节滑膜囊肿几无诊断价值，但可能提供一些间接征象，如关节窝受压变形等。③CT 检查可能会发现关节区液性密度占位病变。

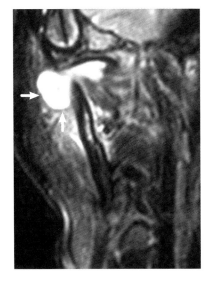

图　颞下颌关节滑膜囊肿

注：MRI 冠状位 T2 图像示右关节囊向外下扩张、膨出形成疝袋，囊液呈均匀高信号（↑），与关节腔相通

鉴别诊断　①颞下颌关节紊乱病滑膜炎：关节内渗出性积液均局限于关节腔内，不会存在关节囊疝的表现，且渗液量远较滑膜囊肿的囊液要少，常伴有关节盘的移位。②滑膜软骨瘤病：虽可有较多的渗液存在，但其 X 线检查及 MRI 质子加权像和 T2 加权像均可见游离体的影像，可资鉴别。

（马绪臣）

nièxiàhé guānjié jiànqiào nángzhǒng yǐngxiàngxué biǎoxiàn

颞下颌关节腱鞘囊肿影像学表现（imaging findings of ganglion cyst of temporomandibular joint）　腱鞘囊肿是关节囊或腱鞘的胶原组织黏液样变性而形成的囊壁无上皮衬里覆盖的囊性疾病。腱鞘囊肿病因尚未完全明确，最

常见于腕及足背，极少发生于颞下颌关节。囊壁为致密纤维结缔组织，内含黏液，囊腔与关节腔无相通。临床上常表现为耳前区肿块、生长缓慢，可伴有关节区轻度酸痛，开口向患侧轻度偏斜等，一般无明显开口受限。

影像学表现　①普通 X 线检查：一般无明显异常发现。②CT：平扫 CT 检查可见关节外侧液性密度类圆形占位性病变，密度均匀，边界清楚；增强 CT 检查可见病变边缘增强，病变内部无增强变化。③MRI：MRI 检查对腱鞘囊肿的诊断具有重要意义。在 MRI 轴位及冠状位 T1 加权像上可见关节外侧类圆形占位病变，边界清楚，呈均匀的低信号表现；在 T2 加权像上呈均匀的高信号表现，周围常可见一低信号边缘包绕（图）。病变与关节腔无相通，与腮腺无关。④超声：对腱鞘囊肿诊断亦有一定帮助，可见位于关节外侧的无回声或低回声占位病变。

鉴别诊断　①仔细观察并确定病变部位以及对病变内其他相关表现的分析，有助于与腮腺的囊性病变区分。②腱鞘囊肿与第一鳃裂囊肿及发生于该部位的表皮样囊肿，常难以鉴别。第一鳃裂囊肿可伴有瘘道，且多紧贴于外耳道后方；表皮样囊肿多位于皮肤浅表部位；而腱鞘囊肿一般均位于髁突外侧，位置更靠近关节，比表皮样囊肿位置相对较深，有助于鉴别。③发生于该部位的转移性肿瘤，CT 增强及 MRI 增强检查均可见病变边缘环形强化、病变中心坏死液化无强化；平扫 MRI T2 加权像上常呈不均匀的局灶性高信号表现，不同于腱鞘囊肿 T1、T2 图像上均为均匀信号表现。此外，若患者存在原发恶性肿瘤病史则更有助于鉴别诊断。

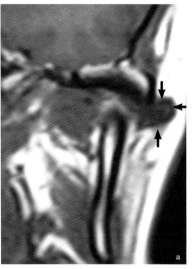

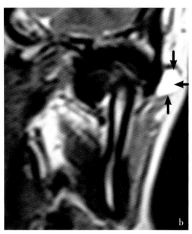

图　颞下颌关节腱鞘囊肿

注：a. MRI T1 冠状位图像示左关节髁突外侧囊性病变，界限清楚，呈低信号表现（↑）。b. MRI T2 冠状位图像该囊性病变显示高信号表现（↑）

（马绪臣）

nièxiàhé guānjié dānchúnxìng gǔ náng zhǒng yǐngxiàngxué biǎoxiàn

颞下颌关节单纯性骨囊肿影像学表现（imaging findings of simple bone cyst of temporomandibular joint）　单纯性骨囊肿是发生于骨髓内的，通常为充满浆液或血清、血液性液体，具有纤维膜衬里的单房囊性骨腔的瘤样病变性疾病。又称孤立性骨囊肿、单房性骨囊肿或青少年骨囊肿等。常见于青少年，主要发生于长骨。颞下颌关节单纯性

骨囊肿少见，患者可有关节区疼痛或触压痛，但多为在 X 线检查时偶然发现。

影像学表现 ①X 线检查：通常为髁突内、外极部位有密质骨边缘包绕的密度减低区，多无膨胀或偶有轻度膨胀，边界多清楚，也有患者密质骨边界较模糊，但边缘完整。病变可单独发生于髁突，也可以为下颌骨升支病变扩展至髁突。②MRI：T2 图像表现为均匀的高信号病变，无液-液平面。

鉴别诊断 ①骨关节病髁突较大的囊样变：多同时存在髁突及关节窝其他的退行性改变征象。②动脉瘤样骨囊肿：多为明显的膨胀性囊性病变，其中可见骨性分隔与密质骨边缘垂直，MRI T2 图像可见液-液平面。③朗格汉斯细胞组织细胞增生症累及髁突：通常表现为边缘锐利的穿凿样改变。同时结合临床情况将更有利于鉴别诊断。

(马绪臣)

nièxiàhé guānjié dòngmàiliúyàng gǔ nángzhǒng yǐngxiàngxué biǎoxiàn

颞下颌关节动脉瘤样骨囊肿影像学表现 (imaging findings of aneurysmal bone cyst of temporomandibular joint)

动脉瘤样骨囊肿是由多房性充满血液的囊腔组成的破坏性、膨胀性的良性骨肿瘤样病变。又称巨细胞修复肉芽肿。下颌骨较上颌骨多见，发生于颞下颌关节髁突者罕见。动脉瘤样骨囊肿无上皮衬里，并非真正的囊肿，可以是原发性的，也可继发于其他有出血性囊性改变的良、恶性骨肿瘤。可发生于任何年龄，但最常见于 20 岁以下。临床表现主要为关节区疼痛和肿胀，常伴有开口受限。

影像学表现 ①X 线检查：

主要 X 线表现为髁突高度膨胀性病变，具有边界清楚的水压样边缘，多呈卵圆形或梭形，多房，线条状高密度分隔与病变边缘垂直。②CT：CBCT 或螺旋 CT 可以更清楚地显示病变内的高密度分隔影像。螺旋 CT 检查可以见低密度血窦及液平影像。③MRI：T2 图像可以显示由线条状低信号分隔形成的多个高信号的小囊腔，亦可显示液平征象。关节盘常因受到髁突膨胀性病变压迫而发生移位。

鉴别诊断 髁突动脉瘤样骨囊肿累及下颌升支时，需注意与巨颌症鉴别。巨颌症一般为双侧病变，有助于鉴别。

(马绪臣)

kētū gǔliú yǐngxiàngxué biǎoxiàn

髁突骨瘤影像学表现 (imaging findings of osteoma of condyle)

骨瘤是发生于骨表面、由密质骨构成的良性肿瘤。亦有学者认为骨瘤并非真性肿瘤，可无明显临床症状。生长较大者，可表现为患侧关节区膨隆、下颌向健侧偏斜及错𬌗畸形。有的患者可伴有关节疼痛、杂音及开口偏斜等类似颞下颌关节紊乱病的某些症状。

影像学表现 X 线检查可见自髁突延伸而来的边界清楚的高密度骨性新生物病变（图）。病变形态不规则，常为球形，基底部可以较宽，也可以有蒂，内部骨密度均匀，骨小梁结构大致正常。在磁共振 T1 及 T2 图像上，病变均为低信号表现，有时可见其中有骨髓所显示的高信号。曲面体层片、髁突经咽侧位片、CBCT 及螺旋 CT 为常用的检查方法，均可清楚显示此病变。

鉴别诊断 ①需与髁突肥大及骨关节病较大的骨赘相鉴别。

②髁突骨瘤与髁突骨软骨瘤的鉴别有时存在困难。骨瘤常为密质骨，以及骨软骨瘤 CT 或 MRI 检查时有时可见软骨帽影像等，有助于鉴别。

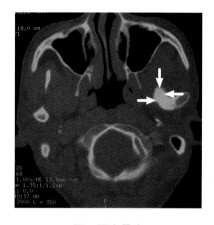

图　髁突骨瘤
注：CT 平扫横断面图像示左侧髁突前、内高密度骨性新生物 (↑)，基底较宽

(马绪臣)

kētū gǔ ruǎngǔliú yǐngxiàngxué biǎoxiàn

髁突骨软骨瘤影像学表现 (imaging findings of osteochondroma of condyle)

髁突骨软骨瘤为带有软骨帽的骨性突起构成的良性软骨性肿瘤。临床表现与肿瘤大小及是否伴有颞下颌关节紊乱病有关。可有关节局部膨隆、下颌不对称畸形，患侧开𬌗及健侧反𬌗等。伴有颞下颌关节紊乱病者，可有关节内杂音、开口受限及疼痛等。

影像学表现 X 线检查可见肿瘤常发生于髁突前部或前内部，呈高、低不均的混合密度肿块影像（图），大小不等，相差悬殊，较大者可累及毗邻结构。病变与髁突正常骨质之间界限不清楚，其密质骨和内部结构可与髁突密质骨和骨小梁相连续；也可经蒂附于髁突上。有患者表现为髁突不规则增大、变形，类似于一个硬化的团块，但同侧下颌骨大小基本正常。CT检查有时可见软骨帽。关节下腔造影检查有患者可见在关节下腔造影剂与肿瘤高密度影像之间存在一个低密度影像带，对于诊断亦有一定帮助。普通X线检查、CBCT及螺旋CT均可清楚显示骨软骨瘤病变，但肿瘤较大者宜采用螺旋CT检查。

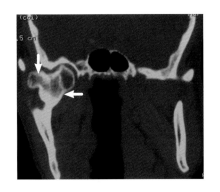

图 髁突骨软骨瘤

注：CT冠状位平扫图像示右髁顶部不规则新生物（↑），边界清楚，内部密度高低不均

鉴别诊断 ①需与髁突肥大、骨关节病较大的骨赘及髁突骨瘤进行鉴别。②需与软骨肉瘤鉴别，后者一般存在髁突骨质较严重的破坏以及肿物内斑点、斑片状钙化影像，有助于诊断。

（马绪臣）

nièxiàhé guānjié huámó ruǎngǔliúbìng yǐngxiàngxué biǎoxiàn

颞下颌关节滑膜软骨瘤病影像学表现（imaging findings of synovial chondromatosis of temporomandibular joint）

滑膜软骨瘤病为关节、滑膜囊或腱鞘的滑膜内发生的良性、结节性软骨增生性疾病。当滑膜内的软骨灶及进入关节腔中的软骨结节发生钙化及骨化时，则称为滑膜骨软骨瘤病。世界卫生组织2002年分类将其归属于软骨类肿瘤，但关于其性质是肿瘤或仅为具有化生活性的慢性炎症仍有争论。滑膜软骨瘤病虽为良性病变，一般具有自限性，但同时必须注意其潜在的侵袭性。滑膜软骨瘤病分为三期：Ⅰ期为滑膜内活动性病变，无游离体；Ⅱ期为过渡性病变，既有滑膜内活动性的软骨结节增生，又有关节腔内骨软骨性的游离体形成；Ⅲ期表现为滑膜内病变静止，关节腔内形成多个游离体。颞下颌关节滑膜软骨瘤病临床上可表现为关节区疼痛、酸胀、开口受限及关节内杂音等类似颞下颌关节紊乱病的一些症状。有患者可存在患侧关节区肿胀、膨隆，且可有反复发作史。病变可以局限于关节内，也可扩展进入周围组织，甚至进入颅内。少数患者可以发生恶性变。

影像学表现 普通X线检查及CT检查时均可见关节间隙增宽，关节腔内存在多个大小不等的高密度游离体，有的病例可多达数十个、上百个乃至更多而无法计数，并常伴有髁突及关节结节、关节窝的骨质硬化、破坏等（图）。骨化较好的游离体在CT图像上可见其周边有类似密质骨样的边缘。MRI检查常可见关节腔内较多渗液，在T2加权像上呈高信号。螺旋CT及MRI均可显示病变肿块。MRI质子加权图像及T2图像均可见呈高信号积液或肿块内存在小环状或管状结构，中间为低信号游离体的影像，周围有高信号边缘环绕。MRI检查尚常可见关节囊扩张及增厚改变。在病变较早期、游离体骨化程度较低时，影像学检查往往难以做出明确诊断。普通X线检查及CT检查常不能显示或仅显示少数游离体存在。螺旋CT软组织窗位图像较骨窗图像可较多显示骨化程度较低的游离体影像。螺旋CT增强图像一般可见软组织肿块内有增强改变。有的患者病变可以扩张至关节外，侵入皮下组织、腮腺、翼外肌、颞下凹乃至颅内。

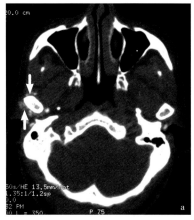

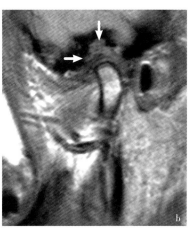

图 颞下颌关节滑膜软骨瘤病

注：a. CT平扫图像示右髁突周围多枚高密度游离体影像（↑）。b. MRI质子图像示髁突上方中-高信号占位性病变（↑），累及中颅窝底，其内可见多个"小环状"中心为低信号的游离体影像

鉴别诊断 在影像学上需注意与二水焦磷酸钙结晶沉积病、骨关节病、剥脱性骨软骨炎、软骨肉瘤及骨肉瘤鉴别。滑膜软骨瘤病与前四者的鉴别诊断要点见颞下颌关节二水焦磷酸钙结晶沉积病影像学表现。骨肉瘤X线表现可为溶骨性破坏和成骨性表现混合存在，可见日光放射状骨膜

成骨，且其骨破坏性改变通常要比滑膜软骨瘤病严重得多，这对鉴别诊断有一定帮助。

（马绪臣）

nièxiàhé guānjié gǔ jùxìbāoliú yǐngxiàngxué biǎoxiàn

颞下颌关节骨巨细胞瘤影像学表现（imaging findings of giant cell tumor of bone of temporomandibular joint） 骨巨细胞瘤是有局部侵袭性的良性原发性骨肿瘤。又称破骨细胞瘤。最常发生于长骨，特别是股骨远端、胫骨近端及肱骨近端，仅约5%发生于扁平骨，特别是骨盆的扁平骨。颞下颌关节骨巨细胞瘤一般为颅底骨巨细胞瘤所累及，发生于髁突者极为罕见。患者常有关节区肿胀及某些类似颞下颌关节紊乱病的临床症状，如关节区疼痛、杂音及开口障碍等。

影像学表现 ①发生于髁突自身的骨巨细胞瘤 X 线检查可见骨膨胀性破坏、骨壳较薄，可有或无硬化边缘。颅底骨巨细胞瘤累及颞下颌关节时，可见关节窝、关节结节及颅底骨质较为广泛的破坏，关节间隙明显增宽，髁突向前下移位。②螺旋 CT 检查可较普通 X 线检查更清楚地显示骨破坏的程度及肿瘤范围，增强 CT 检查可见肿瘤组织有不均匀强化表现。③MRI 检查可以更好地显示软组织病变的范围。MRI T1 图像病变呈低至中等信号，T2 图像呈中等至高信号。亦有患者病变 T2 图像呈低信号改变。由于常有大量含铁血黄素存在，这些区域则在 T1 及 T2 图像上均呈低信号表现。Gd-DTPA 增强检查可见有不均匀强化。

鉴别诊断 ①需与成软骨细胞瘤鉴别，其病变常有硬化边缘，且多见于年轻患者。骨巨细胞瘤患病年龄多在 20 岁以上，在病变静止阶段可有比较清楚的硬化边缘，活动病变虽亦可有比较清楚的边缘，但无硬化，且密质骨可以膨胀、变薄；具侵袭性病变则边界模糊不清，常伴有密质骨破坏及软组织受累。这些特点对鉴别诊断有一定帮助，但因两者均为颞下颌关节少见病，其鉴别诊断尚缺乏成熟经验。②需与色素绒毛结节性滑膜炎鉴别，其 MRI T1 及 T2 图像上所显示的低信号病变往往较骨巨细胞瘤更为突出和广泛。

（马绪臣）

nièxiàhé guānjié chéngruǎngǔ xìbāoliú yǐngxiàngxué biǎoxiàn

颞下颌关节成软骨细胞瘤影像学表现（imaging findings of chondroblastoma of temporomandibular joint） 成软骨细胞瘤是由成软骨细胞组成的良性成软骨性肿瘤。又称钙化性巨细胞瘤或骨骺软骨巨细胞瘤。多见于 10~25 岁患者，男性相对较多。通常发生于骨骼尚未发育成熟的骨骺。75% 以上发生于长骨，最常见于股骨、胫骨近端及肱骨近端，一般均为单骨发生。在颅面部，最常发生于颞骨，发生年龄可以较大（40~50 岁）。颞下颌关节成软骨细胞瘤极为少见，多为颅底、颞骨成软骨细胞瘤累及颞下颌关节，临床上可以表现为颞下颌关节区肿胀、疼痛及开口受限，有的患者可以伴有眩晕、耳鸣及听力减低。

影像学表现 普通 X 线检查及 CT 检查均可见关节窝及中颅窝底骨质破坏（图），严重者骨质破坏比较广泛、可累及岩骨；关节间隙增宽，髁突向前下移位。受累骨一般无明显膨胀性改变，有的患者髁突骨质可有膨胀性圆形或卵圆形溶骨性破坏。颅底成软骨细胞瘤可主要表现为颅底骨质破坏，而无明显髁突骨质破坏改变。病变边界大致清楚，可有或无薄层硬化边缘。病损较大的患者可能会出现骨膜反应，但较少见。约 1/3 患者病变内有钙化存在。螺旋 CT 检查可见密度混杂的肿块影像，在有钙化时可较普通 X 线片显示得更清楚。增强 CT 检查可见肿块有较明显的强化。MRI 质子图像及 T2 图像均可见肿块呈高、低不均的信号表现。

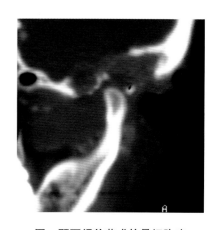

图 颞下颌关节成软骨细胞瘤

注：CT 骨窗图像示右关节窝及中颅窝底广泛骨质破坏，髁突无明显骨质破坏，关节间隙稍增宽

鉴别诊断 颞下颌关节成软骨细胞瘤应注意与色素绒毛结节性滑膜炎、滑膜软骨瘤病及骨巨细胞瘤鉴别。这些病变均可有不同程度的骨质破坏，鉴别诊断有一定困难。色素绒毛结节性滑膜炎在 MRI T1 及 T2 图像上均显示肿块内存在的低信号病变的特点，滑膜软骨瘤病在 X 线检查时存在较多的游离体以及 MRI 图像上所显示的小环形结构和往往伴有比较大量的渗液等，均有助于和成软骨细胞瘤相鉴别。成软骨细胞瘤病变常可有硬化边缘，且多见于年轻患者，有助于与骨巨细胞

瘤鉴别，后者常无硬化边缘，且年龄多在 20 岁以上。

（马绪臣）

nièxiàhé guānjié sèsù róngmáo jiéjiéxìng huámóyán yǐngxiàngxué biǎoxiàn

颞下颌关节色素绒毛结节性滑膜炎影像学表现（imaging findings of pigmented villonodular synovitis of temporomandibular joint）

色素绒毛结节性滑膜炎是由混有多核巨细胞、泡沫细胞、噬铁细胞及炎症细胞的滑膜样单核细胞组成的具有局部侵袭性的肿瘤性疾病。又称为弥漫型巨细胞瘤或色素沉着绒毛结节性腱鞘炎。最常见于膝关节，也可发生于踝、髋、肩及指关节等，发生于颞下颌关节者甚少。可以分为局限型及弥漫型两种。局限型者病变仅累及部分关节囊滑膜衬里或腱鞘，弥漫型者病变则可累及关节全部滑膜组织。

影像学表现 局限型病变的影像学表现相对局限，而弥漫型病变往往较为广泛。普通 X 线检查及 CT 检查均常可见关节间隙增宽及髁突和关节窝不同程度骨质破坏，严重者可以有颅底骨质较广泛的破坏，可累及蝶骨大翼、颞骨及颅内。CT 及 MRI 检查一般可见关节及周围软组织肿胀或存在明确的肿块。CT 增强检查可见软组织肿块有增强表现。MRI 检查可以清楚地显示滑膜增生所形成的肿块或结节性病变及关节腔内积液。T1 图像可见低至中等信号肿块，其周围可有一明显低信号边缘；T2 图像肿块可为低信号，病变内囊性滑液区可为高信号表现，周围边缘呈低信号改变。由于病变内大量含铁血黄素的沉积，肿块的这些区域在 MRI T1 及 T2 图像上均呈较广泛的低信号表

现（图），是色素绒毛结节性滑膜炎具有特征性的影像学征象，对其诊断具有重要价值。

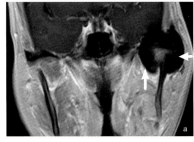

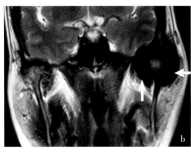

图 颞下颌关节色素绒毛结节性滑膜炎
注：MRI T1（a）及 MRI T2（b）冠状位图像均可见左关节区低信号占位性病变（↑）

鉴别诊断 ①滑膜软骨瘤病：在病变区常可发现较多的游离体影像，其 MRI 特征与色素绒毛结节性滑膜炎亦有明显区别，有助于鉴别。②骨关节病：骨质破坏一般比较局限，且常伴有骨质硬化增生、囊样变等多种退行性改变；而色素绒毛结节性滑膜炎若存在骨质破坏时往往较为严重。骨关节病与色素绒毛结节性滑膜炎的 MRI 表现则区别更多。③软骨肉瘤及二水焦磷酸钙结晶沉积病：这两种疾病亦存在关节骨质破坏。软骨肉瘤骨质破坏往往严重，病变内部可见呈斑片、云雾状的钙化，典型者可见螺旋状及弧形钙化；二水焦磷酸钙结晶沉积病钙化团块可为弥散性的砂砾样表现。这三种疾病的 MRI 表现

亦各不相同。

（马绪臣）

nièxiàhé guānjié gǔ ròuliú yǐngxiàngxué biǎoxiàn

颞下颌关节骨肉瘤影像学表现（imaging findings of osteosarcoma of temporomandibular joint）

骨肉瘤指以肿瘤细胞形成肿瘤性骨组织或骨样组织为特征的恶性肿瘤。其为上、下颌骨均可发生的原发性骨恶性肿瘤，但发生于颞下颌关节者少见，主要表现为关节区深在的重度疼痛、局部肿块及开口受限等，亦有患者在肿瘤较早期无明显临床症状。

影像学表现 ①X 线表现可以有很大区别，可为单纯的成骨性改变或单纯的溶骨性改变，但多数患者表现为溶骨及成骨性的混合性病变，并伴有密质骨的严重破坏及肿瘤侵入软组织。髁突肿块边界不清，有的患者可见髁突膨大，有的患者可见骨膜反应，呈日光放射状骨针，与密质骨垂直。②螺旋 CT 软组织窗图像常可见密质骨破坏及肿瘤组织侵入邻近软组织形成的肿块（图）。增强 CT 可见肿块呈中度增强。③MRI 可以更清楚地显示肿瘤在骨髓内的范围、侵入软组织的范围以及

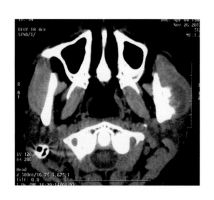

图 左髁突骨肉瘤
注：CT 轴位平扫图像示左髁突及升支上份占位性病变侵入邻近软组织及日光放射状骨膜成骨表现

肿瘤与周围软组织结构的关系。T1 及 T2 图像均显示肿块呈不均匀强度信号改变。

鉴别诊断 ①转移瘤：可以有与骨肉瘤相同的 X 线表现，但往往有原发肿瘤的病史。②软骨肉瘤：肿块内斑片状高密度钙化、典型者可呈弧形或螺纹形高密度影像，有助于鉴别诊断。

（马绪臣）

颞下颌关节软骨肉瘤影像学表现
nièxiàhé guānjié ruǎngǔ ròuliú yǐngxiàngxué biǎoxiàn

（imaging findings of chondrosarcoma of temporomandibular joint） 软骨肉瘤是以肿瘤细胞形成软骨组织为特征，并可出现黏液样变、钙化和骨化的软骨源性恶性肿瘤。常见于骨盆骨、长骨及肋骨等，发生于颞下颌关节者极为少见，喙突较髁突相对常见。患者可以存在关节区肿胀；因其可有类似颞下颌关节紊乱病的症状，如关节区疼痛、开口受限及开口时下颌偏斜等，临床上可能会发生误诊。

影像学表现 ①X 线检查：可见髁突内及髁突周围的环形钙化，伴有或无骨膜反应。肿块形态常不规则，可以边界清楚、存有密质骨，亦可边界弥漫不清。肿瘤内部钙化呈斑片、云雾状，典型者可见螺旋状及弧形钙化，在阻射性高密度肿块内可见透射性低密度影像。常可见关节间隙增宽，髁突可变大、变长。如髁突病变发展较慢，可见关节窝变宽大。CT 检查可见肿块常无明显增强，髁突周围及关节腔内可见絮状钙化，常有关节骨质破坏，但亦有患者无明显骨质破坏。病变可累及颞下窝、颞骨及中颅窝等。②MRI：T1 图像显示肿块呈低至中等信号，其中低信号病灶可能为肿瘤内的钙化；T2 图像肿块可呈高信号，其中亦可见低信号钙化灶。

鉴别诊断 ①滑膜软骨瘤病：X 线检查可见大量高密度游离体，MRI 检查可见"小环形"或"管状"影像。②与二水焦磷酸钙晶沉积病的鉴别诊断见颞下颌关节二水焦磷酸钙结晶沉积病影像学表现。③骨肉瘤：往往存在严重的骨质破坏及典型的骨膜反应特征。④转移瘤：多有较明确的原发肿瘤病史且常为破骨性或破坏与硬化混合性改变等。⑤骨质破坏严重的骨关节病：一般可见有伴随的关节骨质退行性改变，且无肿块存在，结合临床情况，多不难与软骨肉瘤鉴别。

（马绪臣）

颞下颌关节转移瘤影像学表现
nièxiàhé guānjié zhuǎnyíliú yǐngxiàngxué biǎoxiàn

（imaging findings of metastatic tumor of temporomandibular joint） 颞下颌关节转移瘤指身体其他部位的恶性肿瘤转移至颞下颌关节的疾病。临床上较关节原发性恶性肿瘤多见，可由乳腺、肾、肺、结肠、前列腺及甲状腺等部位的恶性肿瘤转移而来。临床表现可为关节区的肿胀、疼痛及不同程度的开口受限等。转移瘤累及邻近组织结构时，可出现相应症状，如耳鸣、耳聋、视力降低等。亦有患者无原发恶性肿瘤病史，而关节转移瘤为其最早的表现，应予注意。

影像学表现 关节转移瘤通常为单侧，但亦可为双侧，常伴有下颌骨或全身性的骨转移。多数关节转移瘤的 X 线表现为比较严重的髁突骨质破坏，边界不清、呈侵润性表现（图），无明显特征性，也无法确定其原发灶来源，可以累及关节窝等结构。前列腺癌、乳腺癌等来源的关节转移瘤可有成骨，X 线表现为硬化或破坏与硬化的混合性改变。另有患者可见髁突骨质破坏伴膨胀，有患者可见髁突骨质破坏后的残余骨岛。CT 及 MRI 常可以见软组织肿块以及其对于周围组织结构的侵犯。

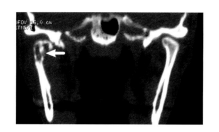

图　颞下颌关节转移瘤
注：CT 冠状位平扫图像示肺癌右髁突转移，可见有髁突广泛的骨质破坏（↑）

鉴别诊断 关节转移瘤需与关节的骨肉瘤、软骨肉瘤、多发性骨髓瘤及骨髓炎鉴别。骨肉瘤及软骨肉瘤亦均可有严重的骨质破坏，但骨肉瘤常可见日光放射状骨膜反应，软骨肉瘤可见斑片状、弧形或螺旋状钙化等有助于鉴别。多发性骨髓瘤骨破坏病损常有比较清楚的边缘，且通常存在下颌骨或其他的骨病损。骨髓炎可有严重的骨质破坏，但可见有死骨形成以及其骨膜反应常与密质骨平行等，有助于诊断。

（马绪臣）

口腔颌面外科学
kǒuqiāng hémiàn wàikēxué

（oral and maxillofacial surgery） 以外科治疗为主，研究口腔颌面部器官及软、硬组织以及颈部某些其他相关疾病的诊断、治疗和预防的学科。口腔颌面外科学是在实践中逐步发展、形成的医学分科，是口腔医学的重要组成部分，也是外科学的分支之一，是口腔外科学与颌面外科学两大学科相结合发展起来的独立的交叉学科。传统的口腔外科学主要防治牙及牙槽骨外伤、颌面颈部间隙感染、颞下颌关节病、唾液腺炎症等疾病；颌面外科学主要防治口腔颌面-头颈部肿瘤及瘤样病变、颅颌面创伤、颅颌面畸形、口腔颌面部神经疾病以及睡眠呼吸障碍等疾病。

由于口腔颌面外科学是一门多学科形成的交叉学科；因此，口腔颌面外科医师必须具有口腔医学和临床医学的基本知识与基本理论，熟练掌握外科手术的基本技巧和有关专科技术，如整复外科、显微外科、数字外科、微创外科等相关知识和技术。因而也不难理解，在西方国家作为口腔颌面外科医师必须要有双学位（DMD 或 MSD，MD）才能获专科医师执业资格。

简史 在医学领域中，口腔颌面外科学虽是一门较年轻并亟须发展的学科。但是，有关口腔颌面外科疾病防治的实践却已有几千年的历史。西晋朝史书就有唇裂修复术的记载。唐朝医书《千金方》有关于口腔脓肿切开引流的记载以及对颞下颌关节脱位整复手法的介绍。宋朝《太平圣惠方》叙述了"治牙非时脱落。令牢定铜末散，以封齿上。日夜三度。三五日后牢定。一月内不得咬"，这是中国最早关于牙再植的记录。

口腔外科这一概念在 16 世纪被法国军队外科医师安布罗斯·佩尔（Ambroise Pare）提及，其著作《外科学专论》一书中已有涉及下颌骨骨折的外科治疗，包括牙间结扎及吊颌绷带的应用等。18 世纪法国外科医师皮埃尔·福煦（Pierre Fauchard）在《牙外科

专论》中介绍了牙拔除及牙再植术等内容。19 世纪 80 年代美国外科医师詹姆斯·加内特森（James E. Garretson）是一位普外科医师，但拥有牙医学博士学位，是典型的双学位口腔外科医师，他出版了《口腔外科大全》或称《系统口腔外科学》，并于 1869 年在美国宾夕法尼亚大学附属医院建立了世界上第一个独立的口腔外科科室。

美国外科医师杜鲁门·布罗芬（Truman W. Brophy）是美国芝加哥大学口腔外科教授，也具有双学位，于 1883 年创建了芝加哥大学牙医学院；他把口腔外科学领域和业务范围扩大到肿瘤及先天畸形等疾病，并出版了《口腔外科学：口腔及其相邻组织疾病、创伤和畸形的治疗》；他在 1921 年创建了美国口腔外科学会，并在 1933 年将其更名为口腔及整形外科学会；在此基础上，1941 年又更名为美国整形外科学会。这个过程也充分说明了口腔外科与整形外科的密切关联性。

英国的整形外科专家哈罗德·吉列斯（Harold Gillies）几乎是在同期与俄罗斯整形外科专家费拉托夫（Filatov）报道管状皮瓣修复创伤后面部缺损。之后，在英国建立了由多学科成员组成的处理口腔颌面创伤修复的治疗中心，其中包括普外科医师、整形外科医师、耳鼻咽喉科医师及口腔外科医师，因此哈罗德·吉列斯被认为是口腔颌面外科的创始人。

20 世纪 50 年代以后，在口腔颌面外科领域内，发展最为快速的是与口腔正畸学紧密结合的现代正颌外科学、颅颌面外科学和颅底外科学或颅颌面外科学。这些领域在 20 世纪中叶以后也陆续

在中国得到发展。

中国口腔颌面外科的建立和发展可大致归纳为 3 个阶段，即萌芽期、成长期和成熟期。①萌芽期：1949 年前，中国根本没有口腔颌面外科的专业设置，有关口腔颌面外科的疾病被分散到牙科、普外科及耳鼻咽喉科诊治。新中国成立初期，苏联派口腔颌面外科专家来中国传授经验。同时，中国有一批在 20 世纪 30~40 年代参加工作的第一代口腔颌面外科专家，参与了中国口腔颌面外科的建立和发展，他们中有张涤生、张锡泽、宋儒耀、夏良才、张光炎、邹兆菊、丁鸿才、王翰章、周树夏、董淑芬等，其中大多数有国外留学经历，而且具有良好的整形外科学基础；张涤生与宋儒耀在留美时都师从整形外科教授。1951 年，华西大学口腔医学系内正式设立了中国第一个独立的口腔颌面外科病房。1953 年上海第二医学院口腔医学系、1955 年北京医学院口腔医学系也相继设立了独立病房。1957 年卫生部颁布了口腔医学教学大纲，并将口腔外科学改名为口腔颌面外科学。1959 年夏良才主编出版中国第一本高等医学院校教材《口腔颌面外科学》。此后在教学医院及独立的口腔医院内也相继有了口腔颌面外科的建制。②成长期：20 世纪 60~80 年代属中国口腔颌面外科的成长期。在这 30 年中，中国的口腔颌面外科除了自身的发展外，还实现了学科间的交叉和相互促进。1985 年由肿瘤医院的头颈外科、口腔颌面外科和耳鼻咽喉科共同发起成立了中国抗癌协会头颈肿瘤外科专业委员会，形成了中国特色的头颈外科。在此成长期间，整形外科、显微外科、颅颌面外科的技术相

继被引进到口腔颌面外科领域中，而且也形成了自己的特色，填补了空白，有的还跃居国际前沿。③成熟期：1986年，中国口腔颌面外科全国第一个学术组织——中华医学会口腔医学分会口腔颌面外科学组成立。20世界80年代以来，中国口腔颌面外科学界加强了与国外同行的广泛交流。1989年，邱蔚六应邀在美国旧金山举行的第71届美国口腔颌面外科年会上做专题报告，介绍中国头颈肿瘤治疗的经验。1999年于美国华盛顿的第14届国际口腔颌面外科医师学会理事会上，时任中华口腔医学会口腔颌面外科专业委员会主任委员邱蔚六作为中国唯一的代表正式加入到国际口腔颌面外科医师学会中去，并获得理事席位。2003年在希腊雅典的第16届国际口腔颌面外科医师学会理事会上，中国口腔颌面外科学会联合香港口腔颌面外科医师学会获得了2009年在中国上海举办第19届国际口腔颌面外科学术会议的主办权。2010年国际口腔颌面外科医师学会确定在上海和北京建立了两个国际口腔颌面外科医师培训基地，进一步促进了中国口腔颌面外科的国际化。同时，中国独特的传统医学也与口腔颌面外科有机结合。

研究内容　研究口腔颌面部先天性颅颌面畸形、后天性获得性颅颌面畸形缺损、口腔颌面-头颈肿瘤、颞下颌关节疾病以及唾液腺疾病、口腔颌面部神经疾病等，研究其发病机制、治疗和预防等；研究生理功能与外观面容恢复并重的功能性外科与美容外科的理论与技术；研究如何以微创外科、数字外科等现代技术，使治疗尽可能达到精准医疗要求，提高患者生存率和生存质量的目的。

研究方法　包括以下方面。

基础研究　以生物化学及分子生物学、细胞生物学、实验动物学等学科技术为研究手段，通过对机体结构、功能、代谢的研究，在生物整体水平、器官水平、细胞水平、亚细胞水平和分子水平等不同层次，探索基因之间、蛋白质之间、基因与蛋白质之间的相互作用，以及代谢网络、信号转导网络、基因调控网络的结构与功能对于口腔颌面头颈部的机体发育、功能代谢、遗传改变的影响，进而对于口腔颌面头颈部相关疾病的发病机制予以阐明。随着高通量生物技术、生物计算软件设计技术的进步，以高通量生物组学为基础的系统生物学和整合生物学在口腔颌面外科研究领域得到广泛应用，这些新型研究模式通过对于口腔颌面头颈部生物系统的信息流、能量流和物质流的剖析，期望最终能建立口腔颌面头颈部整体生物系统的可理解模型。

临床研究　口腔颌面外科临床研究目标之一是获得临床防治手段和方法的最佳证据，以用于对每一位患者进行健康服务时的决策。二是发现和认识新的疾病及罕见病等，以推动医学科学的持续进步。前者应用循证医学的理念已获得广泛接受；后者依赖于医学循证的经验医学，根据临床研究结果来诊治患者的观点已经形成。临床随机对照试验成为判断治疗干预效果的评价基准，大样本、多中心的临床随机对照试验部分取代了分散的、个别的观察性研究以及临床经验总结，成为制订疾病治疗措施的证据。在缺乏条件实施大样本、长周期的临床随机对照试验临床实验时，

联合多个小样本临床随机对照试验结果进行系统评价（Meta）分析，也可以成为临床重要的循证医学证据。

转化研究　转化研究在医学领域亦称转化医学，目的是将基础科研成果快速转向临床应用，在基础研究与患者诊治之间，特别是与临床试验之间建立更直接的联系。一方面，基础科学家给临床医师提供用于疾病诊疗的新工具、新药物、新方法，将基础研究的成果转化为能够为临床所使用；另一方面，临床医师对疾病的进程和特性进行观察，通过基础研究进行解释，寻找解决的办法，最终成为解决临床问题的方案和方法。转化医学研究架起了基础医学与药物研发、临床医学之间的桥梁，有助于探索新的诊疗方法，缩短新的诊治方法从实验到临床阶段的时间，建立患者个体化诊治的策略，提升疾病的诊治水平。

与邻近学科关系　口腔颌面外科学的内涵涉及口腔医学与临床医学的多个方面。口腔颌面外科学与牙体牙髓病学、牙周病学、口腔正畸学和口腔修复学等都有着密切的、不可分割的关系。

作为临床医学的一部分，除了与普通外科学、麻醉学和内科学等紧密相关外，还与眼科学、耳鼻咽喉科学，以及具有相同业务性质的整复外科学和肿瘤学等都密切相关。

（邱蔚六）

kǒuqiāng hémiàn jǐngbù jiǎnchá

口腔颌面颈部检查（oromaxillofacial and neck examination）

口腔颌面颈部检查可分为一般检查和辅助检查两大部分。一般检查包括颌面部检查、口腔检查、颈部检查、颞下颌关节检查、咀

嚼功能检查和唾液腺检查；辅助检查包括口腔颌面颈部穿刺检查、口腔颌面颈部活体组织检查、超声检查和 X 线检查等。

口腔疾病和身体各部位有着密切的联系。很多口腔疾病可以引起全身的变化，全身某些系统的疾病也可以首先在口腔出现表征，因此，在进行检查分析时，一定要注意全身情况的检查。

（蔺新春）

hémiànbù jiǎnchá

颌面部检查（maxillofacial examination）

对颌面部内的所有组织、器官进行的望、触、叩、听等检查。

检查方法　主要用视诊和触诊。①视诊：观察颌面部是否对称，有无畸形、肿胀等。注意皮肤有无变化，如颜色的改变、瘢痕、瘘口等。检查面神经主要用视诊方法，嘱患者闭眼、露齿，并观察鼻唇沟等。②触诊：应注意病理形成物的所在部位、形态、大小、表面特征、硬度、侵袭范围、与邻近组织的关系、活动度及有无压痛、波动等。骨的触诊时，应注意骨膨隆或肥厚的部位，骨面有无乒乓球感等。淋巴结用触诊法进行检查，应检查耳前、耳后、耳下、颊、颏下、颌下，注意淋巴结的数目、大小、硬度、活动度、压痛等，淋巴结的检查在判断肿瘤的转移上有着重要的意义

检查内容　包括以下方面。

表情与意识、神态检查　颜面部表情和意识、神态变化不仅是某些口腔颌面外科疾病的表征，也可是某些全身疾病和全身功能状态的反映，如面神经麻痹的患者，患侧表情肌功能障碍，出现患侧额纹消失、眼睑闭合不全、口角歪斜现象。

外形与色泽检查　观察颌面部外形，比较左右是否对称，比例是否协调，有无突出和凹陷，皮肤有无松弛下垂，内眦有无赘皮，眶脂是否丰满，观察眼裂长度与高度、眼睑闭合及睁开的功能等。同时应注意有无眼睑内翻或外翻、有无上睑下垂、眼位是否正常、泪道有无阻塞。观察其正面鼻骨发育程度，侧面观察鼻骨有无驼峰样凸起，鼻孔发育情况。采用对比法检查颊部、鼻孔、耳、眼两侧是否对称。检查颌面部皮肤的色泽、质地和弹性变化，如肿瘤、外伤和畸形都有外形改变；而炎症、血管瘤、神经纤维瘤、恶性黑色素瘤、白斑病、麻风等伴有皮肤颜色的改变。

对比检查　在对牙颌面畸形患者进行检查时，对患者进行正面观与侧面观的详细对比检查。

正面观　①面高比例：正常人面部应有均衡的三等分，即发际点至眉间点、眉间点至鼻下点、鼻下点至颏下点三部分长度基本相等。根据面高变化可将面型分为三种。平均面型：面部上中下三部分比例相等，软组织对称和谐；长面型：面型窄长，多由于上颌骨和颏部垂直发育过度所致，常见于骨性开𬌗和下颌前突；短面型：面形方短，可因上下颌骨垂直发育不足所致，有些患者可伴有咀嚼肌肥大，见于骨性深覆𬌗和宽面综合征的患者。牙颌面畸形多表现在面中和面下 1/3 上，特别是面下 1/3。②面中线与对称性：正常情况下，眉间点、鼻尖点、上唇最凹点与颏部中点基本上位于正中矢状面上。左右眉、眼、耳、颧突、鼻翼、口角和下颌角均应对称。面部理想的比例为鼻翼宽度约等于内眦间距，口裂宽约等于虹膜内缘间距，眶间

距也应与面部其他结构和谐。

侧面观　①侧貌轮廓：侧方面高比例关系与正面观相同，也分为上、中、下，各占 1/3。根据面部侧貌轮廓可将面型分为三种。直面型：上下颌骨前后关系协调，软组织额点、鼻底点和颏前点基本在一条直线上；凸面形：鼻底点在额点和颏前点连线的前方；凹面型：鼻底点落与此连线之后，提示 Ⅲ 类骨性错𬌗畸形的存在，可能是下颌前突或上颌发育不足。②鼻唇角：鼻唇角是鼻小柱点、鼻底点与上唇突点连线形成的一个向前的夹角，正常值为 90°～110°，鼻唇角可以反映上颌骨前后位置和上前牙长轴倾斜程度。但由于该角大小由三点相对位置决定，因此同一类畸形可表现出不同大小的鼻唇角。③颏唇沟：颏唇沟深，下唇红组织外翻前突，多见于下颌骨垂直向发育不足，如骨性深覆𬌗；颏唇沟变浅，见于下颌前突。④下颌角：正常人下颌角开张度为 120°～125°。下颌角变大，表明下颌呈垂直生长型，前下面高大，常见于下颌前突或骨性开𬌗；下颌角变小，表明下颌呈水平生长型，前下面高变短，多见于骨性深覆𬌗或方颌畸形。

面部器官检查　眼、耳、鼻等面部器官与某些颌面部疾病相关，应进行认真、仔细的检查。①眼：检查时，必须对眼眶及眼裂的大小、位置、左右的对称度给予注意。对面部畸形的患者，应检查眼睑的动度和眼裂的大小。对颅颌面部损伤的患者，要特别注意瞳孔的大小、对光反射的情况，瞳孔的变化是颅脑损伤的一个重要体征。对于上颌骨骨折累及眶骨时也可有眼球运动和视力的改变；对于眼球、眼眶及眶周

肿瘤侵入眶内和/或眼球者，检查时应注意眼球的位置和运动情况，有否视力改变和有无复视存在等。②耳：耳是位于人体头颅侧面的一对左右对称的器官。检查时，应进行左右对比，观察耳郭的形态、大小是否对称，耳郭是否有畸形或缺如。外耳道是否存在，听力是否良好。在对颅颌面损伤的患者进行检查时，尤其要注意检查是否有脑脊液耳漏，如有，则表明有颅中窝底骨折的存在。若外耳道仅表现为溢血，则可能为髁突骨折引起外耳道破裂。对于耳部邻近部位，如颞下颌关节及腮腺区的炎症和肿瘤，均应检查听力和耳部的情况。③鼻：检查时，应对鼻的形态和大小、鼻背的高度、鼻小柱的长度及鼻孔的大小与对称性给予注意。对鼻缺损和畸形的患者，应特别注意缺损的部位和大小；对颅颌面部损伤的患者，应注意有无脑脊液鼻漏，这是前颅底骨折的临床特征之一。上颌窦癌患者的早期症状之一可以有患侧鼻阻塞或鼻腔内有血性分泌物存在。

面颌骨检查 视需要进行眼眶、颧骨、颧弓、上颌骨、鼻骨、下颌角及下颌体的检查，应注意其大小、对称性；骨连续性有无中断，有无台阶或凹陷缺损，有无压痛、骨擦音或异常活动；对骨面膨隆者，尚需检查有无乒乓感或波动感。

（翦新春）

kǒuqiāng jiǎnchá

口腔检查（oral examination）

对口腔前庭、牙及咬合、固有口腔及口咽进行的检查。

检查条件 ①在进行口腔检查时，必须有适当的照明。最好利用自然光线进行检查，若光线不足，可用灯光照明。②检查工

具主要有口镜、探针和镊子。口镜的用途是反射光线、增加照明，同时用以反映被检查部位的影像，以观察直视不到的部位，如最后一个磨牙的远中面等；又可以牵引唇颊和拔开舌，以观察口腔各部。探针用以检查牙各面的龋洞，探测患区的感觉，发现敏感部位；还可以探测牙周袋深度及瘘管方向。镊子可以测定牙的动度及进行治疗操作。③进行口腔检查时，患者的头部应处于较固定的位置。检查和治疗上颌牙时，应使上牙的殆平面与地面大致平行，其高度与医师的肘部相当。

检查内容 包括以下方面。

口腔前庭检查 依次检查唇、颊、牙龈、唇颊沟及唇颊系带情况。注意有无颜色异常、质地改变；是否存在瘘管、窦道、溃疡、假膜、组织坏死、包块或新生物；腮腺导管乳头是否红肿、溢脓等。由于艾滋病患者不断增加，而艾滋病早期症状主要是口腔表现，因此对其相关症状，如牙龈线形红斑、坏死性牙周炎和口炎、白色念珠菌感染等应引起重视，必要时应做血清学检查以明确诊断。

牙及咬合检查 牙的检查主要依靠探诊和叩诊以明确牙体硬组织、牙周和根尖周情况，如是否存在探痛、叩痛，有无龋坏、缺损、折裂和牙松动。对牙的形态、大小和数目也要进行仔细观察。还应观察有无尖牙、多生牙或阻生牙。对牙弓进行检查时，应注意观察牙弓有无缩窄，上下牙弓关系是否协调，中线是否对齐，同时观察牙排列是否整齐，有无牙列拥挤及殆曲线走向是否正常。对前后牙殆关系进行观察，观察前牙有无反殆和深覆殆等。注意检查前牙倾斜情况，因为许多骨性错殆畸形患者的牙会发生

代偿性倾斜。后牙关系检查应明确上下第一恒磨牙关系是中性殆、近中殆或远中殆，后牙有无反殆或锁殆等。在临床上出现多个或成排牙松动，除考虑广泛性的颌骨炎症造成骨组织吸收、破坏外，还应考虑肿瘤性病变。

在检查咬合关系时，咬合错乱在临床上常与颌骨骨折、颌骨畸形、颌骨肿瘤及颞下颌关节病变有关。

张口度检查 张口度小于正常（3.7 cm）称为张口受限。张口受限可因升颌肌群或颞下颌关节病变、颧弓骨折阻挡下颌喙突运动或瘢痕挛缩等导致。检查张口度时以上下中切牙切缘之间的距离为标准。正常人的张口度约相当于自身示、中、无名三指末节合拢时的宽度，平均 3.7 cm。临床上张口受限分为四度。①轻度张口受限：上下切牙牙缘间仅可置二横指，2~2.5 cm。②中度张口受限：上下切牙牙缘间仅可置一横指，1~2.0 cm。③重度张口受限：上下切牙牙缘间不足一横指，约 1 cm 以内。④完全性张口受限：完全不能张口，也称牙关紧闭。

固有口腔及口咽检查 ①腭检查：望诊应注意硬腭、软腭、悬雍垂、舌腭弓等处的黏膜有无病变或畸形缺损，对肿块或肿胀性质的病变应配合扪诊，以辨别其性质。必要时还应该检查软腭、悬雍垂、舌腭弓、咽腭弓的运动，有无肌肉瘫痪。在发音、吞咽、吹哨等活动中有无因腭咽闭合不全所发生的症状，如重鼻音或腭裂语音。②舌检查：检查时可借助口镜，观察舌体、舌根、舌背及舌腹的黏膜、舌苔、舌形及大小等。检查舌的运动时应特别注意舌系带附着位置是否正常，舌

向前、向上活动时是否受限或偏向一侧。对舌肌内的病变应扪诊，以了解病变的所在范围、硬度、活动性及有无触痛或浸润等。检查舌的味觉功能，可用酸、甜、苦、咸的液体滴在舌上，以确定味觉是迟钝、丧失或异常。③口底检查：患者舌尖向上腭举起，可检查口底黏膜、颌下腺、舌下腺导管及乳头的情况。④口咽检查：口咽部包括咽后壁、咽侧壁、扁桃体及舌根垂直部所构成的咽前壁。望诊时应借助压舌板、口镜、后鼻镜或间接喉镜，以观察该区有无病变。口咽部为呼吸、吞咽的要道，如发生病变可妨碍呼吸及吞咽功能，出现显著的呼吸及吞咽障碍症状。

对唇、颊、舌、口底部的病变检查，必要时应将双手或二指分别置于病变区两侧做双合诊，以便更准确地了解病变的范围和性质。唇、舌部的双合诊，一般以一手的拇、示二指分别置于病变两侧进行扪诊；口底部的双合诊一般只能用双手（一手用示指在口内，另一手用拇、示二指在口外）合诊；颊部的病变视病变大小以上两种方法都可应用。

作为完整的口腔检查，上述各项检测的结果都应该在病历上反映出来。没有发现异常情况时，可用"未见异常"或"在正常范围内"表示。

（翦新春）

jǐngbù jiǎnchá
颈部检查 （neck examination）

对颈部区域及其相关部位的解剖结构和功能的检查。颈部检查可分为一般检查和淋巴结检查。颈部检查是口腔颌面外科专科检查的内容之一，特别是上颈部尤为重要。

一般检查　在进行颈部检查时，应观察颈部外形、色泽、轮廓、活动度是否异常，有无肿胀、畸形、斜颈、溃疡及瘘管。如有肿块应进一步确定性质，明确是肿瘤还是炎症，特别应注意肿块与颈部重要神经、血管的关系，这对确定诊断与治疗方法，估计手术难易度和预后均有参考价值。位于颈前正中的肿块或瘘管常与发育畸形有关，应做吞咽动作检查，如甲状舌骨囊肿随吞咽动作而上下移动。对于疑是发育畸形所致的颈侧肿块和瘘管，可行探诊检查了解走行方向和深浅层次，为临床治疗提供依据。

颈部检查除视诊有无畸形外，颈部的长短、气管的深浅对口腔颌面部手术需做气管切开者特别重要。颞下颌关节紊乱病的患者疼痛可向颈项等处蔓延，肌筋膜疼痛综合征及颈椎综合征均可引起颈背部疼痛，前者可找到扳机区或扳机点，后者有时也可伴有面眶部疼痛。因茎突过长或茎突舌骨韧带硬化而致的茎突舌骨综合征常在颌后区至舌骨大角区，以及咽侧区内有疼痛或压痛。颈动脉炎除表现有咽部症状外，疼痛多沿颈动脉分布，触诊颈动脉可找到明显压痛点。由于甲状腺癌（特别是乳头状腺癌）具有较高的颈部转移率，因此，对疑为转移性病变的肿瘤患者应常规做甲状腺的触诊检查并记录。

淋巴结检查　颈部淋巴结检查在专科检查中占有重要的地位。面颈部淋巴结的扪诊，对颌面部炎症与肿瘤患者的诊断具有重要意义。检查时患者应取坐式，医师视需要站在患者的右前方或右后方。患者头低向前方和受检侧，同时肌肉应尽量放松。检查最好依次进行，先从枕部开始，然后是耳后、耳前、腮腺、颊部、颌下、颏下；再沿胸锁乳突肌前缘及后缘按各解剖区检查颈部淋巴结。扪诊时应注意淋巴结的部位、数目、大小、硬度、活动性；与皮肤及基底部组织有无粘连；有无压痛、波动感；并且应与健侧对比。

检查淋巴结的手法有两种：一是利用示、中、环三指的感觉进行扪诊；另一是应用拇指的感觉进行检查。临床上以前者应用最广泛，后者只在检查颈深淋巴结群时应用。

（翦新春）

nièxiàhé guānjié jiǎnchá
颞下颌关节检查 （temporomandibular joint examination）

对颞下颌关节区域及其相关部位的解剖结构和功能的检查。

颞下颌关节居于颅底，结构精细，与牙颌系统关系密切，是人体唯一具有转动和滑动的双侧联动关节，它具有复杂的解剖结构和生理功能。其主要功能系通过张闭口运动、前伸和后退及侧向运动，参与完成咀嚼、语言、吞咽、表情及唱歌等功能活动。对颞下颌关节的检查，除了对颞下颌关节进行检查之外，还应对颌面部外形、咀嚼肌和𬌗关系进行全面的检查。

检查方法　颞下颌关节的检查以扪诊为主。

口外扪诊　口外扪诊常双手同时进行，以对比两侧活动是否对称、协调。以双手示指分置于两侧耳屏前、髁突的外侧面，患者做开闭口运动，可判断髁突的活动度，有时可感到弹响及摩擦；如用两手小指末端放在两侧外耳道内，以拇指放在颞骨部做固定，则做开闭运动和侧向运动时，还可能补充查明髁突向外耳道前壁的冲击感及侧向的活动度。对比两侧髁突运动的差别及有无压痛可协助颞下颌关节病的诊断。

口内扣诊 患者小张口，医师以示指或小指，自磨牙后区后上方沿下颌升支前缘向上，可扣得颞肌前份肌腱；在上颌结节后上方可扣及翼外肌下头；在下颌磨牙舌侧的后下方，下颌支内侧面可扣及翼内肌下部；并应分别进行双侧压痛、质地的比较。

检查内容 包括以下方面。

面形及关节动度检查 颞下颌关节与颌骨，特别是与下颌骨关节密切，而下颌骨参与面形构成，因此，颞下颌关节检查时，应注意观察面部左右是否对称，关节区、下颌角、下颌支和下颌体的大小和长度是否正常，两侧是否对称，还应该检查颏点是否居中，而下1/3是否协调等。

检查髁突的方法有两种，以双手示指或中指分别置于两侧耳屏前方、髁突外侧，患者做开闭口运动，感触髁突运动度；或将两手小指伸入外耳道内、贴外耳道前壁进行触诊，了解髁突活动度和冲击感，并注意两侧对比，以协助关节疾病的诊断。

咀嚼肌检查 检查颞肌、咬肌等咀嚼肌群的收缩力，触压其是否有疼痛，观察两侧是否对称、协调。在口内可按咀嚼肌的解剖部位，扣诊颞肌前份、翼外肌下头和翼内肌下部，进行左右对比，检查有无压痛等异常。

下颌运动检查 ①开闭运动：正常情况下，开颌运动时关节两侧运动是对称的，开口型呈"↓"，切牙之间保持正常的张口度。闭颌运动时下颌回复到原咬合位置。检查时，除应注意张口度外还应注意下颌颏点的运动轨迹，即开口型。②前后运动：前伸运动也是两侧对称性运动。如

关节及𬌗关系正常，前伸时下颌向前而不偏斜，下前牙可越过上前牙；后退运动，大致循前伸运动原轨迹做反方向运动，回复到原咬合位置。检查时应注意下颌前伸的距离及前伸时下前牙中线有无偏斜。③侧向运动：是一种不对称运动。一侧髁突滑动，另一侧只做转动运动。检查时应注意左右侧方运动是否对称，髁突活动度是否一致；并对比咀嚼运动中发挥功能的大小。临床上，关节病或关节手术后常常破坏这种侧向运动，从而明显降低了咀嚼功能。

在下颌做任何方向运动时应注意有无弹响，并观察弹响发生的时间、性质、次数、响度等。弹响明显者，以手指扣诊便可感觉到，必要时可用听诊器协助。

𬌗关系检查 颞下颌关节疾病与牙、𬌗状态常有密切关系，故在颞下颌关节疾病检查时，切不可忽视口腔检查特别是𬌗关系检查的重要性。𬌗关系检查时，应注意𬌗曲线，𬌗面有无磨损，是否有创伤𬌗、深覆𬌗及锁𬌗等情况存在；还应注意后牙缺失情况、缺失时间以及与关节病发生的关系等。

(葛新春)

jǔjué gōngnéng jiǎnchá

咀嚼功能检查 （masticatory function examination）

包括𬌗力检测、咀嚼效能的检测、下颌运动轨迹检查和肌电图检查。牙列缺损或缺失后，对口腔咀嚼功能会有不同程度的影响，修复前的一些功能检查可以帮助了解受影响的程度，并能进一步明确牙缺失与口颌系统功能紊乱的关系。口腔现有功能状况的掌握有助于制订正确的治疗计划和修复设计方案。

𬌗力检测 𬌗力是评价口腔生理功能的指标之一，是反映牙在咬合时所发挥的力量，检测时利用𬌗力检测的仪器测量单个牙的咬合力。检测仪器的种类有电阻应变仪、声传感测量仪、压电薄膜式𬌗力测量仪、光咬合仪等，其中光咬合仪使用的技术较新。光咬合仪主要由两个部分组成：一部分是咬合"记忆"薄片，被测者咬合后，咬合力的大小就被"记忆"在薄片上；另一部分是光分析仪，咬合过的"记忆"薄片放到光分析仪上，对照不同的基色，根据"记忆"薄片上出现的咬合彩色区，便可找到它们各自代表的一定咬合力水平。这种仪器不仅可同时测得全牙列各个𬌗接触点的𬌗力大小，还可以分析𬌗检查情况、𬌗协调的程度、𬌗接触的力学特性等，可判断𬌗是否有早接触、𬌗创伤的具体部位，以指导临床治疗。

最大𬌗力为牙周组织所能耐受的最大力。最大𬌗力测定通常是通过𬌗力计测量。常用的测定最大𬌗力的𬌗力计，主要是由咬头、放大器和记录仪组成。咬头即𬌗力传感器，由应变电阻片组成，能将咬合压力转变成电信号，经放大器放大、用数字等加以显示、纪录。

目前国内外多使用计算机辅助的咬合检测仪器，主要有光𬌗仪、T-Scan系统和牙压力敏感咬合膜测压仪。T-Scan的传感片由纵向和横向排列的导线组成，厚度为60~100μm。在𬌗力的作用下，导线受压接触，产生电流回路，通过计算机分析能够显示各个接触点和发生接触的时间早晚，可以较为确切地查出早接触点，但是不能精确测出𬌗力值和接触面积。光𬌗片的厚度为20~

100μm，加载后产生永久变形及双折射，通过分析折射条纹及与之相对应的主应变，计算出咬合接触的强度。有的系统还可测出接触点的面积。牙压力敏感咬合膜测压仪是一种厚度为98μm、对压力敏感的咬合膜，置于上下牙列间咬合后，受压处变色，颜色浓度与压强对应，通过专用扫描仪采集图像及计算机分析，得出𬌗接触点的数目、位置、各点的面积，𬌗力大小，以及全牙列的𬌗力分布中心和平衡情况。可测压强范围根据咬合膜的型号可分为 3～15MPa（30H）和 5～120MPa（50H）两种。

咀嚼效能检测　咀嚼效能指在一定时间内将一定量食物嚼碎的程度，咀嚼效能的高低直接反映了咀嚼能力的大小。在口腔修复前后进行咀嚼效能的检测，可了解缺牙后咀嚼功能受影响的程度，对修复后治疗效果进行评价。咀嚼效率测定是一种简便易行的测定口颌系统功能的方法。根据评估方法不同，大致分为以下几种。

咀嚼食品的消化状态测定法　受试者进食后，通过粪便了解食物的消化状态，此法费时，受干扰因素多，不准确。

咀嚼食品粉碎粒子分布状态测定法　可分为筛分称重法和筛分体积法。①筛分称重法：计算在单位时间内嚼碎一定量食物所做工作的百分率。其方法是给被试者花生米4g，咀嚼20秒，然后全部吐在盛器内，并漱净口内咀嚼物残渣，过筛（筛孔径为2.0mm），将未过筛的残渣烤干，称其重量，其咀嚼效率按公式计算：（总量-余量）/总量×100%。②筛分体积法：为让受试者在规定时间内，咀嚼一定量的食物或达到一定的次数，将咀嚼后的食物吐于筛子上冲洗，晾干。测量通过筛子的食物体积或重量与总量的比值。此法比较客观，易于操作。常用五香豆做试料采用筛分法测定。

吸光度法　采用光栅分光光度计，以其可见光对咀嚼后的食物（如花生米）悬浊液进行测定。咀嚼效能高者，咀嚼得细，悬浊度高，测得的吸光读数大，反之则小，其测定步骤如下：给受试者每次 5g 炒花生米，咀嚼 30 秒后吐在盛器内并漱净口内咀嚼物残渣，用水将吐出的咀嚼物稀释到 1000ml，经充分搅拌 1 分钟，静置 2 分钟以后，采样放进 722 型光栅分光光度计，在光谱波长 590nm 处测定其吸光度值。此法简便、准确，全过程仅需 10 分钟。

比色法　是结合化学、光学分析测量咀嚼效率的方法。1983年有学者将咀嚼后的明胶放进苋菜红液中，由于明胶吸附染色液，通过测量溶液浓度，即可确定咀嚼效率的大小。也有学者用 722 型光栅分光光度计，对咀嚼后花生混悬液进行测定。此法较准，易于操作。常用的方法有用硬化明胶做试料采用比色测定；用 ATP 颗粒吸光度法测定；也有用花生来做试料，采用光栅分光光度计对咀嚼后的花生混悬液进行测定，可直接读出吸光度值，方法简便，效果良好。

下颌运动轨迹检查　下颌运动轨迹反映了𬌗、颞下颌关节、咀嚼肌三者的动态功能关系。每个人的下颌运动无论是开闭口运动、前伸运动、侧向运动或是咀嚼运动都有其一定的特征，该特征取决于牙列𬌗面形态和颞下颌关节的解剖形态，在进行口腔修复前有必要检查患者下颌运动的特征。如重度深覆𬌗患者，其下颌的咀嚼一定是以铰链开闭式为主的运动，侧向运动的成分极少，对此类患者进行修复时，人工牙应采用牙尖斜度较大的解剖式牙尖，以利于提供对食物的切割功能。如果患者的咀嚼运动是以研磨为主，侧向运动幅度较大时，则人工牙的牙尖斜度应小，以避免在咀嚼运动过程中产生过大的侧向而损伤牙及其支持组织。常用的检查下颌运动轨迹的方法是描记下颌切点运动轨迹，所用仪器主要有下颌运动描记仪（mandibular kinesiograph，MKG）。使用这种仪器，可了解患者咀嚼食物时的节奏、频率、轨迹形态与中线的关系、轨迹顶端牙尖接触滑动的情况等。MKG 即在下颌切牙唇侧安放一磁盘作为信号源。在口外和磁盘相对应处安放磁敏传感器，下颌运动时接受磁场信号，并将其转化为电信号，在示波屏上显示出来。该仪器能精确地记录下颌运动的三维动态情况，如可记录下颌的边缘运动，开闭口、前伸、侧向运动，运动速度；可用于下颌息止𬌗位（休息位）与正中𬌗位关系的分析，𬌗间隙大小的检测，咀嚼运动型的检查；可分析正中𬌗位是否稳定，有无滑移，有无偏位等。但 MKG 所获得的图像有畸变，需做校正。

肌电图检查　肌电图是检查口颌系统肌肉功能状况的仪器，能用于颞下颌关节紊乱病、错𬌗畸形及义齿修复前后患者的检查。主要观察内容有在息止𬌗位、正中𬌗位大力咬合和咀嚼运动时肌电图波幅、肌电积分值及咀嚼运动周期中的时间参数变化。肌电图在下颌运动时能同步记录数块肌肉，可分析下颌运动时各个肌（颞肌、咬肌、翼内肌、翼外肌、降下颌肌等）的功能状态及协调作用情况。义齿修复前后的肌电图检查，能反映咀嚼肌功能恢复的程度。另外，患者颞肌、咬肌肌电图静息期延长，可用于颞下颌关节紊乱病的诊断。做肌电图检查时，将电极安放在被测的肌上，引出电压，通过放大在示波器上显示出图形即肌电图。电极一般有表面电极和针电极两种。对深部肌如翼外肌须用针电极。如果将肌电图和MKG同步记录，可更全面地反映口颌系统功能情况，通过计算机连接处理能对肌电信号定量研究。

（窦新春）

tuòyèxiàn jiǎnchá

唾液腺检查（salivary gland examination）

对唾液腺进行解剖结构和生理功能的检查。唾液腺也称涎腺。唾液腺检查的重点是三对大唾液腺，但对某些疾病而言，小唾液腺的检查也不能忽略。唾液腺的检查可分为一般检查和分泌功能检查。

一般检查 唾液腺检查应采用两侧对比的方法，对两侧都有病变的患者，应与正常解剖形态、大小相比较。此外，还要注意导管口和分泌物的情况；必要时可按摩、挤压腺体，增加分泌，以便更好地观察分泌情况。检查中要特别注意分泌物的颜色、流量和性质。如有需要，可进行实验室的检查。

腮腺和颌下腺的检查应包括腺体和导管。腮腺触诊一般以示、中、无名指三指平触，切忌用手指提拉触摸，因此时易将腺叶误认为腮腺肿块。下颌下腺和舌下腺的触诊则常采用双手合诊法检查。唾液腺导管的触诊除注意中央有无结石外，还应注意导管的粗细和质地。对有狭窄的唾液腺导管的检查可采用探诊。探针应

钝而细，且应在排除有结石存在可能后方可进行，以免将结石推向深部。在行唾液腺造影、冲洗、注药等检查和治疗时，动作应轻柔、准确，避免刺伤导管、乳头或将药物注射到导管外的软组织。

分泌功能检查 对唾液腺疾病的诊断有较大的帮助。通过分泌功能的检查，可以明确疾病是阻塞性病变还是萎缩性分泌抑制，是局部病变的结果还是系统疾病的表现。①定性检查：给患者以酸性物质刺激，使腺体分泌反射性增加，用于判断腺体的分泌功能和导管的通畅程度，如有大量唾液从导管中流出，说明分泌功能正常，导管无阻塞；如唾液从导管中流出少，同时腺体迅速增大，说明分泌功能存在，但有导管阻塞；如既无唾液流出，也无腺体变化和肿痛症状，说明分泌功能可能已经丧失。②定量检查：根据相同刺激条件下，腮腺和下颌下腺唾液分泌量的多少来诊断唾液腺疾病。正常人每天唾液总量为1000~1500ml，其中90%为腮腺和下颌下腺分泌的，舌下腺仅占3%~5%，小唾液腺分泌的量就更少。唾液腺的定量检查包括唾液腺流量定量检查和唾液成分定量检查。唾液腺流量除生理性变化外，在某些病变时流量也有相应改变，如急性口炎和重金属中毒等可使唾液分泌增加，而慢性唾液腺炎、唾液腺结石、淋巴上皮病等则可使唾液分泌明显减少。除常规检查外，唾液腺分泌情况也可采用放射性核素扫描进行测定。唾液中含有的电解质、蛋白质、尿酸等有一定的正常值；在病理条件下，各种成分会发生相应的变化，因而有助于一些疾病的诊断。

（窦新春）

kǒuqiāng hémiànjǐngbù chuāncì jiǎnchá

口腔颌面颈部穿刺检查（puncture of oromaxillofacia and neck region）

穿刺检查是采用注射针对病灶局部进行穿刺，抽吸内容物，通过辨别抽出物的颜色、透明度、黏稠度等，并将抽出物行病理检查、生化检查或细菌培养，可以进一步协助诊断的检查。

适应证 ①临床确诊存在困难的软组织囊性病变。②颌骨囊性病变，压诊时有乒乓球样感或闻及羊皮纸样脆裂声，估计注射针头能穿透已变薄的骨皮质。③感染病灶，触诊时有波动感或B超提示有脓腔形成。穿刺检查既可以为确诊提供依据，明确脓肿是否已经成熟，又可以作为排脓减压的手段。同时，可将穿刺内容物进行细菌培养和药物敏感实验，为抗生素的选用提供依据。④治疗需要，如手术后引流不畅，局部积血、积液。⑤脉管瘤与脉管畸形，穿刺检查确诊与硬化剂注射治疗可同期完成。

禁忌证 尽管穿刺检查简单、易行、直观，有时甚至还可达到直接确诊的效果。但穿刺检查毕竟是一种有创的手段，临床上切不可滥用。以下情况应慎用或禁用穿刺检查。①临床上高度怀疑动脉瘤或颈动脉体瘤，穿刺检查有可能引起致命性大出血。②病灶过小或部位过深，难以精确定位。③肿块邻近重要器官或大血管。④患者有严重的尚未治愈的出血性疾病。⑤病灶表面皮肤或黏膜有急性炎症，穿刺检查有可能将感染带入深部。⑥颌骨囊性病变，骨皮质较厚，估计注射针头难以穿透。

检查方法 ①穿刺前，应向

患者详细交代检查的目的与术中、术后注意事项，取得患者合作，避免穿刺时患者因疼痛而突然避让导致断针、误伤重要器官等并发症。②若拟将穿刺内容物进行涂片、生化检查或细菌培养，则需准备好相应的载玻片、离心管或细菌培养管。③严格消毒拟穿刺部位的皮肤或黏膜，并注意选用粗细适宜的针头。有明显波动感的软组织病变，估计内容物较稀薄者，可选用较细的针头，以减轻组织损伤。如波动感不明显，估计内容物较黏稠者，宜选用较粗的针头。颌骨的囊性病变，因必须穿透骨皮质，尽管有时病变处骨皮质已经很菲薄，但仍需要一定的力量才能进入，亦宜选用较粗的针头。④穿刺时，应注意掌握正确的操作方法，从波动感最明显或骨皮质最薄弱的部位刺入。软组织病变较小时，可用左手手指固定病变并绷紧皮肤进行定位，以减轻患者疼痛并控制进针的深度和方向，避免损伤重要的组织结构。当不能抽吸出内容物时，可将针头退至皮下，更换方向后再次穿刺，并在进入病变部位时，回抽针芯并保持一定的负压。而当穿刺内容物较多、一次抽吸难以抽尽时，不要拔出针头，只需将针筒卸下排空后，便可继续抽吸，以减轻组织损伤和患者痛苦。⑤穿刺结束，在对穿刺内容物的颜色、透明度、黏稠度等性状进行辨别后，应及时将抽出物送病理检查、生化检查或细菌培养，进一步明确其性质。⑥穿刺点局部加压片刻，以防深部血肿形成。

穿刺内容物鉴别诊断　口腔颌面部常见疾病穿刺检查的内容物性状见表1~4。

（葛新春）

表1　口腔颌面部软组织囊肿、良性肿瘤与瘤样病变穿刺检查内容物性状鉴别

病变类型	内容物性状
软组织囊肿	
皮脂腺囊肿	白色凝乳状皮脂腺分泌物（有时难以抽出内容物）
皮样囊肿	乳白色豆渣样分泌物，镜下可见脱落的上皮细胞、毛囊和皮脂腺
表皮样囊肿	乳白色豆渣样分泌物，镜下无皮肤附件结构
鳃裂囊肿	黄色或棕色，清亮，含或不含胆固醇结晶的液体
甲状舌管囊肿	透明或微浑浊的黄色稀薄或黏稠性液体
舌下腺囊肿	黏稠而略带黄色或蛋清样液体
良性肿瘤与瘤样病变	
神经鞘瘤	血样液体，不凝固
静脉畸形	血液，可凝固
巨囊型淋巴管畸形	透明或淡黄色水样液体，涂片镜检可见淋巴细胞

表2　颌骨囊肿与良性肿瘤穿刺检查内容物性状鉴别

病变类型	内容物性状
颌骨囊肿	
根尖周囊肿、含牙囊肿、始基囊肿	草黄色或草绿色液体，镜下可见胆固醇晶体
角化囊肿	黄、白色角蛋白样（皮脂样）物质
颌骨良性肿瘤	
成釉细胞瘤	无液体或棕褐色液体
骨巨细胞瘤	胶状或棕色液体

表3　口腔颌面部脓肿穿刺检查内容物性状鉴别

主要致病菌	脓液性状
金黄色葡萄球菌	黄色，黏稠，无臭味
溶血性链球菌	淡黄或淡红，稀薄，有时因出血而呈褐色
铜绿假单胞菌	翠绿色，稍黏稠，有酸臭味
大肠埃希菌	黄褐色，较稀薄，有粪便臭味
放线菌	浅黄色，黏稠，可见硫磺样颗粒
结核分枝杆菌	黄绿色稀薄脓性分泌物，其中可有豆渣样干酪物
厌氧菌为主的混合感染	灰白或灰褐色，有明显的腐败坏死臭味，可混杂坏死组织

表4　口腔颌面部手术后伤口积液穿刺检查积液性状鉴别

原因	积液性状
出血	鲜红或暗红色血液
涎瘘	淡红色或淡黄色水样液体，内见大量泡沫，淀粉酶试验阳性
乳糜漏	水样液体（禁食）或白色浑浊液体（进食）
口底-颌下（颈部）瘘	大量稀薄的血性液体，多继发混合感染，有臭味

kǒuqiāng hémiànjǐngbù huótǐ zǔzhī
jiǎnchá

口腔颌面颈部活体组织检查

（biopsy of oromaxillofacia and neck region） 活体组织检查是从患者身体上采集病变组织，制作成数微米厚的切片，在显微镜下观察组织结构的变化，从而确定组织病理学诊断的方法。简称活检。活检在明确病变组织类型、制订治疗计划与检查治疗效果等方面均具有重要意义。因此，活检在临床上应用广泛，也是准确性较高的方法。多数情况下，可作为疾病最终诊断的"金标准"。

根据采集病变组织方法与切片制作方式的不同，活体组织检查可分为切取活体组织检查、切除活体组织检查、吸取活体组织检查及冷冻活体组织检查。

切取活体组织检查 活体组织检查的准确性取决于所采集的组织是否具有病变特征，而一小块组织的病理形态在显微镜下观察难免不带有一定的局限性。因此，临床与病理必须互相配合，全面地观察疾病各方面的资料，加以综合分析，才能获得正确的诊断。

适应证 ①表浅或有溃疡的肿块，需术前判断病变的良恶性或炎症，以利于制订治疗方案。②各种口腔黏膜病，临床上难以明确诊断或怀疑癌变。③经吸取活体组织检查仍然未能明确诊断者。④术后随访，怀疑肿瘤复发且位置表浅。⑤医疗条件限制，不能开展吸取活体组织检查或冷冻活体组织检查。

禁忌证 ①颈动脉体瘤、动脉瘤、血管瘤、唾液腺肿瘤、恶性黑色素瘤以及癌性液化或即将溃破的恶性肿瘤，切取活体组织检查有可能造成大出血、肿瘤种植、促进转移或伤口不愈合。

②肿瘤位置深在，切取深度可能不足，如翼腭窝肿瘤与颞下窝肿瘤。③患者有严重的尚未治愈的出血性疾病。④患者全身衰竭，不能耐受检查。

切取方法 一般在局部阻滞麻醉下进行，不宜采用浸润麻醉，亦不宜使用染料类消毒剂，以免肿瘤细胞变形或着色而影响诊断。用 11 号尖刀片，在病变边缘与正常组织交界处切取 0.5~1cm 小块楔形组织，立即用 10% 福尔马林溶液固定，准备病理检查。局部压迫止血，不必严密缝合，亦可根据需要缝合 1~2 针。黏膜病变标本取材不应小于 0.2cm×0.6cm。对舌根及口咽部肿瘤组织的活检可采用钳取的方式，多在表面麻醉下进行，但因一般只能钳取到组织表面，其诊断结论有时不甚可靠，必须结合临床。切取标本时，还应注意切取组织的深度，不要在坏死部位切取，以免取到坏死组织，得出错误结论。对于有多处、多种损害的病变，可在不同病变部位多处取材。

吸取活体组织检查 是一种简便、快速并具有较高准确性的病理学诊断方法。在早期，临床上曾采用粗针吸取以期获得较多的组织细胞，但是由于创伤大、操作繁琐以及肿瘤细胞可沿针道种植等缺点，已逐渐被细针吸取所取代。细针穿刺吸取细胞学检查系通过细针吸取来采集细胞样本，在显微镜下观察病变组织的细胞学表现，通常用来确定实体肿瘤的良、恶性质及可能的组织类型。

适应证 体表可以触及的表面完整的肿块以及在影像学手段辅助下可以精确定位的深部肿块都可以进行吸取活体组织检查。主要的适应证：①用于术前判断病变的良、恶性或炎症，以利于

制订治疗方案。②禁忌进行切取活体组织检查的肿瘤，如血管瘤、唾液腺肿瘤、恶性黑色素瘤以及癌性液化或即将溃破的恶性肿瘤。③无法切取活检或切取深度可能不足的深部肿瘤，如翼腭窝肿瘤与颞下窝肿瘤。④术后随访，怀疑皮瓣深面肿瘤复发。⑤作为放疗、化疗前的细胞学检查依据，尤其是对于全身情况差、不能耐受切取或切除活体组织检查的患者。⑥恶性淋巴瘤、结核等可疑全身系统性疾病。⑦放疗后组织反应或增厚不适合活检等情况。

禁忌证 ①肿块或病灶过小，直径在 0.5cm 以下，吸取活检难以准确取到病变组织。②肿块部位过深，固定性差，活动度大，难以精确定位。③肿块随血管搏动，临床上高度怀疑动脉瘤或颈动脉体瘤，吸取活检有可能引起致命性大出血。④肿块邻近重要器官、神经或大血管。⑤病灶被硬组织遮挡，难以寻觅到合适的穿刺路径。⑥全身衰竭或有严重的出血性疾病，不能耐受检查者。⑦局部有急性炎症，穿刺有可能将感染带入深部。

吸取方法 吸取活体组织检查宜采用细针（直径 0.6mm）。皮肤或黏膜消毒后，局麻下用尖刀将皮肤或黏膜切开 0.2cm，用带芯的穿刺针接上 50ml 针筒，自切口处刺入肿瘤。进针途径应注意避开重要血管与神经组织，进入肿瘤后，强抽针芯并保持针内负压，然后将针向各个方向穿刺 2~3 次，切断吸入针管内的组织，缓慢拔除针头后方可解除负压。推出针管内肿瘤组织，放在滤纸上，再放入 10% 福尔马林溶液中固定后送检。如吸出的是液体，不可轻易放弃，过滤后常有组织细胞沉积，此时亦可进行细胞学

病理检查。

优点 ①安全、可靠，诊断价值高，患者痛苦小，一般不会引起肿瘤细胞种植。不少学者对细针穿吸针道进行连续切片观察，未见种植肿瘤细胞，临床随访亦未见肿瘤种植，证实了细针吸取活体组织检查的安全性。②简单易行，无需特殊设备，且费用低廉，诊断周期短。③可达肿瘤的不同深度和部位，如有多个肿块可同时取材，便于比较，提高了阳性率和正确性。④可反复多次穿刺，便于动态观察肿块发展和治疗的效果。⑤局部无手术切口，有利于及时进行放疗。

缺点 由于细针吸取提供的标本量少，无组织结构，不能了解细胞间的组织学关系以及细胞与间质的比例，更不能窥见细胞对周围组织的浸润和破坏，因此，细针吸取活体组织检查只能作为一个初筛的手段，不能完全代替病理组织学诊断。

吸取活体组织检查的准确性取决于病理学家与临床医师的经验以及病变种类和细胞分化的程度。临床经验丰富的医师，往往能够取得足够量的细胞学标本，有利于病理科医师的诊断。病种的差异和分类、分化也是影响诊断的因素，如恶性淋巴瘤等间叶组织肿瘤往往难以口腔鳞癌或腺癌的诊断。一些分化较好的良、恶性肿瘤，由于细胞学涂片缺乏组织结构，也往往影响诊断的准确性。

吸取活体组织检查假阴性结果的主要原因：①肿块小、位置深、操作困难、肿块有明显坏死或未能取到反映肿瘤实质病变的细胞。②癌细胞分化程度较高，增加了诊断的难度。故为了提高诊断的准确性，对个别可疑癌变者应进行反复穿刺。③临床医师和病理学家的经验不足。

切除活体组织检查 将病变组织一次性整体切除后，进行组织病理检查。因手术中不打开肿瘤，因而不会造成肿瘤的种植或转移。此外，因系整块瘤体送检，故能给病理医师提供更多的诊断信息量。

适应证 ①表面皮肤或黏膜完整、位于深部的可切除的小型肿块。②局限性口腔黏膜病变，如白斑、红斑等。③恶性淋巴瘤、结核等可疑全身系统性疾病，经吸取活体组织检查未能明确诊断或受医疗条件限制，不能进行吸取活体组织检查，可选择单个、饱满且具有代表性的肿块完整切除送检。④可一次性整体切除的其他病灶，如牙龈瘤、色素痣等。

禁忌证 ①临床上怀疑为恶性肿瘤，即使病灶较小，也不可贸然整体切除，因为切除活体组织检查多在门诊局麻下进行，难以保证肿瘤切除的彻底性。②病变范围过大，整体切除活检后勉强拉拢缝合有可能造成局部畸形或功能障碍者。③全身衰竭或有严重的出血性疾病，不能耐受手术者。

方法 切除活体组织检查一般可在门诊进行，尽可能选用阻滞麻醉，如必须采用浸润麻醉，需注意不要将麻醉药物注入肿瘤组织内，而应浸润在其周围。如系表面皮肤或黏膜完整的小型肿块，切开皮肤或黏膜暴露肿块后，应沿其周围仔细剥离，尽量避免瘤体溃破。如创面较深或范围较大，可放置引流条，分层缝合后局部加压包扎。若术中发现瘤体过大或与重要的神经、血管粘连，难以完整切除时，可改为切取活体组织检查，切不可为进行整体切除而冒险手术。如系局限性口腔黏膜或皮肤病变，则应在其边界外完整切除，同时需注意切除要有一定的深度。创面关闭存在困难或有可能导致畸形和功能障碍时，可附加切口或转移局部黏膜瓣或皮瓣予以解决。

冷冻活体组织检查 组织经低温冷冻后切成薄片在显微镜下观察的诊断方法。冷冻活体组织检查主要用于解决手术过程中的诊断问题，属于手术中的病理诊断。其主要原理是组织经低温冷冻后，内部的水分结冰，组织变硬，从而起到包埋剂的作用，故可切成薄片。由于无需经过脱水、透明等步骤，不受化学试剂的强烈刺激与温度的影响，所以组织没有显著的收缩，细胞形态不会有太大的改变，能保持生活时原有状态。目前，冷冻活体组织检查已成为一种能迅速确诊的病理检查方法，对临床上不易确诊而又怀疑有恶变的肿瘤，常可以协助迅速明确肿瘤的性质，从而决定切除的范围，如在判断唾液腺多形性腺瘤有无恶变时，常采用此法。其优点是快速、准确，但冷冻活检也存在缺点，在诊断发生困难时，还要依靠石蜡切片做出最终诊断。

适应证 ①在手术过程中决定病变性质，确定是炎症还是肿瘤性病变。如果是肿瘤，尚需进一步明确良、恶性及其组织来源。这对临床医师在手术台上根据病理报告结果决定手术方案有着重要的意义。②确定切除肿瘤后的边缘是否有残存的癌组织，从而决定清扫范围和扩大切除的方向。③确定淋巴结有无癌细胞转移，决定是否需要进行淋巴结清扫及清扫的范围。

局限性 ①由于冷冻切片的质量不如石蜡切片，且取材有限，而某些肿瘤尤其是唾液腺肿瘤的形态多变，即使是同一来源的肿瘤，也可能存在不同的形态学表现，而某些恶性肿瘤如腺样囊性癌细胞异形性并不明显，这些均给冷冻活体组织检查的正确诊断带来了困难。②在术中切取小块组织进行冷冻活体组织检查有可能造成肿瘤细胞的种植。③骨组织和脂肪组织不能进行冷冻活体组织检查。因骨组织未脱钙，不能切片；脂肪组织则难以冷冻，亦不能切片。④疑难病例和交界性病例有时即使是石蜡切片诊断都很困难，需要进行免疫组织化学和电镜观察。期望通过冷冻活体组织检查来明确诊断很难，如勉强做出诊断，容易发生误诊。⑤取材有限，有时局部小块组织并不能代表整个标本，甚至根本没有取到病变组织，造成假阴性结果。⑥由于切片较厚，有时对病变的性质及类型难以完全确定。冷冻活检的确诊率在 95% 左右。⑦因要求在很短的时间内做出诊断，缺乏经验的病理医师难以胜任此项工作。

切取方法 ①术中暴露瘤体后，应选择切取典型病变组织送检，标本不能固定。瘤体切开处应进行缝合或用纱布包裹，以防肿瘤细胞种植。②临床医师一定要与病理医师加强联系，结合患者的临床表现和术中所见做出可能的诊断。如实在不能确诊时，不要勉强诊断，以免造成误诊。

(翁新春)

nièxiàhé guānjié nèijìng jiǎnchá
颞下颌关节内镜检查（arthroscopy of the temporomandibular joint） 通过关节内镜直接获得颞下颌关节囊内的组织结构图像的检查。主要用于颞下颌关节疾病，可以及时发现一些细微的病理征

象，从而提高临床诊治水平，弥补临床检查及放射检查等常规检查手段只能间接了解病变的不足，且能直接取材进行病理检查。在多数情况下，还可通过颞下颌关节镜同时进行诊断与治疗。

适应证 颞下颌关节镜能发现常规检查不易辨别的病变，具有较广的适应证。临床上怀疑有关节疾病，无法被其他检查手段确诊，且能否确诊影响到对患者的处理，而采用该检查有利于明确诊断和制订治疗方案。凡符合以下条件者，建议采用颞下颌关节镜检查：①无法解释的、非手术治疗无效的持续性耳前区或颞下颌关节疼痛和/或张口受限。②关节病变需进行钳取活体组织检查。③系统性关节炎或关节病累及颞下颌关节。

由于关节内镜检查是一种创伤性手段，故除个别疑难病例需进行单纯的诊断性关节镜检查外，提倡诊断与治疗同期完成，主要包括以下疾病：关节囊内病变，结构紊乱如关节盘移位。运动受限如囊内粘连（或称纤维性强直），退行性病变，运动过度主要指疼痛性半脱位和复发性脱位，滑膜炎，化脓性关节炎，类风湿关节炎，滑膜软骨瘤病，关节囊外病变，髁突下骨折，全关节重建如肋骨移植。

禁忌证 无特殊禁忌证，但在以下情况应慎用或暂缓检查：①手术区域的组织存在感染病灶，如蚊虫咬伤、急性腮腺炎、中耳或外耳道炎等，检查应在感染控制后再进行。②根据病史、症状、临床体征和其他非创伤性检查手段能够明确诊断者。③颞下颌关节结构变异，如关节强直等，找不到关节腔。④患者全身状况差，难以耐受者。⑤严重的出血性疾

病。⑥严重的颈椎疾病。

检查 包括以下方面。

检查前准备 检查前应进行详细的临床检查、关节影像学检查及实验室检查。影像学检查包括 X 线平片、关节造影，有条件者可行 CT 和 MRI 检查。并向患者详细交代关节镜检查的目的、术中术后注意事项、可能发生的并发症等，并签署有创检查同意书。如拟同期进行关节镜治疗，还需做好相应的准备工作。

体位 一般取仰卧位，头偏向健侧。如仅进行关节镜检查及简单的灌洗术，可采用坐位。术区常规消毒、铺巾。

麻醉 多采用局部麻醉。优点是操作简单、反应小，患者可自主下颌运动，使检查者能观察到基本符合实际状态的关节情况；缺点是个别病例可能镇痛不全。

穿刺点体表定位 颞下颌关节腔的穿刺点需根据穿刺入路而定。穿刺入路大致可分为关节外侧进路和耳屏前进路 2 种。关节外侧进路又可分为下外侧进路、前外侧进路和后外侧进路，其中下外侧进路最为常用，具有方法简便、成功率高等优点。为保证关节镜检的顺利进行，需选用 2 个穿刺点，以分别置入灌洗针和关节镜外套管。第一穿刺点为进行局麻和穿刺置入灌洗针用，体表标志为患者大张口时，在耳屏前与髁突后斜面之间，相当于髁突后斜面与关节窝及关节结节构成的楔状间隙顶端最凹处，在耳屏中点与外眦连线上，距耳屏约 1cm 处。第二穿刺点供插入关节镜外套管穿刺针用，体表标志为上述耳屏前楔状间隙髁突与关节结节之间的尖端，约在第一穿刺点前方 0.5cm 处。定点后，用亚甲蓝标记。

穿刺技术与程序　①关节腔穿刺及扩张：采用 9 号针头作为灌洗针由第一穿刺点刺入。向前上 30°进入关节上腔，向前下 30°进入关节下腔。进行关节上腔穿刺时，嘱患者大张口，进针深度 1.5～2.5cm，以针尖抵达关节窝骨面为限，进针深度不超过 3cm。如针尖未能触及骨面则不能注射生理盐水，以防局部肿胀，影响穿刺和观察。若有生理盐水回吸则表明穿刺成功，此时可缓慢加压注射，以扩张关节囊。②穿刺置入关节镜外套管：确认灌洗针穿刺成功后，在第二穿刺点表面皮肤上做 3mm 左右的小切口。在患者张口状态下，将已置入外套管内的锐头穿刺针连同内镜外套管，经皮肤切口进行关节腔穿刺。穿刺方向为针尖向上或向下倾斜约 15°。当穿刺针穿过关节囊进入关节腔时，可明显感觉到阻力消失的落空感，并可见外套管的侧方管口有液体流出。用容器收集流出的液体，必要时可供检查。将外套管内的锐头内针更换为钝头内针，以钝头内针的前端探查感触关节凹壁并将外套管插入适当的深度，留置在关节腔内。③建立液体灌流通道：确认关节镜外套管留置在关节腔内合适的深度后，小心退出钝头内针，但勿移动外套管。将准备好的三枪开关及盛有生理盐液的注射器与第一穿刺点的灌洗针相连，用于进行加压注射，扩张关节囊，建立灌流通道，以保证关节镜检的顺利进行。④置入关节镜进行观察、拍照、录像：将针型内镜顺外套管置入关节腔。通常使用前方斜角型镜面，观察视野较广。根据术者需要调节冷光源的强度。在关节镜检查的同时，助手持续轻轻加压推注灌洗液，以保持视野清晰并达到

灌洗治疗的作用。关节镜检查的关键指标包括了解血管分布、关节盘表面性质和功能、关节腔的大小，是否有增生、变性、粘连、穿孔和腔内游离体等，综合上述指标得出诊断，并进行拍照、录像。如需同期治疗，可进一步利用治疗器械进行粘连松解、清除、关节盘复位固定、激光、电凝、硬化剂注射、磨刨等操作。

术后处理　检查完毕，退出关节镜，通过外套管尽可能吸出关节腔内的剩余灌洗液。拔除回流针头及外套管。术区敷料加压包扎 24 小时，以减轻关节负荷。常规给予口服抗生素。

注意事项　颞下颌关节镜进入关节腔后，可按由外向内、从后向前的顺序进行检查，同时按检查的顺序分区。关节上腔分为横向检查、纵向检查和动态检查，关节下腔也分为横向检查和纵向检查。横向检查分为 9 个区，纵向检查分为 3 个区，每个区要检查色泽、质地、表面形态、关节间隙的外形以及关节结构的局部关系与方向等。

常见并发症　主要有面神经暂时性瘫痪、关节内出血、毗邻结构损伤、感染等。有发生动静脉瘘、短暂或永久性听力丧失、三叉神经受损甚至硬脑膜外血肿的报道。因此，关节内镜检查过程中，应严格无菌操作，避免对组织过多的创伤，尽量缩短手术时间。一旦有并发症发生，应及时进行相应的处理。

（翁新春）

kǒuqiāng hémiànbù jíbìng jiànbié zhěnduàn

口腔颌面部疾病鉴别诊断

（ differential diagnosis of oral and maxillofacial disease ）　不同的口腔疾病有着不同的体征与症状，

但某一个临床症状可以是多种疾病的表现，且不同的疾病也可能表现出一些相类似的临床症状。因此，口腔颌面部疾病的鉴别诊断是做出正确诊断的基础，也是口腔医生日常诊疗过程中最基本、最主要的工作。疾病是千变万化的，症状表现也是错综复杂的。只有认真研究各种常见症状、体征和表现，才能对不同疾病出现的相同症状加以鉴别。

方法　口腔颌面部疾病的鉴别诊断需要口腔医生运用医学基本理论、基本知识和基本技能，通过采集病史全面系统地掌握患者的临床症状，通过视诊、触诊、叩诊和听诊等一般检查了解患者的体征，并辅助一些必要的医学影像学检查、活组织检查等，剔除不支持的诊断假设，从而对口腔疾病做出正确的诊断。

病史采集　病史采集是医生进行临床诊断工作的第一步，也是医患沟通、建立良好医患关系的关键一步。病史采集一般采用问诊的方式进行，通过问诊所获得的病史资料，医生可了解疾病的发生、发展、诊疗过程、既往健康状况和曾患疾病的情况，对目前所患疾病的鉴别诊断具有极其重要的意义。①一般项目：包括姓名、性别、年龄、籍贯、出生地、民族、婚姻、联系方式、工作单位、职业、入院日期、记录日期、病史陈述者及可靠度等。②主诉：为患者最主要的痛苦或最明显的症状，即此次就诊的主要原因，应包括部位、主要症状及时间三个方面。准确的主诉可以初步判断病情的轻重缓急，并为口腔疾病的鉴别诊断提供线索。③现病史：记述患者患病后的整个过程，即疾病的发生、发展、演变和诊疗过程。包括起病情况

与时间、主要症状的特点、病因与诱因、病情的发展与演变、伴随症状、诊治过程及发病以来的一般情况。④既往史：包括患者既往的健康状况、曾患疾病、外伤手术史、输血史、预防接种史及过敏史，特别是与鉴别目前所患口腔疾病有密切关系的情况。⑤系统回顾：由一系列的问题组成，可以帮助医生了解患者除现在所患疾病外的其他各系统是否发生目前尚存或已痊愈的疾病。⑥个人史：主要包括社会经历、职业及工作条件、习惯和嗜好、冶游史等。⑦婚姻史、月经史和生育史。⑧家族史：询问直系家属的健康状况，特别应询问是否患有与患者相同的疾病，有无与遗传相关的疾病。

一般检查　口腔疾病的一般检查有视诊、触诊、叩诊、听诊、探诊和嗅诊等。各检查方法分别适用于不同疾病和症状的检查，临床上应灵活地联合应用，才能获得完整的临床检查资料，为口腔颌面部疾病的鉴别诊断提供可靠的资料。①视诊：是医生通过眼睛观察患者全身及局部表现的诊断方法。视诊简单易行，适用广泛，可用于患者一般状态和许多体征的检查。口腔颌面部视诊应包括面部表情，面部外形与皮肤色泽，口腔及口咽部黏膜的色泽及外形，牙、牙周组织的视诊，口腔的功能状况等。通过深入、细致、敏锐的观察，发现并确定具有重要诊断意义的临床症状，为口腔病的鉴别诊断提供依据。②触诊：是医生通过用手接触被检查部位以了解病变大小、范围、质地、形状、活动度等，亦可了解病变区域的体温、湿度、震颤、波动和压痛等。对于唇、颊、舌、口底和下颌下区的病变可采用双

指合诊或双手合诊，腮腺、颈部淋巴结的触诊可采用三指触诊法，颞下颌关节可应用于外耳道指诊法，对牙周病、根尖周病的触诊可用镊子或手指进行。③叩诊：是用手指或者器械叩击被检查部位，根据震动、声响和患者的反应来判断正常或异常体征的方法。口腔检查中，叩诊主要通过叩击患者牙冠时，根尖周组织和牙周膜对叩击的反应，来发现根尖周组织病变。④听诊：是医生根据被检查部位所发出的声音判断正常与否的诊断方法。对腭裂患者、舌部肿物的患者、上颌窦病变的患者，可通过他们特有的语音做出初步的判断。蔓状血管瘤、颈动脉体瘤的病变区域，可通过听诊器闻及吹风样杂音。颞下颌关节紊乱病的患者可闻及弹响或破碎音。⑤探诊：探诊为口腔内科最常用的检查方法之一，主要用于检查龋坏、龈沟和牙周袋的情况。口腔颌面外科可应用钝头探针探查瘘管、窦道及唾液腺导管的情况。⑥嗅诊：是通过医生的嗅觉来判断患者发出的异常气味与疾病之间关系的一种诊断方法。口腔的某些疾病，如深龋、牙周炎、坏死性牙髓炎、坏死性龈炎和干槽症等会发出特殊的气味，可以为医生的临床鉴别诊断提供依据。

医学影像学检查　①X线检查：根据组织器官发生病理变化后X线片上的黑白密度改变，可以判断病变的部位、大小和性质等。口腔颌面部X线检查主要包括平片检查、体层摄影检查、造影检查等，可以用于牙体、牙髓、牙周、颌骨及部分软组织病变的诊断。②CT：相对于常规X线检查，CT具有更高的密度分辨率和空间分辨率，可以更好地显影软

组织病变，并可在良好的解剖图像背景上显示病变影像。螺旋CT还可采用各向同性扫描技术，通过三维重建技术再现各个方向上的解剖结构，可清楚地显示面部深区肿瘤的大小、位置及血供状态，颌骨骨折的移位情况，颌骨畸形的骨形态改变等，大大提高了临床鉴别诊断和治疗的水平，并可适用于儿童及危重患者。③MRI：利用收集磁共振现象所产生的信号而重建图像的技术，是一种对人体无反射性损害的检查。MRI显示解剖结构逼真，病变同解剖结构的关系明确，能够显影血管，并具有三维图像，因此更有利于定位病变。口腔颌面部疾病的鉴别诊断中，MRI主要用于肿瘤及颞下颌关节疾病的检查诊断，尤其适用于颅内、口咽部、舌根部、面侧深区良恶性肿瘤及CT显影不清的头颈部软组织肿瘤的诊断和定位。④数字减影血管造影（DSA）：利用计算机处理数字化影像信息，并通过减影技术去除骨骼和软组织影像的血管造影技术，对了解颌面部肿瘤的供养和回流血管及其与周围大血管的关系有着重要的意义。多用于口腔颌面颈部血管，动、静脉瘘及血运丰富的良、恶性肿瘤的检查、诊断和治疗，特别是口腔颌面部血管瘤的介入性栓塞治疗。但由于DSA不能显示病变与周围组织的关系，常需要与其他检查配合应用。⑤放射性核素检查：由于肿瘤细胞与正常细胞的代谢不同，其核素的分布也不相同。因此，可在患者服用或注射放射性核素后，应用扫描或计数测定放射性物质的分布情况来进行肿瘤的诊断和鉴别诊断。甲状腺癌和口腔异位甲状腺可应用^{131}I或^{125}I诊断，诊断颌骨恶性肿瘤主

要用^{99m}Tc。唾液腺炎性疾病和部分肿瘤可采用唾液腺核素显影检查，对炎性疾病的动态功能检查被认为是唾液腺功能检查中最佳方法。⑥核素发射计算机断层摄影检查（ECT）：其原理为通过γ闪烁探测器围绕人体做180°或360°的自动旋转，对摄入人体内的γ光子进行多角度的探测，经计算机采集信息，再应用特定软件和快速阵列处理机重建成各种断层影像，是目前最先进、最全面的核医学显影检查。ECT在口腔颌面部主要用于唾液腺疾病的诊断，良、恶性肿瘤的鉴别诊断及肿瘤的全身转移情况等，尤其是ECT能够在具有X线表现之前，检查出颌面部肿瘤的骨转移和颈部转移的情况。此外，ECT还可以用于检查移植皮瓣或骨的血运情况及颈部血管性疾病的诊断。⑦超声检查：利用超声在人体内传播时，由于各种组织密度和特性不同，正常组织和病变组织声阻抗的差异，从而产生不同的回波波形、曲线和图像，以确定病变的大小、深浅和性质。超声可应用于唾液腺、下颌下区和颈部肿物的检查，以明确有无占位性病变、囊性或实性、肿物与邻近重要血管的关系等。

活组织检查 是从病变区取一部分组织，通过制片、染色等步骤后在显微镜下观察其细胞形态及结构，以确定病变性质、类型、肿瘤细胞分化程度等的检查方法。是比较准确可靠的，也是结论性的诊断方法。由于口腔疾病的多样性，有些疾病在组织学上并没有特征性的表现。因此，对于这类疾病的临床鉴别诊断，必须将临床资料和活组织检查结果结合起来考虑，才能做出正确的诊断。临床上应用活组织检查必须掌握其适应证，应争取诊断治疗一期完成；必须行活组织检查时，活检的时间和治疗的时间应尽可能接近，以减少患者的痛苦，避免肿瘤的转移。根据病变的大小、部位，临床上一般可采用的活组织检查的方法有切除活检、切取活检、冷冻活检、钳取活检、吸取活检等

程序 合理的鉴别诊断程序对迅速、准确的诊断疾病非常重要。①询问病史和病变区的初步检查：患者就诊后，应就患者就诊的主要原因及疾病的发展过程进行仔细询问，并对患者指出的病变部位进行初步的检查。此过程有助于医生对患者的疾病建立初步印象，并可以指导医生在进行进一步体检和辅助检查时，注意其主要症状和体征，从而减少检查的盲目性，提高诊断的准确率。②局部及全身检查：在了解病史及初步检查的基础上，对患者的局部及全身情况进行全面而又有重点的检查，特别是局部检查，可以对大多数的口腔疾病做出正确的诊断。局部病变区的检查应包括病变的部位、色泽、形状、表面形态、活动度、界限及范围内容物和质地等。对于怀疑口腔颌面部体征为全身疾病表征的患者，还应着重检查与主诉症状相关的全身情况，必要时请相关科室会诊。③辅助检查：某些口腔疾病的诊断，仅依靠问诊和局部及全身检查，尚不能做出明确的诊断，必须依靠实验室检查、影像学检查等辅助检查。辅助检查的选择应在认真仔细的问诊和体检的基础上，根据已获得的临床资料，有目的、有重点地选择适当的辅助检查方式。既要满足口腔疾病鉴别诊断的需要，也要减少患者的负担，避免不必要的检查及重复检查。④列出可能的诊断并进行鉴别诊断：在完成问诊、局部及全身检查和必要的辅助检查后，对所获得的临床资料进行归纳、分析比较，列出各种具有相似临床表现的疾病名称，将所有可能的诊断按照可能性进行合理的排列，完成口腔疾病的鉴别诊断。⑤初步诊断和最终诊断：通过鉴别诊断，排除可疑的诊断，可建立初步诊断。初步诊断是最终诊断的前提，也是指导医生制订治疗方案和计划的依据。初步诊断的正确与否，需要在临床治疗中进行进一步的检验。在临床治疗中，可以通过根据手术后标本的组织病理学检查、治疗的效果以及随访观察等方法来对初步诊断进行动态观察和反复验证，从而得出最终的诊断。

（李祖兵）

kǒumiàntòng

口面痛（orofacial pain） 面、颈部及口腔组织来源的各种性质疼痛的症状。国际疼痛学会将疼痛定义为"由于事实上或潜在的组织损伤所引起的不愉快感觉和情绪体验"。2001年世界卫生组织将疼痛列为继体温、呼吸、脉搏、血压之后的第五生命体征，由于口腔颌面部疼痛是一个复杂的生物学现象，仅用急性疼痛和慢性疼痛来分类往往满足不了临床治疗的需要，通常根据病因和临床实践将口面痛分为炎性疼痛、创伤性疼痛、颞下颌关节关节疼痛、神经性疼痛、癌性疼痛、心因性疼痛等。

炎性疼痛 由各种生物（细菌、真菌、病毒等）因素、物理因素、化学因素所致的疼痛。在口腔颌面部，由炎症引起的疼痛主要有牙髓炎、根尖周炎、第三磨牙冠周炎、间隙感染等。

发生机制 ①炎症局部分解代谢增强，钾离子、氢离子积聚，刺激神经末梢引起疼痛。②炎症渗出引起组织肿胀，张力升高，压迫或牵拉神经末梢引起疼痛。③炎症介质如前列腺素、5-羟色胺、缓激肽等刺激神经末梢引起疼痛。在口腔颌面部，由炎症引起的疼痛主要有牙髓炎、根尖周炎、第三磨牙冠周炎、间隙感染等。牙髓炎、根尖周炎所引起的疼痛是由局部或全部牙髓的炎症导致牙髓腔压力升高，组织压升高，其压迫作用可使 C 纤维神经末梢兴奋，冲动传至中枢所致。而冠周炎及间隙感染的疼痛是局部组织炎症渗出导致局部压力增加、上述炎症介质的释放直接作用于神经末梢而所致。

临床表现 ①龋齿：浅龋者一般无主诉症状；中龋形成龋洞，患者对酸甜饮食敏感，过冷过热饮食也能产生酸痛感觉，冷刺激尤为显著，但刺激去除后症状立即消失；深龋达牙本质深层，临床上可见很深的龋洞，冷热刺激和食物嵌入龋洞内部产生疼痛，当刺激除去后疼痛停止。无自发性疼痛。②牙髓炎：疼痛特点是发病急、疼痛剧烈、自发性阵发痛、夜间痛、冷热刺激可加剧疼痛、疼痛不能定位。③根尖周炎：主要疼痛特征为牙出现持续性疼痛和咬合痛，并可伴有牙松动、叩痛、压痛、局部牙龈肿胀。范围局限于患牙根部，能明确定位。④冠周炎：18～25 岁的青年为高发年龄。发作时，除牙和周围牙龈疼痛外，有时伴有脓肿，如波及咽旁组织，可有吞咽疼痛。严重时还可出现张口受限、发热、头痛、全身不适等。⑤牙龈、牙周脓肿：呈局部持续性疼痛，涉及全口较多牙位，该疼痛能明确

定位患牙，唇颊或舌侧的牙龈上可见圆形肿胀突起，压痛明显，牙可出现松动，但牙髓活力存在。⑥食物嵌塞痛：各种原因引起牙出现食物嵌塞后，如不及时清除嵌塞物，引起牙龈乳头炎症，出现疼痛，表现为局部牙龈红肿，定位明确，可探及嵌塞食物、查及明显的诱因。⑦干槽症：通常表现为拔牙后 2～3 天，拔牙创出现持续的自发性和放射性剧痛，直接刺激可加剧疼痛，服用镇痛药物常常无效。拔牙创空虚，表面污秽，可探及骨面并引起触痛。⑧上颌窦炎：患侧头面部及上颌后牙可有持续性胀痛，疼痛在午后加重，患侧朝上躺下后可稍减轻，常伴有鼻塞、流脓涕等症状。患侧多数后牙有叩痛，对温度刺激无异常反应，牙体和牙周组织无相应病变。鼻腔可见异常分泌物，上颌窦前壁压痛。⑨颌面部间隙感染：不同程度的全身症状（如发热等），相应局部区域的红、肿、热、痛及功能障碍（如张口受限等）。咽旁间隙感染和口底舌下间隙感染可以引起呼吸困难甚至窒息；面部眶下间隙或面部危险三角区的感染也经面部静脉传入翼丛进入颅内，引起海绵窦血栓静脉炎；面部皮肤的毛囊、汗腺的感染可引起面部皮肤疖、痈。⑩颌骨骨髓炎：可出现程度不等的全身症状。起病初期，患牙有剧烈疼痛和松动，有伸长感，并向同侧的耳颞区放射痛；随着病情发展，病变颌骨出现红肿、剧痛，同时邻牙及牙龈受累，当侵犯下牙槽神经时可出现下唇麻木；治疗不及时转为慢性时则有瘘口及死骨形成。⑪面颈部淋巴结炎：早期局部淋巴结肿大变硬、充血水肿，可以活动但有触痛；化脓期炎症波及周围组织，皮肤红肿、

压痛，淋巴结粘连不活动，最后可在局部形成脓肿。可伴有程度不同的全身反应。⑫唾液腺炎：腺体局部肿胀、疼痛，可随进食加重，常伴发热、乏力、食欲缺乏等全身症状。腺体周围组织亦可有肿胀、压痛明显、可及凹陷性水肿，导管口红肿，挤压见有脓性分泌物溢出。相应区域淋巴结可有肿大。⑬化脓性颞下颌关节炎：起病急，表现为关节区剧烈疼痛并向颞顶部放射，张闭口困难，畏惧咬合，伴寒战、高热及全身不适。患侧耳屏前及外耳道前壁红肿、压痛、皮温升高，髁突运动减弱。

鉴别诊断 通常结合患者的病史、特征性的临床表现以及相应的辅助检查，如温度检查、电活力检测、X 线检查等，不难加以诊断。

处理原则 ①首先是缓解炎症，对于急性炎症的脓肿如口底蜂窝织炎、面部间隙感染引起的脓肿、牙槽脓肿、牙龈脓肿要及时切开引流，既减轻了颌面部的感染症状也缓解了疼痛，对于急性牙髓炎和急性根尖周炎开放髓腔释放压力，解除患者疼痛。②口服镇痛和消炎药物。③急症处理后特别强调要找出病因，积极治疗原发病变（如病源牙的治疗）。④对于上颌窦炎必要时请耳鼻咽喉科医师会诊或转诊。⑤干槽症以镇痛为基本原则。

创伤性疼痛 颌面部是人体裸露的部分，最易受到外部的侵害而遭受损伤，即常发生简单的损伤，如软组织擦伤、牙折等。更多的是出现复杂性损伤，如牙折伴随牙槽骨骨折，附着龈撕裂伤，面部皮肤、肌肉、神经切割伤、挫裂伤也有时同时伴有牙槽骨骨折等。

发生机制　与痛觉神经元细胞上 P2X 受体信号转导有关，引起痛觉神经元放电显著增强和产生强烈的痛感。组织损伤导致局部炎症反应，早期痛敏介质（如 IL-1、IL-6、TNF-a）等产生；同时镇痛机制也被激活，抗炎因子（如 IL-4、IL-10 等）产生。因此，创伤性疼痛是抗炎因子与促炎因子相互作用、相互协调的结果。

临床表现　无论是简单性损伤还是复杂性损伤都伴随着疼痛症状，创伤所伴随的疼痛在创伤恢复前应为急性疼痛，疼痛也往往比较剧烈，当创伤愈合后急性疼痛可缓解为慢性疼痛。疼痛是创伤最主要的症状之一，疼痛的控制也直接影响到创伤的预后。其中比较特殊的，牙隐裂是牙突然咬到硬物后，造成牙周膜挫伤，但牙尚未折裂而引起的疼痛，有症状者类似牙髓炎。

鉴别诊断　根据病史及临床表现、专科检查、辅助检查等通常诊断较为明确。有时隐裂牙的裂纹不明显时，不易诊断，一般需结合咬硬物史，患有隐裂的牙一般牙尖斜度大、发育沟较深。

处理原则　①在局麻下清创、缝合软组织创伤，在局麻下完成骨折的复位、牙的复位固定、神经的吻合，这是创伤所引致的急性疼痛缓解的主要手段。②全身应用抗生素，既要减少创伤所带来的感染和损伤所产生的组织器官的应激反应，同时也减轻了创伤所引发的疼痛。③配合镇痛药物和口服消炎药物。④对于隐裂牙，近期牙受伤造成牙周膜挫伤者，应降低咬合；如已出现牙髓炎，应该开髓引流后，再进一步治疗。

颞下颌关节疼痛　可由颞下颌关节紊乱病引起，也可以是关节内急性化脓性炎症及肿瘤和类肿瘤性疾病引起。由颞下颌关节紊乱病引起的疼痛主要以关节区或关节周围肌群疼痛为主要症状。疼痛可以越过关节达咀嚼肌、颊部和耳，甚至肩胛部，并可有下颌运动异常、关节弹响和杂音，伴有张口受限或者偏斜。致病因素可能与社会心理因素、牙𬌗因素、关节解剖因素、免疫因素等有关。

发生机制　外周的大分子物质使神经末梢敏感，然后中枢机制使其信号放大，从而使疼痛持续；也有人认为由于颞下颌关节解剖和功能的特殊性，其疼痛可能有特异的机制。目前该疼痛的机制尚未完全阐明，有待进一步研究。目前已经肯定了透明质酸在颞下颌关节疼痛中的重要作用，因此对于颞下颌关节痛的诊断和治疗具有指导意义。

临床表现　常因疼痛就诊，极少数伴红肿和发热。疼痛发生在颞下颌关节区可放射至耳颞部，一般为钝痛，大开口和咀嚼时疼痛加重。还可伴有关节弹响、咀嚼肌酸胀、咀嚼无力或张口受限和偏斜等症状。口腔检查多见不同类型的咬合关系紊乱等，可发生头痛、头晕、耳鸣、四肢无力等全身症状。

鉴别诊断　根据病史、体征及检查等通常诊断较为明确。关节部 X 线检查及磁共振检查有助于该疾病的诊断。

处理原则　①首先要缓解关节的疼痛。急症处理以镇静、镇痛为主，通常给予镇痛药物，必要时可行局部封闭治疗。②要了解对关节疼痛的致病因素，明确诊断可采用𬌗垫、理疗及针灸等治疗。③手术治疗，关节内紊乱经保守治疗无效，肿瘤或类肿瘤病变可采用手术治疗。

神经性疼痛　口腔颌面部神经在直接受到机械损伤或病原微生物的侵害产生的疼痛，以自发性疼痛、痛觉过敏、痛觉超敏为主要特征。支配口腔颌面部的感觉与运动功能的主要脑神经是三叉神经和面神经。

发生机制　可以分为中枢和外周机制。外周神经损伤后，细胞膜去极化，导致钠离子内流增加，引起外周神经传入电位增高，损伤部位异位灶或背根神经节自发持续的异常放电；神经损伤和传入电位增高同样都可以使得脊髓敏感化，易化屈肌反射和触觉诱发反应；外周神经的损伤可以使头端延髓腹内侧区的神经元发生改变，激活延髓腹内侧区下行易化体系而产生痛觉。

临床表现　①三叉神经痛：多见于 40 岁以上的中老年人。临床主要表现为突发性的闪电式、刀割、针刺样剧烈疼痛，呈放射痛，难以忍受，间歇期内可毫无症状。疼痛可自发，也可由触动"扳机点"引发；其他的感觉功能障碍表现为对痛觉、温度觉、触觉的减退或丧失，即出现不同程度的麻木。②舌咽神经痛：好发于 35~50 岁，位于扁桃体区、咽部、舌根部、颈深部、耳道深部及下颌后区等处。疼痛呈间歇性发作，为刺戳样、刀割样痛，也可表现为痛性抽搐；通常是早晨或上午频繁，下午或傍晚逐渐减少。但也可在睡眠时发作，此点与三叉神经痛不同。③非典型性面痛：可每天出现，持续一天，疼痛性质剧烈，呈灼痛或钻痛，发作与咀嚼、吞咽或触压痛区无关。局限在面部一侧，疼痛深在，不易定位。没有感觉异常和其他体征。

鉴别诊断 根据病史、体征及检查等通常诊断较为明确。

处理原则 ①首先要对疼痛进行诊断和鉴别诊断，对于神经性疼痛首先是镇痛。②对因治疗包括药物治疗、针刺疗法、封闭疗法、理疗、注射疗法以及射频温控热凝术、神经撕脱术、开颅减压等手术疗法。③延长无痛时间，减缓疼痛程度和预防疼痛的复发。

癌性疼痛 恶性肿瘤由于其浸润性生长的特点，常破坏周围组织，压迫或浸润神经产生麻木或疼痛。癌痛的发生率很不相同，超过50%晚期癌症患者会发生疼痛，晚期口腔癌约占80%。

发生机制 癌性疼痛的原因有其独特的复杂的机制。①溶骨：肿瘤诱发骨质破坏，导致传入神经敏感化。肿瘤刺激破骨细胞，导致成骨与溶骨的失衡而出现溶骨。②外周敏化：肿瘤引起的组织损伤所造成的伤害性刺激将使初级感觉神经元发生可塑性变化，表达各种细胞因子受体，这些因子与初级感觉神经元上的受体相结合，激活或敏化感受器，从而使外周神经敏感性增强，表现为痛阈降低、痛觉过敏或超敏，参与癌痛的发生。③中枢敏化：癌症痛时发生在脊髓、脑干和前脑的神经化学改变可使脊髓对痛觉信息的应答增强，产生中枢敏化。④对外周神经的直接作用：肿瘤后期，由于肿瘤的快速生长和体积增大，造成外周神经的机械损伤、压迫和缺血，以及肿瘤细胞可以分泌多种细胞因子都可以造成外周神经的直接损伤。肿瘤细胞也可以分泌蛋白溶解酶，对感觉纤维和交感纤维发生蛋白溶解作用，也可造成外周神经的直接损伤。

临床表现 不同部位的恶性肿瘤会在相应区域产生症状，有时可涉及邻近组织或沿神经分布区域发展。如上颌窦、翼腭凹、颞下凹肿瘤压迫和浸润三叉神经时，可引起相应区域牙疼痛，某些牙源性肿瘤，如牙源性鳞状细胞癌、牙骨质瘤等也可引起牙痛。当患者主诉牙痛，而临床检查牙无异常时，应结合其他临床表现，通过影像学检查等检查做进一步诊断。

鉴别诊断 主要结合患者的病史、特征性的临床表现以及相应的辅助检查（影像学检查尤为重要）加以诊断。

处理原则 世界卫生组织提出了三阶梯（三级）镇痛原则。癌痛治疗三阶梯方法就是在对癌痛的性质和原因做出正确的评估后，根据癌症患者的疼痛程度和原因适当选择相应的镇痛药，一般遵循着逐渐升级的原则。Ⅰ级，即对轻度疼痛的患者应主要选用解热镇痛抗炎等非甾体类药（常用有阿司匹林、对乙酰氨基酚、布洛芬、吲哚美辛栓剂等）；Ⅱ级为中度疼痛，应选用弱阿片类药（如可待因、氨酚待因、布桂嗪、曲马多等）；Ⅲ级为重度疼痛，应选用强阿片类药（如吗啡、哌替啶、美沙酮、二氢埃托啡等）。在用药过程中要尽量选择口服给药途径；有规律地按时给药而不是按需给药；药物剂量应个体化；需要时可加用辅助药物，如激素、解痉药（止针刺样痛、浅表性灼痛）、抗抑郁药或抗焦虑药（如地西泮、氯丙嗪）等。

现患者自控镇痛普及，可分别进行静脉、硬膜外、皮下或神经鞘给药镇痛。医生设定患者自控镇痛药物种类、给药浓度、给药间隔时间，患者根据自身疼痛感受自行给药，从而缓解疼痛。常用吗啡、芬太尼、非甾体类抗炎药物通过患者自控镇痛进行癌痛综合治疗。

心因性疼痛 源于心理因素，是没有任何伤害性病理过程的疼痛，其性质为躯体性的但又缺乏器官异常的客观阳性体征。牙科诊室的特殊场景，容易激惹患者应激。应激引起的心理生理反应，可以以症状和体征的形式见之于临床，成为人们身体不适、虚弱、精神痛苦的根源。

发生机制 ①痛觉过敏：除生理因素外，心理因素也是影响痛阈和耐受痛阈的重要因素。临床上见到某些情绪低落或精神过度紧张的患者，常出现痛觉过敏现象。这些患者常把触压、温度等感觉反应为疼痛。②假性疼痛：患者对牙科医生的行为和周围环境非常敏感，当医生粗暴的操作或其他患者在拔牙时喊叫声的刺激以及涡轮机发出的声音造成了患者畏惧治疗。

临床表现 为疼痛的一般表现，但患者所表现的程度与客观情况不符，需加以鉴别。

鉴别诊断 主要为患者的心理因素导致，医生需结合临床经验和患者的身体状况加以鉴别。

处理原则 ①安抚治疗：针对心因性疼痛的原因，在诊疗前医生应与患者亲切交谈、耐心解释，消除其恐惧心理，使患者对医生建立信任感，使之主动配合治疗。②暗示治疗：可通过支持心理治疗，治疗者采用暗示、劝告、保证、澄清、发泄和鼓励的语言，使患者自我应对能力增强。

全身其他系统疾病 牙痛并非都是牙病所致，有一些牙痛是由牙、牙周组织以外的病变引起，特别在中老年人中最容易发生。

疼痛虽表现在牙，但治疗牙却难以消除牙痛，需要对原发病进行及时的诊治。

发生机制 不同的系统性疾病，其发病机制各有不同，但多数作为口面痛的诱发因素存在。

临床表现 ①心绞痛：除典型的心绞痛症状外，少数患者也可表现为左侧牙痛。②高血压：可致牙龈出血，牙组织营养不足，出现牙痛。③流行性感冒：流感病毒如侵犯口腔黏膜时，就会出现牙阵发性胀痛。④神经衰弱：有些神经衰弱的人，牙神经也较一般人敏感，当受到外界刺激时，可发生牙痛。

鉴别诊断 通过详细询问病史，密切注意患者表现。

处理原则 一旦明确系统性疾病的存在，应当积极予以相应的治疗措施，以免贻误治疗时机，造成不良后果。

（朱亚琴）

kǒuqiāng hémiànbù chūxuè

口腔颌面部出血（oral and maxillofacial bleeding）

口腔颌面部的血管受损或血管通透性增强，血液从血管内流出的症状。是口腔颌面部最常见的急症之一，处理不当可引起严重的不良后果，甚至危及生命。

牙龈出血 牙龈自发性的或由于轻微刺激引起的少量流血，是口腔科常见症状之一。出血部位可以是全口牙龈，也可以局限于部分牙龈；出血可为自发性，也可为受刺激后出血。轻者表现为仅在吮吸、刷牙、咀嚼较硬食物时唾液中带有血丝，重者在牙龈受到轻微刺激时即出血较多甚至自发性出血。

发生机制 引起出血的原因可能是局部的，也可能是全身的。牙龈和牙周组织疾病是牙龈出血的主要局部病因，其中由牙周炎导致的牙龈出血临床上最常见。牙菌斑和牙石的存在是导致出血的主要原因，而且牙石又使破裂的血管难以闭合。全身因素中，白血病、出血性疾病如血小板减少性紫癜、血友病等均可以牙龈出血为首发症状；其他全身性血液疾病、高血压、长期使用抗凝药物等也可造成牙龈出血。

临床表现 牙龈出血可分为被动性出血和主动性出血（自发出血）。①被动性出血：主要表现为在刷牙、进食、吸吮时，牙龈的毛细血管破裂出现渗血，血量少，多在唾液中可见有血丝或所吃食物上及牙刷毛中有血液染色，经过冷水含漱后可自行停止。②主动性出血（自发出血）：指轻微刺激可引起牙龈大量出血，或者无任何刺激时牙龈出血，出血范围广泛，量多且不易止住，这种症状往往与患者全身健康状况有关。牙龈出血常伴有口臭。

鉴别诊断 通过询问病史、局部检查（出血位置、范围、性质，全口牙龈情况，口腔卫生状况）、全身检查（测量血压、血液检测）进行鉴别。

处理原则 不论出血原因如何，皆应先注意患者的全身情况。①对于急性牙龈出血，首先应应急止血，如填塞、压迫出血部位、缝扎牙龈乳头、牙周塞治等，必要时短期全身应用止血药物，但应严格控制适应证。②鉴于牙龈出血多由局部因素引起，应及时去除局部刺激因素，包括龈上洁治、龈下刮治去除菌斑、牙石等，治疗食物嵌塞，去除不良修复体、充填体、矫治器，纠正口腔不良习惯等；口腔卫生宣教，培养良好的口腔卫生习惯，包括早晚正确刷牙、牙线的合理使用、定期的牙周检查及牙周支持治疗；戒烟、增加蔬果摄入量等。③对于可疑与全身健康状况有关的牙龈出血，要给予足够的重视，及时行相关检查，如血常规、凝血功能、肝肾功能等，针对系统疾病采取治疗措施。

拔牙后出血 牙拔除后半小时，吐出压迫的纱布，即不再出血，仅唾液中偶带少量血液，如仍有明显的活动性出血，需处理。

发生机制 口腔和颌骨皆为血运丰富的组织，牙拔除后留下的创口包括软组织、骨组织，且都是开放的，使得血液可渗出或流出；舌又是活动器官，常不自觉地伸向手术区域，其活动有时可使拔牙创口中的血凝块脱落而导致继发性出血；也可因吸吮动作，口腔内产生负压，使得血凝块脱落，产生出血；唾液中的酶可在血凝块机化前使之溶解。

临床表现 ①原发性出血：为拔牙后一直出血不止，可见牙槽窝未形成血凝块，有鲜红的血液自拔牙创或局部牙龈渗出或溢出。②继发性出血：为拔牙当时已经止血，数小时或一日后伤口又发生出血，可见到高出牙槽窝的松软伴出血的血凝块。如为动脉性出血，常为波动性，出血较快，色鲜红；如为小静脉或毛细血管出血，多为渗血，出血较慢，色稍暗。

鉴别诊断 通过详细询问病史（拔牙史，拔牙当时或数小时后伤口出血情况）、局部检查、全身检查进行鉴别。

处理原则 不论出血原因如何，皆应先注意患者的全身情况。①局部处理：首先去除血凝块，检查出血点，再区别不同情况加以处理（包括缝合止血、压迫止血、填塞止血等）。局部处理后应观察患者至少 30 分钟，待其完全不出血后方可离去。如血液渗入皮下形成淤斑，可采取局部热敷或理疗的方法，以促进淤血的吸收。②全身处理：应在内科医师协助下进行治疗，并且严密观察病情变化，同时予以抗生素预防感染。

牙周洁治后出血　在牙周洁治术后引起的洁治区域的出血。

病因　①洁治手法不当，如牙龈损伤或者洁治不彻底使破裂血管难以愈合。②牙龈急性炎症时操作。③未询问检查全身情况，如处于月经期、有系统性疾病、正使用抗凝剂等。

临床表现　通常表现为洁治区域的龈乳头、龈沟出血。

鉴别诊断　近日做过牙周洁治。结合询问病史、局部检查和全身检查进行鉴别。

处理原则　洁治后出血应以预防为主，出血后应从局部处理和全身治疗两方面着手。①局部处理：首先去除血凝块，找到出血点。根据不同部位做相应处理。如探及出血点局部有明显牙石者，应先行局部洁治，取出牙石后再压迫止血。②全身处理见拔牙后出血。③止血后宜观察至少半小时，待完全不出血后始能离去。

黏膜血疱　临床上常见因进食过热或过硬的食物，在咀嚼或吞咽时摩擦损伤软腭、颊黏膜或咽旁黏膜，可立即形成血疱，其发生的真正原因尚不清楚。

发生机制　多为局部因素刺激引起，包括温度和机械刺激；血液凝固障碍性疾病，如变态反应、天疱疮等亦可引起。

临床表现　患者有局部异样感或刺痛，张口即可见到此处黏膜血疱，为紫红色，疱壁薄，大小不一，形态各异。①因咀嚼而发生在颊黏膜的血疱一般较小，直径在 0.5cm 左右，愈合很快，很少发展为糜烂或溃疡。②由于仓促进食所至的单侧软腭、软硬腭交界、悬雍垂和舌腭弓等部分的血疱则直径较大，有时可达 2～3cm，有异物感，血疱易破裂且疼痛明显。③全身因素引起的黏膜血疱多为数个、血疱大小不等，可呈弥散性，可有黏膜糜烂或溃疡面，常伴全身症状。

鉴别诊断　结合询问病史（进食史、创伤史、出血性疾病史等）、临床检查（疱的位置、大小、数量、黏膜的其他异常）、实验室检查（血常规及出凝血时间），容易明确诊断。

处理原则　①局部因素引起的血疱，对不影响进食的小血疱可不做处理，任其自行吸收。对较大的、异物感明显的血疱，可吸出内容物。注意不破坏疱壁，留其保护创面。②局部可用消炎镇痛药。③根据情况配合全身抗生素使用。

手术后出血　指颌面部手术后数小时或数日后发生的出血，如果处理不及时，可导致手术失败，甚至危及患者的生命。

原因　术中操作粗暴、损伤过大；术中止血不完全；应用肾上腺素过多导致的术后反应性出血；术后感染（多发生在术后3～5天以后）；血液系统疾病。

临床表现　手术后 24～48 小时内，在放置引流条的创口边缘渗出液全为红色；无引流条的部位可见有成团血块聚积，擦去血块后可以发现活跃的出血点，也可发生局部血肿或皮下淤血；感染所致的出血，局部可有肿胀、疼痛、发热等表现，查血常规可见白细胞计数增加。

鉴别诊断　结合手术史及临床检查不难诊断。

处理原则　一般先行创口压迫止血，压迫无效或大出血者，应打开创口，寻找出血点，尽可能结扎或缝扎止血，然后重新缝合，并行压迫包扎。出血已停而有血肿形成者，若属整形手术应拆除缝线数针，将血肿刮除，并放置引流后再压迫包扎；若非整形手术，可根据血肿大小决定刮除或任其自行吸收。

创伤性出血　由口腔颌面部创伤引发的出血，一般出血量较多，如果处理不当，可危及患者的生命。

发生机制　口腔颌面部是人体暴露部分，易发生创伤，颌面部血液循环又丰富，故伤后出血较多或易形成血肿。

临床表现　①毛细血管性出血：为连续不断的渗血，颜色一般为鲜红。②静脉性出血：连续涌出的暗红色的出血。③动脉性出血：多呈喷射性或搏动性出血，颜色鲜红。④形成淤斑与血肿：下颌骨骨折致下牙槽血管发生断裂，可有大量血液自撕裂的牙龈处溢出，有时出血向周围组织疏松的口底或颌下区渗入，形成这些区域的血肿，在口底黏膜下或颌下区可见淤斑。严重时可引起口底肿胀，致舌后坠，影响呼吸，甚至引起窒息。

鉴别诊断　结合颌面部创伤史及临床表现不难诊断。

处理原则　颌面部出血的急救，应根据损伤的部位、出血的性质和程度以及现场条件采用相应的治疗措施，通常有压迫止血法、结扎止血法、缝合止血法、药物止血法等。

颌面血管瘤破裂出血　血管瘤破裂后出血较多，尤其是颌骨中央性血管瘤，一旦发生大出血，往往十分危险。

发生机制 血管瘤起源于残余的胚胎成血管细胞，发病机制尚不十分清楚。

临床表现 ①毛细血管瘤和血管畸形：在感染或外伤时可导致出血，出血常不易止住。②颌骨中央性血管瘤：往往无特殊主诉，首发症状以牙龈出血最为常见，大量出血可因不慎拔牙或外伤引起，拔牙创或外伤处涌出大量鲜血，甚至呈喷涌状。

鉴别诊断 结合颌面部血管瘤病史、典型的临床表现、拍摄 X 线片有助于明确诊断。

处理原则 ①毛细血管瘤或血管畸形破裂出血：可采用电凝、激光或紧密缝合加压的方法予以止血。②颌骨中央性血管瘤破裂出血：此时应争分夺秒，积极抢救。特别对大量喷射出血者，加压止血的同时，保持呼吸道通畅尤为关键。

其他出血 包括口腔肿瘤出血和黏膜出血。①口腔肿瘤出血：多由于肿瘤表面损伤破溃导致出血，可见到肿瘤上有破裂口，血液可能渗出、涌出或呈喷射状。一般为缝扎止血或碘仿油纱布缝合加压止血。②黏膜出血：以舌黏膜较为常见，往往有损伤史。一般可采用缝扎止血或碘仿油纱布加压止血。

（朱亚琴）

kǒuqiāng hémiànbù mámù

口腔颌面部麻木 （oral and maxillofacial numbness） 支配口腔颌面部的感觉神经被损伤或破坏后出现感觉发麻甚至丧失感觉的症状。

发生机制 颌面部组织分布着众多支配感觉的神经，刺激通过这些神经末梢或神经干传递到中枢神经系统从而产生感觉，当外伤、炎症或肿瘤破坏感觉神经结构的完整性，阻断信号的传导，从而产生了麻木。

临床表现 ①神经损伤：神经损伤所致的麻木多有损伤史或手术史，可由骨折、局部麻醉、拔牙、种植以及其他原因所致，多见于骨折后神经断裂或创伤，以及阻生牙拔除术后。骨折时神经损伤除了有神经分布区域感觉出现异常（麻木，痛觉、触觉减退或消失）外，一般还伴有骨折段移位、咬合关系异常、骨折段异常动度及张口受限等症状；局部麻醉导致的神经损伤多因神经被注射穿刺或撕拉所致，或因注入混有酒精的溶液引起，可出现长时间的感觉异常、神经痛或麻木；拔牙时的神经损伤常见于拔下颌磨牙时损伤下牙槽神经、颊神经或舌神经，出现下唇、面颊部或舌半侧麻木；种植手术中剥离操作可能损伤颊神经或种植体植入时直接损伤下牙槽神经，表现为下唇疼痛、麻木；还有一些下颌骨的手术也可能引起下牙槽神经损伤，导致神经支配区的麻木感。②颌骨骨髓炎：面部相应部位肿胀，牙龈及前庭沟红肿，患区多个牙松动，常有脓液自牙周溢出。下颌骨中央性颌骨骨髓炎侵犯下牙槽神经时，可出现下唇麻木，伴高热、寒战，全身出现中毒症状，病变区牙剧烈疼痛，因咀嚼肌受侵，常出现不同程度的张口受限。③恶性肿瘤：好发于下颌骨，特别是下颌磨牙区，于发病部位出现实质性肿块，生长迅速，可出现压痛、牙痛。侵犯神经时可出现相应部位的麻木，侵犯牙槽突可出现牙松动、脱落，侵犯咀嚼肌可出现张口受限，亦可出现区域淋巴结转移。

诊断要点 ①神经损伤：多有损伤史或手术史，局部感觉异常、疼痛或麻木。②颌骨骨髓炎：主要根据病史、临床表现及 X 线片来确诊，X 线片可显示病变区骨质疏松或不规则破坏，实验室检查有助于诊断。③恶性肿瘤：颌骨肿物生长迅速，相应区域出现不明原因的疼痛、麻木，牙松动、脱落，出现淋巴结转移，X 线片示不规则虫蚀状破坏。

鉴别诊断 神经损伤、颌骨骨髓炎及恶性肿瘤所引起的口腔颌面部麻木应相互鉴别。神经损伤所致的麻木，患者多有明显的损伤史或手术史；颌骨骨髓炎除引起局部区域麻木外，还可出现牙松动、疼痛、肿胀、张口受限，全身症状明显；恶性肿瘤除引起麻木外，可在颌骨部位发现肿物，引起疼痛不适，牙也会出现松动、脱落，甚至会发生区域性淋巴转移等。

处理原则 ①神经损伤：早期积极处理，如有神经再接的机会和条件，应尽快行神经吻合术，如条件不具备，可采取物理治疗或激素等促进神经功能的恢复。②颌骨骨髓炎：全身支持及药物治疗，同时配合必要的外科手术治疗。③恶性肿瘤：根据肿瘤的不同选择适当的治疗方法，手术治疗为主要方法。

（李祖兵）

kāikǒu shòuxiàn

开口受限 （limited mouth opening） 张口度小于正常值的症状。又称张口受限、开口困难。临床上检查张口度时以上下中切牙切缘之间的距离为标准。正常人的张口度约相当于自身示指、中指、无名指三指末节合拢时的宽度，平均为 3.7~4.5cm。

发生机制 下颌开口运动是在神经系统的调节下，通过开口肌、颞下颌关节与颌的协同作用而完成的，若上述诸部分的关系协调，则下颌开口运动正常；若上述任何一部分异常则会引起下颌开口出现异常，即张口受限。

临床表现　引起开口受限的疾病有颌面部骨折、颞下颌关节紊乱病、颞下颌关节强直、颞下颌关节区肿瘤、颌面部间隙感染、破伤风、癔症等。①颌面部骨折：颌面部引起张口受限的骨折主要是下颌骨骨折以及颧骨颧弓骨折。下颌骨骨折后可引起咀嚼肌痉挛，下颌骨髁突骨折影响颞下颌关节活动，颧骨颧弓骨折移位阻碍下颌骨喙突的运动，均可导致张口受限，同时还伴有局部疼痛、肿胀、骨断端异常动度、功能障碍等临床表现。②颞下颌关节紊乱病：并非指单一疾病，它是一类病因尚未完全清楚而又有相同或相似临床症状的一组疾病的总称。这些疾病包括翼外肌痉挛、咀嚼肌群痉挛、肌筋膜疼痛紊乱综合征、不可复性关节盘移位、滑膜炎、关节囊炎、关节盘穿孔和破裂、骨关节病等。此病病期一般较长，为几年或十几年，并反复发作，但是，该病有自限性，一般不发生关节强直，预后良好。主要表现为关节区疼痛、张闭口障碍、关节弹响或杂音，其中大部分疾病以张口受限为主要临床表现。③颞下颌关节强直：临床上常见的颞下颌关节强直有关节内强直和关节外强直。关节内强直主要表现为张口困难、颌面发育畸形、咬合关系异常、髁突活动度减弱或消失、呼吸功能障碍等；而关节外强直除表现为开口困难、髁突活动度减弱消失、咬合关系异常外，常伴有面颊部缺损畸形。④颞下颌关节区肿瘤：如翼腭窝、颞下窝的肿瘤以及颊

黏膜、磨牙后区、软腭外侧及上颌窦后方的恶性肿瘤侵犯到咀嚼肌或颞下颌关节时，可出现张口受限，局部可有持续性疼痛或麻木，相应部位可触及肿胀，并可伴有耳咽管阻塞、鼻塞、眼球突出、复视等症状。如为恶性肿瘤，还可查及局部淋巴结的转移。⑤颌面部间隙感染：当炎症累及咀嚼肌或颞下颌关节时，可出现不同程度的张口受限。常见于颞间隙、颞下间隙、翼下颌间隙、咬肌间隙和咽旁间隙感染。颌面部间隙感染的临床表现主要为发热、食欲缺乏、局部红肿热痛或吞咽困难、白细胞计数增加等，可引起海绵窦血栓性静脉炎、脑脓肿、败血症、纵隔炎等严重并发症。由于间隙和解剖部位各异，感染涉及间隙的不一，临床上需区别对待。另外感染引起的张口受限程度也不一，以翼下颌间隙、颞间隙、咬肌间隙感染引起的张口受限最为严重。⑥破伤风：破伤风杆菌产生的痉挛毒素，作用于脊髓前角细胞或神经肌肉终板，引起有特征性的全身横纹肌紧张性收缩或阵发性痉挛。临床表现为咀嚼不便、张口困难、牙关紧闭、颈项强直、头略向后仰，面部表情肌群呈阵发性痉挛，使患者出现"苦笑脸"。背肌、腹肌、四肢肌发生僵硬，出现角弓反张、四肢屈曲；膈肌受影响后，发作时面唇青紫、通气困难，可出现呼吸暂停。在持续紧张收缩的基础上，任何轻微的刺激如声、光、震动、触摸等，均能诱发全身肌群的痉挛和抽搐，患者表现面色发绀、呼吸急促、口吐白沫、流涎、磨牙、全身大汗淋漓等。⑦癔症：癔症的表现可谓多种多样，既可有运动、感觉等障碍的类似神经系统疾病的症状，又可

有各种内脏病变的类似各科疾病的症状，也可有短期发作的精神症状。癔症性开口困难如伴发全身其他部位的痉挛或抽搐，则较易诊断；若单独发生，则诊断较困难。一般是在一定的刺激下突然发生开口困难，既往有癔症史。

诊断要点　包括以下方面。

颌面部骨折　①颌骨骨折：首先应了解受伤的原因、部位及伤后临床表现，再做全身及局部检查。通过视诊可能观察到在颌骨骨折处有创口、肿胀和淤斑。行张闭口运动时可发现张口受限、牙列及咬合错乱、颌骨异常活动等。让伤员咬压舌板时，可查见咬合无力或咬不住。扣诊时应用两手的指腹同时由上至下行两侧对比检查，骨折处常有压痛，骨折块移位时可扣出台阶。可将双手拇指放在可疑骨折线两侧的下颌缘处，双手示指放在可疑骨折线两侧的牙上，双手做相反方向的移动，以了解下颌骨有无异常动度及摩擦音。X线检查可了解骨折的部位、数目、方向、类型、骨折段移位情况以及牙与骨折线的关系等。下颌骨骨折时，可拍摄下颌骨侧位以及后前位片。CT摄片，特别是三维成像对骨折线及骨折块移位的显示更清晰。②颧骨颧弓骨折：颧骨颧弓骨折可根据损伤史、临床特点和X线摄片检查而明确诊断。触诊骨折局部可有压痛、塌陷移位，颧额缝、颧上颌缝骨连接处以及眶下缘均可能有台阶形成。如自口内沿前庭沟向后上方触诊，可检查颧骨与上颌骨、喙突之间的空隙是否变小。这些均有助于颧骨骨折的诊断。X线检查常有鼻颏位和颧弓切线位。可见到颧骨和颧弓的骨折线及移位情况，还可观察到眼眶、上颌窦及眶下孔等结

构有无异常，颧弓骨折 X 线特征性表现呈"M"形或"V"形，必要时可拍摄 CT 进一步明确诊断。

颞下颌关节紊乱病　根据病史，存在上述主要症状，结合 CT、关节造影诊断颞下颌关节紊乱病并不困难。

颞下颌关节强直　①关节内强直：有化脓性炎症病史、损伤史等；长期进行性开口严重困难或完全不能开口；儿童时期发生双侧关节强直，有典型的下颌后缩畸形，单侧强直者患侧面部丰满，健侧反而呈扁平；关节内强直 X 线片可见关节结构异常。②关节外强直：有严重的创伤史、感染史、放疗史或不正确的外科手术史，能查到颌间范围不等的挛缩瘢痕，X 线片显示关节结构正常。

颞下颌关节区肿瘤　早期出现的张口受限，面部持续性疼痛、麻木，CT 或 MRI 检查发现局部占位性病变或骨质破坏有助于诊断，活组织检查可以明确诊断。

颌面部间隙感染　①颞间隙感染：颞区肿胀、压痛伴张口受限，颞浅间隙脓肿可有凹陷性水肿，触及波动感，颞深间隙脓肿则需借助穿刺抽出脓液才能明确诊断。②颞下间隙感染：颧弓上、下及下颌支后方微肿，有深压痛，伴不同程度的张口受限，经上颌结节外侧或颧弓与下颌切迹之间穿刺有脓液可确诊。③咬肌间隙感染：主要来源于下颌智齿冠周炎及下颌磨牙根尖周感染。以下颌角为中心的腮腺咬肌区肿胀压痛，伴严重的张口受限，穿刺检查有助于诊断。④翼下颌间隙感染：常有牙痛史或智齿冠周炎病史，检查可见磨牙后区及翼下颌皱襞处黏膜充血、肿胀，伴不同程度的张口受限，穿刺有助于诊断。⑤咽旁间隙感染：张口受限，吞咽疼痛，进食困难，咽侧壁红肿，扁桃体突出，可伴全身发热、白细胞计数增加等。

破伤风　有明确的外伤史或污染性手术史，数天后出现无明显感染征象的张口受限甚至牙关紧闭，随后相继出现全身横纹肌紧张性收缩或阵发性痉挛，轻微的刺激即可诱发痉挛。

癔症　多见于年轻女性。起病急，常有强烈精神因素或痛苦情感体验等诱因。可有精神症状、运动障碍、感觉障碍及自主神经功能障碍等临床症状。发病者大多受精神因素或暗示起病或使症状消失。体格检查和化验检查常无异常发现。

鉴别诊断　包括以下方面。

颌面部骨折　①下颌骨骨折：主要是对不同部位的骨折进行鉴别诊断，根据临床表现及影像学检查，基本可以确定骨折发生部位。②颧骨颧弓骨折：主要鉴别单纯颧骨骨折、单纯颧弓骨折还是颧骨颧弓均发生骨折。根据临床表现及 X 线检查或 CT 扫描，可以确定骨折的类型。

颞下颌关节紊乱病　①肿瘤：当有开口困难，特别是同时伴有脑神经症状或其他症状者，应考虑是否有以下部位的肿瘤：颞下颌关节良性或恶性肿瘤，特别是髁突软骨肉瘤、颞下窝肿瘤、翼腭窝肿瘤、上颌窦后壁癌、腮腺恶性肿瘤、鼻咽癌等。②颞下颌关节急性化脓性关节炎：一般发病急，关节区疼痛并有肿胀，压痛明显，可有后牙开𬌗、错𬌗畸形等𬌗关系改变，多伴有发热及全身不适。③类风湿关节炎：累及颞下颌关节常常伴有全身游走性、多发性关节炎，尤以四肢小关节最常受累，晚期可发生关节

强直。④其他：耳源性疾病仔细进行耳科检查不难鉴别，颈椎病及茎突过长症 X 线检查可以帮助确诊。

颞下颌关节强直　主要是关节内强直和关节外强直的相互鉴别，关节内强直一般有化脓性炎症病史、损伤史等，无颌间瘢痕，面下部发育严重畸形，咬合关系严重错乱；X 线片显示关节间隙消失，关节部融合呈骨球状。而关节外强直一般有口腔溃烂、上下颌骨骨折史、烧伤以及放射治疗史，可见颌间瘢痕，面下部发育畸形较轻，咬合关系可有轻度错乱；X 线片显示关节部正常，上颌与下颌支间间隙可以变窄，密度增高。

颞下颌关节区肿瘤　①上颌窦炎：多有反复发作的头痛病史，无张口受限。X 线片显示上颌窦内黏膜增生性改变，无明显骨质破坏，必要时行病理活检，可明确诊断。②上颌骨骨髓炎：多有放射治疗史，无张口受限。X 线片显示有明显骨质破坏，死骨形成。必要时行病理活检，可明确诊断。

颌面部间隙感染　①颌面部恶性肿瘤：颞下、咽旁间隙感染，疼痛持续时间较长，需与恶性肿瘤相鉴别。恶性肿瘤一般为不明原因的进行性肿胀、疼痛，X 线检查及穿刺检查有助于鉴别诊断。②化脓性颌骨骨髓炎：一般表现为局部皮肤和黏膜的红、肿、热、痛，伴不同程度的张口受限，X 线片显示颌骨有死骨形成和骨质增生表现。③潴留性下颌下腺炎：下颌下间隙感染需与导管阻塞引起的潴留性下颌下腺炎相鉴别，潴留性下颌下腺炎一般无牙痛病史，下颌下三角区红、肿、压痛及体温升高，但不形成脓肿，皮

肤表面无明显凹陷性水肿，颌下腺导管口红肿，挤压腺体有脓性分泌物流出。④化脓性淋巴结炎：下颌下间隙感染需与颌下化脓性淋巴结炎鉴别，化脓性淋巴结炎病变局限于一个或多个淋巴结内，局部淋巴结肿大变硬，自觉疼痛或有压痛，脓肿形成时，皮肤表面无明显的凹陷性水肿，全身反应较重。

破伤风 ①颞下颌关节紊乱病：主要有下颌运动异常、疼痛、弹响和杂音三大症状。X 线片显示颞下颌关节有病变。破伤风除了出现张口受限外，还会并发全身症状。②狂犬病：易与破伤风混淆，但狂犬病患者并无牙关紧闭，恐水和怕风是最突出的症状。此外在发作间歇期，肌肉可完全松弛，并且几乎均有被狂犬咬过的历史。

癔症 ①破伤风：有明确的外伤史或污染性手术史，数天后出现无明显感染征象的张口受限甚至牙关紧闭，随后相继出现全身横纹肌紧张性收缩或阵发性痉挛，轻微的刺激即可诱发痉挛。②癫痫大发作：一般无精神因素，有意识完全丧失、大小便失禁、病理反射阳性、暗示治疗无效等，可资鉴别。

处理原则 包括以下方面。

颌面部骨折 ①及早进行治疗。合并颅脑及重要脏器或肢体严重损伤，应首先抢救伤员的生命，待全身情况稳定或好转后，再行颌骨骨折处理。②清创后先缝合口内创口，再行骨折固定，最后缝合外部创口。有裸露的创面时应采用皮瓣或皮片覆盖修复。③应尽量保存牙，即使在骨折线上的牙也可考虑保留；但如骨折线上的牙已松动、折断、龋坏、牙根裸露过多或有炎症者，则应予以拔除，以防骨创感染或并发颌骨骨髓炎。④应尽早进行骨折段的复位和固定，并以恢复患者原有的咬合关系为治愈标准。全身应使用抗生素以防治感染。

颞下颌关节紊乱 ①以保守治疗为主，采用对症治疗和消除或减弱致病因素相结合的综合治疗。②治疗关节局部症状的同时应改进全身状况和患者的精神状态，包括积极的心理支持治疗。③应对患者进行医疗知识教育，有时需反复进行，使患者能理解该病的性质、相关的发病因素以及有关的下颌运动知识，以便患者进行自我治疗、自我保护关节、改变不良生活行为。④遵循一个合理的、合乎逻辑的治疗程序。⑤治疗程序应用可逆性保守治疗，然后用不可逆保守治疗，最后选用关节镜外科和各种手术治疗。

颞下颌关节强直 关节内强直和关节外强直的治疗一般都须采用外科手术。在施行手术前，必须有正确的诊断。首先要确定是关节内强直、关节外强直或混合型强直；确定强直的性质是纤维性还是骨性；病变是单侧或双侧，以及病变的部位和范围，才能制订正确的手术计划。

颞下颌关节区肿瘤 根据肿瘤性质及侵犯的范围采用放疗或手术为主的综合治疗。

颌面部间隙感染 治疗原则是全身应用抗生素及必要的支持疗法；脓肿形成时及时切开排脓；急性炎症消退后，治疗病灶牙。

破伤风 治疗原则是消除毒素来源，中和游离毒素，控制和解除痉挛，保持呼吸道通畅，预防并发症。

癔症 预后一般是良好的。癔症的治疗既容易也最难，以心理治疗为主，辅以药物等治疗。少数患者若病程很长，或经常反复发作，则治疗比较困难，具有明显癔症性格特征者治疗也较困难，且易再发。

(李祖兵)

yǔyīn bùqīng

语音不清（aphthenxia） 说话时吐词不清、构音不准的症状。又称语言不清、语言障碍。

发生机制 呼吸肌的收缩，使肺部呼出的气体冲击声带使其振动，发出声音，通过喉腔、咽腔、口腔、鼻窦等的共鸣，增强了音量，体现了不同的音色。加之舌、唇、颊、腭和牙列及下颌位置的改变，可使口腔、咽腔的形状和容积，能随语音的需要而改变，不同连续的语音，就构成了言语的基础，而这一系列动作都是在与言语有关的神经控制下进行的。任何语音器官或言语神经的损害均可能导致语音不清。

临床表现 ①舌系带过短：是一种先天性发育异常，主要表现为舌底下正中处的舌系带过短，使舌的正常活动受到限制，舌不能自由前伸运动，勉强前伸时舌尖呈"W"形；同时舌尖的上抬困难，舌尖不能抵触前腭部，出现卷舌音和舌腭音发音障碍。在婴幼儿期可因舌前伸时系带与下切牙切缘经常摩擦，发生压疮性溃疡，导致哺乳障碍。②唇腭裂：先天性唇腭裂中影响发音的主要是腭裂。腭裂的临床表现主要有腭部解剖形态的异常、吸收功能异常、腭裂语音、口鼻腔自洁环境的改变、牙列错乱、听力下降、颌骨发育障碍。③舌根部肿物：一般有异位甲状腺、舌根部肿瘤、甲状舌管囊肿、舌扁桃体炎、叶状乳头炎。④喉部肿物：主要为急性喉炎、急性会厌炎、声带息肉、喉水肿、喉部肿瘤。⑤巨舌症：巨舌症指舌体组织的异常增生。在极少的情况下，巨舌症作为一种出生时就能发现的单独的病症而出现，大多数情况下该病是作为一种继发于一些原发综合征而出现。导致巨舌症的原因有很多种，包括唐氏综合征、原发性淀粉样变、先天性甲状腺功能低下症、肢端肥大症、黏多糖症、淋巴管瘤或血管瘤等。⑥颅内病变：引起语言障碍的颅内病变主要包括脑血管疾病、脑脓肿、颅内肿瘤、颅脑外伤、脑寄生虫病及颅内细菌和病毒感染等。当这些疾病波及颞叶时，患者可产生失语，此外尚有视野缺失及其他神经系统症状。⑦智力发育异常：可为先天性，也可以在某些高热传染病，特别是脑膜炎后发生。患儿讲话较正常儿童晚，只能发某些简单而不甚连贯的语音。此外可表现有痴呆、迟钝等动作。

诊断要点 包括以下方面。

舌系带过短 患儿舌系带附着异常或舌系带本身过短，舌前伸运动障碍，伸舌时舌尖呈"W"形，卷舌音和舌腭音发音障碍。

唇腭裂 婴幼儿硬腭或软腭出现缺损，吮吸功能异常，有腭裂语音、牙列错乱及颌骨发育不良等。

舌根部肿物 ①异位甲状腺：舌根部瘤状突起，边界清楚，质地柔软，有典型的"含橄榄语音"，ECT有助于鉴别诊断。②舌根部肿瘤：舌根部肿物，呈溃疡性或浸润性生长，可伴发舌体感觉障碍或舌运动障碍，严重时可出现进食及呼吸困难。③甲状舌囊肿：囊肿生长缓慢，呈圆形、质软、周界清楚，与表面皮肤及周围组织无粘连。位于舌骨下者可随吞咽上下移动，穿刺为透明或浑浊的黄色液体。④舌扁桃体炎：舌根部淋巴组织呈颗粒状突起、充血、肿胀，与扁桃体下端相连，咽黏膜急性充血，咽及口腔内较多黏液性分泌物。⑤叶状乳头炎：位于舌根部界沟前方的叶状乳头红肿，舌运动时疼痛，可有刺激痛、灼痛。

喉部肿物 ①急性喉炎：常继发于感冒之后，局部症状有声嘶、咳嗽、咳痰及喉痛，喉镜检查可见喉黏膜弥散性充血，尤其是声带充血，声带由白色变为粉红色或红色，有时可见声带黏膜下出血，声带因肿胀而变厚。②急性会厌炎：对急性咽喉部剧烈疼痛、吞咽困难的患者，口咽部检查无明显异常，间接喉镜下见充血、肿大的会厌，应考虑到急性会厌炎。③声带息肉：患者有长期声嘶病史，检查见声带的附近有肿物，一般可做出诊断。④喉水肿：发病突然，病情发展迅速，咽喉堵塞感、声嘶、喉鸣、呼吸困难、吞咽困难，发病可有一定的诱因或原因，检查可见喉黏膜高度水肿，会厌、杓会厌皱襞极度水肿，堵塞喉腔。⑤喉部肿瘤：结合喉镜及活组织检查一般可确诊。

巨舌症 增大的舌体可导致语言困难、发音不清、牙异位、咬合不良或扇形舌，受影响的区域常出现菌状乳头增大。

颅内病变 因为颅内病变病种多样，除引起语言障碍外，还有各自的病变特点，因此根据各病的临床表现，辅以脑超声波、CT、MRI、脑血管及脑室造影等可以确诊。

智力发育异常 根据患者的临床表现和病史，可做出诊断。

鉴别诊断 包括以下方面。

舌系带过短 主要与智力低下相鉴别，智力低下的小儿不能表达和理解词的意义，智力低下程度越严重语言功能就越差。

舌根部肿物 主要是几种常见的舌根部肿物之间相互鉴别。可借助B超、CT、放射性核素扫描以及活组织检查等对异位甲状腺、舌根部肿瘤、甲状舌管囊肿、舌扁桃体及叶状乳头炎进行鉴别。

喉部肿物 ①白喉：声哑、低热，全身中毒症状重，咽喉部白膜涂片见白喉杆菌。②喉结核：主要症状为声嘶及喉部疼痛，声音哑而低沉，疼痛较剧烈，常妨碍进食。检查可见喉黏膜苍白、水肿，有浅溃疡如虫蚀状，覆有脓性分泌物。病变多发于喉的后部，声带运动不受限，极少出现呼吸困难。胸部X线检查、痰培养、喉部活检均为重要鉴别诊断依据。

巨舌症 根据其临床表现很好确诊，但是具体是什么原因引起的巨舌，需要进一步检查。血液生化检查、穿刺活检及CT等有助于鉴别诊断。

颅内病变 颅内病变引起的语言障碍不难确定，关键是需要鉴别哪种颅内病变引起的语言障碍。临床上应根据上述各种疾病的特点及辅助检查予以鉴别。

处理原则 包括以下方面。

舌系带过短 在1~2岁进行舌系带矫治术。

唇腭裂 应采取综合序列治疗的原则来恢复腭部的解剖形态和生理功能，重建良好的腭咽闭合和获得正常语音；对面中部有塌陷畸形、牙列不齐和咬合关系异常者也应予以纠正，以改善他们的面容和恢复正常的咀嚼功能；对有鼻、耳疾病的患者也应及时治疗，以预防和改善听力障碍。有心理障碍的患者更不应忽视对他们进行精神心理治疗，从而使腭裂患者达到身心健康。

舌根部肿物 ①异位甲状腺：体积较小者可不用处理，观察随访；体积较大的异位甲状腺可行手术治疗。②舌根部肿瘤：手术治疗。③甲状舌管囊肿：应手术切除囊肿或瘘管，而且应彻底，否则容易复发。手术的关键是除囊肿或瘘管外，一般应将舌骨中份一并切除。④舌扁桃体炎、叶状乳头炎：抗感染治疗。

喉部肿物 ①急性喉炎：禁声使声带得到休息，及早使用足量广谱抗生素，激素用于症状重、声带肿胀明显的病例，药物雾化吸入治疗。②急性会厌炎：首先抗炎治疗，经保守治疗未见好转者或已发生晕厥、休克者，应及时行气管切开术。③声带息肉：早期可用禁声、消炎、雾化吸入、理疗等治疗；保守疗法无效，可做手术切除。术后进行发音训练。④喉水肿：保持呼吸道通畅，必要时给氧或行气管切开术；可全身应用激素，也可以局部喷雾，使肿胀迅速消退；预防性使用抗生素可防止感染；避免接触致病原因及诱因。⑤喉部肿瘤：应根据患者年龄、肿瘤大小、部位、范围及多发情况综合考虑治疗方案。⑥巨舌症：先天发育异常者无特殊治疗方法。由血管瘤、淋巴管瘤、神经纤维瘤等引起的舌体肥大可通过手术治疗；甲状腺功能低下或淀粉样变者应积极治疗原发病。

颅内病变 颅内病变引起的语言障碍其恢复较困难，原则上应积极治疗颅内病变，使其对全身的损害降到最低。根据颅内病变不同，进行相应的治疗。

智力发育异常 已经查明病因者，应尽可能设法去除病因，使其智力部分或完全恢复。同时，

综合应用医学手段、教育和职业训练等对患者进行康复训练。

（李祖兵　邢　鑫）

miànbù búduìchēng

面部不对称（facial asymmetry）

颌面部骨骼、肌肉左右不对称、上下不协调的症状。面部轻微的不对称是正常现象，但明显的不对称就可能是一种病态。

发生机制 正常情况下，颌面部的骨骼、肌肉组织的发育是同步进行的，左右对称，上下协调。但是某些因素会影响面部的正常发育，这些因素可以是先天性的，如先天性面部发育不对称，也可以是后天性的，如偏侧咀嚼引起的发育障碍；另外一些可以使面部发生肿胀的疾病也可以引起面部不对称。

临床表现 包括以下方面。

下颌骨发育过度 凹面型，面下 1/3 明显过长。可见面下部的下唇、颏部明显前突，下唇位于上唇前方。前牙对刃或反𬌗、开𬌗，后牙呈安氏Ⅲ类错𬌗畸形。可伴有双侧或单侧颞下颌关节疼痛与弹响。张口运动一般正常，多有咀嚼及语言功能障碍。

下颌骨发育不全 凸面型，患者面下 1/3 部及颏部明显后退，呈鸟嘴状畸形，称鸟形嘴或安迪·坎普（Andy Cump）脸，下唇蜷缩，常不能与上唇闭合。前牙多呈深覆𬌗、深覆盖，后牙呈安氏Ⅱ类错𬌗畸形，下前牙常向唇侧前倾代偿。部分患者伴颞下颌关节症状。

上颌骨发育过度 凸面型，面中份明显前突、变长，鼻下点显著前移，鼻唇角变小。开唇露齿，自然状态下双唇不能闭拢，微笑时牙龈外露过多。常伴颏后缩，上下前牙常向唇侧倾斜，有的伴拥挤不齐，前牙深覆𬌗、深

覆盖，两侧上颌尖牙间宽度不足。

上颌骨发育不全 凹面型，面中部明显后退，面中 1/3 缩短，上唇凹陷，双唇过度紧闭，缺乏唇间隙，鼻下点显著后退，鼻唇角较钝。前牙反𬌗，常伴有全牙弓反𬌗，后牙常呈安氏Ⅲ类错𬌗畸形，上前牙代偿性唇向倾斜，下前牙代偿性舌向倾斜。常伴咀嚼、语言功能障碍。

咬肌肥大 主要由咀嚼习惯或遗传因素造成，患者多主诉无痛性面部不对称。患者脸近似方形，面部不对称，患侧面部丰满度不如健侧，呈扁平伸长状。患侧咬肌部位明显肿大，嘱患者咬合时，可感到咬肌咬合有力，咬肌轮廓清晰可见，但因肌组织肥厚，肿大不超出咬肌范围。两侧下颌骨体及升支长度对称，患侧下颌角常外翻。张口度及咬合关系正常。

髁突肥大 一般为单侧发病，缓慢生长。早期多无自觉症状，后期可有关节弹响等症状。面部不对称，患侧下颌骨升支部增长，患侧下颌角低于健侧，颏中线偏向健侧，但两侧体部大致相等。耳前区可扪及增大的髁突。张闭口运动时，可感到关节弹响或有摩擦音。咬合关系紊乱，前牙及健侧牙列呈反咬合，患侧牙列呈近中关系，上颌后牙区舌侧倾斜。

巨颌症 又称家族性骨纤维异常增殖症，患者出生时常无异常，多在儿童及青年时期发病。女性多见，呈进行性肿大，青春期后可停止生长或速度变慢。主要侵犯上颌骨，下颌也可波及，临床表现为广泛性或局限性沿骨长轴方向膨大，具有明显的沿颌骨外形膨大的特点，表面光滑或不规则，无疼痛，牙列不齐，乳牙有不规则间隙或缺失，牙槽突

膨胀、舌抬起、言语困难，亦可出现眼球移位、鼻塞等症状。病变如扩大至髁突时导致髁突肥大，患侧下颌骨增长，可出现下颌向健侧移位。

诊断要点 包括以下方面。

下颌骨发育过度 通过临床检查可初步诊断，确诊需要 X 线头影测量。头影测量显示∠SNA 正常范围，∠SNB 超过正常范围，∠ANB 小于正常，甚至为负数。

下颌骨发育不全 通过临床检查可初步诊断，确诊需要 X 线头影测量。头影测量示∠SNA 正常，∠SNB 小于正常，∠ANB 大于正常。

上颌骨发育过度 通过临床表现可初步诊断，确诊需要 X 线头影测量。头影测量示∠SNA 大于正常，∠SNB 正常，∠ANB 大于正常。

上颌骨发育不全 通过临床检查可初步诊断，确诊需要 X 线头影测量。头影测量示∠SNA 大于正常，∠SNB 正常，∠ANB 大于正常。

咬肌肥大 患者常有不良咀嚼习惯或家族遗传史，面部呈方形，咬紧牙时咬肌轮廓清晰可见，放松后消失。可伴有患侧下颌角增生肥大及外翻表现。X 线片可见下颌角骨质增生。

髁突肥大 面部呈不对称性畸形，咬合关系异常，病变进展缓慢。X 线片可见髁突骨质增生，体积增大。

巨颌症 该病常有家族史，颌骨增大出现于 2~4 岁，呈进行性肿大，病程较长。可出现颌面部畸形、咬合功能障碍、眼球移位、鼻塞等。X 线片显示颌骨对称性多发囊性透射区，轻型病例仅可见于下颌磨牙及下颌角，重型整个下颌骨及部分上颌骨都被

累及。

鉴别诊断 包括以下方面。

下颌骨发育过度 上颌骨发育不全：面中部凹陷，面下 1/3 高度缩短，鼻下点显著后移，∠SNA 大于正常，∠SNB 正常，∠ANB 小于正常。

下颌骨发育不全 上颌骨发育过度：多为上颌前牙及牙槽骨的前突，开唇露齿，自然状态下双唇不能闭拢，微笑时牙龈外露过多，常伴有颏后缩，上下前牙常向唇侧倾斜，有的伴拥挤不齐。∠SNA 大于正常，∠SNB 正常，∠ANB 大于正常。

上颌骨发育过度 下颌骨发育不全：面下 1/3 部及颏部明显后退，呈鸟嘴状畸形，头影测量提示∠SNA 正常，∠SNB 小于正常，∠ANB 大于正常。

上颌骨发育不全 下颌骨发育过度：面下部的下唇颏部明显前突，下唇位于上唇前方。∠SNA 正常，∠SNB 超过正常范围，∠ANB 小于正常，甚至可为负数。

咬肌肥大 ①下颌角部骨组织肿瘤：下颌骨局部膨隆，可伴发疼痛、下唇麻木等症状，X 线检查可发现骨质破坏。②颞下颌关节病变：幼年时有损伤或炎症的病史，病变多累及髁突，多伴有张口受限。X 线片示颞下颌关节结构出现病变。

髁突肥大 ①咬肌肥大：患者常有不良咀嚼习惯或家族遗传史，咬紧牙时咬肌轮廓清晰可见，放松后消失。X 线片可见下颌角骨质增生，髁突未有改变。②骨组织肿瘤：髁突肥大主要通过 X 线片与之相鉴别。骨组织肿瘤在 X 线片上可表现为骨皮质破坏，多造成髁突的局限性改变，常引起关节绞锁。

巨颌症 ①与骨化纤维瘤很难鉴别。骨化纤维瘤属于真性肿瘤，有包膜，能与正常组织分开，以下颌骨多见，X 线片上见密度减低区有大小不等的斑点状钙化影，或不均匀的密度增高区；而该病多无明显的边界。该病下颌骨病变发展较大时，可使下颌管向上和外侧移位；而骨化纤维瘤长大时，一般使下颌管向下移位。病理检查可明确诊断。②成釉细胞瘤：肿瘤压迫周围骨质发生骨溶解现象，X 线片可见骨吸收阴影，但看不到骨小梁的阴影；而该病可见到骨吸收阴影又可看到数量不等的骨小梁。

处理原则 包括以下方面。

下颌骨发育过度 ①术前正畸，排齐牙列，去除下前牙（或上前牙）代偿性舌侧（或唇侧）倾斜。必要时调整下牙间隙，以利于截骨手术。②正颌手术，分体部和升支部截骨手术两类。③术后正畸，关闭间隙，调整尖窝关系。

下颌骨发育不全 ①术前正畸，排齐牙列。下前牙唇侧倾斜严重者，可正畸去代偿。②下颌升支矢状劈开前移术使用于下颌明显后缩者，效果良好；颏成形术适用于只有颏部后缩或不明显者。③术后正畸，调整尖窝关系。

上颌骨发育过度 ①必要时术前正畸，排齐牙列，降低下颌施佩曲线。必要时调整牙间隙，以利于手术。②上颌前牙根尖下截骨后退术。如下颌施佩曲线过陡，可同时行下颌前牙根尖下截骨术，降低施佩曲线。③如同时伴有较严重的上颌垂直距离过大，可做 Le Fort Ⅰ 型截骨上移后退术。④术后正畸，关闭间隙，调整尖窝关系，稳定咬合。

上颌骨发育不全 ①术前正

畸、排齐牙列、消除下前牙代偿性舌侧倾斜。②勒福（Le Fort）Ⅰ型截骨术，前移上颌骨，必要时同时下移上颌骨。③伴有较严重的鼻部凹陷者，可行高位勒福Ⅰ或勒福Ⅱ型截骨前移术。④术后正畸，调整尖窝关系，稳定咬合。

咬肌肥大 ①纠正不良习惯，停止单侧咀嚼。②如患者要求改善面貌，可从口内行部分咬肌切除术，切除部分宜为咬肌深层，有利于避免损伤面神经。③同期行下颌骨截除术，可以明显提高效果。

髁突肥大 ①宜早期手术治疗，髁突切除加关节成形术，必要时配合颏成形术，矫正偏斜的下颌形态。②如经过详细的临床检查、X 线检查随访观察或放射性核素检查，确定髁突增生停止，且关节功能良好，可行下颌升支部的截骨手术加下颌下缘修整术矫正。③手术后的咬合关系异常需要正畸治疗和颌间牵引矫正。必要时行正畸正颌联合治疗。

巨颌症 主要行手术切除，对大的弥散性的或多发性的骨纤维异常增殖症，一般在青春期后施行手术。如肿块发展较快、影响功能时，也可提前手术。

（李祖兵）

kǒuqiāng yìwèi

口腔异味（bad breath）

呼吸时口腔发出不良气味的症状。俗称口臭、口气。通常是某些口腔疾病、鼻咽部疾病和全身性疾病的症状。由于口腔异味对人的社交及情感交流等具有不可忽视的负面影响，并且带来更多的心理问题。世界卫生组织逐渐重视和加强对口臭的宣传与防治工作。

发生机制 口腔异味的产生是细菌分解蛋白质（腐败作用）的结果。微生物存在是口腔异味产生的必要条件，尤其是革兰阴性菌，口腔内微生物对各种蛋白质的腐败作用可产生挥发性硫化物（主要成分是硫化氢、甲基硫醇）及其他异味物质（如吲哚、氨、粪臭素等）等释放到口气中。腐败作用的强弱直接关系到个体是否有可闻到的异味，许多口腔局部因素如碱性 pH、菌群组成、低氧浓度的口腔环境、唾液流率下降等都会影响细菌的腐败作用。

临床表现 ①烂苹果味：常见于糖尿病患者或过度减肥的人群。由于脂肪、蛋白质分解而产生丙酮类物质，经血液到肺，又通过呼吸而散发烂苹果味。②臭鸡蛋味：多见有胃肠病的患者，胃内产生硫化氢而出现臭鸡蛋味。临床上常见的内科疾病如急慢性胃炎、消化性溃疡出现酸臭味；幽门梗阻、晚期胃癌常出现臭鸡蛋味口臭。③臭肉味：多见于口腔邻近组织疾病，可产生脓性分泌物而发出臭味，如化脓性扁桃体炎、慢性上颌窦炎、慢性咽炎、萎缩性鼻炎等，一般经抗感染治疗即可恢复。④老鼠粪味或发霉味：见于肝功能下降或慢性肝炎患者。除口腔外，汗中也有同样气味。⑤鱼腥味：鱼腥综合征患者因为体内缺乏分解三甲胺的酶类，虽然不能造成什么危害，但气味难闻。⑥氨味：主要见于肾功能下降或尿毒症患者。⑦其他：白血病、维生素缺乏、重金属中毒等疾病均可引起口臭。⑧口中异味还与饥饿、饮食、饮酒、吸烟、睡眠、药物等有关，某些食物如大蒜、洋葱和一些辛辣的调味品代谢后也可经血液到肺部发出短暂的臭味。女性月经期、吸烟等也可出现口腔异味。而健康人的口臭也可能由于不良的口腔习惯和口腔卫生造成舌背的菌斑增多、增厚所引起。

鉴别诊断 口腔异味的检测方法包括感觉测定法、气相色谱检测法、细菌分析法。口腔异味可分为真性口腔异味、假性口腔异味和口腔异味恐惧症。后二类患者所抱怨的口腔异味实际上并不存在。真性口腔异味又分为生理性、病理性（口源性和非口源性）以及其他因素引起的口臭。当口中出现异味时，要及时就医，找出原因。

处理原则 应针对引起口腔异味的原因进行，不同类型的口腔异味将遵循一定的原则防治，并对不同类型的口腔异味采取具体的方法。①对口腔异味的原因进行解释并对患者进行口腔卫生指导，定期口腔检查和洁治。这是基础治疗方法，适用于各种类型口腔异味，也是生理性口腔异味的主要处理方式。②对于口源性的口腔异味（这也是口腔异味的大多数来源），在基础治疗上需另加口腔预防措施，对各种口腔疾病特别是牙周病进行专科治疗。重点包括治疗牙周病、全口洁治、改善口腔卫生；治疗在修复过程中引起的继发龋，恢复牙间接触点，拔除无法修复的牙，治疗口腔溃疡和口干症，以达到尽可能减少蛋白质的分解产物。③对于非口源性的口腔异味，基础治疗的同时还应向内科医生和相关专科医生转诊。一般情况下非口源性口腔异味在原发病灶得到控制后即能缓解。④针对假性口腔异味的患者，首先对检查结果进行解释，进一步对患者进行相关专业知识的宣传、教育，使其确信自己不存在口腔异味。⑤口腔异味恐惧症的患者，则需要向心理科转诊。

（朱亚琴）

kǒuqiāng hémiànbù zhǒngkuài

口腔颌面部肿块 （oral and maxillofacial mass） 口腔颌面部有高出皮肤或黏膜的突起的块状物的体征。

发生机制 口腔颌面部局部组织异常生长，形成肿块。常见的原因包括肿瘤或炎症等。

临床表现 包括以下方面。

慢性炎性肿物 颌面部慢性炎症可形成局限的炎性肿块，质地较硬，与周围组织有粘连，界限不十分清楚，可有瘘管形成。

皮脂腺囊肿 常见于面部，囊肿位于皮内，并向皮肤表面膨出。囊壁与皮肤紧密粘连，中央可有一小色素点。皮脂腺囊肿发生缓慢，呈圆形，与周围组织界限明显，质地软，无压痛，可以活动。一般无自觉症状，如继发感染时可有疼痛、化脓。

皮样或表皮样囊肿 多见于儿童及青年。皮样囊肿好发于口底、颏下，表皮样囊肿好发于眼睑、额、鼻、眶外侧、耳下等部位。生长缓慢，呈圆形。皮样囊肿常位于黏膜或皮下较深的部位或口底诸肌之间。囊膜表面的黏膜或皮肤光滑，囊肿与周围组织、皮肤或黏膜均无粘连，触诊时囊肿坚韧而有弹性，似面团样。皮样或表皮样囊肿一般无自觉症状，但位于口底正中、下颌舌骨肌、颏舌骨肌或颏舌肌以上的囊肿，则多向口内发展，影响语言，甚至发生吞咽和呼吸功能障碍；位于下颌舌骨肌或颏舌骨肌以下者，则主要向颏部发展。

甲状舌管囊肿 为口腔颌面部软组织囊肿。见甲状舌管囊肿。

腮裂囊肿 为口腔颌面部软组织囊肿。见腮裂囊肿。

牙源性颌骨囊肿 为颌骨囊肿。见牙源性颌骨囊肿。

非牙源性颌骨囊肿 为颌骨囊肿。见非牙源性颌骨囊肿。

外渗性囊肿 较少见，多发生于青壮年。患者可有明显损伤史，但不为患者所注意的咬合创伤也可引起。牙数目正常，无移位现象。由于囊肿无明显上皮衬里，仅为一层纤维组织，故 X 线片上边缘常不清楚。

纤维瘤 一般生长缓慢。发生在面部皮下的纤维瘤为无痛肿块、质地较硬、大小不等、表面光滑、边缘清楚、与周围组织无粘连，一般皆可移动。发生在口腔的纤维瘤均较小。呈圆球形或结节状，可能有蒂或无蒂，肿瘤边界清楚，表面覆盖有正常黏膜，切面呈灰白色。口腔内纤维瘤多发生于牙槽突、颊、腭等部位。发生于牙槽突的纤维瘤可能使牙松动移位。局部可表现为破溃、糜烂、继发感染，可引起疼痛或功能障碍。

牙瘤 为牙源性肿瘤。参见牙瘤。

牙骨质瘤 为牙源性肿瘤。见牙骨质瘤。

成釉细胞瘤 为牙源性肿瘤。见成釉细胞瘤。

牙源性黏液瘤 为牙源性肿瘤。见牙源性黏液瘤。

血管瘤 以前对血管瘤与脉管畸形的分类和命名不是很确切，大多统称为血管瘤，并主要根据病变形态而给予命名，主要包括毛细血管瘤、海绵状血管瘤和蔓状血管瘤。见口腔颌面部血管瘤。

淋巴管瘤 按其临床特征及组织结构分为微囊型与巨囊型两类。见口腔颌面部淋巴管畸形。

神经鞘瘤 多见于中年人，生长缓慢，包膜完整。肿瘤为圆形或卵圆形，一般体积较小，但亦可长大而呈分叶状，质地坚韧。

来自感觉神经者常有压痛，亦可有放射痛。肿瘤可沿神经轴侧向左右移动，但不能沿神经长轴活动。肿瘤越大越容易黏液性变，发生黏液性变后质软如囊肿。发生内出血后穿刺时可抽出血样液体，但不凝结是其特点。

神经纤维瘤 多见于青年人，生长缓慢，口腔内较少见。口腔颌面部神经纤维瘤的主要表现是皮肤呈大小不一的棕色斑，或呈灰黑色小点状或片状病变。扪诊时，皮肤内有多发性瘤结节，质较硬。多发性瘤结节可沿皮下神经分布，呈念珠状，也可呈丛状；如来自感觉神经，可有明显触痛。沿着神经分布的区域内，有时有结缔组织呈异样增生，皮肤松弛或折叠下垂，遮盖眼部，发生功能障碍、面部畸形。肿瘤质地柔软，虽瘤内血运丰富，但一般不能压缩。邻近的骨受侵犯时，可引起畸形。头面部多发性神经纤维瘤还可伴先天性颅骨缺损。

嗜酸性粒细胞增生性淋巴肉芽肿 常发生于 20～40 岁的成年人，男性多见。发病缓慢，病程较长。软组织肿块好发部位为腮腺区、眶部、颧颊部、下颌下、颏下、上臂等区。肿块无疼痛及压痛，周界不清楚，质软，但在不同时期有所不同：初期为软橡皮样，日久逐渐硬韧，当肿块缓解时再度变软。肿块区皮肤瘙痒，一般轻微，可随病程发展而逐渐加重；并可见皮肤粗厚及色素沉着。肿块大多可以推动。有区域性及广泛性表浅淋巴结肿大，呈分散性，中度硬韧，无压痛，亦不化脓。

骨化纤维瘤 常见于青年人，多为单发性，可发生于上、下颌骨，但以下颌较为多见。女性多于男性。生长缓慢，早期无自觉症状；肿瘤逐渐增大后，可造成颌骨膨胀肿大，引起面部畸形及牙移位。发生于上颌骨者，使眼眶畸形、眼球突出或移位，甚或产生复视。下颌骨骨化纤维瘤除引起面部畸形外，可导致咬合关系异常，有时可继发感染，伴发骨髓炎。

骨巨细胞瘤 好发于 20～40 岁，常发生在颌骨的中央部，生长缓慢，如生长较快，则可能有恶性变。早期一般无自觉症状，但有时可能引起局部间歇性隐痛。发生于下颌骨者可致下颌变形，晚期可能发生病理性骨折。在上颌骨者可以波及尖牙窝或全部上颌骨，牙槽突扩张，腭部突出，面部畸形，牙可能被迫移位发生松动，若拔牙时可见创口有易出血的肉芽组织。

唇癌 为口腔癌。见唇癌。

舌癌 为口腔癌。见舌癌。

颊黏膜癌 为口腔癌。见颊黏膜癌。

牙龈癌 为口腔癌。参见牙龈癌。

腭癌 为口腔癌。见腭癌。

原发性颌骨内癌 好发于下颌骨，特别是下颌磨牙区。早期无自觉症状，以后可以出现牙痛、局部疼痛，并相继出现下唇麻木。肿瘤向骨密质浸润，在颊舌侧出现肿块，或侵犯牙槽突后出现牙松动、脱落。肿瘤也可沿下牙槽神经管传播，甚至超越中线至对侧；或自下牙槽神经孔穿出而侵犯翼下颌间隙。晚期可浸润皮肤，影响咀嚼肌而致张口受限。

纤维肉瘤 多见于儿童及青年人，男女差别不大。好发于下颌骨，其中以下颌前联合部、下颌角、髁突等处多见，上颌后部及上颌窦亦可发生。早期症状为疼痛、局部膨隆，随骨质的逐渐

破坏，转变为剧烈疼痛和反射痛，并出现牙松动和脱落。肿瘤穿破骨质和骨膜而侵犯邻近软组织后，生长速度明显加快，短期内可致面部畸形。周围型骨纤维瘤在颌骨表面膨胀性生长，产生骨质凹陷性缺损，生长较快，表面可见溃疡。中央型骨纤维肉瘤侵犯下牙槽神经时，可出现下唇感觉异常和麻木。当肿瘤累及咬肌或翼内肌时，可出现张口受限。区域淋巴结转移较少见，由于肿瘤血供丰富，可发生远处血行转移，常转移至肺部。

骨肉瘤 男性较女性多见，以 30～40 岁最为常见。下颌骨较上颌骨为多见，尤其是下颌骨体部为好发部位。早期症状为间歇性麻木和疼痛，很快转为持续性剧烈疼痛，伴有耳颞区的反射性疼痛。局部表现为颌骨膨隆肿块，生长迅速，牙槽骨及颌骨常被破坏，出现口唇麻木、牙松动、脱落，皮肤温度升高，可见怒张的血管，但少见皮肤穿破和溃烂。功能障碍主要发生于颞下颌关节如咀嚼、进食、言语困难，其次为皮肤感觉异常，肿瘤位于上颌骨者可出现鼻塞、鼻出血、流泪等症状，有时可出现眼球移位和面部畸形，骨质破坏严重可出现病理性骨折。可以沿血液循环转移至肺与肝，偶见转移至区域淋巴结。

恶性淋巴瘤 好发于青壮年，以颈部淋巴结多见，常见于牙龈、腭、颊、口咽、颌骨等部位，原发于颌骨的病变早期颌骨松质骨有不规则吸收，以后可穿破骨皮质侵入组织，引起面部肿胀。发生于淋巴结内者称结内型，以淋巴结肿大为早期表现，病变淋巴结表面皮肤正常，质地坚实有弹性，无压痛；大小不等，先为单

个，后为多个互相融合成团，失去移动性；病变早期一般无自觉症状，一旦迅速发展可引起相应症状，如局部出血、疼痛、鼻塞以及咀嚼、吞咽、呼吸困难等，晚期常有发热、食欲缺乏、消瘦、贫血等症状。

浆细胞肉瘤 多见于 40～70 岁，男性多于女性。好发于胸骨、肋骨、颅骨、骨盆及下颌骨等。也可单发于下颌，但极为少见。早期呈局限性结节状，位于骨髓中，肿瘤逐渐向周围浸润，骨皮质隆起。表现为全身乏力、体重减轻、轻度背痛。疼痛是主要症状，初期为间歇性疼痛，休息时可以缓解，劳动后加重，随肿瘤的进展呈持续性疼痛，为压痛性肿块。

诊断要点 包括以下方面。

炎性肿物 表现为局部的红、肿、热、痛以及功能障碍，必要时行 X 线检查、血液检查等帮助确诊。

皮脂腺囊肿 皮下圆形囊性肿物，中央有一小色素点，穿刺物为乳白色粉粒状或油脂状物质。

皮样或表皮样囊肿 触诊有面团样感觉，穿刺见乳白色豆腐渣样物质，大体标本有时可见毛发，镜下可见脱落的上皮细胞、毛囊和皮脂腺等结构。

甲状舌管囊肿 颈部正中线附近出现柔软囊性包块，位于舌骨下者可随吞咽上下移动，穿刺为透明或浑浊的黄色液体。

腮裂囊肿 根据病史、临床表现以及穿刺抽出黄色或棕色的、清亮或微浑的、不含或含胆固醇结晶的液体可确诊。

牙源性颌骨囊肿 病史、临床表现、穿刺检查及 X 线检查对诊断有很大帮助。①根尖周囊肿：口腔检查往往可见深龋、残根、

死髓牙，X线上显示为患牙根方一边缘整齐的透明阴影，常伴有白色骨质反应线。②始基囊肿：X线表现为单个的透明阴影，有骨质反应线，穿刺可得草黄色液体。③含牙囊肿：X线片可见囊肿围绕牙冠的典型表现。④角化囊肿：囊内大多可见黄色、白色角蛋白物质混杂其中。囊肿在X线上显示为一清晰圆形或卵圆形的透明阴影，边缘整齐，周围常呈现一明显白色骨质反应线。

非牙源性颌骨囊肿　根据囊肿出现的部位及临床表现、X线片即可确诊，此类囊肿与牙无任何关系。

外渗性囊肿　有损伤史，牙数目正常，无移位。X线片见囊肿边缘不像牙源性颌骨囊肿清楚。

纤维瘤　发生在口腔颌面部软硬组织浅面，表面覆盖正常黏膜；呈圆形突起，界限清楚；生长缓慢，多无症状，质地也比较坚硬。

牙瘤　颌骨膨隆。X线片示有很多大小形状不同、类似发育不全的影像，或透射度似牙组织的一团影像，为牙瘤的被膜。

牙骨质瘤　无症状性牙槽骨区域性膨大，受累牙活力正常。X线片显示根尖周围有不透光阴影。

成釉细胞瘤　根据病史、临床检查、X线片特点及穿刺检查，即可初步确诊。X线片表现为骨组织被肿瘤代替，骨质膨胀吸收，呈现出肿瘤的透光阴影，可为单房型、多房型或蜂窝型。穿刺液检查一般成釉细胞瘤的囊液呈黄褐色，无脱落的上皮细胞。

牙源性黏液瘤　生长缓慢，具有局部浸润性生长的临床表现。X线片示颌骨骨质膨胀、蜂房状透光阴影。

血管瘤　婴儿出生后不久出现红斑，毛细血管快速增色，静止消退缓慢。

淋巴管瘤　表浅的淋巴管瘤根据临床表现诊断并不困难，位置较深的淋巴管瘤穿刺和体位移动试验有助于诊断。淋巴管瘤体位移动试验阴性，穿刺可抽出淋巴液。

神经鞘瘤　好发于青壮年。无痛性肿块，穿刺可抽出褐色不凝固血性液体，肿瘤活动度与神经相关。

神经纤维瘤　有家族史。皮肤上有咖啡色或棕色斑块，大于1.5cm，有6个以上时即可确定为神经纤维瘤。

嗜酸性粒细胞增生性淋巴肉芽肿　局部软组织肿块，界限不清，可扪及多个结节，病变区皮肤增厚及色素沉着，血常规检查可见嗜酸性粒细胞明显增高。

骨化纤维瘤　常见于年轻女性。X线片示颌骨局限性膨胀，病变内可见不等量和不规则的钙化阴影。

骨巨细胞瘤　多见于20~40岁。X线片呈肥皂泡沫样或蜂房状阴影，伴骨质膨胀。

唇癌　唇红缘部位的火山口状溃疡或菜花状肿块。确诊依赖活组织检查。

舌癌　肿瘤所在部位常有慢性刺激因素存在，舌缘舌体溃疡，颈部淋巴结转移，活组织检查以明确肿瘤性质。

颊黏膜癌　颊黏膜有糜烂、溃疡，晚期侵犯颊肌、颌骨可致张口受限，活组织检查以明确肿瘤性质。

牙龈癌　牙龈菜花状溃疡，局部疼痛，牙松动、移位，侵犯下牙槽神经可有下唇麻木，侵犯咀嚼肌可出现张口受限。

腭癌　腭部肿块或溃疡，X线片示腭骨及上颌骨破坏，活组织检查有助于进一步诊断。

原发性颌骨内癌　主要根据病史及临床表现、X线检查诊断。X线片示病变早期局限于根尖骨质内，不规则虫蚀状破坏，以后侵蚀骨密质，活组织检查可进一步确诊。

纤维肉瘤　颌面部球形或分叶状肿物，表面呈紫红色，常有溃疡，易出血。X线片示病变呈侵袭性破坏。

骨肉瘤　颌面部球形或分叶状肿物，常有溃疡，容易出血，局部疼痛伴麻木，牙松动、移位。X线片表现为溶骨性破坏。成骨性骨肉瘤可见斑片状与日光放射状密度增高，可见骨膜反应。

恶性淋巴瘤　由于恶性淋巴瘤的临床表现呈多形性，主要依靠活检方能确诊，X线片可作为辅助诊断。

浆细胞肉瘤　多见于中老年男性，疼痛剧烈。X线片示骨质呈圆形凿孔样溶骨性改变，骨髓穿刺检查发现肿瘤性浆细胞可明确诊断。

鉴别诊断　包括以下方面。

炎性肿物　颌面部肿瘤于颌面部不明原因的进行性肿大，可出现牙松动、脱落，颌面部皮肤麻木，局部淋巴结肿大。X线片显示占位性病变。

皮脂腺囊肿　与脂肪瘤、静脉畸形、纤维瘤鉴别见皮样或表皮样囊肿。

皮样或表皮样囊肿　①脂肪瘤：肿物质地软，周界清楚，与皮肤无粘连。②静脉畸形：肿物质软囊性，周界清楚，体位实验阳性，穿刺有血液。③纤维瘤：肿物质地较硬，表面光滑，界限清楚，与周围组织无粘连。④甲状舌管囊肿：囊性肿物，可随吞咽运动，穿刺可抽出透明或微黄的黏稠液体。

甲状舌管囊肿 ①异位甲状腺：位于舌根部或舌盲口咽部，患者有典型的"含橄榄"语音。②与脂肪瘤、静脉畸形鉴别见皮样或表皮样囊肿。

腮裂囊肿 ①颈动脉体瘤：实性，有搏动，瘤体血供丰富。②囊性水瘤：质软囊性，可抽出黄色清亮液体，镜检有淋巴细胞。③神经鞘瘤：多为实性，部分可有中心液化，可抽出血样液体，但不凝固。

牙源性颌骨囊肿 ①成釉细胞瘤：角化囊肿易与成釉细胞瘤混淆，成釉细胞瘤穿刺可抽出黄色、黄褐色液体，可含胆固醇结晶。X线片示以多房性阴影常见，边缘呈切迹状，分房大小不等；可向牙根间浸润，牙根成锯齿状吸收；部分边缘骨质增生硬化。单房性表现为单一囊状阴影，边缘成分叶状，有切迹。可含完整牙而非单独牙冠。②牙源性纤维瘤：X线片示多房性透光阴影，分隔少，房室多成立方形，内可见不规则密度增高影，多由埋伏牙存在，骨密质膨胀。③牙源性黏液瘤：颌骨进行性膨隆，表面光滑呈结节状，可穿破骨质，扣诊质地柔软。病变区常伴有缺牙、牙松动、移位或脱落。X线片显示界限清楚的透光阴影，呈单个或蜂房状和泡状，有白色条纹穿越密度减低区，似火焰状。骨密质消失，牙根可有吸收，可见阻生牙存在。

非牙源性颌骨囊肿 牙源性囊肿与非牙源性囊肿的生长部位不同。

外渗性囊肿 ①根尖周囊肿：有病灶牙，可继发感染，X线片显示单房囊状影像。②下颌正中囊肿：下中切牙牙根之间，黏膜膨隆。X线片显示下颌骨正中囊肿阴影，边缘清晰。③皮脂腺囊肿：囊性，皮下圆形肿物，中央有小色素点，穿刺为乳白色粉粒状或油脂状物质。

牙瘤 ①牙本质瘤：多见于年轻人，好发于下颌磨牙区，X线片表现为一个浑浊的不透光阴影。②牙骨质瘤：多见于中年女性，病变多发、对称分布，上下颌均可发生。X线片示根尖周围有不透光阴影。

牙骨质瘤 ①根尖周囊肿：牙髓一般无活力。X线片示根尖周边缘光滑、清晰透射影，边缘致密骨白线。②根尖周肉芽肿：牙髓无活力，常有牙体硬组织疾病。X线片示根尖周边缘清晰透射影，边缘无致密骨白线。

成釉细胞瘤 ①牙源性腺样瘤：常见于青少年，以上颌尖牙区多见。X线片示单房性阴影伴钙化小点或含牙。②牙源性角化囊肿：一般常有瘘孔形成，很少有牙松动、脱落，可为单房或多房，沿下颌骨中轴成轴向生长，常见舌向生长。囊性，可抽出乳白色或黄色皮脂样物质。

牙源性黏液瘤 ①成釉细胞瘤：颌骨呈膨胀性缓慢生长，可出现牙松动、移位，下唇麻木或病理性骨折。穿刺可抽出黄色、黄褐色液体，可含胆固醇结晶。X线片示大小不一的多房性透光区，分隔彼此交错，牙槽间隔出现骨吸收。②颌骨中心性巨细胞瘤：常发生在颌骨的中央部，颌骨膨胀明显。X线片示病变呈肥皂泡沫样或蜂房状囊性阴影，伴骨质膨隆。

血管瘤 ①淋巴管瘤：微囊性淋巴管瘤皮肤表面呈小圆形囊性结节状或点状病损，囊性水瘤皮肤可无异常，扪诊柔软，不能压缩，体位移动试验阴性，穿刺可抽出淋巴液。②皮肤血管痣：表面血管扩张，皮肤内有红色素沉着，压迫时不发白，不褪色。

淋巴管瘤 ①血管瘤：出生后不久出现红斑，毛细血管快速增色，静止消退缓慢。②血管畸形：多数在出生时发现，无快速生长期，随着年龄增大而增大，不会自行消退，穿刺可抽出血液。

神经鞘瘤 ①颈动脉体瘤：可以借助超声检查、颈动脉造影检查等相鉴别。②纤维瘤：无痛性肿块，质硬，表面光滑，可各个方向移动。

神经纤维瘤 ①血管畸形：穿刺可抽出血液，体位实验阳性。加压后体积缩小，压力去除后随即复原。②囊性水瘤：婴幼儿多见，表面皮肤正常，触诊柔软，有明显波动感，无压缩性，体位移动试验阴性，透光试验阳性，穿刺抽出液体为黄色清亮液体。

嗜酸性粒细胞增生性淋巴肉芽肿 ①纤维瘤：无痛性肿块，质硬，表面光滑，可各向移动。②唾液腺肿瘤：唾液腺良性肿瘤肿块明显、局限，界限清楚，活动度好，有确切的肿瘤形态和界限，皮肤无异常。唾液腺恶性肿瘤界限不清，呈侵袭性，且进展迅速。

骨化纤维瘤 骨纤维异常增殖症：发病早，上颌骨多见，常为多发性。X线片示颌骨广泛性或局限性沿骨长轴向发展，病变与正常骨无明显界限。

骨巨细胞瘤 ①巨细胞肉芽肿：颌骨局部膨隆，可引起牙移位、松动或牙根吸收。X线片示单房影像，有骨样组织或骨小梁发生，边界清晰。②甲状旁腺功能亢进：骨损害的基础上，表现为褐黄色病变。该病常为多发性囊变，除颌骨外常伴有长骨病变。

唇癌 ①慢性唇炎：下唇常见，唇黏膜皲裂、糜烂、渗出及出血，局部外用抗生素软膏涂敷可获良好效果。②盘状红斑狼疮：女性多见，病变呈局限性增厚的红斑，中央微凹，溃疡经久不愈，边缘隆起，表面可伴鳞屑、血痂或皲裂。后期可出现多发性皮肤病变，血清免疫学及病理检查可诊断。

舌癌 ①创伤性溃疡：多见于老年人，患者常有不良修复体或锐利的牙边缘等导致舌侧缘损伤，损伤部位与刺激部位相吻合，溃疡深浅不一，但无硬结，一般刺激去除后短期可自行愈合，但如经一周时间不愈合，则应行病理检查。②结核性溃疡：多有结核史，病灶多在舌背，偶尔在舌侧缘和舌尖，常为疼痛而不硬的盘状溃疡，有时可带蒂，有时基底较宽而无蒂，必要时也应切取活检。

颊黏膜癌 ①创伤性溃疡：多见于老年人，患者常有不良修复体或锐利的牙边缘等导致舌侧缘损伤，损伤部位与刺激部位相吻合，溃疡深浅不一，但无硬结，一般刺激去除后短期可自行愈合，但如经一周时间不愈合，则应行病理检查。②白斑：是口腔黏膜上一种不能诊断为任何其他疾病的显著的白色病变，目前被认为是癌前病变。发病部位以颊、舌、唇、口底多见，无明显症状。检查可见黏膜白色斑块或斑片，大小不等，表面粗糙而无光泽，触之较硬，微高出黏膜表面，其上有裂纹或裂沟，边界清楚，周围黏膜正常或部分出血，有时可见白斑表面有糜烂或溃疡或疣状、颗粒状病变，基底多无浸润。病

理检查可明确诊断。

牙龈癌 单个圆形或椭圆形乳头状突起，咬破后可形成溃疡，无浸润性生长。较少引起牙松动。

腭癌 ①唾液腺癌：多位于软硬腭交界处，肿物局限，表面黏膜多完整。②梅毒：腭部树胶样肿，脱落处形成边缘整齐的洞穿性缺损。

原发性颌骨内癌 慢性骨髓炎：有炎症病史，颌骨膨隆较少见。X线片示骨质破坏及增生修复同时存在，有死骨形成。

纤维肉瘤 ①原发性颌骨内癌：好发于下颌磨牙区，颌骨局限性膨隆。X线片示骨质破坏，呈溶骨性改变、边缘不规则、虫蚀状。②骨肉瘤：原发于颌骨的高度恶性肿瘤。肿瘤由成骨纤维发生，以肿瘤细胞直接形成骨和骨样组织为特征。男性较女性多见，下颌骨体部为好发部位。骨肉瘤的生长速度比较快，疼痛也比较剧烈。进一步明确诊断依靠病理检查。

骨肉瘤 ①颌骨中央型癌：好发于下颌磨牙区，颌骨局限性膨隆。X线片示骨质破坏，呈溶骨性改变，边缘不规则，虫蚀状。②颌骨边缘性骨髓炎：有炎症病史，多发生于下颌骨升支部位。X线片示见骨髓腔弥漫型密度增高，皮质外骨质增生呈团块状，不见放射状骨质增生。

恶性淋巴瘤 与口腔颌面部朗格汉斯细胞组织细胞增生症相鉴别。

浆细胞肉瘤 骨源性肉瘤：病变局限，较少有骨质破坏。X线片有骨膜反应，病理检查可帮助诊断。

处理原则 包括以下方面。

炎性肿物 全身给予大剂量抗生素及支持疗法；脓肿形成后

及时切开引流；积极治疗原发灶。

皮脂腺囊肿 手术治疗。切除时切除包括与囊壁粘连的皮肤。

皮样或表皮样囊肿 手术治疗。在口底下颌舌骨肌，特别是颏舌骨肌或颏舌肌以上的囊肿，应在口底黏膜上做弧形切口；如果囊肿位于下颌舌骨肌以下，则应在颏下部皮肤做切口；颜面部表皮样囊肿，应沿皮纹在囊肿皮肤上做切口。

甲状舌管囊肿 应手术切除囊肿或瘘管，而且应彻底，否则容易复发。手术的关键是，除囊肿或瘘管外一般应将舌骨中份一并切除。

鳃裂囊肿 根治的方法是手术彻底切除，如遗留有残存组织，可导致复发。

牙源性颌骨囊肿 采用手术治疗，如伴有感染须先用抗生素或其他抗菌药物控制炎症后再行手术治疗。

非牙源性颌骨囊肿 一旦确诊后，应及时早期进行手术治疗，以免引起邻近牙的继续移位和造成咬合关系异常。

外渗性囊肿 宜采用手术治疗，以免日久波及有关牙根。

纤维瘤 主要采用手术完整切除，牙槽突的纤维瘤除须拔除有关牙外，有时还需要将肿瘤所侵犯的骨膜一并切除。

牙瘤 手术摘除。一般将肿瘤表面骨质凿去后，取出牙瘤并将其被膜刮除

牙骨质瘤 手术摘除。如肿瘤较小又无症状时，可无需治疗。

成釉细胞瘤 主要为手术治疗。至少在肿瘤外正常组织0.5cm以上切除，对较小的肿瘤可行下颌骨方块切除，以保存下颌骨的连续性；对较大的肿瘤应将病变的颌骨整块切除，以保证

手术后不再复发。

牙源性黏液瘤 主要采取完整手术切除。

血管瘤 治疗应根据病变类型、位置及患者的年龄等因素来决定。目前的治疗方法有手术切除、放射治疗、激素治疗、低温治疗、激光治疗、硬化剂治疗等，一般采用综合治疗。对婴幼儿的血管瘤应行观察，如发展迅速时，也应及时给予一定的干预治疗。

淋巴管瘤 主要采用手术。

神经鞘瘤 手术摘除。若为周围神经鞘瘤，可用手术完整摘除，若肿瘤位于重要神经干时，手术时可将肿瘤上神经干外膜沿纵轴切开，小心地剥开神经纤维，然后将肿瘤摘除。

神经纤维瘤 手术切除。对小而局限的神经纤维瘤可以一次完全切除；但对巨大肿瘤只能做部分切除，以纠正畸形及改善功能障碍。

嗜酸性粒细胞增生性淋巴肉芽肿 首选放射治疗，多发性者应以化疗及肾上腺皮质激素治疗为主。也可考虑部分手术切除。

骨化纤维瘤 手术切除。能全部切除且功能影响不大者，宜早期手术；不能全部切除或切除后功能影响较大者，应在青春期后施行手术，以改善面部畸形；肿瘤巨大、面部畸形严重者，可连同肿瘤做彻底截骨术。

骨巨细胞瘤 手术切除。

唇癌 早期可采用手术治疗、放射治疗、激光治疗或低温治疗，晚期则应采用手术治疗。

舌癌 以综合疗法为主。早期可选用间质内放射治疗；晚期则应首选手术治疗，对波及口底及下颌骨的舌癌，应施行舌、下颌骨及颈淋巴联合清扫术。

颊黏膜癌 小的颊黏膜鳞癌可采用放射治疗。如对放射治疗不敏感以及较大的肿瘤，应行手术治疗；术前可先行化疗。对晚期的颊黏膜癌已侵及颌骨，并有颈淋巴结转移时，可行颊、颌、颈联合根治术，术后洞穿性缺损可待肿瘤控制后施行整复手术。

牙龈癌 以手术治疗为主。放射治疗一般仅适用于未分化的牙龈癌。有颈部淋巴结转移者，应同期实施手术治疗。

腭癌 手术治疗或低温治疗，组织缺损可用赝复体修复，颈淋巴结一般行选择性手术，有转移时才同期行颈淋巴清扫术。

原发性颌骨内癌 手术是主要方法。一般应行选择性颈淋巴清扫术，为了防止远处转移，尚应配合化疗。

纤维肉瘤 手术治疗。

骨肉瘤 手术扩大切除，术后辅以化疗。

恶性淋巴瘤 对放疗或化疗都比较敏感，治疗原则力求个体化，主要取决于病理类型和临床分期。

浆细胞肉瘤 对多发性病变一般采用化疗为主的综合治疗，单发性浆细胞肉瘤可采用放疗或手术切除后辅以放疗或化疗。

(李祖兵 邢 鑫)

kǒuqiāng hémiànbù lòuguǎn yǔ dòudào

口腔颌面部瘘管与窦道（oral and maxillofacial fistula/sinus）

瘘管指连接两个体腔或连接体腔与体表的病理性管道，内衬上皮或肉芽组织，有两个开口。窦道是指深部组织通向皮肤或黏膜的盲性管道，管壁为感染的肉芽组织或上皮衬里，仅一个开口。

发生机制 口腔颌面部皮肤、黏膜上瘘管、窦道的发生有先天性因素与后天性因素，先天性瘘管、窦道由胚胎发育异常所致，后天性则由感染、外伤、肿瘤破溃所致。先天性因素所致瘘管形成机制是胚胎发育过程中，部分组织未正常融合，形成了一端或两端开口的管道。而炎症或肿瘤所致瘘管形成的机制是局部组织内的较大坏死灶，不易完全吸收，其周围发生炎症反应，白细胞释放蛋白水解酶，加速坏死边缘坏死组织的溶解、吸收，使坏死灶与健康组织分离，形成病理性盲管。外伤所致瘘管的发生机制则十分容易理解，主要是异物进入机体后形成一管道。

临床表现 包括以下方面。

牙槽脓肿 急性根尖周炎时，一般不出现瘘孔，只是经过根尖脓肿、骨膜下脓肿、牙槽脓肿，自溃排脓或切开引流后转为慢性炎症，患牙未经治愈遗留瘘孔。一般无自觉症状，叩诊时患牙有轻微疼痛，多有反复肿胀史，口内窦道口相应部位能找到病源牙，牙髓活力测试无反应，X线检查可见患牙牙根尖周骨质稀疏。瘘孔的部位取决于脓液排泄的途径：上颌切牙根尖位于鼻底部，可在鼻前庭出现窦道；上颌尖牙牙根位于眶下孔下方尖牙凹处，可导致鼻翼旁或内眦部皮瘘；上颌前磨牙及磨牙很少出现皮瘘；下颌是牙源性感染的好发部位，下颌前牙多见颏瘘及颏下瘘，下颌后牙多见面颊瘘和颌下瘘。

颌骨骨髓炎 能引起皮肤黏膜瘘孔或窦道的颌骨骨髓炎主要是慢性化脓性颌骨骨髓炎、新生儿颌骨骨髓炎以及放射性骨坏死。①慢性化脓性颌骨骨髓炎：一般有急性颌骨骨髓炎的病史，病情迁延日久而形成慢性颌骨骨髓炎。其典型症状为多个相邻牙松动，颌面部及口腔内有多个瘘孔存在，由瘘孔或龈沟溢出较多的脓汁。有死骨形成时，可以探到活动的死骨，死骨较大较多时，可能出现下颌骨病理性骨折。由于局部的变化，慢性炎症可转为亚急性炎症。反复发作，面部形成瘢痕。触之硬韧，炎症波及咬肌、翼内肌时可出现明显的开口困难。慢性颌骨骨髓炎的患者，病程较长，机体消耗较大，多有消瘦、贫血等症状。②新生儿颌骨骨髓炎：是非牙源性感染，多发生在上颌骨，急性期患儿有明显的全身症状，发热、哭闹。实验室检查白细胞计数明显升高。严重时可有败血症的表现，治疗不当或不及时，可危及生命。眶下区红肿，波及眼睑可致睑裂变窄，眼结膜充血，常伴发眶下间隙蜂窝织炎。化脓期可触及波动，切开引流或自溃后，可在眼内眦下方皮肤处、硬腭、牙槽突、鼻腔或前庭沟处流出脓液，或有小死骨片，遗留瘘孔，经久不愈。发生于下颌角处者，炎症可波及咬肌，出现开口受限。③放射性骨坏死：疾病发展缓慢，一般在接受放疗后的数月乃至数年才出现，多伴有局部皮肤及软组织深达骨面的瘘管，常伴有不同程度的细菌感染；颌面部软组织溃烂肿痛，可有颊部洞穿、下颌骨暴露、面部变形、张口受限；口内牙龈红肿，牙松动、脱落，牙槽突外露。

上颌窦瘘　上颌后牙拔除、上颌骨囊肿手术、上颌牙种植手术时不慎穿破上颌窦导致感染引起上颌窦瘘。患者可出现上颌窦胀痛、头痛或眼眶、额部放射性痛，或向颊、颞放散，患侧鼻腔鼻甲充血，有大量脓性分泌物，有恶臭气味，眶下区水肿，尖牙窝、上牙槽压痛，捏鼻鼓气实验可见空气自牙槽窝内冒出。

颌骨囊肿　引起颌面部瘘管或窦道的颌骨囊肿主要为牙源性颌骨囊肿。牙源性颌骨囊肿根据组织来源和发病部位分为根尖周囊肿、始基囊肿、含牙囊肿、牙源性角化囊肿。颌骨牙源性囊肿多发生于青壮年，可发生于颌骨任何部位。根端囊肿多发生于前牙；始基囊肿、角化囊肿则好发于下颌第三磨牙区及下颌支部；含牙囊肿除下颌第三磨牙区外，上颌尖牙也是好发部位。牙源性颌骨囊肿生长缓慢，初期无自觉症状。若继续生长，骨质逐渐向周围膨胀，则形成面部畸形。如果囊肿发展到更大时，表面骨质变为极薄的骨板，扪诊时可有乒乓球样的感觉，并发出所谓羊皮纸样脆裂声，最后此层极薄的骨板也被吸收时，则可发生波动感。由于颌骨的颊侧骨板一般较舌侧为薄，所以一般囊肿大多向颊侧膨胀。当下颌囊肿发展过大、骨质损坏过多时，可能引起病理性骨折。如邻近牙受压、根周骨质吸收，可使牙发生移位、松动与倾斜。根端囊肿可在口腔内发现深龋、残根或死髓牙。始基、含牙及角化囊肿则可伴先天缺牙或有多余牙。如因拔牙、损伤使囊肿破裂时，可以见到囊内有草黄色或草绿色液体流出；如为角化囊肿，则可见似皮脂样物质。

口鼻瘘　是连接口腔与鼻腔的病理性通道。造成口鼻瘘的病因有感染、外伤、肿瘤以及不成功的手术。上中切牙发生的牙槽脓肿、坏疽性口炎、梅毒、麻风是造成口鼻瘘的感染因素；上颌骨肿瘤尤其是恶性肉芽肿常破坏腭骨造成口鼻瘘；小儿患者常因玩耍竹签、木筷造成口鼻相通。口腔科常见的口鼻瘘多继发于唇腭裂修复术以及上颌前份埋伏牙

拔除术。

甲状舌管瘘　主要为先天发育畸形及甲状舌管囊肿因感染破溃或手术切开形成瘘。瘘孔或囊肿多位于颈前正中部、舌骨和甲状软骨之间处，偶有偏离正中而位于一侧。囊肿界限清楚。局部可触及条索状物与舌骨粘连，所以瘘孔可随吞咽运动而移动。瘘孔中可有黏液或脓性分泌物。

鳃裂瘘　①第一鳃裂瘘，婴儿时期在下颌角处即能发现瘘孔，或在耳垂下后胸锁乳突肌前缘有小结节破溃后溢出豆腐渣样分泌物或脓性分泌物，有时可以出现炎性反应，炎症可以反复发作，时好时坏，少数病例也可以在外耳道下部形成瘘孔。②第二鳃裂瘘，瘘孔位于胸锁乳突肌前缘和下颌角下缘之间，在新生儿或婴幼儿时即可发现胸锁乳突肌前缘中 1/3 与下 1/3 交界处发现瘘孔。瘘孔或窦道可有 3 种情况：①只有外口，咽部没有内口，盲管型最为常见。②只有内口没有外口，肿胀后切开引流遗留瘘孔经久不愈。③既有外口，又有内口，皮肤外口有黏性分泌物溢出，咽侧内口过大时，液体性食物可由外口溢出。④第三鳃裂瘘，部位多在胸锁乳突肌前缘下 1/3 处。⑤第四鳃裂瘘，极为罕见，主要在下颈部及胸部发生瘘孔。

先天性耳瘘　是一种常见的先天耳畸形。为胚胎时期形成耳郭的第一、二鳃弓的 6 个小丘样结节融合不良或第一鳃沟封闭不全所致。耳前瘘管瘘口多位于耳轮脚前，另一端为盲管，深浅、长短不一，还可呈分枝状。瘘管多为单侧性，也可为双侧。管腔壁为复层鳞状上皮，具有毛囊、汗腺、皮脂腺等，故挤压时有少量白色黏稠性或干酪样分泌物从

管口溢出。平时无症状，继发感染时则局部红、肿、疼痛，反复感染破溃后可形成瘢痕。

异物所致窦道　多见于手术或外伤后，组织内存留的丝线组织或其他异物发生免疫排斥反应或继发感染所致。窦道反复感染，经久不愈，流出脓性分泌物。

诊断要点　包括以下方面。

牙槽脓肿　检查患牙有龋齿或有牙髓炎的病史，瘘孔或窦道在口内相应部位能找到病源牙，牙髓无活力，X 线片显示患牙根尖周骨质破坏。

颌骨骨髓炎　①慢性化脓性颌骨骨髓炎：一般有急性颌骨骨髓炎的病史，迁延日久，甚至数年或数十年，有窦道形成和溢脓，死骨形成后可从瘘孔排出小片死骨，伴有不同程度的张口受限及牙松动。X 线片显示颌骨骨小梁破坏，死骨形成，个别病例可有病理性骨折。②新生儿颌骨骨髓炎：多发生于 3 个月内的婴儿，硬腭或牙槽突处形成脓肿、瘘管，鼻腔有脓性分泌物。X 线片示早期骨质疏松不明显。③放射性骨坏死：有大剂量放射治疗史，多伴有皮肤及软组织深达骨质的瘘管，并有不同程度的细菌感染，X 线片示骨质不规则斑片状透光区，偶尔伴有骨质增生或死骨形成。

上颌窦瘘　患者有上颌拔牙史或手术史，上颌窦压痛、放射痛，鼻腔有脓性分泌物，捏鼻鼓气实验有空气从牙槽窝溢出。X 线片示上颌窦密度增高，产生均匀模糊的影响，瘘孔较大可看到骨质缺损。

颌骨囊肿　主要根据病史、临床表现做出诊断，穿刺及 X 线片对诊断有很大帮助。穿刺可见草黄色囊液，在显微镜下可见到胆固醇晶体；角化囊肿大多可见

黄色、白色角蛋白物质混杂其中。囊肿在 X 线片上显示为一清晰圆形或卵圆形的透明阴影，边缘整齐，周围常呈现一明显白色骨质反应线。根端囊肿在口腔内可发现深龋、残根或死髓牙，其他牙源性囊肿在口内可能有缺牙。

口鼻瘘　进食时食物、液体容易进入鼻腔，说话时鼻音明显，鼻腔分泌物流入口腔后常有咸味或臭味，结合病史及临床检查，可做出诊断。

甲状舌管瘘　颈前部舌骨平面下方圆形肿块，可随吞咽上下移动，感染或破溃后可形成经久不愈的瘘管，分泌物为淡黄色黏液样液。

腮裂瘘　根据临床表现诊断多无困难，由瘘孔逆行碘油造影，可以确定瘘管的走行方向、瘘管有无分支及内口的位置等。

先天性耳瘘　先天性疾病，耳轮脚前出现瘘管，患者常无自觉症状，挤压时有白色黏稠或干酪样分泌物从管口溢出。

异物所致窦道　有外伤史或手术史，X 线检查可见窦道深部有异物。

鉴别诊断　包括以下方面。

牙槽脓肿　①慢性牙槽脓肿一般与非牙源性颌骨囊肿相鉴别，颌骨内非牙源性囊肿病变范围位于根尖周或牙根之间，牙髓活力正常。X 线片显示牙周膜间隙为连续规则的透射影。②化脓性颌骨骨髓炎：从瘘口处可探及粗糙骨面，有反复发作史。X 线片示颌骨呈不规则破坏和增生，可有死骨形成。

颌骨骨髓炎　①上颌骨骨髓炎应与上颌窦癌相鉴别，上颌窦癌可出现牙痛、牙移位、脱落、鼻塞、颊部肿胀、麻木等症状。X 线片示上颌窦内有不规则骨质破

坏。②骨肉瘤及纤维肉瘤：下颌骨边缘性骨髓炎应与骨肉瘤及纤维肉瘤相鉴别，后两者病程较快，多成进行性颌面骨膨隆性生长。X 线片示不同程度、不同性质骨质破坏，呈中心性由内向外发展；后期肿块破溃，伴发溢液或出血。③眶下间隙感染：眶下区肿胀，以尖牙部皮肤为中心的红、肿、热、痛最明显，眶下区相应的龈颊沟处有压痛并扪及波动感，患者可伴有发热、白细胞计数增加等全身症状。④恶性肿瘤复发：放射性骨坏死需与恶性肿瘤复发相鉴别，恶性肿瘤复发在临床上可触及肿块。X 线片可见骨质破坏进展迅速，且骨质破坏不限于照射野内。

上颌窦瘘　需与上颌窦炎相鉴别。上颌窦炎会出现面颊部疼痛、头部钝痛、下眼睑红肿，头前倾位时有脓液流出，捏鼻鼓气实验无空气从牙槽突溢出。

颌骨囊肿　①成釉细胞瘤：穿刺可抽出黄色、黄褐色液体，可含胆固醇结晶。X 线片以多房性阴影常见，边缘呈切迹状。②牙源性纤维瘤：X 线片显示多房性透光阴影，分隔少，房室多成立方形，内可见不规则密度增高影。③牙源性黏液瘤：颌骨进行性膨隆，表面光滑呈结节状，可穿破骨质，扪诊质地柔软。X 线片显示界限清楚的透光阴影，呈单个或蜂房状。

口鼻瘘　先天性腭裂易与口鼻瘘混淆，腭裂婴幼儿硬腭或软腭出现缺损，吮吸功能异常，有腭裂语音、牙列错乱及颌骨发育不良等，身体其他部位正常。

甲状舌管瘘　①皮样囊肿：触诊有面团样感觉，穿刺见乳白色豆腐渣样物质，大体标本有时可见毛发，镜下可见脱落的上皮

细胞、毛囊和皮脂腺等结构。②颌面部淋巴结炎：主要表现为局部淋巴结肿大，压痛明显，可伴有发热等全身症状。

腮裂瘘 ①颈动脉体瘤：实性，有搏动感，瘤体血供丰富。②囊性水瘤：质软，囊性，可抽出黄色清亮液体，镜检有淋巴细胞。③神经鞘瘤：多为实性，部分可有中心液化，可抽出血样液体，但不凝固。

先天性耳瘘 因解剖位置相近，先天性耳瘘需与腮腺瘘、腮裂瘘相鉴别。①腮腺瘘：常有外伤史或化脓性感染史，典型症状是流出透明的液体，咀嚼时增多，腮腺造影有助于诊断。②腮裂瘘：位于面颈部侧方的胸锁乳突肌附近，由瘘孔逆行碘油造影，可以确定瘘管的走行方向及位置等。

异物所致窦道 ①恶性肿瘤复发：在临床上可触及肿块，X线片可见占位性病变。②腮裂瘘：位于面颈部侧方的胸锁乳突肌附近，由瘘孔逆行碘油造影，可以确定瘘管的走行方向及位置等。

处理原则 包括以下方面。

牙槽脓肿 牙槽脓肿所致的瘘管或窦道治疗，关键是去除病因，对患牙进行彻底的根管治疗。

颌骨骨髓炎 ①慢性化脓性颌骨骨髓炎：有死骨形成时，应手术摘除死骨，拔除病灶牙，并应彻底清除病灶区的病理性肉芽组织。②新生儿颌骨骨髓炎：临床上首先应用大量有效抗生素，同时应注意患儿全身情况的变化，给予必要的对症及支持疗法。一旦脓肿形成，要及早切开引流。如病情转入慢性期，虽已形成死骨，死骨清除术亦不急于进行，如死骨较大不能排出，手术摘除时也应尽量保守。③放射性骨坏死：应以全身疗法为主，如应用

抗生素、镇痛药物、增加机体抵抗力等，高压氧及输血对缓解病情有帮助。局部施行手术时应考虑到局部软组织及骨组织的再生能力极差，手术后创口的愈合有困难。

上颌窦瘘 窦腔内无异物、穿孔小于2mm时，窦口可自行愈合，行保守治疗即可；对于穿孔大于2mm的病例或陈旧性上颌窦瘘，需行口腔上颌窦修补术。

颌骨囊肿 采用手术治疗，如伴有感染须先用抗生素或其他抗菌药物控制炎症后，再行手术治疗。

口鼻瘘 切除瘘管，转瓣修复缺损。缺损过大，可制作赝复体覆盖缺损以隔离口腔与鼻腔。

甲状舌管瘘 应手术切除囊肿或瘘管，而且应彻底，否则容易复发。手术的关键是，除囊肿或瘘管外一般应将舌骨中份一并切除。对于有感染的病例，先做切开引流，给予抗生素治疗，待炎症消退后再行手术根治。

腮裂瘘 根治的方法是手术彻底切除，如遗留有残存组织，可导致复发。

先天性耳瘘 若无感染史者，不必处理。在急性感染时，全身应用抗生素控制炎症，对已形成脓肿者，则应先切开引流。待感染控制后，再行瘘管切除术。

异物所致窦道 手术取出异物，行瘘管切除术，控制感染。

（李祖兵）

yá jí yácáo wàikēxué

牙及牙槽外科学（dental and alveolar surgery）

研究牙与牙根周围支持组织结构（牙槽突）相关疾病的外科治疗理论与技术的口腔医学专业。主要临床内容包括牙拔除术、义齿修复前外科处理、牙移植术与牙再植术等。

简史 虽然拔牙的历史可以追溯到公元前1800年，但真正的牙及牙槽外科学始于10世纪，阿拉伯医生阿布卡西斯（Abulcasis）设计了牙挺等整套的牙外科手术器械。在接下来的1000年里，牙槽外科相关手术器械、手术方法、麻醉药品、影像学检查及专科教育等不断发展。1840年，世界上第一所牙科学校——巴尔的摩牙科外科大学成立；1841年，英国外科医师约翰·汤姆（John Tomes）设计出符合力学原理且一直沿用至今的标准拔牙钳；1872年，美国医生詹姆斯·埃德蒙·加雷森（James Edmund Garretson）出版了牙槽外科首部专著《口腔外科系统》（*A System of Oral Surgery*），并首次提出口腔外科（oral surgery）的学科命名；1896年，美国医生埃德蒙·凯尔斯（C. Edmund Kells）拍摄了首张牙科X线片；1905年，德国化学家阿尔弗雷德·艾因霍恩（Alfred Einhorn）和理查德·威尔斯泰特（Richard Willstatter）合成了普鲁卡因和肾上腺素；1930年，德国医生特劳纳（Trauner）出版了介绍修复前外科相关技术的专著；1940年，乔治·阿克豪塞克斯（Georg Axhausex）撰写专著详细描述了自体牙移植技术；1967年，博德纳（Bodner BN）对牙及牙槽外科做了系统的阐述，此后，这一名称得到公认，一直作为现代口腔颌面外科（美国）/颅颌面外科（欧洲）的基本分支学科存在，且学科内容不断扩展；2012年美国口腔颌面外科医生协会专门为牙及牙槽外科制定了临床路径，2014年又专门制定了牙及牙槽外科编码，包括ICD-9-CM诊断编码和当代术语编码。

中国牙槽外科学始于20世纪

初。随着 1911 年俄侨私立第一齿科专门学校、1914 年北京同仁牙科专修学校、1917 年华西协和大学牙学系（1919 年扩建为牙学院）、1932 年震旦大学牙学院（上海交通大学第九人民医院前身）、1935 年南京国立中央大学牙医专科学校（第四军医大学口腔医院前身）、1941 年北京大学医学院附属医院齿科诊疗室（北京大学口腔医院前身）先后成立，中国的牙槽外科也得到了较快发展。1936 年，陈思明编著了《无痛拔牙要诀》，是中国近代第一部与牙及牙槽外科内容相关的专著；1953 年，张光炎主编出版的《口腔外科学》一书设立了一章专门介绍修复前外科；此后涉及牙及牙槽外科专业内容的专著均为独立的以牙拔除术或修复前外科内容相关的专著，而发表的有关牙及牙槽外科内容均包含于颌面外科学专著中；2016 年，胡开进主编的中国首部牙及牙槽外科学专著《牙及牙槽外科学》正式出版。2005 年前后，各大口腔专科医院相继建立独立的牙槽外科临床分支，继而 2011 年中华口腔医学会口腔颌面外科专委会牙槽外科学组成立，2019 年中华口腔医学会牙及牙槽外科专业委员会成立，中国的牙及牙槽外科逐渐成为口腔颌面外科中相对独立的专业学科，无论是在医疗、教学还是科学研究方面，均取得了飞速的发展与进步，是中国牙及牙槽外科发展最快的一个阶段。

研究内容 现代牙槽外科学不断向微创化、功能化、个体化、舒适化方向发展，这主要依赖牙槽外科专科器械、设备和材料的发展与进步；牙槽外科临床治疗原则的确立和临床技术的进步；牙槽外科与口腔医学其他专业学科的协作与交流。因此，目前牙槽外科研究的主要内容包括：①微创牙槽外科手术器械：微创外科、精准外科、功能外科等现代外科理念在牙槽外科应用的核心基础是专科手术器械的不断发展与进步。②牙槽外科手术并发症的预防与治疗：拔牙等牙槽外科手术导致的各种术中、术后并发症仍具有一定的发病率，其预防与治疗需要在术前评估、手术设计、操作方法、围手术期处理等各方面进一步深入探索。③牙槽骨保存与重建：牙拔除术后牙槽骨失用性吸收，影响后期牙科修复的美学、功能效果，通过人工材料植入、自体骨移植、牵引成骨等技术与方法，可避免牙槽骨吸收、促进牙槽窝愈合或重建牙槽骨。④即刻种植：牙拔除术后即刻在牙槽窝内植入牙种植体，缩短治疗周期，减少治疗创伤，以早期恢复功能。⑤牙移植：将无功能的牙拔出、移植到功能牙位的天然牙槽窝或人造牙槽窝内，恢复牙列完整与功能，还包括将根管治疗失败的病牙拔出、体外完成根尖治疗后再植入原牙槽窝内，也称为意向再植。⑥牙科联合治疗：如与种植科或修复科联合治疗，完成位点保存、即刻种植、修复前外科等；与正畸科联合治疗，完成牙导萌、牙移植、牙槽骨皮质切开辅助正畸等治疗；与牙体科联合治疗，完成根尖周治疗、意向再植等。⑦牙与骨组织工程：利用组织工程技术和转化医学策略，合成制备生物活性人工牙和人工骨，植入修复缺牙或牙槽骨缺损。⑧牙再生。

研究方法 ①临床流行病学研究：采用规范的临床流行病学方法，包括流行病学实验设计、统计学分析等手段。研究牙槽外科相关疾病人群特征，分析、归纳并发症等病因和转归，比较、判断临床方法技术的治疗效果，以及完成临床新型器械、设备、材料或药物的二期、三期临床试验等。②动物实验研究：采用组织学、细胞学和生物工程学等学科相关研究手段。研究新型器械设备使用方法与效果，研究牙槽外科手术创伤、愈合等过程，研究牙槽骨保存重建材料的体内转化等。③材料学研究：采用生物材料合成、组织学、细胞学和生物工程学等学科相关研究手段。研究局部止血材料、植骨代用材料、骨再生引导膜材料、骨再生诱导材料等。④再生医学研究：采用组织工程学、细胞工程学和基因工程学等学科相关研究手段。研究干细胞、生物活性分子、基因等，将其应用于牙和骨再生，着眼于病牙拔除后的早期功能和美学恢复。

与邻近学科关系 牙及牙槽外科与口腔医学各个主要学科都有着紧密联系，开展了临床医疗和科学研究方面的多种合作。与口腔正畸学科联合开展外科辅助正畸治疗，包括阻生牙显露和牵引导萌、皮质骨切开术辅助牙移动或牙弓扩展等；与牙体牙髓病学科联合开展顽固性根尖周疾病的外科治疗，包括根尖切除、根管倒充填和意向再植等；与口腔修复学科联合开展修复前外科、拔牙位点保存、牙槽突重建等；与口腔黏膜病学科联合开展黏膜疾病诊治，包括癌前病变诊断、激光治疗等；与颞下颌关节学科联合开展颞下颌关节疾病的功能性外科治疗等；与口腔颌面影像诊断学科联合开展数字外科、精准外科等；与口腔材料学、口腔生物学等基础学科联合开展再生医学研究等。

（胡开进 周宏志）

yá báchúshù

牙拔除术（tooth extraction）

将牙从牙槽骨的牙槽窝结构中移除的手术。

适应证 具有一定相对性，应根据患者个体情况认真判断。①不能保留或没有保留价值的牙：牙体病、根尖病、牙周病、严重创伤、移位错位牙、阻生牙、多生牙。②因治疗需要而拔除的牙：因正畸或修复、乳牙滞留、肿瘤、颞下颌关节紊乱病或正颌等需要拔除以及病灶牙。③美学或经济学原因需要拔除的牙：如牙严重变色（如四环素牙）或者严重错位前突，患者不愿意或无法承受保留牙治疗的费用，或没有时间接受保守治疗而要求拔除患牙。

术前准备 包括以下方面。

患者准备 术前应通过良好医患交流达到了解病情、安抚情绪、建立信任等目的，通过临床检查和影像学检查判断牙拔除难度，并结合患者全身情况给予必要的术前用药，包括镇痛药物和抗菌药物等，完善手术设计并做好手术器械和设备的相关准备。患者使用抗菌消毒漱口水充分漱口，清洁口腔。

拔牙术术前评估所要达到的目的明确：患牙该不该拔，能不能拔，什么时候拔，如何拔，需要采取哪些辅助治疗和监测措施。术前评估主要内容包括：临床检查患牙牙体、牙周、周围黏膜情况，邻牙情况，口腔整体情况，颞下颌关节情况等；影像学检查可以观察患牙及邻牙牙根、牙槽突、颌骨情况及与周围重要解剖结构关系等，是术前检查的关键内容，可根据需要使用 X 线牙片、全景片、锥形束 CT、螺旋 CT 等。

应详细询问患者病史，根据美国麻醉医师协会 ASA 分级系统，全面评估患者全身情况，并根据其整体治疗计划，确定是否有拔牙禁忌或确定合理拔牙时机。拔牙禁忌证具有一定相对性，严重心脏病、高血压、血液病、内分泌疾病、肝病、肾病、恶性肿瘤放疗、急性期牙源性感染患者等应在相关专科治疗，使病情稳定后谨慎拔牙，并必须有必要的围手术期急救和专科会诊治疗条件，妊娠期前后 3 个月尽量避免拔牙。

手术器械准备 包括以下 4 个手术器械准备。

牙钳 ①牙钳的基本结构为钳柄、钳喙及连接关节，钳柄长度应足够以利于手掌充分握持，钳喙应有防滑设计以利于稳定夹持牙。②牙钳根据不同牙位置和外形设计有上下颌切牙钳、前磨牙钳、磨牙钳、第三磨牙钳、根钳等，还有特殊设计的下颌磨牙牛角钳、上颌磨牙三喙钳、下颌切牙鹰嘴钳等。③牙钳的使用中应注意钳喙的长轴与牙冠长轴平行，钳喙放抵牙颈部，并注意保护牙龈，采用摇动、扭转、牵引三种脱位运动相结合使牙脱位，避免暴力操作。

牙挺 ①牙挺的基本结构为挺柄、挺刃及连接挺杆，挺柄粗细应适当以利于手掌舒适握持，挺刃厚度和宽度有多种，根据习惯和牙个体需要进行选择。②牙挺主要根据挺刃的形状和尺寸分类，包括普通挺、根尖挺和三角挺。③牙挺的工作原理是通过挺柄施加力量，通过挺杆传导力量，通过挺刃产生楔入、轮轴和杠杆等作用效果，增加牙根周围间隙、撕裂牙根牙周韧带，最终松动、脱位患牙。④牙挺的使用可采用

掌握式或指握式，应注意勿以邻牙和颊舌侧薄弱骨板为支点，左手手指应保护挺动区域，以防止牙挺滑脱或挺松邻牙。牙挺使用应控制力量大小和方向，避免暴力操作。

刮匙 用于探查牙槽窝和刮除残余牙片、骨片、炎性肉芽组织等异物。注意正常牙槽窝骨壁表面勿过度刮治，保留残余牙周膜有利于拔牙窝愈合；急性炎症牙槽窝、乳牙牙槽窝不应搔刮；靠近上颌窦和下颌管的牙槽窝注意勿向深部用力过度而伤及邻近重要组织结构。

牙龈分离器 充分分离患牙周围牙龈附着，显露牙根并避免拔牙导致牙龈撕裂。

手术 包括以下方面。

手术方法 ①分离牙龈：使用牙龈分离器贴紧牙面插入龈沟至牙槽骨顶，滑动分离颊/舌侧及近/远中牙龈附着。②挺松患牙：使用牙挺楔入牙根近/远中颊或腭侧轴角处牙周间隙，以较厚的牙槽骨壁为支点，多根牙可以相邻牙根互为支点，逐渐挺松患牙。③安放牙钳：注意钳稳牙，并避免夹伤牙龈。④脱位运动：三种脱位运动结合，根据阻力感觉，逐渐增大幅度，避免暴力牵引垂直脱位击伤对颌牙。⑤拔牙后的检查及拔牙创处理：检查拔除牙是否完整，检查牙槽窝是否遗留异物，检查牙槽骨壁是否折裂、是否遗留骨尖，牙槽中隔是否有过高骨嵴，检查牙龈是否能良好复位，检查有无异常出血。必要时刮治牙槽窝、修整牙槽骨、缝合牙龈。

拔牙术后处理 术后咬棉条止血 30 分钟，2 小时后进温软食物，24 小时不可刷牙漱口，戒除吸烟等不良嗜好，如有异常及时

复诊。

拔牙创的愈合 ①术后15～30分钟，拔牙创出血形成血凝块，具有保护创口、防止感染、促进愈合等作用。②术后24小时至7天，成纤维细胞和内皮细胞增生长入血凝块，肉芽组织替代血凝块。③术后3～4天结缔组织开始替代肉芽组织，开始表面上皮覆盖，5～8天新骨开始形成。④术后1～3个月，原始纤维样骨替代结缔组织。⑤术后3～6个月成熟骨组织替代不成熟骨质，牙槽突功能性改建。

并发症及预防处理 并发症可以分为术中并发症和术后并发症，预防与处理方法见普通牙拔除术、复杂牙拔除术、阻生牙拔除术。

(胡开进　周宏志)

pǔtōng yá báchúshù

普通牙拔除术（ordinary tooth extraction） 使用牙钳或牙挺通过常规程序即可完成的牙拔除术。又称一般牙拔除术或者简单牙拔除术。

适应证 因牙体病、根尖病、牙周病、严重创伤、移位错位而不能保留的牙，或因正畸、修复、乳牙滞留、肿瘤、颞下颌关节病等需要拔除的牙。

术前准备 ①患者准备：重点明确：患牙该不该拔，能不能拔，什么时候拔，如何拔，需要采取哪些辅助治疗和监测措施。②手术器械准备：包括牙钳、牙挺、刮匙、牙龈分离器。

手术方法 包括以下方面。

各类普通牙拔除方法 ①上颌切牙：可以腭侧近/远中牙槽骨壁为支点挺松，牙钳夹持扭转和摇动脱位。②上颌尖牙：以腭侧近/远中牙槽骨壁为支点挺松，牙钳夹持扭转和摇动脱位。③上颌双尖牙：可以颊侧或腭侧近/远中轴角牙槽骨壁为支点挺松，牙钳夹持摇动和唇颊向牵引脱位。④上颌第一、第二磨牙：牙钳夹持颊腭向摇动，待牙松动到一定程度，向颊侧牵引拔出。⑤上颌第三磨牙：以近中颊侧轴角牙槽骨壁为支点向远中挺松，牙钳夹持摇动，向颊侧远中牵引脱位。⑥下颌切牙：可以唇侧近/远中轴角牙槽骨壁为支点挺松，牙钳夹持摇动和扭转，并向唇侧牵引脱位，切勿使用暴力向上牵引。⑦下颌尖牙：可以唇侧近/远中轴角牙槽骨壁为支点挺松，牙钳夹持摇动和扭转，并向唇侧牵引脱位，切勿使用暴力向上牵引。⑧下颌双尖牙：可以唇侧近/远中轴角牙槽骨壁为支点挺松，牙钳夹持摇动和扭转，并向唇向牵引脱位，切勿使用暴力向上牵引。⑨下颌磨牙：牙钳夹持颊舌向摇动，待牙松动到一定程度，沿阻力小的方向，牵引脱位，切勿使用暴力向上牵引。下颌第一、二磨牙还可选用牛角钳，将钳喙角尖插入根分叉，以牙槽突为支点，握紧钳柄，钳喙产生的楔力可将患牙自牙槽窝拔出，或将近远中牙根分开，再使用根钳将牙根分别拔出。⑩普通牙根：可使用根钳夹持、摇动和扭转拔出，若牙钳不能稳定夹持，则使用根挺楔入牙周间隙将其挺出。

拔牙术后处理 术后咬棉条止血30分钟，2小时后进温软食物，24小时不可刷牙漱口，戒除吸烟等不良嗜好，如有异常及时复诊。

并发症及处理 主要并发症为术后疼痛和出血，前者可采用超前镇痛（即术前口服非甾体类解热镇痛药）给予预防处理，后者主要通过详细的医嘱予以预防，必要时可采用牙槽窝填塞可吸收止血材料或牙龈缝合等措施予以预防。

(胡开进　周宏志)

fùzá yá báchúshù

复杂牙拔除术（complex tooth extraction） 需要采用外科拔牙技术（牙分切和/或牙龈切开翻瓣、去骨、牙龈缝合等）或其他较复杂拔牙操作才能完成的牙拔除术。

适应证 患牙已正常萌出，存在以下情况：①牙根为多根或存在弯根、根骨粘连等变异。②牙列拥挤、患牙与邻牙邻接异常。③拔牙出现断根。④患者有全身系统性疾病且需一次拔除多颗牙。⑤各种原因引起张口受限导致操作困难。

术前准备 包括以下方面。

患者准备 同普通牙拔除术。复杂牙拔除术一般创伤较大，时间较长，术前应做超前镇痛，根据手术难度和时间预判，预防性使用抗菌药物，避免术后并发症，采用外科拔牙术时，患者口周消毒，或含漱清洁口腔。

手术器械准备 除了普通牙拔除术所使用的器械外，复杂牙拔除术还需要多种外科辅助器械。①切开软组织器械：牙拔除术中一般使用普通手术刀切开软组织，手术刀由刀柄和刀片组成，常用的刀片有15号圆刀片和11号尖刀片两种，12号镰形刀片用于磨牙后垫纵行切口和磨牙龈缘切口较为方便。②分离软组织器械：一般使用骨膜分离器分离软组织和翻起牙龈黏骨膜瓣，有宽窄两头的牙槽外科专用分离器使用较为方便。③牵拉软组织器械：常用口镜、颊部拉钩、骨膜分离器等，口镜一般用于牵拉颊、唇、舌等部位，还可以用手指或棉签代替，在行切开翻瓣等外科拔牙术时，良好的视野和入路是手术成功的必要条件，需要颊部拉钩、骨膜分离器等专用器械牵拉保护翻开的牙龈黏骨膜瓣。④去骨及切割牙体组织器械：骨凿、劈冠器及骨锤等传统去骨分牙器械需要暴力操作，并发症多且严重，目前多使用气动外科专用手机和切割车针（外科专用微动力系统），由于此类器械工作端高速转动，使用时注意充分喷水冷却，并有可靠支点避免器械意外滑脱损伤周围组织。新型压电系统（超声骨刀）具有只作用于硬组织不损伤软组织的独特优点，逐渐在牙槽外科得到广泛应用。⑤缝合软组织器械：常用小圆针和黑色丝线或可吸收缝线缝合牙龈组织。⑥无菌巾单：采用无菌洞巾等遮挡口周面颈部未消毒区域。

手术 包括以下方面。

基本方法 ①切开：包括龈缘龈沟内切口和牙龈垂直松弛切口。做龈沟内切口时使用手术刀以近乎竖直的方向沿龈沟切入直达牙槽骨，通过牙邻接间隙时，应确保切口将颊舌侧龈乳头从中间分开，保证切口整齐准确，避免因供血不足导致龈乳头坏死。做垂直松弛切口时使用手术刀自牙轴面角处与游离龈缘成直角切开至骨面，避免切口始于龈乳头或牙根中部区域，再与牙根长轴基本平行向根方延伸超过膜龈联合，接近前庭移行沟，这样切口与竖直排列的骨膜上微血管和牙龈支持纤维平行，可减少其损伤、加快愈合和避免瘢痕产生，并可以使龈瓣无张力地向根方移位。②翻瓣：采用全层牙龈黏骨膜瓣，根据需要显露程度设计只做龈缘切口的封套瓣、有一个松弛切口的三角瓣和有两个松弛切口的矩形瓣，瓣基部应宽于游离端以保证血供，翻瓣范围应大于拔牙术区一个牙位，垂直松弛切口尽量避免位于前牙唇侧美学区，用骨膜分离器自骨面翻瓣，用颊拉钩牵拉和保护。③牙分切：使用外科专用钻将多根牙按根分叉方向分开变为多个单根牙，或将肥大变异、根骨粘连的单根牙分为两半，去除或减小拔牙阻力，并为牙挺楔入挺动形成间隙和支点。④去骨与增隙：如果能通过分牙拔除，尽量避免去骨，如必须去骨，注意保持牙槽骨高度，利于后期恢复与修复，一般使用细的外科专用钻沿牙根周围与牙槽骨壁之间磨出沟槽，为牙挺楔入挺动形成间隙和支点。⑤缝合：缝合的方法有多种，根据经验和手术部位特点选择，常用间断缝合、褥式缝合、悬吊缝合，缝合完成后，应采用手指按压、纱布卷压迫或冰块敷压等方式将牙龈组织瓣向牙和骨面方向压紧，其目的是将多余的血液挤出，促使软组织和骨面间形成纤维蛋白胶连。⑥吸引：助手使用外科专用吸引器及时清除血液、唾液，保持术野清晰。

各类复杂牙拔除方法 ①上颌磨牙为三根牙，可从𬌗面使用外科专用手机磨切，将牙分成颊、腭两半，再将颊侧的近颊根、远颊根分开，牙挺插入分牙间隙，旋转挺动，分别将三个根挺松拔除。②下颌磨牙多为两个扁根，可从𬌗面将牙分成近、远中两半，牙挺插入分牙间隙，旋转挺动，阻力较大时可进一步将近远中根分为颊、舌两半，分别拔除，注意约30%亚洲人群下颌第一磨牙远中根有舌侧小根变异，避免遗漏。③存在牙根肥大、弯曲、根骨粘连等变异的单根牙，试行牙挺和牙钳拔除无法松动，可使用外科专用牙钻将牙根分为两半（一般为颊舌两半），牙挺插入分牙间隙，旋转挺动，分别拔除；如分牙操作显露不足，可做唇颊侧小封套式翻瓣（切开两个龈乳头）显露，必要时还可辅助纵行松弛切口，做三角形翻瓣充分显露。④残根根面位于龈下、牙龈增生、根面腐坏、牙根牢固时，可先做小封套式翻瓣或三角形瓣，充分显露牙根，使用合适牙挺或根尖挺挺松，根钳取出。⑤多根、弯根、根骨粘连等变异常见于萌出的上下颌第三磨牙，拔牙操作应谨慎，可先使用牙钳夹持，施以持续、和缓的扭转压迫力量作用2~3分钟，并配合牙挺挺动，反复作用，可使牙周膜产生创伤崩解反应，最终牙松动，再以牙钳夹持向较小阻力方向逐渐扭转摇动脱位。如不能松动，可采用切开翻瓣、分牙、去骨增隙等外科技术拔除（见阻生牙拔除术），勿暴力操作导致断根。⑥弓外牙与邻牙关系异常，拔牙操作应谨慎避免损伤邻牙，可使用钳喙较小的前磨牙钳或根钳，按照前述扭转压迫方法，促使牙周膜崩解松动，再向弓外异位方向扭转牵引脱位，必要时也可采用切开翻瓣分牙操作拔除，勿暴力操作。⑦拔牙出现断根，应综合判断是否取出和如何取出断根：新鲜断根长度小于5mm、周围无炎症、无正畸治疗等特殊要求，可不取出；上下颌第三磨牙断根邻近上颌窦、下颌神经管，取根可能损伤邻近重要组织结构时，可不取出；必须取出断根时，注意充分显露，使用根尖挺或刮匙，楔入断根根面较高一侧根骨间隙，挺松拔除；断根难以挺动时，可使用细的外科专用钻沿根周磨出间隙，再挺松拔除；上下颌前牙及前磨牙唇侧骨板较薄，可采用三角形翻瓣，至根尖部位骨壁开窗显露牙根，再使用根尖挺将牙根拔出。⑧存在全身系统性疾病患者需一次拔除多个牙时，应行生命体征监护及充分的镇静、镇痛，分区拔除，一般先行拔除上颌牙，及时缝合伤口，再拔除下颌牙并缝合伤口，咬棉条止血。⑨张口受限患者应仔细设计显露方式，及时做翻瓣、分牙等操作，避免断根和其他意外。⑩牙根移位时，首先做 X 线检查确定牙根移位位置；对于进入上颌窦的牙根，可采用牙龈黏膜三角形翻瓣显露上颌窦前壁，至尖牙凹处，使用外科专用细钻或超声骨刀切开骨壁，连同软组织翻起，形成骨窗，使用外科专用吸引器按定位方向探入上颌窦，吸出牙根，复位缝合黏骨膜瓣，紧密缝合拔牙窝处牙龈，必要时可填入可吸收明胶海绵，避免口腔上颌窦瘘；对于进入下颌舌侧间隙的牙根，采用下颌第一、二磨牙舌侧龈缘切口，于骨面剥离舌侧黏骨膜瓣，显露清楚舌侧骨板破坏部位和移位牙牙根，使用外科专用吸引器或止血钳等，取出牙根，冲洗伤口，复位、缝合黏膜组织瓣。

拔牙术后处理 见普通牙拔除术。拔牙时间长、创伤大、出血多时，拔牙创对应面部术后冷敷 24~48 小时。

并发症及处理 可分为术中并发症和术后并发症。

术中并发症 主要原因为术前综合评估不足，拔牙器械使用不当，操作没有保护措施，阻力缺乏消减方法，使用暴力盲目操作。预防措施则应分别针对这些原因。①软组织损伤：包括口腔黏膜撕裂伤、穿刺伤、磨切伤等，

处理措施包括压迫止血、复位和缝合、预防感染等。②骨组织损伤：包括局部牙槽骨折裂甚至下颌骨骨折，处理措施包括去除小游离骨片和残留骨尖，或复位固定折裂骨段。③牙折断：处理措施为拔除断根，较小断根无不良影响时，也可留置。④邻牙、对颌牙损伤：处理措施包括松牙固定、根管治疗和后期修复等。⑤牙或牙根移位：包括进入上颌窦、颌周间隙、下颌管、呼吸道、消化道等，处理措施为影像学定位后外科手术、纤维内镜等方法取出移位牙或牙根。⑥神经损伤：主要为下颌神经和舌神经损伤，处理措施为判断损伤程度、使用促进神经恢复药物，必要时显微神经外科修复。⑦口腔上颌窦穿通：处理措施包括避免鼓气擤鼻、拔牙窝自愈（穿通口≤2mm）、可吸收材料填塞和拔牙窝缝合（穿通口 2~6mm）、局部黏膜瓣转移封闭（穿通口>7mm 或一期处理失败）。⑧出血：包括一般性出血和严重出血，处理措施包括牙龈缝合、牙槽填塞、动脉结扎等。

术后并发症 包括疼痛、出血、肿胀、感染等。①疼痛：常用非甾体类解热镇痛药物，术前服用超前镇痛预防效果较为理想，术后根据疼痛恢复情况，继续服用 3~7 天，肾病患者减量或慎用。②术后出血：多为术后当日原发性出血，应以术中彻底止血为主要预防措施，术后可使用局部使用止血药物、冷敷等措施。术后继发性出血，应详细检查判明出血部位，予以重新缝合、填塞、压迫等处理。③肿胀：可用皮质类固醇激素予以预防控制，常用地塞米松。肿胀严重时，可早期拆除部分伤口缝线，建立引流通道。④感染：综合考虑患者

全身健康情况、口腔健康状况及手术操作难度等多种因素，如拔牙难度较大，预判时间较长，存在心脏瓣膜病、肺心病、糖尿病、血液病、肾病等导致免疫低下的系统性疾病因素时，术前 1~2 小时预防性使用抗菌药物，如术区有冠周盲袋、牙周炎盲袋、陈旧冠根折、龋坏残冠等情况时，厌氧菌感染可能性较大，建议术前联合应用甲硝唑类药物。术后是否继续使用抗菌药物应取决于术后有无继发感染症状：中轻度肿胀，24 小时后无需用药；术后肿胀严重、创口引流不畅，可能继发感染，或疼痛持续加重，已有感染表现，需对症使用抗菌药物，必要时采用静脉输注抗菌药物；免疫低下患者术后继续使用抗菌药物。注意各类抗生素毒副作用，如第一、二代头孢菌素具有一定肾毒性，肾病患者可选用红霉素类；主要由肝脏清除，肝病患者也需谨慎，减量给药，治疗过程中应监测肝肾功能。硝基咪唑类药物有遗传毒性和神经毒性、血液毒性，妊娠期和哺乳期勿使用，神经及血液系统疾病患者慎用。高龄患者应按轻度肾功能减退情况减量给药（正常剂量的 2/3 ~ 1/2）。未成年患者应根据千克体重准确计算剂量。如继发感染已形成脓肿，还应及时切开引流。如感染形成牙槽窝局部炎性肉芽组织，可局麻下刮治冲洗。

（胡开进 周宏志）

zǔshēngyá báchúshù

阻生牙拔除术（impacted tooth extration） 牙由于邻牙、骨或软组织阻碍而只能部分萌出或完全不能萌出，需要采用牙龈切开、翻瓣、牙分切和/或去骨等外科拔牙技术才能完成的牙拔除术。

适应证 可分为治疗性拔除

和预防性拔除。①阻生下颌第三磨牙：治疗性拔除的适应证包括阻生下颌第三磨牙反复引起冠周炎者、阻生下颌第三磨牙本身有龋坏或引起第二磨牙龋坏、引起第二磨牙与第三磨牙之间食物嵌塞、因压迫导致第二磨牙牙根或远中骨吸收、无对颌牙且伸长、已引起牙源性囊肿或肿瘤、需要保证正畸治疗的效果、可能为颞下颌关节紊乱病诱因、被疑为某些原因不明的疼痛病因者或疑为病灶牙者。由于临床常见上述下颌第三磨牙引发的疾病，有学者提出早期预防性拔除无症状的阻生下颌第三磨牙，其适应证包括预防第二磨牙牙周破坏、龋病、冠周炎、邻牙牙根吸收、牙源性囊肿及肿瘤发生、发生疼痛、牙列拥挤。②阻生上颌第三磨牙：治疗性拔除适应证包括本身龋坏或引起邻牙龋坏、引起邻牙疼痛、与邻牙之间食物嵌塞、无对颌牙且伸长、冠周炎反复发作、咬颊或摩擦颊黏膜、形成囊肿、妨碍下颌冠突运动、妨碍义齿制作与戴入。预防性拔除的适应证与下颌第三磨牙相同。③阻生上颌尖牙：由于上颌尖牙对牙颌系统的功能和美观非常重要，如能通过手术助萌、正畸、移植等方法治疗上颌尖牙阻生，则不应将其拔除。④阻生多生牙：上颌前部是多生牙好发部位，可能造成错殆畸形、牙列拥挤、邻牙牙根吸收、影响正畸治疗、牙源性囊肿和肿瘤等，且无咬合功能，一般在青少年发育期选择预防性或治疗性拔除，成年期无上述病理情况或无正畸、修复要求时，可观察。

术前准备　同复杂牙拔除术。

手术　包括以下方面。

基本方法　①切开翻瓣：阻生下颌第三磨牙根据阻生位置采用龈片切开（高位阻生）、封套式翻瓣或三角形翻瓣（中低位阻生）等软组织切开显露方法。龈片切开是指纵行切开第二磨牙远中、覆盖于阻生下颌第三磨牙牙冠表面龈片组织，注意切口应偏向颊侧，避免损伤舌神经；封套式翻瓣是将第二磨牙远中纵行切口沿第二磨牙颊侧龈缘向前延伸，可至第一磨牙颊侧龈缘甚至更长，再于骨面剥离翻开软组织瓣；三角形翻瓣是在第二磨牙颊侧远中或近中轴角处增加松弛切口，切口与龈缘约成45°，勿超过移行沟底，否则易引起明显肿胀，从骨面剥离翻开软组织瓣。阻生上颌第三磨牙切开翻瓣方法与下颌第三磨牙相似而方向相反。阻生尖牙和多生牙位于颊侧时采用颊侧三角形或矩形翻瓣（龈缘切口+垂直松弛切口，见复杂牙拔除术），位于腭侧时一般采用腭侧龈缘切口全层翻瓣，也可增加松弛切口三角形翻瓣，但要特别注意避免切口过长切断腭大神经血管束引起大出血。②牙分切：包括牙冠分切和牙根分切。牙冠分切是使用外科专用钻将部分牙冠切开取出，或于牙颈部附近将牙冠与牙根分开取出，也可以进一步将牙冠分切为多个小块分别取出。牙根分切是将多根牙按根分叉方向分开，或将有肥大、弯曲等变异的单根牙分切为数块分别取出。注意阻生下颌第三磨牙与下牙槽神经血管束和舌神经关系紧密，磨切分牙过程中应保留部分深面和舌侧牙体组织，再用牙挺插入分牙间隙将其折裂分开，避免钻头穿透薄弱的下颌管和下颌舌侧骨质导致神经血管损伤等严重并发症。上颌第三磨牙、尖牙、多生牙阻生时，与邻牙关系紧密，磨切分牙时采用类似方法避免损伤邻牙。③去骨与增隙：如果能通过分牙拔除，尽量避免去骨。如必须去骨，可使用外科专用钻沿牙表面楔形磨除骨组织和部分牙体组织，同时达到去骨与增隙目的。阻生下颌第三磨牙应在颊侧和远中去骨增隙，避免损伤重要神经血管，阻生上颌第三磨牙、尖牙和多生牙应在远离邻牙一侧去骨增隙，避免损伤邻牙。④缝合：阻生上、下颌第三磨牙拔除后，软组织复位缝合避免过于紧密，否则可能引起术后严重肿胀、疼痛。前牙唇侧龈瓣复位缝合应准确、可靠，避免龈瓣错位导致美学问题。腭侧龈瓣应严密缝合，避免术后出血。

阻力分析与手术设计　阻生牙拔除的关键是如何解除牙周围的各种阻力，阻力分析是阻生牙拔除术的必要步骤之一，可大体分为冠部阻力和根部阻力；冠部阻力包括软组织阻力、骨组织阻力、邻牙阻力，分别可以采用软组织切开分离、去骨增隙、阻生牙牙冠分切等方法去除；根部阻力来自牙根周围骨组织，可以设计分根、去骨增隙等方法去除。

阻生下颌第三磨牙拔除方法①垂直阻生牙：牙冠牙根阻力不大时，使用牙挺于颊侧近中轴角处向远中、向上方逐渐挺松拔除。如牙冠阻力较大，可分切去除远中部分牙冠和/或颊侧、远中去骨增隙，再挺松拔除。如牙根阻力较大，可分根和/或颊侧、远中去骨增隙后挺松拔除。②近中阻生牙：牙冠牙根阻力不大时，可分切近中部分牙冠，以分牙间隙为楔入支点，向远中挺松拔除。牙冠阻力较大时，可于牙颈部分切取出牙冠，再沿长轴方向挺出牙根。牙根阻力较大时，可于分切牙冠后进一步分切牙根和/或颊侧、远中去骨增隙，挺松拔除。③水平阻生牙：牙冠阻力较大，先于牙冠表面去骨，显露牙颈部，分切牙冠与牙根，再将牙冠分切为颊、舌两半，分别取出，阻力过大还可进一步分切牙冠分块取出。牙根阻力较大时，可于分切牙冠后进一步分切牙根和/或颊侧、远中去骨增隙，挺松拔除。④远中阻生牙：牙冠阻力较大，先于牙冠表面去骨，显露牙冠最大径，分切去除远中部分牙冠，颊侧、远中去骨增隙后，挺松拔除。牙根阻力较大时，可于分切牙冠后进一步分切牙根，挺松拔除。⑤倒置阻生牙：牙冠阻力大、位置深，一般位于第二磨牙牙根下方，牙根位置相对较浅，先于牙根表面去骨，显露牙颈部，分切牙冠牙根，可先分块取出牙根，再于牙冠颊侧去骨增隙，将牙冠向远中挺出，或进一步将牙冠分切，分块取出。⑥牙胚：牙冠有牙囊包裹，没有牙根，略呈球形，骨阻力大，先于第二磨牙远中颊侧骨质开窗显露牙胚，沿牙胚表面扩大骨窗，将牙胚分切分块取出，并去除牙囊组织。

阻生上颌牙拔除方法 上颌第三磨牙垂直阻生约63%，远中阻生约25%，近中阻生约12%，其他位置极少。①去骨增隙：去除颊侧、远中和𬌗面部分骨质，显露牙冠。②分牙：垂直阻生和远中阻生牙由于第二磨牙阻挡，难以直视操作，一般不分牙。近中阻生牙，邻牙阻力较大时，可分切近中部分牙冠，或于牙颈部分切牙冠和牙根。③挺松拔除：将牙挺楔入牙冠近中间隙，向远中、下、颊侧方向挺松拔除。注意避免向后上和前上方向挺动牙，可能将牙推入颞下间隙或上颌窦。

阻生尖牙拔除方法 ①上颌尖牙有唇侧、腭侧、穿过牙列（唇腭侧）等多种阻生类型。主要根据牙冠位置判断手术入路，牙冠位于唇侧，选择唇侧翻瓣入路；位于腭侧，则选择腭侧翻瓣入路。少数穿过牙列且与邻牙牙根关系紧密者，需同时做颊、腭侧翻瓣显露。②去骨和分牙：根据术前定位，于牙冠表面去骨，显露至牙颈部，挺松拔除。如阻力较大，可于牙颈部分切牙冠与牙根，牙挺插入分牙间隙，挺出牙冠，阻力较大时可进一步将牙冠分切分块取出。挺松牙根，必要时在远离邻牙一侧去骨增隙，根钳夹持取出。阻生牙穿过牙列且与邻牙牙根关系紧密时，需同时做另一侧翻瓣显露，牙槽骨面定位开窗，显露根尖，将牙根推出。

阻生多生牙拔除方法 ①阻生多生牙大多数位于腭侧，采用腭侧翻瓣入路。②拔除方法：与阻生上颌尖牙拔除方法基本相同，特别注意区分多生牙与恒牙牙胚，术前准确定位非常关键。

拔牙术后处理 同复杂牙拔除术。

并发症及处理 与复杂牙拔除术基本相同，以下并发症常见于阻生下颌第三磨牙拔除术。①干槽症：主要表现为术后2~3天出现的局部疼痛加重和牙槽窝空虚，是所有患者都具备的两个表现，其他相关临床表现还可能有耳颞部放射痛，少数病例有眶部、额部疼痛，个别病例有口腔臭味，部分病例伴随低热、牙龈边缘炎症，此外，还有部分病例出现骨壁裸露、牙槽窝灰色假膜、同侧颈部淋巴结肿大等。其发病相关因素繁多，病因以纤维溶解性牙槽骨炎学说获得较多认同。处理以镇痛为基本原则，待牙槽窝自行愈合。不建议刮治、过氧化氢溶液冲洗等有创性干预。局部处理措施最为重要，有多种干槽症专用糊剂敷料，由多种药物制剂复合，具有镇痛、消炎、保护等作用，早期应用可有效缓解疼痛，促进牙槽窝愈合。无此类辅料时，可使用碘仿条或可降解明胶海绵等，蘸取少量丁香油（粉），敷塞牙槽窝，每日或隔日更换敷料，至疼痛消失。②颞下颌关节损伤：主要表现为关节脱位、关节疼痛、张口受限等，主要原因为长时间大张口和暴力操作导致，预防措施为给予患者殆垫辅助张口，避免暴力操作。处理措施主要为休息，避免大张口、进软食、理疗、定期复查，多可自愈。③术后开口困难：主要原因包括肿胀反应、关节损伤、术后感染等，应仔细检查、鉴别诊断、对症治疗。④皮下气肿：主要发生于使用牙科涡轮机拔牙，气流直接喷向翻瓣后产生的创面，可进入周围软组织间隙，造成皮下气肿。预防措施是应使用外科专用手机（气流设计为向手机背面排出）进行拔牙操作。处理措施主要为预防感染和严密观察。

（胡开进　周宏志）

yá zàizhíshù

牙再植术（tooth replantation）将患者因意外或特定意向而已经脱离牙槽窝的牙经过必要处理后重新植入原来牙槽窝的手术。

适应证 ①外伤导致的脱位牙：单个牙再植效果最佳，如果伴有牙槽突骨折，再植效果较差；脱位牙牙根完整，如果出现根折，需在体外做（显微）根尖外科手术进行逆行根管预备和充填后再植；脱位牙和邻牙牙周及牙槽骨组织健康；完全脱位牙离体时间短，或在合适的液体中保存一定时间内；受植区和脱位牙无严重污染。②位置不正或扭转牙可以拔出后调整到合适位置行即刻再植；因为经济和时间原因，不能或不愿接受正畸治疗；邻牙牙周、牙槽骨组织基本健康；再植牙牙体牙周组织基本健康。③误拔的健康牙即刻再植：邻牙牙周及牙槽骨组织基本健康并且离体时间短。④难以修复或保留的折裂牙：可以考虑拔出并经过必要的处理后在合适的位置再植。患者坚决要求保留患牙，愿意承担再植风险；邻牙牙槽骨组织基本健康。

术前准备 包括以下方面。

患者准备 在患者生命体征平稳、可以进行牙再植的前提下，医护人员向患者介绍治疗过程中的注意事项，告知患者及家属手术风险，取得患者及家属知情同意。通过语言、行为镇静的方法消除患者紧张情绪，使其充理解与信任医护人员，然后安排患者平躺于牙科椅位上。

术前用品准备 口腔检查盘（包括口镜、镊子、探针）、必要的抗菌药物、局麻药、含漱剂、生理盐水、棉球纱布、缝合包、手套、开口器或殆垫及吸唾器。拔牙所用常规器械包括牙龈分离器、牙挺、牙钳、刮匙、骨膜剥离器和拔牙专用气动切割钻及裂钻钻针等，固定器械包括冠剪、持针器、止血钳等，树脂粘接器械包括金属麻花丝、石英固位纤维或牙科纤维带、酸蚀剂、粘结剂、光固化树脂及光固化机。

再植牙准备 ①因外伤完全脱位的牙最好能立即植入原牙槽窝内，如果不能，可把牙放在口内舌下或放在牛奶、生理盐水等溶液内保存，迅速赶往医院。②行 X 线检查或 CT 检查，确定牙脱位情况，是否有骨折及骨折的位置。③用流动生理盐水冲洗

脱位牙至少 10 秒，注意手拿或夹持牙时勿触碰牙根表面。④如果牙根表面附着污物，用无菌湿盐水纱布将污物拭去；如果牙根未发育完全，根尖孔未闭合，离体时间不超过 60 分钟，牙再植前将其浸泡在生理盐水或米诺环素中 20 分钟备用。如果离体时间超过 60 分钟，无论牙根是否发育完全，都需要在硫酸庆大霉素溶液或 2%氟化钠溶液中浸泡 20 分钟后备用。

手术方法 包括以下方面。

操作步骤 ①患者取常规体位，术者和助手分列患者两侧，便于四手操作。②使用含漱剂漱口后，行口周、口内消毒。③用开口器将患者唇颊黏膜撑开。④局麻后进行再植牙术区的准备：如为外伤后再植，需要使用生理盐水冲洗牙槽窝，清除牙槽窝内陈旧性血凝块及其他污染物，使牙槽窝充满新鲜血液。⑤如有根尖折断，需在体外行逆向根管治疗。⑥如有软组织外伤，需进行伤口的清创缝合。⑦将需要再植的牙用手指轻柔复位于牙槽窝内，或通过咬合纱布使牙复位，检查咬合情况，判断牙是否完全就位。⑧在再植牙的近远中缝合固定。⑨用金属麻花丝或牙科纤维带和树脂将再植牙与邻牙连接固定。⑩最后进行咬合检查和调整，使再植牙在静止和运动的情况下均与对颌牙无接触，以保证再植牙在愈合过程中不受外力的损伤。

术中注意事项 ①注意勿用刮匙用力搔刮牙槽窝，避免损伤附着在牙槽窝骨壁上的牙周膜。②如果牙冠较短或者覆殆较深，要注意避免金属丝或纤维带产生新的咬合干扰。③粘接固定的范围包括松动牙或骨折线两侧的牙，以满足利用健康牙来固定松动牙

或骨折段的目的。

不同区域、牙位及牙面操作的不同特点 ①对于氟斑牙要延长酸蚀时间。②在进行下颌牙再植固定时需注意粘结材料的位置尽量靠根方，以免位置过高影响正常咬合。③单纯的脱位牙、位置不正的扭转牙和误拔的健康牙再植术后需固定 2 周，上述情况伴有牙槽突骨折或损伤时需要固定 4 周。

护理配合要点 ①术前配合做好牙再植固定术的各种准备工作。②术中配合完成牙面酸蚀、树脂粘结和固定，及时吸唾。③术后及时向患者交代注意事项，患者离开后将护士器械洗净，准备消毒。

术后注意事项 包括以下几个方面。

医患交流信息 ①嘱患者短期内禁用再植牙咀嚼食物。②嘱患者注意口腔卫生，尤其是结扎固定部位的清洁。③根据手术创伤和患者年龄选择必要的抗菌药物预防感染。

复诊回访 ①术后 1 周拆除缝线。②术后 2~4 周根据电活力测试结果来判定再植牙的牙髓活力，必要时行根管治疗，根尖尚未形成的病例需要定期复查，观察牙根继续发育情况，或者行根尖诱导成形术。如果可疑炎性牙根吸收或诊断不可逆性牙髓炎，应立即进行根管治疗。③术后短期内根据临床检查及 X 线检查结果了解固定及咬合情况，如果发现固定材料松脱或有咬合干扰，需要重新固定和及时调殆。④术后 2~4 周拆除固定装置，待再植牙稳固后考虑必要的修复和正畸治疗。⑤术后 1、3、6、12 个月及之后每年一次复诊，行常规临床检查及 X 线检查观察再植牙的

生长情况，收集保存资料。

并发症及预防 并发症：①因拔牙或者保存不当所致的牙周膜损伤。②根骨粘连或牙根进行性替代性吸收。③炎性吸收。预防：①缩短离体时间迅速再植。②离体牙理想的保存介质是Hanks平衡盐溶液，也可用生理盐水和牛奶及唾液替代。③再植牙的固定方式以允许有正常生理动度的弹性固定为主。④离体时间长的脱位牙再植术中摘除坏死牙髓，可预防或减缓牙根吸收。

（胡开进 周宏志）

yá yízhíshù

牙移植术（tooth transplantation） 将患者没有功能的牙，如第三磨牙或异位生长的牙完整拔出后，移植至不能保留而需要拔除牙的位置、应该正常萌出的位置或其他牙缺失部位的手术。一般为自体牙移植术。

适应证 牙移植适用于以下与牙体缺失、异位阻生等相关的原因。①磨牙缺失：第三磨牙移植到因无法修复而拔除的第一和第二磨牙拔牙窝内，如果供牙的大小合适，也可以移植到前磨牙区。②异位前牙、尖牙和前磨牙：前牙、尖牙和前磨牙埋藏阻生，且难以通过正畸导萌技术治疗，可手术移植至正常位置。③供牙条件：移植的供牙必须是无功能的牙，并且牙根形态、大小适合，牙周组织基本健康，无急慢性炎症，无明显病变及缺损。④受植区及患者条件：受植区的颌龈距离和牙槽窝有足够的宽度和高度来完全容纳供牙，受植区及邻近牙健康无明显病变。⑤患者没有任何严重的系统性疾病。

术前准备 包括以下方面。

患者准备 同牙再植术。

术前用品准备 直尺或游标卡尺、慢速手机及球钻磨头，必要时准备上颌窦底提升术所需器械。其余同牙再植术。

供牙准备 ①检查患者口腔卫生状况是否良好，必要时进行全口洁治。②检查供牙牙冠的形态、大小是否与受植区的空间位置相适合。③行X线检查或CT明确供牙牙根的形态、大小是否与受植区牙槽嵴骨组织的宽度及高度相适合，与邻近组织的关系，尤其与上颌窦和下颌管的关系。如果牙根过大、过宽或弯曲，可能会在拔牙或移植过程中对牙周膜造成机械损伤，预后较差。④当未完全发育的牙作为供牙时，其牙根发育要在2/3以上。如果牙根过短，移植后可能停止发育。⑤如有条件，可在术前根据所拍摄的三维CT制作3D打印的供牙模型。

手术方法 包括以下方面。

操作步骤 ①消毒和麻醉术区。②拔除受植区的患牙。③拔出供牙。④测量供牙。⑤评估牙冠形态大小并试合。⑥预备受植区。⑦试植并植入供牙。⑧修整并缝合软组织黏骨膜瓣。⑨固定供牙并调整咬合。⑩影像学评估。

术中注意事项 ①如果将埋藏阻生牙作为供牙，需根据术前X线检查定位，于供牙表面开窗去骨、显露，沿牙外形逐步扩大去骨，达到充分显露和完全去除骨阻力的目的，此过程中要注意小心操作，避免损伤供牙。②根据术前测量和术中实测供牙牙根大小，使用种植机、拔牙专用切割钻等工具初步预备受植牙槽窝，不同的供牙情况对受植区的要求不完全相同：牙根已发育完成者，受植牙槽窝应与供牙牙根基本适合，使移植后牙根能与牙槽骨紧密贴合；牙根未完全发育者，受植牙槽窝应大于供牙，避免牙乳头或牙囊组织移植后受到压迫而停止发育。③完整取出供牙时要注意保护其牙周膜，未完全发育的牙还应同时完整取出其牙囊和牙乳头。④预备受植区的过程中将供牙放入生理盐水中以保持牙周膜的湿润。

不同区域、牙位及牙面操作的不同特点 ①对于埋藏的供牙需设计合理的牙龈黏膜瓣，在满足充分显露和便于取出供牙的条件下取出供牙。②植入供牙后，复位缝合受植区的牙龈组织瓣，使用缝线固定，必要时需用树脂粘结的方法将牙科纤维带，金属丝或正畸托槽弓丝与邻牙做可靠结扎固定，并适当降低咬合，暂时避免咬合接触。③粘结特点同牙再植术。

护理配合要点 ①术前配合做好牙移植术的各种准备工作。②术中配合完成患牙拔除，供牙取出、植入和固定的各种操作，及时吸唾。③术后交代患者，如短期内禁用移植牙咬物，注意口腔卫生，按时复诊，不适随诊。患者离开后护士将器械洗净，准备消毒。

术后注意事项 包括以下几个方面。

医患交流信息 同牙再植术。

复诊回访 ①术后1周拆除缝线。②术后2周行牙体牙髓检查，对于牙根完全发育的牙常规需行根管预备，充填氢氧化钙，术后5~6周用牙胶和糊剂充填根管。对于牙根未完全发育的牙需要严密监测牙根的发育和牙髓愈合情况。如果可疑牙根炎性吸收或诊断不可逆性牙髓炎，应立即进行根管治疗。③术后短期内根据临床检查及X线检查结果检查固定及咬合情况，并及时调𬌗。

④根管治疗完成后拆除固定装置，并考虑必要的修复和正畸治疗。⑤术后 1、3、6、12 个月及之后每年一次复诊，行常规临床检查及 X 线检查观察牙生长情况，收集保存资料。

并发症及预防　并发症：①牙根炎性吸收和替代性吸收。②不能重获附着或出现进行性附着丧失（深牙周袋）。预防：①供牙尽可能选择牙根形态简单和拔牙难度较小的牙。②受植区牙槽骨无明显吸收，及保留较多健康牙周膜。③移植牙周围有足够的牙龈组织瓣包绕并能一期关闭伤口。④患者自身条件以及依从性较好。

（胡开进　周宏志）

xiūfùqián wàikē

修复前外科　（pre-prosthetic surgery）　根据义齿修复要求，为了使义齿及其基托取得良好的固位和稳定，有效地行使咀嚼功能，或是为了消除义齿引起的压痛及其他并发症等原因，在牙槽骨及其周围进行的手术。又称义齿修复前外科。义齿修复前外科是口腔颌面外科学中的重要组成部分，传统的义齿修复前外科包括牙槽突修整术、唇颊沟延伸术、颌骨隆突修整术、上颌结节肥大修整术、唇系带矫正术、舌系带矫正术、口腔上颌窦瘘修补术。随着现代口腔医学的不断发展、进步，传统的义齿修复前外科范畴已大大扩展，各种新材料、新技术的应用，使义齿修复前外科更为完善，在某些方面有了重大的突破，尤其对无牙颌剩余牙槽嵴的重建、口腔种植牙技术、种植牙材料的研究，使义齿修复前外科取得了突飞猛进的发展。

口腔是消化系统的重要组成部分，它具有咀嚼、语言等复杂功能。完好的牙列及咬合关系是维持正常口腔功能和面部外形的基础。牙是口颌系统的重要组成部分，各种原因导致的牙缺失可对人体的咀嚼、消化、语言功能造成损害，影响容貌；有时还可能诱发精神心理障碍，必须进行适宜的修复。随着中国人口的老龄化和生活水平的提高，口腔内多数牙缺失或完全缺失的患者将越来越多，进行义齿修复的人数也日益增多。其中，大量应用的是活动义齿修复。牙缺失后，因生理和病理因素的影响，牙槽突乃至颌骨必将发生不同程度的吸收和萎缩。口腔各种组织的形态、质地、相对位置会发生不利于义齿修复的改变。仅靠义齿修复技巧，无法解决全部口腔条件不良造成的修复难题。修复前外科技术是在口腔颌面外科医师和修复科医师的配合下，主动地按照义齿修复的需要，采用外科的手段改造口腔软、硬组织状况，为义齿修复创造理想条件。

义齿修复前外科治疗的方法很多，难以制订出适合所有需要义齿修复前外科治疗的患者的计划；口腔颌面外科医师可根据某种手术或特点制订具体的治疗计划；也可以联合应用多种方法或手术，制订出一个综合的治疗计划。在不违背外科原则的情况下，邀请口腔修复医师参与，共同协商，以便施行义齿修复前外科手术后更有利于义齿修复。义齿修复前外科的原则是以最小、最简单的手术获得良好的效果。

口腔内骨组织和软组织的要求　有足够的骨组织和软组织支持义齿基托，骨组织有足够的软组织覆盖，无倒凹、无悬突、无锐利的嵴突或骨尖，舌、颊侧有足够的深度，上下颌牙槽突关系良好，无妨碍义齿就位及固位的系带、纤维条索、瘢痕、肥大的肌肉附着及软组织皱襞或增生。

禁忌证　修复前外科手术绝大部分是在局部麻醉下进行，时间较短，创伤较小，一般在门诊即可完成因此其禁忌证较少。但有时全身或局部某些疾病在进行修复前外科手术时可能发生严重并发症。因此，在手术前应注意患者的全身和局部健康情况。修复前外科手术属于择期手术，具体手术禁忌证类似于拔牙术。

围手术期准备　①局部准备：术前应做口腔卫生清洁，如洁牙术清除牙石、各种漱口水含漱。口腔黏膜有溃疡等病灶存在时，应先治疗这些病灶，再行手术。残根残冠须经口腔内科治疗或拔除。②全身准备：检查血常规、尿常规，无明显异常时方能施行手术。老年无牙颌患者应排除高血压、心血管疾病、糖尿病等。影像学检查既可排除手术禁忌证，也可帮助确定手术方案。③精神准备：术前向患者充分解释，说明手术的目的、过程、效果、预后，建立信心，但也要有可能效果不满意或失败的思想准备。④器材准备：如骨凿、钻头、特殊器械等。

手术　可根据进行的时间不同而分为两组，即初期准备手术和二期准备手术。①初期准备手术：在拔牙时或拔牙后修复前进行，可分为矫治软组织缺陷和矫治骨组织缺陷。软组织准备手术包括系带矫正、瘢痕切除、高附着的肌肉矫治及重新准备牙槽突表面和新的软组织覆盖等；硬组织准备手术包括牙槽突修整术、颌骨隆突修整术等；软硬组织的联合准备手术，如上颌结节修整术。②二期准备手术：矫治长期戴用义齿引起的牙槽突过度萎缩、瘢痕组织形成及因牙槽突及覆盖组织形态改变而发生的损伤等，手术也可分为软组织及硬组织准备手术，主要包括增生物的切除、瘢痕切除、矫治局部的反应性炎性乳突样增生组织、唇颊沟延伸、牙槽突重建等。

随着口腔修复对美学效果的高要求，修复前外科除创造义齿修复的基本条件之外，牙龈成形外科也日益受到重视。在义齿修复前，首先恢复缺牙区牙槽突的丰满度，整复牙龈组织畸形，修复角化的附着牙龈越来越多地受到口腔修复科和口腔外科医师的高度重视。优质骨代用品的生产、自体结缔组织移植技术、脱细胞真皮基质移植、骨组织引导再生技术、牵张成骨技术等技术和材料的使用也为之提供了更有效的治疗手段。

(黄洪章)

yácáotū xiūzhěngshù

牙槽突修整术 (alveolar plasty)

去除牙槽突上突出的尖或嵴、骨结节或倒凹，有利于义齿的戴入、就位及稳定，防止义齿基托引起局部压迫、疼痛的手术。牙槽突是支持牙的骨组织，是负担咬合压力的主要受力区。牙被拔除后，牙槽嵴随之发生不可逆性吸收。

牙槽突不规整原因 由于拔牙时间不同，或虽同时拔牙但各部位骨吸收速率不同，造成牙槽骨吸收差异，形成牙槽突高低不平；由于解剖位置关系，各部位牙槽骨密度及体积不一，拔牙后会形成局部肥厚或过度吸收；拔牙手术时损伤过大，特别是颊侧骨板骨折时，可形成牙槽突尖突或锐缘，如存在牙槽嵴的凹凸不平、尖锐的突起和嵴或悬突、倒

凹，佩戴义齿时可造成压迫、引起疼痛，或不利于义齿的戴入、就位。

适应证 ①牙槽突上黏膜下有明显的尖锐的突起或嵴、凹凸不平、倒凹。②无口腔糜烂或溃疡。③无明显的或未经控制的高血压病、冠心病、血液病等全身性疾病。④经医生评估后可承受该手术者。

围术期准备 见修复前外科。

手术 手术时间应根据牙槽骨在牙拔除后的吸收、修复及改建过程而定。一般应在拔牙后2~3个月，拔牙创已基本愈合，牙槽突改建趋于稳定时进行。必要时亦可提前进行。对即刻义齿修复者或拔牙时发现有明显骨突者，亦可拔牙同时加以修整。根据手术范围及部位，选用局部浸润或阻滞麻醉。牙槽突修整术的原则，基本上与拔牙时翻瓣去骨术相似。

孤立的小骨尖，可用钝器垫以纱布，直接锤击将其挤压平复。小范围的修整术，做蒂在牙槽底部的弧形切口；较大范围的修整可选用梯形或角形切口。无牙颌大范围牙槽突修整术的切口沿牙槽突顶做长弧形切口，在两侧磨牙区颊侧做纵行附加切口。切口顶部应位于牙槽突顶偏唇颊侧，既有利于暴露骨突，又可避免修剪软组织时去除过多的承托区角化黏膜。

牙槽突修整术切开时，应深达骨膜，范围以翻起黏骨膜瓣后能充分暴露骨尖、骨嵴为宜，不应过大、过广泛。翻瓣时，可以薄而锐的骨膜分离器进行，动作应轻柔，避免撕裂黏骨膜瓣。由于牙槽突顶多有瘢痕组织粘连，故翻瓣应从唇颊侧骨板光滑处开始，尽量少暴露正常骨面，更勿

越过前庭沟移行沟底，以减少术后水肿。去除骨尖、骨突、骨嵴时，可使用咬骨钳、单面骨凿、钻针、骨锉。去骨过程中骨凿斜面向下，凿骨应沿近远中方向进行，并及时调整骨凿方向，否则就会去骨过多，形成凹陷，出现新的骨尖或骨嵴。去骨量应适度、尽量保守，仅去除过高尖的骨质，在尽量不降低牙槽突高度的基础上，必须保持牙槽突顶的圆弧状外形。去骨后，应磨锉平整骨面，清理碎屑，冲洗术野，将软组织瓣复位，触摸检查骨面是否平整。过多的软组织应当修剪，然后缝合伤口。

周围牙缺失较长时间的孤立牙，根周骨质在唇颊和舌腭侧多较缺失区明显突出，应在拔牙后即刻加以修正。多个牙拔除后轻度上颌牙槽骨前突，可将 3|3 部位的牙槽骨牙槽中隔去除，然后将唇侧骨板凿断，做"∩"形整块切除，并向腭侧压迫，修整软组织后缝合，即可矫正。

术后应保持口腔清洁，可予以抗生素预防感染，7天后拆线。

并发症及预防 并发症：伤口哆开、不愈合、感染、诱发冠心病或其他全身性疾病。预防：①严密缝合伤口，不要过早拆除缝线。②保持口腔清洁，给予必要的抗生素。③严格控制手术禁忌证，术前应治疗或控制全身性疾病。

(黄洪章)

yácáotū chóngjiànshù

牙槽突重建术 (alveolar reconstruction)

增加牙槽突的高度和宽度，恢复牙槽突基本的解剖形态结构的手术。牙缺失尤其是全牙列缺失后，由于失去了咬合力通过牙周膜传导到牙槽骨的功能刺激，骨的吸收与再生平衡失

调，导致牙槽突萎缩；而义齿基托的直接压力作为病理性刺激，必然引起骨吸收；老年人的激素水平下降、营养和微量元素摄入不足，可能加剧骨萎缩和吸收，最终导致牙槽突低平而修复困难。严重萎缩的牙槽突，尤其是下颌，由于骨量严重不足，单纯唇颊沟加深术等软组织手术常不能使义齿获得足够的固位力。通过牙槽突重建术，增加牙槽嵴的高度和宽度，恢复牙槽突基本的解剖形态结构，在提供硬组织支持以利于义齿的固位和稳定的同时，也可恢复颌间距离和理想的面容。

适应证 无牙颌剩余牙槽嵴吸收严重，甚至吸收达颌骨基骨，其牙槽突高度和宽度均不足，活动义齿固位不良者，应行牙槽突重建术。

自体骨牙槽突上移植成形术的适应证为上颌牙槽突完全吸收，口腔前庭与腭呈水平状；下颌体高度不足10mm，尤其是因颌骨肿瘤、创伤致下颌下缘以上部分缺损者。

围手术期准备 参见修复前外科。

手术 牙槽突重建术依据牙槽骨吸收的程度，选择不同的重建方法。

骨移植牙槽突重建术 自体骨移植是较早应用于牙槽突重建的方法。最早采用自体骨软骨牙槽突上移植，但术后吸收严重，而且软骨无血管再生，植骨块可移动，已很少再用。多数学者主张采用自体髂骨移植，但远期吸收率较高。有学者提出行颅骨外板移植，愈合能力强，远期骨吸收少，但不易被患者接受。①自体骨牙槽突上移植时应将骨块固定，用钛板及螺钉固定使移植骨块稳定是骨移植成功的关键。保证有足够的软组织在无张力状况下严密缝合。应严格消毒，选择适宜的抗生素并使用足够的时间。及时进行（一般为术后4个月）唇颊沟成形及义齿修复，使植入骨表面生成骨皮质，以减少骨吸收而取得良好效果。②利用自体骨增高牙槽突的方法是夹层植骨，即三明治式牙槽突成形术，在下颌骨的牙槽突处水平全层骨切开，一分为二，舌侧黏骨膜与水平骨切开线以上的骨块相连，以保证骨块血运，将牙槽突骨块上移，在牙槽突骨块与颌骨体之间植入髂骨，固定缝合。此类手术的优点是可大幅度增高牙槽突（一般可增高1cm），因有舌侧骨膜相连的血供，不易感染，术后远期骨吸收轻微，恢复的牙槽突形态良好。三明治式牙槽突成形术适用于55岁以下、牙槽突明显吸收的无牙颌、下颌体高度在13mm以上、下颌管位于牙槽突顶下者。③自体下颌骨骨切开移位牙槽突成形术，又称盖式法下颌牙槽突成形术。采用下颌体矢状截骨，舌侧骨瓣上移，以增加下颌牙槽突的绝对高度。因舌侧骨块与口底肌及黏骨膜附着，又称活骨移植。此法感染率低，术后骨吸收少，避免了另外取骨的创伤，而且可纠正因上下颌萎缩造成的假性下颌前突。主要适用于下颌牙槽嵴明显萎缩，致下颌体高度不足15mm，单纯应用唇颊沟延伸术等不能奏效者；如下颌骨高度少于9mm则不易手术，这是由于截骨后颌骨过于薄弱，容易发生术后骨折。

生物材料人工骨植入牙槽突重建术 人工骨植入，不需取自体骨，创伤小，患者易接受。具体做法：一是将颗粒状生物材料植入骨膜下，二是块状生物材料植入。后者既可做贴敷式植入亦可做夹层法植入。植入的材料种类很多，但一般使用羟基磷灰石为基础物质的材料。羟基磷灰石是一种磷酸钙材料，与人骨的无机成分相似，是一种具有良好组织相容性的人工骨代用材料，生物机械性能好，有较高的抗压强度，稳定性好，不易降解，并有一定骨引导作用。但是此法存在两个明显的不足，一是颗粒材料成形困难，不易保持原来位置；二是骨膜伸缩性有限，术中易被撕裂，造成材料漏出、伤口裂开、疼痛。

引导骨组织再生 从严格意义上讲，引导骨组织再生并不是单独的一种牙槽突重建术，而只是促进其他骨移植术更好成骨的技术。其基本方法是利用可吸收或不可吸收的生物膜作为物理屏障，置于植入骨的上方，结缔组织细胞和上皮细胞长入，骨细胞在膜下优先生长，促进缺损区骨组织重建，增加骨量，为义齿修复创造条件。

牵张成骨 指在骨缝处或在截开的骨段用牵张装置按一定的速度和频率牵开，产生的骨间隙中形成新骨，从而达到使骨延长或增宽的目的。与传统牙槽突增高术相比，牵张成骨技术不需要使用移植材料，增高牙槽突的再吸收程度较低，并发症少，感染率低。尤其重要的是，它可以获得同步牵张延长的软组织，不受患者软组织量的限制，牵张成骨成为牙槽突增高术新的一种选择。由于牙槽突的特殊解剖结构及口腔环境，牵张装置的微型化、完全埋置、自动加力以及手术的简单化、微创化，是迫切需要解决的问题，仍需要进一步研究。

并发症及预防 并发症：①伤口或植入物感染，伤口不愈合。②骨嵌入式牙槽突重建者，手术操作过程中可能损伤下牙槽神经。③由于手术剥离创伤较大，术后术区肿胀较明显。④牵张器可能松动、脱落。预防：①尽量采用微创操作，减少术区暴露时间。②最好采用新鲜血液与骨移植物进行混合，也可使用生理盐水，植入操作时要避免骨粉的损失和污染。③植入的骨粉要适量，考虑到牙槽窝具有自身成骨的功能，牙根部没必要填实，高度以牙槽嵴顶为准，不能过高，以免造成缝合时张力过大。④一周内要尽量避免用术区咀嚼食物，以免造成生物屏障膜的破损导致植骨材料的外溢。在下颌骨牵张的过程中应严格控制牵张的速度与频率，以避免对下牙槽神经产生不可逆性损伤。

（黄洪章）

chúnjiágōu yánshēnshù

唇颊沟延伸术 （labial and buccal sulcus extension surgery）

去除牙槽骨高度正常的牙槽嵴上一些不必要的肌肉附着的手术。又称唇颊沟加深术或牙槽突延伸术。目的是改变黏膜及肌肉的附着位置，使之向牙槽突基底方向移动，加深唇颊沟，相对增加牙槽突的高度，使义齿基托能伸展至较大范围，加大与牙槽突的接触面积，从而增加义齿的稳定和固位。

唇颊沟过浅通常由于严重牙周病在患牙拔除前的骨吸收所致，或牙缺失后未及时修复，或不良修复导致牙槽骨萎缩或吸收过多所致；也可见于老年性牙槽嵴吸收萎缩所致。表现为黏膜软组织正常，但牙槽骨吸收变低，此时颌骨上附着的肌肉和系带相对上移，导致前庭沟变浅。有时拔牙时对牙槽突修整过多也可造成唇

颊沟过浅。炎症、外伤也可以使局部组织缺损、瘢痕挛缩，形成唇颊沟过浅。唇颊沟过浅，牙槽突高度过低，常严重影响义齿尤其是下颌全口义齿的固位及稳定，减低义齿的功能，有时甚至不可能制作义齿。对于这些情况，应进行唇颊沟延伸术。

适应证 无牙颌者发生剩余牙槽嵴吸收，导致前庭沟变浅、义齿固位不良，可行唇颊沟延伸术。必须强调的是牙槽突应尚有一定的高度和宽度方适合行唇颊沟延伸术。

围手术期准备 参见修复前外科。

手术 手术应遵循的原则是：裸露的软组织应有上皮组织覆盖，以防术后的收缩；局部组织不足（或手术目的不能达到，或不能在无张力状态下覆盖缺损部）时，应采用组织移植（腭黏膜及皮片游离移植）；应预计术后的组织收缩程度，特别是使用游离移植或局部瓣时，一般应在手术时做一定量的过矫正；断层皮片移植时，皮片越厚，收缩越小。

只有在还存在有相当量的牙槽骨时，才能施行唇颊沟延伸术。否则，在下颌，由于颏神经的位置、颊肌和下颌舌骨肌的位置改变，将使手术难以完成；而在上颌，前鼻棘、鼻软骨、颧牙槽突等移位也会影响手术结果。对于牙槽嵴严重萎缩的患者，唇颊沟延伸术不易获得满意效果。此时，应改用或联用牙槽突重建术，才能获得良好的效果。

唇颊沟延伸术术式较多，术式的选择取决于局部组织情况尤其是黏膜量的多少，如果黏膜下无过多纤维组织增生并有足量黏膜可供延伸，可采用黏膜下唇颊沟延伸术；如果黏膜量不足或黏

膜组织有明显的缺损及瘢痕挛缩，则应切除瘢痕，进行口内皮肤游离移植的手术，以加深唇颊沟。

并发症及预防 可能损伤颏神经、黏膜、皮肤等移植物可能坏死、脱落。术者手术操作时应小心、谨慎，熟悉解剖部位；移植物应移植于骨膜之上，有来自骨膜的血供才能保证移植物成活；移植物上包扎应牢固、可靠，注意边缘紧密贴合；术后需给予抗生素，以预防术后感染。

（黄洪章）

hégǔ lóngtū xiūzhěngshù

颌骨隆突修整术 （jaw protuberances surgery）

去除颌骨表面不应该存在的隆起的手术。

分类 包括腭隆突修整术、下颌隆突修整术等。①腭隆突是在上颌骨发育中生长于硬腭正中缝的局限性颌骨隆起的发育畸形。表现为发生于硬腭正中部的局限的突起，有时可延伸到软硬腭交界处，呈卵圆形或结节状及分叶状，质地坚硬，表面光滑，覆有较薄的黏膜，但黏膜正常。骨隆突增长缓慢，多无任何自觉症状，多在义齿修复时始被发现。小而较扁平并不妨碍义齿修复的腭隆突一般无需处理。过高、过大的腭隆突会妨碍义齿修复及腭封闭，造成义齿就位困难、翘动、压痛等问题，在排除颌骨囊肿及肿瘤后，应做骨隆突修整术，将突出部分予以平整。术前应摄上颌正位断层片，了解腭隆突至鼻腔的距离，避免因手术造成口腔鼻腔瘘。②下颌隆突是在下颌骨发育中生长于颌骨表面的局限性隆起。表现为局限的圆形突起，外形似豌豆或核桃状，位于下颌尖牙及前磨牙的舌侧下颌体部，可见于单侧或双侧，大小不一，可为单个或多个，有时形成弥漫性的舌

侧突起，范围可从尖牙舌侧直至第二磨牙舌侧。质地坚硬，表面光滑，黏膜正常，生长缓慢，无疼痛等自觉症状。一般多在义齿修复时始被发现。局限性下颌隆突一般不需处理，当骨隆突较大，形成倒凹而影响义齿就位或固位，并引起义齿基托压痛，或妨碍舌体运动，则需行骨隆突修整术。

适应证 ①因颌骨隆突妨碍义齿佩戴者应行颌骨隆突修整术。②口腔黏膜无溃疡等病变，无高血压、冠心病史及全身性疾病，或高血压、冠心病等已被控制者。③患者可耐受手术。

围手术期准备 参见修复前外科。

手术 ①小的腭隆突切口可为直线，骨隆突较大时可采用"X"或双"Y"形切口。②手术切开深达骨面，自中线向两侧翻瓣，充分暴露骨隆突，注意避开硬腭部神经、血管。③整块凿除腭隆突易穿通鼻腔或上颌窦腔。可以以骨凿分层去除，或将整块腭隆突用钻分割成多块，分次用骨凿小块去除骨质；也可使用单面凿，斜面与腭板平行相贴，逐层去骨。④去骨后，平整骨创面。修整、缝合黏骨膜瓣。可用碘仿纱布打包压迫或使用腭护板压迫，防止血肿。

下颌舌侧骨隆突多需做两侧修整。沿牙槽嵴顶偏舌侧做顶向牙槽嵴、基底在口底侧的弧形或梯形切口，并翻起黏骨膜瓣。纵切口位置不宜过低，翻瓣范围尽量不向口底延伸，以减小术后口底肿胀。可选用宽而薄的骨凿，置于隆突的根部，沿颌骨体的方向凿去骨隆突，由于该处骨质为层叠排列，较易整块凿除。也可用钻磨一浅槽，再用骨凿去除。

并发症及预防 见牙槽突修整术。

（黄洪章）

shànghé jiéjié féidà xiūzhěngshù
上颌结节肥大修整术 （maxillary tuberosity hypertrophy surgery）

对骨性或纤维性增生的上颌结节及其周围多余的软组织进行修整的手术。上颌结节肥大可同时伴有纤维组织肥厚，由此出现过大倒凹或下垂，将影响义齿的戴入和固位。上颌结节肥大修整术的目的就是通过切除过多的软组织、修整突起骨结节及增加上颌骨后面与翼钩之间的深度，有利于义齿的戴入与固位。

适应证 上颌结节明显肥大，甚至形成悬突、倒凹，佩戴义齿困难者可施行上颌结节修整术。

围手术期准备 见修复前外科。重点检查、评估肥大的上颌结节及全口软、硬组织。术前必须明确局部的软组织量是否足够、是否健康、有无赘生物等。

手术 ①对于伴有纤维组织增厚者，可采用牙槽突顶入路，将顶部软组织楔形切除达骨面，切开两侧组织则做黏膜下切除，过多的骨组织和倒凹应以咬骨钳、凿或钻取出，骨锉修平，冲洗后缝合。缝合前应修整创缘，避免形成骨尖、骨突或使软组织缝合张力过大等。②如软组织无过度肥厚，可采用侧方入路。侧方入路的优点是能保存较多的牙槽突的角化黏膜，有利于牙槽突承压，还可以将整个带有角化层的黏骨膜瓣滑行到颊侧，加深颊沟。切口位于颊侧，平行殆面，由后向前通过颧牙槽突下方切达骨面；切口两侧向下做松弛切口达牙槽突顶，掀起整个黏骨膜瓣；亦可在黏膜下切除部分软组织；去除骨质；从横切口上方游离，加深颊沟；将整个黏骨膜瓣滑行向上

缝合，这样颊沟黏膜也覆有角化上皮；术后应立即戴上边缘已延伸的义齿，以维持颊沟的深度。切除腭侧增生组织时，切忌过于偏向腭侧而损伤腭动脉。③上颌结节修整通常先修整一侧，且应保持足够的牙槽突宽度，以不妨碍义齿戴入为准。避免双侧修整后，出现义齿固位不良。

并发症及预防 见牙槽突修整术。

（黄洪章）

chúnxìdài jiǎozhèngshù
唇系带矫正术 （labial frenectomy）

延长唇系带组织、修整附着过低的唇系带的手术。唇系带正常附着于中切牙间的唇侧牙龈与牙槽黏膜交界处，发育异常导致的附着过低可造成中切牙间明显间隙影响牙排列；牙槽嵴吸收造成的相对附着过低，可影响义齿修复。

适应证 妨碍义齿修复即妨碍义齿就位与固位的异常唇系带，均需行唇系带矫正术。

围手术期准备 术前口腔清洁，去除相近牙位龈上、下结石，如有龈炎、口腔溃疡需治疗后再施行手术。

手术 矫正唇系带过短可做系带切除术。手术可采用局部浸润麻醉，在系带的上下端各注射麻醉药 0.5ml。牵开上唇，用一直血管钳平行于牙槽骨唇面，与唇面牙槽黏膜接触，一直推进至唇前庭沟处夹住系带。将上唇向上外拉开至与牙槽骨成直角。用另一直血管钳，紧贴上唇内侧黏膜推至唇沟夹住系带。此时，两止血钳的尖端互相接触，被夹住的系带在两止血钳之间呈"V"形。用刀片紧贴两止血钳外侧面，即唇龈黏膜面，将唇系带切除。止血钳随被切除的组织一同脱落。

注意不要留下被夹过的组织，否则此组织将发生坏死。然后用剪或止血钳潜行游离创口，直至能将创口纵行拉拢缝合而无张力为止。中切牙间有间隙者，应将中切牙间隙内的纤维结缔组织切除，待其创面自行愈合。缝合完毕后，在牙槽骨与上唇之间，放置少许碘仿纱条，保持 2 小时之后取出。

并发症及预防　如未做严密缝合可能伤口出血，伤口感染者可致伤口糜烂、不愈合。

（黄洪章）

shéxìdài jiǎozhèngshù

舌系带矫正术 （lingual frenectomy）

对过短的舌系带进行修整，适当延长舌系带组织、增加组织的可运动范围的手术。

舌系带过短是儿童常见的一种口腔疾病，可分为薄膜型（舌系带较薄，挑起透光，尚无明显血管穿行，或虽有个别血管穿行，但直径小于 0.5mm 者）和粗厚型（舌系带较厚，和/或已有较明显血管，其直径大于 0.5mm）。舌系带过短常造成吸吮、语音障碍等，患者常表现为舌不能外伸、舌系带中央溃疡、舌前份语音不清晰等。儿童患者由于讲话不清，会被嘲笑，给患儿幼小的心灵带来心理阴影。因此，舌系带过短患者应及时就诊并进行手术治疗。

时机　对于新生婴儿，随着下颌切牙的萌出及舌组织的生长发育，部分患儿特别是 I 度舌系带过短患儿会逐渐恢复正常，说明过短的舌系带有自行调整的过程。因此，应该避免过早手术，最好等到 2 岁后进行。但对于严重影响舌运动的患儿应尽早手术治疗。舌系带过短既影响儿童正确的发音部位，也引起了儿童发音方式的错误。儿童语音系统的形成是神经-肌肉运动模式逐步形成的过程，一旦不良发音形成了牢固的异常神经-肌肉运动模式，则常常难以在短期内纠正，并将直接影响到其对知识的接收，并形成其自卑、不愿讲话等心理障碍。因此，对舌系带严重过短的患儿应在出生后 10~12 个月时进行舌系带延长术，以避免或减少发音形成过程中替代音的形成。

适应证、围手术期准备　见唇系带矫正术。

手术　①麻醉及术式的选择：手术合作的患儿和成人，可以在局部浸润麻醉或双侧舌神经阻滞麻醉下进行；对于婴幼儿应在基础麻醉或全麻下进行手术。②对于轻度和部分中度舌系带过短者，应用横切纵缝法具有手术操作简单、效果好的优点。对于重度和部分中度舌系带过短者，常伴有颏舌肌过短，手术时需要切断部分颏舌肌延长舌前份，长而深的直线创口缝合后瘢痕挛缩可能影响术后远期效果。因此，"Z" 和 "V-Y" 成形术具有明显的优点，其可较好地延长舌系带的长度，而且术后瘢痕挛缩小。采用 "Z" 和 "V-Y" 成形术在缝合舌系带组织瓣时，应注意避开周围的动静脉、舌下肉阜和颌下腺导管，以免术后出血或唾液腺体堵塞。

并发症及预防　术后可能发生伤口感染、出血、切口糜烂、瘢痕挛缩等并发症。出现这些并发症的原因：由于剪断舌系带后不做缝合，形成菱形创面，导致原位愈合和瘢痕愈合；对于严重过短的患儿选择的术式欠佳；不合作的患儿没有在全麻或基础麻醉下进行手术，导致手术时止血不彻底和缝合不良；患儿的下前牙排列不齐或切缘过于锋利等。余见唇系带矫正术。

（黄洪章）

kǒuqiāng shànghédòulòu xiūbǔshù

口腔上颌窦瘘修补术 （oro-antral fistula surgery）

对因外伤、炎症、肿瘤或医源性损伤等引起的口腔上颌窦交通长期不愈形成的瘘口进行修补、关闭的手术。口腔上颌窦瘘的形成原因可能是上颌磨牙拔除术、颌面创伤、上颌窦炎、上颌囊肿或肿瘤手术。穿孔后口腔、上颌窦、鼻腔相互交通，造成患者进食、发音等功能障碍。虽然可利用活动义齿暂时封闭瘘孔，但决定性的治疗依赖于手术。

适应证　上颌窦瘘长期不愈合，形成口腔、鼻腔相通者可行上颌窦瘘修补术。

围手术期准备　制订手术方案，评估局部软组织可否滑行或转移以封闭瘘口。余见唇系带矫正术。

手术　口腔上颌窦瘘手术修复的方法有多种，如颊侧黏骨膜瓣、腭黏骨膜瓣修复等。上颌磨牙拔除术是口腔上颌窦瘘形成的主要原因，这与上颌磨牙、前磨牙的根端与上颌窦底在解剖上紧密相邻有关，尤其是上颌第一磨牙的根端与上颌窦之间有时仅隔一菲薄骨质或仅为瘘黏膜。拔除上颌磨牙断根术中由于前述解剖因素或未能合理使用器械则可造成口腔上颌窦瘘。牙根未推入上颌窦内，瘘孔直径小于 2 mm 者，经保守性处理常可自愈。对保守性治疗后未愈，或瘘孔直径较大的口腔上颌窦瘘需手术修复，手术时机及手术方法的选择应根据每例患者情况而定。

上颌窦内炎性分泌物多时术前应行窦腔冲洗、抗生素治疗等，感染控制后再行手术，合并慢性上颌窦炎则在修复的同期行上颌窦根治术。窦内的残根、异物应彻底清除，常规经下鼻道开窗引流，对瘘孔较小及偏向牙槽颊侧者，可利用颊侧黏骨膜瓣修补。颊侧黏骨膜瓣修补口腔上颌窦瘘的缺点是术后患区口腔前庭沟变浅，可能影响活动义齿的固位。采用隔间牙槽切开术修复，可避免常规颊侧黏骨膜瓣手术后前庭沟变浅的问题。

对瘘孔靠近腭侧或瘘孔较大者建议选用腭侧旋转瓣或岛状瓣，腭黏骨膜瓣较厚且组织致密，缝合后有利于与受植床充分接触，主要的缺点是供瓣区遗留数周方可继发愈合的创面。有学者采用颊脂垫瓣修复口腔上颌窦瘘，颊脂垫是由一体四突组成的不规则形组织块，位于颊间隙内，部分伸入颞下间隙、翼下颌间隙和翼腭凹间隙，血供较为丰富，易与周围组织分离。采用颊脂垫瓣修复口腔上颌窦瘘，证明该瓣解剖恒定，易于切取，供区与受区邻近，成功率高，但术后移植的组织表面上皮化时间较长。

并发症及预防 并发症：口腔上颌窦瘘若穿孔较大未行外科修补术，则可导致口腔上颌窦瘘经久不愈、影响局部创口愈合、穿通侧上颌窦炎症感染等。预防：拔除根分叉较大且上颌窦底骨质缺如的上颌磨牙时，最好选用外科拔牙法；搔刮上颌窦底骨质或缺如的牙槽窝时应选用正确的搔刮方式和方法。

（黄洪章）

kǒuqiāng hémiànbù gǎnrǎnxìng jíbìng
口腔颌面部感染性疾病（infectious disease of oral and maxillofacial region）

由于病原微生物在口腔颌面部繁殖及侵袭，其与机体相互作用，导致机体产生以防御为主的一系列口腔颌面部及全身组织反应的疾病。口腔颌面部感染是口腔科的常见病、多发病。

分类 ①口腔颌面部非特异性感染：由常见病原菌如葡萄球菌、链球菌、厌氧菌、铜绿假单胞菌等在口腔颌面部繁殖引起的口腔颌面部感染。又称口腔颌面部化脓性感染。常是多种需氧菌和厌氧菌的混合感染。包括第三磨牙冠周炎、坏疽性口炎、海绵窦血栓性静脉炎、感染性口角炎、口腔颌面部间隙感染、口腔颌面部脓肿、口腔窦瘘道、口腔颌面颈部淋巴结炎、面部疖痈等。②口腔颌面部特异性感染：主要由结核分枝杆菌、梅毒、放线菌等特异性病原菌引起的口腔颌面部感染。包括口腔颌面部结核、口腔颌面部放线菌病、口腔颌面部梅毒、淋菌性口炎等，其临床过程和治疗均有别于化脓性感染。

临床表现 有一般感染的共性，如红、肿、热、痛和功能障碍等，但由于口腔颌面部的解剖生理特点，其感染的发生、发展和预后有一定的特殊性。

感染途径 口腔颌面部直接与外界相通，解剖结构、温度、湿度均适于细菌的滋生与繁殖，面部皮肤的毛囊、汗腺与皮脂腺也是细菌寄居的部位，在局部遭受创伤、手术或全身抵抗力下降等因素影响下，均可导致感染的发生。常见的感染途径主要包括牙源性、腺源性、创伤性、血源性、医源性5类。①牙源性感染：病原菌通过病变牙或牙周组织进入体内发生感染者。牙在解剖结构上与颌骨直接相连，牙髓及牙周感染可向根尖、牙槽骨、颌骨以及颌面部蜂窝组织间隙扩散。由于龋病、牙周病、第三磨牙冠周炎均为常见病，故牙源性途径是口腔颌面部感染的主要来源。②腺源性感染：口腔颌面部具有丰富的淋巴结，口腔、面部及上呼吸道感染，可沿相应淋巴引流途径扩散，发生区域性淋巴结感染。区域淋巴结感染又可穿过淋巴结被膜向周围扩散，引起筋膜间隙的蜂窝织炎。儿童由于淋巴结发育尚未完善，感染易穿过淋巴结被膜，较成人更易引起腺源性感染。③创伤性感染：继发于开放性或封闭性外伤后发生的感染，如刀器伤、火器伤、咬伤、颌骨开放性骨折或异物深嵌入颌面部所引起的颌面部感染。创口感染是病原菌与机体防御功能失衡的结果。在开放性创伤后，体表皮肤屏障功能受损，全身免疫系统功能下降，使机体全身和局部防御功能严重削弱。局部的积血、组织失活及伤口病原菌的污染，均可使创口感染的机会增加。④血源性感染：机体其他部位的化脓性病灶通过血液循环转移、播散至口腔颌面部。新生儿颌骨骨髓炎即可能由脐带感染和肺部感染转移而来，颌面骨结核绝大多数是继发于结核分枝杆菌的菌血症。⑤医源性感染：医务人员行口腔颌面部局部麻醉、手术、穿刺等操作未严格遵守无菌技术，造成继发性感染。

（田卫东）

dìsān móyá guānzhōuyán
第三磨牙冠周炎（pericoronitis of third molar）

第三磨牙萌出不全或阻生时，牙冠周围软组织发生炎症的疾病。

病因与发病机制 人类种系发生和演化过程中，随着食物种类的变化，带来咀嚼器官的退化，造成颌骨长度与牙列所需长度的不协调。下颌第三磨牙是牙列中最后萌出的牙，因萌出位置不足，可导致程度不同的阻生。阻生第三磨牙及第三磨牙萌出过程中，牙冠可部分或全部为龈瓣覆盖，龈瓣与牙冠之间形成较深的盲袋，食物及细菌极易嵌塞于盲袋内，加之冠部牙龈常因咀嚼食物而损伤，形成溃疡。当全身抵抗力下降、局部细菌毒力增强时可引起冠周炎的急性发作。

临床表现 ①急性第三磨牙冠周炎：第三磨牙冠周炎常以急性炎症的形式出现。急性第三磨牙冠周炎的初期，一般全身无明显反应，患者自觉患侧磨牙后区肿痛不适，当进食、咀嚼、吞咽、开口活动时疼痛加重。如病情继续发展，局部可呈自发性跳痛或沿耳颞神经分布区产生放射性痛。若炎症侵及咀嚼肌时，可引起肌的反射性痉挛而出现不同程度的张口受限，甚至出现"牙关紧闭"。由于口腔不洁出现口臭、舌苔变厚、患牙龈袋处有咸味分泌物溢出。全身症状可有不同程度的畏寒、发热、头痛、全身不适、食欲缺乏及大便秘结，白细胞计数稍有增高，中性粒细胞比例上升。②慢性冠周炎：在临床上多无明显症状，仅局部有轻度压痛、不适。

口腔局部检查多数患者可见第三磨牙萌出不全，如为低位阻生或牙冠被肿胀的龈瓣全部覆盖时，需用探针检查，才可在龈瓣下查出未全萌出的第三磨牙或阻生牙。第三磨牙周围的软组织及牙龈发红，伴有不同程度的肿胀。龈瓣边缘糜烂，有明显触痛，或可从龈袋内压出脓液。病情严重者，炎性肿胀可波及腭舌弓和咽侧壁，伴有明显的开口困难。但化脓性炎症局限后，可形成冠周脓肿，有时可自行破溃。相邻的第二磨牙可有叩击痛。有时第二磨牙远中颈部可因阻生牙等局部因素导致龋坏，在检查时应多加注意，切勿遗漏，此外，通常有患侧下颌下淋巴结的肿胀、牙痛。

诊断 根据病史、临床症状和检查所见，一般不难做出正确判断。用探针检查可触及未萌出或阻生的第三磨牙牙冠存在。X线检查可帮助了解阻生牙的生长方向、位置、牙根的形态及牙周情况；在慢性冠周炎的X线片上，有时可发现牙周骨质阴影（病理性骨袋）的存在。

鉴别诊断 与第一磨牙炎症所致的颊侧龈瘘、第二磨牙远中颈部深龋引起的根尖周炎、第三磨牙区牙龈的恶性肿瘤相鉴别。

治疗 急性期应以消炎、镇痛、切开引流、增强全身抵抗力为主。当炎症转入慢性期后，应尽早拔出不能萌出的阻生牙。①局部冲洗：以局部处理为重点，局部以清除龈袋内食物碎屑、坏死组织、脓液为主。常用生理盐水、1%~3%过氧化氢溶液、1∶5000高锰酸钾溶液、0.1%氯己定溶液等反复冲洗龈袋，至溢出液清亮为止。擦干局部，用探针蘸2%碘酒、碘甘油或少量碘酚液入龈袋内，并用温开水或含漱剂漱口。②全身治疗：根据局部炎症及全身反应程度和有无其他并发症，选择抗菌药物及全身支持疗法。③切开引流术：如龈瓣附近形成脓肿，应及时切开并放置引流条。④冠周龈瓣切除术：当急性炎症消退，对有足够萌出位置且牙位正常的第三磨牙，可在局麻下切除第三磨牙冠周龈瓣，以消除盲袋。⑤下颌第三磨牙拔除术：下颌第三磨牙牙位不正；无足够萌出位置；相对的上颌第三磨牙位置不正或已拔除者，以及为避免冠周炎的复发，均应尽早予以拔除。伴有颊瘘者，在拔牙的同时应切除瘘道，刮尽肉芽组织，缝合面部皮肤瘘口。

（田卫东）

huàijūxìng kǒuyán

坏疽性口炎（gangrenous stomatitis）

由梭状杆菌和螺旋体引起的，以口腔黏膜坏死性、溃疡性病变为主要表现的急性感染性疾病。

病因与发病机制 正常情况下，人类口腔内存在梭状杆菌和螺旋体，一般不易引起疾病。当机体全身免疫力下降、口腔卫生不良、营养不良等时，其可在口腔内大量繁殖而致病。该病发生时常合并其他细菌的感染。

其发病与机体状态有密切关系，第一次世界大战期间，由于士兵身心疲惫、营养不良等因素，该病在前线战士中流行，故又称战壕口。随着生活水平提高，此病在中国已逐渐少见。

临床表现 多发生于青壮年，男性多见，亦可发生于营养极度不良或患麻疹、黑热病、猩红热等急性传染病的儿童。起病急，急性期疼痛明显，且伴有腐败性口臭，口腔黏膜产生坏死性溃疡性病变，牙龈缘如虫蚀状，龈乳头变平如刀削状，唇、舌、颊等口腔黏膜因组织坏死形成不规则深溃疡，表面假膜覆盖，易于擦去，创面易出血。如治疗不及时，坏死可向深层组织及邻近黏膜蔓延，机体抵抗力极度低下者还可合并产气荚膜杆菌感染，使面颊部组织迅速坏死，进一步造成穿通性缺损，称为走马牙疳。

诊断 根据病史、临床表现即可诊断，涂片见大量螺旋体及梭状杆菌。

治疗 ①全身应用抗生素抗感染治疗；加强营养，给予高蛋白、高维生素饮食，必要时输液支持治疗。②局部去除腐败坏死组织，应用氧化剂杀菌抑菌；保持口腔卫生。③病情控制后去除口腔菌斑、牙石等一切局部刺激因素，必要时通过牙龈成形术等手术对外形异常的牙龈组织进行矫正。

预后　早发现、早治疗，预后良好。治疗不及时病情发展迅速，严重时甚至引起死亡。治愈后面颊部遗留缺损畸形，影响美观及功能。

（田卫东）

海绵窦血栓性静脉炎（thrombophlebitis of cavernous sinus）

hǎimiándòu xuèshuānxìng jìngmàiyán

面部感染侵入面静脉而逆行导致静脉炎及血栓形成的疾病。

病因与发病机制　上唇与鼻部"危险三角区"内的静脉常无瓣膜，面部表情肌和唇部的生理性活动易使感染扩散，当面部感染发生时，感染沿无瓣膜的面前静脉逆行，导致静脉炎及血栓形成、静脉回流受阻，出现面部广泛水肿、疼痛。

临床表现　患侧眼睑水肿、眼球突出、眼压增高、运动受限、视力减退、畏光、流泪以及结膜下水肿或淤血，全身高热，头痛，甚至意识不清。若同时发生脑膜炎、脑脓肿，则出现剧烈头痛、恶心、呕吐、颈强直、血压升高、呼吸深缓、惊厥、昏迷等脑膜激惹、颅内高压和颅内占位等表现。细菌随血液循环扩散，可引起菌血症或脓毒血症，严重时出现中毒性休克。

诊断　根据病史、临床表现可以确定诊断。血常规及脑脊液白细胞增多。

治疗　①全身大剂量使用抗生素，疗程要足够，以防病情反复。同时加强全身支持疗法，包括卧床休息、补充电解质溶液、纠正酸中毒。②出现中毒性休克时，应积极采取综合措施，并尽快纠正循环衰竭所出现的低血压，颅内高压时给予脱水疗法。

预后　早发现、早治疗，预后良好。治疗不及时病情发展迅速可引起死亡。

（田卫东）

感染性口角炎（infectious angular cheilitis）

gǎnrǎnxìng kǒujiǎoyán

病原微生物导致上下唇两侧联合处口角区发生炎症的疾病。

病因与发病机制　由细菌、真菌、病毒等病原微生物引起。白色念珠菌、金黄色葡萄球菌和链球菌为最常见的病原微生物。①老年人无牙、全口牙重度磨耗或义齿修复不良所造成颌间垂直距离缩短，口角区褶皱加深的情况下，唾液易浸渍口角，刺激局部组织，也给病原微生物感染提供了有利条件。②患长期慢性病，或放疗、化疗后体质衰弱的患者，其口角区易感染念珠菌；小儿患猩红热时口角区易感染链球菌；此外还有疱疹病毒感染、梅毒螺旋体感染、HIV感染等分别引起念珠菌性口角炎、球菌性口角炎、疱疹性口角炎、艾滋病非特异性口角炎等。

临床表现　急性期有口角区充血、红肿、血性或脓性分泌物渗出、污秽状的血痂或脓痂，疼痛明显。慢性期有口角区皮肤黏膜增厚呈灰白色，伴细小横纹或放射状裂纹，唇红干裂，但疼痛不明显。此外，尚有猩红热、疱疹、梅毒、艾滋病等原发病的其他相应症状。

诊断　根据口角区炎症的临床表现和细菌培养、念珠菌直接镜检等微生物学检查结果可以明确诊断。真菌性口角炎常同时发生真菌性唇炎或口炎。

治疗　针对发病因素进行治疗。①修改修复体，矫正过短的垂直距离，恢复正常的颌间距离。②针对小儿猩红热、念珠菌病、疱疹、梅毒、艾滋病等不同疾病，全身系统性使用药物进行治疗。③根据引起感染性口角炎的不同病原微生物，局部可使用不同的药物，如疱疹性口角炎局部可用0.5%碘苷眼膏或3%阿昔洛韦软膏局部涂布，细菌感染性口角炎可加用0.5%氯霉素或金霉素软膏，真菌性口角炎可用2%~4%碳酸氢钠溶液或氯己定局部涂布或漱口。

预后　早发现、早治疗，预后较好。

（田卫东）

口腔颌面部间隙感染（space infection of oral and maxillofacial region）

kǒuqiāng hémiànbù jiànxì gǎnrǎn

病原微生物导致口腔颌面部潜在间隙发生炎症的疾病。口腔颌面部深部知名解剖结构均由致密的筋膜包绕，这些筋膜之间的潜在间隙在正常情况下由彼此连续的疏松结缔组织或脂肪组织充填，感染常沿这些潜在间隙扩散。口腔颌面部间隙感染根据感染发生的部位分为眶下间隙感染、颊间隙感染、颞间隙感染、颞下间隙感染、咬肌间隙感染、翼下颌间隙感染、舌下间隙感染、咽旁间隙感染、下颌下间隙感染、颏下间隙感染、口底多间隙感染。

病因　口腔颌面部间隙感染均为继发性感染，常为牙源性或腺源性感染经筋膜间隙扩散所致，损伤性、血源性、医源性较少见。感染多由需氧菌和厌氧菌混合感染，或葡萄球菌、链球菌等引起化脓性感染，或厌氧菌引起腐败坏死性感染。

临床表现 间隙感染初期表现为蜂窝织炎，局部可有红、肿、热、痛、功能障碍等炎症典型症状。在间隙内脂肪、结缔组织变性坏死后，则可形成脓肿，接近体表或黏膜下的脓肿可有波动感，肿胀中心区皮肤发红明显，皮肤紧张变薄，局部可出现凹陷性水肿。深部脓肿，如颞深间隙、颞下间隙、翼下颌间隙脓肿，一般很难查到波动感，但压痛点比较明显。邻近颞下颌关节、下颌升支的间隙感染还常伴有不同程度的张口受限，如颞间隙、颞下间隙、咬肌间隙、翼下颌间隙。感染可局限于一个间隙内，也可扩散至邻近几个间隙，形成弥散性蜂窝织炎或脓肿，甚至可沿神经、血管扩散，引起海绵窦血栓性静脉炎、脑脓肿、败血症、纵隔炎等严重并发症。全身多伴有发热、倦怠、乏力、纳差等症状，严重者可出现高热、谵妄、昏迷、呼吸困难。血常规检查多可发现白细胞计数增多，中性粒细胞比例增加。

诊断 仔细询问病史，患者是否有牙痛史、淋巴结炎、唾液腺炎、耳源性感染病史；再仔细检查患者，根据局部典型临床症状及体征，分析感染来源，初步诊断间隙感染。局部穿刺见脓液可明确脓肿形成，可使用 B 超或 CT 明确脓肿部位及范围。血常规检查见白细胞计数及中性粒细胞比例增加提示急性细菌感染，但在重度感染或大量抗生素使用下，白细胞计数可无明显增加。

治疗 增强全身抵抗力和针对性地进行抗炎治疗，脓肿形成时及时进行切开引流。①局部治疗：保持局部清洁，减少局部活动，避免不良刺激等。间隙感染

处于急性期时，可选用六合丹、抑阳散、金黄散等中草药进行外敷，可起到散瘀、消肿、镇痛、促使炎症局限的作用，也可促使炎症消散或加速形成脓肿及排脓。②脓肿切开引流术：间隙感染已形成脓肿后应尽早行脓肿切开引流，以达到减轻局部压力、阻止炎症继续扩散的目的。切开后用血管钳钝性充分分离脓腔，以利于坏死组织及脓液流出，避免损伤重要血管、神经。用生理盐水反复冲洗脓腔，加速脓液排出，放置引流条或引流管引流。每日或间日局部冲洗换药，更换引流条或引流管。③全身治疗：间隙感染并发全身中毒症状时应积极给予全身支持治疗，维持水电解质平衡，以减轻中毒症状。并及时有针对性地给予抗菌药物治疗。对已发生菌血症、海绵窦血栓性静脉炎、全身其他脏器继发性脓肿、中毒性休克等严重并发症时，更应及早进行全身治疗。④清除病灶：炎症控制后应及时清除病灶，如去除病灶牙、颌骨骨髓炎及时行死骨刮除术等。

预后 若发现得早，及时控制炎症，则炎症消退，预后良好。若形成脓肿后处理得当，原发病灶、病原微生物及坏死组织被清除，健康组织修复损伤区域，局部结构及功能可完全或部分恢复正常，预后情况较好。否则感染蔓延，或转为慢性炎症。

（田卫东）

kǒuqiāng hémiànbù nóngzhǒng

口腔颌面部脓肿（abscess of oral and maxillofacial region）

口腔颌面部化脓性炎症局限化后形成脓腔的疾病。

病因与发病机制 口腔颌面部感染在病程的 5~7 天可能进展到脓肿形成阶段，炎症组织在病

原微生物产生的毒素或酶的作用下，发生坏死、溶解，形成脓腔，腔内的渗出物、坏死组织和微生物等共同组成脓液。病原微生物是直接原因，也许也与宿主和环境相关。口腔颌面部脓肿按发生途径可分为牙源性、腺源性、创伤性、肿瘤源性、医源性、特异性感染。①牙源性感染在所有途径中占有最重要的地位，多由于牙髓、牙周（冠周）感染迁延发展而来。②腺源性感染可因上呼吸道感染导致颏下、颌下淋巴结化脓性感染，也可能因为唾液腺感染所致。③创伤性感染多由清创不彻底所致，应重视清创、避免感染。④肿瘤源性感染可由囊性病变及各种良恶性肿瘤引起。⑤医源性感染多由于治疗时无菌操作不规范，器械消毒不彻底导致。⑥特异性感染可由结核分枝杆菌等引起。

临床表现 局部可有红、肿、热、痛、功能障碍等炎症典型症状。接近体表或黏膜下的脓肿可有波动感，肿胀中心区皮肤发红明显，皮肤紧张变薄，局部可出现凹陷性水肿，若皮肤或黏膜破溃可见脓液溢出。深部脓肿，尤其是位于筋膜下层的脓肿，一般很难查到波动感，但压痛点比较明显。全身多伴有发热、乏力、纳差等症状，严重者可出现高热、谵妄、昏迷、呼吸困难。血常规检查多可发现白细胞计数增加，中性粒细胞比例增加。

诊断 根据病史、局部典型临床症状及体征可初步诊断，局部穿刺见脓液可明确脓肿形成。脓肿中心为含有变性坏死白细胞、坏死组织和浆液的脓液，周围由肉芽组织形成的脓腔壁与正常组织相隔。血常规检查见白细胞计数增加、中性粒细胞比例增加提

示急性细菌感染，但在重度感染或大量抗生素使用下，白细胞计数可无明显增加。B超或CT可明确脓肿部位及范围，尤其是深部脓肿。

治疗 ①脓肿切开引流术：及时行脓肿切开引流术，切口应尽量位于脓肿最低位以利于引流，应选择隐蔽处，如下颌下、颏下、耳前、发际内、鼻唇沟等，且切口方向与皮纹方向一致以利于美观，切口长度以脓肿大小为准利于充分引流。在既可选择口内切口又可选择口外切口时，首选前者。口内切口尽量接近前庭沟黏膜转折处并与之平行，必须在颊黏膜切开时，应在腮腺导管口下方做水平方向切口，避免损伤腮腺导管。口底切开时则在舌下皱襞外侧做与之平行的切口，避免损伤下颌下腺导管。切开后用血管钳钝性充分分离脓腔，以利于坏死组织及脓液流出，避免损伤重要血管、神经。用生理盐水反复冲洗脓腔，加速脓液排出，放置引流条或引流管引流。②抗生素治疗：术中或术前应取脓液做培养及药敏试验，明确细菌种类及对抗生素敏感情况，指导合理使用抗生素。一般来说，对局限、表浅的脓肿，机体状况良好，无全身状况者，可不用抗生素。在较重的深部感染或全身感染时应给予大剂量、疗程足的敏感抗生素治疗。③全身支持治疗：维持水电解质平衡，保证足够的休息。④局部换药：根据脓性渗出物多少每日或间日换药。换药时用生理盐水冲洗，疑为厌氧菌感染时用1%~3%过氧化氢溶液冲洗，切忌在创口较小时用3%过氧化氢溶液冲洗，以免引起剧痛或炎症扩散；再更换引流条或引流管。⑤控制严重并发症：严重的口腔

颌面部感染形成脓肿的同时，可因局部急性炎症反应、组织肿胀引起张口受限、气道受阻等并发症，重则可能引起败血症、脓毒血症，在这种情况下适当使用糖皮质激素治疗会有较好的疗效；炎症控制后应及时清除病灶，如去除病灶牙、颌骨骨髓炎及时行死骨刮除术等。

预后 口腔颌面部脓肿若处理得当，原发病灶、病原微生物及坏死组织被清除，健康组织修复损伤区域，局部结构及功能可完全或部分恢复正常，预后情况较好。否则感染蔓延，或转为慢性炎症。

（田卫东）

kǒuqiāng dòulòudào

口腔窦瘘道（oral sinus fistula） 由于致病因素引起的口腔颌面部形成异常通道的疾病。其中最常见的是口腔上颌窦瘘。

病因与发病机制 口腔上颌窦瘘是上颌窦骨壁与黏膜破裂所导致的口腔与上颌窦穿通。是临床常见的拔牙并发症，大型囊肿术后、腭裂术后穿孔可引起，上颌窦炎症或上颌骨骨髓炎术后也可引起。

临床表现 多发于成年人磨牙区的牙槽部位。口内上颌后牙牙槽黏膜可见缺损或破裂，捏鼻鼓气时空气可从创口溢出。

诊断 患者多有拔牙病史或上颌骨、上颌窦囊肿病史。怀疑口腔上颌窦瘘时可做鼓气试验，即让患者捏紧鼻孔，张口时经鼻呼气，若已穿通，则空气由创口而出。避免盲目使用器械探查，因有时窦底黏膜仍然完整，盲目探查可将其穿破并带入感染源。可拍摄CT，观察上颌窦窦底骨壁是否完整、上颌窦内黏膜是否有炎症。

治疗 为预防上颌窦慢性炎症及抑制瘘道继续发展，口腔上颌窦瘘应在24~48小时内得到修复。治疗效果依据瘘孔大小、病程长短、是否有感染、医生水平及手术设备而不同。①小的穿孔（<2mm），可使其自然愈合，或缝合牙龈使瘘口封闭。中等大小穿孔（2~6mm），最好在瘘口表面行"8"字缝合。术后给予抗生素，预防上颌窦感染；可给予鼻腔喷雾剂减轻充血，亦有利于保持上颌窦鼻腔开口通畅，有利于引流，降低上颌窦炎发生机会。嘱患者勿用鼻腔鼓气，避免强力打喷嚏，勿用吸管及吸烟，以免创口长期不愈。②若瘘口较大（>7mm），且无明显上颌窦感染者，原则上应及时行口腔上颌窦瘘修补术。最常见的是颊侧梯形组织瓣修复，成功率较高，但易造成颊沟变浅。也可行腭侧组织瓣修复、颊腭黏膜瓣修复、颊脂垫修补等。若窦底骨质缺损较多或需术后行种植修复，也可行自体骨移植修补法，可采用颏部骨、颧骨、髂骨移植等。也有采用生物材料封闭口腔上颌窦瘘，取得了良好的效果。③对于陈旧性口腔上颌窦瘘，或二期手术行口腔上颌窦瘘修补者，术前应拍摄X线片或CT，明确是否有断残根留于上颌窦或有无感染。若有上颌窦感染，需先消除感染，可通过瘘口以生理盐水冲洗上颌窦，同时以麻黄素滴鼻液及抗生素治疗，待炎症消退后再行上颌窦修补术。若有上颌窦炎症者，需行上颌窦根治术。

预后 口腔上颌窦瘘若处理得当，术后未出现上颌窦感染或伤口感染，愈合率较高，预后情况较好。

（田卫东）

kǒuqiāng hémiànjǐngbù línbājiéyán

口腔颌面颈部淋巴结炎

（ lymphadenitis of oromaxillofacial and neck region） 口腔颌面颈部感染时，病原微生物经过淋巴管到面颈部所属区域的淋巴结导致淋巴结炎症的疾病。

病因与发病机制 口腔颌面部具有丰富的淋巴组织，它能将口腔、颌面部的淋巴回流、汇集到所属的区域淋巴结内，最后经过颈深淋巴结即颈淋巴干进入颈内静脉。淋巴结有过滤和吞噬进入淋巴液中的微生物、颗粒物质（如尘埃、异物、含铁血黄素与肿瘤细胞等）的功能，且有破坏毒素的作用。因此，它是防御炎症侵袭和阻止肿瘤细胞扩散的重要屏障。口腔颌面部的许多疾病，特别是炎症和肿瘤，常出现相应引流淋巴结的肿大。面颈部淋巴结炎与口腔及牙源性感染关系密切，故主要表现为下颌下、颏下及颈深上群淋巴结炎，有时也可见到面部、耳前、耳下淋巴结炎。

面颈部淋巴结炎以继发于牙源性及口腔感染为最多见，也可来源于面部皮肤的损伤、疖、痈等。小儿大多数由于上呼吸道感染及扁桃体炎引起。由化脓性细菌如葡萄球菌及链球菌等引起的称为化脓性淋巴结炎。

临床表现 化脓性淋巴结炎在临床上一般分为急性和慢性两类。急性化脓性淋巴结炎多见于幼儿，局部红、肿、热、痛明显，压痛明显，化脓后多可扪及波动感，同时全身反应较重，常伴有高热、寒战、头痛、全身无力等。慢性化脓性淋巴结炎多无明显全身症状，表现为淋巴结内组织增生形成微痛的硬结，当机体抵抗力下降时可反复急性发作。

诊断 根据病史、临床表现可以确定诊断。化脓性淋巴结炎抽吸物多为淡黄黏稠脓液。

治疗 急性淋巴结炎炎症初期，患者需要安静休息，全身给抗菌药物，局部用物理疗法（湿热敷、超短波等），或用中药六合丹等外敷治疗。已化脓者应及时切开引流，同时进行原发病灶（如病灶牙）的处理。对慢性淋巴结炎一般不需治疗，但有反复急性发作者应寻找病灶，予以手术摘除。

预后 早发现、早治疗，预后较好。

（田卫东）

miànbù jiē yōng

面部疖痈 （ facial furuncle and carbuncle） 病变局限于面部皮肤组织的单个或相邻多数毛囊及其附件，致其单独或同时发生急性化脓性炎性病变的疾病。单一毛囊及其附件的急性化脓性炎症称为疖；相邻多个毛囊及其附件同时发生急性化脓性炎症称为痈。痈可顺筋膜浅面扩散波及皮下脂肪层，造成较大范围的炎性浸润或组织坏死。

病因与发病机制 面部疖痈的病原菌主要是金黄色葡萄球菌。正常的毛囊及其附件内常有细菌存在，但只有在局部因素影响或全身抵抗力下降时，细菌才开始活跃导致炎症。皮肤不洁或剃须等原因引起皮肤的损伤均可成为局部诱因；全身衰竭、消耗性疾病或糖尿病患者，也易发生疖痈。

临床表现 包括以下方面。

疖 初期为皮肤上出现红、肿、热、痛的小硬结，呈锥形隆起，有触痛；2～3天内硬结顶部出现黄白色脓头，周围为红色硬盘，患者自觉局部瘙痒、烧灼感及跳痛，以后脓头破溃，排除少许脓液后疼痛减轻；或其顶端形成一个脓栓，与周围组织分离而脱落，炎症逐渐消退，创口自行愈合。病程中除引流区淋巴结可伴轻度肿痛外，一般无明显全身症状。疖若处理不当，如随意搔抓或挤压排脓、热敷、药物烧灼腐蚀以及不恰当的切开等，都可促使炎症扩散。如位于上下唇、鼻部的疖，可因此导致局部炎症范围增大，伴发蜂窝织炎或演变成痈，甚至并发海绵窦血栓性静脉炎、菌血症或脓毒血症。

痈 好发于唇部（唇痈），上唇多于下唇，男性多于女性。感染的范围和组织坏死的程度均较疖严重并伴剧烈疼痛。当多数毛囊、皮脂腺及周围组织发生急性炎症与坏死时，可形成迅速增大的紫红色炎性浸润块；其后皮肤上出现多个黄白色脓头，破溃后溢出脓血样分泌物；继之脓头周围组织亦有坏死，坏死组织溶解排出后，可形成多个蜂窝状腔洞。感染可波及皮下筋膜层及肌组织，引起皮下组织坏死，致使整个痈的病变区组织呈酱紫色浸润块；痈周围和深部的组织则呈弥散性水肿。唇痈患者因唇部极度肿胀、疼痛、张口受限而致进食、言语困难。局部区域淋巴结肿大、压痛。全身中毒症状明显，如畏寒、高热、头痛、食欲缺乏、白细胞计数增加及中性粒细胞比例升高。唇痈较疖更易伴发颅内海绵窦静脉炎、菌血症、脓毒症以及中毒性休克和水电解质紊乱，从而导致较高的病死率。

诊断 根据局部临床症状及体征可初步诊断。

治疗 应局部与全身治疗相结合。①局部治疗：宜保守。避免损伤，严禁挤压、挑刺、热敷或用苯酚、硝酸银烧灼，以预防感染扩散。唇疖还应限制唇部活动，如言语及咀嚼等。进食可用管饲或鼻饲流质。疖初起时可用2%碘酊涂擦局部，并保持局部清洁。痈的局部治疗宜用高渗盐水或含抗生素的盐水纱布局部持续湿敷，可促进早期痈的局限、软化和穿破。在急性炎症得到控制、局部肿胀局限并已形成明显的皮下脓肿而又久不破溃时，才可考虑在脓肿表面中心、皮肤变薄的区域做保守性的切开引出脓液，切忌挤压脓腔。已破溃或切开引流后，局部仍应以高渗盐水纱布持续湿敷，可收到良好的提脓效果，但已脓污的盐水纱布应及时更换。湿敷一般应持续到脓液消失、创面趋于平复为止。过早停止湿敷，可因脓道阻塞而使病情反复加重。若脓栓一时难以排出，可使用镊子轻轻夹出；但对未分离的脓栓或坏死组织切不可勉强牵拉，以防撕伤促使感染扩散。②全身治疗：对面部疖伴有局部蜂窝织炎和面痈患者应结合全身抗菌药物治疗，最好从脓头处取脓液做细菌培养及药敏试验，以供正确选用抗生素。疑有菌血症、脓毒症或海绵窦血栓性静脉炎等全身化脓性感染并发症患者应反复做细菌培养，根据结果选择用药。如致病菌一时未能确定，可暂时选用对金黄色葡萄球菌敏感的药物，如青霉素、红霉素等，或两种抗菌药物的联合使用。以后根据治疗效果、病情演变及细菌培养结果调整药物种类。使用抗菌药物剂量宜大，疗程应足够，以防病情反复。一般应在体温下降、临床表现好转、局部病灶控制1~2周后方可停药。重症患者应加强全身支持治疗，包括卧床休息，加强营养，输液或少量输血，补充电解质溶液纠正酸中毒。出现中毒性休克时，应积极采取综合措施，并尽快纠正血液循环衰竭所出现的低血压，颅内高压时应给予脱水治疗。患者昏迷或伴严重肺部并发症时，呼吸道分泌物多，咳嗽反射差，宜行气管切开术以利分泌物的抽吸及改善缺氧状态。临床出现全身症状时，应采取相应针对性措施。

预后 面部疖痈若处理得当预后良好；若处理不当，可使炎症扩散。

（田卫东）

yáyuánxìng shànghédòuyán

牙源性上颌窦炎（odontogenic maxillary sinusitis）

由牙源性因素导致上颌窦炎症的疾病。

病因与发病机制 病因以根尖周炎最为常见，含牙囊肿、牙科手术引起次之，异位牙、角化囊肿伴感染相对少见。考虑上颌窦底与上牙根尖之间的距离很近，牙源性感染产生的细菌产物侵袭破坏周围软组织，通过各种途径侵犯上颌窦。如根尖周炎通过根尖孔，含牙囊肿、角化囊肿并发感染后破坏囊壁，牙科手术如根管治疗、拔牙把细菌甚至根管充填材料、牙根带入上颌窦，均可引起上颌窦炎。

临床表现 可单发，但常见于多窦受累。分为急性和慢性。①急性牙源性上颌窦炎：症状与鼻源性上颌窦炎症状相似，但早期有牙痛史，鼻塞、流涕、单侧眶下区触痛。②慢性牙源性上颌窦炎：考虑牙源性感染多为单侧病变，单侧鼻塞、流脓臭涕多见。根周感染常伴有厌氧菌感染导致鼻涕恶臭。部分患者由于含牙囊肿、角化囊肿或异位牙引起者上颌窦通畅，脓液可以通过上颌窦口引流，鼻腔症状轻微。

诊断 依据临床表现、体格检查，电活力测试或冷热法测定牙活力，结合全景片或CT片可诊断（图1，图2）。

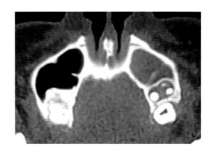

图 1 根尖软组织影及牙槽骨吸收扩大

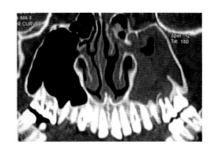

图 2 上颌窦底骨质缺损

治疗 多采取手术治疗。治疗牙病，如拔牙或根管治疗；及时处理上颌窦及鼻腔病变，有口鼻瘘者需要补瘘口；对于严重的牙源性感染及其并发症，推荐使用有效抗生素3~4周，全身或者局部应用鼻腔减充血剂。

预后 一般预后较好。

（张善勇）

xīnshēng'ér hégǔ gǔsuǐyán

新生儿颌骨骨髓炎（osteomyelitis of the jaw in neonate）

发生于出生3个月以内的新生儿，且以颌骨破坏为特征的化脓性骨髓炎。

病因与发病机制 致病菌多为金黄色葡萄球菌、链球菌，肺炎球菌感染也时有发生。感染来源多为血源性，但亦可因牙龈损伤或母亲患化脓性乳腺炎，哺乳时使病原菌直接侵入而引起。泪囊炎或鼻泪管炎有时也可伴发上颌骨骨髓炎。

临床表现 主要发生在上颌骨，下颌骨极为罕见。患儿发病突然，表现为高热、寒战、脉快、哭啼、烦躁不安，甚至呕吐；重者可并发败血症。白细胞计数明显增加，中性粒细胞比例升高。①局部症状早期主要出现面部、眶下及内眦部皮肤红肿；以后病变迅速向眼睑周围扩散，出现眼睑肿胀、睑裂狭窄甚至完全闭合，结膜外翻或眼球外突，提示已发展成为眶周蜂窝织炎。②由于新生儿的上颌骨发育未成熟，上颌窦未完全形成，故感染很快波及上牙槽突而出现上牙龈及硬腭黏膜红肿。感染向外扩散穿破骨板或骨膜，相应形成骨膜下脓肿、眶下区皮下脓肿，经切开或自溃流出脓液。脓液也常从龈缘、腭部及鼻腔破溃溢出，形成脓瘘。引流脓肿，全身症状可趋缓解，局部症状也逐渐转入慢性。③新生儿上颌骨骨髓炎一般很少形成大块死骨，这是因为上颌骨骨质松软，骨密质较薄而又富有多数营养孔，化脓性炎症容易突破骨板向外发展或引流。但常有眶下缘或颧骨的骨质破坏，形成颗粒状死骨从瘘管排除。如果炎症不能得到及早控制，上颌乳牙牙胚可因炎症损伤而影响以后恒牙的正常萌出。④新生儿上颌骨骨髓炎可导致上颌骨及牙颌系统发育障碍，死骨排出后的骨质缺损，加上眶下区的瘢痕形成，可导致下睑外翻、颧面部塌陷等继发畸形。目前临床上很少能见到新生儿颌骨骨髓炎，因初发病时大多在产科及小儿科就诊，待转入慢性期后始到口腔颌面外科诊治，此时患儿早已度过新生儿期，因此对这类患儿亦可称为婴幼儿骨髓炎。

诊断 根据病史、病因、临床表现及X线检查等，一般较容易诊断。

治疗 新生儿上颌骨骨髓炎发病急、病情重、全身症状变化快，在治疗上应采取积极而有效的措施。①临床上首先应用大量有效抗生素，同时应注意患儿全身情况的变化，给予必要的对症及支持疗法，并根据细菌培养及药敏试验结果调整抗生素。一旦眶周、牙槽突或腭部形成脓肿，要及早切开引流。如果全身中毒症状明显，局部虽未进入化脓期，必要时施行早期切开引流，也可获得缓解全身中毒症状及防止局部感染继续扩散的效果。新生儿颌骨骨髓炎急性期如果处理得当，可得到治愈，而不转入慢性期。②新生儿上颌骨骨髓炎常有瘘孔排脓，换药时，最好用青霉素等抗生素溶液冲洗，效果较好。口内有瘘孔者应注意防止脓液误吸引起肺部并发症。③如病情转入慢性期，虽已形成死骨，死骨清除术亦不急于进行，因新生儿或婴幼儿上颌骨壁较薄，骨质松软，死骨片均较小，往往可随脓液从瘘孔排出而自愈。如果牙胚受炎症侵及而坏死，不能从瘘道排出时，可略扩大创口取出坏死牙胚；但未感染的牙胚要尽量保留。如死骨较大不能排出，手术摘除时也要尽量保守，仅摘除已分离的死骨；否则会加重颌骨破坏，影响颌骨发育，遗留颌面及牙颌系统畸形或咬合关系异常。④新生儿上颌骨骨髓炎治愈后，面部及眶周遗留的瘢痕及塌陷畸形，可待适当时机进行二期整复手术。

预后 处理及时得当则预后良好，若处理不当则预后较差。

(张善勇)

huànóngxìng hégǔ gǔsuǐyán
化脓性颌骨骨髓炎（suppurative osteomyelitis of the jaw） 细菌感染、物理或化学因素导致颌骨产生化脓性炎性病变的疾病。累及范围包括骨膜、骨密质、骨髓以及骨髓腔内的血管、神经等整个骨组织成分。多来自牙源性感染，常继发急性根尖周脓肿或根尖周肉芽肿、根尖周囊肿等慢性根尖病变，少数情况亦可由外伤和血源性感染感染引起。

病因与发病机制 病原菌主要是金黄色葡萄球菌，其次是溶血链球菌及肺炎双球菌、大肠杆菌、变形杆菌等。临床主要见于混合感染。感染途径主要有牙源性感染、损伤性感染和血源性感染。牙源性感染最为多见，占化脓性颌骨的90%左右，一般常见在机体抵抗力下降和细菌毒力较强时，由急性根尖周炎、牙周脓肿、第三磨牙冠周炎等牙源性感染的直接扩散所致。损伤性感染多因口腔颌面部皮肤和黏膜损伤，开放性颌骨、火器伤、伴有异物存留等使细菌直接侵入骨内引起。血源性感染多见于儿童，一般有颌面部或全身其他部位化脓性病变或菌血症史，感染经血液循环扩散至颌骨，有时也可无明显全身病灶史。

临床表现 多发于青壮年，一般以16~30岁发生率最高。男性多于女性，约为2:1。化脓性颌骨骨髓炎约占各类型骨髓炎的90%以上。主要发生于下颌骨，但是婴幼儿多发生于上颌骨。分为急性期和慢性期。①急性期：可出现高热、寒战、食欲缺乏、嗜睡等全身症状，白细胞计数明显增高。患者自觉病变区疼痛剧烈，并放射到头面部。病源牙及邻近牙出现松动、伸长感，不敢咬合。随着炎症发展，患处牙龈红肿、压痛、龈袋溢脓，脓液可从口腔黏膜及皮肤破溃溢出，在颌骨骨髓腔内感染扩散，形成弥散型骨髓炎。发生于下颌骨者，可有不同程度的张口受限、下唇麻木。上颌骨中央性骨髓炎罕见，很少形成广泛的骨质破坏。当炎症波及整个上颌骨体时，常伴有化脓性上颌窦炎，鼻腔与口腔龈袋可有脓液溢出。可波及相邻的组织间隙，如眶下间隙、眶周间隙、颊部间隙、颧部间隙、翼腭窝、颞下间隙、咬肌间隙、翼下颌间隙，甚至波及颅底、中耳等，出现相应的眼部、耳部以及间隙感染症状。②慢性期：急性期颌骨骨髓炎未能及时、正确、彻底治疗，可转为慢性。常在发病2周后转入慢性期。患者体温正常或低热，局部疼痛、肿胀减轻，全身不适症状减轻。口腔内及颌面部皮肤形成瘘孔，有大量炎性肉芽组织增生，触之易出血，长期排脓，有时可排出死骨片。当有大块死骨或多数死骨形成时，下颌骨可发生病理性骨折，出现咬合关系异常与面部畸形。从口腔黏膜瘘孔排出的脓液，不断进入消化道，可引起明显的胃肠道症状。

诊断 根据病史、病因、临床表现及 X 线检查等，一般较容易诊断。

治疗 包括以下方面。

急性颌骨骨髓炎 根据临床表现、细菌培养、药物敏感试验的结果，给予足量、有效的抗生素，可以控制炎症发展。外科治疗的目的是达到引流排脓及去除病灶。急性中央型颌骨骨髓炎，一旦判定骨髓腔内有化脓病灶时，应及早拔除病源牙及相邻的松动牙，使脓液从拔牙窝内排出。若颌骨内炎症穿破骨板，形成骨膜下或间隙蜂窝织炎时，可根据脓肿部位切开引流。

慢性颌骨骨髓炎 手术治疗为首选，抗生素等药物用于手术前后配合治疗。①手术目的：去除死骨，清除病灶。②手术指征：经药物治疗、切开引流等方法后仍遗留长期不愈的瘘管、炎症反复发作，甚至发现有活动的死骨；X 线片有颌骨骨质破坏；全身条件能耐受手术。③手术时间：慢性中央型颌骨骨髓炎一般在发病后 3～6 周死骨与周围组织分离，行手术最好，过早手术不易确定死骨摘除的范围。④手术方法：需将死骨清除，同时摘除炎症感染的牙胚、病源牙、周围松动牙，刮除炎性肉芽组织，遗留病变组织易造成炎症复发。

预后 及早处理根尖周炎、牙周炎、第三磨牙冠周炎，预防炎症急性发作或感染扩散。尤其是糖尿病、服用免疫抑制药物、婴幼儿、老人等机体抵抗力低下的群体，更应注意及早在无症状时去除隐患病灶。出现早期症状及时进行有效治疗，能够预防疾病加重，以免造成严重的并发症和遗留组织器官缺陷。

（张善勇）

kǒuqiāng hémiànbù jiéhé

口腔颌面部结核 （tuberculosis of oral and maxillofacial region）

由结核分枝杆菌引起的口腔颌面部感染性疾病。

病因与发病机制 致病菌为结核分枝杆菌，当机体其他部位患有结核时，结核分枝杆菌经血液循环可到达口腔黏膜、颌骨、淋巴结引起感染；此外，外环境中的结核分枝杆菌也可通过破溃的黏膜、皮肤引起口腔颌面部结核。结核分枝杆菌的致病作用可能与细菌在组织细胞内顽强增生引起炎症反应，以及诱导机体产生迟发型超敏反应性损害有关。

临床表现 多发生于淋巴结、黏膜、颌骨。症状轻者仅有局部淋巴结肿大而无全身症状；重者可伴有体质虚弱、营养不良或贫血、低热、盗汗、疲倦等症状。①淋巴结结核：常见于儿童及青年，常表现为局部包块，为局部单个或多个肿大的淋巴结，常彼此粘连或与皮肤粘连，皮肤表面无红、热及明显压痛，化脓后可扪及波动感。轻者仅有淋巴结肿大而无全身症状；重者可伴有体质虚弱、营养不良或贫血、低热、盗汗、疲倦等症状。②口腔黏膜结核：多表现为结核性溃疡，可发生于口腔黏膜的任何部位，外形不规则，边界较清，边缘鼠啮状，中央可见桑葚样肉芽肿，边缘可见黄褐色粟粒状小结节。多疼痛明显，溃疡常较表浅，但经久不愈。③颌骨结核：病变部位软组织呈弥漫性肿胀，表面无充血发红，其下可扪及质地坚硬的骨性隆起，有压痛，骨质缓慢破坏，感染穿透密质骨侵及软组织时，可在黏膜下或皮下形成冷脓肿，脓肿破溃后可形成经久不愈的窦道。

诊断 根据临床特点，对于无红热痛的面部肿胀、经久不愈的浅表性溃疡、局部有冷脓肿或经久不愈的窦道，均应怀疑结核。此外，结合患者全身状况、结核史、X 线检查、结核菌素试验、穿刺涂片检查等均有助于诊断。

颌面部结核抽吸物稀薄污浊，暗灰色似米汤，夹杂有干酪样坏死物，结核菌素试验多为阳性，穿刺或细针吸取涂片检查可见抗酸杆菌。颌骨结核 X 线表现为边缘清晰而不整齐的局限性骨破坏，死骨及骨膜增生少见。

治疗 ①应注意加强营养，注意休息。②全身积极抗结核治疗，常用抗结核药物包括异烟肼、利福平等。③对于药物治疗效果不明显的结节溃疡，可予以手术切除，颌骨结核有死骨形成者，应行病灶及死骨清除术。

预后 应早发现、早诊断、早治疗，治疗及时预后良好。治疗不当或不及时，病变可能扩散至其他部位。

(田卫东)

kǒuqiāng hémiànbù fàngxiànjūnbìng

口腔颌面部放线菌病 （actinomycosis of oral and maxillofacial region）

由厌氧放线菌引起的口腔颌面部慢性感染性、肉芽肿性疾病。

病因与发病机制 引起人颌面部放线菌病的主要是衣氏放线菌，此菌是人口腔正常菌群中的腐物寄生菌，常在牙石、唾液、牙菌斑、牙龈沟及扁桃体等部位发现。当人体抵抗力降低或被其他细菌分泌的酶所激活时就侵入组织，放线菌可从死髓牙的根尖孔、牙周袋或第三磨牙的盲袋、慢性牙龈瘘管、拔牙创口或口腔黏膜创口以及扁桃体等进入深层组织而发病。临床上由于免疫抑制剂的大量应用，导致机体免疫力降低，也是该病的诱发因素。故该病绝大多数是内源性感染。

临床表现 20～45岁男性多见。主要发生于颌面部软组织，软组织与颌骨同时受累者仅占1/5。软组织好发部位以腮腺咬肌区最多，其次是下颌下、颈部、舌部及颊部；颌骨的放线菌病则以下颌角及下颌升支部为多见。临床上多表现为在腮腺及下颌角部出现无痛性硬结，表面皮肤呈棕红色，病程缓慢，早期无自觉

症状。炎症侵及咬肌时，出现张口障碍，咀嚼、吞咽时可诱发疼痛。面部软组织患区触诊似板状硬，有压痛，与周围组织无明显分界。病变继续发展，中央区液化，皮肤变软，形成多数小脓肿，自溃或切开后有黄色黏稠脓液溢出。肉眼或取脓液染色检查可查出硫磺颗粒。破溃的创口经久不愈，形成多数瘘孔。放线菌病不受正常组织分层限制，可直接向深层组织蔓延，当累及颌骨时，可出现局限性骨膜炎和骨髓炎，部分骨质被溶解、破坏或有骨质增生。

诊断 主要依据临床表现及细菌学检查。临床表现组织呈硬板状，多发性脓肿或瘘孔，从脓肿或瘘孔排出的脓液中可获得硫磺颗粒；涂片发现放射状菌丝。

治疗 以抗生素治疗为主，必要时配合外科手术。①抗生素治疗：放线菌对青霉素、头孢菌素类高度敏感，早期应使用大剂量抗生素治疗。此外口服碘制剂对病程较长的颌面部放线菌病可获得一定效果。②外科手术：放线菌病形成脓肿或破溃后遗留瘘孔，常有坏死肉芽组织增生，可采用外科手术切开排脓或刮除肉芽组织；放线菌病侵及颌骨或已形成死骨时，应采用死骨刮除术，将增生的病变和已形成的死骨彻底刮除；当病灶反复感染化脓时，亦可考虑病灶切除。手术后继续积极应用抗生素。

预后 早期治疗预后较好，否则易发展为慢性感染形成窦道或瘘管。

(田卫东)

kǒuqiāng hémiànbù méidú

口腔颌面部梅毒 （syphilis of oral and maxillofacial region）

由梅毒螺旋体引起的慢性、全身

系统性传染病在口腔颌面部呈特殊表现的疾病。梅毒初起时即为全身性，但病程极慢，病变发展过程中可侵犯皮肤、黏膜以及人体任何组织器官而表现出各种症状，其症状可反复发作，但个别患者也可潜伏多年，甚至终生不表现症状。

病因与发病机制 引起梅毒的主要为苍白螺旋体的苍白亚种，即梅毒螺旋体。人是梅毒的唯一感染源。从感染途径可分为后天梅毒和先天（胎传）梅毒。后天梅毒绝大多数通过性行为感染，极少数患者可通过接吻、共同饮食器皿、玩具、哺乳传播；亦有因输带菌血液而感染者。先天梅毒为母体内梅毒螺旋体借母体血液侵犯胎盘绒毛后，沿脐带静脉周围淋巴间隙或血液侵入胎儿体内。胎儿感染梅毒的时间系在妊娠胎盘循环已建立后。母体感染梅毒时间愈短，胎儿被感染的机会愈大；故孕妇早期梅毒传染性较强，晚期梅毒孕妇所生婴儿一般是正常的。其发病机制与其诱导机体产生免疫病理损伤有关；也与其产生的透明质酸酶能分解组织、细胞基质内和血管基底膜的透明质酸，有利于其扩散并造成组织损伤有关。

临床表现 包括以下方面。

后天梅毒 可分为一、二、三期及隐形梅毒。一、二期均属早期梅毒，多在感染后2年内出现症状，传染性强；三期梅毒又称晚期梅毒，系在感染2年后表现，一般无传染性。隐形梅毒指感染后除血清反应阳性外，无任何临床症状者。亦可按感染后4年为界分为早期和晚期。隐形梅毒可终生不出现症状，但也有早期无症状而晚期发病者。后天梅毒在口腔颌面部的主要表现依病

程分别为口唇下疳、梅毒疹和树胶样肿。①梅毒口唇下疳：梅毒螺旋体感染后3周左右开始出现，一期梅毒常见口腔损害，上下唇都可发生，但同时发病者少见。唇及周围组织肿胀，其表面有黄色薄痂或为光滑面，可形成溃疡，触之较硬，颌下淋巴结肿大。3~4周可不治自愈，不留痕迹或遗留暗红色表浅性瘢痕或色素沉着。②梅毒疹：二期梅毒最常见的口腔损害。口腔黏膜梅毒疹的病变表现主要有黏膜梅毒斑、弥漫性红斑性咽炎和潮湿丘疹。黏膜斑为直径0.5~1cm的圆形或椭圆形糜烂丘疹，稍突起，微红，覆以灰白色薄膜。病变可反复出现，部位不固定，常发于唇内侧、舌、牙龈、颊、软硬腭和扁桃体部。咽炎表现为咽部弥漫性发红、微肿，有自发痛和吞咽痛。潮湿丘疹为肥厚的黏膜斑，触之坚实。病变内含大量梅毒螺旋体，传染性极大。③树胶样肿：是三期梅毒的标志，也是破坏性最大的一种损害。梅毒树胶样肿除累及软组织外还可累及颌面骨及骨膜组织。临床上以硬腭部最常见，其次为上颌切牙牙槽突、鼻中隔。间或可见于颧骨、下颌角部。腭部树胶样肿常位于腭中线（有时原发于鼻中隔），呈结节型或弥漫状。树胶样肿浸润灶很快软化，形成溃疡。初起溃疡底面为骨质，以后骨质坏死，死骨脱落后遗留腭骨穿孔，发生口腔与鼻腔交通。以后穿通口边缘逐渐变平，鼻黏膜与腭黏膜相连，形成瘢痕。腭部树胶样肿波及鼻中隔、鼻骨、上颌骨，可在面部表现为鼻梁塌陷的鞍状鼻。若鼻骨、鼻软骨、软组织全部破坏则呈现全鼻缺损的洞穿畸形。上颌骨牙槽突树胶样肿，初无自觉症状，上唇被肿

块抬起，以后肿块破溃造成牙槽突坏死，死骨脱落后遗留骨质缺损；当瘢痕形成后则进一步牵引上唇底部，表现出明显的上唇内陷畸形。树胶样肿如波及颧骨，可在眶外下部出现瘘孔，最终也形成内陷畸形。

先天梅毒　　也可分为两期，在2岁以内发病者为早期，2岁以后发病者为晚期。①早期先天胎传梅毒：多在出生后第3周到3个月，甚至1年半后出现症状。婴儿常为早产儿，表现营养障碍，貌似老人。鼻黏膜受累，致鼻腔变窄，呼吸不畅，有带血的脓性黏液分泌。口腔黏膜可发生与后天梅毒相似的黏膜斑。口周斑丘疹互相融合而表现弥漫性浸润、增厚；表面光滑脱皮、呈棕红色，皮肤失去弹性，在口角及唇缘辐射出深的皲裂，愈合以后形成辐射状浅瘢痕。②晚期先天梅毒：多发生于儿童及青春期。除有早期先天梅毒的遗留特征外，一般与后天三期梅毒相似。可发生结节型梅毒疹及树胶样肿，从而导致软、硬腭穿孔，鼻中隔穿孔及鞍状鼻。先天梅毒另一特征表现是牙的发育异常，表现为哈钦森牙和桑葚状磨牙。此外因梅毒性间质性角膜炎出现的角膜浑浊，损害第8对脑神经的神经性耳聋及哈钦森牙，被称为先天性梅毒的哈钦森三征。

诊断　　根据详细而正确的病史、临床表现、实验室检查及X线检查综合分析判断，损害性质不能确定时可行组织病理检查。

实验室检查包括病原学检查和血清学检查，梅毒下疳二期梅毒黏膜斑分泌物涂片或刮片直接检查梅毒螺旋体，血清学检查结果对梅毒的诊断、治疗效果的判断以及发现隐形梅毒均有重要意

义，包括梅毒螺旋体血球凝集试验（TPHA）、梅毒螺旋体明胶凝集试验（TPPA）、酶联免疫吸附法（ELISA法）、荧光梅毒螺旋体抗体吸收试验（FTA-Abs-Test）、性病研究实验室试验（VDRL）、快速血浆反应素环状卡片试验（RPR）等方法灵敏性及特异性较高，可作为最后诊断的依据。

治疗　　确诊后早治疗效果好，疗程必须充分，治疗后要定期追踪观察。性伴侣也要接受治疗。颌面部梅毒损害无论胎传或后天受染，均为全身性疾病的局部表现，因此应行全身性治疗。首选青霉素，普鲁卡因青霉素疗效较好，过敏者可选用红霉素或罗红霉素等。治疗结束后随访5年。必须在全身及局部的梅毒病变控制后，才可能考虑病变遗留组织缺损和畸形的修复和矫正术。

预后　　早期正规治疗效果较好，病情较重者可能导致颌面部严重畸形。

（田卫东）

línjūnxìng kǒuyán

淋菌性口炎（gonococcal stomatitis）　奈瑟淋球菌导致口腔急性炎症的疾病。

病因与发病机制　由奈瑟淋球菌所致的口腔感染，主要发生在有不洁性接触史的患者，该病通常可通过性接触传播、母婴传播，偶尔可见间接接触传播。淋球菌通常寄居于黏膜表面的柱状上皮细胞内，淋球菌内毒素及外膜脂多糖与补体结合产生化学毒素，诱导中性粒细胞聚集和吞噬，引起急性炎症，导致局部充血、水肿、糜烂和化脓。

临床表现　口腔黏膜充血发红，浅表溃疡或伴有糜烂、覆以黄白色假膜，假膜易于擦去呈现出血性创面。

泌尿生殖系统临床表现以尿道炎、宫颈炎多见，可出现排尿困难、尿频、尿急、尿痛、排出黏液或脓性分泌物等症状。

诊断 患者多为有不洁性接触史的中青年，伴随泌尿生殖系统的临床表现，通过直接涂片、细菌培养可见到革兰阴性双球菌，即奈瑟淋球菌。

治疗 ①淋病属国家乙类法定传染病，应严格按照规定程序登记，上报病例。②应由皮肤性病专科医师进行规范的全身抗淋病治疗；口腔科给予局部用药治疗，可给予 0.12%~0.2% 氯己定溶液或 0.02% 呋喃西林溶液、1% 聚维酮碘溶液等消炎防腐制剂含漱，局部创面可涂布 0.1% 曲安奈德口腔软膏、金霉素甘油糊剂、表皮生长因子凝胶等制剂。③家中有淋病患者时，应注意消毒隔离，同时给予患者心理治疗。

预后 预后良好。治疗结束后 1 周内奈瑟淋球菌复查阴性，症状在治疗结束 2 周内全部消失。

(田卫东)

dīdúxìng yìnghuàxìng hégǔ gǔsuǐyán

低毒性硬化性颌骨骨髓炎

（hypotoxic sclerosing osteomyelitis of the jaw） 颌骨在低毒性炎症刺激下发生的边缘型慢性骨皮质炎性增生的疾病。曾称慢性非化脓性硬化性骨髓炎、加雷增生性骨膜炎、加雷硬化性骨髓炎、骨化性骨膜炎等。1893 年，瑞士医生卡尔·加雷（Garl Garré）首先描述了一例由刺激引起的胫骨骨膜和骨皮质的增厚。1955 年，美国医生佩尔（Pell）首先报道了一例该病的颌骨患者。

病因与发病机制 青少年骨膜活力旺盛，成骨细胞活跃。当患者感染低毒性细菌，患第三磨牙冠周炎，又用过抗生素治疗，

形成低毒性的炎症刺激，使下颌骨升支骨膜及骨皮质呈不正常的非化脓性的骨质增生加厚，伴有慢性炎症细胞浸润。也有些感染力较强的病例，伴有骨皮质及骨髓腔的小破坏灶。此外，慢性低毒性的牙根尖周炎也可刺激颌骨体的骨膜下骨质增厚。

临床表现 多发生于儿童和青少年，尤其 12 岁左右儿童的下颌骨。病程缓慢。表现为腮腺咬肌区或颌骨体处膨隆、发硬，有或无压痛。一般无瘘管、无开口困难、无下唇麻木。全身症状不明显，能找到阻生第三磨牙或慢性根尖周炎等病源牙，也有的出现红肿疼痛的表现。

X 线片有诊断意义，取下颌升支侧位和切线位及下颌咬合片，可以分别看到升支或颌骨体的 X 线表现为特征性的密质骨肥厚，在骨密质外有不规则的骨质增生，形成双层或多层骨密质，骨髓腔一般未见破坏或只有小破坏灶。

诊断 根据发病年龄、部位、临床表现及 X 线检查、CT 检查可诊断。需与骨肉瘤鉴别。骨肉瘤不仅骨质膨隆，还有骨质破坏，无牙源性疾病。取活组织做病理检查可鉴别。

治疗 阻生第三磨牙的拔除、患牙根尖周炎的处理是治疗的第一步。然后手术刮除增生的、不规则成堆的沙状骨，直至达正常骨面为止。检查如有骨破坏灶，一并刮净。

预后 一般预后良好。

(张善勇)

mànxìng yìnghuàxìng hégǔ gǔsuǐyán

慢性硬化性颌骨骨髓炎

（chronic sclerosing osteomyelitis of jawbone） 由轻度感染导致的病变处骨质以形成弥漫性硬化为主，不形成脓肿及窦道为主要表

现的骨组织的低毒性感染性疾病多与慢性根尖周炎有关。首先由瑞士医生加雷（Garré）所描述，故又称加雷骨髓炎。曾称硬化性骨炎、多发性骨内成骨症、骨化性骨髓炎等。根据波及范围不同，又分为慢性局灶性硬化性颌骨骨髓炎和慢性弥漫性硬化性颌骨骨髓炎。

病因与发病机制 一般认为它是由于牙源性慢性低毒性的感染（如慢性根尖周炎等）的刺激，在机体抵抗力强而细菌毒力弱时，引起其周围骨细胞增生。首先是骨髓增生致密，也可以是继发于化脓性颌骨感染之后的一种骨修复现象。病理表现为骨小梁的不规则新生；新生的骨小梁由编织骨和板层骨构成，其中含有复杂的嗜碱性的骨改建线；狭小的骨髓腔含疏松纤维结缔组织，并见轻度淋巴细胞浸润；有时伴有骨膜炎。

临床表现 常见于 20 岁以上的青年人，好发于下颌骨体，尤其是下颌第一磨牙根尖区牙槽骨。病程缓慢，临床症状轻微，一般无特定症状。病灶牙的根尖周围有局限性不透光区，但牙根很容易识别，据此可与其他牙骨质增生性疾病鉴别。有的患者因颌骨深部的神经痛而困扰，有时还伴有骨膜炎的肿胀、疼痛，但多数患者无症状，在拔牙后或 X 线检查才发现硬化的骨质。X 线检查示病变处骨质以形成弥漫性硬化为主，不形成脓肿及窦道为主要表现；中央性的慢性炎症性骨质增厚致密，伴有明显的骨形成。

诊断 根据发病年龄、部位、临床表现及 X 线检查、CT 检查可诊断。颌骨内有致密增厚的团块，周界不规则，有局限和弥散两种。

治疗 病源牙的牙髓治疗或

拔除是防治的根本措施。有症状者才需要抗生素治疗和局部理疗，有消炎镇痛的作用。维生素 B₁₂ 肌内注射有缓解局部不适症状的作用。下颌骨硬化引起神经痛者，可考虑切除硬化骨质，减压缓解神经痛。

预后 尚好。

（张善勇）

fàngshèxìng hégǔ gǔsuǐyán

放射性颌骨骨髓炎 （radiation osteomyelitis of the jaw） 颌骨在受到放射线照射后发生骨质坏死、骨面外露、创口不愈和继发感染的疾病。是头颈部恶性肿瘤放射治疗的严重并发症，其发生率与放射量的大小有关。由放射线引起的放射性颌骨坏死及其继发的放射性颌骨骨髓炎发病率也有增加的趋势。

电离辐射对人的损伤程度与照射时间、照射剂量有关，而人体不同组织对辐射的耐受剂量也有明显的差异。生长中的骨及软骨对辐射比成人相同组织更敏感。一般认为成人骨是相当耐辐射的组织，在现代所用高能量放疗中很少产生骨坏死，但照射后的骨再生能力低下，易受创伤和感染。因此头颈部肿瘤患者放疗时，应充分考虑其发生的可能性及采取预防和减少其发生的相应措施。

病因与发病机制 放射线能对恶性肿瘤细胞的分裂起到抑制作用，但也能对正常组织产生损害作用。多年来血管栓塞学说一直是关于放射性骨坏死原因的主流学说，骨组织经辐射后在实质组织受损的同时，血管因辐射也发生系列形态及功能上的变化。照射后早期的形态变化可见因血管内膜肿胀而发生血供减少；晚期则因管壁增厚和内皮细胞增生突向管腔造成血管狭窄和闭塞，

导致血供锐减或终止，引起局部营养障碍。但现有研究证实，颌骨放射性骨损害主要是射线对骨细胞的直接损伤，而不是由于局部血管闭锁导致血液循环障碍的继发症，从而对血管栓塞学说提出了异议。应当说放射性骨损害与血管损害应是互为因果、互有关联的。颌骨尤其是下颌骨主要为密质骨，含钙量高，吸收射线量大，因此在头颈部恶性肿瘤给予根治性照射时有发生无菌性坏死的可能。在此基础上，如口腔卫生不佳、牙源性感染以及损伤或施行拔牙手术等，均可导致继发感染，形成放射性颌骨骨髓炎。

放射性颌骨骨髓炎的发生与射线种类、个体耐受性、照射方式、局部防护，特别是照射剂量和分次照射方案等均有一定关系。口腔软组织对射线平均耐受量为 6~8 周内给予 60~80Gy。

临床表现 病程发展缓慢，往往在放射治疗后数月乃至十余年才出现症状。初期呈持续性针刺样剧痛，由于放疗引起黏膜或皮肤破溃，致牙槽突、颌骨骨面外露，呈黑褐色；继发感染后在露出骨面的部位长期溢脓，经久治而不愈。病变发生于下颌支部时，因肌萎缩及纤维化可出现明显的牙关紧闭。放射后颌骨的破骨细胞与造骨细胞再生能力低下，致死骨分离的速度非常缓慢，因此，死骨与正常骨常常界限不清。口腔及颌面部软组织同样受到放射线损害，局部血运有不同程度障碍，故极易因感染而造成组织坏死，形成口腔和面颊部长治不愈的溃疡或形成洞穿缺损畸形。

因病程长，患者呈慢性消耗性衰竭，常表现为消瘦及贫血。

诊断 主要根据有放射治疗

史、临床表现和 X 线片，但应与癌症复发相鉴别。

治疗 放射性骨髓炎与化脓性骨髓炎不同，虽已形成死骨，却无明显界限，而且是慢性进行性发展。因此，治疗应考虑全身及局部两个方面。

全身治疗 应用抗菌药物控制感染。疼痛剧烈时对症给予镇痛剂。同时应积极增强营养，必要时给输血、高压氧等治疗，以待死骨分离。

局部治疗 ①死骨在未分离前，为控制感染，每天应使用低浓度过氧化氢液或抗生素进行冲洗。对已露出的死骨，可用骨钳分次逐步咬除，以减轻对局部软组织的刺激。②外科手术将已分离的死骨予以摘除，但必须将健康侧骨端残留病灶彻底清除干净，否则仍有病变再发的可能。现多数学者主张，如果已经确定为放射性骨髓炎，不必待死骨完全分离，应在健康骨质范围内施行死骨切除术，可收到预防病变扩大的效果；遗留的组织缺损，可待二期整复，也可采用带蒂或吻合血管的复合组织瓣行立即整复。口腔黏膜与皮肤被放射线累及部分，根据局部具体条件，在切除颌骨同时也可一并切除，以免术后创口不愈合。术后还应继续加强全身支持疗法。

预防 预防的关键在于，根据肿瘤对射线敏感度及放疗在综合治疗中的地位，确定选择指征；在放射源、照射方式、分次照射方案以及剂量选择等方面全面安排治疗计划，其中剂量的正确掌握又是最主要的因素。放射治疗前即应估计到有可能发生放射性骨髓炎的可能性，因此应采取相应的预防措施。①放疗前：准备放疗前应常规行牙周洁治，注意

口腔卫生。对口腔内可引起感染的病灶牙要进行处理。对仍能保留的患龋、牙周炎等的牙应先予治疗；而无法治愈的牙应予以拔除。放疗前应取出口腔内已有的金属义齿；活动义齿需在放射疗程终止，经过一段时期后再行配戴，以免造成黏膜损伤。②放疗过程：口腔内发现溃疡时，可局部涂抗生素软膏并加强口腔护理，以防发生感染。局部应用氟化物有预防放射后继发性龋的效果。对非照射区应用屏障物予以隔离保护。③放疗后：一旦发生牙源性炎症，必须进行手术或拔牙时，应尽量减少手术损伤；术前术后均应使用有效的抗生素，以避免可能发生的继发感染。如果颌骨已经坏死，即使采取上述措施，有时也很难完全避免不发生感染或阻止潜伏的感染暴发。因此，放疗前对患牙的处理远胜于术后发生牙病再行处理。

预后 一般预后不佳。

(张善勇)

huàxuéxìng hégǔ huàisǐ

化学性颌骨坏死 （chemical osteonecrosis of the jaw）

由某些化学物质如砷、磷、汞等或药物如双膦酸盐类导致以颌骨坏死为特征的疾病。

分类 包括以下 3 类。①颌骨砷毒性坏死：自 1836 年有学者提倡用三氧化二砷为牙髓失活剂以来，三氧化二砷曾在临床上广泛使用，但若使用不当，可引起不良后果，其中砷毒性骨坏死就是较严重的并发症。②颌骨磷毒性坏死：由于工业、农业、医药以及国防上的需要，黄磷一直在大量制造和广泛使用。长期接触磷蒸气，会引起慢性磷中毒。③双膦酸盐相关颌骨坏死：是与双膦酸盐治疗相关的重要并发症，

其发生与双膦酸盐种类、给药途径和用药时间有关，较大剂量静脉用药时患病率为 1%~5%，而口服用药患病率为 0.01%~0.1%。

病因与发病机制 ①颌骨砷毒性坏死：三氧化二砷与软硬组织接触后具有较强毒性，若封药时间过长或因邻面龋封药不严密、髓室穿通、经根尖孔或侧支根管导致的药物渗漏或直接与牙龈组织接触均可对牙周组织和牙槽骨造成损害，严重者可致骨组织坏死。②颌骨磷毒性坏死：因为磷酸酐、亚磷酸酐和少量的磷化氢等化合物都要和水化合而产生新的化合物，所需要的水除唾液供给外，要从它所接触的组织中夺取，因而破坏了该组织的正常生理状态。磷沉积于骨中，使生长发育阶段的松质骨显著增生。生长停止后，可使骨膜增生；受累骨可因此而减少钙吸收，变得脆弱。③双膦酸盐相关颌骨坏死：双膦酸盐根据其侧链不同可分为含氮及非含氮两大类，含氮双膦酸盐引起的颌骨坏死发生率明显高于非含氮类双膦酸盐。该类患者如果有放疗、化疗史及外源性类固醇药物服用史或有拔牙、创伤史，则更易发生双膦酸盐性颌骨坏死（即属于高风险）；如患者使用双膦酸盐却无放疗、化疗史及外源性类固醇药物服用史等，则发生双膦酸盐性颌骨坏死的风险较低。

临床表现 ①颌骨砷毒性坏死：患牙或邻牙松动，叩痛，局部牙龈红肿并与牙分离，牙槽骨暴露、疼痛，有口臭。②颌骨磷毒性坏死：因吸入的磷雾溶解在唾液内侵及口腔黏膜，使其暗红而无光泽，口腔黏膜可有轻度充血和不同程度糜烂；牙周出血、溢脓；侵及牙槽骨使牙酸痛、叩

痛、松动、脱落、咀嚼无力；有蒜样口臭等。此外，还有记忆力减退、多梦失眠、疲倦和头晕等神经衰弱症状；咳嗽、咳痰、胸闷、声音嘶哑等刺激症状；肝区不适、腹痛、嗳气等消化道症状。③双膦酸盐相关颌骨坏死：多发生于下颌骨，诱因包括拔牙、手术、活检和修复体压力过大等。病变区疼痛、软组织肿胀、牙松动、骨暴露和拔牙窝不愈；长期慢性骨感染可累及骨膜、形成死骨和瘘管。可出现下颌肿胀膨隆、下唇麻木及区域淋巴结肿大。X线片显示下颌骨骨质不规则破坏影像，可见散在死骨，与正常骨质无明显界限。

诊断 符合以下 3 个条件者可诊断为双膦酸盐性颌骨坏死：当前或曾经有双膦酸盐治疗史，颌骨坏死并无好转持续 8 周以上，头颈部无放疗史。

治疗 治疗目的是控制患者的疼痛及继发感染，预防出现邻近区域骨组织的坏死。停止使用双膦酸盐，给予全身抗炎、镇痛治疗；局部对症处理，行广泛的外科清创，去除死骨及病变的软组织；部分病例甚至需行颌骨部分切除术。

预防 尚无有效治疗方法，故在行双膦酸盐治疗前，积极处理口腔疾病，减少局部刺激因素。

预后 一般预后较差。

(张善勇)

kǒuqiāng hémiànbù chuāngshāng

口腔颌面部创伤 （oral and maxillofacial trauma）

由于物理因素、生物因素造成口腔颌面部组织破坏，如外力导致软组织撕裂和缺损、颌骨断裂和骨缺损、神经损伤等，导致功能障碍等的疾病。口腔颌面部的损伤分为平时伤与战伤，平时伤多因工伤、

运动损伤、交通事故伤和生活意外跌打损伤所致，目前颌面部平时损伤的原因多为交通事故，其发生率高达 40%～50%；战时多因火器造成，如投射物、爆震伤、烧伤、化学伤等，其发生率为 10%～15%。

颌面部由于处于暴露部位，有腮腺和重要神经，且邻近颅脑、呼吸道和消化道入口，周围有大血管，损伤后有其固有的特点，加之该部位血运丰富，容易合并颅脑损伤，组织水肿可导致呼吸道梗阻与窒息、进食困难和功能障碍、涎瘘和面神经损伤等。

颌面部损伤如处理不及时，晚期还可造成牙颌畸形、面部畸形或缺损，引起吞咽、咀嚼功能障碍。因此，口腔颌面部创伤不仅会造成患者暂时性或永久性颌面部畸形和功能障碍，还会造成患者的心理损害和社会功能障碍。口腔颌面部创伤患者在伤后 1 年内发生抑郁、焦虑、敌意的比例显著高于正常人群，患者治疗依从性降低，这些又反过来影响了患者的生活质量及预后。此外，20%～40%的口腔颌面部创伤患者会发生创伤后应激障碍，其表现主要包括创伤性再体验症状，如反复闯入性地痛苦地回忆起或梦见这些事件；回避和麻木类症状，如回避与创伤相关的想法、感受或谈话等；警觉性增高症状，如难以入睡、易激惹或发怒、过分的惊吓反应等。

（刘彦普）

kǒuqiāng hémiànbù chuāngshāng jíjiù

口腔颌面部创伤急救 （first aid of oral and maxillofacial trauma）

口腔颌面部损伤后在一定时间内所采取的一系列紧急处理措施。

口腔颌面部处于人体的暴露部位，工伤、交通事故等都可导致颌面部的损伤，患者在首诊时可能出现一些危及生命的并发症，如窒息、出血、休克、颅脑损伤及胸腹伤等，因此针对这些危及生命的情况采取一系列紧急治疗措施，如为解除窒息所做的口咽导管置入、呼吸道置管、环甲膜穿刺等措施，制止出血所做的止血包扎处理，纠正休克的紧急输血输液措施，处理颅脑损伤等针对威胁生命的处理措施，必要时还需要相关科室协助抢救。常见并发症及处理措施如下。

窒息 由于分泌物或组织移位导致的呼吸道阻塞或梗阻状态，需要紧急处理并防止由于缺氧导致的脑和全身组织缺氧的症状。

分类 按发生的原因可分为阻塞性窒息和吸入性窒息两类。患者如发生呼吸困难或窒息，应迅速判明原因，采取相应措施，积极进行抢救。

原因 ①阻塞性窒息：损伤后如口内有血凝块、呕吐物、碎骨片、游离组织块或其他异物等阻塞咽喉部，均可阻塞咽喉部或上呼吸道造成窒息，尤其是昏迷患者更易发生。上颌骨横断骨折时骨块向后下方移位，可堵塞咽腔、压迫舌根而引起窒息；下颌骨颏部粉碎性骨折或双发骨折时，由于口底降颌肌群的牵拉，可使下颌骨前部向后下移位，引起舌后坠而阻塞呼吸道。口底、舌根、咽侧及颈部损伤后，可发生血肿或组织水肿，进而压迫呼吸道引起窒息。②吸入性窒息：主要见于昏迷患者，直接将血液、唾液、呕吐物或其他异物吸入气管、支气管或肺泡内而引起窒息。

临床表现 窒息的前驱症状为患者烦躁不安、出汗、口唇发绀、鼻翼扇动和呼吸困难。严重者在呼吸时出现锁骨上窝、胸骨上窝及肋间隙明显凹陷体征。如抢救不及时，随之发生脉搏减弱、加快、血压下降及瞳孔散大等危象以至死亡。

急救处理 防治窒息的关键在于及早发现和及时处理，在窒息发生之前仔细观察并做出正确判断，如已出现呼吸困难，更应争分夺秒，进行抢救。①阻塞性窒息：应根据阻塞的原因采取相应的急救措施。及早清除口、鼻腔及咽喉部异物，迅速用手指或器械掏出或用吸引器吸出堵塞物，保持呼吸道通畅；将后坠的舌牵出，可在舌尖后约 2cm 处用大圆针和 7 号线穿过舌的全层组织，将舌拉出口外，并将患者的头部垫高，偏向一侧或采取俯卧位，便于唾液或呕吐物的引流，彻底清除堵塞物，解除窒息；悬吊下坠的上颌骨骨块，当上颌骨骨折块下坠严重、出血多，可能引起呼吸道阻塞或导致误吸时，在现场可临时采用筷子、压舌板等物品横放于上颌双侧前磨牙位置，将上颌骨骨折块向上悬吊，并将两端固定于头部绷带上。有条件时，也可用手法将上颌骨骨块向上托住，迅速用便携式电钻在梨状孔和颧牙槽嵴处的骨折线的两侧钻孔，拧入钛颌间牵引钉，用金属丝做骨折间钉间结扎，使上颌骨骨折复位并能起到止血作用；插入通气导管保持呼吸道通畅，对于咽部和舌根肿胀压迫呼吸道的患者，可经口插入通气导管，以解除窒息。如情况紧急，无适当导管时，可用 1～2 根粗针头做环甲膜穿刺，随后改行气管切开术。如呼吸已停止，可紧急做环甲膜切开术进行复苏，随后改行常规气管切开术。②吸入性窒息：应立即快速气管切开术，通过气管导管，充分吸出进入下呼吸道和肺部的血液、分泌物和其他异物，解除窒息。这类患者术后要特别注意防治肺部并发症。

口腔颌面部急性出血 口腔颌面部受到创伤后，由于组织的撕裂或血管的破裂导致伤口大量出血。出血的急救，应根据损伤部位、出血的来源和程度（动脉、静脉或毛细血管）以及现场条件采用相应的止血方法。止血时，应根据出血部位，首先判断可能是什么血管损伤，是动脉出血还是静脉出血，一般动脉出血呈喷射状、血色鲜红，而静脉出血缓慢流出、血色较暗红。止血时还应结合患者生命体征的观察，判断出血量，并及时补充血容量，纠正出血性休克。

压迫止血 这是一种不确切而且临时的止血方法，对于较大血管的出血，还需要做进一步的处理。①指压止血法：用手指压迫出血部位知名供血动脉的近心端，适用于出血较多的紧急情况，作为暂时性止血，然后再改用其他确定性的方法做进一步止血。如在咬肌止端前缘的下颌骨面上压迫面动脉，在耳屏前压迫颞浅动脉等。口腔、咽部及颈部严重出血时，可直接压迫患侧颈总脉；用拇指在胸锁乳突肌前缘、环状软骨平面将搏动的颈总动脉压闭至第 6 颈椎横突上。②包扎止血法：可用于毛细血管、小静脉及小动脉的出血，或创面渗血。方法是先清理创面，将软组织复位，然后在损伤部位覆盖或填塞吸收性明胶海绵，覆盖多层纱布敷料，再用绷带行加压包扎。注意包扎压力要合适，不要造成颈部皮肤过度受压缺血，也不要加重骨折块移位和影响呼吸道通畅。③填塞止血法：可用于开放性和

洞穿性创口，也可用于窦腔出血。紧急情况时，可将纱布块填塞于创口内，再用绷带行加压包扎，常规填塞时可用碘仿纱条或油纱条。在颈部或口底创口填塞纱布时，应注意保持呼吸道通畅，防止发生窒息。

结扎止血 是常用而可靠的止血方法。如条件许可，对于创口内活跃出血的血管断端都应以血管钳夹住做结扎或缝扎止血。在战时或大批患者等待的紧急情况下，可先以止血钳夹住血管断端，连同止血钳一起妥善包扎后送患者。口腔颌面部较严重的出血如局部不能妥善止血时，可考虑结扎颈外动脉。

药物止血 适用于创面渗血、小静脉和小动脉出血。常用的止血药物有各种中药止血粉、止血纱布、止血海绵等。使用时可将药物直接置于出血处，然后外加干纱布加压包扎。全身可辅助使用止血药物。

脑脊液漏 外伤致硬脑膜撕裂而形成脑脊液由外耳道或鼻孔流出的症状。常由于颅底骨折导致。由于颅骨骨折的同时，撕破了硬脑膜和蛛网膜，以致脑脊液由骨折缝裂口经鼻腔、外耳道或开放伤口流出，使颅腔与外界交通，形成漏孔，空气亦能由此瘘孔逆行逸入颅内造成气颅。颌面部常见脑脊液漏可分为脑脊液鼻漏和脑脊液耳漏。

脑脊液鼻漏 颌面部外伤常伴有前颅窝或中颅窝骨折，脑脊液通过颅底骨质缺损、破裂的硬脑膜处流出，经过鼻腔流出体外。主要表现为鼻腔间断或持续流出清亮、水样液体。外伤性脑脊液鼻漏在早期可同时有血性液体自鼻孔流出，其痕迹的中心呈红色而周边清澈，或鼻孔流出的无色

液体干燥后不呈痂状者，应考虑到脑脊液鼻漏。多在外伤后即出现，迟发者可在数天、数周甚至数年后出现。

大多数情况下，外伤性脑脊液鼻漏多数可通过保守治疗 7～10 天后自行愈合。如超过 3～4 周持续不愈，可采用硬脑膜修补术。脑脊液鼻漏患者应绝对卧床，以避免加重脑脊液鼻漏，一般采用头高 20°～30° 半坐位，卧向患侧；保证鼻腔局部清洁及脑脊液流出畅通，避免鼻腔填塞与冲洗，以免引起颅内感染；预防颅内压增高，可酌情使用甘露醇、呋塞米等降低颅内压，预防便秘、感冒，不宜行屏气、擤鼻及咳嗽等增加颅内压动作；应用抗生素预防颅内感染，由于漏口与颅外相通，脑脊液鼻漏存在潜在并发颅内感染的可能。

脑脊液耳漏 颌面部外伤伴发中颅窝骨折累及鼓室时，可发生脑脊液耳漏。因颞骨岩部位于颅中、颅后窝交界处，无论颞骨岩部的中窝部分或后窝部分骨折，只要累及鼓室，皆有可能有血性脑脊液进入鼓室。若鼓膜有破裂时脑脊液经外耳道流出；鼓膜完整时，脑脊液可经咽鼓管流向咽部，甚至由鼻后孔反流到鼻腔再自鼻孔溢出，似颅前窝骨折所致的脑脊液鼻漏，较易误诊。主要表现为外耳道流出无色、清亮的水样液体，无臭味。外伤所致者，液体内可伴有血液。

外伤性脑脊液耳漏出现后，首先保守治疗，大多数可自行愈合。在治疗方法上与脑脊液鼻漏类似，避免外耳道填塞与冲洗，预防颅内压增高，应用抗生素预防颅内感染等。保守治疗 3～4 周无效者，应考虑手术修补。

（刘彦普）

huánjiǎmó chuāncìshù

环甲膜穿刺术 （thyrocricocentesis）

在环状软骨与甲状软骨间的膜状连接处用粗针穿刺进入下呼吸道而建立气道通畅的手术。此方法只能作为紧急抢救呼吸道梗阻和窒息的措施。

适应证 适用于上呼吸道由于组织肿胀或移位造成的呼吸困难，口内大量出血进入呼吸道引起的呼吸困难。

禁忌证 分泌物及血液进入肺部造成的呼吸困难可选用气管置管或气管切开术。

手术方法 取头后仰位，先确认环状软骨与甲状软骨间的凹陷，以手指固定位置，然后以 20 号粗针头或专用环甲膜穿刺器迅速刺入环甲膜。如进入气道，穿刺针可有血液和分泌物喷出，此时可以连接吸引器，吸引进入下呼吸道的分泌物和血液，临时解除呼吸困难。

并发症与处理 环甲膜穿刺不能长期代替气管置管和气管切开，患者呼吸道窒息缓解后应视情况行气管置管或气管切开术。

（刘彦普）

qìguǎn qiēkāishù

气管切开术 （tracheostomy）

在颈部切开气管前壁，插入气管套管，解除呼吸道窒息的手术。气管切开的部位一般位于第 2~4 气管环，气管置管成功后可以吸引器吸出呼吸道内和支气管内的分泌物及血液，是解除窒息和呼吸困难的有效方法。

适应证 适用于组织严重肿胀或组织移位造成的呼吸困难，无法自上呼吸道置管；也适用于分泌物或血液进入下呼吸道引起的窒息，紧急建立呼吸道通路的手术。

禁忌证 能用气管置管解决

的上呼吸道梗阻可不采用气管切开术。

手术方法 患者取仰卧位，肩部垫高，使气管前突并保持正中位置，局部麻醉。在环状软骨下方向下做 4~5cm 的皮肤垂直切口，分离皮下并向下接近气管前方，以拉钩牵拉保持对称位置，防止偏离气管前壁，向下分离至气管前壁，如遇甲状腺峡部可分离向上牵拉。此时即可见到气管前筋膜，确认是气管后，以尖刀片挑开第 3~4 气管环或第 2~3 气管环，以撑开器撑开切口，迅速置入气管套管并固定，并以吸引器吸出气管内分泌物及吸入物，患者呼吸困难解除后，妥善固定气管套管，缝合伤口。气管切开术后应妥善固定气管导管，防止脱出。

并发症及处理 气管切开时，分离过于广泛或偏离气管，可能导致纵隔气肿或皮下气肿。气管切开时应注意不要切开气管后壁，以免导致气管食道瘘。

（刘彦普）

jǐngwài dòngmài jiézāshù

颈外动脉结扎术 （carotid artery ligation）

通过结扎出血侧的颈外动脉，以减少其相应支配区域的严重出血的手术。是处理颌面部严重出血、减少出血的紧急措施之一。

适应证 适应于伤侧颈外动脉分支损伤引起的相关区域的出血，且用常规方法不能有效止住的颌面部动脉的凶猛出血。

禁忌证 颈动脉分叉以下的颈部出血，或判定为颈内动脉的出血。

手术方法 ①患者取仰卧位，头偏向健侧。②切口位于下颌角平面，沿胸锁乳突肌前缘做 5~6cm 长的皮肤切口，切开皮肤皮

下组织、颈阔肌及深筋膜，找到胸锁乳突肌前缘。将胸锁乳突肌向后牵开，可见面总静脉越过颈外动脉汇入颈内静脉，可以牵开或者结扎，切口上部可见到二腹肌后腹及舌下神经，将其牵开后即可见到颈血管鞘，分离血管鞘，显露颈总动脉分叉处。③此时应鉴别颈内、外动脉，一般颈外动脉位于浅部的前方，颈内动脉位于深部后方，颈外动脉有分支，而此部位颈内动脉无分支，也可用橡皮勒住颈外动脉，触摸颞浅动脉搏动，无搏动则为颈外动脉。④确认颈外动脉后，在甲状腺上动脉与舌动脉之间结扎颈外动脉。⑤结扎后可观察伤口出血状况。结扎完毕后缝合伤口。术后伤口以敷料包扎。

并发症及处理 手术中常见的并发症是损伤舌下神经，一般牵拉损伤不会造成功能障碍，术中分离颈动脉鞘和分叉时可在动脉鞘注射普鲁卡因，防止出现颈动脉窦反射。

（刘彦普）

kǒuqiāng hémiànbù ruǎnzǔzhī

kāifàngxìng sǔnshāng

口腔颌面部软组织开放性损伤 （open wound of oral and maxillofacial soft tissue）

各种创伤因素导致口腔颌面部皮肤、黏膜、肌肉及特殊器官等的损害，并且部位与外界相通的疾病。可单独发生，也可与颌骨骨折同时发生。根据损伤原因和伤情的不同可分为擦伤、挫伤、切割伤、刺伤、挫裂伤、咬伤及火器伤等。按部位可分为颊部、舌、唇、腮腺、神经等损伤。开放性损伤不论平时或战时都较多见，约占60%，高于骨损伤。因伤口与外界或口腔相通，所以伤口多有污染，如处理不及时或不恰当，易

发生感染，影响愈合和功能恢复，严重者可造成残疾甚至危及患者生命。各类损伤的临床症状和处理方法也各有其特点。

（刘彦普）

kǒuqiāng hémiànbù dòngwù yǎoshāng
口腔颌面部动物咬伤 （animal bite wound of oral and maxillofacial region）

口腔颌面部组织被动物咬、撕裂导致损伤的疾病。其是特殊类型的损伤。

病因 动物咬伤在城市及农村中均可见到，有狗咬伤、其他宠物咬伤，偶见鼠咬伤。农村和山区还见狼、熊等野兽咬伤。由于动物种类不同，伤口情况多变、复杂、污染较重。

临床表现 常为不规则损伤，被鼠咬伤者多伴有小块组织缺损或撕脱；大型兽类咬伤，常造成头面部组织撕裂、撕脱或缺损，伴有颅面骨骨面裸露，外形和功能毁损严重，污染较重。

影像学检查 大动物咬伤常常可伴有骨质的损伤，也可能伴有异物存留，需要进行 CT 或 X 线检查。

诊断与鉴别诊断 根据病史和临床表现进行诊断。应警惕动物源性传染病的感染。

治疗 临床上要根据不同伤情及伤后不同时间，采取不同的治疗方法。对于无组织缺损的撕裂伤，清创后将卷缩或移位的软组织复位，分层缝合，并安置引流。对有组织缺损的病例，如缺损范围不大、创面清洁者，可在清创时拉拢缝合或用局部皮瓣修复；缺损范围较大、创面污染较重者，原则上在清创后做游离植皮、修复创面，待日后再做整形修复。对于有骨面裸露的创面，可采用局部湿敷，控制感染，促进肉芽组织生长，待骨面上已有

肉芽覆盖后，再做游离植皮修复；也可在清创时，用骨钻在骨面上钻些孔，或用骨凿凿去一些密质骨，有利于肉芽组织生长，以便早日植皮。动物致伤的病例应预防性注射破伤风抗毒素；狗咬伤的病例，应预防性注射狂犬疫苗。

预后 较小的缺损可达到良好的预后；较大的缺损，尤其是不规则的大面积缺损，术后可出现瘢痕等，需要二次手术治疗。

（刘彦普）

chún sǔnshāng
唇损伤 （lip injury）

由于外力作用导致唇部的红唇、唇弓、人中嵴、人中窝、口轮匝肌等特殊结构受伤的疾病。

病因 工伤、交通事故以及跌打损伤等均可造成唇损伤。

临床表现 可以为撕裂、挫裂甚至为唇缺损，可以伴有全层缺损，严重影响面容和咀嚼、语言功能。

影像学检查 如未损伤到骨组织，无需影像学检查。

诊断与鉴别诊断 根据病史和临床表现进行诊断。

治疗 由于唇部结构特殊、功能复杂、美观意义大，因此损伤具有特殊性。唇部血供丰富，伤后时间不超过 6 小时应尽量设法缝回原处，以减轻因组织丢弃给日后修复带来的困难。

清创缝合最好在阻滞麻醉下完成，以免因组织肿胀影响唇红对位。损伤的组织应分层缝合。如果肌肉断裂、肌纤维回缩，错位愈合后会出现局部凹陷和隆突，要求采用可吸收线或美容线对位缝合。缝合皮肤时，特别要注意唇缘轮廓线的正确对接，斜行经过唇红-皮肤交界的创缘应修整成与唇缘轮廓线 90°，唇缘轮廓线才会对接整齐。上下唇组织缺失小

于 1/4，可以直接拉拢缝合。如果唇组织缺损超过 1/4，可采用两侧滑行瓣、阿贝（Abbe）瓣或矩形瓣修复。

预后 唇损伤后常见的问题是唇红缘错位愈合、瘢痕或缺损，严重影响口轮匝肌的活动或出现肌肉不协调或扭曲畸形，这些情况往往需要二次修复。

（刘彦普）

shé sǔnshāng
舌损伤 （tongue injury）

由于外力作用导致舌体受伤的疾病。舌体具有发音、搅拌食物等功能，需要有较大的活动性以保证其功能，舌体组织脆。

病因 可发生挫裂伤、切割伤、刺伤、咬伤及火器伤等。

临床表现 舌体损伤后，可导致舌体肿胀、疼痛，影响发音与进食。

影像学检查 一般情况下无需影像学检查。

诊断与鉴别诊断 根据病史和临床表现进行诊断。

治疗 手术治疗。处理主要有以下原则：①舌组织有缺损时，缝合创口应尽量保持舌的长度，将创口按前后方向纵行缝合。不要将舌尖向后折转缝合，防止因舌体缩短而影响舌的发音功能。②如舌的侧面与邻近牙龈或舌腹与口底黏膜都有创面时，应分别缝合各自的创口。③如不能封闭所有创面时，应先缝合舌的创口，以免日后发生粘连而影响舌的功能。舌组织较脆，活动度大，损伤后肿胀明显，缝合处易于撕裂，故应采用较粗的丝线（4 号以上缝线）进行缝合，进针距创缘要大（>5mm），深度要深，最好加用褥式缝合，力争多带组织，打三叠结并松紧适度，以防止因组织肿胀而使创口裂开或缝线松脱。

预后　舌损伤经清创缝合后，一般不影响功能，如舌体发生缺损，可影响发音。

（刘彦普）

è sǔnshāng

腭损伤（palate injury）　由于外力作用导致上颌硬腭及软腭的黏膜、肌肉等受伤的疾病。

病因　最常见异物如筷子、树枝的穿透损伤。

临床表现　软腭、硬腭局部可见黏膜撕裂，有时会有黏膜缺损，硬腭损伤可与鼻腔、上颌窦相同，造成这些腔隙的感染症状，软腭损伤可影响部分发音与吞咽功能。

影像学检查　如果损伤同时涉及上颌骨或硬腭损伤，需要进行 CT 或 X 线检查。

诊断与鉴别诊断　根据病史和临床表现进行诊断。

治疗　清创缝合。腭损伤的处理应根据不同情况进行：硬腭软组织撕裂做黏骨膜缝合即可。软腭贯通伤应分别缝合鼻腔侧黏膜、肌肉和口腔黏膜。如硬腭有软组织缺损或与鼻腔、上颌窦相通者，可在邻近转移黏骨膜瓣，封闭瘘口和缺损，或在硬腭缺损两侧做松弛切口，从骨面分离黏骨膜瓣后，向缺损处拉拢缝合。松弛切口骨面裸露处可自行愈合。如腭部创面过大，不能立即修复者，可做暂时腭护板，使口鼻腔隔离，以后再行手术修复。

预后　硬腭、软腭撕裂伤经清创缝合后可获得好的生理功能，但有时会形成腭瘘，需要行二次修补。

（刘彦普）

bí sǔnshāng

鼻损伤（nose injury）　由于擦挫、割刺、撕脱、咬等外力作用导致外鼻周等受伤的疾病。

病因　鼻处于显露位置，容易发生损伤，可与唇颊等部位同时损伤，多为跌打损伤或者为锐器伤造成。

临床表现　外鼻可以有部分或全层损伤，有的还伴有鼻软骨的缺失，影响呼吸及美观。

影像学检查　可行鼻部 X 线检查，判断鼻部有无骨折。

诊断与鉴别诊断　根据病史和临床表现进行诊断。

治疗　①外鼻撕裂伤应先将关键点缝合以恢复解剖标志。②鼻中隔软骨暴露，只要其一侧黏膜完整，一般能正常愈合；如果软骨分离，至少要将一侧黏膜修复完整。③穿通性裂伤应先关闭黏膜伤口，将线结打在鼻腔侧，然后缝合皮肤伤口。④皮肤缺损可用全厚皮片移植，一般取耳后皮肤，其颜色和质地较为匹配。⑤鼻翼缺损可用耳郭复合组织移植，使用条件为：创缘切修整齐、有活力；伤后时间短；移植物的任何部分距创缘不超过 0.5cm。⑥也可以灵活采用滑行瓣、风筝瓣修复鼻软组织缺损。

预后　简单的鼻部软组织损伤，在术后可达到较好的美观效果，如存有较大的组织缺失，术后可出现瘢痕、色素沉着等，有的要行二期修整。

（刘彦普）

jiábù guàntōngshāng

颊部贯通伤（cheek penetrating wound）　由于外力作用导致颊部软组织穿透性损伤的疾病。

病因　贯通伤可由于撕裂、高速投射物穿透，造成颊部软组织口内外穿通损伤。

临床表现　位于颊部的皮肤可见撕裂、洞穿或缺损，口内外相通，形成洞穿性缺损。由于位置显露，影响美观功能，有时会出现组织缺损、瘢痕挛缩，且与口内相通易发生感染。

影像学检查　一般无需影像学检查。

诊断与鉴别诊断　根据病史和临床表现进行诊断。

治疗　尽量关闭创口和消灭创面。①无组织缺损或缺损较少者，可将口腔黏膜、肌肉和皮肤分层缝合。②口腔黏膜无缺损或缺损较少而皮肤缺损较大者，应严密缝合口腔创面，隔绝与口腔相通。颊部皮肤缺损应立即行皮瓣转移或游离皮瓣修复，或做定向拉拢缝合，遗留的缺损待后期修复。③较大的颊部全层洞穿性缺损，可直接将创缘的口腔黏膜与皮肤相对缝合，消灭创面。遗留的洞穿缺损后期进行修复。但伤情条件允许时，也可在清创后用带蒂皮瓣、吻合血管的游离皮瓣及植皮术早期修复洞穿缺损。

预后　根据缺损的大小不同，预后各不相同。缺损较大的洞穿型损伤需要皮瓣修复、影响美观、形成瘢痕挛缩时可影响张口功能。

（刘彦普）

miànbù ruǎnzǔzhī sītuōshāng

面部软组织撕脱伤（lacerated wound of facial soft tissue）　较大的机械力作用于面部软组织，当超过组织的耐受力时，将组织剥脱造成软组织缺损的疾病。

病因　面部组织松软、表浅，较大的外部机械力或大型动物撕咬致伤等可造成，如常见头发卷入机器中而导致大块头皮撕裂或撕脱，甚至整个头皮连同耳郭、眉毛及眼睑同时撕脱。动物致伤也常导致撕脱伤。

临床表现　较为严重的面部外形损伤和撕脱，患者可表现为面部容貌的毁损、剧烈疼痛，一般伤情较重，出血多，易发生休克。创口边缘多不整齐，皮下及肌肉组织均有挫伤，常有骨面裸露，常伴有组织缺损。

影像学检查　合并颌面部骨组织损伤时，需要进行 CT 或 X 线检查。

诊断与鉴别诊断　根据病史和临床表现进行诊断。

治疗　撕裂组织如与正常组织相连，应及时清创，将组织复位缝合。与正常组织少量相连或基本脱落的组织，位于如鼻翼、眼睑及耳垂等重要部位，仍不能放弃游离移植的可能，因为颌面部血运好、愈合能力强，仍有可能再植成功。如无血管可供吻合，伤后 6 小时内将撕脱的皮肤在清创后，切削成全厚或中厚皮片做再植术。如完全撕脱的组织有血管可行吻合者，应即行血管吻合组织再植术。如撕脱的组织瓣损伤过重，伤后已超过 6 小时，组织已不能利用时，则在清创后切取皮片游离移植，消灭创面。如有组织缺损可早期使用皮瓣技术修复缺损。

预后　一般清创缝合后，可获得良好效果。但常可造成瘢痕而影响美观。

（刘彦普）

sāixiàn sǔnshāng

腮腺损伤（parotid gland injury）　腮腺区遭受切割、刀刺或撕裂等，导致腺体暴露、导管断裂和面神经损伤的疾病。

病因　由于切割伤或撕裂伤，常导致腺体暴露、面神经分支被撕扯或断裂。可合并面神经分支损伤，可影响唾液分泌。

临床表现　可见腺体暴露、导管断裂，以及面神经损伤后出现面神经麻痹的相关表现。首诊时要注意对该部位的检查，尤其是腮腺导管与面神经的损伤。

影像学检查　腮腺造影。

诊断与鉴别诊断　根据病史和临床表现进行诊断。

治疗　①对于单纯腮腺腺体损伤，清创后对暴露的腺体做缝扎，然后分层缝合创口。为避免涎瘘的发生，术后伤区绷带加压包扎 7 天左右，期间可辅助抗唾液腺分泌药物。②对于腮腺导管损伤，如清创中发现导管断裂，可用缝合线做端端吻合，有导管缺损时可就近取小段静脉进行桥接修复。如果有导管破损而不能拉拢缝合时，可就近在耳屏前做小切口，取一段颞浅静脉做移植重建，如清创时未发现导管断裂或未进行吻合，最终将形成涎瘘，可在后期进行处理。③清创术中还应注意面神经分支的完整性，分支断裂可吻合，神经缺损可取耳大神经等行桥接修复。

预后　如在清创缝合中未发现导管断裂或吻合不当，可造成涎瘘，需要后期处理。如面神经分支断裂可造成相应部位的功能损害。

（刘彦普）

miànshénjīng sǔnshāng

面神经损伤（facial nerve injury）　由于各种损伤因素导致面神经总干及分支走行中发生撕扯或断裂而导致功能损害的疾病。

面神经损伤是口腔颌面外科较常见的面神经疾病。面神经周围支较表浅，易受到各种损害，导致面神经麻痹、肌肉变性萎缩、妨碍面部表情运动和引起其他功能障碍。

病因与发病机制　造成面神经损伤的原因很多，根据损伤原因，可分为以下四类。①机械性损伤：创伤引起的面神经损伤多属于机械性损伤。其损伤形式有急慢性挤压伤、挫伤、牵拉性损伤、压榨性损伤、撕裂伤、锐器切割伤及钝器摩擦伤等。②物理性损伤：包括冷冻损伤、热损伤、电灼损伤、放射性损伤及超声损伤和激光损伤等。③化学性损伤：有毒物质对神经的损伤，包括长期接触有毒物，以及面神经分布区神经毒性药物的注射，如酒精、溴化钙等药物。④医源性损伤：一种复合型损伤，几乎包括了以上各种损伤形式。在口腔颌面外科手术或治疗中，主要与茎乳孔外面神经末梢支损伤相关。造成面神经周围支损伤的医源性常见因素为术中误将神经切断的切割性损伤，创伤缝扎时缝针误穿面神经干造成的穿通和撕裂伤，止血误将面神经干夹闭或结扎的钳夹、压榨性损伤，切除腮腺深叶肿物时必要的牵拉损伤，电刀使用不当引起的电灼伤，需冷冻治疗时对面神经造成的冷冻损伤，注射时针头误穿神经干所致穿通及撕裂伤及针头所带酒精对神经干化学性损伤，术中寻找面神经所用电刺激电流过大所引起的电击伤等。缺血在创伤性面瘫中是多种致病因素所致的一种结果，也是创伤性面瘫的发生原因。

临床表现　可出现不同程度的面神经麻痹的表现。用肌电仪和电兴奋测验无反应或不出现电位变化，表明神经已经变性。根据损伤的严重程度将周围神经损伤分为 5 类。①Ⅰ度损伤：为神经失用性损伤。神经损伤部位出现暂时性功能障碍，但神经轴突与神经元及终末效应器之间仍保持其连续性，其远端不出现沃勒变性，对电刺激的反应正常或略减弱。也有学者提出大振幅动作电位学说，即神经受损后最初对电刺激反应过度增强。此类损伤的神经功能多于 3~4 周内完全恢复。②Ⅱ度损伤：即轴突中断。轴突在损伤部位发生区域性溃变，其远端可发生程度不同的沃勒变性，但神经内膜管保持完整。虽可出现神经暂时性传导功能障碍，但其功能可自行恢复，预后尚好，多于1~2个月完全恢复。③Ⅲ度损伤：不仅有轴突中断、损伤远端的沃勒变性，而且神经内膜管的连续性遭到破坏，因此又称神经中断。但神经束膜常不受损，仍保持神经束的连续性，其损伤范围可为局限性，也可沿神经束波及较长一段神经，尤其在近中往往伴有神经轴突的缺失。由于神经内膜管连续性的破坏，神经束支的轴突出芽性再生，可能与终末效应器发生错位支配，故此类损伤可有连带运动。受损神经可自发恢复，但常不完全。④Ⅳ度损伤：指神经束遭到破坏而广泛断裂，神经外膜亦遭到破坏，但尚未完全断裂，神经干仍借此保持其连续性。由于神经束膜及神经内膜管的破坏，已发生创伤性神经瘤及再生轴突的错位愈合，受损的神经功能极少能完全恢复。⑤Ⅴ度损伤：为最严重的损伤，指整个神经干完全断裂，两断端之间分离或产生间隙，增生的纤维结缔组织可出现瘢痕条索相连，神经功能完全丧失，如不做神经修复，其功能将完全丧失。

诊断与鉴别诊断　根据病史和临床表现进行诊断。

治疗　为手术治疗。①神经吻合术：当神经遭受外伤或因手术误伤时，均应立即行神经端端吻合术，手术最好在显微镜下进行。先找出两断端，以锋利刀片垂直切去残端，露出正常神经轴索，拉拢两断端，使轴索正确对合后缝合3~4针，神经直径过小者可缝合1~2针。适用于神经

缺损或者缺损不大、直接缝合后无明显张力者，其缝合方法有外膜缝合、束膜缝合和外膜-束膜缝合。如果神经损伤缺损较长，直接吻合张力过大或无法吻合者，则不应勉强采用此法而进行神经游离移植术。②神经游离移植术：主要是自体神经移植。适用于因损伤或手术后造成面神经部分缺损者。用于移植的神经常采用耳大神经和腓肠神经，亦有采用股内侧皮神经前支、股外侧皮神经和颈丛的皮支。切取神经的长度应比实际缺损长15%左右，这是因为切取的神经易发生缩短。对于损伤性或手术后面瘫的病例，必须在远端面神经的神经肌组织接头处尚未变性之前手术，才能收到效果。在手术中应注意彻底切除两断端及周围的瘢痕组织，以利于移植神经的成活。③面神经横跨移植及带血管神经的股薄肌移植：以治疗面神经损伤后的晚期病例。将健侧的面神经分支与病变侧的面神经吻合。面神经横跨移植并辅以吻合神经血管的胸小肌、股薄肌等的游离肌移植，在一些病例中取得了一定的疗效。患侧出现了不同程度的主动运动，有的患者基本恢复了正常功能。但上述游离神经-肌移植治疗面瘫的方法，其效果并不优于带血管神经蒂的肌瓣转移悬吊法。④带蒂或者不带蒂肌瓣和肌筋膜瓣移植：对于无法进行神经吻合和神经移植的病例或已经采用上述手术方法失败者可采用整形手术治疗。主要有筋膜悬吊法及颞肌和筋膜条混用法等。对于单纯面神经下颌缘支麻痹者除可采用上述筋膜悬吊或肌瓣悬吊法之外，还可根据患者具体情况采用转移下唇口轮匝肌至上唇，以达到矫正之目的。亦可采用"Z"成形术

矫正口角歪斜。

预后　一般未断裂的分支损伤会在伤后6个月以上逐渐恢复支配功能，严重的神经缺损经桥接后会在伤后1年以上恢复大部分功能，但会有功能恢复不全。

（刘彦普）

kǒuqiāng hémiànbù ruǎnzǔzhī kāifàngxìng sǔnshāng qīngchuàngshù
口腔颌面部软组织开放性损伤清创术（open wound debridement of oral and maxillofacial soft tissue）

在口腔颌面部损伤后一定时间内对损伤组织清除开放伤口内的异物，切除坏死、失活或严重污染的组织、缝合伤口，使之尽量减少污染，甚至变成清洁伤口，达到一期组织愈合，有利于受伤部位的功能和形态恢复的方法。是口腔颌面软组织损伤后的早期外科处理的重要方法。分为早期、延期和晚期清创术。

适应证　患者只要全身情况许可，或经过急救后全身情况好转，条件具备，即应对局部创口进行早期外科处理，即清创术。清创术是预防创口感染和促进组织愈合的基本方法。一般原则是清创越早进行越好，总的原则是6~8小时内进行，对于颌面部创口，由于血液循环丰富、组织抗感染能力强，因此可不拘泥于这个时间，超出这个时间的创口仍可以做清创处理和早期缝合创口。

禁忌证　当患者伴有涉及生命危险的严重颅脑伤、脏器伤时，应优先处理颅脑及脏器伤，伤情平稳时再做清创。

方法　清创术主要分为以下步骤。

冲洗创口　细菌在进入创口6~12小时以内，多停留在损伤组织的表浅部位，且尚未大量繁殖，容易通过机械的冲洗予以清除。

先用消毒纱布盖住创口，然后用肥皂水、大量外用生理盐水洗净创口周围的皮肤，如有油垢可用汽油或清洁剂擦洗干净，然后在局部麻醉下用大量生理盐水和1%过氧化氢溶液交替冲洗创口，也可以用低浓度碘伏擦洗或浸泡创口，同时用纱布反复擦洗创面，尽可能清除创口内的细菌、泥沙、组织碎片和异物。在清洗创口的同时，可进一步检查组织损伤的范围和程度。

清理创口 创口冲洗后，做皮肤消毒、铺巾，进行清创处理。①清创的原则是尽可能保留受伤组织。除确已坏死的组织外，一般仅将创缘略加修整即可，可根据损伤组织的色泽、质地、有无出血判定损伤组织的预后。但对于唇、舌、鼻、耳及眼睑等重要部位的撕裂伤，即使大部分游离或完全离体，只要没有感染和坏死，也应尽量保留，争取缝回原位，仍有存活的可能。对于枪伤、爆炸伤创口，由于组织损伤比平时伤严重，可在清创时对损伤组织做少量切除，以利于创口愈合。②清理创口时应尽可能去除异物。可用刮匙、刀尖或止血钳去除嵌入组织内的异物，组织内如有金属异物，表浅者可用磁铁吸出，深部者要通过X线片或插针X线定位后去除。如创口有急性炎症、异物位于大血管旁、定位不准确、术前准备不充分或异物与伤情无关者，可暂不摘除。③口腔颌面部重要结构较多，清创时应注意探查有无面神经损伤或缺损、腮腺导管损伤以及有无骨折发生等，特别是颊部及腮腺咬肌区损伤时，如有这些结构的损伤，应争取在清创后一期进行修复，如行神经吻合术、神经移植术、腮腺导管重建及骨折内固定术，防止漏诊。

缝合 由于口腔颌面部血运丰富，组织再生能力强，即使在伤后24~48小时以内，均可在清创后严密缝合。甚至超过48小时，只要创口没有明显化脓性感染或组织坏死，在清创后仍可严密缝合。对估计有可能发生感染者，可在创口内放置引流物。已发生明显感染的创口不应初期缝合，可采取局部湿敷，待感染控制后再行处理。①缝合创口时，要先关闭与口鼻腔和上颌窦等窦腔相通的创口。对裸露的骨面应争取用软组织覆盖。创口较深者要分层缝合，消灭死腔。面部皮肤的缝合要用小针细线，创缘要对位平整，缝合创缘要外翻。尤其在唇、鼻、眼睑等部位，更要细致地缝合。②如有组织缺损、移位或因水肿、感染，清创后不能做严密缝合时，可先做定向拉拢缝合，使组织尽可能恢复或接近正常位置，待感染控制和消肿后再做进一步缝合。这种定向拉拢缝合法常用纽扣褥式减张缝合。

并发症与处理 清创后伤口可能出现感染、涎瘘等，如面神经有缺损可出现相应部位的功能障碍，伤口愈合后还可出现瘢痕挛缩，需要及时或者二期处理。

（刘彦普）

sāixiàn dǎoguǎn wěnhéshù

腮腺导管吻合术（parotid duct anastomosis） 对损伤或断裂的腮腺导管进行吻合，以便使唾液能够自腮腺导管口排出的手术。腮腺导管损伤或导管断裂常常在初期清创时不容易发现，伤后常由于唾液分泌不能由导管排出而在伤口内聚积，或者形成腮腺导管瘘，并常伴有反复感染等症状。

适应证 腮腺主导管断裂，腮腺导管瘘。或行导管造影证实导管周围有造影剂漏出。

禁忌证 长距离的腮腺导管缺损，此种情况常需要切取一段小静脉，进行移植以重建缺损。

手术方法 伤口或者反复感染的瘘管周围常常是手术入路。切开皮肤皮下，沿腮腺导管走行方向分离，在耳垂与口角与鼻翼连线中点的较正常的区域内寻找腮腺导管，找到导管后继续寻找断裂处，此时可以按压腮腺，可见集聚的腺液自断端涌出，即可找到导管的近心端，腮腺导管的远心端可以自腮腺导管口插入神经探针即可找到，两断端找到后，可用细硬膜外导管将近、远心断端穿起来，然后分离导管近、远心端使之尽量接近，在无张力情况下，以无损伤缝线做导管的端端吻合，导管吻合后，硬膜外导管留置在导管内，开口自腮腺导管口处引出并固定，利于唾液引出到口腔内。

如果导管缺损距离过大，超过1cm，不能做端端吻合，则可以考虑就近切取小静脉如颞浅静脉、颈外静脉分支进行移植重建腮腺导管。也可以将导管近心端在颊部口腔侧相应位置做导管改道术，方法是切开颊黏膜向伤口内分离至导管断端处，将导管断端与颊黏膜缝合，开口处置细硅胶管引入导管，以利于唾液引入口腔。

术后口外伤口分层缝合，10天后取出留置在腮腺导管内的硬膜外导管或细硅胶管。

并发症与处理 腮腺导管吻合后偶有感染者；偶有再次形成导管瘘者，如果形成可再次处理。

（刘彦普）

kǒuqiāng hémiànbù yìwù

口腔颌面部异物（foreign body in oral and maxillofacial region） 口腔颌面部外伤或手术可导致口腔颌面部组织内存留如金

属弹丸、弹片、泥沙、碎牙片及玻璃片等物体的疾病。无论在平时或战时，口腔颌面部异物存留都是较常见的，其种类也很多，但概括起来可分为金属类和非金属异物两大类。

病因 爆炸产生的各种碎片及二次弹片，普通损伤常见玻璃、树枝、泥土等存留在伤口内。

临床表现 位置较浅，体积较小或者非重要部位的异物常常没有症状或者症状轻微。但位于重要部位的较大异物常常是导致严重并发症的隐患，如大血管旁、重要神经旁的异物，如经常发生感染，应及早取出。

影像学检查 CT、MRI、B超等检查，如需要使用导航取出异物，需要将影像学信息导入导航软件中。

诊断与鉴别诊断 根据病史、临床表现、影像学检查进行诊断，特别应注意非金属异物的鉴别。

治疗 异物的取出可根据异物在颌面部的深浅及种类进行不同的处理。表浅者，不论采用何种方法，大多较易处理。深部异物的取出则是一个比较棘手的问题。随着影像诊断学技术的不断改善，配合术前或术中定位、定距，了解异物的位置、性质、大小和形状，可以令异物的取出相对容易、省时，且对患者和医务人员的损害均明显减少。手术导航技术在口腔颌面部异物取出术中的应用，大大提高了异物定位的精度和效率，减小了手术创伤，提高了手术的安全性。

预后 位于特殊部位的异物、邻近血管的异物、存留时间长与周围组织有粘连的异物取出时，可能会造成重要器官的损伤和出血，术前应有充分的处理对策。

（刘彦普）

kǒuqiāng hémiànbù yìwù dìngwèi jìshù
口腔颌面部异物定位技术

（localization of foreign body in maxillofacial region） 用于检查口腔颌面部异物存留部位，可用来判断异物与周围组织器官的关系，根据结果制订取出异物的手术方案的技术。

适应证 病史及损伤过程提示有异物存留，在生命体征平稳时，可以做口腔颌面部异物定位检查。

禁忌证 伤情严重、生命体征不稳定、不能耐受各类检查者。

定位方法 口腔颌面部异物的定位方法包括物理检查和影像学检查。①物理检查包括扣诊和器械探查，适用于浅表的和开放伤口内的异物。②影像学检查中最常用的X线定位技术，适用于金属异物的诊察，可拍摄头颅正位片和侧位片，对非金属异物意义有限。正位片可以显示金属异物的上下和左右的位置，侧位片可以显示上下和前后（深度）的位置。两张片参照观察，可以确定金属异物的三维位置、大小和形状。对于面中部深在异物，特别是多颗粒散发金属异物，做CT平扫三维显示将有助于确定异物的数量、位置，以及与颅面骨结构之间的空间关系。透射定位也是常用的方法，即在透视下转动患者的头部，当异物距离体表最近时，医生用手指按压相应的位置，异物随之移动。然后用甲紫在相应的位置做标记。在该点触及硬结或手指按压时感到疼痛，并且符合伤道方向，可以确定异物位置方向。在透射的同时，还可以经皮肤插入1~2根针头，调整头部的角度和插针的方向，使针尖抵达异物，固定针头，手术时可以在针尖的位置找到异物。

手术导航系统具有准确性高、可操作性，因此常采用外科导航系统对异物进行定位。患者术前行薄层螺旋CT扫描，扫描数据以DICOM格式导出，通过导航术前软件规划，直接将患者的CT数据转化为计算机导航工作站专用格式后导出，用于术中异物和重要解剖结构的实时定位。手术过程中，先利用规划软件，将影像资料与患者的解剖结构进行配准并验证，动态显示手术器械的位置，术者可以从多个角度观察器械和异物的相对位置和距离，实现快速、准确的定位和取出异物，同时最大限度避让重要结构。

并发症与处理 常规的X线定位技术常常不能有效定位，导致术中异物取出困难，甚至发生重要部位如大血管的破裂出血、重要神经的损伤等，导航手术可大大提高异物取出的准确性。

（刘彦普）

kǒuqiāng hémiànshēnbù yìwù tànchá qǔchūshù
口腔颌面深部异物探查取出术

（extraction of foreign body in the deep oral and maxillofacial region） 取出口腔颌面深部存留异物的手术。手术前需要在术前通过各类检查来判断异物的位置及与周围组织器官的关系，术中操作要轻柔、准确，以免损伤重要血管、器官、神经，或者将异物推入更深，增加手术难度。

适应证 口腔颌面深部或重要部位的异物。

禁忌证 伤情严重、生命体征不稳定、不能耐受手术者。

手术方法 口腔颌面深部异物的取出常常比较困难。术前需通过临床检查和影像学评估，分析研究异物的位置、解剖层次和周围的结构，确定手术入路。按照术前设计，分层切开组织，用手指摸清骨性标志或分离至一定的组织层次，再按照术前确定的异物的方位和距离，寻找异物。在软组织较厚的部位有时不易用手指触摸到异物，可用细针刺探，针尖抵触到硬物不能通过，可能就是异物，然后沿针刺硬物的方向寻找，常可找到异物。对于伤口愈合时间较长并且较小的异物，最好在 X 线透视下取出。分离至异物附近时，用血管钳夹持该处组织，观察异物是否随之移动，估计异物与钳夹的距离和方位，继续分离寻找直至取出异物。

计算机导航技术可以减少手术的创伤、减少手术时间，提高取出异物的准确性。

注意事项 靠近大血管或重要神经的异物，在取出时要注意保护，用手指或器械将血管或神经与异物分开，再稳妥取出异物。在摘除异物的过程中，要注意防止异物移位。新鲜伤口内的异物容易移位，禁忌在伤口内做不适当的挑拨，应轻柔探查。存留时间较长的异物，周围已形成纤维包裹，不易移位，取出前应用器械打开包膜。一旦找到异物，要夹持稳妥，不宜用力过大，以防异物滑脱或弹开，然后慢慢取出。形状不规则的较大的异物，取出前应探明其大致的周界，取出时可做适当的旋转，使其最小周径顺其伤道，然后缓慢移出。

（刘彦普）

yá sǔnshāng

牙损伤（tooth injury）

由于外伤等原因造成牙体硬组织或者牙周膜损伤的疾病。包括牙挫伤、牙脱位和牙折等。可单独发生也可合并骨折或者身体其他部位的损伤。

病因 跌打损伤是牙损伤的常见原因，前牙损伤多见，较重的损伤还可以合并牙槽突及颌骨的骨折。

临床表现 主要为牙不同程度的松动、疼痛、受伤的牙增高感，严重的撞击可导致牙冠或牙根等不同部位的折裂或断裂，甚至牙整体脱落，或伴有牙槽突及牙龈的折裂及撕裂。

影像学检查 可准确判断牙损伤的细节，特别是 CBCT 具有准确的优点，简单的单个牙损伤也可以采用牙片的检查方法。

诊断与鉴别诊断 应特别注意牙根的断裂部位、有无牙槽突骨折等情况，如果有牙脱落，还应注意脱落时间、牙保存及污染情况。

治疗 根据不同情况做相应处理。①牙挫伤可镇痛，将松动的牙与邻牙固定及调𬌗处理，减轻早接触。②完整的牙脱位应根据脱位的时间及污染情况，做根管处理及消毒措施后可再植回牙槽窝，并做妥善的邻牙固定，调𬌗减轻牙创伤，牙有望成活。③牙冠折可行牙体修复治疗，牙根折可根据部位做根管治疗，术后做邻牙固定，调𬌗减轻创伤，也有望成功。

预后 牙挫伤经过正确的治疗可以获得好的效果，第 4 周可去除邻牙固定。牙脱落再植要注意对颌牙早接触，早接触是再植失败的主要原因，最好的愈合形式是牙周膜愈合，有的为牙骨粘连形式愈合。部分再植失败的可以晚期行种植牙修复。牙折因牙体治疗技术和修复技术的进展，其成功率及美学效果有了很大提高。

（刘彦普）

yá zhéduàn

牙折断（tooth fracture）

由于外力作用导致牙冠或者牙根折断的疾病。牙折断根据折断部位可分为冠折、根折和冠根折。

病因 外力的直接撞击是牙折断的常见原因。也可因咀嚼时咬到砂石、碎骨等硬物而发生。

临床表现 按照解剖部位可分为冠折、根折、冠根联合折三型。①冠折：在牙折中较常见，好发于上颌中切牙的切角或切缘。根据牙髓是否受累，冠折可分为简单冠折和复杂冠折，简单冠折包括单纯釉质折断或釉质及牙本质折断，但没有牙髓暴露；复杂冠折指釉质及牙本质折断，并且牙髓暴露。单纯釉质折断，一般无自觉症状，折断面粗糙。釉质牙本质折断时，由于牙本质暴露，患者有冷热刺激痛。冠折露髓时，牙探痛和冷热刺激痛明显，如不及时处理，常发生牙髓炎。②根折：常由直接打击或撞击所致，多见于牙根完全发育完成的成年人。根折可分为根上 1/3、根中 1/3 和根尖 1/3 根折。根折可表现为牙松动、牙冠延长、咬合痛、叩痛。如折断的冠侧段移位，可出现龈沟出血、根部黏膜压痛。有的根折早期无症状，数日或数周后才逐渐出现症状。根折症状的轻重与根折的部位有关。越接近冠部的根折症状越明显，近根 1/3 的根折可以没有任何症状。③冠根折：指外伤造成牙釉质、牙本质和牙骨质的折断。前牙区的冠根折通常是外伤直接造成的，后牙区的冠根折通常是由间接外伤造成的。根据是否累及牙髓，可分为简单冠根折和复杂冠根折。前牙区的冠折，冠折线通常自唇侧切缘几毫米处延伸至龈缘，斜行至舌侧龈沟的下方。冠方断端通常仅有轻微移位。后牙区的冠根折由于移位不明显，常常容易被漏诊。

影像学检查 可行 X 线检查

或 CBCT。

诊断与鉴别诊断 根据病史、临床表现、影像学检查及牙髓活力检查等诊断。

治疗 ①冠折：缺损少，牙本质未露的冠折，将锐缘磨光；有过敏症状者进行脱敏治疗；牙髓暴露者，根据情况行活髓切断术或根管治疗术，后期行冠修复。②根折：根尖、根中 1/3 者，夹板固定，出现坏死者进行根管治疗；颈侧 1/3 折断并与龈沟交通时，如折断线在龈下 1～4mm，可选用切龈术、正畸牵引术、牙槽骨内牙根移位术等。

预后 可出现钙化性愈合、结缔组织性愈合、骨与结缔组织联合愈合、断端被炎性组织分开 4 种形式。

（刘彦普）

yá tuōwèi

牙脱位（tooth dislocation）

牙受外力作用偏离或脱离牙槽窝的疾病。临床可分为完全脱位和不完全脱位。

病因 碰撞是常见原因。个别情况下，由于器械使用不当，拔牙时亦可发生邻牙脱位。

临床表现 牙疼痛、松动、移位等，或者因患牙伸长而出现咬合障碍。①牙不完全脱位：又可分为嵌入性脱位、脱出性脱位和侧向脱位。牙嵌入性脱位表现为患牙牙冠较同名牙冠短，嵌入牙槽窝中，常伴有牙槽骨骨壁折断，X 线片上患牙牙周膜间隙和骨硬板影像消失；脱出性脱位表现为患牙松动、伸长、疼痛明显，X 线片显示根尖部牙周膜间隙明显增宽，有时为半圆形透射影区，但骨硬板完整；侧向脱位表现为患牙向唇、舌侧或近远中向移位，常伴有牙龈撕裂和牙槽窝侧壁骨折，X 线片可见牙移位致受压侧

牙周膜间隙和骨硬板影像消失，另一侧牙周膜间隙增宽。②牙完全性脱位：患牙完全从牙槽窝脱出，牙完全离体或仅有少量软组织相连，常伴有牙龈撕裂和牙槽骨骨折，多为单个牙，最多见于上前牙。

影像学检查 X 线片显示牙根尖与牙槽窝的间隙。

诊断与鉴别诊断 根据病史、临床表现、影像学检查诊断。

治疗 ①牙不完全脱位：脱位牙应在局麻下复位固定，固定时间为 2～3 周。定期观察，如发生牙髓坏死，需行根管治疗。②牙完全脱位：应尽快行牙再植术。再植术最好在脱位 2 小时内进行。当患牙在半小时内进行再植，90% 的患牙牙根可免于吸收。牙脱位后应立即放回原位。如牙已被污染，应用生理盐水或自来水冲洗干净后放回原位。如不能立即复位，应将患牙保存于生理盐水或自来水中，避免干燥，并尽快到医院就诊。

预后 不完全牙脱位及时处理后，可能会出现牙髓坏死，需要进行根管治疗。完全的牙脱位可出现三种愈合方式。①牙周膜愈合：此类机会极少，仅限于脱离牙离体时间较短、牙周膜尚存活且无感染者。②骨性粘连：牙根的牙骨质和牙本质被吸收并由骨质所代替，发生置换性吸收。③炎性吸收：在被吸收的牙根面与牙槽骨之间有炎性肉芽组织。

（刘彦普）

yá tuōwèi fùwèi gùdìngshù

牙脱位复位固定术（reduction and fixation of tooth dislocation）

使脱位的牙回复到正常位置后所采取的固定直至牙愈合稳定的技术。

适应证 完全脱位和侧方脱

位的恒牙。

禁忌证 脱位时间很久，或未进行妥善保存、污染很严重的完全脱位牙。

方法 脱出的恒牙，应在外伤后尽快复位患牙，复位时沿着牙龈沟轻轻挤出移位牙根与牙槽窝骨壁之间形成的血凝块。牙复位后仍会出现向切端移位的倾向，这时需要弹性夹板固定 2～3 周。侧方脱位的恒牙，复位常常比较困难，需要在局麻下进行。由于撞击力较大，使侧向脱位牙的根尖移位，嵌入唇侧骨壁中，增加了复位的难度。为了使牙根解除锁结，应先用手指向切端推出移位的牙根，完全复位后固定。如果手法复位不成功，可以用牙挺辅助复位，使牙解除锁结然后再直接复位到正确位置。如果脱出性脱位和侧向脱位的恒牙未能早期（3 天内）复位，延期复位会非常困难。完全性脱位的患牙，应尽快行牙再植术。

牙复位后要经过调𬌗，以确保防止对颌牙的咬合创伤，固定可采用弹性夹板跨邻牙进行固定，正畸托槽方丝弓固定 2～3 周。

并发症与处理 常可出现炎性牙根吸收，因此术前应妥善保存离体牙；如系牙髓坏死引起，及时采取根管治疗。

（刘彦普）

hémiànbù gǔzhé

颌面部骨折（maxillofacial fracture）

由于外力作用，颌面部骨骼超出了骨可耐受限度，造成颌面部骨断裂和结构破坏，而引起骨折及联动部位的功能障碍和畸形的疾病。骨折可以是线状的、移位的、粉碎的；可发生在单处，也可同时发生在多处；可以是开放的，也可以是闭合的。局部骨碎裂但未造成骨连续性中断的情

况也属于骨折范畴。

颌面部分为下、中、上3个体表区，颌面部骨折一般指发生在面下区和面中区的骨折。①面下区仅有下颌骨，它是面部唯一能动的大骨，面下骨折可以狭义地分为髁突骨折和下颌骨骨折。②面中区包含多块骨骼，彼此连接、相互支撑，共同构成面中部框架结构，骨折常同时波及多骨，按照临床惯称，可以分为上颌骨骨折（波及腭骨）、颧骨颧弓骨折（波及蝶骨大翼、颞骨颧突和上颌骨颧突）、鼻眶筛区骨折（波及鼻骨、眶内壁、额窦、筛窦、前颅底和上颌骨额突）、眼眶骨折（指由上颌骨、颧骨、蝶骨大翼、额骨、蝶骨小翼、筛骨和腭骨共同组成的骨性眼眶的骨折）。当下颌骨、上颌骨、颧骨颧弓、鼻眶筛区同时骨折时，便称为全面部骨折。上颌骨和下颌骨骨折都可以发生牙槽突骨折。

在中国，15~45岁是颌面部骨折的好发群体，男女性别比为（3~4）∶1。骨折部位以下颌骨最常见，其次是颧骨和上颌骨，三者的百分比分别为45%~55%、18%~28%和13%~15%。两处或多处骨折患者是单处骨折的2.1倍，人均骨折部位1.9~2.0处。骨折的发生具有明确的损伤史和原因，和平时期道路交通事故伤是首要致伤原因。

骨折后，表现为损伤部位的疼痛、肿胀、出血、骨异常动度和神经损伤症状。颌面部骨折除以上症状和体征外，还特异性地表现为面部畸形、咬合关系异常和张口受限，其表现形式及严重程度因骨折部位和损伤严重度各异。牙损伤是区别于全身其他部位骨折的独有特点。

（张　益）

yácáotū gǔzhé

牙槽突骨折（alveolar fracture）

由于外力直接作用于牙槽突而引起局部的骨折。

病因　外力如跌打、碰撞等直接作用于牙槽突所致。

临床表现　多见于上颌前部，可单独发生，也可与颌面部其他损伤同时发生。可以是线性骨折，也可以是粉碎性骨折。临床上牙槽突骨折常常伴有唇和牙龈组织的撕裂、肿胀、牙松动、牙折或牙脱落。当摇动损伤区的牙时，可见邻近数牙及骨折片随之移动。骨折片可移位而引起咬合关系异常、牙早接触。

影像学检查　X线检查（根尖片）、CBCT可准确发现骨折的部位、性质和移位方向。

诊断与鉴别诊断　根据病史、临床表现、X线片进行诊断。

治疗　治疗原则是早期复位和固定。治疗应在局麻下将牙槽突及牙复位到正常解剖位置，然后利用骨折邻近的正常牙列，采用牙弓夹板、金属丝结扎和正畸托槽方丝弓等方法固定骨折。注意牙弓夹板和正畸托槽的放置均应跨过骨折线至少3个牙位才能固定可靠，固定后需做咬合调整防止早接触。

预后　较好，牙槽突骨折常伴有牙脱位及牙髓坏死，应由牙髓病专科医师共同处理。

（刘彦普）

yácáotū gǔzhé fùwèi gùdìngshù

牙槽突骨折复位固定术（reduction and fixation of alveolar fracture）

使骨折移位的牙槽突复位并维持正常位置的技术。

适应证　牙槽突骨折并伴有牙骨段移位，咬合关系异常。

禁忌证　合并颌骨骨折。

方法　在局麻下，手法复位骨折块，同时复位移位和脱位的牙。遇到骨折块嵌顿时，可在对应于骨折线的牙龈和黏膜上做纵行切口，暴露骨折线，撬动骨折块，解除嵌顿，然后复位。复位后即行固定，固定时间一般4~6周。应根据伤情选用固定方法。①金属丝结扎固定：牙槽突单纯线性骨折、损伤范围小且无明显移位者，可用金属结扎丝做简单的牙间结扎固定。以一根长结扎丝围绕损伤牙及两侧2~3颗健康牙，做一环绕结扎，再用短结扎丝在每两颗牙之间做垂直结扎。②牙弓夹板固定：适用于损伤范围较大、骨折有移位的牙槽突骨折。可用成品或弯制的牙弓夹板横跨骨折线安置到两侧健康牙，用金属丝将夹板与牙逐个结扎，将每个牙与夹板固定在一起，利用健康牙固定骨折。也可用尼龙丝结扎，加复合树脂于尼龙丝周围，粘结后形成牙弓夹板固定。③可用正畸托槽粘结固定。④如骨折块过大，可以采用手术复位微型钛板固定。⑤腭托金属丝弓杠夹板弹力牵引：适用于上颌前磨牙或磨牙区牙槽骨骨折，骨折段向腭侧移位，不能用手法复位时，其他可用手法复位的牙槽突骨折不可采用此方法。方法为用自凝塑料制成带卡环的腭托，再用卡环丝制成由腭侧通过牙缝隙至颊侧的弓杠并粘固于腭托上；在移位骨折段的牙上用钢丝结扎并弯成小钩，然后用小橡皮圈挂于金属弓杠上，做弹力牵引复位和固定。复位不牢靠，需要固定3个以上牙位，嘱咐患者勿使用患处牙。

并发症与防治　复位不牢靠，需要固定3个以上正常牙位，固定后应适当调𬌗，避免咬合干扰，嘱咐患者慎用患处牙。

（刘彦普）

xiàhégǔ gǔzhé

下颌骨骨折（mandibular fracture）
由于外力作用，导致下颌骨各区及连接部位发生的骨折。

下颌骨骨折约占颌面部骨折的60%。下颌骨承托下颌牙列，参与构成咬合系统和颞下颌关节，且是颌面部唯一能动的大骨，伤后可造成下颌运动、咀嚼、语言和吞咽障碍。

病因 下颌骨位居面下1/3，位置突出，易受到打击致伤，道路交通事故伤是主要致伤原因。

临床表现 骨折区疼痛、肿胀，皮下或黏膜下淤斑；在骨折处可探知骨台阶、骨擦音和骨异常动度；下颌运动受限（张口受限），原因是骨折、疼痛、咀嚼肌功能失调和痉挛；咬合关系异常，错𬌗类型与骨折部位和骨折段移位有关，常见类型是开𬌗和偏𬌗；面部畸形，以下颌偏斜和下颌后缩较常见；损伤下牙槽神经时，可引起下唇和颏部麻木。

影像学检查 常规拍摄曲面断层片，以明确骨折部位、骨折线数目、骨折线方向、骨折段移位状态及骨折线上牙情况。需三维诊断骨折移位时，可拍摄CT。

临床分类 包括以下方面。

按部位分类 颏及颏旁骨折、下颌体骨折、下颌角骨折、髁突骨折、升支及喙突骨折。

按性质分类 ①青枝骨折：骨裂或皮质骨折裂，但骨连续性完好。②闭合性骨折：骨折表面软组织完好，骨折呈封闭状态。③开放性骨折：骨折表面软组织损伤，使骨折与外界环境相通。④简单骨折：骨折单发，无移位或轻度移位，未产生明显的功能障碍。⑤复杂骨折：骨折多发，有明显移位，产生明显的功能障碍。⑥粉碎性骨折：骨折部位发生骨碎裂（一个解剖区出现三个以上骨折线），常伴有移位。⑦骨折骨缺损：骨折伴骨缺损及移位。

按骨折线分类 下颌骨骨折后常发生移位，影响移位的因素包括致伤力、肌肉牵拉、牙的存在、骨折发生时下颌骨所处的状态，以及骨折线和骨折断面类型。肌肉牵拉是影响骨折移位的主要因素。下颌骨骨折按骨折线及骨折断面形状可分为有利型和不利型，有利型骨折，即断面与肌肉牵拉方向垂直，骨折移位趋势不明显；不利型骨折线即断面与肌肉方向一致，骨折移位趋势明显。

（张　益）

ké jí képáng gǔzhé

颏及颏旁骨折（symphyseal and parasymphyseal fracture）
由于外力作用，两侧下颌尖牙近中之间，包括下颌骨中线融合部位发生的骨折。常伴发牙损伤及牙槽突骨折。

病因 下颌颏部位置突出，易受来自前下方的外力打击而致骨断裂或粉碎。撞击、摔倒和高坠是常见原因。

临床分类 ①颏正中单线骨折：因两侧肌肉力量对称，一般不发生移位；受外力或骨折线方向的影响，发生轻度重叠或错动移位。②颏部双线或粉碎性骨折：中间骨段受颏舌肌和颏舌骨肌牵拉向后下移位，两旁骨段受下颌舌骨肌和二腹肌前腹牵拉向中线内聚，容易造成下颌弓缩窄，并出现舌后坠，以致影响呼吸。③合并双侧髁突骨折：由于失去双侧翼外肌的内向牵拉力，下颌骨可以发生"翻页式"移位，颏部舌侧出现裂隙。

临床表现 下颌骨前部疼痛、肿胀，口底或黏膜下淤斑；牙龈或皮肤裂伤；在骨折处可探知骨台阶、骨擦音和骨异常动度；咬合关系异常，骨折处可见咬合台阶，骨折线两侧牙松动。

影像学检查 常规拍摄曲面断层片，以诊断骨折部位骨折线方向、骨折段移位及骨折线上牙情况。为了明确骨折移位和粉碎程度，需拍摄CT。

诊断与鉴别诊断 根据临床表现和影像学检查较容易诊断，无需鉴别。

治疗 单发于颏部的线形无移位或轻度移位骨折，用牙弓夹板做单颌固定并辅助头帽颏兜制动4~6周即可；如骨折多发或有明显移位，应切开复位并做内固定。手术从口内入路，做暂时性颌间固定，用骨折复位钳闭合骨折线。垂直断面骨折可以用两颗平行放置的拉力螺钉固定，或用单根螺钉附设下颌牙弓夹板固定；多数骨折更适合用两个小型接骨板固定；粉碎性骨折可用重建板固定。

预后 开放性粉碎骨折容易继发骨感染和骨不连。

（张　益）

xiàhétǐ gǔzhé

下颌体骨折（mandibular body fracture）
由于外力作用，下颌尖牙近中到第二磨牙远中之间区域内发生的骨折。

病因 多因交通事故致伤，骨折多系直接撞击所致。

临床表现 骨折将下颌骨分成前后两段，前段受降颌肌群和健侧翼外肌牵拉，向下后和患侧移位，造成牙列内收、偏斜和牙早接触；后段受升颌肌群和患侧翼外肌牵拉，向上和对侧移位，造成前牙区偏斜和开𬌗。骨折移位挫伤下牙槽神经可造成下唇、颏部和牙龈麻木。

影像学检查 常规拍摄下颌

曲面断层片,以显示骨折块上下向移位。对于层片状骨折和粉碎性骨折需加拍CT,从轴位观察骨折断面和骨折块之间的移位情况。

诊断与鉴别诊断 根据临床表现和影像学检查较容易诊断,无需鉴别。

治疗 下颌体不受弯曲应力作用,单线骨折经解剖复位后用单板固定,接骨板放在下牙槽管和牙根之间,用6mm长的螺钉固位;如果骨折双发、粉碎或骨折线呈水平不利型且移位程度较大,应采用两个接骨板固定,除上方接骨板外,另一根接骨板沿下缘放置,为了避免颏神经牵拉性损伤,应先进行神经游离。

下颌体容易发生横断面、斜断面或层片状骨折,复位时要彻底清除断面间纤维骨痂、碎牙片和碎骨片,复位后不仅要用颌间固定维持复位,而且要用骨折复位钳从颊舌向夹持骨折使之密合,骨断面的任何错动或断面间嵌顿物都可能影响复位效果,并导致术后咬合干扰。此类骨折可以用小钛板联合拉力螺钉固定,也可以直接用皮质骨螺钉按拉力螺钉方式固定。

预后 层片状骨折因复位不良容易继发咬合关系异常,粉碎骨折可能因过度清创和感染继发骨缺损。

(张 益)

xiàhéjiǎo gǔzhé

下颌角骨折 (mandibular angle fracture)

由于外力作用,位于下颌第二磨牙远中、下颌骨升支和下颌骨体部交界处到下颌骨下缘或后缘连续形成的弧线上发生的骨折。

病因 多因外力直接打击所致,也见于对侧下颌体受击,外力间接传导至下颌角所致。

临床表现 下颌角区肿胀,张口疼痛,因咬肌受累常引起严重的张口受限,骨折移位可造成下牙槽神经损伤致下唇麻木。咬肌和翼内肌起夹板作用,通常骨折移位不明显。如外力较大产生明显移位,骨折裂隙内常有肌肉嵌顿。骨折线上阻生牙的存在会影响骨折复位,也易及继发感染。

影像学检查 拍摄下颌曲面断层和头颅正位片,前者用于显示骨折块上下移位,后者用于显示内外移位。影像学诊断应重点描述第三磨牙与骨折线的关系。

诊断与鉴别诊断 根据临床表现和影像学检查较容易诊断,无需鉴别。

治疗 下颌角的线形无移位骨折,用头帽颏兜制动4~6周即可。如骨折有移位,须手术复位并固定。手术采用磨牙后区角形切口,暴露骨折和外斜线。用钳式开口器使下颌处于开口位,这时,外斜线处骨折线裂开,拔除骨折线上牙,撬动并松解骨折块,行暂时性颌间固定,骨折线自动闭合。垂直断面状或由后内向前外的斜面状骨折采用2.0mm小钛板固定;对于下颌角不利型和严重移位的骨折,应在张力带固定的基础上,沿下缘用小型板做补偿固定,为了避免皮肤切口,可以借助穿颊拉钩或侧壁螺丝刀完成;对于下颌角粉碎性骨折、骨缺损性骨折、感染骨折、骨折断面已吸收改建的陈旧性骨折,应该采用重建板做支柱固定。

预后 由于阻生牙的存在,骨折部位易感染,并继发骨髓炎。

(张 益)

kētū gǔzhé

髁突骨折 (condylar process fracture)

由于外力作用,乙状切迹至下颌骨升支后缘连线水平以上及自以上区域向下延伸发生的骨折。髁突骨折进一步可分为横断骨折和纵行骨折(又称矢状骨折),关节囊内骨折和关节囊外骨折、髁头、髁颈和髁颈下骨折。

病因 髁突骨折的致伤力可为直接打击,更多是来自颏部的间接传导力,后者常发生于儿童,易产生矢状骨折和双侧髁突骨折。

临床表现 关节区疼痛、肿胀和张口受限。单侧骨折时,翼外肌牵拉髁突骨折段向前、内方向移位,咬肌、翼内肌和颞肌牵拉升支骨折段向上、后方向移位,导致前牙和健侧牙开𬌗;双侧骨折时,升颌肌群牵拉整个下颌骨向后、上方向移位,导致双侧磨牙早接触,前牙开𬌗。

影像学检查 常规拍摄下颌曲面断层片。如骨折块发生移位,需拍摄CT,在冠状位上诊断骨折移位,通过三维成像识别骨折成角和粉碎。

诊断与鉴别诊断 根据临床表现和影像学检查较容易诊断,无需鉴别。

治疗 ①儿童髁突骨折:治疗目的是促进髁突改建,防止关节强直,避免颌骨发育畸形,一般均采取保守治疗。伤后一周适当制动,之后戴1~2mm厚软𬌗垫1~3个月,同期进行张口训练。②成人髁突骨折:线型骨折且咬合关系正常者,用头帽颏兜制动10天至2周,随即配合理疗和张口训练即可。骨折移位形成错𬌗者,需通过颌间牵引恢复咬合关系,然后固定2~3周,之后开始张口训练。低位髁颈和髁颈下、严重移位(移位角度大于45°)或脱位、升支垂直高度明显降低(超过5mm)并继发错𬌗的髁突骨折倾向于手术治疗。手术应在伤后12小时内或骨折5~7天时进行。经颌后切口入路（髁颈骨折经腮腺、髁颈下通过游离腮腺下极）显露骨折，复位骨折块，同时行颌间固定，采用两个2.0mm钛板分别放在后外缘和前缘固定骨折。

预后 延迟治疗或不正确的治疗可能继发骨折错位愈合而引起错𬌗及下颌偏斜，或开𬌗及下颌后缩。儿童髁突骨折容易导致下颌骨发育迟缓，继发面部偏斜或后缩畸形，少数继发关节强直。

（张 益）

xiàhégǔ fěnsuìxìng gǔzhé

下颌骨粉碎性骨折（comminuted fracture of mandible）

由于外力作用造成下颌骨骨碎裂、血运中断、骨生物力学结构丧失的骨折。常伴发软组织开放性损伤和组织缺失。

病因 高能量直接致伤，多见于交通事故伤。

临床表现 常伴软组织开放性损伤，伤区出血较多形成局部血肿，骨折部位高度肿胀，异常动度明显，严重错𬌗，不能张口。

影像学检查 常规拍摄曲面断层和CT，影像学可见局部或区域内存在多条相互联系的骨折线，存在使骨连续性中断的碎小骨片，牙槽嵴与下颌下缘间常常发生断裂，颊侧与舌侧骨折片甚至与髓质骨常常出现分离。

诊断与鉴别诊断 根据临床表现和影像学检查较容易诊断，无需鉴别。

治疗 粉碎性骨折是下颌骨各类骨折中伤度最重、治疗最复杂、并发症最多的骨折类型。通常需手术治疗，基本方法是：经口外入路，行暂时性颌间固定，用2.0mm小钛板和单皮质骨螺钉连接骨段做预固定，用2.4mm重建板跨越骨折区做桥接固定，骨

折区每侧至少固定三颗螺钉，均行双皮质骨固定，然后用拉力螺钉或固位螺钉将舌侧骨折块固定于重建板。手术关键技术包括严密缝合口内伤口、恢复咬合关系、保护骨髓血运和舌侧肌肉附着、骨缺损争取同期植骨。

预后 容易发生骨折感染、骨缺损、牙缺失。延迟治疗或不适当治疗可以继发骨折错位愈合和张口受限。

（张 益）

xiàhégǔ chénjiùxìng gǔzhé

下颌骨陈旧性骨折（long-standing fracture of mandible）

骨折4周以上，因治疗不当或延误治疗需再次手术的骨折。

病因 主要原因是治疗不当或延误，也由于伤情重和骨折类型复杂。

临床表现 多表现为咬合关系异常和面部畸形，部分患者张口受限。

影像学检查 常规拍摄曲面断层和CT，影像学显示骨折畸形、错位愈合。

诊断与鉴别诊断 需要与骨不连相鉴别。

治疗 对于复位时不会形成骨及软组织缺损的骨折，可行"再骨折"复位，用2.4重建板或两个2.0小钛板固定（其中一个应是2.0加强板），术后弹性牵引并功能康复。有骨缺损者需植骨，通常行松质骨移植，前提是必须有足量的软组织覆盖，允许双层无张缝合。

牙槽突陈旧性骨折，仅以矫治错𬌗为治疗目的，行根尖下截骨术。方法是：通过模型外科制作𬌗板和唇弓。经口内入路在根尖下5~10mm处做水平截骨，在拟移动骨段牙外侧做垂直截骨，去除骨干扰，移动骨折块使之进

入𬌗板引导位，骨间隙超过5mm时应植骨，用2.0小钛板固定。

陈旧性骨折造成的咬合关系异常分骨源性、肌源性和关节源性三类。长期错𬌗使颌周肌肉在错𬌗的基础上形成"错位肌平衡"。手术矫治骨源性错𬌗后，"错位肌平衡"并不能随之同步改善，必须通过在颌间弹性牵引引导下的肌功能训练逐步纠正，使之适应于正确的咬合关系。这一功能康复过程需要3个月或半年不等。

预后 陈旧性骨折较新鲜骨折难治，部分患者会遗留功能和外形上的缺陷，如咬合干扰、面部轻度畸形等。

（张 益）

xiàhégǔgǔ bùlián

下颌骨骨不连（non-union of mandibular fracture）

因骨折修复异常导致骨延迟愈合或不愈合的疾病。延迟愈合是指愈合进程延缓，但仍继续成骨，骨断端呈铰链式异常运动。骨不愈合是指骨愈合进程终止，不能继续成骨，骨断端呈三维自由式异常运动。

病因 局部原因包括骨缺损、骨感染和固定不稳定。

临床表现 发生率在2%左右。无论延迟愈合或不愈合，患者均表现为咀嚼无力和骨异常动度，部分患者伴有错𬌗畸形和慢性骨感染。

影像学检查 延迟愈合影像学可以见到骨折线有不规则的、凹凸不平的透影区，骨化相对滞后；骨不愈合影像学上骨断面变得圆钝或尖锐，并且有表面硬化征象。

诊断与鉴别诊断 应与骨折错位愈合相鉴别，错位愈合骨折在错位的解剖位置上发生了愈合，骨愈合的组织学表现是正常的，

临床没有骨异常动度。

治疗 对于没有错位的延迟愈合在消除感染因素并予以有效制动后，多数可自行愈合。如果诊断为不愈合，则须通过手术造成新鲜骨创面、植骨和稳定固定予以治疗。当骨缺损在 2~4cm 范围内，且伴有软组织缺损时，选择牵引成骨的方法进行矫治。手术按牵引截骨线截开皮质骨，撬动皮质骨使截骨线完全断开，安置牵引器。术后第 5 天开始牵引，进度以 1mm/d 进行，分 2~3 次完成。4 个月后，拆除牵引器，遗留的不超过 5mm 的骨间隙通过松质骨移植和稳定固定实现骨愈合，此期间可以同步矫正咬合关系。

预后 通过植骨和稳定固定可以得到有效治疗。

（张 益）

shànghégǔ gǔzhé

上颌骨骨折（maxillary fracture） 由于外力作用，导致上颌骨各区及连接部位和体部发生的骨折。上颌骨位于人体面中部的中央，位置较为显著，遭受来自正前方、下方或侧方打击力时，容易发生骨折。

应用解剖 上颌骨位于面中部，是面中部最大的骨骼，左右各一，相互对称，在中线相连。上颌骨上方与颅骨中的额骨、颞骨、筛骨及蝶骨相连；上颌骨两侧与颧骨、鼻骨和泪骨相连，参与构成部分眼眶；上颌骨的后面与腭骨相连参与构成口腔的顶部。上颌骨由一体四突构成，一体即上颌骨体，四个突起分别如下：额突与额骨、鼻骨和泪骨相接，并参与泪沟的构成；颧突与颧骨相接；腭突与对侧腭突在中线相接，构成硬腭；牙槽突两侧在中线相接，形成上颌牙弓。

上颌骨在承受咀嚼力的部位骨质增厚，形成垂直和水平力柱支撑面部，并将咀嚼负载传递到颅底。水平与垂直力柱是上颌骨骨折固定的首选部位。垂直力柱包括颧上颌支柱、鼻上颌支柱、翼上颌支柱等；水平支柱则由牙弓、眶下缘及颧骨颧弓、眶上缘构成。在解剖上它们维持面部的外形，如高度、弧度和突度，在生物力学上它们起着分散咬力、抵抗外力的作用。当上颌骨受到轻度外力时，外力常被这些支柱结构消散而不引起骨折；但当遭受较大外力打击时，上颌骨与其他骨骼的连接遭到破坏，可形成多个骨骼和多个结构的损伤，比如眼损伤、鼻损伤、咬合关系异常与容貌受损，严重时可并发颅底骨折和颅脑损伤。

上颌骨的血液供应极为丰富，既接收骨内上牙槽动脉的供血，又接受颊、唇、腭侧黏骨膜等软组织的血液供应，多源性血供特点使得上颌骨骨折抗感染力强、骨折愈合较下颌骨迅速，但外伤后出血亦较多。

分类 上颌骨与鼻骨、颧骨和其他颅面骨相连，骨折线易发生在骨缝和薄弱的骨壁处，根据打击的力量和方向，常形成高、中、低位骨折。勒福（Le Fort）按骨折线的高低位置，将其分为三型。①勒福Ⅰ型骨折：又称上颌骨低位骨折或水平骨折。骨折线从梨状孔水平、牙槽突上方向两侧水平延伸到上颌翼突缝。②勒福Ⅱ型骨折：又称上颌骨中位骨折或锥形骨折。骨折线自鼻额缝向两侧横过鼻梁、眶内侧壁、眶底和颧上颌缝，再沿上颌骨侧壁至翼突。有时可波及筛窦达颅前窝，出现脑脊液鼻漏。③勒福Ⅲ型骨折：又称上颌骨高位骨折或颅面分离骨折。骨折线自鼻额缝向两侧横过鼻梁、眶部，经颧额缝向后达翼突，形成颅面分离，常导致面中部拉长和凹陷。此型骨折多伴有颅底骨折或颅脑损伤，出现耳出血、鼻出血或脑脊液漏。

上颌骨矢状骨折又称上颌正中或正中旁骨折。

上颌骨陈旧性骨折是上颌骨骨折发生后未及时治疗或治疗不当，导致骨折错位愈合或骨不连接等。常表现为颌面部畸形、错𬌗畸形与功能障碍等。

临床表现 包括以下方面。

勒福Ⅰ型骨折 为上颌骨的低位骨折，多由前部外力所致，临床表现为咬合关系异常、骨的异常动度和骨擦音。骨折块受外力、骨重力和翼肌牵拉向下向后移位，导致后牙早接触、前牙开𬌗。患者自觉症状为咬合痛和牙弓的不稳定感。软组织损伤可引起上唇肿胀、上颌前庭沟疼痛、淤斑和气肿。临床检查以示指和大拇指放在上颌牙弓上向各个方向移动，感受上颌骨的动度。少数迁入性骨折异常动度不明显。

勒福Ⅱ型骨折 为上颌骨的高位骨折，骨折块通常向后移位，临床表现为鼻根、眼眶、颧面部和上唇的广泛肿胀和咬合关系异常。鼻额骨折常伴有脑脊液鼻漏和鼻出血；眶下缘和眶底骨折可出现眶周淤血、复视和结膜下出血；上颌骨前壁或颧上颌骨复合体骨折可表现为眶下区麻木。临床检查为口内移动上颌骨时，鼻额连接或眶下缘出现异常动度。如果发生嵌顿，骨折块的异常动度不明显。

勒福Ⅲ型骨折 为上颌骨的高位骨折，临床表现为"盘形脸"、颧骨复合体的异常动度，常伴有脑脊液鼻漏和耳漏、眶周淤斑，形成"熊猫眼"和创伤性眶距增宽。多因外力所致，呈嵌顿性，很少单独发生，常与颅脑损伤伴发。临床检查为口内移动上颌骨时，鼻额缝和颧上颌缝可及异常动度。如果发生嵌顿，骨折块的异常动度不明显。

矢状或垂直骨折 常发生在中线或中线旁，骨折折裂上颌骨腭板和腭骨水平板，可引起牙弓增宽，形成创伤性腭裂，常伴有鼻中隔和鼻窦损伤。骨折线侧向上行，断裂梨状孔或上颌骨额突、鼻骨至眼眶，可引起各种眼科症状。骨折线垂直上行至颅底，可引起脑脊液鼻漏或嗅觉障碍。

影像学检查 华氏位和头颅侧位是以往诊断上颌骨骨折的影像学方法，由于影像学干扰严重，骨折的详细部位很难看到。CT 扫描是目前常用的影像学检查方法，轴位和冠状位 CT，特别是三维骨重建可以直观地从多角度观察和分析骨折发生的部位和移位情况，以及是否累及眶底等，避免了手术探查的盲目性。

治疗 从治疗规范和设计两方面阐述。

治疗规范 包括以下内容。

早期的急救处理 上颌骨骨折的早期急救处理包括维持呼吸道的通畅和积极止血。由于骨折段受外力的打击和在重力作用下常发生向后下方的移位，容易导致呼吸道梗阻而危及生命，临床检查应及时发现、积极治疗，以维持呼吸道的通畅。对于伤情较重的患者，要进行相应的 CT 和 X线检查，除外合并的颅脑损伤、颈椎骨折和胸腹损伤等严重危及生命的多处伤，并争分夺秒进行有效的抢救。待生命体征平稳后，应尽早进行骨折的复位和固定，以免引起错位愈合、面部畸形、

功能障碍等后遗症而造成晚期处理的困难。上颌动脉及其分支破裂引起的出血是致命的，应行颈外动脉结扎止血。

骨折段的复位 上颌骨骨折复位的标准是恢复上颌骨的解剖位置和患者原有的咬合关系。可以根据骨折的部位、类型和伤后时间选择不同的方法。①牵引复位：适用于早期无嵌顿的上颌骨骨折。可以在局麻下手法复位，上下颌结扎牙弓夹板，颌间固定4~6周。偏斜移位的横断骨折手法复位困难时，可采用颌间牵引复位，然后颌间固定4~6周。单纯下垂移位的上颌骨骨折可采用头帽颏兜上托颌骨复位并制动4~6周。②手术复位：适用于嵌入性骨折或复杂的上颌骨骨折。对于伤后时间较长，已发生纤维性或骨性错位愈合的，手法复位困难，需要手术切开复位。对于上颌骨高位骨折，根据骨折线的位置，可以增加睑缘下、眉弓和鼻根部切口辅助复位。如合并颧骨颧弓、鼻眶筛或额骨骨折，可采用冠状切口进行复位。对于已经发生骨性错位愈合的陈旧性上颌骨骨折或者骨折断端严重嵌顿者，需要采用局部截骨进行复位。

上颌骨骨折的固定 ①颌间固定：可以采用牙弓夹板、小环钢丝结扎、正畸托槽或颌间牵引钉固定，后两种方法固定比较舒适，对牙龈的损伤小，有利于口腔卫生的维护。②坚固内固定：基础是固定材料的应用和骨折的生物力学原理。现代接骨板和螺钉由钛制成，通常选择有足够支持力的 2.0mm 小型钛板系统，在梨状孔边缘、颧牙槽嵴、眶下缘、颧额缝和颧弓等骨质增厚的部位进行固定，以抵抗重力和咀嚼力。

术后咬合调整 少部分患者

术后可能需要颌间弹力牵引来调整肌力，以恢复术中重建的咬合关系。

治疗设计 不同类型采取不同设计。①勒福Ⅰ型骨折：首先结扎上、下颌牙弓夹板，然后松动上颌骨，如果比较困难，可以用复位钳来辅助复位，拼对咬合关系，进行颌间结扎，之后利用下颌骨来恢复上颌骨的前凸度，注意保护下颌骨髁突位于关节窝内，最后进行钛板固定，通常选择梨状孔边缘和颧牙槽嵴这些上颌骨骨质较厚的垂直力柱进行固定；然后打开颌间结扎，检查咬合恢复情况。对于骨折线位置比较低，靠近牙槽突的上颌骨骨折，也可以使用橡皮圈颌间弹性牵引来恢复咬合关系。②勒福Ⅱ型骨折：又称锥形骨折，骨折线在鼻额缝和眶下缘。手术通常经口内切开显露颧上颌骨折线，进行复位固定，如果该处为粉碎性骨折无法固定，可经睑缘下颌鼻根部切口复位固定眶下缘和鼻额缝的骨折。如果伴发的眶底骨折，可经睑缘下切口进行探查。③勒福Ⅲ型骨折：骨折线形成颅面分离。手术应先通过颌间结扎恢复咬合关系，然后按照由外向内的顺序，先复位固定颧额缝、颧颞缝和鼻额缝的骨折，最后恢复鼻外形和进行眶底修补重建。手术入路可采用冠状切口或面部小切口加口内切口。④上颌骨矢状骨折：发生在腭部正中或正中旁，形成创伤性腭裂。由于骨折线多不规则，且通常前部较低后上方较高，使得手术复位比较困难。需要打磨或咬除复位过程中的骨干扰，结扎牙弓夹板，甚至腭板辅助固定。如果通过上述方法仍然不能复位，可行对侧勒福Ⅰ型截骨。⑤上颌骨陈旧性骨折：骨折断面常有嵌

顿或重叠，错位愈合后很难找到骨折线并沿骨折线重新凿开复位。需要采用正颌外科技术，取牙殆模型，拼对咬合关系并制作定位殆板和个体化唇弓通过勒福分型截骨来复位上颌骨，以恢复咬合关系。

（李祖兵）

miànzhōngbù gǔzhé

面中部骨折 （midfacial fracture）

由于外力作用，导致以上颌骨骨折为主的面部中段颅面骨的骨折。骨折范围可波及多处颅面骨，多为开放性骨折。多见于交通事故，伤势复杂，病情严重，有时须神经外科、颌面外科、眼科共同处理。

分类 ①低位水平骨折：也称勒福（Le Fort）Ⅰ型。致伤力作用于上颌骨体下部。骨折线自梨状孔底部，横过牙槽突根部，经上颌窦部分骨壁、鼻中隔底、上颌结节、腭骨呈水平方向，向后横过腭骨锥突延伸到两侧蝶骨翼突下部，造成包括牙槽突、腭骨、上颌结节以下的整块骨折。②锥形骨折：也称勒福Ⅱ型。为上颌骨中部被撞击所致。骨折线横过鼻骨、鼻额缝、鼻中隔、上颌骨额突，然后向两侧经泪骨、眶下缘，沿眶内侧壁斜向外下到眶底，经过颧骨下方向后下经上颌窦外侧壁翼板而至翼腭窝内。严重者筛骨及泪骨可向两侧移位，使眶间距变宽。如有颧颌分离，可使颧骨以下面骨下沉。③颅面分离骨折：也称勒福Ⅲ型。外力撞击上颌骨体最上方的薄弱线。骨折线从鼻骨、鼻额缝经额突向外伸延，再向下至眶内侧壁和眶底达眶下裂，沿颧骨上方横过颧额缝经颧弓再向后到蝶骨翼突根部。此种骨折造成面中 1/3 与颅部完全分离，仅依赖软组织来连

接整个面中部各骨。

实际上在临床所遇到的颅面外伤远较上述分类更为复杂，故 1993 年有学者提出了新的分类方法，颅面分离并鼻骨骨折为勒福Ⅲa型，并有鼻额筛眶复合体骨折为勒福Ⅲb型；勒福Ⅱ/Ⅲ并有颅底骨折为勒福Ⅳ型，勒福Ⅳ型加眶上缘骨折为勒福Ⅳa型，再加颅前窝骨折则为勒福Ⅳb型，勒福Ⅳ型加颅前窝骨折和眶壁骨折为勒福Ⅳc型。

临床表现 ①低位水平骨折（勒福Ⅰ型）：上牙槽和鼻软骨部分下移，上唇肿胀，上列牙松动，面外形变长。唇龈沟、硬腭、鼻中隔前下方有出血或血肿。动摇上列牙时可使整个骨折块随之移动。②锥形骨折（勒福Ⅱ型）：面部肿胀较重，球结膜下出血。双眼睑肿胀淤血呈青紫色。由于骨折部分向后下移位，使面中部扁平，面形变长，呈"碟形面"。张闭口活动时，可见上半部颅面活动。由于骨折段后退下移和软腭水肿，可有咽部阻塞性呼吸困难。③颅面分离骨折（勒福Ⅲ型）：此型伤势严重，病情复杂。常并有颅脑损伤、颅底骨折、眼眶损伤、眼球损伤和视神经损伤等临床表现，如昏迷、颈项强直、相关脑神经麻痹、视力骤减、眼眶内出血、气肿、眼球突出、眼球位置下降等。

影像学检查 面中部骨折既往常采用铁氏位、华氏位、颧弓切线位等，必要时加用颅基位检查颅底，由于影像干扰严重，骨折部位难以清晰定位。CT 扫描（轴位 CT、冠状位 CT，尤其是三维 CT 重建）可以直观地从多角度观察和分析骨折发生的部位和移位情况。

诊断 详细了解暴力作用方

向和部位，仔细检查体征，并结合 X 线检查和 CT，即可做出明确诊断。但不能忽视严重的颅脑损伤、视神经损伤等严重并发症的存在。

治疗 应视为急症及时抢救处理。治疗原则：及时止血，保持呼吸道通畅，必要时行气管切开术；待生命体征稳定后，及时对骨折复位和固定，并应与相关科室合作诊治。

（李祖兵）

quángǔ gǔzhé

颧骨骨折 （fracture of zygomatic bone）

由于外力作用，颧骨和颧弓所在部位发生的骨折。颧骨和颧弓是面部比较突出的部分，易受到外力的撞击而发生骨折，颧骨骨折和颧弓骨折是颌面部常见的骨折之一。

颧骨与上颌骨、额骨、蝶骨和颞骨相关联，颧骨体本身很少发生骨折，骨折线常常发生在周围薄弱骨，常形成以颧骨为中心的邻近骨骨折，因此在描述该区域骨折时，也称颧眶复合体骨折、颧上颌复合体骨折，这些以颧骨为中心的骨折线统称为颧骨复合体骨折。由于颧弓由颧骨颞突和颞骨颧突构成，单纯颧弓骨折常累及这两块骨，故将其也包括在颧骨复合体骨折内。

男性是主要的发病人群，主要在 20～40 岁年龄段。主要病因为斗殴伤，机动车交通事故伤占较大的比例，工伤也占一定的比例。在斗殴伤所致的颧骨颧弓骨折中，左侧的罹患率大大高于右侧，这与大多数人习惯于使用右拳有关，而在其他原因所致的颧骨颧弓骨折中则没有这一显著特征。双侧颧骨和颧弓骨折多与机动车交通事故伤有关，一般比例较低。

分类 一般可分为颧骨骨折、颧弓骨折、颧骨颧弓骨折及颧上颌骨骨折等，而颧弓骨折又可分为双线型和三线型（M 型骨折）。①1962 年学者根据解剖移位的角度提出 6 型分类法。Ⅰ型：颧骨无移位骨折；Ⅱ型：单纯颧弓骨折；Ⅲ型：颧骨体骨折向后内下移位，不伴转位；Ⅳ型：向内转位的颧骨体骨折；Ⅴ型：向外转位的颧骨体骨折；Ⅵ型：颧骨体粉碎性骨折。认为Ⅱ、Ⅴ型骨折复位后稳定，不需固定，而Ⅲ、Ⅳ、Ⅵ型骨折复位后不稳定，需要固定。②1992 年学者从治疗的角度将颧骨骨折分为 3 型。A 型：不完全性颧骨骨折，颧骨复合体不移位。下设 3 个亚型。A1 型：单纯颧弓骨折；A2 型：单纯颧额缝骨折；A3 型：单纯眶下缘骨折。B 型：完全性单发颧骨骨折，颧骨复合体与周围骨分离。C 型：为颧骨粉碎性骨折，也称复杂性骨折。

临床表现 ①颧面部塌陷畸形：颧骨、颧弓骨折后骨折移位主要取决于外力作用下的方向，多发性内陷移位。在伤后早期，可见颧面部塌陷，两侧不对称，随后由于局部肿胀，塌陷畸形可能被掩盖，易被误认为单纯软组织损伤。面部肿胀消失后，又出现面部塌陷畸形。典型单纯的颧弓骨折亦可存在塌陷畸形。②张口受限：于骨折块发生内陷移位，压迫了颞肌和咬肌，阻碍冠突运动，导致张口疼痛和开口受限。③复视：颧骨构成眶外侧壁和眶下缘的大部分。颧骨骨折移位后，可因眼球移位、外展肌渗血和局部水肿及撕裂的眼下斜肌嵌入骨折线中，限制眼球运动等原因而发生复视。④神经症状：眶下神经走行的部位正好是颧上颌骨的连接处，因此，颧骨上颌突的骨折移位，可造成眶下神经的损伤，使该神经支配区域出现麻木感，如同时损伤面神经颧支可发生眼睑闭合不全。

影像学检查 X 线检查常用鼻颏位（华氏位）和颧弓切线位。可见到颧骨和颧弓的骨折线及移位情况，还可观察到眼眶、上颌窦及眶下孔等结构有无异常，颧弓骨折 X 线特征性表现呈"M"或"V"形。必要时可 CT 进一步明确诊断。应用三维 CT 重建更有利于骨折的诊断。

诊断 ①颧骨颧弓骨折可根据病史、临床特点和 X 线检查而明确诊断。②复视应注意两侧瞳孔是否在同一水平线上，嘱患者做各个象限的眼球运动，观察是否有眼球运动受限；观察两侧颧骨是否对称应从患者的头顶位进行对比。③触诊骨折局部可有压痛、塌陷移位，颧额缝、颧上颌缝及眶下缘可触及台阶感。如自口内沿前庭沟向后上方触诊，可检查颧骨与上颌骨、冠突之间的间隙是否变小，这些均有助于颧骨骨折的诊断。

治疗 以往对颧骨颧弓骨折的处理多以改善功能，兼顾外形为原则，治疗重点是解除张口受限，多采取保守治疗，开放治疗少。随着功能和外形双向标准的提出和对面中部骨折研究的深入，颧骨颧弓骨折的开放治疗正逐渐增多。

颧骨、颧弓骨折后，如仅有轻度移位，畸形不明显，无张口受限、复视及神经受压等功能障碍者，可保守治疗。凡有面部塌陷畸形、张口受限、复视者均应视为手术适应证。虽无功能障碍但有明显畸形者也可考虑手术复位内固定。

颧弓骨折 单纯颧弓骨折以 M 型凹陷移位较常见，单纯颧弓骨折是否需要手术治疗取决于患者面容与功能的损害程度，一般表现为面侧方凹陷性畸形与开口受限，应当予以手术积极治疗。单纯颧弓骨折的手术复位方法较多，包括口内复位法和口外进路复位法。一般用于颧骨体复位的方法均可用于颧弓骨折，但是以下方法比较常用；单纯的颧弓骨折复位的方法较多，术者可以根据骨折的类型以及个人的经验酌情选择。①巾钳牵拉复位：此法不用做皮肤切口，消毒麻醉后，利用巾钳的锐利钳尖刺入皮肤，深入到塌陷的骨折深面或夹住移位的骨折片，紧握钳柄向外提拉牵引复位，复位后应妥善保护，防止伤区再度受压和撞击。颧弓骨折复位的标准是患者不再有张口受限和塌陷畸形。②颧弓单齿钩切开复位：在颧弓骨折处表面下方做一小横切口，切开皮肤、皮下组织。直达颧弓表面，探明骨折移位后，用单齿钩插入骨折片深部，将移位的骨折片拉回原位。③口内切开复位：包括两种入路。前庭沟入路：自上颌第一磨牙远中沿前庭沟向后做 1cm 长切口，切开黏膜及黏膜下组织，然后用长而扁平的骨膜分离器从切口伸入到颧骨和颧弓的深面，向外、向前和向上提翘；另一只手手指放在颧面部感觉复位情况，复位后缝合口内创口。下颌开支前缘入路：在口内下颌支前缘做长约 1cm 纵切口，将扁平骨膜分离器插入切口，在冠状突外侧经冠突颞肌腱和颞肌浅面达骨折的颧弓下方，向外侧抬起骨折片，然后钝性前后移位，以恢复颧弓完整的外形。④颞部入路复位：在伤侧颞部发际内做长约 2cm 切口、切开皮肤、皮下组织和颞筋膜，显露颞肌，在颞筋膜与颞肌之间插入细长的骨膜剥离器，进至颞弓的深面，用力将骨折片向前、外方复位。以上四种复位方法均为非稳定性固定，术后应注意伤区不要受压，尤其夜间睡眠时应注意。避免伤区再次受到撞击。⑤面部小切口入路：如果患者有开放性创口或骨折局部有瘢痕存在，可利用创口和原瘢痕进路，结合口内前庭沟切口入路，对骨折进行复位与固定，也可以获得较好效果。优点是直视下进行复位和固定、方法简便，缺点是留有瘢痕。⑥头皮冠状切口复位固定法：对于陈旧性颞弓骨折或是颞弓粉碎性骨折，这种切口显露更充分，便于在直视下复位与固定骨折，避免了面部多处切口和术后瘢痕。

对于单纯的颞弓骨折（M 型骨折）一旦恢复其拱形结构，自身便获得较好的稳定性，不需要特别固定。在颞弓骨折复位后，无论固定与否术后均应予以保护患侧颞弓，避免重新受力和过早大张口。即使是睡眠状态下，头部压向枕头的力量亦可能导致颞弓骨折的再移位。为了避免颞弓复位后发生再移位，可以在颞弓外侧安放保护装置 2~3 周。

颞骨复合体骨折　不同类型采取不同治疗方法。①颞骨体完整、无移位的骨折（A 型骨折）：手术治疗以解决局部畸形和功能障碍为主，不涉及颞骨体复位及外形的重建。此类骨折如果未产生面部畸形且无功能障碍，不需要手术处理；若表现为眶下缘的凹陷性骨折（A3 型骨折）或单纯的颞弓骨折（A1 型骨折）则应考虑行手术处理。②颞骨体完整、有移位的骨折（B 型骨折）：在临

床最为多见，颞骨体骨折移位后一般继发面部畸形、张口受限、眶容积改变，可能产生复视或眼球内陷，应当尽早手术复位。手术治疗以解剖复位为原则，但不涉及颞骨体外形的重建。此类型骨折如果伴发颞弓骨折移位时首选头皮冠状切口，如果不伴发颞弓骨折则通常经口内径路，根据需要可附加眉弓切口和下睑缘下切口。③颞骨体粉碎、外形破坏的骨折（C 型骨折）：根据颞弓是否完整又进一步分为 C1 型骨折（颞弓完整）和 C2 型骨折（颞弓粉碎）。此类的手术治疗不仅要行颞骨、颞弓复位，而且要重建颞骨体外形轮廓，特别是外形高点和前凸度。采用头皮冠状切口路径。术中可以根据 CT 影像学资料找到所有骨折断面的正常侧，然后松解骨折片，去除断面间骨痂，再由颞弓开始首先恢复颞弓的长度和弧度，以确定颞骨的前凸度以及面侧宽度，之后依次拼接颞骨体上端、下端和前端，在蝶颞缝和颞牙槽嵴处核准骨折复位。确认复位后，可以选用微型钛板分别固定颞额缝、颞牙槽嵴、眶下缘、颞颞缝等处。颞弓粉碎性骨折，可以选用长的微型钛板进行固定，而颞骨体处的粉碎性骨折还可以选用钛网进行固定。

颞骨陈旧性骨折　陈旧性颞骨骨折的发生原因：①因伴发颅脑损伤或全身严重的并发症错过早期手术机会。②轻微的颞骨颞弓骨折因无明显功能障碍未引起患者重视。③治疗措施失当或治疗失败。此时，骨折错位愈合形成陈旧性骨折，继发面部畸形，并引起眼球活动受限、视力和口腔功能障碍等并发症。陈旧性颞骨骨折的治疗较为困难。通常可采用开放复位、截骨复位、自体

骨块或骨替代材料植入等方法矫治，取决于损伤后时间、面部畸形与功能障碍的程度、手术者的经验以及患者的主观要求。颞骨多发性骨折或陈旧性颞骨颞弓骨折，通常采用头皮冠状切口复位固定法。这种切口显露充分，便于在直视下复位与固定骨折，避免了面部多处切口和术后瘢痕。

（李祖兵）

yǎnkuàng gǔzhé
眼眶骨折 （orbital fracture）
由于外力作用，眶缘和眶腔骨壁发生的骨折。单纯眼眶骨折并不多见，占面部骨折的 4%~15%。但它易与颌面部其他骨合并骨折，颞骨、额骨、鼻骨和上颌骨勒福（Le Fort）Ⅲ 型骨折均易累及眼眶，甚至导致眼球损伤。如治疗不及时，常遗留明显畸形。

应用解剖　眼眶由向前突出的眶缘和围绕眶内容物的眶腔组成，呈圆锥形并略向外展。有多块骨骼参与构成眼眶，如颞骨构成眶外缘和部分眶外侧壁，蝶骨参与构成眶腔外侧；上颌骨参与构成眶下缘和眶底；额骨构成眶上缘和眶顶，此外筛骨参与构成眶腔内壁，泪骨和腭骨也参与部分组成。眼眶的骨性特点是：眶缘骨质粗大、强度高，而眶腔骨壁薄而易碎，眶腔后部围绕视神经孔的骨质又变厚，以保护视神经。这些特点决定了面中部骨质常常累及眼眶，尤其在勒福Ⅲ型骨折时。

分类　眼眶骨折尚无统一的分类标准。国际上普遍分为单纯性眶壁骨折和复合性眼眶骨折两大类。①眼眶爆裂性骨折：又称单纯性眼眶骨折。是指眶缘完整，仅眼眶壁发生的骨折。占面部骨折的 4%~16%。按照骨折的部位可以分为眶底骨折、眶内壁骨折、

底壁与眶内壁联合骨折。按照骨折的类型可以分为线性骨折、爆裂性骨折和击入性骨折。②非单纯性眼眶骨折：又称复合性眼眶骨折。是指眶缘和骨壁都骨折的类型，根据骨折涉及的解剖区域可以进一步分为额眶、鼻眶筛、颧眶和眶上颌骨骨折（勒福Ⅱ型和Ⅲ型骨折）。由于眼眶各壁骨质菲薄，外伤后多形成复合性骨折，占面部骨折的30%~55%。

临床表现 ①骨折移位：眼眶骨折常可在眶下缘和颧额缝触及台阶感，眼眶内外侧骨折移位，可造成内、外眦韧带的附着脱离，造成两侧眼裂不一致。鼻眶筛骨折的重要特征是鼻根区塌陷、内眦距变宽、内眦角下垂。②眼球内陷：是眶底骨折和鼻眶筛骨折的重要体征。因眶底或内侧壁骨折，眶内容连同眼球向下、内移位，或疝入上颌窦壁，或疝入筛窦内，从而造成眼球内陷。也有可能是因为眶底或内侧壁移位后，眶腔容积增大，眶内脂肪支持眼球的量不足所致。③复视：眶底爆裂性骨折时，眶内容包括眼下直肌、下斜肌和眶壁骨膜均向下移位，使眼外肌出现垂直方向运动受限而产生复视。动眼神经受伤也可以引起复视。④眶周淤血、肿胀：可有眶周皮下及结膜下出血。如眶内出血多，可使眼球突出，累及泪囊时，患者常流泪不止。⑤眶下区麻木：眶底和眶下缘的骨折常挫伤或挤压眶下神经，引起该神经支配区域的麻木。

影像学检查 X线检查可选用华氏位或断层片，观察眼眶、眶底及上颌窦情况，典型的眶底骨折表现为眶底骨质不连续，眶内容呈水滴状陷入上颌窦。普通平片对鼻眶筛区骨折常显示不清，但眼眶的二维或三维CT重建可清晰地显示该区骨折的移位，对诊断和治疗有重要参考作用。

诊断 根据病史，重点了解受伤原因和部位，当面中部多发骨折时，应注意有无眼眶的骨折，检查时注意触摸眶缘的连续性，眼球有无运动受限、眼球内陷、复视和眦距变化。也可通过下直肌牵拉试验证实眶下壁的骨折，用丁卡因麻醉结膜后，以眼科有齿镊通过结膜夹住下直肌腱做牵拉试验，如眼球上旋受限，表明下直肌有嵌顿，提示有眶下壁骨折。内眦距的变宽常是鼻眶筛区骨折的体征，说明内眦韧带有断裂。影像学检查有助于诊断。

治疗 ①眼眶爆裂性骨折：手术适应证是眶壁缺损>2cm、眼球内陷≥3mm、眼外肌嵌顿导致的眼球运动受限。手术原则是恢复眶壁的外形，回纳脱垂的眶内容物和去除眶内软组织的嵌顿。眶壁骨折的修复材料可以是自体骨，也可以是人工材料。②眶底骨折：眶底线性骨折或者骨缺损<1cm时不需要修补，但是如果合并下直肌嵌顿时，特别是儿童"活门型"骨折，应该进行眶底探查，行下直肌松解和眶壁修补，避免软组织的再次嵌顿。应注意恢复眶底在眼球赤道后的S形坡度，同时衬垫物应放在眼球赤道之后，以避免抬高眼位导致术后复视的发生。眶底骨折多采用睑缘下或下结膜穹隆入路。③眶内壁骨折：剥离眶内壁时，应妥善处理筛前和筛后血管。④眶底和眶内壁联合骨折：修复眶底和眶内壁交界区时，注意不要损伤泪囊。⑤复合性眼眶骨折：通常与面中部和额骨骨折伴发。首先应充分显露全部眶周和眶内骨折，然后复位固定眶缘和面中部骨折，最后进行眶壁重建。手术治疗的原则是眶缘的准确复位、眶壁的解剖重建、眶内容的补偿充填、眶周软组织畸形包括内外眦韧带的复位和泪腺阻塞的治疗。⑥颧眶骨折：通常波及眶外缘、眶外壁、眶下缘和眶底，临床表现为颧面部塌陷、眼球下陷和/或内陷以及眶下区麻木和张口受限。手术首先复位颧骨骨折，然后根据眶底缺损大小进行修补和重建。⑦鼻眶筛区骨折：临床表现为鼻背塌陷、眦距增宽、内眦圆钝、溢泪等。常伴有颅内和神经系统损伤，以及相应的鼻腔和泪道损伤。内眦韧带损伤会导致眶距增宽，骨性眶腔增大会导致眼球内陷。治疗首先复位固定鼻眶筛区骨折或行鼻部植骨固定后，再行眶内壁修复重建。⑧额眶骨折：可导致眶上缘移位，眶腔增大导致眼球内陷，严重的可引起眶上裂或眶尖综合征，需要神经外科和眼科协助治疗，神经外科探查时常常要去骨，去除的骨片应按顺序标志以便恢复。当神经外科医师完成了脑膜修补后，将骨片复原固定，额窦黏膜应予搔刮，额窦内的骨片可用来修补前颅底。手术复位额骨骨折后，根据情况行眶尖减压术，再根据眶壁骨折情况进行修补。⑨眶上颌骨骨折：勒福Ⅱ、Ⅲ型骨折可导致眶下缘或眶外缘移位，造成眶腔增大，导致眼球内陷。手术需要复位固定上颌骨骨折后，再根据眶壁缺损情况进行修补。⑩眼眶重建：对于复合性眼眶骨折，睑缘的准确复位是引导眶壁解剖重建的基础，眶壁修补应在骨膜下剥离，充分显露骨边界，特别是后界，还纳疝出于筛窦和上颌窦的眶内容，解除眼外肌嵌顿。当骨折深及眶尖时，应避免损伤第Ⅳ、Ⅴ和Ⅵ对脑神经；剥离眶内壁时，

应妥善处理筛前和筛后血管；修复眶底和眶内壁交界区时，应注意保护泪囊。眼眶重建要特别注意回复眶底在眼球赤道后的S形坡度和眶底与眶内壁交界区的弧度。眶内容充填物必须置于球后，以免抬高眼位，造成复视，并保证其位置稳定。眼球内陷的眶壁修补和充填材料有自体骨如肋骨、颅骨外板和髂骨等，异体材料有冻干脑膜、硅橡胶、高密度多孔聚乙烯补片、羟基磷灰石板、生物陶瓷和钛网等。从使用情况看，弹性植入体不足以抵抗大范围眶壁缺损修复后的应力；可吸收材料容易产生异物反应造成植入体外露；自体骨存在塑形困难和吸收的缺点。相比而言，0.3～0.6mm厚度的钛网在生物相容性、手术预成型和稳定性方面具有更多的优点，因而应用广泛。对于眼眶爆裂性骨折，临床研究表明，每增加1ml眶内容积可以矫正0.8mm的眼球内陷，或者矫正1mm的眼球内陷需要在眶内植入1.37～1.50ml的材料，矫正2mm的眼球内陷需要补偿2.9ml的眶内容。但是，由于临床上个体间损伤程度和充填效果存在很大差异，多数医师采用2mm的眼球突度过矫治作为术中经验矫正标准。

(李祖兵)

bíkuàngshāiqū gǔzhé

鼻眶筛区骨折 (naso-orbital-ethmoid fracture)

由于外力作用，面中部由两侧眶上孔和眶下孔之间构成的矩形区域即鼻眶筛区发生的骨折。

应用解剖 鼻眶筛区是人体最为复杂的解剖区域之一，范围包括鼻骨、额骨、上颌骨额突、泪骨、筛骨，位于颅、眶及鼻三者交叉区域，又称鼻上颌泪额筛区、鼻眶筛复合体。位于面中部中央偏上，其骨性结构由鼻骨、泪骨、筛骨、上颌骨额突、额骨鼻突等交汇而成。它占据眶间区，位于两眶之间，上方是前颅凹，前方是鼻额突，两侧是薄弱的眶内壁，后方是蝶骨前界。鼻眶筛区的水平支架由上方的额骨（眶上缘）和下方两侧的眶下缘及梨状孔下缘构成，它们决定了鼻眶筛区的前凸度；垂直支架由上颌骨额突、额骨鼻突和鼻骨构成，有学者将其称为表面中央支架，而将由额骨、筛骨垂直板、梨骨构成的额-筛-梨骨支架称为深面中央支架，这些支架相互交错成火柴盒样结构。

当外力作用于鼻眶筛区的前部支架时，使这一相对脆弱的结构碎裂，支架塌陷向后、向外移位，造成眦距增宽、鼻背塌陷、鼻尖上翘等鼻眶筛区骨折的特有体征，同时还可以并发额窦骨折、前颅凹骨折、脑膜撕裂、脑脊液漏、眼球损伤等。

分类 ①根据鼻眶筛区及其伴发损伤将鼻眶筛区骨折分为5类。Ⅰ类：单纯鼻眶筛区骨折。Ⅱ类：鼻眶筛骨折联合上颌骨中部骨折，Ⅱa：上颌骨中部骨折仅限于梨状孔周围；Ⅱb：骨折涉及一侧上颌骨体或颧上颌骨复合体；Ⅱc：骨折涉及双侧颧上颌骨复合体。Ⅲ类：鼻眶筛区骨折伴发其他部位骨折，Ⅲa：伴发颅面创伤；Ⅲb：伴发于勒福（Le Fort）Ⅱ、Ⅲ型骨折。Ⅳ类：伴发眼眶移位。Ⅴ类：伴发骨缺失。②根据内眦韧带及内眦韧带所附着的中央骨段的损伤情况和移位程度将鼻眶筛骨折分为3型，还提出了相应的治疗原则。该分类法是目前文献和教科书对鼻眶筛骨折引用最多的分类方法，应用最为广泛。Ⅰ型：眶内侧缘中央骨段整块骨折，无粉碎、无移位或轻度移位，内眦韧带附着点处骨段完整，内眦韧带未发生剥离。治疗原则以解剖复位为主，骨片用微型板固定。这种骨折可以是完全的，也可以是不完全的；可以是单侧的，也可以是双侧的。Ⅱ型：眶内侧缘中央骨段部分粉碎、移位，但内眦韧带附着点处骨段完整，内眦韧带未从骨片上分离，骨折粉碎区在内眦韧带附着以外，骨折经复位后允许用接骨板固定。Ⅲ型：眶内侧缘中央骨段粉碎，粉碎区波及内眦韧带附着区，内眦韧带发生剥离，内眦韧带需重新附着，中央骨段可能需植骨重建。

临床表现 主要表现为严重的面部畸形和功能障碍。①突出的表现是以鼻根部为中心的面中部畸形；鼻根及内眦部因骨折下陷而呈扁平状，内眦角变平、内眦窝消失，双侧眼裂缩短，而内眦距中线的距离明显比对侧增宽，可有眼球移位。②鼻泪管损伤导致溢泪。③严重的出血以鼻出血常见，多为鼻黏膜损伤所致。若有筛前动脉或筛后动脉破裂，则出血猛烈，一般鼻腔填塞法难以止血。④眼部症状主要表现为上、下眼睑淤血，可呈现典型的"眼镜征"。多伴有程度不等的眼部损伤，如球后血肿、视网膜水肿和视神经损伤、眼球内陷、眼球运动受限等；眶内膜撕裂后可有复视和半侧头痛；同时可出现眶下缘骨折。⑤创伤性眦距增宽即眦距增宽和内眦角圆钝，是鼻眶筛区骨折的典型表现。在面中部骨折中，其发生率约为10%，在鼻眶筛区骨折中高达70%。创伤性眦距增宽的发生机制主要有三种：内眦韧带被骨折片离断；内眦韧带附着从骨面撕脱，可附小块碎骨；鼻眶筛区支架塌陷，骨片向后方及两侧移位，韧带随之侧移而松脱。临床以第三者情况最多件。内眦韧带是否松脱可以通过眼睑牵拉试验检查，方法是一手拽住上睑或下睑侧向牵拉，一手置于内眦处，正常情况下可触知内眦处内眦韧带弓弦样绷紧的感觉。反之，则说明内眦韧带松脱。鼻眶筛区骨折后，当内眦间距大于 35mm 时，提示眦距增宽；大于 40mm 时，即可诊断为移位性鼻眶筛区骨折。⑥鞍鼻畸形，主要因骨性鼻支架向后外移位所致。临床表现为鼻背塌陷扁平、鼻尖上翘、鼻唇角变钝。⑦约 20% 的患者可出现眼及附属器损伤，包括创伤性虹膜炎、前房积血、虹膜撕裂、创伤性白内障、视网膜水肿、视网膜剥离、视神经损伤、眼肌损伤等。此外，动眼神经受损可导致上睑下垂，眶底骨折致眼球下移亦可产生上睑下垂的假象。泪道损伤阻塞后，早期溢泪，后期可出现泪囊炎、泪囊囊肿或脓肿。⑧常常合并眶壁骨折、额窦骨折和颅底骨折。眶壁骨折可导致眶腔扩大、眼球移位和眶内容物嵌顿。额窦及颅底骨折可以造成脑脊液鼻漏、颅内血肿、脑挫伤。

影像学检查 诊断鼻眶筛区骨折可拍摄华氏位、柯氏位、鼻骨正侧位、半轴位等 X 线片观察骨折情况，但 X 线片显示分辨率不够，应常规进行 CT 检查。鼻眶筛区骨折多较复杂，CT 扫描在诊治中发挥着重要的作用，甚至有学者认为 CT 检查是鼻眶筛骨折诊断和治疗设计的金标准。应用轴位 CT 可观察鼻骨间缝、鼻额缝、泪颌缝是否分离及泪囊窝、鼻泪管、眶内缘、眶内壁、鼻中隔的骨折及移位，评价眶容积的改变及眼球前后向移位的情况。应用

冠状 CT 可观察眶壁尤其是眶下壁、眶内壁、眶顶壁、颅底骨折及鼻额缝分离的情况，以及眶腔的改变和眼球上下方向位置的变化。对于鼻眶筛骨折，冠状位 CT 结合轴位 CT 可达到精确诊断的目的，对眼眶各壁、颅底等深层骨折诊断效果尤其明确。将断层 CT 与三维影像对比发现，三维 CT 对于中心骨段及鼻骨等浅表骨支架骨折显示较好，尤其是水平方向的骨折线，如中心骨段上下方骨折线。对于粉碎性移位明显或合并其他颅颌面骨折的鼻眶筛骨折，三维 CT 由于部分容积效应，不能准确反映鼻眶筛区骨折的细微变化，但有助于整体判断鼻眶筛区周围骨折的情况。

治疗 手术治疗的主要目的是：恢复鼻、眶的骨连续性和外形；重新附着内眦韧带使内眦距对称；重建筛区（眶内侧壁）骨缺损，恢复眶内容积。①手术进路可采用冠状切口、内眦旁和睑缘下联合切口。充分暴露额骨鼻突、鼻骨、上颌骨额突、眶下缘以及内眦韧带。注意尽量不使内眦韧带失去骨附着，沿眶内侧骨壁向后显露筛区骨折，分离时勿损伤泪囊。②先探查眶内侧壁塌陷缺损的范围，将嵌入缺损内的眶内容物还纳至眶腔，筛板骨质很薄，如缺损塌陷太大，需要以钛网或其他衬垫材料如高密度多孔聚乙烯补片修补缺损，以减小眶腔容积，使眼球前移，并防止眶内容物重新进入眶内壁缺损。然后根据骨折类型和移位方向，将断裂的鼻骨、上颌骨额突等中央骨段复位，以金属丝或微型钛板做内固定。如上颌骨额突断裂成数段，接骨板应跨过所有骨折线，并将骨折片固定在接骨板上。③内眦韧带悬吊术：骨折复位固

定后，对于Ⅲ型骨折内眦韧带失去与骨的附着者，可将其断端寻找出来，用细金属丝做贯穿环绕缝扎，然后将金属丝穿过泪囊窝后上方经鼻悬吊固定于对侧额骨鼻突的螺钉上，将钢丝拉紧，使内眦韧带复位，有学者将其称为拴马桩式固定，这种方法固定可靠，同时也防止上颌骨额突外旋转移位。如两侧眶内侧缘均有骨缺损，不能固定内眦韧带，可采用先植骨，然后将内眦韧带用金属丝拉至对侧，分别固定于对侧的植骨上。手术过程中，还应注意内眦韧带重附着应使内眦距相对称，并保护泪囊和鼻泪管不受损伤。

（李祖兵）

édòu gǔzhé

额窦骨折（fracture of frontal sinus） 由于外力作用，额骨眉弓后方的内外两层骨板之间以及筛窦的前上方发生的骨折。

应用解剖 额窦分左右各一，左右额窦多不对称。额窦由 4 个壁构成：前壁为额骨外板，最坚厚；后壁为额骨内板，较薄；底壁为眶上壁，最薄；内侧壁为额窦的骨性中隔。额窦借额鼻管开口于中鼻道。与额骨毗邻的骨性结构包括下方的泪骨和筛骨、下后方的蝶骨、后上方的顶骨、外侧的颧骨、前部的鼻骨以及前下方的上颌骨，筛窦气房和鼻腔结构位于其下方。额窦从出生后第 2 年开始发育气化，到 15 岁左右接近成人额窦的大小。所以额窦骨折在儿童和青少年很少发生，多发生于成人，尤其是年轻成人。

分类 可分为前壁单纯线性骨折、前壁塌陷性骨折、前壁骨折合并后壁骨折三类。

临床表现 ①局部软组织可有裂伤，前额部凹陷畸形，眶上

神经分布区域出现麻木。②额窦骨折可合并硬脑膜撕裂、硬膜外血肿、硬膜下血肿、蛛网膜下腔出血、脑挫裂伤、前颅凹骨折及脑脊液漏等颅脑外伤。③额窦骨折可合并眶壁骨折及眼球损伤，常见损伤表现包括眼球内陷、复视、溢泪、运动受限、视力减退甚至丧失。④额窦骨折大多合并颌面其他部位骨折，多数集中在鼻眶筛、眶、颧及上颌骨区域。

影像学检查 ①平片：华氏位和头颅侧位片对额窦骨折的诊断有一定价值。窦腔内出现气液平面、窦腔浑浊或气颅等间接征象，可提示额窦骨折的存在。②CT：与平片相比，CT 对额窦骨折的诊断具有明显的优势。轴位和冠状位 CT 可以清楚地显示额窦前后壁的损伤情况，确认鼻额管在其整个行程中是否存在损伤，还可以明确颅、面及眶等其他部位的损伤，并指导制订手术计划。③MRI：诊断急性额窦骨折无实际价值，但对远期并发症如黏液囊肿可以很好显示。

治疗 ①额窦前壁骨折，移位不明显，额窦引流通畅，可采取保守治疗。②额窦前壁骨折凹陷影响外形，鼻额管引流通畅，行骨折复位固定，重建额窦解剖。③额窦前壁骨折，鼻额管阻塞，后壁完整，行额窦黏膜搔刮、额窦填塞和鼻额管封闭。④后壁粉碎性骨折，鼻额管阻塞，去后壁额窦颅腔化。鼻额管损伤和后壁骨折是决定手术方案的关键因素。

额窦腔的处理原则是隔绝窦腔与颅内的交通，防止鼻源性颅内并发症，保持额部外观，预防畸形。额窦发生急性或慢性感染者，可选用下列手术。①额窦封闭消除术：将额窦前壁和后壁骨板连同黏膜完全除去，使硬脑膜与额部皮肤相愈合。额部凹陷性畸形留待后期手术。②额窦填充消除术：在额窦后壁骨板复位后，将窦腔黏膜彻底去净，然后用自体腹部脂肪填充窦腔，最后将额窦前壁骨板复位，缝合创口。③额窦颅骨化消除术：做额部冠状切口，将额窦后壁全部去除，将剥开的前后壁黏膜向下翻转，使鼻额管与鼻腔隔绝。最后修补额窦前壁，使之成为附近颅骨的一部分而无额窦，即额窦前壁与硬脑膜靠拢。此法可以避免额窦畸形。

(李祖兵)

quánmiànbù gǔzhé

全面部骨折 (panfacial fracture) 由于外力作用，面中 1/3 与面下 1/3 骨骼同时发生的骨折。多由严重的交通事故、高空坠落和严重的暴力损伤造成。由于面骨维持着面部轮廓，一旦发生多骨骨折，面形则遭到严重破坏，且经常累及颅底和颅脑、胸腹脏器和四肢。

应用解剖 面部骨骼的空间由骨质较厚的面部支柱及其包绕的空腔构成，其中面部支柱分为垂直支柱和水平支柱。垂直支柱包括鼻上颌支柱、颧上颌支柱、翼上颌支柱、下颌骨支柱。水平支柱也称前后支柱，包括额骨、颧骨、上颌骨和下颌骨支柱。

通过重建面部支柱，便可以重建面部的高度、宽度、凸度。面部的外侧区和正中区决定面宽。正中区中，鼻眶筛区决定面上部的宽度，上颌弓和硬腭决定面中部的宽度，下颌骨决定面下部的宽度。外侧区中，额部支柱、颧弓、颧突、下颌角决定面部的宽度。面中份和额骨支柱、下颌骨升支及髁突决定面部的高度。额骨、额鼻上颌支柱、颧弓、下颌水平部（从角部到正中联合）决定面部凸度。

全面部骨折后，清晰可见的解剖标志有利于骨折部位的重建，常用的重要解剖标志有牙弓、下颌骨、蝶颧缝及颧额缝、眶下缘、颧牙槽嵴及梨状孔、内眦区。

临床表现 ①多伴有全身重要脏器伤：首诊时患者常有明显的颅脑损伤症状，如昏迷、颅内血肿及脑脊液漏等，腹腔脏器如肝脾损伤导致的腹腔出血、休克等，颈椎、四肢和骨盆的骨折。②面部严重扭曲变形：由于骨性支架破坏，面部出现塌陷、拉长和不对称畸形；可有眼球内陷、运动障碍、眦距不等、鼻背塌陷等改变，严重时常有软组织的哆开或撕裂伤。③咬合关系异常：全面部骨折最明显的改变是咬合关系异常，患者常呈开𬌗、反𬌗、跨𬌗等状态，伴有张口受限等症状。④功能障碍：患者常伴有复视甚至失明，眶下区、唇部的感觉障碍等。

影像学检查 全面部骨折的诊断通过详细的检查与辅助手段不难做出，但由于涉及诸多骨骼骨折，普通平片和 CT 常容易漏诊，因此常选用更先进的三维 CT 重建，其优点是提供的信息更详细，骨折部位、数量、移位方向一目了然，结合平片可全面了解骨折的全貌。

诊断 全面部骨折在首诊时必须早期对伤情做出正确的判断，应首先处理胸、腹、脑、四肢伤及威胁生命的紧急情况，优先处理颅脑伤和重要脏器伤。昏迷的患者要注意保持呼吸道通畅，严禁做颌间结扎固定，严密观察瞳孔及血压、脉搏和呼吸等生命体征的变化。及时处理出血，纠正休克，解除呼吸道梗阻。

治疗　应在患者全身情况稳定、无手术禁忌证后进行。

手术时机　应争取尽早行骨折复位固定，手术可在伤后 2~3 周内进行。可一次手术或分期手术。如患者伤情稳定，经过充分准备，可与神经外科、骨科联合手术，处理相关骨折。需要指出的是，由于伤情涉及多个专业，所以处理这类患者时，既要分轻重缓急，又要相互协作，避免延误治疗，给后期手术带来困难。

手术原则　恢复患者正常的咬合关系；尽量恢复面部的高度、宽度、突度、弧度和对称性；恢复骨的连续性和面部诸骨的连接，重建骨缺损。

手术入路　严重的全面部骨折的手术切口应综合设计，如面部有软组织开放创口，可利用创口做骨折的复位内固定。闭合性骨折时，一般上面部和中面部骨折采用全冠状切口，可加用睑缘下切口；下颌骨根据骨折部位选择口外局部切口或口内切口。这样几乎可暴露全面部骨折线，进行复位与固定。全面部骨折常需要植骨，冠状切口可就近切取半层颅骨作为植骨材料，用以修复眶底、上颌骨缺损，可免除另开手术区的缺点。

骨折复位的顺序　全面部骨折后，常使骨折的复位失去了参照基础，因此复位的顺序和步骤显得非常重要，术前要有成熟的考虑。多采用自下而上或自上而下、由外向内复位的原则，具体要考虑上、下颌骨骨折段的数量、移位的程度、牙存在与否等因素决定。对于有牙颌患者，复位首先考虑的问题是咬合关系的恢复，先做容易复位、容易恢复牙弓形态的部位，找到参照基础后，再以其他部位的咬合对位已复位的咬合关系。

（李祖兵）

 értóng hégǔ gǔzhé

儿童颌骨骨折（jaw fracture in children）　患者年龄在 12 岁以下颌骨所发生的骨折。

应用解剖　儿童的颅颌面发育呈现动态结果，出生时颅面比例为 8∶1，5 岁时 4∶1，到成年后降至为 2.5∶1。上颌骨短小且宽，面中份窦腔在不同年龄阶段发育成熟，如 6 岁后上颌窦开始发育成形；6~8 岁眼眶发育完成 85%~90%；7~8 岁额缝关闭，额窦得到很好的发育；8~12 岁腭部、前颌和上颌中缝生长完成。青春期后，额窦达到成人的大小，筛窦继续快速发育。儿童颌颌面部窦腔发育欠充分，骨弹性好，而且乳牙和恒牙列混合牙列的存在，使得颌面部骨组织和牙槽骨富有弹性。因此，儿童颌面部骨折发生率较低，主要以下颌骨骨折为主。面中份骨折，占颌面部骨折的比例很少。儿童发生面中份骨折，多数情形下是因为创伤外力较强所致，此时，伴发严重全身组织器官损伤的风险很高。

儿童颌骨骨折特点　易发生青枝骨折，由于骨缝弹性好，骨折线不规则，若不及时采取适当治疗手段，容易早期（4~6 天）错位愈合，长久会影响颌面部生长发育。

影像学检查　对于儿童颌骨骨折的诊断，以 CT 扫描为首选的影像学检查方法。如髁突骨折首选冠状位 CT 扫描，螺旋 CT 可以提供多种层面的扫描数据。曲面断层片可以帮助明确颌骨内的牙胚分布状况，指导接骨板和螺钉的安放位置。MRI 检查可以用来评价髁突骨折后软组织损伤情况。

诊断　对于颌骨受伤的儿童，首先要注意患儿全身状况，并且应仔细地进行局部检查。检查的重点是出血、淤斑及血肿的位置、压痛点的位置、骨折移位的表现等。对上颌骨骨折还可用手指捏住上颌前牙轻轻摇动，以观察上颌骨有无活动；对下颌骨骨折可将双手拇指放在疑有骨折线两端的下颌缘处，双手示指与拇指放在可疑骨折线两端的牙上，两手做相反方向移动，感觉有无移动感以及骨摩擦感。

治疗　从原则、目标与方法 3 方面阐述。

治疗原则　儿童正值生长发育期，相对于成人颌骨骨折而言，儿童颌面部骨折的治疗，除了要考虑治疗本身的技术因素外，更多地需要关注治疗方法对后期颌骨生长发育以及牙颌面生长发育的影响。按儿童不同阶段的解剖生理特点、生长潜能、损伤类型来综合制订治疗方案。通常保守治疗是儿童颌骨骨折的首选方法，手术适合于错位严重和复杂的儿童颌骨骨折。伴有轻微错𬌗畸形的儿童颌骨骨折，甚至要借助外科矫正手术积极处理。

治疗目标　不仅要恢复正常的咬合关系、张口度和下颌运动功能，更重要的是要帮助儿童牙颌面系统完成正常的生长发育，如牙胚的发育、牙的萌出、颌骨的发育以及颅颌面整体的发育。

治疗方法　包括以下方法。

保守治疗　儿童下颌骨骨质柔软而富于弹性，多数骨折移位不明显，或仅为青枝骨折，对于该类骨折，往往应用手法复位和外固定器械固定。应用正畸托槽和方丝弓技术，可以达到满意的复位固定效果。儿童骨折愈合能力较强，无移位且无异常动度的骨折通常不需颌间固定，但须采用流质和限制下颌运动1~2周。

手术治疗 ①由于儿童颌面部（尤其是下颌骨）内部几乎被不同发育阶段的牙胚所充满，以微型接骨板沿下颌下缘较厚的皮质骨区域放置，单皮质螺钉进行固定，张力带选择钢丝结扎固定。②儿童下颌骨骨折，以髁突骨折最为常见。由于儿童髁突生长改建能力很强，多采用保守治疗，关节形态与功能多数可以改善或恢复。髁突骨折保守治疗的关键是早期开始下颌功能训练，咬合关系异常者行颌间弹性牵引和下颌功能训练；咬合关系无改变者伤后2~3天就可以进行下颌功能锻炼，包括张口、前伸和侧颌运动。对于严重移位或错位（骨折移位成角>30°）的中、低位和脱位的儿童髁突骨折，可以采用微型接骨板进行坚固内固定，术后无需制动，2~3天后可进行适当的下颌功能训练，目的是防止潜在的关节内软组织粘连。注意恢复正常的张口度和基本的咬合功能并不是儿童髁突骨折的最终治疗目标。

对于儿童面中份骨折，坚固内固定存在争议，有观点认为坚固内固定阻碍了颌面骨发育，也有研究认为是因为钛板钛钉松动移位，给儿童颌面部骨发育带来的影响更深。因此，对于此类颌面部骨折，建议采用微型钛板或可吸收夹板固定。

(李祖兵)

hémiànbù gǔzhé fùwèi

颌面部骨折复位 （reduction of maxillofacial fracture）

将移位颌面部骨的骨折段和/或骨折块回复到原来的解剖位置，以达到恢复或重建功能和外形目的的技术。骨折复位可以分为功能复位和解剖复位两种。功能复位采用单一功能标准，即咬合关系标准，不要求骨折断端解剖对位，仅依据咬合关系或上下颌骨关系取得咬合功能要求的复位，适用于粉碎性骨折、骨折骨缺损、骨折错位愈合、骨折感染断端吸收等情况；解剖复位采用功能与形态双标准。当骨折发生在牙承托区时，由于牙与骨段为整体结构，骨折解剖复位便意味着骨折前咬合关系的恢复。

骨折复位的技术方法包括如下几点。

手法复位 属于闭合性复位。方法是在局麻下，用手直接推移骨折段至骨折前位置。适合于伤后7~10之内的、断面间尚未发生纤维愈合的牙槽突骨折和上、下颌骨简单骨折（单线、轻度移位的骨折）。

牵引复位 属于闭合性复位。方法包括颌间牵引和颅颌牵引，基本原理是在口内或颅颌安装特殊装置，通过上下颌骨间或颌骨与颅骨间的持续交互牵引达到骨折复位的目的。前者适用于骨折早期（伤后3~4周内）断面尚未发生或已经发生纤维愈合的、有明显移位的下颌骨骨折和上颌骨低位水平骨折，以及髁突骨折伴咬合关系紊乱者；后者适用于牙列条件不允许做颌间牵引，全身条件又不允许手术的情况。

开放复位 通过手术显露骨折部位，沿骨折线分离骨折或重新凿开骨折（又称再骨折复位），解除断面间嵌入的软组织、清除纤维及骨痂组织、拔除干扰骨折复位的牙，按咬合关系摆放骨折断端（功能复位）或在恢复咬合关系的前提下对位骨折断面（解剖复位）。适用于各种开放性的、多发的、严重移位的、需要实施内固定的骨折，以及各种陈旧性骨折（伤后4周以上，骨折断面已发生纤维或骨性错位愈合，并且需要治疗的骨折）。颧弓M型骨折单齿钩复位、经喙突外侧复位或经颞部切开复位也属于开发复位。

截骨复位 根据咬合关系和恢复面形的要求进行选择性截骨，然后按手术设计移动骨块进行矫治复位，而不是完全按原骨折线凿开直接对位骨折。适用于上颌骨高位水平［勒福（Le Fort）Ⅱ、Ⅲ型］骨折、垂直（矢状）骨折、颧骨陈旧性骨折、下颌骨陈旧性骨折伴骨畸形和髁突骨折后导致的错𬌗畸形与面部畸形等。

(张益)

hémiànbù gǔzhé gùdìng

颌面部骨折固定 （fixation of maxillofacial fracture）

在体内或体表安装固定装置，以限制颌面部骨折块移动，保证骨折在限定时间内、处于复位状态实现骨愈合，达到恢复骨结构和连续性目的的技术。

分类 按固定的稳定性效果可以分为半坚固固定和坚固内固定两类。按技术方法可以分为三类：口内固定，最常用的是颌间固定；骨内固定，基本方法包括拉力螺钉固定、张力带固定、小型和微型板固定、重建板固定、锁定固定、可吸收板固定；颅颌固定，包括石膏头帽和哈罗（He-lo）固定架固定。

半坚固固定 是对骨折有限制动，在这种固定状态下，骨折是不稳定的，需要对骨折骨实行整体制动，不允许早期功能运动。颅颌固定中的头颈绷带固定、口外须石膏头帽固定、颅骨架钢丝悬吊固定等，口内固定的颌间固定、单颌牙弓夹板固定、牙间结扎固定等，骨内固定的髓内针固定、钢丝拴结固定、可吸收接骨板固定等，都属于半坚固固定。

坚固内固定　是对骨折的"安全"制动，意指在功能状态下，固定足以维持骨折的稳定，不需要对骨折骨实施整体制动，允许早期功能运动，因此又称功能性稳定固定。采用钛接骨板和螺钉按照主应力轨迹进行各种形式的内固定都属于坚固内固定。在此概念内，按照固定内植物与被固定骨所分担的功能负载量又可分为共同负载固定和全负载固定。①共同负载固定：骨与植入体通过分担共同承受功能负载。适用于骨连续性可直接恢复的、断面完整可形成有效接触的、血运条件良好的骨折固定。固定形式见于 1.3mm/1.5mm 微型板固定、2.0mm 小型板单皮质骨固定等。②全负载固定：所有功能负载全部由植入体承担，被固定骨受到应力保护。适用于骨连续性不能直接恢复的、断面破坏不能形成有效接触的、血运条件较差的骨折固定。固定形式多用 2.4mm 重建接骨板固定。

（张　益）

héjiān gùdìng

颌间固定（intermaxillary fixation）

借助牙或牙槽骨附着各种装置，依据咬合关系，将上下颌骨结扎在一起的技术。

优点　通过上下颌交互牵引能较好地恢复骨折前咬合关系（即颌间牵引），并将这种关系保持直到骨折愈合（即颌间固定）。

适应证　适用于移位的新鲜上下颌骨骨折和髁突骨折。

禁忌证　禁用于全麻术后复苏期患者、慢性心肺疾病和意识障碍的患者。无牙颌和大部分牙缺失的患者也不适合用该技术。

方法　包括以下方面。

带钩牙弓夹板颌间固定　首先需将牙弓夹板弯制成形，与牙唇颊面贴合，并形成后牙的补偿曲线和施佩曲线。然后用细钢丝将牙弓夹板拴结在双侧第一磨牙间的每颗牙上。如果骨折移位导致前牙开𬌗、后牙早接触，或者一侧开𬌗、另一侧早接触，可以在早接触区放置 2~3mm 厚的橡皮垫，再弹性牵引开𬌗区，使骨折复位，同时恢复咬合关系。复位后，调整牵引方向，增加橡皮圈数量，延续为颌间固定。牙承托区骨折牵引复位时，须将牙弓夹板于跨过骨折线处切断做分段牵引。复位后，直接用钢丝将上下颌结扎在一起做颌间固定。颌间固定时间一般为下颌骨骨折为 6 周，上颌骨骨折为 4 周，髁突骨折为 2~3 周。

颌间螺钉颌间固定　采用 5~6 颗特制的螺钉，对称或 W 形分布，通过自攻旋入根端牙槽嵴，代替牙固位做颌间固定。这种螺钉的钉头下方有环形圆柱体槽，圆柱体侧面有石子交叉的孔洞，可供穿挂或悬挂钢丝或橡皮圈。颌间螺钉方法较牙弓夹板方法更省时省力，且对牙损伤小；缺点是可能损伤牙根，且牵引固位力不足。

并发症与处理　①牙移位：通过弯制牙弓夹板使之与牙面贴合可以预防。②牙龈炎和牙周炎：通过口腔冲洗和定期清洁进行预防。③口腔黏膜溃疡：通过"隐匿"钢丝和夹板挂钩可以预防。④关节粘连：通过间断牵引、定时活动可以降低该并发症的发生。

（张　益）

lālì luódīng gùdìng

拉力螺钉固定（lag screw fixation）

拉力螺钉形似木螺钉，通过旋紧螺丝时产生的拉力实现骨折稳定的技术。

原理　靠近钉头的无螺纹段呈杆状，直径等于螺纹底径；靠近钉尖有螺纹段螺纹平而宽。固定时，无螺纹段不超过骨折线；固定在靠近钉头的骨折块上，有螺纹段超过骨折线，固定在远离钉头的骨折块上。当螺钉就位后继续旋紧时，靠近钉头的骨折块不受螺钉把持，远离钉头的骨折块被螺纹切齿提拉，向近钉头的骨折块移动产生加压。

适应证　拉力螺钉固定操作简单，具有静力加压效果，是最稳定的固定技术之一。适用于：①下颌骨层片状骨折、斜面状骨折，要求骨折无缺损，断面可以紧密接触，并有足够的骨面支撑。②髁颈横断骨折，具有较大的骨支撑面，髁突完整，能容纳 5~6 条螺纹。③下颌角骨折，骨折呈横断状，螺钉沿外斜线穿入，由颊侧至舌侧皮质骨。④颏部骨折，固定方式可以由唇侧皮质骨斜向后下到下缘皮质骨，也可以由一侧的颊侧皮质骨水平穿通到另一侧的颊侧皮质骨。⑤植骨固定，拉力螺钉可以有效地将植骨块压合于宿主骨上，产生稳定的固定效果。

禁忌证　该方法不能用于粉碎性骨折和断面有缺损的骨折，用于斜面状骨折应与接骨板联合使用。

方法　临床上，常用 2.4mm 全螺纹皮质骨螺钉代替拉力螺钉使用。固定时，在靠近钉头的骨折块上预备滑行孔，直径等于螺纹外径（2.4mm），在远离钉头的骨折块上预备加压孔，直径等于螺纹底径（1.8mm）。旋紧螺钉时，靠近钉头的骨折块不受螺钉把持，远离钉头的骨折块被螺纹切齿提拉，向近钉头的骨折块移动产生加压。

骨折固定前，必须先解剖复位，并用复位钳夹持骨段保持复位状态，用颌间固定维持咬合关系，直到固定完成。用皮质骨螺钉代替拉力螺钉固定时，要求螺钉必须把持在双侧皮质骨上，加压孔与滑行孔应成同心圆。用作下颌骨拉力螺钉的皮质骨螺钉长 35～40mm，直径 2.4mm。钻孔时，先用 2.4mm 钻针钻出滑行孔，止于骨折断面，再借助导向器用 1.8mm 钻针钻出加压孔，穿透对侧皮质骨。也可先用 1.8mm 钻针穿透双侧皮质骨（预备加压孔），再换 2.4mm 钻针钻孔沿加压孔钻入，止于骨折断面（预备滑行孔）。

拉力螺钉的旋入方向应尽量接近骨面垂直线与骨折面垂直线的角平分线，这样才能产生最大的加压稳定效果。对于层片状骨折或斜面状骨折，原则上要求骨折断面长度至少等于下颌骨高度，或等于萎缩下颌骨（长期无牙颌）高度的两倍，以便安置三颗螺钉固定，并成角分布。如与接骨板联合使用，辅助接骨板固定斜面状骨折和游离骨折块，这时接骨板只起到平衡作用。

并发症与处理 不适当的使用可能造成骨折错位和错𬌗畸形。应严格掌握适应证，按技术规范进行操作。

（张 益）

zhānglìdài gùdìng

张力带固定（tension band fixation）

将接骨板或螺钉沿骨内张应力轨迹实施固定的技术。这种固定在平衡张应力的同时，通过功能负载和肌肉动力将张应力转化为压应力，以此达到动力加压效果。张力带离骨折块旋转中心越远，所需抗张力就越低，相

应张力带体积以及强度要求也就越小。

张力带固定要求具备有效的骨支撑，以便吸收功能负载产生的应力，并将之转化为压力，从而使骨与植入体结合的固定结构保持稳定。如果缺少骨支撑，仅靠植入体固定，势必造成植入体疲劳，结果导致固定失败。在确定张力带接骨板临床适应证和固定部位时，应充分考虑骨的结构和生物力学条件。用作张力带的接骨板或螺钉应尽量远离零位力线，且注意避开牙根和神经血管。

适应证 适用于下颌角骨折和髁颈骨折。

禁忌证 不适于断面有缺损的骨折。

方法 ①牙承托区骨折：一般用牙弓夹板结扎于骨折线两侧，至少各两颗牙上作张力带，这种情况通常见于为接骨板附设固定，临床操作时，应当先设张力带，然后固定接骨板。②磨牙后区骨折：可以单独用小型接骨板沿外斜线做张力带固定，但要求骨折必须解剖复位，如果仅靠张力带难以获得骨折愈合所要求的稳定效果，则需在下缘做补偿固定。③髁颈骨折：用接骨板沿后外缘固定，也具有张力带作用，但由于髁颈区应力性质随功能状态发生变化，有时需在乙状切迹处做补偿固定。

并发症与处理 可能发生接骨板断裂，通过增加补偿固定进行预防。

（张 益）

xiǎoxíng hé wēixíngbǎn gùdìng

小型和微型板固定（miniplate and microplate fixation）

采用螺钉直径 2.0mm 的固定系统（小型接骨板系统）和螺钉直径 1.3mm 和 1.5mm 的固定系统（微型接骨板系统）实施固定的技术。前者用于下颌骨单皮质骨固定，后者用于面中部骨固定。

优点 手术创伤小，无需广泛剥离骨膜，有利于保存血运；经口内入路，避免了皮肤瘢痕和面神经损伤；单层皮质骨固定，不会损伤下牙槽神经和牙根。

缺点 稳定性不足，特别是抗扭力强度差；用于一些复杂骨折，术后需要辅助颌间固定。

适应证 适用于几乎所有类型的骨折断面完整的骨折。

禁忌证 不能单独用于粉碎和缺损型骨折。

方法 ①颏及颏旁骨折：用双板固定，两板平行放置，间距 5mm 以上，分别放在根尖下 5mm 和下缘上 3mm 处。②下颌体骨折：用单板固定，放在根尖与下牙槽管之间，不要压迫颏神经。③下颌角骨折：用单板固定，沿外斜线放置。手术经口内切口入路，行骨折复位，校准咬合关系并暂时行颌间固定。弯制接骨板，使之与骨面贴合，先固定牙槽嵴端的接骨板后固定下颌下缘的接骨板。骨折线两侧至少各固定两颗螺钉，先固定相对稳定侧骨折块上的螺钉，后固定不稳定侧的螺钉。骨孔预备应在水冷却状态下钻孔。一般用 6mm 长的螺钉固定，下缘用 8mm 长的螺钉。

1.3mm 和 1.5mm 微型板用于面中部骨折固定。面中部呈框架结构，上颌骨、颧骨与颅骨合为一个整体，具有广泛的承载面积，咀嚼负载不会产生很强的扭力和剪切应力，固定主要沿解剖力柱结构分布。

上颌骨固定：颧牙槽嵴固定以恢复颧上颌骨承力结构，并支撑颧骨，防止下沉、内陷和外撬，一般采用 L 型板固定；梨状孔旁

固定以控制上颌前部下沉，一般采用 L 形或弧形板固定。力柱结构缺损大于 5mm 时应植骨。

颧骨固定：包括颧牙槽嵴、颧额缝和眶下缘。颧牙槽嵴固定同上颌骨；颧额缝是骨折旋转轴点，通常用弧形板固定，目的是防止颧骨下坠。眶下缘受力很小，经解剖对位后比较稳定，可以不固定，如果颧骨发生旋转或外移位，则必须固定，固定通常用弧形板，目的是抗拉。

并发症与处理 可能发生接骨板断裂和螺钉松动，为了避免和减少此类并发症的发生，应正确掌握适用条件，严格按规范技术进行操作。

（张　益）

chóngjiànbǎn gùdìng

重建板固定 （reconstruction plate fixation）

采用较厚实的接骨板以固位、支柱或桥接为目的固定的技术。它一种全负载固定，不仅能有效地保证骨段稳定，而且还可以保护骨折或植骨免于早期负载，减少骨吸收和感染，同时可以恢复下颌弓的长度、外形和功能。

适应证 适用于下颌骨缺损植骨固定、粉碎性骨折支柱固定、无牙颌或老年人骨质疏松骨的骨折固定及感染骨折的固定。

禁忌证 不适用于面中部骨折、髁突骨折和牙槽突骨折。

方法 重建板厚而宽，采用 2.4mm 螺钉行双皮质骨固定，两侧至少用三颗螺钉固位。重建板有一定的应力遮挡作用，骨愈合后 6 个月内需要二次手术取出。

并发症与处理 钛板暴露是常见的并发症，手术应确保有足够厚度软组织覆盖和无张力缝合，一般主张重建板骨愈合后拆除。

（张　益）

suǒdìng gùdìng

锁定固定 （lock plate fixation）

采用板孔和钉头可以相互锁结的接骨板（锁定板）和螺钉（锁定螺钉）实施骨折内固定的技术。

适应证与禁忌证 见重建板固定。

方法 锁定接骨板的板孔下半部设有阴螺纹，锁定螺钉的钉端侧面设有阳螺纹，两者扣旋后即产生板钉锁结，使之成为一体，形成内植式的骨折固定支架，改变了非锁定固定的固位和应力传导结构，因此可以获得更好的固定效果，而且对接骨板的弯制不要求严格贴合于骨面，降低了操作难度。

并发症及处理 固定更稳定，特殊并发症较少。

（张　益）

kěxīshōubǎn gùdìng

可吸收板固定 （absorbable plate fixation）

采用可降解高分子聚合物制作的接骨板和螺钉实施固定的技术。接骨板和螺钉可以在体内通过水解和代谢生成二氧化碳和水排出体外，实现自动降解，其过程一般需要两年左右。好处是避免了二次手术取板；缺点是机械强度不足，降解速度不理想，存在个体异物反应并引发感染，放射影像不显影无法判断接骨板或螺钉是否断裂、移位而给临床带来不便。

适应证 主要适用于颅、眶、颧等低应力骨和儿童骨折的固定。

禁忌证 不适用于复杂骨折和应力骨骨折。

方法 在技术操作上类似于钛板，但在旋入螺钉前需要预攻螺纹，以免螺钉扭力过大而折断，接骨板需要用电热水浴加温后弯制成形。强度不足主要体现在接骨板抗弯曲性能和抗剪切性能弱，

螺钉抗扭曲性能弱。

并发症及处理 常因固定稳定性不足而继发感染和板断裂，正确掌握适应证是避免并发症的关键。部分患者排异性较大，也不适合用。

（张　益）

lúhé gùdìng

颅颌固定 （cranio-maxillary fixation）

利用颅骨为支抗，牵引和固定颌骨的技术。

适应证 适用于内固定稳定性不足或不宜内固定的情况。

禁忌证 不宜用于依从性较差的患者。

方法 颅骨支抗装置主要有两种：一种是石膏头帽，在制备石膏头帽的同时将用于牵引固定的钢丝支架或锚板安置于头帽的额、颞部位备用；另一种是哈罗（Helo）固定架，由头圈、连接杆、固位螺钉和关节螺帽组成，用螺钉经皮穿入将头圈固定于颅骨上，通过连接杆牵引固定颌骨。与颅骨支抗装置连接的颌骨附着装置有很多种，最直接的方法是用钢丝拴结在颌骨上，经皮穿出或经口引出，也可借助牙弓夹板或殆板连接。颅颌固定主要应用于口内固定或骨内固定不便使用的情况。

并发症及处理 固定架松动失去固位力。术前仔细检查固定架，保证部件和固定装置完好，正确操作。

（张　益）

hémiànbù gǔzhé yùhé

颌面部骨折愈合 （healing of maxillofacial fracture）

颌面骨骨折断端出现骨连接。骨折愈合受创伤程度、血供、骨折稳定性和功能应力等诸多因素影响，多以间接愈合模式实现骨折修复，在特定环境下表现为直接愈合模式，

延迟愈合和不愈合是骨折愈合的非正常状态。

在骨折愈合过程中，间充质细胞可以分化为成骨细胞，也可以分化为成软骨细胞，而成纤维细胞可以发生凋亡，也可以转化为骨细胞，其决定因素依赖于局部创伤、血液循环和应力环境。创伤大、血液循环差、氧分压低、固定稳定性差时，产生成软骨细胞和软骨，骨愈合相应表现为软骨主导的骨修复过程。相反条件下，间充质细胞直接分化为成骨细胞，骨折由纤维性成骨直接实现骨修复。保留骨膜有利于血管再生和骨痂形成，且多为骨性骨痂；剥离骨膜会影响血管再生，骨痂形成慢，且以软骨骨痂为主。骨膜的存在主要通过改变血运和骨膜下成骨影响骨愈合机制。稳定固定的骨折以骨内膜成骨和髓腔成骨为主，表现为编织状骨直接充填皮质骨缺损和髓质骨间隙，断端很少有外骨痂形成。不稳定的骨折断端会产生大量富含软骨成分的外骨痂，断面愈合面积较稳定固定的骨折大，但愈合强度却小，因此，稳定固定更有利的骨折愈合。

骨折间接愈合 愈合分6个阶段。①血肿形成期：骨折发生后，皮质骨、髓质骨、骨膜及周围软组织血管破裂出血，在骨折断端及周围形成血肿。②血肿机化期：伤后48~72小时，新生毛细血管长入血肿，成纤维细胞也随之出现分泌胶原纤维，形成疏松网架，与丰富的毛细血管床共同构成修复肉芽。③纤维骨痂形成期：此期以成纤维细胞增生和分泌为主要特点。成纤维细胞分泌I型胶原纤维，纤维骨痂逐渐将两个骨折断端包围起来，形成一个肿大的梭形体。梭形骨痂两

侧延续为外骨膜。在纤维骨痂形成过程中，成骨细胞也开始从外骨膜内面和内骨膜及骨折断面髓腔内增生分化。④原发性骨痂形成期：骨折后10~20天，成软骨细胞和成骨细胞大量出现，编织状低钙含量骨形成。在桥梁骨痂区，成软骨细胞集聚成群，排列成V字形，两边与骨小梁接触。成骨细胞紧贴骨外表面、内表面和新生骨小梁表面。随着骨膜内层骨生成细胞不断分化，成软骨细胞及成骨细胞逐渐侵入梭形骨痂区开始成骨。⑤继发性骨性骨痂形成期：骨折4~6周后，充满整个骨折部位的骨小梁逐渐合并。骨基质中胶原纤维由不规则交织状变为层状规则排列。皮质骨中出现哈弗管。所有的骨小梁表面成排的成骨细胞逐个被裹在隐窝内，变成骨细胞。继发性骨痂是相对成熟的骨组织，但X线片仍可显影。此时，其结构强度足以抵抗主动性应力，可以拆除固定装置。⑥骨功能性改建期：随着功能刺激骨组织开始进行改建，时间大约需要几个月到十几个月不等。按照骨内应力轨迹，骨小梁和哈弗系统进行调整，最终骨结构与周围正常骨趋于一致，骨折愈合完成。

骨折直接愈合 ①形成条件和意义：直接骨愈合是一种简易、快捷、并发症相对较少的骨直接修复过程。组织学上没有明显的软骨骨痂形成，影像学见不到或很少见到外骨痂出现，表现为骨折线直接融合。直接骨愈合的产生条件可以概括为骨折部位血运良好、骨折断面坏死程度轻、骨折断端精确复位、骨折断面紧密接触、骨折固定绝对稳定。②稳定固定与直接骨愈合：在直接骨愈合的形成条件中，骨折断端血

运和坏死程度是不可控因素，而解剖复位和稳定固定是手术可控因素。稳定固定的生物力学目的是达到绝对稳定性效果，组织学目的是实现直接骨愈合，临床目的是让患者在骨折早期进行无痛性功能运动。绝对稳定并不等于彻底消除功能刺激，任何承力骨骼在功能状态下均受到剪切、弯曲、扭曲、压、拉等多种应力的综合作用，这些应力中只有轴向压应力才真正有利于成骨，其他应力可能会延迟骨愈合。骨折绝对稳定固定可以理解为"局部静"，而允许早期功能运动可以理解为"整体动"，两者共同体现动静原则。③外骨痂的形成条件与作用：外骨痂的形成需要微动、血运、应力三个因素。当骨折处于适度稳定而不是消除一切移动的固定状态时，骨折断端由于肌肉牵引将产生微小移动，微动可以刺激外骨痂持续增生。外骨痂形成的多少在一定限度内与骨折端的活动和血供量的平方成正比。然而，当骨折断端间距过宽或固定不良造成移动度过大时，又会导致骨痂持续纤维化，使骨化进程延缓。外骨痂的形成实际上是对不稳定固定的一种补偿。外骨痂是暂时性修复，具有一定强度的外骨痂作为暂时性固定夹板，可以弥补固定的不稳定性，一旦骨愈合完成，外骨痂的暂时性夹板作用便告结束，外骨痂也随之消失。外骨痂是内骨痂形成的前置条件，外骨痂作为一种固定补偿，有维系骨折断端稳定性的作用，而这种稳定是骨折通过内骨痂实现真性骨愈合的前置条件。基于上述两点，在绝对稳定性固定时，外骨痂便没有存在的理由，因为稳定固定不需要外骨痂作稳定性补偿，直接骨愈合也不需要

外骨痂作前置条件。④直接骨愈合的组织学：表现为两种愈合形式。一种是接触性骨愈合，即新骨沿骨长轴生长跨越骨裂隙，直接桥接愈合；另一种是裂隙性骨愈合，即新骨在骨折裂隙内沿骨折线方向生长，桥接骨裂隙后再改建愈合。接触性骨愈合骨折断面在精确解剖复位基础上，通过固定保持断面间紧密接触。愈合开始于松质骨髓腔内和皮质骨哈弗管区域的破骨细胞以锥形切割方式沿骨长轴向骨折裂隙端移行性吸收，形成狭窄的隧道，隧道直径大约 $200\mu m$。新生毛细血管沿隧道生长，成骨细胞以突起方式推进性增生，沿毛细血管排列分布，并在管壁周围分泌骨基质沉积新骨，此即为一个骨修复单元。由于骨折断面间裂隙很窄，这种锥形切割式骨修复单元可以从骨折一端直接跨越到另一端达成骨桥。当无数个这样的骨修复单元充填封闭骨折裂隙时，骨折便发生愈合，并同期完成功能性改建。接触性骨愈合中见不到纤维骨痂和软骨骨痂形成，它的修复速度较间接骨愈合快。研究证实，隧道切割和成骨细胞增生以 1mm/12~20d 或 50~80μm/d 的速度向前推进，在骨折 1~3 周内进展最快。皮质骨单位的形成速度为 1~2μm/d，滞后于骨修复单元的生长速度，滞后一般要持续 3 个月左右，此期间 X 线片可见骨折线透影区。直接骨愈合的功能性改建需 3~6 个月才能完成。裂隙性骨愈合当骨折断面对位不够精确或有微小裂隙存在时，隧道切割式骨修复单元便不能直接跨越骨折线，而被迫落入骨折裂隙，沿骨折线方向生长，并在骨断面上沉积骨基质，形成与骨长轴垂直的层状新骨，这些新骨需做方

向性改建以便与骨长轴保持一致，因此愈合时间较接触性骨愈合长。如果骨折裂隙>0.3mm，来自骨外膜、骨内膜的新生毛细血管便可以机侵入骨折裂隙，并伴随产生间充质细胞，分化成骨细胞，形成编织状骨。这种编织状骨首先改建为层状骨，而后再做方向性调整。如果骨折裂隙继续增宽，超过 0.5~1.0mm，或固定欠佳断端存在微动，骨折裂隙间便会出现灶性肉芽组织，发生断面局部骨吸收，并生成少量纤维骨痂和软骨骨痂，但很快将被骨组织代替并发生改建。当骨断面坏死层达到一定厚度时，仅靠隧道切割式血管新生供血已经不够，骨膜的新生血管将积极参与血液循环再建，这是裂隙愈合的一个重要特征。

（张 益）

kǒuqiāng hémiànbù zhǒngliúxué

口腔颌面部肿瘤学（oral and maxillofacial oncology）

在现代肿瘤学、口腔颌面外科学的基础上发展起来，研究发生于上颌骨、下颌骨、颧骨、唇、舌、腭、咽、面颊、颞下颌关节、唾液腺等器官、组织的肿瘤，以及颈部某些肿瘤的病因、发病机制、诊断、治疗及预防等的学科，亦是头颈部肿瘤学的主要组成部分。

国际抗癌联盟应用于临床的分类中，头颈部癌瘤分为 7 大解剖部位，即唇、口腔、鼻及鼻窦、咽（鼻咽、口咽、喉咽）、唾液腺、喉和甲状腺，其中大部分均位于口腔颌面部，有时将唇部肿瘤列入广义的口腔肿瘤中。口腔颌面部肿瘤若将囊肿和瘤样病变包括在内，则良性肿瘤比恶性肿瘤多。恶性肿瘤病理类型以鳞状细胞癌最为常见，约占口腔颌面部恶性肿瘤 80% 以上。良性肿瘤

一般采用手术治疗，恶性肿瘤常需以手术为主的综合序列治疗。

简史 口腔颌面部肿瘤在祖国医学史中早有记载。《医学金鉴》有过唇癌（茧唇）、舌癌（舌菌）的记载。11 世纪有学者对下唇癌进行切除术。而舌癌的治疗，17 世纪主要采取病灶热凝术，即局部烧灼法。舌癌手术中遇到的最大问题是手术野显露不够，术中操作不便，难以控制出血。为此，有学者 1819 年采用暂时离断下颌骨以扩大手术野，有学者 1866 年则从中线暂时性切开下唇更好显露舌体及舌根。早期肿瘤的外科治疗多行局部切除术，因此癌症复发率高。1906 年，有学者借鉴哈斯特德（Hasted）乳腺癌的手术原则（即整块切除原发灶，同时清除相应引流的淋巴结），首次报道治疗头颈部癌瘤转移灶的根治性颈淋巴清扫术。20 世纪 40 年代，美国纽约纪念医院的马丁（Martin）医师将头颈部癌根治术发展为联合根治术。口腔癌手术中，要求对原发灶及颈部淋巴行连续整块切除，即使肿瘤不是原发于下颌骨或口底，也主张将下颌骨半侧（或部分）及口底一起行连续性切除。20 世纪 60 年代，基于对口腔癌淋巴引流的研究发现以及考虑到联合根治术对头颈部生理功能的严重破坏，在功能性外科理念的指导下，陆续出现了一些改良手术。主要反映在下颌骨的保存和颈淋巴清扫术的术式上。1967~1975 年博卡（Boca）提出的功能性颈淋巴清扫术及其他学者提出的保持下颌骨连续性的下颌骨方块（或帽檐式）切除术等，都是对肿瘤联合根治术概念的改进和修正。

1991 年，美国头颈外科和肿瘤外科学术委员会以及美国头颈

外科学会教育委员会联合制定了颈淋巴清扫术标准分类方案，将颈淋巴清扫术分为根治性颈淋巴清扫术、改良根治性颈淋巴清扫术、择区颈淋巴清扫术及扩大根治性颈淋巴清扫术。这个标准分类，使各类颈淋巴清扫术的适应证更明确，同时缩小了手术范围，更多保存术区正常结构与功能。2005 年由中华口腔医学会口腔颌面外科专业委员会肿瘤学组制定的口腔颌面部恶性肿瘤淋巴结转移的外科诊治指南中推荐应用该分类系统。

中国 20 世纪 50 年代早期在独立建制的口腔颌面外科或肿瘤科陆续开展了口腔颌面肿瘤的诊治工作，最早涉足口腔颌面肿瘤治疗的是上海第二医学院张锡泽和四川医学院夏良才。天津市人民医院金显宅是中国发表舌癌根治术论文的第一人。20 世纪 50 年代开始，中国引进和坚持了马丁的根治性治疗原则和概念——整块切除；20 世纪 50 年代中期，张锡泽等开展下颌骨肿瘤切除术后立即植骨并取得成功；60 年代初，针对双侧颈淋巴结已有转移的晚期口腔癌患者，开展了同期双侧根治性颈淋巴清扫联合根治术。1974 年张孟殷和杨东岳成功完成了第一例面颊肿瘤切除后缺损行腹股沟游离皮瓣修复的病例，开创了口腔颌面外科应用显微外科技术的世界先例。20 世纪 70 年代后期，邱蔚六等开展了颅颌联合根治术。80 年代以后在显微外科技术的支持下，前臂皮瓣、腓骨瓣及股前外侧肌皮瓣等相继应用于口腔颌面部肿瘤切除后的缺损修复。

放疗始于 19 世纪初期，至 20 世纪 30 年代，以放疗为主的联合治疗治疗口腔癌、口咽癌及喉癌患者。20 世纪 50 年代高能放射源（^{60}CO，电子加速器等）的问世，进一步提高了放疗的疗效。镭针组织内放射治疗曾在口腔癌，特别是舌癌的治疗上显示出一定的优越性。1933 年，中国在上海首先建立了上海中比镭锭医院（上海复旦大学附属肿瘤医院的前身）开始肿瘤的放疗。此后放疗一直是口腔癌的重要治疗方法之一。20 世纪 70 年代初期，化疗被正式认定为恶性肿瘤常规治疗的手段之一，也广泛应用于晚期口腔癌和头颈肿瘤的综合治疗中。

口腔肿瘤具有相对独特的生物学行为，从 20 世纪 70 年代末 80 年代初开始，我国即着手进行建立人口腔癌细胞株的工作。1981 年何荣根等在国内建立了第一个舌鳞癌细胞株 Tca8113。此后在口腔颌面肿瘤领域相继建立了 10 余个细胞系（株）。

2004 年张志愿主编的《口腔颌面部肿瘤学》总结了上海第二医科大学附属第九人民医院在口腔颌面部肿瘤的基础与临床方面取得的主要成就，并且部分反映了中国口腔颌面部肿瘤的诊治水平。

研究内容 主要包括口腔颌面部肿瘤的流行病学、病因与预防、诊断及治疗等。口腔颌面部肿瘤的发生是一个极其复杂的慢性过程，是物理、化学、生物以及遗传等多因素共同作用的结果。口腔颌面部肿瘤的预防主要是针对口腔癌的预防，包括预防口腔癌的发生、防止口腔癌对邻近组织的损害，预防口腔癌复发、转移以及因癌导致的死亡。研究口腔癌前病变恶性转化的分子机制有助于找到有用的分子标志物，可用于判断癌前病变的预后，作为干预靶点阻断癌前病变恶性转化，达到预防口腔癌。

研究方法 ①基础研究方法：以现代生物化学、分子生物学、细胞生物学、实验动物学等技术方法为研究手段，通过对机体相关结构、功能、代谢的研究，在生物整体水平、器官水平、细胞水平、亚细胞水平和分子水平等不同层次，探索基因之间、蛋白质之间、基因与蛋白质之间的相互作用，以及代谢网络、信号转导网络、基因调控网络的结构与功能对于机体发育、功能代谢、遗传改变的影响，进而对口腔颌面部肿瘤发病机制予以解释和阐明。②临床研究：包括临床流行病学调查、病因分析、诊断分析、治疗方案探索、预防效果研究等。口腔颌面肿瘤的临床研究要求应用循证医学的理念；另外，一部分临床研究则需依赖于医学循证的方法，发现和认识新的疾病或肿瘤。大样本、多中心的临床随机对照试验成为判断治疗干预效果的评价基准，并成为制订疾病治疗规范的证据。

与邻近学科关系 口腔颌面部肿瘤学作为口腔颌面外科学的组成部分，口腔颌面部肿瘤的诊断与口腔黏膜病学、口腔病理学、口腔影像学等有着紧密联系；口腔颌面部肿瘤的治疗，尤其是晚期恶性肿瘤的治疗应有普通外科学、麻醉学和内科学、神经外科学、眼科学、耳鼻咽喉科学、肿瘤学等相关学科知识；对肿瘤术后缺损的修复，则要求熟悉和掌握整复外科和显微外科的基本原则和手术方法。

(孙 坚 吕明明)

kǒuqiāng hémiànbù nángzhǒng

口腔颌面部囊肿（oral and maxillofacial cyst） 发生于口腔颌面部的具有上皮衬里，含囊液病变的疾病。其较为常见。主要类型有软组织囊肿（皮脂腺囊肿、皮样或表皮样囊肿、鳃裂囊肿、甲状舌管囊肿）和颌骨囊肿（牙源性囊肿和非牙源性囊肿）。依据不同的组织学来源和部位可有不同的临床表现，一般界限清楚，与周围组织无明显粘连。治疗首选外科手术，行完整摘除后很少复发，手术要考虑功能和美观的要求。

（孙　坚　吕明明）

kǒuqiāng hémiànbù ruǎnzǔzhī nángzhǒng

口腔颌面部软组织囊肿（cyst of oral and maxillofacial soft tissue）

发生于口腔颌面部皮肤、皮下组织、肌肉、唾液腺等软组织的囊肿。包括口腔颌面部皮脂腺囊肿、口腔颌面部皮样或口腔颌面部表皮囊肿、甲状舌管囊肿、鳃裂囊肿、唾液腺囊肿（黏液腺囊肿、舌下腺囊肿、腮腺囊肿）等。唾液腺囊肿是由于唾液潴留引起，其中黏液腺囊肿、舌下腺囊肿较常见。

口腔颌面部软组织囊肿，除较大的口底皮样囊肿可影响患者进食等功能外，通常无自觉症状。囊肿生长缓慢，呈圆形，质软，界限清楚。皮样和表皮样囊肿、皮脂腺囊肿，穿刺可抽出乳白色豆渣样内容物；甲状舌管囊肿和鳃裂囊肿穿刺检查可见透明的黏稠液体或微浑浊的黄色液体。超声检查呈均质低回声的圆形或椭圆形影像，边缘清楚。在 MRI 上，皮样和表皮样囊肿 T1 和 T2 加权像均呈高信号，而其他软组织囊肿在 T1 加权像上呈低信号，在 T2 加权像上呈高信号。治疗为囊肿切除术，完整切除后很少有复发。

（赵怡芳）

kǒuqiāng hémiànbù pízhīxiàn nángzhǒng

口腔颌面部皮脂腺囊肿（sebaceous cyst of oral and maxillofacial region）

皮脂腺囊肿是由皮脂腺排泄管阻塞，皮脂潴留在皮肤内形成的软组织囊肿。面部的皮脂腺丰富，因此是皮脂腺囊肿的好发部位。

病因与发病机制　因炎症或损伤等原因使皮脂腺的排泄管阻塞，逐渐增多的内容物使其膨胀，形成潴留性囊肿。

病理　囊肿衬里为 2～3 层扁平上皮细胞，囊腔内含脂肪、角化物质及胆脂素。

临床表现　常见于面部。青年男性好发。囊肿生长缓慢，多数病例无自觉症状。囊肿直径一般为 1～3cm，呈圆形。囊肿位于皮肤内，向皮肤表面突出，中央可见色素加深区或小凹陷（图）。囊肿除浅面与皮肤紧密附着外，与周围组织无粘连，界限清楚，可活动，质地软，无压痛。有些病例中，挤压时可见少许乳白色皮脂溢出。囊肿多数单发，有时在同一患者可见数个囊肿。继发感染时可有疼痛，偶尔因化脓而自行破溃。穿刺检查可发现病变

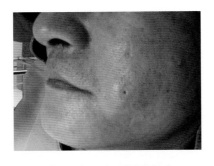

图　左侧面部皮脂腺囊肿

注：青年男性面部皮肤的圆形包块，浅面与皮肤粘连，中央可见色素点或小凹陷；质软，其内含乳白色豆渣样物

内有豆渣样物。

诊断　根据临床特点易诊断。

鉴别诊断　与面部表皮样囊肿鉴别的临床依据是后者与皮肤无粘连。

治疗　手术切除。沿面部皮纹方向做梭形切口，包括与囊肿粘连的皮肤，切开后采用锐性分离的方法摘除囊肿。

预后　手术完整切除囊肿后不复发。

（赵怡芳）

jiǎzhuàngshéguǎn nángzhǒng

甲状舌管囊肿（thyroglossal duct cyst）

起源于舌根盲孔与甲状腺床之间的甲状舌管残余上皮的发育性囊肿。约占颈中线先天性肿块的 70%。

病因与发病机制　来源于甲状舌管上皮残余，大约在胚胎第 4 周，甲状腺正中叶的原基自舌根部的前份（后来的舌盲孔区）发生。空心的上皮蒂（甲状舌管）向下延伸，经舌骨腹侧至甲状软骨腹侧面，与正在发育的甲状腺侧叶连接。大约在胚胎第 10 周，甲状舌管崩解消失。如果在其下降过程中的任何一点（舌根至胸骨切迹）有上皮残留，后来受到某种刺激则可能形成囊肿。

病理　囊肿大小不一，一般 2～4cm，囊腔由假复层纤毛柱状上皮或复层鳞状上皮、立方状上皮或移行上皮衬里。舌骨平面以上发生的囊肿常由复层鳞状上皮衬里，该平面以下发生的囊肿由呼吸纤毛性上皮衬里者较多见。纤维性囊壁中可见黏液腺、甲状腺组织等。甲状舌管囊肿偶尔发生癌变，主要为乳头状腺癌。

临床表现　多见于 1～10 岁的儿童。囊肿发生于颈正中，自舌盲孔至胸骨切迹的任何平面。舌骨平面以上约占 20%，舌骨或

舌骨以下约占80%（图），很少发生于甲状腺峡平面以下。囊肿生长缓慢，呈圆形，质软，界限清楚。位于舌骨以下的囊肿，在舌骨体与囊肿之间可扪及条索状结构与舌骨体粘连，故患者吞咽或伸舌时囊肿可随之上下活动。囊肿继发感染后自行破溃，或误诊为脓肿行切开引流，则形成甲状舌管瘘。

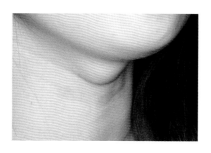

图　甲状舌管囊肿

注：位于颈中线，舌骨平面

诊断　包括以下方面。

影像学表现　超声检查呈无回声、均质低回声或异质的包块。CT检查可显示颈前低密度病变与舌骨部分附着。舌异位甲状腺核素^{131}碘扫描可见患区核素浓集，可与舌根部甲状舌管囊肿鉴别。

细针穿刺抽吸细胞学检查穿刺检查可见透明的黏稠液体或微浑浊的黄色液体，偶见脱落的上皮细胞。

鉴别诊断　颈中线、舌骨平面的软组织肿物，质软，界限清楚。舌骨上的甲状舌管囊肿应与皮样囊肿、表皮样囊肿、颏下慢性淋巴结炎、血管畸形或淋巴管畸形等鉴别。皮样囊肿和表皮样囊肿可根据穿刺检查获得的内容物鉴别。慢性淋巴结炎常有时大时小的改变，用抗生素治疗可使症状减轻或病变缩小。口底的静脉畸形质软，可压缩，体位移动试验阳性。淋巴管畸形质软，体位移动试验阴性，穿刺抽吸见黄色清亮液体。甲状舌管囊肿位于舌根时，应注意与舌异位甲状腺鉴别，后者形成舌根部隆起，表面呈紫蓝色，质地柔软，且无囊性感。

治疗　①甲状舌管囊肿主要采用手术切除。单纯摘除囊肿术后易复发，主要是因为甲状舌管上皮残留。因此，甲状舌管囊肿切除时应包括至少1cm的舌骨中份以及瘘管周围2～3mm软组织，即柱状整块切除，避免副管或分支遗留，防止复发。②甲状舌管囊肿或瘘，亦可采用非手术方法治疗，如三氯醋酸或碘酚病变内注射。但注药后局部反应较大，大宗病例随访及疗效评价的报道很少。

预后　单纯摘除囊肿术后易复发，将囊肿附着的舌骨中份以及瘘管周围2～3mm软组织一并切除则复发率低。

（赵怡芳）

sāiliè nángzhǒng

鳃裂囊肿　（branchial cleft cyst）

鳃裂上皮来源的软组织发育性囊肿。亦称淋巴上皮囊肿。

病因与发病机制　来源及发病原因仍有争议。许多学者认为，鳃裂囊肿的发生与胚胎期残留的鳃裂上皮有关。胚胎第3周，咽的腹外侧壁两旁各有5个横列的圆柱形隆起称为鳃弓。鳃弓之间，内外侧各有4对相对应的沟，外侧凹进的沟称为鳃沟或鳃裂（外胚叶），内侧凸出的沟称为咽囊（内胚叶）。外胚层上皮随着鳃弓的融合而消失，有上皮残留时，则可能形成鳃裂囊肿或瘘。然而，一些学者提出，这种颈部囊肿不是鳃源性的，而是胚胎期陷入颈部淋巴结中的唾液腺上皮发生囊性变，应称为淋巴上皮囊肿。

病理　多数病变直径3～5cm。囊壁较厚，腔面光滑或有颗粒状突起。镜下见囊肿衬里上皮常为复层鳞状上皮，有时为假复层纤毛柱状上皮或柱状上皮，纤维囊壁中可见大量淋巴样组织，并可形成淋巴滤泡。第三、四鳃裂来源的囊肿囊壁内可含有残余胸腺及甲状旁腺组织。第一鳃裂来源的囊肿囊壁中，还可发现皮肤附件及软骨。

临床表现　可发生于任何年龄，但以30岁和50岁年龄组多见。绝大多数为单侧患病，双侧患病占2%～3%。病变位于面颈部侧方，发生于下颌角平面以上及腮腺外耳道区者，为第一鳃裂来源；发生于肩胛舌骨肌（或环状软骨）平面以上者，多为第二鳃裂来源；发生于环状软骨至胸锁关节平面（颈根区）者，为第三、四鳃裂来源。临床上最多见的是第二鳃裂来源的囊肿（图），约占所有鳃裂囊肿的95%以上。囊肿生长缓慢，一般无自觉症状。有些病例因上呼吸道感染，病变骤然增大。触诊时质地较软，有波动感。囊肿继发感染穿破皮肤或切开引流后可长期不愈，形成鳃裂瘘；也有先天未闭者，称为原发性鳃裂瘘。

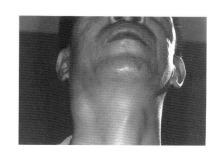

图　右侧颈部鳃裂囊肿

诊断　包括以下方面。

影像学表现　见鳃裂囊肿影

像学表现。

细针穿刺抽吸细胞学检查 穿刺检查可抽出黄色或棕色、清亮或微浑浊的液体，含或不含胆固醇结晶。

鉴别诊断 病变常发生于颈侧、胸锁乳突肌前，较软，界限清楚，有波动感。颈淋巴结转移癌（尤其是Ⅱa区转移病变）发生坏死液化时，可能误诊为鳃裂囊肿，但这些患者一般年龄较大，在口腔或口咽部可查到原发灶，颈部可扪及多个肿大的淋巴结。

治疗 采用手术切除。第一鳃裂囊肿或瘘手术中需避免损伤面神经，第二鳃裂囊肿或瘘手术时应注意勿损伤副神经、颈内静脉、颈内及颈外动脉。复发多见于第一鳃裂囊肿或瘘术后，与切除不彻底有关。

预后 发生于颈部的第二鳃裂囊肿切除后一般不复发；而发生在腮腺区、外耳道附近的第一鳃裂囊肿或瘘手术后易复发，与较细的瘘管切除不彻底有关。

（赵怡芳）

kǒuqiāng hémiànbù píyàng nángzhǒng

口腔颌面部皮样囊肿（dermoid cyst of oral and maxillofacial region）

皮样囊肿是起源于胚胎期发育性上皮剩余，且位于软组织内的囊肿。皮样囊肿的囊壁中有一种或多种皮肤附属器。

病因与发病机制 较常见于口底，可能是由第一、二鳃弓在中线融合时埋入的上皮发生，口底侧方的皮样囊肿可能来源于第一咽囊的腹端或来源于第一鳃弓腹侧最末端。

病理 由角化的上皮衬里，少数囊肿中上皮衬里的部分区域存在假复层纤毛柱状上皮。特点是囊壁中有一种或多种皮肤附属器，如毛囊、汗腺或皮脂腺，毛

发很少见。囊腔内充满角质。

临床表现 多发生于15~35岁，男女患病无明显差别。好发于口底正中区，引起口底肿胀、舌移位（图），可影响患者进食、吞咽及语言功能，严重者可致呼吸困难。病变为圆形或卵圆形，其表面黏膜或皮肤光滑，与周围组织无粘连，触诊时有生面团样柔韧感。

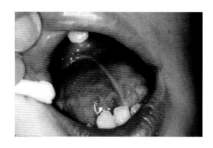

图 口底皮样囊肿
注：口底肿胀明显，舌向后上移位

诊断 包括以下方面。

临床特点 软组织内圆形或卵圆形肿物，周围组织无粘连，质较软有柔韧感。

影像学表现 见口腔颌面部皮样囊肿影像学表现。

细针穿刺抽吸细胞学检查 穿刺可抽出乳白色豆渣样内容物，感染时为棕褐色液或脓液。镜检可发现上皮细胞。

治疗 手术摘除囊肿。位于舌下的口底皮样囊肿经口内进路（口底黏膜切口）摘除囊肿，位于颏下的口底皮样囊肿则经口外进路（颏下皮肤切口）摘除囊肿。

预后 手术完整切除囊肿后不复发。

（赵怡芳）

kǒuqiāng hémiànbù biǎopíyàng nángzhǒng

口腔颌面部表皮样囊肿（epidermoid cyst of oral and maxillofacial region）

表皮样囊肿是起源于胚胎外胚层的发育性上皮剩

余，囊壁中无皮肤附属器，且发于软组织内的囊肿。在创伤区由植入的上皮形成的表皮样囊肿亦称植入性囊肿或创伤后囊肿。

病因 可能来源于胚胎发育性上皮剩余，或是创伤、术中植入的上皮。

病理 由角化的上皮衬里，少数囊肿中上皮衬里的部分区域存在假复层纤毛柱状上皮。囊肿囊壁中无皮肤附属器。

临床表现 多发生于15~35岁，男女患病无明显差别。好发于眼睑、眶周、额、鼻、耳下等部位。囊肿生长缓慢，呈圆形，与皮肤及邻近组织无粘连。创伤区的表皮样囊肿位于瘢痕深面，病变通常较小。

诊断 临床特点、细针穿刺抽吸细胞学检查见口腔颌面部皮样囊肿。影像学表现见口腔颌面部表皮样囊肿影像学表现。

鉴别诊断 需与皮脂腺囊肿鉴别，后者与皮肤紧密粘连，中央可见小的色素点。

治疗 沿囊肿表面皮纹做切口，摘除囊肿。

预后 手术完整切除囊肿后不复发。

（赵怡芳）

hégǔ nángzhǒng

颌骨囊肿（jaw cyst）

发生在颌骨内具有上皮衬里的囊肿。颌骨囊肿是口腔颌面部肿瘤中较常见的疾病，约占颌骨肿瘤、囊肿和瘤样病变的50%以上。根据囊肿起源分类，可分为牙源性颌骨囊肿及非牙源性颌骨囊肿。其中牙源性囊肿占绝大多数，非牙源性囊肿较为少见。

发生在颌骨内的囊肿一般采取囊肿刮治术，手术完整刮除囊肿是其根治方法。一般采用口内入路，必要时需拔除囊肿所涉及

的病牙，去除部分牙槽骨显露囊壁后，可完整刮除囊肿；如囊肿涉及的病牙可以保留，则需对病牙做根管治疗，并在手术时切除根端。

多数的颌骨囊肿手术治疗效果好，单纯手术治疗即可取得良好的治疗效果。但是对于颌骨角化囊肿以及腺牙源性囊肿术后有明显的复发倾向。对病变范围大，多次复发，或多房性角化囊肿，可采用包括正常骨质的切除术，或下颌骨部分切除立即植骨整复缺损。

(李龙江)

yáyuánxìng hégǔ nángzhǒng

牙源性颌骨囊肿（odontogenic cyst of the jaw）

牙形成器官的上皮或上皮剩余发生的一组囊肿。一般可分为发育性和炎症性两大类别。前者由在牙发育或萌出过程中某些异常原因导致，后者与颌骨内的炎症病灶有关。发育性牙源性颌骨囊肿主要包括含牙囊肿、萌出囊肿、腺牙源性囊肿，炎症性牙源性颌骨囊肿主要包括根尖周囊肿、牙旁囊肿。

病因与发病机制 ①含牙囊肿：又称滤泡囊肿，常发生在牙冠牙釉质形成之后，在缩余釉上皮与牙冠之间出现液体渗出和蓄积而形成囊肿。②萌出囊肿是包绕一个正在萌出牙牙冠的囊肿，部分位于骨外，几乎都与乳牙有关，与萌出牙软组织内阻生关系密切。③腺牙源性囊肿好发于下颌骨，特别是前牙区，发病原因尚不清楚。④根尖周囊肿是发生于颌骨的最常见牙源性囊肿，多由慢性根尖周炎、根端肉芽肿发展而来。由于慢性炎症长期存在，刺激牙周膜内的马拉塞上皮剩余增生，增生后的上皮形成条索或团块状，进而中央变性、液化，

更有周围组织不断渗出，逐渐形成囊肿。⑤牙旁囊肿又称炎症性侧囊肿、下颌感染性颊侧囊肿，是因牙周袋内炎症影响，在根侧面紧靠牙颈缘发生的囊肿，约占牙源性囊肿的5%，牙旁囊肿来源于缩余釉上皮或马拉塞上皮剩余。

临床表现 ①含牙囊肿：好发部位依次为下颌第三磨牙区、上颌尖牙区、上颌第三磨牙区和下颌前磨牙区。一般囊肿部位有牙缺失。早期无症状，病变发展缓慢，较大时骨质变薄，出现颌骨膨隆，可扪及乒乓感。囊液多为草黄色，内含胆固醇结晶。②萌出囊肿：以乳牙萌出阶段的婴幼儿常见，表现为在将要萌出牙浅面的牙槽骨黏膜上光滑隆起，正常牙龈色或蓝色半透明。通常无疼痛等自觉症状。直径一般为0.6cm左右，偶尔病变直径达1cm以上，可扪及波动感。有时可存在多个囊肿。③腺牙源性囊肿：患病年龄19~85岁，无明显性别罹患倾向。上下颌骨均可发病，但较多发生在下颌磨牙以前的区域。病变生长缓慢，无明显自觉症状。④根尖周囊肿：好发于青年，上颌骨多见，尤其是前牙区。病变区常包含有残冠、残根或死髓牙。一般无症状，发展缓慢。在囊肿较小时常不易被发现，多在拍摄X线牙片时偶然发现；随着病变发展，逐渐增大的根端囊肿可使唇颊侧骨壁受压变薄膨隆，扪及乒乓球感；当病变导致该区域唇颊侧或舌腭侧骨质完全破坏吸收后可扪及波动感，少数可在根端区黏膜上出现窦道口。囊液多为淡黄色。⑤牙旁囊肿：约2/3发生于20~29岁的患者，80%以上的病例为男性。常有下颌第三磨牙冠周炎病史。受累的下颌第三磨牙部分萌出，牙

有活力。有时发生于儿童下颌第一磨牙颊侧。通常是X线检查后发现病变。

诊断 ①含牙囊肿：X线典型表现多为单房、低密度透射影，界限清楚，边缘有硬化。囊肿内包含一个或多个发育不同阶段的牙；囊腔通常连于冠与根交界处，由于投照角度不同，有时可见整个牙含于囊腔中。②腺牙源性囊肿：X线表现为单房性或多房性密度减低影像。由于其临床表现、X线表现无特征性，术前不易明确诊断，需经组织病理学检查方能确诊。③萌出囊肿：临床表现典型，诊断不困难。④根尖周囊肿：X线典型表现为病源牙根端区界限清楚的单房性圆形或卵圆形低密度透射影。临床检查有龋齿存在；扪之根端区质硬或有波动感；结合X线典型表现不难诊断。⑤牙旁囊肿：X线检查见该牙颊侧或远中有界限清楚的骨密度减低影像。

鉴别诊断 含牙囊肿应注意与牙源性角化囊肿及成釉细胞瘤鉴别；采用透照法对鉴别萌出囊肿与萌出血肿有帮助，前者透照时透明，后者不透明；根尖周囊肿需与根端肉芽肿鉴别；牙旁囊肿很少见，临床上需与死髓牙侧副根管感染有关的根尖周囊肿以及发育性牙根侧方囊肿相鉴别。

治疗 ①含牙囊肿：多数采用囊肿刮治术。对儿童病例，预期囊内含牙可萌出至牙弓中正常位置者，可行袋形术。病变范围极大者，为了保护邻近结构，可先行袋形术，待病变显著缩小后再行剜除术。②萌出囊肿：常随有关牙萌出而消失，一般不需治疗。未能自行消退的萌出囊肿可切除囊肿顶部的黏膜和囊壁，牙冠暴露后牙可萌出。③腺牙源性

囊肿：采用手术摘除或刮治术。④根尖周囊肿：手术完整摘除囊壁。⑤牙旁囊肿：拔除有关的牙，摘除囊肿。

预后 大多数含牙囊肿预后较好，完整摘除很少复发，极少数情况其衬里上皮可能发生恶性转化；腺牙源性囊肿具有一定侵袭性和复发倾向。

（李龙江）

fēi yáyuánxìng hégǔ nángzhǒng

非牙源性颌骨囊肿（non-odontogenic cyst of the jaw） 胚胎发育时期各面突之间融合部位的上皮陷入形成的囊肿。又称面裂囊肿。主要包括球状上颌囊肿、鼻腭管囊肿、下颌正中囊肿、鼻唇囊肿。其中鼻腭管囊肿是口腔内最常见的非牙源性囊肿，患病率约1%，尽管属于发育性囊肿，该囊肿很少见于10岁以内的儿童，男性多发；鼻唇囊肿最常见于成人，女性多发，男女之比为1∶3，10%病例为双侧发病。球状上颌囊肿以及下颌正中囊肿，由于发病率低，目前无确切的流行病学统计资料。

分类与临床表现 多见于青少年，可发生于不同的面突融合部位，主要表现为颌骨骨质的膨隆，根据不同的胚裂部位而出现不同的局部症状。①球状上颌囊肿：发生于上颌侧切牙和尖牙之间，由胚胎时球状突和上颌突联合处残余上皮发展而来，牙常被囊肿挤压推移而移位，鼻唇沟处可见到膨隆。②鼻腭管囊肿：位于鼻腭管（切牙管）内或附近，由鼻腭管残余上皮发展而来，但造成上皮增生并形成囊肿的原因尚不清楚，可能与创伤或感染有关。囊肿可发生于鼻腭管或其开口处的腭部软组织内，发生于管内的称为鼻腭管囊肿或切牙管囊肿。X线表现为上颌骨中线部鼻腭管扩大的低密度透射影像，在咬合片上，囊肿影像位于切牙后方。最常见的症状为腭中线前份肿胀，可伴疼痛或流出黏液样分泌物。肿胀常表现在上颌中线硬腭前份，亦可引起上颌中切牙唇侧牙槽骨膨隆，较大的病变触诊时可有波动感。有时切牙牙冠向中线倾斜，但牙颜色正常，叩诊不敏感。③下颌正中囊肿：发生在下颌骨正中联合处，来源于胚胎下颌突联合处的残余上皮，位于下颌骨正中缝处，称为下颌正中囊肿。正中囊肿一般均无症状。④鼻唇囊肿：位于上唇底和鼻前庭内，由胚胎时期球状上颌突、侧鼻突及上颌突联合处残余上皮发生而来，囊肿常位于骨外，X线表现常无骨质破坏的征象，仅仅在鼻底口腔前庭沟内可扪及囊肿的存在。最常见的症状为肿胀，有时患者主诉疼痛和鼻塞。部分病例是因义齿配戴不适检查或常规口腔检查时发现病变。绝大多数为单侧发病，约有10%累及双侧。囊肿位于鼻翼基底部软组织中，生长缓慢。可引起上唇肿胀，鼻唇沟丰满，鼻翼抬高，鼻孔变形以及鼻底肿胀。口腔检查时可发现前庭沟隆起，将手指置于鼻底肿胀处和前庭沟肿胀处行双合诊，可扪及波动感。

诊断 依据其特征性发生部位及X线表现以及囊肿内容物不难诊断。①球上颌囊肿X线表现为低密度透射影像在牙根之间，而非牙根端部位。②下颌正中囊肿X线表现为骨缝间的圆形低密度透射影像。③鼻腭管囊肿显示于上颌中切牙牙根上方或其间，呈卵圆形或心形密度减低影，边缘清楚。直径一般不超过2cm，根尖周的硬板通常是完整的，穿刺检查病变内含淡黄色有一定黏性的液体。④鼻唇囊肿表现为一侧鼻翼基底部软组织包块，有波动感；较大的病变可引起上颌切牙根尖上方的骨质压迫性凹陷，X线表现为局限性骨密度减低；亦可能引起骨性鼻前孔下缘变形，穿刺可抽出有一定黏性的囊液。

鉴别诊断 ①鼻腭囊肿有时需与根尖周囊肿及切牙孔或切牙窝影像鉴别。患根尖周囊肿者可发现龋坏或变色的病源牙，牙髓活力试验阴性。②鼻唇囊肿继发感染时，应注意与上颌前牙的急性牙槽脓肿或鼻前庭疖鉴别。急性牙槽脓肿患者口腔检查时可发现病源牙、牙槽部肿胀、患牙叩痛等。

治疗 采用刮治术或行囊肿摘除术。

预后 手术效果好，术后复发少见。

（李龙江）

kǒuqiāng hémiànbù màiguǎnxìng jíbìng

口腔颌面部脉管性疾病（vascular anomalies of oral and maxillofacial region） 发生于口腔颌面部的血管瘤、脉管系统肿瘤、脉管畸形和相关综合征。

20世纪80年代初期，基于临床表现和生物学行为上的差异，有学者将脉管性病变分为性质不同的血管瘤和脉管畸形，前者是具有血管内皮细胞异常增生的肿瘤或类肿瘤性疾病，后者则是无内皮细胞异常增生的非肿瘤性先天性发育畸形，两者的生物学行为和自然病史有着本质的差异，因此在治疗方法的选择上也完全不同。血管瘤与脉管畸形的主要鉴别诊断要点见表1。在此分类基础上，根据血液流速和动静脉分流速度，将血管畸形进一步区分为高流速和低流速2种。

表 1 血管瘤与脉管畸形的鉴别诊断

鉴别项目	血管瘤	脉管畸形
年龄	婴幼儿，出生后（多在 1 岁内）发生	终生存在
性别	男：女＝1：（3~9）	男：女＝1：1
病程	3 个阶段：增生、消退和退化	同步或缓慢生长
突然生长的原因	不明	创伤、感染、激素水平改变
骨骼变化	很少伴骨骼变形或肥大	低流速常伴弥散性骨肥大或变形；高流速常致骨吸收、破坏
血液变化	大的血管瘤可出现血小板减少综合征现象，血小板半衰期缩短，血小板计数减少	大的静脉畸形可出现血小板减少综合征现象，血小板计数中度减少，半衰期略短
影像学表现	血管造影：局限性团块，形成小叶状结构 MRI：T1 加权像等信号实质团块影，T2 加权像高信号团块影，注射增强剂后信号增强	静脉畸形造影显示正常的动脉和血流缓慢、淤滞的静脉；动静脉畸形显示畸形血管 低流速可见静脉石，管腔扩张；高流速可见动脉增粗、扭曲
生物学特征	增生：大量增生的内皮细胞和肥大细胞 消退：内皮细胞凋亡、病变渐进性皱缩 结构：管腔渐变少变大，出现纤维脂肪组织	内皮细胞正常更新，仅见成熟的内皮细胞肥大 内皮细胞换代频率正常，不会自然消退 畸形的小静脉、静脉、毛细血管或淋巴管腔
病理学改变	3 个阶段 GLUT 1 均（+）	毛细血管畸形、静脉畸形、淋巴管畸形、动静脉畸形均取决于其类型，GLUT 1（-）
免疫组织化学表现	增生期：PCNA、VEGF、bFGF、Ⅳ型胶原（+++）；尿激酶（++）；TIMP-1（-）；肥大细胞（-）；淋巴管透明质酸受体（+++）；PROX1（-） 消退期：PCNA（-）；VEGF（+）；bFGF（++）；Ⅳ型胶原（-）；尿激酶（++）；TIMP-1（+++）；肥大细胞（+++）；淋巴管透明质酸受体（-）；PROX1（-）	PCNA、VEGF、bFGF 几乎无反应 尿激酶、Ⅳ型胶原（无反应） TIMP-1 染色不定
治疗方法	自然消退、药物治疗、激光治疗、手术切除	硬化剂注射、激光治疗、手术切除、介入栓塞治疗等，治疗方法的选择取决于其类型

注：GLUT1 为葡萄糖转运蛋白 1，PCNA 为增殖细胞核抗原，VEGF 为血管内皮细胞生长因子，bFGF 为碱性成纤维细胞生长因子，TIMP-1 为金属蛋白酶组织抑制因子 1，PROX1 为同源异形盒蛋白 1

临床病理学研究证明，毛细血管畸形实质上是毛细血管后微静脉畸形。1995 年瓦纳（Waner）和苏恩（Suen）提出了脉管性疾病的新分类（表 2）。

2014 年，国际脉管异常研究学会通过了脉管异常新分类，增加了新命名的疾病和发现的异常基因，形成了血管瘤和脉管畸形的现代分类（表 3，表 4）。

脉管肿瘤包括良性、局部侵袭或交界性、恶性 3 类，以婴幼儿血管瘤最常见（表 5）。

自国际脉管异常分类系统公布后，其分类术语逐步趋向统一，但乱用的现象仍然时有发生。

口腔颌面部脉管性疾病是一组十分复杂的疾病，发病率有逐年上升的趋势。其临床表现千变万化，不仅影响美观，还可出现不同程度的并发症，如溃疡、出血，视觉、听觉障碍，呼吸和循环系统受损，骨骼损害及肢体畸形，严重者甚至危及生命。因此，早期诊断和早期治疗十分重要。晚期、巨大、复杂及混合病变的治疗，仍然是临床上面临的挑战，需要深入研究其病因与发病机制，提高治疗效果。

（郑家伟）

kǒuqiāng hémiànbù xuèguǎnliú

口腔颌面部血管瘤（hemangioma of oral and maxillofacial region）

血管瘤是以内皮细胞增生为特征的良性血管源性肿瘤。最常发生于婴幼儿。位于乳头真皮层的血管瘤称为浅表血管瘤，位于网状真皮层或皮下组织的血管瘤称为深部血管瘤，2 种血管瘤并存者称为混合型血管瘤。血管瘤在新生儿的发病率为 2%~3%，1 岁以下儿童约为 10%，而在早产儿或低体重新生儿中的发病率可高达 22%~30%。血管瘤可发生于全身各处，其中 40%~60% 发生于头颈部，其次是躯干（25%）和四肢（15%）。女性多见，男女比例为 1：（3~9）。

病因与发病机制 仍然不清。有研究表明，妊娠期应用黄体酮或接受绒毛膜穿刺、妊娠期高血压疾病及婴儿出生时的低体重可能与血管瘤的形成有关。有学者认为，血管瘤系胚胎发育过程中血管母细胞与发育中的血管网脱离，在其他部位残存并过度增生

表2 瓦纳和苏恩提出的脉管性疾病分类

血管瘤	脉管畸形
婴幼儿血管瘤	低流速脉管畸形
浅表（皮肤）血管瘤：皮肤血管瘤	毛细血管畸形
深部血管瘤：组织成分同浅表血管瘤，只是	鲜红斑痣
位置深在	遗传性出血性毛细血管扩张症
复合型血管瘤：浅表（皮肤）血管瘤和皮	血管角质瘤
下深部血管瘤并存	静脉畸形
	复合散发静脉畸形
	比恩（Bean）综合征
	家族性皮肤黏膜静脉畸形
	球静脉畸形（血管球瘤）
	马弗西（Maffucci）综合征淋巴管畸形
先天性血管瘤（快速退化型，不退化型）	高流速脉管畸形
	动脉畸形
	动静脉瘘
	动静脉畸形
丛状血管瘤（伴或不伴卡萨巴赫·梅里特现	复杂-组合型血管畸形 CVM，CLM，
象）	LVM，CLVM，AVM-LM，CM-AVM
卡波西样血管内皮瘤	
梭形细胞血管内皮瘤	
其他罕见血管内皮瘤	
上皮样	
复合型	
网状	
多形性	
"鞋钉"样肿瘤	
淋巴内皮瘤病	
皮肤获得性血管肿瘤	
化脓性肉芽肿	
"靶"样血管瘤	
"肾"小球样血管瘤	
微静脉血管瘤	

注：CVM为毛细血管静脉畸形，CLM为毛细血管淋巴管畸形，LVM为淋巴管静脉畸形，CLVM为毛细血管淋巴管静脉畸形，AVM-LM为动静脉畸形-淋巴管畸形，CM-AVM为毛细血管畸形-动静脉畸形

而成。胚胎时期的血管发生分为3个时期，第一时期约为妊娠后30天，称为毛细血管网络形成期；第二时期约为妊娠后48天，称为血管腔形成期；第三时期为血管基干定型期，一般在妊娠后60天左右完成。除遗传、高血压、妊娠期内分泌紊乱等因素外，妊娠期环境因素或微生物感染也会影响胎儿的血管发育。其中，有关孕妇激素水平与婴幼儿血管瘤发生的关系研究发现，在孕前服用避孕药的母亲中，新生儿血管瘤的发生率明显增高。孕妇雌激素水平与血管瘤发生率呈正相关，即孕妇雌激素水平高，新生儿血管瘤的发生机会增加。

血管瘤中的内皮细胞可能来源于血管形成过程中发生突变的内皮祖细胞，或胎盘绒毛微血管内皮细胞。另外，肥大细胞和雌激素与血管瘤的发生、发展亦关系密切。

自然病史 虽然30%的血管瘤在患儿出生时即存在，但大多在出生后数周内发生。血管瘤发生的早期征象为易被忽视的皮肤白色斑点，继之病变部位离散性毛细血管扩张，并有白色晕环围绕。当患儿哭闹时，白色病变区域与正常组织的对比尤为显著。

表3 国际脉管异常研究学会脉管异常新分类

脉管肿瘤			脉管畸形			
良性	单纯	混合	知名大血管来源		合并其他异常
局部侵袭或交界性	毛细血管畸形	CVM，CLM	累及	淋巴管	见表4
恶性	淋巴管畸形	LVM，CLVM		静脉	
	静脉畸形	CAVM		动脉	
	动静脉畸形	CLAVM	注意	来源、过程、数量、长度	
	动静脉瘘	其他		直径、瓣膜、交通（AVF）、存在时间（胚胎血管）	

注："混合"指同一病变中有2种或以上脉管畸形；动静脉畸形、动静脉瘘、CAVM、CLAVM为高流速病变；CVM为毛细血管静脉畸形，CLM为毛细血管淋巴管畸形，LVM为淋巴管静脉畸形，CLVM为毛细血管淋巴管静脉畸形，AVM-LM为动静脉畸形-淋巴管畸形，CM-AVM为毛细血管畸形-动静脉畸形，CAVM为毛细血管动静脉畸形，CLAVM为毛细血管-淋巴管-动静脉畸形

表4　国际脉管异常研究学会提出脉管畸形合并其他异常

名称	临床表现
克利佩尔·特伦纳伊综合征（Klippel-Trenaunay）综合征	VM+VM±LM+肢体肥大
帕克斯-韦伯（Parkes Weber）综合征	CM+AVF+肢体肥大
塞尔韦勒·马托雷尔（Servelle-Martorell）综合征	肢体VM+骨发育不良
脑颜面血管瘤综合征	面部+软脑膜CM+青光眼±骨和/或软组织肥大
肢体CM+先天性非进行性肢体肥大	
马弗西（Maffucci）综合征	VM±梭形细胞血管瘤+内生软骨瘤
巨头症	CM（M-CM/MCAP）、CM（MICCAP）
Cloves综合征	LM+VM+CM±AVM+脂肪组织增生
普罗特斯（Proteus）综合征	CM+VM±LM+非对称性躯体肥大
Bannayan-Riley-Ruvalcaba综合征	AVM+VM+巨头症+脂肪组织增生

注：VM为静脉畸形，CM为毛细血管畸形，AVF为动静脉瘘（短路），LM为淋巴管畸形，AVM为动静脉畸形，MCAP为巨脑畸形-毛细血管畸形-多小脑回，M-CM为巨脑畸形-毛细血管畸形，MICCAP为小头畸形-毛细血管畸形

表5　国际脉管异常研究学会脉管肿瘤分类

良性肿瘤
　婴幼儿血管瘤
　先天性血管瘤
　　快速消退型（RICH）
　　不消退型（NICH）
　　部分消退型（PICH）
　丛状血管瘤
　梭形细胞血管瘤
　上皮样血管瘤
　化脓性肉芽肿
　其他
局部侵袭性或交界性肿瘤
　卡波西样血管内皮细胞瘤
　网状血管内皮细胞瘤
　乳头状淋巴管内血管内皮细胞瘤
　复合型血管内皮细胞瘤
　卡波西肉瘤
　其他
恶性肿瘤
　血管肉瘤
　上皮样血管内皮细胞瘤
　其他

白色斑片是新生血管瘤发病的早期征象似乎不合逻辑，但从血管瘤发生、发展的过程看却是合理的。活化的血管内皮细胞呈圆形，暂时阻断血管腔，血液循环不能到达病变部位，因此呈白色外观。随着内皮细胞的持续增生，血管腔增宽，血流畅通，白色外观减退并最终消失。随着病程进展，血管数量增加，毛细血管扩张更为明显，并最终融合形成红色斑块。①增生：血管瘤在患儿出生后第1年内以快速增生为特点。虽然在出生后第1年内血管瘤的生长速度存在较大差异，但都具有2个快速增生期，一个为新生儿期，另一个为出生后4~6个月。病变的大小取决于快速增生持续的时间和程度。②消退：在出生后1年末，血管瘤增生速度减慢，进入消退期，但此分期并非绝对，并存在重叠。血管瘤从增生到消退的过渡是一个渐进的过程，与肥大细胞及TIMPs的出现同步。在消退期，血管周围有纤维脂肪组织沉积，血管腔变窄或消失；随着血管数量的减少，剩余血管更为扩张，扩张的血管在血管瘤完全消退后仍存在于高密度的胶原网状结构中，其内充满脂肪组织。血管瘤临床消退的证据始于其增生速度的减慢。有时，血管瘤触诊无疼痛，但张力较大。在消退期，患儿哭闹时病变不再增大，皮肤血管瘤的颜色由鲜红变为灰黑色，最终病变质地变软，并从中央向周围逐渐消失。对深部血管瘤而言，这些征象并不明显，不易观察到。但病变不论深浅，其变化周期和演进是相同的。血管瘤的自发消退率存在较大差异，尚未发现影响血管瘤消退率及消退程度的因素。有学者认为，5岁时血管瘤的消退率为50%，7岁时仍有20%可完全消退，其余仍需3~5年的时间，血管瘤才会完全消退。早期消退的患者，38%遗留皮肤瘢痕、多余皮肤或毛细血管扩张；而晚期消退者，上述畸形的比例高达80%。因此，约60%的血管瘤患者在病变消退后仍需接受整形手术。6岁时血管瘤未消退的患者，病变部位皮肤上皮萎缩、毛细血管扩张，若病变位于皮下，畸形则由残存的纤维脂肪组织所致；

若为混合性病变，畸形则由上皮萎缩、毛细血管扩张、残存的纤维脂肪组织共同导致。

临床表现　血管瘤的临床特点因其病变深度、大小及临床分期不同而不同。表浅的、处于增生期的血管瘤表现为鲜红色的斑块（图1），而深部病变则表现为淡蓝色或无色肿块，此临床表现的差别主要是由于皮肤真皮乳头层的存在所致。在消退期，表浅的血管瘤可呈灰暗色，在消退晚期呈紫色。血管瘤病变的大小亦存在较大差别，小者只有针头大，大者可累及患者整个头部。病变在增生期质地较硬，并随着血管内压力的增加而变硬。在增生活跃期，病变张力较大，患者可有疼痛症状。临床上经常遇到患儿在多个部位发生血管瘤，此时应注意有无内脏受累，尤其是肝脏，这种情况称为系统性血管瘤病。早期诊断至关重要，因为积极干预能够挽救患儿的生命。腹部超声或磁共振扫描有助于确诊。

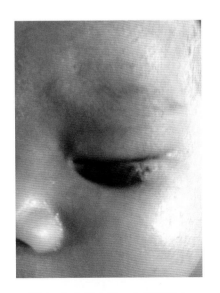

图1　3个月女婴，左侧下睑血管瘤（增生期）

如血管瘤生长迅速，瘤体增生明显快于婴儿发育，则易出现溃疡、感染、出血、视力受影响、明显的呼吸道阻塞等，以及美容方面的问题。

影像学检查　①CT可以显示病变的范围以及与邻近组织的关系。②血管瘤在超声上显示为低回声肿块，内部回声不均，边界清楚或不清楚；CDFI显示病变区红蓝相间的血流信号，呈条状。彩色多普勒合并频谱波形检查，能够探知肿块的血流情况以及肿块内的动、静脉频谱。虽然超声能鉴别头颈部血管瘤和其他疾病（如淋巴结、先天性囊肿、唾液腺肿瘤等），然而超声不能完全评估肿瘤的范围，当周围组织与肿瘤回声相近时，也难以分辨。③动脉血管造影通常较少应用于血管瘤。动脉血管造影可以显示供应病变的滋养动脉以及境界尚清、造影剂浓聚的实质肿块。这些滋养动脉可以轻度扩张和扭曲，但无明显的回流静脉显示。与动静脉畸形不同，血管瘤无明显的回流静脉提前显示。血管瘤消退期，血管造影可显示组织内造影剂充盈减少。④增生期血管瘤MRI的T1加权像（T1W1）呈中等信号，T2加权像（T2W1）信号强度增高，静脉注射增强剂后，病变的信号强度显著增高，据此可以鉴别血管瘤和静脉畸形以及血管瘤周围的水肿组织。如果血管瘤内形成血栓，则可在血管瘤组织内出现信号不增强区。MRI可以发现皮下深层或肌内的病灶，也可显示其附近或远处的多发病灶。高流速动静脉畸形缺少血管瘤内的肿瘤实质成分，T1W1和T2W1均呈低信号的流空效应，不难与血管瘤进行鉴别。消退后期或已消退的血管瘤中，因出现大量的替代脂肪组织，在T1W1上病变的信号增强，这一特征有助

于与一些低流速血管畸形进行鉴别诊断。

诊断　通过询问病史和体格检查，大多可以明确诊断。询问病史通常包括发病时间、生长速度、是否自行消退。一般无需进行其他有创检查，必要时可行B超或MRI检查，反对行活体组织检查。

鉴别诊断　①完整准确的病史可以初步区分血管瘤与脉管畸形，可从发病时间、生长速度及有无自行消退考虑。血管瘤一般在出生后1~2周出现，出生后1~2个月和4~5个月有2个快速增生期，瘤体增生快于胎儿发育，随后的1~5年进入缓慢的自行消退期；而脉管畸形出生即有，随着患儿的生长发育缓慢成比例生长，无快速增生期和自行消退史。但淋巴管畸形可因出血、感染、创伤等突然增大或消长，临床上需予注意。由于患者病情各有差异，患者及家属无法准确描述病史，以及对于病史较短的婴幼儿还不能完整观察到是否有快速增生期和自行消退史等，所以，仅根据病史，有时并不能明确区分血管瘤和脉管畸形。对部分病例，可有选择地使用X线平片、CT（CTA）、血管造影等，而活检一般很少采用。目前的研究更侧重于筛选特定的生化指标，期望更方便、快捷且准确、有效地鉴别诊断血管瘤和脉管畸形，以便早期给予恰当的治疗。②血管瘤有时需与化脓性肉芽肿、血管内皮细胞瘤和血管外皮细胞瘤进行鉴别。诊断确有困难时，需行组织切取活检，明确诊断和治疗方案。③深部血管瘤有时表现为皮下蓝色肿块，难以与静脉畸形、淋巴管畸形或动静脉畸形鉴别。此时触诊很有帮助。血管瘤在增生期

质地较硬，触之如橡皮样，不能通过压力将其中的血液排空；消退期逐渐变软，体位移动试验阴性。脉管畸形的临床特征依其类型不同各有差异，动静脉畸形触之不可压缩、有搏动、皮肤表面温度高，有时会因"盗血"现象使患处皮肤缺血性坏死、溃烂、疼痛；静脉畸形和淋巴管畸形触之柔软、可压缩，静脉畸形可通过压缩将其中血液排空，体位移动试验阳性，有时可触及静脉石；淋巴管畸形更加柔软，透光试验阳性。如遇上呼吸道感染，脉管畸形病变会肿胀变硬，炎症消退后恢复正常。血管瘤质硬而不透光，若彻底检查后还不能确诊，可认真观察 1~2 个月，然后做进一步临床评估。④血管瘤出现快速生长是可以确诊的，肉瘤或其他生长快速的肿瘤有时可与血管瘤混淆，为避免延误诊断和治疗，应及时进行超声检查、MRI 或细针穿刺吸取细胞学检查，必要时行活检。

治疗 主要有保守治疗、药物治疗、激光治疗和手术治疗，以药物治疗为主。普萘洛尔可以有效控制血管瘤增生，促进其消退，其治疗血管瘤的疗效相继被证实，已经成为治疗血管瘤的一线药物。

等待观察仅适用于消退期血管瘤或非重要部位的体积较小，或处于生长稳定期，未对美观和功能造成重要影响的增生期血管瘤。在观察期间，应采用数码相片或精确测量等客观方法监控血管瘤的生长。当出现以下情况时，应立刻进行治疗：①血管瘤快速增长。②大面积血管瘤伴出血、感染或溃疡。③影响患者功能，如影响进食、呼吸、吞咽、听力、视力、排泄或运动功能等。④伴

血小板减小综合征。⑤合并高输出量充血性心力衰竭。⑥病变侵犯面部重要结构，如眼睑、鼻、唇、耳郭等。

在选择治疗方法时，应根据具体情况而定，目前尚无一种方法适用于所有患儿。总的治疗原则是：血管瘤应采取团队处理和循序渐进的治疗方法。①处于稳定期或消退期的血管瘤可以密切观察，其他情况下，首选口服普萘洛尔治疗（一线治疗）。②口服普萘洛尔效果不明显者，可局部注射激素或硬化剂（聚多卡醇、博莱霉素）。③累及重要部位（如鼻、眼睑）或影响功能（如呼吸、视力）的巨大血管瘤，可早期予以手术治疗。手术治疗的目的是改善美观和功能，不主张追求手术的彻底性。对只能部分手术切除的血管瘤，手术后可配合其他治疗，如药物治疗、激光治疗等。④血管瘤消退或治疗后遗留的萎缩性瘢痕，可用 CO_2 点阵激光治疗；消退或治疗后遗留的毛细血管扩张，可局部注射 1% 聚多卡醇或 0.2% 十四烷基硫酸盐钠注射液，也可采用二极管激光治疗；治疗后残存的病变或皮肤红斑，可用脉冲染料激光治疗，激光重复治疗的时间为 4~6 周。⑤对于血管瘤伴血小板减少综合征患儿，首选口服普萘洛尔和皮质类固醇激素（泼尼松）联合治疗，也可采用长春新碱治疗。手术治疗一般不作为早期血管瘤的首选治疗方法，过去曾采用放射性核素、浅层或深层 X 线照射、冷冻等方法治疗血管瘤，因其疗效不确切、并发症多且较严重，目前已经弃用。某些大型、复杂型血管瘤的治疗，仍是临床上面临的挑战。

预后 绝大多数血管瘤经过

积极、恰当的治疗，预后良好，完全恢复正常而无后遗症。激光治疗时，如功率和深度掌握不当，可造成色素脱失、瘢痕等。血管瘤如伴发血小板减少、大出血、呼吸道梗阻等，可危及生命。

（郑家伟）

kǒuqiāng hémiànbù xiāntiānxìng xuè guǎnliú

口腔颌面部先天性血管瘤

（congenital hemangioma of oral and maxillofacial region） 先天性血管瘤指分娩前已经形成的，来源于血管内皮细胞的良性肿瘤。是婴幼儿血管瘤的特殊类型，又称先天性非进展性血管瘤。其特点是出生时即存在，并完成增长；少数在胎儿超声检查时发现。先天性血管瘤包括 2 种亚型，即不消退型先天性血管瘤（noninvoluting congenital hemangioma，NICH）和快速消退型先天性血管瘤（rapidly involuting congenital hemangioma，RICH）。2006 年，国际脉管异常研究学会将先天性血管瘤及其 2 种亚型增加至血管瘤的分类中。RICH 的生长曲线走势和婴幼儿血管瘤相似，但 RICH 的消退期主要集中在 1 岁之内，增生期在子宫内完成。NICH 的生长曲线出生后变得平坦，无消退倾向。

病因与发病机制 不清。

临床表现 临床少见，男女发病相当。最常发生于皮肤，特别是皮肤表面或近表面。发病部位以头颈部为多，其次是躯干、四肢，也可见于肝脏。肿瘤由薄壁、低流量或高流量血管构成，通常为圆形或卵圆形，呈粉红色或紫色，周围皮肤苍白，温度较周围皮肤温度高，出生后不再生长，或维持病变，或快速消退，消退区高出皮肤表面。

不消退型先天性血管瘤 男女发病比例约为 3∶2，病灶均为先天性和单发性，好发部位依次为头颈部（占 43%）、躯干和四肢（占 38%），表现为平坦或略凸起的皮损，呈圆形或卵圆形，实质性，外周苍白，表面为粉红色或深紫色，伴轻度或重度毛细血管扩张，且病灶局部皮温较高（图 1）。

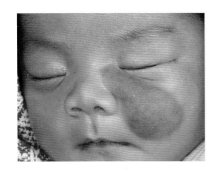

图 1　左颊部 NICH

NICH 不会消退，也不会与身体发育呈比例增长。彩色超声检查示高流量病变，偶见微小动静脉瘘。但在某些病例，静脉回流速度增快，并有明显的动静脉瘘。MRI T1 加权像为等信号，T2 加权像为高信号，强化后信号增强，与婴幼儿血管瘤的影像学特征相似。血管造影检查显示供血动脉，病灶毛细血管充盈，无回流静脉提前显影，由此可与动静脉畸形、动静脉瘘相鉴别。免疫组织化学染色可用于鉴别诊断，主要区别是 NICH 的内皮细胞不表达 GLUT1。组织病理学研究显示，NICH 由大的小叶状结构构成，毛细血管内皮细胞通常有深染的、圆形"钉头样"凸向管腔的细胞核，这种特征在婴幼儿血管瘤中少见。小叶由致密纤维组织分隔，其中心可见拉长的薄壁血管和大的扭曲的管腔。小叶外血管粗大，

可见钙化，小叶内有大量 α 肌动蛋白阳性细胞。

快速消退型先天性血管瘤 发病无性别差异。出生时已完成生长，高出皮肤，半球形、呈紫罗兰色，实性（图 2）；有时肿块中心凹陷，形成瘢痕或溃烂。

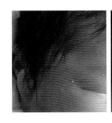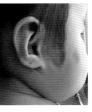

图 2　右腮腺区 RICH

注：a. 刚出生时；b. 出生后 11 个月，血管瘤消失，局部凹陷

大部分 RICH 与普通型婴幼儿血管瘤的 CT 和 MRI 表现相似，如 MRI 各序列肿物信号均匀，可被均匀增强，可见流空信号等。部分 RICH 的 MRI 表现和普通型婴幼儿血管瘤不同，表现为更大的流空信号，更接近皮肤表面，内部信号更不均匀。CTA 特征也与普通型婴幼儿血管瘤相似，表现为被造影剂明显增强的边界清楚的实质性肿物，可见明显的供血动脉和回流静脉。少数表现为假性动脉瘤和动静脉短路。RICH 的影像学特征有时易与先天性纤维肉瘤混淆，一旦对诊断有疑问，应行活组织检查，排除恶性可能。活检应包括肿物边缘的组织，HE 染色可见典型的小叶状结构，而在肿块中心部位切取活检，可能只看到结缔组织和回流静脉，易与其他血管性疾病尤其是血管畸形混淆。

RICH 的组织病理学表现与普通型婴幼儿血管瘤的不同在于，其小叶结构甚小，小叶间有明显的静脉管腔，小叶周围纤维组织

较多；内皮细胞增生不明显，中等大小，GLUT1 染色阴性。肿块中心比周围消退快且明显。

RICH 消退发生的时间早，通常出生后就开始；消退速度快，在出生后 6 ~ 14 个月基本消退。尽管是在子宫内增生，出生后这类肿物也可发生普通型婴幼儿血管瘤典型的增生期并发症，如溃疡。应给创面换药，保持清洁，以加速溃疡愈合。

鉴别诊断 先天性血管瘤与婴幼儿血管瘤的鉴别要点见表。

NICH 具有高流量特征，常被误诊为动静脉畸形。另外，NICH 必须与单发性丛状血管瘤、卡波西样血管内皮细胞瘤鉴别，必要时需活检确诊。与 RICH 不同，围生期彩色多普勒 B 超难以发现 NICH。

治疗 ①NICH：可行硬化剂注射治疗。如效果不佳，可选择手术切除及修复缺损，动脉栓塞、脉冲染料激光治疗无效，但对于较大病变或伴动静脉瘘的病变，术前 24 小时动脉栓塞有助于减少术中出血。②RICH：因出生后表现为快速消退的特征，故不推荐积极的药物、手术或其他治疗。如果出现溃疡，给予创面换药、镇痛和防止继发感染等措施。对出现持久不愈的溃疡或卡萨巴赫·梅里特（Kasabach-Merritt）现象治疗无效，或因动静脉短路导致充血性心力衰竭的患儿，则需及早手术切除病灶。快速消退后遗留的萎缩皮肤、皮下组织或扩张静脉，可在 3 ~ 4 岁时予以手术修整，以改善外观。

预后 先天性血管瘤为良性病变，预后良好，除影响美观外，对机体危害小，未见严重并发症报道。

（郑家伟）

表　先天性血管瘤与婴幼儿血管瘤的鉴别要点

特征	普通型婴幼儿血管瘤	先天性血管瘤	
		RICH	NICH
女：男	3~5：1	1：1	1：1
部位	头颈部占 2/3，躯干占 1/4	头颈部与四肢发病率相同，躯干罕见	头颈部与四肢发病率相同，躯干少见
平均大小	不一	6cm	5cm
皮肤表现	增生期：浅表型为亮红色肿块，高出皮肤；深部型颜色正常或紫色 消退期：萎缩、毛细血管扩张、色素沉着、皮肤松垂	增生期：高起，穹隆样，圆形或卵圆形，毛细血管扩张，边缘苍白色，中心溃疡、瘢痕或凹陷 消退期：萎陷、变白、残留少许毛细血管扩张，回流静脉明显	略微高起，圆形或卵圆形，紫色，边界清楚，毛细血管扩张，中心或周围发白
大体结构	增生期：小叶排列致密或融合 消退期：小叶间及小叶内纤维组织	增生期：不明 消退期：小叶内纤维组织较多，中心比周围消退明显	小叶结构，由致密纤维组织分隔，小叶内血管明显，中心与周围消退程度相似
分叶	增生期：通常较大 消退期：小到大	增生期：不明 消退期：小、中、大，小叶中心回流静脉比较粗大	通常较大，管腔弯曲，小叶中心回流静脉粗大
内皮细胞	增生期：增生明显，GLUT1 阳性 消退期：GLUT1 阳性，扁平	增生期：不明 消退期：中等增生，罕见"钉突"，GLUT1 通常阴性	钉突多见，细胞质丰富，GLUT1 阴性
毛细血管基膜	增生期：薄 消退期：厚	增生期：不明 消退期：薄，后期变厚	薄，局灶性增厚
小叶外血管	增生期：小或中等大小动、静脉 消退期：供应动、静脉可能不会完全消失	增生期：不明 消退期：大的异常回流静脉，尤其是肿瘤中心	动脉及异常静脉明显，可伴动静脉瘘或动脉小叶瘘
其他特征	脂肪组织	栓子、梗死、钙化、囊肿、假性动脉瘤	栓子

kǒuqiāng hémiànbù màiguǎn jīxíng
口腔颌面部脉管畸形 （vascular malformation of oral and maxillofacial region）

脉管畸形指脉管发生、血管生成和淋巴管生成期间的发育缺陷导致脉管系统局限性结构异常的疾病。估计发病率为 0.3%。典型者呈散发性，有时呈不完全显性遗传特征。

脉管畸形在生物学、组织学和临床表现方面均不同于血管肿瘤。一般出生时即存在，但一开始可能不太明显，而待体积增大

后方被发现。与血管瘤不同的是，脉管畸形无性别差异，且具有正常的内皮细胞更新，随个体发育呈比例生长，不会自行消退，相反却是缓慢而不停地扩张并贯穿整个病程乃至终生。其间，损伤、感染、激素水平变化以及血液流量或淋巴流量和压力变化，可以短暂加速病情发展。脉管畸形的体积增大是脉管结构的渐进性缓慢扩张，而不是血管内皮细胞异常增生所致；其表现是脉管腔直径增加而不是血管或内皮细胞数

量增加。因此，脉管畸形的扩张过程是其本体结构的体积增加的肥大性过程（细胞体积扩大，但没有数量增加）；相反，血管瘤的体积增大则是由于血管内皮细胞的增生，细胞数量的增加所致。

脉管畸形可以根据其所构成的血管类型进一步分类，包括动静脉畸形、毛细血管畸形、静脉畸形、淋巴管畸形和混合性畸形。根据影像学资料和血液流体力学原理，可将脉管畸形分为高流速畸形（动脉畸形、动静脉畸形）和低流速畸形（静脉畸形、淋巴管畸形）2 类。根据组织学结构和血流动力学特点，进一步分为微静脉畸形、静脉畸形、淋巴管畸形（微囊型和巨囊型）、动静脉畸形和混合畸形。病变的数量（单发或多发，后者更常见于家族性遗传型）、范围（孤立性或巨大弥漫性）和部位（位于皮肤、黏膜−皮肤或位置深在累及内脏、神经、骨骼或肌肉）各不相同。有时可合并其他症状或体征，或是某些综合征的表现。

脉管畸形的临床表现、影像学表现和组织病理学表现因类型不同而各具特征，多数脉管畸形依据典型的病史和临床表现即可诊断，也有部分须借助影像学或组织病理学检查加以确诊。

除少数中线型微静脉畸形、巨囊型淋巴管畸形外，脉管畸形一般不会自行消退，临床上需要明确诊断和分类，及时采取相应的治疗。对脉管畸形血流动力学和病理学特征的正确认识，有助于制订个体化治疗方案。

虽然目前治疗脉管畸形的方法较多，但对大型脉管畸形，治疗问题尚未完全解决。多学科协作、多种手段联合应用，是处理

复杂病例行之有效的方法。

（郑家伟）

kǒuqiāng hémiànbù wēijìngmài jīxíng

口腔颌面部微静脉畸形

（venular malformation of oral and maxillofacial region）　微静脉畸形是以微静脉扩张为特征的先天性发育畸形。又称为鲜红斑痣、葡萄酒色斑，俗称红胎记。由于该病常累及患者面颈部等裸露部位，并可随年龄增长，病变逐渐增厚甚至瘤样增生，颜色越来越深，甚至可合并巨唇症，严重影响美观，给患者的生活和工作带来巨大的精神压力。

微静脉畸形包括普通型微静脉畸形和中线型微静脉畸形。在传统的血管瘤分类中，将其误称为毛细血管型血管瘤。1982 年生物学分类中，将其归为毛细血管畸形。微静脉畸形是最常见的血管畸形，发病率约为 0.3%。

病因与发病机制　散发性微静脉畸形的病因与发病机制仍不清楚，但 RasGTPase RASA1 已确立为微静脉畸形-动静脉畸形的致病病因。推测微静脉畸形系由于血管自主神经支配和感觉神经支配绝对或相对缺乏所致。神经绝对缺乏者，病变生长迅速，早期肥厚，伴鹅卵石样外观；而自主神经相对缺乏者，进展比较缓慢。其他因素如激素改变、创伤等也有影响。某些微静脉畸形常常伴发其他异常，成为某些综合征的特征性表现之一，如脑颜面血管瘤综合征、克利佩尔·特伦纳（Klippel-Trenaunay）综合征、贝克威思·威德曼（Beckwith-Wide-mann）综合征等。

临床表现　包括以下方面。

中线型微静脉畸形　是特殊类型的微静脉畸形，常被称为鲑鱼斑、鹳咬痕或天使之吻。临床上，病变总是累及中线结构，项部是最常见的受累部位占 30%~40%，其次是上睑、额、眉间、鼻翼、人中及腰骶部（图1）。中线病变具有典型的分布特征，额及眉间病变呈“V”形，沿滑车上和眶上神经分布。典型的鼻部受累区位于鼻翼上皱，唇部受累区位于人中上 2/3。

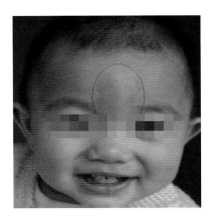

图 1　男，11.5 个月，额部中线型微静脉畸形

中线型微静脉畸形通常表现为淡粉红色斑点，可相互融合，界限清楚。位于身体正面的中线病变常不融合，而位于背面的中线病变常呈融合状。虽然一般认为大多数病变会自行消退，但有学者观察到，项部的中线型微静脉畸形在男性的消退率为 65%，女性的消退率为 53.8%，其他部位的消退率可能更高，但尚无具体数字。中线型微静脉畸形甚少发展，因此，肥大、鹅卵石样表现极其少见。

普通型微静脉畸形　男女发病率相当，一般出生时即有，出生后几天变得明显，表现为扁平、粉红色斑点，83% 发生于头颈部，右侧是左侧的 2 倍。累及一个或多个感觉神经支配区，以三叉神经第二支最常受累（59%），其次是第三支和第一支；当多个神经支配区受累时，以第二支和第一支和/或第三支最常见，占 90%。病变可相互融合呈地图样点刻状，点刻状病变对治疗的反应更好。黏膜可同时受累，与皮肤病变相延续，尤其面中份（第二支）病变，唇红-皮肤交界、唇黏膜和上颌牙龈可同时受累。

普通型微静脉畸形不会自行消退，随年龄增长而颜色加深，病变加厚。出生时的浅粉红色病变，在青春期迅速变为深红色病变；至 30 岁时，发展为深紫色、厚实的鹅卵石样葡萄酒色斑。而且，病变发展的速度可因人而异，有些成人可表现为浅粉红色病变，而在一些儿童可见深紫色病变。研究结果表明，病变颜色和厚度变化是血管持续扩张的结果，而血管异常扩张，系因神经支配失调所致。

根据血管扩张程度将其分为 4级：① I 级是最早期的病变，血管直径（50~80μm）最小，在 6 倍光学显微镜下能够分辨单个管腔，临床上呈浅红色或深粉红色斑。② II 级为较晚期病变，血管直径为 80~120μm，肉眼下可分辨单个管腔，特别是在血管密度较低的区域，临床上表现为浅红色斑。③ III 级病变的血管腔扩张更明显，血管较粗大，直径达 120~150μm，容易分辨，病变表现为深红色斑。④ IV 级病变管腔扩张程度最严重，管腔直径大于 150 μm。在此阶段，病变组织完全为扩张的血管。在病变边缘或血管密度较低的区域，偶可见单个血管。病变较厚，呈紫色，可扪及。最终扩张的血管融合形成结节状（鹅卵石样表现）（图2）。这种分类法虽有一定的片面性，但是便于交流和选择合适的治疗方法。

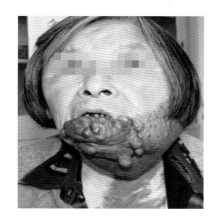

图2　Ⅳ级普通型微静脉畸形
注：鹅卵石样外观

根据微静脉畸形的病变颜色和增生情况，中国比较公认的临床分型是将其分为粉红型、紫红型和增厚型。

影像学检查　微静脉畸形临床表现具有特征性，一般不需要做影像学检查。但少数微静脉畸形常以综合征形式出现。①斯特奇-韦伯（Sturge-Weber）综合征：累及眼神经和上颌神经时，15%合并难治性青光眼，1%~2%伴同侧软脑膜血管畸形。X线表现可以见牙槽突和颌骨肥大，头颅X线平片上可以见颅内钙化影像，呈迂曲的脑回状或斑片状钙化，枕部、额部、颞部均可以发生，与微静脉畸形病变同侧。在MRI的T1加权像上，微静脉畸形为等信号，质子像和T2加权像信号增强。②克-特-韦（Klippel-Trenaunay）综合征：同时出现葡萄酒色斑、静脉畸形及肢体长度差异，患肢常表现为软组织及骨骼过度增粗肥大，而且常伴有静脉系统缺如或发育不良。③贝-维（Beckwith-Widemann）综合征：表现为面部葡萄酒色斑、舌肥大、脐突出和内脏过度发育，其中

1/3~1/2的患者因胰岛细胞发育过度而致严重低血糖。此时，进行头颅或全身MRI检查，就很有必要和意义。

诊断与鉴别诊断　微静脉畸形根据典型的临床表现，容易诊断。但发生于颌骨内、牙龈、唇颊黏膜的微静脉畸形，有时需与静脉畸形、血管瘤进行鉴别。晚期微静脉畸形常形成鹅卵石状外观，这些改变是由于微静脉进行性扩张，导致病变部位组织变厚。动静脉畸形或静脉畸形也可累及表面皮肤，使局部组织变厚，但动静脉畸形或静脉畸形在局部均可触及肿块，前者较硬，后者较软。MRI检查有助于鉴别诊断。

治疗　包括以下方面。

中线型微静脉畸形　大多数中线型微静脉畸形在6岁时能自行消退，或病变症状很轻微，治疗常被延后。如果病变不能自行消退，或者因其他原因而需治疗，闪光灯泵浦染料激光是最适合的治疗方法。经过1~2次治疗后，病变可完全消退。一般采用的激光功率密度为6~6.5J/cm²，光斑大小5mm，重叠10%~20%。病变经激光凝固后变成蓝灰色，如需第2次激光治疗，应间隔3~6个月。激光治疗的并发症较少，常见的并发症有炎性色素沉着、色素减退、萎缩性瘢痕和增生性瘢痕，一过性炎性色素沉着最常见，但其准确发生率尚不清楚。

普通型微静脉畸形　不会自行消退，应尽早进行治疗，一般在出生后3个月开始治疗，因为青春期以后开始的治疗往往效果较差。传统的治疗方法包括手术植皮、浅层X线照射、放射性核素贴敷、冷冻、电灼、给予外用药、磁疗和多种激光（CO_2、YAG、氩离子、KTP等）单纯照

射治疗，但这些方法均可能损伤皮肤，遗留瘢痕，或疗效较差而难以被患者接受。①对早期病变，国外多采用闪光灯泵浦染料激光或强脉冲光治疗，中国则主要采用激光光动力治疗。对晚期病变，则需配合手术治疗。Ⅰ、Ⅱ级微静脉畸形由许多细小血管组成，适用闪光灯泵浦染料激光治疗。由于治疗过程中会产生疼痛，建议在全麻下对儿童进行治疗。②闪光灯泵浦染料激光、溴化铜激光或KTP激光能够有效治疗Ⅲ级病变，可根据医疗机构的条件、医师的经验等选择合适的激光。闪光灯泵浦染料激光容易掌握，操作方便，效率较高，适用于治疗Ⅲ级微静脉畸形。溴化铜激光和KTP激光也可用于治疗Ⅲ级微静脉畸形，但疗效较差。③Ⅳ级微静脉畸形由许多直径中等大小的血管组成，溴化铜激光或KTP激光是最好的治疗方法。儿童需在全麻下进行治疗，成年人则可采用局麻。

采用氪激光光动力疗法治疗微静脉畸形的原理是采用光敏剂PSD-007静脉注射，即刻给予与之匹配的氪离子激光（波长为413nm）照射病灶，产生一系列的光化学反应，破坏畸形血管，从而达到颜色减退的效果（图3）。此法最大特点是治疗后没有渗出、水疱、结痂等不良反应，不会产生瘢痕，可以照常清洁皮肤而不影响效果。但与铜蒸气激光相比，413nm的激光作用深度较浅，难以对深部病变产生治疗作用，治疗次数多，疗效较弱。此法热效应不明显，在儿童治疗领域具有一定优势。

晚期微静脉畸形因已形成弥漫增厚的病变和肿瘤样结节，只能根据情况，给予手术切除或修

整，遗留缺损可同期使用带蒂或游离组织瓣予以修复。畸形血管直径 > 200μm 的增厚型病变和瘤样增生型病变的瘤结节，可采用硬化剂病变内注射治疗，只要注射方法正确，极少引起组织坏死。

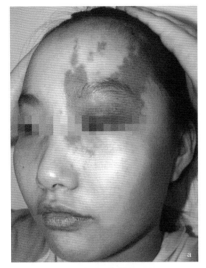

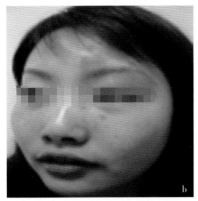

图3 女，21岁，左侧面额部普通型微静脉畸形

注：a. 治疗前；b. 氦激光光动力治疗6次后，颜色大部分清除

预后 激光治疗微静脉畸形，疗效差别较大。微静脉畸形经激光治疗后，病变残留是一个非常重要的问题，可能是因为某些病变的血管较深，超过黄色光的穿透深度，或者是某些血管由于未知的原因对激光不敏感。病变的深度与病变消退的可能性有直接相关性。研究表明，病变中血管距皮肤表面的深度在 830μm 以内

者，激光治疗的效果较好；深度大于 1000μm 的病变，对激光反应较差或无效。但这种解释不适合所有的病例，有些病变可能是由于管腔直径、血流速度等因素导致疗效较差。另外，病变的解剖部位对激光治疗也有一定影响，如前额、颞部、面侧、颈部、胸部及肩部的病变，疗效较佳。疗效的差异可能是由于不同解剖区皮肤厚度和血管的深度不同。另外，散发的或地图样分布的病变，其疗效比融合性病变好。

对微静脉畸形激光治疗后的随访发现，有些病变在初期治疗明显消退后一段时间发生复发。复发率与治疗后的时间呈正相关。40%的患者在治疗后 2~3 年内复发，50%的患者在治疗后 4~5 年复发。似乎随访时间越长，复发病例越多，这种现象可能与微静脉畸形的发病原因有关。病变中浅表微静脉丛的自主神经支配相对缺乏或完全缺如，可能是治疗后复发的原因。病变复发时间取决于微静脉畸形的分级，与神经支配相对缺乏的低分级病变相比，分级高的畸形，其自主神经支配完全缺失，病变的进展速度和复发快。为了维持疗效，病变基本消退后的 18 个月至 5 年内需定期复诊，发现复发者及时治疗。

(郑家伟)

kǒuqiāng hémiànbù jìngmài jīxíng

口腔颌面部静脉畸形 （venous malformation of oral and maxillofacial region） 静脉畸形是由大小不等的扩张静脉构成的低流速脉管畸形。曾称海绵状血管瘤。病变与身体成比例生长，终生渐进性生长，不会自行消退。发病率为 1 :（5000~10 000）。

病因与发病机制 静脉畸形属于发育畸形而非真性肿瘤，其

病因与发病机制尚不清楚，推测系静脉系统发育缺陷所致。在一些伴静脉畸形的综合征患者（如蓝色橡皮泡痣综合征）以及多发性皮肤黏膜静脉畸形患者中，发现 TIE2 受体突变。家族性静脉畸形临床罕见，属于常染色体显性遗传。进一步研究发现，在许多单发性或多发性静脉畸形中，存在促血管生成素受体 TEK 体细胞突变。该突变导致 TIE2 受体功能丧失，其他血管生长因子如 βTGF 和 βFGF 表达上调，导致病变不断加重。

在一些静脉畸形病变中，发现神经细胞数量显著增多，但其具体作用如何，有待进一步研究。研究发现，肌内静脉畸形高表达基质金属蛋白酶9，提示静脉畸形在因流体静压力增加而缓慢扩张的同时，可能呈现浸润性生长和血管生成的特性。静脉畸形病变高表达黄体酮受体，或许是病变在体内激素水平改变时快速增大的原因之一。

临床表现 约40%发生于头颈部，绝大多数为散发性，以口腔、气道和肌肉内多见。发生部位可表浅，也可深在；可单发，也可多发。好发于颊、颈、眼睑、唇、舌、软腭、咽旁或口底。位置深浅不一，如位置较深，则皮肤或黏膜颜色正常；表浅病变则呈现蓝色或深紫色。其边界不清，扪之柔软，可被压缩，有时可扪及静脉石。当患儿哭闹或头低于心脏平面时，病变区明显充血膨大；恢复正常位置后，肿胀随之缩小，恢复原状，称为体位移动试验阳性。

静脉畸形多在出生时发现，病变体积不大时，一般无自觉症状。如继续发展、增大，可引起颜面、唇、舌等畸形及功能障碍

（图 a）。如遇外伤、继发感染、突然内出血或体内激素水平改变，则可引起疼痛、肿胀甚至出血、溃疡或压迫、侵及邻近组织结构。发生于咽旁、舌根、软腭的静脉畸形，可伴有吞咽、语言及呼吸功能障碍，甚至有出血、窒息、死亡的危险。

静脉畸形可发生于肌组织内（如颞肌、咬肌、舌肌），称为肌间静脉畸形，这种畸形大部分位于肌肉之间，可自受累肌肉延伸到周围组织中。虽然在组织学上与静脉畸形相同，但具有与非肌间静脉畸形完全不同的临床表现。多在 20 岁或 30 岁时发现，偶尔更早或更晚出现。表现为渐进生长的可触知的肌肉肿块，伴或不伴疼痛。有充分的理由可认为肌间静脉畸形实际上属于微静脉-静脉畸形，动脉造影时可见明显增粗的流入动脉。有些则发生于面部解剖间隙，如翼腭窝、颞下窝等处，早期不易被发现。当头低于心脏平面时，血液迅速充盈于病变血窦内，致相应部位膨隆，肿块明显可见。

静脉畸形也可发生于骨内，以下颌骨最为常见，其次是上颌骨、鼻骨、顶骨和额骨。将累及上、下颌骨的病变称为中心性血管畸形。下颌骨病变通常表现为无痛、生长缓慢的肿块，由于牙龈出血和/或颊侧骨皮质膨胀、骨质变薄，可见受累牙松动、间隙扩大。颌骨内静脉畸形的首发体征可能是拔牙后大出血，进一步 X 线检查，可发现皂泡样或蜂窝状骨改变；除直接骨内受累外，还可表现为骨肥大和/或变形，可由机械、生理和发育因素造成，软组织肥厚也较常见，尤其在病变弥漫者。显微镜下可见骨组织间有大量出血扩张的静脉。

影像学检查 ①超声检查：可以初步鉴别静脉畸形和其他软组织血管性肿瘤以及高流速动静脉畸形。静脉畸形的超声灰阶声像图通常表现为边界清晰、形态不规则的不均匀内部回声。如果病变以扩张的静脉为主，超声显示其静脉管腔呈囊腔状低回声，可被压缩。若以静脉管壁细胞为主，病变组织回声增多，可压缩性大为降低。静脉石呈强回声、伴声影。彩色多普勒以及频谱波形分析可以显示病变内血流速度较慢，周围的动脉流量正常且阻力指数较高。超声的局限性在于不能有效地显示位置较深的病变，而且当病变被骨骼遮挡时，超声也不能显示。位置深在的静脉畸形进行硬化剂治疗时，超声还能帮助穿刺定位指引。硬化剂注射后，超声还能发现病变中不可压缩的血栓回声，以判断静脉畸形是否存在尚未栓塞的部分，并帮助在不同的点上再次进行治疗。②X 线检查：常发现静脉石。病变有时累及颌骨或完全位于颌骨内，X 线片示颌骨骨质呈肥皂泡样或蜂房状低密度影像。③MRI 与 CT：是确诊静脉畸形范围和辅助制订治疗方案的首选影像学检查。静脉畸形在 MRI T1 加权像上表现为中等信号强度的实体团块，T2 加权像上呈高信号、均匀的团块影。大面积静脉畸形常伴有静脉石，结石在 CT 上显示较好，为散在的高密度钙化影；在 MRI 上表现为 T1 加权像及 T2 加权像上的低信号区（图 b）。在 T2 加权像上，静脉畸形的局限性病变可形成"静脉湖"的征象，具有瘤腔造影的表现。但 MRI 断面影像可避免组织重叠，并可显示病变与深层结构的关系，故在显示病变范围和与正常组织关系方面明

显优于瘤腔造影。MRI 的这种表现，可为临床上进行注射硬化剂治疗提供指导作用。头颈部大面积静脉畸形有向深层侵入、沿筋膜层扩展的倾向，MRI 可以显示病变范围及与周围结构的关系，其中尤以 T2 加权像的显示为优。CT 可以很好地显示静脉畸形中的静脉石，但病变本身无明显强化，难以显示病变与周围组织的关系。④CTA 结合仿真内镜技术：提供了一种无创性血管检查方法。在静脉畸形的诊断方面具有一定优点，可多角度、立体地显示病变的范围和血供特点，以及与邻近血管、肌、骨等结构的关系等，这不仅减少了患者在检查中所承受的痛苦，而且使临床医师对病变的诊断更准确、更迅速。

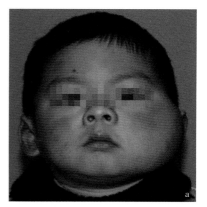
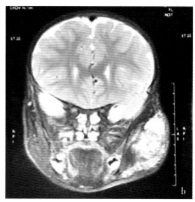

图 1　男，5 岁，左侧颊部巨大静脉畸形

注：a. 正面观；b. 冠状位 T2fs（压脂像）示病变呈高信号影，边界不规则

诊断与鉴别诊断 根据病史、临床表现及影像学特点，静脉畸形大多易于诊断。发生于表浅部位的静脉畸形通过临床检查容易确诊，而位于面颈深部者，仅凭临床检查有时难以做出正确诊断，需借助穿刺检查或影像学检查（B超、MRI、MRA 等）辅助诊断。穿刺时可抽出暗红色静脉血，放置一段后可凝固，是最可靠的临床诊断指征。彩色多普勒超声、MRI 对深部静脉畸形的诊断有很大帮助，尤其 MRI T2 加权像，诊断静脉畸形具有独特的优势，能够清晰地显示病变的范围，对治疗计划的制订具有指导意义。与 MRI 相比，CT 在诊断静脉畸形方面无明显优势。

根据回流静脉的影像学特点，静脉畸形分为 4 型：Ⅰ 型无明显回流静脉，Ⅱ 型回流静脉正常，Ⅲ 型回流静脉增粗，Ⅳ 型回流静脉扩张。此分类法对静脉畸形治疗计划的制订及治疗过程中并发症的预防具有重要参考价值，临床上以 Ⅰ、Ⅱ 型静脉畸形占绝大多数。

组织深部的静脉畸形需与血管瘤进行鉴别，尤其在婴幼儿患者。在极少数情况下，血管瘤可与静脉畸形或动静脉畸形在同一部位或不同部位出现，增加了鉴别诊断的难度。发生于腭部的静脉畸形，常表现为黏膜深部的蓝色肿块，与该部位的黏液表皮样癌表现类似，需予注意。穿刺抽出暗红色静脉血，可资鉴别。静脉畸形还需与颈静脉扩张症和鳃裂囊肿进行鉴别。

治疗 包括保守治疗、手术治疗、硬化剂治疗、激光治疗、冷冻治疗、电凝治疗、电化学治疗等，所有这些方法都有优缺点。冷冻、电凝治疗可使皮肤、黏膜遗留瘢痕且治疗效果欠佳，所以目前临床上已很少应用。由于治疗方法多种多样，而患者的表现各不相同，因此建议由多个相关学科组成治疗小组，对复杂病情患者施行多学科治疗。①保守治疗：如抬高头位和压迫治疗。主要适于小的、孤立、无症状的静脉畸形的处理，以及控制以其他方法治疗的大型病变的生长和症状。抬高头位对于降低能致畸形膨胀的流体静压力十分重要，对于减轻呼吸道阻塞症状、肿胀和疼痛也有一定作用。其他有益的保守治疗措施还有局部压迫、抗感染、镇痛等。②硬化治疗：通过注射硬化剂去除异常静脉，传统上使用对血管内皮细胞具有化学刺激的液体硬化剂，随即形成血栓，静脉最终转变为纤维条索，然后消失。硬化剂治疗现已取代手术治疗，成为静脉畸形的主流治疗手段，可作为单一的治疗方法，亦可与手术、激光等联合应用。对于大范围病变，硬化剂注射的次数多，治疗后复发的机会较大，其治疗的目标是控制病变，改善外形和功能。硬化剂包括 5%鱼肝油酸钠、十四烷基硫酸钠、乙醇胺油酸酯、玉米醇溶蛋白、高渗盐水、泛影酸、高渗葡萄糖、四环素、OK-432 等，目前常用的硬化剂为博莱霉素、无水乙醇、聚多卡醇（聚桂醇）等。硬化剂的选择取决于病变的部位、范围和类型。③激光治疗：适用于治疗皮肤与口腔黏膜浅表的静脉畸形，常用 Nd：YAG 激光，也可采用 KTP 激光。Nd：YAG 激光波长为 1064nm，为红外线段的不可见光，可通过较细的光导纤维传送，到达口腔、咽喉部任何部位。其主要机制是病变内血红蛋白吸收激光能量，局部产生高温，产生凝固效应，组织立即皱缩。④手术治疗：多数情况下，手术治疗只是辅助治疗方法，主要目的是改善面形和功能。局限型、非美观部位的静脉畸形可采用手术切除；范围广泛时，可在注射硬化剂后行部分切除，以矫正面部形态。术前宜做病变造影或 MRI 或 MRA 检查，以充分了解病变范围及侧支循环，供手术设计参考。要充分估计失血量并采取相应措施。病变切除后较大的组织缺损，可用植皮或皮瓣修复。巨大静脉畸形无水乙醇硬化治疗后，患者面部皮肤松弛，影响美观，可行手术治疗，将多余组织切除，以改善面部形态，术中亦可对残存病变行激光治疗。由于前期的硬化治疗，静脉畸形的回流静脉及病变腔闭塞，术中出血会明显减少，但由于组织内瘢痕形成，神经及知名血管的解剖会更为困难，术者术前应有充分估计。⑤也有学者尝试采用高频电凝和铜针栓塞治疗静脉畸形，取得良好疗效。

大面积静脉畸形因其范围广，累及多层组织（皮肤、黏膜、肌）和重要组织结构（大血管、神经），是临床上的治疗难题，主张采用多种方法综合治疗，治疗过程中注意保持患者上呼吸道通畅。

（郑家伟）

kǒuqiāng jìngmàihú

口腔静脉湖（oral venous lake, OVL） 口腔黏膜下形成扩张的静脉或静脉曲张的疾病。1956 年首先报道了发生于老年人耳部皮肤的静脉湖。患者均为老年人。由于口腔静脉湖发病率低，患病部位隐蔽，多为偶然发现，加之症状轻微，多年来一直未引起临床医生的重视。

病因 不清，多数学者认为口腔静脉湖为口腔黏膜下扩张的静脉或静脉曲张。口腔静脉湖一般不伴有血管性疾病史。静脉湖为静脉结构，其充盈是一种正常的生理现象。通过对口腔静脉湖标本 HE 切片的观察发现，口腔静脉湖壁较薄，腔内有明显的血栓及机化，病变组织内有大小不一、形状不规则的血管。血管间纤维结缔组织增生，静脉不规则曲张，与身体其他部位的静脉曲张病理改变相似。调查发现，多数皮肤静脉湖患者有长期日光照射史，所以有学者认为，发生于皮肤的静脉湖与长期日光照射有关。而口腔静脉湖多数发生于口腔内，其病因显然与阳光照射无关，可能与老年人血管的生理性改变有关。

临床表现 为紫蓝色结节或丘疹，常见于老年人的唇部。部分患者初期有时大时小现象，体积变大时，部分患者有发胀及轻微疼痛等症状。疼痛发作时，经按摩可缓解。待体积增大到一定程度后，则无时大时小现象，触诊呈囊性，不能压缩，与周围组织界限清楚。可能是由于黏膜下微小静脉血流状态改变，致使管腔阻塞而引起局部血液充盈。初期增大时，因压力增大，可引起轻微疼痛；久而久之，局部管腔越来越大，加之静脉血液淤滞，形成血栓和机化，阻塞了进出血管而不能压缩变小。但多数患者无不适症状，多为偶然发现。但此病容易被误诊，给患者造成思想压力。

治疗 包括激光、冷冻、远红外线照射和手术切除等。氩激光治疗已被证实对各种皮肤静脉湖非常有效，也可用于唇部静脉湖的治疗。多数患者局部麻醉后，

激光冲击治疗直至病变收缩并变为灰白色斑块。也可选用其他类型激光，如脉冲染料激光、Nd：YAG 激光、半导体激光等。采用硬化剂（聚多卡醇、博莱霉素等）病变内注射效果良好，其操作简便、无创伤，不良反应轻微，是口腔静脉湖的首选治疗方法。

（郑家伟）

jǐngnèi jìngmài kuòzhāngzhèng

颈内静脉扩张症（internal jugular vein phlebectasia）

颈内静脉纺锤形扩张的疾病。不同于扭曲状的静脉曲张。又称先天性静脉囊肿、静脉性动脉瘤、静脉扩张、动脉瘤性静脉曲张及静脉瘤。因其临床罕见，容易被临床医师忽视。

病因与发病机制 大多数颈内静脉扩张症无明确病因，既无明确的远端阻塞，又无局部炎症或明确的外伤史，因而被认为是一种自发性疾病。有学者认为，颈静脉淋巴囊残留是其致病因素，还有一些关于致病因素的解释包括上纵隔的增大压迫、颈内静脉侧支形成、前斜角肌功能亢进、肺尖部与锁骨头间颈静脉压迫、无名静脉压迫、外伤或先天性静脉壁肌层缺损等。

临床表现 临床少见，男性明显多于女性，儿童多发。主要发生在颈内静脉的下 1/3 段，而且颈外静脉、颈前静脉、面后静脉也可发生类似扩张。主要表现为右颈下 1/3 部的囊性膨隆（图 1）。该膨隆于瓦尔萨瓦检查（将口鼻闭住，做深呼气，以行咽鼓管检查）时明显，故常为耳鼻咽喉科首先发现。日常生活中闭气、哭泣、打喷嚏、弯腰时，亦可使其膨隆明显；放松时，该膨隆消失。膨隆位于胸锁乳突肌后缘，当用手自上而下触压时，肿胀明

显变小，甚至消失。有时可闻及静脉杂音，但膨隆无搏动、无疼痛感、无吹风样动脉杂音。该病的自然发展过程尚未见记载，尚未见因静脉扩张而致破裂的报道。

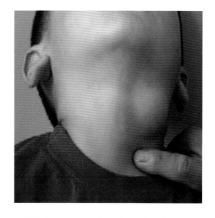

图 1 男，6 岁，指压左侧颈内
静脉近心端出现肿块

诊断与鉴别诊断 瓦尔萨瓦检查或有胸腔内压力增大动作时，颈下部出现膨隆，均应考虑颈静脉扩张症的可能，确诊需行进一步检查。①最早的检查是行逆行静脉造影或直接颈静脉穿刺造影，但直接穿刺造影可引起血肿，逆行静脉造影可引起血管穿孔、血肿、胸导管损伤及假性动脉瘤。由于这两种方法可能带来一些并发症，现已为临床所淘汰。②动脉造影也可显示回流扩张的静脉，但对儿童行动脉造影，操作困难大，危险性也大。③当临床上与该部位的动脉畸形鉴别困难时，行 DSA 检查十分必要。④一些非创伤性检查是颈静脉扩张症的主要检查手段，其中超声检查应是首选的检查方法，能较准确地反映病变程度及与周围结构的关系；增强 CT 扫描对该病也有一定的诊断价值（图 2）；应用磁共振及磁共 MRA 可直观、准确、多角度地

显示病变。

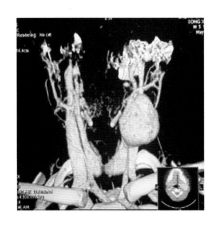

图2　CT检查显示左侧颈内静脉明显扩张

儿童颈下部的囊性膨隆需与鳃裂囊肿、甲状舌管囊肿、皮样囊肿、囊性水瘤、静脉畸形及动静脉畸形相鉴别，鉴别要点为颈内静脉扩张仅于胸腔内压力增大时膨隆明显，不像巨囊型淋巴管畸形或其他囊性肿瘤那样可以透照，也没有搏动及动脉样吹风样杂音。喉囊肿及上纵隔囊肿也可于胸腔内压力增大时趋于明显，鉴别方法包括下颈部的胸片检查，检查时患者需闭气，这样可确定两者是否共同存在。

治疗　是否需行治疗，取决于该病的临床症状及对美观的影响。①由于无特别的主观不适，也未见颈内静脉扩张破裂的报道，故观察病情变化应是目前主要倡导的方法。②若出于对美观的影响可行手术治疗，手术需在锁骨上切开皮肤，显露颈内静脉，并结扎切断。位置过低时，尚需劈开胸骨。故手术前医患均需认真斟酌，是仅于闭气时颈下部的膨隆影响大，还是术后瘢痕及可能的并发症影响大。双侧颈内静脉扩张的手术切除会引起脑水肿，风险较大，此时，可行扩张静脉

包裹压迫术。

（郑家伟）

kǒuqiāng hémiànbù dòngjìngmài jīxíng

口腔颌面部动静脉畸形（arteriovenous malformation of oral and maxillofacial region）

由于胚胎期口腔颌面部的脉管系统发育异常而导致动脉和静脉直接吻合形成血管团块，内衬细胞间质的血管畸形。由于动、静脉之间缺乏毛细血管网，以致血流阻力降低，流量明显增大，故在国际脉管异常研究学会的分类系统中，将动静脉畸形归于高流量血管畸形。在血管瘤与血管畸形中，动静脉畸形相对少见，仅占1.5%左右。动静脉畸形通常为单发，可见于全身各个部位，如脑、脊髓、内脏、骨、皮肤及皮下软组织等。其中，口腔颌面部是最好发的部位，占所有动静脉畸形的50%，其次是四肢和躯干。动静脉畸形为先天性病变，大多数患者青春期因病变生长加速并就诊。口腔颌面部动静脉畸形可以发生在口腔颌面部软组织，也可发生在颌骨内，其中颌骨动静脉畸形也可以突破骨皮质而波及相邻软组织。口腔颌面部动静脉畸形的男女发病比例目前尚无确切资料，女性发病率略高于男性，个别报道可达1.5∶1。

（范新东）

kǒuqiāng hémiànbù ruǎnzǔzhī dòng jìngmài jīxíng

口腔颌面部软组织动静脉畸形（arteriovenous malformation of oral and maxillofacial soft tissue）

由于胚胎期口腔颌面部软组织的脉管系统发育异常而导致动脉和静脉直接吻合形成血管团块，内衬细胞间质的血管畸形。曾称蔓状血管瘤。以位于面中部者居多，接近70%，可累及颊部、

鼻、耳及上唇等部位，头皮的动静脉畸形亦不鲜见。口腔颌面部软组织动静脉畸形还可与其他体表肿瘤同时发生，但极为罕见。如在Ⅰ型神经纤维瘤病的瘤体上可伴发较为典型的动静脉畸形，其形成可能与神经纤维瘤蛋白的功能变化有关。

病因与发病机制　确切机制仍不清楚，但是可以肯定的是这一复杂的发病过程中有多种因素参与。可以认为，在胚胎期血管系统发育过程中，某些与遗传有关或无关的基因发生变异，血管发育出现缺陷，形成动静脉沟通的异常结构，并出现血管内皮细胞、平滑肌细胞等生物学性状的改变。而后在机械压力、血流剪切力、神经调节、局部微环境变化等因素的共同作用下，畸形的血管团逐渐扩张，从而形成临床可见的病灶。

目前尚未发现动静脉畸形具有遗传性，也没有发现食物、药物或放射线可以导致动静脉畸形的证据，但是在某些遗传性疾病中却有动静脉畸形的存在，如遗传性出血性毛细血管扩张症，为常染色体显性遗传病，通常表现为皮肤和黏膜的毛细血管扩张，鼻、胃肠道出血及肺、脑、肝动静脉畸形。毛细血管畸形-动静脉畸形，表现为家族性卵圆形毛细血管红斑，10%家族成员中出现动静脉畸形或动静脉瘘。此外，动静脉畸形也是其他多种综合征的表现之一，如帕克斯-韦伯（Parkes-Weber）综合征，科布（Cobb）综合征，怀伯恩-梅森（Wyburn-Mason）综合征等，在这些综合征中，动静脉畸形可位于脑、脊髓、胃肠道、头颈部及四肢等部位。

临床表现　50%的软组织动

静脉畸形发生于口腔颌面部。尽管动静脉畸形是先天性疾病，但仅有约60%是在出生时即被发现，其余在儿童期或成年后才逐渐显现。病灶通常随身体发育而成比例增长，可长期保持稳定，也可在短期内迅速增大，这种情况通常出现在外伤、青春期或孕期体内激素变化及不恰当的治疗时，如病灶的次全切除，供血动脉结扎或栓塞之后。典型动静脉畸形的临床特征主要表现为界限不清的软组织膨隆，表面皮肤颜色正常或暗红色，或伴毛细血管扩张。病灶及周围区域内可见念珠状或条索状迂曲的粗大而带搏动的血管，表面温度明显高于正常皮肤，可扪及持续性震颤，局部可闻及连续性吹风样杂音，这些体征提示其具有动静脉瘘和高血流量的特点。此外，局部病灶组织可明显扩张增大，少数患者的耳、鼻、唇或四肢被累及后体积逐渐增大，甚至扩大为原来的数倍，外观遭到完全性破坏。病变后期，特别是在颈外动脉结扎术后，表面可由于明显的"盗血"而出现溃疡或坏死、颈静脉怒张、上腔静脉压力增大并致心界增宽，出现心力衰竭。

口腔颌面部软组织动静脉畸形是一团状发育异常的血管，内含不成熟的动脉和静脉，动静脉之间存在不同程度的直接交通，没有毛细血管。畸形血管团内有动静脉瘘形成，尤其瘘口大者，病灶内血流阻力降低，血流量增大，造成供血动脉增粗、增多、扭曲，并窃取大量邻近正常组织供血（即为"盗血"现象），以满足病灶的高流量血供。回流静脉主要为颈外静脉和颈内静脉，其内压力增高、流速加快，随之逐渐扩张，形成静脉动脉化。

DSA能清晰显示动静脉畸形的结构，是制订治疗措施必须要进行的检查。检查包括两侧的颈外动脉、两侧颈内动脉和两侧椎动脉。颈外动脉结扎术后动静脉畸形复发的患者，还需进行甲状颈干的造影。颅面部软组织动静脉畸形的特征性DSA表现包括团状、结节状畸形血管巢，增粗、增多的供应动脉，早现、扩张的引流静脉。由于畸形血管巢内血液流速增加、流量增大，供应畸形血管巢的供应动脉增粗，可为单支或多支；供养动脉的来源与畸形血管巢的部位有关，位于颅面上1/3和鼻背部软组织的动静脉畸形供血来自颈内动脉，其余一般都来自颈外动脉。畸形血管巢的引流静脉明显增粗、迂曲，在动脉相与畸形血管巢同时显影。伴高流量动静脉瘘、范围大的动静脉畸形，大量的血液进入动静脉畸形病巢内，造成病变远端血管显示不清，即为"盗血"现象。

诊断与鉴别诊断 根据临床表现往往可以诊断，位置深在，或者可疑深部侵犯的病例需结合增强CT检查。增强CT检查的目的是为制订合理治疗方案提供更确切的信息，如病变的位置、范围、乙醇血流特征以及与周围重要解剖结构的关系。动脉血管造影是诊断动静脉畸形的"金标准"，可清楚地显示其详细的血管构筑。但是，由于其为创伤性检查，不作为独立的影像学检查，常与介入治疗结合应用。

动静脉畸形和动静脉瘘的临床表现类似，但两者的病理生理特征和临床进程完全不同，需加以区别（表）。

治疗 主要以介入栓塞为主，辅以手术治疗。手术治疗仅限于介入栓塞后仍需改善外观以及局部清创的病例，病变的不彻底切除会促进其恶化。介入栓塞的关键是直接消灭异常血管团，禁忌行供血动脉结扎或堵塞。

口腔颌面部软组织动静脉畸形介入栓塞的目的：完全治愈动静脉畸形；栓塞缩小病灶，控制并发症发生；栓塞缩小病灶，以利于手术切除。

根据介入栓塞的目的，临床上需选择不同的栓塞材料。常用的栓塞材料有PVA颗粒、二氰基丙烯酸正丁酯（N-butyl-2-cyano-acrylate，NBCA）、Onyx和无水乙醇等。宜根据病变的性质、栓塞目的、回流静脉出现的早晚以及侧支循环情况选择相应的栓塞剂。①PVA颗粒是一种中期栓塞材料，栓塞再通率高，颅面部栓塞常用的PVA颗粒直径一般在150～250μm。②NBCA是一种液体栓塞剂，进入体内与血液接触后聚合，

表　动静脉畸形与动静脉瘘的鉴别

	动静脉畸形	动静脉瘘
病因	先天性	刺伤、钝挫伤、慢性侵蚀
生长刺激因素	月经期、妊娠或外伤	低阻的瘘道
组织病理	动静脉间多个微瘘、镶嵌血管间的异常血管团	动静脉间的单一瘘孔
自然病程	随身体生长而生长，伴供血动脉增多以及动脉和静脉增粗	随身体生长而生长，伴动脉和静脉增粗
治疗	栓塞消灭异常血管团	封堵瘘孔

聚合时间与 NBCA 的浓度有关；NBCA 栓塞再通率较 PVA 低，是在动静脉畸形栓塞中使用最广泛的栓塞材料；NBCA 操作要求高，难度大，加之黏管的危险，必须具有一定的介入治疗经验、熟知 NBCA 的属性和微导管操作技术的专业医师方可实施。③Onyx 可克服 NBCA 黏管的缺点。由于 NBCA、PVA 和 Onyx 不能破坏异常血管团内的内皮细胞，即使充分栓塞后，还有可能再生异常腔道而导致病变再通。④无水乙醇是目前唯一可达到治愈动静脉畸形的液体栓塞剂。它不仅可以治愈动静脉畸形，还可以在治愈动静脉畸形的基础上消除病变的占位效应，达到改善外观的目的。无水乙醇通过细胞脱水和脱髓鞘改变，直接破坏血管内皮细胞，血液蛋白质迅速变性，血管畸形组织快速坏死和血栓形成，从而达到对动静脉畸形的治疗目的。无水乙醇栓塞可以达到治疗作用，即使较重的晚期患者，也可起到改善临床症状的目的。无水乙醇成功栓塞后，即刻表现为局部病灶变韧、搏动感消失，不再触及搏动性杂音，颈部扩张的回流静脉复原；血管造影显示异常血管团在静脉期不再显示。随着治疗的进行，破溃出血的创面结痂、愈合，表面暗红色皮肤变淡，搏动消失，皮温下降，病变本体缩小。应用时切记勿将乙醇注入正常血管内，以免导致所供应的神经、肌肉和结缔组织坏死。⑤液体组织胶和弹簧圈也可用于颌面部软组织动静脉畸形的栓塞治疗，其作用仅限于物理性堵塞，可降低病变流速，控制并发症发生以及手术前的辅助性栓塞。

口腔颌面部软组织血供丰富，仅供应动脉内栓塞或单纯结扎颈外动脉，不但不能治疗动静脉畸形，相反会促进动静脉畸形的发展。这是因为原本不供应病变的同侧颈外动脉的其他分支、颈内动脉、椎动脉和甲状颈干以及对侧的颈外动脉会全部或部分开放，供应病变。

预后 无水乙醇栓塞治疗可以达到治疗目的，栓塞治疗的关键在于利用无水乙醇消灭动静脉畸形的异常血管团。

（范新东）

hégǔ dòngjìngmài jīxíng

颌骨动静脉畸形 （arteriovenous malformation of the jaw）

颌骨中央形成高流速血管畸形的疾病。曾称颌骨中心性血管瘤。病变可仅限于颌骨内，也可突破颌骨侵及周围软组织。临床上一旦怀疑颌骨动静脉畸形，应严禁进行活检，但应该及时进行对诊断较敏感的增强 CT 扫描或血管造影检查。

病因与发病机制 确切机制仍不清楚。未发现该病具有遗传性，也没有发现食物、药物或放射线可以导致颌骨动静脉畸形的证据。上、下牙槽动脉的超选择造影显示颌骨动静脉畸形实质上是颌骨内的牙槽动脉和静脉发生异常吻合所致。颌骨内牙槽动、静脉间的异常吻合，可以引起相应回流静脉系统的扩张，在颌骨内形成"静脉池"。这种"静脉池"一方面通过纤细的异常吻合分支与供应动脉相连，另一方面又与回流静脉相通，这便是动静脉间微瘘所在地。它可引起颌骨内的溶骨性改变致颌骨膨隆，在颌骨内形成骨腔样的表现，表现为 CT 上囊状扩张区，是与供应动脉分支相连的"高压蓄血池"。上、下颌骨病变区的牙便位于"高压蓄血池"的顶部，可引起牙根周围骨质的不断吸收，致牙松动；也可长期侵蚀、突破颌骨而波及软组织。一旦遇到拔牙、替牙或其他一些可致其内部压力明显变化的因素，便可引起"高压蓄血池"内血液涌出，表现为牙周围出血。

临床表现 颌骨动静脉畸形为先天性病变，女性多见。上、下颌骨均可罹患，但下颌骨明显多于上颌骨。主要表现为磨牙和前磨牙松动，牙周渗血或出血，发生在下颌骨的动静脉畸形还可导致下唇麻木。急性出血主要发生在儿童替牙期，特别是 10 岁左右。常在拔除松动的磨牙和前磨牙时，发生凶猛的出血，时有出血致死的报道；急性出血也可由乳恒牙的交替或误诊手术所致。①下颌骨动静脉畸形：可以仅限于颌骨内，也可突破颌骨皮质，侵犯周围软组织。多见单侧下颌骨发病，还可双侧下颌骨同时发病及上、下颌骨同时罹患。当下颌骨动静脉畸形仅局限于颌骨内时，可出现下颌第一磨牙松动以及松动牙周围渗血或出血，下颌静脉和颈外静脉扩张；也可伴有下颌或下唇部麻木，但相邻皮肤或龈颊沟黏膜均无明显异常改变。当下颌骨动静脉畸形波及邻近软组织时，表现为下颌部皮肤搏动性膨隆，局部皮温增高、色暗红，触之震颤；罹患侧下颌骨的龈颊沟黏膜充血，常伴患牙松动和牙周围渗血或出血。②上颌骨动静脉畸形：主要发生在上颌牙槽骨的后部磨牙区和前磨牙区。表现为患牙的松动以及松动牙周围出血。由于上颌牙槽骨骨质菲薄，上颌骨动静脉畸形一般破坏菲薄的骨质而侵及相邻软组织。表现为软组织膨隆，表面毛细血管扩张，局部皮温增高，触诊可及搏动。面颊部和颈部可见扩张的面前静脉和颈外静脉。口内检查可见患侧第一磨牙周围充血，患牙松动，周围类似牙周炎样改变。

诊断与鉴别诊断 发病年龄多见于10~20岁，特别是10岁左右的青少年，常有渗血或出血病史；临床检查显示患病部位多为磨牙区，常伴第一磨牙松动和渗血、出血，下颌静脉和颈外静脉扩张，相邻软组织搏动性膨隆，一般可以做出相应的诊断。结合曲面体层显示下颌管扩张和颌骨磨牙区异常密度改变，该异常密度改变在增强CT扫描上明显强化和患侧回流静脉扩张、早显，可以进一步明确颌骨动静脉畸形的诊断。

需注意牙周围出血、拔牙或手术中出血较多以及颌骨内穿刺见血的病例，不一定都是颌骨动静脉畸形，还可见于颌骨血友病性假瘤、颌骨血外渗性骨囊肿及软骨肉瘤；颌骨内病变穿刺见鲜血除了颌骨动静脉畸形外，还可见于颌骨骨髓瘤、血外渗性骨囊肿、动脉瘤样骨囊肿以及成釉细胞瘤。在鉴别颌骨动静脉畸形和颌骨内高血循占位方面，血管造影不能提供明确的诊断依据，需结合病理检查。

治疗 介入栓塞已成为首选治疗，手术切除或刮治仅作为介入栓塞的补充。

介入治疗成功的关键是将永久性栓塞材料置于颌骨"静脉池"的中央，使血液不能在此积聚，从而消除出血隐患。由于颌骨动静脉畸形微瘘型的血供特点，上、下牙槽动脉通过多个纤细的分支与颌骨内的病变相连，即侧支动脉供血型。单经牙槽动脉的血管内栓塞治疗很难将永久性栓塞材料完全充满颌骨内的"静脉池"，

需结合"静脉池"直接穿刺栓塞，即行"双介入法"彻底消灭颌骨内的异常血管团。颌骨动静脉畸形的永久性栓塞材料主要包括附凝血棉纤毛的金属螺圈和无水乙醇。附凝血棉纤毛的金属螺圈不可吸收并可于病变内快速形成凝血块，该血凝块日后可逐渐钙化成骨并充满颌骨内的囊状扩张区。在暴露螺圈取出的手术操作中可以发现，螺圈周围有活跃的骨小梁新生，手术操作过程中无明显出血。另外，单纯弹簧圈栓塞很难将病灶完全充盈，特别是在合并周围软组织动静脉畸形的病例，应该在弹簧圈栓塞后辅以无水乙醇注射。治疗成功的关键是永久消灭下颌骨内动、静脉间的异常吻合。一旦颌骨内的异常血管团为弹簧圈填塞和无水乙醇破坏，使血液不能在此积聚，便可完全消除出血的隐患。颌骨动静脉畸形成功介入栓塞后，牙槽窝出血迅速得以控制；颈部扩张、搏动的静脉恢复正常；如果是累及软组织的病例，软组织搏动和震颤消失，皮温下降。

预后 成功栓塞可达到完全治愈颌骨动静脉畸形的目的，随访结果显示颌骨内的病变完全消失，栓塞的螺圈周围充以新生的骨小梁。

（范新东）

kǒuqiāng hémiànbù dòngjìngmài jīxíng jièrù shuānsè

口腔颌面部动静脉畸形介入栓塞（interventional embolization of arteriovenous malformation in oral and maxillofacial region） 通过血管或非血管途径将栓塞剂送入中枢神经系统以外的动静脉畸形内部以达到治疗目的的方法。历史上动静脉畸形的治疗方法众多，但发展至今，动静

脉畸形的治疗策略主要以介入栓塞为主，辅以手术治疗。手术治疗仅限于介入栓塞后仍需改善外观以及局部清创的病例，病变的不彻底切除会促进其恶化。

适应证 口腔颌面部软组织动静脉畸形，颌骨动静脉畸形。

禁忌证 动静脉畸形所致的急性出血未得到有效控制；身体衰竭，不能耐受全身麻醉和介入创伤。

方法 介入栓塞的关键包括直接消灭异常血管团以及选择适合的永久性栓塞剂，忌行供血动脉结扎或堵塞。无水乙醇由于其脱水和剥蚀作用，使接触的血红蛋白变性并直接破坏作为动静脉畸形复发根源的血管内皮细胞；另外，无水乙醇是液体栓塞剂，可以浸润到毛细血管水平，是目前唯一能达到动静脉畸形根治效果的栓塞剂。通过此项技术，即使是弥漫复杂的病变，亦可以达到完全治愈的目的，或者说至少可以实现减小病变体积，改善患者临床症状，避免出现急性出血和心力衰竭等严重后果的目的。

技术要点 ①操作过程在全身麻醉下进行。②常规行全脑DSA检查，并分别行颈内动脉、颈外动脉及椎动脉造影，详细了解供血动脉、瘘口位置、引流静脉及类型。③将导引导管或造影导管引至颈外动脉的责任血管内。④微导管同轴导管系统超选择进入到异常血管团内，栓塞前造影显示的只能是异常血管团和回流静脉，而供应动脉不显示，说明微导管位于异常血管团的中央。⑤血管内途径不能完成输送器的准确置位时，可选择直接穿刺到达异常血管团的中央。⑥注射无水乙醇前，静脉推注地塞米松和胃黏膜保护剂。经到位的输送器

推注无水乙醇，每次推注后需等待 10~15 分钟后再次造影，根据造影情况判断是否再次推注以及推注量。无水乙醇一次用量需低于每千克体重 1ml，每次总量小于 50ml。颌骨动静脉畸形需首先直接穿刺到达颌骨中央，释放弹簧圈，降低病变流速，然后注射无水乙醇。术后行动脉造影，了解异常血管团是否完全闭塞。

术后处理 ①穿刺部位加压包扎。②全身麻醉患者苏醒后行常规神经系统检查，观察有无神经异常体征，特别注意观察视力情况以及有无面瘫发生，有则对症处理。③严密监测患者血压、心率、呼吸，观察患者瞳孔、意识、语言、感觉和运动等变化。④术后静脉滴注地塞米松和抗生素等。

并发症及防治 包括以下几个方面。

组织坏死 ①原因有栓塞微导管未能到达异常血管团中央、在供血动脉内行栓塞；采用局部穿刺进行栓塞时，病变破裂、造影剂积聚、无水乙醇未能弥散；注射无水乙醇后，未能耐心等待 10~15 分钟后便开始再次注射，注入量过多并反流入动脉；采用压迫回流静脉的方法降低病变流速过快时，无水乙醇发生反流入供血动脉。为防止组织坏死，术中一定将微导管或穿刺针置于异常血管团中央；每次治疗不能急于求成，需分次进行；无水乙醇注射剂量需严格控制，每次注射后需等待 10~15 分钟后造影，再决定是否再次注射。一旦发生组织坏死，坏死区组织的颜色首先变暗、然后变黑，最后脱落。这时，可进行局部热敷和使用血管扩张剂，以减少坏死面积。时机适当时，行局部清创和二期修复。

误栓或意外栓塞 误栓可导致相应的神经功能障碍。其原因主要有栓塞剂通过"危险吻合"栓塞了供应正常的脑组织的动脉。为防止误栓的发生，首先要熟悉颈外动脉系统的血管解剖、熟悉颈外动脉与颈内动脉以及颈外动脉与椎动脉"危险吻合"的存在部位，栓塞前仔细造影，认真观察并加以避免；另外，一定要保证将无水乙醇注入异常血管团的中央，特别是最后栓塞时需要掌握栓塞剂的注射量、注射速度，以防止反流；其次，可在栓塞前做区域性功能实验，以避免误栓发生。

心肺功能意外 无水乙醇栓塞动静脉畸形时，部分无水乙醇流入肺动脉，肺动脉的毛细血管痉挛，导致肺动脉压力升高。这时，右心室压力和负荷随之升高，左心室输出减低，全身血压和冠状动脉灌注也随之降低。如果这种状况得不到及时纠正并进一步恶化，则会发生心源性心律不齐以及心肺功能意外。局麻病例表现为患者剧烈咳嗽和呼吸困难，全麻病例表现为气道阻力突然增加，可伴不同程度的血氧饱和度下降。症状轻者可通过暂停注射、吸氧等治疗自动缓解；症状重者需静脉注射硝酸甘油。在大剂量无水乙醇栓塞术中，利用 Swan-Ganz 导管进行肺动脉压力的动态检测，是控制该并发症发生的有效方法。一旦发生肺动脉压力升高，立即停止注射无水乙醇；如果肺动脉压力仍不能恢复，可经 Swan-Ganz 导管滴注硝酸甘油，这样可有效缓解肺动脉压力。有经验显示，肺动脉高压往往是一次性大剂量无水乙醇流过肺动脉所致，因此需采取分次、少量推注的方法。

暂时性血红蛋白尿 主要出现在大剂量使用无水乙醇栓塞的病例。无水乙醇进入血液循环系统后直接破坏红细胞、血小板等，导致大量血红蛋白入血，并通过肾脏排泄。临床上观察到尿液呈深红色或酱油色。文献报道，在无水乙醇注射剂量超过 0.8 mg/kg 时，血红蛋白尿出现的概率几乎达到 100%。一般注射较大剂量的无水乙醇后应该加大补液量并碱化尿液，目前尚未观察到肾脏损害病例。

无水乙醇过敏 表现为推注少许无水乙醇后即出现全身皮肤大范围红斑，伴明显瘙痒，静脉推注地塞米松可明显改善过敏症状。变态反应临床表现轻重不一，出现时间长短各异，临床上应予充分重视。治疗前应仔细询问乙醇过敏史，术中应严密观察患者局部及全身情况变化。出现过敏后应立即中止无水乙醇注射，并视病情轻重给予相应脱敏、镇静、吸氧、抗休克治疗。

（范新东）

kǒuqiāng hémiàn jǐngbù dòngjìngmàilòu
口腔颌面颈部动静脉瘘（arteriovenous fiatula of oral and maxillofacial region） 先天性或获得性颌面颈部动脉和静脉直接相通，其间没有异常毛细血管网相隔的疾病。先天性颈外动脉-颈静脉瘘主要发生在腮腺咬肌区；获得性动静脉瘘主要发生在直接受伤部位，如颈动脉-颈静脉瘘、面颊部动静脉瘘、颞浅动静脉瘘等。

病因与发病机制 先天性动静脉瘘的确切发生机制仍不清楚，考虑可能为在胚胎期血管发生与血管生成过程中，某些与遗传有关或无关的基因发生变异，导致血管发育出现缺陷，形成动静脉之间异常直接交通的管腔结构。

而后在机械压力、血流剪切力、神经内分泌调节、局部微环境变化等因素的共同作用下，形成临床可见的病灶。获得性动静脉瘘的主要原因为外伤或者医源性损伤导致伴行动静脉管壁的破裂损伤，破口未能正常愈合，导致动脉血经破口直接进入相邻静脉，从而形成动静脉瘘。另外的原因也可能为动脉壁滋养血管通过内皮细胞增生进入血肿，大量增生的血管生长后与伴行的静脉相通而形成瘘。动静脉瘘的回流静脉在动脉血流作用下会引起静脉血动脉化，导致静脉高压，而且长期持续作用会导致静脉扩张，严重的病例会出现肺动脉高压及右心衰竭。

临床表现 为局部搏动性肿块，可以伴或者不伴疼痛，边界不清楚，触之震颤，有搏动感，通常伴表浅静脉扩张，部分患者会发生出血。颈动脉发生动静脉瘘时，其远端的供血范围发生"盗血"。颞浅动静脉因为其解剖部位表浅，深面为坚硬的颅骨，是颌面部外伤性动静脉瘘的好发部位。患者可表现为一过性晕厥等脑缺血症状。外伤性动静脉瘘还可与假性动脉瘤并发，血管损伤的同时，还可伤及邻近的脑神经从而出现面瘫、舌运动障碍和舌肌萎缩等。病变严重者可出现心悸，运动时该症状加重。先天性动静脉瘘主要发生于腮腺咬肌区，患者多主诉患侧搏动性杂音及耳鸣，颈静脉扩张并伴震颤。

诊断与鉴别诊断 多普勒超声可以观察到动静脉血流，并可准确地探到瘘口的位置、大小和通过瘘口的血液流速。MRI、增强 CT 可以显示扩张的回流颈静脉，重建的 CTA 可以立体、直观地显示异常的血管构筑；MRI 可

见明显的流空形成，重建的 MRA 也可直观显示异常的血管构筑。血管造影可以显示供血动脉与回流静脉直接相通，通过不同的投照角度，可以准确地显示瘘口的位置。

动静脉瘘在临床表现上与动静脉畸形相似，需进行鉴别。

治疗 主要为手术切除和介入栓塞治疗。随着导管技术和介入材料的不断进步，介入栓塞为动静脉瘘的首选治疗。常用的介入材料包括可解脱球囊、覆膜支架、弹簧圈、二氰基丙烯酸正丁酯（N-butyl-2-cyanoacrylate，NBCA）、Onyx 和无水乙醇等。发生在颈总动脉的外伤性动静脉瘘可选择带膜支架封堵瘘口；发生在腮腺咬肌区的先天性颈外动脉−颈静脉瘘以及颈外动脉分支血管的动静脉瘘可以采用弹簧圈结合 NBCA、Onyx 和无水乙醇进行栓塞。介入治疗成功的关键是完全堵塞动静脉之间的瘘口。

口腔颌面部软组织血供丰富，仅供血动脉内栓塞或单纯结扎颈外动脉，不但不能治疗动静脉瘘，相反会促进动静脉瘘的发展。这是因为原本不供应病变的同侧颈外动脉的其他分支、颈内动脉、椎动脉和甲状颈干以及对侧的颈外动脉会全部或部分开放，供应病变。

预后 动静脉瘘预后良好，成功的介入栓塞可以达到迅速缓解症状，根治病变的目的。

（范新东）

kǒuqiāng hémiànbù línbāguǎn jīxíng

口腔颌面部淋巴管畸形

（lymphatic malformation of oral and maxillofacial region） 淋巴管畸形是淋巴管扩张形成大小不等、含有淋巴液的小泡或囊腔的先天发育性疾病。曾称淋巴管瘤。

淋巴管畸形可发生于任何年龄，80%～90% 患者在 2 岁前就诊，50%～75% 患者出生时即发现。淋巴管畸形可发生在身体具有淋巴组织的任何部位，可以是局限，也可以是弥散，约 75% 病变发生在头颈部，其次为腋窝、纵隔及四肢。根据临床特点和组织学特点可分为微囊型和巨囊型，临床上也可出现微囊与巨囊混合的病变，或淋巴管畸形与血管畸形混合的病变。

（赵怡芳）

kǒuqiāng hémiànbù wēinángxíng línbāguǎn jīxíng

口腔颌面部微囊型淋巴管畸形

（microcystic lymphatic malformation of oral and maxillofacial region） 微囊型淋巴管畸形是由许多小于 $2cm^3$ 的扩张淋巴管腔构成的发育性疾病。曾称毛细管型淋巴管瘤、海绵状淋巴管瘤。淋巴管畸形是儿童常见的脉管畸形，发病率为 1.2‰～2.8‰。

病因与发病机制 淋巴管畸形多发生于富含淋巴组织的部位，发病原因尚不明确。多数学者认为系淋巴管的先天性发育畸形或某些原因引起发病部位淋巴液排出障碍，造成淋巴液潴留，导致淋巴管扩张、增生而形成。分子生物学及遗传学研究表明，畸形发生可能与 VRGFR-3、FOX-C2、SOX-18 等基因突变相关。

病理 表现为淋巴管扩张，内衬单层或多层上皮，形成较大的多个囊腔。囊壁有大量的淋巴细胞，可形成淋巴滤泡，周围则有大量的成纤维细胞、脂肪细胞和肌细胞等。囊液透明或呈淡黄色水样清亮液体，内含淋巴细胞、中性粒细胞和巨噬细胞；当伴有出血或感染时，可为血性或脓性。

临床表现 微囊型病变多发

生于唇、颊、舌等口腔黏膜，呈孤立或多发性散在的淡黄色圆形囊性结节或小疱状突起（图），质地较软。生长速度缓慢，感染、自发性或创伤性病变内出血可促进病变生长。组织深部的病变多发生于面下 2/3 的软组织，如唇、颊、舌、耳等部位。受累部位深浅不一，常致患处肥厚，引起畸形，如巨舌症、巨唇症等，有时伴颌骨肥大畸形。口底、口咽或颈部的广泛性病变，呼吸道梗阻是常见的并发症。

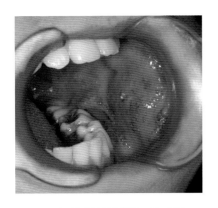

图　颊黏膜微囊型淋巴管畸形

影像学检查　①超声：图像特点为皮下、黏膜下或肌间蜂窝状或囊实性回声团块，边界欠清晰，呈不规则的低回声区，内有小的不规则的无回声区，彩色多普勒血流成像可见少量血流信号。②CT：表现为边界不清、密度不均匀的软组织块影，其内可见迂曲条状等密度影。增强扫描呈部分强化。③MRI：表现为增厚的黏膜下软组织内弥漫分布大片状或网格状稍长 T1、长 T2 信号，内见条索状分隔；或囊状长 T1、长 T2 信号，边界清楚，沿组织间隙形成海绵状结构，部分肌间隙亦可累及。

诊断与鉴别诊断　诊断主要依赖于临床表现与影像学检查结果。影像学检查可明确病变范围、大小、位置、囊腔结构及与周围重要结构的关系。口腔黏膜微囊型淋巴管畸形表现为孤立或散在的透明或淡黄色小疱状突起，质地较软。随患者年龄增加，病变范围扩大，继发感染或出血，体积迅速增大。常导致患处的软组织或骨骼畸形。

黏膜表面的微囊型淋巴管畸形需与舌淀粉样变、沟纹舌相鉴别，组织深部的病变需与神经纤维瘤、错构瘤相鉴别。①舌淀粉样变：表现为舌部单个或多个椭圆形结节样病变，突于黏膜表面，触之较硬，舌黏膜色泽正常，早期舌活动不受限，随病变加重，可出现舌运动障碍，影响咀嚼、吞咽及语言功能。②沟纹舌：表现为舌背部深浅不一、长短不等、不规则的裂纹。不影响舌的活动度，舌黏膜及舌乳头正常。较深的沟纹中常有细菌、食物残屑滞留而致轻度炎症，如有水肿则舌体增大。③单发的神经纤维瘤常突出于皮面呈圆形、卵圆形、结节状或梭形，多数较软，好发于成人，儿童少见。多发性神经纤维瘤（神经纤维瘤病）肿块数量不等，大小不一，可沿神经分布，呈念珠状。受累区域伴结缔组织异常增生，皮肤松弛或下垂，造成颜面部畸形或功能障碍。此外，神经纤维瘤病患者皮肤可出现咖啡斑。④错构瘤：指机体某一器官内正常组织在发育过程中出现错误的组合、排列，因而导致的类瘤样畸形。肿瘤大小不一、无包膜，常与周围组织无明显分界，剖面与其组织成分有关，呈灰白、灰黄或混杂黄色，有的可见出血灶。在口腔中好发于靠近舌盲孔的舌根部或硬腭前份，常表现为无疼痛肿块，表面光滑，边缘清

楚，质地软硬不等。

治疗　治疗目标为改善或恢复患者的功能和外观。对于较小的、不影响外观和功能的病变可先观察，对于可能危及生命和严重影响器官功能的病变需尽早治疗。发生于舌骨上的微囊型淋巴管畸形较难处理，特别是位于口腔、舌和咽部的病变。主要的治疗方法有手术、硬化剂注射、激光治疗。

手术治疗　病变范围较小者可手术完全切除。手术中，应尽量保留患者重要结构。对于不能完整切除的病例，可采取次全或部分切除。对发生于口咽、上呼吸道的病变，手术切除可能造成呼吸道阻塞的病例，可行预防性气管切开术。

硬化剂注射　常用的硬化剂为博莱霉素和 OK-432。①博莱霉素药液注射于病变内或病变基底黏膜下。博莱霉素注射后少数病例可出现低热、食欲缺乏以及偶尔的过敏性休克。②OK-432（溶链菌素），使用前应做青霉素皮试，青霉素过敏者禁用。几乎所有患者注射后 6 小时出现 38～39℃的发热，持续 2～4 天，需对症治疗；药物注射部位出现 3～7 天的炎症反应，如红斑、轻微触痛及肿胀，少数病例出现休克样症状。③多西环素病变内注射治疗淋巴管畸形的疗效接近博莱霉素，主要的不良反应是 8 岁以下儿童可出现牙着色、注射部位疼痛。

激光治疗　常用 CO_2 激光和 Nd：YAG 激光。适合于黏膜淋巴管畸形尤其是伴有局部感染病变的治疗。较大的病变需多次治疗。

预后　较小的病变易于治愈，累及范围广泛的病变治疗后常会复发。

（赵怡芳）

kǒuqiāng hémiànbù jùnángxíng
línbāguǎn jīxíng

口腔颌面部巨囊型淋巴管畸形 (macrocystic lymphatic malformation of oral and maxillofacial region)

巨囊型淋巴管畸形是淋巴管异常扩张形成 1 个或多个 $\geq 2cm^3$ 囊腔的发育性疾病。曾称囊性水瘤。

病因与发病机制 见口腔颌面部微囊性淋巴管畸形。

临床表现 发生于口腔颌面部的巨囊型淋巴管畸形，多见于 10 岁以下儿童，最常见的发病部位是颈部及口底（图）。临床表现取决于病变的范围、深度。多表现为局限性的囊状肿块，呈缓慢性生长，无疼痛等不适，质软，可压缩，可扪及波动感，体位移动试验阴性，透光试验阳性。可因感染、创伤或出血而迅速增大。大的病变常造成呼吸道压迫、进食及言语困难。

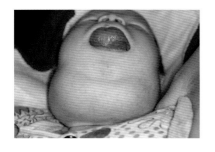

图　颈部及口底巨囊型
淋巴管畸形

可行穿刺及影像学检查以帮助了解病变的范围及性质。①穿刺抽吸获得的液体多为透明或淡黄色水样清亮液体，镜检可见较多淋巴细胞，不含胆固醇结晶，提示淋巴管畸形。②超声：表现为单房或多房的较大的无回声区，其间有分隔，壁及分隔光滑；彩色多普勒血流成像示病变内无血流信号。③MRI：表现为分叶状，中间含分隔的囊性病变，T1 加权像表现为低信号，T2 加权像为高信号，常可见分隔的液平面。伴感染时，T2 加权像有时表现为低信号。

诊断与鉴别诊断 根据病史、临床表现及影像检查结果，较易诊断。巨囊型淋巴管畸形多发生于颈部及下颌下三角，表面皮肤色泽及皮温正常，扪之柔软，可压缩，有波动感，无触压痛。体位移动试验阴性，透光试验阳性，穿刺可抽出透明或淡黄色水样液体。彩色多普勒超声、MRI 对巨囊型淋巴管畸形的诊断有很大帮助，能够清晰显示病变的范围，对治疗计划的制订具有指导意义。

巨囊型淋巴管畸形需与舌下腺囊肿口外型、皮样及表皮样囊肿、鳃裂囊肿、甲状舌管囊肿、脂肪瘤、畸胎瘤、神经鞘瘤、颈动脉体瘤等相鉴别。①舌下腺囊肿口外型：其临床表现与巨囊型淋巴管畸形较为相似，表现为下颌下区渐进性增大的无痛性肿块，触诊时压缩感不明显，可扪及明显波动感，体位移动试验及透光试验均阴性，穿刺抽出淡黄色黏稠囊液。②颈部皮样、表皮样囊肿：多发生于口底颏下区，70% 患者在 2~5 岁发现，少数发生于婴幼儿期。80% 患者表现为无痛性肿块，呈圆形或椭圆形，表面光滑，扪之有"面团样"感觉。穿刺可抽出奶酪样或豆渣样物质。③鳃裂囊肿：多见于青壮年。肿块生长缓慢，部分患者有反复肿胀、疼痛病史。质地柔软，有波动感，多位于颈侧上份。穿刺可抽出黄色或棕色清亮液体，多含胆固醇结晶。MRI 表现为薄壁、均质的囊性肿块，胸锁乳突肌受压向后外移位，颈动脉等大血管向内或向后内移位。T1WI 上呈低、等、高信号，T2WI 常呈等、高信号；并发感染时囊壁及周围软组织强化。④甲状舌管囊肿：可发生于颈正中线，自舌盲孔到胸骨切迹的任何位置。60% 的患者在 5 岁前发现。临床上表现为质软、可活动的肿块，随吞咽或伸舌上移。常伴有皮肤或口腔瘘管形成，合并上呼吸道感染时，可突然增大，造成言语障碍或呼吸困难。穿刺可抽出透明、微浑浊的黄色稀薄或黏稠液体。B 超显示有彗星尾特征，多与舌骨关系密切。⑤脂肪瘤：质地较软，境界多不清晰，肿块不随体位改变而变化，不能压缩。穿刺抽吸为实质性。CT 表现为均质低密度影，CT 值为低于水的负值，MRI 呈长 T1、长 T2 信号，抑脂序列上表现为低信号。⑥头颈部畸胎瘤：多发生于婴幼儿，好发于腭、口底及颌骨内。儿童颈部畸胎瘤多在出生或 2 岁前被诊断，多为良性。可为囊性或实质性，常表现为颈部无痛性肿块，多为单侧单发，生长缓慢，多有包膜，边界清楚。实性肿物表现为质地较硬的包块，表面皮肤、黏膜颜色正常或呈紫黑色、粉红色。囊性畸胎瘤呈囊肿样表现，内容物呈豆渣样或泥沙状，囊液澄清或浑浊，稀薄或黏稠，颜色有乳白色、淡黄色或黑色。囊性肿物继发感染、破溃，则形成经久不愈的瘘道或与邻近组织广泛粘连。CT 检查呈囊性、实性或囊实性包块，边界清楚，密度混杂，出现脂肪或骨密度影。⑦颈部神经鞘瘤：生长缓慢，肿瘤大小不一，常呈椭圆形，触诊光滑，质地中等，个别有囊性感，无痛。肿物多位于颈后三角区、颈总动脉及颈内动脉的外后方，可造成颈动脉向前方推移，肿块表面可触及动脉搏动。CT/MRI 检查肿瘤包膜清楚，密度不均。若肿瘤内有出血、坏死、囊性样变，可有低密度影。⑧颈动脉体瘤：表现为颈动脉三角区无痛性肿块，生长缓慢，多发生于颈动脉分叉处内侧的颈动脉体，呈圆形或椭圆形。肿瘤增大时可将颈动脉推向外侧，并将颈动脉分叉撑大，造成颈内、外动脉分离，形成杯状增宽。质地较硬，边界清楚，肿块浅表可扪及血管搏动，有时可听到血管杂音。DSA 可清楚显示肿瘤形态、供血动脉及与周围血管的关系。

治疗 主要采用手术治疗和硬化剂注射（如注射博莱霉素、无水乙醇及 OK-432）治疗等。

手术治疗 颈部巨囊型病变可手术完全切除，术后很少复发。累及腮腺区、咽喉部、口腔者，手术切除可能造成神经损伤等并发症。颈部巨大淋巴管畸形术后组织水肿压迫呼吸道，可引起呼吸困难，应根据情况在手术结束时做气管切开；或术后密切观察，做好气管切开准备。

硬化剂注射 ①博莱霉素局部注射治疗淋巴管畸形的主要作用是干扰淋巴管内皮细胞的 DNA 合成，破坏管壁，导致组织纤维化。治疗时尽量穿刺抽尽囊液，然后注入硬化剂。博莱霉素病变内注射后有少数病例可出现低热、食欲缺乏以及偶尔的过敏性休克。②OK-432（溶链菌素）作为硬化剂行病变内注射后，立即激发炎症反应，诱导效应细胞产生大量白细胞介素和肿瘤坏死因子等，导致内皮细胞损伤，使局部成纤维细胞和胶原纤维增生，从而引起病变硬化，对于巨囊型病变疗效显著。几乎所有患者注射后出现 38~39℃ 的发热，对症治疗后

好转；少数患者出现休克样症状，可能与变态反应有关；治疗后 3~7 天出现局部炎症反应，如红斑、肿胀及轻微触痛。青霉素过敏患者禁用 OK-432。

预后 手术切除或硬化治疗后治愈率高。

（赵怡芳）

kǒuqiāng hémiànbù hùnhéxìng màiguǎn jīxíng

口腔颌面部混合性脉管畸形
（mixed vascular malformation of oral and maxillofacial region） 混合性脉管畸形是由两种或多种异常脉管成分构成的发育性疾病。曾称血管淋巴管瘤。可能是微静脉畸形与静脉畸形、动静脉畸形与静脉畸形、淋巴管畸形与微静脉畸形或静脉畸形同时存在。

病因与发病机制 尚不明确，可能的病因见淋巴管畸形、静脉畸形及微静脉畸形。

临床表现 常发生于唇、颊、舌等口腔黏膜，呈孤立或多发性淡黄色小圆形囊性结节或点状突起，与静脉畸形或微静脉畸形同时存在者见散在的红色小疱状突起（图）。面颈部病变导致患处肥厚，引起畸形，表面皮肤颜色可正常。淋巴管畸形伴静脉畸形时可有部分压缩性，病变的大小可因体位改变而变大或变硬。

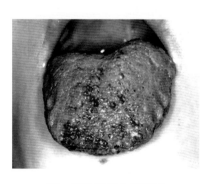

图 舌淋巴管血管畸形

以微囊型淋巴管畸形为主的混合性脉管畸形影像学表现。①超声：示软组织内蜂窝状或囊实性回声团块，边界欠清晰，呈不规则的低回声区，有小的不规则的无回声区。②CT：示边界不清、密度不均匀的软组织块影，增强扫描呈部分强化。③MRI：有淋巴管畸形与静脉畸形的信号特征，即 T1WI 为低信号，T2WI 为高信号。注射增强剂后部分强化，可见囊状影，边缘不整齐。

诊断与鉴别诊断 发生于口腔黏膜等浅表部位的混合性淋巴管血管畸形诊断并不困难。对累及较深部位的病变常不易做出正确诊断。其诊断与鉴别诊断见口腔颌面部微囊型淋巴管畸形和口腔颌面部静脉畸形。

治疗 可根据病变范围及部位选择手术切除、硬化剂注射或激光治疗。累及范围广泛的病变常需几种方法联合治疗。具体的治疗方法见微囊型淋巴管畸形和静脉畸形的治疗。

预后 病变范围小则疗效好，多个解剖区受累则难以治愈。

（赵怡芳）

kǒuqiāng hémiànbù màiguǎn xìtǒng zhǒngliú

口腔颌面部脉管系统肿瘤
（vascular neoplasm of oral and maxillofacial region） 发生于口腔颌面部脉管系统，除血管瘤以外的良性、恶性和交界性肿瘤。临床常见的良性肿瘤包括梭形细胞血管瘤、窦状血管瘤、乳头状血管瘤、球状血管瘤、肌间血管瘤（毛细血管型）、获得性弹性血管瘤、化脓性肉芽肿等，局部侵袭性或交界性脉管系统肿瘤包括卡波西样血管内皮细胞瘤、网状血管内皮细胞瘤、乳头状淋巴管内血管内皮细胞瘤、复合型血管

内皮细胞瘤、卡波西肉瘤等，恶性肿瘤包括血管肉瘤、上皮样血管内皮细胞瘤等。

脉管系统肿瘤患者由于疾病类型及病灶情况不同，其临床表现差异较大：部分患者表现为孤立病灶，无不适症状，甚至可以不治而愈；部分患者表现为局部畸形伴严重并发症，症状持续终生。严重的脉管系统肿瘤往往导致局部面容畸形和功能障碍，同时部分患者存在由病灶引起的不适症状，如局部胀痛、溃烂、出血、感觉异常、运动功能障碍（眼睑、口唇等部位）。此外，影响并发症的因素还包括病灶大小、部位、累及层次、病理类型等。

脉管系统肿瘤的诊断主要通过临床检查、影像学以及病理学检查等，其中 MRI 在诊断口腔颌面部脉管系统肿瘤方面价值较大。

口腔颌面部脉管系统肿瘤的类型不同，治疗方法各异，目前尚无统一的治疗指南。良性脉管系统肿瘤治疗效果较好，恶性脉管系统肿瘤治疗效果较差，其中上皮样细胞内皮细胞瘤生物学行为介于血管瘤和高分级血管肉瘤之间，出现不典型或恶性特征者，预后甚差；软组织血管肉瘤为高度侵袭性肿瘤，约 1/5 的病例出现局部复发，一半患者在确诊肺、淋巴结、骨和软组织转移后 1 年内死亡。与预后不良有关的因素包括年龄大、腹膜后病变、肿瘤体积大和 Ki-67 高表达等。

（郑家伟）

kǒuqiāng hémiànbù xuèguǎn nèipíxì bāoliú

口腔颌面部血管内皮细胞瘤

（hemangioendothelioma of oral and maxillofacial region） 血管内皮细胞瘤是起源于血管内皮细胞的恶性肿瘤。又称恶性血管内皮细胞瘤。一般根据肿瘤组织形态、细胞分化程度分为 2 级：一是中间型（低度恶性），细胞分化较好，多无转移；二是血管肉瘤，分化差，高度恶性，转移率高，死亡率高。两者均可以有单发和多发的表现。据世界卫生组织统计，中间型占原发骨肿瘤的 0.28%，血管肉瘤占 0.23%。

病因与发病机制 不清。

临床表现 约 50% 的皮肤血管肉瘤位于头颈部，常发生于老年男性的头皮或面部（图）。通常表现为类似"播散性青肿"的病变，颜色从蓝色到红色。肿瘤进展时，常形成结节。大多数患者无临床症状，偶可表现为出血、水肿和/或溃疡。常常因为诊断延误而未在早期采取适当的治疗，具有很高的局部复发和远处转移倾向。由于头皮血供的特殊性，常引起病变的弥散性播散。其生长方式为侵袭性和跳跃式生长。临床上往往不能精确定位其真正的边界，常常因为不能完整切除肿瘤而导致局部复发。迅速的淋巴及血行转移可发生于肺、肝和淋巴结。

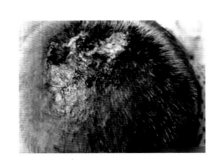

图 头皮血管内皮细胞瘤
注：皮肤出血、坏死，形成溃疡

诊断与鉴别诊断 发病初期临床表现不明显，当肿瘤生长至肉眼可见时，容易被误诊为血肿或单纯血管瘤。确诊依赖于组织病理学检查。免疫组织化学染色：Vimentin（++），CD31（+），CD34（-），F8（-），CK（-），CD68（++），Ki-67（25%～50%）。

治疗 首选手术切除，力争做到切缘干净，术后进行大范围放疗。辅助性化疗的作用仍有待研究。对于晚期无法手术切除的患者，可应用辅助性化疗或铱-192 近距离照射治疗。动脉内或瘤内加全身应用白细胞介素 2，可显著降低远处转移风险。

预后 5 年生存率为 12%～33%，半数患者在 15 个月内死亡。死亡原因常为远处脏器转移。

（郑家伟）

kǒuqiāng hémiànbù xuèguǎn wàipíxì bāoliú

口腔颌面部血管外皮细胞瘤

（hemangiopericytoma of oral and maxillofacial region） 血管外皮细胞瘤是发生于血管外皮细胞的恶性肿瘤。约占血管肿瘤的 1%。血管外皮细胞是毛细血管的网状纤维膜或小血管外膜的一层梭形细胞，银染技术证实这些细胞有长的突起，包绕在血管周围。通常认为这些细胞具有收缩能力，控制血管的管径。

血管外皮细胞瘤在组织学上可分为 3 组：组织学表现为良性（低度恶性）、组织学表现为交界性（中度恶性）和组织学表现为恶性（高度恶性）。但血管外皮细胞瘤的组织学表现往往与其生物学行为并不一致，组织学显示为良性，但肿瘤可表现为侵袭性生长，或术后反复多次复发；反之，组织学表现恶性，肿瘤可能显示良性生物学行为。为此，进一步提出了在组织学上的恶性诊断标准，包括细胞核分裂象增加、瘤细胞有明显异形性、病灶有出血坏死、细胞间质丰富，往往提示预后较差。

病因与发病机制 不清。

临床表现 可发生于任何年龄，以青壮年多见，新生儿亦可发生，男女发病比例相当。由于血管外皮细胞瘤起源于小血管外膜的细胞，因此理论上可发生于身体的任何部位。发病部位以下肢、腹膜后以及盆腔最常见。头颈部发病率约占15%，好发部位包括头皮、面颈部、鼻腔及鼻窦，发生于颌骨者少见。

缺乏特异性的临床表现，多以缓慢生长的无痛性肿块或所在部位的功能障碍为首发症状。影像学检查缺乏特征性改变。X线片示骨性膨胀、溶骨性破坏或囊状骨质破坏，边缘为虫蚀样，无骨膜反应、无新骨形成及钙化斑。CT示肿物内部质地较为一致，边界清楚，呈良性肿瘤的影像学表现。

诊断与鉴别诊断 诊断通常有一定困难，易误诊。患者多因缓慢渐进性增大的无痛性肿块而就诊。一般的实验室检查对诊断意义不大，而其影像学特征缺乏特异性。最终确诊依赖组织病理学诊断（切除或切取活检），但不主张做细针穿吸活检。血管外皮细胞瘤需与血管球瘤、血管内皮细胞瘤、血管平滑肌瘤、平滑肌母细胞瘤等鉴别。血管外皮细胞瘤与孤立性纤维瘤属于成纤维细胞/肌成纤维细胞来源肿瘤的中间性肿瘤，两者在组织病理学方面重叠表现很多，世界卫生组织2002年分类中，将两者归于偶尔有转移的同一类。根据肿瘤血流动力学、胶原纤维沉积、坏死和部位等，多数可以鉴别，少数病例诊断困难。孤立性纤维瘤是少见的梭形细胞软组织肿瘤。

治疗 以根治性手术为主，对于切除不彻底的患者，应考虑术后放疗。除明确淋巴结肿大外，对颈部淋巴结应密切随访，不主张选择性颈淋巴清扫术。术后化疗对患者预后益处不大，通常仅用于发生远处转移的患者。

预后 复发率为15%，10年生存率在80%以上。远处转移率不高，主要转移至肺和骨。

（郑家伟）

kǒuqiāng hémiànbù kǎbōxī ròuliú

口腔颌面部卡波西肉瘤 （Kaposi sarcoma of oral and maxillofacial region） 卡波西肉瘤（kaposi sarcoma，KS）系局部侵袭性生长的内皮肿瘤。又称皮肤特发性多发性着色肉瘤、多发性血管肉瘤、多发性出血性肉芽肿、卡波西病。

病因与发病机制 KS相关疱疹病毒（KSHV）或人类疱疹病毒（HHV8）为致病因素。病毒位于所有KS细胞内及外周血中，与免疫、遗传及环境因素相互作用，导致发病。口腔暴露在感染的唾液中，是一个感染HHV-8的潜在危险因素。临床及流行病学分为4型。①经典无痛型KS：其发展缓慢，主要发生于地中海或东欧老年男性。②非洲地方性KS：发生于近赤道区的非洲中年及儿童，不伴HIV感染。③医源性KS：发生于接受实体器官移植而用大剂量免疫抑制剂治疗的患者，或因其他原因使用免疫抑制剂如皮质类固醇的其他患者。④获得性免疫缺陷综合征相关KS（AIDS-KS）：其侵袭性最强，发生于HIV-1感染、同性恋或异性滥交的男性，后者获得性KS相对危险性大于10000。在接受高度活性的抗病毒治疗后，这种危险性会降低，但在口腔KS中尚有待证实。

临床表现 最典型的部位是皮肤，尤其是面部和手足末端。进展过程中或发病早期，黏膜（如口腔）、淋巴结和脏器可能受累，有时无皮肤病损。也可全身多发，但骨骼肌、脑、肾很少受累。口腔KS最常见于腭部（图1），其次为牙龈和舌。①经典无痛性KS：特征是紫色、红蓝色或深棕色斑丘疹、斑块和结节，可溃烂。常见于手足远端，可伴发淋巴水肿。病变通常进展缓慢，无痛，淋巴结和脏器受累少见，可伴恶性贫血。②非洲地方性KS：局限于皮肤，病程迁延。其变异型（淋巴结型）见于非洲儿童，进展迅速，死亡率高。③医源性KS：相对常见，可发生于实体器官移植或应用免疫抑制剂治疗后数月至几年。停用免疫抑制剂后，病变可完全消退，但难以预测。脏器发病者，可死于KS。④AIDS相关KS：好发于面部、生殖器、下肢皮肤、口腔黏膜、淋巴结、消化道和肺。无皮肤、黏膜病变者，也可发生淋巴结和脏器病变。皮肤和淋巴结病变是各型KS的主要体征，侵犯脏器的过程缓慢，伴或不伴症状，取决于病变的范围和部位。口腔KS可以是孤立或多发性红色或浅蓝色扁平病损，随后发展为结节；有时为大的团块，伴或不伴溃疡。

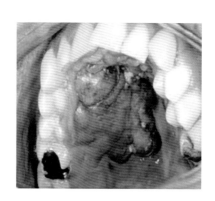

图 腭部卡波西肉瘤

诊断与鉴别诊断 依赖于组织病理学检查和免疫组织化学染色（图2）。4种类型KS的镜下表现具有共同特征，早期皮肤病变无特异性，仅见轻度血管增生。在"斑片"阶段，血管腔数量增加，形态不规则，与表皮平行。发展为"斑块"时，上述表现均加重。血管增生更加明显，管腔更不规则，似锯齿状。炎性浸润加重，有大量渗出的红细胞和嗜铁细胞，常见玻璃样小球（破坏的红细胞）。"结节"期的特征是边界清楚的结节，隔以梭形细胞束，细胞轻度异形，大量裂隙样腔，充满红细胞。病变外周可见扩张的血管，梭形细胞有丝分裂常见。玻璃样小球见于梭形细胞内外。在一些地方性结节型KS，病变表现酷似淋巴管畸形。

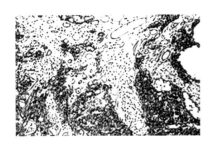

a. 皮肤结节型 KS

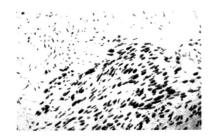

b. 所有类型的 KS 均表达 HHV-8

图2 免疫组织化学染色

免疫组织化学染色显示，管腔内衬细胞血管标志物常阳性，梭形细胞 CD34 阳性，CD31 多数阳性，但Ⅷ因子染色阴性。所有病例的 HHV-8 阳性，FLI1 是一种新的核转录因子，几乎表达于所有血管肿瘤，包括 KS。

主要鉴别诊断包括卡波西型血管内皮细胞瘤。

治疗 手术、放疗及化疗可改变其进程。

预后 预后取决于类型和病变范围，侵犯脏器者，疗效往往较差。

（郑家伟）

kǒuqiāng hémiànbù xuèguǎnliú hé màiguǎn jīxíng xiāngguān zōnghézhēng

口腔颌面部血管瘤和脉管畸形相关综合征（hemangioma and vascular malformation related syndrome of oral and maxillofacial region）

患有某一种血管瘤或脉管畸形，同时有规律地伴发另一些病理情况（如肢端肥大、四肢畸形等）而构成几种独立的病理实体或综合征。目前已知与血管瘤和脉管畸形有关的综合征有十余种，在国际脉管疾病研究学会对脉管异常分类的基础上对相关综合征进行分类，主要包括脉管系统肿瘤相关综合征和脉管畸形相关综合征，其中脉管畸形相关综合征还分为高流速脉管畸形相关综合征和低流速脉管畸形相关综合征。脉管系统肿瘤相关综合征主要包括 PHACE 综合征、PELVIS/SACRAL 综合征以及 LUMBAR 综合征。高流速脉管畸形相关综合征包括遗传性出血性毛细血管扩张症、节段性脊髓血管畸形综合征、脑-视网膜动静脉瘤综合征及帕克斯·韦伯（Parkes-Weber）综合征，低流速脉管畸形相关综合征包括脑颜面血管瘤综合征、骨肥大性静脉曲张综合征、蓝色橡皮疱痣综合征、普罗特斯（Proteus）综合征、软骨发育异常血管瘤综合征等。通过以上对相关综合征的分类，有助于进行系统性临床分析及治疗。在对患者病情进行诊断的过程中，应注意患者年龄、病变范围及大小、局灶性还是节段性病变、单发还是多发、病变生长周期、有无肢端畸形、有无家族遗传史等，结合相关影像学检查及病理检查结果进行相应的诊断。

病因尚不十分明确，部分常见综合征具有遗传倾向，存在相关基因的突变。

治疗尚无金标准，需要临床医师根据患者不同的临床症状进行对症治疗。由于其病变范围较大且涉及多处组织器官，因此单独采取一种治疗方法难以取得令人满意的疗效。目前主张使用多学科联合治疗和预防相关综合征及其并发症，从而为患者提供最佳的治疗方法。多学科治疗团队需有口腔颌面外科、儿科、内科、矫形外科、整形外科和血管外科医师的参加，还包括介入放射治疗医师、肿瘤内科医师和理疗医师。由于相关综合征症状的多样性及复杂性，对患者进行长期的随访观察并对患者的症状进行适当的干预十分必要。

（郑家伟）

Kèlìpèiěr tèlúnnàyī zōnghézhēng

克利佩尔·特伦纳伊综合征（Klippel-Trenaunay syndrome）

以静脉畸形和骨肥大为特征的先天性发育畸形。又称骨肥大性静脉曲张综合征。该征是一种先天性静脉畸形病变。

发生机制 目前尚无定论。有学者认为是胎儿期中胚层发育异常，在肢芽的胚胎发育中，因胚胎血管的退化比正常晚，使发育过程中的肢体血流和温度增加，从而产生肢体肥大等一系列症状。这种观点认为肢体深静脉阻塞是综合征的一部分，而不是原因。但有学者对患者进行的大量手术前后静脉造影研究表明，深静脉血流受阻在 KTS 的发病中有重要意义。主干深静脉血流受阻的原因，主要是受到纤维束带、异常肌或静脉周围鞘膜组织压迫，部分患者是由于深静脉主干发育不良或闭锁所致。

临床表现　一般在出生时即可发现程度不同的肢体畸形，但出现明显症状的时间较晚，75%的患者在 10 岁前出现症状，少数到中老年才出现。绝大多数发生于下肢，发生于上肢者不足 6%，85% 为单侧病变。患者有典型的三联特征（图）及多种伴发畸形。

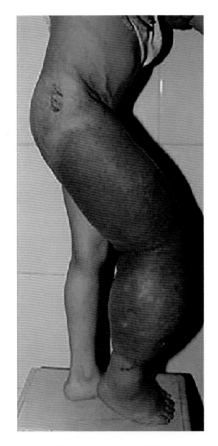

图　典型克利佩尔·特伦纳伊综合征三联征
注：右下肢肥大畸形、浅静脉曲张、广泛血管痣

血管瘤（痣）　均在出生或幼儿期出现，扁平，或稍有隆起，粉红色至蓝紫色，呈点状或片状，边缘参差不齐，可布满患肢。随着年龄增长，畸形表面皮肤增厚伴疣状增生，局部出汗增多，触碰时易出血。

浅静脉曲张　极为明显和广泛，多集中在小腿部。静脉壁厚，可位于皮下深层，触诊时可及条索状物。与静脉畸形相邻皮肤常可见多个卫星静脉痣，为原发性静脉扩张或继发于静脉高压而导致的反流扩张。部分患者的曲张静脉自发破裂出血或继发于创伤出血，并可伴有深静脉血栓性静脉炎。浅静脉曲张可以是特发存在或出生时即存在，也可以是深静脉梗阻后的代偿性通道。

肢体肥大　肢体各部位均肥大，周径与长度较健侧增加，足部尤明显，肢体肥大主要由于肌肥大、脂肪增加、皮肤增厚及异常的血管组织（图）。以上这些特征可集中出现在某一肢体，也有少数在不同的肢体出现。

伴发畸形　①淋巴管畸形：肢体明显水肿，可表现为纤维束带在压迫深静脉时，同时压迫伴随的淋巴管；淋巴水肿；合并乳糜管变形，导致异常反流 3 类。②同侧臀部肥大：其原因是静脉回流不良或乳糜管输送变异，使臀部乳糜过多。③合并静脉血管瘤：肢体静脉血管瘤从解剖、临床表现或放射学特征上均与 KTS 完全不同，肢体常表现为缩短，但 KTS 患者可合并肢体大面积静脉畸形。④静脉血栓形成：严重时血栓脱落，可发生肺动脉栓塞。⑤其他伴发畸形：可出现在患肢或其他相邻部位，甚至在其他器官内如中枢神经系统，常见的伴发畸形有并指、营养障碍性病变、皮炎、湿疹、青光眼、眼球内陷、结膜毛细血管扩张、视网膜血管畸形等。

诊断与鉴别诊断　根据静脉异常、组织增生、血管瘤（痣）典型的三联症状及相应的伴发体征，诊断并不困难。但要确定病变程度、深静脉梗阻部位，还需借助一系列辅助检查。①X 线检查、CT、MRI：示肢体软组织或骨骼肥大、骨皮质增厚。②静脉顺行造影：可显示浅静脉异常、深静脉异常和肌间血管瘤及深静脉梗阻部位。③核素淋巴系统扫描：显示淋巴回流障碍。④静脉压测定：穿刺足背静脉测静脉压，并通过肢体运动后静脉压的变化来判断深静脉的淤血程度。⑤多普勒超声及经皮氧分压测定：主要用于判断有无动静脉瘘。⑥小腿血流测定：提示小腿血流较健侧增加。⑦组织学检查：可见皮下脂肪层的小静脉数目和直径增加，皮下静脉壁的平滑肌广泛肥大，内膜增厚。

KTS 应与帕克斯·韦伯（Parks-Weber）综合征相鉴别。它们之间在血流动力学、病理生理、治疗和预后等方面都不相同。前者血管改变以静脉为主，预后较好；后者以动静脉瘘为主，预后较差。

治疗　目前无特效疗法，主要是对症处理和缓解症状。由于患肢的深静脉多有发育不良或闭塞，显然切除代偿性的曲张浅静脉将会使病情加重，故一度认为最好的治疗方法是采用弹力绷带、穿弹力长袜等保守疗法。进一步的研究表明，患肢一段主干深静脉血流受阻的原因主要是受到纤维束带、异常肌或静脉周围鞘膜组织的压迫，因此切除这些压迫在主干深静脉上的异常组织，是正确而有效的治疗方法。如主干深静脉确系发育不良或闭塞，可施行各种适当的搭桥转流术，重建深静脉主干的连贯通道，以达到治疗目的。动脉内灌注博莱霉素碘油乳剂硬化治疗，对改善患肢肥大具有较好效果。

对合并肢体静脉畸形的患者，可采取相应的治疗措施。对无深静脉血流受阻的患儿，可分次切除肥大的软组织。

（郑家伟）

Kǎsàbāhè méilǐtè xiànxiàng

卡萨巴赫·梅里特现象（Kasabach-Merritt syndrome） 是以巨大"血管瘤"、血小板减少和消耗性凝血病为特征的一组病症。曾称卡萨巴赫·梅里特（Kasabach-Merritt）综合征。1940 年，Kasabach 和 Merritt 共同报道了 1 例男性患儿出生后不久出现左大腿皮肤红褐色斑疹，伴皮下血管瘤样软组织包块。病变发展迅速，很快累及整个左下肢，并向阴囊、腹部及胸部蔓延；患儿同时合并消耗性血小板减少症。

病因与发生机制 病因目前尚不清楚。发病机制为巨大"血管瘤"内有大量血液滞留和消耗大量血小板及凝血因子 II、V、VI和纤维蛋白原，引起凝血机制异常；单核-巨噬细胞系统吞噬血小板作用加强，瘤体可产生血小板抗体，破坏血小板。瘤体内血窦多巨大，使血小板凝聚在内，ATP 消耗，血小板受损裂解等，导致血小板进一步减少，发生 DIC。由于出凝血机制障碍，血管瘤瘤体内血液积聚，瘤体周围渗血、水肿，使瘤体急剧扩大。

临床表现 该病是"血管瘤"的罕见而严重的并发症，其特点为巨大"血管瘤"、血小板减少和消耗性凝血病，死亡率可高达 10%~37%。据报道，发生 KMS

的"血管瘤"多数为卡波西样血管细胞瘤（46%）、动静脉畸形（31%）和婴儿毛细血管瘤（23%）。虽然出生前（经 B 超诊断）和成人均有病例报道，但其常在新生儿期发病。发病率无明显性别差异。起初常表现为皮肤点状红褐色斑疹，皮下出现软组织肿块，常高出皮面，合并皮肤出血性斑点。肿块增长迅速，无自行消退趋势，随患者年龄呈进行性生长，并向周围组织或器官浸润性生长。"血管瘤"表面青紫色或暗红色。大多数患者肿块有触痛，且易形成溃疡合并感染。病变起始部位多位于四肢、躯干，少数生长在内脏和腹膜后。同时伴有病变部位或其他部位皮下淤血、肿胀及牙龈出血等明显的出血倾向。内脏"血管瘤"诊断较困难，尤其是皮肤没有血管瘤征象时，所以如患儿出现不能解释的血小板减少和凝血障碍，应考虑该病。皮肤多发"血管瘤"同时伴有内脏"血管瘤"，死亡率较高。20%~40%的"血管瘤"留有残痕，甚至持续至成年仍不消退。

诊断与鉴别诊断 诊断通常依据出生后不久即迅速增大的血管瘤样病变，明显的出血倾向及相关的实验室检查。血小板计数及纤维蛋白原水平下降，其中血小板最低可降至 $3.0×10^9/L$，纤维蛋白裂解产物及 D 二聚体水平上升，凝血酶原时间（PT）及激活的部分凝血活酶时间（APTT）延长等。由于"血管瘤"的特殊性、生长的部位及出血倾向等问题，临床上往往不能进行活检，辅助检查对了解"血管瘤"的范围及供血情况显得尤为重要。辅助检查中，B 超特别是血管多普勒超声是明确和监测大部分"血管瘤"病变快捷而方便的手段。

血管造影与 MRI 结合即 MRA 在疑难病例可提供有价值的信息。CT 及 MRI 检查提示血管增强性肿块及血管腔内血栓形成。应与小儿血管瘤和先天性血管畸形及血管肉瘤鉴别。①小儿血管瘤及先天性血管畸形：均可在出生后不久发病，出现皮肤颜色改变和皮下肿块，但血管瘤由血管内皮细胞增生引起，肿块多可在 1 岁左右以后逐渐自行消退；先天性血管畸形由小动脉、小静脉、淋巴管增生引起，随着年龄缓慢生长，不向周围组织或器官浸润性生长，两者均不伴有明显的出血倾向及血小板和凝血因子减少。②血管肉瘤：是内皮细胞和成纤维细胞性组织增生形成的恶性度极高的肿瘤，以青少年多见，好发于四肢皮下组织。肿瘤可经血流向肺、骨等处转移，病理检查可确诊。

由于白血病、神经母细胞瘤等肿瘤亦可致皮肤淤血，必须注意鉴别。

治疗 目前尚无统一的治疗标准和良好的根治方法，主要行对症治疗。患者需定期复查血常规及凝血功能，如出现血小板及凝血因子减少引起出血倾向，应补充血小板、新鲜冷冻血浆及冷沉淀等。现有手术和药物治疗等方法可使病变消退及凝血功能恢复正常。

手术治疗 包括手术去除病灶和腔内治疗。手术切除肿块主要选择病变早期（病程最好在 3 个月内）、体积小且解剖清楚、不邻近重要脏器的肿块。对于病程长、病变范围大的病灶，采用去容积疗法，即对不能完全切除的病例，切除部分"血管瘤"，可以减少失血，改善凝血功能。术后要严密观察伤口出血情况，谨防并发症出现，以便及时对症治疗。

腔内治疗主要是用硬化剂（如无水乙醇）和微弹簧圈等栓塞肿块滋养动脉而使病变退缩，可反复使用多次，其病例选择与手术治疗相同。

药物治疗　药物有多种，多用于病变广泛、病程长或病变与重要脏器毗邻等不适合手术治疗的病例。多种药物联用，治疗效果好于任何一种药物单独使用。常用药物有普萘洛尔、皮质类固醇激素、长春新碱、环磷酰胺和放线菌素 D。

加压治疗　病变部位在肢体者，可用气压袖带或弹力袜、绷带等加压包扎，迫使瘤体退缩，通常作为辅助治疗。

预后　经上述各种方法治疗后，病情可由活动期转为静止期，即肿块退缩和血小板及各种凝血指标恢复或接近正常。患者活动期常因血小板和凝血因子减少而发生致命性大出血（病变多位于内脏、腹膜后、盆腔、颈胸等处）。肿块侵及周围重要脏器，可危及生命。文献统计，总死亡率为 20% ~ 30%。病变处皮肤破溃易引起败血症。医源性并发症包括动脉栓塞后引起相应组织缺血坏死和手术后引起 DIC 等。预后的好坏主要依赖于继发性并发症出现之前对肿瘤侵袭性发展的控制和凝血功能的监控。

（郑家伟）

nǎoyánmiàn xuèguǎnliú zōnghézhēng
脑颜面血管瘤综合征 （encephalofacial angiomatosis）

以面部微静脉畸形、脑组织微静脉或静脉畸形以及青光眼为主要特点的罕见的先天性神经皮肤综合征。即斯特奇－韦伯（Sturge-Weber）综合征，又称脑三叉神经血管瘤综合征、皮肤神经软脑膜血管瘤病、脑三叉神经综合征等。

无性别及种族差异，发病率为 0.002% 或更低。

病因与发病机制　病因不清，一般认为属于先天性而非遗传性疾病，少量研究支持其是一种神经系统遗传病，且为常染色体遗传。有研究者推测，三叉神经第一支与该支支配区皮肤和所有的脑膜、脉络膜是由同一部位的神经外胚层嵴细胞发生的，该综合征是因为该胚层的发育异常所致。遗传学研究认为，该综合征与染色体畸变有关。该综合征的所有症状和体征都源于局部原发性静脉发育异常，通过持续性的交通静脉通路和代偿性的侧支静脉通路效应，将静脉高压传递到周围区域。葡萄酒色斑（微静脉畸形）起因于一种血管病而非神经紊乱，其症状轻重取决于静脉发育异常的程度和部位。对该综合征患者眶周静脉流量进行的研究和多普勒超声波检查都证明了该假说。此病理生理学机制同时也阐明了组织肥大的机制。

临床表现　虽然称为脑颜面血管瘤综合征，但病变的性质实际上是微静脉畸形。该综合征以癫痫发作、颜面部皮肤微静脉畸形和青光眼为特征。①头面部微静脉畸形在出生时即出现，随患儿生长而增大，红色至暗紫红色，不高出皮面（图）。其分布部位并非严格与三叉神经各支的支配范围吻合，可以是单侧，也可以是双侧。单侧者可越过中线，双侧者也可以互不融合。双侧面部微静脉畸形是否合并双侧脑部或脉络膜病变尚不能肯定。面部微静脉畸形（葡萄酒色斑）位于三叉神经第一支眼神经感觉区皮肤者，是伴发该综合征及神经性视力障碍的重要因素。葡萄酒色斑单独位于该区或同时侵犯其他区域的

患者，是该综合征发生的高危者，尤其是葡萄酒色斑侵及三叉神经第一分支的全部区域者。除面部葡萄酒色斑外，身体其他部位可合并血管畸形，也可合并其他发育畸形。②最常累及颅内软脑膜，发生于软骨脑膜的血管畸形使局部脑组织继发缺氧、萎缩、钙化，因此神经系统症状十分常见。癫痫发作是其中最常见的症状，另外还包括头痛、偏瘫、智力减退等症状。

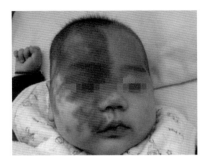

图　脑颜面血管瘤综合征
注：右侧面部沿三叉神经支配区分布的微静脉畸形，不高出皮肤表面

该综合征进展缓慢，头面部皮肤红斑不影响功能，但脑内及眼内病变的缓慢发展最终能导致严重后果，出现严重的癫痫发作、神经症状及视力障碍等。

诊断与鉴别诊断　目前尚无统一诊断标准。诊断依据主要是其典型的临床表现，但是面部血管畸形、神经症状等有很大的变异性，所以要借助于影像学检查显示颅内改变才可以确诊。典型者根据临床表现如面部血管畸形同时伴有癫痫、偏瘫或青光眼、突眼即可诊断。不典型者需辅以影像学检查如 CT、MRI 等。一般比较认可的诊断标准为面部、脉络膜及软脑膜 3 个部位中同时存在累及 2 个部位的血管畸形。头

颅 X 线片可见病变区具有浅淡阴影，系病变内有较多的铁质和钙质所致。特征性 X 线改变是脑内钙化点及出现的路轨状平行钙化线，后者是由于钙盐紧贴在脑回表面沉积而使钙化线沿脑回分布所致。但此改变出现较晚，所以早期诊断以临床表现为主，结合 SPECT，评价局部脑血流状况。

需与普通型微静脉畸形、早期婴幼儿血管瘤相鉴别，可以根据病史、临床表现和病程发展做出鉴别，一般不需要组织病理学检查。

治疗 目前尚无根治性方法。主要为对症处理。①颅内血管畸形的主要临床表现为癫痫，长期癫痫发作可导致神经损害。因此，在症状开始时，治疗癫痫发作可以减少脑损害。用足够的药物可控制 40% 患者的癫痫发作，但在 1 岁以内发病的癫痫患者，其对药物治疗有高度耐受性，必须进行手术治疗。卡马西平和奥卡西平常作为一线抗惊厥药治疗癫痫，效果不佳时可加用或换用托吡酯、拉莫三嗪等，严重者使用药物降低颅内压，并应用胞二磷胆碱、脑活素等脑细胞营养药物保护脑细胞。大部分患者经正规治疗后癫痫控制良好，药物无效时可考虑手术治疗。②对青光眼，可予以药物降压或行抗青光眼手术（如小梁切除术、房角切开术、晶状体冷冻术等），多数眼压可被控制。③面颈部浅表血管畸形或痣较多采用激光治疗。闪光灯泵浦（脉冲）染料激光配合类固醇激素局部注射是一种有效、安全的手段，94% 的面部血管畸形可以通过该方法得到治疗。微静脉畸形则多采用激光光动力治疗。造成面部畸形的深部血管畸形可手术切除。④面部血管畸形影响美观，

易致心理创伤，应在对症治疗时给予适当的心理治疗。

（郑家伟）

PHACES zōnghézhēng

PHACES 综合征 （PHACES syndrome） 以血管畸形为主要表现的神经皮肤综合征。最常见的特点是大脑和脑血管畸形，常表现为神经疾病和认知障碍。PHACES 分别代表颅后窝畸形（P，posterior fossa malformations）、血管瘤（H，hemangioma）、动脉异常（A，arteria anormalies）、主动脉狭窄和/或心脏缺损（C，coarctation of the aorta and/or cardiac defects）、眼部异常（E，eye abnormalities）及胸骨裂（S，sternal clefting）等一系列可能在该病中出现的系统畸形。

通常情况下，血管瘤位于上半面部的患者，大脑和眼结构异常的风险往往更大；血管瘤位于面部较低部位的婴幼儿，则更可能出现累及心脏或呼吸道的风险。但这并不是一成不变的规则。

发生机制 不清，人群中具体发病率不清。

临床表现 ①女性多见，女：男为 6：1。②所有患者均有血管瘤（图），多为单侧面部节段性分布的巨大血管瘤（直径大于 5cm，多沿三叉神经第一支分布）。③少数患者存在颅后窝畸形，或第四脑室孔闭塞综合征（以第四脑室和小脑发育畸形为特点）。④动脉异常。⑤主动脉缩窄、动脉导管未闭、室间隔缺损。⑥眼部异常，如眼睑下垂等。⑦胸骨裂。

诊断与鉴别诊断 治疗目的在于减少侧支静脉血流通路，从而消除葡萄酒色斑，达到美观效果。在某些病例中，侧支静脉血流量减少，可能加重大脑淤血及

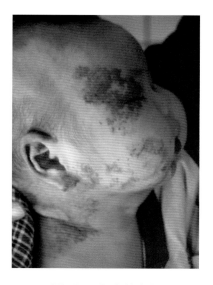

图 PHACES 综合征
注：患儿，面颈部多发性血管瘤

神经症状。对于婴儿面部单侧节段性分布的巨大血管瘤，应考虑到 PHACES 综合征的可能，详细进行体格检查（包括眼科检查），进一步颈部血管和心脏彩超检查以及头颅 CT 或 MRI，有助于明确诊断。专家推荐的 PHACES 综合征标准包括面部血管瘤直径大于 5cm，加上 1 个主要标准或 2 个次要标准。主要和次要标准根据器官系统分类：脑血管、脑、心血管、眼及腹部或中线（表）。PHACES 综合征的疑似诊断标准包括面部血管瘤直径大于 5cm 加 1 个次要标准、1 个颈部或胸部血管瘤加 1 个主要或 2 个次要标准或无血管瘤加 2 个主要标准。

治疗 血管瘤可采用普萘洛尔治疗。其他症状则需对症处理，因合并畸形种类繁多，需要多学科综合处理。

（郑家伟）

kǒuqiāng hémiànbù liángxìng zhǒngliú

口腔颌面部良性肿瘤 （benign tumor of oral and maxillofacial region） 牙源性、软组织源性、骨源性等来源的性质为良性的口

表　PHACES 综合征的主要及次要标准

器官系统	主要标准	次要标准
脑血管	主要脑动脉异常	原始胚胎动脉除外永存三叉动脉
	脑大动脉发育异常	寰前节间动脉（Ⅰ型和Ⅱ型）
	动脉狭窄或闭塞伴有或不伴有 Moya 侧支循环	原始舌下动脉
	脑大动脉中度增生缺失	原始听动脉
	脑大动脉起源或分支异常	
	永存三叉动脉	
	任意脑动脉的囊状动脉瘤	
脑	后颅窝异常	与颅内血管瘤一致的增强轴外损伤
	丹迪-沃克（Dandy-Walker）综合征或单侧/双侧脑发育不全/发育障碍	脑中线异常
	神经元迁移障碍	
心血管	主动脉弓异常	室间隔缺损
	主动脉缩窄	右主动脉弓（双主动脉弓）
	发育障碍	
	动脉瘤	
	锁骨下动脉起源异常伴有或不伴有血管环	
眼	眼后段畸形	眼前段畸形
	永存原始玻璃体增生症	小眼畸形
	持续性胎儿血管	硬化性角膜
	视网膜血管异常	眼缺损
	视神经发育不全	白内障
	视乳头旁葡萄肿	
腹侧或中线	胸骨缺损	垂体功能减退
	胸骨裂	异位甲状腺
	脐上裂	

腔颌面部肿瘤。

与全身其他部位的肿瘤类似，是组织细胞由于内在和外界致病因素长时间的作用，使细胞 DNA 产生突变，导致细胞的生长和分裂失去控制而发生异常增生和功能失调。良性肿瘤基本无浸润及转移的特点，对人体的危害较小。

病因尚不十分明确，主要包括外来因素与内在因素两大类，外来因素包括物理因素、化学因素、生物因素、营养因素等，内在因素包括神经精神因素、内分泌因素、机体免疫状态、基因缺陷等。

口腔颌面部良性肿瘤一般生长缓慢，有的可呈间歇性生长，也可会停止生长或发生退化，大多是膨胀性生长；多有包膜，与周围正常组织界限清楚，一般多可移动；除骨源性肿瘤外，一般质地中等；多无自觉症状，仅在压迫邻近神经、继发感染时，出现疼痛，甚少出现转移，对生命危害较小；但如果肿瘤生长在一些重要部位，如舌根、软腭、咽侧等，也可引起呼吸道梗阻、吞咽困难，甚至威胁生命安全。常

见的来源包括牙源性、上皮源性、间叶源性、骨源性等，如成釉细胞瘤、多形性腺瘤、纤维瘤、骨化性纤维瘤。

治疗以手术为主。

（孙　坚　杨　溪）

yáyuánxìng zhǒngliú

牙源性肿瘤（odontogentic tumor）　由成牙组织，即牙源性上皮及牙源性间叶组织发生而来的口腔颌面部良性肿瘤。包括的肿瘤类型较多，临床常见的类型主要有牙瘤、牙骨质瘤、成釉细胞瘤、牙源性腺样瘤、牙源性黏液瘤等。一般为良性。治疗以手术为主，并可通过开窗减压等方法尽量保存颌骨的连续性和活髓牙功能，但实性成釉细胞瘤、牙源性黏液瘤有侵袭性，被认为是临界瘤，可以予以扩大切除。病因与发病机制见口腔颌面部良性肿瘤。

（孙　坚　杨　溪）

yáliú

牙瘤（odontoma）　由一个或多个牙胚组织异常发育增生形成的，由牙釉质和牙本质组成并混有数量不等的牙髓和牙骨质的成牙组织的发育畸形。为高分化牙源性良性肿瘤。多数牙瘤发生于 20 岁之前，平均年龄 14 岁。发生于上颌骨的牙瘤略多于下颌骨，偶见牙瘤完全位于软组织内。牙瘤分为混合型牙瘤和组合型牙瘤两类。组合型牙瘤由多个小的牙样结构组成；混合型牙瘤由成簇状的牙釉质和牙本质团块组成，无牙样结构，与牙没有相似性。根据牙瘤的类型不同，组合型牙瘤更常见于上颌骨前牙区，混合型牙瘤更常见于上、下颌骨的磨牙区。

病因与发病机制　尚不清楚，可能系牙胚组织发育过程中受到创伤或炎症刺激致增生形成的错

构肿瘤或异常发育。

临床表现 多见于青年人。肿瘤生长缓慢，早期无自觉症状。牙瘤所在部位骨质膨隆，压迫神经者可引起疼痛、麻木；大多数在拔牙或继发感染形成经久不愈的瘘道时才被发现。

诊断 X线片示颌骨膨胀，有很多大小形态不同、类似发育不全的牙影像，或透射度似牙组织的一团影像，与正常骨组织之间有清晰阴影。牙瘤与囊肿同时存在者称为囊性牙瘤。

鉴别诊断 牙瘤需要与致密性骨炎、骨隆突或外生性骨疣、正在发育的牙等鉴别。

治疗 局部切除，手术治疗效果好。

预后 预后极佳。

(李龙江)

yágǔzhìliú

牙骨质瘤（cementoblastoma）

以形成牙骨质样组织为特征的牙源性成牙骨质细胞肿瘤。又称成牙骨质细胞瘤和真性牙骨质瘤。常与一颗牙的牙根相连。牙骨质瘤是一种少见的肿瘤，多见于儿童和青少年。女性多见。

病因与发病机制 发病因素与内分泌和局部炎症刺激有关。具体发病机制不详，可能系女性激素水平变化及局部炎症因子刺激导致牙骨质慢性增生。

临床表现 发病部位多见于下颌骨，主要发生于磨牙和前磨牙区。50%累及第一恒磨牙，侵犯埋伏牙或未萌牙少见，极少侵犯乳牙。患者可出现疼痛和肿胀，偶见局部侵袭体征。

诊断 X线表现为致密钙化团块，界限清楚，肿瘤周围带状放射透光区环绕，牙根轮廓或受累牙的牙根通常模糊不清。

鉴别诊断 需与牙瘤、牙骨质-骨纤维结构不良、牙源性钙化上皮等鉴别。

治疗 手术治疗，受累牙和钙化肿块一并切除。

预后 术后复发少见

(李龙江)

yáyuánxìng jiǎohuà nángzhǒng

牙源性角化囊肿（odontogenic keratocyst）

来源于原始的牙胚或牙板残余，以不全角化复层鳞状上皮衬里和潜在侵袭性或浸润性生长为特征的牙源性发育性囊肿。其传统命名为牙源性角化囊性瘤，2005年世界卫生组织已将其命名为牙源性角化囊肿，但目前国际上对这一命名和分类存在争议。可发生于任何年龄，10~29岁患者占40%~60%。男女患病率约为2：1。

病因与发病机制 引起囊肿形成的原因尚不清楚。可能系牙胚或牙板组织正常的消失机制被阻断，导致残留于颌骨内的牙胚或牙板组织未完全消失逐渐增生而形成，少数情况也可以由口腔黏膜的基底细胞异常增生形成。

临床表现 好发于下颌骨体部或第三磨牙区，病变常沿骨髓腔向升支和下颌体扩展。早期无自觉症状，骨膨胀一般不明显，不易引起注意。当发展较大时可引起肿胀、疼痛及牙移位而就诊，或者患者行X线检查无意发现，偶尔发生下唇感觉异常或下颌骨病理性骨折。患者出现的肿痛等症状常与肿瘤继发感染有关。发生部位可多发，尤其在患基底细胞痣综合征患者中较常见。

诊断 根据其临床多无自觉症状等表现，结合其X线典型特征不难诊断。影像学表现见牙源性角化囊肿影像学表现。

鉴别诊断 需与成釉细胞瘤鉴别，成釉细胞瘤可有侵袭牙槽突表现，但肿瘤较小时不易鉴别，且牙源性角化囊肿可与成釉细胞瘤同时存在。

治疗 主要采用手术治疗。由于升支区的肿瘤可能来源于口腔黏膜基底细胞的增生或错构，因此术中应切除骨穿通区与囊壁附着的黏骨膜。由于囊壁中含卫星囊及上皮剩余，一些学者认为牙源性角化囊肿不宜用开窗术或袋形缝合术治疗。对病变范围大、多次复发或多房性肿瘤，可采用包括正常骨质的切除术，或下颌骨部分切除立即植骨整复缺损。

预后 有明显的复发倾向，术后复发率为5%~62.5%。造成肿瘤复发率高的原因可能为存在卫星囊或子囊，囊壁薄，易碎，或为多房性难以彻底刮除等。

(李龙江)

chéngyòuxìbāoliú

成釉细胞瘤（ameloblastoma）

发生于颌骨或牙龈黏膜的，内含成釉器样结构但无釉质或其他牙体硬组织形成的，有局部侵袭性的真性牙源性上皮性肿瘤。多发生于20~40岁青壮年，男女性别无明显差别。80%~90%发生于下颌骨，约70%位于下颌骨磨牙区及升支部；约10%发生于上颌骨；还可发生于口腔软组织；极少数可发生于垂体和四肢长骨，长骨好发于胫骨。壁性成釉细胞瘤约占所有成釉细胞瘤的5%。

病因与发病机制 病因不明。可能的发病机制有三种：残留的成釉器和牙板上皮或牙周组织中上皮异常增生；口腔黏膜上皮基底细胞异常增生；含牙囊肿和角化囊肿的衬里上皮转化。颌骨以外的成釉细胞瘤来自口腔黏膜的基底细胞异位增生。

临床表现 肿瘤生长缓慢，病程较长，最长可达数十年。早期无自觉症状，后期颌骨膨胀，压迫性生长可引起面部畸形和功能障碍。上颌骨的成釉细胞瘤增大时，可波及鼻腔，发生鼻塞，侵入上颌窦并波及眼眶、鼻泪管时可使眼球移位、流泪及复视。下颌骨肿瘤增长时，引起骨密质压迫性吸收变薄后，可在部分区域内扪及乒乓球感；且颊侧膨隆者明显多于舌侧。穿刺时可抽出黄色、黄褐色液体，可含有胆固醇结晶。肿瘤侵犯牙槽嵴时可引起牙松动、移位和脱落；瘤表面黏膜受到对颌牙的咬伤，可出现有牙痕和溃烂，少数病例可继发感染，肿瘤局部自溃烂处向外生长，并出现疼痛。可因切开或拔牙等原因，致牙槽窝中见到肿物或不愈瘘道，有稀薄脓性分泌物。极少产生病理性骨折及神经症状。

诊断 影像学表现见成釉细胞瘤影像学表现。

术前如抽出有囊液，一般呈黄褐色，无脱落上皮细胞及黄白色片状角化物，可以与角化囊肿鉴别。

鉴别诊断 需要与牙源性角化囊肿、颌骨巨细胞肉芽肿、含牙囊肿等疾病进行鉴别。

治疗 主要为手术治疗。鉴于成釉细胞瘤属临界瘤，局部呈浸润性生长，切缘要求在肿瘤外正常组织 0.5cm 以上行颌骨切除术，截骨后骨缺损做立即骨移植术修复骨缺损，或用钛合金板暂时固定骨折端两侧。如有继发感染一般应先控制感染，如感染创口需立即植骨者，应首选血管化骨肌瓣修复骨缺损。①范围较局限成釉细胞瘤（如周边型成釉细胞瘤）：保证足够切除缘时可做下颌骨方块切除，保留下颌骨连续性，此外，也有学者主张做保守性彻底刮除术。术后定期严密随

访，如有复发，再做刮除或截骨术。②单囊型壁性成釉细胞瘤：多采用囊肿治疗的术式，对局限的 X 线表现呈单个囊性透光区的病变，特别是病变在 4cm 直径以内的青少年，拒绝颌骨切除的病例可考虑行肿物摘除或刮治术，术中充分暴露瘤区后，直视下完整刮除肿瘤和囊壁。可疑残留区的骨质边缘，用电烙、冷冻、化学药物处理或用咬骨钳、骨凿去除，刮匙刮治。术后需定期 X 线检查，一旦确认有复发，则需采取进一步的治疗措施。③青少年及老年的巨大单囊型壁性成釉细胞瘤：病变切除可能会破坏下颌骨的连续性，即刻修复又有困难者，则可先于病变区开窗引流。待病变缩小后在不破坏下颌骨连续性的情况下切除或刮除肿瘤。手术在局麻下经口入路，剥离掀起病变区颊舌侧牙龈黏膜，去除肿瘤范围的牙、骨及肿瘤壁，使囊腔和口腔相通，使囊液充分外溢，开窗部位应足够大，开口处填入碘仿纱条防止开口闭合，术后冲洗病变部位。定期复查观察病变变化，大多数 1 年以后病变区有明显缩小，再行刮治或局灶切除，据报道壁性成釉细胞瘤刮除术术后复发率仅为 5%～10%。如无明显缩小变化，则只能采用彻底刮除术或切除术。④上颌骨成釉细胞瘤：应考虑行上颌骨切除术，缺损区用血管化骨肌瓣或赝复体修复。由于上颌骨成釉细胞瘤易沿腔窦向周围扩散累及筛窦、蝶窦、翼腭窝、颞下窝以及沿进出颅的大血管神经波及颅底，肿瘤边界难以估计，故手术前应做 CT 检查，以保证切除范围，以免复发。对冷冻切片证实有恶变者，按恶性肿瘤手术原则处理。

预后 术后可以复发，复发

原因与术式有一定关系：刮除术复发率最高，下颌骨方块切除术其次。另外还认为与成釉细胞瘤已穿破骨皮质，与骨膜及软组织残留肿瘤有关。

（李龙江）

yáyuánxìng niányèliú

牙源性黏液瘤（odontogenic myxoma）

发生在颌骨内，并以大量黏液样细胞外基质包含星形或梭形细胞为特点的良性但有局部浸润的牙源性肿瘤。可发生于任何年龄，但多发生于年轻人。

病因与发病机制 不明。可能系牙胚中的牙乳突、牙囊或牙周膜异常增生，也有观点认为是颌骨内牙源性纤维瘤的黏液变。

临床表现 上下颌骨均可发生，但以下颌骨为多发部位，多见于下颌骨前磨牙区和磨牙区。肿瘤生长缓慢，无自觉症状，但长大时，引起颌骨膨胀。表面光滑呈结节状，可穿破骨皮质。肿瘤浸润软组织，扪及柔软感。病变区常可缺牙，侵及牙槽突可有牙松动、移位或脱落，肿瘤增大可见其表面有对颌牙咬伤的压痕。肿瘤继发感染时有疼痛、出血、溃疡；侵及下颌神经管时可伴有下唇麻木。可发生恶变，变为颌骨黏液肉瘤或黏液纤维肉瘤。

诊断 影像学表现见牙源性黏液瘤影像学表现。

鉴别诊断 需与颌骨巨细胞肉芽肿、成釉细胞瘤、牙源性钙化囊肿、动脉瘤样骨囊肿、角化囊肿等鉴别。

治疗 牙源性黏液瘤具有局部浸润性生长及复发率高的特点，故应按低度恶性肿瘤处理，要求切除缘距肿瘤外正常骨质 0.5～1.0cm，于此处做截骨术，骨缺损区可以同期植骨。

预后 易出现局部复发，总

体预后良好，不会发生转移。

（李龙江）

牙源性腺样瘤 yáyuánxìng xiànyàngliú（adenoid odontogenic tumor）

被成熟结缔组织间质包绕的、形成多种组织结构的牙源性上皮肿瘤。占牙源性肿瘤4%左右，多见于20岁以下青少年，男女之比为1:1.2。

病因与发病机制 不明。有学者认为是发育异常导致的错构瘤，也有学者认为系牙源性上皮或口腔黏膜基底细胞异常增生导致肿瘤形成。

临床表现 好发于上颌尖牙和第一前磨牙，常有缺失牙。肿瘤一般较小，生长缓慢，肿瘤大时也可以引起骨膨胀造成面部畸形。X线片示单房阴影，界限清晰，无囊壁边缘局部硬化现象。单房阴影中常见到钙化小点呈粟粒状，牙根可发生压迫吸收呈斜面状，67%左右病变区有埋伏牙，可误诊为含牙囊肿和成釉细胞瘤。

诊断 明确诊断主要依靠病理检查。影像学表现见牙源性腺样瘤影像学表现。

鉴别诊断 需与含牙囊肿、牙源性钙化上皮瘤、牙源性角化囊肿、成釉细胞瘤鉴别。

治疗 采用手术切除。一般肿瘤较小可以行方块切除；范围较大者，主张行颌骨部分或半侧下颌骨切除术和植骨术。

预后 术后复发少见，预后良好。

（李龙江）

牙源性钙化上皮瘤 yáyuánxìng gàihuà shàngpíliú（calcifying epithelial odontogenic tumor）

以肿瘤组织内常见淀粉样物质并发钙化为特征，具有多种组织学变异型的良性牙源性肿瘤。又称平堡（Pindborg）瘤。1958年丹麦口腔病理学家平堡（Pindborg）首先将其描述为独立病理类型的牙源性肿瘤。牙源性钙化上皮瘤极少见，占牙源性肿瘤的1%~2%。其多见于中年人，无性别差异。

病因与发病机制 病因不明。平堡认为是埋伏牙的缩余釉上皮增生钙化所致，也有学者认为系成釉器中间层细胞的增生钙化导致的良性肿瘤。

临床表现 约2/3病例肿瘤发生于下颌骨前磨牙及磨牙区。病变部位可含有埋伏牙，一般无自觉症状，仅见颌骨膨胀而引起面部畸形。少数可发生于颌骨外的黏膜中、下颌牙龈区及颌下区。

诊断 影像学表现见牙源性钙化上皮瘤影像学表现。

鉴别诊断 需与含牙囊肿、成釉细胞瘤进行X线检查鉴别。

治疗 手术切除肿瘤。因手术若不彻底易复发，故主张行颌骨部分或半侧下颌骨全切除。肿瘤较小者做下颌骨方块切除术。

预后 总体预后良好，极少数可发生恶变，并有局部淋巴结转移和肺转移。

（李龙江）

牙源性钙化囊腺瘤 yáyuánxìng gàihuà nángxiànliú（calcifying odontogenic cyst）

含有类似于成釉细胞瘤的上皮成分和可以发生钙化的影细胞的囊性牙源性肿瘤。其既有囊肿的某些特点，又具有肿瘤的特征。1962年确认为独立的牙源性肿瘤。发病高峰年龄10~19岁，男女差别不大。

病因与发病机制 不明。可能系牙发育中牙源性上皮或残留于牙龈黏膜中的牙源性上皮增生、液化并发生部分上皮钙化。

临床表现 病变多为局限。绝大多数发生于颌骨内，称为中央型，约占75%以上；极少数发生于颌骨周围软组织，称为外周型。上下颌骨均可发生，以下颌骨多见，常发生于前磨牙、磨牙区。外周型常发生于尖牙区牙龈，可见表浅骨质受累。肿瘤生长缓慢，常无自觉症状。

诊断 影像学表现见牙源性钙化囊腺瘤影像学表现。

鉴别诊断 需与含牙囊肿、牙源性腺样瘤、牙源性钙化上皮瘤等鉴别。

治疗 采用手术治疗，根据不同的病理类型选择不同的手术方式。①囊肿型做囊肿局部彻底刮除术，极少复发。②肿瘤型如处理不当极易复发、种植，并可发生恶性变。因此，应把此型作为临界瘤，按低度恶性肿瘤处理：原发于牙槽突部应做上颌骨次全切除；已破坏上颌窦底壁应做上颌骨全切除；原发于下颌骨应做半侧下颌骨全切除或大部分切除；对于复发者，应更积极行局部扩大根治，术后辅以放疗。③外周型仅做局部切除术即可。

预后 总体预后良好。

（李龙江）

牙源性纤维瘤 yáyuánxìng xiānwéiliú（odontogenic fibroma）

以成熟纤维间质内包含数量不等的非活动性牙源上皮为特点的良性肿瘤。约占牙源性肿瘤5%。根据发病部位可分为中心性和外周性两种类型。临床少见，可见于儿童和青年，无性别差异。

病因与发病机制 不明。可能系牙周膜、牙囊或牙乳头的纤维组织异常增生形成。

临床表现 下颌磨牙区为好发部位，外周型者可发生于牙弓的任何位置。肿瘤生长缓慢，无自觉症状，肿瘤长大后使颌骨膨胀，可侵及牙槽突，使牙松动或移位。病变为实性，质硬，外周型类似纤维性龈瘤。

诊断 影像学表现见牙源性纤维瘤影像学表现。

鉴别诊断 需与成釉细胞瘤、牙源性黏液瘤、牙源性腺样瘤等鉴别。

治疗 采用手术摘除。如涉及牙槽突，应连同牙、牙周膜及牙槽突一并切除。

预后 术后极少复发，未见有恶变报道。

（李龙江）

kǒuqiāng hémiànbù gǔyuánxìng zhǒngliú

口腔颌面部骨源性肿瘤 （osteogenic tumor of oral and maxillofacial region）

来源于颌骨内成骨性结缔组织、骨髓腔内原始间叶细胞、成骨细胞等的口腔颌面部肿瘤。进展较慢，初始无明显症状，后可因面形或咬合改变前来就诊，主要包括骨样骨瘤、骨化纤维瘤、骨巨细胞瘤、牙骨质化纤维瘤和骨母细胞瘤等。治疗以手术为主。病因及发病机制可见口腔颌面部良性肿瘤，可能与局部刺激等关系密切。

（孙坚 杨溪）

yá gǔzhìhuà xiānwéiliú

牙骨质化纤维瘤 （cementifying fibroma）

肿瘤组织由成纤维细胞和成牙骨质细胞构成，在结缔组织中散在圆形、椭圆形或不规则牙骨质或牙骨质小体为特征的肿瘤。也可以出现成骨现象，与骨化纤维瘤类似，与牙根无关，现被列入骨源性肿瘤。可以发生于任何年龄，以中年人多见，平均年龄为35岁左右，男女性别无差别。

病因与发病机制 不明。

临床表现 可发生于上、下颌骨，但以下颌磨牙区多见，约占70%。可单发，亦可多发。肿瘤生长缓慢，生长巨大时可以引起颌骨明显膨胀、牙移位、面部畸形。

诊断 X线表现为病变颌骨膨胀、牙明显移位。肿瘤边界清楚，边缘可见透射环，骨质密度与肿瘤内牙骨质、牙骨质小体多少、钙化程度不一等有关。可见到斑片状、团块状、索条状致密影像。

鉴别诊断 需与牙骨质瘤、骨纤维结构不良等鉴别。

治疗 手术完整切除，对复发患者应做颌骨截骨术。

预后 彻底摘除，术后不易复发。

（李龙江）

kǒuqiāng hémiànbù gǔhuà xiān wéiliú

口腔颌面部骨化纤维瘤 （ossifying fibroma of oral and maxillofacial region）

边界清楚，富含纤维组织，其中包含各种骨小梁和表现多样的矿化组织构成的颌骨良性肿瘤。也称牙骨质-骨化纤维瘤。根据所含纤维组织多少及其钙化程度不同，又分为骨化纤维瘤和纤维骨瘤两种类型。多见于儿童与年轻人，女性好发。

病因与发病机制 病因不明。可能来源于颌骨内成骨性结缔组织，其中矿化组织可能是一种骨质变异。

临床表现 为单发性，上下颌骨均可发生，但以下颌骨常见。早期无自觉症状，以后逐渐出现颌骨膨胀及面部畸形。下颌骨骨化性纤维瘤可因继发感染出现类似骨髓炎的症状；上颌骨骨化性纤维瘤常可波及颧骨和引起咬合关系异常，波及上颌窦及眼眶，甚至使眼球突出或移位。

诊断 影像学表现见颌骨骨化纤维瘤影像学表现。

鉴别诊断 需与骨纤维结构异常鉴别。

治疗 采用手术治疗，原则上应行肿瘤切除术。下颌骨切除后如骨质缺损过多应立即行植骨术；上颌骨缺损者有条件的可行钛网加松质骨修复，否则应行赝复体修复。

预后 良好，复发少见

（李龙江）

kǒuqiāng hémiànbù gǔjùxìbāoliú

口腔颌面部骨巨细胞瘤 （giant cell tumor of bone of oral and maxillofacial region）

由骨髓间质细胞分化而来的，以单核细胞为主要成分的口腔颌面部溶骨性肿瘤。又称口腔颌面部破骨细胞瘤。多发生于20~40岁，男女之间无差别。

病因与发病机制 不明。系骨髓腔内原始间叶细胞的异常增生形成的真性骨源性肿瘤。

临床表现 常见于股骨下端、胫骨上端。发生于颅面骨者以颞骨为多，发生于颌骨者少见。根据巨细胞数目及分化程度分为 I 级（良性）、II 级（临界瘤）和 III 级（恶性）。肿瘤发生于颌骨中央者称为中央性巨细胞瘤；发生于骨外者，称为周围性巨细胞瘤。中央型巨细胞瘤，上颌骨常见；下颌好发于颏部及前磨牙区，骨膨胀明显，有牛皮纸样感觉，肿瘤如穿破颌骨可呈暗紫色或棕色。周围性巨细胞瘤呈棕褐色，易出血。颞骨巨细胞瘤，常可造成颅面骨严重畸形，肿瘤可侵犯颅底前或中颅凹。

诊断 X线表现可见骨质膨胀，周界清楚，病变区呈囊状或肥皂泡沫状、蜂窝状阴影。囊性透光区无钙化点或新生骨质，周围骨壁界限清楚。

鉴别诊断 需与骨囊肿、动脉瘤样骨囊肿、软骨细胞瘤进行鉴别。

治疗 采用手术治疗。Ⅰ级者可采用彻底刮除瘤床并烧灼，Ⅱ级者应做颌骨切除术，Ⅲ级者应按恶性肿瘤治疗原则处理。不适宜手术者可行放疗。

预后 预后一般，手术复发率高。

(李龙江)

kǒuqiāng hémiànbù ruǎnzǔzhī zhǒngliú

口腔颌面部软组织肿瘤 (oral and maxillofacial soft tissue tumor)

发生于皮肤表皮、色素细胞、牙龈上皮、牙周结缔组织、脂肪组织、神经组织等软组织的一类口腔颌面部肿瘤。常见的有口腔颌面部纤维瘤、口腔颌面部神经鞘瘤、口腔颌面部神经纤维瘤、口腔颌面部钙化上皮瘤等。治疗以手术为主。

(孙坚 杨溪)

kǒuqiāng hémiànbù xiānwéiliú

口腔颌面部纤维瘤 (fibroma of oral and maxillofacial region)

起源于骨膜、黏膜及牙周膜的结缔组织，发生于面部皮肤或口腔黏膜的良性肿瘤。

病因与发病机制 常与慢性刺激有关，发病机制可见口腔颌面部良性肿瘤。

临床表现 发生于面部皮肤者质地硬，大小不等，表面光滑，界限清楚；发生于口腔内者，常见于牙槽突、硬腭、舌及口底黏膜，呈圆形凸起，有蒂或无蒂，表面光滑；发生于牙槽突者可发生牙移位。

诊断 一般根据临床表现可以做出诊断，但主要靠病理学检查。镜下见肿瘤由成纤维细胞、纤维细胞和胶原纤维细胞组成，排列呈束状，纵横交错，细胞长轴与纤维平行。

鉴别诊断 发生在皮下者需与皮脂腺囊肿、皮样表皮样囊肿鉴别，发生在牙槽突者应与牙龈瘤相鉴别，临床鉴别较难。

治疗 手术切除是治疗的主要手段。手术要有足够的切缘，如位于牙槽突者，应拔除有关牙及牙周膜、骨膜。

预后 预后一般，如手术不彻底或处理不当，容易复发，多次复发可能导致恶变。

(孙坚 杨溪)

kǒuqiāng hémiànbù shénjīngqiàoliú

口腔颌面部神经鞘瘤 (neurilemmoma of oral and maxillofacial region)

起源于神经鞘膜的口腔颌面部良性肿瘤。多见于中年人，主要发生于脑神经，如听神经、面神经、舌下神经，其次是周围神经。

病因与发病机制 病因不明，其发病机制可见口腔颌面部良性肿瘤。

临床表现 肿瘤生长缓慢，包膜完整，属于良性肿瘤，恶变少见。肿瘤为圆形或卵圆形，质地坚韧，可沿神经轴侧左右移动，但不能沿神经长轴活动。来自面神经的神经鞘瘤表现为腮腺肿块；迷走神经和交感神经的神经鞘瘤以颈动脉三角区多见，可向咽侧突出。

诊断 CT 或 MRI 显示界限清楚的肿物，增强后不明显强化。临床上根据发生的解剖部位及与周围重要结构的关系可提供参考，如迷走神经鞘瘤可将颈静脉和颈动脉推向两侧。

鉴别诊断 根据发生的部位需要与多形性腺瘤、副神经节瘤进行鉴别，多形性腺瘤呈结节状，一般无神经症状，可见其与腺体关系紧密；副神经节瘤血供丰富，增强 CT 可见明显强化。

治疗 采用手术治疗。可将肿瘤上神经干外膜沿纵轴切开，小心剥开神经纤维，将肿瘤摘除，但仍会造成比较明显神经症状；或将肿瘤直接切除，必要时行神经重建。

预后 较好，复发率较低。

(孙坚 杨溪)

kǒuqiāng hémiànbù shénjīng xiānwéiliú

口腔颌面部神经纤维瘤 (neurofibroma of oral and maxillofacial region)

由神经鞘细胞及成纤维细胞两种主要成分组成的口腔颌面部良性肿瘤。分单发与多发性两种，多发性神经纤维瘤又称神经纤维瘤病，可发生于周围神经任何部位。

病因与发病机制 有遗传倾向，为常染色体显性遗传。发病机制可见口腔颌面部良性肿瘤。

临床表现 面部可见皮肤呈大小不一的棕色斑，或呈灰黑色小点状或片状病变。触诊皮肤内有多发瘤结节，可沿皮下神经分布呈念珠状。可见结缔组织呈异样增生，皮肤松弛或折叠下垂，遮盖眼部，发生功能障碍或面部畸形，肿瘤质地柔软，不可压缩，血运丰富。

诊断 诊断较特异，棕色斑、皮肤明显下垂及头皮松软为典型特征。

治疗 对于局限的肿瘤可以一次完全切除；对于巨大肿瘤只能做部分切除，纠正畸形，改善功能障碍。但需要注意是肿瘤血运丰富、与皮肤粘连明显、界限不清、出血较多，需要做好充分备血，并快速锐性切除肿瘤。

预后 若能完整切除则预后

较好，但完整切除并不容易。

（孙　坚　杨　溪）

kǒuqiāng hémiànbù gàihuàshàngpíliú

口腔颌面部钙化上皮瘤（calcifying epithelioma of oral and maxillofacial region）

由表皮毛母质细胞分化的含有嗜碱细胞和影细胞的位于真皮深层或皮下的口腔颌面部良性肿瘤。儿童发病多见，在颌面部多见于腮腺区。

病因与发病机制　病因不明，其发病机制可见口腔颌面部良性肿瘤。

临床表现　单发的皮下软骨样肿物或结节，直径 0.5～3.0cm，圆形，边界清楚，生长缓慢，肿物可与皮肤粘连明显，基底可推动，较少破溃

诊断　根据质硬、与皮肤粘连、可推动的临床特征可进行诊断；超声所见无血流，或见点状血流。

鉴别诊断　需与小的皮样囊肿或皮脂腺囊肿鉴别。皮样囊肿触诊似面团样；皮脂腺囊肿与皮肤粘连明显，表面可见色素点。

治疗　手术治疗是最主要的治疗手段，表面皮肤可予以保留。

预后　预后好，完整切除一般不会复发。

（孙　坚　杨　溪）

kǒuqiāng hémiànbù liúyàng bìngbiàn

口腔颌面部瘤样病变（tumor-like lesion of oral and maxillofacial region）

常具有肿瘤的某些生物学特性和临床表现但并非真正肿瘤的口腔颌面部疾病。主要包括口腔颌面部色素痣、巨细胞肉芽肿、颌骨骨结构不良、巨颌症等。口腔颌面部瘤样病变约占整个囊肿、肿瘤、类肿瘤病变的4.7%。治疗以手术为主，但需要综合考虑手术对其功能的影响。

（孙　坚　杨　溪）

kǒuqiāng hémiànbù sèsùzhì

口腔颌面部色素痣（nevus of oral and maxillofacial region）

色素痣是来源于表皮基底层产生黑色素的色素细胞类肿瘤病变的疾病。可发病于任何年龄，婴幼儿多见。色素痣多发于面颈部皮肤，偶亦见于口腔黏膜。根据组织病理学特点，色素痣可以分为交界痣、皮内痣和混合痣3种类型。

病因与发病机制　有学者认为是发育上的畸形，但多数病变后天才出现。发病机制可见口腔颌面部良性肿瘤。

临床表现　扁平或稍隆起的淡棕色、深棕色或蓝黑色斑。大小不定，一般较小。境界可清楚或模糊，表面无毛或有毛，较大的毛痣可累及半侧面颈部，皮肤隆起，表面皱褶，结节清楚，毛发不脱落，常并发感染、瘙痒、肿痛。表面隆起的痣容易受到洗脸、刮须、摩擦等损伤的刺激。婴幼儿黑色素痣是一种特殊类型，主要见于婴幼儿，一般单发于颜面部，微隆起于皮肤，紫红色或蓝黑色，表面可有毛细血管扩张或轻度鳞屑。

诊断　主要依据病理组织学检查，依据小痣细胞与表皮的关系可以进行分类。

鉴别诊断　临床上应注意与基底细胞癌、老年斑等鉴别，基底细胞癌表面不均匀，形状不规则；老年斑一般多见于老年人，多发。

治疗　对影响面容或怀疑恶变的痣应手术治疗，也可在明确病理诊断下行激光治疗、高频电刀治疗、冷冻治疗。

预后　完整切除后，一般不复发。

（孙　坚　杨　溪）

yáyínliú

牙龈瘤（epulis）

来源于牙周膜及颌骨牙槽突的结缔组织类肿瘤病变的疾病。牙龈瘤是一个以形态和部位命名的诊断性名词。病理表现多样，可分为肉芽肿型、纤维型及血管型。

病因与发病机制　可由局部的机械刺激和慢性炎症刺激、药物和妊娠所致的内分泌水平改变所致。发病机制可见口腔颌面部良性肿瘤。

临床表现　女性较多，以青年及中年人常见。多发生于龈乳头部，唇颊侧较多。肿物较局限，呈圆球或椭圆形，可呈分叶状、有蒂，无蒂而基地宽广。一般生长较慢，较大的肿物可以遮盖部分牙及牙槽突。质地韧、偏软。随着肿块生长，可以破坏牙槽骨壁。X线片可见骨质吸收、牙周膜增宽的阴影，可能有牙松动、移位。

诊断　根据牙龈肿瘤的形态和发病部位进行诊断。

鉴别诊断　应与发于牙龈上的脉管畸形、外周性成釉细胞瘤进行鉴别。

治疗　手术切除，务必彻底，需将患牙的牙周膜刮除，可将病变所累及牙进行拔除。

预后　手术不彻底容易复发。仅刮除患牙牙周膜存在一定的复发概率，完整切除及拔牙后一般不复发。

（孙　坚　杨　溪）

hégǔ gǔxiānwéi yìcháng zēngzhízhèng

颌骨骨纤维异常增殖症（fibrous dysplasia of the jaw）

骨内纤维组织异常增生并代替正常骨组织的颌骨骨纤维病变的疾病。又称骨纤维结构不良。多见于儿童及青年。女性多见，男女之比约为1∶2。

病因与发病机制 病因尚不明确，一般认为是一种发育性缺陷，是由于先天性纤维化骨不良，或形成骨的间充质发育异常。电镜下显示病变处的胶原原纤维较纤细，表明纤维形成障碍。单骨性者可能与局部感染或外伤有关。

临床表现 临床表现为颌骨进行性肿大，青年期后可停止或速度减慢。多见于上颌骨及颧骨。可为单骨性，也可为多骨性。多骨性最常见于颅骨、颌骨，还可累及肋骨、骨盆及长骨。后期常引起颌面部畸形及咬合功能障碍或眼球移位、鼻塞等症状。

诊断 X线表现多种多样，常可分为毛玻璃型、硬化型、囊肿型及混合型4种，以毛玻璃型占多数，约为50%以上，其次为混合型、硬化型及囊肿型少见。典型X线表现为颌骨膨胀、周界不清的毛玻璃状密度阴影。骨纤维异常增殖症同时伴有皮肤色素沉着及性早熟时，称为奥尔布赖特综合征。

鉴别诊断 需与骨化纤维瘤进行鉴别。

治疗 由于骨纤维异常增殖症并非真性肿瘤，在青春期后有自限性，故多在青春期后行手术，对单骨性能手术根治者应行全切除术；对多骨性一般行保守性外科治疗，局部切除以改善外部畸形与功能。

预后 手术后仍有20%左右病例继续生长而致畸形复发，此时应考虑行根治性切除术。

(李龙江)

gēnjiānzhōu yágǔzhì jiégòu bùliáng

根尖周牙骨质结构不良
（periapical cemental dysplasia）位于下颌前部尖牙区，并以正常骨组织被纤维组织和化生骨所取代的局限性骨结构不良性疾病。又称根尖周纤维结构不良。以往与巨大型牙骨质瘤一样，被列为牙骨质瘤。好发于中年女性。

病因与发病机制 不明。

临床表现 下颌切牙区多见，可有多个牙受累，受累牙牙髓有活力存在。

诊断 影像学表现见根尖周骨质结构不良影像学表现。

鉴别诊断 需与根尖肉芽肿、根尖周囊肿进行鉴别。

治疗 该病不是真性肿瘤，无临床症状时可不予以处理；如果牙有病变，需拔除时，可一并拔除。

预后 预后良好。

(李龙江)

jùhézhèng

巨颌症（cherubism） 罕见的颌骨发育异常状态的良性、具有自限性的类肿瘤病变的疾病。常有家族倾向，目前认为是一种常染色体显性遗传病。亦称家族性颌骨肥大、天使病、家族性纤维结构不良。巨颌症男性多于女性，多在2岁以后发病，3~7岁发展迅速，以后发展变慢或停止生长。

病因与发病机制 病因不明，有家族史。发病机制尚不清楚。

临床表现 对称性下颌骨肿大为该病特点，下颌牙槽突膨大，使舌抬起，影响语言、咀嚼、吞咽和呼吸功能。上颌骨也可被侵犯，若眶底受累，则可致眼球抬高，露出巩膜。颌骨表面光滑或呈不规则形。乳牙移位，牙列不整，牙间隙增大或牙缺失，恒牙也可发生移位，萌出困难。

诊断 影像学表现见巨颌症影像学表现。

鉴别诊断 需与巨细胞肉芽肿、骨巨细胞瘤鉴别。

治疗 手术治疗一般在青春期后进行，以改善功能及美观的保守性外科手术为宜。

预后 预后良好，复发率很难明确，恶变罕见。

(李龙江)

kǒuqiāng hémiànbù èxìng zhǒngliú

口腔颌面部恶性肿瘤 （malignant tumor of oral and maxillofacial region） 来源上皮源性、间叶来源、骨源性等的性质为恶性的口腔颌面部肿瘤。口腔鳞癌占90%以上。

病因尚不十分明确，主要包括外来因素与内在因素两大类，外来因素包括物理因素（如放射损伤、慢性机械刺激等）、化学因素（烟焦油、煤焦油、苯芘等）、生物因素（病毒感染）、营养因素；内在因素包括神经精神因素、内分泌因素、机体免疫状态、基因缺陷等。发病机制为细胞由于内在和外界致病因素长时间的作用，使DNA产生突变，对细胞的生长和分裂失去控制而发生异常增生和功能失调所造成，其中部分细胞相对无限制扩增，通过附加突变等多步骤过程，获得浸润和转移能力，形成恶性肿瘤。

以进行性生长为主，多无包膜，界限不清，有浸润感，可呈溃疡性和菜花样，可以发生颈部淋巴结转移或远处转移，以容易复发和转移为主要特点，可影响患者的外观、进食和吞咽功能，甚至危及生命。

治疗上采用以手术为主的综合序列治疗，除手术外，还需要放疗、化疗。

(孙坚 吕明明)

kǒuqiāngái

口腔癌（oral cancer） 发生于口腔黏膜的鳞状细胞癌。具有不同分化程度的上皮侵袭性肿瘤，有早期淋巴结转移倾向。

口腔癌的发病部位主要包括舌、颊、口底、牙龈和腭。口腔癌初期局限于黏膜内或表皮之中，称为原位癌，随后肿瘤穿过基底膜侵入周围组织，成为浸润癌，常与周围组织粘连而不能移动。临床上可表现为溃疡型、外生型及浸润型。当口腔癌向周围及深部浸润生长时，可以破坏邻近组织器官而发生功能障碍，如面瘫、疼痛、牙松动、颌骨病理性骨折、张口受限等。

口腔癌容易发生淋巴转移，尤其是舌癌易出现早期转移。口腔癌淋巴结转移常以颏下、颌下或颈部持续性肿大的淋巴结就诊，常表现为无痛性活动包块，逐渐长大，并可与周围组织发生粘连、坏死、出血等。生长速度与肿瘤性质和病程有关，转移性鳞癌质地甚硬，但当瘤体过大时，可有囊性变及炎症的表现。淋巴转移概率与原发灶的部位及分期有关，是影响预后的重要因素。此外，口腔癌远处转移也不少见，肺是最常见部位，骨、肝脏、纵隔、皮肤及脑也是较常见部位。

口腔癌的治疗应该根据患者病理情况、分化程度、部位、临床分期等不同情况，选择不同的治疗方案，以取得最佳的治疗效果。口腔癌治疗的成败在很大程度上取决于第一次治疗的正确与否，要重视口腔癌治疗方案的选择。在临床实践中要强调口腔癌的综合序列治疗，特别是三联疗法，即化疗+手术+放疗，获得最佳疗效。

目前手术治疗是口腔癌的主要治疗手段。口腔癌手术治疗必须遵循肿瘤外科手术的基本原则，原发灶与所属区域淋巴结进行连续性整块切除。在保证根治性切除的前提下，需要兼顾功能、外形保存。肿瘤术后的修复性外科水平直接影响到口腔癌根治性治疗的最终效果，也是根治性外科是否得以顺利进行的重要条件之一。随着多种修复方法和组织瓣供区相继问世，以带蒂或游离的皮瓣、肌皮瓣、肌骨皮复合瓣为主的修复材料广泛用于修复切除肿瘤后的组织缺损并取得了满意的效果，成功完成了舌、腭、面颊和颌骨的修复重建。由此，扩大了肿瘤外科适应证，提高了肿瘤的切除率和远期疗效；早期恢复了患者的外貌和功能，提高了患者的生存质量。

（李龙江）

chúnái

唇癌（lip cancer） 发生于唇红黏膜及口角联合黏膜区域的上皮源性恶性肿瘤。唇癌好发于男性，男女比约为 4∶1。90% 的病例集中在 40 岁以上，其中 60 岁以上者占近一半。上下唇均可发生唇癌，但以下唇多见，占 90%，并多在中外 1/3 交界处，下唇与上唇之比约为 9∶1。

病因与发病机制 唇癌易发生于户外工作者，如农民、渔民以及长期暴晒于紫外线之下的工人。除此之外，吸烟与唇癌的发生有关，尤其是吸烟斗或雪茄者。此外化学致癌因素、局部热刺激，甚至烫灼也与唇癌发生有关。部分患者可伴有明确的癌前病变史，如白斑、乳头状瘤和盘状红斑狼疮等。

临床表现 早期唇癌为疱疹状、结痂的肿块，有的表现为局部黏膜增厚，接着出现火山口状溃疡或菜花状肿块。一般无自觉症状，唇癌生长缓慢。有感染时则有疼痛和出血。癌肿可向周围组织发展，晚期可波及口腔前庭及颌骨。唇癌的转移较其他口腔癌少见，且较迟发生转移。下唇癌向颏下及颌下淋巴结转移，上唇癌则向耳前、腮腺区、颌下及颈深淋巴结转移。唇癌的颈淋巴结转移率为 10%～20%，但主要为上唇癌，上唇癌的淋巴结转移较下唇癌的转移早且多见，下唇癌的转移率在 10% 以下且较晚发生转移。

诊断 唇癌可依据病史和临床表现进行诊断，一般不困难，但对于某些慢性唇部疾病诊断困难时应尽早行活检，以便及时明确诊断。

鉴别诊断 临床上常需与唇黏膜病及唇部角化棘皮瘤、梅毒唇下疳、乳头状瘤等鉴别，后三种疾病通过病史和特殊检查较易鉴别。而唇黏膜病（如慢性唇炎和盘状红斑狼疮）鉴别有一定困难，常需活检最后确诊。①慢性唇炎：常与维生素（烟酸）缺乏有关，某些慢性刺激如日光、紫外线照射及吸烟也有关。发病部位常在下唇或口角区表现为黏膜皲裂、角化不全、糜烂和出血，去除病因后，经对症治疗后可好转，但可反复，彻底治愈困难。②盘状红斑狼疮：属自身免疫性疾病，病因不十分明确。病变多发生于下唇，呈局限型，女性多见早期局部表现为增厚的红斑，中央凹陷，其后出现经久不愈的溃疡，边缘隆起，伴鳞屑和皲裂，溃疡表面常覆有血痂。后期可出现多发性皮肤病变，尤其是双颊颧部形成蝶形斑，同时伴有全身其他症状时，可诊断为系统性红斑狼疮。血清免疫学检查可协助诊断。

治疗 早期病例无论采取外科手术、微波热疗、冷冻治疗等均有良好的疗效。

微波热疗 热疗可使局部癌

灶消失，如联合全身平阳霉素应用可获 70% 长期治愈的效果，有效率达 100%。

手术治疗 切除唇癌应遵循肿瘤外科的原则，对肿瘤超出红唇皮肤缘者应做矩形切除，而不能为追求美观方便一律采取"V"形切除；此外应根据肿瘤部位、切除的大小制订修复方案，由于唇结构特点，修复原则上应利用残余唇组织。对波及颌骨、颏部、鼻底甚至颊部晚期肿瘤，切除后造成很大缺损者，其修复方法只能采取带血管蒂游离皮瓣或带蒂肌皮瓣整复。对当时不宜修复的缺损可将黏膜与皮肤对缝，二期整复。

唇癌的淋巴结转移率不高，T1、T2N0 的病灶一般不主张选择性颈淋巴结清扫术，但患者应定期随访（2 个月随访一次，连续 3 年）。下唇癌发生颈淋巴结转移时，其必然有颌下及颏下转移，因此怀疑颌下及颏下淋巴结转移者，可先做舌骨上淋巴结清扫术，当冷冻切片证实后，再行根治性颈淋巴结清扫术。由于下唇淋巴可双侧引流，因此舌骨上淋巴及颈淋巴结清扫术常涉及双侧手术。上唇癌转移率高于下唇癌，颈淋巴结清扫术指征应放宽，可考虑做预防性颈淋巴结清扫术。

预后 唇癌的预后在口腔癌中最好，中国相关资料显示其 5 年生存率可高达 79.6%~87.2%，10 年生存率也在 75% 以上；Ⅰ、Ⅱ 期病例的 5、10 年生存率可达 100%；即使是 Ⅳ 期病例 10 年生存率也可达 62% 以上。

(李龙江)

shécái

舌癌（tongue cancer） 发生于舌体黏膜的上皮源性恶性肿瘤。主要累及舌背及舌腹黏膜。以舌中 1/3 侧缘部分最为好发，约占 70%；其他可发生于舌腹（约 20%）和舌背（约 7%）；发生于舌前 1/3 舌尖部位者最少见。舌癌好发于男性，男女之比为（1.5~2.23）：1，发病年龄在 40~60 岁居多，但近年来有女性增多及发病年龄年轻化的趋势。舌前 2/3 多为鳞状细胞癌，腺癌较少见。多位于舌根，舌根有时也可发生淋巴上皮癌或未分化癌。

病因与发病机制 致病因素与局部创伤（多为残根、锐利牙嵴及不良修复体）和烟、酒嗜好有关。舌癌在青年女性中多见的现象，有学者认为与该人群吸烟嗜好增多有关；但中国吸烟饮酒的女性并不占多数，故其真正的发病原因尚需进一步研究探讨。临床上有的舌癌有明确的癌前病变史或癌前病变并存，其中主要是白斑，扁平苔藓也时常可见。一般认为发生舌腹部的白斑恶变率较高。发病机制主要是多种致癌因素引起上皮细胞的基因改变，导致上皮的异常增生。

临床表现 大多数舌癌发生于正常黏膜上，早期就表现为癌灶，少数是从癌前病变发展而来的。多数舌癌早期症状不明显，当患者以舌部疼痛等不适就诊时，病灶范围多已超过 1cm。舌癌最常见的临床表现是溃疡型或浸润型，菜花型表现的舌癌也不少见。癌灶可并发感染而有出血和恶臭。癌灶侵犯到舌肌时可引起舌运动受限、进食困难、语言不清。发生于舌根者可有同侧的放射性头痛或耳痛。病变持续发展可累及口底、翼内肌、颌下腺及颌骨使全舌固定，向后发展可侵犯舌腭弓及扁桃体。

舌癌早期即可发生颈淋巴结转移。舌癌的颈淋巴结转移率在 40%~80%，其与病程、浸润程度有关。有学者提出舌癌浸润深度 <2mm 时可不发生淋巴结转移，随着浸润深度增加，淋巴结转移率也随之增加，如浸润深度 >5mm 时，颈淋巴结转移率可达到 42%。颈淋巴结转移主要发生在同侧，但虽然原发灶局限于一侧亦可沿着舌中央淋巴管向双颈引流，发生双侧颈淋巴结转移，其转移率为 5%~10%；如原发灶超过中线，则双颈淋巴结转移率可增加一倍。舌侧缘部癌多向一侧颌下及颈深上、中群淋巴结转移；舌尖部癌可转移到颏下和颈深中群淋巴结；舌根部癌可转移至颌下、颈深、茎突及咽后部淋巴结。舌癌也可发生远处转移，一般多血行转移至肺部。

诊断 舌体位于口腔内，属表浅器官，因此舌癌的诊断一般比较容易。但对早期舌癌，特别是浸润癌要提高警惕。触诊对舌癌的诊断比望诊更为重要。活组织检查可明确诊断。

鉴别诊断 舌癌应与压疮性溃疡及结核性溃疡鉴别。前者常可发现创伤因素存在，后者常有持续性疼痛及潜型溃疡。临床上去除刺激因素及积极局部处理后仍不见溃疡好转者，应及时行活检，以便早期确诊、早期处理。舌肌颗粒母细胞瘤多见于舌背部，多需组织病理学检查方能确诊。

治疗 早期高分化的舌癌无论放疗、手术效果都很好。晚期舌癌则应采用综合治疗，根据患者的具体情况，选择手术加化疗，或放疗加手术、化疗等多种方法。

手术治疗 舌癌具有舌肌内扩展较广，颈淋巴结转移较早、转移率高的特点，因此除早期病变或癌肿局限于舌尖的可考虑局部切除外，一般都进行原发癌与颈淋巴结联合根治术。

化学治疗 对晚期病例应做术前诱导化疗，特别是使用术前颈动脉埋植泵化疗效果较好，有利于原发灶的切除，提高治愈率。化疗也可作为术后的辅助治疗。

放射治疗 具有保存舌形态及功能的优点，一般对舌背、舌侧、舌腹原发灶 2cm 左右病变施行放射治疗，可达到根治目的。常用有近距离后装治疗可根治舌体较小表浅病灶，该方法具有疗程短、不影响手术的优点。此外对复发或手术残存者有较好姑息疗效。

冷冻治疗 对年老体弱或有其他全身疾病不能承受手术的 T1、T2 舌癌，可考虑冷冻治疗。

预后 以手术为主的病例 3、5 年生存率一般在 60% 以上，T1 病例可达 90% 以上。

（李龙江）

jiá'niánmóái

颊黏膜癌（buccal mucosa cancer） 发生于口腔颊部黏膜的上皮源性恶性肿瘤。是口腔癌最常见的癌肿之一，发病年龄高峰分布在 40~60 岁，集中在 50 岁左右。中国的发病年龄比西方国家早 10~20 岁。颊黏膜癌患者亦以男性为多，但高龄发病者女性有上升的趋势。男女比为 1.72∶1。无论性别如何，患者年龄有年轻化倾向。

病因与发病机制 主要与嗜好、习惯有关，咀嚼烟叶、槟榔，特别是附加刺激性添加剂如石灰等，以及喜食辛辣高温食品均明确与该病发病有关。此外，残根、不良修复体等局部刺激也是诱发颊黏膜癌的有关损伤因素。临床上，颊黏膜癌患者有相当一部分来自癌前病变或癌前状态病变，其中最常见的是白斑恶变。少数

患者可查到有颊黏膜扁平苔藓的病史，其中在萎缩型或糜烂型扁平苔藓基础上恶变者近年已屡见不鲜。发病机制主要是多种致癌因素引起上皮细胞的基因改变，导致上皮的异常增生。

临床表现 可呈溃疡型或外生型，早期病变多表现为黏膜表面粗糙，但多因无痛而为患者所忽视。癌灶向深层浸润发展较快，向外可穿过颊肌及皮肤，引起颊部溃破，向上下发展可达龈颊沟，甚至累及牙龈和颌骨，如向后发展可累及软腭及翼下颌韧带，导致张口困难。

颊黏膜癌也可发生颈淋巴结转移，最常转移至颌下淋巴结，可达 52%~91%，其次为颈深上淋巴结，这与病灶的部位有关，如病灶偏后者多先转移至颈深上淋巴结，病灶偏前者则可转移至颌下或颏下淋巴结。位于后颊部的颊黏膜癌可发生耳前、腮腺下极或腮腺内淋巴结转移。颊黏膜癌的淋巴结转移多为病灶同侧转移，病灶对侧淋巴结转移很少见，远处转移也很少见。

诊断 诊断一般不困难，但临床上须注意的是如何判定癌前病变或癌前状态已发生恶变。活体组织检查可以协助早期诊断，但须注意弥散性病变取材的部位和准确性。疣状癌可采取术中冷冻或切除活检的方法，对鉴别其良恶性和确诊非常重要。双指或双手触诊对判定肿瘤深度及浸润深度和范围、估计预后均有重要参考价值。必要时，尤其是晚期患者，可行 CT 检查，以确定深部侵犯的范围和周围组织情况，可协助制订治疗方案。

鉴别诊断 需与白斑、扁平苔藓、阿弗他溃疡进行鉴别。

治疗 影响颊黏膜癌治疗方

法选择的因素除原发灶大小、部位外，肿瘤病理类型、累及深度、扩散范围，尤其是沿颊脂体向后扩展至颧后间隙及翼腭窝是治疗考虑的重要方面。

手术治疗 颊黏膜癌部位显露，早期癌肿范围及深度易于判断，切除深度应以颊肌为界即颊肌未明显受累者行包括颊肌在内的原发灶切除术。如颊肌已被波及，原则上应做颊部全层洞穿切除，周围安全边界原则上为上下龈颊沟未波及时可单纯颊部切除，若受累则常规做上下颌骨牙槽骨切除，后界达翼颌韧带外侧时应将该韧带区一并切除。特别强调的是颧后区上颌结节区是颊黏膜癌扩散的解剖薄弱区，也是术后复发最常见部位，因此手术时应将此作为重点切除区域。此外由于颊黏膜癌不少为癌前病变发展而来，因而原发灶相邻部位若有白斑等癌前病变也应一并切除。

颊黏膜癌颈淋巴结转移率仅次于舌癌及口底癌，对中晚期颊黏膜癌无论颈淋巴结是否阳性均应行颊颌颈联合根治术，术中应避免原发灶与颌上淋巴结组的残留，宜将面前动静脉为轴心的前后各 2cm 的下颌骨外侧与皮下组织清除干净，以达到原发灶与颈部淋巴结的整体切除。

颊部切除后遗留的不同程度缺损的修复，有众多组织来源可供选择。对颊部未洞穿缺损修复采用前臂皮瓣或脱细胞异体真皮修复；洞穿缺损修复采用简单易行的两种方法，一是利用双岛或折叠式（口角缺损者）胸大肌肌皮瓣，二是对前颊口角区洞穿缺损用胸大肌修复口内创面，面部创面利用联合根治术切口形成颈胸旋转瓣修复。

放射治疗 早期颊黏膜癌可

采用组织间照射与外照射的联合治疗，中、晚期颊黏膜癌浸润深度达皮肤累及骨、颞后间隙等常做术前外照射后，再行手术。

化学治疗　可采用术前诱导化疗或术后辅助化疗以提高治愈率，目前多采用术前诱导化疗。化疗方法包括全身静脉给药加局部颈动脉插管灌注，采用的埋植式动脉泵插管化疗疗效更加可靠。

预后　颊黏膜癌 5 年生存率差别较大，一般在 50%～65%。影响预后的因素主要有肿瘤的分化程度、临床分期、浸润深度和侵犯组织层次以及癌周血管及淋巴管生成强度等。

(李龙江)

kǒudǐái

口底癌 (oral floor cancer)

原发于口底黏膜的鳞状细胞癌。不包括起源于舌下腺的唾液腺恶性肿瘤。

病因与发病机制　病因亦与烟酒有关。在东南亚国家认为咀嚼槟榔、烟叶等习惯易发生口底癌，但中国人群有此习惯者不多。口底白斑和舌腹白斑一样，较易发生恶变。发病机制主要是多种致癌因素引起上皮细胞的基因改变，导致上皮的异常增生。

临床表现　常发生在舌系带的一侧口底前区，多为中度分化的鳞状细胞癌，发生于口底前部的比发生于口底后部的恶性程度要低。早期病灶表现为黏膜面的浅表溃疡、红斑或肉芽状斑状隆起，边界不清。癌灶向深层发展时可有疼痛。因为口底周围有复杂的组织结构如舌、颌骨、牙龈等毗邻，因此口底癌易向周围组织浸润，波及舌体、咽前柱、牙龈、下颌骨、舌下腺、颌下腺，产生唾液增多、舌运动受限、吞咽困难及语言障碍等症状。口底

癌早期发生淋巴结转移，转移率仅次于舌癌，约 40%，一般转移至颏下、颌下及颈深上淋巴结。位于口底前份的癌灶常发生双侧颈淋巴结转移。

诊断　早期口底癌诊断较困难，特别是伴有黏膜病癌变的病例。晚期病例的临床表现明显，诊断不困难，病理检查可确诊。双手合诊可了解肿瘤的浸润深度及范围，若需明确下颌骨受累情况可行 X 线检查，有助于制订手术方案。

鉴别诊断　口底癌需与溃疡性疾病，如复发性口疮或创伤性溃疡鉴别；浸润性口底癌需与舌下腺癌相鉴别，后者位置较深在，黏膜早期无破坏，晚期可出现黏膜充血，但少有溃疡发生。

治疗　采用手术治疗为主的综合治疗。由于口底癌早期就可浸润舌下腺、口底肌肉及下颌舌侧牙龈及骨板，因此切除口底癌时须同时行下颌骨牙槽突方块切除或同时切除舌侧骨板，较晚期的病例还应连同口底肌群及舌下腺一并去除。舌腹受累者还应包括舌体部分切除。晚期口底癌下颌骨明显被侵犯者，应做下颌骨部分及口底全切除术。

口底癌切除术后的口底缺损原则上应同期修复，以保证消灭创面和恢复舌的运动。早期小的癌灶切除后可将舌侧缘与龈颊黏膜直接缝合，但多数口底癌切除后都要采用组织移植修复。缺损限于前口底者可采用蒂在前的两侧颊黏膜瓣或鼻唇沟皮瓣转移整复。晚期病例术后的较大型缺损常包括舌腹部的缺损，此时可选择前臂或其他血管蒂游离皮瓣移植或胸大肌肌皮瓣整复。

口底癌颈淋巴结转移高，一般应考虑同期行选择性颈淋巴结

清扫术，对中、晚期口底癌应同期行根治性双侧颈淋巴清扫术，术中应注意保留颈外静脉。

预后　口底癌的预后相对较差，尤其是晚期病例。少数早期口底癌通过积极的治疗亦有较好的预后。与口底癌预后有关的因素除分化程度、浸润深度外，因口底组织结构疏松，周围器官毗邻，常在早期就已波及舌腹、舌下腺和下颌骨等多处组织、器官，亦是影响其治疗效果和预后的重要因素。

(李龙江)

yáyín'ái

牙龈癌 (gingival cancer)

牙龈来源的上皮源性恶性肿瘤。下牙龈癌较上牙龈癌多见，上下之比为 2∶1。多见于 40～60 岁，男性多于女性。

病因与发病机制　牙龈癌在口腔癌中的比例呈下降趋势。牙龈癌的发生可能与口腔卫生不良、不良修复体或义齿修复有一定关系；临床上有时亦见伴癌前病变存在；饮食习惯亦与牙龈癌发生有一定关系。发病机制主要是多种致癌因素引起上皮细胞的基因改变，导致上皮的异常增生。

临床表现　多为分化程度较高的鳞状细胞癌，生长缓慢，早期多无明显症状。以溃疡型多见。患者早期多以牙龈疼痛、出血、牙松动等症状就诊。此时若以为是一般的牙病而将牙拔除，将导致牙床经久不愈，并可使病变向颌骨内发展，进而引起多数牙的松动和疼痛。牙龈癌向外可侵及口腔前庭沟、颊部及唇部，上牙龈癌向上可侵入上颌窦及腭部，产生与上颌窦癌类似的症状和体征；下牙龈癌向下可侵及口底，如侵犯下颌管的下牙槽神经时可有同侧下唇麻木的症状；如向后

发展至磨牙后区及咽部而累及翼内肌时，可引起张口受限。

牙龈癌颈淋巴结转移率早期为 13% ~ 31%，晚期则为 41% ~ 58%，平均约为 35%；其中下牙龈癌较上牙龈癌转移率稍高且早，下牙龈癌颈淋巴结转移率为 32%，而上牙龈癌颈淋巴结转移率为 14%。下牙龈癌多转移到颌下及颏下淋巴结，以后到颈深上淋巴结；上牙龈癌则多转移到患侧颌下及颈深上淋巴结；位于前牙区的牙龈癌可向双侧颈淋巴结转移；牙龈癌少见远处转移。

诊断 诊断并不困难，活检可明确诊断。

鉴别诊断 ①发生于牙龈缘或牙间乳头早期牙龈癌常表现为局部的充血、糜烂；范围较大的早期牙龈癌可波及多数牙的龈缘，散在溃疡分布并伴疼痛；这些临床表现易与牙龈炎或牙周炎及牙龈结核相混淆，应该提高警惕，施治的同时可依疗效进行必要的活检可明确诊断。②晚期牙龈癌应与原发上颌窦癌及下颌骨中央性癌相鉴别，因其在处理及预后判断上都有不同。鉴别的要点如下：上颌窦癌：上颌窦癌早期先有鼻部症状，以后出现牙槽部症状，或两者同时发生。上颌窦癌先出现牙龈或腭部肿胀，以后在肿胀的表面出现破溃，病变区较早出现多数牙的松动脱落。X 线片示上颌窦内有明显的点位病变且见破坏周围骨质，尤其是下壁广泛破坏。上颌窦癌不易早期发现，待出现牙龈症状时上颌窦病变的症状早已存在。③下颌骨中央性癌：下颌骨中央性癌早期即出现下唇麻木或疼痛。肿胀表现为颌骨的膨隆，而不是软组织增生、肿胀。早期即为多数牙的松动、脱落。牙脱落后，创口不愈

并有新生物长出。X 线片示下颌骨的破坏是中心性的，向四周蔓延，甚至出现病理性骨折。

治疗 牙龈癌多为高分化鳞癌，且早期即可侵犯骨质，故手术是其主要的治疗方法，其他方法根据病变的具体情况选作综合治疗措施，或作为姑息治疗手段。

早期范围局限，X 线片表现牙槽骨的浅基状吸收的牙龈癌，应行包括牙槽突在内的牙龈切除术；牙槽突表现浸润性虫蚀状破坏时应行下颌骨受累区外 2cm 的方块切除或上颌骨的次全切除；侵及下颌神经管的牙龈癌考虑癌细胞可沿下颌管扩散，应做下颌孔至同侧颏孔的孔间骨段切除术。下颌骨的缺损可考虑进行血管化或非血管化的同期植骨，在植骨的基础上也可进行种植体植入术，最大限度地恢复咬合功能。上颌牙龈癌应行扩大上颌骨切除术，切除后的缺损可用钛网支架骨移植术或赝复体修复。做上颌骨次全切除术，如波及上颌窦顶或后壁侵及时应对已广泛浸润周围软组织的晚期牙龈癌，应根据患者的全身情况和局部情况，行扩大的根治性切除术或姑息性的非手术治疗。

下颌牙龈癌颈淋巴结转移率较高，在行下颌骨切除术时可考虑一并进行选择性颈淋巴结清扫术。上牙龈癌一般不做同期的颈淋巴结清扫术，对 N0 期的上颌牙龈癌可考虑在原发灶切除后严密观察，如出现颈淋巴结转移时再行根治性治疗，也不会影响治疗效果。

预后 5 年生存率较高，为 63.6%。发生于上、下颌的牙龈癌的预后判别较大，下牙龈者预后好于上牙龈。牙龈癌的生长方式和对颌骨的破坏程度可反映其

预后。浸润破坏型生长者 5 年生存率为 50.4%，而压迫吸收型可高达 87.4%。

（李龙江）

èái

腭癌（palatal cancer） 发生于软硬腭黏膜的上皮源性恶性肿瘤。目前虽将软腭癌列入口咽癌的范围，但两者关系密切，病变常相互波及。腭癌并不多见，其占口腔癌的比例呈逐年下降倾向。多见于男性，男女比为 3∶2。好发于 40~60 岁。

病因与发病机制 发生与其他口腔癌一样，与饮食嗜好密切相关，如吸烟、咀嚼烟叶、长期饮酒或嗜食其他刺激性食物等。发病机制主要是多种致癌因素引起上皮细胞的基因改变，导致上皮的异常增生。

临床表现 因组织来源不同，临床表现略有差别。腭部的鳞癌早期多无症状，呈溃疡型，早、中期虽邻近骨膜，但只有晚期的硬腭鳞癌才侵犯骨质，如突破骨质则进入上颌窦或鼻腔。腭部的腺癌早期为黏膜下肿块，黏膜通常完整，如为腺样囊性癌则易侵及神经，可沿翼腭管进入翼腭窝。硬软腭的癌肿均可侵及牙龈。软腭部鳞癌较硬腭部鳞癌恶性程度要高，常侵犯邻近的咽部及翼腭窝，引起耳鸣、重听、吞咽疼痛及张口受限等病症。

软腭癌的淋巴结转移较硬腭早且多，主要是向颈深上淋巴结转移，癌灶位于中线或接近中线时，易发生双侧颈淋巴结转移。

诊断 诊断并不困难，通过病史、临床表现，结合 X 线检查常可明确诊断，少数疑难病例可通过活检确诊。

鉴别诊断 腭癌常需与梅毒、上颌窦癌及恶性肉芽肿相鉴别。

①Ⅲ期梅毒：患者腭部常出现相应病变，表现为出血、溃疡、组织坏死甚至穿孔。其特点为坏死组织呈树胶样肿，常致腭部骨质同时坏死，脱落后形成穿孔，与鼻腔相通。此坏死穿孔边缘较整齐，呈灰黄色，浸润范围局限。患者有不洁性接触史，血清学检查阳性。②上颌窦癌：尤其是原发于窦底者，常引起腭部症状，有时与腭癌及上牙龈癌需要鉴别，其鉴别要点见牙龈癌，腭癌的鉴别与之基本相同。③恶性肉芽肿：多见于男性青壮年，好发于口腔中线区域，病变区软、硬组织迅速出现糜烂、溃疡、广泛坏死脱落，继而发生穿孔，病程发展快，并伴有肿胀、恶臭及长期难以控制的发热、贫血，甚至出现淋巴结及器官转移，晚期呈全身衰竭而死亡。生化检查可见嗜酸性粒细胞增多、血沉快、蛋白尿、血尿等。

治疗 除了早期硬腭癌（T1、T2）可考虑冷冻治疗外，无论是硬腭癌还是软腭癌一般以手术治疗为主，应行连同腭骨及牙槽骨在内的病灶切除术。对较大的病变应行上颌骨次全切除或全切除术。软腭癌除少数对放疗不敏感外，一般可首先考虑放疗、化疗后手术的综合治疗。腭癌原发灶切除后，软腭缺损应考虑组织瓣修复，硬腭缺损则一般用赝复体修复，对选择性病例可行腭成形术，以期最大限度地恢复功能。

腭癌的淋巴结转移率为40%左右，晚期病例常发生双侧颈淋巴结转移，术式可采用一侧或双侧功能性颈淋巴结清扫术，双侧颈淋巴结清扫术可视患者病情采取同期或二期颈淋巴结清扫术。软腭癌未证实淋巴结转移者也可行选择性颈淋巴结清扫术。

预后 预后总体较好。但组织来源和临床分期对其预后有一定影响，腭鳞癌的预后较腺癌为差，5年生存率在60%左右；颈淋巴结转移或侵入周围解剖区，其预后较差，5年生存率仅25%左右。

（李龙江）

kǒuyān'ái

口咽癌（oropharyngeal carcinoma） 发生于口咽部的上皮源性恶性肿瘤。口咽部的解剖结构包括舌根（舌后1/3）、会厌谷、口咽侧壁（含扁桃体、腭舌弓、腭咽弓）、口咽后壁及软腭与悬雍垂。口咽癌主要为鳞癌，其次可为腺源性上皮癌；偶见淋巴上皮癌（多发生在舌根部）。口咽部（咽环）是恶性淋巴瘤的好发区，但属淋巴系统恶性肿瘤，应与口咽癌有所区别。凡发生于此区的癌瘤均属口咽癌范畴。构成比在咽癌中仅次于鼻咽癌。

病因与发病机制 可能与病毒感染关系密切，发病机制可见口腔颌面部恶性肿瘤。

临床表现 在口咽癌中以原发于扁桃体和舌根者为常见，原发于咽后壁者罕见。临床表现多为溃疡型肿瘤。肿瘤早期可局限于口咽部的一个解剖区，原发于咽侧壁者，晚期可向咽后以及软腭扩散。软腭癌可向上发展到鼻咽腔，向前波及硬腭，向两侧波及咽侧壁、翼下颌韧带及磨牙后区，并引起张口受限。舌根癌可涉及会厌甚至侵犯杓状软骨等声门上区。口咽部的淋巴引流主要向颈深上淋巴结及咽后淋巴结。由于口咽鳞癌多分化较差，加之吞咽、语言等功能活动频繁，极易发生淋巴结转移，且转移率甚高；据统计口咽癌初诊时即有颈淋巴结转移者达50%~75%。

诊断 通过病史、临床表现，结合CT/MRI检查常可明确诊断，活检相对困难，可通过喉镜进行检查。

鉴别诊断 可以与扁桃体淋巴瘤和腺样囊性癌进行鉴别。扁桃体淋巴瘤或腺样囊性癌一般表面黏膜完整，淋巴瘤可双侧发病或伴有全身淋巴结肿大；腺样囊性癌早期即可出现明显疼痛。

治疗 口咽癌，尤其是鳞癌，一般细胞分化较差，恶性程度较高，手术难度也较大，故以前多以放疗为主。由于外科技术，特别是立即整复技术的进步、器官成形的开展，特别是对晚期病例，接受手术治疗者越来越多，并已逐渐形成以外科治疗为主的综合序列治疗。当然对于早期的口咽癌仍宜首选放疗，如不能控制再行手术。手术应行原发灶根治性切除并对缺损组织或器官行立即修复，或舌、腭再造术。舌根癌如已波及声门上区，有时还应行同期行喉切除术。根据需要，口咽癌术后还可再补充放疗。对口咽癌一般均应同期施行选择性或治疗性颈淋巴结清扫术。

预后 据文献报道，口咽癌5年生存率较口腔癌低。其中软腭癌疗效较好，其次为咽侧壁、舌根部、扁桃体等部位癌。HPV阳性的口咽癌患者预后较好。

（孙坚 杨溪）

shànghédòuái

上颌窦癌（carcinoma of maxillary sinus） 起源于上颌窦内黏膜的恶性肿瘤。为鼻窦鳞癌中最常见者，以鳞状细胞癌为最常见，偶为腺源性上皮癌。

病因与发病机制 可能较多受放射性的影响，病因及发病机制见口腔颌面部恶性肿瘤。

临床表现 因位于上颌窦内，

早期无症状，不容易发觉；当肿瘤发展到一定程度，出现较明显的症状时才被注意。根据肿瘤发生的部位，临床上可出现不同的症状：肿瘤发生自上颌窦内壁时，常先出现鼻塞、鼻出血、一侧鼻腔分泌物增多、鼻泪管阻塞有流泪；肿瘤发生自上颌窦上壁时，常先使眼球突出、向上移位，可能引起复视；当肿瘤发生自上颌窦外壁时，则表现为面部及唇颊沟肿胀，以后皮肤破溃、肿瘤外露；眶下神经受累可发生面颊部感觉迟钝或麻木；肿瘤发生自上颌窦后壁时，可侵入翼腭窝而引起张口困难；当肿瘤发生自上颌窦下壁时，则先引起牙松动、疼痛、龈颊沟肿胀，如将牙痛误诊为牙周炎等而将牙拔除时，则创口不能愈合，形成溃疡，肿瘤突出于牙槽部。晚期的上颌窦癌可发展到上颌窦任何部位以及筛窦、蝶窦、颧骨、翼板及颅底部，而引起相应的临床症状。上颌窦癌常转移至下颌下及颈上部淋巴结，有时可转移至耳前及咽后淋巴结。远处转移少见。

诊断 早期诊断常常是治疗能否成功的关键。临床医师应有高度的警惕性，应与牙周病、根尖病、慢性上颌窦炎等注意鉴别。上颌窦较晚才有明显的骨质破坏，早期如临床鉴别诊断困难时，可借助于 X 线体层摄片、CT 等方法明确诊断。必要时应行上颌窦探查术，以便早期发现、及时治疗。体层摄片以及 CT 对病变波及范围的确定也其为重要。

鉴别诊断 注意与上颌窦的炎症进行鉴别，上颌窦炎症一般无骨质破坏，无明显张口受限或皮肤侵犯

治疗 最好采用综合疗法，而以外科治疗为主。早期肿瘤局限于上颌窦内无骨质破坏者，可施行上颌骨全切除术。如肿瘤波及眶板时，须全部切除并包括眼眶内容物。肿瘤累及后壁及翼腭窝时应施行扩大根治性切除术，将下颌骨冠突及翼板与上颌骨一并切除，切除后的缺损可用赝复治疗。较晚期上颌窦癌最好先用放疗或化疗，待肿瘤初步被控制后再行上颌骨根治性切除术，术后再用放疗或化疗。如肿瘤已波及筛窦、颞下窝或颅底时，可考虑施行颅面联合切除。如发生颈淋巴结转移，一般与上颌骨切除行同期手术。

预后 上颌窦癌患者一般就诊时多已是中晚期，经过治疗后，局部复发率较高，临床预后较差。其预后与临床分期有很大关系。早期治疗及时，预后明显提高。因此，早发现、早诊断、早治疗是保证良好预后的关键。

（孙 坚 杨 溪）

yuánfāxìng hégǔ'nèiái

原发性颌骨内癌（primary intraosseous carcinoma of the jaw） 主要发生自牙胚成釉上皮的残余细胞恶变的颌骨肿瘤。又称中央性颌骨癌。这些上皮细胞可残存于牙周膜、囊肿衬里以及来自成釉细胞瘤恶变。在组织类型上包括鳞状细胞癌和腺性上皮癌，后者略多见于前者。在口腔颌面部恶性上皮源性肿瘤中属少发疾病。发病年龄范围较大，但是大多发生于老年人，平均年龄 57~61 岁，男女比例 2：1。临床上绝大多数发生于下颌骨，上颌发生者极为少见。

病因与发病机制 颌骨组织本身是不含上皮成分的，其上皮来源主要有颌骨发育生长过程中的上皮残余，包括牙源性上皮和马拉塞上皮残余；唾液腺上皮，可能与腺体异位或胚胎时期腺上皮的混入有关。原发性颌骨内癌就是在上述上皮成分基因突变发生癌变基础上而来的，促使这些颌骨或牙槽内上皮恶变的原因目前还不清楚。牙源性感染、慢性炎症、创伤等可能是诱发因素之一。该肿瘤主要发生在颌骨胚胎性联合处或牙胚所在处。

临床表现 多见于下颌磨牙区。早期多无症状，首发症状多为牙痛或局部疼痛，癌肿侵犯下牙槽神经时，可出现下唇麻木。癌肿可沿下牙槽神经管扩散至对侧，或经下颌孔到翼颌间隙，可导致张口受限。肿瘤可穿破骨质在口腔相应部位出现肿块。如侵犯牙槽可导致多数牙松动、脱落。中央性颌骨癌多转移至颌下及颈深上淋巴结，与口腔其他癌肿不同的是，可出现血行转移，预后较差。

诊断 早期诊断较为困难，临床上常易与牙槽脓肿、下颌骨骨髓炎或神经痛相混淆，少数病例甚至是在牙痛或牙松动拔牙后才发现。晚期牙龈癌也需与之鉴别。原发性颌骨内癌早期诊断对其治疗和预后影响较大，因此捕捉早期症状十分重要。下唇麻木及多数牙同时松动、疼痛常是该病的典型症状，如能及时行 X 线检查，了解颌骨病变特点，常可避免误诊。组织活检是确诊的重要手段。

鉴别诊断 ①原发性颌骨内癌与慢性骨髓炎的鉴别要点：后者有感染病史，X 线片示骨质破坏，死骨形成，同时表现出骨修复征象（如骨膜增生等）。鉴别困难时可行活检或术中冷冻活检。②来自牙源性囊肿或成釉细胞瘤者，兼有囊肿及成釉细胞瘤的临床特点及 X 线片表现；常有时重

时轻的神经症状，同时 X 线片无骨质破坏等变化。③诊断中央性颌骨癌还应排除颌骨转移性癌。颌骨也是全身恶性肿瘤转移的常见器官，临床上常发生乳腺癌、肝癌、肺癌、肾癌的颌骨转移，转移灶常出现在下颌骨的磨牙区和升支部分。上颌骨转移者极少见，可发生在前牙区。X 线片表现为颌骨的不规则骨质溶解破坏，在寻找原发灶困难时可行活检明确诊断。

治疗　手术是治疗的主要手段，因病变可沿着下颌管及骨髓扩散的特点，下颌骨的切除范围应更广泛。限于一侧者做半侧下颌骨切除；如邻近中线或超过中线者，应根据解剖特点于对颏孔、下颌孔处截骨或行下颌骨全切术；穿破骨膜者应连同周围受累组织一并切除。上颌骨中央性颌骨癌治疗基本同上颌窦癌的治疗。中央性颌骨癌切除后一般不主张立即植骨，待肿瘤根治后再考虑修复。中央性颌骨癌一般考虑行选择性颈淋巴结清扫术。为了防止远处转移，术前及术后均应配合化疗或生物治疗。

预后　由于病例不多，目前尚缺乏大规模的长期随访资料报道。局部复发、全身转移（如肝、肺）是其主要致死原因。

(李龙江)

kǒuqiāng hémiànbù ruǎnzǔzhī ròuliú

口腔颌面部软组织肉瘤（soft tissue sarcomas of oral and maxillofacial region）

一组起源于间叶组织的口腔颌面部恶性肿瘤。其好发于成年人，成年人占 80%～90%，儿童占 10%～20%。口腔颌面部软组织肉瘤以纤维肉瘤、恶性纤维组织细胞瘤最为常见，其次为横纹肌肉瘤，其他软组织肉瘤较为少见。

病因与发病机制　关于软组织肉瘤的致病因素目前还知之甚少。应当注意的是因良性病变而行放疗可能导致肉瘤变，如血管瘤放疗后引起的血管肉瘤、颌骨纤维性病变因放疗而导致的纤维肉瘤等有增加趋势。此外，不少软组织肉瘤发病前可有局部创伤史，但创伤在发病中的真正作用也还不够明了。病毒在特定类型的肉瘤可能也起一定作用，如免疫缺陷病毒（HIV）与卡波西肉瘤的发病可能有一定关系。发病机制可见口腔颌面部恶性肿瘤。

临床表现　肉瘤的共同表现为发病年龄较癌年轻；病程发展较快；多呈现为实质性（或有分叶）肿块，表皮或黏膜血管扩张充血，晚期始出现溃疡或有溢液、出血；肿瘤浸润正常组织后可引起相应一系列功能障碍症状，如呼吸不畅、张口受限及牙关紧闭等；一般较少淋巴结转移，但常发生血液循环转移；除个别情况，如有艾滋病病史而诊断为卡波西肉瘤外，大多须病理活检后方能明确其病理类型；晚期肿瘤可呈巨大肿块，全身多见恶病质。

诊断　诊断一般并不困难，表现为实质性进行性肿大，伴或不伴疼痛，有时呈分叶状，体积可以长得很大，晚期可出现溃疡、出血，以及因部位不同而出现各种功能障碍症状。借助病理检查大多可以明确组织类型；在困难的情况下，免疫组化、特殊染色可有较大帮助协助确诊组织类型。对来自深部的软组织肉瘤，如颞下窝、咽旁及舌根应行 CT 检查并采用穿刺吸取活检以明确病理诊断。软组织肉瘤晚期大多侵犯骨质，引起骨质破坏，X 线检查、CT、MRI 等均有助于确定肿瘤的侵犯范围，也有助于鉴别是否为

骨源性肿瘤。软组织肉瘤的骨病变为周围性损害，而骨源性肿瘤的病变多数中央性向四周扩散性损害。

鉴别诊断　一般需要病理活检进行明确诊断，相对于上皮源性肿瘤，其黏膜完整或病变较小可以提供信息。

治疗　绝大多数软组织肉瘤的基本治疗方法为局部根治性广泛性切除，即以手术治疗为主。对于局部复发率较高的肉瘤，术后可辅以放疗及化疗，如横纹肌肉瘤、血管肉瘤、神经源性肉瘤、滑膜肉瘤、恶性纤维组织细胞瘤等。要特别强调综合治疗的作用，如横纹肌肉瘤，以前仅采用手术疗法，其疗效很差；采用手术结合放疗及化疗后，疗效显著提高，平均 5 年生存率已达 60% 左右。对于高度恶性及手术切缘阳性的患者，术后均应追加放疗。除个别情况外，肉瘤的淋巴结转移率较低，而血液循环转移的概率较高。对软组织肉瘤病例一般选用治疗性颈淋巴清扫术，而不用选择性颈淋巴清扫术。对远处转移病例应视不同情况给予处理：对原发病灶已经控制的单个或可切除的转移灶仍可采用手术治疗；对原发灶未控制，或多个转移灶及不能手术切除的病灶，则只能采用姑息治疗，包括全身化疗及生物疗法等以期延长患者的寿命。一般说来，口腔颌面部软组织肉瘤的预后比癌差。

(孙坚 杨溪)

kǒuqiāng hémiànbù gǔyuánxìng ròuliú

口腔颌面部骨源性肉瘤（osteogentic sarcoma of oral and maxillofacial region）

起源于骨间质的口腔颌面部恶性肿瘤。包括骨纤维肉瘤、骨肉瘤、放射性骨肉瘤、尤文肉瘤、软骨肉瘤等。

病因与发病机制 病因不清。据认为与创伤，包括外伤及放射性损伤，特别是后者还专有放射后骨肉瘤的特定名称。发病机制见口腔颌面部恶性肿瘤。

临床表现 可发生于任何颌面骨，但以上下颌骨为最常见。共同临床表现是发病年龄轻，多见于青年及儿童；病程较快，呈进行性的颌面骨膨胀性生长，皮肤表面常有血管扩张及充血；颌面骨在影像学检查中均有不同程度、不同性质的骨质破坏，且呈中央性，由内向外发展；后期肿块破溃，可伴发溢液或出血；颌骨破坏可导致牙松动甚至自行脱落，巨型肿块可导致患者咀嚼、呼吸障碍。可发生远处转移，骨肉瘤最常见，转移部位以肺、脑为多，但与长骨骨肉瘤比较，则相对为少见。骨恶性纤维组织细胞瘤则常发生区域性淋巴结转移。软骨肉瘤则少有转移倾向，不论是血液循环或淋巴转移。

诊断 诊断主要靠 X 线检查、CT，为了排除远处转移，对具有血液循环转移可能的患者还应常规行胸部 X 线检查或 CT；有条件的单位还可行 ECT 及 PET-CT 检查以确定有无远处转移。X 线基本特征为软组织阴影伴骨破坏，呈不规则透射阴影；有时有骨质反应性增生及钙化斑、钙化块出现；牙在肿瘤中多呈漂浮状。除此外不同的骨肉瘤还可具有不同的特殊性表现。①成骨性骨肉瘤的骨质增生，密度较高，新生细小的骨刺由骨密质伸向外围，可呈典型的日光放射状排列；溶骨性骨肉瘤的骨质呈不规则破坏，由内向外，由于破坏迅速，使骨膜反应性新生骨不易产生，故 X 线征象可能为不规则、囊样，并可合并病理性骨折。临床上应注

意的是早期的骨肉瘤可表现为某些牙出现对称性的牙周间隙增宽，如患者伴有疼痛不适等症状时应予高度警惕。②软骨肉瘤有时也可表现如骨肉瘤的日光放射状。由于软骨基质的钙化和骨化，在透射区内有时可含有一定数量的钙化斑点，其周缘不甚规则。软骨肉瘤的早期也可在有关牙出现对称性牙周间隙增宽的征象。③骨纤维肉瘤及恶性纤维组织细胞瘤的 X 线表现则无特异性，主要为溶骨性病变，极少因反应性增生而出现致密度变化。④尤文肉瘤的 X 线典型表现为由于骨密质层的膨胀和破坏而产生的"洋葱皮样"变化；但这种变化多见于长骨，而罕见于颌骨。

鉴别诊断 ①骨源性肉瘤应与骨髓炎鉴别。骨髓炎通常有炎症病史，有时还有病灶存在。X 线表现除骨质破坏有死骨外，常有骨膜反应性增生，后一点千万要警惕与成骨性骨肉瘤相鉴别。②骨源性肉瘤还应与牙源性肉瘤及其他颌骨中心性病变如原发性颌骨内癌、朗格汉斯细胞组织细胞增生症等相鉴别，这些病变的 X 线表现除具有中心性破坏特点外，更多还具有牙源性肿瘤特别是囊性病变的特征，可作为鉴别的参考。最后的鉴别常常依靠病理活检才能确定。

治疗 基本治疗是以手术为主的综合治疗。手术须行大块根治性切除，特别是强调器官切除的概念，以避免因管道或腔隙传播而导致局部复发。对骨源性肉瘤的区域性淋巴结或远处转移处理原则与软组织肉瘤基本相同。鉴于骨源性肉瘤具有远处转移的特点，在长骨骨肉瘤加用术前术后化疗者越来越多，而且收到了一定的效果，如长骨骨肉瘤加用

化疗后，可使生存率提高；对已有广泛肺转移者也有明显缓解作用。骨源性肉瘤采用综合疗法后预后虽有明显提高，但仍比鳞癌、腺源性上皮癌为差。

（孙 坚 杨 溪）

kǒuqiāng hémiànbù èxìng hēisèsùliú

口腔颌面部恶性黑色素瘤

（malignant melanoma of oral and maxillofacial region） 发生在口腔颌面部上皮和结缔组织交界处，由皮肤或黏膜基底层的黑色素细胞恶变形成的恶性肿瘤。多由黏膜黑斑或皮肤黑色素痣发展而来。面部皮肤及口腔黏膜的任何部位只要有成色素细胞的存在都可以发生恶性黑色素瘤，平均发病年龄在 50~55 岁，皮肤的发病 40 岁为高峰，黏膜发病多见于 60 岁。恶性黑色素瘤男女发病比例约为 1.8：1，预后男性较女性差。

恶性黑色素瘤占所有恶性肿瘤的 0.2%~10%。头颈部原发性皮肤黑色素瘤占全身黑色素瘤的 25% 左右。其发病情况与种族相关，在亚洲黄种人中，头颈部黏膜恶性黑色素瘤发生率显著高于白种人。黏膜恶性黑色素瘤中的 55% 发生于头颈部，而头颈部的黏膜恶性黑色素瘤有 48% 发生在口腔，另外 44% 发生在鼻腔，还有 8% 发生于鼻窦。国际上口腔颌面部肿瘤中恶性黑色素瘤仅占 0.5%，中国其比例为 1.7%。

病因与发病机制 病因尚未完全明确。①在皮肤，可能是交界痣或复合痣中的交界痣成分恶变而来，因日光照射引起的紫外线损伤被认为是皮肤黑色素瘤形成和发展过程中最重要的因素，这也是皮肤恶性黑色素瘤好发于白种人的原因之一。目前认为间歇性急性照射更具危害性，尤其

是在儿童或青春期时，减少一定的日常暴晒、穿戴衣帽防晒等，是有效的防护措施。头颈部皮肤位于阳光照射区，脸、头皮、颈、外耳是恶性黑色素瘤主要的发生区域，这也是头颈部是恶性黑色素瘤常见发病部位的原因之一。但值得注意的是，恶性黑色素瘤也可见于非日光照射区如黏膜恶性黑色素瘤。其发生机制目前尚不明确。P16/MTS1肿瘤抑制基因的缺失是皮肤恶性黑色素瘤发生中最重要的基因改变，被认为是黑色素瘤易感基因，在家族性黑色素瘤中其常处于失活状态，在散发的皮肤恶性黑色素瘤中P16/MTS1部分或全部表达缺失。②发生在黏膜的恶性黑色素瘤可能因黏膜黑斑恶变而来（约80%的口腔黏膜恶性黑色素瘤患者有黑斑病史）。目前关于黏膜恶性黑色素瘤的发病因素尚不明确，而多数观点认为口腔黏膜黑斑恶变多与慢性损伤、不良刺激、不恰当的治疗措施有关。此外，内分泌和营养因素亦与口腔黏膜恶性黑色素瘤的发生有关，例如在青春期前很少发生恶性黑色素瘤，而在妊娠期中肿瘤发展较快。一部分皮肤恶性黑色素瘤患者有遗传病史，而黏膜恶性黑色素瘤少见相关报道。

临床表现 临床上色素性病变有下列改变者常提示有早期恶性黑色素瘤的可能。①颜色：颜色不一常是恶性病变的信号，其中尤以蓝色或蓝黑色恶性可能性大。②边缘：常参差不齐呈锯齿样改变，一般为肿瘤向周围扩展或自行性退变所致。③表面：常不光滑，表现为粗糙伴有片状脱屑，有时可见渗液，常突出于皮肤或黏膜表面。④感觉异常：肿瘤逐渐发展，局部常伴有瘙痒、

灼痛等不适，继续发展可能出现结节，继而形成溃疡，同时出现原发灶周围卫星结节，甚至区域淋巴结肿大等晚期表现。根据肿瘤发生的部位，还会伴有相应的临床症状，如病变累及上颌骨，其上牙松动、脱落，组织坏死引起疼痛、溃疡、出血、恶臭及张口受限等。

口腔颌面部恶性黑色素瘤临床表现符合不对称性损害、不规则性边缘、不均匀性颜色、直径大于0.6cm、表面不平有突起的表现。

恶性黑色素瘤常发生广泛的转移，约70%早期转移至区域淋巴结，口腔颌面部常转移到同侧颌下和颈深上淋巴结，也可发生双侧颈淋巴结转移。远处转移率高达40%，肺转移最为常见，其次骨、肝、肾、脑等器官。即便是小的原发灶可发生广泛的转移；在原发灶已控制后仍可出现淋巴结和/或血行转移。转移瘤可缺乏黑色素，而无黑色素的原发灶也可能发生有黑色素的转移瘤。

诊断 临床根据特征性的黑色或蓝黑色斑块，结合生长迅速，出现卫星结节、疼痛、溃疡、出血、淋巴结肿大等症状通常较易诊断。

鉴别诊断 但是对于早期的黑色病变，应当与黑斑、痣等鉴别，无色素恶性黑色素瘤需与鳞癌、腺癌、肉瘤等鉴别，发展迅速是恶性黑色素瘤的一个重要临床特征。其诊断的金标准主要是病理学检查，显微镜下可见肿瘤细胞呈多样性，可见细胞核分裂象及黑色的色素颗粒。HE染色可见真皮内瘤细胞间变，核分裂，瘤细胞突破基底膜，免疫组化表现为HMB-45（+）、S-100蛋白（+）、MelanA（+）。

治疗 因其恶性程度高，临床上采用综合序列治疗。

原发灶的处理 对于皮肤的恶性黑色素瘤扩大切除是主要的治疗方法，这在一定程度上可以预防局部复发。而局部切除不彻底常伴随局部较高的复发率，一般为30%~60%。

对于黏膜恶性黑色素瘤的原发灶，采用液氮冷冻手术治疗，根据肿瘤的范围和深度，用液氮冻至肿瘤及周围约3mm结晶后消融，反复冷冻2~3次为一周期。治疗后组织坏死、脱落。如果深度或周界不够，可多次冷冻治疗。

区域淋巴结处理 认为当原发灶肿瘤浸润深度小于1mm时，只有不到10%可能发生淋巴结转移；原发灶肿瘤浸润深度在1.01~2.0mm时，淋巴结转移率可达20%；原发灶肿瘤浸润深度在2.01~4.0mm时，淋巴结转移率可达33%左右；原发灶肿瘤浸润深度超过4.0mm时，淋巴结转移率超过40%。因此，区域淋巴结的处理一般要根据原发灶的情况而定。前哨淋巴结活检被认为是是否需要进行区域淋巴结清扫的标准。如需要，一般需在原发灶处理后的2个月内进行区域淋巴结清扫。

免疫治疗 是恶性黑色素瘤重要治疗方法之一。用于治疗恶性黑色素瘤的特异性免疫制剂主要是干扰素IFNα-2b。其抗肿瘤机制主要包括通过调控细胞增生周期、诱导肿瘤细胞凋亡等，发挥直接抗肿瘤作用抑制血管内皮细胞活性，从而抑制肿瘤血管生成；增强机体T淋巴细胞、自然杀伤细胞、树突状细胞以及巨噬细胞的免疫活性，提高机体的抗肿瘤免疫反应；增强肿瘤细胞的免疫原性等。非特异性免疫治疗是指

通过在上臂、腋下、胸前等部位皮肤接种卡介苗或注射白细胞介素-2 激发恶性黑色素瘤患者产生非特异性免疫反应，达到抗肿瘤目的。伊匹单抗（抗 CTLA4 单抗）、抗 PD-1 单抗用于治疗晚期皮肤恶性黑色素瘤。

化学治疗 恶性黑色素瘤对化疗药物多不敏感。临床上常用的化疗药物有氮烯咪氨、洛莫司汀、卡莫司汀、羟基脲等。

生物治疗 DCCIK 细胞疗法是将树突状细胞和细胞因子诱导的杀伤细胞混合培养，并将获得的这种抗肿瘤免疫活性细胞群回输至患者体内的方法。该方法对于清除手术后患者体内残留的微小转移灶，防止癌细胞的扩散和复发，提高患者自身免疫力等具有重要作用，对一些实体瘤的杀伤活性达到 60%～90%，且没有通常化疗、骨髓移植后明显的毒副反应及风险。靶向治疗是对恶性黑色素瘤细胞表面的特异性抗原进行针对性的治疗，新的分子靶向药物为恶性黑色素瘤的治疗带来了希望。肿瘤疫苗是应用可被宿主识别的纯化抗原和抗原决定簇制备成疫苗，以基因修饰黑色素瘤细胞重组疫苗和抗独特型抗体，其能激发机体对恶性黑色素瘤产生特异性免疫反应。

预后 ①肿瘤的浸润深度：与预后密切相关。≤0.75mm 时，10 年生存率在 90% 以上；达到 1.51mm 时，10 年生存率下降至 60%；达到 4.50mm 时，10 年生存率仅 25%。②淋巴结转移情况：淋巴结转移的多少直接影响预后。5 年生存率，无淋巴结转移者为 77%，仅有 1 个淋巴结转移者为 58%，2～4 个淋巴结转移者为 28%，而 4 个以上者为 8%。③原发灶的部位：发生于肢体者预后最好，头颈部次之，躯干最差。发生于口腔、鼻窦、肠道、阴道等部位黏膜及内脏的恶性黑色素瘤预后更差。④年龄、性别：罕见的幼年性恶性黑色素瘤预后较好，45 岁以下的患者预后较老年患者好。女性患者预后较男性患者好。⑤原发灶有无破溃：浸润深度相同的恶性黑色素瘤，有溃疡者 5 年及 10 年生存率明显低于无溃疡者。⑥治疗措施：不恰当的原发灶处理往往导致肿瘤的迅速扩散，影响预后。

（郭 伟）

口腔颌面部霍奇金淋巴瘤

kǒuqiāng hémiànbù huòqíjīn línbāliú

（Hodgkin lymphoma of oral and maxillofacial region） 主要及初始症状发生于口腔颌面部的霍奇金淋巴瘤。霍奇金淋巴瘤（Hodgkin lymphoma，HL）是淋巴瘤的一种独特类型，为青年人中最常见的恶性肿瘤之一。常初发于一组淋巴结，以颈部淋巴结和锁骨上淋巴结最为常见，其次是纵隔、腹膜后、主动脉旁淋巴结。病变从一个或一组淋巴结开始，通常表现由原发灶沿淋巴管向邻近淋巴结有规律的逐站播散。晚期可发生血行播散，侵犯血管，累及脾、肝、骨髓和消化道等部位。

病因 病因至今不明，EB 病毒的病因研究最受关注，约 8.1% 患者的里-斯细胞中可检出 EB 病毒基因组片段。已知具有免疫缺陷和自身免疫性疾病的患者，罹患霍奇金淋巴瘤的危险增加。单合子孪生子霍奇金淋巴瘤患者其同胞的发病危险增加倍，这可能是由于对病因存在相同的遗传易感性和/或相同的免疫异常。

临床表现 ①淋巴结肿大：90% 患者以淋巴结肿大就诊，大多表现为颈部淋巴结肿大和纵隔淋巴结肿大。淋巴结肿大常呈无痛性、进行性肿大。饮酒后出现疼痛是淋巴瘤诊断相对特异的表现。②结外病变：晚期病变累及淋巴结外器官，可造成相应器官的解剖和功能障碍，引起多种不同的临床表现。③全身症状：20%～30% 患者表现为发热、盗汗、消瘦。发热可为低热，有时为间歇高热。此外可有瘙痒、乏力等症状。

诊断 包括以下方面。

实验室检查 贫血多见于晚期患者，为正色素、正细胞性贫血。偶见溶血性贫血，2%～10% 患者抗人球蛋白试验阳性。少数病例可出现中性粒细胞增多，嗜酸性粒细胞增多。外周血淋巴细胞减少（<1.0×10^9/L）、血沉增快、血清乳酸脱氢酶升高。

病理 病变部位淋巴结的正常淋巴组织结构全部或部分破坏，呈现多种非肿瘤性反应性细胞成分，多为淋巴细胞，并可见浆细胞、嗜酸性粒细胞、中性粒细胞、组织细胞、成纤维细胞及纤维组织。在多种反应性细胞背景成分中散在数量不等的典型里-斯细胞及其变异型。典型里-斯细胞为双核或多核巨细胞，核仁嗜酸性，大而明显，胞质丰富。若细胞表现对称的双核称镜影细胞。里-斯细胞及不典型（变异型）里-斯细胞被认为是霍奇金淋巴瘤真正的肿瘤细胞。应用单细胞显微技术结合免疫表型和基因型检测，证明里-斯细胞来源于淋巴细胞，主要来源于 B 淋巴细胞。经典型霍奇金淋巴瘤的里-斯细胞 CD15 及 CD30 抗原表达阳性，是识别里-斯细胞的重要免疫标志。

影像学表现 ①X 线平片：通常可在双侧前、上纵隔内见不对称结节影，极少钙化表现，若放疗后可能有钙化表现。②CT可显示多发、较大的软组织肿块，其内无坏死、出血或囊性变，增强扫描强化亦不明显。肿大结节最终可导致明显的占位效应。③MR可显示低T1WI信号和由于水肿及炎症导致的高T2WI信号强度的均匀信号肿块。④PET有利于全面评估疾病分期和治疗效果，可作为重要的影像学手段。

鉴别诊断 需与淋巴结核、病毒感染如传染性单核细胞增多症等疾病以及非霍奇金淋巴瘤等鉴别，并应注意与转移癌鉴别；颈部淋巴结肿大应排除鼻咽癌、甲状腺癌等；纵隔肿块需除外肺癌、胸腺瘤；腋下淋巴结肿大应与乳腺癌鉴别。以上疾病的鉴别主要依靠病理组织学检查。霍奇金淋巴瘤通常要具有典型的里-斯细胞，并需结合淋巴细胞、浆细胞、嗜酸性粒细胞等多种反应性细胞成分背景的总体组织表现，结合CD15、CD30等免疫标志做出诊断。

治疗 放疗和化疗的应用使霍奇金淋巴瘤已成为可治愈性肿瘤，但大量长期生存患者的随诊结果显示，15年病死率较普通人群高31%，死亡原因除原发病复发之外，第二肿瘤占11%~38%（实体瘤和急性非淋巴细胞白血病），急性心肌梗死13%，肺纤维化1%~6%。此外，放化疗还可能导致不育以及畸形等。这些都是过度治疗的结果，因此，对于能够被根治的霍奇金淋巴瘤，生活质量和疗效是同样值得关注的问题，这种平衡需要从大量前瞻性随机对照研究的结果中得出结论。因此，通过对霍奇金淋巴瘤远期治疗并发症的认识，提出了防止和减少远期严重并发症、提

高生存质量的治疗新策略。目前主要根据临床分期结合预后因素制订霍奇金淋巴瘤的治疗方案。

预后 Ⅰ期与Ⅱ期5年生存率在90%以上，Ⅳ期为31.9%；有全身症状较无全身症状者差；儿童及老年人的预后一般比中青年差；女性治疗的预后较男性好。

预防 ①预防病毒感染：如EB病毒、成人T淋巴细胞病毒、HIV等。在春秋季节防治感冒，加强自身防护，纠正不良生活习惯。②避免接触各种射线及一些放射性物质，避免接触有关的毒性物质，如苯类、氯乙烯、橡胶、砷、汽油、有机溶剂涂料等。③防治自身免疫缺陷疾病：如各种器官移植后的免疫功能低下状态、自身免疫缺陷疾病、各种癌症化疗后等。这些情况均能激活各种病毒，后者可以诱导淋巴组织的异常增生，最终导致淋巴瘤发生。④良好的心态和适当的锻炼有助于机体免疫功能的稳定，保持肿瘤免疫监控能力。

(郭 伟)

kǒuqiāng hémiànbù fēihuòqíjīn línbāliú
口腔颌面部非霍奇金淋巴瘤
（non-Hodgkin lymphoma of oral and maxillofacial region） 首发或主要症状在口腔颌面部的非霍奇金淋巴瘤。非霍奇金淋巴瘤（non-Hodgkin lymphoma，NHL）是一组恶性程度不等的淋巴细胞肿瘤，为位于免疫系统的包括淋巴结、骨髓、脾和消化道的淋巴样细胞恶性单克隆增生。非霍奇金恶性淋巴瘤多发生在全身的淋巴结和肝、脾内，但在淋巴结外淋巴网状组织或非淋巴网状组织内也可发生。按细胞形态分化和分布可分为20余个亚型，临床表现大多相似。

病因 大多数情况下NHL为

散发疾病，无特定的发病因素。但是，流行病学研究揭示NHL主要的风险因素为环境、饮食、免疫状态和感染。已知EB病毒与高发区Burkitt淋巴瘤以及结外鼻型NK-/T细胞淋巴瘤有关，成人T细胞淋巴瘤/白血病与人类亲T细胞病毒Ⅰ型（HTLV1）感染密切关联，胃黏膜相关淋巴组织淋巴瘤是由幽门螺杆菌感染的反应性病变起始而引起的恶变，放射线接触如核爆炸及核反应堆意外的幸存者，接受放疗和化疗的肿瘤患者非霍奇金淋巴瘤发病危险增高。艾滋病、某些遗传性和获得性免疫缺陷疾病或自家免疫性疾病如共济失调-毛细血管扩张症、联合免疫缺损综合征、类风湿关节炎、系统性红斑狼疮、舍格伦综合征、低γ球蛋白血症以及长期接受免疫抑制药治疗（如器官移植等疾病）所致免疫功能异常均为非霍奇金淋巴瘤发病的高危因素。男性NHL比女性更多见，白人比其他种族也更多见。

发病机制 由于淋巴细胞的分化阶段不同，因而在受侵的淋巴结或淋巴组织中可出现不同阶段的瘤细胞。在同一病灶中可有低分化的瘤细胞，也可有分化较为成熟的细胞。随着病变的进展，恶性淋巴瘤的组织学类型可有转变，如结节型可转变为弥漫型增生的肿瘤组织，可呈单一细胞成分，但由于原始多能干细胞可向不同的方向分化，有时细胞成分可是两种以上或多种多样的。

临床表现 可见于任何年龄，临床表现可归纳如下。

浅表淋巴结肿大或形成结节肿块 为最常见的首发临床表现，占全部病例的60%~70%，尤以颈淋巴结肿大最为常见，其次为腋窝、腹股沟淋巴结。淋巴结肿

块大小不等，常不对称、质实、有弹性，多无压痛。低度恶性淋巴瘤时淋巴结肿大多为分散无粘连、易活动的多个淋巴结，而侵袭性或高度侵袭性淋巴瘤、进展迅速者，淋巴结往往融合成团，有时与基底及皮肤粘连，并可能有局部软组织浸润压迫、水肿的表现。

体内深部淋巴结肿块　可因其发生在不同的部位而引起相应的浸润、压迫梗阻或组织破坏而致的相应症状。如纵隔、肺门淋巴结肿块可致胸闷、胸痛、呼吸困难、上腔静脉压迫综合征等临床表现，腹腔内（肠系膜淋巴结、腹膜后淋巴结）肿块可致腹痛、腹块、肠梗阻、输尿管梗阻、肾盂积液等表现。

结外淋巴组织增生和肿块也可因不同部位而引起相应症状。初诊时单纯表现为结外病灶而无表浅淋巴结肿大，以咽环最为常见，表现为腭扁桃体肿大或咽部肿块。胃肠道黏膜下淋巴组织可受侵犯而引起腹痛、腹块、胃肠道梗阻、出血、穿孔等表现，肝脏受淋巴瘤侵犯时可有增大、黄疸。结外淋巴瘤还可侵犯眼眶致眼球突出，单侧或双侧乳腺肿块，并可侵犯骨髓致贫血、骨痛、骨质破坏甚至病理性骨折。颅内受侵犯时，可致头痛、视力障碍等颅内压增高症状，病变亦可压迫末梢神经致神经瘫痪，如面神经瘫痪。也可以侵入椎管内，引起脊髓压迫症而致截瘫。有些类型的非霍奇金淋巴瘤特别是T细胞淋巴瘤易有皮肤的浸润结节或肿瘤，蕈样真菌病及外周T细胞淋巴瘤是特殊类型的皮肤T细胞淋巴瘤。鼻和鼻型NK/T细胞淋巴瘤，临床上最常见的首发部位为鼻腔，其次腭部、鼻咽和扁桃体。

由于淋巴瘤可从淋巴结（浅表及深部）及各种不同器官的结外淋巴组织发生，在其发展过程中又可侵犯各种不同组织器官，故其临床表现可非常复杂而多样化。不同组织类型的淋巴瘤也常有其临床特点。

全身症状　包括一般消耗性症状如贫血、消瘦、衰弱外，也包括发热、盗汗及体重减轻，多见于疾病的较晚期。实际上在疾病晚期常见的发热、盗汗及体重下降，有时不易区分究竟是该病的临床表现，还是长期治疗（化疗、放疗）的后果，或因晚期免疫功能受损而发生合并感染所致。

分类症状　①Burkitt淋巴瘤儿童或者青年人多发，肿瘤经常发生在颅骨、中枢神经系统等部位，一般情况下不会给周围的淋巴结或者肝脏造成伤害，经过治疗患者可以痊愈。②弥散性大B细胞淋巴瘤多发于老年男性，多发生在淋巴结，如人体的咽环淋巴细胞、胃肠道、脑等部位。经常表现在短时间内淋巴结会出现迅速增大或者是结外出现肿块的情况，易使肝脏等器官受损，如果治疗不及时，患者可能死亡。③滤泡型淋巴瘤是发生在滤泡B细胞的惰性肿瘤，中年人多发。表现为局部或者全身出现无痛性肿大，最容易发生的部位是腹股沟淋巴结，经常会出现脾大，而且这类患者的预后情况也比较好。④外周T细胞淋巴瘤患者全身会出现淋巴结肿大的情况，有的时候可能会伴有体重下降、发热等。

诊断　包括以下方面。

常见症状　无痛性进行性淋巴结肿大是常见的症状，淋巴结质软或中等，活动或融合。原发于结外的NHL常以局部症状为首发症状，如在口腔颌面部，发生

于鼻腔的NHL最常见的临床表现为鼻塞、鼻出血，可有颈部淋巴结肿大；原发于韦氏环的NHL表现为口咽异物、吞咽困难等症状。全身症状有发热、盗汗和体重减轻等症状。

临床检查　淋巴结原发NHL建议做淋巴结切除活检术，做病理检查以明确诊断。进行全身体格检查。

实验室检查　①血常规：早期患者血象多正常，继发自身免疫性溶血或肿瘤累及骨髓可发生贫血、血小板减少及出血。9%～16%的患者可出现白血病转化，常见于弥漫型小淋巴细胞性淋巴瘤、滤泡型淋巴瘤、淋巴母细胞性淋巴瘤及弥漫型大细胞淋巴瘤等。②可有血清乳酸脱氢酶、β2-微球蛋白及碱性磷酸酶升高，单克隆或多克隆免疫球蛋白升高，以上改变常可作为肿瘤负荷及病情检测指标。③血沉活动期增快，缓解期正常为测定缓解期和活动期较为简单的方法。④病理活检：是诊断NHL及病理类型的主要依据。⑤免疫学表型检测：单克隆抗体免疫表型检查可识别淋巴瘤细胞的细胞谱系及分化水平。⑥染色体核型检查：常见为染色体易位部分缺失和扩增等。IgH基因重排常作为B细胞淋巴瘤的基因标志，TCR γ或β基因重排常作为T细胞淋巴瘤的基因标志。⑦胃黏膜相关淋巴瘤应做幽门螺杆菌检查。

影像学检查　胸部正侧位片、CT以明确病变侵犯的程度。MRI和B超也是常用的检查方法。纵隔大肿块或淋巴结大肿块（大于10cm）时，镓放射性核素扫描应作为常规检查。原发于胃肠道NHL，应做消化道造影检查。

鉴别诊断　单靠临床判断难

以做出明确诊断。很多正常的健康人也可在颈部或腹股沟部位触及某些肿大的淋巴结。淋巴结肿大亦可见于细菌结核或原虫的感染及某些病毒感染，还需要与淋巴结转移癌鉴别。①慢性淋巴结炎：一般的慢性淋巴结炎多有感染灶。在急性期感染如足癣感染，可致同侧腹股沟淋巴结肿大，常伴红、肿、热、痛等急性期表现，也可只有淋巴结肿大伴疼痛表现，急性期过后淋巴结缩小、疼痛消失。慢性淋巴结炎的淋巴结肿大通常较小，一般0.5~1.0cm，质地较软、形状扁且多活动，而恶性淋巴瘤的淋巴结肿大具有较大、丰满、质韧的特点，必要时需切除活检。②急性化脓性扁桃体炎：除有不同程度的发热外，扁桃体多为双侧肿大，红、肿、痛且其上附有脓苔，扪之质地较软，炎症控制后扁桃体可缩小。而恶性淋巴瘤侵及扁桃体可双侧或单侧，因而可对称或不对称肿大，扪之质地较硬且韧，较晚期则可累及周围组织，可疑时可行扁桃体切除或活检行病理组织学检查。③淋巴结结核：为特殊慢性淋巴结炎，肿大的淋巴结以颈部多见，多伴有肺结核，若伴有结核性全身中毒症状，如低热、盗汗、消瘦、乏力等则与恶性淋巴瘤不易区别；淋巴结结核的淋巴结肿大，质较硬、表面不光滑、质地不均匀或因干酪样坏死而呈囊性，或与皮肤粘连，活动度差，PPD试验呈阳性反应。但要注意恶性淋巴瘤患者亦可能患有结核病，这可能是由于较长期抗肿瘤治疗，导致机体免疫力下降从而罹患结核等疾病。因此，临床上应提高警惕，凡病情发生改变时，应尽可能再次取得病理或细胞学证据，以免误诊误治。④结节病：多见

于青少年及中年人，多侵及淋巴结，可以多处淋巴结肿大，常见肺门淋巴结对称性肿大或有气管旁及锁骨上淋巴结受累，淋巴结直径多在2cm以内，质地一般较硬，也可伴有长期低热。结节病的确诊需取活检，病理应见到上皮样结节，凯文（Kvein）试验在结节病90%呈阳性反应，血管紧张素转换酶在结节病患者的淋巴结及血清中均升高。⑤组织细胞性坏死性淋巴结炎：在中国多见，多为青壮年。临床表现为持续高热，但周围血白细胞计数不高，用抗生素治疗无效，酷似恶性网织细胞增生症。组织细胞性坏死性淋巴结炎的淋巴结肿大，以颈部多见，直径多在1~2cm，质中或较软，不同于恶性淋巴瘤的淋巴结。⑥中央型肺癌、胸腺肿瘤：有时可与恶性淋巴瘤混淆，诊断有赖于肿块活检。⑦霍奇金淋巴瘤NHL的临床表现与HL十分相似，单从临床表现很难做出明确的鉴别诊断，只有组织病理学检查才能将两者明确区别。

治疗 NHL多中心发生的倾向使其临床分期的价值和扩大照射的治疗作用不如霍奇金淋巴瘤，决定了其治疗策略应以化疗为主。包括以化疗为主的化放疗结合的综合治疗、生物治疗、造血干细胞移植、手术治疗。

预后 治疗前NHL的多种临床特征与患者的生存期密切相关，如诊断时的年龄、全身症状、体力、血清LDH、血清β2微球蛋白、淋巴结和结外累及部位的数量、肿瘤负荷以及处于局限期抑或进展期。临床治疗前上述因素结合就诊时肿瘤体积和肿瘤浸润程度，可对患者进行预后评估。

（郭 伟）

kǒuqiāng hémiànbù lǎnggéhànsī xìbāo zǔzhī xìbāo zēngshēngzhèng

口腔颌面部朗格汉斯细胞组织细胞增生症（Langerhans cell histiocytosis of oral and maxillofacial region）

主要症状发生在口腔颌面部的朗格汉斯细胞组织细胞增生症，病变通常侵及颌骨、周围牙、牙龈组织及头面部皮肤。朗格汉斯细胞组织细胞增生症（Langerhans cell histiocytosis，LCH）是病因不明的组织细胞增殖性疾病，朗格汉斯细胞增生是其共同的组织病理学特点，而临床上是一组异质性疾病。临床表现、治疗反应及预后存在明显的差异。传统分为勒-雪（Letterer-Siwe）病、韩-许-柯（Hand-Schüler-Christian）病、骨嗜酸性粒细胞肉芽肿。根据病变程度、受累部位不同，又有良性和恶性之分，前者包括骨嗜酸性粒细胞肉芽肿、韩-许-柯病等，后者可分为恶性朗格汉斯细胞组织细胞增生症、朗格汉斯细胞淋巴瘤、树突细胞淋巴瘤等。其发病率在1/20万~1/200万。主要发生在婴儿和儿童，也见于成人。

病因与发病机制 病因尚未完全阐明。

临床表现 虽然朗格汉斯细胞组织细胞增生症病变的共同组织病理学特点是具有数量不等的朗格汉斯细胞，但疾病的范围和临床特征却各不相同。疾病可以局限于局部组织部位，也可全身弥散性。因此朗格汉斯细胞组织细胞增生症的临床表现多样化，主要取决于浸润的器官，如骨、皮肤、牙和牙龈组织、耳、内分泌器官、肺、肝、脾、淋巴结和骨髓都可被侵犯。细胞浸润的部分可显示病变和功能障碍。朗格汉斯细胞组织细胞增生症可发病

于任何年龄，但半数以上见于1~15岁的儿童。①勒-雪病：常见于1岁以内的男婴，是最严重的一型朗格汉斯细胞组织细胞增生症。典型的病例，可发生脂溢性皮炎，有时可能呈现紫癜、皮疹，侵犯头皮、耳郭、腹部以及颈与面部的皱褶区域，进一步并发脓毒血症。可伴有出血，而后结痂、脱屑，最后留有色素白斑，白斑不易消散。各期皮疹可同时存在或一批消退一批又起，在出疹时常有发热。慢性者皮疹可散见于身体各处，初为淡红色斑丘疹或疣状结节，消退时中央下陷变平，有的呈暗棕色，极似结痂水痘，最后局部皮肤变薄稍凹下，略具光泽或少许脱屑。②骨嗜酸性粒细胞肉芽肿：20~30岁男性好发。主要分为单发性和多发性。单个和多发性嗜酸性粒细胞肉芽肿占朗格汉斯细胞组织细胞增生症病例的60%~80%。单个的嗜酸性粒细胞肉芽肿最为多见，通常位于骨组织中，颅骨多见，可发生在中耳和颞骨，病变可破坏骨皮质，呈穿凿样骨损害，并可累及周围软组织。除骨之外还可发生在淋巴结、肺、胸腺、皮肤、中枢神经系统和其他部位，如胃、甲状腺、肛门等。全身侵犯的患者有类似的骨质损害，常无力负重，并有突出表面的软性肿块，有时触之有温感。③韩-许-柯病：多发生在2~5岁儿童，亦见于一些大龄儿童和成人，占朗格汉斯细胞组织细胞增生症病例的15%~40%。表现为骨质缺损，眼眶部位肿块可引起突眼，视神经或眼球肌受侵犯导致视力减退或斜视，由于牙龈和下颌骨受侵而引起的牙脱落。骨质侵犯最常见的部位是扁骨（如颅骨、肋骨、骨盆和肩胛骨）。常有患儿家长陈

述患儿早熟性出牙，实际上这是由于牙龈退缩，未成熟牙质暴露的缘故。④耳道软组织或骨组织朗格汉斯细胞增生和浸润：引起慢性中耳炎和外耳炎。主要症状有外耳道溢脓、耳后肿胀和传导性耳聋，CT检查可显示骨与软组织病变。乳突病变可包括乳突炎、慢性耳炎、胆脂瘤形成和听力丧失。⑤全身性朗格汉斯细胞组织细胞增生症：常侵犯肝脏，受累部位多在肝脏三角区，受累的程度可从轻度的胆汁淤积到肝门严重的组织浸润，出现肝细胞损伤和胆管受累，表现肝功能异常、黄疸、低蛋白血症、腹水和凝血酶原时间延长等，进而可发展为硬化性胆管炎、肝纤维化和肝功能衰竭。⑥中枢神经系统受累：并非少见，最常见的受累部位是丘脑-垂体后叶区，主要见于有全身性疾病和眼眶及颅骨受侵犯的患儿。可有脑实质性病变。大多数患者的神经症状出现在其他部位朗格汉斯细胞组织细胞增生症的若干年后，全身性朗格汉斯细胞组织细胞增生症常见有共济失调、构音障碍、眼球震颤、反射亢进、轮替运动障碍、吞咽困难、视物模糊等。尿崩症可先于脑部症状或与脑部症状同时或其后发生。40%系统性朗格汉斯细胞组织细胞增生症患儿表现为侏儒。下丘脑浸润可引起高催乳素血症和低促性腺激素血症。

淋巴结受累　可表现为三种形式。①单纯的淋巴结病变，即称为淋巴结原发性嗜酸性粒细胞肉芽肿。②为局限性或局灶性朗格汉斯细胞组织细胞增生症的伴随病变，常牵涉到溶骨性损害或皮肤病变。③作为全身性朗格汉斯细胞组织细胞增生症的一部分。常累及颈部或腹股沟部位的孤立

淋巴结，多数患者无发热，少数仅有肿大淋巴结部位疼痛。单纯淋巴结受累，预后多良好。

辅助检查　①血常规：全身弥散型朗格汉斯细胞组织细胞增生症常有中度到重度以上的贫血，网织红细胞和白细胞计数可轻度升高，血小板减低，少数病例可有白细胞计数减低。②骨髓检查：朗格汉斯细胞组织细胞增生症患者大多数骨髓增生正常，少数可呈增生活跃或减低，少数朗格汉斯细胞组织细胞增生症有骨髓的侵犯表现，贫血和血小板减低，故此项检查仅在发现有外周血象异常时再做。③血沉：部分病例可见血沉增快。④肝肾功能：部分病例有肝功能异常，并提示预后不良。⑤X线检查：肺部X线检查多为肺纹理呈网状或网点状阴影，颗粒边缘模糊，不按气管分支排列，有的肺野呈毛玻璃状，但多数病例肺透光度增加，常见小囊状气肿，重者呈蜂窝肺样，可伴间质气肿、纵隔气肿、皮下气肿或气胸，不少患者可合并肺炎，此时更易发生肺囊性改变，肺炎消退后囊性变可消失，但网粒状改变更为明显，病程长者可出现肺纤维化。⑥血气分析：如出现明显的低氧血症提示有肺功能受损。⑦肺功能检查：肺部病变严重者可出现不同程度的肺功能不全，多提示预后不良。⑧免疫学检查：应进行T亚群的表型分析、淋巴母细胞转换试验和血清免疫球蛋白定量等。⑨病理检查：如能做皮疹部位的皮肤活检则更为可靠；有淋巴结肿大者可做淋巴结活检。有骨质破坏者可做肿物刮除，同时将刮除物送病检，或在骨质破坏处用粗针做穿刺抽液涂片送检。

诊断　以X线检查和病理检

查结果为主要依据，即经普通病理检查发现病灶内有组织细胞浸润即可确诊，此症确诊的关键在于病理检查发现朗格汉斯细胞的组织浸润，因此应尽可能做活组织检查。

鉴别诊断　需与慢性感染性（肉芽肿性）疾病、脂溢性皮炎、淋巴瘤、胶原血管性疾病、肺尘埃沉着病、组织细胞性坏死性淋巴结炎等鉴别。借助病理组织活检，结合免疫分型技术基本可以鉴别诊断。

治疗　主要采用以化疗为主的综合治疗。由于该病变化多样、轻重悬殊，治疗方案应根据临床评分和分级而定。①化疗：多不主张强化疗方案，以避免严重的毒副反应。另外病情轻重和年龄不同，所需化疗的强度和疗程不一，可以参考临床分级采取不同的方案。对于朗格汉斯细胞组织细胞增生症Ⅲ级和Ⅳ级，目前主张优先考虑联合化疗，并进行较长期的维持治疗，总疗程1.5~2年。②放疗：小剂量（4~6Gy）局部照射可控制局限性损害，也适于病变广泛或病变部位不能手术者。如病变所累及的骨骼为眼眶、下颌骨、乳突及易发生压缩骨折的脊柱，则应该考虑放疗。③手术治疗：单纯骨损害者，如果仅有单一局灶病变，一般采用外科手术刮除即可痊愈；但是如果年龄小于3岁，则主张手术后加用化疗。④控制感染，加强支持治疗。

预后　随着化疗等治疗手段的进步，预后已大有改观。后遗症均与脏器受累数量和程度有关，肺纤维化引起肺功能不全；肝纤维化、脂肪肝引起门脉高压；垂体后叶的纤维化及瘢痕引起经久不愈的尿崩症；中枢神经系统的损害可致智力发育迟缓、意向性震颤、听力丧失和视神经萎缩；极少数有小脑受损出现共济失调等，少数患儿生长发育、性发育迟缓。因此，应选择适当方案对患者尽早实施全面治疗。

（郭 伟）

kǒuqiāng hémiànbù duō yuánfāái

口腔颌面部多原发癌（multiple primary cancer of oral and maxillofacial rengion）　同一患者在同时或者不同时期，在口腔颌面部出现两个或两个以上的原发性癌。其包括交界性肿瘤。根据每种肿瘤发生时间的不同，可将多原发癌分为同时癌和异时癌，同时癌时间间隔在6个月内，异时癌则超过6个月。首发癌称为第一原发癌或先证癌，后发者则称为第二、第三原发癌等，从而相应地表现为双重癌、三重或四重癌等。

随着原发癌早期诊断、治疗水平的提高，第一原发癌的治愈率有所改善，其中部分长期生存患者还可能发生第二、第三甚至第四原发癌；在现代社会，自然环境中新的致癌源不断增加；在某种程度上，化疗和放疗等手段应用范围愈发广泛，而其本身就是致癌因素；癌症患者自身寿命的逐渐延长，使患者有足够的时间发生第二原发癌。因此，其发病率显著上升，多原发癌甚至成为了癌症患者的主要致死原因之一。全身发生的多原发癌并不少见，占恶性肿瘤的3%~5%，其中头颈部是多原发癌的高发部位。在多原发癌中主要是第二原发癌，第三原发癌发病率只有0.5%，第四原发癌发病率仅为0.3%。应用现代诊断技术，当同时发生的定义限于原发恶性肿瘤诊断后6个月之内时，同时发生第二原发癌的比率为全部病例的9%~14%。第二原发癌发生在头颈部者占42%~70%，在食管者占15%~43%，在肺部者占5%~26%。异时性的第二原发癌约有1/3位于肺部、食管和头颈部。

诊断　①头颈鳞癌为原发癌的多原发癌：由于数据及资料来源不一致，头颈鳞癌患者多原发癌发病率差别很大。在头颈鳞癌原发灶成功控制以后，第二原发癌的发生率为2.1%~14.2%。与其他癌症对比，头颈鳞癌患者发生第二原发癌的风险最高，头颈鳞癌治疗后异时性癌发病率约为22%，一般发生在原发肿瘤诊断后3~4年，咽部肿瘤甚至可在5~10年之后发生。头颈鳞癌患者多原发癌的发生与先证癌的部位（包括口腔、喉咽、口咽、大唾液腺、鼻咽）关系密切。口腔癌患者第二原发癌发病率为19%，喉癌为18%，口咽为14%，下咽为8%。此外，第二原发癌发病率与患者的年龄关系密切，小于56岁的头颈鳞癌患者第二原发癌发病率较低。②口腔癌为原发癌的多原发癌：与头颈其他部位鳞癌相似，口腔癌患者发生多原发癌的风险同样较高，发病率为7.4%~27.1%。口腔癌患者多原发癌的病理类型96%是鳞状细胞癌，40%是同时癌，60%为异时癌，手术前患者具有较高的同时癌发生率。

同时发生的多原发癌有以下特点：①多原发癌多为同一病理类型，发生于口腔颌面部不同部位或口腔和食管组合。②多原发癌多为分化程度较差、恶性程度较高的肿瘤，如未分化癌、恶性纤维组织细胞瘤。③易发生在成对器官，如两侧颊黏膜、颌面部皮肤。异时发生者最短时间间隔为 4 年，最长者为 23 年，中位时间 9 年。5 年以后发生者占 94%，10 年以后发生者占 56%。第二原发癌无论是同时发生或是异时发生，口腔及头颈部均为好发部位。口腔癌患者发生多原发癌的危险因素主要是吸烟和饮酒，大部分多原发癌患者多为男性、经常饮酒以及重度吸烟者。其中吸烟患者在上消化呼吸道发生第二原发癌的风险增加 5 倍；饮酒患者在上消化呼吸道发生第二原发癌的风险增加 2 倍，尤其是过量吸烟的年轻患者发生 SPT 的风险更大。此外，相关报道显示口腔癌患者多原发癌的发生与临床分期、年龄、原发癌部位有关，原发癌临床分期为Ⅰ/Ⅱ的患者以及年轻患者，发生第二原发癌的风险较高，但是目前还没有得到充足的证据支持。

鉴别诊断 如果每种肿瘤具有不同的组织学类型，则不存在鉴别诊断的问题；如果病理类型相同，则增加了确诊的难度，即要判断第二原发癌是局部复发或者是第一原发癌形成的转移癌。

多原发癌与局部复发 根据区域癌变理论，临床上定义的局部复发可能是癌细胞残留造成的，也可能是区域病变的残留部分发展演变而来，因此临床上要完全鉴别原手术区邻近部位发现的新癌灶究竟是第二原发癌还是复发或种植癌存在一定的困难。这方面的鉴别要点包括：①第一原发癌与第二原发癌的间隔时间往往较长，而局部复发或肿瘤种植的间隔时间则相对较短。口腔癌术后局部复发或转移绝大多数发生在 2 年内；3 年以后复发者不到复发病例的 10%。如果生存期已达 5 年甚至 10 年以上，原位再次出现癌肿时，也应该考虑为第二原

发癌的可能。②切除不全导致的肿瘤复发，其生物学行为与原病变相似，与手术切缘关系密切。③同一手术区邻近部位发生第二原发癌，往往有癌前病变存在，如白斑、扁平苔藓等。手术后对标本切缘以及组织病理学图像的仔细检查可能有一定的帮助。④种植复发癌：标本切缘阴性、无肿瘤残留，手术中肿瘤曾有破裂外溢或器械进入瘤区或肿瘤本身外露于手术野而保护不全，污染手术野（如溃疡型或外生型），复发时间一般较快（与原发癌的生物学行为一致），复发部位不在切缘而在术野的组织间、切口瘢痕下，表现为孤立的或多个结节。

多原发癌与癌远处转移 在临床和病理研究中，癌远处转移虽然有一定规律可循，但也曾遇到先证癌尚无局部转移，而先有远处器官转移的超常现象，以及转移癌失去原发癌特征的罕见情况。因此，正确鉴别多原发癌与原发癌的远处转移是临床医生面临的极大挑战，它不仅仅需要理论知识，还需要丰富的临床经验。一般而言，远处转移至口腔的恶性肿瘤，特别是鳞癌，其所占的比例较低，多发生在恶性程度较高（如未分化癌）及某些特殊病理类型的肿瘤（如唾液腺腺样囊性癌、恶性黑色素瘤等）。因此，临床上在对原发癌初次诊断的时候，如果同时出现两个器官的肿瘤/癌，很可能是以下两种情况：①其他器官肿瘤是口腔癌的转移灶。②口腔肿瘤与其他器官肿瘤互为第二原发癌。此时，应该结合口腔癌远处转移的特点来考虑。口腔癌转移一般先发生局部淋巴转移，远处转移的常见部位是肺、颅内、颌骨，转移至食管、胃、直肠者极为罕见。如果无颈部淋

巴结转移，或者非上述常见部位发生的肿瘤，应该考虑第二原发癌的可能性大。对口腔原发癌诊断相继发生的肿瘤，尤其是间隔时间超过 3 年以上的肿瘤，第二原发癌的可能性大。对 3 年之内相继发生的肿瘤，如果是孤立性的结节灶，还是应该考虑第二原发癌的诊断，尤其是对于肺部肿瘤。当然，转移癌在影像学表现上与第二原发癌也有一定的区别。转移癌多数为多发性、大小不一、密度均匀、轮廓清晰的结节影；第二原发癌一般是孤立性结节影。由此，在确定第二癌是原发癌或为第一原发癌的转移癌时应该全面分析、周密排查，以提高病理类型相同的多原发癌的确诊率。

放射性癌 是人体在接受了放射性损害基础之后，受损部位细胞恶性增生而形成的恶性肿瘤。由于头颈部恶性肿瘤很大一部分需要接受放疗，如鼻咽癌患者的治疗方法首选放疗，放疗在杀灭癌细胞的同时，也会对正常组织的细胞造成损伤，有些损伤直接表现为组织的坏死、脱落，而有些潜在的损伤则可能引发细胞的 DNA 突变，这些突变在累积到一定程度后，就有形成癌变的可能。在临床上，患者因为原来癌症放疗治愈后多年，在口腔颌面部新生长出癌变组织的情况也并非罕见。当然，在诊断口腔颌面部放射性癌的时候，应该根据患者放射性职业史、受照射史、受照射剂量和患者的临床检查和病理学结果进行综合分析。

（李龙江 潘 剑）

kǒuqiāng hémiànbù zhǒngliú zhìliáo

口腔颌面部肿瘤治疗（therapy of oral and maxillofacial cancer） 对口腔颌面肿瘤的治疗通常需要根据肿瘤的性质、临床表现、

临床分期，结合患者的身体情况，确定相应的治疗原则和合理的个体化治疗方案。治疗手段包括手术、放疗、化疗、生物治疗、靶向治疗及序列治疗等，治疗模式常采用以一种方式为主的多学科综合序列治疗。手术、放疗和化疗是治疗口腔颌面部恶性肿瘤的三大治疗手段，生物治疗等则是对某些类型的肿瘤和晚期患者必要的补充和辅助措施。

治疗原则 对早期患者以手术治疗为主，晚期患者则提倡综合序列治疗。①良性肿瘤：一般以手术治疗为主，按一定的手术原则彻底完整切除，切除后经病理检查如有恶变，按恶性肿瘤进一步处理；特殊类型如脉管瘤可采用冷冻、激光或注射硬化剂等综合疗法。②恶性肿瘤：治疗方案的确定要根据肿瘤的组织来源、生长部位、生长速度、分化程度、临床分期、健康状况综合考虑，目前比较强调以手术为主的综合治疗，特别是手术+放疗+化疗的三联疗法，配合其他如免疫治疗、生物治疗等，可提高整体治疗效果，减少疼痛，延长生命。

治疗方法 ①手术治疗：是目前对于良性肿瘤及放化疗不能治愈的恶性肿瘤最主要和有效的治疗方法，在肿瘤的综合治疗中占主导地位。②放射治疗：是利用放射线治疗肿瘤的局部治疗方法。口腔颌面肿瘤的放疗以直线加速器最常用。术后放疗对于手术不能全部切除的癌或者易于复发的癌，可减少局部的复发。③化疗：是运用化学药物抑制或杀灭机体内的恶性肿瘤细胞的方法。④生物治疗：运用生物技术和生物制剂对从患者体内采集的免疫细胞进行体外培养和扩增后回输到患者体内，来激发、增强

机体自身免疫功能，从而达到治疗肿瘤的目的的方法。⑤靶向治疗：是在细胞分子水平上，针对已经明确的致癌位点来设计相应的治疗药物，药物进入体内会特意地选择致癌位点来相结合发生作用，使肿瘤细胞特异性死亡，而不会波及肿瘤周围的正常组织细胞的方法。⑥序列治疗：由于各种治疗方法之间各有优劣，对于口腔颌面恶性肿瘤的患者需将各种方法有效结合。口腔颌面恶性肿瘤的综合序列治疗强调以手术治疗为主的综合治疗，为达到提高疗效的目的，应该由肿瘤多学科的专业人员根据患者的病情、不同阶段，因人而异，量体裁衣地制订出一个合理的、个体化的、治疗方法排列有序的综合治疗。

(张志愿 杨雯君)

kǒuqiāng hémiànbù zhǒngliú shǒushù zhìliáo

口腔颌面部肿瘤手术治疗

（surgical treatment of oral and maxillofacial cancer） 口腔颌面肿瘤的手术治疗是按一定的手术原则，将口腔颌面部肿瘤完整、彻底地切除。对于恶性肿瘤，需扩大切除的范围，在肿瘤侵及范围以内的组织如牙或者颌骨，需要将牙和颌骨一并切除，以保证肿瘤被完整切除。已出现转移或者可能有转移的患者需同时行颈淋巴结清扫术，包括将肿瘤转移通道一并切除。切除肿瘤后的颌面部缺损，可行软硬组织皮瓣移植修复，以改善颌面部形态，提高患者生存质量。口腔颌面部肿瘤手术对于良性肿瘤及放化疗不能治愈的恶性肿瘤是目前最主要和有效的治疗方法，在肿瘤的综合治疗中占主导地位。

手术原则 应遵循以下手术原则："无瘤"操作原则、不切割

原则、整块切除原则和肿瘤外科治疗原则（即将原发肿瘤、复发肿瘤以及区域性淋巴结转移灶一并切除，依据肿瘤的生物学特征确定切除范围与选择术式）。这样才能最大限度地发挥手术治疗的优势，避免因肿瘤细胞脱落造成局部肿瘤细胞扩散、种植和远处转移的发生，提高患者的治愈率和生存质量，延长生存时间，达到治疗的目的。

切除范围 良性肿瘤，一般在包膜外完整摘除即可；癌前病变在周围 1cm 左右的正常组织内切除；临界瘤在正常组织内切除；恶性肿瘤，在瘤体外至少 1cm 的正常组织范围内切除；肉瘤、恶性黑色素瘤需达瘤体边界 3~5cm。

手术类型 主要包括以下几种类型。

预防性手术 口腔癌前病变和一些有恶变可能的良性肿瘤常采用预防性手术，如反复发作、难以治愈的红斑、白斑、扁平苔藓、唾液腺混合瘤、增长活跃的黑痣。

诊断性手术 一些难以确诊，如恶性黑色素瘤或者术中需判断良恶性程度，以确定切除术式时常采用诊断性手术。应注意多处取材，严格遵守"无瘤"原则，避免取材过小或位置不当，造成误诊。

联合根治手术 对原发病灶和区域性淋巴转移病灶可以彻底切除，对无远处转移的患者常采用联合根治手术，这是最常用、最有效的手段。但这里的根治是相对意义的根治，病变范围、侵犯部位不同导致肿瘤安全切除边界不同，这些都会影响根治性手术的手术范围和治疗效果，对于中晚期患者的治疗需采用多手段综合治疗原则来制订个性化方案。

减量手术　当术中发现肿瘤无法完整切除或者肿瘤体积过大、侵犯范围过大时可采用减量手术，进行大部切除或临床包块切除，从而减少肿瘤细胞量，术后辅以放化疗。

姑息手术　对无法进行治愈性手术的患者可采用姑息手术来提高患者生活质量，如预防气道梗阻气管切开术、预防大出血的颈外动脉结扎术、改善进食困难的胃造瘘术。

颈淋巴结清扫术　口腔颌面部肿瘤区域淋巴结转移发生率高。早期口腔癌患者，如果肿瘤浸润深度<4mm可随访至临床出现颈部转移灶之后再行颈淋巴结清扫术。而对于浸润深度>5mm的早期和中晚期口腔癌患者40%~70%会发生转移，颈部淋巴结转移最常见，颈淋巴转移灶一般对放化疗不敏感，手术治疗是最重要的治疗手段。①根治性颈淋巴结清扫术：即常用的克勒尔（Crile）的标准术式。适用于临床或病理证实的淋巴结转移或穿透淋巴结包膜累及副神经和颈内静脉或颈部转移癌的患者。切除一侧颈前部6个三角区内的全部淋巴组织。切除范围上至下颌骨下缘、腮腺下极、颈静脉窝顶及乳突，下至锁骨平面，前至颈中线带状肌外部，后至斜方肌前缘，浅面起自颈阔肌以下，深面至椎前筋膜浅面。切除内容包括胸锁乳突肌、肩胛舌骨肌、颈内外静脉及其分支、副神经、颈神经丛皮支、下颌下腺以及腮腺下极在内的所有淋巴组织和脂肪结缔组织。②改良根治性颈淋巴结清扫术：即功能性颈淋巴结清扫术在标准克勒尔（Crile）术式上保留一个以上非淋巴组织结构，如颈内静脉、副神经、胸锁乳突肌等。

适用于临床颈淋巴结未触及的N0或可疑转移的患者，原发灶已被控制或可控制者，或者临床已有肿大淋巴结但数目少、体积小、完全活动但疑为转移的N1患者。其优点是保存了患者颈部外形、功能，减少了颅内并发症发生率。③区域性颈淋巴结清扫术：包括肩胛舌骨上颈淋巴结清扫术即去除Ⅰ、Ⅱ、Ⅲ区淋巴结，外侧颈淋巴结清扫术即去除Ⅱ、Ⅲ、Ⅳ区淋巴结，后外侧颈淋巴结清扫术即去除Ⅱ~Ⅴ区淋巴结、枕下淋巴结、耳后淋巴结，前间隙外侧颈淋巴结清扫术即去除Ⅵ区淋巴结。④扩大根治性颈淋巴结清扫术：彻底去除颈部转移性肿瘤需要行扩大性颈淋巴结清扫术，切除传统保留的淋巴结群或血管、神经、肌肉。颈淋巴结清扫术可能引起的术后并发症中发生率较高的是由于副神经切除或损伤引起的肩（臂）综合征。而由于目前淋巴结是否发生转移的诊断尚缺乏特异性手段，淋巴组织切除会降低患者的免疫力，且临床随访发现对于颈部淋巴结阴性的病例未能发现5年生存率比治疗性手术高，因此对此类患者是否应行颈淋巴结清扫术仍存在争议。

修复重建手术　口腔颌面部肿瘤切除后的缺损常造成畸形和功能障碍，行修复重建术可以提高患者生存质量。修复方式包括自体组织移植、异体组织移植和人工材料修补。自体组织移植包括邻近组织瓣移植（如移位皮瓣、滑行皮瓣和旋转皮瓣）、带蒂岛状瓣移植（如轴形皮瓣、岛状皮瓣和隧道皮瓣）、游离组织瓣移植、皮管移植。异体组织移植包括异体皮肤移植和异体颌骨移植。人工材料则包括钛板、钛种植体、记忆合金固定装置、生物陶瓷、

聚四氟乙烯、聚乳胶、硅橡胶等。

修复具体术式的选择依手术切除后的骨、软组织、神经的缺损部位、深度、范围、邻近组织情况以及患者的全身状况来决定，通常采用同期即刻重建。较小的皮肤或黏膜软组织肿瘤切除后可采用创面直接关闭的方法，直接关闭有困难或关闭后可能出现畸形者可以采用邻近任意瓣修复，但邻近任意瓣的修复面积有限，超出一定面积时难以修补，加之口腔肿瘤切除后常为复合组织缺损，即使应用大面积的自体断层或全厚皮片（受区要求高且术后易挛缩）也有一定的局限性，对于缺损较深较大且功能受影响的口腔肿瘤切除后缺损修复可采用组织瓣移植的方法。

口腔颌面部肿瘤既要达到根治的目的，又要保留患者吞咽、语言功能及较好的外观，这对头颈肿瘤专业的医生极具挑战性。自显微外科应用于临床手术后，游离组织瓣移植也随之飞速发展，解决了口腔颌面部肿瘤切除术后组织修复的难题。带血管蒂的组织瓣具有血供丰富、抗感染能力强、生存能力强的特点，可以按需要形成复合瓣，对于有大剂量放疗史的患者也是安全的，可以较好地修复术后缺损、填充死腔、恢复功能。

重建组织瓣的选择应尽量简单、就近修复，可以用带蒂皮瓣修复的患者就不采用游离组织瓣修复。软组织瓣分为轴型皮瓣和肌皮复合瓣两大类。在口腔颌面部肿瘤手术中轴型皮瓣主要包括带蒂的额瓣、鼻唇沟瓣、颈项瓣、胸三角瓣，此修复方法的缺点是头颈部供区色素沉着和不规则瘢痕既影响患者美容，也限制了颈部的活动；游离轴型皮瓣主要

包括前臂（桡侧和尺侧）筋膜皮瓣、肩胛部皮瓣（肩背部、肩胛旁）、冈下皮瓣、上臂内侧皮瓣。肌皮复合瓣可以用来修复较广泛的切除，软组织的充分填充可以保护颈动脉鞘和神经，包括胸大肌皮瓣、背阔肌皮瓣、股薄肌皮瓣、股前外侧皮瓣、小腿外侧皮瓣、斜方肌、颈阔肌、舌骨下肌皮瓣。当手术造成颌骨缺损时且受区有较好软组织可以覆盖时，可采用骨组织瓣移植，可选择肌皮瓣附着骨或邻近骨，或者采用较远的血管化髂骨游离移植、血管化腓骨游离移植。

血管化游离腓骨移植是目前临床应用较广泛的下颌骨重建技术，对于同时伴有软组织缺损的病例，腓骨肌皮瓣有不可替代的优越性，是目前下颌骨修复重建的最佳手段。目前上颌骨缺损修复主要包括赝复体和自体游离组织瓣，两者各有所长。早期传统赝复治疗具有损伤小、美观、可摘带、便于观察肿瘤复发等优点；缺点是固位差，常有微小漏气和松动，影响术后咀嚼和吞咽功能，易引起患者不适和周围黏膜损伤、黏膜炎。随着计算机辅助设计和制作系统以及快速成形技术提高了赝复体精确程度和稳定性。而游离组织瓣重建上颌骨对于合并较大相邻部位黏膜缺损的患者可采用组织量较多的肌皮瓣一并修复。目前上颌骨的具体修复方法选择仍存在争议。但术后重建修复对口腔肿瘤切除患者生活质量影响的研究显示游离组织瓣修复患者预后更好，提高患者生活质量满意度。游离皮瓣已经成为口腔颌面部肿瘤术后组织缺损修复重建的重要选择。术者需熟悉各种游离皮瓣的特点，明确适应证，熟练掌握各种游离皮瓣的制作方法和血管吻合技术，术前充分评估患者组织缺损的情况，选择合理的手术方式及合适的游离皮瓣，加强术后护理及治疗，从而最大限度地降低术后并发症的发生，提高患者术后生活质量。

(张志愿　杨雯君)

kǒuqiāng hémiànbù èxìng zhǒngliú huàxué zhìliáo

口腔颌面部恶性肿瘤化学治疗 (chemotheraphy of oral and maxillofacial malignant tumor)

运用化疗药物治疗发生在口腔颌面-头颈部的肿瘤为目的的化学治疗。化疗的目的从最初的姑息性治疗逐渐过渡到对部分肿瘤的根治性治疗。由于头颈部恶性肿瘤大多对化疗不敏感，化疗在头颈部恶性肿瘤的综合治疗中作为一种配属治疗。但随着更多、更加有效抗癌药物的不断出现，同时随着联合化疗的进展、动脉灌注化疗的进步以及化疗耐药和化疗增敏研究的兴起，化疗在头颈部恶性肿瘤综合治疗中的地位正逐步提高。

常用化疗药物　包括长春新碱、顺铂、平阳霉素、吡柔比星、多柔比星、表柔比星、达卡巴嗪、5-氟尿嘧啶、甲氨蝶呤、甲基苄肼、紫杉醇、羟基脲、柔红霉素、卡莫司汀、阿糖胞苷以及环磷酰胺等常用药物。

适应证　口腔颌面-头颈部的解剖结构复杂，涉及多个器官，病理类型多样，施行化疗的目的和指征是有所区别的，根据 TNM 分期属于 III～IV 期患者选择以下治疗。①诱导化疗：又称新辅助化疗或初始化疗，指在未经过任何治疗之前实施的化疗，其目的是通过化疗为后续的治疗创造条件，以提高局部根治率或远期生存率。晚期的口腔癌、鼻咽癌在手术前、放疗前所采取的化疗都属此列。②辅助化疗：手术或放疗后对于恶性程度高、易发生局部复发或远处转移的肿瘤，可考虑进一步实施化疗，其主要目的是通过消灭机体内残余的肿瘤细胞和亚临床病灶，降低发生远处转移和局部复发率。③根治性化疗：头颈部恶性淋巴瘤和浆细胞骨髓瘤及胚胎性横纹肌肉瘤等对化疗较敏感，通过单用化疗或配合局部放疗，就可以达到较高的完全缓解率和远期生存率，对这类肿瘤实施的化疗是以根治为目的的，要充分考虑到用药的剂量强度和治疗周期及后期的巩固和维持。④姑息性化疗：晚期发生远处转移或局部复发已无手术指征的恶性肿瘤，为了减轻患者痛苦，控制病灶发展，提高生活质量所采取的化疗。因此，要衡量疗效和药物毒性之间的得失，更注重获得较高的生活质量。⑤介入性化疗：对于有明确的单一动脉供血部位发生的肿瘤，如上颌窦、舌，可经该动脉直接向肿瘤区输注化疗药物，通过短时间内输注大剂量药物提高靶区的药物浓度，从而增加对肿瘤细胞的杀伤率。通常为了增大药物剂量，在静脉通路同步输注解毒药物，即所谓的"双路化疗"，该方法有助于减少药物对正常组织器官的毒性。⑥瘤腔内注射：主要用于脉管畸形的治疗或某些抗肿瘤药物。应严格选择药物和提高注射技巧，通常对于恶性肿瘤不主张瘤腔内注射化疗药物。

禁忌证　①ECOG 计分大于 3 分，卡氏评分低于 60 分，恶病质或预计生存时间少于 3 个月者。②白细胞计数低于 $4×10^9$/L，血小板低于 $70×10^9$/L，既往有化疗史，曾出现严重骨髓抑制者更应慎重。③严重肝肾功能异常特别是肝炎活动期不主张实施化疗，肝炎病毒携带者应采取足够的抗病毒治疗，以防止化疗后导致病毒激活。④严重的心肺功能异常不足以耐受化疗药物毒性者。⑤妊娠期或哺乳期患者。

治疗 为了正确地使用化疗药物，发挥药物的最大治疗效果，在化疗前应考虑药物的抗瘤谱、作用机制、毒副作用、药物动力学以及肿瘤的分期、病理组织学特点、抗药性等问题。

治疗方案 包括以下方面。

单独化疗 原则上应用选择性比较强的药物。如鳞状细胞癌应用平阳霉素，腺癌类应用氟尿嘧啶治疗。对无明确敏感化学药物的患者也可选用不同细胞周期及不同毒性的药物进行合并。在同类药物联合应用时，亦应选用其在同一生物合成途径中阻断不同环节的各种药物，以便产生协同作用，提高疗效。

化疗联合其他疗法 ①晚期口腔颌面部恶性肿瘤，行新辅助化疗，即先用化学药物治疗，使肿瘤缩小后再手术，以期增加治愈的机会。术中应用化学药物还能控制及防止在手术中沿淋巴和血流播散的癌细胞形成转移灶。用抗癌药物冲洗手术创面，可防止癌细胞的种植。术后化疗可提高治愈率。②化疗与放疗结合称为放化疗或化放疗。化疗可能提高放疗效果，因为某些药物能提高肿瘤的放射敏感性，如顺铂、氟尿嘧啶及紫杉醇等。头颈癌的同期化放疗其抗癌效果非常满意，但部分放疗医师对其不良反应和并发症仍在一定程度上心存疑虑。③化疗还可与热疗相结合，称为热化疗。④与免疫治疗相结合，称为免疫化疗。⑤对晚期病例化疗还可与中草药联合应用。

给药方法 确定治疗方案后，临床上还有不同的给药方法，一般有下述几类。

序贯疗法 常用于较晚期的恶性肿瘤。先用较大剂量细胞周期非特异性药物杀伤大量肿瘤细胞，使增生的癌细胞总数减少，促使休止期的癌细胞进入增生周期，再用细胞周期特异性药物杀伤增生细胞，可以提高疗效。另一种序贯疗法亦称同步化化疗，先用 M 期抑制剂（长春新碱或长春地辛），经过一定时间后，再用细胞周期特异性或非特异性药物治疗，也可以增加疗效。

冲击疗法 ①大剂量一次冲击治疗：通常指给药间隔在 3 周以上者。这一方案可以利用药物的最大杀伤能力，比每日小剂量用药疗效显著。冲击疗法的毒性，特别是对骨髓的抑制并不比小剂量给药为大，且不易出现耐药性；对免疫功能的影响亦较小。但对老年、体弱的患者应慎重使用，而且最好在有解毒药的条件下配合进行。②中剂量脉冲治疗：即采用适当间歇、中剂量给药的方法。通常指每周给药 1~2 次。临床上多用细胞周期特异性药物，可以较多地杀伤处于增生状态的癌细胞，而较小损伤休止的生血干细胞。中剂量脉冲治疗可以不用特定的解毒药。

上述给药方法还可随病程的早晚及患者全身情况而选择。

不良反应 由于现有抗癌药物对肿瘤细胞的选择性尚不强，在治疗肿瘤的同时，对正常增生旺盛的组织，如骨髓、胃肠和口腔黏膜细胞也有毒性。①主要的不良反应为骨髓抑制。对造血系统有抑制作用的药物多为细胞毒类，对造血系统无抑制作用或作用较轻的抗癌药有激素类、植物类或抗生素类。当白细胞计数降到 $3.0 \times 10^9 / L$、血小板计数降到 $80 \times 10^9 / L$ 时，应予停药并应用升白细胞药物。白细胞严重减少时，应给予抗生素或丙种球蛋白以预防感染。必要时应输入鲜血，或行成分输血。如条件许可，患者应在消毒隔离室内生活与治疗。②其他的不良反应有消化道反应。表现为食欲缺乏、恶心、呕吐、腹泻或腹痛，严重时可有血性腹泻、口腔炎或药物性肝损伤。轻度的消化道反应可于停药后逐渐恢复，重度的消化道反应须及时治疗。严重者需进行补液。为了预防感染应注射抗生素。对于发生口腔炎患者，可用抗生素、激素、麻油混合液局部涂布，并应注意口腔卫生。③羟基喜树碱、环磷酰胺有时可引起血尿。长春花碱和长春地辛都有神经毒性，可引起麻木、疼痛，甚至麻痹性肠梗阻。发生血尿或神经毒性作用时，一般应停药，给予对症治疗。化疗一经开始，若没有特殊原因，不应随便停止应用，否则会造成耐药性。

(郭 伟)

kǒuqiāng hémiànbù èxìng zhǒngliú fàngshè zhìliáo

口腔颌面部恶性肿瘤放射治疗（radiotherapy of oral and maxillofacial tumor）

运用放射线抑制和杀死发生于口腔颌面部肿瘤的方法。口腔颌面部肿瘤放射治疗包括口腔癌放射治疗、鼻腔上颌窦癌放射治疗、唾液腺癌放射治疗。

适应证 口腔颌面部肿瘤放射治疗用于口腔颌面部肿瘤综合治疗、部分口腔颌面部肿瘤的根治手段、晚期患者减轻痛苦和延长生命的姑息治疗。

禁忌证 口腔颌面肿瘤放疗特别注意呼吸道通畅，有发生窒息可能时禁止放疗。终末期肿瘤患者出现严重心脏病、呼吸衰竭、肝衰竭、肾衰竭、昏迷、恶病质、大出血、大量胸水、腹水等为放疗禁忌证。

步骤 主要包括以下步骤。

放疗前准备 ①放疗前将口腔内龋齿、不良义齿、残冠、残根均做适当的处理，可做永久性根管治疗、拔牙等，减少放疗性骨坏死。拔牙 1~5 天后开始放疗。对于烤瓷牙和金属嵌体，CT 扫描均会产生明显散射影、伪影。对暴露的残存牙要用临时热凝塑料牙套修复。全身营养是治疗能否完成的重要因素，对于晚期肿瘤波及咽侧、翼下颌韧带和颈部淋巴结转移的患者，放疗可能造成进食及吞咽的疼痛及困难，可以考虑给予胃镜下经皮胃造瘘术，保证患者半流质饮食。②皮瓣修复的放疗：皮瓣包括邻近皮瓣、带蒂及游离皮瓣、游离组织瓣。邻近瓣由于血供最佳，一般术后 1~2 周内开始放疗；带蒂及游离组织瓣、肌肉瓣、肌皮瓣、骨肌皮瓣由于有知名动、静脉血供，术后 3 周后可开始放疗，在肿瘤复发危险大的个别情况下，可提前到术后 2 周，仍属安全；皮瓣感染、部分组织坏死，推迟放疗时间；骨肌皮瓣，为保证骨组织存活，推迟到术后 4~5 周后开始放疗。③钛板修复后的放疗：钛板在颌面部修复固定及重建中应用较多。钛板生物相容性好，钛-组织界面对放射剂量影响小，双向照射可以进一步降低影响。钛板修复并发症有局部感染、瘘管形成、钛板外露和钛板断裂。若出现钛板反应，需要引流或抗炎治疗后放疗。放疗后钛板口内外暴露不一定造成感染，只要钛板固定良好、不松动，仍可保留。钛板反复局部感染，可以在术后 4~15 个月手术拆除钛板。

定位 定位时患者多采用仰卧位，热塑面膜对患者头部和颈部进行固定，通常 U 型面膜需要 5 分钟，S 型头颈肩膜需要 15~20 分钟，热塑面膜充分冷却、定型方能取下。患者固定后，按治疗体位做 CT 扫描，利用移动激光灯定出参考点，参考点应尽量靠近治疗中心，贴上金属标记点。

口腔颌面部肿瘤周边多为重要器官，利用辅助器械增加靶区与正常组织的距离，可以保护正常组织。如舌癌、口底癌、上颌牙龈癌、硬腭癌放疗时运用口腔支架，增加正常组织与治疗靶区的距离、明显降低正常组织剂量。对于离皮肤非常近的肿瘤，如腮腺、颊黏膜癌需要加敷组织等效膜改善表面靶区剂量分布。

CT 模拟 CT 模拟是定位后，通过 CT 扫描，获取患者固定位置三维图像的方法。口腔颌面肿瘤扫描范围应在治疗区域上下各放 5cm，扫描层厚为 2.5mm，必要时可在病变区采用 1.25mm 层厚；增强扫描对比剂推注速度为 1.8~2.0ml/s，延迟扫描时间为 30~35 秒；扫描结束后将所有图像传入到治疗计划工作站。

靶区勾画 是放射治疗医生根据不同口腔颌面肿瘤病理特点、生长规律、医学影像学表现、治疗规范、临床经验等因素，在 CT、MRI、PET/CT 图像上，勾画治疗区域的过程。口腔颌面肿瘤靶区包括 3 区。①术前肿瘤区（gross target volume，GTV）：是指临床及影像学能够诊断的具有一定形状和大小的病变范围，包括淋巴结和其他部位的转移病变。②临床靶区（clinical target volume，CTV）：指按一定的时间剂量模式给予一定剂量的肿瘤的临床灶（肿瘤区）、亚临床灶以及肿瘤可能侵及的范围。临床实际工作中，通常将 CTV 分成三级：CTV1 由 GTV 外扩 2~5mm 构成；CTV2 是高危区域即亚临床灶，包括原发肿瘤及易被浸润的正常组织（原发肿瘤 CTV2）和高危淋巴结区域（淋巴结 CTV2）；CTV3 是中度危险的淋巴结区域。口腔颌面肿瘤术后靶区同样分为三级：CTV1 为术后残留病灶，包括手术未能切除、切缘阳性、包膜外侵犯，以及神经侵犯区域；CTV2 为高危区域，为可能亚临床灶，同术前；CTV3 同术前。③内靶区（internal target volume，ITV）：指患者由于呼吸或器官运动引起的 CTV 外边界运动的范围。

计划设计 放射物理师根据医生勾画治疗区域（靶区），进行治疗计划设计。口腔颌面肿瘤需要考虑的因素有放射线选择、空间结构与剂量、正常组织防护、放射治疗方法等因素。临床常用的人工射线是直线加速器产生的光子线与电子线，其他有重粒子射线、质子、放射性核素产生的 α、β、γ 等射线。

计划靶区（planning target volume，PTV）包括临床靶区、照射中器官运动、日常摆位、治疗中靶位置和靶体积变化等因素引起的扩大照射的组织范围。治疗区（treatment volume，TV）是一定的照射技术及射野安排时，某一条等剂量线所包括的范围，通常选择 90% 等剂量线作为治疗区的下限。治疗区与计划靶区的符合程度也是治疗计划评价的标准之一。冷剂量区是在 ITV 内剂量低于 CTV 处方剂量下限（5%）

的范围，热剂量区是患者组织接受高于 CTV 处方剂量上限（5%）的范围。

放疗方法选择 根据治疗空间与剂量精度的要求，可以选用的技术方法主要有常规放疗、调强放疗、立体定向放疗。①常规放疗：是根据肿瘤的解剖、局部侵犯、淋巴结转移规律设计均匀、平坦射野的技术。具有简单、射野形状较规则、剂量分布均匀的特点；不足是靶区范围内正常组织受照范围大，副作用多。常规放疗有固定源皮距放疗和等中心治疗 2 种方式。在口腔颌面部肿瘤的治疗中，多数采用等中心治疗。电子线治疗常采用固定源皮距照射方式；光子线固定源皮距用在颌面部皮肤、涎瘘和少数姑息性肿瘤。②适形放疗：是每个照射野在其投照方向上，治疗区与勾画靶区在该方向上的投影一致，如果采用多角度（≥3 个）适形野治疗，称为适形放疗。适形的照射野，可以在二维程度上减少投照范围，降低正常组织的受照范围，减轻放疗反应，从而实现治疗总量和分次量的改变，提高疗效。在三维方向上进行适形治疗称为三维适形放疗，其治疗区更贴近靶区，进一步降低了正常组织剂量。在口腔颌面-头颈肿瘤放疗中，适形放疗已被广泛使用，尤其是靶区偏一侧的肿瘤，如腮腺癌、颌下腺癌、颊黏膜癌、上颌窦癌等。③调强放疗：是实现治疗区与勾画靶区在三维空间上形状一致的基础上，优化剂量分布，对靶区内外各点分别进行剂量调整，靶区内各点剂量达到临床要求的技术。该技术可在减少或不增加正常组织损伤的前提下，明显增加肿瘤的照射剂量和均匀性，从而增加局部控制率，

提高患者的生活质量。调强放疗是口腔颌面肿瘤放疗的主要方式。

正常组织剂量 又称危及器官剂量，是指放疗 5 年内，5%发生三度以上放射损伤的照射剂量。口腔颌面肿瘤放疗涉及的危及器官和组织剂量：晶状体 <10Gy；视网膜 <45Gy，如果部分照射，可以提高 60Gy。标准分割，视神经、视交叉<54Gy；脑<60Gy；下颌骨 <60Gy；腮腺的平均剂量<26Gy；垂体和下丘脑的平均剂量<40Gy；不同组织的限量已经有统一的量表供查询。

放射治疗计划验证 指运用设备与仪器对放射治疗计划位置与剂量的校对过程。放射剂量验证需用标定后的三维水箱、MAP-CHECK、常规模拟机、IGRT、加速器机载等设备。理想的生物靶区的位置与剂量验证，是直接在体获得治疗区域的图像，与治疗计划的图像对比其一致性。人体组织主要由 C、H、N、O 等元素组成。^{13}N，^{11}C，^{15}O 可以标记几乎所有的有机分子，以及肿瘤和正常组织的生化过程。20MV 以上光子通过光核反应产生放射性核素，PET 可以在体显示照射的位置、辐射的强度，也可显示照射靶区的射野大小、方向、精度，从而实现生物学验证。该方法具有无创、可重复的特点。由于口腔颌面部肿瘤位置较浅，适合放射性核素的生物靶区验证。

随访 放疗后 2 年内每 1~2 个月随访 1 次，最长不超过 3 个月；每 4~6 个月做一次全面检查（包括实验室检查、头颈部 CT/MRI/PET、胸部 CT、颈部/腹部 B 超等）；第 3~5 年每 3~4 个月随访 1 次，最长不超过 6 个月。

并发症 分为急性与晚期两种并发症。

急性（早期）放射并发症 是放射治疗期内发生的不良反应，大多在放疗结束后逐渐恢复，只有口干症等少数症状较持久。①口腔黏膜炎：大多在头颈部放疗第 2 周出现，从红斑发展到小黄白色假膜斑，可融合成大片，有的形成糜烂或 Ⅰ~Ⅲ 度溃疡，疼痛，影响进食和营养。放疗结束后，黏膜炎 2~3 周迅速愈合。仅在超剂量放射时，才发生 Ⅳ 度溃疡、坏死或延期愈合。②味觉丧失：大部分人在放疗第 3 周时味觉基本丧失。放疗后 20~60 天味觉开始恢复，完全恢复要 60~120 天。③口干：放疗第 2 周即出现口干，浆液腺比黏液腺更易受放射线影响，唾液变得黏稠。④皮炎：放射区皮肤红斑、干性脱皮及湿性皮炎。湿性皮炎产生渗液、疼痛，停止放疗 2~4 周可完全愈合。严重可发生皮肤溃疡、出血或坏死。⑤口腔内修复皮瓣的急性放射反应：表现为皮瓣红肿糜烂，严重者有浅小溃疡形成。口腔内修复皮瓣的急性放射反应率明显低于邻近的正常口腔黏膜，出现晚、程度轻、远期放射反应少见，修复皮瓣对常规剂量的放射有较好的耐受性。修复皮瓣的急性放射反应在放疗结束后 2 周基本消退，愈合良好。⑥眼损伤：轻度为结膜充血、流泪，继续发展为角膜炎、巩膜炎，严重者发生角膜溃疡、剧烈疼痛及视力下降、急性青光眼、全眼球炎和失明。⑦耳损伤：轻度为外耳道炎，中度为浆液性中耳炎、湿性外耳道炎、听力下降，严重者可发生耳聋。⑧咽和食管损伤：不同程度的吞咽困难，严重者无法进食，需鼻饲及静脉营养。⑨喉损伤：发音嘶哑、喉痛、呛咳，严重有咳嗽困难、喘鸣，需气管插管及

气管切开。⑩中枢神经系统损伤：轻度为感觉或神经功能轻微症状，严重可发生瘫痪、昏迷、癫痫发作。⑪骨髓损伤：常见为白细胞数下降、轻度贫血，基本上不发生血小板过低症。

晚期放疗并发症 放疗后数月至数年存在的不良反应，其中有骨及软组织坏死、脑和脊髓坏死等，病情进行性发展，极少自愈，后果严重，以预防为主。①口干症：腮腺照射 30~35Gy 的患者，放疗后 6 个月可恢复；照射 40~50Gy 以上的患者，口干将持久存在。②龋齿：头颈部放疗后有口干症的患者，常易发生广泛龋齿；牙冠变脆、易破裂，折断也较常见。③张口困难：放射所致张口困难与咀嚼肌或颞下颌关节照射有关；咀嚼肌照射 60Gy 以上、颞下颌关节 70Gy 以上发生纤维化和挛缩，造成张口受限，严重者可牙关紧闭。④皮肤和皮下组织的晚期反应：皮肤晚期反应为色素改变、皮肤变薄、萎缩、毛细血管扩张、皮下纤维化，严重者发生坏死及不愈溃疡。⑤淋巴管阻塞：淋巴液回流不畅，易发生水肿、丹毒，创伤后易发生溃疡。⑥骨坏死与骨髓炎：下颌骨放射性骨坏死一般发生在头颈部放疗后 1 年以上，有的发生在放射后 10 年。有自然发生，但常常是由于拔牙、根尖感染、轻微外伤或手术所诱发。⑦脊髓损伤：脊髓照射 35Gy 产生的可逆症状，不需特别治疗。照射剂量分别达到 50Gy、60Gy 和 69Gy，放射性脊髓炎的发生率为 2%、6% 及 50%，严重照射后 6 个月至 4 年出现截瘫。⑧脑损伤与脑坏死：表现为头痛、昏睡、感觉或运动障碍、癫痫发作、瘫痪或昏迷。脑干剂量>64Gy 时，并发症显著

增加。⑨眼损伤：表现为严重角膜炎、视网膜病变、青光眼、白内障，严重者全眼球炎或失明。视神经和视交叉常规照射<55Gy 时视力下降发生率很低。55~60Gy 时，并发症为 3%~7%；当>60Gy 时，并发症>20%。⑩耳损伤：耳蜗的剂量<45Gy，越低越好，有作者提出<35Gy。⑪喉、甲状软骨区水肿及软骨炎：发生喉软骨坏死、呼吸困难；尽力减少>60Gy 的照射范围。

（涂文勇）

kǒuqiāng'ái fàngshè zhìliáo

口腔癌放射治疗（radiotherapy of oral cavity cancer） 口腔癌是指发生于口腔黏膜的鳞状细胞癌。

适应证 ①早期口腔癌患者（T1 和表浅 T2）首选手术根治性切除原发灶和适当的颈淋巴结清扫；当切缘不足或切缘阳性、多个淋巴结转移、肿瘤包膜外侵犯或与血管神经粘连时，术后放疗。患者不愿或不能耐受手术，或手术会严重影响功能者，可首选单纯放疗。中期患者（较大的 T2、T3）推荐肿瘤局部切除加术后放疗。晚期患者（T4）行肿瘤扩大切除加术后放疗。②治疗后复发者，先前无放疗，手术挽救加术后放疗；先前有放疗史复发，手术挽救，切缘阴性，不加术后放疗；肿瘤未全部切除或切缘阳性，术后同步化放疗或单术后放疗，一般不做预防性照射。

放疗技术 可以选用调强放疗、组织间插植、立体定向放疗等方法，见口腔颌面部恶性肿瘤放射治疗步骤。复发靶区勾画需要 CT 与 MRI，CT 与 PET/CT 图像融合。

放疗靶区 根据不同部位、不同病理类型、不同侵犯程度而

不同。①舌癌：T1 N0 期舌高分化鳞癌颈部转移危险低于 20%，原发灶根治术后不做颈部放疗；T2 以上的舌癌颈部隐匿性转移的危险大于 25%，做颈部预防性放疗。舌癌颈部转移灶者，双颈部根治性放疗。患侧颈部淋巴转移、对侧颈部 N0 的患者，同样应给予双全颈部放疗。舌体癌病理为鳞癌Ⅱ级及Ⅱ级以上的 N0 患者做颈部预防性放疗。②口底癌：限于黏膜的小口底癌，单用放疗；T2 或外生型 T3 也可单用放疗。放疗后肿瘤残留或退缩后复发时，可用手术挽救。浸润型口底癌，固定于下颌骨或侵犯骨质，有放射性骨坏死风险，以手术治疗为首选。放疗范围为原发灶及上颈部，肿瘤距离下颌骨 0.5cm 以上行近距离组织间插植治疗。晚 T3 和 T4 期采用手术和放疗的综合治疗。③颊黏膜癌：T1 期颊黏膜癌以手术为首选，手术容易彻底，如邻近口腔黏膜有白斑切除；T2 期放疗为首选，疗效与手术相当，外形和功能影响较小。T3、T4 期采用放疗联合手术的综合治疗。颊黏膜癌颈部转移率高，颈部照射野包括同侧颌下颈上和颈中深、二腹肌及颏下淋巴结区域。④牙龈癌：T1 外生型牙龈癌，可单用放疗；T2 及 T2 以上患者多有颌骨侵犯，单纯外照射易引起颌骨坏死，近距离治疗困难，首选手术治疗。无手术指征的晚期及复发患者，做姑息性治疗。治疗注意肿瘤侵犯范围，如上牙龈癌有无侵犯上颌窦，下牙龈癌有无侵犯下颌骨、磨牙后三角、舌腭弓等。上牙龈癌侵犯上颌窦，难以鉴别肿瘤来源于上牙龈还是上颌窦下结构，按上颌窦癌放疗。手术切缘不净或安全边界不够的病例，术后放疗可降低局部复发率。

⑤硬腭癌：早期未侵犯骨质硬腭癌选择单纯放疗，溃疡型或浸润型硬腭癌选择手术和放疗的综合治疗。外照射为主，加口腔近距离后装或插植治疗补充。照射野应包括上颌窦下半部、全部硬腭和部分软腭。小唾腺来源腺样囊性癌，沿上颌神经转移，照射野包括神经通道至颅底圆孔。硬腭癌的淋巴结转移率较低，一般不常规做颈部预防照射。

并发症 见口腔颌面部恶性肿瘤放射治疗。

疗效 T1 口腔癌的局部控制率为 80%，T2 为 60%～75%，T3 以上的局部控制率低于 50%。口腔癌原发灶和/或颈部淋巴结转移未控是治疗失败的主要原因，占治疗失败病例数的 30%～70%，70%复发在放疗后 1 年内。远处转移为 10%～20%，发生于治疗后 2 年内，并多伴有原发灶和/或颈部未控或复发，主要为肺、骨、肝或广泛转移。高分化鳞癌以原发灶和/或颈部复发为主，腺癌、低分化癌或未分化癌以远处转移为主。

（涂文勇）

kǒuyān'ái fàngshè zhìliáo

口咽癌放射治疗 （radiotherapy of oral oropharyngeal carcinoma）

口咽癌指发生于软腭与会厌上缘（舌骨）平面之间的恶性肿瘤。口咽癌颈淋巴结转移率可达 60%，多为双侧性。如果瘤体越过中线，对侧可达 20%～30%。

适应证 T1～2N0 首选放疗，术后放疗为可选；Ⅲ～Ⅳ期推荐同步放化疗，可选术后放化疗，部分不愿放化疗者，考虑放疗加靶向治疗。

放疗技术 可以选用常规放疗、适形放疗、调强放疗、立体定向放疗等方法，具体见口腔颌面部恶性肿瘤放射治疗步骤。复发靶区勾画需要 CT 与 MRI，CT 与 PET/CT 图像融合。吞咽困难患者最小需要 2000 卡/天的能量，可以放疗前给予胃造瘘。咽瘘风险相关因素为手术，放疗不是危险因素。

放疗靶区 适形放疗靶区包括颅底及乳突到锁骨上淋巴结区，三野技术（左右对称野加颈部前后野），分野在甲状软骨上缘（图1，图2）。左右对称野注意保护脊髓，脊髓量大于 40Gy 后，改用电子线，前后野注意保护喉。如果 CN0，前后野加 1.5～2cm 中线铅块，保护喉和脊髓。前缘包括肿瘤外 2cm 及咽弓、颊黏膜和一部分舌。如果颊黏膜或淋巴结阳性，包括淋巴结 IB 区。舌根粒子植入治疗学界有争议。

口咽癌淋巴结照射靶区：N0 包括 Ⅱ～Ⅳ 区和咽后淋巴结（RPN）；N1 包括 ⅠB～Ⅳ 和同侧咽后淋巴结；N2～3 包括 ⅠB～Ⅴ 和对侧咽后淋巴结。同侧咽后淋巴结在 C1～C3 水平、颈内动脉外侧、内侧和椎前肌肉外，内侧咽后淋巴结在椎前肌前和内侧。仅有 T1～2 扁桃体或小的腭弓病变，可以单侧放疗，若 T1N0 扁桃体，可以省去Ⅳ～Ⅴ区。其余需要双侧颈部治疗。

并发症 见口腔颌面部恶性肿瘤放射治疗。

疗效 T1 和 T2 疗效为 70%～95%，T3 以上的局部控制率低于 40%～66%。口腔咽颈部淋巴结转移与远处转移是治疗失败的主要原因，占治疗失败病例数的 2/3 左右。

（涂文勇）

tuòyèxiàn'ái fàngshè zhìliáo

唾液腺癌放射治疗 （radiotherapy of salivary gland cancer）

唾液腺癌指发生于大、小唾液腺的恶性肿瘤。大唾液腺包括腮

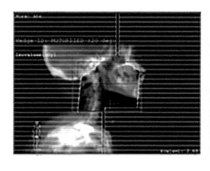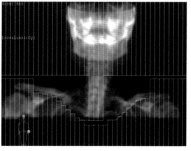

图 1 口咽癌适形放疗侧野与下半颈切野

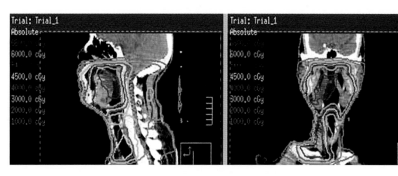

图 2 口咽癌适形放疗野与剂量分布图

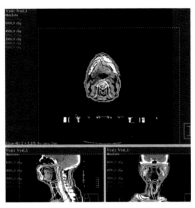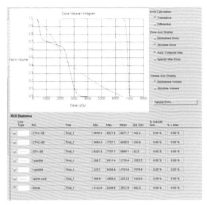

图 3　口咽癌单纯调强放疗计划与 DVH 图

腺、颌下腺、舌下腺 3 对。小唾液腺位于唇、牙龈、颊、上腭、舌、口咽、鼻窦和咽旁间隙等部位。

适应证　唾液腺肿瘤以外科手术为主，大多在术后放疗，很少行术前放疗及单纯放疗。唾液腺肿瘤术后放疗须结合手术情况、病理检查、术前 CT/MRI/PET 影像学表现，由放疗科、头颈-口腔颌面外科、病理科等多学科参与决定。术后放疗适应证包括局部晚期（T3～T4）、术前已发生神经麻痹（面神经、舌神经、舌下神经麻痹）、肿瘤已侵及包膜或包膜外、侵及周围肌肉、神经和骨骼等组织、腮腺肿瘤深叶受侵等；唾液腺肿瘤手术后局部复发再手术后；病理报告有切缘阳性或近切缘（<5mm）、骨或软骨侵犯、神经侵犯、大血管及周围侵犯、淋巴结 1 枚以上转移；病理为侵袭性强或易沿神经侵犯，如腺样囊性癌、高度恶性黏液表皮样癌、恶性混合瘤、鳞状细胞癌、未分化癌等。术后放疗时间在术后 2～4 周开始，最迟不晚于术后 6 周内进行，或放疗在术后 13 周内结束。

放疗技术　选用常规放疗、适形放疗、调强放疗等方法，参见口腔颌面部恶性肿瘤放射治疗步骤。

放疗靶区　术后放疗照射靶区包括术前肿瘤及亚临床灶的范围。腮腺癌颈部转移由高至低为 Ⅱ、Ⅲ、Ⅰb、Ⅳ和Ⅴ区；颌下腺、舌下腺、舌腺、软腭及咽部唾液腺的肿瘤，靶区包括原发灶及颈部淋巴结转移区域。颈部淋巴结转移时，包括同侧颈部 Ⅰ～Ⅴ区。病理为侵袭性强或易侵犯神经的腺样囊性癌，靶区须包括周围神经直达颅底上 1cm。术后调强放疗的靶区按 CTV1（肿瘤残留）、CTV2（高危亚靶区，无肿瘤残留者）和 CTV3（低危预防性靶区）定义。①腮腺恶性肿瘤：常规放疗采取 6MV X 线双楔形板斜野交角（等中心）加 9～12 MeV 电子线照射，深度剂量按 5cm 计算，X 线与电子线剂量配比为 2:1。腮腺恶性肿瘤包括黏液表皮样癌、腺泡细胞癌、肌上皮癌、腺样囊性癌、鳞状上皮癌、恶性多型性腺瘤、淋巴上皮癌等十几种类型；不同来源的肿瘤细胞，放射敏感度不同，放射剂量需要根据病理类型调整。②颌下腺癌：颌下腺癌（未过中线）的常规放疗采取 6MV X 线双楔形板斜野等中心照射；颌下腺癌（过中线）的常规放疗 6MV X 线双侧

对穿野照射，患侧与对侧剂量配比为 2:1。设野前界开放，后界为下颌骨升支后缘，上界包含整个口底，下界为甲状软骨切迹水平。③舌下腺癌：舌下腺癌术后常规放疗靶区包括口底和同侧颌下区，术前肿瘤侵及中线时双侧放疗；颈部存在淋巴结转移时，放疗范围要包括同侧颈部 Ⅰ～Ⅴ区。④小唾液腺恶性肿瘤：小唾液腺恶性肿瘤中以腺样囊性癌最常见，其次为黏液表皮样癌和腺癌，以上腭部最为好发，其次是颊、唇。照射范围依具体肿瘤部位、侵及范围和病理类型而定。上颌窦底骨质受侵时，放射野包括整个上颌窦。位于腭腺、舌腺、唇腺部位的肿瘤多采用双侧对穿野；颊黏膜癌、局限于磨牙后腺癌采用双楔形板斜野等中心照射技术；上颌窦小唾液腺侵及上颌骨，放射野应包括整侧上颌骨，采用双楔形板斜野交垂直角等中心照射技术。

并发症　唾液腺肿瘤放射后主要并发症为持续性口干症，可以运用 3D 口膜减少黏膜表面小唾液腺的剂量（图），也可以运用阿米福汀预防。腮腺放疗时中耳剂量>47Gy 以上易发生中耳炎。外耳道放射剂量>60Gy 以上易发生外耳道炎。

疗效　唾液腺恶性肿瘤术后放疗，可明显减少肿瘤的局部复发。唾液腺低度恶性黏液表皮样癌的 5 年生存率为 75%～95%，高度恶性黏液表皮样癌的 5 年生存率为 30%～50%；腺泡细胞癌的预后较好，5 年、10 年生存率分别超过 75% 和 65%；腺样囊性癌的 5 年、10 年生存率分别为 50%～90% 和 30%～57%；腺癌为 76%～85% 和 39%～71%；恶性混合瘤为 31%～65% 和 23%～30%；

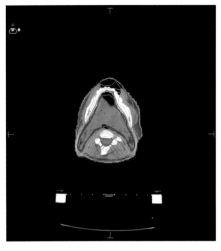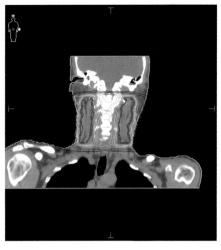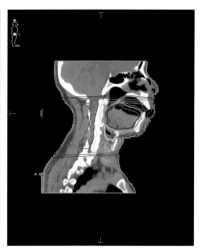

图　剂量分布

鳞癌、部分肌上皮癌和未分化癌的预后极差。复发患者术后放疗的疗效明显下降，局部控制率低、远处转移增加。远处转移是唾液腺恶性肿瘤死亡的主要原因。

（涂文勇）

bíqiāng shànghédòuái fàngshè zhìliáo

鼻腔上颌窦癌放射治疗（radiotherapy of nasal cavity and maxillary sinus carcinoma）　鼻腔上颌窦癌是发生于鼻腔及上颌窦的恶性肿瘤。

适应证　①鼻腔癌：T1～2N0切缘近或边缘阳性、周围神经侵犯，术后放疗；部分患者可选单纯放疗。T3～4N0 术后放疗；不能手术或不能切净的放化疗；淋巴结阳性者术后放疗或放化疗。②上颌窦癌：T1～2N0 切缘近或边缘阳性、腺样囊性癌、切缘阳性者术后放疗；再切除者术后放疗；T3～4N0 术后放疗或放化疗；不能手术或不能切净放化疗；淋巴结阳性术后放疗或放化疗。

放疗技术　选用常规放疗、适形放疗、调强放疗等方法，具体见口腔颌面部恶性肿瘤放射治疗步骤。放疗前可行上颌窦开窗引流，手术一般在上颌切牙牙槽部，此处上颌窦最薄，损伤最小；开窗处部分为上颌窦最低处，晚期患者上颌窦内侧、外侧壁已破坏，形成或即将形成自然窦道者，可不做开窗引流。开窗引流后肿瘤坏死组织引流充分、冲洗方便、氧合增加、炎症减少。

放疗靶区　鼻中隔肿瘤，可以选择后装治疗。术后调强放疗的靶区按 CTV1（有肿瘤残留者靶区）、CTV2（高危亚临床靶区，无肿瘤残留者）和 CTV3（低危预防性放疗靶区）定义。鼻腔上颌窦病理类型有鳞癌、腺样囊性癌、血管网状细胞瘤、浆细胞瘤、淋巴瘤、黑色素瘤和肉瘤等。病理类型为腺样囊性癌者，有神经受侵时，靶区必须包括神经周围直达颅底上 1cm；包括同侧上颈部淋巴结。3D 口膜可以减少舌部的放射剂量（图）。

并发症　见口腔颌面部恶性肿瘤放射治疗。

疗效　中晚期鼻腔上颌窦癌 5年生存率约 30%。上颌窦癌从眼角内侧到下颌角的连接线为 Ohngren 线；Ohngren 线上后部位的肿瘤预后较差，主要原因是病变侵及眼与颅底，手术难以切净。

（涂文勇）

kǒuqiāng hémiànbù shìsuānxìng línbā ròuyázhǒng fàngshè zhìliáo

口腔颌面部嗜酸性淋巴肉芽肿放射治疗（radiotherapy of eosinophilic lymphoid granuloma in oral and maxillofacial region）　口腔颌面部嗜酸性淋巴肉芽肿为发生于口腔颌面部皮下组织和

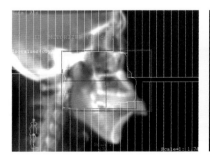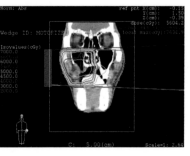

图　上颌窦适形治疗野与剂量分布图

淋巴结的肉芽肿。

适应证 首选放疗，避免手术对面神经的损伤；少数病变局限、未侵及重要神经者可以手术切除。巨大病变、无边界、皮肤粘连、发生于面部者，手术难以彻底，术后加放疗。

放疗靶区 腮腺嗜酸性淋巴肉芽肿靶区包括整个腮腺，常规放疗采取 6MV X 线双楔形板斜野交角（等中心）加 9~12 MeV 电子线照射，深度剂量按 5cm 计算，X 线与电子线剂量配比为 2 : 1。

疗效 肿瘤大部分在 1~3 个月内消退，即使放疗一疗程肿块未完全消退，也能明显减轻症状，如局部瘙痒。局部复发或一次未治愈的嗜酸性细胞肉芽肿，再次复照。外周血嗜酸性粒细胞计数可作为治疗后有无复发和多发的参考指标。

(涂文勇)

xiánlòu fàngshè zhìliáo

涎瘘放射治疗 （radiotherapy of salivary fistula） 涎瘘是因手术、外伤等因素造成唾液腺腺泡、分支导管和主导管的损伤，使唾液从非正常途径流出，形成瘘管。由于下颌下腺和舌下腺瘘发生率极低，故而涎瘘特指腮腺区手术和创伤后形的瘘管，其发生率在腮腺区手术后为 5%~12%。

适应证 放疗是最常用的治疗选择，放射线可抑制腮腺的唾液分泌，涎瘘迅速愈合。同时局部抽出积液后加压包扎，口服阿托品减少腺体分泌。

放疗靶区 不同解剖位置的涎瘘靶区不同，腮腺涎瘘需要包括整个腮腺以及涎瘘侵及区域。

疗效 放疗十分有效。给予流质饮食（注意清淡，不能加盐和味精），勿吃酸味、干的或油炸食品。通常照射 1 次即显效，照射 3 次即可治愈。少数患者 3 次治疗后未治愈，可以再加 1~2 次。7 天以上的瘘口因有上皮化，放疗前先用电灼、硝酸银或碘酚烧灼瘘口。

(涂文勇)

kǒuqiāng hémiànbù èxìng zhǒngliú shēngwù zhìliáo

口腔颌面部恶性肿瘤生物治疗 （biotherapy of oral and maxillofacial malignant tumor） 生物治疗指运用生物技术和生物制剂对从患者体内采集的免疫细胞进行体外培养和扩增后回输到患者体内，来激发、增强机体自身免疫功能，从而达到治疗肿瘤目的的方法。

适应证 ①手术后的恶性肿瘤患者，可防止肿瘤复发转移。②无法进行手术、放疗、化疗的中晚期恶性肿瘤患者。③放疗、化疗失败的恶性肿瘤患者。④恶性肿瘤患者放化疗后的综合治疗，可减轻放化疗的不良反应。⑤骨髓移植后或化疗缓解后的白血病患者。⑥癌性胸水、腹水患者。⑦部分暂不适宜做手术、介入或其他治疗的患者。

禁忌证 ①孕妇或者正在哺乳的妇女。②T 细胞淋巴瘤患者。③不可控制的严重感染患者。④对 IL-2 等生物制品过敏的患者。⑤艾滋病患者。⑥正在进行全身放疗、化疗的患者。⑦晚期肿瘤造成的恶病质、外周血象过低患者。⑧器官功能衰竭者。⑨器官移植者。⑩长期使用或正在使用免疫抑制剂的患者。

治疗方法 生物治疗分为细胞治疗和非细胞治疗。

细胞治疗 往往需要采集患者自体的细胞进行制备，再回输至患者体内，因此无法规模化生产，这种治疗方法更适于在医疗机构开展，完成从采集、制备到回输的全过程。按照应用和研究的先后顺序，肿瘤细胞治疗淋巴因子激活的杀伤细胞、肿瘤浸润淋巴细胞、细胞因子诱导的杀伤细胞、树突状细胞、自然杀伤细胞等细胞治疗。

非细胞治疗 ①抗体治疗：通过淋巴细胞杂交瘤单克隆抗体技术或基因工程技术制备的单克隆抗体（单抗）药物，具有性质纯、效价高、特异性高、血清交叉反应少或无等特点。抗肿瘤单抗药物一般包括两类，一是抗肿瘤单抗；二是抗肿瘤单抗偶联物，或称免疫偶联物。目前临床应用于肿瘤治疗的单抗药物包抗表皮生长因子受体类、抗 HER-2 单抗类、抗血管内皮生长因子及受体类、抗白细胞分化抗原类、抗 Bcr-Abl 酪氨酸激酶类、IGFR-1 激酶抑制剂、mTOR 激酶抑制剂、泛素-蛋白酶体抑制剂等。目前，应用于口腔颌面-头颈部肿瘤临床的分子靶向药物主要是抗表皮生长因子受体类药物。②多肽疫苗：肿瘤多肽疫苗因制作工序简单、费用低廉、化学性质稳定、无致癌性等优点而成为肿瘤免疫治疗的新方法。③基因疫苗：即 DNA 疫苗，即将编码外源性抗原的基因插入到含真核表达系统的质粒上，然后将质粒直接导入人或动物体内，使其在宿主细胞中表达抗原蛋白，诱导机体产生免疫应答从而达到杀灭肿瘤细胞的目的。④靶向药物治疗：靶向性有三层含义。转移靶向性：通过靶向技术将治疗基因尽可能导入靶细胞。基因转录的靶向性：通过使用肿瘤组织特异性过度表达基因调控元件控制基因在靶细胞内转录。基因表达时间和水平上的靶向性，应用人工合成调控系统来操纵基因表达。⑤细胞因子治疗：细胞因子是多种细胞所分泌的能调节细胞生长分化、调节免疫功能、参与炎症发生和创伤愈合等小分子多肽的统称。根据细胞因子主要的功能不同分类为白细胞介素、集落刺激因子、干扰素、肿瘤坏死因子、转化生长因子-β 家族、趋化因子家族等。⑥DC-CIK 肿瘤生物免疫治疗：目前在肿瘤生物免疫治疗上，大多采用的是 CLS 细胞疗法，也称 CLS 自体免疫细胞治疗技术，其中 DC-CIK 细胞就是这一技术的主导部分。它既可促进 DC 细胞的成熟，更能促进 CIK 的增生，并加强其抗肿瘤活性。DC 细胞是机体免疫应答的始动者，能够诱导持久有力的特异性抗肿瘤免疫反应；CIK 细胞可通过非特异性免疫杀伤作用清除肿瘤患者体内微小残余病灶，所以负载肿瘤抗原的 DC 与 CIK 的有机结合（即 DC-CIK 细胞）能产生特异性和非特异性的双重抗肿瘤效应，二者具有一定的互补作用。

（郭 伟）

kǒuqiāng hémiànbù èxìng zhǒngliú bǎxiàng zhìliáo

口腔颌面部恶性肿瘤靶向治疗（targeting therapy of oral and maxillofacial malignant tumor）

靶向治疗是在无创或微创条件下以肿瘤为目标，采用有选择、针对性较强、患者易于接受、反应小的局部或全身治疗，最终达到能有效控制肿瘤、减少肿瘤周围正常组织损伤为目的的方法。

治疗方法 肿瘤靶向治疗技术按治疗原理可分为生物性靶向治疗、化学性靶向治疗、物理性靶向治疗三大类。

生物性靶向治疗 见口腔颌面部肿瘤生物治疗。

化学性靶向治疗 即分子靶向药物治疗，肿瘤分子靶向治疗指在肿瘤分子生物学和细胞生物学的基础上，针对可能导致细胞癌变的环节，如细胞信号传导通路、原癌基因和抑癌基因、细胞因子及受体、抗肿瘤血管形成、自杀基因等，从分子水平来逆转这种恶性生物学行为，从而抑制肿瘤细胞生长，甚至使其完全消退的生物治疗模式。是肿瘤靶向治疗中特异性最高的一种。这种治疗方法具有很好的分子和细胞选择性，能高效并选择性地杀伤肿瘤细胞，减少对正常组织的损伤，不但疗效显著，其副作用更是远远小于由于不能准确识别肿瘤细胞，因此在杀灭肿瘤细胞的同时也会殃及正常细胞传统的化学药物治疗。根据药物的作用靶点和性质，可将主要分子靶向治疗的药物分为小分子表皮生长因子受体酪氨酸激酶抑制剂、抗 EGFR 的单抗、抗 HER-2 的单抗、Bcr-Abl 酪氨酸激酶抑制剂、血管内皮生长因子受体抑制剂、抗 CD20 的单抗、IGFR-1 激酶抑制剂、mTOR 激酶抑制剂、泛素-蛋白酶体抑制剂等。

口腔颌面-头颈部肿瘤临床的分子靶向药物主要是抗表皮生长因子受体类药物，如西妥昔单抗和尼妥珠单抗，通过与肿瘤细胞表面的表皮生长因子受体结合，竞争性抑制受体与其配体结合形成二聚体，阻断了酪氨酸激酶磷酸化，造成细胞内信号级联反应和基因活化受阻，从而干扰了细胞周期的进程，达到抑制肿瘤细胞增生、促进凋亡作用。

物理性靶向治疗 包括以下方面。

冷冻治疗 见口腔颌面部肿瘤冷冻治疗。

热疗技术 见口腔颌面部头颈肿瘤加热治疗。

放射性核素治疗 ①精确靶向外放射治疗技术。②影像引导放射治疗技术：即 4D 放射治疗。赛博刀是一种新型影像引导下肿瘤精确放射治疗技术，它是一种立体定向治疗机，整合了影像引导系统、高准确性机器人跟踪瞄准系统和射线释放照射系统，可完成任何部位病变的治疗。螺旋断层放射治疗是影像介导的三维调强放射治疗，它将直线加速器和螺旋整合起来，使治疗计划、患者摆位和治疗过程融为一体，它能够治疗不同的靶区，从立体定向治疗小的肿瘤到全身治疗，均由单一的螺旋射线束完成，通过每次治疗所得的兆伏图像，可以观察到肿瘤剂量分布及在治疗过程中肿瘤的变化，及时调整靶体积的治疗计划。放射性粒子植入间质内照射治疗临床应用的放射性粒子主要是 ^{125}I 和 ^{103}Pd，分别代表着低剂量率和中剂量率辐射，在放射物理和放射生物学上各有特点，植入放射性粒子的过程要求在影像指导下完成，符合影像引导放射治疗技术要求，放射性粒子一次性植入，达到单次剂量治疗的效果。③光动力学治疗：是利用光敏剂和激光对病变细胞选择性光化学破坏而对周边影响小的技术，其主要抑瘤机制之一为诱导肿瘤细胞凋亡，且可避免多药耐药，具有微创、靶向、广谱、可重复、灵活等优点。常规用于食管癌、肺癌、膀胱癌、宫颈癌、皮肤癌等治疗。④介入治疗：是在 X 线设备的监视下，将抗肿瘤药物和/或栓塞剂经导管注入肿瘤营养动脉，对病变进行治疗。具有创伤小、操作简便、延长肿瘤患者的生存期特点。⑤电化学技术：是在肿瘤组织内插入铂金电极针，连接至直流电治疗仪，接着组织发生电解、电渗、电化学反应，从而改变并破坏肿瘤微环境、相继发生系列导致细胞死亡的生物学效应。

（郭 伟）

kǒuqiāng hémiànbù zhǒngliú lěngdòng zhìliáo

口腔颌面部肿瘤冷冻治疗

（cryotherapy of oral and maxillo-facial malignant tumor） 冷冻治疗是利用致冷物质产生的低温，作用于病变组织，引起一系列物理化学变化，导致组织细胞坏死，而达到治疗目的的方法。冷冻时，产生的是一种冷冻生物学的综合效应，正常和新生的细胞，均可由于极度冷冻而产生不可逆的损害、破坏。致冷剂温度越低，对细胞的破坏作用越大。实验证明，冷冻对肿瘤的破坏作用比正常细胞要大。色素细胞对低温更为敏感，使用冷冻治疗皮肤良性、恶性肿瘤，不失为一种较理想的治疗手段。冷冻融解期对组织的损伤作用一直存在，所以多次冻融较一次冻融具有更大的破坏性，这一治疗手段对于肿瘤、癌前病变及某些良性病变，特别是对位于口腔颌面部皮肤、黏膜表面的病变具有一定临床治疗意义。

目前使用的致冷剂有液氮（-196℃）、液氧（-183℃）、固体二氧化碳（-70℃）、氧化亚氮（-40℃）、氟利昂12（-60℃）、氟利昂13（-90℃）、氟利昂22（-70℃）及半导体致冷器（-30℃）等。其中以液氮及固体二氧化碳较为常用，尤其是液氮的致冷温度最低、价格低廉、使用安全，是应用最广泛的致冷剂。

作用机制 ①在低温条件下，细胞内首先形成冰晶，继而细胞间也形成冰晶。融化过程中，特别是缓慢融化时，许多小冻晶先融化，但其分子会附着在尚未融化的较大冻晶表面，形成对细胞更大损伤的大冰晶，这种现象称为再结晶。冻晶的主要作用是以细胞内微结构的机械性损伤，经过低温-冰晶形成-解冻复温过程，发生的冰晶和再结晶对细胞器的损害是冷冻造成细胞死亡的主要原因之一。冷休克是由于温度急剧变化而呈休克状。特别是快速冷冻，即每分钟降温速度在100℃以上，使细胞膜破裂而解体。绝大多数细胞经快速冷冻至-40℃，3分钟便可造成不可逆损害。②冷冻过程中，由于冰晶的形成，导致细胞内外液浓缩，平衡失调，高浓度电解质可以产生酸中毒和代谢障碍。冷冻可以直接损伤细胞膜的结构，破坏细胞膜的完整性、脂蛋白丧失、细胞膜通透性改变，最终细胞死亡。③冷冻过程中，冷冻区血液循环被完全阻断，融化后，内皮细胞肿胀、剥离，血管壁通透性增加，血小板聚集和血流停滞。小血管完全被封闭，导致局部组织缺血直至坏死。④肿瘤细胞经过冷冻破坏后释放出大量抗原物质，刺激机体发生抗体-低温免疫反应。

适应证 ①皮肤、黏膜的良性病变：包括各种外生性表浅病变，如痣、疣、乳头状瘤、黏液囊肿、增生性瘢痕等；脉管畸形通过冷冻也可以取得良好效果。②癌前病变：包括口腔黏膜白斑、红斑、黑斑、扁平苔藓、慢性盘状红斑狼疮等。由于上述病变多表浅、分散，通过多点冷冻可以同期处理，避免了手术带来的组织缺损。③口腔颌面部恶性肿瘤：口腔黏膜恶性黑色素瘤原发灶治疗应首选冷冻。对于口腔鳞癌，冷冻只适用于T1N0，并同时伴有严重系统疾病而无法手术治疗者。④术中冷冻：对于术中无法切除的恶性肿瘤，可以在术区采用冷冻治疗。常见的情况包括腮腺癌切除术需要保留面神经、上颌窦癌或腺样囊性癌侵犯颅底或眶底无法达到安全缘、深部血管畸形术中无法彻底切除。⑤姑息性冷冻：晚期癌肿表面坏死破溃、出血、疼痛等，局部通过冷冻治疗，可以达到缓解症状的作用。⑥冷冻活检：在致死性低温条件对病变进行活检，可以有效地避免肿瘤的转移或播散。缺点是冷冻后细胞形态发生变形，细胞内生化发生变化，干扰常规染色和免疫组化染色。

禁忌证 雷诺病、严重的寒冷性荨麻疹、冷球蛋白血症、冷纤维蛋白血症、严重冻疮、严重糖尿病患者以及年老、幼儿、体弱等对冷冻治疗不耐受者。

优点 ①方法简单，比较安全。②造成的损害比较局限，一般在手术后无血或很少出血；除有组织水肿外，其他反应较少；冷冻治疗愈合后，瘢痕也较少。③由于感觉神经末梢破坏，术后疼痛较轻。④液氮冷冻可深入组织，摧毁癌细胞；以后新骨形成或死骨分离后能得到良好的愈合，不需做颌骨切除，可以保存功能和外形。⑤冷冻治疗部位由于血流淤滞，有可能阻止癌细胞的扩散。⑥冷冻治疗有可能改变组织的抗原结构，使机体产生抗体，促进免疫作用。

局限性 因冷冻治疗只限于局部而不是区域性的，故当肿瘤细胞扩散侵入周围淋巴管或区域性淋巴结时，冷冻治疗则无法达到区域性治疗的目的。因此，如有区域性淋巴结转移时，仍应施行颈淋巴结清扫术。此外，对范围过大的肿瘤，冷冻治疗只有缓解作用。大面积液氮冷冻治疗，特别是喷射疗法，可发生严重的并发症，如上呼吸道水肿、出血、肺炎、局部感染、张口受限等，应特别注意，及时采取防治措施。

治疗 对于口腔颌面部的病变，还需进一步根据肿瘤的性质、范围、深度和部位，选择适当的冷冻治疗方式，通常应用于口腔颌面部病变的冷冻治疗有如下几种。①封闭式接触治疗：可在局麻下待冷冻探头发白后，准确地将其位置于病变部位，治疗即开始。探头的大小、形状及弯曲的角度，可根据病变部位、形状和大小不同来选择。封闭式接触治疗的优点是组织破坏的界限分明，视野清晰、操作方便，也不会过多地损伤正常组织。②开放式喷射治疗：将液氮通过冷冻治疗机加压后，距病变表面 1~2cm，通过喷射管直接射于病变区。这种方法对组织的杀伤力量大，穿透力强，可深达 2cm 左右，是治疗恶性肿瘤常用方法之一。但必须注意用防冻材料严格保护周围组织及器官，以免造成不必要的损伤。③插入式冷冻：将针形冷冻头插入肿瘤内，以达较深部的治疗。由于此种方法机械损伤较大，有致肿瘤扩散的危险，因此也有学者反对用此疗法。④浸泡式治疗：用于骨组织病变经冷冻浸泡处理后再植。颌骨切下后首先去除或尽量减少病变组织，以后将骨块放入液氮中浸泡 3~4 分钟，然后任其自行复温；如此处理 2 次后即可行原位再植术。冷冻治疗后，创面一般在 4~6 周可完全愈合，但骨组织暴露时，愈合时间甚至可长达 1 年以上。冷冻后须加强随诊，特别是冷冻不够的患者，如有复发，应重复治疗。

（郭 伟）

kǒuqiāng hémiànbù èxìng zhǒngliú zhōngyī zhìliáo
口腔颌面部恶性肿瘤中医治疗（traditional Chinese medicine therapy of oral and maxillofacial malignant tumor） 肿瘤中医治疗是以传统的中医药理论为指导，并以此对肿瘤病因、病机、治法进行阐释并治疗的方法。

口腔颌面部肿瘤因病在头颈部，故应以轻升上扬之品作引，常用药物有蝉衣、川芎、桔梗、白芷等。扶正常用益气养血中药以促进手术伤口愈合，祛邪常用草河车、北豆根等清热解毒药物解毒抗癌。常用方药是生黄芪、太子参、当归、赤芍、金银花、牡丹皮、女贞子、枸杞子、桔梗、生甘草、焦三仙、鸡内金。

中医治疗主要用于辅助治疗和对症治疗，围手术期的中医药治疗主要为扶正解毒相结合，术前服用中药，可增强机体对手术的耐受性；术后用中医药治疗可减少术后发热、贫血等发生，促进手术创口愈合，提高和恢复有关脏器的功能和机体免疫功能；配合放疗、化疗，可减毒增效，即减轻因放化疗引起的骨髓造血功能抑制，白细胞下降，减轻呕吐、腹泻等消化道反应；减少因放疗引起的口腔黏膜溃疡、放射性肺炎、放射性肠炎等并发症的发生；并可增加放、化疗对癌细胞的抑杀作用，从而提高放、化疗的疗效。

其基本治法包括扶正培本、活血化瘀、清热解毒、软坚散结等，同时需辨清标本虚实、轻重缓急，注重"急则治其标，缓则治其本"的治疗原则。应从整体出发，进行辨证施治。一般早期以攻为主，中期攻、补兼施，晚期扶正祛邪；同时也要标本兼顾。治疗上中医主张内服与外敷相结合，内外夹攻，以消癌瘤。内服扶正固本、活血化瘀、化痰散结、清热解毒等方面的中药，以利体内的阴阳平衡，增强机体免疫功能，抑瘤消瘤；外敷峻烈有毒之品，以求以毒攻毒、化瘤散结。

（郭 伟）

kǒuqiāng hémiànbù èxìng zhǒngliú zhōngxīyī jiéhé zhìliáo
口腔颌面部恶性肿瘤中西医结合治疗（combined treatment of traditioal Chineses medicine and western medicine of oral and maxillofacial malignant tumor） 肿瘤的治疗不是靠单一的治疗手段和措施就能治愈肿瘤本身，虽然西医和中医在各自的领域中都能发挥对各个时期肿瘤的治疗效果，但是两者都有一定的局限性。所以中西医结合治疗的关键是在充分评估两者抗癌方法优缺点的基础上，有计划地综合应用中西医治疗手段，发挥各自的优点，在一定程度上避免或减少不良作用，减少复发和转移，使各自的治疗能顺利进行，并且抗癌作用和机体的免疫功能明显增强，可促进康复，使患者得到必要的生存质量和远期疗效以及更长的生存期。

中医药与手术治疗的结合
手术目前仍然是肿瘤的主要治疗方法，其能迅速降低肿瘤的负荷，适用于早期和部分中期患者，部分患者可实现根治。由于肿瘤的部位和性质不同，手术的适应证范围也不同，会给患者带来一定程度的损伤和并发症，且无法避免术后的复发和转移，影响了预后及疗效，因此不少肿瘤，单纯的手术治疗，一直以来远期疗效未明显提高，然而综合治疗常能显示其优势。①手术前的中医药治疗：多为扶正治疗，术前给患者以中药调理，纠正机体的阴阳失衡，可以减少手术的并发症和后遗症，有时可扩大手术的适应证。最主要的是为手术前的肿瘤切除做准备，尤其是改善患者的某些脏器的功能，改善患者的身体素质，以利于手术顺利进行。②手术后的中医药治疗：手术后短期内应用中药，根据不同的证候给予辨证论治，目的是加速术后的康复，尽早及时地为以后治疗如放疗、化疗创造条件，更主要的是改善或减轻术后的某些不良反应。

中医药与放疗的结合 放疗能起到对癌肿局部的控制和杀灭，但也能引起一系列的不良反应，中药的应用是减轻反应，增加疗效的较佳方法。中医学认为，放射损伤主要是造成人体热毒过盛，以致阴液亏损、气血不和、脾胃失调及肝肾阴津枯涸。治疗原则多为清热解毒、养阴生津、益气和血、健脾开胃、滋肝补肾等。放疗过程应用中药的目的是减轻放疗的不良反应，增加耐受性。头颈部的放疗常有口干、咽痛、鼻燥等放射性口腔炎、咽喉炎、鼻腔炎的症状发生；胸部放疗会有咳嗽、胸痛、吞咽困难等放射性肺炎、食管炎发生。中药除对症口服外，还能外用局部涂敷、灌注及穴位针刺等，效果良好。当然症状严重者仍需配合一定的西医急救。

中医药与化疗结合 化疗作为全身和局部治疗，对手术、放疗后的一些肿瘤残余细胞进行杀灭，既可单独使用，也能综合治疗。只是化疗缺乏选择性，在杀肿瘤细胞的同时也给机体带来损伤。中药可减轻其毒副作用，保护和防止机体正常组织和脏器的损伤，并能增进疗效，是提高癌肿治愈率的重要措施。

中医药与免疫治疗结合 肿瘤的免疫治疗是调整机体防御功能，阻止肿瘤生长或扩散。中药的扶正治疗和免疫治疗有许多相似之处，中医药有免疫促进作用和免疫抑制作用。不少学者建议多种免疫制剂与中药综合应用，治疗效果较好。

肿瘤的多种疗法综合应用是趋势，中医药作为自然医学与之结合，已取得较好的远期疗效，并大大地减少上述疗法的不良反应。应该强调的是如何把多种方法融会贯通地联合好，结合的"点"是关键所在。一般认为在手术、放疗、化疗为主时，中药以扶正、减轻不良反应、提高身体素质为宜；在上述治疗后，中药通过辨证可扶正、可祛邪，以控制肿瘤增生、减少复发和转移为佳效果。

(郭　伟)

kǒuqiāng hémiànbù tóujǐng zhǒngliú jiārè zhìliáo

口腔颌面部头颈肿瘤加热治疗（thermal therapy of tumor in oromaxillofacial head and neck region） 加热治疗是利用物理能量加热人体局部，使肿瘤组织温度上升到有效治疗温度（40～44℃），并维持一定时间，利用正常组织和肿瘤细胞对温度耐受能力的差异，达到既能使肿瘤细胞凋亡又不损伤正常组织的方法。又称温热治疗。

作用机制 温热具有细胞毒性作用。温热的作用靶点是细胞的膜系统，包括细胞外膜及核糖体、溶酶体、粗面内质网等细胞器的膜。温热作用使膜的流动性加强，通透性增高，继而使膜的液晶态发生改变。还可抑制肿瘤细胞的核酸和蛋白质代谢，使细胞核和染色质凝结成团，蛋白质凝固变性，从而导致细胞死亡。加热可使肿瘤细胞质溶酶体不稳定，线粒体断裂，摄氧能力受限，肿瘤组织缺氧，增加了肿瘤细胞对热的敏感性。高温影响肿瘤细胞的增殖周期，造成 S 期细胞的堆积和 G2 期细胞的同步化阻断。

温热能提高机体免疫功能，从而增强机体抗肿瘤免疫反应。温热能增加膜脂质流动性，使嵌在其双层中的抗原积聚在细胞膜表面，有利于抗原抗体的结合；高热能阻止抗原抗体复合物脱落，使免疫效应对靶细胞发挥细胞毒性作用；热疗后肿瘤细胞变性蛋白、坏死的分解产物作为一种抗原刺激机体免疫系统产生抗肿瘤免疫反应；肿瘤细胞受热后产生的热休克蛋白可与抗原肽结合，通过抗原递呈细胞的加工被细胞毒淋巴细胞识别，杀灭肿瘤细胞。

适应证 理论上热疗适用于治疗各类肿瘤。头颈部肿瘤大多位置表浅，采用局部热疗往往能取得较好的治疗效果，但必须联合放疗和/或化疗才能保证巩固的疗效。对于口腔内的特别是舌根以及颌骨深部的肿瘤因位置深在不便加热，尚无有效的加热治疗方法。热疗对于缓解肿瘤晚期的顽固性疼痛有显著的疗效。

禁忌证 患者一般状态较差，有重要器官功能不全，卡氏评分低于 60 分；加热部位的皮肤有损伤；行热化或热放疗时，有化疗或放疗禁忌证；安装心脏起搏器者不适宜采用电磁波加热装置；出血倾向疾病者；邻近颅脑部位的头颈部肿瘤禁用射频透热；体温高于38℃发热患者。

治疗 ①局部加热：加热范围仅限于病变和周围小部分正常组织，因此对正常组织和全身系统影响小、并发症少，具有较好安全性；其操作简便、容易，使肿瘤易达到有效治疗温度；局部加热方法较多，可根据肿瘤部位、形态及种类等特点灵活选用，对肿瘤的选择性和针对性强。局部热疗的主要方法有微波热疗、红外线热疗、射频热疗（包括射频、短波和超短波加热技术）、超声热疗等，其中微波热疗是目前最常用的加热技术。特点是加热温度均匀，脂肪、肌等组织相差不大，方向性强，升温迅速，能达到选择性加热肿瘤组织的目的。常用微波频率为2450Hz和915Hz，频率越低，透热深度越大。②区域加热：加热范围较局部加热大，通常达到机体体积的 $1/4 \sim 1/3$，对机体影响大，需要对体温严格监控及对颅脑等重要器官进行保护。③热疗与放化疗具有协同抗瘤效应。放射线与热疗对肿瘤细胞周期的作用不同，二者结合可发挥同步化协同作用，高温还可提高对放射抗拒的S期细胞的敏感性。肿瘤中心区域乏氧、低营养化，缺氧的肿瘤细胞对放疗的抵抗性比富氧细胞大 $2 \sim 3$ 倍，而加热却可促使乏氧细胞敏感。高温可改变细胞膜性结构的通透性，使化疗药物易进入细胞，发挥杀伤作用；高温可使肿瘤周边的血液循环改善，增加血流量及局部药物浓度，从而能使化学药物有效地杀伤肿瘤细胞。此外，高温可抑制肿瘤细胞对放、化疗损伤的恢复，因此热疗与放化疗的合理应用可起到同步化增效作用。

高温治疗恶性肿瘤虽然取得一定的疗效，但也还存在一些问题，如测温技术、热疗合并放疗和化疗的顺序、热疗的温度和时间、热疗中的防护及消除热疗耐受性的方法等均需要进一步探索。

（郭 伟）

kǒuqiāng hémiànbù èxìng zhǒngliú zōnghé xùliè zhìliáo

口腔颌面部恶性肿瘤综合序列治疗（comprehensive and sequential therapy of oral and maxillofacial malignant tumor）

由有关肿瘤专业人员共同研究讨论，根据患者全身情况，针对不同性质的肿瘤和发展的不同阶段，有计划和合理地利用现有治疗手段，因人而异地制订出一个合理的个体化、综合的、治疗方法排列有序的方案。对口腔颌面部恶性肿瘤，为了提高肿瘤的治疗效果，强调采用手术为主的多种治疗手段的联合应用。

口腔颌面部恶性肿瘤目前的治疗仍以手术为主，预后在过去的几十年当中没有明显的改善，5年生存率仍然停留在 $50\% \sim 55\%$，约有50%的口腔颌面部恶性肿瘤患者就诊时已处于晚期（Ⅲ～Ⅳ期），多项临床试验研究结果显示运用单一治疗方式对于晚期头颈恶性肿瘤患者在清除肿瘤、减少并发症、提高生活质量等方面并不理想。大部分晚期或复发的口腔颌面部恶性肿瘤患者，都需要手术、放疗、化疗、病理等多学科协作诊治，综合序列治疗（也称多学科协作治疗模式）也就应运而生了。

口腔是消化道和呼吸道的起点，邻近众多重要功能器官，外科治疗上存在着相当的难度，由于各单位修复重建能力的不同，限制了口腔颌面部恶性肿瘤根治的力度，影响治疗的规范性，造成了对于口腔颌面部恶性肿瘤治

疗效果的差异。序列治疗将相关专业的医生集中在一起，根据肿瘤的生物学特性、病期和发展趋势等情况，多学科合作制订治疗方案，合理地、有计划地应用现有的治疗手段，以期提高治愈率、改善生活质量、避免肿瘤治疗的随意性。

口腔颌面部恶性肿瘤综合序列治疗核心成员至少应包括口腔颌面-头颈肿瘤外科、肿瘤内科、放疗科、影像科和病理科医师，同时根据患者病情不同邀请神经外科、耳鼻咽喉科、胸外科、血管外科等其他专家。根据职能不同，综合序列治疗成员又可分为牵头人、讨论专家和协调人员。在口腔部颌面恶性肿瘤的综合序列治疗中，一般由经验丰富的口腔颌面头颈肿瘤外科医生作为牵头人。讨论专家则是综合序列治疗的主体，每位专家都应具有独立的诊断与治疗能力，熟练掌握口腔颌面部恶性肿瘤治疗的最新指南与进展，临床经验丰富，善于与他人合作，善于思辨，并可针对具体问题提出有说服力的意见。协调员负责会议的准备与善后工作，包括病例资料的准备、设备与场地的安排、综合序列治疗成员的召集、讨论结果的记录等，该职务多由科研护师或主任秘书承担。

综合序列治疗模式是保证口腔恶性肿瘤患者规范治疗的根本，有条件的医疗中心均应建立以患者为中心、外科医师牵头、多学科专家组为依托的综合序列治疗模式，依据共同遵守的某疾病的临床实践指南或共识，经多学科专家的共同讨论，确定诊疗、随访方案，使患者得到适合病情的最佳治疗，以延长生存期、提高生活质量。综合序列治疗模式的

开展有利于提高医疗质量，制订行业规范或专家共识；有利于年轻医生的教育与肿瘤专科人才的培养；有利于科研工作的开展，尤其是临床试验的设计与开展；有利于创建团结协作的文化氛围。目前，口腔颌面部肿瘤综合序列治疗模式还仅限于建立在发达地区少数医院。

(张志愿 季彤 杨溪)

唾液腺疾病
tuòyèxiàn jíbìng

唾液腺疾病（salivary gland disease）发生于唾液腺组织的疾病。又称涎腺疾病。唾液腺（又称涎腺）包括腮腺、下颌下腺、舌下腺 3 对大唾液腺，以及位于口腔、咽部、鼻腔及上颌窦黏膜下层的小唾液腺。后者按其所在解剖部位，分别称为腭腺、唇腺、颊腺、舌腺及磨牙后腺等。所有腺体均能分泌唾液，唾液对于吞咽、消化、味觉、语言功能和口腔黏膜保护、龋病预防有着密切关系。

分类 唾液腺疾病的种类较多，主要有炎症、创伤、舍格伦综合征、瘤样病变及肿瘤等。①唾液腺炎症：根据感染性质可以分为化脓性、病毒性、特异性感染性、老年性、放射性、过敏性以及 IgG_4 相关性唾液腺炎。根据受累的腺体部位可以分为腮腺炎、下颌下腺炎、舌下腺炎以及小唾液腺炎，以腮腺炎和下颌下腺炎为常见，舌下腺炎及小唾液腺炎很少见。唾液腺炎症中，最常见的是儿童复发性腮腺炎、慢性阻塞性腮腺炎、流行性腮腺炎和急性化脓性腮腺炎。较常见的唾液腺特异性感染有结核、放线菌病、HIV 相关唾液腺疾病等。②唾液腺结石病：是在腺体或导管内发生钙化性团块而引起的一系列病变。绝大多数发生于下

颌下腺，其次是腮腺。唾液腺结石常使唾液排出受阻，并继发感染，造成腺体急性或反复发作的炎症。③创伤：腮腺及其导管位于面颊部皮下，表浅而易受到创伤；下颌下腺及舌下腺由于有下颌骨的保护，受到创伤的机会较少。涎瘘是指唾液不经导管系统排入口腔而流向面颊皮肤表面，腮腺是最常见的部位，外伤是主要的原因，手术损伤腮腺或其导管也可导致涎瘘的发生。④舍格伦综合征：又称干燥综合征。是一种自身免疫性疾病，病变限于外分泌腺本身者称为原发性舍格伦综合征，而伴发类风湿关节炎、系统性硬皮病、系统性红斑狼疮等其他自身免疫病者称为继发性舍格伦综合征。其特征表现为外分泌腺的进行性破坏，导致口腔黏膜及结膜干燥，并伴有各种自身免疫性病征。⑤唾液腺瘤样病变：包括唾液腺黏液囊肿、腮腺囊肿以及唾液腺良性肥大等。广义的唾液腺黏液囊肿包括小唾液腺黏液囊肿及舌下腺囊肿，最为常见。唾液腺良性肥大是一种非肿瘤、非炎症性、慢性、复发性、无痛性肿大的唾液腺疾病。⑥肿瘤：唾液腺组织中最常见的疾病，其中绝大多数系上皮性肿瘤，间叶组织来源的肿瘤较少见。唾液腺上皮性肿瘤的病理类型十分复杂，不同类型的肿瘤在临床表现、影像学表现、治疗和预后等方面均不相同。

(俞光岩)

唾液腺炎症
tuòyèxiàn yánzhèng

唾液腺炎症（sialadenitis）由全身及局部因素引起的，主要在腮腺、下颌下腺发生急慢性炎症的疾病。小唾液腺炎症少见。一般按照受累组织、部位、疾病过程、感染途径、病因及是否伴有

系统性疾病进行分类。

常用的分类是根据疾病性质，将唾液腺炎症分为以下几类：①细菌性唾液腺炎：包括急性化脓性腮腺炎和慢性复发性腮腺炎。②病毒性唾液腺炎：包括流行性腮腺炎和唾液腺包涵体病。③放射性唾液腺炎。④阻塞性唾液腺炎。⑤慢性硬化性下颌下腺炎。⑥免疫性唾液腺炎。

(俞创奇)

急性化脓性腮腺炎
jíxìng huànóngxìng sāixiànyán

急性化脓性腮腺炎（acute suppurative parotitis）由于全身抵抗力下降或局部慢性炎症急性发作导致的，发生于腮腺的急性化脓性炎症的疾病。由于常见于腹部大手术后，又称手术后腮腺炎，由于抗生素应用的发展，且医生注意术后维持正常出入量及水、电解质平衡，急性化脓性腮腺已少见。但其他原因导致的腮腺急性炎症仍时有所见。

病因 为化脓性致病菌所引起，最常见的致病菌是金黄色葡萄球菌。多数并发于一些患有严重疾病（如急性传染病）或大手术后的患者。

正常状态下，腮腺分泌大量唾液经腮腺导管排入口腔，有帮助消化及冲洗自洁作用。重病及消耗性疾病，如急性传染病后期或胸部、腹部大手术后的患者，机体抵抗力下降，全身及口腔的免疫能力减弱，唾液分泌功能障碍，致病菌经腮腺导管逆行进入腺体而发生急性化脓性腮腺炎。此外，外伤或周围组织炎症的扩散，唾液腺结石、瘢痕挛缩等影响唾液排除，亦可引起该病。

病理 组织病理学检查显示最初发生的炎性改变是导管上皮肿胀，管腔狭窄，分泌物内的细菌、脓细胞及脱落的上皮细胞形

成黏液栓子阻塞腺管，导管周围炎性肿胀。后期，导管周围出现淋巴细胞浸润，导管上皮结构破坏。炎症过程中，腺泡结构可丧失，伴随微小脓肿形成，小脓肿又可合成较大脓肿。因腺叶之间有结缔组织间隔，致使腮腺内脓肿常为多发，不易融合成大脓肿。

临床表现　可有全身系统性感染或传染病引起的发热，大手术后由于禁食而脱水，或全身慢性消耗性疾病的病史，以及急性感染的全身及腮腺局部表现。急性化脓性腮腺炎多发生于一侧。患侧腮腺区红肿明显，耳垂上翘（图1）。由于腮腺包膜致密，肿胀受到约束，内部压力增高，故疼痛剧烈，触压痛明显。可能伴有程度不等的张口受限。患侧腮腺导管开口处红肿，有脓性分泌物排出（图2）。由于筋膜分隔，脓肿常为多个、分散的小脓灶，故早期无典型的波动感。多数患者有高热、寒战、全身不适、白细胞计数增多等全身症状。少数患者由于身体功能衰竭，上述全身反应可不明显。

诊断　主要根据病程、全身中毒反应及局部穿刺抽出脓液而确诊。全身情况较差的患者，急性期感染可向相邻组织间隙扩散

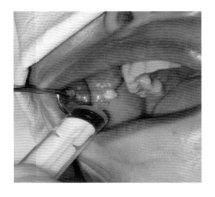

图2　挤压腮腺后导管口流出脓液

而表现相应间隙的蜂窝织炎的临床体征。病程后期脓肿穿破腮腺筋膜及相邻组织，可由外耳道溃破溢脓，亦可在颌后或下颌角区形成皮下脓肿。

治疗　针对发病原因纠正机体脱水及电解质紊乱，维持体液平衡。应用大剂量青霉素或适量头孢类等抗革兰阳性球菌的抗生素治疗，并从腮腺导管口取脓性分泌物做细菌培养及药敏实验，选用最敏感的抗生素。其他保守治疗可用热敷、理疗、外敷中药、增加唾液分泌等。氯己定、碳酸氢钠等消毒漱口剂也有助于炎症的控制。

病情发展至脓肿形成时，必须切开引流。其指征是：局部有明显的凹陷性水肿，局部有跳痛并有局限性压痛点，穿刺出脓液；腮腺导管口有脓液排出，全身感染中毒症状明显。方法：局部浸润麻醉下，耳前及下颌支后缘处从耳屏往下至下颌角做切口，即可得到引流。如无脓液溢出，可用弯血管钳插入腮腺实质的脓腔中引流脓液。冲洗后放置引流条，以后每天用生理盐水冲洗，更换引流条。

预后　炎症控制后预后一般较好。

（俞创奇）

慢性复发性腮腺炎（chronic recurrent parotitis）　由于腮腺先天性发育不全或免疫缺陷、感染等原因导致腮腺反复感染的疾病。儿童和成人均可发生，以儿童为常见。

病因　儿童复发性腮腺炎的病因较复杂。腮腺先天结构异常或免疫缺陷，成为潜在的发病因素。儿童期免疫系统发育不成熟，免疫功能低下，易发生逆行性感染。上呼吸道感染及口腔炎性病灶，细菌、病毒通过腮腺导管口逆行感染。成人复发性腮腺炎为儿童复发性腮腺炎延期愈合而来。

病理　组织病理学检查发现在病变早期，主要为导管系统病变，导管出现轻度扩张，管腔内含浓缩的黏液分泌物及脱落的导管上皮，炎症细胞极少见。病变中期出现导管周围炎症反应增强，结缔组织纤维化，淋巴细胞浸润。病变晚期，腺小叶结构逐渐破坏。

临床表现　儿童复发性腮腺炎发病年龄自婴幼儿至15岁均可发生，以5岁左右最为常见。男性稍多于女性。发病可突发，也可逐渐发生。腮腺反复肿胀，伴不适，肿胀不如流行性腮腺炎明显，仅有轻度水肿，皮肤可潮红。个别患儿表现为腮腺肿块，多为炎性浸润块。挤压腺体可见导管口有脓液或胶冻状液体溢出，少数有脓肿形成。大多数持续一周左右。静止期多无不适，检查腮腺分泌液偶有浑浊。间隔数周或数月发作一次不等。年龄越小，间歇时间越短，越易复发。随着年龄增长，间歇时间延长，持续时间缩短。

诊断　主要根据临床表现及腮腺造影。患儿双侧或单侧腮腺反复肿胀，导管口有脓液或胶冻

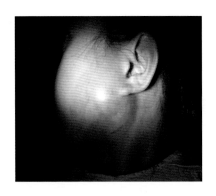

图1　急性化脓性腮腺炎

注：临床可见以耳垂下缘为中心的区域出现红肿

样分泌物。随着年龄增长，发作次数减少，症状减轻，大多在青春期后痊愈。腮腺造影显示末梢导管呈点状、球状扩张（图），排空迟缓，主导管及腺内导管无明显异常。

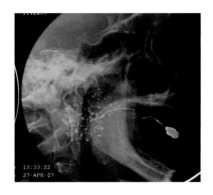

图　慢性复发性腮腺炎造影表现

治疗　以增强抵抗力、防止继发感染、减少发作为原则。嘱患者多饮水，每天按摩腺体帮助排空唾液，用淡盐水漱口，保持口腔卫生。咀嚼无糖口香糖，刺激唾液分泌。若有急性炎症表现，可用抗生素。腮腺造影本身对复发性腮腺炎也有一定的治疗作用。复发频繁者可肌注胸腺肽，调节免疫功能。

预后　慢性复发性腮腺炎具有自愈性，青春期后多可自愈。

（俞创奇）

mànxìng zǔsāixìng sāixiànyán

慢性阻塞性腮腺炎 （chronic obstructive parotitis）

由于导管局部狭窄、结石或异物引起导管阻塞，唾液分泌受阻，进而导致腮腺慢性炎症的疾病。

病因　大多数患者由局部原因引起。如第三磨牙萌出时，导管口黏膜被咬伤，瘢痕愈合后引起导管口狭窄。少数由导管结石或异物引起，由于导管狭窄或异物阻塞，使阻塞部位远端导管扩张，唾液淤滞。腮腺导管系统较长、较窄，唾液易于淤滞，这也是造成慢性阻塞性腮腺炎的原因之一。

病理　组织病理学显示导管球状扩张，导管周围大量淋巴细胞浸润，并有淋巴滤泡形成，淋巴滤泡可出现玻璃样变等退行性变。在炎症晚期，由于局部免疫反应，偶尔可见肌上皮岛。

临床表现　多为单侧受累，也可为双侧。患者常不明确起病时间，多因腮腺反复肿胀而就诊。约半数患者肿胀与进食有关，发作时伴有轻微疼痛。有的患者腮腺肿胀，少者1年内很少发作，大多每月发作1次以上。发作时伴有轻微疼痛；有的患者腮腺肿胀与进食无明确关系，晨起感腮腺区发胀，自己稍加按摩后即有咸味唾液自导管口流出，局部感到轻快。

检查时腮腺稍肿大、中等硬度、轻微压痛。导管口轻微红肿，挤压腮腺可从导管口流出浑浊的雪花样或黏稠的蛋清样唾液，有时可见黏液栓子。病程久者，可在颊黏膜下扪及粗硬、呈索条状的腮腺导管。

诊断　主要根据临床表现及腮腺造影。患者有进食肿胀史，挤压腺体腮腺导管口流出浑浊液体，有时可在颊部触及条索状导管。腮腺造影显示主导管、叶间、小叶间导管部分狭窄、部分扩张，呈腊肠样改变；部分伴有点状扩张，但均为先有主导管扩张，延及叶间、小叶间导管后，才出现点状扩张。

治疗　该病多由局部原因引起，故治疗以去除病因为主。有唾液腺结石者，先应用各种方法去除结石，根据结石大小、部位可选用不同取石法。导管狭窄者，可用钝头探针插入导管内，先用较细者，再用较粗者逐步扩张导管口。也可向导管内注入药物，如碘化油、抗生素等，具有一定的抑菌或抗菌作用。采用唾液腺内镜，不仅可以直视下观察导管病变，而且可经腮腺导管冲洗、灌注药物，效果良好。也可用其他保守治疗，包括按摩腮腺，促使分泌物排出；咀嚼无糖口香糖或含维生素C片，促使唾液分泌；用温热盐水漱口，有抑菌作用，减少腺体逆行性感染。经上述治疗无效者，可考虑手术治疗，术中需注意保护面神经。

预后　去除病因后一般预后良好。

（俞创奇）

xiàhéxiàxiànyán

下颌下腺炎 （submandibular sialadenitis）

下颌下腺导管阻塞等原因引起的腺体炎性病变的疾病。

病因　主要病因是下颌下腺导管内结石，导管不同程度阻塞引起的，少部分可由局部损伤、免疫功能异常引起。而结石形成原因还不十分清楚，可能与解剖特点、异物进入、慢性炎症等相关。下颌下腺为混合性腺体，分泌的唾液富含黏蛋白，钙的含量较高。其解剖特点是导管自下向上走行，唾液逆重力方向流动，并且导管长，在口底有一弯曲部。上述因素均使下颌下腺唾液分泌过程易于产生淤滞，容易导致涎石形成。

临床表现　可见于任何年龄，无明显性别差异，以20~40岁中青年为多见。急性下颌下腺炎表现为发病时间较短，下颌下腺区明显肿胀伴疼痛，导管口处可见溢脓。慢性下颌下腺炎患者，进食时下颌下腺区可出现反复肿胀，但疼痛不明显，同时腺体可呈硬结肿块，导管口分泌物少或呈现脓性。严重时可累及周围组织，引起间隙感染。

诊断　下颌下腺炎常表现为下颌下区肿痛，进食时可加剧。急性期常伴发口底区肿痛，导管口溢脓。双手触诊常能扪及导管内结石，临床上可诊断为下颌下腺涎石伴发下颌下腺炎。X线检查是最常用的辅助检查，对于导管前端的结石，可选用下颌咬合片；对于导管后端的结石，可用下颌下腺侧位片或CT平扫检查。B超也是常用的辅助诊断方式，对于钙化程度低的结石、微小结石和原因不明的阻塞症状，可以选择应用唾液腺内镜检查。

治疗　急性期的治疗主要是抗感染，合理运用抗生素治疗。感染控制后，积极寻找病因，如发现阻塞因素，特别是唾液腺结石，应尽早去除结石、消除阻塞因素，尽最大可能地保留下颌下腺。如运用各种方法无法取出结石，下颌下腺反复感染，可采用下颌下腺切除术。若是由局部导管损伤引起的下颌下腺炎，可考虑行瘢痕松解，导管改道术。

（俞创奇）

tuòyèxiàn jiéhé

唾液腺结核（salivary gland tuberculosis）

结核分枝杆菌导致唾液腺内淋巴结感染，肿大破溃后累及腺实质，形成唾液腺内结核的疾病。唾液腺结核多发生于腮腺。

病因　病原菌为结核分枝杆菌。感染途径包括血源、淋巴源及导管逆行感染，绝大多数系头面部皮肤、口咽特别是扁桃体区域的结核分枝杆菌经淋巴引流所致。唾液腺结核分两类：一类是原发性唾液腺腺实质结核；另一类是唾液腺淋巴结结核，病变突破淋巴结被膜后，继发性地侵犯腺实质。

病理　组织病理学显示腺小叶内大小不等的肉芽肿病灶，由上皮样细胞、淋巴细胞及朗格汉斯细胞形成。常伴有干酪样坏死，腺实质破坏消失。病理改变常先为增生过程，以后干酪样变，最后组织分解，可形成空洞或钙化。

临床表现　①淋巴结结核常无明显自觉症状，表现为局限性肿块、界限清楚、活动，需与良性肿瘤鉴别。部分病例可有消长史，轻度疼痛或压痛。②腺实质结核病程较短，数天或数周，腺体弥漫性肿大，挤压腺体可见干酪样脓性分泌物从导管口流出。肿块可硬可软，也可扪及波动感，有的与皮肤粘连，或形成长久不愈的瘘管，少数病例可伴有面瘫。可伴有其他系统结核病。

诊断　临床上唾液腺出现肿块，有时大时小史；导管口可有干酪样脓性分泌物。发生在腮腺时，腮腺造影淋巴结结核类似良性肿瘤，导管移位，腺泡充盈缺损；累及腺实质时，可见造影剂外溢，似恶性肿瘤。腺体内结核钙化，需与腺内结石相鉴别：结核钙化多呈点状，而唾液腺结石多呈球状钙化，导管内多见。当肿块有明显波动时，可将吸出物做耐酸染色，以确定诊断。细针穿吸细胞学检查有助于诊断。

治疗　诊断明确，全身可行抗结核治疗。腮腺淋巴结结核与良性肿瘤在临床上无法鉴别时，可行手术切除，病理明确诊断。如形成结核性脓肿，可抽除脓液后，向脓腔内注射抗结核药物。反复多次，可取得较好效果。如抗结核治疗无效时，可行腺体切除术。

预后　全身结核感染和局部病灶控制后预后一般较好。

（俞创奇）

tuòyèxiàn fàngxiànjūnbìng

唾液腺放线菌病（actinomycosis of salivary gland）

唾液腺感染放线菌后产生的肉芽肿性疾病。

病因　主要由伊氏放线菌感染所致。细菌可隐藏在龋洞或扁桃体内，很多健康人口腔内可有此细菌存在。当机体抵抗力降低时，放线菌可沿唾液腺导管逆行感染，侵犯部分或整个腺体，称为原发性放线菌病。也可由唾液腺周围组织，如腮腺咬肌区或颈部放线菌病波及唾液腺，称为继发性放线菌病。

病理　组织病理学显示在炎性肉芽组织中的菌丝形成小的黄色颗粒，故在新鲜破溃的脓液中可发现针尖大小的硫磺颗粒。

临床表现　病程长，发病较慢。在腮腺或上颈部出现呈板结样坚硬、周界不清的肿块，皮肤呈暗棕红色，全身症状不明显。浸润块可软化、破溃，出现多个窦道，此起彼伏。新鲜破溃的脓液中可发现黄色的针尖大小的硫磺颗粒。

诊断　根据其病史和特征性的临床表现可做诊断。

治疗　抗生素及磺胺药对放线菌病有明显疗效。一般应用大剂量青霉素G治疗。取脓液做药敏试验，选用适当抗生素，可提高疗效。应用磺胺药也可获得良好疗效，并可与抗生素联合应用。病程较长者可口服碘制剂，一般常用5%～10%碘化钾口服。已形成脓肿或破溃后遗留瘘孔者，常有肉芽组织增生，可采用外科手术切开排脓或刮除肉芽组织，具有加强药物治疗的效果。放线菌是厌氧菌，高压氧治疗可抑制放线菌生长，可作为综合治疗的方法之一。

预后 选择并应用合适的抗生素后一般疗效良好。外科手术切开排脓或刮除肉芽组织，具有加强药物治疗的效果。

(俞创奇)

tuòyèxiàn jiéshíbìng

唾液腺结石病 （sialolithiasis）

唾液腺腺体或导管内发生钙化性团块而引起一系列病变的疾病。

病因 形成的原因还不十分清楚。一般认为与某些局部因素有关，如异物、炎症、各种原因造成的唾液滞留等。多发生于下颌下腺，与下列因素有关：下颌下腺为混合性腺体，分泌的唾液富含黏蛋白，较腮腺分泌液黏滞，钙的含量也高出 2 倍，钙盐容易沉积；下颌下腺导管自下向上走行，腺体分泌液逆重力方向流动；导管长，在口底后部有一弯曲部，导管全程较曲折，这些解剖结构均使唾液易于淤滞，导致唾液腺结石形成。

病理 唾液腺结石由无机盐和有机物组成，其中无机盐占 61%～86%，其中主要为磷酸钙（占 70%～75%）及碳酸钙（占 10%～15%）。磷酸钙的钙磷比例约为 2∶1。有机物占 1/3，主要有糖蛋白、黏多糖、上皮细胞碎屑、游离脂肪酸、胆固醇及磷脂。

临床表现 以 20～40 岁中青年为多见。病期短者数天，长者数年甚至数十年。慢性下颌下腺炎患者的临床症状较轻，主要表现为进食时反复肿胀（图1），检查腺体呈硬结性肿块。停止进食后不久腺体自行复原，疼痛亦随之消失，有些阻塞严重的病例，腺体肿胀持续时间长，甚至不能完全消退。导管口黏膜红肿，挤压腺体可见少量脓性分泌物自导

管口溢出。导管内的结石（图2），双手触诊常可触及硬块，并有压痛。急性炎症可扩散到邻近组织，可引起下颌下间隙感染。

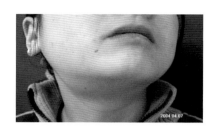

图 1 唾液腺结石病

注：下颌下区肿胀

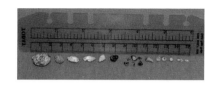

图 2 下颌下腺导管内结石

唾液腺结石病导致急性下颌下腺炎时表现为发热、全身不适，白细胞计数增高；颌下区肿胀、疼痛；下颌下腺肿大、压痛；患侧舌下区红肿，导管口红肿，有脓性分泌物溢出。慢性下颌下腺炎患者临床症状不明显，仅表现进食肿胀，疼痛不明显。

诊断 根据进食时下颌下腺肿胀及伴发疼痛的特点，导管口溢脓以及双手触诊可扪及导管内结石等，临床可诊断为唾液腺结石。X 线检查可明确诊断。下颌下腺结石应用下颌横断拾片及下颌下腺侧位片检查。在急性炎症消退后，可做唾液腺造影检查，结石所在处表现为圆形、卵圆形或梭形充盈缺损。对于已确诊为唾液腺结石病者，不做唾液腺造影，以免将结石推向导管后部或腺体内。

治疗 治疗目的是去除结石、

消除阻塞因素，尽最大可能地保留唾液腺的功能。很小的唾液腺结石可用保守治疗，嘱患者口含蘸有柠檬酸的棉签或维生素 C 片，也可进食酸性水果或其他食物，促使唾液分泌，有望自行排出。位于下颌下腺导管、腺门及部分腺内导管、体积不很大以及多发性结石者可用唾液腺内镜取石。以上方法无法取出的唾液腺结石，以及下颌下腺反复感染或继发慢性硬化性下颌下腺炎、腺体萎缩、已失去摄取及分泌功能者，可采用下颌下腺切除术。

预后 患者在去除阻塞病因后，腺体功能多可恢复。

(俞创奇)

xiánlòu

涎瘘 （salivary fistula）

由于唾液腺或导管损伤后，唾液由创口外流而影响创口愈合形成瘘道，导致唾液不经导管系统排入口腔而流向面颊皮肤表面的疾病。

病因 外伤是涎瘘的主要原因，当伤及腺体或主导管均可使腮腺与皮肤外相通，分泌的唾液沿着创口流出影响创口愈合形成瘘管，以后上皮细胞沿着瘘管生长，覆盖整个瘘道创面形成永久性瘘管。颊部、腮腺部、颞下颌关节的手术损伤腮腺或其导管也可以导致涎瘘的发生。化脓性感染或其他疾病也可能破坏腺体或导管而产生涎瘘，但较少见。

临床表现 涎瘘分为腺体瘘和导管瘘。①腺体瘘常在皮肤上有小的点状瘘孔，其周围有瘢痕形成。瘘管的腺体端通向一个或多个腺小叶的分泌管。从瘘口经常有小量的清亮液体流出，进食、咀嚼、嗅到或想到美味食品时，唾液的流出量显著增加。②发生在腮腺导管段的涎瘘根据导管断裂的情况，可分为完全瘘和不完

全瘘。前者指唾液经瘘口全部流向面部，口腔内导管口无唾液分泌；后者指导管虽破裂，但未完全断离，仍有部分唾液流入口腔内。瘘口流出唾液清亮，并发感染者为浑浊液体，瘘口周围皮肤常常潮红、糜烂或伴发湿疹。

诊断 根据有外伤病史、唾液从瘘口外流出及腮腺造影，诊断并不困难。也可从口腔内腮腺导管口插入细塑料管，如导管完全断裂，可见塑料管从瘘口穿出。如导管未完全断裂，可从导管口缓慢注入1%亚甲蓝，可发现亚甲蓝从损伤的导管口溢出。

治疗 ①腺体瘘分泌量少者，新鲜伤口可直接加压包扎2周以上，陈旧性伤口需用电凝固器烧灼瘘道或瘘口后再加压包扎，同时用抑制唾液分泌药物阿托品或莨菪碱限制唾液分泌，避免进食刺激性食物。如失败可行瘘道封闭术。②对于导管瘘，可行导管断端吻合术，如断裂处接近导管口，则可行导管改道术，变外瘘为内瘘。若断端靠近腺体，也可行腮腺导管结扎术，令腺体自行萎缩。

（俞创奇）

liúxiánzhèng

流涎症（salivation）
唾液分泌旺盛或吞咽障碍等造成唾液不自觉地溢出口角或吞咽、外吐频繁的综合征。又称流唾症。

原因 ①生理性流涎：儿童萌牙期出现流涎为正常生理现象。婴幼儿在乳牙萌出期前后出现，由于牙槽突尚未发育，口腔容积小，且吞咽反射不灵敏；同时，乳牙萌出对牙龈的刺激可使唾液分泌增多，唾液在口腔内不断积聚，导致流涎。②病理性流涎：常因神经性疾病、口腔炎症、服用胆碱类药物、副交感神经功能

亢进等引起唾液吞咽障碍或分泌旺盛导致流涎。另外智力发育迟缓儿童、老年痴呆患者，不会主动吞咽，也致流涎；精神因素也可导致癔症性流涎。

临床表现 生理性流涎主要发生于儿童及老年人，无明显性别差异。病理性流涎可突然发生，也可逐渐发生。①生理性流涎：一般出现在1岁以内婴幼儿，这种现象在15~18个月时自行停止。②病理性流涎：常可见患者外观失常，常表现呆滞、言语不清和其他神经科症状与体征。临床可见患者不断地唾液外溢，可造成患者手帕、毛巾乃至上衣等物被浸湿，睡眠时枕巾被唾液浸湿，仰卧时唾液可能流入气管，引起呛咳，甚至可以引起吸入性肺炎。

诊断 诊断尚无明确标准。通常根据病史及临床表现一般易于诊断。怀疑为脑神经疾病引起者，应建议到神经内科就诊，以确定诊断。

治疗 ①婴幼儿萌牙期流涎为正常生理现象，伴随年龄增长逐渐消失，无需治疗，但因注意局部护理，保持颏部、颊部、颈部干燥，以免发生皮炎。②由某些可逆性疾病引起者，如口炎、损伤等，以治疗原发病为主。③对轻度唾液外溢者可通过生物反馈训练及配合使用抗胆碱类药物治疗，如阿托品、莨菪碱等。④精神因素引起流唾患者应进行心理疏导，增强吞咽，必要时精神科药物控制。⑤手术疗法用于重症患者及护理困难者，使用唾液腺内注射肉毒素、唾液腺副交感神经切断术、鼓索神经切断术、下颌下腺导管改道、放射治疗或结扎腮腺、下颌下腺导管等创伤性治疗手段。

预后 生理性流涎一般均可自行恢复，病理性流涎与原发疾病关系密切。

（俞创奇）

kǒugānzhèng

口干症（xerostomia）
因口腔内唾液减少而使患者感到口腔黏膜干燥的症状。

病因 ①器质性疾病：包括唾液腺本身疾病、神经支配异常及唾液产生障碍。腺体本身障碍主要有舍格伦综合征及唾液腺放射损伤引起腺体破坏，全身性疾病如糖尿病、高血压等引起腺体退行性变，慢性唾液腺炎症引起唾液腺功能下降。神经支配异常如下涎核损伤、精神紧张、服用抗高血压及精神病药物等可导致唾液分泌减少。唾液分泌障碍如脱水、蛋白质缺乏等致产生唾液的原料不足时，唾液分泌减少。②非器质性疾病：包括老年性生理变化及唾液消耗增多。老年人随着年龄增大腺体出现增龄性变化，唾液分泌相应减少。正常人唾液产生和消耗处于平衡状态，当消耗大于产出时，出现口干症状。常见有夜间长时间张口呼吸，新义齿使用消耗口内唾液。

临床表现 ①由器质性疾病引起的口干，可见口腔黏膜干燥、发红，常伴念珠菌感染，可有疼痛及充血；舌苔萎缩，表面鲜红充血（图），严重者舌体干裂；多颗牙龋坏形成猖獗龋；味觉异常，咀嚼、吞咽困难及言语障碍。②非器质性疾病引起的口干，症状发生有时间性，如夜间、睡眠后，一般不影响进食。

诊断 根据主诉口干仅作为一般的诊断依据，需根据一些客观检查进一步确诊。唾液分泌低下分静态唾液分泌低下及动态刺激分泌低下两种，静态唾液分泌

低下与口干症关系更为密切。最常用的测定唾液流率的方法是静态唾液总流率及动态唾液总流率。在相对恒定的条件下，流率低于0.2ml/15min，可诊断为口干症，流率介于0.2~0.91ml/min可称为唾液减少。除唾液流率测定外，唾液腺造影及核素显像可粗略估计唾液腺功能。

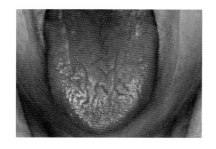

图 口干症患者舌背图像

治疗 对非器质性疾病引起唾液分泌减少，治疗以去除病因为主，如消除张口呼吸、促唾药物的应用。由器质性疾病引起的唾液减少，应治疗原发疾病及对症治疗。

预后 非器质性疾病引起的唾液分泌减少在去除病因及对症治疗后，预后较好。由器质性疾病引起的唾液减少预后与原发疾病相关。

(俞创奇)

Shěgélún zōnghézhēng

舍格伦综合征 （Sjögren syndrome，SS）

主要表现为外分泌腺进行性被破坏的自身免疫性疾病。根据是否伴有其他自身免疫性疾病分为原发性舍格伦综合征和继发性舍格伦综合征。

病因 病因不甚清楚，可能是自身和外界的因素相互作用引起的自身免疫反应，这些因素包括激素水平变化、遗传因素及病毒感染。

病理 组织病理学表现有三个特点：腺实质萎缩，淋巴细胞灶性浸润，肌上皮岛形成。

临床表现 好发于中老年女性，男女性别之比为1：9。出现症状至就诊时间长短不一，主要临床表现有口干、眼干、唾液腺及泪腺肿大（图），并产生一系列并发症，如猖獗龋、舌背皲裂、口腔黏膜真菌感染等，同时少数受累唾液腺可触及结节状肿块，易与肿瘤混淆；其他外分泌腺受累，如上下呼吸道黏膜分泌腺受淋巴细胞浸润可造成呼吸道损害、肺部间质性病变，胃肠道黏膜受累可产生萎缩性胃炎、食管黏膜萎缩、吞咽困难，汗腺及皮脂腺受累则出现皮肤干燥及萎缩，血管病变有小动脉炎、手足发绀、雷诺现象等，甲状腺也可出现桥本甲状腺炎。舍格伦综合征可同时伴有其他结缔组织疾病，约半数的患者伴有类风湿关节炎，少数可伴有系统性红斑狼疮。此外，尚可伴有多发性肌炎、硬皮病等。

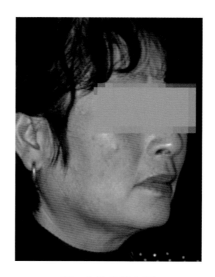

图 舍格伦综合征
注：患者典型的腮腺区肿大

诊断及诊断标准 病因及发病机制尚未明确，临床表现较为复杂，目前诊断标准并未统一。诊断依据主要是3个方面。①临床表现和影像学检查：主要为口干燥症、干燥性角结膜炎，影像学检查包括腮腺造影、B超、磁共振等检查。②免疫学检查：主要表现为自身抗体的出现，如抗SSA、抗SSB、RA（抗风湿因子）。③病理学检查（主要指唇腺活检）：组织病理学特征表现为灶性淋巴细胞浸润、肌上皮岛形成、腺泡萎缩。

诊断标准有多种，国际上应用较多的是2002年制定的欧美诊断标准，主要包括6个方面：①眼干及相伴症状>3个月。②口干及相伴症状>3个月或腮腺肿胀或肿块样表现。③眼干体征（施墨试验<5 mm/5 min）、角膜荧光染色阳性。④组织病理学检查（唇腺活检）。⑤唾液腺受累状况：腮腺造影、唾液流率。⑥免疫学检查：抗-SSA与抗-SSB。六项中四项为阳性，应包括④或⑥中的1项；或③、④、⑤、⑥四项中三项为阳性，可以诊断为舍格伦综合征。

治疗 尚无有效的根治方法，主要为对症治疗、免疫治疗和中药治疗。对症治疗主要是针对口、眼干燥和长期干燥引起的局部损害。免疫治疗主要包括免疫调节、免疫抑制。对一些药物治疗效果不明显，特别是唾液腺表现为类肿瘤型的患者，可选择联合免疫治疗、中医治疗和手术治疗。根据病情的程度和变化，以及局部与全身、药物与手术相结合原则，治疗前明确诊断，首先药物治疗，采用免疫抑制方法，若药物治疗效果不明显可考虑手术治疗，以减少自身抗原，缓解病情，进一步明确诊断。但是局部肿块切除并非根治，术后应定期随访，防止其他部位再发与恶变。

转归 一般呈良性过程，少数患者可发生恶变，恶变者大部分为非霍奇金淋巴瘤。

（俞创奇）

tuòyèxiàn niányè nángzhǒng

唾液腺黏液囊肿（mucocele of salivary gland）

发生于唾液腺，由上皮衬里或肉芽组织被覆的充满黏液的囊性病变。

病因 绝大多数为外渗性黏液囊肿，由于局部创伤，小唾液腺的排泄管破裂，黏液渗入邻近软组织所致。也可能与邻近的淋巴管破裂，淋巴液渗入组织间隙有关。少数黏液囊肿为潴留性黏液囊肿，病因主要是导管系统的部分阻塞，可由微小唾液腺结石、分泌物浓缩或导管系统弯曲等原因引起。

病理 组织病理学表现见舌下腺囊肿。潴留性黏液囊肿的病理表现有三个特点：囊腔有导管上皮衬里，可见潴留的黏液团块及结缔组织被膜。

临床表现 发病年龄一般较舌下腺囊肿为大。好发于下唇及舌尖腹侧。囊肿位于黏膜下，表面仅覆盖一薄层黏膜，呈半透明、浅蓝色的小泡。大多为黄豆至樱桃大小、质地软而有弹性（图）。囊肿很容易被咬伤而破裂，流出蛋清样透明黏稠液体，囊肿消失。破裂处愈合后，又被黏液充满，

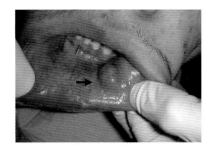

图 下唇黏液囊肿

再次形成囊肿。反复破损后不再有囊肿的临床特点，而表现为较厚的白色瘢痕状突起，囊肿透明度减低。

诊断 根据临床表现，典型的黏液囊肿易于诊断。反复破裂，囊肿不典型时需与化脓性肉芽肿相鉴别。破裂时流出黏稠液体是黏液囊肿的特点。

治疗 最常用的治疗方法为手术切除。手术时应尽量减少对周围腺组织的损伤，和囊肿相连的腺体应与囊肿一并切除，以防复发。反复损伤的黏液囊肿可形成瘢痕并与囊壁粘连，不易分离，可在囊肿两侧做梭形切口，将瘢痕、囊肿及其邻近组织一并切除，直接缝合创口。

对于切除术后多次复发者，可在切除囊肿后，将手术创面用 CO_2 激光处理，创面不缝合，令其上皮化后自然愈合。

预后 术后有一定的复发率，但一般不会发生恶变。

（俞光岩）

shéxiàxiàn nángzhǒng

舌下腺囊肿（ranula）

在舌下腺发生的富含黏液的囊性病变。俗称蛤蟆肿。

病因 绝大多数为外渗性黏液囊肿，由于局部创伤，舌下腺的小导管破裂，黏液外溢至组织间隙，引起炎症反应，黏液逐渐被无上皮衬里的肉芽组织性囊壁包绕，导致囊肿形成。但是，多数患者无明确的局部创伤史。

病理 见肉芽组织包绕黏液的囊腔，无上皮衬里，囊腔内及组织间隙中均有外渗的黏液，其中见大量吞噬黏液的组织细胞，亦可见炎症细胞浸润。

临床表现 最常见于青少年，临床上可分为三种类型。①单纯型：为典型的舌下腺囊肿表现，

占舌下腺囊肿的大多数。囊肿呈浅紫蓝色（图），扪之柔软有波动感。囊肿常位于口底的一侧，有时可扩展至对侧，较大的囊肿可将舌抬起，状似"重舌"。囊肿因创伤而破裂后，流出黏稠而略带黄色或蛋清样液体，囊肿暂时消失。数日后创口愈合，囊肿又长大如前。囊肿发展很大时，可引起吞咽、言语障碍及呼吸困难。②口外型：又称潜突型。主要表现为颌下区肿物，而口底囊肿表现不明显。触诊柔软，与皮肤无粘连，不可压缩，低头时因重力关系肿物稍有增大。穿刺可抽出蛋清样黏稠液体。③哑铃型：为上述两种类型的混合，即在口内舌下区及口外颌下区均可见囊性肿物。

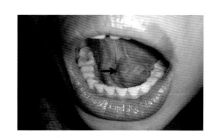

图 左侧舌下腺囊肿

诊断与鉴别诊断 根据临床表现，一般情况下诊断不难。有时需与口底皮样囊肿及颌下区囊性水瘤相鉴别。①口底皮样囊肿：位于口底正中，呈圆形或卵圆形，边界清楚，表面黏膜及囊壁厚，囊腔内含半固体状皮脂性分泌物，扪诊有面团样柔韧感，无波动感，可有压迫性凹陷。肿物表面颜色与口底黏膜相似而非浅紫蓝色。②颌下区囊性水瘤：常见于婴幼儿，穿刺检查见囊腔内容物稀薄，无黏液，淡黄清亮，涂片镜检可见淋巴细胞。

治疗 根治舌下腺囊肿的方

法是切除舌下腺，残留部分囊壁不致造成复发。对于口外型舌下腺囊肿，可全部切除舌下腺后，将囊腔内的囊液吸净，在颌下区加压包扎，而不必在颌下区做切口摘除囊肿。对全身情况不能耐受舌下腺切除的患者及婴儿，可作简单的成形性囊肿切开术，即袋形缝合术，切除覆盖囊肿的部分黏膜和囊壁，放尽液体，填入碘仿纱条。待全身情况好转或婴儿长至4~5岁后再行舌下腺切除。

预后 术后有一定的复发率，多系舌下腺切除不彻底所致。

（俞光岩）

tuòyèxiàn liángxìng féidà

唾液腺良性肥大（benign hypertrophy of salivary gland）

由全身因素或系统性疾病如糖尿病、高血压引起，唾液腺沿其外形膨大，并持续存在不消退，非肿瘤、非炎症性的疾病。又称唾液腺肿大症。

病因 病因不甚清楚，青春期唾液腺良性肥大原因为在青春期生长发育快速，某些营养物质或内分泌的需要量增大，造成相对营养缺乏引起腮腺代偿性增大。而中老年期唾液腺良性肥大可能与内分泌紊乱、营养不良、自主神经功能失调等因素有关。

病理 组织病理学表现为腺泡增大，其直径为正常腺泡的2~3倍，胞核被推挤至细胞的基底侧，细胞明显肿胀，胞质内可见 PAS 阳性的酶原颗粒。

临床表现 绝大多数罹患腮腺，少数罹患下颌下腺。多为双侧肿大，偶见单侧。多见于中老年，男女发病率相当。

患者腮腺逐渐肿大，可持续多年，肿胀反复发作而无痛，有时大时小的历史，但不会完全消退。腺体呈弥漫性肿大，触诊柔软并均匀一致。病程较久者则稍硬韧，但无肿块，亦无压痛，腮腺导管口无红肿，挤压被罹患腺体仍有清亮液体分泌。有时分泌减少，但患者无明显口干。

诊断 根据病史及临床检查，常可做出初步判断。唾液腺造影显示形态多正常，但体积明显增大，排空功能稍迟缓。B 超检查腺体弥漫性增大，无局限性回声异常。

唾液腺良性肥大有时需与唾液腺肿瘤及舍格伦综合征相鉴别。单侧唾液腺肥大者，有时临床触诊不确切，感到颌后区丰满。此类患者可首选 B 超检查，如显示为回声均匀的增大腺体而无占位性病变，当可确诊。舍格伦综合征也可有唾液腺肿大，但唾液腺造影片上，末梢导管扩张、排空功能迟缓远较唾液腺良性肥大明显，免疫学检查多有异常。

治疗 青春期腮腺肥大多不需特殊治疗，大多在生长发育后可自行缓解。有偏食习惯者应纠正不良习惯，注意补充营养。中老年期腮腺良性肥大者，尚无特殊治疗，一般采取对症治疗的原则，同时控制及治疗相关疾病。有肿胀症状者，可自行按摩腺体，促使腺体排空唾液；咀嚼无糖口香糖等，刺激唾液分泌。

预后 有全身性疾病者，经过系统治疗后，部分患者的腺体可能恢复正常。但有些糖尿病患者，虽然糖尿病得到理想控制，唾液腺肿大仍无明显改变。

（俞创奇）

tuòyèxiàn zhǒngliú

唾液腺肿瘤（salivary gland tumor）

发生于唾液腺组织的肿瘤。又称涎腺肿瘤。是唾液腺组织中最常见的疾病。

唾液腺肿瘤绝大多数来源于唾液腺上皮，间叶组织来源的肿瘤较少见。唾液腺肿瘤可以分为良性肿瘤和恶性肿瘤，其组织病理学表现多种多样，病理类型十分复杂。

根据世界卫生组织 2005 年的组织学分类，唾液腺良性肿瘤包括多形性腺瘤、肌上皮瘤、基底细胞腺瘤、沃辛瘤（腺淋巴瘤）、嗜酸细胞腺瘤、管状腺瘤、皮脂腺瘤、淋巴腺瘤、导管乳头状瘤、囊腺瘤 10 种，其中以多形性腺瘤和沃辛瘤最为常见。恶性肿瘤包括腺泡细胞癌、黏液表皮样癌、腺样囊性癌、多形性低度恶性癌、上皮-肌上皮癌、唾液腺导管癌、基底细胞腺癌、恶性皮脂腺肿瘤、皮脂腺淋巴腺癌、嗜酸细胞癌、囊腺癌、低度恶性筛孔状囊腺癌、黏液腺癌、非特异性透明细胞癌、非特异性腺癌、鳞状细胞癌、癌在多形性腺瘤中、肌上皮癌、小细胞未分化癌、大细胞未分化癌、淋巴上皮癌、成涎细胞瘤以及其他癌瘤共 23 种，其中以黏液表皮样癌和腺样囊性癌最为常见。

（俞光岩）

tuòyèxiàn duōxíngxìng xiànliú

唾液腺多形性腺瘤（pleomorphic adenoma of salivary gland）

起源于唾液腺上皮的唾液腺良性肿瘤。又称唾液腺混合瘤。

病因 不甚清楚，可能与接受放射线照射、染色体异常等因素有关。

病理 由肿瘤性腺上皮细胞和黏液样或软骨样间质所组成，根据其成分比例，可分为细胞丰富型及间质丰富型。一般认为，细胞丰富型相对较易恶变，间质丰富型相对较易复发。有的多形性腺瘤包膜很薄或不完整。肿瘤切除手术中如发生包膜破裂，容易造成种植性复发。

临床表现 发生于大唾液腺者，多形性腺瘤最常见于腮腺，其次为下颌下腺，舌下腺极少见。发生于小唾液腺者，以腭部为最常见。任何年龄均可发生，但以30~50岁为多见，女性多于男性。

唾液腺多形性腺瘤生长缓慢，常无自觉症状，病史较长。肿瘤界限清楚，质地中等，扪诊呈结节状，高起处常较软，可有囊性变，低凹处较硬，多为实质性组织（图1）。一般可活动，但位于硬腭部或下颌后区者可固定而不活动。肿瘤长大后除表现畸形外，一般不引起面神经麻痹等功能障碍。腮腺深叶肿瘤突向咽侧时，可表现为咽侧膨隆或软腭肿胀。

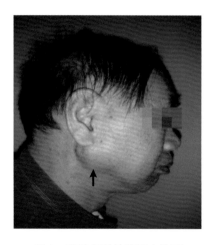

图1 腮腺多形性腺瘤大体观

诊断 根据病史及临床检查，常可做出初步判断。B超检查多显示为界限清楚的低回声肿块，内部回声较均匀；CT显示为界限清楚的高密度团块，常呈结节状（图2）。需要时可以做细针穿刺吸取活检，显微镜下显示为含有黏液的分化良好的上皮细胞，呈"棉絮状"。

当肿瘤在缓慢生长一段时期以后，如突然出现生长加速，并伴有疼痛、面神经麻痹等症状，应考虑恶变。但有的肿瘤生长速度快慢不等，可突然生长加快。因此，不能单纯根据生长速度来判断有无恶变，应结合其他表现综合考虑。

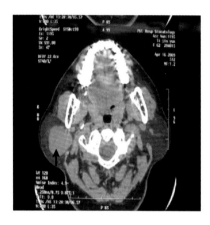

图2 右侧腮腺多形性腺瘤CT表现

治疗 治疗为手术切除，不宜做单纯肿瘤摘除，即剜除术，而应在肿瘤包膜外正常组织处切除。一般情况下，腮腺浅叶肿瘤做解剖面神经的腮腺肿瘤及浅叶切除术，腮腺深叶肿瘤行全腮腺切除术。腮腺浅叶肿瘤体积较小或肿瘤位于腮腺后下部者，可做包括肿瘤及其周围0.5cm以上正常腮腺组织的部分腮腺切除术。在可能的情况下，术中保留腮腺咬肌筋膜、腮腺主导管以及耳大神经，可减少手术并发症。下颌下腺肿瘤一般做包括下颌下腺的肿瘤切除。

预后 属于"临界性"肿瘤，具有一定的术后复发率。复发性肿瘤常呈多发性结节。术中避免肿瘤包膜破裂是预防肿瘤复发的关键。

（俞光岩）

tuòyèxiàn jīshàngpíliú

唾液腺肌上皮瘤（myoepithelioma of salivary gland） 起源于唾液腺肌上皮细胞的唾液腺良性肿瘤。

病因 不甚清楚。

病理 肉眼观察，唾液腺肌上皮瘤呈圆形或结节状，周界清楚，发生在大唾液腺时常有包膜，而发生在小唾液腺时无包膜。

显微镜下观察，肿瘤主要由肿瘤性肌上皮细胞组成，根据细胞形态和生长方式可以分为梭形细胞型、浆细胞样型、上皮样细胞型、透明细胞型及嗜酸细胞型。免疫组化染色肌上皮标志物呈阳性反应。

临床表现 多发生于腮腺，其次为下颌下腺。发生于小唾液腺者，以腭部为最常见。任何年龄均可发生，平均年龄40~45岁，无明显性别差异。

肿瘤生长缓慢，常无自觉症状。肿瘤界限清楚，扪诊呈圆形或结节状，质地中等，与周围组织无粘连（图）。腮腺肿瘤无面瘫表现。

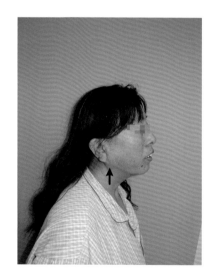

图 腮腺肌上皮瘤

诊断 根据病史及临床检查，常可做出良性肿瘤的初步判断，临床上与多形性腺瘤不易鉴别，确切诊断依赖于病理检查。

治疗 治疗为手术切除，手

术原则同唾液腺多形性腺瘤，应在肿瘤包膜外正常组织处切除。一般情况下，腮腺浅叶肿瘤做解剖面神经的腮腺肿瘤及浅叶切除术，腮腺深叶肿瘤行全腮腺切除术。腮腺浅叶肿瘤体积较小或肿瘤位于腮腺后下部者，可做部分腮腺切除术。下颌下腺肿瘤一般做包括下颌下腺的肿瘤切除。硬腭的肌上皮瘤应自骨面掀起，将肿瘤连同周围 0.5cm 以上正常组织及表面黏膜一并切除。

预后 与多形性腺瘤相似，具有一定的术后复发率，特别是透明细胞型肌上皮瘤。术中避免肿瘤包膜破裂是预防肿瘤复发的关键，复发性肿瘤常呈多发性结节。少数肌上皮瘤可以恶变为肌上皮癌。

(俞光岩)

tuòyèxiàn jīdǐxìbāoxiànliú

唾液腺基底细胞腺瘤 （basal cell adenoma of salivary gland）

由单形性基底细胞构成的唾液腺良性肿瘤。

病因 不甚清楚。

病理 肉眼观察基底细胞腺瘤体积较小，圆形或椭圆形，有完整包膜。剖面可见大小不等的囊腔，内含清亮液体或黏液样物。显微镜下观察，肿瘤由相对比较单一的基底样细胞构成，根据其排列方式可以分为小梁型、管状型、实性型和膜性型。

临床表现 最常见于腮腺，下颌下腺及舌下腺少见。发生于小唾液腺者，以上唇为多见，亦可见于腭、颊、下唇和舌。男性患者多于女性。多见于 40～49 岁，平均年龄 50 岁左右。

肿瘤生长缓慢，为无痛性肿块，病史较长。肿瘤呈圆形或椭圆形，体积较小，界限清楚，质地中等，可活动，不引起面神经

麻痹等功能障碍（图1）。膜性型基底细胞腺瘤常为多发性肿瘤。

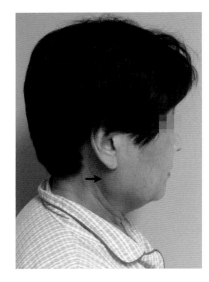

图1 基底细胞腺瘤

诊断 根据病史及临床检查，常可做出良性肿瘤的初步判断，临床表现与多形性腺瘤不易区别。B 超和 CT 检查可显示肿块内部有囊性变（图2）。偶有基底细胞腺瘤发生恶变者。

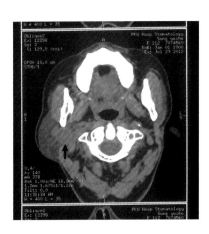

图2 右腮腺深叶基底细胞腺瘤 CT 表现，可见内部囊性变（↑）

治疗 手术切除，在肿瘤包膜外正常组织处切除肿瘤及周围腺体组织。腮腺浅叶肿瘤做解剖

面神经的腮腺肿瘤及浅叶切除术或部分腮腺切除术。下颌下腺肿瘤做包括下颌下腺的肿瘤切除。

预后 属于良性肿瘤，在正常组织内切除后少有复发。但膜性型基底细胞腺瘤可多发或见于双侧腮腺，约有 25% 患者出现新的肿瘤。

(俞光岩)

tuòyèxiàn wòxīnliú

唾液腺沃辛瘤 （Warthin tumor of salivary gland）

起源于唾液腺上皮的唾液腺良性肿瘤。又称腺淋巴瘤或乳头状淋巴囊腺瘤，腺淋巴瘤的命名容易与恶性淋巴瘤相混淆，前者为良性肿瘤，后者则是恶性肿瘤。乳头状淋巴囊腺瘤是一个正确的病理性描述，但是较复杂，也容易与乳头状囊腺瘤相混淆。因此，在世界卫生组织组织学分类中，建议用沃辛瘤这一命名。

病因 吸烟是沃辛瘤的诱发因素，沃辛瘤患者绝大多数具有长期吸烟史。

病理 组织发生与淋巴结发育相关。在胚胎发育时期，腮腺和腮腺内的淋巴组织同时发育，此时淋巴组织只是聚集成团的淋巴细胞，尚未形成淋巴结的包膜，腺体组织可以迷走到淋巴组织中。形成淋巴结包膜以后，腺体组织包裹在淋巴结中。组织学观察，在腮腺淋巴结中常可见到腺体组织。这种迷走的腺体组织发生肿瘤变，即为沃辛瘤。在沃辛瘤周围的一些腮腺淋巴结中，有时可以见到最早期的沃辛瘤的改变。肿瘤由嗜酸性上皮细胞和大量的淋巴样间质所组成。

临床表现 多见于男性，男女比例约为 6：1。好发于年龄在 40～70 岁的中老年，50～59 岁为发病高峰。患者常有吸烟史。沃

辛瘤几乎仅发生于腮腺，临床表现为一侧或双侧腮腺肿块，可有时大时小的消长史。绝大多数肿瘤位于腮腺后下极，扪诊肿瘤呈圆形或卵圆形，表面光滑、质地较软，有时有弹性感（图1）。肿瘤常呈多发性，可为双侧腮腺肿瘤，也可以为一侧腮腺的多灶性肿瘤。

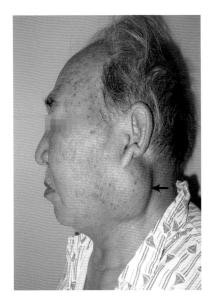

图1　腮腺沃辛瘤

诊断　根据上述临床特点常可做出初步诊断。B超检查显示为肿瘤内部网格状回声；^{99m}锝核素显像显示肿块内核素摄取明显高于周围正常腮腺组织，即为"热结节"，具有特征性（图2）。

肿瘤切除术中可见肿瘤呈紫褐色，剖面可见囊腔形成，内含干酪样或黏稠液体，需与结核或囊肿相鉴别。

治疗　为手术切除。由于肿瘤常位于腮腺后下部，可考虑做部分腮腺切除术，以保留腮腺导管及大部分腮腺的功能。因腮腺后下部含有较多淋巴结，故在术中应切除腮腺后下部并清除腮腺后方、胸锁乳突肌前方的淋巴结，

以免出现新的肿瘤。

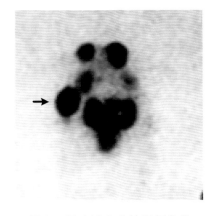

图2　腮腺沃辛瘤核素显像为"热结节"

预后　为良性肿瘤，术后不会复发。术后如出现新的肿瘤，不是复发，而是多发。部分患者可出现双侧腮腺肿瘤，故在复查时应注意对侧腮腺的检查。

（俞光岩）

tuòyèxiàn niányè biǎopíyàng'ái
唾液腺黏液表皮样癌（mucoepidermoid carcinoma of salivary gland）
起源于唾液腺上皮，肿瘤主要由黏液样细胞、表皮样细胞和中间型细胞以不同比例构成的唾液腺恶性肿瘤。

病因　病因不清。

病理　根据黏液样细胞的比例、细胞的分化、有丝分裂象的多少，以及肿瘤的生长方式，分为高分化和低分化两类。分化程度不同，肿瘤的生物学行为及预后大不一样。

临床表现　女性多于男性，发生于腮腺者居多，其次是腭部和下颌下腺，也可发生于其他小唾液腺，特别是磨牙后腺。①高分化黏液表皮样癌：临床表现有时与多形性腺瘤相似，呈无痛性肿块、生长缓慢。肿瘤体积大小不等，边界可清或不清，质地中

等偏硬，表面可呈结节状（图1）。面瘫症状不常见。位于腭部及磨牙后区的高分化黏液表皮样癌，有时可呈囊性，表面黏膜呈浅蓝色，应与囊肿相鉴别（图2）。很少发生颈淋巴结转移，血行转移更为少见。②低分化黏液表皮样癌：生长较快，可有疼痛，边界不清，与周围组织粘连。腮腺肿瘤常累及面神经，表现为程度不等的面瘫。淋巴结转移率较高，且可出现血行转移。

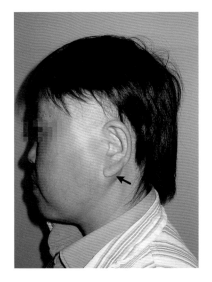

图1　左侧腮腺黏液表皮样癌

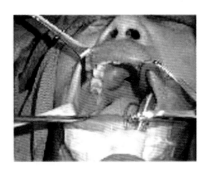

图2　右腭部黏液表皮样癌
注：表面黏膜呈浅蓝色（↑）

诊断　低分化黏液表皮样癌恶性肿瘤的临床特点很明显，高分化黏液表皮样癌的恶性临床特点可以不明显，需与多形性腺瘤

相鉴别。

B超和CT显示高分化者肿块界限清楚，但不光滑，内部回声或肿瘤密度可不均匀。低分化者肿块界限不清，内部回声或肿瘤密度不均匀（图3）。

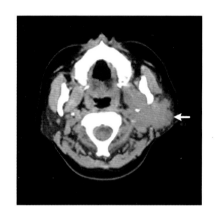

图3 左侧腮腺低分化黏液表皮样癌

注：CT显示不规则的高密度团块（↑）

治疗 以手术为主，高分化者应尽量保留面神经，除非神经穿入肿瘤。分离后的神经可加用术中液氮冷冻及术后放疗，以杀灭可能残留的肿瘤细胞。高分化者如手术切除彻底，可不加术后放疗，而低分化者宜加用术后放疗。高分化者不必做选择性颈淋巴清扫术，低分化者则可考虑选择性颈淋巴清扫术。因此，对于黏液表皮样癌，病理分级是指导治疗的重要指标。

预后 高分化黏液表皮样癌如手术切除不彻底，术后可以复发，但患者术后生存率较高，预后较好。与高分化者相反，低分化黏液表皮样癌术后易于复发，患者预后较差。因此，高分化黏液表皮样癌属低度恶性肿瘤，而低分化黏液表皮样癌则属高度恶性肿瘤。

（俞光岩）

tuòyèxiàn xiànyàng nángxìng'ái
唾液腺腺样囊性癌 （adenoid cystic carcinoma of salivary gland） 起源于唾液腺腺上皮和肌上皮的唾液腺恶性肿瘤。是最常见的唾液腺恶性肿瘤。曾称唾液腺圆柱瘤。

病因 病因不清。

病理 肉眼见肿瘤呈圆形或结节状，无包膜，常侵犯周围组织。显微镜下观察，肿瘤细胞由导管细胞和肌上皮细胞构成，根据其排列方式可以分为腺样/管状型及实性型，前者分化较好，后者分化较差。

临床表现 可以发生于任何年龄，多见于中年以上。女性患者稍多于男性。腮腺最为常见，其次是腭部和下颌下腺，也可以发生于其他小唾液腺。发生于舌下腺的肿瘤，多为腺样囊性癌，见图1。

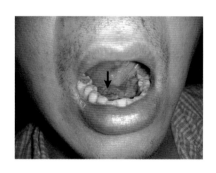

图1 舌下腺腺样囊性癌

易侵犯神经并沿神经扩散，因此常有神经症状，如疼痛、面瘫、舌麻木或舌下神经麻痹（图2）。肿瘤形态不规则，质地较硬，可有触痛。肿瘤浸润性极强，与周围组织界限常不清楚。腭部肿瘤有时可见表面黏膜毛细血管扩张。颈淋巴结转移少见，但血行转移常见，多位于肺部（图3），也可转移至骨和肝。多数患者肺

部转移灶进展缓慢，早期无明显肺部症状。

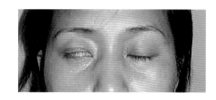

图2 右侧腮腺腺样囊性癌导致面瘫不能闭眼

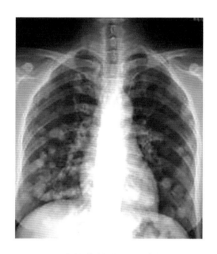

图3 腺样囊性癌双侧肺部多发性转移灶

诊断 除具有一般恶性肿瘤的临床特点外，神经受侵症状是其显著特点。上颌肿瘤切除术后，如出现颌面部明显疼痛，常提示肿瘤复发。肿瘤细胞沿着骨髓腔浸润，常为散在的瘤细胞团，脱钙不明显时，在X线片上常无明显的骨质破坏。因此，不能依据有无骨质破坏来判断颌骨是否被肿瘤侵犯。肺部转移常见，应常规进行肺部X线检查或CT检查。细针穿刺吸取细胞学检查显示半透明的球状体间质，癌细胞环绕在其表面，具有特征性，有助于诊断。

治疗 采用以手术为主的综合治疗。肿瘤浸润性极强，肉眼

看来正常的组织，在显微镜下常见瘤细胞浸润，手术中很难确定正常周界，除手术设计时应常规扩大手术正常周界外，术中宜做冷冻切片检查，以确定周界是否正常。腭部肿瘤可沿腭大神经扩散到颅底，因此，手术时应将翼腭管连同肿瘤一并切除。下颌下腺肿瘤可沿舌神经扩散，手术中应追踪性切除舌神经。颈淋巴结转移率低，一般不必做选择性颈淋巴清除术。但位于舌根部的腺样囊性癌淋巴结转移率较高，可以考虑行选择性颈淋巴清扫术。腺样囊性癌常不易手术切净，致癌细胞残存，术后常需配合放疗，照射方式可以是外照射，也可以采用^{125}I放射性粒子植入。

预后 患者的近期生存率较高，但远期生存率持续下降。局部肿瘤复发和远处转移是患者死亡的主要原因。肺部出现转移的时间可早可晚，晚者可在原发灶治疗后3~5年，甚至更长时间。出现肺转移者，除非侵犯胸膜，出现胸水，一般无明显自觉症状。因此，应常规定期做胸片检查，以确定有无肺转移。肺转移灶进展缓慢，一旦出现肝和骨转移者，肿瘤进展较快，预后差。

（俞光岩）

tuòyèxiàn xiànpào xìbāoái

唾液腺腺泡细胞癌（acinic cell carcinoma of salivary gland）

起源于唾液腺上皮，以肿瘤性腺泡细胞为主的唾液腺低度恶性肿瘤。

病因 不清。

病理 肉眼观察腺泡细胞癌呈圆形或卵圆形，界限清楚但外形不规则，偶见结节状，可有薄层包膜但多不完整。剖面多为实性，偶见囊腔及坏死区。

显微镜下观察，腺泡细胞癌由浆液性腺泡样细胞构成，细胞质内含丰富的嗜碱性酶原颗粒，亦可见闰管样细胞、空泡细胞、透明细胞和非特异性腺细胞，形成多种组织类型，如实性型、微囊型、乳头状囊性型、滤泡型以及透明细胞型。

临床表现 女性多于男性，发病年龄较其他唾液腺癌年轻，部分患者的年龄在30岁以下。绝大多数发生于腮腺，亦可以发生于小唾液腺，下颌下腺及舌下腺少见。

肿瘤大多表现为无痛性肿块，生长缓慢。少数生长较快，伴疼痛及面神经麻痹（图）。偶见肿瘤活动度差，与皮肤和深部组织固定。个别病例有明显的囊性感，临床上可误诊为囊肿。

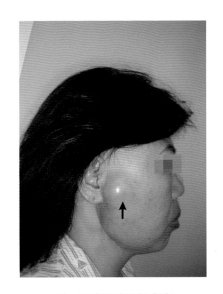

图 唾液腺腺泡细胞癌

很少发生颈淋巴结转移，但有10%左右的患者可以出现血行转移。

诊断 部分唾液腺腺泡细胞癌具有恶性肿瘤的临床特点，但另一部分唾液腺腺泡细胞癌的恶性临床特点不明显，临床上与多形性腺瘤不易鉴别。确切诊断依赖于病理检查。

在组织病理诊断时，透明细胞型腺泡细胞癌需与富含透明细胞的其他唾液腺癌相鉴别。

治疗 以手术为主，腮腺肿瘤尽量保留面神经，除非神经穿入肿瘤。分离后的面神经可加用术后放疗，包括外照射或放射性粒子组织间植入，以杀灭可能残留的肿瘤细胞。如果手术切除彻底，可不加术后放疗。颈淋巴转移率较低，一般不必做选择性颈淋巴清扫术。

预后 属于低度恶性肿瘤，患者术后生存率较高，预后较好。但术后肿瘤可以复发，并有一定的远处转移率，因此，术后应长期密切随访观察。

（俞光岩）

tuòyèxiàn jīshàngpíái

唾液腺肌上皮癌（myoepithelial carcinoma of salivary gland）

起源于唾液腺肌上皮细胞的唾液腺恶性肿瘤。又称唾液腺恶性肌上皮瘤。

病因 不甚清楚。

病理 肉眼观察，肌上皮癌发生在大唾液腺者常有包膜，但包膜不完整，而发生在小唾液腺时无包膜。肿物多呈结节状，剖面灰白至褐色，有的可见明显的胶冻样区、出血、坏死和囊性变。

镜下肌上皮癌的细胞成分与肌上皮瘤相似，但有异型性，无包膜、呈浸润性生长，可侵犯腺实质或邻近的其他组织。肿瘤细胞可分为上皮样细胞、透明细胞、浆细胞样细胞、梭形细胞或星形细胞4种类型。

免疫组织化学染色肌上皮标志物呈阳性反应。

临床表现 最常见的发病部位为腮腺和腭腺，其余的发生在其他的大、小唾液腺，包括下颌下腺、磨牙后腺、舌腺、颊腺等。性别分布无大的差异，患者平均年龄约 55 岁。

临床上常表现为缓慢增大的肿物，少数可有疼痛。病期长短差异较大，短者 6 个月，最长可达 20 年，多数在一年以内。肿瘤早期呈结节状生长，无明显症状，常被误诊为多形性腺瘤。随着肿物长大，腭部可出现破溃，腮腺肿瘤可发生面瘫。有些肿瘤在较长时间缓慢生长后有近期生长加快表现，提示肌上皮瘤发生恶变（图）。有的患者就诊时有区域淋巴结转移，或肺、肝及骨等远处转移。

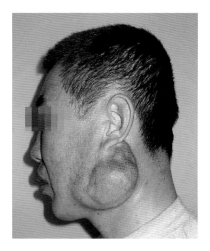

图　唾液腺肌上皮癌

诊断　唾液腺肌上皮癌有的一开始即为恶性，有的由肌上皮瘤恶变而来，临床表现缺乏特异性，确切诊断依赖于病理检查。

治疗　为手术切除，因其浸润性较强，手术切除范围应充分。颈部淋巴结转移率不高，一般不做选择性颈淋巴清除术。肿瘤范围较广者可加术后放射治疗，包括^{125}I 放射性粒子组织间植入。

预后　生物学行为属于高度恶性肿瘤，术后较易复发，有较高的远处转移率，患者预后较差。

（俞光岩）

tuòyèxiàn shàngpí-jīshàngpíái

唾液腺上皮-肌上皮癌（epithelial-myoepithelial carcinoma of salivary gland）　呈双相分化的上皮、肌上皮细胞以不同比例构成的唾液腺低度恶性肿瘤。

病因　病因不明。

病理　肉眼见肿瘤呈分叶或结节状，可为多结节性肿物，包膜不完整或无包膜，但常有较清楚的界限。剖面呈实性，可见囊性腔隙。有的肿瘤边缘不规则并且浸润周围组织，可见出血灶和坏死。发生在小唾液腺的肿瘤界限不清。

显微镜下观察，典型的组织学表现为分散的管腔结构。管腔衬覆 2 层细胞呈双套层导管样，内层细胞类似于正常闰管的上皮，外层细胞为透明的肌上皮细胞。双层管腔结构的外层为致密的、不同厚度的基底膜。

临床表现　女性多于男性，中老年常见。大多数发生于腮腺，亦可见于下颌下腺及小唾液腺，舌下腺罕见。

临床上，肿瘤生长缓慢，病程数月至数年。多数无明显症状，偶尔出现疼痛或面瘫。发生于小唾液腺者，口腔黏膜可出现溃疡。扪诊肿瘤呈结节状，边界不清，中等硬度（图）。

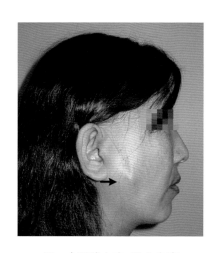

图　右腮腺上皮-肌上皮癌

治疗　以彻底手术为主，腮腺肿瘤与面神经贴近但尚可分离时，可考虑保留面神经。分离后的面神经可加用术后放疗，以杀灭可能残留的肿瘤细胞。颈淋巴转移率较低，一般不必做选择性颈淋巴清扫术。

预后　属于低度恶性肿瘤，术后肿瘤可以复发，也有发生远处转移者，故应密切随访。患者术后生存率较高，预后较好。

（俞光岩）

tuòyèxiàn dǎoguǎnái

唾液腺导管癌（duct carcinoma of salivary gland）　起源于唾液腺上皮的唾液腺高度恶性肿瘤。

病因　不甚清楚。

病理　肉眼观察，肿瘤大多为圆形或结节状，质地较硬，无包膜，与周围组织界限不清，剖面实性，褐色或灰白色，偶见囊腔形成，囊内为黏稠液体。通常明显侵犯周围组织，但偶尔见肿瘤较局限。可见肿瘤坏死和钙化。

显微镜下，可见大小不同的圆形囊性或实体性肿瘤结节位于致密的胶原性间质中。肿瘤细胞呈立方状或多角形，胞质多呈嗜酸性，核分裂象多见。肿瘤细胞常形成筛状、乳头状、不规则囊性结构，粉刺样坏死常见，是此瘤的特征性表现。周围腺体小叶、神经和血管易受肿瘤侵犯。常见淋巴结转移。

临床表现　多见于男性，年龄多在 50 岁以上。腮腺最常见，亦可见于下颌下腺、舌下腺、小唾液腺。

肿瘤生长迅速，病期短。患者可出现疼痛症状。发生于腮腺者，常侵犯面神经，引起面瘫（图）。下颌下腺肿瘤可出现舌部麻木或舌运动障碍。常见颈部淋巴结肿大，且为多个，甚或全颈部淋巴结转移，远处转移也常见。多数肿瘤就诊时已处于中晚期。

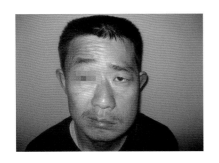

图　左腮腺导管癌引起全面瘫

诊断与鉴别诊断　临床上常有明显的恶性肿瘤特征，根据临床表现可诊断为恶性肿瘤，但是确切诊断依赖于病理检查。

病理诊断时需与乳头状囊腺癌、嗜酸细胞腺癌、实性腺样囊性癌等唾液腺癌相鉴别。

治疗　采用以手术切除为主的综合治疗。肿瘤浸润性强，手术切除范围应充分。腮腺肿瘤侵犯面神经者，一般切除面神经，然后酌情行神经移植。颈部淋巴结转移率高，应做选择性颈淋巴清除术。术后常需辅助放射治疗，包括 ^{125}I 放射性粒子组织间植入，以降低术后复发率。

预后　是唾液腺癌中恶性程度最高者，术后易复发，颈部淋巴结和远处转移率均较高，患者预后差。

（俞光岩）

tuòyèxiàn duōxíngxìngxiànliú áibiàn

唾液腺多形性腺瘤癌变（carcinoma ex pleomorphic adenoma of salivary gland）

起源于唾液腺上皮、多形性腺瘤基础上发生恶变的唾液腺恶性肿瘤。又称癌在多形性腺瘤中、恶性混合瘤及恶性多形性腺瘤等。

病因　不清。

病理　肉眼观察，多形性腺瘤癌变的肿瘤一般较大，形状不规则，表面呈结节状，部分有包膜，部分与周围组织无明显界限，常侵入邻近组织。良性部分剖面为乳白色或灰白色，组织致密，富有弹性。癌变部分组织呈污灰色或鱼肉状，组织松软易碎。个别肿瘤有较清楚的界限，也有的可有完整包膜。有的肿瘤见部分包膜，有的部位可见肿瘤侵出包膜外，达邻近组织中。较大的肿瘤癌变处常可见坏死、出血和囊性变。

多形性腺瘤癌变组织学表现比较复杂。大部分病例可以见到部分良性多形性腺瘤的结构，另一部分可为各种唾液腺癌的成分。良性部分可见到腺管样结构，周围可见肌上皮细胞和黏液软骨样组织，还可见这部分肿瘤的周围有纤维包膜。恶性部分的肿瘤细胞有明显的异形性，核深染、可见核分裂象，呈浸润性生长。瘤组织坏死常见。

临床表现　多见于中老年，较多形性腺瘤的平均年龄大 10岁。腮腺最为常见，亦可见于下颌下腺和小唾液腺。

临床表现常为良性肿瘤多年，近期生长突然加快，伴有疼痛，夜间疼痛加重或呈放射性痛。发生于腮腺者，可出现面瘫，腮腺深叶肿瘤癌变者可引起开口困难，影响吞咽。腭部肿瘤可出现鼻出血或进行性鼻塞。肿物较硬，癌变侵犯深部组织，肿瘤可固定；当位于表浅部位时则皮肤或黏膜发生破溃。癌变位于多形性腺瘤中心，且未侵犯包膜者，临床为良性肿瘤的表现（图1）。少数患者也可开始即表现为恶性肿瘤的特征。

多形性腺瘤癌变的多数病例是原发性肿瘤癌变。多形性腺瘤存在时间越长，恶变机会越多；多形性腺瘤多次复发，亦易导致恶变。

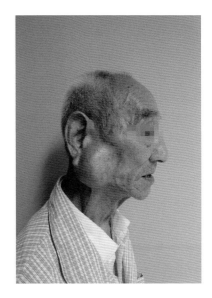

图1　多形性腺瘤癌变临床面像

诊断　肿瘤长期无症状性缓慢生长的基础上，突然出现生长加快，并伴有神经症状时，应考虑到癌变的可能。有的多形性腺瘤生长速度快慢不等，可能在一段时间内生长相对较快，故应结合其他症状和体征综合考虑。CT表现见图2。

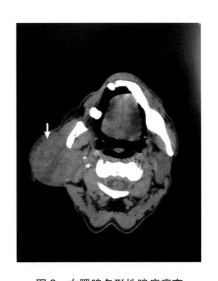

图2　右腮腺多形性腺瘤癌变

注：CT示瘤体较大，密度不均匀，部分边界不清

治疗 以手术为主，手术切除的范围及面神经的处理需根据患者具体病情进行个性化治疗，癌变部分的肿瘤类型及分化程度是设计治疗方案时的重要依据，原则上按照相应的唾液腺癌来进行处理。肿瘤是否突破原有的包膜浸润到周围组织也是需要考虑的重要因素。

预后 患者的预后与肿瘤的大小、癌变部位和癌变的组织学类型等因素密切相关。组织学类型为高、中度恶性者局部复发和颈淋巴结转移的可能性较低度恶性者高。非侵袭性和微侵袭性肿瘤易于完整切除，预后良好。侵袭性癌的生物学行为与癌变部分相应的唾液腺癌一致，多数恶性程度较高，可发生区域淋巴结转移或远处转移。

(俞光岩)

tuòyèxiàn nèijìng jìshù

唾液腺内镜技术（endoscopic technique for salivary gland disease）

应用专为唾液腺导管设计的内镜系统，在直视下对唾液腺导管进行检查、灌洗、去除结石等，以达到明确诊断、微创治疗或缓解症状等目的的方法。

研究历史 内镜技术，如腹腔镜、关节镜等已广泛应用于临床。在口腔颌面外科领域，过去主要应用于颞下颌关节病的诊断与治疗。自20世纪90年代以来，内镜技术的应用范围进一步扩展，已逐步应用于唾液腺疾病的诊治。1991年有学者报道应用软式纤维镜诊断唾液腺的阻塞性疾病，并采用套石篮在无直视下行取石术。1993年有学者采用体内震波碎石术分解导管内结石，然后分别取出。1994年有学者应用硬性尿道镜并结合体内震波碎石及激光碎石术行唾液腺导管内结石碎石术，

再用钳夹等方法取出。内镜技术在唾液腺疾病方面的应用虽处于起步阶段，但发展较为迅速。自1994年起，有学者根据唾液腺的解剖特点，设计了专用于唾液腺导管阻塞性疾病的唾液腺内镜和相关器械，使在导管内进一步开展取石术和扩张治疗成为可能。虽然这一技术应用时间不长，但取得了较为满意的结果，使唾液腺疾病的病因学诊断和微创治疗进入一个新的阶段。

分类 主要应用于唾液腺导管性疾病的诊断与治疗，可分为诊断性唾液腺内镜和治疗性唾液腺内镜。

诊断性唾液腺内镜 应用唾液腺内镜诊断导管内的各种病变，能直观地了解导管内各种不同阻塞的原因，特别是对常规检查无法明确或早期诊断的阻塞原因，如管壁息肉样增生、黏液栓子、阴性结石和深部微小结石等。目前根据唾液腺内镜的镜下诊断，将阻塞性唾液腺炎的导管内主要表现分为结石和非结石两大类，结石根据部位和性质可分为主导管阳性结石（图1）、阴性结石和分支导管内结石；非结石原因主要为管壁增生、黏液栓子、异物和导管狭窄等。

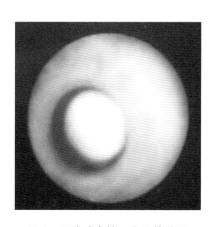

图1 唾液腺内镜下主导管结石

治疗性唾液腺内镜 在应用唾液腺内镜诊断的同时，同时开展相应的治疗。目前应用最多的是唾液腺导管内取石。对于较大结石，可先行碎石术，碎石器械主要有震波碎石机（体内和体外）、激光碎石机。取石器械主要有套石篮、微型抓钳等（图2）。在治疗导管狭窄方面，主要应用导管球囊扩张器进行导管扩张或持续扩张灌洗治疗，并尝试应用导管支架来保持扩张状态。对临床不明原因的下颌下腺或腮腺肿胀，可行唾液腺内镜探查并选择相应治疗。唾液腺内镜作为一种微创治疗手段，一般无明显并发症，常见的是术后肿胀不适。治疗失败的原因主要为导管局部狭窄明显，阻碍器械通过以及结石黏附或嵌入增生的导管壁或腺实质。

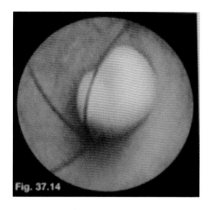

图2 套石篮取石

特点及优势 唾液腺内镜技术有别于传统外科，内镜介入的微创外科具有诊断与治疗可一并完成、损伤小、可在直视下进行操作等特点。应用唾液腺腺内镜能直观地了解导管内各种不同阻塞的原因，特别是对常规检查无法明确或早期诊断的阻塞原因，如管壁息肉样增生、黏液栓子、阴性结石和深部微小结石等。它

也可在明确诊断的同时进行治疗。

应用 主要包括：①下颌下腺导管结石。②腮腺导管结石。③对临床不明原因的下颌下腺或腮腺肿胀，可行唾液腺内镜探查并选择相应治疗。

（俞创奇）

nièxiàhé guānjié jíbìng

颞下颌关节疾病（temporomandibular joint diseases）

发生在颞下颌关节及其附件，影响咀嚼、语言、吞咽功能和表情活动的一组疾病的总称。是一种常见病、多发病，发病率高达 28%～88%。临床表现为关节区自发性疼痛、张口受限、咬合紊乱、下颌运动异常及功能障碍等，严重影响患者的咀嚼、语言等功能，严重者甚至危及患者的生命。在中国古代医学书籍中就有关于颞下颌关节疾病的详细记载，有颌面部炎症导致的张口受限，有颞下颌关节脱位的病因、症状、诊断及治疗方面的论述，但没有将颞下颌关节疾病进行分类。1920 年国外学者首次提到颞下颌关节疾病。1960 年贝尔（Bell）将颞下颌关节疾病分为关节囊内病变、关节囊病变和关节囊外病变三组，1970 年贝尔首次将颞下颌关节疾病进行了详细的分类。1990 年美国颞下颌疾病学会也提出了一种分类方法。对颞下颌关节疾病的分类无统一标准。

涉及颞下颌关节的疾病主要包括颞下颌关节紊乱病、颞下颌关节脱位、颞下颌关节感染性疾病、颞下颌关节强直、髁突骨折、颞下颌关节肿瘤及类肿瘤样疾病等。

（杨 驰 张善勇）

nièxiàhé guānjié wěnluànbìng

颞下颌关节紊乱病（temporomandibular disorders，TMD）

病因尚未完全清楚而又具有疼痛、下颌运动异常、关节弹响三类相同或相似临床症状的一组疾病的总称。

分类 根据临床特点、病变的部位和病理变化，颞下颌关节紊乱病在临床上可以分为 4 类，每一类有若干型。

咀嚼肌紊乱疾病 ①肌筋膜疼痛、肌炎、肌痉挛、肌纤维变性挛缩、未分类的局限性肌痛。

结构紊乱疾病 可复性关节盘移位、不可复性关节盘移位伴开口受限、不可复性盘前移位无开口受限、关节盘侧方（内、外）移位及关节盘旋转移位。

关节炎性疾病 包括滑膜炎、关节囊炎，可分为急性和慢性。

骨关节病 包括骨关节病或骨关节炎伴（或不伴）关节盘穿孔。① I 期：髁突骨质模糊不清、消失或出现凹陷性缺损。② II 期：髁突骨质出现广泛破坏。③ III 期：髁突骨质破坏与修复并存。④ IV 期：髁突变短小，前斜面明显磨平、囊性变，并形成完整的密质骨板，常可伴有关节结节磨平及关节窝浅平、宽大等。

病因 ①精神因素：在颞下颌关节紊乱病的发生和加重过程中起到了非常重要的作用。②创伤因素：很多患者有局部创伤史。如曾受外力撞击、突咬硬物、张口过大（如打呵欠）等急性创伤；还有经常咀嚼硬食、夜间磨牙及单侧咀嚼习惯等。这些因素可能引起关节挫伤或劳损、咀嚼肌群功能失调。③咬合因素：咬合紊乱也可以导致颞下颌关节紊乱病的发生或者加重，如咬合干扰、牙过度磨损、磨牙缺失过多、不良修复体、颌间距离过低等。咬合关系的紊乱，可破坏关节内部结构间功能的平衡，促使其发生。④全身及其他因素：系统性疾病

如类风湿关节炎，一些医源性因素如鼻咽癌的放射治疗，会导致咀嚼肌的结构和功能改变，也可以引起颞下颌关节紊乱病。

临床表现 主要的临床表现有关节局部酸胀或疼痛、关节弹响和下颌运动障碍。疼痛部位可在关节区或关节周围，并可伴有轻重不等的压痛。关节酸胀或疼痛尤以咀嚼及张口时明显。弹响在张口活动时出现，响声可发生在下颌运动的不同阶段，可为清脆的单响声或碎裂的连响声。常见的运动阻碍为张口受限，张口时下颌偏斜、下颌左右侧运动受限等。此外，还可伴有颞部疼痛、头晕、耳鸣等症状。

诊断 根据病史，存在上述主要症状诊断颞下颌关节紊乱病并不困难。辅助诊断常用的方法有：①X 线片（许勒位和髁突经咽侧位片）：可发现有关节间隙改变和骨质改变，如硬化、骨破坏和增生、囊性变等。②关节造影和磁共振检查，可以发现关节盘移位、穿孔及关节盘诸附着的改变等。

鉴别诊断 由于很多其他疾病也常常出现上述三个主要症状，因此必须与以下疾病做鉴别。①肿瘤：颌面深部肿瘤也可引起开口困难或牙关紧闭，因为肿瘤在深部不易被查出，而误诊为颞下颌关节紊乱病，甚至进行了不恰当的治疗，失去了肿瘤早期根治的良机。因此，当有开口困难，特别是同时伴脑神经症状或其他症状者，应考虑是否有以下部位的肿瘤：颞下颌关节良性或恶性肿瘤，特别是髁突软骨肉瘤、颞下窝肿瘤、翼腭窝肿瘤、上颌窦后壁癌、腮腺恶性肿瘤、鼻咽癌等。②颞下颌关节炎：急性化脓性颞下颌关节炎关节区可见红肿，

压痛明显，尤其不能上下对咬，稍用力即可引起关节区剧痛。类风湿颞下颌关节炎常伴有全身游走性、多发性关节炎，尤以四肢小关节最常受累，晚期可发生关节强直。③耳源性疾病：外耳道疖和中耳炎症也常放射到关节区疼痛并影响开口和咀嚼，仔细进行耳科检查不难鉴别。④颈椎病：可引起颈、肩、背、耳后区及面侧部疼痛，容易误诊。但疼痛与开口和咀嚼无关，而常常与颈部活动和姿势有关。有的可有手的感染和运动异常。X 线片可协助诊断颈椎有无骨质变化，以资鉴别。⑤茎突过长综合征：除了吞咽时咽部疼痛和感觉异常外，常常在开口、咀嚼时引起髁突后区疼痛及关节后区、耳后区和颈部牵涉痛。X 线检查容易确诊。⑥癔病性牙关紧闭：如伴发全身其他肌痉挛或抽搐症状，则诊断比较容易。多发于女青年，既往有癔病史。患者有独特的性格特征，一般在发病时有精神因素，然后突然发生开口困难或牙关紧闭。用语言暗示或间接暗示（用其他治疗法结合语言暗示）常能奏效。

治疗 包括以下方面。

药物治疗 非甾体类抗炎药：通过抑制环氧合酶阻止花生四烯酸合成前列腺素，从而发挥镇痛和抗炎作用。还可给予阿片类镇痛药、抗抑郁药、抗惊厥药、皮质类固醇激素等。

非药物治疗 ①去除精神因素的影响，必要时需精神科医生协助制订治疗计划，进行心理-行为疗法。②矫正咬合关系及口腔不良习惯如过度张口、单侧咀嚼等。③其他非药物治疗，如神经刺激疗法、神经阻滞疗法、外科手术、物理治疗、针灸疗法等。

预后 ①早期功能紊乱有的有自限性或自愈，有的即使出现临床症状也可经治疗痊愈。②极少患者逐步发展到后期的关节器质性破坏。

（杨 驰 张善勇）

nièxiàhé guānjié jiégòu wěnluàn jíbìng
颞下颌关节结构紊乱疾病
（temporomandibular joint internal derangemen） 颞下颌关节盘-髁复合体受损，致使关节无法行使正常功能的机械性移动障碍疾病。包括：①关节盘移位与脱位：移位是指关节盘的位置改变尚未完全脱离关节窝，脱位是指关节盘位于关节窝以外。②关节盘变形和变性：变形是指关节盘的形态改变；变性是指关节盘的性质改变。③囊内粘连：相邻或相对的关节面之间的连接，通常是纤维性的。④骨质改变：有增生和吸收两种。⑤关节盘穿孔和撕裂。

病因 病因不明。①损伤：许多学者认为与损伤有关。关节外伤如车祸、下颌受到外力的打击及过度牵拉等，可使髁突移位，关节盘附着及韧带被拉长或撕裂，导致关节盘移位。口腔手术或全麻插管令患者长时间大张口，髁突过度前移也可使关节盘附着及韧带拉长。②关节负荷过重：关节长期承受异常压力，或微小损伤如磨牙症、紧咬牙、偏侧咀嚼、经常进食硬物等，造成关节负荷过重，关节盘被挤压变形，从而产生关节盘移位或关节表面损伤。关节表面不平使关节盘的运动受阻或产生摩擦，当开口运动时，关节盘不能自如地向后旋转，而始终位于髁突的前上方，使关节盘后韧带拉长，出现关节盘前移位及关节弹响。③翼外肌痉挛：可引起关节盘前移位。在正常下

颌运动中，开口运动时翼外肌痉挛，关节盘就会被拉向前，出现关节盘前移位。④精神紧张：可导致翼外肌痉挛。⑤其他：咬合关系紊乱、后牙缺失、髁突发育异常及骨关节病等也与关节盘前移位有关。

病理 正常的关节盘与髁突之间不存在任何滑动运动，因为关节盘内外侧附着在髁突的内外侧极，关节盘本体是双凹形，其凹面上方与关节结节相对应，下方与髁突相对应。关节盘后带的中点位于髁突横嵴顶。

颞下颌关节盘前移位时，关节盘后带位于髁突前内侧，部分盘后组织位于髁突的功能面。当髁突滑向关节盘后带之前则出现关节弹响，当髁突行使功能时，与关节盘后带结合的部分盘后组织及关节囊受损，出现炎症和组织水肿。由于关节内水肿，关节盘可进一步向前移位，恶性循环不断加剧造成关节盘附着及韧带撕脱。可复性盘前移位时，双板区有早期的滑膜炎及关节软组织水肿，关节盘后带变厚，一般无明显的关节软骨破坏。

出现不可复性盘前移位时，关节盘附着及韧带撕脱，滑膜炎表现为血管明显充血，数目增加、血管弯曲及血管壁增厚，血管增多，组织内出血，纤维增多等。双板区明显拉长，出现纤维变性。关节盘变形，退行性变，关节内纤维粘连。关节软骨软化，出现裂隙，纤维形成及软骨丧失。关节硬组织出现骨质改建，有新的软骨和骨组织形成。当盘后组织长时间承受异常压力时，可出现关节盘穿孔。

威尔克斯（Wilkes）分期
对颞下颌关节结构紊乱进行分期的目的是明确病情和便于制订相

应的治疗计划。学者将其简单分为可复性盘移位和不可复性盘移位，但这种分期过于简单，不能反映关节盘形态、骨组织改变和盘穿孔等情况。现最普遍被接受的是威尔克斯分期。1989年，有学者按照临床表现、影像学表现和手术中所见将结构紊乱分为早期、早中期、中期、中晚期和晚期5个期。1993年有学者就关节镜下表现对上述5期进行补充说明（表）。

上述分类被广泛应用于临床研究中，关键内容是关节盘移位，也可将5期归纳简化为可复性盘移位和不可复性盘移位，即Ⅰ～Ⅱ期为可复性盘移位，Ⅲ～Ⅴ期为不可复性盘移位。为了便于理解和记忆，简单地讲：Ⅰ期为无临床症状的可复性盘移位，Ⅱ期为有临床症状的可复性盘移位，Ⅲ期为早期不可复性盘移位，Ⅳ期为有骨改变的不可复性盘移位，Ⅴ期为有穿孔的不可复性盘移位。之所以要进行进一步分期，一方面是临床症状和病变程度有所不同，另一方面是为了便于制订治疗计划。

临床表现 在分期中已涉及，以下仅对临床上最常见的可复性盘前移位、不可复性盘前移位和关节盘穿孔的表现进行简单的补充说明。①可复性盘前移位：在开闭口、下颌髁突滑动期间，关节盘-髁突结构关系的突然交错或干扰。关节盘自闭口位时的前移状态，在开口下颌滑动时恢复其与髁突的正常结构关系，并产生关节弹响。常常以往返弹响为特征，可伴有不同程度的疼痛及开口型、开口度的异常。②不可复性盘前移位：在开闭口髁突运动过程中，关节盘恒定地位于髁突横嵴的前方而不能恢复正常的位置。临床表现是有典型的关节弹响病史，继之有间断性关节锁结史，进而弹响消失，开口受限，开口时下颌向患侧偏斜。不可复性盘前移位在发生初始的急性期阶段常伴有明显的关节疼痛，并随功能活动增强而加重。随着病程的迁延，多数病例将进入慢性期，此时，关节疼痛症状可明显减轻，甚至无痛。③关节盘穿孔、破裂：关节盘穿孔常继发于长期的关节盘移位，盘与盘后区交界

的外侧是最常见的穿孔和破裂部位。主要症状是开闭口及侧方和前伸运动中的多声破碎音或摩擦音，开口型歪曲，下颌运动过程中可有不同程度的关节疼痛。

诊断 诊断主要通过病史、临床检查和影像学检查得出。

病史采集与体检 病史的重点为是否有关节杂音（尤其是弹响）、疼痛（自发痛和咀嚼痛）、张口受限、晨僵、锁结现象、咀嚼乏力和不能切断食物等，以及病程长短、演变过程、治疗经过及其结果等。体检的重点是张口度、张口型、杂音和压痛点，同时应注意咬合关系的检查。

影像学检查 ①常规X线片和断层成像：常规的X线片能显示关节窝内的髁突位置，还能显示骨结构改变；断层摄影较平片摄影更精确。但常规X线片和断层成像不能显示关节盘，故对ID的诊断意义不大。②CT：多用于骨组织的检查，矢状面和冠状面的影像对ID的病理检出意义最大。③CT内镜：是一项较新的影像学技术，只有螺旋CT才能进行，它的优越性在于能全方位、多角度、随意地对关节腔进行全面的观察，对关节腔表面情况能进行三维图像的清晰显示，如关节囊内粘连的诊断。④关节造影术：包括双腔或单腔、双对比或单对比、有或无断层摄影。它可间接显示关节盘，可确定盘的位置、活动度、形态和完整性，对于关节盘穿孔的诊断优于MRI，但缺陷是较难判断穿孔部位。双腔技术较单腔能提供更多的信息。⑤MRI：最有临床价值，可直接显示关节盘的位置、形态和活动度及关节腔内是否存在粘连，它还可显示关节骨皮质和骨髓的早期改变。但对较小的关节盘穿孔，

表 颞下颌关节结构紊乱分期

分期	临床表现	影像学表现	手术所见	诊断性关节镜表现
Ⅰ早期	无痛性弹响，弹响时运动不协调	盘轻度前移	正常盘形态，轻度盘前移	正常盘形态，轻度盘前移，弹响时运动不协调
Ⅱ早中期	偶然疼痛性弹响，间歇性锁结，伴头痛	可复性盘前移早期盘变形正常骨轮廓	盘前移，盘肥厚	可复性盘前移，早期盘变形，滑膜充血及增生
Ⅲ中期	头痛频发，锁结，咀嚼疼痛，运动受限，关节触痛	不可复性盘前移中-重度盘肥大正常骨轮廓	盘变形和前移，各种粘连，无骨质改变	不可复性盘前移，各种粘连，盘变形，无骨质改变
Ⅳ中晚期	慢性疼痛，头痛，运动受限	不可复性盘前移重度盘肥大骨结构异常	骨面退行性改建，骨赘形成，粘连，无穿孔的盘变形	盘前移/盘变形明显，可伴严重粘连，关节面退行性变
Ⅴ晚期	多种疼痛，破裂音，伴疼痛性颌运动	伴盘穿孔和明显盘变形的盘前移退行性骨质变化	盘/硬组织明显退行性变，盘穿孔，多区域粘连	盘/硬组织明显退行性改变，盘穿孔，多区域粘连

诊断较困难；而一旦发现则都能明确穿孔部位。

通常根据病史和临床检查可初步得出诊断，再经影像学（尤其是 MRI）可确诊。诊断应写明分期，为了便于制订治疗计划，ID 分期诊断后还可加诸如盘形态、长短和骨改变程度等说明。

鉴别诊断 主要与关节外疾病及骨关节病、关节炎所致的关节疼痛与弹响相鉴别。另外还需与外伤、感染、发育畸形及肿瘤引起的关节疼痛与弹响或张口受限相鉴别。

治疗 包括以下方面。

非手术治疗 ①健康教育：减轻负荷和纠正非功能性咬合。②药物治疗：常用药物包括非甾体类消炎药、镇痛药、肌肉松弛剂等。③物理疗法：理疗常常需要与其他治疗相结合，但须专业指导。包括按摩、冷疗、超声、激光等。物理疗法可缓解疼痛和增强肌功能及其运动能力，但不能纠正 ID。④咬合矫治器和夜磨牙矫治器：如再定位𬌗垫，它能有效地将髁突恢复至较理想的位置，对相关的肌肉症状和紊乱的治疗卓有成效。⑤正畸治疗。⑥注射治疗。

手术治疗 关节镜手术、开放性手术（包括关节盘复位手术、髁突手术、颞部关节结节和关节窝骨质修整手术、自体组织移植修复术、人工关节置换等）。

预后 一般预后良好。

（杨 驰 张善勇）

jǔjuéjī gōngnéng wěnluàn

咀嚼肌功能紊乱 (dysfunction of masticatory muscle)

发生在颞肌、咬肌、翼内肌、翼外肌等咀嚼肌的功能紊乱性疾病。包括肌筋膜疼痛、肌炎、肌痉挛、不能分类的局部肌痛及肌纤维变性

挛缩。

肌筋膜疼痛 又称肌筋膜疼痛功能紊乱综合征，指原发性咀嚼肌疼痛，以面部肌筋膜扳机点疼痛为主要特征，并有肌肉压痛、颞下颌关节运动受限等症状。

病因 外伤，特别是急性损伤，如交通事故可导致咀嚼肌的直接受损。精神紧张可使肌肉过度活动，开口过大或因牙科治疗等需长时间大张口也可导致肌肉过度活动，咀嚼肌过度活动最后出现肌肉疲劳。不良修复体或𬌗垫过高使𬌗间距离增大，则可导致肌肉过度伸展或拉长。无牙颌患者牙槽骨明显吸收或双侧后牙缺失可使咀嚼肌过度收缩。

病理 外伤最初的病理反应是受累肌肉出现炎症细胞浸润，临床上则有咀嚼肌疼痛。肌肉过度活动也导致局部组织损伤，发生炎症反应。肌肉持续收缩使局部组织的血流量减小或缺血，肌肉代谢产生的乳酸堆积，释放缓激肽而产生疼痛。动物实验发现肌肉损伤开始为炎症反应，随着急性炎症消退，在受损部位逐渐有纤维组织形成，这可能是张口受限的一个因素。人类肌肉过度活动也可产生与动物实验一样的炎症反应及由于血管通透性增加引起局部水肿。

引起下颌肌肉活动增加的机制不明，动物实验发现刺激与肌肉紧张有关的大脑区域可使闭颌肌群运动神经的兴奋性增加。环境压力可导致咀嚼肌运动的增加，但明显存在个体差异。

临床表现 出现一处或多处肌肉的持续性疼痛；耳部或耳前区钝痛，疼痛常放射到颞部、前额、眼部、下颌角、颈外侧或枕部；有扳机点疼痛，沿受累肌肉的长轴触压时肌肉发硬；晨起时

疼痛轻微，在一天中逐渐加重，咀嚼与大张口时疼痛加剧。临床检查肌肉压痛点：咬肌在耳前、耳后和下颌体部，颞肌在头侧面、咬肌区、眼眶及上颌磨牙区，翼内肌在下颌后区，翼外肌在耳部及关节区。下颌运动受限，开口型偏向患侧。如为双侧肌筋膜疼痛，开口型不发生偏斜，开口度明显减小，被动开口时疼痛明显，但开口度可增大。可伴有耳鸣、眩晕、牙痛、头痛等症状。

诊断 患者有面部外伤、精神紧张、咬硬物、紧咬牙、夜磨牙、突发性咬合关系紊乱等病史。临床检查主要是肌肉扪诊。沿咀嚼肌长轴可扪及肌肉发硬的条索、压痛或扳机点及放射性疼痛。开口受限，被动张口出现肌筋膜疼痛，但开口度可增大。诊断性地封闭神经和肌肉可使疼痛消失。临床表现、关节 X 线检查及生化检查无颞下颌关节内的病理改变。

鉴别诊断 主要与骨关节病、肌炎、未分类的肌痛、血管神经性头痛、颈椎病、肿瘤、颌间挛缩、癔症、破伤风等引起的开口受限相鉴别。

治疗 保守治疗为主。早期或急性阶段，嘱患者进软食，下颌休息或减少活动。理疗或服用非甾体类抗炎镇痛药。后期或慢性期要进行开口训练，并辅以封闭治疗、针灸、镇静药物、𬌗垫及调𬌗治疗等。

预后 一般较好。

肌炎 包括以下方面。

病因 外伤、感染、手术创伤及微小创伤，如紧咬牙、夜磨牙等，可导致肌炎。外伤大多是对肌肉的直接损伤，感染扩散可导致咀嚼肌受累。

病理 外伤和感染使受累的肌肉出现炎症细胞浸润，由于血

管通透性增加引起局部水肿，咀嚼肌的外伤和感染产生的化学物质可引起疼痛。

临床表现 咀嚼肌局部疼痛、肿胀、组织发红、开口受限、下颌运动障碍等。咀嚼肌疼痛为持续性、深在的钝痛，下颌运动时疼痛加剧。触诊受累咀嚼肌有大范围的压痛。

诊断 患者主要有局部外伤、感染、微小创伤及手术创伤的病史。临床检查肌肉扣诊发现受累咀嚼肌有大范围的压痛。开口受限，被动张口开口度可增大。诊断性的神经和肌肉封闭可使疼痛缓解。临床表现、关节 X 线检查及生化检查无颞下颌关节内的病理改变。

鉴别诊断 主要与肌筋膜疼痛、未分类的肌痛、肿瘤等疾病相鉴别。

治疗 保守治疗为主。早期或急性阶段，进行冷敷、热敷、服用抗炎药与镇静药物，或输液抗炎治疗。嘱患者进软食，下颌休息或减少活动。后期或慢性期要进行开口训练，并辅以封闭治疗、理疗、针灸等治疗。

预后 一般较好。

肌痉挛 包括以下方面。

病因与发病机制 外伤、咀嚼肌过度伸展、过度收缩及肌肉疲劳可导致肌痉挛，通常在外伤后一段时间内发生。肌肉持续收缩使局部血流量减小或缺血，肌肉代谢产生的乳酸堆积，释放缓激肽而产生疼痛。因为翼外肌的结缔组织与关节囊相连，而且也与关节盘相连，所以当翼外肌受累时，使关节盘与髁突在开口运动中向前运动的一致性受到干扰，而出现偶发性关节弹响。

临床表现 突发性、急性咀嚼肌疼痛，无论下颌关节运动或静止时均有疼痛，为深在的、持续性的疼痛。开口受限，下颌关节运动障碍。部分患者偶发关节弹响或撞击声，多出现在肌痉挛的后期阶段，同时伴有轻微的咬合紊乱。

诊断 患者主要有局部外伤、微小创伤、手术创伤、肌炎的病史。临床检查肌肉扣诊发现受累咀嚼肌压痛明显。开口受限，开口度明显减小。被动张口，开口度可增大，有急性错𬌗畸形。诊断性的神经和肌肉封闭可使疼痛缓解。临床表现、关节 X 线检查及生化检查无颞下颌关节内的病理改变。肌电图检查发现，受累咀嚼肌肌电活动增强。

鉴别诊断 主要与肌炎、未分类的肌痛、颞下颌关节盘移位、颈椎病、肿瘤、颌间挛缩、癔症、破伤风等引起的开口受限相鉴别。

治疗 保守治疗为主。早期或急性阶段，嘱患者进软食，下颌休息或减少活动。受累咀嚼肌进行理疗、服用非甾体抗炎镇痛药。后期或慢性期要进行开口训练，并辅以封闭治疗、针灸、服用镇静药物、𬌗垫及调𬌗治疗等。

预后 一般较好。

不能分类的局部肌痛 咀嚼肌紊乱疾病有不同的特点，鉴别诊断较容易，但并没有包括所有的咀嚼肌紊乱疾病。不能分类的局部肌痛包括因夜磨牙症、疲劳、代谢改变、局部缺血等导致的咀嚼肌疼痛。这类疾病的病因、病理及临床表现无明显的区别。

肌纤维变性挛缩 包括以下方面。

病因 外伤、感染、手术创伤、放射治疗、长期的不良咬合习惯等，可导致肌纤维变性挛缩。外伤导致肌炎或肌痉挛，并进一步发展为不可逆的肌肉纤维变性。

炎症导致肌肉、韧带及肌腱本身出现纤维变性，病程迁延，出现肌肉组织的纤维瘢痕挛缩。

临床表现 开口受限，下颌关节运动障碍，开口型偏斜，被动张口不能使开口度增大。如不突然用力张口或咬合，不会出现咀嚼肌疼痛。

诊断 病程长，有外伤、炎症、咬硬物、紧咬牙、夜磨牙、手术、放疗等病史。除开口受限及开口型偏斜外，一般无疼痛。临床检查沿咀嚼肌长轴可扣及肌肉发硬的条索。临床表现、关节 X 线检查及生化检查无颞下颌关节内的病理改变。

鉴别诊断 主要与颞下颌关节盘移位、颈椎病、肿瘤、颌间挛缩、癔症、破伤风黏膜下纤维变性等引起的开口受限相鉴别。

治疗 保守治疗为主。进行开口训练，并辅以理疗、压痛点封闭、针灸等治疗。

预后 一般较好。

（杨 驰）

nièxiàhé guānjié gǔguānjiébìng

颞下颌关节骨关节病（osteoarthrosis of temporomandibular joint） 以进行性颞下颌关节关节表面软骨退行性改变为主，并伴有软骨修复、软骨下骨改建或硬化等病理反应的非炎性疾病。

病因与发病机制 病因尚未明了，大致可分为关节负荷增大和关节自身改建能力减弱两种因素。慢性反复的微小创伤，包括引起关节负荷过大的长期或反复的不良行为或习惯，如牙关紧闭、夜磨牙症、过分咀嚼硬韧的食物及颞下颌关节紊乱等；急性创伤、感染性因素（化脓性颞下颌关节炎）同样可引起关节内负荷的增加；异常应力还可来自关节发育生长畸形和肿瘤。而某些系统性疾病（如风湿性关节炎）引起关节自身组织的改建能力减弱，也是可能的病因之一。

关节负荷过大，超出了软骨自身的改建能力或是自身改建能力减弱而不能承受正常的负荷，这两种情况都是关节组织的分解代谢超过合成代谢，出现软骨细胞或滑膜细胞分解，产生蛋白水解酶或胶原酶，引起酶诱发的基质降解、胶原网络破坏、蛋白多糖耗损；从而出现非钙化软骨的纵裂，钙化带和非钙化带之间因剪切力作用而出现水平裂。摩擦作用增加导致粘连、磨损及软骨变薄。关节盘缺乏改建能力而变薄及基质降解从而发生穿孔的同时，也伴有一定的改建活动，包括软骨细胞增生、胶原和蛋白多糖合成增加、新骨形成、纤维增生等。

关节外组织对颞下颌关节关节病的反应包括肌反应和殆改变。肌反应包括肌僵直和肌失用，最终可导致肌衰弱和肌萎缩。殆改变包括殆干扰和由于下颌支垂直高度下降所致的殆平面偏斜，并常伴有颏部向患侧偏斜。

分类 可分为原发性骨关节病和继发性骨关节病。原发性骨关节病是指未能找到明确的局部或全身病因的颞下颌关节的退行性改变；而继发性骨关节病是具有潜在病因，如颞下颌关节的直接创伤（如创伤性关节炎）、局部感染（如化脓性关节炎）和有活动性的系统性疾病史（如风湿性关节炎、其他与风湿病相关的能影响颞下颌关节的疾病，包括自身免疫疾病等）。随着对骨关节病致病机制认识的不断深入及相应病因的确证，某些原发性骨关节病的疾病将被重新定义为继发性骨关节病。

临床表现 ①疼痛：多局限于关节区和外耳道前壁，自发痛和/或咀嚼时疼痛加剧（或诱发）；自发痛的意义说明有急性滑膜炎和骨关节炎的活动期（关节液量和成分的改变）。②张口受限：严重的张口受限往往认为有较严重的骨畸形（如骨赘形成）和关节囊内粘连。③摩擦音：关节表面组织畸形和粗糙使运动时产生摩擦音。④骨质破坏明显：若发生在单侧，可引起下颌骨偏斜；若双侧发生，可引起下颌骨后缩和前牙殆。

诊断 无论是原发性骨关节病还是继发性骨关节病，主要病变均表现为：①关节面软骨退性变，是主要的受累区。②软骨下骨组织退变和伴有新骨形成。③滑膜炎包括急性和慢性，组织出现充血、增生和变性，可在关节腔内形成原纤维和粘连；骨关节病还可伴有局限性的滑膜炎。④关节液成分改变。需要指出的是没有哪项诊断工具能检出上述所有的问题，只有综合多项检查的信息方能较准确地进行判断。

鉴别诊断 ①急性创伤性滑膜炎：有较明确的创伤史，如面部外伤或咬硬物史。表现为局限性的关节疼痛，运动时疼痛加剧，尤其是关节上、后负荷或触诊加压时。无硬组织的广泛性的退行性改变。可能伴有静息时局限性的颞下颌关节疼痛并引起运动受限。急性期关节腔内渗出引起肿胀，同侧后牙不能咬合。MRI可见关节腔内液体征。②颞下颌关节肿瘤和类肿瘤疾病：较少见。关节区肿瘤可为良性或恶性。可伴有或不伴有疼痛。影像学检查（主要指CT、MRI）和活检有助甄别。③髁突自发性吸收：病因不明的进行性的髁突骨溶解。可

发生于各个年龄阶段，但好发于青少年女性，40岁以上发病较少见。临床特征为高殆平面角和下颌平面角；进行性下颌后缩；Ⅱ类错殆畸形，伴或不伴开殆。影像学表现为髁突吸收变小、颞下颌关节关节盘移位。活动期一般不考虑手术治疗。

治疗 包括以下方面。

关节腔注射 ①糖皮质激素注射：关节上腔注射泼尼松0.5ml与2%利多卡因0.5ml的混悬液，可以有效缓解疼痛。②透明质酸注射：可于关节上腔注射1%透明质酸钠，其作用在于恢复了关节滑液的黏弹性和生理作用。

关节腔冲洗 适用于疼痛伴张口受限患者，通过清除关节腔内脱落的软骨颗粒、滑膜块等以及大量的炎症因子和细胞，达到消除刺激因子、缓解疼痛的目的。

关节镜外科 在上述治疗无效后，首先应考虑微创的关节镜外科治疗。

开放性手术 普遍接受的观点是对关节表面的骨组织尽量保守处理，同时对关节盘进行相应的处理。

预后 一般或不佳。

（杨　驰　张善勇）

nièxiàhé guānjié yánxìng jíbìng

颞下颌关节炎性疾病（inflammatory disease of temporomandibular joint） 由于外伤或各种原因造成的过大张口，引起颞下颌关节滑膜或关节囊的急性炎症或由咬合创伤等因素引起滑膜或关节囊慢性炎症的疾病。

病因 可分为原发性与继发性。原发性颞下颌关节炎病因不明，多出现在类风湿关节炎等疾病中。继发性颞下颌关节炎多由外伤、微小损伤、关节邻近组织的炎症、感染、关节盘移位、骨

关节病以及自身免疫反应等因素所致。

病理 不清。

临床表现 主要表现为关节运动时可发生关节局部疼痛，且疼痛随向后上方向的关节负重压力加大而加重。关节囊炎在临床上很难与滑膜炎进行鉴别，但其压痛点主要在关节外侧，可能有助于诊断。

诊断 颞下颌关节炎有外伤、微小损伤、关节邻近组织的炎症、感染、关节盘移位、骨关节病等病史。急性期病程短，关节区肿胀，疼痛明显，开口受限，下颌运动功能障碍，咬合关系紊乱。急性期开口受限明显，关节后区疼痛，下颌运动时可闻及关节杂音。关节后上方扪诊及将下颌向后上推挤时，关节区有明显疼痛。除伴有骨折或骨质破坏病例外，X线片无骨质破坏，可见关节间隙增宽或狭窄。关节造影可见关节后沟表面不光滑，关节腔内出现粘连。关节内镜检查可见，急性期滑膜发红，存在大量的血管，血管排列紊乱；慢性期滑膜血管明显减少，无血管区明显，血管排列无方向性，滑膜组织呈黄白色及纤维化。

鉴别诊断 ①感染性关节炎：局部症状以红、肿、痛及关节运动障碍为主。亦可有全身症状，特别是血源性感染发生的败血症。②外伤性关节炎：有外伤史如挫伤、拔阻生牙、咬硬物等。关节区有剧痛及下颌区运动受障碍，有压痛、咀嚼痛。③退行性关节炎：下颌运动时关节区疼痛，开口受限，多发生于40～50岁女性。X线片可见髁突关节面有侵蚀，骨质破坏。④类风湿关节炎：临床表现为早起时关节活动度减低、僵硬，关节区有压痛，一侧或双侧关节软组织肿胀，病程较长，有时症状可缓解。X线片可见关节附近的骨质密度减低，软骨盘边缘有侵蚀；类风湿因子试验呈阳性。

治疗 以保守治疗为主。通过药物治疗、休息、封闭及关节腔冲洗，患者症状可得到缓解。对伴有关节盘移位或骨关节病等疾病可行𬌗垫治疗，症状严重者可手术治疗。

预后 一般较好。

（杨 驰 张善勇）

nièxiàhé guānjié sǔnshāng

颞下颌关节损伤（temporomandibular joint injury） 颌骨遭受暴力时，通过力的传导致使颞下颌关节硬组织和软组织受损的疾病。硬组织主要包括髁突囊内骨折、髁颈骨折和髁颈下骨折。软组织主要包括急性关节盘前移位、关节囊及关节韧带的撕脱等。

病因 主要包括交通事故、摔伤、工伤、机械伤、爆炸伤、火器伤及医源性损伤等，可仅导致软组织损伤，也可导致软硬组织合并伤。

分类 包括以下方面。

软组织损伤 软组织包括关节囊、关节盘、关节韧带、滑膜、血管、神经及关节周围的软组织和咀嚼肌等。当颞下颌关节受到撞击后，可能会发生关节囊和附着撕裂、关节盘碎裂等。关节软组织损伤主要包括单纯囊内损伤和合并下颌骨骨折的关节软组织损伤。单纯囊内软组织挫裂伤时无下颌骨骨折，早期发现囊内粘连和较多关节液。髁突骨折伴囊内软组织挫裂伤是最常见的现象，尤其多见于囊内骨折伴有骨折块移位或脱位的病例。

硬组织损伤 主要包括关节结节骨折、关节窝骨折以及髁突骨折。

关节结节骨折 其临床上尚未被足够重视，均与颧弓骨折伴发。关节结节骨折后骨折块的移位发生率较少，故仅处理颧弓骨折即可。

关节窝骨折 发生极少见，临床表现为开𬌗、患侧下颌支过短，即使被动张闭口时，活动度也严重受限，可伴有脑神经损伤和脑膜中动脉出血。因而，当出现上述症状时，应进行必要的影像学检查，全面评价髁突的位置和伴随症状。

髁突骨折 占颌面部骨折1/3的骨折类型。其存在多种分型。①依据骨折线水平：髁头骨折（即囊内骨折、高位骨折）、髁颈骨折（中位骨折）、髁突下骨折（低位骨折）。该分类是最常用的方法。②依据骨折断端位置关系：无移位、偏斜但无重叠、有移位且伴有内外侧的重叠、有移位且伴有前后方的重叠、脱离接触。后三种情况选择手术的可能性大。③依据髁突与关节窝位置关系：无移位指线状骨折或青枝骨折及髁突表面局部碎裂；移位指髁突骨折块与下颌支断端位置发生改变，但髁突骨折块的主体仍位于关节窝内；脱位指髁突骨折块的主体在关节窝以外。该分类与选择手术还是非手术治疗关系密切，后两种选择手术的可能性大。④依据骨折单双侧与合并骨折情况：单侧髁突骨折（左侧或右侧）、单侧髁突骨折合并下颌骨其他部位骨折、双侧髁突骨折、双侧髁突骨折合并下颌骨其他部位骨折。

临床表现 ①面形改变：骨折后的髁突常因其附着的翼外肌的牵拉，向前内方移位。同时，下颌支受咬肌、翼内肌和颞肌的牵拉而向上移位，下颌向患侧偏斜，健侧后牙及前牙开殆双侧髁突骨折时，两侧同时有骨折段移位，开殆更为明显。②咬合关系紊乱：髁突骨折段移位后，会出现不同程度的咬合错乱；如无移位，一般无咬合错乱。囊内骨折多为纵形（矢状）骨折，由于下颌支的高度改变不明显，故即使骨折段有明显移位，也不会导致明显的咬合错乱。③关节区软组织出血、肿胀：部分患者骨折后会导致外耳道软骨受损，外耳道出血。④功能障碍：患者可出现张口受限、疼痛或咬合关系紊乱，影响咀嚼、吞咽和语言等功能。

诊断与鉴别诊断 根据病史、临床表现和影像学表现可得出诊断。影像学检查包括下颌曲面体层片、下颌骨开口后前位、薛氏位、下颌骨侧位片、颞下颌关节断层片、CT及其三维重建图像和MRI等。在X线片上可看到骨折线和髁突移位的情况。需要强调的是以下三方面。①X线平片可能会漏诊，尤其是关节囊内骨折和矢状骨折，需要CT（冠状面）进一步确诊。②评价髁突骨折块的移位程度：全景片或CT矢状面图像评价前后向移位角度；CT冠状面图像评价内外侧向移位角度，这是一个非常重要的评价位置，但多数单位未重视或未做这一平面的检查；CT水平面图像和三维重建图像可提供更多的信息，以指导治疗前的综合评价和确立治疗方案。③MRI检查能评价关节盘位置和关节液情况。

治疗 包括以下方面。

闭合性治疗 适用于骨折移位少和下颌支垂直高度减少不明显的患者。常用的方法是颌间牵引固定，通常在肿胀和痉挛消除后进行，一般颌间牵引1~6周，采用颌间弹性牵引以控制咬合关系的方法似乎优于坚固颌间固定。坚固颌间固定有可能影响颞下颌关节功能。

闭合性治疗的目的主要是恢复正常的咬合关系，进行日常下颌运动即可（包括语言、几周内进流质或软食）；无需特殊的被动张口训练，因为其并不会降低强直的发生，有时大力的张口锻炼反而会加剧下颌骨残端与关节窝（结节）外侧缘的骨摩擦而增加关节强直的发生及影响骨折愈合。目前采用的颌间弹性牵引方法有如下几种。

牙支抗颌间牵引法 ①牙托槽颌间牵引法：利用类似正畸的方法在牙的唇颊侧和/或舌腭侧粘托槽用随型弓连接，进行颌间弹性牵引；酌情用舌侧扣、戴环、颊管等。优点是无创、异物感小（分段进行无需所用上下颌牙面均粘托槽等）、弹性牵引方向可随意调整。②牙弓夹板颌间牵引（固定）法：一种传统的方法，优点是简便易行、几乎所有口腔颌面外科医师均能进行；缺点是每个龈乳头有两根钢丝穿行，故该法是一种有创的治疗方法，其可导致牙龈肿胀、出血等炎症反应、口腔卫生差等。

颌骨支抗牵引法 ①颌骨牵引钉颌间牵引法：用颌骨牵引钉固定于颌骨进行颌间牵引（固定）的方法，多用于关节强直和骨关节病等病例需进行关节重建时的术中颌间固定和术后颌间牵引；也用于有牙缺失的病例（含骨折）的术中颌间固定和术后颌间牵引。②颌骨牵引钉骨间牵引法：在两骨断端间固定颌骨牵引钉进行的骨间牵引。

手术治疗 髁突骨折的手术需要遵循三个原则：准确的软硬组织解剖复位、可靠的固定及最小的损伤。良好的解剖结构是行使正常功能的必须保证。

手术适应证 分为绝对适应证和相对适应证。①绝对适应证：严重的功能紊乱、髁突骨折块限制了正常的颌功能或正常的开口，且无法用非手术复位获得恰当的殆关系；髁突进入颅中窝，不论是否有髁突骨折均需手术；髁突侧向穿破关节囊移位至关节窝外上方；存有异物。②对于髁突移位至关节窝之外，并伴有错殆畸形的成年患者，还提出相对适应证：颌间结扎后仍有持续性的功能紊乱，若颌间结扎1~3月后，仍有明显错殆畸形、不稳定咬合、明显下颌后缩或开殆且这些症状不能被功能性弹性导板控制纠正者；结扎后疼痛，若去除结扎后，仍有明显疼痛，可行开放性手术探查和骨折块固定；伴有勒福（Le Fort）骨折或复合性面中1/3骨折的双侧髁突骨折，当需恢复垂直向和前后向面部直径时；由于某些因素不能用非手术治疗者（颌骨缺失不能进行颌间结扎获得稳定殆者、牙列缺失者等）。

手术进路 报道的髁突骨折切开复位的手术进路有很多种，目前没有足够的证据支持推荐单一的手术进路。常用的且经常是联合进路的有耳前、下颌后及改良下颌下进路，其选择依据视骨折的类型、固定部位和方法而定。口内进路的应用非常有限，仅适用于移位非常少的低位髁突骨折。①复位：开放性手术可引起髁突的无血供坏死，这有可能发生在骨膜广泛剥离的骨折块，或骨折块游离后再植的病例。复位的难易和效果与骨折类型、病程、手术熟练程度和器材等有关，如囊内骨折（通常是矢状骨折）是最难复位固定的，准确的复位固定是手术成功的关键。②固定：关于复位后固定材料的选择，目前没有足够的证据支持推荐单一种类的固位体，通常被应用的固定材料有板（钛板和可吸收板）、拉力螺钉、外固定体。选择依据可根据术者对所给设备的经验而定。最常用的是钛板。

颌间结扎或牵引问题 ①绝大多数（95%以上）术中无须颌间结扎，术后也不用颌间结扎或牵引；少数因复位固定不到位引起的咬合紊乱，术后先用托槽加颌间牵引和/或颏兜牵引；只有在两周后疗效不佳者，才考虑用颌间结扎，可用颌间牵引钉进行。②一些错位愈合的髁突骨折（病程在两个月以上的），术中往往需要颌间结扎以恢复正常的咬合关系后，再对已被截开的髁突骨折块进行复位和固定。术后酌情进行颌间牵引或结扎。到位后，拆除颌间牵引或结扎，观察 1～2 周，咬合关系仍稳定者拆除牙弓夹板或颌间牵引钉；不稳定者再延长时间。

关节附属结构的处理 ①翼外肌的处理除非特殊的情况，否则都应采用翼外肌解剖复位，游离复位或摘除术是不得已也是最后的选择。②关节的功能性重建主要包括关节盘复位固定、髁突关节面保存和周围受损韧带修复等措施。

疗效评价标准 ①恢复创伤前咬合关系。②正常的张口度（至少 30mm 以上）。③颞下颌关节无痛或与创伤前相仿。④无严重的手术并发症，如无面神经损伤、瘢痕隐蔽和无麻醉并发症。⑤在成年前，关节诸骨（尤其是髁突）有正常的生长发育潜能。

（杨　驰）

nièxiàhé guānjié qiángzhí

颞下颌关节强直（temporomandibular joint ankylosis）

颞下颌关节纤维性或骨性组织增生的器质性病变导致长期开口困难或不能完全开口的疾病。颞下颌关节强直的发病比较隐匿。流行病学研究表明，绝大多数关节强直发生在儿童期，创伤是引起颞下颌关节强直的首要病因。儿童颌面外伤后，症状不明显，家长容易忽视，导致关节骨折常常被漏诊，直到数年后患者发生开口受限时才就诊。因此，关节强直的诊断主要依据其特征性的影像学表现和可以回忆的外伤史。

分类 强直类型决定病变的性质和范围。临床可分为：①纤维性强直或骨性强直，称关节内强直，简称关节强直，也称真性关节强直。②病变发生在关节外上下颌间皮肤、黏膜或深层组织，称为颌间瘢痕挛缩，也称假性关节强直。③关节内强直和关节外强直同时存在称混合性强直。临床以关节内强直为多见。

现重点讨论关节内强直。而假性关节强直常因病因不同，术前对病因、病变的部位和范围难以做出确切的判断，根据软硬组织畸形与缺损的情况不同而手术方法与步骤不同。混合性强直治疗上比较困难。

病因与发病机制 关节内强直可发生于新生儿、婴幼儿或儿童、青少年期的任何年龄阶段。以往常见的病因主要是感染，多由于邻近器官的化脓性炎症扩散而来。在儿童期，中耳与颞下颌关节之间的鳞骨裂未发育成熟，仅为一层膜状组织，中耳的感染可穿过该膜扩散到关节；上颌骨或下颌骨骨髓炎、化脓性腮腺炎等并发关节炎；血源性感染如败血症及脓毒血症也可将感染带到颞下颌关节，造成化脓性关节炎，继发关节强直。现关节损伤已上升为颞下颌关节内强直的最常见病因，下颌骨颏部或体部对冲性损伤所致的髁突骨折、关节盘与关节囊韧带撕裂破碎、关节腔内出血等而未经适当处理可继发关节强直；使用产钳不当损伤了关节也可引起关节强直。

病理 有纤维性强直和骨性强直两种情况。①纤维性强直：先在关节窝、关节结节和髁突面的纤维软骨、骨质逐渐破坏，被有血管的纤维组织代替，最后形成纤维性愈着，此时关节骨面不同程度地被破坏，相互间完全被纤维组织长入骨髓腔，有时关节周围也有大量结缔组织增生。②骨性强直是纤维强直进一步骨化所致；关节窝、关节结节、关节盘和髁突之间发生骨性愈着，髁突变得粗大，关节附近也有骨质增生。以至关节形态逐渐消失，融合成一致密骨痂，骨痂可不断增大，可涉及乙状切迹，甚至使下颌支与颧弓、颧骨融合为一体。

临床表现 ①开口困难：是关节内强直的主要症状。开口困难或完全不能开口日益加重，病史较长，可达数年以上。开口困难的程度以关节强直的性质不同而不同，如属纤维强直一般有一定的开口度，而骨性强直则完全不能开口。但在儿童骨性强直中，单侧关节强直有时虽然已有骨性粘连，可靠对侧髁突的代偿性活动，仍有一定的开口度，开口时下颌偏向患侧；双侧骨性强直，常可发现当用力开口时，下颌骨仍可有数毫米的动度，但这并非关节的活动，而是下颌体的弹性及颅颌连接处不完全骨化的结果。开口困难造成进食困难，通常只能由磨牙后间隙处缓慢吸入流质或半流质，或从牙间隙用手指塞入小块食物，故与同年儿童身材对比，常显得发育不足。②颜面发育障碍：在儿童期前发病由于咀嚼功能的减弱和下颌的主要生长中心髁突被破坏，颜面畸形随着年龄增长而日益明显，主要表现在面下 1/3。如为单侧强直，则患侧下颌体和下颌支发育短小，健侧下颌仍能正常发育生长，使下颌向患侧偏斜，以致患侧面部反而丰满。而健侧面部显得长而扁平，颏部及下唇系带均偏向患侧。因患侧关节强直，相对应的上颌骨垂直向发育也常受到影响，故上颌𬌗平面呈患侧高、健侧低，不在一个平面上。如为双侧强直，则双侧下颌骨发育受阻，下颌呈对称性后缩，严重者颏颈角几乎成一直线，而上颌骨垂直向发育常显得不足而前突，面下 1/3 短小，形成特殊的下颌骨发育性小颌畸形面容（俗称"鸟嘴样"脸）。无论单侧还是双侧颞下颌关节强直，患侧下颌角前切迹明显凹陷，而下颌角反而显得向下突出。如强直发生于成年人，则面部很少出现畸形。③咬合关系错乱：儿童期颞下颌关节病变致发育障碍造成面下部垂直距离变短，牙弓变小而狭窄，牙的排列和垂直生长均受阻碍，结果导致咬合关系错乱。如下颌前牙向唇侧倾斜呈扇形分离，后牙舌向倾斜或萌出不全，有的完全位于上颌后牙的腭侧。上颌牙弓受窄小下颌牙列的影响，也常表现狭窄而不规则，牙列拥挤而不齐。由于长期开口困难，口腔卫生难以维持，常有多数牙龋齿、残根、牙周组织疾病或牙缺失。④髁突活动减弱或消失：用两手小指末端放在两侧外耳道内，拇指放在颧骨部

做固定，让患者做开闭口及侧方运动，骨性强直完全没有动度，纤维性粘连者动度减少，健侧髁突动度明显。单侧骨性强直患者在开闭口运动时，健侧髁突动度也可能不明显，但侧向运动时可清楚地触及髁突动度。双侧骨性强直开闭口和侧方运动髁突则完全消失。⑤呼吸结构紊乱：儿童期特别在幼年出现颞下颌关节强直者随着年龄增长，因下颌及颏部极度的后缩，舌骨位低，舌骨上、下肌张力失调，舌及舌根后坠与咽后壁距离窄小。一般在清醒时呼吸尚能维持，睡眠时肌肉松弛，上呼吸道更加狭窄，通气量明显不足，打鼾明显并有阻塞性睡眠呼吸暂停低通气综合征，严重者常憋醒不能完全安睡和平卧。也有部分患者一旦口咽组织（如扁桃体、咽后及侧壁黏膜、软腭及悬雍垂）有炎症出现就可出现呼吸障碍，表现为呼吸困难、躁动不安，患者不能平卧，口周轻度发绀现象，严重者需做气管切开才能维持呼吸，往往该类患者气管切开后需要维持到关节强直解除且下颌前伸手术后才能顺利拔管，这种情况多发生在双侧颞下颌关节强直者。由于长期的呼吸困难，常导致继发性主要脏器的损害。故对儿童期颞下颌关节强直伴有阻塞性睡眠呼吸暂停低通气综合征者，术前周全的准备、麻醉前用药、麻醉过程中手术方法选择与术后护理均需特别注意，并随时准备好气管切开等抢救措施，以防窒息。

诊断 见颞下颌关节强直影像表现。

治疗 主要是外科治疗。术前需明确关节强直的部位、范围及性质，气管狭窄的部位及严重程度，以利于手术方案的选择。

麻醉前禁用镇静类药物以防窒息，一般采用清醒鼻插管或气管切开全身麻醉，术后何时拔管，往往与手术方案密切相关，如伴有阻塞性睡眠呼吸暂停低通气综合征者，术中采用前移下颌骨的方法，则术后待患者完全清醒后方可拔除鼻插管（术中舌体用粗丝线贯穿缝合，且缝线置于口外，在舌后坠时可牵拉该缝线防窒息），也可将该鼻插管留置 24 小时以后再拔除，并随时做好气管切开准备，以避免窒息。

传统的颞下颌关节强直手术方法仅限于假关节成形术，目的使患者能张口，但术后有窒息的风险。随着对阻塞性睡眠呼吸暂停低通气综合征的不断认识，提出在假关节成形术的同时必须解除呼吸道狭窄，扩大上呼吸道、改善呼吸状态，该观点已越来越引起大多数学者的重视。

对于颞下颌关节强直术后复发问题是共同关心的问题。尤其儿童关节强直术后，不同学者报道的复发率有很大差异，为 10%～20%。手术治疗与术后张口训练的原则如下。①年龄：多数学者曾主张青春期发育以后进行手术，认为早期手术影响儿童下颌骨的生长发育，其成骨作用旺盛，手术麻醉风险系数高，且患儿术后又难以配合功能训练，使术后复发率增加。但目前多数学者承认颞下颌关节强直后髁突已失去发育生长能力，特别是儿童伴阻塞性睡眠呼吸暂停低通气综合征者。早期手术可恢复下颌功能，刺激上下颌骨生长发育，减轻其继发畸形，更重要的是能改善呼吸功能，促使身体健康发育。②截骨部位与断面的处理：截开的部位尽可能在下颌支的高位，但由于特定的解剖结构，在尽可

能高位截骨形成假关节同时应避免造成颅底骨折或严重出血等危及患者生命的并发症。故通常截骨部位应在骨痂形成区，即Ⅰ型关节强直相当于关节结节下缘、乙状切迹平面以上，Ⅱ、Ⅲ型关节强直为下颌孔上方。在截断与颅底相粘连的骨痂连续性后，再根据骨痂形成的部位和范围进行必要的修磨，以形成假关节。注意在切除0.5～1cm骨质并形成假关节时，对两个断端骨面分别修整成类似于正常解剖结构并成点面接触，切骨时应使下颌支假关节处从浅到深面保持一样宽度，避免外宽内窄呈楔状。③插入物的选择：插入物可分为两大类，一类为自体组织移植，如颞肌筋膜、带软骨的肋骨、肌瓣等。另一类为金属或高分子化合物，如钛、硅胶等成形的髁突等。目前应用最多的还是颞肌筋膜瓣，因该组织瓣具有取材方便、损伤小等优点，且学者认为用该瓣插入骨两个断端之间可减少颞下颌关节强直术后的复发，尤其适用于儿童颞下颌关节强直的假关节成形术。对颞下颌关节行假关节成形同期解剖出原有关节盘并固定在截开间隙或用颊脂垫充填其间，这是因为颞下颌关节强直手术治疗的关键在于关节结构的改建，而不依赖于插入材料的使用。为增加假关节形成后下颌升支及髁突的高度，同期安置成骨牵引器，是对颞下颌关节强直假关节成形手术的又一进步，并取得了良好的效果。④关节强直伴颌骨畸形的处理：发生在儿童期的关节强直，由于下颌骨发育障碍和下颌后移形成下颌不对称畸形或小颌畸形，双侧强直更为明显。如早期未能解除，常影响上颌骨的正常发育。该类患者多伴有口咽腔狭窄，出现不同程度的阻塞性睡眠呼吸暂停低通气综合征而影响全身正常发育。故多数学者主张在恢复张口的同期，应解除阻塞性睡眠呼吸暂停低通气综合征（引入成骨牵引技术）。而对青少年及年龄偏大者，在做关节强直手术的同期，应用正颌外科技术或牵引成骨技术矫正软硬组织和错𬌗畸形，达到恢复呼吸、开口功能和矫正面型的目的。⑤张、闭口功能训练：术后早期张、闭口功能训练非常重要（儿童必须借助于家长）。该类患者因长期处于闭口状态，肌肉可随着失去弹性而萎缩，甚至纤维化，需经过被动张、闭口训练，才能增加且恢复张口度。根据不同情况可于术后5～10天开始，儿童患者可让家长代行，用双手示指放在下颌前的𬌗面，双手拇指放在上颌尖牙及双尖牙的𬌗面，推动下颌被动开口。也可用铁制文具制作开口器置于磨牙区行张、闭口功能训练。无论采用何种方法，至少坚持6～12个月。

预后 无论何种类型的颞下颌关节强直，术后复发一直被关注但尚未能完全解决。根据国内外资料，术后复发率幅度很大，为10%～55%；真性与假性关节强直的复发率大致相仿；混合性强直的远期疗效更差一些。

（杨　驰）

nièxiàhé guānjié tuōwèi

颞下颌关节脱位（temporomandibular joint dislocation）　颞下颌关节髁突滑出关节窝以外，超越了关节运动的正常限度，以至不能自行回复原位的疾病。颞下颌关节脱位的发生率比全身任何关节都高，据统计占全身关节脱位总数的2.5%。由于颞下颌关节的诸韧带较松弛、关节囊宽松、关节窝浅及髁突的大幅度前后向滑行运动，致使颞下颌关节在不受外力打击时，仅过分大张口就可以造成脱位，这是该关节的特点之一。

分类　关节脱位的方向通常可分前、内侧、外侧及后向，但内、外侧向及后向脱位在髁突骨折或下颌骨骨折时才发生；在无骨折时，仅有的形式是下颌前脱位；即使是骨折时，最常见的形式也是下颌前脱位。前脱位通常可分为急性、复发性及陈旧性3种。①急性前脱位：临床最常见的颞下颌关节脱位，好发于老年人。由损伤、自发性、精神病、卒中和药物治疗后（如麻醉药品）等导致髁突急性前移，极易继发顽固性、复发性脱位。②复发性前脱位：又称习惯性脱位，由于反复发作造成患者言语、进食障碍。③陈旧性脱位：比较少见，其临床症状和前脱位相同，唯下颌可做一定程度的开闭口运动。

病因　主要有内源性和外源性两种因素。①内源性因素：包括打呵欠、唱歌、大笑、大张口进食、长时间大张口进行牙科治疗，开口度过大使髁突越过关节结节顶的前方，开颌肌群同时出现痉挛，髁突固定于关节结节前方而不能自行回复到闭口的正常位置。②外源性因素：在开口状态下颏部受到外力的打击，经口腔气管插管，进行喉镜和食管内镜检查，使用开口器，新生儿使用产钳，这些用力不当使患者开口过大，髁突越过关节结节不能自行回位。关节囊和韧带松弛也易前脱位，习惯性下颌过度运动及下颌快速运动可增加前脱位的危险性。

发病机制　下颌肌肉运动，根据功能需要协调一致并且在很精确的时间内完成。正常情况下，下颌髁突的滑动运动中，翼外肌上头无活动。当开口度过大，关节盘-髁突复合体过度向前运动时，出现翼外肌上头的提前收缩，收缩力量超过双板区上板向后拉的力量，关节盘不能正常地向后旋转，而与髁突一起固定于关节结节的前方。关节囊后壁韧带在开口运动中，可限制髁突的进一步前移。如果因大张口髁突继续前进，则出现髁突、关节盘、关节结节三者之间的联系丧失，关节腔塌陷，关节盘附着及韧带撕脱，并出现炎症反应。

临床表现 脱位可以是单侧或双侧。单侧脱位表现为颏偏向对侧、开闭口及咀嚼困难、吞咽及言语困难、流涎、不易触及患侧髁突，可见耳屏前凹陷（肥胖者不明显）等；双侧脱位时，颏部中线居中，下颌运动受限，呈大张口状态。

诊断 见颞下颌关节脱位影像学表现。

治疗 髁突脱位的治疗方法：①希氏法：延长颌间固定时间，但通常难以获得良好的疗效。②注射法：尤其适用于那些无法耐受手术治疗的老年人。③颞下颌关节镜手术：有条件的单位和患者条件允许，可首选关节镜外科治疗。④开放性手术：术式众多，但以关节结节切除术和关节结节增高术为代表。按照不同的脱位类型，具体分类如下。①急性前脱位：希氏法（手法复位）被用于急性前脱位的即刻复位，如有必要，可配合局部阻滞麻醉或静脉注射镇静剂及全身麻醉。复位后固定2~3周，限制开口运动。固定方法以颅颌弹性绷带或绷带或颏兜最简便、实用。②复发性脱位：当关节盘位置正常时

用开放性关节结节钛板阻挡术，若同时伴有关节盘移位时用关节镜或开放性关节盘复位固定术；当患者全身情况不能承受手术或不愿接受手术治疗时用关节盘后区硬化剂注射疗法。③陈旧性脱位：应尽可能将脱位的髁突复位，切勿随意进行髁突切除等破坏性较大的手术。陈旧性脱位早期，尽可能用希氏法进行复位；无效时可在全麻下行手法复位；仍无效再考虑手术复位，术中需清除不稳定因素包括关节窝内的增生、粘连组织，再复位；之后可用一"L"形钛板倒置固定于关节结节的前外侧，经适当扭转使钛板的游离型部分恰好为关节结节前斜面的延伸部，即增加了关节结节的高度。

预后 复发性脱位的下颌锁结或脱位消失，或脱位频率下降50%以上。

（杨 驰）

nièxiàhé guānjié gǎnrǎn
颞下颌关节感染（temporomandibular joint infection）
细菌、结核等病原体侵入颞下颌关节区导致局部组织炎症反应的疾病。可分为化脓性颞下颌关节炎和非化脓性颞下颌关节炎两种，其中以细菌感染引起的化脓性关节炎较为多见，结核和淋病性关节炎也有报道，真菌引起的关节感染较少见。

（杨 驰 张善勇）

huànóngxìng nièxiàhé guānjiéyán
化脓性颞下颌关节炎（suppurative arthritis of temporomandibular joint）
由金黄色葡萄球菌、化脓性链球菌、肺炎球菌等引起的颞下颌关节区的红、肿、热、痛化脓性炎症反应的疾病。

病因 引起化脓性关节炎的病原体种类很多，在大关节中，6

个月以下的婴儿常见的病原体是葡萄球菌和革兰阴性杆菌，6个月至2岁的婴幼儿常见的致病菌是葡萄球菌和嗜血性流感杆菌，2岁以后则以葡萄球菌最为常见。在颞下颌关节中培养出的细菌最常见为金黄色葡萄球菌，占50%以上，其次是淋球菌和链球菌，淋球菌引起的关节感染在20世纪60~70年代报道较多，多见于30岁以下的成年人，进入20世纪80年代后已逐渐减少。中国报道除金黄色葡萄球菌外，化脓性关节炎的主要病原体还有腐生葡萄球菌，值得注意的是，后者作为关节感染的病原体首次被报道。腐生葡萄球菌是一种非致病菌或条件致病菌，正常情况下在体内存在但不致病，如果机体抵抗力低下或存在其他易感因素，就可以经血液循环进入关节腔诱发关节感染。但并非每一例患者都能在关节液中分离出病原体。

发病机制 曾认为绝大多数由邻近组织感染扩散而来，如急性化脓性中耳炎、急性腮腺炎、咬肌间隙感染等。但根据全身大小关节的研究，认为细菌进入关节腔有以下三种途径：①血源性。②邻近组织感染扩散。③医源性：关节腔穿刺或关节术后继发感染。其中最常见的是血源性感染，在颞下颌关节中也不例外。

一旦细菌进入关节，滑膜吞噬细胞及中性粒细胞即将细菌吞噬，但局部防御机制只能消灭某些细菌，而对金黄色葡萄球菌等却无效。在吞噬过程中，滑膜吞噬细胞及中性粒细胞不断释放蛋白分解酶，使炎症进一步发展，加上滑膜衬里细胞不断再生与增生，最后引起滑膜、软骨及骨坏死。病原体的致病作用与其毒力、侵入机体的数量及是否侵入机体

的适当部位有着密切的关系，各种细菌均有其特定的侵入部位，一般认为这与病原体的习性及与病原体在宿主机体不同组织器官的微环境中生长繁殖的能力有关。

临床表现 可发生于任何年龄，以成人比较多见，一般只累及单个关节，常常突然发作。主要的临床表现如下。①疼痛：多为突然出现的关节区的较剧烈的疼痛或无诱因的自发性疼痛，疼痛随运动而加重。②张口受限：多为中到重度张口受限，开口型偏向患侧。③急性错𬌗畸形：表现为患侧后牙不能咬合，下牙中线向健侧偏斜。④关节区肿胀：但有相当部分患者无此表现。⑤少数患者可有体温增高，伴全身不适、乏力等症状，但多数患者无明显的全身反应。

化脓性颞下颌关节炎是急性的严重感染，但由于抗生素的广泛应用，许多患者红、肿、热、痛的急性炎症表现并不典型，因此单纯依靠临床检查诊断往往很困难，除了详细地采集病史和进行常规的临床检查，还应对患者进行关节腔穿刺、影像学检查等，以避免漏诊和误诊。

治疗 应遵循以下原则：早期有效的抗生素治疗、充分有效的局部引流、积极全身支持治疗。①抗生素治疗：抗生素应早期而及时地应用，在感染的微生物确定之前即应开始。根据关节液的外观、性状、涂片和临床特征初步估计致病微生物。如无法估计，可立即全身应用广谱抗生素，一旦确定了病原体，有了抗生素敏感试验结果，应重新调整抗生素及剂量。症状较轻的患者可口服，如患者局部症状严重、体温升高、中性粒细胞升高，可经静脉给药或肌内注射，剂量要足够，疗程

要充分。抗生素持续使用至临床症状和体征转向正常为止。②局部治疗：迅速而完全地引流脓性渗出物，因为渗出物能很快破坏关节组织；充分的引流可以减少关节腔内压力，减轻疼痛及防止关节破坏。常用的局部引流方法包括关节腔单针低压灌洗、关节腔双针低压灌洗、关节腔双针灌洗结合颞下间隙切排和关节内镜手术。至于关节腔的切开引流，因其有引起新的继发感染的可能及日后形成的瘢痕可能会影响关节的运动，故一般不主张实施。③全身支持治疗：发病时应注意休息，增加营养，纠正水电解质代谢紊乱，提高全身抵抗力。控制引起关节炎的原发感染灶也很重要。

预后 化脓性颞下颌关节炎曾被认为是关节强直的常见病因，它还会引起皮瘘、颞骨骨髓炎、颅内脓肿等严重并发症，尤其在儿童患者，还会因为破坏髁突的发育中心，而引起下颌骨的发育障碍和面部的不对称畸形。但由于抗生素的广泛应用，现其临床表现不很典型，全身反应也相对较轻，如果经过早期合适的治疗，大部分患者可以不留或留轻微的后遗症，且后遗症的发生与其治疗前的病程关系密切，病程短者几乎可以不留任何后遗症，而病程较长者容易继发感染后的骨关节病，而少数发病时间很长又没有得到及时诊治的患者，就有可能发生关节强直。

（杨 驰 张善勇）

nièxiàhé guānjié zhǒngliú

颞下颌关节肿瘤（temporomandibular joint tumor） 发生于颞下颌关节区的以骨性、成软骨性、滑膜性及瘤样病变等为主的肿瘤。组织来源于颞下颌关节的任何细胞，如髁突、髁突软骨、关节窝、关节盘滑膜细胞、血管神经等。

与其他口腔颌面部肿瘤主要表现相似，但又有自己特有的临床表现及病理表现。相对于颞下颌关节疾病中的结构紊乱、骨关节炎、关节强直、脱位和骨折等常见病，肿瘤及类肿瘤病变罕见。且由于发病部位隐蔽，不易被发现。其临床症状、影像学表现及病理学表现复杂多样，故误诊及漏报时有发生。

较典型的关节占位病变表现为耳前区肿胀、疼痛、张口受限和咬合错乱，除滑膜软骨瘤病和色素绒毛结节性滑膜炎可考虑关节镜手术治疗外，其余均应采用开放性手术。如何选择合理的术式取决于对疾病的了解程度。

关于分类，目前尚无一种现成的较全面的分类法可以采用。根据世界卫生组织及关于原发性骨肿瘤及瘤样病变的组织分类、滑膜肿瘤及瘤样病变的组织分类及有关颞下颌关节肿瘤及瘤样病变的阐述，现将颞下颌关节肿瘤及瘤样病变分类如下。①成骨性肿瘤：良性肿瘤包括骨瘤、骨样骨瘤、成骨细胞瘤（骨母细胞瘤）。恶性肿瘤包括骨肉瘤。②成软骨性肿瘤：良性肿瘤包括软骨瘤、骨软骨瘤、成软骨细胞瘤（软骨母细胞瘤）、软骨黏液样纤维瘤。恶性肿瘤包括软骨肉瘤。③巨细胞病变：骨巨细胞瘤（破骨细胞瘤）、巨细胞肉芽肿。④滑膜肿瘤：良性肿瘤包括滑膜血管瘤、滑膜脂肪瘤、滑膜瘤。恶性肿瘤包括滑膜软骨肉瘤、滑膜肉瘤。⑤滑膜瘤样病变：髁突瘤样增生、髁突（外生）骨疣、色素绒毛结节性滑膜炎、双髁突畸形、纤维瘤病、肿瘤样钙盐沉着症、焦磷酸钙沉积病、朗格汉斯细胞

组织细胞增生症。⑥其他肿瘤与瘤样病变：滑膜囊肿与腱鞘囊肿、髁突骨内囊肿。

（杨　驰　张善勇）

nièxiàhé guānjié liángxìng zhǒngliú

颞下颌关节良性肿瘤（benign tumor of temporomandibular joint）

发生于颞下颌关节区的成骨性、成软骨性、滑膜性及瘤样病变的良性肿瘤。组织来源于颞下颌关节的髁突细胞、髁突软骨细胞、滑膜细胞、血管等；生长缓慢且局限，对生命危害较小。颞下颌关节良性肿瘤生长方式多为膨胀性生长，体积不断增大，挤开和压迫邻近组织，在颞下颌关节区生长易受限，向外耳道、颅底、内部生长，造成颌面部面型改变、张口受限、疼痛等症状，一般与正常组织分界清楚，除骨肿瘤质地较硬外，一般质地中等。不发生淋巴结转移，对人的生命危害较小，如不及时治疗，也会威胁人的生命。颞下颌关节良性肿瘤包括颞下颌关节骨瘤、颞下颌关节骨样骨瘤、颞下颌关节成骨细胞瘤、颞下颌关节软骨瘤、颞下颌关节骨软骨瘤、颞下颌关节成软骨细胞瘤、颞下颌关节骨巨细胞瘤、颞下颌关节巨细胞肉芽肿、颞下颌关节软骨黏液样纤维瘤等。

（杨　驰　张善勇）

nièxiàhé guānjié gǔliú

颞下颌关节骨瘤（temporomandibular joint osteoma）

由分化良好的成熟骨组织构成，呈明显的板层骨或编织骨排列的颞下颌关节良性肿瘤。多数发病年龄在50岁以下，一些病例有明显的感染史、手术史或外伤史。目前此病报道仅有5例。

病因　不清。

病理　肉眼观察见肿瘤呈黄白色，质地坚硬，表面不清，形态不一。显微镜下见骨质致密与骨硬化相似，主要包括纤维组织和新生骨两种成分，骨小梁排列紊乱，有成骨细胞在骨小梁表面。

临床表现　临床表现以功能障碍、偏下颌畸形和咬合错乱为主。一般单发，呈渐进性增长，下颌缓慢向健侧偏斜，出现下颌运动障碍、张口受限。伴随下颌骨发育不对称也会引起咬合关系紊乱症状。影像学表现：与髁突增生（表现为长度增加）相比，髁突骨瘤表现为球状或小叶状形态增大（图）。

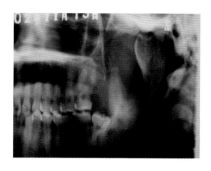

a. 平片表现

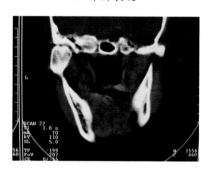

b. CT 表现

图　髁突骨瘤

诊断与鉴别诊断　与其他部位骨瘤的表现相似：表浅至深层分别由骨膜、活跃区、骨小梁区和硬化区组成。在大体标本的关节面上可有活跃区，但厚度一般不超过5mm。光镜下为不成熟的原始骨小梁；骨小梁区内的骨小梁排列为非应力状态定向，主要按血管供应排列，该区与活跃区的界限不清，常有两者的杂乱混合体；硬化区为无细胞成分的硬化骨。

治疗　一般行包囊外的界限切除；有时为了保全关节功能，不必一定做整块包囊外的界限切除，否则反而引起明显的关节功能障碍。切除的指征是为了治疗功能障碍、明确诊断和/或改善外观。对一些必须行髁突切除的病例，为了保持下颌支高度和关节功能，需行关节重建。也可以结合正颌手术矫正偏（突）颌畸形。

预后　手术不彻底易复发，甚至可引起恶变。

（杨　驰　张善勇）

nièxiàhé guānjié gǔyànggǔliú

颞下颌关节骨样骨瘤（temporomandibular joint osteoid osteoma）

包括一界限完整的成骨瘤巢和周围明显的反应性骨硬化区的具有自限生长倾向的骨母细胞性病变的颞下颌关节良性肿瘤。1935年学者将骨样骨瘤命名为一种独立的肿瘤。虽然骨样骨瘤是常见的良性骨肿瘤，占良性骨肿瘤的10%～12%，但涉及关节者罕见。

病因　不清。

病理　镜下表现与其他部位的骨样骨瘤表现相似，瘤巢由大量的、不成熟的、钙化不良的、呈编织状的骨样骨小梁构成，其间有丰富的成骨样细胞和多核巨细胞。环绕瘤巢的是一层肉芽组织，将瘤巢与周围反应性硬化骨分开。硬化骨为松质骨，含粗大的骨小梁和丰富血供结缔组织的基质。硬化骨和正常骨组织之间还有一层慢性炎症组织（图）。

临床表现　典型的临床表现是疼痛。

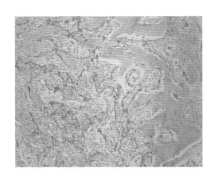

图 骨样骨瘤病理表现

诊断与鉴别诊断 平片不易诊断出关节内骨样骨瘤，因而诸如 CT、MRI 和核素骨扫描常常用于该肿瘤的诊断。表现与成骨细胞瘤相似，多数学者认为可根据瘤体的大小区分骨样骨瘤和成骨细胞瘤。由于瘤巢周围的硬化骨属反应性增生，故在测量肿瘤直径时不应计算在内。瘤体最大直径小于 1.5cm 者为骨样骨瘤；大于 1.5cm 者为成骨细胞瘤；大于 4cm 并有高复发率的为侵袭性成骨细胞瘤。

治疗 手术切除瘤巢和部分周围的正常骨组织是常规的治疗手段。瘤巢被清除后，所有的症状将会消失。为了能将瘤巢彻底清除，精确的瘤巢定位是重要的。只有在一些重要的解剖结构，不可能进行完全的瘤巢切除时，才用刮除术。不完全的瘤巢切除术会引起肿瘤复发。持续的临床症状特别是疼痛，意味着瘤巢切除不完全，应重复手术以清除残余瘤巢。放疗对骨样骨瘤无效。

预后 不良，手术不彻底易复发。

（杨 驰 张善勇）

nièxiàhé guānjié chénggǔxìbāoliú

颞下颌关节成骨细胞瘤（osteoblastoma of temporomandibular joint）

包括一界限完整的成骨瘤巢和周围明显的反应性骨硬化区，具有自限生长倾向良性骨母细胞性病变的颞下颌关节良性肿瘤。发病率低，目前仅有 1 例患者报道。

病因与病理 见颞下颌关节骨样骨瘤（图）。

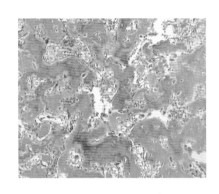

图 成骨细胞瘤病理表现

注：丰富的呈编织状的骨样骨小梁和大量的成骨细胞

临床表现 典型临床表现也是疼痛。

诊断与鉴别诊断、治疗 见颞下颌关节骨样骨瘤。

预后 不完全的切除容易引起复发。

（杨 驰 张善勇）

nièxiàhé guānjié ruǎngǔliú

颞下颌关节软骨瘤（chondroma of temporomandibular joint）

形成成熟软骨，但无软骨肉瘤的组织学特征（高细胞性、多形性和出现大细胞，并有双核或有丝分裂象）的颞下颌关节良性肿瘤。发病率较低，目前报道病例共 4 例。

全身其他部位的软骨瘤可分为内生软骨瘤和骨膜性软骨瘤。骨膜性软骨瘤起源于骨膜，但可侵入皮质骨，并使其呈蝶形，但无蚀样吸收，瘤体也不穿入骨髓腔。它不像骨软骨瘤那样有广泛的钙化（骨化），始终保持成熟软骨、无钙化的肿块。

病因 不清。

病理 肉眼见肿瘤组织为灰白色，稍有光泽，质脆。骨皮质变薄，内含半透明状软骨成分。有些部位可呈胶冻状或黏液样囊性变，内含液体。切面呈银白色或淡蓝色，夹杂有白色坚硬的钙化或骨化物质。显微镜下主要有软骨细胞和软骨基质组成。

临床表现 可发生于任何年龄，30 岁左右多见，男女发病率相近。病程长，生长缓慢，临床症状轻微。仅表现肿大，无疼痛，也多无功能障碍。因肿瘤无钙化，X 线检查较难诊断。CT 表现为圆形或椭圆形的透亮区，周围有骨膜反应（图1）。

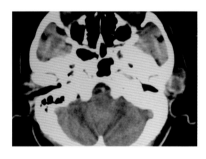

a. 水平面

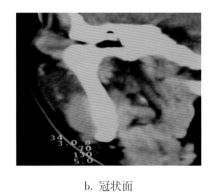

b. 冠状面

图1 软骨瘤 CT 表现

诊断与鉴别诊断 以细胞性软骨为主，显示活跃病变的细胞变化，病变内可有穿行血管（图2）。有时会被误诊为低度恶性软骨肉瘤，而行不必要的根治性手术；有时病理表现很像软骨黏液性纤维瘤，所以手术中应进行冷冻活检。

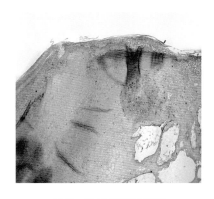

图2 软骨瘤病理表现

注: 表面纤维层极薄, 里面为大量的软骨细胞并有液化和钙化区

治疗 包囊外界限整块切除, 也可将邻近的部分皮质骨一并切除。放疗、化疗无效, 也无需做根治性手术。

预后 不清。

(杨 驰 张善勇)

nièxiàhé guānjié gǔruǎngǔliú

颞下颌关节骨软骨瘤 (osteochondroma of temporomandibular joint) 在髁突骨软骨表面有一个软骨帽的骨突起, 引起髁突渐进性的增长, 随着髁突发育的结束而终止的颞下颌关节良性肿瘤。或称颞下颌关节骨软骨性外生骨疣。是颞下颌关节成软骨性肿瘤中最常见的良性肿瘤。在颞下颌关节肿瘤的发病率中较高, 接近10%, 目前有9例病例报道。

病因 不清。

病理 典型的表现是由外及里共有3层结构: 纤维组织层、软骨帽和松质骨层 (钙化层), 软骨帽活跃部分的细胞显示软骨增生的所有征象 (图1)。有时它会被误诊为Ⅰ期软骨肉瘤, 但更多的时候有可能被误诊为软骨瘤或髁突肥大 (增生)。

临床表现 女性多见, 30～40岁多见, 随着骨骼生长停止而终止。临床症状以偏颌或偏突颌、咬合关系异常为主, 当瘤

体较大时, 可有关节强直现象。X线片、CT和MRI的表现为带蒂型和无柄型, 软骨帽为X线透亮区, 基部内含平滑的松质骨并播散有片状钙化区, 下方无骨反应区 (图2, 图3)。

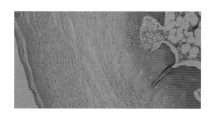

a. 成熟区

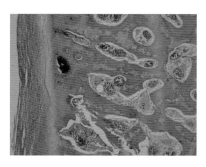

b. 成骨区

图1 髁突骨软骨瘤病理表现

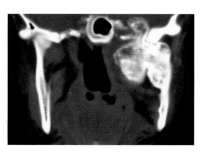

图2 髁突骨软骨瘤CT表现

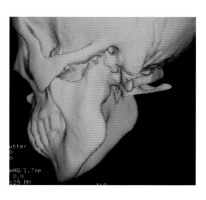

图3 髁突骨软骨瘤三维CT表现

诊断与鉴别诊断 诊断主要依据病史、影像学检查、临床表现及病理学表现。需与软骨瘤、骨瘤和髁突增生等病变相鉴别。

治疗 手术是唯一的选择, CT或MRI检查有助于手术计划的制订。多数最好采用包囊外界限切除, 这样既能确诊, 又能达到切除目的。病变中活跃部分是软骨帽, 为了防止进一步生长, 切除软骨即足够, 但必须确认所有的软骨均被切除才能避免复发; 若病变为无柄型, 应切除软骨帽下的部分骨组织, 以确保合适的切缘。最重要的是应该避免切入软骨帽而污染创口, 为此整块切除比较合适。若伴有关节强直或髁突严重变形, 可将髁突一并切除。由于对该肿瘤的认识不足, 不论瘤体如何, 往往将髁突一并切除 (切除范围过大), 并且不行修复而造成新的颌骨畸形。

预后 切除不净术后易复发, 术中要确定病变软骨全部切除。

(杨 驰 张善勇)

nièxiàhé guānjié chéngruǎngǔxìbāoliú

颞下颌关节成软骨细胞瘤 (chondroblastoma of temporomandibular joint) 有边界清楚的圆形或者多角形成软骨细胞样细胞, 同时可见破骨细胞类型的多核巨细胞所组成的少见的颞下颌关节良性肿瘤。或称颞下颌关节软骨母细胞瘤, 也称科德曼 (Godman) 瘤。发病率较低, 目前报道仅1例。

病因 不清。

病理 特点是富含细胞, 细胞圆形或多角形, 细胞边界清楚、较不成熟, 呈软骨母细胞样, 其间有单个或成群分布的多核破骨细胞样巨细胞。从整体上看, 几乎没有细胞间物质, 但可有少量细胞间软骨性物质伴钙化 (图1)。

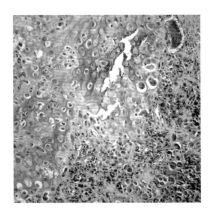

图1 成软骨细胞瘤病理表现
注：成片的软骨细胞、散在的巨细胞和大量含铁血红素

临床表现 多发于青少年，男女比例大致为1.8∶1。病程长，肿瘤生长缓慢，临床症状轻微，临床症状与一般的关节紊乱相似，可有肿胀和疼痛。X线表现与骨巨细胞瘤有相似之处，病变呈圆形或椭圆形，边界清晰，并有成熟的反应骨，内有细点状钙化，CT能清晰地显示这些变化（图2）。

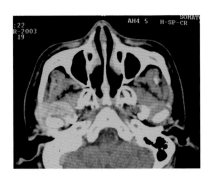

a. 水平面

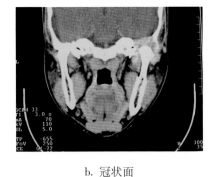

b. 冠状面

图2 成软骨细胞瘤CT表现

诊断与鉴别诊断 应与骨巨细胞瘤及软骨细胞肉瘤相鉴别。①髁突骨巨细胞瘤：很少见，大多数病例是由颌骨巨细胞瘤侵犯到髁突，其临床表现早期与成软骨细胞瘤相似，但有局部间歇性疼痛和局部压痛。病理学检查见肿瘤主要由多核巨细胞和间质细胞组成。②软骨肉瘤：在病理表现上可见软骨肉瘤组织成分叶状，肿瘤细胞的分化程度不同，细胞间软骨基质的数量也有差异。

治疗 是良性成软骨肿瘤中最难明确的一种，由于好发于颞骨（关节窝、关节结节、关节内侧的颞骨颅底和周围软组织），很难做到包囊外界限切除；而包囊内搔刮又有可能复发，故术后可加用放疗。若病变表现出明显的侵袭性，需做广泛界限切除，即需合并颅底手术。

预后 不良，易复发。

（杨 驰 张善勇）

nièxiàhé guānjié gǔjùxìbāoliú

颞下颌关节骨巨细胞瘤 （giant cell tumor of temporomandibular joint） 多累及颞下颌关节结节、关节窝和关节内侧的颅底骨板及关节盘和前内侧的软组织的局部侵袭性肿瘤。又称颞下颌关节破骨细胞瘤。除少数例外，骨巨细胞瘤表现为侵袭性、有恶性潜能的病变。发病率在颞下颌关节肿瘤中发病率较高，接近10%，目前报道患者10例。

病因 不清。

病理 特征是具有丰富的血管性组织，含有较丰富的梭形或椭圆形细胞和大量破骨细胞型的巨细胞，均匀地分布在肿瘤组织内（图1）。

临床表现 间歇性不适、肿胀和运动受限是主要临床表现。X线表现病变呈X线透亮区，并有

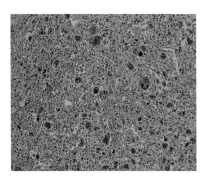

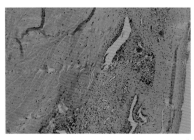

图1 骨巨细胞瘤病理表现
注：肿瘤侵袭关节盘

明显的成熟皮质骨壳包围。CT较X线平片更能清晰地反映病变的改变。有时病变可形成骨小梁或由成熟反应骨的薄隔形成间室，实际上它并不是真正的隔，而是溃损使病变区形成间室状。病变常表现为富有侵袭性，病变可穿透反应壳进入关节腔，侵入关节盘，进入邻近的软组织；这种侵袭性病变的边缘不一定很清楚，可有许多渗透边缘；病变一旦进入软组织，生长将加快（图2）。有时X线表现已有明显的病变，患者仍可没有明显的体征。但根据发病部位、临床症状特别是影像学表现，还是很容易做出骨巨细胞瘤的诊断。此外，有肺转移的报道。根据影像学特点，将其分为3级：①1级：安静型，无局部侵袭倾向。②2级：活跃型，有侵袭倾向，但限于天然屏障。最常见。③3级：侵袭型，不受天然屏障限制，常有恶性生物行为，常破坏皮质骨，侵入软组织。这种分级比组织学分级对预后与

治疗更有指导意义。其中2、3级病变为临床多见。

诊断与鉴别诊断　诊断主要依据病史、影像学检查（图3）、临床表现及病理学表现。与软骨细胞瘤和巨细胞肉芽肿相鉴别。

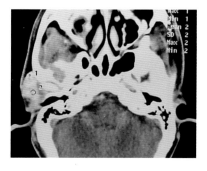

a. 水平面

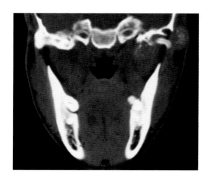

b. 冠状面

图3　骨巨细胞瘤CT表现

治疗　CT扫描有助于制订手术方案，因为它可评价肿瘤范围、反应骨的成熟度、小区域的皮质骨渗透和病变与关节的关系；术前细针穿刺吸取活组织检查可以确诊；手术中冷冻活检可以分类，有助于指导手术。当累及关节时，可有关节液渗出，肿瘤在关节弥漫的可能性增加，关节腔穿刺抽吸可证实。若液体为稻草色，则反映关节渗出液为病变的一种反应，说明已累及关节囊内组织。①1级：经合适的包囊内搔刮，有较低的复发率，效果良好。合适的包囊内搔刮是指有足够大的窗，尽量做到整块移除；随后沿

内壁将所有的病变边缘进行仔细搔刮，冲洗后移除残留碎块，最后切除反应壳。②2级：应施行包囊外界限切除。有时对深在的颅底病变组织可做细致的搔刮，加上辅助冷冻治疗或苯酚烧灼。③3级：应做广泛性切除。不应过多考虑关节的功能保留，有时应合并颅底手术。对复发性骨巨细胞瘤的处理应慎重考虑。第二次手术要比第一次更广泛，如第一次手术为搔刮，第二次手术至少应做界限性整块切除；如第一次手术为界限性整块切除，第二次手术应做广泛性切除；如第一次手术为广泛性切除，第二次手术应做根治切除。

预后　不良，术后易复发。

（杨　驰　张善勇）

nièxiàhé guānjié jùxìbāo ròuyázhǒng
颞下颌关节巨细胞肉芽肿
（giant cell reparative granuloma of temporomandibular joint）　原因不明的髁突及软骨巨细胞发生的具有局部侵袭性的良性原发性骨肿瘤。曾称颞下颌关节修复性肉芽肿。因为少见有创伤史，故多数作者不再用"修复性"，而称为巨细胞肉芽肿。发病率较低，目前报道2例。

病因　不清。

病理　组织学特点是显著的纤维性间质伴出血区与灶状多核巨细胞。多核巨细胞比真性骨巨细胞瘤中的小，这些病变与棕色瘤无法区分。常有明显的新骨形成（图1）。

临床表现　间歇性不适、肿胀和下颌运动受限。

诊断与鉴别诊断　诊断主要依据病史、影像学检查、临床表现及病理学表现。与骨巨细胞瘤相鉴别，单从临床表现和影像学表现很难区分骨巨细胞瘤与巨细

胞肉芽肿，巨细胞肉芽肿X线片上呈溶骨性，轻度膨胀使骨质变薄，有骨小梁状影像（图2）。

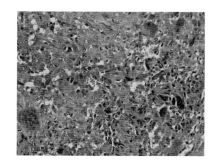

图1　巨细胞肉芽肿病理表现

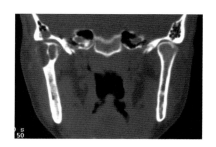

图2　巨细胞肉芽肿CT表现

治疗　采用包囊外界限切除，不需做广泛性切除。对深达颅底部位的瘤体部分，可在包囊内做碎片切除，一般不会复发。若复发，应采用较广泛的切除。由于属于良性病变，采取放疗、化疗均无意义。

预后　预后较好，切除后不易复发。

（杨　驰　张善勇）

nièxiàhé guānjié ruǎngǔ niányèyàng xiānwéiliú
颞下颌关节软骨黏液样纤维瘤
（chondromyxoid fibroma of temporomandibular joint）　起源于软骨，同时兼有黏液样和纤维组织成分的颞下颌关节良性肿瘤。又称颞下颌关节黏液纤维性软骨瘤。其发病率低，目前报道病例2例。

病因 不清。

病理 为良性肿瘤，界限清楚，有梭形细胞和星网状细胞的小叶状区域，伴有丰富的细胞间黏液样或软骨样物质，有时可有异形性软骨样细胞，所以易与软骨肉瘤相混淆（图）。

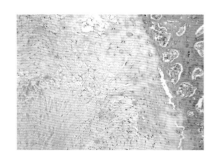

图　髁突软骨黏液样纤维瘤

临床表现 20～30岁青年多见，男性多于女性。病程长，肿瘤生长缓慢。临床症状轻，一般无症状，仅表现肿大。肿块较大时，可有关节强直的表现。X线表现：呈膨胀状，并因此而改变髁突的形状，周边有明显的反应骨壳，并以此与其下的松质骨分开；其内以X线透亮区为主，病变区有大小不同的钙化区将瘤体分为不同体积的房。CT检查能更清晰地显示这些改变。

诊断与鉴别诊断 常与软骨黏液瘤鉴别。其实两者是不同的肿瘤，软骨黏液样纤维瘤来源于软骨，而黏液瘤属牙源性外胚叶肿瘤。前者为良性肿瘤，界限清楚；后者是局部浸润性肿瘤，包膜不完整，常扩散至软组织。后者病理特征是在丰富的黏液样基质中含有圆形及多边形的细胞。

治疗 包囊外界限整块切除或广泛切除，一般无复发，放疗、化疗无效。对病变范围大的肿瘤需行髁突切除术，并行髁突重建术，以恢复颞下颌关节的功能。

预后 较好，一般不易复发。

（杨　驰　张善勇）

nièxiàhé guānjié èxìng zhǒngliú

颞下颌关节恶性肿瘤（malignant tumor of temporomandibular joint）

来源于髁突细胞、软骨细胞、滑膜细胞、血管神经等发生于颞下颌关节区的恶性肿瘤。具有异型性及侵袭性，对生命危害较大。颞下颌关节恶性肿瘤一般生长较快，生长方式多为膨胀性生长，无包膜，边界不清，肿块固定，与周围组织粘连而不能移动。当向其周围生长时，可以破坏邻近组织器官而发生功能性障碍，容易通过淋巴结转移。颞下颌关节恶性肿瘤包括颞下颌关节骨肉瘤、颞下颌关节软骨肉瘤、颞下颌关节滑膜软骨肉瘤等。

（杨　驰　张善勇）

nièxiàhé guānjié gǔ ròuliú

颞下颌关节骨肉瘤（osteosarcoma of temporomandibular joint）

颞下颌关节髁突细胞过度不良生长而直接形成骨组织或骨样组织的恶性肿瘤。多见于成人，发病率较低，目前临床报道不多。多数原发性骨肉瘤呈典型状态，但也有不少原发性骨肉瘤异型，各有其诊断和治疗特性。

病因 不清。

病理 与颌骨其他部位骨肉瘤的表现相似（图1）。肿瘤因发生部位不同而形状不一，肿瘤切面可因细胞成分不同而色彩及质地各异、灰白色、质软、鱼肉样、蓝白色、质脆、软骨样、灰白色、质韧、橡皮样和坚如象牙的瘤骨，坏死及出血区呈灰黄色和红褐色分布在肿瘤之间。骨膜反应明显，可见三角形骨膜反应。

临床表现 为疼痛和张口受限，一般无面瘫表现。X线表现为侵袭性、破坏性和渗透性病变，

能产生肿瘤骨。侵袭和破坏区为X线透亮区，但很快破坏皮质骨，进入软组织，很少破坏关节面进入关节腔。在皮质骨穿透区，可见反应骨的科德曼（Codman）三角。病变其他部位可有不完全矿化，形成不定型的非应力定向的肿瘤骨。当这些新生骨刺与骨纵轴呈直角时，即成所谓的"日光放射"现象。若X线主要表现为X线阻射，为成骨性骨肉瘤；若以X线透视为主，则为溶骨性骨肉瘤；若两种现象并存，为混合型骨肉瘤。颞下颌关节骨肉瘤的X线表现见图2和CT表现见图3。

诊断与鉴别诊断 诊断主要依据病史、影像学检查、临床表现及病理学表现。与软骨肉瘤、滑膜软骨肉瘤相鉴别。

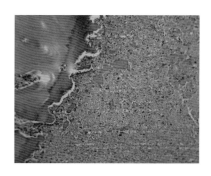

图1　髁突骨肉瘤病理表现

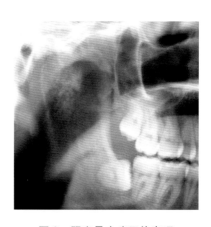

图2　髁突骨肉瘤平片表现

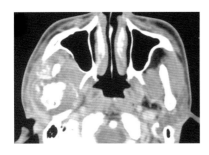

a. 水平面

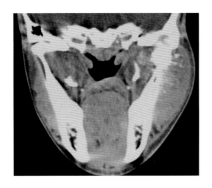

b. 冠状面

图3　髁突骨肉瘤CT表现

治疗　采用手术及辅助放疗、化疗。手术原则通常是做广泛切除（根治切除），包囊内切除或搔刮必然复发，界限切除有一定的复发率。但是否要做半侧下颌骨切除则是值得商榷的问题。若肿瘤仅局限于髁突周围时，可在乙状切迹下与下颌孔以上截骨；若肿瘤范围已超过乙状切迹，可在下颌角处截骨；若肿瘤范围已近或超过下颌角，可在颏孔处或下颌中线截骨。

预后　术后易复发。

（杨　驰　张善勇）

nièxiàhé guānjié ruǎngǔ ròuliú

颞下颌关节软骨肉瘤 （chondrosarcoma of temporomandibular joint）

髁突软骨细胞异常过度生长，以肿瘤细胞形成软骨为特征，并可出现黏液样变、钙化和骨化的软骨性恶性肿瘤。在颞下颌关节原发性恶性肿瘤中最常见的。

目前主要有两大分类：原发

性和继发性。原发性是指一开始肿瘤就有肉瘤的特征；继发性是从良性软骨性肿瘤衍变而来。颞下颌关节软骨肉瘤多为原发性，只是有的发生于关节；有的发生于颅底或颞下间隙并侵及关节，即关节旁肿瘤。原发性又分为中央型和外围型。现仅对中央型颞下颌关节软骨肉瘤进行简述。

病因　不清。

病理　以瘤细胞形成软骨而不形成骨为特征。肉眼见肿瘤呈分叶状、淡蓝色、半透明、质地脆，部分区域黏液变性或囊性变，形成大小不等的囊腔，内含黏稠液体，在肿瘤的实质性组织中可见白色或黄白色的钙化灶，肿瘤表面可有纤维组织覆盖。显微镜下见肿瘤主要由软骨化软骨细胞和细胞间软骨基质所组成。

临床表现　原发性的软骨肉瘤发病年龄多在15～20岁，继发性软骨肉瘤发病年龄多在30～40岁，男性多见。可有疼痛、张口受限及偏颌和错位咬合，未见面瘫。X线表现不太显著，表现为钙化区内混杂有透亮渗透性的破坏，恶性程度高时钙化不明显。CT检查不仅能清晰反映骨和软组织内病变的范围，也可清楚显示病变的钙化量。这些信息有利于评价肿瘤的恶性程度，指导手术切除边缘和决定组织切除量，及制订修复方案（图1，图2）。

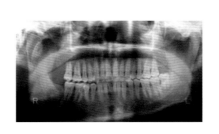

图1　软骨肉瘤平片表现

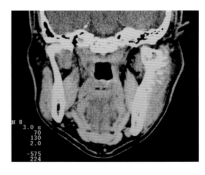

a. 冠状面

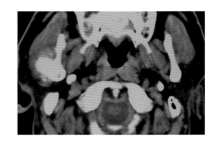

b. 水平面

图2　软骨肉瘤CT表现

诊断与鉴别诊断　与软骨瘤鉴别：软骨瘤细胞多，多形性明显，有肥硕细胞伴大核或双核，这些细胞的数量应引起注意。核分裂象不常见。常可见一些钙化区和软骨内骨化（图3，图4）。如见瘤细胞成骨，只会是骨肉瘤。影像学检查在鉴别软骨瘤和低度恶性的软骨肉瘤方面优于较局限的活检。

治疗　手术的基本原则：恶性程度低者，可做广泛界限切除或根治切除；恶性程度高者，应对受累区域做解剖概念上的整体切除，如一侧下颌骨整体切除。化疗和放疗的效果很差，只有短期的姑息效果。由于该肿瘤侵袭力强，故确定肿瘤界限是首要的问题。低度中央型软骨肉瘤可考虑做界限切除，并尽量做到界限在包囊外。若肿瘤的上界仅位于髁突表面，关节盘未被破坏或无穿孔，仅将关节盘一同切除即可，而无需做颅底手术，切除后应做同期修复。

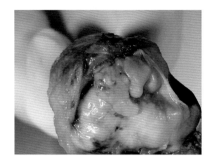

a. 髁突关节面

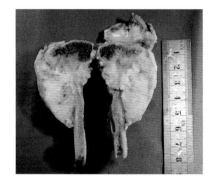

b. 剖面

图 3　软骨肉瘤大体表现

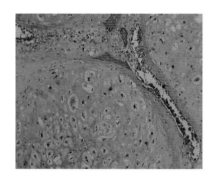

图 4　髁突软骨肉瘤病理表现

注：大量软骨样细胞，多为肥硕细胞伴大核或双核，见钙化区

预后　恶性程度越高，预后越差。远处转移最常见为肺转移。

（杨　驰　张善勇）

nièxiàhé guānjié huámó ruǎngǔ ròuliú
颞下颌关节滑膜软骨肉瘤
（synovial chondrosarcoma of temporomandibular joint）　发生于颞下颌关节滑膜的呈分叶状或

结节状的较罕见的恶性软骨性肉瘤。至今报道仅 1 例。

病因　不清。

病理　肉眼见肿瘤呈分叶状或结节状，可有多个游离体，色灰蓝或灰白，半透明且有光泽。镜下与其他部位的软骨肉瘤改变相似，可见肥大的异型核及双核或多核瘤巨细胞，核分裂不多见（图 1）。有时这种异型性明显的瘤细胞仅局限于巨灶分布，故应多处取材才能见到。该瘤可侵犯周围的软组织和骨质。

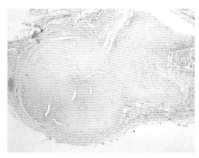

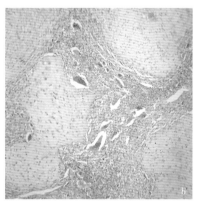

图 1　滑膜软骨肉瘤病理表现

注：a. 类似软骨游离体；
b. 肥大的异型核及双核细胞或多核瘤巨细胞

临床表现　并无特殊性。X线表现：若出现多个游离体融合成一个钙化团块时，应怀疑该病；多数病例伴有骨侵蚀（图 1）。大体标本也可发现上述情况。

诊断与鉴别诊断　诊断依据患者病史、临床检查、专科检查及辅助检查（图 2）等。特别是

滑膜软骨瘤病恶性变的病例，也有钙化或非钙化软骨性游离体，易被误诊为滑膜软骨瘤病。另外，诊断该瘤时，还必须排除邻近软组织或骨组织的软骨肉瘤浸润关节滑膜的可能。

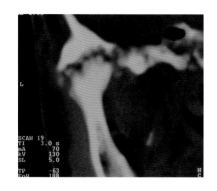

图 2　滑膜软骨瘤 X 线表现

注：保守手术 1 年复查肿瘤复发

治疗　应考虑根治性手术切除，如颅底手术加关节外切除。但许多病例（指其他关节）是在误诊为滑膜软骨瘤病并按瘤样病变手术治疗复发后，才被确诊为滑膜软骨肉瘤。

预后　不良，易复发。

（杨　驰　张善勇）

nièxiàhé guānjié liúyàng bìngbiàn
颞下颌关节瘤样病变（tumor-like lesion of temporomandibular joint）　不明原因引起髁突、髁突软骨、关节盘、纤维组织的异常反应性增生，常发生不规则改变，改变类似肿瘤，但不具有肿瘤组织成分，引起颞下颌关节区结构异常，但可引起或不引起其功能改变的疾病。临床上会遇到颞下颌关节髁突瘤样增生、颞下颌关节髁突外生骨疣、颞下颌关节双髁突畸形、颞下颌关节纤维瘤病、颞下颌关节朗格汉斯细胞组织细胞增生症、颞下颌关节瘤样钙盐沉着症等一些其他肿瘤和类似于肿瘤的病变，其中只有纤维瘤病

是真性肿瘤，其他均是瘤样病变。目前尚未遇到焦磷酸钙沉积病、髁突骨内囊肿。

（杨　驰　张善勇）

nièxiàhé guānjié huámó ruǎngǔliúbìng

颞下颌关节滑膜软骨瘤病

（synovial chondromatosis of temporomandibular joint）　因感染或外伤等因素引起颞下颌关节区滑膜和滑膜下结缔组织异常改变，出现软骨化生，当软骨化生的小体长到一定大小后，从滑膜上脱落下来，在关节腔内形成游离体，形成软骨瘤成分肿物的疾病。多数学者认为是滑膜化生形成的一种瘤样病变。该病较为罕见。

病因　不明，有学者认为与感染和外伤有关。

病理　软骨游离体为透明软骨细胞形态、单个（图1）或成群的游离体，在成群的游离体中由许多游离体通过纤维组织连接而成；由于有双核等现象，故有时会被认为是低度恶性的软骨肉瘤。滑膜增生表现形式多样，可有滑膜的软骨化生现象。

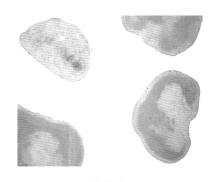

图 1　滑膜软骨瘤病病理表现

临床表现　症状与常见的关节紊乱相似，多有长期不适，运动逐渐受限。局部可有疼痛和肿胀（易与腮腺肿瘤混淆），有时关节运动时可有明显的摩擦音、破裂声或绞锁。当游离体钙化时（大关节多见），X线检查或CT易被检出（图2）；但在颞下颌关节中，情况恰好相反。病程多为早期，游离体多为非钙化性，给诊断带来一定难度。关节造影或MRI可以证实游离体的存在（图3）。有时可表现为肿块型，易与关节软骨瘤或腮腺肿瘤混淆。有时伴有骨关节病。

诊断与鉴别诊断　诊断主要根据临床表现、影像学检查、组织病理学检查等。需与髁突肥大、髁突软骨瘤、骨软骨瘤、软骨肉瘤、骨肉瘤等疾病相鉴别。该病的特点是大多数病例关节软骨正常，经组织病理学检查证实有滑膜或滑膜下结缔组织的软骨化生。

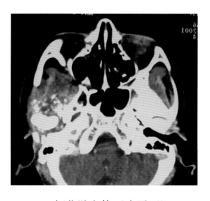

a. 钙化游离体（水平面）

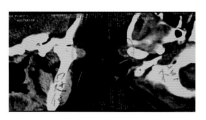

b. 非钙化游离体（冠状面和水平面）

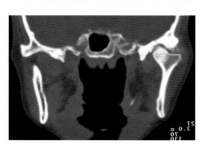

c. 钙化游离体伴骨关节病（冠状面）

图 2　软骨瘤 CT 表现

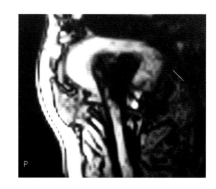

a. 非钙化游离体（冠状面）

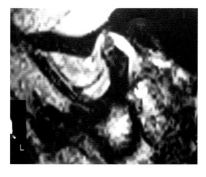

b. 非钙化游离体（矢状面）

图 3　滑膜软骨瘤病 MRI 表现

治疗　一般做滑膜切除和软骨游离体移除，滑膜切除实质上是界限切除术。由于颞下颌关节的关节腔狭窄，不宜做单纯的滑膜切除术，而通常将关节盘一同切除。伴有严重骨关节病的患者可做相应治疗。由于发生于颞下颌关节的滑膜软骨瘤病多为早期，游离体多呈非钙化性，故可用关节镜手术治疗。

预后　手术复发少，一般无恶变倾向。

（杨　驰　张善勇）

nièxiàhé guānjié sèsù róngmáo jiéjiéxìng huámóyán

颞下颌关节色素绒毛结节性滑膜炎

（pigmented villonodular synovitis of temporomandibular joint）　因关节内损伤或出血造成颞下颌关节滑膜表面反应性改变，形成色素沉着或绒毛结节样增生，突向囊腔内，形成瘤样病变的疾病。发病率较低。

病因 关节内反复出血或损伤是主要原因。

病理 肉眼见病损为一大的质地较硬的多结样肿物，呈海绵状、绒毛状结构，切面呈灰红色，无包膜，与周围组织界限不清。镜下见绒毛结节样小体由滑膜内衬组织增生而来，含有不等量的含铁血黄素和脂肪沉着，可有多核巨细胞（图1）。

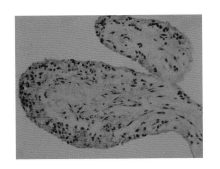

图1 色素绒毛结节性滑膜炎病理表现

临床表现 青年人多见，男女发病无明显差异。存在局限型与弥散型两种类型，局限型的病变在关节外，而弥散型是原发于关节内的病变扩散到关节外。好发于大关节，且发现时往往体积较大。关节镜下患者症状和X线表现与常见的结构紊乱和骨关节病相似。关节镜下表现为滑膜表面多区域的橙色或棕色色素沉着，表面有大量的绒毛结节样的小体突入关节腔，有时可伴有明显的关节退变和关节盘穿孔（图2）。

诊断与鉴别诊断 诊断主要根据临床表现、X线检查、组织病理检查及穿刺针吸取活检。应与恶性纤维组织细胞瘤及黄色瘤相鉴别。后者的病理结构由成纤维细胞、组织细胞及胶原纤维构成，存在多核巨细胞和黄瘤细胞，同时有血管增生和炎症细胞浸润。

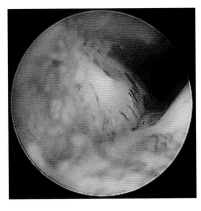

a. 棕色色素（含铁血红素）沉着于滑膜

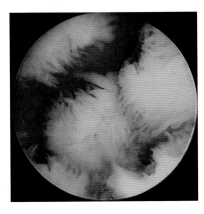

b. 色素绒毛结节性滑膜炎伴关节盘穿孔与髁突退变

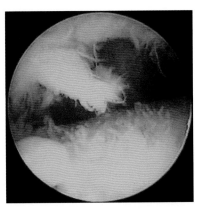

c. 滑膜面大量绒毛结节样小体伴关节面退变组织

图2 色素绒毛结节性滑膜炎关节镜下表现

治疗 根据外科1~3分期，色素绒毛结节性滑膜炎的治疗方法为分别行包囊内切除、包囊外界限切除和广泛性切除。处于早期病变时，可仅在关节镜下将所有受累滑膜、绒毛结节样的小体

切除和退变组织（部分关节盘和关节面）切除即可。

预后 良好，切除彻底后不易复发。

（杨 驰 张善勇）

nièxiàhé guānjié kētū liúyàng zēngshēng

颞下颌关节髁突瘤样增生
（tumor-like hyperplasia of temporomandibular joint condylar）

不明原因导致髁突长度和体积均有增加，但原有的基本形态发生改变，形成异常结构的疾病。其增生方式类似于髁突骨瘤、骨软骨瘤等，但其影像学表现和病理表现又有别于髁突骨瘤、骨软骨瘤（图1，图2）。在国际上并未见髁突瘤样增生的称谓，之所以如此称谓，是为了有别于髁突增生的概念，一般的髁突增生是指单纯的髁突不变。髁突瘤样增生治疗方法是髁突切除（不要过多）和修整，或结合正颌手术，改善咬合关系长度增加而基本形态和

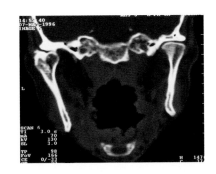

图1 髁突瘤样增生CT表现

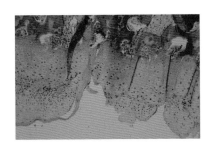

图2 髁突瘤样增生病理表现

面形。

(杨 驰 张善勇)

nièxiàhé guānjié kētū wàishēng gǔyóu

颞下颌关节髁突外生骨疣

(osteochondroma of tem-poromandibular joint condylar) 因不明原因引起的髁突骨表面发生的不规则性改变,使髁突骨外增生,形成瘤样肿块的疾病。外生骨疣是一种无法归类为成骨肿瘤(如骨瘤)、成软骨肿瘤(如骨软骨瘤)和髁突增生的赘生物。X线表现为高密度的外生骨赘,病理表现为硬化骨组织(图)。手术应充分考虑关节功能,可囊内搔刮或界限切除。

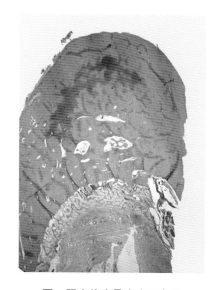

图　髁突外生骨疣病理表现
注:表层大面积硬化骨、内层骨内成骨和骨髓增生

(杨 驰 张善勇)

nièxiàhé guānjié shuāngkētū jīxíng

颞下颌关节双髁突畸形

(double condyle of temporoman-dibular joint) 因外伤或者其他因素引起关节囊内髁突发生的异常性增生或改变的疾病。增生与髁突结构一致,类似两个髁突存在,因此称为双髁突畸形,一般不引起临床症状,是一种瘤样病变,最易于骨软骨瘤相混淆。诊断双

髁突畸形应该具备2个条件:①位于关节囊内,通常一个髁突位于关节窝内,另一"髁突"位于其前内侧(图1,图2)。该点与一些骨软骨瘤相似。②病理学表现与正常的髁突结构基本一致,这是有别于其他病变的重点之处。发病与关节损伤(特别是髁突矢状囊内骨折)有关。治疗是将位于关节结节前内侧的"髁突"切除,不要对位于关节窝内的髁突进行处理,以免影响关节功能。

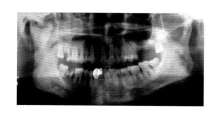

图1　双髁突畸形平片表现

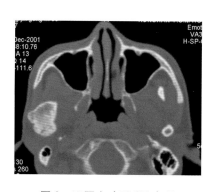

图2　双髁突畸形CT表现

(杨 驰 张善勇)

nièxiàhé guānjié xiānwéiliúbìng

颞下颌关节纤维瘤病 (fibro-matosis of temporomandibular joint) 原发于软组织(如颞下间隙)的分化的成纤维细胞肿瘤成分,侵及颞下颌关节区形成的不规则的软组织肿块,可发生钙化的疾病。其生物学行为(侵袭性)介于良性成纤维细胞肿瘤和纤维肉瘤之间。可出现局部复发,但不发生转移。影像学表现为弥散的软组织肿块,但无特征,可发生钙化

(图1),病理表现如图2所示。包囊外界限切除的复发率很高,广泛性切除有较低的复发率,但很难控制。在第一次复发后,应做根治性切除。放疗结合界限或广泛性切除,可控制纤维瘤病。

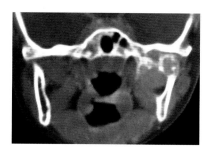

图1　纤维瘤病CT表现
注:涉及髁突、颞下间隙和翼突

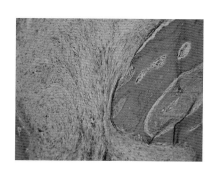

图2　纤维瘤病病理表现
注:长束状的分化良好的成纤维细胞和富含胶原的间质

(杨 驰 张善勇)

nièxiàhé guānjié liúyàng gàiyán chén zhuózhèng

颞下颌关节瘤样钙盐沉着症

(tumor-like calcinosis of tem-poromandibular joint) 不明原因导致关节囊周围软组织出现瘤样病变,并可出现钙化,沉积于关节囊周围的疾病。其影像学表现易与滑膜软骨瘤病、焦磷酸钙沉积病等良性钙化性病变相混淆,但滑膜软骨瘤病的游离体钙化位于囊内(关节上腔);国际上杨驰教授报道过1例双侧关节盘瘤样钙盐沉着症的病例(图1,图2)。焦磷酸钙沉积病的血清学检查有

血磷增高，病理学上也有区别：焦磷酸钙沉积病有结晶形成，而瘤样钙盐沉着症无结晶形成（图3）。包囊内搔刮或界限切除足以消除病灶。

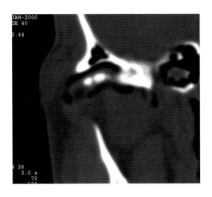

图1　瘤样钙盐沉着症双腔双单对比（空气）CT表现

注：见关节盘内钙化点

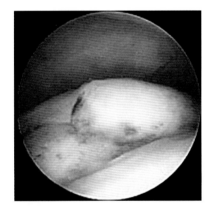

图2　瘤样钙盐沉着症关节镜下表现

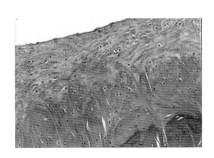

图3　瘤样钙盐沉着症病理表现

（杨　驰　张善勇）

nièxiàhé guānjié Lǎnggéhànsī xìbāo zǔzhī xìbāo zēngshēngzhèng

颞下颌关节朗格汉斯细胞组织细胞增生症（Langerhans cell histocytosis of temporomandibular joint）

颞下颌关节区周围有反应骨增生或者形成较大的脂肪团块的非瘤性病变的疾病。全身部位都有发生，但是在颞下颌关节的特点要突出，起因不明。影像学表现为圆形或椭圆形的X线透亮区，病变位于颞骨的关节窝（图1），周围可有不同量的反应骨，有清晰的边缘，但在活跃生长期，可呈片状渗透缘，常被误诊为恶性肿瘤。其大小可以自限。病理特征常显示大的脂肪团，充满组织细胞和炎症细胞，炎症细胞以嗜酸性粒细胞为主，并有叶状细胞核和颗粒状胞质（图2）。个别病例可以自愈。根据具

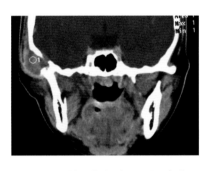

图1　朗格汉斯细胞组织细胞增生症CT表现

注：关节窝和颞骨圆形透亮区，边缘清晰

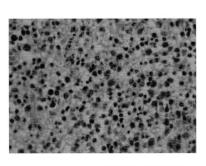

图2　朗格汉斯细胞组织细胞增生症病理表现

注：组织细胞和嗜酸性粒细胞

体情况，治疗可采用病变内搔刮（有重要功能和手术难以彻底解决的部位）或包囊外界限整块切除。一般无放疗、化疗指征。

（杨　驰　张善勇）

nièxiàhé guānjié nángzhǒng

颞下颌关节囊肿（temporomandibular joint cyst）

由颞下颌关节及附件来源的囊性病变的疾病。临床上较为罕见。在病理类型上可分为两类，即腱鞘囊肿和滑膜囊肿。但因其往往存在与颞下颌关节紊乱病相类似的症状，因此在鉴别诊断中应给予高度重视，以免误诊、误治。

（杨　驰）

nièxiàhé guānjié huámó nángzhǒng

颞下颌关节滑膜囊肿（synovial cyst of temporomandibular joint）

由创伤、炎症或胚胎发育异常导致颞下颌关节囊疝入周围组织而形成的具有含滑膜细胞的上皮衬里覆盖、充满液体的囊肿。

病因　目前病因尚未完全清楚。滑膜囊肿的发生可能与创伤或炎症导致颞下颌关节内压升高造成关节囊疝有关，也可能胚胎发育时滑膜组织移位所致。

病理　滑膜囊肿囊壁为纤维性，较厚，为含有滑膜细胞的内皮衬里覆盖，内含黏液。囊腔常与关节腔相通，但也可无连通。在囊壁内可见软骨及骨性碎片和含铁血黄素的沉积。

临床表现　滑膜囊肿可表现为关节区疼痛或酸胀不适感，可伴同侧面部及头痛，缓慢加重的张口受限、张口偏斜等。

影像学检查　CT和MRI均表现为囊性病变，且与腮腺无关（图1，图2）。

诊断与鉴别诊断　根据病史及临床检查，常可做出初步诊断。影像学检查对于诊断及鉴别诊断

颇有帮助。

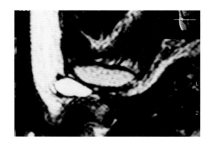

a. 水平面

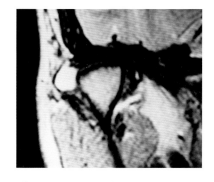

b. 冠状面

图 1　滑膜囊肿 MRI 表现

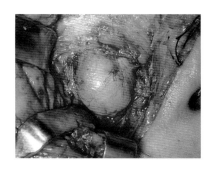

图 2　滑膜囊肿术中暴露

治疗　一般无症状者不予处理。对有症状的患者，可首先采用穿刺冲洗治疗。如经多次囊腔冲洗治疗失败，且患者症状明显者，可行开放性手术切除。

预后　不清。

（杨　驰）

nièxiàhé guānjié jiànqiào nángzhǒng

颞下颌关节腱鞘囊肿　（thecal cyst of temporomandibular joint）

颞下颌关节关节囊或腱鞘的胶

原组织黏液样变性而形成的囊壁无上皮衬里覆盖的囊肿。多发于腕背和足背部，也可发生于颞下颌关节区。

病因　目前病因尚未完全清楚。可能因关节囊的黏液样退行性变和囊性软化所致。

病理　在组织病理学上，囊内含有无色透明或橙色、淡黄色的浓稠黏液，腱鞘囊肿无上皮衬里，囊壁为致密硬韧的纤维结缔组织，囊肿以单房性为多见。囊腔与关节腔无连通。

临床表现　患者多为青壮年，女性多见。起病缓慢，发病部位可见一圆形肿块，有轻微酸痛感，严重时会给患者造成一定的功能障碍。腱鞘囊肿则常表现为耳前区肿块，生长缓慢，无明显疼痛等。一般无张口受限但开口型可稍向患侧偏斜。

影像学检查　CT 和 MRI 均表现为囊性病变，且与腮腺无关。

诊断和鉴别诊断　根据病史及临床检查，常可做出初步诊断。影像学检查对于诊断及鉴别诊断颇有帮助。

治疗　一般无症状者不予处理。对有症状的患者，可首先穿刺冲洗治疗。如经多次囊腔冲洗治疗失败，且患者症状明显者，可行手术切除。

预后　不清。

（杨　驰）

nièxiàhé guānjié jíbìng xiāngguānxìng yáhémiàn jīxíng

颞下颌关节疾病相关性牙颌面畸形　（dento-maxillofacial deformity related to temporomandibular joint disease）　由颞下颌关节相关疾病引起的颌骨体积、形态结构异常，上、下颌骨之间及其颅面其他骨骼之间的位置关系失调的疾病。

病因　主要包括颞下颌关节紊乱病、特发性髁突吸收、骨关节病、关节强直、外伤和关节肿瘤等。

病理　不清。

发病机制　多发生在青少年的特发性髁突吸收导致单侧或双侧髁突骨质改变，下颌升支高度降低，导致前牙开𬌗、后牙早接触、下颌后缩和开口型偏移等，致使安氏Ⅱ类错𬌗畸形和颌骨畸形（图 1）。骨关节病导致牙颌面畸形的原因和髁突吸收类似，都是由于髁突骨质改变，下颌升支高度异常所致。关节强直，尤其是在青少年时期发生外伤导致髁突骨折后未经有效的指导，发生关节强直，使得下颌骨生长停止，而导致小下颌，往往这种患者还伴有严重的睡眠呼吸低通气暂停综合征（图 2）。关节的外伤，特别是髁突的粉碎性骨折，导致下颌偏移，咬合关系紊乱。发生在颞下颌关节区的肿瘤（如骨软骨瘤）也可引起咬合关系紊乱和牙颌面畸形（图 3）。

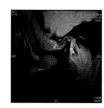
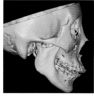

图 1　特发性髁突吸收导致牙颌面畸形

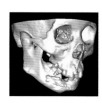
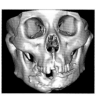

图 2　外伤后导致关节强直继发牙颌面部畸形

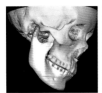

图3 髁突骨软骨瘤导致
牙颌面畸形

临床表现 要注意颞下颌关节和牙颌面畸形两方面的临床表现。①对颞下颌关节紊乱病患者的临床检查常常发现有明显的𬌗因素如咬合关系紊乱，包括𬌗干扰、牙尖早接触、严重的锁𬌗、深覆𬌗、多数后牙缺失，𬌗面过度磨耗致垂直距离过低等。特发性髁突吸收常常双侧同时发病，面部检查可见面下 1/3 高度降低，下颌后缩，呈高角。咬合关系发生紊乱，常表现为前牙开𬌗，后牙早接触，咬合关系表现为安氏Ⅱ类错𬌗畸形。若髁突吸收一侧发生较对侧明显严重，可出现下颌偏向患侧。开口度和开口型也存在一定的异常。②骨关节病可单侧或双侧发病，主要好发成年人，临床症状与特发性髁突吸收类似。③发育成熟后发生的关节强直无明显的咬合关系紊乱（较严重的颌骨骨折也可出现咬合关系紊乱的后遗症），儿童患者由于下颌骨发育障碍，面下部垂直距离变短，牙弓变小而狭窄，结果造成咬合关系明显紊乱：下颌磨牙向舌侧倾斜，前牙向唇侧倾斜，呈扇形分离。畸形严重程度随发病年龄而异，发育成熟后发生的关节强直颜面畸形不明显，而儿童早期发病者随着年龄增长畸形日益严重。颜面畸形主要发生在面下部，因下颌骨发育障碍所致。单侧强直患者颜面不对称，患侧下颌支及下颌体短小，颏部及整个下颌骨向患侧偏斜，患侧面部显得丰满。健侧下颌支及下颌体发育正常，而颜面显得扁平狭长。双侧关节强直的患者则双侧下颌支及下颌体发育受阻，下颌及颏部明显后缩，而正常上颌却显前突，形成特殊的小颌畸形面容。④关节的粉碎性骨折导致患侧下颌高度降低，外伤后会出现下颌偏向患侧，患侧后牙反𬌗等。⑤关节肿瘤（如骨软骨瘤）临床症状以偏颌或偏突颌、咬合关系紊乱为主。

影像学检查 X 线摄影是确定诊断、治疗计划的重要步骤，通常包括全颌曲面断层片及头颅侧位片。有不对称的畸形存在者应补充头颅正位片，必要时还可补充 CT 扫描与三位图像重建。

诊断与鉴别诊断 根据病史及临床检查，常可做出初步诊断。首先须诊断颞下颌关节相关疾病（颞下颌关节紊乱病、特发性髁突吸收、骨关节病、关节强直、外伤和关节肿瘤等）。同时根据投影测量分析诊断牙颌面畸形的类型。

治疗 要涉及颞下颌关节外科-正颌外科-正畸治疗-口腔种植-修复治疗多学科治疗理念。①颞下颌关节紊乱病：对于颞下颌疾病伴轻度咬合关系紊乱需在治疗颞下颌关节疾病之前或之后进行正畸治疗。比如关节盘移位常有上下前牙中线不齐、中重度的深覆𬌗覆盖等。在治疗关节盘移位（保守治疗，关节镜盘复位缝合术或开放性锚固术）后需进行正畸治疗或𬌗垫治疗；不仅如此，关节盘复位后，由于关节盘的复位导致后牙开𬌗、前牙偏移等也需要𬌗垫治疗或正畸治疗。②特发性髁突吸收：下颌升支高度轻中度降低，关节盘形态良好，髁突骨髓腔存在明显骨髓信号，

需行关节盘复位（关节镜盘复位缝合术或开放性锚固术），术后再行正畸治疗；下颌升支高度重度降低，关节盘变形严重，髁突骨髓腔无骨髓信号，需行术前正畸治疗，去代偿后行关节置换（肋骨肋软骨置换或全颞下颌人工关节），前推下颌，如上颌存在畸形，同时需做上颌正颌手术，术后再配合正畸治疗。但是在肋骨肋软骨重建中关节盘的处理（是保留还是切除，是复位还是不复位）需进一步研究。③关节粉碎性骨折：需按照原先咬合关系进行关节重建（肋骨肋软骨置换或全颞下颌人工关节），若外伤之前本身存在牙颌面畸形，可同期行正颌手术。④关节强直：对较轻的颞下颌关节纤维性强直的患者，可尝试关节镜手术，但对较严重的纤维性强直或骨性强直的患者，均需开放性手术治疗。治疗的重点和难点是伴有严重颌骨畸形和咬合关系紊乱的关节强直；治疗的总体原则是根据不同年龄、不同的关节强直类型和是否伴有其他畸形制订相应的治疗计划；主要涉及关节外科（间隙手术、关节成形和关节置换等）、正颌外科（含牵引成骨）和正畸治疗。手术的指导思想是在不影响手术的稳定性和不影响生长发育的前提下，尽量考虑减少手术次数（关节外科和正颌外科同期完成）；若有关节附件存在，应尽量考虑保存（关节外侧成形）；当下颌支高度不足时，应进行行关节-下颌支重建。尤其是伴有严重颌骨畸形和咬合关系紊乱的病例，应由手术医师和正畸医师联合会诊制订综合序列治疗计划。⑤关节肿瘤：一些外生性关节肿瘤（如骨软骨瘤）在完整切除关节肿瘤的同时，需考虑下颌支矢状劈开截骨术、

下颌支垂直截骨术、下颌角或下颌下缘修整术、水平截骨颏成形术等矫正颌骨畸形，术前术后的正畸治疗是必然的。对于一些伴有牙列缺损或缺失的患者，在考虑重建关节需在稳定咬合关系的基础上，术前可能配合修复和种植等治疗。

（杨　驰）

nièxiàhé guānjié guānjiéjìng wàikē

颞下颌关节关节镜外科 （arthroscopic surgery of temporomandibular joint）

在关节镜辅助下可直接观察到颞下颌关节内部的结构，用于疾病的诊断与治疗的微创外科。具有损伤小、恢复快的特点。

适应证　颞下颌关节关节镜外科适应证相当广泛，最常用于：①结构紊乱（伴张口受限的或伴疼痛性弹响的关节内紊乱）。②骨关节病。③关节过度运动（髁突脱位或疼痛性的半脱位）。④纤维强直（即囊内纤维粘连）。⑤顽固性疼痛。此外，化脓性关节炎、外伤性囊内粘连、滑膜软骨瘤病及正颌所诱发的囊内病变等也属关节镜的治疗范畴。国际共识会议（1993）认为："除某些病例，如急性外伤性结构紊乱、呈进行性发展的退行性关节病等外，通常，经恰当的非手术治疗并被证明是无效的患者可考虑关节镜手术治疗。"

围手术期准备　至少需一种影像检查，MRI 检查能最全面提供骨、关节盘、软组织及关节腔内的信息，如是否有关节盘移位、关节盘形态和长度、盘后附着厚度是否改变，是否有类盘样变，关节腔内是否有囊内粘连和游离体，骨组织是否增生、吸收和退变等。当怀疑有骨组织改变时还可进行关节片、全景片和 CT 检查，由于颞下颌关节关节病与下颌骨支及下颌骨中线之间的关系被越来越重视，故全景片的检查也相当广泛。术前检查目的在于明确关节病变的类型、程度。如系关节内紊乱，应分期和评估关节盘的形态、长度和性质，并得出是否有保留价值。当然，治疗前诊断性关节镜的最后确诊是必需的。

手术方式　包括以下方面。

粘连松解和灌洗术　最简单，与诊断性关节镜技巧相仿，只需单套管穿刺即可，对持续性锁结患者可用一钝性探针或套管填塞器剥离关节上腔以解除关节盘对关节窝的吸盘效应和松解粘连；然后用乳酸林格液彻底灌洗，如尚有炎症、充血，可附加激素类药物。该法的作用类似于关节腔灌洗术。

盘前松解加关节盘复位固定术　有多种设计方法，杨驰教授设计的关节镜复位固定术是采用类似水平褥式缝合的方法，进行自外向内的缝合，并使缝合牵引的方向与移位的关节盘前后向长轴完全一致。为了有利于盘复位、缝合、固定操作能顺利进行和防止手术后关节盘移位复发，多应进行关节盘前松解，用刀切割易出血，用射频消融仪切割出血少、视野清，当切断关节盘前上附着和部分与关节盘有关联的翼外肌肌腱后，就能顺利进行盘复位操作，且复位后的关节盘稳定性好（图 1，图 2）。该法不但创伤小、用时短，且复位率高、疗效优异。

囊内清扫修整术　清除囊内粘连物、关节腔内游离体及关节腔表面程度有限的骨组织削刨，以恢复光滑的关节面及合乎运动要求的骨轮廓（图 3）。但过多的囊内切割和磨削会引起新的粘连

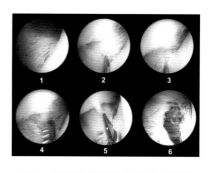

图 1　关节结构紊乱关节盘前松解

注：盘前附着和部分翼外肌肌腱切断

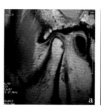
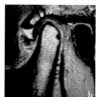
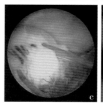
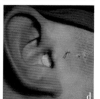

图 2　关节镜关节盘缝合、复位、固定术

注：a. 关节盘移位 MRI；b. 术后 6 个月 MRI 示关节盘复位；c. 关节镜缝合；d. 切口

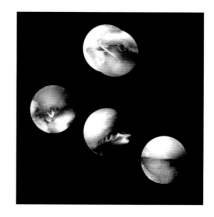

图 3　滑膜软骨瘤病或游离体清理术

而引起张口受限，故目前多用有限的清扫修整。建议细小和菲薄

的粘连只要拨断即可；粗大和厚硕的粘连用手动器械和/或射频消融仪清除。尽量避免做大范围的骨面修整，因为骨质裸露不但易发生粘连，也不能形成新的健康关节软骨面，除了一些尖锐的骨尖应磨除外，关节面的溃疡面可用射频消融仪进行表面处理。

盘后硬化疗法　1989年由邱蔚六、胡勤刚等学者倡导，方法是经关节镜导向，用5%鱼肝油酸钠注射于盘后区或上腔后壁滑膜下，治疗目的同电凝或激光凝灼。为了弥补瘢痕化需一定的时间后方能形成的缺陷，1994年采用硬化疗法与牵引缝合相结合的方法（图4）。

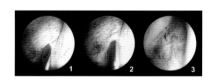

**图4　运动过度关节盘后
硬化疗法**
注：1. 关节镜引导滑膜下穿刺；2. 滑膜下注射；3 注射后

射频冷消融技术　大关节镜于1995年开始应用，颞下颌关节关节镜于2001年开始被引用，它可进行诸如滑膜、韧带切开，粘连组织消融清除，关节软骨面修整，滑膜、韧带紧缩等多种手术（图5）。由于射频冷消融技术具有操作精确、残留物少、热损伤小、平整性好和同步止血等特点，故较电外科更有优势。

疗效评判　评判运动度、疼痛、下颌功能及患者自我评价。

评判方法　①运动度：中切牙垂直张口度及前伸、侧向运动度。②疼痛：数据化测定，具体方法：用100mm的标尺由患者自我评判，0代表无痛，100mm处

代表非常强烈的疼痛；此外，还包括7个方面的下颌疼痛问卷，每个方面均分5级（0~4）。③下颌功能：采取信访问卷。下颌功能问卷分5个方面，每方面也是5级（0~4）。④关节盘位置和骨改变的评判：行MRI检查。⑤关节杂音评判，尤其是弹响的评判。

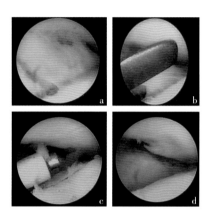

**图5　关节囊内粘连骨关节病射
频冷消融术**
注：a. 关节囊内粘连；b. 切断；c. 消融；d. 术后

疗效标准　①优：无痛，中切牙垂直张口≥37mm和前伸及侧向移动≥6mm，响亮的弹响声消失，无障碍地进行进食、谈话等。②良：相对无痛（轻微、短暂、偶发）或数字化测定，下颌疼痛问卷术后指数比术前下降50%以上，中切牙垂直张口≥30mm和前伸及侧向移动≥4mm，在进食及谈话等时存在可忍受的轻度的不便利或下颌疼痛问卷评判指数比术前下降50%以上。将优、良定为手术有效。

并发症及其防治　①出血：分囊内与囊外两种。囊内较严重的出血是在盘前松解切开过深伤及翼外肌内血管所致，经高压灌洗后即可缓解，不影响手术过程。囊外出血，颞浅动脉由于管壁厚

且弹性韧性好，故一般不会损伤，颞浅静脉由于管壁薄及因穿刺时受压造成管壁塌陷，故套管穿刺时易损伤此静脉。一般经压迫后即可缓解；如不奏效，经皮缝扎即可止血。②耳颞区神经麻木：考虑是穿刺针损伤耳颞神经所致。③暂时性面瘫：由灌洗液渗透至关节周围组织产生肿胀，有可能使面神经分支中颞支及颧支持续性受压而出现相应的面瘫症状，即额纹消失或闭眼不全。一般均在术后数小时至3天内自行缓解。④耳部并发症：外耳道穿孔系穿刺时穿破外耳道软骨前壁所致；如未及时发现，继续向深部进针，有可能造成鼓膜穿孔及术后的中耳感染，并导致永久性听力减退或丧失。应请耳鼻咽喉科会诊解决。⑤咬肌瘫痪：系射频消融行盘前松解术时误伤咬肌神经所致，观察3~6个月后均恢复肌力。⑥器械折断：包括活检钳、剪、射频刀头、缝合针和缝合套圈等，系操作不当和器械老化所致。关节腔内的异物可用内镜手术取出。⑦咬合关系紊乱：与关节盘复位有关的咬合关系紊乱，术后3周无明显改善者，用颌间弹性牵引1~2周后多能恢复，少数年长者需牵引1个月。其发生机制是关节盘复位后覆盖于髁突后上方的组织厚度增加、张力改变牵引髁突前移和关节腔内液体存留。⑧疼痛：持续1周以上仍有较剧烈的疼痛可能是在盘复位缝合固定术过程中损伤到耳颞神经，尤其是盘后区的神经有关，大于35岁的患者易发。⑨永久性面瘫：原因在于穿刺技巧欠精湛，由于反复进行穿刺而使面神经损伤机会增大。正确的穿刺方法：勿施暴力；需有支点；确定套管进入关节腔后，需将锐性套管针换成

钝性填塞器，避免损伤关节内结构及造成颅底穿孔。由于关节镜的手术器械精细，故在操作中需动作轻柔，以防折断。⑩术后表皮的萎缩：可能是激素关节腔注射时渗至皮下所致。关节镜手术通常不会引起不美观的瘢痕，因为最复杂的关节镜手术仅需 2～3mm 的套管穿刺孔 2～3 个即可；除非是术后感染和瘢痕体质的患者或许有可能。⑪关节外耳道微痛牵拉感：可能与术中硬化剂滑膜下注射有关，如硬化剂注射位置靠近外耳道，在其瘢痕化过程中，可由于瘢痕收缩牵拉外耳道而引起，一般术后 6 个月内缓解或消失，无需特别处理。

与开放性手术相比，关节镜手术仅有轻微并发症，故对两种方法均能解决的病种，关节镜手术更具优越性。另外，治疗性关节镜的应用也为那些非手术治疗疗效差但又未严重到需开放性手术的病种（如Ⅰ期和Ⅱ期结构紊乱、早期骨关节病和轻至中度纤维粘连等）提供了一条有效的治疗途径。对于一部分关节盘复位后尚能行使功能的晚期（Ⅳ期和Ⅴ期）病例也可进行关节镜复位固定。

（杨　驰）

kǒuqiāng hémiànbù shénjīng jíbìng

口腔颌面部神经疾病 （oral and maxillofacial nerve disease）

发生在口腔及颌面部的、由感觉及运动神经病变所引起的神经疾病。颌面部神经包括脑神经中的三叉神经、面神经、舌咽神经及舌下神经。其中支配口腔颌面部的感觉与运动功能的主要是三叉神经和面神经。临床常见的疾病是三叉神经痛、面神经麻痹、舌咽神经痛和面肌抽搐。

（张伟杰　胡勤刚）

kǒuqiāng hémiànbù gǎnjué shénjīng jíbìng

口腔颌面部感觉神经疾病 （oral and maxillofacial sensory nerve disease）

发生在口腔及颌面部的、由感觉神经病变所引起的神经疾病。主要包括三叉神经痛、舌咽神经痛、非典型性面痛等疾病，其造成的疼痛给患者带来了极大的痛苦，但不同的疾病有不同的疼痛特点，需要进行相应的检查，并给予不同的治疗方案。

（张伟杰　胡勤刚）

sānchā shénjīngtòng

三叉神经痛 （trigeminal neuralgia）

在三叉神经分布区域内（即耳屏前面部）出现阵发性电击样剧烈疼痛的疾病。历时数秒至数分钟，间歇期无症状，可由口腔颌面部的任何刺激引发。

流行病学　患病率在（50～100）/10 万。患病的年龄范围较广，文献报道最小的年龄 10 岁，最大年龄 90 岁左右，其中以老年人为主。男女之比约为 2∶3，女性稍多于男性。其病变以单侧为主，双侧病变很罕见。在单侧发生的三叉神经痛患者中，最多见的部位为第二、三支，或单独发作或同时发作。双侧同时发作罕见，第二、三支为主，以两侧交替发作常见。

分类　分为原发性与继发性。前者为不表现有神经系统体征的、单纯三叉神经分布区域的发作性疼痛，各种检查无明确的致病因素存在；后者则除了三叉神经痛以外还伴有三叉神经本身或其邻近组织病变所导致的疼痛，同时可伴有神经系统阳性体征。

病因与发病机制　各种原因（血管压迫、解剖结构异常、肿瘤、多发性硬化病等）致神经组织脱髓鞘改变，导致三叉神经痛发作。三叉神经根的血管压迫为较肯定致病因素。继发性三叉神经痛致病因素以颅内肿瘤为主要病因，其他常见的原因还有炎症、病毒感染及血管、骨组织的病变。

病理　电子显微镜下半月神经节和感觉根内可观察到节细胞的消失，有炎性浸润、动脉粥样硬化改变及脱髓鞘改变等。已公认脱髓鞘改变是引起三叉神经痛的主要病理变化，这种脱髓鞘病变也出现在三叉神经周围分支上。

临床表现　①剧烈性：通常为针刺样、电击样、刀割样、电钻样、烧灼样疼痛。这种性质的疼痛患者常难以忍受，发作时为了减轻疼痛而做出各种异样动作。②阵发性、短暂性：疼痛发作都在白天，晚上睡眠时很少发生，深睡眠时因疼痛而惊醒的情况也少见。这一点可与舌咽神经痛相鉴别。疼痛发作时间一般在数秒、数十秒或 1～2 分钟。初发患者疼痛时间很少超过 1 分钟。病程较长的患者，有时疼痛可持续 5～10 分钟甚至更长。从疼痛发作停止至下一次发作之间称为间歇期。③扳机点：指在三叉神经分布区域内存在某个固定点或区域特别敏感，稍微触及此点即可从这一点或区域内迅速发作疼痛，并呈放射状，就像枪的扳机，一旦发动即可引发疼痛，这一点或区域即称为扳机点，通常位于皮肤或黏膜上。疼痛往往从扳机点开始，然后可快速波及至整个神经。扳机点可能是一个，也可能多个。但部分长期发作者，由于药物或封闭治疗，其扳机点往往不明确，约 50% 的患者可无扳机点存在。

检查　包括以下方面。

感觉功能检查　感觉检查要求测试者事先向患者解释检查的

方法，检查时双方都要注意力高度集中，让患者闭上眼睛，由感觉丧失区向正常区进行，保持每次同样的刺激强度，随时描记感觉异常范围。

味觉检查　用纱布固定患者舌体，擦干舌背，以棉签蘸糖水、盐水或醋于不同部位，患者以手示意。注意舌缘对味觉有相对敏感性，从前向后依次为甜味、咸味、酸味、苦味。或者用电味觉计测试，比较两侧阈值，正常味阈为 $50 \sim 100 \mu A$，患侧比健侧增大50%以上为异常。

触觉检查　主要用于三叉神经感觉功能的检查。以探针或棉捻轻划三叉神经各分布区的皮肤或黏膜，两侧对比，判断患侧有无功能障碍。应注意避免慢吞吞地划过皮肤或引起患者瘙痒。或应用电刺激仪经体表电极刺激，比较双侧面部皮肤出现感觉的最低阈值，判断患侧是感觉敏感或感觉障碍。

温度觉检查　以两支玻璃试管分盛 $0 \sim 10℃$ 冷水和 $40 \sim 50℃$ 温水，交替接触患者双侧皮肤，请其报出"冷"或"热"。

痛觉检查　针刺或揉压三叉神经不同区域，以判断三叉神经痛觉功能情况或检查"扳机点"的部位。痛觉丧失往往是三叉神经损毁性治疗的首要表现。

两点辨别　以类似圆规样的两点辨别器刺激面部皮肤，逐渐缩小分叉间的距离，记录患者不能区分一点还是两点的位置。此方法需要双侧对比。

运动功能检查　三叉神经支配的肌肉主要是咀嚼肌（颞肌、咬肌、翼内肌和翼外肌）。检查时首先观察静态下颞肌与咬肌是否对称，有无肌萎缩。其次为肌张力检查。

神经反射检查　包括以下几个方面。

浅反射　浅反射是刺激头面部皮肤或黏膜引起的反射。①角膜反射：患者向非检测方注视，以棉捻由外向内轻触角膜，引起双侧眼轮匝肌收缩（瞬目反应）。同侧为直接角膜反射，对侧为间接角膜反射。三叉神经眼支损伤时，刺激患侧角膜双侧均无反应，刺激健侧角膜仍可引起双侧反应；由于小脑幕也有三叉神经第一支分布，小脑出血时同侧角膜反射减弱或消失；面神经麻痹侧直接或间接角膜反射均可能消失。②腭反射：用棉签刺激软腭弓或咽腭弓边缘，正常时引起腭帆上提，伴恶心或呕吐反应。一侧腭反射消失提示三叉神经、舌咽神经或迷走神经损害。③咽反射：用压舌板轻触一侧咽后壁黏膜，诸咽缩肌收缩致软腭上提，伴恶心或呕吐反应。一侧咽反射消失见于舌咽神经或迷走神经损害，但正常人也有咽反射引不出者。

深反射　刺激作用于肌肉、肌腱、骨膜和关节的本体感受器引起的反射。①眼轮匝肌反射：检查者以拇指向后下方牵扯眼外眦皮肤，用叩诊锤轻叩检查者拇指，正常情况下该侧出现瞬目反应，对侧眼轮匝肌轻度收缩，同侧口角向后上方牵引。周围性面瘫时反射减弱，面肌抽搐时反射亢进。②眉间反射：患者平视前方，用叩诊锤轻叩两眉之间，可出现双侧眼轮匝肌收缩，眼睑闭合。一侧三叉神经或面神经损害均可出现同侧眉间反射减弱或消失；面肌张力高时（如帕金森症）眉间反射亢进，同时迈尔森征（即叩击鼻根部出现瞬目反应）也亢进。

自主神经反射　常用眼心反射。患者安静闭眼仰卧位，数分钟后记一分钟脉搏，然后检查者以示指、中指压迫患者眼球角膜两侧，压力以不引起眼球疼痛为度，压迫 $10 \sim 15$ 秒，正常人脉搏可减慢 $6 \sim 8$ 次/分，每分钟减慢15次以上者为阳性。三叉神经缺失或迷走神经功能低下时无此反射，迷走神经兴奋时此试验阳性。

病理反射　当中枢神经系统病变时，锥体束失去对脑干或脊髓的抑制作用而出现的异常反射。包括口轮匝肌反射、吸吮反射、低钙击面征、下颌反射、头后仰反射等，主要反映皮质延髓束、皮质脑干束等病变。

其他反射　刺激鼻黏膜还可引起喷嚏反射、流泪反射、泌涎反射等。

影像学检查　①X线检查：头颅后前位、颅底位、全景片等主要用于排除占位性、牙源性及部分外伤性病变引起的三叉神经痛或面神经麻痹。②CT：可排除颅底、颅外的占位性及部分外伤性病变引起的三叉神经痛或面神经麻痹；牙CT可显示下牙槽神经管的管径是否局部缩窄，是否存在阻生第三磨牙或牙骨质瘤的压迫；颅底螺旋CT可提示颞骨岩部与三叉神经根是否存在压迫关系，颞骨乳突气房是否影响微血管减压术的实施；颅底CT平扫（骨窗）也可用于射频温控热凝术术前显示卵圆孔直径及与棘孔的关系，术中显示并定位穿刺针与卵圆孔的关系；面神经管CT可显示面神经管有无骨折。③MRI：排除颅内占位性病变；三叉神经根血管压迫的诊断及微血管减压术影像学指征的评价，可采用3D-TOF序列的磁共振断层血管成像（MRTA）扫描，从横断面、斜矢状面和冠状面评价。每个平面三叉神经与血管的关系分为无关、交叉、接触、神经有切迹、神经移位和扭曲。结合 MRA 更能明确责任血管的来源。

诊断 依据病史、临床表现和神经系统无阳性体征可以做出诊断。

鉴别诊断 ①牙源性疼痛：三叉神经痛与牙痛最易混淆，特别是急性牙髓炎，其疼痛的特点为持续性、无阵发性、夜晚加剧、对冷热刺激极其敏感，有时含漱冷水可缓解疼痛。可探及明确的病灶牙存在，行开髓治疗及抗生素应用可完全缓解。无扳机点和周期性发作，X 线片可见龋病、根尖周阴影或髓石等。有时颌骨内的埋伏牙或肿瘤压迫神经也可引起神经痛，应及时行 X 线检查。②颞下颌关节痛：颞下颌关节痛一般无自发痛，局部相应的肌肉和骨组织有压痛，与三叉神经痛有着本质的区别。③鼻窦炎：急性上颌窦炎、额窦炎等多在流行性感冒后发生，继急性鼻炎之后，流出大量黏液脓性分泌物，鼻阻塞，可伴有嗅觉障碍。此类疼痛无周期性，疼痛程度远远小于三叉神经痛，持续时间较长。局部可有炎症表现、体温升高、白细胞计数增加等。X 线平片可见患侧鼻窦炎密度增高，偶见有脓性液平面。老年人由于感染抵抗力弱，对炎症的反应不如青壮年明显，其白细胞可不升高，且对疼痛的反应不甚明显，应及时行 X 线检查或 CT 检查以明确诊断，避免误诊。④偏头痛：是血管性头痛的一种，属神经内科疾病。常有头痛史；疼痛发作前有预兆，如视觉模糊及眼前暗点；疼痛性质常为钝痛，可持续数小时，并逐渐达到高峰，有的患者可持续数天以上；疼痛范围超出三叉神经分布区域，可伴有恶心、呕吐。⑤恶性肿瘤：与口腔关系最密切的为上颌窦恶性肿瘤。疼痛常为持续性痛，面部可伴有轻度肿胀、牙松动、鼻塞、鼻出血、张口受限等症状。CT、MRI 检查具有诊断价值。颅内肿瘤常伴有阳性神经体征。⑥舌咽神经痛：为舌咽神经分布区域的疼痛。见舌咽神经痛。⑦非典型性面痛：主要由自主神经引起，也称为自主神经痛或交感神经痛。参见非典型性面痛。

治疗 治疗方法较多，但应遵循一定原则。对初发患者公认的首选方法是药物治疗，当单纯药物治疗失效或药物过敏无法应用时，可结合其他非外科治疗方法，如局部封闭、理疗、针灸等进一步治疗，其主要缺点是有效率低，复发率高。如无效则可选择外科治疗方法。

根据患者不同全身情况及要求选择不同的外科治疗方法，其前提以安全、有效、并发症少为原则。如全身情况良好，可考虑行开颅微血管减压术；全身情况较差或恐惧开颅，则以射频温控热凝术为主；全身情况极差或对上述二种手术恐惧，则可选择口腔颌面部神经撕脱术。

药物治疗 是治疗三叉神经痛的首选方法，特别是初发患者，往往先采用药物治疗。①卡马西平为治疗该病的首选药物。常见副作用有嗜睡、头晕、变态反应、乏力、走路不稳和震颤，上述症状在初期十分明显，1~2 周后可逐渐自行消失。较为严重的副作用是对血液系统的毒性，表现为持续性白细胞减少、单纯血小板减少及再生障碍性贫血，但较为少见，应定期查血常规，对持续白细胞下降患者应立即停药。对肝脏亦有损害，常见谷丙转氨酶升高，对心脏及生殖细胞有影响。②奥卡西平疗效与卡马西平相似，但副作用明显小于卡马西平。③其他一线药物还有苯妥英钠、巴氯芬等。④二线药物：氯硝西泮、噻加宾等。这些药物可与一线药物联合应用，单独应用疗效较差。⑤中药和营养神经药物有一定疗效，包括维生素 B_1、维生素 B_{12}、谷维素等。

封闭治疗 常用药物为维生素 B_{12}、激素、硫酸镁等，配以 1%~2% 利多卡因对疼痛的神经做封闭，可使疼痛缓解。疼痛发作期依靠药物治疗联合封闭可使疼痛缓解且较为安全。该方法安全、经济、简单，是治疗三叉神经痛最为常用的手段。

理疗 包括激光、频谱治疗等。主要机制是促进疼痛区域的血液循环，加速对致痛物质的吸收，从而缓解疼痛。

埋线疗法 ①肠线埋藏法：用长约 1cm 的缝合肠线，埋入罹患分支的神经孔附近或穴位处。②组织浆注射：用冷藏的组织浆 2~3ml 注射于腹部皮下组织或肌肉内，每周一次，直至疼痛缓解。上述两种治疗方法机制尚不完全了解，长期治疗有效率较低，但其操作简便、安全性高，比较适合于老年患者。

针灸治疗 因几乎无任何并发症而被广泛接受，但有效率较低。作为一种安全的疗法，对初发患者可做辅助治疗。常用穴位：第一支常用下关、太阳、头维、丝竹空等，第二支常用下关、四白、迎香、颊车、听会、配合合谷等，第三支常用下关、颊车、大迎、地仓、合谷等。对疼痛点、扳机点也可用阿是穴得气留针，可给予经电流刺激。

骨腔病灶清除术 根据 X 线片、临床表现寻找病灶，或根据疼痛部位结合 X 线片追踪病灶。找到病灶后切开黏骨瓣进行刮除。总有效率为 60%~70%。

冷冻治疗 复发率高，且术后存在面部麻木等不良反应，已少有文献报道。

外科治疗 外科治疗方法包括无水酒精或甘油注射、神经撕脱术、微囊加压术、射频温控热凝术、开颅手术（微血管减压术、三叉神经感觉根切断术）等。①无水酒精或无水甘油注射：均可对三叉神经半月节及周围神经分支进行注射。主要作用是产生局部神经纤维变性，从而阻断神经传导，以达到镇痛效果。临床上常采用颏孔、下牙槽神经孔、眶下孔以及圆孔和卵圆孔封闭，注射量一般不超过 0.5ml。有效率在 70% 左右，复发率高达 60%，存在面部麻木等并发症。多数学者倾向于淘汰该方法。②神经撕脱术：多用于三叉神经周围支的切断，如眶上神经、眶下神经、舌神经、下牙槽神经、颏神经。术后相应区域感觉丧失，但复发率高。③微囊加压术：微囊加压术的手术损伤及术后并发症与射频温控热凝术较为相似。④射频温控热凝术：不同温度对神经组织有选择性破坏作用，治疗三叉神经痛疗效已获得肯定（见射频温控热凝术）。⑤开颅手术：常用的术式主要有 2 种。微血管减压术：主要依据是术中发现多数患者存在三叉神经根受颅内微血管的长期压迫，去除血管压迫后疼痛缓解；缺点：存在一定死亡率及面瘫、术后颅内出血和血肿，有一定危险性；优点：麻木轻或无，有效率高。三叉神经根感觉根切断术：常作为微血管减压术

的补充治疗。

（张伟杰 胡勤刚）

三叉神经痛微创外科治疗

sānchā shénjīngtòng wēichuàng wàikē zhìliáo

（minimal invasive surgery for trigeminal neuralgia） 通过微小创伤或微小入路，将特殊器械、物理能量或化学药剂送入人体内部，对三叉神经进行外科操作的手术。特点是对患者的创伤明显小于相应的传统外科手术。

内镜下眶下管减压术 三叉神经痛患者中累及单分支痛的占 36%，而其中以单纯第二支痛的比例最高，占总量的 17%。但对单纯第二支痛的发病机制尚无圆满解释，几种常用治疗方法亦存在远期复发率高的不足。

理论依据 颅内段神经压迫学说已被多数学者接受，其中以血管压迫最常见，但仍有约 15% 未见颅内段的压迫性病变。为此有学者提出颅外病因假说：所有颅外骨管（孔）的绝对狭窄或神经伴行血管扩张导致的骨管相对狭窄均有可能引起三叉神经痛，特别是排除颅内段神经压迫病因的单分支疼痛。

临床疗效 有学者经上颌窦的眶下管减压术治疗三叉神经痛（第二支）患者，取得了良好的临床效果，也为探究三叉神经单分支痛的病因提供了临床依据。

术后并发症 面部麻木、术侧鼻塞感、上颌窦炎或瘘、术侧鼻腔出血。

CT 定位下射频温控热凝术 采用能精确温控的热疗即射频发生器治疗三叉神经痛获得较高的疼痛缓解率。

适应证 ①三叉神经痛反复发作 2 年以上。②非外科治疗无效者。③外科治疗（射频治疗、

颅内手术、神经撕脱术及无水酒精封闭）失败者。④特殊需要的患者（从事危险工作如驾驶员、高空作业者等）。⑤全身无严重的心脑血管系统疾病。

原理 在射频电流通过有一定阻抗的神经组织时，因高频电流的作用使神经组织内离子发生震动，与周围质点发生摩擦，组织内产热，形成一定范围的蛋白质凝固破坏灶，利用不同神经纤维对温度的耐受性，有选择地破坏传导痛觉的纤维，而保留对热耐受性较高的传导触觉的纤维。而热凝时温度可以通过电极尖端的热凝电阻直接测得并给予控制。

优点 有效率高、复发率低、安全性高、对复发者可重复治疗、治疗创伤小。

并发症 面部麻木感、麻木性疼痛、角膜麻痹或角膜炎、咀嚼功能减退、脑神经损伤、颅内出血或血肿、死亡、穿刺失败、复发。

内镜辅助下微血管减压术 既针对病因、保存神经生理功能，又有较好的手术疗效，是国际上治疗三叉神经痛的首选方法，但通常由神经外科或耳鼻喉科医生来完成。

手术指征 仍以临床表现为主，术前 MRTA 影像学检查结果须列入手术指征，MRTA 证实颅内三叉神经根周围有血管压迫即可作为手术指征。

并发症 小脑内血肿、小脑扩张伴脑水肿、幕上血肿、癫痫持续状态、脑干梗死、创伤性动脉瘤、小脑后动脉栓塞、邻近脑神经的损伤、脑脊液漏、无菌性及细菌性脑膜炎、颅内积气、共济失调等。这些并发症大多是由于创伤过大、过度压迫小脑、牵

拉神经引起的。

（张伟杰　胡勤刚）

shéyān shénjīngtòng

舌咽神经痛 （glossopharyngeal neuralgia）

发生在舌咽神经分布区域（咽喉部）的阵发性剧烈疼痛的疾病。此病患病率较低，为0.7/10万。发作部位常在咽后壁、舌根、软腭、扁桃体、咽侧部及外耳道、颌下区等。当封闭上述部位时可缓解疼痛。

病因与发病机制 原发性舌咽神经痛的病因目前尚不明确，可能为舌咽神经及迷走神经发生脱髓鞘病变，引起舌咽神经的传入冲动与迷走神经之间发生"短路"的结果。在继发性病因中，包括脑桥小脑角的血管异常和肿瘤、蛛网膜炎、椎动脉病，以及发生于颈动脉、咽、喉和扁桃体等处的颅外肿瘤等；也有人认为颅外血管疾病，如颈内动脉闭塞和颈外动脉狭窄等也都可能成为该病的病因。

病理生理 见三叉神经痛。

临床表现 好发年龄为35~50岁。阵发性剧痛位于扁桃体区、咽部、舌根部、颈深部、耳道深部及下颌后区等处，虽然疼痛部位不尽相同，但一般不超出上述范围。疼痛呈间歇性发作，每昼夜的阵痛次数通常是早晨或上午较少，下午或傍晚逐渐增加。也可在睡眠时发作，此点与三叉神经痛不同。每次发作持续数秒至1~2分钟，性质为刺戳样、刀割样痛，也可表现为痛性抽搐。由于发作时患者咽喉部有梗塞感或异物感，故常出现频频咳嗽的现象。

舌咽神经痛也和三叉神经痛一样，可有疼痛触发点存在，也称扳机点，此点常位于扁桃体部、外耳道及舌根等处，触之即可引起疼痛发作。吞咽、咀嚼、打哈欠、咳嗽均可诱发疼痛。间歇期无疼痛，但患者由于惧怕发作而少进饮食，故有时表现为脱水和消瘦。

舌咽神经痛发作时，除神经痛外，有时可伴有心律不齐，甚或心脏骤停；并可引起昏厥、抽搐和癫痫发作；有时还出现喉部痉挛感及唾液分泌过多等症状。

诊断 根据原发性舌咽神经痛的临床特点、疼痛部位、性质、神经系统检查无阳性体征，一般诊断并无特殊困难。如将表面麻醉剂地卡因涂于患侧的扁桃体、咽部等部位，可以暂时阻止疼痛发作。

鉴别诊断 须与三叉神经痛、茎突过长、鼻咽癌侵及咽部及颅底而引起的神经痛相鉴别。舌咽神经痛夜间发作较多见，这点可与三叉神经痛鉴别。特别是当疼痛呈持续性隐痛、时间长、有舌咽神经损害的定位体征、可卡因涂喷咽/扁桃体都不能镇痛者，应高度怀疑由颅内外肿瘤等引起的继发性舌咽神经痛，应做详细的辅助检查，如头颅 CT、MRI 等，以寻找病因。继发性舌咽神经痛还常伴有其他脑神经障碍或其他的神经系统局限性体征。

治疗 ①药物治疗：治疗原发性三叉神经痛的药物，均可应用于该病的治疗。以浸有 4%可卡因或 1%利多卡因的小棉片涂抹咽部、舌根部扳机点处，或用表面喷雾麻醉，可获得短时的镇痛效果。对发作时伴有心动过缓、心脏骤停、晕厥、抽搐者，可给予阿托品静脉注射，或以颠茄酊口服以预防之。②封闭疗法：可用 1%~2%利多卡因（可加维生素 B_{12}、维生素 B_1 或适量激素）注射于患侧舌根部、扁桃体窝或咽壁的扳机点周围或舌咽神经干，而通常不做舌咽神经干酒精注射。舌咽神经干封闭方法：患者采仰卧位，头偏向健侧。在相当于下颌角与乳突尖端连线的中点处，用眼科球后针头自该点垂直方向刺入，深度达 1.5cm 左右时可触及茎突，然后使针尖沿茎突前滑过 0.5cm，回抽无血即可注入 1%~2%利多卡因（或加适量激素）。若交感神经、副神经及舌下神经被麻醉，可能会出现霍纳综合征、斜方肌及舌肌麻痹。③手术治疗：对保守治疗无效者可行手术治疗，包括颅外舌咽神经干切断术或颅内舌咽神经根切断术，但应十分慎重和严格掌握适应证。当扳机点位于扁桃体窝者，施行患侧扁桃体切除术偶可收效。④病因治疗：如属继发性舌咽神经痛，应查明原因进行治疗。应注意有无扁桃体、鼻咽及喉肿瘤、颅底肿瘤等。此外，还应检查是否有茎突过长和茎突舌骨韧带骨化的存在。

（张伟杰　胡勤刚）

fēidiǎnxíngxìng miàntòng

非典型性面痛 （atypical facial pain）

病因不同，性质、部位、范围均无规律的颜面部疼痛的疾病。其疼痛特点是不局限于某一感觉神经支配区内，疼痛范围广泛、深在，部位不定，无扳机点，疼痛发作时，常伴有自主神经症状。一般认为是由自主神经病变引起，此外精神因素、肌功能异常也可引起非典型性面痛。

有学者将面痛分为典型性面痛和非典型性面痛。典型性面痛是指脑神经的躯体感觉神经受累而引起的口腔颌面部疼痛，如三叉神经痛、舌咽神经痛等，其疼痛范围明确，局限于该神经的分布区域内。非典型性面痛包括蝶腭神经痛、中间神经痛、耳颞神经痛、簇集性头痛、神经官能症性面痛等。

（张伟杰　胡勤刚）

diéè shénjīngtòng

蝶腭神经痛 （sphenopalatine neuralgia）

某些因蝶腭神经节病变引起的单侧面中部阵发性剧烈疼痛的疾病。又称蝶腭神经节神经痛。多发于 30~50 岁，女性较多见。

病因 病因不清，可能是由于某种病变直接损害或反射性刺激蝶腭神经节或节根所致。

临床表现 ①主要表现为单侧面中部阵发性疼痛，常在夜晚发作。②疼痛部位在一侧眼眶及其上下区域而不超越中线。③疼痛性质剧烈，呈灼痛或钻痛，每次发作时间由数十分钟至数小时。每日可发作一次至数次，或 2~3 天发作一次，亦有 1~2 周内发作一次者。④在疼痛发作时，常伴有霍纳征、眼结膜及鼻腔黏膜充血、水肿、流泪、流涕、鼻塞、流涎等自主神经症状。

诊断 ①根据上述临床表现。②中年女性多见。③用地卡因涂布患侧中鼻甲后部黏膜或通过腭大孔行蝶腭神经节封闭可能消除或缓解疼痛。④可能伴有鼻旁窦感染病灶。⑤经 X 线检查、头颅 CT、头颅 MRI 以排除鼻窦炎、骨折及肿瘤等。

治疗 ①清除可能与该病有关的感染病灶。②药物治疗：口服卡马西平、地西泮、氯氮䓬、布洛芬等。③局部理疗：用 2% 利多卡因或维生素 B_{12} 在患侧鼻部做离子透入，或用超短波、红外线治疗也有一定疗效。④经腭大孔入翼腭窝注射利多卡因行蝶腭神经节封闭。

（张伟杰　胡勤刚）

zhōngjiān shénjīngtòng

中间神经痛 （geniculate neuralgia）

因膝状神经节及面神经部分神经纤维受累，引起的耳郭、乳突、外耳道等处突发性疼痛的疾病。又称膝状神经节神经痛或面神经痛。面神经的大部分纤维为运动纤维，其感觉纤维和副交感纤维组成中间神经。支配一般感觉和传导味觉的神经元位于膝状神经节内。

病因 病因不明，可能是膝状神经节受疱疹病毒感染、颅底骨折或其他原因造成膝状神经节受损所致。

临床表现 ①疼痛可突然发生，亦可为渐进性逐渐加重，疼痛部位主要集中于耳郭、乳突、外耳道及鼓膜深处，严重时可波及半侧面部或口腔内。疼痛剧烈，呈烧灼样，持续时间较长。②发作时，患者常伴有舌前 2/3 味觉过敏或味觉减退，可能伴有眩晕及听力减退。

诊断 ①阵发性的一侧外耳部、乳突部及鼓膜深处刺痛，常伴有舌前 2/3 味觉过敏或味觉减退和听力改变。②发作时间一般比三叉神经痛时间长。③外耳部阵发性剧痛合并有带状疱疹、周围性面瘫，偶有面部感觉过敏、乳突区压痛等。④为排除其他病变，必须进行常规的听力、前庭功能和面神经功能检查；必要时应做岩骨 X 线断层摄片、碘油内听道造影和 CT 检查，以排除脑桥小脑角病变。

治疗 ①主要采用药物治疗。可口服镇静镇痛药物，维生素 B_1、维生素 B_{12} 肌内注射，还可配合针灸、耳部利多卡因离子透入、超短波或红外线理疗。②如合并有带状疱疹者应行抗病毒治疗。③对严重病例，保守治疗无

效者，可请神经外科或耳鼻咽喉科酌情考虑做颅内中间神经切断术。因可能产生并发症，需慎重考虑。

（张伟杰　胡勤刚）

ěrniè shénjīngtòng

耳颞神经痛 （auriculotemporal neuralgia）

在耳颞神经分布区域内（即耳颞部）出现阵发性剧烈疼痛的疾病。好发于青壮年，女性容易患病。

病因 可能由腮腺区的炎症或外伤所引起。

临床表现 ①为一侧耳颞部阵发性疼痛，呈灼痛性质。疼痛部位集中于颞下颌关节区、外耳道前壁及其深部和颞部，疼痛常由咀嚼食物所引起。也可在夜晚发作。②发作时，常伴有耳颞神经分布区内皮肤潮红、出汗、患侧唾液分泌增加以及颞浅动脉搏动增强等自主神经症状。③在外耳道与髁突之间常有明显压痛点。

诊断 根据上述临床表现特点。用利多卡因行耳颞神经封闭，可缓解疼痛。

治疗 ①针对病因治疗，如腮腺炎以及腮腺区的外伤瘢痕等。②口服镇痛、镇静药物和维生素 B_1、维生素 B_{12} 肌内注射。③局部理疗，可采用耳颞部超短波、红外线等照射，或利多卡因、碘离子透入等局部理疗。④在髁突后区行耳颞神经利多卡因封闭，可获一定疗效。

（张伟杰　胡勤刚）

cùjíxìng tóutòng

簇集性头痛 （histamine cephalalgia）

主要发生在眼眶周围、突发性剧烈头痛的疾病。又称组胺性头痛或者周期性偏头痛性神经痛。

病因 尚不明确，一般认为是由于变态反应，使颞浅动脉或

颈内动脉急性发作性扩张所致。

临床表现 ①好发于中年男性，特点是发作前无任何先兆。主要症状为一侧的发作性剧烈头痛。②疼痛多起始于一侧眼窝部或眼的周围，向同侧额部、颞部、头顶及耳鼻部和上下颌扩散。疼痛性质呈烧灼样、刀割样或跳痛。③疼痛发作时，常伴有同侧面部潮红、结膜充血、流泪、鼻塞、畏光等。④每日可发作一次至数次，每次持续30分钟至2小时。往往呈有规律的定时发作，多在夜晚或中午午睡后发病。如此持续数周或十余周后自动缓解。⑤发作有一定周期性，即在一段连续密集头痛发作后（一般4~6周），可继之以相当长时间的缓解期，可达数月至数年。

诊断 ①根据临床表现特点，为一侧面上部为主的急性阵发性疼痛，伴有同侧流泪、流涕、面部潮红等症状，发作常有一定的规律性和周期性。②如怀疑该病或需鉴别诊断时，可用磷酸组织胺溶液皮下注射能诱发疼痛发作，可协助诊断。③舌下含化硝酸甘油酯或饮酒也可引起发作，可与其他类型头面痛相鉴别。④压迫同侧颞浅动脉或颈动脉可以减轻或暂时缓解疼痛。⑤卧位时疼痛加重、站立时减轻有助于诊断。

治疗 ①主要用血管收缩剂麦角胺类药物。②可转神经内科诊治。

(张伟杰　胡勤刚)

shénjīngguānnéngzhèngxìng miàntòng

神经官能症性面痛 （neurosis of facial pain）

面部疼痛与情绪因素有关，而临床上又查不到肯定体征的疾病。

病因 该病在临床上较多见，常因精神高度紧张，或由于患者在精神或心理方面存在某种障碍所致，而并非因面部神经病变所引起。头颈部各系统及器官的功能均正常。

临床表现 ①多见于40岁以上年龄的女性，男性亦可发病，但较少见。神经系统检查阴性。②患有神经官能症、抑郁症及癔症等患者易发此病。③疼痛范围较广泛而不确定，常呈压迫性钝痛，可波及一侧面部、头颈部。疼痛有时呈灼痛或刺痛，可伴有麻木感。④一般有较长病史，多为数月至数年，工作繁忙时或注意力集中时不发病，夜晚睡眠后也无疼痛发作。

诊断 ①根据慢性发病史、疼痛性质、部位和程度的不确定性。疼痛时间较长，但不剧烈。②神经系统检查及头颈部各系统和器官的检查均正常，各种辅助检查亦无阳性发现。③患者多有紧张、焦虑心理，或以往经历过颌面部感染、外伤或手术，怀疑原来疾病未愈而产生恐惧心理。

治疗 ①在排除器质性病变后，主要采用心理治疗。②对疑有原疾病未愈者，应仔细检查是否有复发，如查实已痊愈者，应向患者解释以消除其顾虑。③可给予镇静剂、抗焦虑或抗抑郁药物。④可到精神科治疗。

(张伟杰　胡勤刚)

kǒuqiāng hémiànbù gǎnjué gōngnéng zhàng'ài

口腔颌面部感觉功能障碍 （sensory dysfunction of oral and maxillofacial region）

由于支配口腔颌面部的神经病变而导致口腔颌面部的感觉功能发生异常的疾病。感觉障碍是神经系统疾病的主要临床表现，而且可以是某些疾病的唯一症状，在神经系统疾病的诊断中占有极为重要的地位，感觉障碍是否存在以及其表现的形式，对病变部位及性质的判断经常起着决定性作用。

感觉减退或麻木是口腔颌面部感觉功能障碍较为常见的临床表现。

病因 大多数患者很难寻找到确切的致病因素，但必须按原则进行检查，尽可能明确病因。其可能病因如下。①口腔颌面部恶性肿瘤：如上、下颌骨恶性肿瘤（颌骨中心性癌、上颌窦癌等），其早期临床表现主要为上、下唇的麻木，甚至是发现早期口腔颌面部恶性肿瘤的唯一症状，因此对上、下唇麻木患者必须认真检查，排除恶性肿瘤可能性。②颅底或颅内肿瘤：特别是颅底卵圆孔附近恶性肿瘤或颅内桥小脑三角解剖区肿瘤均可引起口腔颌面部麻木。CT或MRI检查有助于诊断。③口腔颌面部炎症：位于颞下凹间隙及翼下颌间隙的较长时间感染，除有张口受限、红肿热痛等临床表现外，常可伴有面部的麻木感。根据病史、临床表现及辅助检查（血常规、X线检查、CT等）可明确诊断。经对症治疗后面部麻木可消失。④医源性因素：手术中伤及三叉神经导致面部麻木，如三叉神经痛射频热凝术或神经撕脱术后、涉及颅底卵圆孔附近恶性肿瘤、颅内桥小脑三角解剖区肿瘤手术切除术后、拔除下颌阻生第三磨牙均可引起口腔颌面部麻木。全身系统性疾病如糖尿病、脑卒中、高血压等，特别是长期、慢性糖尿病可引起末梢神经病理性改变导致局部麻木。⑤心理因素：特点是用生理性症状掩盖心理性疾病，而临床检查与疾病表现往往不一致，对症治疗无效，患者主诉甚至可加重，此时应考虑心理性疾病的可能性。必要时可请相关科室会诊。⑥原因不明：多数患者很难查出确切的致病因素，对暂时无法查出病因者要长期随访，进一步观察，尽可能查找病因。

检查和诊断　对口腔颌面部的感觉减退或麻木，首先应进行系统检查，明确麻木的范围和区域，特别是三叉神经上、下颌支的末梢分布区域应仔细检查，可用双侧感觉对比检查，包括痛觉、触觉、压觉及温度觉的检查，其次可采用皮肤两点辨别觉进行双侧对比检查，以明确正常侧和患侧皮肤两点间感觉的差异，面部麻木患者应将此作为常规检查。

此外应进行常规影像学检查，包括颌骨全景片、CT 及 MRI，以排除颌面部及颅内占位性病变。进一步对患者进行全身系统检查，排除全身系统性疾病的可能，如糖尿病性神经炎、系统性红斑狼疮等。

治疗　除针对上述病因进行治疗外，对不明原因的面部感觉减退或麻木患者以营养神经的药物为主，如维生素 B_{12}、维生素 B_2、叶酸、谷维素等，并进行随访。对疑为心理性因素者，可适当应用镇静剂及抗抑郁类药物。

（张伟杰　胡勤刚）

wèijué gōngnéng zhàng'ài

味觉功能障碍（taste dysfunction）　由于各种原因导致味觉减退或缺失的疾病。

病因　引起味觉功能障碍的原因很多，口腔和全身系统性疾病均可导致味觉障碍，如创伤、局部麻醉药物应用、长期服用药物、牙周炎、腮腺功能减退、戴用大面积基托义齿、吸烟、吸毒、营养不良、放化疗等，还有妊娠及心理因素等也可导致。此外，随着年龄增长，其味觉亦相应的减退。

诊断　①应详细地询问患者的主诉及其病史、病程及对何种味觉有障碍，如甜、酸、咸、苦、辣等，了解患者牙科治疗史、药物服用史、饮酒史和吸烟史、日常的饮食习惯和生活环境等，是否长期戴用基托义齿。②可对患者进行味觉的测试，如可用糖、咖啡、盐、辣椒及醋分别进行测试，以正确评价患者何种味觉改变或丧失，必须注意测试时不同刺激物在不同部位进行测试，以免相互干扰，同时应考虑到老年人的特殊性，以区分是病理性还是生理性的味觉改变或障碍。生理性的味觉减退，一般是酸觉最先减退，其次是咸味、甜味和苦味；而病理性味觉减退，则无上述规律可循。③检查患者口腔情况，如唾液腺分泌功能有无下降，口腔内是否戴有大面积基托义齿等，如伴有舌的感觉减退，则要检查是否有占位性疾病的可能，必要时做 CT 或 MRI 检查以明确诊断。

治疗　①针对可能产生味觉障碍的病因进行治疗，如戒酒戒烟、停用大面积基托义齿、减少或停止药物应用、治疗口腔疾病（如龋病、牙周病等）。对原因不明者往往治疗较为困难。②生理性味觉减退或障碍可通过增加食物的色香味而刺激食欲，增加唾液分泌，保持良好的口腔卫生，以达到提高味觉的目的。③多数情况下，医源性因素如使用药物等导致的味觉障碍可以逐渐恢复；感染、外伤及头颈部手术导致的改变可以是暂时的，亦可能导致永久性的损害；全身性系统疾病如糖尿病、甲状腺功能亢进症引起的味觉功能障碍则较难治疗和恢复。

（张伟杰　胡勤刚）

jīngtū guòcháng zōnghézhēng

茎突过长综合征（elongated styloid process syndrome）　由于茎突过长引起咽部及其周围组织疼痛或异常感觉的综合征。又名茎突综合征、茎突舌骨综合征、茎突过长症、茎突舌骨肌综合征、茎突过长所致舌咽神经痛或耳痛症、巨大茎突。

病因　系茎突过长（先天发育异常，茎突平均长度为25mm，有4%～28%茎突长度超过）或因其方位异常，抵触或压迫邻近的血管或神经，引起咽部异物感和咽部疼痛；或茎突舌骨韧带钙化。几乎都是双侧受累。然而过长的茎突很少导致三叉神经痛，而有些正常长度的茎突可以有症状。

发病机制　①机械性刺激扁桃体窝附近丰富的感觉神经，引起咽部异物感、疼痛及头、颈和耳部的反射性痛。②茎突方位异常可压迫颈内或颈外动脉，引起颈动脉压痛症。③扁桃体切除及瘢痕牵引。④舌咽神经炎似与茎突过长有关。⑤血管畸形异位与茎突抵触。

临床表现　症状多为单侧（少数为双侧），长期持续的咽痛、吞咽不适、梗阻感、咽异物感、唾液分泌增多、流涎、腭痛、舌痛、头晕和咳痰等。有两类表现：①临床症状为扁桃体切除后持续疼痛。典型的主诉为咽喉部似有鱼刺或尖锐异物，虽然吞咽时疼痛加重，但仍想不断吞咽以排除持续的异物感。疼痛可放射到患侧耳部，为钝痛或烧灼痛，在吞咽活动时加剧。②临床症状为颈部锐痛，头部旋转时加重。在颈动脉上有明显压痛，颈动脉分叉部对触压十分敏感。如颈内动脉阻塞或部分阻塞，患侧眼动脉分布范围疼痛和头痛；如颈外动脉阻塞，则在患侧眼下方、颞部、枕部和耳部发生疼痛。

诊断 如患者出现以上所述症状，应考虑该病。用示指伸至口内，指尖靠近扁桃体窝触诊，由于该部位正常时没有其他骨性结构，因此如触及坚硬的骨性抵抗，则为过长的茎突；CT及X线检查可确定过长茎突的存在；凡长于2.5~3cm者为异常，有个别患者茎突过长可伴有假关节形成，并注意其方位是否异常。头部在不同位置时做动脉造影，可发现过长茎突或茎突舌骨韧带对颈内、颈外动脉的影响。

鉴别诊断 ①颈动脉炎：除表现有咽部症状外，疼痛均沿颈动脉分布，触诊颈动脉可找到明显压痛点。②扁桃体异物：有进食时异物梗阻感，陷窝口充血，指诊或在陷窝口看到异物。③原发性舌咽神经痛：其特点为间歇性、发作性短暂的重度刺痛，冷饮、热水或吞咽动作易诱发，用表面麻醉在咽部涂布可暂时镇痛。④舌咽神经炎：多有急性慢性扁桃体炎的病史和症状。⑤咽喉部特异性感染：如梅毒、结核、局部溃疡，病理检查可确诊。⑥舌或扁桃体恶性肿瘤。

治疗 以手术治疗为主，行茎突切除术，手术可从口内（扁桃体窝可触及过长的茎突）进路，口外可行颌后或颌下进路。术后很少复发，但个别患者在术后几年症状复发。非手术治疗可在舌骨小角或扁桃体窝下部注射激素或长效局部麻醉药，有一定效果。

（张伟杰　胡勤刚）

wèijué chūhàn zōnghézhēng

味觉出汗综合征（auriculo-temporal nerve syndrome, Frey's syndrome）

主要发生于腮腺手术后，偶尔可见于下颌下腺手术及腮腺损伤后，当咀嚼和味觉刺激时引起副交感神经兴奋，同时引起面部潮红和出汗的疾病。又称耳颞神经综合征、面红立毛综合征、唾液出汗综合征、流涎发汗综合征、单侧味觉性出汗、潮红和竖毛综合征。

病因 腮腺外伤或手术后，或与腮腺感染有关。流行性腮腺炎后亦有发生，偶见于颌下腺手术后。

发病机制 被切断的耳颞神经和原支配腮腺分泌的副交感神经纤维再生时，与被切断的原支配汗腺和皮下血管的交感神经末梢发生错位连接愈合，故而当咀嚼和味觉刺激副交感神经兴奋，引起面部潮红和出汗。

临床表现 在腮腺手术患者中，约半数以上患者手术后4个月至1年内发生该病，亦有个别患者数年后发生。①当舌前2/3处感受到味觉刺激，尤其酸性食物时，耳颞神经支配区（耳前部、颞部和颊部皮肤）出现味觉性出汗，或有时漱口、咀嚼也可造成上述部位血管扩张，出现发热、潮红、出汗不适甚至疼痛。②耳颞神经支配区的局部皮肤感觉障碍，绝大多数患者病变处皮肤增厚，对热出汗的反应减弱；有些患者皮肤感觉过敏，有些感觉迟钝，但很少合并面瘫和面肌抽搐。重症糖尿病患者也可发生该病。

诊断 用酸性食物刺激舌前1/3处，即可出现症状，注意不应与某些人进食过分辛辣的食物后面部出汗过多相混淆，后者其出汗多限于前额、鼻尖和上唇，还应与癔症鉴别。

鉴别诊断 鼓索神经综合征：极少见，常因颌下腺手术或外伤后引起，症状与味觉出汗综合征相似，但面部潮红和出汗仅限于颏部和颏下部。轻者可不必治疗；重者用3%东莨菪碱乳剂擦患处有一定疗效，也可考虑手术鼓索神经切断或皮下行组织移植隔离，阻断舌神经也可使症状消失。

治疗 大多数患者症状不严重，不必积极治疗，有些患者可自行缓解。对症状明显者，用3%东莨菪碱乳剂涂擦患处，有一定疗效。切断耳颞神经或鼓室丛副交感神经可使症状缓解，但可能损伤面神经。

预后 多数患者能耐受，约10%患者需手术治疗，有些患者经3~5年可自行逐渐恢复正常。

（张伟杰　胡勤刚）

kǒuqiāng hémiànbù yùndòng shénjīng jíbìng

口腔颌面部运动神经疾病（motor nerve disease of oral and maxillofacial region）

发生在口腔颌面部的由运动神经病变所引起的疾病。包括由面神经病变引起的面神经麻痹、面肌抽搐及其他神经病变引起的疾病。

（张伟杰　胡勤刚）

miànshénjīng mábì

面神经麻痹（facial palsy）

以颜面表情肌群的运动障碍为主要特征的疾病。也称面瘫。

病因及分类 根据损伤部位，面神经麻痹可分为中枢性面神经麻痹（核上性）和周围性面神经麻痹（核性或核下性）。根据受损程度，面神经麻痹可分为完全性面瘫和不完全性面瘫。根据持续时间，面神经麻痹又可分为暂时性（急性）面瘫和永久性（陈旧性）面瘫。

发生周围性面神经麻痹的病因很多，大致有以下一些分类。①先天性：面神经发育障碍、耳囊畸形、先天性胆脂瘤等。②外伤性：产伤、面部外伤导致的面神经直接损伤、颅底骨折（特别是颞骨骨折）、中耳的穿通伤和冲击伤、医源性损伤。③感染性：包括特异性感染和非特异性感染，其中中耳炎、乳突炎、恶性外耳道炎、急性化脓性腮腺炎、带状疱疹、流行性腮腺炎等为常见因素，其他罕见的感染有脑膜炎、岩锥脓肿、流行性感冒、柯萨奇病毒感染、梅毒、耳结核等。④肿瘤性：主要指直接或间接侵及或压迫面神经引起周围性面瘫的肿瘤，较常见的有听神经瘤、脑膜瘤、胆脂瘤、面神经鞘膜瘤、面神经纤维瘤、腮腺良恶性肿瘤。⑤代谢性：以严重的糖尿病最常见，甲状腺功能减退、妊娠、维生素 A 缺乏亦有报道。⑥中毒性：破伤风、白喉、酒精中毒、砷中毒等，多为双侧受累。⑦血管性：肉芽肿性血管炎、结节性动脉周围炎、高血压、卒中。⑧特发性：贝尔麻痹、低压麻痹（高空）、高压麻痹（潜水）、多发性硬化病等。⑨其他：结节病、多发性神经炎、感染性单核细胞增多症、朗格汉斯细胞组织细胞增多症、黏液瘤病等。

临床表现 包括以下方面。

不同损伤部位面神经损伤的临床表现 ①中枢性面神经麻痹：即一侧面神经核以上至大脑皮质中枢之间的皮质脑干束损伤，多见于脑血管意外和脑肿瘤。临床表现为病变对侧睑裂以下的颜面表情肌瘫痪；常伴有与面瘫同侧的肢体瘫痪；无味觉和唾液分泌障碍。②周围性面神经麻痹：即面神经核及以下纤维损伤。临床表现为病变侧全部颜面表情肌瘫痪；可伴有听觉改变，舌前 2/3 味觉减退及唾液分泌障碍。

不同节段面神经损伤的临床表现 ①茎乳孔以外：仅有表情肌瘫痪。②鼓索神经与镫骨肌神经之间：表情肌瘫痪，同时伴有舌前 2/3 味觉丧失和唾液分泌障碍。③镫骨肌神经与膝状神经节之间：表情肌瘫痪，同时伴有舌前 2/3 味觉丧失、唾液分泌障碍和听觉改变。④膝状神经节：表情肌瘫痪，同时伴有舌前 2/3 味觉丧失、唾液分泌障碍、听觉改变和泪液分泌障碍。⑤膝状神经节与脑干之间：表情肌瘫痪，同时伴有听神经受损、耳鸣、眩晕，味觉与腺体分泌功能障碍较轻。⑥核性损害：表情肌瘫痪，同时伴有轻度味觉与分泌功能障碍，可累及外展神经和皮质延髓束。

面神经颅外段不同分支损伤的临床表现 应在面神经颅外分支支配的不同区域，按照自上而下、先静后动的原则进行记录，不同分支的损伤表现如表所示。

检查 ①味觉检查：见味觉功能障碍。②唾液流量检查。③泪腺功能检查：施墨试验。④镫骨肌反射：比较患侧与健侧的差别。⑤面神经运动诱发电位。⑥肌电图。⑦神经电图：又称诱发肌电图，是在出茎乳孔的面神经干施以电刺激，从各分支支配的表情肌的复合动作电位来判断周围性面神经损伤的程度及预后。

诊断与鉴别诊断 诊断应包括病因诊断、定位诊断和功能诊断。诊断并不困难。根据味觉、听觉及泪液检查结果，还可以明确面神经损害部位，从而做出相应的损害定位诊断。该病应与中枢性病变等引起的面神经麻痹相鉴别。

治疗 临床上，首先要找出病因，其次要明确病变的部位，然后通过测定面神经的功能，估计其预后和自愈的可能性，才能确定手术适应证和手术方法。

自我修复 面神经的自我修复是指面神经损伤后无任何外界影响因素，单纯依赖机体代偿机制使面神经恢复功能。有学者认为多数外伤后的面神经损伤可自行恢复，时间为 1~3 年。

药物治疗 ①甾体类药物：早期大剂量使用甾体类药物，87%完全性面神经麻痹者得到完全恢复。将发病 24 小时定为临界期，在面神经麻痹发生 24 小时内服药是获得良效的重要因素。糖尿病、高血压、胃溃疡、骨质疏松、青光眼和妊娠等为皮质激素使用禁忌证。②神经营养药物：以 B 族维生素和神经生长因子为主。维生素 B_1 和维生素 B_{12} 是促进神经再生的常用药物，肌注和口服均可，维生素 B_{12} 不宜长期大量服用。神经营养因子是调节神经系统分化、再生的重要因素，已在动物实验中获得验证，临床

表 面神经颅外段不同分支损伤的动静态临床表现

分支	静态	动态
颞支	年轻患者额纹无变化，老年患者额纹变浅或完全消失	抬眉障碍，皱眉障碍，患侧额纹明显较对侧浅
颧支	眉毛、上睑、眼角下垂，严重者下睑外翻、流泪、结膜充血	眨眼反射迟钝，眼睑自主闭合障碍（"闭眼露白"）
颊支	鼻唇沟变浅或消失，鼻翼下垂，鼻孔变大	耸鼻障碍，鼻孔不能收缩，上唇上抬障碍，鼓腮漏气
下颌缘支	上唇及口角下垂，人中嵴向健侧偏斜	噘嘴障碍，微笑或大张口时口角下斜更加明显，口角最大移动距离明显小于健侧

尚无明确结论。③血管扩张剂：针对病因为神经缺血性损伤的面瘫，应用抑制交感神经节的药物扩张血管，如低分子右旋糖酐或复方丹参静脉滴注，口服烟酸、地巴唑等药物。④其他：抗病毒药物，如利巴韦林、阿昔洛韦、利巴韦林等口服或静脉滴注；也可以用中药制剂，如双黄连、板蓝根等。

物理治疗 ①超短波红外线：波长范围为 760~1500nm，穿透深度为 1~10mm，可达真皮及皮下组织，可产生热效应、镇痛解痉、促进局部白细胞浸润。②高频超短波电疗：在电场作用下，组织内的无极分子转化为双极分子，并按电场方向排列，从而摩擦产热。③肌功能训练：是一种肌电反馈功能训练，通过提供关于肌活动程序和速度的精确信息，传递到中枢神经系统，替代消失了的感觉输入，适应或重建必要的神经反馈通路，从而使患者恢复选择性控制面肌的能力。

中医治疗 外敷或内服中药，起活血通经之效。针灸可选择风池、翳风、阳白、攒竹、丝竹空、四白、地仓、颊车、合谷等。

手术治疗 包括以下手术。

面神经修复手术 应根据损伤的方式、程度、时间及修复目的来选择不同的面神经修复手术。①面神经吻合术：当面神经遭受外伤或因手术需要切除，或在手术中误伤时，均应一期行神经端端直接吻合术。伤后 3 个月内亦可实行该手术，3 个月后因神经断端收缩、周围瘢痕形成，再实行神经吻合疗效明显降低。②面神经游离移植术：适用于因损伤或手术后造成面神经部分缺损者（>5mm）。该手术的必要条件是中枢断端健康、表情肌无严重萎

缩并对直接电刺激有收缩反应、受区无感染且有血供及软组织包绕。③横跨面神经移植：属超长神经移植，主要适用于早期面神经断离，中枢断端断离距离过长无法采用面神经吻合或神经移植修复的病例和面神经离断在 6~8 个月内，中枢断端已无再生希望，而表情肌尚未严重萎缩的病例。④神经种植术：将中枢断端直接埋于失神经的肌肉中，形成新的运动终板，但其伸展的距离非常有限。⑤神经交叉吻合术：适用于因各种原因造成的面神经茎乳孔以上的近心端功能丧失，如切除听神经瘤后，或近心端因创伤、感染、瘢痕等原因无法寻觅，而远心端的各分支尚未完全变性、面部肌肉尚未萎缩的较早期病例。一般在面瘫后 1~1.5 年后就不宜进行此项手术。⑥面神经减压术：包括软组织内面神经周围的瘢痕松解术和面神经管减压术。主要针对非手术治疗无效的贝尔面瘫，但其手术指征较难掌握，较积极的做法是贝尔面瘫 3 周后，如果神经兴奋性试验显示两侧相差大于 3.5mA、最大刺激试验趋于消失、神经电图示神经变性>90%，可考虑实行面神经管减压术。

神经-肌肉修复性手术 ①肌肉带蒂转位手术：属动力矫正法，利用受三叉神经支配的颞肌或咬肌的强力活动来带动失去活动能力的表情肌。②血管化的神经肌肉游离移植：面神经横跨移植辅以带血管、神经的胸小肌、背阔肌或股薄肌等的移植，达到患侧出现不同程度主动运动的疗效。

面部矫形手术 ①阔筋膜悬吊术：适用于不能行神经修复或游离神经-肌肉移植，或上述手术失败的晚期面瘫，属静止矫正法。②面部皮肤提拉术：陈旧性面瘫

患者常伴有皮肤松弛、下坠，切除多余皮肤可增加皮肤张力，可与筋膜悬吊术共同进行。③选择性神经或表情肌切断术：陈旧性面瘫患者的健侧面部表情肌可出现过度收缩，患侧无法修复时，可以考虑牺牲健侧的面神经分支或部分表情肌以满足静态的双侧平衡。

（张伟杰 胡勤刚）

Bèiěr miàntān

贝尔面瘫（Bell palsy）

临床上不能肯定病因的、不伴有其他体征或症状的单纯性周围面神经麻痹的疾病。1821 年贝尔（Bell）对外周性面神经麻痹做了研究，故称贝尔面瘫。贝尔面瘫在面神经疾病中最常见，发病率每年为（13~34）/10 万。该病好发于 20~35 岁的健康成人和 6~12 岁的儿童，以及糖尿病或妊娠期妇女。该病有 71%~90% 可以自然或通过积极治疗完全恢复。

病因 ①面神经血运障碍：传统的病因和发病学观点认为，贝尔面瘫是由于外环境因素，如凉风吹袭引起供血小动脉痉挛，面神经因缺血而水肿，致使血管受压导致缺血加重，因而面神经麻痹。②病毒感染：有学者认为，贝尔面瘫可能与 I 型单纯疱疹病毒、巨细胞病毒、带状疱疹病毒、EB 病毒、柯萨奇病毒、人类免疫缺陷病毒等有关。③局部感染：有学者认为，贝尔面瘫可能是由局部而非广泛的感染而引起的。④有学者支持中枢神经系统病变学说。⑤遗传因素：部分患者可有贝尔面瘫家族史，或有家族性解剖异常，如面神经管狭小等。⑥应激因素：有学者认为应激与面神经麻痹发生可能存在着某种关系。

病理 面神经干及鼓索支常

常出现充血、水肿，有时水肿可达正常神经的 2 倍以上，发病后 14 天内患者退行性变达到高峰，晚期发生纤维变性。

临床症状　发病突然，常被旁人首先发现，有时在数小时内当病情发展到一定程度时才为患者所惊觉。大部分患者在晚上或睡觉时发病，晨起或睡醒后照镜时方发现面部异常；有些患者在发病前数小时，自觉耳后疼痛。

面部表情肌的典型症状除了如前述的周围性面神经麻痹的临床表现外，尚有贝尔征，即用力闭眼时眼球转向外上方。在下结膜囊内，常有泪液积滞或溢出，这种泪液运行障碍一般是由于泪囊肌瘫痪与结膜炎等原因所引起。

面瘫的症状还取决于损害的部位，如前所述的不同节段的味觉、泪液、唾液、听觉等方面的变化。

贝尔面瘫恢复不全者，常可产生瘫痪肌的挛缩、面肌痉挛或联带运动，成为面神经麻痹的后遗症。瘫痪肌的挛缩表现为患侧鼻唇沟加深，睑裂缩小，口角反向患侧牵引，使健侧面肌出现假性瘫痪现象。此时，切不可将健侧误认为患侧。

诊断与鉴别诊断　该病具有突然发作的病史和典型的周围性面瘫症状，诊断并不困难。根据味觉、听觉及泪液检查结果，还可以明确面神经损害部位，从而做出相应的损害定位诊断。该病应与中耳炎、损伤、听神经瘤、腮腺疾病、中枢性病变等引起的面神经麻痹相鉴别。

治疗　可分急性期、恢复期、后遗症期三个阶段来考虑。

急性期　起病 1~2 周内可视为急性期，此阶段主要是控制水肿，改善局部血液循环，减少神经受压。①如无禁忌，主张在起病后立即给予一疗程的激素治疗。口服泼尼松或泼尼松龙，需逐渐减量服用。②维生素 B_1 及维生素 B_{12} 口服或肌注营养神经。③血管扩张药：地巴唑口服。④日间给予眼药水滴眼，夜间眼膏封闭球结膜，防止失水。⑤红外线治疗，避免使用针灸或强刺激电疗，以免继发性面肌抽搐。

恢复期　第二周末至 1 年为恢复期。此期的治疗主要是尽快恢复神经传导功能和加强肌肉收缩。继续给予营养神经药物如维生素 B_1、维生素 B_{12} 等，并可使用理疗、针灸。经 3~6 个月可完全恢复，1 年后仍有继续恢复的可能，但有 5%~10% 患者可留有程度不同的后遗症。此期间也可考虑行面神经管减压术。

后遗症期　1~2 年后面神经功能仍不能完全恢复者即为永久性面神经麻痹，根据不同情况选择矫形性或功能修复性手术。

预后　约 80% 病例可在 2~3 个月内恢复。约 75% 属于生理性阻断，不论其是完全性还是不完全性面神经麻痹，神经功能一般可于 2~3 周内恢复；约 10% 患者属于神经纤维生理性阻断和变性同时存在，神经纤维再生一般需 10 周以上，神经功能恢复缓慢且效果也不理想；10%~15% 完全性面神经麻痹患者属于神经纤维全部或接近全部变性，功能恢复差。对贝尔麻痹预后有最大影响的变量是年龄、最大刺激试验及针对面神经麻痹的治疗。目前判断面瘫预后优劣的较好方法是采用肌电图与面神经电图，尤以 3 周末的面神经电图结果估计其预后为最佳。大多数学者将患侧面神经电图损失 90% 作为临界值。

（张伟杰　胡勤刚）

chuāngshāngxìng miàntān

创伤性面瘫（traumatic facial palsy）　因创伤（刀割、挫伤等）引起的，使整个神经纤维完全或部分断裂而导致神经功能完全或部分丧失的面瘫。是仅次于贝尔面瘫的第二种常见面神经疾病，占周围性面瘫的 20% 左右。

病因　主要以意外损伤和医源性损伤为主。

病理生理　面神经创伤分为 5 级。①Ⅰ度：又称生理性传导阻滞，神经在损伤的两端都可以接受电刺激而传导，阻滞区轴突内的轴浆没有断离，不发生华氏变性，神经功能可完全恢复。②Ⅱ度：又称轴突断伤，轴突断离但神经内膜仍保持完整，远端轴突 24 小时内发生华氏变性，2~3 天后失去对电刺激的传导，但轴突再生仍可按原方向生长，恢复后不留后遗症。③Ⅲ度：又称神经内膜断伤，神经束膜完整，而内膜与轴突均断离，神经再生时可能因瘢痕阻隔致轴突长位不良，恢复后遗留不同程度后遗症。④Ⅳ度：又称神经束膜断伤，神经外膜完整，而束膜、内膜、轴突均断离，如不加修复，神经功能仅能部分恢复。⑤Ⅴ度：神经断伤，神经外膜、束膜、内膜、轴突均断离，如不加修复，神经功能基本不能恢复。

面神经的损伤是可以再生的，且具有趋向性，即轴索从受损近端向远端再生，如神经鞘管连续，新生纤维每天约生长 1mm；如神经鞘管不连续，近端再生轴索外露增生形成"神经瘤"，较少的轴索能进入远端神经。

临床表现　不同分支损伤其表现不同。①颞支：抬眉困难，额纹消失。②颧支：闭眼不全。③颊支：鼻唇沟变浅，口角歪斜。

④下颌缘支：口角歪斜，鼓气漏气。⑤面神经总干损伤：以上表现均可出现。

治疗　主要有非手术治疗和手术治疗。如面神经未完全断离以非手术治疗为主，包括药物及物理治疗；如面神经断裂，在条件允许的情况下应同期行面神经吻合，个别患者可延期至伤后 3 个月；如面神经缺损，可同期或二期行各类神经和肌肉移植术。

预后　①一般认为神经内膜是否连续是面神经完全恢复的一项指标。②损伤部位越近中枢越难恢复。③年龄越大恢复程度越差。④损伤与修复间隔时间越短恢复越完全。

(张伟杰　胡勤刚)

miànjī chōuchù

面肌抽搐（hemifacial spasm）

面神经过度兴奋，导致面部肌群运动功能障碍的综合征。又称面肌痉挛及半侧面肌抽搐。其年发病率男性为 0.74/10 万，女性为 0.81/10 万。根据其病因可分为特发性面肌抽搐和症状性面肌抽搐。根据症状起始部位又可分为典型性面肌抽搐和非典型性面肌抽搐，前者起自眼轮匝肌，随病程的迁延向下扩展至其他面部表情肌，多数表现在下睑，其次为颊部；而后者恰恰相反，起自于口轮匝肌和颊肌，向上扩展至其他面部表情肌。

病因　①神经血管压迫学说：面肌抽搐患者中神经血管压迫的发生率为 60.4%～93%。缝合血管和神经及将面神经脱髓鞘后与血管接触所得到的面肌抽搐动物模型，均可获得类似于面肌抽搐的异常肌反应，证实了该学说。②中枢核团学说：面肌抽搐患者的许多神经电生理检查都明确显示面神经核或大脑皮质存在局灶性癫痫现象，但究竟是长期外周血管压迫引起的中枢变性还是原发性的中枢细胞退行性变尚无定论。③占位性病变：肿瘤或类肿瘤引起的面肌抽搐占 1.12%，其中发生于桥小脑角的占 89.5%，依次为听神经瘤、脑膜瘤、胆脂瘤、转移性肿瘤、蛛网膜囊肿和脂肪瘤。④佩吉特（Paget）病、颞骨岩部的异常增生、对侧肿瘤均可引起症状侧桥小脑角脑池狭窄，增加同侧血管压迫的机会，对此类患者不能盲目行微血管减压术。⑤多发性硬化症：是整个神经系统的感觉和运动传导异常，面肌抽搐很少单独发生，常伴有视力下降、面部疼痛、肢体麻木或震颤、肌痉挛或肌无力。⑥贝尔面瘫后遗症。⑦精神因素。

临床表现　主要为面部表情肌阵发性的、不自主的抽搐，严重者长期眼睑紧闭，影响生活工作，24.5% 患者亦累及颈阔肌。肌抽搐的强度分级标准：①0 级：无抽搐。②Ⅰ级：外部刺激引起轻度抽搐。③Ⅱ级：轻度，偶有抽搐，仅患者本人察觉，无功能障碍。④Ⅲ级：中度，明显抽搐，能被旁人觉察，轻微功能障碍。⑤Ⅳ级：重度，严重痉挛和功能障碍，影响生活和工作。5.1% 患者与三叉神经痛并发，部分患者还伴有耳鸣。一般无其他神经系统阳性体征。

诊断　辅助诊断方法包括电生理检查和影像学检查，电生理检查将有助于排除精神心理性的面肌抽搐，可通过 CT、MRA、MRI 检查了解桥小脑角血管与神经的关系和排除占位性病变。

五类少见的类型需要注意：①双侧面肌抽搐：其占 1.6%～4.9%，多数由单侧逐渐转变为双侧，期间相隔平均 1.5 年，并且表现为面肌的收缩不对称、不同步。②非典型性面肌抽搐：其占 1.3%～4.1%，其血管压迫的位置常位于面神经根的后上部分，即第Ⅶ、Ⅷ对脑神经之间，而典型性面肌抽搐血管压迫的位置常位于面神经根的前下部分，因为面神经根的后上部分纤维支配面下部肌肉，而前下部分纤维支配面上部肌肉。③遗传性面肌抽搐：发生率尚无报道，属低外显率的常染色体显性遗传，常发生于同一侧，发病年龄较其他面肌抽搐患者年轻，病因仍是血管压迫。④先天性面肌抽搐：仅有个案报道，出生时产钳损伤面神经是其病因，出生后 8 个月逐渐恢复。⑤马方综合征：在面肌抽搐的基础上偶发耳鸣。

鉴别诊断　①面肌纤维震颤：常仅限于眼睑周围，疲劳、焦虑时发作或加重，可自行缓解，病变部位可能位于脑干内。②睑痉挛或梅热综合征。③习惯性痉挛：主要表现为面肌的跳动，情绪紧张可加重。④某些全身性的肌张力障碍性疾病，如手足徐动症、舞蹈病、帕金森症等。

治疗　少部分医师认为不需治疗。治疗方法有非神经破坏性治疗和神经破坏性治疗。

非神经破坏性治疗　包括以下方面。

药物治疗　初发或轻型患者可采用联合药物治疗，药物的选择和剂量往往根据医师临床经验或患者长期使用的经验。常用的药物有：①抗癫痫药，如卡马西平类或苯妥英钠类。②镇静药，如地西泮、氯硝西泮等，临睡前服用。③肌肉松弛剂，如巴氯芬等。④钙离子拮抗剂，如氟桂利嗪等。⑤神经营养药物，如维生素 B_1、维生素 B_{12} 等口服或肌内注射。

封闭治疗　多数采用无神经损伤性的药物，如利多卡因加维生素 B_{12} 或硫酸镁进行局部或茎乳孔注射，造成暂时性面瘫，以减少异常兴奋的传导。该方法对患者损伤小、可反复注射，但易复发，且多次注射后瘢痕形成，增加注射难度，使疗效渐差。

理疗或针灸　短期有效率为 $62.5\% \sim 95.4\%$，但治愈率仅为 $5\% \sim 38.4\%$。

微波或电刺激治疗　可将电极放置于肌肉痉挛的最强运动点或面神经总干，也可置于针灸穴位处，采用小强度高频率电流或梯形波中频脉冲电流刺激，其机制可能是有规律的间隔刺激抑制了过多的神经冲动，同时矫正了不规则冲动的传导。

肉毒杆菌毒素 A 注射治疗　临床上应用的肉毒杆菌毒素 A 以一种复合体形式存在，即神经毒素和血凝素或非血凝活性蛋白的复合体，血凝素起维持空间结构和稳定性的作用。

手术治疗　①神经梳理术：又称面神经纵向贯穿切开术。梳理的部位通常在茎乳孔外面神经总干段、鼓室上方的面神经水平段和桥小脑角区的面神经根段。近期效果显著，远期效果不佳。②面神经管减压术：由于手术创伤过大和疗效不稳定而未被推广，目前很少单独采用，而是与面神经梳理术联合应用，增加了面神经梳理范围。③微血管减压术：由乙状窦后进路，进入桥小脑角后首先可见面听神经束，距硬脑膜 $2.5 \sim 3.0\mathrm{cm}$。成功率（不包括部分缓解）为 90% 左右，无效率 $1\% \sim 10\%$，一年内复发率 $4\% \sim 12\%$，最常见的并发症是邻近脑神经的损伤，如暂时性/永久性的听力减弱/丧失、面神经麻痹、眩晕等。

神经破坏性治疗　①部分神经化学切断术：曾报道使用的神经破坏性药物主要是多柔比星或称阿霉素，局部注射后可引起永久性面肌瘫痪，临床有效期最长报道为 9 年。多柔比星使用安全，但局部肿胀和皮肤坏死的发生率也较高，目前已很少使用。②选择性面神经切断术：多为分支切断治疗局部表情肌抽搐，临床上有较高的面瘫发生率，而且神经再生会使症状复发。③面神经结扎术：在面神经总干或分支处进行结扎，人为地机械压迫造成神经缺血变性，从而减少了异常冲动的传导，相当于面神经不完全切断术，其疗效也与之接近，复发率超过 30%。④射频温控热凝术：原理见三叉神经痛，穿刺部位位于茎乳孔面神经总干区，温度决定术后面瘫程度。

（张伟杰　胡勤刚）

shéxià shénjīng mábì

舌下神经麻痹 （hypoglossal paralysis）

外伤等原因致舌下神经损伤所导致舌肌瘫痪的疾病。

病因与临床表现　常因下颌后间隙、颌下区等的火器伤、骨折和手术误伤等，发生舌下神经的单独损伤。神经周围的挫伤、出血、局麻浸润引起的神经瘫痪，一般是暂时性的，或只遗留轻微残迹。神经的粗暴挫伤或断裂则表现为患侧舌肌瘫痪，伸舌时舌尖向患侧偏斜，以后舌肌萎缩。舌下神经为躯体运动性脑神经之一，支配全部舌肌。该损伤可分为中枢性和周围性两类。

中枢性损伤　①核上性损伤：如内囊型偏瘫患者，常因损伤了锥体束至延髓舌下神经核的上运动神经元纤维，在临床解剖上，一侧的上运动神经元纤维交叉至对侧舌下神经核，所以发生对侧舌肌瘫痪，但不发生舌肌萎缩及舌纤维震颤。②核性损伤：指病变（如急性脊髓灰质炎、延髓空洞症等）直接累及舌下神经核，临床表现为同侧舌肌萎缩及舌纤维震颤，并常伴有第Ⅸ和Ⅹ对脑神经损伤的症状。

周围性损伤　又称核下性损伤。由于延髓的病变同时损伤舌下神经根及锥体束，而发生交叉瘫痪，即一侧舌下神经损伤导致对侧舌肌瘫痪。舌下神经经舌下神经管出颅，临床上如发生颅外伤，特别是经舌下神经管的颅底发生骨折、颈椎上段脱位，或者是椎动脉瘤等直接损伤或压迫舌下神经，可引起损伤侧舌下神经麻痹，表现为同侧舌肌瘫痪及萎缩症状，舌运动时向患侧偏斜。若双侧舌下神经发生麻痹，常伴有言语、吞咽及舌运动障碍。在下颌角平面，舌下神经于颈内静脉深面呈弓状向前走行，经过颈外动脉浅面时发出舌下神经降支，沿颈动脉前侧表面下降。临床上行颈淋巴清扫术结扎和分离颈内静脉上端，特别在需高位结扎时，应在颈深筋膜深层浅面将颈内静脉连同颈鞘一起向上分离，此时，特别要注意保护颈内静脉深层的舌下神经免受损伤。舌神经、舌下神经及下颌下腺导管，三者均位于下颌下腺深面、舌骨舌肌浅面，自后向前经下颌舌骨肌的深面进入舌下区。在舌骨舌肌浅面，自上而下依此排列为舌神经、下颌下腺导管及舌下神经。舌下神经自二腹肌后腹深面进入颌下三角后，位于二腹肌中间腱的上方。

诊断　结合有无外伤史，主要从临床表现来诊断，如单侧舌肌瘫痪，伸舌时舌尖偏向患侧，病侧舌肌萎缩；两侧舌下神经麻痹则舌肌完全瘫痪，舌位于口腔底不能外伸，有言语、吞咽困难。

治疗 应立即行神经吻合或移植术，如为瘢痕粘连，应行瘢痕松解术，从而恢复神经功能。

(张伟杰 胡勤刚)

mízǒu shénjīng mábì

迷走神经麻痹 （vagus nerve paralysis）

因医源性、外伤、炎症或肿瘤压迫等原因引起迷走神经损伤的疾病。迷走神经为脑神经中行程最长、分布最广的混合性神经，含有运动、感觉、副交感三种纤维。按迷走神经的行程，可将其分为颈、胸、腹三段，有咽支、喉上神经及喉返神经等分支。

病因 迷走神经损伤的主要原因是医源性损伤、颈或喉肿瘤、外伤及急性炎症。

临床表现 ①咽腭部运动功能障碍，腭咽闭合功能不全，特别是双侧迷走神经损伤可造成发音不清，同时伴有咽感觉功能障碍。②喉上神经损伤时，声带失去正常的张力，声音低而粗糙，不能发高音。双侧喉上神经损伤时，食物、唾液误吸入呼吸道而引起呛咳。③单侧喉返神经损伤时，临床多表现为不同程度的声门关闭不全，发音嘶哑、易疲劳，多伴有误吸或气息声，但经对侧代偿后也可无症状。双侧喉返神经损伤时，引起声带瘫痪，双声带皆固定在中间位，发音低哑、无力，不能持久，可出现耳语声并伴有不同程度的呼吸困难。颈部手术所致的迷走神经损伤，往往不伴有其他脑神经损伤的症状。

诊断 结合有无外伤史及头颈肿瘤史，主要从临床表现来诊断，如声嘶、呛咳、发音无力等。

治疗 对单侧迷走神经损伤，因发音和呼吸功能尚好，可加强语言训练、药物治疗及理疗，可达到代偿性恢复。双侧迷走神经损伤，有呼吸困难者须做气管切开术，同时行神经吻合或移植术，以恢复迷走神经功能。

(张伟杰 胡勤刚)

fù shénjīng mábì

副神经麻痹 （accessory nerve paralysis）

因医源性、外伤或肿瘤压迫等原因引起副神经损伤的疾病。副神经是第 XI 对脑神经，中枢起源处有延髓根和脊髓根两部分，但支配胸锁乳突肌和斜方肌运动的神经全部来自脊髓根。副神经自胸锁乳突肌后缘中点穿出后，经颈深筋膜浅层的深面斜向后下，穿过颈后三角上部的蜂窝组织，进入斜方肌前缘中、下 1/3 交界处深面，或斜方肌前缘与锁骨上缘的夹角上方二横指处。

病因 主要原因为外伤或医源性损伤。

临床表现 手术行至该区域时，应仔细分离和解剖副神经，清创时应明确该神经有无损伤，手术时勿用电刀切割，以免电流刺激副神经后，引起肩胛提肌等的强烈收缩而误伤神经、血管等重要组织。副神经损伤，将导致斜方肌及肩胛提肌等萎缩及功能丧失，以肩部及上肢的运动受限为主，如肩胛下垂、疼痛、上肢外展受限等症状，称为肩胛综合征。另外，在副神经下方约一横指处，有与副神经并行的第 3、4 脊神经前支进入斜方肌深面，须认真加以识别。可因受损部位不一而引起不同的功能障碍，如损伤在发出胸锁乳突肌支以前的部位，胸锁乳突肌瘫痪，可造成头向对侧转动及向同侧侧屈困难，同时斜方肌麻痹，产生同侧肩胛下垂；若副神经在肩胛舌骨肌、斜方肌三角内损伤，则只有斜方肌瘫痪，可导致耸肩困难。

诊断 结合有无外伤史及头颈肿瘤史，主要从临床表现来诊断，如耸肩抬臂困难等。

治疗 无论外伤或医源性损伤应尽可能立即行神经吻合或移植术，以恢复其肩胛功能。

(张伟杰 胡勤刚)

miànshénjīng gōngnéng píngjià xìtǒng

面神经功能评价系统 （evaluation system for facial nerve function）

通过某些临床特征来对面神经功能进行分级，从而指导治疗的评价系统。关于面神经的功能，尚无公认的评价系统，下面介绍具有代表性的三类评价方法。

House-Brackmann （H-B）面神经功能评价系统 1984 年美国耳鼻咽喉和头颈外科学会及第五届国际面神经外科专题研讨会推荐使用的系统，是应用相对较广泛的一个系统（表）。

波特曼（Portmann）评分系统 内容相对简单，临床应用简便，但不是国际通用的方法。静态时面部对称性评分：正常 2 分，略不对称 1 分，明显不对称 0 分。动态观察 6 种表情肌的自主运动，即皱眉（额肌）、闭眼（眼轮匝肌）、提鼻翼（鼻翼提肌）、吹哨（口轮匝肌）、用力微笑（颧肌）和噘嘴（颏肌）。无任何运动为 0 分，刚能看到微弱运动为 1 分，运动幅度比正常略差为 2 分，正常为 3 分。正常满分 20 分作为分母，静态和 6 种动作得分相加作为分子，以分数形式表示。

诺丁汉（Nottingham）量化评价系统 通过线性测量指数来量化评价面神经功能，可以更客观地显示面神经功能状态的连续过程。其方法是测量两侧静态和尽力抬眉、闭眼、微笑时，眶上

表　House-Brackmann（H-B）面神经功能评价系统

分级	诊断	临床特征
I	正常	面部所有区域正常
II	轻度功能障碍	总体：仔细观察方可看出轻微的连带运动
		静态：对称，张力正常
		动态：额运动中等，眼轻用力可完全闭合，口轻度不对称
III	中度功能障碍	总体：明显的功能减弱但双侧无损害性不对称，可观察到并不严重的连带运动、挛缩和/或半侧面部痉挛
		静态：对称，张力正常
		动态：额运动减弱，眼用力可完全闭合，口用力可移动口角，明显不对称
IV	中重度功能障碍	总体：明显的功能减弱和/或损害性不对称
		静态：对称，有张力
		动态：额不动，眼不能完全闭合，用力时口角不对称
V	重度功能障碍	总体：很少见有运动
		静态：不对称
		动态：额不动，眼不能完全闭合，口仅有轻微运动
VI	完全麻痹	无运动

中点至眶下中点及外眦至口角的直线距离，每侧静态和最大运动时的差别相加，以患侧与正常侧的百分比表示。

（张伟杰　胡勤刚）

miànshénjīng sǔnshāng xiūfù

面神经损伤修复（repair of facial nerve injury）　通过手术或者药物等治疗促进受损面神经再生的方法。神经损伤后的修复是指神经再生，它不仅与神经细胞自身密切相关，而且周围非神经细胞也参与了神经组织的再生。

面神经损伤后的变化　面神经损伤分为面神经挤压伤和断离伤，这两种损伤都会引发局部炎症反应，其损伤远侧端的轴突变化称为沃勒变性，组织学表现为炎症细胞的聚集、抗炎因子的分泌、轴突的变性水解，其残片被吞噬清除。与胞体相连的近端轴突变化称为逆行性变性，通常只累及少数郎飞结。轴突损伤后轴突末梢迅速封闭，在由各种炎症细胞合成的神经营养因子、趋化因子以及胞外基质分子和蛋白水解酶等胞外环境作用下，生发形成数目众多的生长芽，每一生长芽末端膨大形成指状突起，向外伸展，构成生长锥。生长锥可释放蛋白酶，溶解远端基质，以每天 1~2 mm 的速度向远端生长。面神经轴突再生时，远中残端的基底膜导管为其提供了必要的支架，从近中端生长的轴突会优先进入退变神经，由去髓鞘化的施万细胞与围绕周围的基底膜形成的细胞带，最终到达原终板及神经末梢处。

面神经损伤后修复机制　①面神经损伤后外周水平的修复：主要是神经支配的恢复，它是机械机制（机械屏障）与生物机制（神经诱导因子和神经营养因子）共同作用的结果。由于面神经大部分为有髓神经，促进神经纤维髓鞘化有利于面神经功能恢复，由于面神经控制的肌群较多，面神经轴突修复过程中极易形成神经再支配的错位恢复，产生连带运动等症状。②面神经损伤后中枢水平的修复：中枢水平修复的主要角色为神经元及其支持细胞。神经损伤可引发受损神经元和周围细胞的许多变化。外周损伤信号被摄取后通过逆性转运到达胞体，诱导神经元上调再生相关基因，使其从传导状态向生长状态转化，产生转录因子、黏附分子、生长相关蛋白以及轴突伸长必需成分。这些信号通过激活神经元胞体内不同的信号转导途径，最终激活转录因子，再由转录因子激活基因程序产生再生所需蛋白和其他物质。同时神经元胞体还产生分泌型神经生长因子、脑源性神经营养因子和生长相关蛋白等促进轴突再生。同时，能量、氨基酸和脂类代谢也发生变化以促进轴突再生。③面神经损伤后非神经细胞参与修复：主要有施万细胞、小胶质细胞、淋巴细胞、巨噬细胞等，对再生轴突引导、神经保护、清除轴突再生抑制因子等方面具有重要作用。

（张伟杰　胡勤刚）

lúmiànliè

颅面裂（craniofacial cleft）　涉及颅面部的，累及部位以面部为主但也可到波及颅前凹、额骨及眶骨的先天性裂隙畸形。颅面裂可有多种类型，如唇裂、腭裂、面横裂、面斜裂，严重程度不一，畸形可累及单侧或双侧，在同一患者，双侧可发生不同类型的颅面裂。

病因　确切发病率尚不清楚，占出生婴儿的（1.5~6）/10 万。绝大多数为散发病例，其发生可能与许多因素有关，包括环境因素和遗传因素。可能的环境因素包括感染、出生前接触放射线，以及母亲孕期服用药物、营养缺乏、代谢紊乱等。

临床表现 主要表现为发生在颅面部不同部位的裂隙，可完全裂开，也可部分裂开，有的患者表现为局部凹陷的皮下裂。畸形可涉及额、鼻、眼、口、面颊等部位，层次可以累及表面软组织和深层骨骼，多导致明显的面部畸形。

颅面裂临床表现多样，因此对颅面裂畸形的分类十分困难。根据受累部位可分为正中裂、旁正中裂，面斜裂和面横裂。颅颌面外科创始人法国保罗·特西耶（Paul Tessier）根据其多年的临床实践和对大量临床资料的分析，以眼眶为基点，按时针转动方向将颅面裂分为 0～14 型，裂隙位于睑裂以上指向头侧者称为颅型裂，裂隙位于睑裂以下指向尾侧者称为面型裂，二者的结合构成颅面裂。

诊断 颅面裂多具有典型的临床表现，临床诊断并不困难。CT 和 MRI 应作为首选诊断方法，可明确颅脑、眼以及邻近腔窦的畸形情况。三维 CT 对诊断颅面裂骨骼畸形具有直观准确的优越性。通常情况下，构成颅面裂的颅型裂和面型裂常位于同一时间区带上，因而临床上常可见到 0-14 型、1-13 型、2-12 型、3-11 型、4-10 型等，此概念对指导医生临床查体时非常重要，如常见的唇裂为 1、2、3 型面裂的一部分，遇到此情况时，应沿着同一时间区带向头侧方向检查是否存在隐性颅型裂。

治疗 ①手术时机的选择：如畸形程度不十分严重，不危及患者生命或有严重功能障碍，手术可适当推迟。症状较轻的患儿可在 1 岁以内进行，畸形严重、范围较大者可推迟到 1～2 岁时进行软组织的修复。②早期手术：

一般仅限于软组织，包括移位软组织的复位和缺损软组织的修复。软组织的早期修复有助于矫正面部扭曲以及深层骨性支架的对合复位。③骨骼重建：一般都推迟到生长接近完成时进行。但是许多此类患者不具备正常的生长潜能，因而不必要等到发育完成。畸形严重者，早期治疗对本人和家庭心理影响好，对长大以后需要再次手术也奠定了基础。

(石 冰)

miànliè

面裂（facial cleft） 发生在面部的先天性裂隙畸形。面裂可有多种类型，如唇裂、面横裂、面斜裂，严重程度不一，畸形可累及单侧或双侧，在同一患者，双侧可发生不同类型的面裂。

病因 见颅面裂。

临床表现 主要表现为发生在面部不同部位的裂隙，可完全裂开，也可部分裂开，有的表现为局部凹陷的皮下裂。畸形可涉及鼻、眼、口、面颊等部位，层次可累及表面软组织和深层骨骼，多导致明显的面部畸形。

面裂临床表现多样，因此对颅面裂畸形的分类十分困难。根据受累部位可分为正中裂、旁正中裂，面斜裂和面横裂。

诊断 多具有典型的临床表现，临床诊断并不困难。CT 和 MRI 应作为首选诊断方法。可明确颅脑、眼以及邻近腔窦的畸形情况。三维 CT 对诊断面裂骨骼畸形具有直观、准确的优越性。

治疗 见颅面裂。

(石 冰)

miànzhōngliè

面中裂（midline facial cleft） 唇部正中由唇红至鼻小柱或唇红至额部不同程度裂开的畸形。

形成原因 面裂的形成有两

个主要学说：融合学说，认为各面突之间未能融合或未完全融合而导致面裂。上皮墙学说，面突以及腮弓上皮相互连接，形成墙状结构，在其上皮下方中胚叶组织充满墙内，则完成面突融合，当神经嵴细胞发生坏死，中胚叶组织不能充满上皮墙内时，没有中胚叶组织支持的上皮墙就会破溃而形成面裂。

临床表现 面正中裂在特西耶（Tessier）分类中为第 0 裂，除唇裂外，可伴有鼻裂，鼻小柱出现沟状或变宽，鼻孔不对称变形，鼻翼及鼻翼软骨移位、变形，鼻梁宽扁，鼻中隔变厚、成对或消失，还可以出现双鼻、眼眶增宽等。

分类 按裂开部位分为上唇正中裂、下唇正中裂。

(石 冰)

miànzhōngliè xiūfùshù

面中裂修复术（repair of midline facial cleft） 关闭面中份裂隙的手术。

目的 修复面中份裂隙，恢复其正常外形。

手术时机 一般在出生后 3 个月时、哺乳情况良好、营养发育均正常的情况下，可进行手术。

修复原则 面中裂表现多样，尚无统一的整复术式，根据严重程度不同，手术涉及范围也不同。原则上应关闭上唇及口内裂隙，恢复鼻部正常突度及对称形态，矫正过宽眶间距，同时尽量避免不自然的瘢痕。

手术方式 包括以下方面。

术前准备 ①术前患儿必须处于体重增加过程中，体重>5kg。②术前检查血常规应在正常同龄婴幼儿的范围内，如与正常值有差异，须给予治疗，待恢复正常后再进行手术。③无需改变患儿的喂养习惯。

手术方法　①上唇正中裂可采用直线关闭的方法，应注意恢复口轮匝肌连续性，对齐唇弓。若人中形态不理想，正中瘢痕过于生硬，可待患儿能够配合后二期采用下唇阿贝（Abbe）瓣重建人中形态。②鼻部正中裂可楔形去除鼻背多余皮肤，靠拢两侧鼻翼软骨，消除鼻尖切迹，去除多生的中隔结构，必要时可植入自体软骨，进一步恢复外鼻正常突度。鼻背垂直向皮肤不足时可在鼻根部行"V-Y"成型，延长鼻背，并矫正可能存在的眉间距过宽。在部分伴有前唇鼻小柱缺失，中隔结构发育不良的患者，可二期在额部应用皮肤扩张器，以额瓣行全鼻整复。③对于存在骨性畸形的患者可视具体情况选择植骨或骨切开。正中牙槽突裂可以自体骨移植整复。眶间距过宽可择期行两侧眼眶块状骨切开，调整眼球至正常位置。

术后护理　①麻醉清醒后4小时，用汤匙喂少量温水或奶水。②为防止患儿抓破伤口或拔掉唇弓，可用小夹板绷带固定患儿双肘关节。③术后当日伤口有渗血可用棉签轻轻擦拭。伤口若有干血痂可用生理盐水棉签交替轻拭伤口，并在伤口涂抹金霉素眼药膏保护，可预防感染，保湿伤口，促进愈合。④伤口愈合良好，第5天拆线。同时防止跌倒和撞伤而导致伤口裂开。

常见并发症　包括术后畸形、术后伤口感染、术后伤口裂开、出血。

（石　冰）

miànxiéliè

面斜裂（oblique facial cleft）

面部皮肤、骨组织斜行裂开的畸形。泛指特西耶（Tessier）3-6、8-13号裂隙。约占所有面裂不到0.25%。其胚胎发育来源尚存争议，几乎全部为偶发性。双侧病例多见，大多数患者并发多种不同类型的面斜裂。其裂隙范围内常存在广泛的软、硬组织缺损，可涉及泪腺、鼻、眼睑、颞骨、颧骨、额骨、腮腺等几乎所有面中份组织器官。

形成原因　见面中裂。

分类　按裂开部位分为鼻-眼裂和口-眼裂，口-眼裂依据裂隙位于眶下孔的位置不同又分为中央型口-眼裂和侧方型口-眼裂。

治疗计划与方案　面斜裂多伴有骨组织多裂开，手术一般在面部表面标志较清楚时进行，即出生后6~12个月。修复的方法尽量采用邻近皮瓣修补缺失的软组织，骨组织的重建与软组织的修复同样重要，可采用自身肋软骨或髂骨的骨松质修复骨缺损。

（石　冰）

miànxiéliè xiūfùshù

面斜裂修复术（repair of oblique facial cleft）

修复面部斜行裂隙的手术。

目的　修复软、硬组织缺损，恢复面部正常外形。

手术时机　一般是在患儿出生后6个月时、哺乳情况良好、营养发育均正常的情况下，即可进行手术。

修复原则　注意矫正骨性畸形；尽量以相同颜色质地的组织整复软组织畸形；尽量保持或恢复面部美学亚单位，将切口设计于美学亚单位交界处。

手术方式　包括以下方面。

术前准备　见面中裂修复术。

手术方法　①面斜裂修复需根据患者具体情况设计个体化整复方案，往往需经过多期手术整复，其整复效果仍有较大提升空间。②大部分面斜裂患者不存在气道问题，而一旦出现则需紧急处理。如特雷彻·柯林斯（Treacher-Collins）综合征常并发面斜裂和下颌发育不良，需长期气道护理。③面斜裂导致的眼睑外翻需立即处理，一般可通过"Z"字成型、"V-Y"推进等方法恢复闭眼功能，避免视力损失。④软组织缺损的整复应遵从尽量保持面部美学单位原则。由于面斜裂往往横跨面部美学单位，原位瓣等传统修复方法难以恢复美学单位完整性，往往增加位置明显的瘢痕。而组织扩张技术为面斜裂整复提供了有力的帮助，扩张的皮肤使得整体整复数个美学单位成为可能。⑤伴有严重鼻部缺损的病例一般可结合额部组织扩张与自体软骨移植重建出较为满意的外鼻形态。

术后护理　①~③术见面中裂修复术。④面斜裂手术涉及眶区成形，术后给予眼部滴眼药水或涂抗生素眼膏，及时更换眼部敷料。

常见并发症　参见面中裂修复术。

（石　冰）

miànhéngliè

面横裂（transverse facial cleft）

口角皮肤、肌肉、黏膜裂开的畸形。面横裂对应特西耶（Tessier）7号裂隙，又称大口畸形。相对罕见，约占所有面裂不到1%。

形成原因　由于遗传因素和环境因素导致胚胎发育第四、五周上颌突、下颌突融合失败所致。

分类　按裂开部位分为单侧面横裂、双侧面横裂。

临床表现　表现为患侧口裂外移，口角与耳屏距离变短，裂隙处可见软组织甚至骨组织缺失，常伴有耳、腮腺、面神经等第一、二鳃弓来源器官的异常。可见于多种综合征，如特雷彻·柯林斯（Treacher-Collins）综合征、努南（Noonan）综合征及戈尔登哈尔（Goldenhar）综合征等。

(石 冰)

miànhéngliè xiūfùshù

面横裂修复术（repair of transverse facial cleft）

修复口角皮肤、肌肉、黏膜裂隙的手术。

目的　矫正口角至正常对称位置；重建口角肌肉，恢复闭口功能。

手术时机　同一般唇裂，一般在出生后 3~6 个月。

手术原则　确定正常口角位置，恢复断裂的口轮匝肌，皮肤采用 Z 字交叉避免直线瘢痕收缩。

手术方式　包括以下方面。

术前准备　见面中裂修复术。

手术方法　正常口角确定的方法：①患儿平卧前视时瞳孔内侧缘大致与正常口角位置相对。②裂隙缘可见明显唇红黏膜与口腔黏膜交接，可作为正常口角位置的解剖标志。③单侧患者可参考健侧唇峰口角距，确定患侧口角位置。口角由唇红黏膜连续覆盖，形成上唇略盖下唇的结构。面横裂整复术中应尽量模拟这一精细形态。常用的方法是制备蒂部在上唇或下唇的唇红黏膜矩形瓣，覆盖口角后插入对侧，以期形成连续自然的口角唇红黏膜形态。对于裂隙较短的患者，可将整个口角制备成复合组织瓣，向近中移动至正常位置。④术中应注意恢复口角肌肉连续性，通过适当肌肉解剖分层关闭裂隙。可将肌肉缝合时将上唇肌肉置于下唇肌肉上方，以更好地模拟口角处上唇盖下唇的形态。⑤对于裂隙较短的病例可选择直线关闭皮肤层。当裂隙较长时可考虑行皮肤 Z 成型，以避免术后瘢痕挛缩改变口角位置，并尽量将瘢痕隐藏于唇颊沟内。

术后护理与常见并发症　见面中裂修复术。

(石 冰)

chúnliè

唇裂（cleft lip）

一侧或两侧上唇红唇、白唇部分或完全裂开的先天性畸形。先天性唇裂是人类最常见的先天性畸形之一，据中国出生缺陷检测中心的统计，其发生率为 1.42‰，也是口腔颌面部最常见的先天性畸形。

形成原因　①环境因素：主要指胚胎生长发育的环境而言，母体的整个生理状态即构成了胚胎发育的环境条件。因此，在妊娠前三个月内，当母体的生理状态受到侵袭或干扰时，就可能影响胚胎颌面部的生长发育。②内分泌影响：妊娠早期的妇女因患病使用激素治疗后出生的婴儿即有某种先天畸形的发生。在唇裂患儿家族史的调查中发现有的母亲在妊娠早期曾有过各种明显的精神创伤因素，由此推论可能由此而出现应激反应，导致体内肾上腺皮质激素分泌增加，而诱发先天性畸形。③营养缺乏：在实验动物研究中发现小鼠缺乏维生素 A、维生素 B_2 及叶酸等食物成分时，可以产生唇裂等畸形，所以提示在妊娠早期的营养缺乏可能是发病诱因之一。④药物因素：多数药物进入母体后都能通过胎盘进入胚胎，但有些药物可能影响胚胎的发育而造成畸形，目前已知的药物包括抗肿瘤药物（如环磷酰胺、氨甲蝶呤等）、抗惊厥药物（苯妥英钠）、抗组织胺药物及治疗妊娠性呕吐的美克洛嗪和某些安眠药物（如沙立度胺）均可导致胎儿畸形。⑤烟酒因素：有研究发现妊娠早期大量吸烟及酗酒，其子女唇裂的发生率比无烟酒嗜好的妇女要高，因而可能也是导致胎儿发生唇裂的可能因素之一。发生的胚胎学基础是在胎儿第 5 周开始由上颌突与球状突未能正常发育融合所致。

分类　①按裂开部位分类：分为单侧唇裂（包括微小型唇裂、不完全唇裂、完全唇裂）、双侧唇裂（包括不完全唇裂、完全唇裂、混合型唇裂）。②按裂开程度分类：分为 I 度唇裂（仅红唇部裂开）、II 度唇裂（红唇及上唇部分裂开，但未裂开至鼻底）、III 度唇裂（上唇、鼻底全部裂开）。

临床表现　主要表现为上唇裂开、鼻小柱偏斜和鼻翼塌陷等畸形。唇裂可以是单独发生，也可以伴发有腭裂，或伴发全身其他器官畸形，后者被称为综合征性唇裂。

治疗计划与方案　序列治疗方案包括非外科性治疗与手术治疗。①非外科性治疗：有术前正畸和睡姿调整等方法。术前正畸主要针对的是完全性唇裂与鼻畸形较明显的不完全性唇裂。一般需安排在患儿出生后一周至一个月内进行，较为有效。②手术治疗：初次手术修复安排在出生后 3 月龄。术后鼻唇继发畸形可以安排在任何时间予以矫正，但需遵循在时间上随生长发育改变而改变的继发畸形，可待生长发育稳定后安排手术；反之，可及时安排手术矫正之。在方法上而言，应以不损伤颌面部器官的生长发育规律的方法为基础。在技术上应以术者熟练掌握的方式为基础，以保证手术质量。

(石 冰)

chúnliè xiūfùshù

唇裂修复术（cleft lip repair）

关闭上唇裂隙，重建口轮匝肌环，恢复上唇接近正常的外形和功能的手术。比较常用的是旋转推进法及各种改良手术方法。虽然目前对唇裂的治疗仍是以手术修复为主，但更强调多学科医师参与的综合序列治疗模式。

目的 恢复面上部的外形和功能，形成上唇口轮匝肌环，对扭转前突的前颌骨起到一定限制作用。

手术时机 一般在婴儿出生后3个月时、哺乳情况良好、营养发育均正常的情况下即可进行手术。同时伴发腭裂者，早期修复唇裂后，可借助上唇口轮匝肌连续性恢复后的压力而促进牙槽突裂隙变窄。春冬季婴儿易患上呼吸道感染，应在手术前注意预防，面部有疖疮时需待愈合后方可进行手术。

修复原则 ①唇裂修复时，爱惜组织，尽量少切除。②选择最佳唇裂修复方式，避免唇部直接缝合，防止瘢痕挛缩。③恢复唇裂上唇的正常高度，人中居中，上唇两侧对称，上唇游离缘应落在下唇的前方，下唇下方微向前翘起。④婴幼儿唇裂修复应同时矫正鼻小柱偏斜，增加其高度，矫正鼻翼角移位，恢复鼻孔基本对称，以促进鼻的正常发育。⑤应进行功能性唇裂修复，即将异位的口轮匝肌复位，恢复肌肉的连续性，以利恢复其生理功能。

手术方式 包括以下方面。

术前准备 见面中裂修复术。

手术方法 单侧唇裂主要采用旋转推进法、梯式旋转下降法、莫勒（Mohler）法、长庚法等进行整复，双侧唇裂主要采用直线法、曼彻斯特法、唇弓重建法等

进行整复。

术后护理 见面中裂修复术。

常见并发症 见面中裂修复术，其还存在术后鼻唇畸形。

（石 冰）

dāncè chúnliè zhěngfùshù

单侧唇裂整复术（unilateral cleft lip repair）

关闭单侧上唇裂隙，恢复唇鼻正常解剖形态与功能的手术。

旋转推进法 1955年，在斯德哥尔摩国际整形外科大会上，米拉德（Millard）介绍了单侧唇裂整复术式。该术式采用鼻小柱下方的回切设计，使裂隙侧过高的唇弓旋转下降，而旋转下降后遗留的组织缺隙，由侧唇推进填补，故称旋转推进法（图）。适用于各种类型的单侧唇裂。优点是切除组织少，鼻底封闭较好，鼻小柱偏斜畸形可获得较好的纠正，裂隙侧唇部中下份的瘢痕线模拟了人中嵴的形态，唇弓形态较好。缺点是定点的灵活性较大，初学者不易掌握；特别是完全性唇裂，修复后裂隙侧唇高常嫌不足。

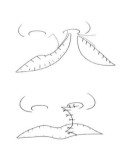

图1 旋转推进法示意图

新旋转推进法 1999年和2015年由华西口腔医院石冰提出此术式。适合于各种类型的单侧唇裂。优点：①从几何学原理上明确了裂隙缘唇峰旋转下降是由旋转切口末端点的位置所决定，

而非切口长度与切口形式。②使以各种形式切口设计的唇裂整复术的原理得到了统一。③确立了将单侧唇裂非裂隙侧唇峰与人中切迹所成角的角平分线作为旋转切口末端点设计的原则（图2）。

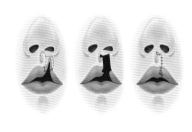

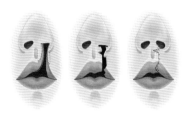

图2 梯式旋转下降法示意

莫勒法 是由莫勒（Mohler）于1987年在旋转推进法的基础上提出。适应于各种类型的单侧唇裂。改进的鼻小柱下半部的回旋切口起到了延长唇瓣切口线的作用，唇瓣旋转更加充分，裂隙侧唇峰点更加容易下降。同时C瓣既可以延长鼻小柱，又可以充分利用封闭鼻底（图3）。但莫勒法的C瓣没有牵拉鼻小柱向裂隙侧的作用，对鼻小柱偏斜纠正不足。

长庚法 是由台湾长庚纪念医院的罗德霍夫（Noordhoff）于20世纪80年提出。适合于各种类型的单侧唇裂。其免做旋转推进法中的裂隙侧鼻底横切口，在红唇瓣的设计中注重重建红线的连续性等，是其最具独创性的内容。

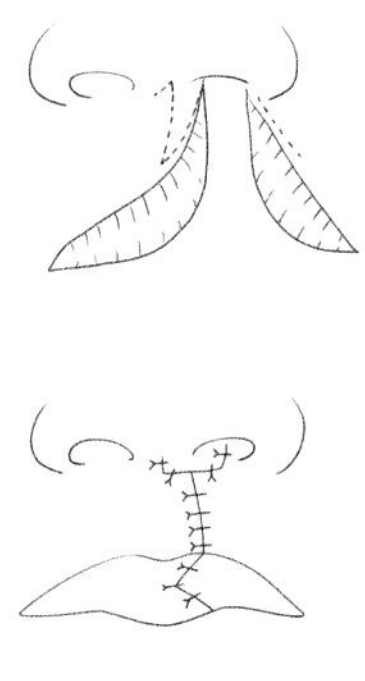

图 3 莫勒法示意图

（石 冰）

dāncè chúnliè shùhòu jìfā chúnjīxíng zhěngfùshù

单侧唇裂术后继发唇畸形整复术（repair of secondary lip deformity of unilateral cleft lip） 对常见的单侧唇裂手术后遗留的畸形进行二次修复的手术。例如唇峰不对称、红唇缘不齐、上唇瘢痕等。手术时机首先满足患者对畸形改善的需求，再结合手术者的个人能力综合考虑。

裂隙侧上唇过短整复术 单侧唇裂术后裂隙侧上唇过短是常见的术后畸形，原因是一期唇裂整复术时，裂隙侧唇峰下降不足或术后瘢痕收缩所致。整复原则是按照非裂隙侧唇峰点到鼻底的距离确定裂隙侧新的唇峰点位置，采用旋转推进法、下三角瓣法或斜行瓣法，下降裂隙侧过高唇峰。①旋转推进法：确定非裂隙侧唇峰点，在裂隙侧唇红缘上定点，使之到裂隙侧鼻翼基部的距离等于非裂隙侧唇峰点到非裂隙侧鼻翼基部的距离，此两点缝合后即为新的裂隙侧唇峰点。按照单侧唇裂整复旋转推进原理，解剖口轮匝肌，旋转下降非裂隙侧唇峰点。②下三角瓣法：在裂隙侧唇峰做水平切口，使过高的裂隙侧唇峰能够下降至水平，下降后形

成的皮肤缺隙由裂隙侧皮肤三角瓣填补。③斜行瓣法：适合于裂隙侧唇峰整体平缓的高于非裂隙侧。手术原则是在裂隙侧唇峰上方形成斜行白唇皮肤组织瓣，下推裂隙侧红唇，使裂隙侧红唇整体下移。

裂隙侧上唇过长整复术 裂隙侧上唇过长多见于不完全性唇裂术后，原因多为一期手术定点不准确所致。整复原则是将下掉的裂隙侧口轮匝肌上提固定于前鼻嵴、鼻底处稳定的骨膜上，以恢复裂隙侧正常的唇高。手术入路尽量隐蔽，避免重新切开裂隙侧白唇皮肤，可根据具体情况，通过鼻底、红唇缘、口腔黏膜等作为入路。广泛脱套式解剖松解口轮匝肌，上下切口在皮下以及黏膜下贯穿，松解范围上方至鼻底、前鼻嵴，内侧至人中凹，外侧至梨状孔周围、鼻翼基脚外侧，下方至口轮匝肌最下缘将裂隙侧口轮匝肌上提缝合固定于前鼻嵴和鼻底骨膜，并适当去除裂隙侧近鼻底的口轮匝肌，使裂隙侧过长上唇得到上提。

单侧唇裂术后人中偏斜整复术 单侧唇裂术后人中偏离面中线，偏向裂隙侧是常见的术后畸形，原因为一期整复时，裂隙侧口轮匝肌未能固定于前鼻嵴，同时与裂隙侧唇峰口角距同非裂隙侧唇峰口角距差距过大有关。按照一期唇裂整复的原则，通过口轮匝肌的解剖，将裂隙侧口轮匝肌上份固定于前鼻嵴的骨膜，形成稳定的支抗，把非裂隙侧的口轮匝肌上份与重新就位的裂隙侧口轮匝肌缝合，以达到非裂隙侧上份口轮匝肌向裂隙侧移动，以摆正上唇中轴线和人中嵴。手术以口轮匝肌解剖复位为主，不增加上唇皮肤切口，手术入路可结

合具体病例情况，通过鼻底切口、鼻腔前庭黏膜切口或者红唇黏膜切口作为手术入路。通过适当、隐蔽的切口，在皮肤和口轮匝肌之间，红唇黏膜和口轮匝肌之间解剖口轮匝肌，将口轮匝肌在裂隙侧前鼻嵴及梨状孔周围的异位附着松解，在裂隙侧人中嵴投射位置偏外侧 2~3mm 处切断口轮匝肌。牵拉裂隙侧肌束至前鼻嵴方向，用 3-0 丝线将裂隙侧肌束固定于前鼻嵴骨膜，保证两侧上唇高度一致，同时裂隙侧鼻翼基脚无明显上移。将非裂隙侧肌束上缘向裂隙侧牵拉，与相对应的裂隙侧肌束缝合，以达到推挤人中下份向中线移动的效果。将余下非裂隙侧肌束向下内牵拉，裂隙侧肌束插入牵拉后形成的空隙，完成口轮匝肌的端-侧缝合。缝合皮下、皮肤层。

单侧唇裂术后唇珠偏斜整复术 唇珠偏斜指红唇下缘最突处偏离上唇正中，多偏向裂隙侧。参考非裂隙侧红唇的厚度，在裂隙侧红唇设计一定长度和宽度的红唇转移瓣，向非裂隙侧红唇旋转插入，形成位置正常的唇珠。在裂隙侧设计梭形红唇黏膜瓣，瓣的尖端位于干湿红唇交界，瓣的宽度和长度参照对侧红唇的形态，使红唇转移瓣转移就位后，上唇两侧厚度对称。靠近口内的梭形切口越过肥厚红唇最突点后，逐渐折向干湿唇交界，沿干湿唇交界线沿向对侧，切口长度略短于红唇转移瓣的长度，使转移瓣有一定组织富余利于突显唇珠。沿切口切开黏膜层，注意红唇转移瓣带有至少 2mm 厚度的黏膜下组织，避免损伤唇动脉。将红唇瓣向对侧旋转，使两侧上唇厚度对称，唇珠居中。缝合黏膜层。

（石 冰）

dāncè chúnliè bíjīxíng zhěngfùshù

单侧唇裂鼻畸形整复术

（secondary repair of unilateral cleft lip nasal deformity） 对单侧唇裂初期修复后遗留的鼻部畸形进行再次修复的手术。

单侧鼻翼软骨内固定整复术

将裂隙侧鼻翼软骨解剖松解，固定于上方的上外侧软骨，以上提塌陷的鼻翼。适合于矫正 15 岁以后轻度的鼻翼塌陷患者，或 15 岁以前生长发育尚未停止的不同程度鼻翼塌陷患者。从裂隙侧鼻翼缘做弧形切口，切口近中沿鼻小柱中线至鼻小柱基部后向裂隙侧鼻底延伸，形成类"C"形皮肤切口。将裂隙侧鼻翼软骨充分游离后，将鼻翼软骨外侧脚的中外三分之一与同侧鼻上外侧软骨牢固缝合，再将鼻翼软骨内侧脚上端与对侧鼻翼软骨内侧脚缝合。

单侧鼻翼软骨重建整复术

切取部分中隔软骨塑形成软骨条，一端固定于鼻小柱深面的中隔软骨，跨越整个裂隙侧鼻穹隆，重建裂隙侧鼻翼软骨，利用中隔软骨的自然弹性，辅以缝合悬吊，恢复鼻翼形态。适合于 15 岁以上中重度鼻翼塌陷的患者。从裂隙侧鼻翼缘做弧形切口，切口近中沿鼻小柱中线至鼻小柱基部后向裂隙侧鼻底延伸，形成类"C"形皮肤切口。解剖裂隙侧鼻翼软骨，保持鼻中隔前份及上份至少 7mm 的 L 型支架，切取前鼻嵴、犁骨，筛骨垂直板与 L 型支架之间的鼻中隔软骨。将取下的中隔软骨平分 2～3 段后，首尾相连，缝合形成一完整的长条状软骨，宽 4～5mm。将该条软骨植入先前形成的鼻翼腔中，即从鼻小柱基部通过全部鼻小柱后弯曲至裂隙侧鼻翼基部，利用鼻翼软骨特有的弹性恢复裂隙侧鼻翼的自然形态。软骨条底端同裂隙侧前鼻嵴或鼻中隔软骨 L 型支架的短臂缝合固定，跨越整个裂隙侧鼻穹隆，并将植入软骨与原有鼻翼软骨缝合 1～2 针固位，将两侧鼻翼软骨内侧脚在新的位置与植入软骨缝合固位。

（石 冰）

shuāngcè chúnliè zhěngfùshù

双侧唇裂整复术

（bilateral cleft lip repair） 关闭双侧上唇裂隙，重建口轮匝肌环，恢复上唇接近正常的外形和功能的手术。双侧唇裂整复术的手术时间一般为 4～6 个月，现代观点强调重建上唇口轮匝肌的连续性、利用两侧侧唇红唇重建唇珠、以前唇长度决定术后人中长度并对鼻畸形做初期的矫正。

直线法 是直接将裂隙两侧的组织创面相对缝合，保留前唇唇弓缘，用侧唇唇红肌肉组织瓣相对或交叉缝合修复重建前唇唇红形态的手术方式。其优点是手术设计、操作均简便、易于掌握、术后上唇不紧张。缺点是未行口轮匝肌的修复、前唇口腔前庭较浅、术后人中过宽、红唇口哨畸形等（图）。手术过程为在前唇下方唇红缘上定出两侧唇峰点，并使两点不超过 6mm 宽，再在两点下方 2～3mm 相当于干湿红唇黏膜交界处，再定两点。在侧唇裂缘上测量确定出修复后的唇高，一般不应少于 9mm。适当解剖两侧口轮匝肌，使之能够牵拉接触前唇边缘。分别将侧唇肌肉和皮肤与前唇侧方皮下组织和皮肤分层缝合，最后将两侧红唇黏膜及肌层在前唇保留红唇黏膜下方相对或交叉缝合，形成唇珠。

曼彻斯特法 是一种以修复唇珠为主的双侧唇裂修复手术，它以前唇的长度作为修复后的唇高，用前唇两侧的唇红组织瓣，衬垫在前唇下端的唇红组织后形成唇珠（图）。故其优点是唇珠丰满，唇弓形态明显，上唇不会过紧，上唇运动较好。缺点是未行口轮匝肌重建，术后上唇人中常显过宽，前唇唇红内无肌肉组织；有时唇珠干湿红唇错位，颜色不协调。手术过程为在前唇下方唇红缘上定出两侧唇峰点，并使两点不超过 6mm 宽，再在两点下方 2～3mm，相当于干湿红唇黏膜交界处，再定两点，作为修复后的唇高。切除前唇侧方红组织瓣的上皮后，形成以前唇下端唇红组织瓣为共同蒂的侧方黏膜下组织瓣，并将两瓣重叠缝合在前唇红唇黏膜下方，共同形成唇珠，

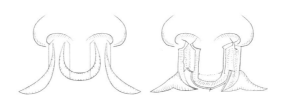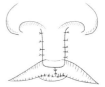

图 1 直线法双侧唇裂整复术示意

将两侧红唇黏膜及肌层与前唇保留之红唇黏膜共同交叉缝合，形成连续的红唇形态。

唇弓重建双侧唇裂整复术 主要特点是：利用前唇全长作为修复后的上唇高；通过在两侧唇上将唇峰点与人中切迹点设计成与侧唇唇弓缘不等距的方法，实现侧唇与前唇缝合后重建唇弓形态的效果；彻底解剖两侧侧唇的口轮匝肌，并在中线对缝，重建口轮匝肌环；利用两侧唇口轮匝肌中下1/3瓣相对缝合形成较丰满的唇珠；利用侧唇的红唇组织形成整个上唇红唇，而前唇原有红唇组织翻转形成口腔前庭衬里；在前唇两侧设计与制作皮下组织瓣，保证两侧上唇切口的一期愈合，并有利于形成人中嵴形态。手术优点：在红白唇交界处无手术切口，避免在唇弓遗留瘢痕；有效地重建了口轮匝肌；利用侧唇红唇组织重建唇珠，有利于恢复正常干湿红唇分界。手术难点：前颌骨前凸明显的病例，需要大范围解剖两侧侧唇口轮匝肌，才能关闭裂隙（图）。

（石 冰）

图2 曼彻斯特法双侧唇裂整复术示意

图3 唇弓重建法双侧唇裂整复术示意

shuāngcè chúnliè shùhòu jìfā chúnjīxíng zhěngfùshù

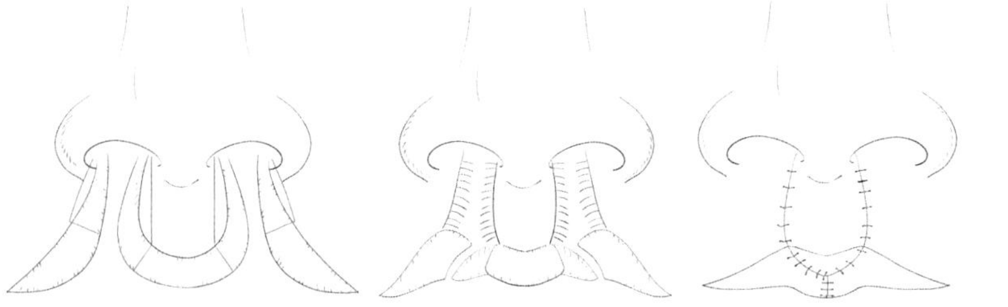

双侧唇裂术后继发唇畸形整复术（repair of secondary lip deformity of bilateral cleft lip）

对常见的双侧唇裂手术后遗留的畸形进行二次修复的手术。如上唇过长、上唇过紧、红唇口哨畸形等。手术时机首先满足患者对畸形改善的需求，再结合手术者的个人能力综合考虑。

双侧唇裂术后口哨畸形整复术（大石正道法） 利用上唇两侧瘢痕深部的口轮匝肌形成蒂在下的肌肉瓣，分别向近中旋转，在唇珠处交叉，形成丰满的唇珠黏膜下组织；将两侧色泽形态正常的红唇黏膜瓣向近中旋转，增加唇珠的黏膜组织。适用于上唇松弛的红唇口哨畸形，对上唇过紧、红唇瘢痕明显的患者不适合。

手术去除内外侧唇峰点之间的皮肤组织，形成以外侧红唇为蒂的口轮匝肌瓣，使之能够自由旋转至唇珠。口轮匝肌瓣近蒂处保留形态、色泽正常的矩形红唇黏膜。将两侧的口轮匝肌瓣向近中旋转，修去皮肤。分别将一侧的尖端缝合至另一侧瓣的蒂部，形成丰满的唇珠黏膜下组织。选择形态、色泽组织量丰富的一侧矩形红唇黏膜瓣为主，覆盖唇珠处的黏膜下组织，利用Z字交叉，缝合形成平整对称的红唇黏膜。

双侧唇裂术后人中重建整复术 该法由石冰于2003年首先提出并应用，双侧唇裂术后人中重建术的原理是利用原前唇两侧瘢痕组织做切口入路，将前唇皮下组织分离并与侧唇口轮匝肌折叠后缝合，达到降低前唇中央区的高度，同时增加侧唇与前唇交汇处的组织厚度。同时利用两侧唇皮下组织与前唇皮下缝合，形成人中凹和人中嵴。

手术沿两侧上唇原有瘢痕，并模拟正常人中嵴的位置画线，形成上窄下宽的人中嵴形态。做口轮匝肌与皮肤和黏膜间的锐性分离解剖。注意将人中部的肌肉均分到两侧唇，人中部仅中央余

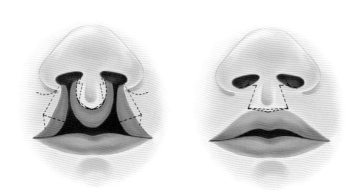

留约宽约 2mm 窄条肌束与前颌骨相连。将人中部深面肌肉分配至两侧，将外侧的口轮匝肌肌束头自身折叠缝合，形成更为厚实的口轮匝肌肌束。水平褥式缝合两侧口轮匝肌尖端，注意侧方进针较深，人中部进针较浅，缝合出皮肤凹陷，形成人中凹形态。

（石 冰）

shuāngcè chúnliè bíjīxíng zhěngfùshù
双侧唇裂鼻畸形整复术

（secondary repair of bilateral cleft lip nasal deformity） 对双侧唇裂初期修复后遗留的鼻部畸形进行再次修复的手术。

双侧唇裂术后鼻小柱延长术 该术式围绕鼻小柱鼻底做切口，将鼻底皮肤向鼻尖推进，延长鼻小柱。通过鼻小柱切口，分离松解两侧鼻翼软骨，去除两侧鼻翼软骨间的结缔组织，缝合上提鼻翼软骨内侧脚。将鼻底皮肤、黏膜从前颌骨骨面完整松解，对于牵拉过紧的患者，可以平行鼻底在鼻前庭黏膜做切口，以增加鼻底鼻小柱皮肤的移动性。适用于双侧唇裂术后鼻底过宽、鼻小柱短小、上唇松弛、鼻底封闭完整的患者。对于上唇紧张、鼻底口鼻瘘的患者慎用。

手术切口从鼻尖沿鼻小柱中线向下，在鼻小柱基底上方 3mm 处转向鼻孔下缘，至两侧鼻翼外侧脚附近。掀起鼻底部的组织瓣，从犁状孔及前颌骨骨面锐性切断组织瓣深部组织的粘连，彻底松解鼻翼基部，使侧唇组织及鼻翼基部能够无阻碍地向中线推进。解剖鼻翼软骨，并去除双侧鼻翼软骨间的结缔组织。内收两侧鼻翼基脚，将两侧鼻翼软骨的中柱在中线靠拢缝合。延长的鼻小柱基部、腰部、鼻尖部的深层组织在中线对位缝合。可避免鼻小柱

内死腔，有助于鼻小柱的支撑和形成平整、规则的柱状结构（图）。

双侧唇裂术后鼻翼软骨重建术 该术式沿两侧鼻翼下缘做飞鸟状或台阶样切口，充分暴露鼻翼软骨及中隔软骨，并可通过"V-Y"缝合，延长鼻小柱软组织。或切取部分中隔软骨塑形成软骨条，重建鼻小柱，恢复正常的鼻唇角。解剖鼻翼软骨上缘与上侧位鼻软骨的附着，必要时切除部分切口两侧软骨组织，为鼻翼软骨的复位创造条件，此适用于双侧唇裂术后鼻尖下坠、鼻翼塌陷严重者。切取鼻中隔软骨的患者一般安排在 15 岁以后为宜，以防对患者生长发育产生影响。

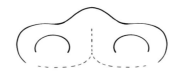

图 双侧唇裂鼻畸形整复示意

手术沿两侧鼻翼下缘，向鼻小柱中份做阶梯状切口，沿鼻小柱两侧皮肤黏膜交界处做切口，绕过鼻穹隆直至鼻翼前庭基部做切口。解剖双侧鼻翼软骨。切取部分中隔软骨，将中隔软骨条放入原有前鼻嵴-鼻尖软骨支架的两侧，形成稳定的鼻小柱骨性支架。将两侧鼻翼软骨外侧脚的中外三分之一与同侧鼻上外侧软骨牢固缝合，再将两侧鼻翼软骨内侧脚上端与植入的中隔软骨最高点相缝合，支撑鼻尖形态。

（石 冰）

èliè
腭裂（cleft palate） 口腔内腭部软组织或硬组织不同程度裂开的畸形。超声检查对孕期唇裂畸形的检测结果可靠，但对腭裂畸形的检测还远远不如唇裂畸形那么容易，结果也不如唇裂可靠，故临床上这些年唇裂患儿有所减少，而腭裂患儿有所增多。

形成原因 其形成与唇裂相似，在妊娠 4~12 周因胚突融合不全或完全不融合所致。如原发腭突未能在一侧或两侧与激发腭突融合，则形成单侧或双侧腭裂。引起胚突发育和融合障碍的确切原因和发病机制尚未完全明了，可能的因素有遗传因素、环境因素等。

临床分类和表现 根据腭部组织缺失程度的不同，可表现为悬雍垂到切牙孔软组织的裂开，可伴有硬组织的裂开，为不完全腭裂；裂隙越过切牙孔可与牙槽突裂相连，为完全性腭裂（有单侧或双侧）。黏膜下腭裂可表现为黏膜下肌肉的断裂，局部黏膜菲薄、穿孔，悬雍垂裂开或分叉，为腭隐裂或黏膜下裂，常常伴有其他系统的先天性疾病，如先天性心脏病和罗宾序列征。

腭裂患儿在喂养方面远远难于唇裂患儿，一旦喂养不当特别容易导致患儿的肺部感染，从而影响腭裂患儿的生长发育，严重时可危及生命；尤其在不完全腭裂患儿合并其他先天性畸形者在临床上非常多见，最为常见是先天性心脏病。腭裂患儿常常有腭部不同程度的骨缺失，加上手术等因素都可以引起或加重上颌骨生长发育不足，随着年龄增长，可能出现面中部塌陷畸形，有些严重者可出现碟形面容，咬合关系紊乱，以反𬌗较为常见。腭裂

患儿早期主要表现以进食功能障碍为主，随着年龄增长，有些腭裂患儿出现多种功能障碍，如语音功能、咬合功能等。

治疗 腭裂畸形不同于唇裂，虽然外表没有显而易见的畸形和组织的缺损，但在治疗方面远远较唇裂患儿复杂，而且往往需要较长的周期，需要与不同学科专家长期的合作，才能获得理想的治疗结果。腭裂的序列治疗也就是源于欧美发达国家的唇腭裂序列治疗，虽然复杂，但主要分为外科治疗、功能康复治疗（语音、咬合关系、心理等方面的治疗）。国际公认的治疗方案是在患儿语音发育之前，完成对腭裂的修复，以创造一个接近正常的口腔发音环境，提高患儿术后的语音功能。

（王国民）

è chéngxíngshù

腭成形术（palatoplasty） 利用腭部裂隙两侧的组织关闭腭部裂隙，重建软腭肌肉，延长软腭，以获得良好的腭咽闭合功能的手术。治疗腭裂畸形的主要方法还是以外科修复为首选，是整个序列治疗中的关键部分。

目的 重建腭部的解剖形态；改善腭部生理功能，最大限度获得良好的腭咽闭合功能；为患儿吸吮、吞咽、语音、听力等生理功能的恢复创造必需的生理条件。

修复原则 完全封闭裂隙，尽量延伸软腭长度；将错位的组织结构复位；减少手术创伤，保留与腭部的营养和运动有关的血管、神经和肌的附着点；最大限度改善软腭的生理功能，获得重建良好的腭咽闭合功能；应尽量减少因手术对颌骨发育的干扰，并确保患儿的安全。

手术时机 腭裂手术合适的年龄，至今主要争议的焦点是手术后的语音效果和手术对上颌骨生长发育的影响。归纳起来有两种意见：主张早期进行手术，在出生后 6～18 个月手术为宜；另一种则认为在学龄前，即 5～6 岁施行为好。

主张早期手术的医生认为，2岁左右是腭裂患儿开始说话时期，因此，此时完成腭裂修复术，有助于患儿正常的发音，从而得到较理想的发音效果；早期手术操作对颌骨发育虽有一定影响，但并不是唯一的因素，因腭裂患儿颌骨发育不良的因素本身就客观存在，而且日后可行扩弓矫治和/或颌骨前牵引，纠正上颌骨畸形；成人后颌骨发育不足的外科矫治技术已日益成熟等。这些观点已得到多数学者的认可。

反对早期腭裂手术医生认为，腭裂术后语音效果不应忽略，但麻醉和手术的危险性较大；因手术的创伤和黏骨膜瓣剥离影响局部的血运，以及术后瘢痕形成等都有可能是影响上颌骨发育不足的主要因素，使患者日后出现面中部不同程度的凹陷畸形。因此，建议 5 岁以后待上颌骨发育基本完成后再施行腭裂手术为宜，可降低因麻醉和手术的风险。

有些医生主张行腭裂分次手术的方法，即早期修复软腭裂，年龄增长后再修复硬腭裂。既有助于正常的发音，也有助于上颌骨发育。但缺点是腭裂手术需分二次进行，使手术复杂化，同时在行二期手术时，会增加手术的难度。此法在北欧曾经流行，尚未得到众多学者的支持和患儿家长的接受，在中国也未得到认可。

手术 包括以下方面。

术前准备 腭裂修复术较唇裂修复术复杂，创伤较大，失血量也较多；一旦术后发生并发症也比较严重，因此，术前周密准备不应被忽视。对患儿进行全面的检查，了解患儿的体重、营养状况、心肺功能，以及有无其他先天性畸形和上呼吸道感染等全身器质性疾病；拍摄胸片、血常规等，当活化部分凝血活酶时间（APTT）高于正常值上限 10% 时建议血液专科检查。值得注意的是：部分腭裂患儿（尤其是不完全腭裂）同时伴有全身其他部位脏器或肢体畸形比较多见，必要时应做针对性检查。腭裂手术应在患儿健康状况良好时进行。对于胸腺增大患儿，没有其他不适症状，一般可以手术，必要时术前可给予激素。另外，不应忽视口腔颌面部的检查，了解面部、口周及耳鼻咽喉等部位有无炎症，若手术区域或邻近术区有组织异常，应先予以治疗；若扁桃体过大可影响术后呼吸功能，应请耳鼻咽喉科医生治疗，同时要保持口腔和鼻腔清洁。

对畸形程度严重、年龄大的患儿，可做好输血准备和术后应用抗生素的药物过敏试验，如需要，预先制作腭护板。年龄大的患儿，腭裂手术的操作远远难于年龄小的腭裂患儿，故术者应具备良好的操作技能。

麻醉选择 腭裂修复术均采用全身麻醉和气管内插管，以保证血液和口内的分泌物不流入气管，保证术中呼吸道通畅和氧气吸入。腭裂手术的气管内插管可以经口腔插管或鼻插管，但临床上以前者为多。虽然经鼻插管可借鼻孔固定，又可避免干扰腭裂手术操作，但它容易影响鼻腔黏膜部分的操作；尤其行咽后壁组织瓣转移手术，应采用经口腔插管，用胶布将其固定于左侧口角或下唇的一侧，建议用缝线在口角或下唇处缝合一针加强插管的固定，以防插管在术中被移动或滑脱。年龄小的患儿喉头黏膜脆弱，气管内插管非常容易损伤喉部或气管黏膜而引起术后的喉头水肿，极易造成严重并发症，故操作时应确保微创。

手术方法 可分为两大类：一类手术方法是以封闭裂隙、保持和延伸软腭长度、恢复软腭生理功能为主的腭成形术；另一类手术方法主要是缩小咽腔、增进腭咽闭合为主的咽成形术。后者的适应证仅仅是腭咽闭合功能不全者。年龄大的患儿或成年患者，如有必要可以两个手术同时进行。幼儿腭裂患者不主张同时行咽成形术。

术后处理 ①需待患儿完全恢复自主呼吸后才可拔除气管内插管；因拔管后患儿往往有一嗜睡阶段，建议送复苏室后，应按未清醒前护理严密观察患儿的呼吸、脉搏、体温和氧饱和度；体位宜平卧，头侧位或头低位，以便口内血液、唾液流出，并可防止呕吐物逆行性吸入。腭裂术后专科病房应配有功能良好的吸引设施，以便及时和有效吸除口腔、鼻腔内过多的分泌物。如出现嗜睡，应特别注意防范发生舌后坠，影响呼吸，严重时可危及生命，故可放置口咽通气道；必要时给氧气。如发现患儿哭声嘶哑，说明有喉头水肿，应及时用激素治疗并严密观察呼吸。经以上处理呼吸困难仍未改善时，应及时行气管切开，防止窒息。术后高热，应及时处理，预防高热抽搐、大脑缺氧导致意外的发生，必要时请相关科室会诊。②术后出血。手术当日唾液内带有血液而未见有明显渗血或出血点时，局部伤口无需特殊处理，全身可用止血

药。如口内伤口有血块则应注意仔细检查出血点，少量渗血无明显出血点者，局部可用纱布压迫止血。如有明显出血点，应及时缝扎止血；量多者建议送回手术室探查，彻底止血。③患儿完全清醒 4 小时后，可进少量糖水，观察 0.5 小时，无呕吐时可进流质饮食，但每次进食量不宜过多。术后流质 1~2 周、半流质 1 周，3 周后可进普食。④保持口腔清洁，鼓励患儿进食后多饮水，有利于保持口腔卫生和创口清洁。严禁患儿大声哭叫和将手指、玩具等物纳入口中，以防损伤伤口。如放置碘仿油纱条者，术后 7~10 天可抽除两侧松弛切口内填塞的碘仿油纱条。患儿往往不配合，腭裂术后缝线可不拆除，任其自行脱落。⑤口腔为污染环境，术后应常规应用抗生素预防感染；如发热不退或已发现创口感染，抗生素的应用时间可适当延长。⑥为了保持口腔清洁，可用滴鼻液滴鼻。

常见并发症 包括以下方面。

咽喉部水肿 因气管内插管时过度损伤或压迫，以及手术对咽部的损伤，都可能导致咽喉部水肿，出现呼吸和吞咽困难，甚或发生窒息，应注重防治。按患儿年龄选择适宜大小的插管，气囊应适中，防止导管对气管壁持续压迫；插管时应熟练、轻巧，减少或避免对气管的创伤；手术时尤其行咽成形术时操作仔细、轻巧、止血彻底，减少对组织损伤和预防局部血肿形成。在关闭创面时，手术者应确认两侧缝合层次正确无误。术后给予激素。

出血 非常罕见，但患儿虽有少量出血，有时也可引起严重后果，故术后应严密观察是否有出血现象。术后的早期出血（原

发性出血）多因术中止血不全所致。出血部位可来自断裂的腭降血管、鼻腭动脉、黏骨膜瓣的创缘，以及鼻腔侧暴露的创面，临床上年龄大的患者容易发生术后出血。术后一周左右的出血（继发性出血）常因创口感染所引起。

一旦发现出血，首先应尽快查明出血的部位和原因。如是渗血，可用止血纱布，或用浸有肾上腺素的小纱布行局部填塞和压迫止血。如出血在鼻腔侧创面，可滴入 1% 麻黄素溶液数滴，或以浸有麻黄素液的纱条填塞和压迫止血。有明显的出血点时，应及时缝扎止血。如因凝血因子缺失或障碍而引起的出血，可输鲜血，请相关科室会诊，协助进一步明确诊断和处理。

窒息 临床上极为罕见，但一旦发生窒息将可严重威胁患儿的生命，应足够重视，积极预防窒息的发生。术后患儿应平卧，头偏向一侧，以免分泌物及渗血或胃内容物误入气道。因术后患儿的腭咽腔被明显缩小，加上局部的肿胀，使患儿的吞咽功能有所影响。尤其在那些手术时间长，或小下颌（罗宾序列征）患儿，更应特别注意。防治措施：①同咽喉部水肿。②完全清醒后进流质，速度不宜过快，可少量多次。③患儿咳嗽和大声哭闹时暂时不宜进食。一旦发生窒息，应迅速吸清口内、咽喉部液体，速请麻醉科医生行气管插管，并请相关科室人员共同抢救。若两肺有大量分泌物，即使行气管切开，其作用也有限。

感染 临床上极少见，偶有局限性感染。严重感染可见于患儿抵抗力差、手术操作不熟练、组织损伤过大、手术时间过长等。因此，术前应对患儿仔细检查，

健康状况良好时方可手术，术者操作应熟练。术后保持口腔卫生，鼓励患儿饮食后多喝水，防止食物残留创缘，常规给予抗生素。

创口裂开或穿孔（腭瘘）术后创口可能发生裂开或穿孔，常位于硬软腭交界或悬雍垂处，也可能发生在硬腭部位；也有极少数情况是创口全部裂开或腭部的远心端部分坏死。原因是两侧黏骨膜瓣松弛不够，尤其在软腭部位因血管、神经束游离不足，或翼钩未推断、腭帆张肌未松弛等，阻碍了组织瓣向中线靠拢，而使缝合张力过大；又因吞咽动作使软腭不断活动，加之硬软腭处组织很薄、鼻腔侧面裸露、极易遭感染等原因，导致软硬腭交界处创口复裂或穿孔。在悬雍垂处创口裂开常由于术中组织瓣撕裂或缝合不良等原因造成。腭部较大面积的穿孔，较常见的原因可能是供应腭瓣的血管、神经束在术中被切断所致。应该指出的是，完全性腭裂术后近牙槽裂区的裂隙，若不是很大，一般不属于腭瘘。这一区域的裂隙可在行牙槽裂植骨术时一并处理。处理措施：①有些较小的术后穿孔，常可随创口愈合而自行缩小闭合。腭裂术后穿孔不论大小，都不要急于立即再次手术缝合，因组织脆弱血供不良，缝合后常会再次裂开，以术后 8～12 个月行二期手术为好。②硬腭中部穿孔的修补方法是先切除瘘孔周围的瘢痕组织，形成新鲜创面；然后在瘘孔两侧靠近牙槽突内侧，各做一松弛切口，将所形成的黏骨膜瓣向中线推移拉拢缝合，两侧松弛切口处所遗留的创面，用碘仿纱条填塞。③位于一侧较小的穿孔，可用局部黏膜瓣转移法修复之。为行双层修复，可利用瘘孔边缘为蒂的向鼻侧翻转的黏膜瓣作为鼻腔面衬里。④位于硬软腭交界处的穿孔，可按不完全腭裂修复法做"M"形切口，形成两个黏骨膜瓣，再将瘘孔周围近边缘处的瘢痕组织切除，将两侧黏骨膜瓣向中线处移动缝合，并用碘仿纱条填塞所遗留的创面。⑤对于有较大的穿孔或几乎全部裂开的病例，常需按腭成形术方法重新整复，但手术难度远大于第一次，术后失败的可能性也很大，因此须认真对待第一次腭裂手术。

（王国民）

èliè liǎngbànfǎ zhěngfùshù

腭裂两瓣法整复术（two-flap palatoplasty） 应用裂隙两侧的黏骨膜瓣修复腭部裂隙的手术。它也是腭裂最常用整复方法。

手术从腭舌弓外侧翼下颌韧带稍内侧开始，绕过上颌结节的后内方至硬腭，沿牙龈缘 1.5～2.5mm 处向前切开黏骨膜到侧切牙，剖开裂隙边缘，将硬腭的黏骨膜组织与骨面充分分离，游离翼钩内侧和周围的肌腱，松解腭大神经、血管束，分离鼻腔侧黏膜，缝合鼻腔侧黏膜、软腭肌层、口腔黏膜层。

（王国民）

èliè nìxiàng shuāng "Z" xíngbàn zhěngfùshù

腭裂逆向双"Z"形瓣整复术（Furlow double-opposing Z-palatoplasty） 通过口腔面和鼻腔面的两个方向相反、层次不一的"Z"形黏膜肌瓣交叉移位，以达到肌纤维方向复位，充分延长软腭为目的的腭裂修复的手术。一般适用于裂隙较窄的各类腭裂和腭裂术后腭咽闭合功能不全者。

手术过程：剖开裂隙边缘后在口腔黏膜面的裂隙两侧各做一个呈60°的斜形切口，形成"Z"组织瓣，蒂在前面（近硬腭）的组织瓣切口仅切开口腔黏膜层，蒂在后方（近软腭游离末端）的组织瓣切口应切断肌层达鼻腔侧黏膜。充分分离后，在口腔侧即形成两个层次各异的对偶三角组织瓣。然后再在鼻腔面做两个方向与口腔面相反的斜形切口，并形成鼻腔侧两个层次不一的对偶三角组织瓣。对合后瓣应无张力，最后分别将鼻腔面和口腔面的对偶组织瓣交叉移位缝合，裂隙两侧的肌纤维方向也将随组织瓣的移位交叉而恢复到水平位，并相对重叠近似正常。同时由于"Z"形组织瓣的交叉还达到了延长软腭的目的（图）。注意有些腭裂手术时硬腭部位可以不做松弛切口。

（王国民）

èliè èfāntíjī chóngjiànshù

腭裂腭帆提肌重建术（palatine velum levator muscle reconstruction of cleft palate） 运用显微镜精细彻底解剖腭帆提肌，并尽量减少做硬腭两侧松弛切口，完成对腭裂修复的手术。该手术方法强调尽力恢复腭帆提肌的正常位置，同时尽量避免或减少对上颌骨生长发育的影响。

手术过程：手术操作步骤与腭裂两瓣法整复术基本相同。手术时不仅应将软腭肌从硬腭后缘、鼻后嵴等不正常的附着处游离，同时应将游离的肌纤维与口、鼻腔侧黏膜分离，形成两束蒂在后方的肌纤维束；然后将两侧肌纤维束向中央旋转并对端、交织缝合在一起使其呈拱形（呈正常的悬吊姿态）。通过手术将移位的腭帆提肌纤维方向重新复位在正常位置，从而进一步发挥腭帆提肌对腭咽闭合的作用。

（王国民）

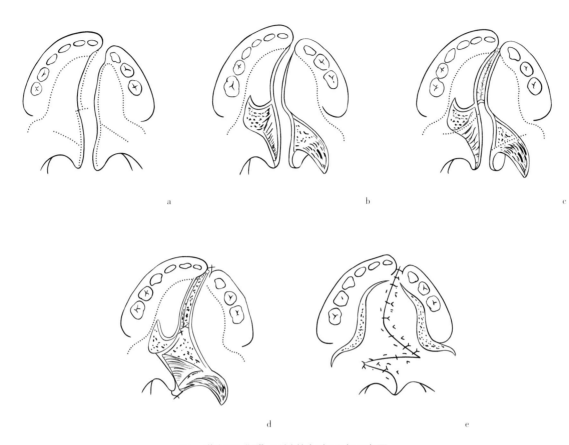

图　逆向双"Z"形瓣整复术手术示意图

注：a. 切口设计；b. 口腔黏膜瓣及口腔黏膜肌瓣；c. 鼻腔黏膜瓣及鼻腔黏膜肌瓣；d. 对偶交叉；e. 关闭创口

yān chéngxíngshù

咽成形术 （pharyngoplasty）

通过腭咽部的手术对过大腭咽腔进行缩小，从而达到有效改善腭咽闭合功能目的而施行的手术。腭裂手术术后都不能避免腭咽闭合功能不全的发生，报道者和报道年代的不同使发生腭咽闭合功能不全患者比例有着很大的出入。学者认为咽成形术是腭裂修复术的一种辅助手术。

手术目的　利用腭咽部的组织缩小过大的咽腔，改善腭咽闭合功能。

修复原则　腭裂术后咽腔过大、腭咽闭合不全的患者，或因腭咽部肌肉运动障碍导致的先天性腭咽闭合不全患者，在腭咽部进行手术，缩小过大的咽腔，但不能过度缩小咽腔，避免术后鼻通气不畅。

手术时机　腭裂患者术后，或某些先天性过度鼻音患者，经语音师判断为腭咽闭合功能不全，有鼻咽纤维镜、咽腔X线造影等辅助检查证实咽腔过大，即可实施手术。

手术方式　包括以下方面。

术前准备　见腭成形术。且双侧扁桃体不宜过大，咽后壁区组织无异常。

手术方法　咽成形术的方法在临床上比较多，但最常用的是腭咽肌瓣成形术、咽后壁成形术。

术后处理　重点观察患者的气道是否通畅，由于术后局部组织水肿，气道缩小，患者可能鼻腔不通气而张口呼吸，必要时可牵拉舌体，保持口咽通畅。同时术后给予激素类药物，减少术后

组织水肿。腭部术后出血的观察处理同腭成形术；咽部伤口出血需严密观察，由于咽部出血无法局部压迫止血，必要时应尽早返回手术室探查止血。

并发症　①术后鼻通气障碍：咽成形术后一年仍有明显鼻通气障碍，可考虑行通气孔开大术。②术后腭咽闭合不全：术后由于咽喉壁组织瓣萎缩或余留通气孔过大可导致术后仍存在腭咽闭合不全，可行通气孔缩小术或再次行咽后壁成形术。

（王国民）

èyānjībàn chéngxíngshù

腭咽肌瓣成形术 （sphincter pharyngoplasty）

利用咽侧壁的腭咽肌组织瓣在咽后壁表面形成凸向软腭的嵴，缩短咽腔深度的同时，还可以利用腭咽肌自身的

收缩，缩小咽腔，以实现良好腭咽闭合的手术。它适合以冠状或环状闭合模式的腭咽闭合功能不全患者，即软腭动度良好但咽侧壁动度不佳的患者，或者咽腔横径宽而腭咽弓发育较好者。

手术过程：在咽侧壁制备蒂在上的组织瓣，瓣的厚度包括腭咽肌，蒂的位置平第一颈椎，组织瓣的长度接近咽腔宽度。将两侧的腭咽肌组织瓣交叠缝合，形成在咽后壁表面凸向软腭的嵴，组织创面用咽后壁组织覆盖。

（王国民）

yānhòubì zǔzhībàn zhuǎnyíshù

咽后壁组织瓣转移术（posterior pharyngeal flap transplantation）

利用咽后壁组织瓣插入软腭后缘，缩小过大的咽腔，改善腭咽闭合功能的手术。1862 年，有学者报道了手术治疗腭咽闭合功能不全的病例，并获得了满意的手术效果。其后学者们对此咽成形术进行了改良，并用于治疗腭裂术后腭咽闭合功能不全的患者。是使用最广和最多用于治疗腭咽闭合功能不全的手术。适用于前后型腭咽闭合功能不全者。

手术过程：手术取患者咽后壁的组织瓣，瓣不宜太长和太宽，也不应过短、过窄；瓣向上；在软腭正中，由悬雍垂向前，全层切开后，把咽后壁组织瓣转移至软腭切开的区域，缝合关闭伤口。

（王国民）

gǎiliáng yānhòubì zǔzhībàn
zhuǎnyíshù

改良咽后壁组织瓣转移术（modified posterior pharyngeal flap transplantation）

对原有咽后壁组织瓣转移术在软腭切口进行改良的手术。由于咽后壁组织瓣不含知名血管和神经，加上手术者操作技能等原因，常常使咽

后壁组织瓣转移术后患者难以获得理想的效果，影响术后的语音治疗，分析其原因主要是咽后壁组织瓣不同程度的收缩。故对原有咽后壁组织瓣转移术在软腭的切口进行了改良。要指出的是：改良咽后壁组织瓣转移术不适合与腭裂修复术同时进行，对软腭过短、软腭区瘢痕过于广泛者应慎重，此类患者一般不适合行改良咽后壁组织瓣转移术（图）。

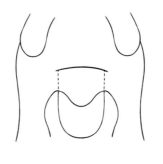

a

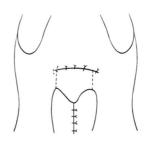

b

图 改良咽后壁组织瓣转移术示意图
注：a. 咽后壁组织瓣及软腭部横切口设计；b. 手术完成后，注意左、中、右3针固定在肌层

（王国民）

èyān chéngxíngshù

腭咽成形术（uvulopalatopharyngoplasty）

对于某些腭裂患者同期行腭裂整复术和咽成形术，以期一次手术实现良好腭咽闭合的手术。一般适用于大年龄的腭裂患者或者软腭明显短小、咽腔

特别深大者。

咽成形术可按照腭咽肌瓣成形术或咽后壁成形术进行操作，腭裂整复术可按照两瓣法、反向双"Z"法或腭帆提肌重建法进行操作。

（王国民）

èyān bìhé

腭咽闭合（velopharyngeal closure）

在发音和吞咽等功能活动时，软腭上抬，咽侧壁与咽后壁协调运动收缩，将腭咽口暂时关闭，瞬间有效分隔口、鼻腔的功能运动状态。

形成原因 腭咽腔由软腭后缘与咽侧壁和咽后壁环绕而成，发音时软腭上抬，上抬最高点在软腭中段，高于腭平面 4 ~ 5mm，软腭从前往后的第三个 1/4 处与咽后壁接触，同时咽后壁和咽侧壁一起协调运动，形成腭咽闭合。

临床表现 在发摩擦音和爆破音时常常需要口腔与鼻腔有瞬间的分隔，使口腔能保持应有的压力，这也是人类必须具备的发音的生理条件。临床上患者一旦因腭咽部在发这些辅音时口腔与鼻腔不能或难以达到瞬间的有效分隔，使患者难以发清这些辅音，临床上表现为过度鼻音，从而使患者语音不清，严重者可以影响与他人的交流。

腭咽闭合功能不全检测方法
可归纳为主观和客观评价两大类。在医学诊断技术不断发展的同时，更不应该忽略常规检查方法，尤其是对口咽、腭咽部动、静状态，仔细审听发音清晰度等，至少到目前为止，还没有任何一种先进医疗仪器能替代专业人员审听的方法。特别应该指出的是：临床上明确腭咽闭合功能不全与非腭咽闭合功能不全非常关键，前者需改善腭咽闭合功能后才能

进行语音治疗，后者可直接进行语音治疗。

口腔和腭咽部常规检查 口腔与腭咽的解剖形态和发音有着密切的关系。专科医生可以把裂开的腭部畸形通过手术修复使解剖形态达到或接近正常人的腭部形态，但对其功能的恢复远远差于形态的恢复，术后部分患者可能发生腭咽闭合不全。被检患者应取坐位，头后仰至45°，嘱患者持续发/a：/音，认真观察软腭、咽侧壁、派氏嵴在发音时的收缩程度，应重点观察这些部位肌肉的活动是否有力？能否闭合？腭咽腔有无过深？两侧扁桃体有无过大？腺样体有无增生、充血？咽后壁区有无瘢痕等，同时不应忽视问诊。患者的病史常常与异常语音有着密不可分的关系。

语音清晰度测定法 语音清晰测试是评价语音清晰度非常重要的方法之一。该方法具有简单和实用、容易推广、无交叉感染等优点，但由于需要一定的文字量，故对于学龄前儿童和文盲难以应用，对检测者有较高的要求等是其主要不足之处，但对于学龄前儿童和文盲可以选择带有相应语音的图片替代。值得指出的是在测听时应嘱患者：身体应放松（处于自然放松状态）、环境应安静、室内外无噪声，一般应在隔音性能良好的专业录音室内进行，被检者的读音速度不应过快、过轻；被检测者的口腔距麦克风一般在5～8cm；审听者在记录和审听的同时，应密切关注被检者在发音时口腔颌面部的动态，如额部、面中1/3的肌肉有无在发音时参与运动等；有时对每个可疑发音进行多次慢读，建议同步录音，音声标本供评价和音声分析用。

气流、气压测定法 能直接检测被检音呼气时口腔和鼻腔间的压力、气流流量及腭咽腔的面积，是一种无创伤性检查。优点：能比较客观评价发音时口腔、鼻腔的压力和气流流量，并可获得腭咽腔的面积。主要不足点：该仪器价格昂贵，临床上难以观察腭咽闭合不全的形态，置于口腔、鼻腔的管口一旦受堵可影响检测结果等。

吹水泡试验 是长期以来临床上最为常用和有效的检测方法之一，其方法是在杯内放入1/3水后，用一根吸管置于杯内的水中，然后用口慢慢吹水泡，同时记录每一次吹水泡维持的时间。不应忽略与患者说明吹水泡的方法，强调水泡要吹得小，时间应维持得长。同时嘱患者或家长不定期记录最长一次吹水泡的时间。正常者一般可维持20秒以上，腭咽闭合不全者往往只能维持2～5秒，或更短。

雾镜检查法 雾镜是一块特制有刻度的不锈钢板，在嘱患者发某些辅音或吹水泡时，将雾镜平行放置在患者的鼻底部，观察金属板上雾气的程度，腭咽闭合不全越严重，雾镜面上的雾气范围越大。该方法在临床上可提示腭咽闭合不全以哪一侧为主，结果可为临床医生设计咽后壁组织瓣提供重要的参考依据。

鼻息计 临床上较常用的语音检测专用仪器，用于评价患者在发音时过度鼻音和鼻漏气的程度，能客观反映患者腭咽闭合不全的程度和被检测音音声的物理量和特有的图像，但需要特定的被检测音。该方法在国外使用较普遍。优点是有助于了解口腔、鼻腔的共鸣状况，也可作为治疗仪器。临床上需特定的词句和被

检音，需要经过培训的专业人员，以及该仪器比较昂贵是其主要不足之处。

头颅侧位片 自1987年用X线检查腭部运动以来，这一检查已被广泛运用于临床检查和科学研究中。早期由于X线仪器分辨能力较差，需软腭造影，但目前临床上即使一般头颅侧位定位平片也能清晰地显示软腭和咽后壁区域的解剖标志。临床常规检查静态、发/ka：/和/m/三个不同的位置，比较客观地了解软腭的活动度、腭咽腔的深度以及软腭肌层的厚度。该方法不足之处是年龄小和合作较差的患者检测比较困难、有放射线等。

鼻咽纤维内镜检查 1969年用此方法对正常成年人腭咽部行动态观察，近年来结合录像技术，已能同时将所见腭咽部的运动状态进行完整的保存。所检测图像为临床医生在诊断和治疗时提供重要的参考依据。优点是临床医生能直接观察到腭咽部在动、静态时的状况。但需要操作者有一定的专业技能，在年龄小或配合程度差的患者中检测有一定的难度，同时对鼻咽纤维内镜的消毒也不应忽视。

计算机语音分析仪 被语音病理学家广泛应用在临床的一种无创、可视、可定量的音声语音分析仪。它既具备语图仪的功能，又有计算机功能，可分析和检测各类异常语音，使动态的音声图像化，客观地转换成音声图像，并可定量和保存其每个被检测的音声，不仅能使一闪而过的异常语音视觉化，而且能对不同的异常语音进行迅速和准确的定量分析，以便客观评价各类语音。它无创伤性，无医源性交叉感染，因此，是目前音声医学领域中最

为流行的专业语音分析仪器。

（王国民）

èliè yǔyīn

腭裂语音（cleft palate speech）

腭裂患者由于腭咽闭合功能不全导致高鼻音、混合鼻音等共鸣障碍，加上某些构音错误而表现出的特殊语音。腭裂语音因国家或年代不同有所变化。20世纪50~70年代声门爆破音被日本语音病理学家认为是腭裂手术后患者的腭裂语音。因手术方法的改进，以及手术年龄提前等原因，20世纪90年代日本的腭裂语音是腭化构音。在中国与日本有着相似的现象，腭裂术后患者因腭咽闭合功能不全而致的过度鼻音明显减少，而腭化构音的患者有所上升。长期以来腭裂术后腭咽闭合不全不断减少，但还是存在，因此，还是有学者把过度鼻音视为腭裂语音。

分类 长期以来，语音障碍的分类方法很多，但学者对腭裂语音的临床分类主要根据产生的原因、异常语音音声的特点及治疗方法（表）。目前，中国的语音障碍临床分类方法与美国和日本相似，分为腭咽闭合不全（VPI）型和非腭咽闭合不全（非 VPI）型。众所周知，因腭裂语音的临床类型不同，语音治疗方法也完全不同，由此可见，明确腭裂语音的临床分类是能否真正进入有效语音治疗的关键。

治疗 腭咽闭合不全型需要改善腭咽闭合功能后才能进行语音治疗，非腭咽闭合不全型可以直接进行语音治疗。在治疗前明确腭裂语音的分类，了解正常辅音是如何产生的就显得非常重要。尽管生理机制比较复杂，但它应具备以下3个过程：口腔内形成阻力、保持阻力、突破阻力。语音治疗有原则，但不应忽视因人而异的个体化治疗方案。特别值得指出的是：同一个异常语音患者在治疗过程中都会不断随时调整针对性的训练方法。

腭咽闭合不全型 腭咽闭合不全型异常语音患者的主要问题是在口腔内保持阻力出现了问题。因此，治疗时改善腭咽闭合功能非常重要，常用的方法是训练患者气流从口腔溢出，吹水泡训练是既实用又简单的好方法。

非腭咽闭合不全型 语音检查和治疗方法不同于 VPI 型异常语音患者，在语音治疗中，有时前者比后者简单一些，但由于患者的年龄和其他综合因素，如咬合关系和智商等，他们之间一般不存在可比性。临床上罕见单独发生腭化构音的患者，常常同时伴有不同程度的侧化构音，在及时和正确语音治疗腭化构音的同时，不应忽视对侧化构音的治疗。对有些牙弓形态或拾关系异常者，建议由正畸科专业医师会诊或治疗后再进行语音治疗，不应急于进行语音治疗。语音治疗属康复医学领域，有其独特之处，如不适合群体治疗，需要一对一的治疗，周期性比较长，其治疗效果与患者和家属配合的程度密切相关。语音治疗的患者年龄一般在4周岁以上，这时能主动或比较好地配合语音治疗。

（王国民）

hànyǔ yǔyīn qīngxīdù

汉语语音清晰度（voice articulation of Chinese speech）

评价语音障碍患者的临床检测指标。

每一种语言所用的最小语音单位不过几十个，健康人的发音器官可以把它们组合成不同语音形式，并组成无数词语，使人类的语言获得无比丰富的表现能力。传统的语音病理学从听音、记录的音声来评价语音，凭耳审听或辨听语音，用专业的符号把听到的声音记录下来，然后加以分析。这些都需要能充分反映这些问题的"语音清晰度"测试内容。

凭耳辨听语音，临床上要求辨音能力越强越好，记录语音越细越好，因此，一个从事语音或病理语音学专业的人员，需经过严格的听音、记音的专业训练。然而，人耳辨听语音的能力是有一定限度的，即使是一位经过严格训练的语音病理学专业人员，

表 腭裂语音的分类和音声特点及治疗原则

VPI 型	鼻漏气	语音清晰度	敏感音	治疗方法
声门爆破音	有	低	/d/、/g/、/j/、/z/、/n/列等音	改善 VPI 后，语音治疗
咽喉爆破音	有	低	/g/、/d/、/j/、/z/列等音	改善 VPI 后，语音治疗
咽喉摩擦音	有	低	/d/、/k/、/j/、/z/、/n/列等音	改善 VPI 后，语音治疗

非 VPI 型	鼻漏气	语音清晰度	敏感音	治疗方法
腭化构音	无	高	/z/列等音	语音治疗
侧化构音	无	高	/j/列音特别敏感，/z/列等音	语音治疗
鼻腔构音	无	高	/n/等音	语音治疗
置换构音	无	高	/g/、/k/列等音	语音治疗

所记录的也只能是他所听到的声音的主观印象。为了减少或避免上述主观因素对评价结果的影响，语音病理学专业人员结合计算机的功能，使"语音"能视觉化、图像化和定量化，提高了语音清晰度在临床可信度。

（王国民）

hànyǔ yǔyīn qīngxīdù cèshì zìbiǎo

汉语语音清晰度测试字表

（voice articulation test of Chinese speech） 在语音病理学或语音学研究中用于语音障碍的检查表。语音障碍和视力障碍一样，需要有一份能在临床通用的检测表。长期以来，视力检查表全世界可以通用，语音检测表各国却难以一致，但它们必须具备国际同行认可的基本要素。汉语语音清晰度测试字表（表1）非常关键和重要，是不可或缺的重要工具之一。

理论依据 字表选用汉字一百个，其中包括：①所有汉语普通话的声母和韵母。②所有汉语常用音节14个及次常用音节33个。③充分反映汉语音位结合规律，如搭配。④能反映汉语音位对立关系，如舌尖前与舌尖后对立、前后鼻音对立及f-h、n-l、i-ü对立等。

字表中所出现的字，也是日常生活中最频繁出现的汉字，试图通过它帮助语音治疗师能最大限度地了解每个患者不同的调音点、审听语音障碍的类型及审定语音障碍的程度。

临床功能和意义 见表2。

字表的排列和顺序，使被检测的100个字形成一定的规律，从上到下反映声母发音部位从唇到咽（由前向后）、由外向里的变化（b-z-d-n-zh-j-k-零），能自然反映出唇—舌尖前—舌尖中—舌尖后—舌面—舌根—咽各个部位，而从左到右则大致反映开、齐、合、撮四呼。字表排列是使每个声母的组成成块分布；同时将容易混淆的音节尽量就近安排，从而自然形成难点检测区。如将"本朋表票"放在一起，如果被检测者有送气与不送气混淆的不良发音习惯，就很容易被检测；又如把"哪了、你里、女绿"放在一起，前一音节是鼻音/n/，后一音节是边音/l/，如果在临床上被检测患者有/n/和/l/不分的习惯，也比较容易集中地被反映出来；另外，如字表中央偏右两列音节，有衬程、人生、进京、观光、银迎字符，每一对音节都是前鼻音和后鼻音的组合，如/eg/-/eng/、/in/-/ing/、/an/-/ang/，这个方阵是前后鼻音检测区；字表下部的"向熊七小先，几家介九见"是舌音检测区；字表右部的"绿题说春"可检测介音如/i/、/u/、/ü/是否到位；"剧泉去裙"都包含了撮口韵母或介母/ü/，有助于检测圆唇度；与它相对的方阵"志吃是日"是临床上检测的难点，/zh/、/ch/、/sh/、/r/和汉语特有的舌尖韵母。

不同区域的异常语音，可以显示腭咽闭合功能的程度。如字表的第5、6行的发音异常者，可显示被检测者腭咽闭合功能不全。

（王国民）

yácáotūliè

牙槽突裂

（alveolar cleft） 在胚胎发育期由于球状突与上颌突融合障碍所致的先天性畸形。常常与一侧或双侧完全性唇腭裂相伴，故牙槽突裂有时亦被称为前腭裂。

形成原因 牙槽突裂形成与

表1 语音清晰度测试字表

波	白	杯	报	本	怕	表	票	不	夫
门	忙	没	法	朋	走	词	在	宿	坐
三	四	字	德	到	他	大	地	点	对
哪	你	路	女	绿	了	来	里	两	题
至	这	中	吃	产	村	程	住	说	春
是	少	授	上	日	生	人	睡	据	去
向	熊	七	小	先	进	京	学	泉	群
几	家	介	九	见	观	光	快	哭	画
客	和	个	工	国	银	迎	用	无	我
埃	二	一	也	要	有	喂	晚	翁	语

表2 语音障碍与语音清晰度的关系

分级	语音障碍与语音清晰度的关系	清晰度
0	大部分会话内容基本容易理解。常伴有腭化构音或侧化构音和轻度的鼻腔构音	71%~96%
1	大部分会话内容不容易理解。常伴有腭咽闭合功能不全，可有声门爆破音或侧化音	36%~70%
2	会话内容要反复试问才能勉强理解。几乎所有的患者都存在着腭咽闭合功能不全，所发辅音几乎难以听清辅音部分，发爆破音时面表情肌可参与运动。常有典型的声门爆破音、咽喉摩擦音和过度鼻音	≤35%

唇裂、腭裂相似，同样为胚突融合不全或完全不融合所致。如原发腭突未能在一侧或两侧与激发腭突融合，则形成单侧或双侧腭裂。引起胚突发育和融合障碍的确切原因和发病机制尚未完全明了，可能为多种因素的影响而非单一因素所致。

临床分类 牙槽突裂最常发生在侧切牙与尖牙之间，其次在中切牙与侧切牙之间，少数也可发生在中切牙之间或伴发腭裂。可单侧发生，也可双侧同时发生。根据裂隙的程度可分为两种。①完全性裂：从鼻腔到前腭骨的牙槽突完全裂开，其裂隙宽度不一，口腔、鼻腔贯通，常见于单侧或双侧完全性唇腭裂患儿。②不完全性牙槽突裂：牙槽骨部分裂开，鼻底及前庭部位牙槽骨有缺陷性凹陷，但保持着连续性，连续部分牙槽黏膜完整，口腔、鼻腔互不相通。牙槽突隐裂是指牙槽骨线状缺损或轻度凹陷的无开放性裂隙，牙槽黏膜完整，口腔、鼻腔互不相通的牙槽突裂，也是最轻微的牙槽突裂，是否需要植骨，常常需要听取正畸专家意见。

临床表现 ①颜面不对称：因牙槽突裂隙和鼻底相通，使患侧鼻翼失去骨性支撑而塌陷，鼻小柱偏向健侧，且患侧牙弓往往发育过小、过短，影响两侧上颌骨的对称性，从而导致两侧软组织的不对称。②咬合关系异常：不同裂隙畸形程度的牙槽突裂导致的咬合关系异常程度也不同。临床上双侧牙槽突裂患儿的前颌骨往往前突明显，使前颌骨段深覆𬌗、覆盖或开𬌗，两侧骨段存在反𬌗。③牙弓不连续：完全性牙槽突裂患者的牙弓断裂，牙弓形态亦出现异常，常常患侧或两

侧骨段向内、向后移位而存在明显的台阶。④牙萌出异常：有的患者有牙过小、牙冠畸形、错位或先天性缺牙等，有的埋伏或部分埋伏在裂隙中。或已萌出或埋伏的多生牙或畸形牙，没有利用价值或可能干扰手术的牙应早期处理，这需要听取正畸科医师的意见，手术医生不应主观盲目判断。⑤口腔卫生不良：患者多因牙列不齐、口鼻腔相通，容易造成食物嵌塞、牙龈炎、牙松动、多个牙龋坏。⑥语音异常：常常造成患者牙弓形态异常，如反𬌗、开𬌗等，使发/z/、/c/、/s/、/zh/、/ch/、/sh/、/d/、/t/等音时出现不同程度的异常语音。

治疗计划与方案 牙槽突裂的治疗已有 100 多年的历史，直到 20 世纪 50 年代，学者提出唇腭裂序列治疗的概念后，牙槽突裂骨移植修复的观念才逐渐被认识，并在临床逐渐被推广和应用，成为唇腭裂序列治疗的一个重要部分。根据牙槽突裂治疗的需要，主要由外科和正畸两个专业的医生承担，外科治疗应以手术植骨为主，辅以正畸治疗、种植和义齿修复以完善其功能和外形。应该指出的是：有不少牙槽突裂患者在植骨前常常需要正畸，尤其在双侧牙槽突裂患者中就显得更为重要。因此，牙槽突裂患者植骨前，建议与正畸专家共同讨论，制订符合个体化的治疗方案。

(王国民)

yácáotūliè zhígǔshù

牙槽突裂植骨术 (bone graft of alveolar cleft)

在断裂的牙槽突之间植入自体松质骨，引导骨组织的长入、封闭牙槽突裂隙的手术。

主要目的与要求 ①为裂隙邻近和未萌出的牙提供有效的骨

组织，有助裂隙缘的牙在植骨区萌出。②关闭口鼻瘘和前腭裂，有效分隔口鼻腔交通，防止口腔内液体从鼻腔溢出，有利于改善口鼻腔的卫生，同时阻断口鼻腔不同程度的漏气，提高患者语言的清晰度。③牙槽突裂植骨术后，使分段的牙弓连接成整体，防止裂隙侧骨段的塌陷，提供稳固的上颌牙弓形态，尤其是双侧唇腭裂患者，为将来上颌骨前移创造条件。④牙槽突裂植骨术后，骨生长正常者有助改善塌陷的鼻翼基底、建立相对完整的梨状孔形态，改善鼻唇Ⅱ期整复后的效果。⑤牙槽突裂植骨术后，骨生长正常者使裂隙区有足够的骨组织，能在牙槽突裂缺牙区种植人工牙根，为种植牙提供了骨床。⑥手术以不影响或少影响上颌骨发育为原则，尽可能避免或减少因手术操作不当加重患者上颌骨术后继发性畸形的发生。

手术时机 学者认为在 9~11 岁是行牙槽突裂植骨术的年龄，也有学者主张 5 周岁进行牙槽突裂植骨术。1972 年学者提出二期植骨修复牙槽突裂的缺损，即在混合牙列期，8~11 岁进行植骨。开展二期植骨被认为是主流观点，主要依据是：二期植骨可减少早期植骨的缺点，对上颌骨生长发育的影响较小，此时上颌骨的横向发育已基本完成，有助于为恒牙的萌出提供骨支持组织。现对牙槽突裂植骨的时间（二期植骨）及取骨部位（髂骨）有一致的认同；尖牙牙根形成 1/3~1/2 时，是进行牙槽突裂植骨比较理想的年龄。

骨源 牙槽突裂植骨的骨源有髂骨、颅骨、胫骨、肋骨、下颌骨正中联合和磨牙后区牙槽骨等。松质骨移植后新骨形成的时

间短，抗感染能力相对较强，可以形成与牙槽突相同的骨结构，被认为优于密质骨。

髂骨是临床上最常用的牙槽突裂植入骨。髂骨松质骨丰富，取骨简便和安全，后遗症较少；受骨区与供骨区不在相邻部位，取骨处皮肤上遗留瘢痕、术后因疼痛短期内患者行动不便等是其主要不足之处。髂骨较多用于二期植骨，因为早期（5岁左右）进行植骨时，髂骨部位存在大量的软骨而非松质骨，植骨后可能会影响髂骨的生长发育。牙槽突的成骨方式为膜内成骨，不是软骨成骨，故不利于牙槽突植骨的修复。

也有学者取下颌骨为移植骨。其优点为下颌骨在邻近手术区，同时避免在其他部位遗留瘢痕，也无需术后的制动；下颌骨的来源为外胚层的间充质细胞，与上颌骨缺损区的骨来源是一样的，而髂骨为间充质来源，与牙槽骨是不同的；下颌骨被植入牙槽突裂隙后，裂隙区牙槽骨高度较高，吸收也较少，裂隙区附近牙的萌出也较顺利，尖牙的阻生率也较低；与髂骨和肋骨相比，下颌骨与上颌骨的相融性更好。其缺点为下颌骨体积较小，可提供的松质骨非常有限，在二期植骨时有些患者的上尖牙牙根形成 $1/2 \sim 1/3$，下尖牙也处于萌出阶段，取骨时容易造成下尖牙的损伤；有可能损伤下切牙牙根或下牙槽神经组织；植骨手术后，尖牙反而改变了萌出方向，有阻生的倾向，需要术后外科助萌和正畸治疗。

也有将肋骨、颅骨、胫骨等作为供骨区的报道，但在临床上很少被应用，尤其在中国未见有大样本效果的报道。

对于牙槽突裂植入骨的替代品有不少研究。临床上运用各种骨生物材料来替代自体骨有成功的报道，也有失败的报道。有的病例术后数月，植入区暴露，移植人工骨材料与自体骨界限明显，没有很好地融合，局部伤口感染。值得指出的是新材料、新方法近来有些报道，但几乎都是小样本，缺乏有真正临床意义的随访结果。

手术 包括以下方面。

术前准备 患者无发热、腹泻，血常规和胸片等无异常；裂隙区牙龈黏膜无炎症，裂隙不能过大也不能过小，裂隙的端端不能有过大的台阶等。

手术方法 裂隙边缘纵行切开两侧黏膜，仔细剥离黏骨膜，应至牙槽裂深面达腭侧，充分显露整个裂隙区。再在腭侧裂隙边缘切开，把裂隙两侧黏骨膜组织用来形成鼻底，封闭口鼻瘘的鼻侧面，严密缝合（关闭）腭侧和鼻底后，把松质骨填入整个裂隙范围内，应增加上颌骨的厚度和支撑鼻翼基底，尽可能将松质骨均匀填入，注意牙槽突顶和犁状孔底部的区域，然后把已翻起的龈黏膜瓣覆盖植骨区，关闭前牙槽突部，确认在无张力下缝合。在有些病例，可将瓣的切口延伸到唇部或向颊沟延长切口，形成龈唇颊黏膜瓣，向术区滑行推进，使瓣完整地覆盖在植骨面，关闭牙槽裂的口腔侧裂隙。在牙槽突裂隙宽，口鼻瘘口比较大的病例，可将唇颊黏膜瓣旋转覆盖在植骨区的表面。组织瓣的游离端应与腭侧黏骨膜缝合，瓣的两侧与裂隙两侧边缘的牙龈黏膜缝合。

术后处理 ①患者不宜过度活动，可静脉给予抗生素，预防术后感染。②及时清除植骨区和供骨区的渗血和积液；术后进软食，保持口腔卫生。③局部加压3天。加压部位对应植骨区域，加压应牢固，术后 $10 \sim 14$ 天拆线。④应注意观察植骨区和供骨区的伤口，尤其是供骨区的伤口不应被忽视，早期发现、及时正确处理十分重要。⑤术后 $1 \sim 3$ 个月，患者应到医院复诊。手术成功后，应嘱患者去正畸科进一步治疗。

评价 无论是植入自体骨还是异体骨，植骨后都会出现部分植入骨的吸收，关键在于吸收的量和吸收的时间段。长期以来，临床上最常用的方法是拍摄根尖片和上颌咬合片，常规在术前、术后1个月、术后3个月及术后1年拍片，检查植入骨的生长情况。常用的评价方法即评价植入牙槽骨间隔的高度与正常牙槽嵴高度的比例，结果分为四型：Ⅰ型，与正常牙槽嵴高度一致；Ⅱ型，超过正常牙槽嵴高度的 3/4；Ⅲ型，少于正常牙槽嵴高度的 3/4；Ⅳ型，植骨失败，即在缺损区没有骨性连接，其中正常牙槽嵴高度以相邻牙根的根长为标准，不考虑鼻底部的骨质高度。这一评价方法最早被学者应用，主要不足之处是只提供二维方向的评价，不能提供三维方向的信息。手术医生认为此评价仅能满足正畸医生对正畸牙移入后牙槽嵴高度的评价。对牙槽突裂植骨术的目的，如鼻翼的支撑作用，形成稳定的牙弓，为尖牙提供萌出的骨组织，为正畸和修复治疗提供骨组织基础，尤其是为目前被越来越多修复医生所采用的种植体修复，以及唇腭裂治疗往往需要结合的正颌手术治疗等，需要认真评价鼻底部的骨组织高度，采用以往的评价标准是远远不够的。学者研究分析认为，牙片与CT、临床检查相比较，过高地估计了植入骨的质和量，约过高估计了17%的患者，认为可以进行正畸治疗关闭间隙。牙片上显示骨小梁的形成较晚，临床检查与 CT 在术后 1 个月即可显示骨小梁的形成，但牙片上要等 3 个月之后才显示与正常牙槽骨融合；认为这主要是因为牙片是二维方向上的检查，所提供信息的偏差所致。由此可见，对于植入骨的评价一直存在不同的方法，而对植入骨的吸收评价也因不同的学者存在很大的差异。

并发症 临床上最常见的是牙槽裂植骨区黏膜不同程度地裂开、植骨区的鼻底部黏膜裂开，植骨区一旦发生黏膜裂开，往往可造成牙槽突裂植骨失败。供区在临床上很少有并发症的发生。

(王国民)

shuìmián hūxī zhàng'ài jíbìng

睡眠呼吸障碍疾病 (sleep-related breathing disorder，SRBD)

一组以睡眠期呼吸节律异常和/或通气异常为主要特征的疾病。包括睡眠呼吸暂停和低通气。呼吸暂停指睡眠时患者口鼻气流停止，持续时间 ≥10 秒。而低通气指患者睡眠时口鼻气流幅度减少 ≥50%、持续时间 ≥10 秒，并且导致患者血氧饱和度>3% 的降低和/或伴微觉醒。低通气和呼吸暂停都是睡眠呼吸紊乱事件，患者晚上的睡眠呼吸事件是这些类型的混合，以阻塞型为主的睡眠呼吸障碍称为阻塞性睡眠呼吸障碍，其中以成人和儿童的阻塞性睡眠呼吸暂停低通气综合征最为常见。睡眠呼吸障碍疾病是一类发病率较高的睡眠疾病，其发病率在儿童为 6%～10%，青壮年为 2%～4%，65 岁以上老年人发病率高达 20%～40%。研究发现此类疾病可致多系统器官功能受损，与高血压、心脑血管病、2 型糖尿病的发生有很强的关联性，并可引起患者日间认知功能下降，严重影响患者的生活质量，甚至导致车祸等灾难性事件的发生。

分类 按照睡眠呼吸障碍发生的原因，分为阻塞性睡眠呼吸障碍疾病，如原发性鼾症、上气道阻力综合征、阻塞性睡眠呼吸暂停低通气综合征等。中枢性睡眠呼吸障碍，包括中枢性睡眠呼吸暂停低通气综合征和睡眠低通气综合征。

临床表现 多表现为睡眠打鼾、憋气、睡眠不安、夜尿增多、晨起头痛、乏力、记忆力减退、性格改变、嗜睡、判断能力降低、性功能减退等。儿童患者则以睡眠打鼾、憋气、大汗淋漓、睡眠不安、注意力难以集中、多动症、学习成绩差、身体发育迟缓、易激惹为特征。阻塞性睡眠呼吸障碍疾病多见于肥胖、上气道有占位、颅颌骨畸形人群。中枢性睡眠呼吸障碍疾病患者则睡眠无明显打鼾，其他症状则类似。患者可有血压增高、心律失常、肺动脉高压，实验室检查可见红细胞计数增多，血糖增高，尿糖、尿蛋白、尿红细胞阳性等。

诊断 多导睡眠监测是诊断睡眠呼吸障碍疾病的金标准；同时上气道评估是诊断另一个重要方面，上气道的检查如 X 线检查、CT、MRI、鼻咽内镜检查、上气道压力监测等是明确上呼吸道阻塞区域、程度和性质的常规方法。

治疗 需根据疾病性质、程度和患者意愿而选择。①阻塞性睡眠呼吸障碍疾病：非手术治疗方法有行为治疗（如改变睡姿、戒烟酒、改变饮食习惯/减重等）、口腔矫治器（也称止鼾器）治疗、上气道正压通气治疗；手术治疗有软组织减容和颅颌骨框架重建，前者以通过减少上呼吸道周围软组织使上呼吸道内径增加达到治疗目的；后者则是通过扩展颅颌面骨架，大幅度拓展上呼吸道空间而获得良好效果。②中枢性睡眠呼吸障碍疾病：需要特殊类型的正压通气治疗和/或原发疾病的诊疗。

评估 通过患者的临床表现、睡眠质量、呼吸暂停低通气指数以及睡眠中血氧饱和度水平来评价睡眠呼吸障碍严重程度的方法。严重程度的评估依赖于临床表现、睡眠质量、呼吸暂停低通气指数（AHI）及睡眠中血氧饱和度（SaO_2）水平。由于临床表现和睡眠质量无法实现定量分析，临床中用 AHI 和 SaO_2 两个指标来区分严重程度。AHI：轻度为 $20 > AHI \geq 5$，中度为 $50 > AHI \geq 20$，重度为 $AHI \geq 50$。SaO_2：轻度为 $90\% > SaO_2 \geq 85\%$，中度为 $85\% > SaO_2 \geq 80\%$，重度为 $SaO_2 < 80\%$。

(卢晓峰)

duōdǎo shuìmián jiāncè

多导睡眠监测 (polysomnogram，PSG)

监测、记录和评估患者睡眠生理指标的检查。用于评估、为睡眠相关疾病的诊断提供客观依据。

种类 ①睡眠中心多导睡眠监测。②便于患者在家庭应用的移动式或简化睡眠监测：可根据监测目的不同进行不同级别的监测。可用便携式设备进行与标准多导睡眠监测内容一样的监测；也可简化，监测呼吸气流和呼吸运动、心电图或心率及动脉血氧饱和度；甚至只监测和持续记录单或双生物指标，如血氧饱和度、心率。睡眠中心外睡眠监测便于患者接受和使用，费用经济，但应用局限，同时可靠性和安全性均较标准 PSG 差。

监测项目 ①脑电图：用于评价受测试者脑电活动和睡眠状态。安置位置参照国际 10~20 导联系统，AASM 推荐的 EEG 导联包括 F4-A1、C4-A1、O2-A1，如果检测过程中推荐电极出现故障，备份电极应放置在 F3-A2、C3-A2、O2-A2。通过对脑电 α 波、皮质波、睡眠梭形波（纺锤波）、κ 复合波及 δ 波的判断，确定睡眠的开始、醒觉反应和结束。②眼动图：是睡眠分期的依据之一。主要用于判断非快动眼和快动眼睡眠；AASM 推荐的有两个导联：LOC-A2，LOC 电极放置在左眼外眦下 1cm 处；ROC-A2，ROC 电极放置在右眼外眦上 1cm 处。可接受替代的导联：LOC-Fpz，LOC 电极放置在左眼外眦向外向下各 1cm 处；ROC-Fpz 导联，ROC 电极放置在右眼外眦向外向下各 1cm 处，相应的参考电极放置在对侧耳后或乳突处。③肌电图：多导睡眠图的 EMG 分下颌和下肢肌电图，下颌肌电的显著减弱为判断快动眼睡眠的重要指标之一，下肢肌电则有助于发现患者睡眠期的下肢周期性运动。④心电图：记录与睡眠相关的心律失常，同时可在危急情况下为睡眠实验室技术员提供足够信息，使之能及时处理。⑤口鼻气流：检测口鼻气流有多种方法，最常用的是热敏电阻和压力电阻，热敏电阻通过热敏感受器对呼气和吸气气流不同温度变化做出反应；压力电阻则通过压力感受器检测呼气和吸气气流的不同压力而做出反应。⑥鼾声：检测器为一微麦克风，一般固定在患者喉结附近。⑦血氧饱和度：常用脉搏氧饱和度仪，通过比较两种不同波长的红外线和红色光的吸收情况

来检测血氧饱和度。使用时应注意光源发射部与接受部的位置。以下情况很难准确测定血氧饱和度：患者皮肤有明显黑色素沉着或带假指甲时、患者末梢循环很差、患者运动幅度过大、外界光源强烈。⑧体位：一般亦采用压电式传感器检测，传感器分别固定于胸腹带上。体位检测结合睡眠呼吸事件可观察不同体位与睡眠呼吸暂停的关系。⑨胸腹呼吸运动：检测呼吸运动常用压电呼吸运动记录系统，放置在胸腹带上，感受呼吸时胸、腹扩张的张力。⑩肢体活动：通过监测双侧的胫骨前肌肌电图来判断腿动，通过双腿的记录准确地判断腿动的次数。在胫骨前肌靠上方的肌腹各安置 2 个电极，2 个电极之间相差 2~4cm。腿动事件的定义：腿动事件需持续 0.5~10 秒；腿动事件肌电图振幅较静息状态增加 ≥8μV；起始点为肌电振幅较静息状态增加 8μV 处；腿动事件结束时间点为事件持续 ≥0.5 秒，肌电图振幅与静息状态 EMG 比较不超 2μV 的起点处。出现一组 ≥4 个运动且每次运动之间间隔 5~90 秒才能算一次周期性腿动。⑪呼气末二氧化碳分压：呼出气体的 CO_2 浓度比大气浓度高很多，因此只需测量口鼻前部的 CO_2 浓度即可判断呼气，常用红外分析仪来监测 CO_2 浓度。有上气道阻塞的婴儿和儿童可能存在严重低通气而没有呼吸暂停，表现出持续时间较长的通气不足，此时呼气末 CO_2 分压将 >45mmHg。⑫食管内压：反映呼吸努力，监测与吸气运动相关的食管内压变化，反映了胸膜腔压力的变化，食管压力测量特别适用于准确鉴别中枢型呼吸暂停和低通气事件、诊断上气道阻力综合征。⑬食管 pH 测

定：主要用于胃食管反流的诊断和随访。呼吸暂停可能是出现胃食管反流的原因之一，胃食管反流与呼吸暂停一样可导致醒觉反应，造成日间嗜睡等症状。PSG 可根据患者具体情况同步监测食管 pH，以观察胃食管反流与醒觉反应以及与其他睡眠事件之间的关系。⑭阴茎勃起：睡眠相关阴茎勃起是一种非意识、自然发生的现象，特异性地出现在快速眼球运动睡眠。阴茎勃起功能检查也是睡眠试验的重要检查内容之一。健康男性阴茎勃起可持续于整个一次快速眼球运动睡眠，进入非快速眼球运动睡眠期睡眠后逐渐消退。PSG 同步监测阴茎勃起可以鉴别精神性或器质性阳痿。

临床意义 对受测试者行夜间多导睡眠监测或全夜多导睡眠监测，可用于以下疾病的诊断和疗效评价：睡眠呼吸障碍疾病、某些伴有肺换气不足和夜间低氧血症的慢性呼吸系统疾病、发作性睡病、睡眠期行为异常和睡眠期癫痫、不宁腿综合征和周期性肢体运动障碍、伴有失眠症状的抑郁症、昼夜节律紊乱性疾病。

(卢晓峰)

wēijuéxǐng

微觉醒（arousal） 患者睡眠时受某种原因刺激或干扰出现的脑电醒觉反应，而其本人无觉醒的感觉。即入睡 ≥10 秒后，患者脑电图显示觉醒改变且时间 ≥3 秒，非快速眼球运动睡眠可能不伴有肌电图改变，快速眼球运动睡眠必须伴有肌电图改变，患者自身并无觉醒的感觉。微觉醒指数是每小时微觉醒次数，是衡量睡眠质量的常用参考数据，微觉醒指数高说明睡眠片段化严重、睡眠质量差。

呼吸努力相关微觉醒指由于呼吸事件而导致的微觉醒，引起觉醒的呼吸紊乱事件可为呼吸暂停、低通气或上气道阻力增加。在评价睡眠呼吸障碍对睡眠的影响中，呼吸努力相关微觉醒是常用指标。

觉醒指患者睡眠时受某种原因刺激或干扰出现的脑电醒觉反应，患者中断睡眠、完全清醒。

(卢晓峰)

shuìmián hūxī zhàng'àixiāngguān zhǐshù

睡眠呼吸障碍相关指数

（index of sleep-related breathing disorder） 评判睡眠质量、睡眠呼吸障碍程度等的指数。国际常用的指数有睡眠呼吸暂停指数、睡眠呼吸暂停低通气指数、呼吸努力相关微觉醒指数、睡眠呼吸紊乱指数等。

睡眠呼吸暂停指数（apnea index，AI），即睡眠每小时呼吸暂停次数。

$$AI=睡眠呼吸暂停次数/睡眠时间（小时）$$

睡眠呼吸障碍包括睡眠呼吸暂停、低通气，睡眠时低通气也可引起严重的低氧血症和导致睡眠紊乱，其临床意义等同于睡眠呼吸暂停，因而目前 AI 已不作为常用的诊断指标。

睡眠呼吸暂停低通气指数（apnea-hypopnea index，AHI），即睡眠每小时呼吸障碍（呼吸暂停和低通气）次数。

$$AHI=（睡眠呼吸暂停次数+低通气次数）/睡眠时间（小时）$$

这是评价睡眠呼吸障碍程度重要指标之一，目前国际以 AHI 和睡眠时氧饱和度水平指标作为划分睡眠呼吸障碍疾病严重程度

的标准；明确睡眠呼吸障碍的类型、程度对于患者治疗方法选择具有重要意义。

呼吸努力相关微觉醒指数（respiratory effort related arousal index，RERAI）即每小时呼吸努力相关微觉醒次数（见微觉醒）。

睡眠呼吸紊乱指数（respiratory disturbed index，RDI）即睡眠呼吸暂停低通气指数+呼吸努力相关微觉醒指数。

$$RDI=（睡眠呼吸暂停次数+低通气次数+呼吸努力相关微觉醒次数）/睡眠时间（小时）$$

(卢晓峰)

弗里德曼分类

（Friedman staging system） 弗里德曼（Friedman）根据患者舌体相对于腭部的位置、扁桃体大小、体重指数等将阻塞性睡眠呼吸暂停低通气综合征患者进行气道阻塞的分型。

舌体位置分级 当舌体位于口内、自然放松时，观察软腭和舌的位置关系。检查时，嘱患者大张口，舌体中线位，勿做伸舌动作，重复观察 5 次，以保证真实准确地反映舌体和软腭之间的关系，进而准确地进行临床分级（图 1）。Ⅰ级：能看到整个悬雍垂和扁桃体或腭舌弓；Ⅱ级：能

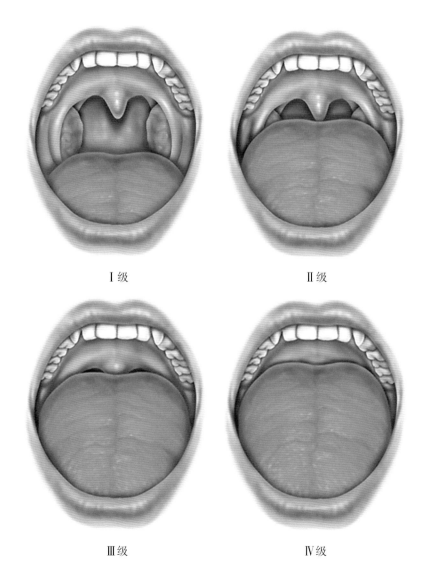

Ⅰ级   Ⅱ级

Ⅲ级   Ⅳ级

图 1 舌体位置分级

看到悬雍垂但无法看到扁桃体；Ⅲ级：能看到软腭但无法看到悬雍垂；Ⅳ级：仅能看到硬腭。

扁桃体分度 从内沿至中线分为 0~4 度（图 2）。1 度：扁桃体隐藏于腭舌弓内；2 度：扁桃体延伸到了腭舌弓；3 度：扁桃体突出腭舌弓但未超过中线；4 度：扁桃体超过中线。

体重指数（BMI） 在弗里德曼分类中作为一定范围内的分期标准。BMI 大于 40 的患者直接纳入弗里德曼Ⅲ期。

弗里德曼分期 Ⅰ期：舌体位置Ⅰ或Ⅱ级，扁桃体 3 或 4 级，且 BMI 小于 40；Ⅱ期，分为两种情况：舌体位置Ⅰ或Ⅱ级伴扁桃体 0、1 或 2 级，或者舌体位置Ⅲ或Ⅳ级伴扁桃体 3 或 4 级，BMI 小于 40；Ⅲ期：舌体位置Ⅲ或Ⅳ级，扁桃体 0、1 或 2 级。BMI 大于 40 的患者一律纳入弗里德曼Ⅲ期。弗里德曼分期如下表所示。

（刘月华）

màibó chuándǎo shíjiān

脉搏传导时间（pulse transit time，PTT） 动脉压力从主动脉瓣传导至末梢的时间。临床上通过测量心电图上 R 波与到达手指脉搏的脉搏波之间的时间差确定。PTT 与血压成反比，血压的急速上升造成脉搏传导速度的加快，PTT 缩短；当血压降低，动脉壁的张力降低，脉搏波的传导速度减慢，PTT 延长。阻塞性睡眠呼吸暂停低通气综合征患者的上气道部分或完全阻塞，导致血氧饱和度下降和二氧化碳分压升高，从而反射性地引起自主神经系统甚至大脑皮质活动增加，呼吸努力加大直至苏醒以恢复正常呼吸，以上因素可引起血管张力及血压变化，PTT 值改变。

监测 通过鼻导管、热敏电阻、心电极、血氧探头和体位监测器等导联监测受试者，心电极和血氧探头监测 PTT 的数值及趋势，鼻导管和/或热敏电阻结合 PTT 可以记录最长阻塞性呼吸暂停时间、最长中枢性呼吸暂停时间、最长低通气时间、阻塞性呼吸暂停指数、中枢性呼吸暂停指数和低通气指数，血氧探头可检测最低血氧，结合 PTT 可以判断

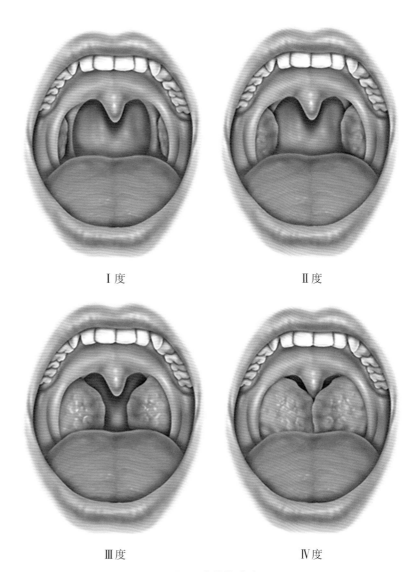

Ⅰ度   Ⅱ度

Ⅲ度   Ⅳ度

图 2 扁桃体分度

表 弗里德曼分期

弗里德曼临床分期（FCS）	弗里德曼舌体位置分级（FTP）	扁桃体大小（度）	体重指数（kg/m²）
1 期	Ⅰ	3，4	<40
	Ⅱ	3，4	<40
2 期	Ⅰ，Ⅱ	1，2	<40
	Ⅲ，Ⅳ	3，4	<40
3 期	Ⅲ	0，1，2	任何水平
	Ⅳ	0，1，2	任何水平
			>40

微觉醒指数等参数。

优点 PTT 是一种生理性的监测方法，与阻塞性睡眠呼吸暂停低通气综合征诊断金标准——多导睡眠监测具有高度的一致性，具有简便、无创、灵敏度高的特点。PTT 能够分析呼吸努力，判断呼吸事件，与食管压力测量相比，具有无创性，患者接受度高，对睡眠结构的干扰小，测量准确。阻塞性睡眠呼吸暂停低通气综合征在发生阻塞性与中枢性呼吸事件时，呈现出不同的胸腔内压力变化，PTT 通过胸内压-血压-PTT 三者的关系来区分不同的呼吸事件。睡眠状态下副交感神经兴奋，发生觉醒时交感神经兴奋，从而发生 PTT 变化。脑电图能反映大脑皮质的电位变化，无法检出皮质下中枢兴奋。PTT 能灵敏地检出微觉醒，其敏感性优于脑电图。此外，PTT 在儿童睡眠呼吸监测中有其特殊的优势。儿童睡眠时好动、多汗、体位多变。传统多导睡眠监测采用脑电图、眼电图、肌电图等连接头面部近十项传感器参数来监测睡眠，而 PTT 的头面部导联少，对患者睡眠干扰小，睡眠质量相对好，监测效果与真实情况更符合，更适合于儿童患者。

缺点 PTT 不连接脑电图，无法对睡眠进行准确的分期，因而无法判断各呼吸事件发生的睡眠阶段。PTT 在每个心动周期测量一次，无法进行连续测量，存在采样不足，尤其对于高呼吸频率的儿童，PTT 变化范围并不能精确反应实际的呼吸努力度变化。在快动眼睡眠期由于呼吸努力和心率的生理变化，PTT 变化值无法区别阻塞和觉醒事件。此外，由于个体间存在血压、心率和血管顺应性的差异，PTT 值在个体之间有显著差异，不适用于大样本量的比较。对于存在心血管疾病的患者，PTT 测量准确性不高。

（刘月华）

shàngqìdào pínggū

上气道评估（upper airway evaluation）

通过形态学、影像学等方法检查上气道，明确其结构是否异常，并评估患者在睡眠期间是否有潜在的气道狭窄和阻力增高的方法。

上气道结构 上气道是一个相当复杂的结构，负责发音、呼吸和吞咽等不同生理功能。通常，上气道指从前鼻孔至会厌的呼吸通道，前为鼻部，有骨性支撑，后为咽部。通常被分为 3 个亚解剖单位。①鼻咽：指自上气道穹隆顶至硬腭平面。②口咽：可分为两部分，即腭咽和舌咽，硬腭平面至软腭尖为腭咽，软腭尖至会厌尖为舌咽。③喉咽：指会厌尖至食管颈部。咽部是气道中的软性管道，依靠软骨支撑。在阻塞性睡眠呼吸暂停低通气综合征发病中，50%~75% 的气道阻塞发生在口咽部。

上气道稳定性 取决于吸气相气道内负压引起气道塌陷的力量和气道外部扩张肌收缩开大气道的力量之间的平衡。上气道周围有超过 20 块肌肉包绕，根据其解剖位置和作用可分为 3 组。①调节舌骨位置的肌肉，如颏舌骨肌、胸骨舌骨肌。②调节舌位置的肌肉，如颏舌肌。③调节软腭位置的肌肉，如腭帆张肌、腭帆提肌。根据它们在呼吸运动的活性可分为两大类。①吸气相肌肉：如颏舌肌，在吸气运动时处于高活性状态，使气道开放并保持一定强度，以抵抗气道负压引起的塌陷；在呼气运动时，由于此时气道内出现正压，气道不易塌陷，其活性发生降低。②张力肌：又称体位肌，如腭帆张肌，在整个呼吸运动循环中保持相对稳定的活性水平，对维持气道开放起到一定的作用。当上气道扩张肌处于活动状态时，气道维持开放，但如肌肉活动性完全或部分减低，则将导致气道截面积减少乃至气道完全塌陷。因此，上气道扩张肌的活性对于上气道的开放和气道大小起到了决定性的作用。上气道稳定是局部解剖结构和扩张肌功能相互作用的结果。

评估项目 ①颅面部及口腔检查：下颌后缩等颅颌面畸形可引起上气道口径狭窄。在阻塞性睡眠呼吸暂停低通气综合征患者中常见软腭和悬雍垂低下，而上腭后缩区域可成为这些患者上气道闭塞的部位。检查扁桃体是否肥大以及周围组织；检查舌根和咽后壁之间的位置关系，因舌后区是睡眠期间气道阻塞的常见部位；检查是否存在鼻中隔偏曲、外伤等可引起鼻腔阻塞的异常情况。②纤维喉镜检查：通过对上气道内腔结构形态及表面特征的观察，结合穆勒（Muller）检查，定标测量咽腔不同部位的塌陷度，模拟睡眠状态下上气道塌陷情况，推测阻塞部位，并能在计算机辅助下实现塌陷截面和塌陷度的定量分析。③X 线头影测量：通过头颅侧位片能直观地发现上气道解剖结构狭窄的部位，对上气道周围骨解剖形态及软组织结构的定量分析，发现与上气道狭窄相关的骨及软组织因素。尤其对于存在颌骨发育畸形、骨性气道狭窄的阻塞性睡眠呼吸暂停低通气综合征患者，头影测量分析结果可用于制订正畸治疗和正颌手术方案。④CT 检查：与 X 线头颅定位侧位片不同，CT 可应用轴位进行多平面咽腔的精确测量，可以确定直径和轴位面积，并评价相邻组织和结构，由此对上气道进行定量评价。应用三维CT重建技术，能更好、更全面地评价上气道形态。⑤MRI检查：相比于X线头影测量和CT检查，MRI具有更多的优势，可行静态和连续动态扫描，能更清晰地显示软组织三维形态，也能反映组织器官的功能变化。无电离辐射，适用于儿童睡眠呼吸障碍患者的检查。⑥上气道压力监测：上气道内定位植入多传感器测压导管，与多导睡眠监测同步记录各部位负压波动，由压力传导阻滞的平面推测每一呼吸事件的初始阻塞位置及最低阻塞部位，能反映真实睡眠状态下阻塞的动态变化，可定量各平面来源的阻塞频率和比例。

（刘月华）

shìshuì píngjià

嗜睡评价 （sleepiness evaluation）

嗜睡是各种原因或疾病造成的醒觉障碍。嗜睡可由许多因素引起，如睡眠不足、饮酒、药物和睡眠呼吸障碍等。各种原因或疾病造成的白日维持觉醒障碍称为白日嗜睡。

对嗜睡严重程度的评价一般分主观和客观评价，主观评价主要包括粗略评价和量表评价方法；量表评价方法中有埃普沃思（Epworth）嗜睡量表和史坦福嗜睡量表，以前者应用较为普遍（表）。

粗略的嗜睡主观判断方法
①轻度：不想要或不自主的睡眠事件出现在需要一点注意力，如看电视、读书、乘车旅行等活动中。②中度：不想要或不自主的睡眠事件出现在需要一些注意力，如看音乐会、会议或观看演出等活动中。③重度：不想要或不自主的睡眠事件出现在需要注意力集中，如吃饭、说话、行走或驾驶等活动中。

多次睡眠潜伏期试验 客观的嗜睡评价方法，即通过患者白天一系列小睡来客观判断其白天嗜睡程度的检查。①应用多导睡眠监测每两小时测试一次，每次小睡持续30分钟，共进行4~5次小睡检查。计算患者入睡的平均潜伏时间及异常快速眼球运动睡眠出现的次数。睡眠潜伏时间<5分钟为嗜睡，5~10分钟为可疑嗜睡，正常成人平均入睡潜伏时间为10~20分钟。②维持觉醒试验：测试抵抗睡眠的能力，测试者坐于暗室，每次40分钟，共测试4次，每次间隔2小时，平均睡眠潜伏期少于8分钟为异常。

日间嗜睡是睡眠呼吸障碍疾病及发作性睡病患者的主要白天症状之一，这些指标都是对患者嗜睡程度的体现。对睡眠障碍患者、周期性肢体运动患者或心境障碍患者，尽管已进行最佳治疗但仍有日间过度嗜睡者，需选择包括多次睡眠潜伏期试验在内的检查手段评估是否可能为发作性睡病。

（卢晓峰）

féipàng píngjià

肥胖评价 （obesity evaluation）

肥胖是身体总量超过同龄、同性别人群一定数值的疾病。

按发病机制和病因，肥胖分为单纯性肥胖和继发性肥胖。单纯性肥胖指无明显内分泌、代谢病者；继发性肥胖可来源于下丘脑疾病、垂体病、糖尿病、甲状腺功能减退症、多囊卵巢综合征等。肥胖可继发血脂异常、高血压、冠心病、2型糖尿病、脂肪肝、胆囊疾病、高尿酸血症和痛风、癌症（乳腺癌、子宫内膜癌、结肠癌、前列腺癌等）、抑郁症、睡眠呼吸障碍等疾病。肥胖不但造成患者自身身心健康问题，也造成社会问题。

体重指数（body mass index，BMI）是一种体重衡量指标，是最为实用的肥胖评估方法。国际衡量肥胖多用体重指数，不同人种、不同年龄有不同的标准。

体重指数计算公式 $BMI = 体重（kg）/身高（m）^2$。

中国人体重衡量标准（BMI）：18.5~22.9为正常体重范围，23.0~24.9为超重，25.0~29.9为Ⅰ度肥胖，30.0~34.9为Ⅱ度肥胖，≥35.0为Ⅲ度肥胖。

欧美人体重衡量标准：25.0为正常体重上限，25.0~30.0为超重，30.0~34.9为Ⅰ度肥胖，35.0~39.9为Ⅱ度肥胖，≥40.0为Ⅲ度肥胖。

表　埃普沃思嗜睡量表

以下情况有无打盹瞌睡的可能	从不（0）	很少（1）	有时（2）	经常（3）
坐着阅读时				
看电视时				
在公共场所坐着不动时（如剧场或开会）				
长时间坐车时中间不休息（超过1小时）				
坐着与人谈话时				
饭后休息时（未饮酒）				
开车等红绿灯时				
下午静卧休息时				

注：总分24分，≥10为嗜睡

治疗包括非手术治疗和手术治疗。非手术治疗有行为治疗（如改变饮食习惯、运动锻炼）、药物治疗、针灸治疗等。肥胖的减重和代谢手术治疗可分为限制摄入型、吸收不良型以及混合型。①限制摄入型减重手术：原理是通过各种方法减少胃容积，限制患者的进食量，从而达到减重效果。该类手术不改变消化道的结构，故手术操作相对简单，手术风险较小。②吸收不良型减重手术：原理是通过重建消化道、旷置部分小肠导致营养物质吸收不良来达到减重效果，该手术基本不涉及胃容积的改变。③混合型减重手术：手术既减少胃容积，又通过胃肠重建影响营养物质的吸收。

对于肥胖继发的阻塞性睡眠障碍，减重是有效的方法，有效的减重不但能达到相关代谢疾病的治疗，也能使上呼吸道周围软组织减容，这种减容对于颅颌面部组织或器官是"无创的"，所以对于肥胖患者，减重是关键。对于非手术减重无效的重度肥胖患者，外科减重不但能达到良好、稳定的减重效果，也能显著减少上呼吸道周围软组织的容量，能使相关代谢疾病、睡眠呼吸障碍疾病获得良好的治疗效果。

减重和代谢手术不仅能减重和控制肥胖，同时可改善甚至治愈肥胖症相关的多种代谢性疾病，特别是 2 型糖尿病和阻塞性睡眠呼吸暂停低通气综合征。

(卢晓峰)

zǔsāixìng shuìmián hūxī zhàng'ài

阻塞性睡眠呼吸障碍 （obstructive sleep disorder breathing，OSDB）

一组以睡眠期呼吸节律异常和/或上呼吸道阻塞造成通气异常为主要特征的疾病。

成人以肥胖继发为常见，儿童则以扁桃体和/或腺样体肥大、肥胖、颅颌面先后天畸形等继发为常见。

患者表现参见睡眠呼吸障碍疾病。

对于肥胖伴阻塞性睡眠呼吸障碍疾病患者，减重是根本，临床首选口腔矫治器或正压通气治疗，不能耐受或有上气道占位患者则考虑手术治疗，骨框架重建手术（如双颌前移手术）和外科减重治疗是终极外科方法，多用于局部软组织减容手术失败或严重的患者。

少年儿童阻塞性睡眠呼吸障碍疾病患者常见原因为腺样体和/或扁桃体肥大，对于长期或频繁发作的严重腺样体和/或扁桃体肥大患儿，已造成渗出性中耳炎/鼻窦炎或其他并发症的患儿，腺样体和/或扁桃体切除手术则是首选治疗；患儿手术后必须就诊于口腔正畸科和/或口腔颌面外科，其习惯性张口呼吸、腺样体面容需进行序列治疗。颅颌骨先后天畸形是少年儿童继发阻塞性睡眠呼吸障碍疾病的另一个常见原因，这类患儿需要颅颌骨框架重建手术治疗。儿童肥胖是当今日益突出的问题，减重是肥胖少年儿童阻塞性睡眠呼吸障碍疾病患者一条根本路径。

(卢晓峰)

yuánfāxìng hānzhèng

原发性鼾症 （primary snoring disorder，PSD）

以打鼾为主要表现，几乎没有气流阻塞发作、无睡眠片段化和日间功能受损的睡眠呼吸障碍疾病。也称习惯性打鼾、单纯性打鼾。多导睡眠监测提示睡眠呼吸暂停低通气指数<5。

打鼾是一个睡眠呼吸不畅的信号，而不是睡得香的表现。正常人的睡眠呼吸应该是均匀、无声的一个过程，一旦出现鼾声即提示上呼吸道某处或某几处发生了狭窄。原发性鼾症就是一种以打鼾为主要表现的睡眠呼吸障碍疾病，学界认为它是睡眠呼吸障碍疾病的起始。

病因与发病机制 鼾声是因为上呼吸道狭窄和/或塌陷造成气流加速、出现紊流或涡流引发上呼吸道周围软组织振动所致，如来自悬雍垂、软腭、舌和咽壁等组织的振动。上气道狭窄和/或塌陷与颅颌面形态、上呼吸道开放肌神经功能状态和中枢呼吸驱动调节相关。①上呼吸道狭窄和/或塌陷：吸烟、酒精、药物、肌肉松弛剂、麻醉剂等引起上呼吸道开放肌群的松弛而使上呼吸道塌陷，肥胖、上呼吸道周围组织占位、颅颌骨畸形、外伤造成的颌骨缺损或瘢痕粘连等形态学因素，中枢呼吸驱动、调节和上呼吸道神经肌肉功能障碍等功能性因素，都可以造成上呼吸道的狭窄，导致打鼾，打鼾多出现于睡眠 N3 期或快速眼动睡眠期，在此期患者的鼾声往往更响亮。②扁桃体和/或腺样体肥大：儿童打鼾多与腺样体和/或扁桃体肥大相关，有迹象显示儿童习惯性打鼾者在校的行为表现差，但目前尚缺乏确凿的证据。③肥胖：成人打鼾与肥胖相关联。④妊娠：是常见导致打鼾的一个因素。

临床表现 睡眠时患者反复地出现鼾声，鼾声可轻可重，鼾声可影响同床伴侣的睡眠，鼾声重的甚至能把患者自己惊醒；但除打鼾外，患者没有相关的晨起头痛、疲乏、嗜睡等睡眠呼吸障碍的症状，也没有呼吸暂停、低通气、呼吸努力相关微觉醒或肺换气不足证据的打鼾。体格检查和上呼吸道评估检查多提示患者有上述上呼吸道狭窄因素，如肥胖、上呼吸道周围组织占位、颅颌骨畸形等。

诊断与鉴别诊断 对打鼾的患者需进行临床检查和多导睡眠监测或睡眠中心外睡眠监测，以排除睡眠呼吸障碍可能。多导睡眠监测无睡眠片断，无睡眠低氧和白日嗜睡等，睡眠呼吸暂停低通气指数<5。影响学检查多有明显上气道形态、结构异常或狭窄。

治疗 原发性鼾症是阻塞性睡眠呼吸障碍的起始或前期状态，其上呼吸道的狭窄程度都相对较轻，在治疗上相对简单，治疗方法有较多的选择。①行为治疗：如睡眠体位控制、戒烟、戒酒等。②减重：通过有氧运动如快走、游泳等，加上饮食控制和改变不良饮食习惯，控制体重和/或减重。③口腔矫治器治疗：如舌保持器、下颌前移保持器等。④软组织减容手术：如下鼻甲肥大低温等离子消融、扁桃体和腺样体切除术、软腭/舌低温等离子打孔消融、悬雍垂腭咽成形术等。⑤骨框架重建手术：如鼻中隔偏曲矫正术、下鼻甲骨折外移术、颏前徙舌/舌骨悬吊术等。

预后 通过有针对的、适当的治疗多有良好效果。密切关注相关造成打鼾的因素，养成良好的生活习惯、戒烟酒、体重控制等是患者需牢记并坚持执行的措施；需定期做多导睡眠监测或睡眠中心外睡眠监测检查，评估病情及进展。

（卢晓峰）

shàngqìdào zǔlì zōnghézhēng

上气道阻力综合征（upper airway resistance syndrome, UARS）

睡眠时上气道阻力异常增加，出现频繁醒觉反应，睡眠破裂，但无明显呼吸暂停和低通气，多导睡眠监测示睡眠呼吸暂停低通气指数<5的睡眠呼吸障碍疾病。

病因与发病机制 类同于原发性鼾症，为各种原因造成上呼吸道狭窄和/或塌陷所致。

临床表现 介于鼾症和阻塞性睡眠呼吸暂停低通气综合征之间，好发于中青年，男女患病率均等。表现为打鼾、白日嗜睡等症状。目前国际上对UARS是否作为一个独立的疾病尚存争议。

诊断与鉴别诊断 多导睡眠监测提示睡眠有呼吸暂停和/或低通气、睡眠低氧、睡眠片断和白日嗜睡等，但睡眠呼吸暂停低通气指数<5。影响学检查多有明显上气道形态、结构异常或狭窄。

治疗 UARS是鼾症的进一步发展状态，其上呼吸道的狭窄程度依然相对较轻，在治疗上相对简单，治疗方法有较多的选择（见原发性鼾症）。

预后 见原发性鼾症。

（卢晓峰）

zǔsāixìng shuìmián hūxī zàntíng dītōngqì zōnghézhēng

阻塞性睡眠呼吸暂停低通气综合征（obstructive sleep apnea-hypopnea syndrome, OSAHS）

多导睡眠监测提示睡眠有频繁呼吸暂停和/或低通气、睡眠低氧、睡眠片断、睡眠呼吸暂停低通气指数≥5的睡眠呼吸障碍疾病。

病因与发病机制 OSAHS的发生是基因多态性和环境交互作用的结果，OSAHS的易感因素诸多且往往存在交互作用，在不同的患者个体的主要危险因素也存在差异，遗传、解剖、肥胖、性别、年龄、体位、酗酒及吸烟、药物、其他疾病等因素都可成为发病原因。

上气道形态学上的狭窄、睡眠时上气道开放肌松弛造成的上气道塌陷、中枢驱动或神经传导障碍等都可造成上气道的关闭，造成OSAHS。

病理生理 阻塞型睡眠呼吸暂停发生过程中，随着上气道关闭，血氧饱和度开始下降、CO_2含量升高，呼吸中枢受颈动脉体化学感受器的刺激不断增强呼吸冲动、兴奋呼吸肌，胸腹部的呼吸运动逐渐加强，直至呼吸暂停结束、气流恢复。在这期间，通常伴随微觉醒或觉醒和过度通气。主要病理损害包括慢性间歇性低氧、CO_2潴留、睡眠结构紊乱、吸气时胸腔内负压剧烈波动、交感神经兴奋等，其病理损害是全身性的。①对成人危害：由于频发的微醒觉和/或觉醒使患者睡眠频繁中断、深睡减少、睡眠质量下降，造成中枢神经系统的损害，可导致患者认知功能受损、判断力、记忆力下降；白天嗜睡、警觉性或注意力下降增加意外事故发生率，造成社会危害；睡眠呼吸暂停、睡眠缺氧和高碳酸血症可影响糖与脂肪代谢、抑制睾丸酮的分泌可导致性功能低下；神经、内分泌系统的病理改变还与心律失常、高血压、心肌梗死或卒中、肾功能损害造成夜间多尿等症状有关，胸腔压的波动也可造成胃食管反流等疾病。②对儿童危害：儿童则表现为多动、难以集中注意力、学习能力差、易激惹、具有攻击性等。生长激素、雄性激素、儿茶酚胺、胰岛素等的分泌都与睡眠有关，睡眠结构破坏和间歇性缺氧可继发相应激素分泌紊乱，对于儿童可影响生长发育。

临床表现 成年患者多主诉

睡眠打鼾、憋气、晨起头痛、乏力、口干舌燥、白日嗜睡、记忆力减退、夜尿增多、性功能障碍等；儿童患者除睡眠打鼾、憋气、晨起头痛、乏力、口干舌燥、白日嗜睡外，多有表现为大汗淋漓、睡眠躁动不安、睡姿奇怪、遗尿、多动症和生长发育迟缓等。

临床检查多可见相关形态的异常，如肥胖、颈围增加、舌与软腭肥大；上气道结构拥挤，如鼻部阻塞、腺样体和/或扁桃体肥大、颅颌骨畸形、头颈肿瘤占位等。可见，其原发的先天疾病病症，如腺样体面容、第一二鳃弓综合征、唐氏综合征、巨舌症等；也常见其继发疾病和症状，如高血压、肺心病、心力衰竭、下肢水肿等。

诊断与鉴别诊断 诊断 OSAHS，多导睡眠监测是必需的，同时需要进行上气道评估。辅助检查示继发性红细胞计算增多、蛋白尿，监测见夜间心律失常、胃肠反流、呼吸衰竭等。美国睡眠学会于 2014 年发布的最新版"国际睡眠紊乱分类"中，把 OSAHS 分为成人和儿童型，它们的多导睡眠监测和诊断标准是不尽相同的。

成人型诊断标准 A 和 B 或 C。A. 至少具备一项：①主诉有嗜睡、醒后疲惫感、白天乏力、失眠症状。②夜间因憋、喘或呛咳而惊醒。③家属反映患者夜间有习惯性打鼾、呼吸紊乱或两者皆存在。④有高血压、精神疾病、认知功能障碍、冠心病、卒中、先天性心脏病、房颤或 2 型糖尿病病史。B. 多导睡眠监测或睡眠中心外睡眠监测发现：阻塞性呼吸事件（阻塞性和混合性呼吸暂停/低通气/呼吸努力相关的觉醒）≥5 次/小时。C. 多导睡眠监测或睡眠中心外睡眠监测发现：阻塞性呼吸事件≥15 次/小时。

儿童型诊断标准 A 和 B。A. 至少具备一项：①打鼾。②睡眠期出现屏气、反常呼吸或呼吸暂停。③白天嗜睡、多动、行为或学习障碍。B. 多导睡眠监测发现：①阻塞性或混合性呼吸暂停/低通气事件≥1 次/小时。或②阻塞性低通气（定义为整夜睡眠时间的 25% 以上存在 $PaCO_2$ 大于 50mmHg）伴打鼾或吸气时鼻内压波形扁平或胸腹矛盾运动。

治疗 必需根据患者的个体情况进行多学科合作的个体化治疗。涉及睡眠呼吸障碍诊疗的学科目前有呼吸科、耳鼻咽喉科、口腔正畸科、口腔颌面外科、普外科、内分泌科、心内科、神经科、精神科和中医科等。在形态学上，阻塞性睡眠呼吸障碍外科治疗主要有两个途径拓展上呼吸道：软组织减容术、颅颌骨框架重建术。

治疗原则 ①儿童 OSAHS 治疗：儿童伴发 OSAHS 若扁桃体和/或腺样体肥大需切除扁桃体和/或腺样体，纠正口呼吸习惯，对于颅颌骨框架畸形伴发的 OSAHS，首选的是口腔颌面外科手术，重建颅颌骨的框架，矫正颅颌畸形。但当患儿年龄幼小难以承担手术时，可先进行保守的治疗，以保证患儿的生长发育，到适当的年龄进行骨框架重建手术。②成人 OSAHS 治疗：对于成人非颅颌骨畸形或非上气道周围组织占位导致的 OSAHS 患者，如肥胖 OSAHS，首选的治疗是非手术的保守治疗，包括行为治疗、口腔矫治器治疗或无创正压通气治疗等。只有患者不能耐受或非手术治疗无效者可考虑选择手术治疗。而对于颅颌骨畸形或上气道周围

组织占位导致的 OSAHS 患者首选手术治疗。重度肥胖伴发 OSAHS 患者保守减重治疗无效后，可考虑进行腹腔镜下减重和代谢手术。

围手术期管理 ①气道管理是围术期的重中之重，阻塞性睡眠呼吸障碍患者上气道本身存在解剖或功能的障碍，特别是重度 OSAHS 患者，长期的低氧睡眠造成呼吸中枢对缺氧反应的迟钝、麻醉对神经肌功能影响、手术导致的肿胀和口咽分泌物积蓄或出血等都有可能造成窒息、死亡等严重并发症，围术期的气道管理非常重要。②对于严重的 OSAHS 患者术前可进行辅助正压通气治疗，以纠正睡眠低氧状态和改善呼吸中枢的调控，提高患者对手术耐受性。术前的正压通气治疗也利于术后气道的管理和正压通气治疗的应用。③阻塞性睡眠呼吸障碍患者的上气道存在解剖和上气道开放肌功能障碍，术前的镇静剂会加重上气道的塌陷，有可能造成通气障碍、呼吸困难，甚至窒息，特别是对于严重 OSAHS 患者会造成极大影响，故术前常规不用镇静剂。严重的 OSAHS 患者、颞下颌关节强直伴 OSAHS 患者宜用清醒插管而不是诱导插管，以防窒息。④鼻插管的留置是围术期常用的预防上气道梗阻有效的、简单的方法，对于重度患者术后根据患者情况可留置插管 1~3 天。插管留置期间需密切观察血氧饱和度，保持导管通畅，需定时吸引和雾化吸入，每次吸引时皮条需及插管的下口，此处是最易发生堵塞的部位。⑤严重 OSAHS 患者拔管后可视呼吸情况采用半卧位、低流量吸氧和无创正压通气的辅助应用，长时的正压通气应用宜加温和湿化。对于麻醉反应明显、呕吐频繁的

患者慎用无创正压通气治疗，对于处于休克状态，或有严重心力衰竭，或下呼吸道感染和颅底手术患者术后忌用无创正压通气治疗。⑥气管切开术是一种快捷有效的解决上气道梗阻的方法，目前阻塞性睡眠呼吸障碍外科治疗一般不做预防性气管切开，但基层医院为术前缺氧状态的改善、麻醉和术后的安全，预防性气管切开是一种可取的方法。术后发生紧急的上气道梗阻时，紧急的气管切开也是一种有效、必需的手段，果断的措施往往可以挽救患者的生命。

预后 对于睡眠呼吸暂停低通气患者通过综合治疗多能得到明显的改善或治愈。

（卢晓峰）

zhōngshūxìng shuìmián hūxī zàntíng dītōngqì zōnghézhēng
中枢性睡眠呼吸暂停低通气综合征（central sleep apnea-hypopnea syndrome, OSAHS）

有与阻塞性睡眠呼吸暂停低通气综合征类似临床症状和体征，但患者无打鼾或打鼾并不严重，上气道也无明显解剖或结构异常，以中枢型呼吸障碍事件为主的睡眠呼吸暂停低通气综合征。

美国睡眠学会于2014年发布的国际睡眠紊乱分类中把CSAHS，按原因或类型分为：疾病相关中枢性睡眠呼吸暂停低通气综合征不伴陈-施呼吸、中枢性睡眠呼吸暂停低通气综合征伴陈-施呼吸、高原周期性呼吸所致中枢性睡眠呼吸暂停低通气综合征、药物或物质所致中枢性睡眠呼吸暂停低通气综合征、原发性中枢性睡眠呼吸暂停、婴儿原发性中枢性睡眠呼吸暂停低通气综合征、早产儿原发性中枢性睡眠呼吸暂停低通气综合征、治疗诱发中枢性睡眠呼吸暂停低通气综合征等。

中枢性睡眠呼吸暂停低通气综合征伴陈-施呼吸 诊断标准（A 或 B）+C+D。A. 至少具备一项：①嗜睡。②入睡难或睡眠片段化，反复觉醒，睡眠质量差。③清醒后有气短。④睡眠期间呼吸暂停。B. 存在房颤/房扑、先天心脏病或神经性疾病。C. 多导睡眠监测（诊断或持续正压通气滴定期间）监测同时存在以下三项：①中枢型呼吸暂停/低通气事件≥5 次/小时。②中枢型呼吸暂停和低通气事件占所有事件的50%以上。③通气模式符合陈-施呼吸（CSB）标准。D. 不能被其他现有的睡眠障碍疾病解释，如药物使用或物质滥用所致中枢型呼吸暂停低通气。

疾病相关中枢呼吸暂停低通气综合征不伴陈-施呼吸 诊断标准 A，B 和 C。A. 至少具备一项：①嗜睡。②入睡难或睡眠片段化，多次觉醒，睡眠质量差。③清醒后有气短。④打鼾。⑤睡眠期间呼吸暂停。B. 多导睡眠监测发现同时存在以下3项：①中枢型呼吸暂停/低通气事件≥5 次/小时。②中枢型呼吸暂停和低通气事件占所有呼吸暂停低通气事件的50%以上。③不存在陈-施呼吸。C. 疾病由躯体疾病或神经性疾病引起，而非药物或物质滥用引起。

高原周期性呼吸中枢呼吸暂停低通气综合征 诊断标准 A，B，C 和 D。A. 最近有登高史[高海拔：2500m 以上（个别可低至1500m），2500m 时 25%出现周期性呼吸，4000m 时 100%出现]。B. 至少具备一项：①嗜睡。②入睡难或睡眠片段化，多次觉醒，睡眠质量差。③清醒后有气短或晨起头痛。④睡眠期间呼吸暂停。C. 上述症状是由高海拔周期性呼吸引起，或多导睡眠监测证实中枢性呼吸暂停/低通气≥5 次/小时且主要出现在非快速眼球运动睡眠期。D. 不能被其他现有的睡眠障碍疾病、躯体性或神经性疾病、药物使用（麻醉剂）或物质滥用所致疾病等解释。

物质和药物致中枢性呼吸暂停低通气综合征 诊断标准 A，B，C，D 和 E。A. 正在使用阿片类或其他呼吸抑制剂。B. 至少具备一项：①嗜睡。②入睡难或睡眠片段化，多次觉醒，睡眠质量差。③清醒后有气短。④打鼾。⑤睡眠期间呼吸暂停。C. 多导睡眠监测（诊断或持续正压通气滴定期间）监测同时存在以下3项：①中枢型呼吸暂停/低通气事件≥5 次/小时。②中枢型呼吸暂停和低通气事件占所有呼吸暂停低通气事件的50%以上。③不存在陈-施呼吸。D. 疾病的发生是由阿片类药物或其他呼吸抑制剂引起。E. 不能被其他现有的睡眠障碍疾病解释。

原发性中枢性睡眠呼吸暂停低通气综合征 诊断标准 A，B，C 和 D。A. 至少具备一项：①嗜睡。②入睡难或睡眠片段化，多次觉醒，睡眠质量差。③清醒后有气短。④打鼾。⑤睡眠期间呼吸暂停。B. 多导睡眠监测同时存在以下3项：①中枢型呼吸暂停/低通气事件≥5 次/小时。②中枢型呼吸暂停和低通气事件占所有呼吸暂停低通气事件的50%以上。③不存在陈-施呼吸。C. 没有证据显示存在日间或夜间低通气。D. 不能被其他现有的睡眠障碍疾病、躯体性或神经性疾病、药物或物质所致疾病等解释。

婴儿原发性中枢性睡眠呼吸暂停低通气综合征 诊断标准 A，

B，C 和 D。A. 观察记录到呼吸暂停或发绀，或监测到睡眠相关中枢型呼吸暂停发作或血氧饱和度下降。B. 足月儿（孕龄 ≥ 37 周）。C. 多导睡眠监测或睡眠中心外睡眠监测发现：①反复出现的、持续时间超过 20 秒的中枢呼吸暂停；或②周期性呼吸占总睡眠时间的 5% 或以上。D. 不能由其他睡眠障碍疾病、躯体性或神经性疾病或药物所致等解释。

早产儿原发性中枢性睡眠呼吸暂停低通气综合征 诊断标准 A，B，C 和 D。A. 出生后观察记录到呼吸暂停或发绀，或者院内监测到睡眠相关中枢型呼吸暂停或血氧饱和度下降或心动过缓。B. 早产儿（孕龄小于 37 周）。C. 多导睡眠监测或睡眠中心外睡眠监测发现：①反复出现的、持续时间超过 20 秒的中枢呼吸暂停；或②周期性呼吸占总睡眠时间的 5% 或以上。D. 不能由其他睡眠障碍疾病、躯体性或神经性疾病，或药物所致等解释。

治疗后中枢性睡眠呼吸暂停低通气综合征 又称复杂性睡眠呼吸暂停低通气综合征。诊断标准 A，B 和 C。A. 至少具备一项：①打鼾。②睡眠期出现屏气、反常呼吸或呼吸暂停。③白天嗜睡、多动、行为或者学习障碍。B. 不设置后备频率的持续正压通气治疗期间多导睡眠监测，阻塞型事件中明显分辨出引发的或持续存在的中枢型呼吸暂停低通气事件，且符合以下所有项：①中枢型呼吸暂停低通气指数 ≥ 5 次/小时。②中枢型呼吸暂停低通气占所有呼吸暂停低通气事件的 50% 以上。C. 中枢型睡眠呼吸暂停不能由其他中枢型呼吸暂停解释，如中枢型睡眠呼吸暂停伴陈-施呼吸、药物或物质所致的中枢型睡眠呼吸暂停等。

对于 CSAHS，需去除诱发因素及治疗潜在疾病，可采用相应药物、无创正压通气治疗中的具有后备频率的 BiPAP，ASV 或平均容量保证压力支持治疗等；如仍无效，需经气管内插管，行机械通气治疗。

对于中枢性睡眠呼吸暂停低通气患者通过综合治疗多能得到明显的改善。

（卢晓峰）

shuìmián dītōngqì zōnghézhēng

睡眠低通气综合征（sleep hypoventilation syndrome，SHVS）

由于呼吸中枢和/或呼吸肌功能异常和/或肺、气道疾病所致睡眠过程中通气不足，进而导致睡眠中动脉二氧化碳分压（PCO_2）升高继发的一系列症状的睡眠呼吸障碍疾病。$PaCO_2$ 升高评判指标：成人睡眠期 $PCO_2 > 55mmHg$ 并持续超过 10 分钟，或睡眠期 PCO_2 与清醒期仰卧位相比上升幅度大于 $10mmHg$ 并达到 $50mmHg$ 以上且持续超过 10 分钟；儿童 PCO_2 大于 $50mmHg$，占总睡眠时间的 25% 以上。

美国睡眠学会于 2014 年发布的国际睡眠紊乱分类中把 SHVS，按原因或类型分为先天性中枢性肺泡低通气综合征、迟发型中枢性肺泡低通气伴下丘脑功能障碍、特发性/原发性中枢性肺泡低通气综合征、肥胖低通气综合征、药物或物质所致睡眠相关低通气综合征、疾病所致睡眠相关低通气综合征。

病因与发病机制 病因尚未完全阐明，中枢性肺泡低通气综合征与中枢化学感受器对高 CO_2 反应却明显减弱或消失相关；继发性的都涉及原发疾病，如神经肌肉损害、呼吸系统异常、重度肥胖、其他睡眠相关呼吸紊乱、存在呼吸系统抑制剂或物质使用史等。

临床表现 主要表现为日间过度嗜睡，其严重度与 CO_2 增高的水平并无密切相关性。其他症状包括晨起头痛、疲乏感、情绪异常及记忆力或注意力受损。严重者可合并急性呼吸衰竭和/或意识障碍。此外，可有肺源性心脏病和循环淤血的相关表现，如红细胞计数增多、球结膜水肿及周围性水肿等。

诊断 表现为睡眠相关的低通气和血氧饱和度下降，伴或不伴阻塞性睡眠呼吸暂停及低通气事件。通常会出现持续数分钟的潮气量下降和血氧饱和度下降，而低通气的确定则需通过睡眠期动脉血血气分析 $PaCO_2$（很少做）、经皮或呼出气 PCO_2 监测；每个阻塞性呼吸事件通常伴随严重的血氧饱和度下降。

血液学检查表现为红细胞计数增多、血 HCO_3^- 浓度升高，肺功能检查示用力肺活量下降，心电图示右心劳损、右室肥厚及右房增大，超声心动图示心功能不全，心电图、胸部影像学检查和超声心动图示肺动脉高压。

先天性中枢性肺泡低通气综合征 诊断标准 A 和 B。A. 存在睡眠相关低通气；B. 存在 *PHOX2B* 基因突变。

需要说明的是，日间 $PaCO_2$ 正常或 $> 45mmHg$，但低于夜间 $PaCO_2$ 水平；多导睡眠监测证实严重高碳酸血症与血氧饱和度降低，可伴中枢型睡眠呼吸暂停，但主要表现为潮气量下降；尽管该疾病被冠称为先天性，但部分患者起病可以推迟，甚至到成人期，特别是处于麻醉或严重呼吸系统疾病状态时。

迟发型中枢性肺泡低通气伴下丘脑功能障碍　诊断标准 A，B，C，D 和 E。A. 存在睡眠相关低通气。B. 出生后较长时间不表现任何相关症状。C. 至少具备两项：①肥胖。②下丘脑源性内分泌异常。③情绪或行为严重异常。④神经嵴源性肿瘤。D. 不存在 PHOX2B 基因突变。E. 不能由其他睡眠障碍疾病、躯体性或神经性疾病、药物或物质所致来解释。

需要说明的是，合并中枢型睡眠呼吸暂停的通气模式主要表现为潮气量下降，与低通气、动脉血氧饱和度下降有关。

特发性中枢性肺泡低通气综合征或原发性中枢性肺泡低通气综合征　诊断标准 A 和 B。A. 存在睡眠相关低通气。B. 低通气的主要原因不是肺实质或气道疾病、肺血管病变、胸壁病变、药物使用、神经性疾病、肌肉无力，或肥胖或先天性中枢型肺泡低通气综合征。需要说明的是：中枢性肺泡低通气综合征患者呼吸模式是潮气量减少或动脉血氧饱和度下降相关的失调性呼吸；尽管可合并存在阻塞性睡眠呼吸暂停低通气综合征，但并非低通气的主要原因；中枢性肺泡低通气综合征患者常存在动脉血氧饱和度下降，但不作为诊断的必要条件。不明原因的 HCO_3^- 升高是诊断线索之一。

肥胖低通气综合征　诊断标准包括 A，B 和 C。A. 存在清醒期低通气，动脉 PCO_2、潮气末 PCO_2 或者经皮 PCO_2，测得示 $PaCO_2$ >45mmHg。B. 达到肥胖标准（BMI>30kg/m^2；同年龄、同性别儿童中，BMI > 第 95 个百分位点）。C. 低通气的主要原因不是肺实质或气道疾病、肺血管病变、胸壁病变（除了肥胖相关的胸壁

脂肪负载）、药物使用、神经性疾病、肌肉无力或已知的先天性或特发性中枢型肺泡低通气综合征。需要说明的是：①多导睡眠监测及 $PaCO_2$ 显示夜间低通气加重。②常同时患有阻塞性睡眠呼吸暂停低通气综合征（占患者 80%～90%），此时应同时诊断为阻塞性睡眠呼吸暂停低通气综合征与肥胖低通气综合征。③动脉血氧饱和度下降常存在但非诊断必要。

药物或物质所致睡眠相关低通气综合征　诊断标准包括 A，B 和 C。A. 存在睡眠相关低通气。B. 已知某种药物或其他物质的使用致呼吸系统和/或呼吸驱动力受到抑制是造成睡眠相关低通气的主要原因。C. 低通气主要原因不是肺实质或气道疾病/肺血管病变/胸壁疾病。需要说明的是：患者可能合并阻塞性睡眠呼吸暂停低通气综合征或中枢型睡眠呼吸暂停，但不是造成低通气的主要原因。呼吸模式以潮气量减少或共济失调性呼吸为主，伴或不伴动脉血氧饱和度下降。若合并阻塞性睡眠呼吸暂停低通气综合征或中枢型睡眠呼吸暂停，且符合其诊断标准，即考虑同时诊断阻塞性睡眠呼吸暂停低通气综合征或药物等物质所致中枢型睡眠呼吸暂停。常伴动脉血氧饱和度下降，但非诊断必要条件。

疾病所致睡眠相关低通气综合征　诊断标准包括 A，B 和 C。A. 存在睡眠相关低通气（动脉 PCO_2、潮气末 PCO_2 或经皮 PCO_2 测得 $PaCO_2$>45mmHg）。B. 已知某种疾病，如肺实质或气道疾病、肺血管病变、胸壁病变、神经肌肉疾病是造成睡眠相关低通气的主要原因。C. 低通气的主要原因不是肥胖低通气综合征，药物使用或已知存在的先天性中枢性低

通气综合征。需要说明的是，患者可能合并阻塞性睡眠呼吸暂停低通气综合征或中枢型睡眠呼吸暂停，但不是造成低通气的主要原因。呼吸模式以潮气量减少或失调性呼吸为主，伴或不伴动脉血氧饱和度下降。若合并阻塞性睡眠呼吸暂停低通气综合征或中枢型睡眠呼吸暂停，且符合其诊断标准，即考虑同时诊断阻塞性睡眠呼吸暂停低通气综合征或药物所致的中枢型睡眠呼吸暂停。常伴动脉血氧饱和度下降，但非诊断必要条件。

治疗　包括机械通气支持治疗、氧疗、原发疾病治疗等。

预后　患者通过综合治疗，症状多能得到明显的改善。

（卢晓峰）

lúféng zǎobì zōnghézhēng

颅缝早闭综合征（craniosynostosis syndrome）　某条颅缝或多条颅缝在出生 4～6 个月内发生骨性融合（即颅缝早闭），导致其他颅骨发生代偿性增大，形成各种头颅畸形和相关综合征的疾病。或称狭颅症。常见的有遗传性家族性颅面骨发育不全、尖头并指综合征等。

头颅畸形与颅缝早闭的位置、程度相关，矢状缝早闭是最多见的，约占 60%；其次是冠状缝，约 30%。矢状缝早闭后头颅向前后生长，形成舟状头。冠状缝早闭者，根据单双侧不同形成不同的头颅畸形，单侧者为前斜头畸形，双侧者为短头畸形。

原因　颅缝早闭发生的原因有先天性或后天性，先天性大多是胚胎发育过程中基因突变所致，少部分为常染色体显性或隐性遗传；代谢性疾病（如甲状腺功能亢进、自发性血钙过多、佝偻病）、珠蛋白生成障碍性贫血和镰

状细胞贫血等也会造成后天性颅缝早闭。

主要表现 见下表。

颅缝早闭患儿面临着许多问题，包括颅内高压和大脑发育问题、睡眠呼吸障碍、颅颌面及肢体畸形和功能障碍、心理问题等。

手术治疗 这类患者畸形特征、程度均可不同，需要一个序列的、个体化的治疗方案。包括颅缝切开减压/再切开减压、阻塞性睡眠呼吸障碍治疗、分期颅-牙颌重建、肢体畸形矫正等。各时期大致的主要治疗如下。①3~6个月或9~11个月（颅内高压问题）：颅缝切开减压治疗。②1~2岁（肢体畸形问题）：并指或/和趾分离手术等。③<5岁（阻塞性睡眠呼吸障碍问题）：睡眠体位调整、鼻咽气道置管、正压通气治疗、气管造瘘等。④>5岁（阻塞性睡眠呼吸障碍问题）：额眶前移+勒福（Le Fort）Ⅲ型截骨前移术或前牵引成骨术，额眶面中部前移术或前牵引成骨术。⑤>5岁（颅内高压问题）：颅缝再切开减压+额眶前移，额眶+面中部骨框架重建术。⑥青春期（颅颌畸形问题）：牙颌畸形正畸治疗。⑦青春后期或成年（颅颌畸形问题）：颅面畸形矫正，正颌正畸联合治疗：额眶前移+勒福Ⅲ型截骨前移

术或前牵引成骨术，额眶面中部前移术或前牵引成骨术；勒福Ⅰ型截骨+下颌矢状劈开和/或颏成形术。

选择5~8岁患儿行颅颌骨框架重建手术治疗颅颌畸形，是因为患儿的颅眶区发育已达成人的85%~90%，且恒牙颌初建，也已能耐受手术；患儿自我评价、美丑意识渐形成；患儿学龄期需入学进入"社会"，严重畸形的存在对他们的人格建立和心理成长不利。

颅内高压和大脑发育抑制 出生头5年是大脑快速发育期，至5岁人类的大脑容量已是成人的94%。颅缝早闭影响颅腔体积的增长就可能造成颅内高压而产生一系列的症状，颅内压增高抑制大脑的发育，如不尽早解决将产生一系列问题：智力障碍；持续视盘水肿，可导致视神经萎缩，造成不可恢复的失明；脑疝危象，可使患儿因呼吸循环衰竭而死亡等严重并发症。

颅内压增高三主征：头痛、呕吐、视盘水肿。呕吐常出现于头痛剧烈时，典型表现为与饮食无关的喷射性呕吐，但并不多见。对于颅内高压患者，一般要求在患儿3~6个月或9~11个月时即施行颅缝切开减压术；切开的颅缝可能再融合导致颅内高压复发，

5~9岁时可再行颅缝切开+额眶前移减压治疗。

阻塞性睡眠呼吸障碍 颅缝早闭相关综合征患者具有特征性的颅颌面畸形，如头颅畸形、面中部发育不足等，其颅颌骨骼结构畸形是造成阻塞性睡眠呼吸障碍的主要原因，阻塞性睡眠呼吸障碍的程度直接与畸形的程度相关。由于患者颅骨、面中部骨骼的发育不足，导致患者鼻腔、鼻咽腔和腭咽腔的空间明显狭窄，严重患者主要通过经口呼吸代偿。

手术恢复颅颌结构是颅缝早闭相关综合征患者及其阻塞性睡眠呼吸障碍治疗的主要手段，颅颌骨框架重建手术对于患儿来说是大创伤，安全施行的关键之一在于时机的选择，对年幼或基本状况差的患儿首先要采取的是支持治疗，如通过睡眠体位调整、鼻咽气道置管、正压通气治疗、气管造瘘等措施解决其阻塞性睡眠呼吸障碍；待其能安全行颅颌骨框架重建手术的年龄后，再手术重建其颅颌框架纠正畸形、根除阻塞性睡眠呼吸障碍。

颅颌面及肢体畸形和功能障碍 畸形必然伴随着功能障碍，畸形不及时矫正必然影响正常功能的形成和行使，如并指（趾）畸形，晚解除对相应指（趾）神经肌肉的功能建立都会有不良的影响。患儿全身可伴发多处畸形如脊柱、四肢或胸廓的畸形等，这些畸形需尽早解除，并进行功能恢复训练。

颅颌骨畸形是患者最主要畸形之一，治疗的目标主要在于刺激、引导、纠正发育不足的骨骼生长，使其尽可能地恢复正常颅颌面形态，主要是通过牵引成骨技术、正颌外科技术和口腔正畸技术联合使用达成目标的实现。

表 颅缝早闭相关综合征主要表现

共同形态/结构特征	部位	共同症状/功能障碍
头颅畸形 颅腔容积缩小、大脑皮质萎缩	头颅	颅内压增高 头痛、呕吐/癫痫、智力缺陷
鼻低平、上气道狭窄、反𬌗	面中部	阻塞性、中枢性睡眠呼吸障碍
突眼、斜视、睑裂外下斜	眼	弱视、失明、视神经水肿萎缩
低位耳畸形、外耳道闭锁	耳	听力缺陷
鼻腔、鼻咽腔、后鼻孔缩窄	鼻	鼻阻塞、强制性张口呼吸
腭裂、上腭弓狭窄、牙拥挤	口腔	语音障碍/腭咽闭合功能不全
脊柱弯曲、并指（趾）或宽指（趾）或多指（趾）/曲指（趾）畸形	脊柱四肢	肢体畸形相关的功能障碍

心理问题 正常的外形和功能行使是心理健康的必要因素，到学龄前儿童其自我意识和自身评价日益清晰，患儿即将入学踏入社会群体生活，应立即矫正畸形。来自社会、学校和家庭的人文关怀也是患儿治疗过程重要的支持。

(卢晓峰)

xiànyàngtǐ miànróng
腺样体面容（adenoid face）

生长发育期腺样体和/或扁桃体肥大、张口呼吸而造成呼吸模式改变继发的具有特征性的牙颌面发育畸形。

病因 4~7岁是腺样体或扁桃体增生的高峰期，如果患儿的腺样体或扁桃体严重肥大且长期持续，患儿的呼吸模式就会发生改变，从正常的鼻呼吸模式转化为口呼吸模式。呼吸气流是促使颌骨发育的主要外因之一，少年儿童发育期的张口呼吸模式将改变颌面发育，形成特定类型的面容——腺样体面容。

临床表现 患者通常上颌骨牙弓狭窄、腭盖高拱、牙列不齐、上切牙突出、下颌角角度增大成高角状、𬌗平面变陡，上下颌牙弓不匹配等牙颌改变，同时外鼻狭小、唇厚外翻开唇露齿，面容缺乏表情，被称为痴呆面容。

治疗 对生长发育中的少年儿童的腺样体、扁桃体肥大、不良的张口呼吸习惯必须高度警惕。

针对性的治疗有唇肌训练、张口呼吸习惯的纠正、上颌扩弓、地包天矫治、上下颌骨畸形矫正等。对腺样体和/或扁桃体肥大的患儿，治疗序列可能如下：①腺样体和/或扁桃体切除，打通上呼吸道。②张口呼吸习惯纠正，功能训练和/或正畸。③牙颌畸形的正畸治疗。④牙颌畸形的牵引成骨、正颌正畸治疗。治疗方案根据患儿畸形的程度和治疗开始的早晚。儿童或少年时期的口腔正畸干预能阻断和矫正畸形的形成。尽早地消除张口呼吸习惯、在儿童少年发育期进行口腔正畸治疗可以最小的代价恢复患儿牙颌面发育异常。

张口呼吸的矫治 在切除上气道占位后，张口呼吸持续时日不长的患儿多能自行恢复鼻呼吸模式；但持续时日较长的患儿，由于其颞下颌关节的肌群已适应这种病理状态张口呼吸已成习惯，即使呼吸道已通畅，患者依然会张嘴呼吸，此时需要进行口腔正畸科医生干预来恢复正常的鼻呼吸模式。患者可以通过闭口呼吸训练、唇肌功能训练、睡眠1/2口罩和/或颏兜、口腔前庭盾等方法获得纠正。①闭口呼吸训练：即让患儿白天有意识地闭嘴呼吸，需要家长和老师反复提醒和督促。②唇肌功能训练：患儿的上唇上翘、下唇外翻，开唇露齿以及面部肌肉的松弛都是适应张口呼吸的改变，上呼吸道占位切除手术为纠正这种状态提供了基础。可通过训练提高口轮匝肌的功能，如抿嘴训练、吹肥皂泡、吹纸青蛙、吹口琴或管乐器等。③睡眠1/2口罩和/或颏兜1/2口罩：即把正常口罩遮挡鼻的部分去除，口罩只遮挡口唇，让患儿带着这种特制的口罩睡觉，以助于纠正张口呼吸。开始时可用薄口罩，适应后可逐渐用加厚口罩。对于张口大的患儿，还可以用颏兜帮助闭上开口。④口腔前庭盾：一种封闭口腔前庭的矫治器，即一放置于口腔前庭的弧形盾板，盾板双侧延伸至第一磨牙，前份与上颌切牙接触，双侧后份离开后牙2~3mm，有利于前突切牙压入，后牙弓扩大。在盾板前面正中可用钢丝做一环用作把手，方便取戴。初戴时可在盾板上打数个透气孔，患儿适应后可用自凝塑料把透气孔封上。患儿白天和睡眠时都可以戴用，同时可让患儿带着前庭盾做抿嘴训练，如此有助于唇肌功能的提高、前突牙的矫正。

上呼吸道是否足够通畅可用闭唇试验粗略判断：让患儿闭上嘴唇或轻轻抿上睡眠中患儿嘴唇，看患儿是否能在保持抿嘴的状态下顺畅地呼吸或不挣扎醒来。如果能，患儿即可接受1/2口罩或前庭盾方法纠正张口呼吸。

腺样体面容和错𬌗畸形的矫治 根据其特征主要手段为：扩弓、下颌后缩或反𬌗的正畸和/或正颌治疗，儿童的最佳矫治时间在3~5岁，青少年最佳的矫正时间在青春期快速发育期的前1~2年，即10~12岁。

上颌扩弓治疗 牙列拥挤源于颌骨的发育不足，不能提供足够的牙槽空间供整齐地排列牙。扩弓即往外推马蹄形的牙列、开扩牙列以获得足够排齐牙列的空间，同时也使狭窄的鼻腔基地得以开扩，增加鼻腔空间。常用扩弓方法有单纯矫形力扩展、矫形正畸力混合扩展、功能性扩展3种。所谓正畸力是指作用于牙的矫治力，其力小，作用范围小，主要产生牙的移动和牙弓的改变等；而矫形力是指作用于颅骨、颌骨的力，其力值大，作用范围广，用于移动牙弓、颌骨位置或诱发骨组织改建从而刺激颌骨生长的矫治力。①单纯矫形力扩展：用于8~14岁替牙期或恒牙早期患儿，年龄越小，骨缝扩开的作用越明显。其分慢速腭中缝扩展和快速腭中缝扩展，慢速腭中缝扩展用于儿童，每周打开1mm，在 2~3 个月内逐渐打开腭中缝；快速腭中缝扩展多用于 >10 岁少年，每日打开 1mm，连续 2~3 周。对于 15 或 17 岁以上患者，由于腭中缝多已骨性融合，需正颌外科辅助扩弓（上颌勒福Ⅰ型骨皮质截开+正中矢状劈开扩弓法）。扩弓后需要维持至少 3 个月才能去除扩弓器并开始固定矫治器治疗，而且在治疗结束后需要长期戴用霍利（Hawley）保持器以维持扩展效果。按扩弓器支持（支抗）方式，可分为牙支持式扩弓、骨支持式扩弓。前者以牙做支撑；后者扩弓器固定于骨直接撑开腭中缝，其好处是不造成支撑牙外倾、可在扩弓效果达到后尽早开始固定矫治器的治疗。②矫形正畸力混合扩展：主要用于恒牙期青少年或成年人、腭中缝骨性闭合后，其扩弓力量主要作用于两侧后牙，使之向颊侧倾斜移动而导致牙弓宽度扩大。混合扩展虽然没有中缝效应，但后牙的颊向移动能在某种程度上刺激该区域的牙槽生长，每侧可获得 1~2mm 的间隙。③功能性扩展：牙弓内外的唇颊肌和舌肌对牙槽的生长、牙弓形态有重要作用，可以通过调节内外肌力而达到矫治目的。弗兰克尔（Fränkel）矫治器主要作用部位在口腔前庭区，以唇挡、颊屏遮挡住唇颊肌对牙弓的压力，在舌体的作用下，牙弓的宽度得以展开，牙弓宽度增加可达 4mm。此外，唇挡颊屏等对口腔前庭黏膜皱襞的牵张也可以刺激牙槽的生长。然而这种方法往往需要长期的矫治，需从替牙列开始并持续到青春快速发育期。牙弓牙槽扩展后，就有空间让拥挤的牙排入牙列，但是此法扩弓获得的间隙毕竟有限，不适合于牙列中重度拥挤的患者。

反𬌗的矫治　反𬌗即下前牙反超上颌前牙。究其原因有三：牙性反𬌗，个别牙因为萌出异常造成；功能性反𬌗，如腺样体、扁桃体肥大造成的下颌前伸式呼吸，由于下颌功能位置前伸而造成；骨性反𬌗，即各种原因造成的上颌骨发育不足，和/或下颌骨发育过度。儿童反𬌗矫治：应尽早矫治，即发现即矫正，最佳矫正年龄为 3~5 岁。可用调磨法、咬翘板、上颌𬌗垫矫治器、下颌联冠式斜面导板、2×4 矫治等方法矫正，矫正多可在半年月内完成。①调磨法：对于反覆𬌗浅者，可调磨下颌乳切牙切缘的舌侧、上颌乳切牙切缘的唇侧，使上下前牙解除反𬌗锁结关系，同时需注意乳尖牙的调磨，以便下颌闭合运动时能无咬合干扰而回到正常位置。②上颌𬌗垫矫治器法：针对反覆𬌗中度者，主要用于乳牙期、替牙期以牙因素为主的前牙反𬌗，用𬌗垫打开咬合、以腭侧双曲舌簧前推上颌前牙；如果伴有上颌牙弓狭窄和牙列拥挤，可在矫治器上设计分裂簧横扩上颌牙弓。③下颌联冠式斜面导板法：针对反覆𬌗重度者，适用于乳牙期以功能因素为主的前牙反𬌗，即在下前牙上戴一个由后上斜向前下的塑料导板，利用咬合力矫正前牙的反𬌗。④2×4 矫治法：一种简单的固定矫治器，在上颌切牙和乳磨牙上安置托槽，以弓丝连接，以双侧乳磨牙作为支抗，矫正切牙的反𬌗。固定矫治器较前述活动矫治器的优势在于其 24 小时起作用，克服了活动矫治器效能受戴用时间影响的缺点。⑤咬翘板法：对于替牙期个别牙舌向错位、反覆𬌗浅或上恒切牙正萌长者的前牙反𬌗，可用咬类似雪糕棒的方法矫治。⑥功

能拥挤器Ⅲ型法：对于替牙期功能型反𬌗和伴有轻度上颌骨发育不足、下颌骨发育过度的患儿有较好的效果。⑦口外上颌前方牵引器法：主要用于替牙期上颌发育不足、位置后缩的骨性反𬌗，恒牙早期不超过 14 岁的患儿也可使用，前方牵引常与快速腭中缝开展联合使用。少年反𬌗矫正：对由于上颌骨发育不足而下颌发育基本正常的反𬌗，需尽早矫正，错过这个时期到成年，就需正颌外科手术矫正。可用上颌牙支持式或骨支持式扩弓加上颌骨面具前牵引，排齐牙列、刺激和引导颌骨生长；而对于上颌发育基本正常，而下颌发育过度的反𬌗，其矫形治疗的预后不佳，多数患者需成年后正颌正畸联合治疗。

少年小下颌矫正　腺样体和/或扁桃体肥大患儿，因为上呼吸道阻塞而张口呼吸，可使下颌骨处于下后旋转位置，逐渐出现小下颌或下颌后缩畸形。下颌骨是颅面发育最晚完成的骨骼，小下颌的矫正于替牙晚期着手进行。可用诸如肌激动器、功能矫治器、功能调节器改变下颌位置产生肌力作用于牙、颌骨，达到功能性颌骨矫形作用。①肌激动器法：肌激动器的矫治力来源于咀嚼肌，戴入矫治器后下颌被固定于向前向下的新位置，在治疗前患者咀嚼肌处于平衡状态，戴入后咀嚼肌的平衡被打破，戴入矫治器后产生推下颌向前发育和抑制上颌向前发育的力，该治疗适用于替牙期安氏Ⅱ类Ⅰ分类低角型的患者。肌激动器不利于高角型的病例，这是因为矫治器抑制了上颌后牙的垂直萌出而促进了下颌后牙的自由萌出，如此导致𬌗平面和下颌平面向下向后旋转，使面高增加。在前后向，肌激动器主

要促进下颌向前生长发育，对上颌向前发育的抑制作用非常有限，如此对有上颌前突趋势的Ⅱ类患者治疗效果也有限。此时，肌激动器可与口外弓联合应用，可有效地治疗安氏Ⅱ类下颌后缩伴有下颌平面角增大或合并上前牙前突趋势的患者。②双𬌗垫矫治器法：双𬌗垫矫治器是另一种功能矫治器，其在双侧上颌磨牙和第二前磨牙𬌗面有一个由前上下后与𬌗平面45°斜面，相对的在下颌前磨牙有一个同向的斜面，如此上下颌𬌗垫的斜面相接触、滑动，使下颌功能性前移而刺激下颌向前生长发育，其可与上颌扩弓器联合使用，同时达到上颌扩弓效果。③咬合跳跃矫治法：咬合跳跃矫治器也是一种迫使下颌前伸而刺激下颌向前生长发育的矫治器，但它有别于前述的活动矫治器，是一种固定功能矫治器，其双侧上颌后牙铸造连冠夹板通过腭杆连接，下颌则以舌杆相连，双侧上下颌之间则有一可伸缩的金属螺纹套杆相连接，可调节下颌前伸幅度。固定矫治器不能摘下，优点在于其能24小时产生矫治作用，不像活动矫治器需要患儿配合戴用才起作用，可大大缩短疗程；其可与其他固定矫治器联合应用，如以螺旋扩大器代替上颌腭杆，就可进行上颌扩弓治疗。④生物调节器：通过𬌗重建引导下颌前伸外，尚通过调节舌位置、促进唇闭合的矫治器，其在矫治设计过程中，注重调节腭杆矫正舌的位置，促进唇闭合，从而改善牙弓形态和上下牙弓关系。牙弓外面的唇、颊肌和其内的舌体对于牙槽的生长发育及形态生成起重要的调节作用。设计者认为各类错𬌗畸形的形成，与舌功能状态有关。认为Ⅱ类错𬌗畸形是由于舌体位置靠后所造成，Ⅲ类错𬌗畸形则是由于舌体位置靠前所造成，Ⅰ类错𬌗畸形为舌体功能比颊肌弱造成。标准型用于治疗Ⅱ类患者和Ⅰ类的扩弓治疗；Ⅲ型主要用于Ⅲ类错𬌗畸形。⑤功能调节器：该矫治器也可改变下颌位置，根据矫治目的或效能的不同，可分为FR-1～5型。FR-1型针对安氏Ⅰ、Ⅱ类错𬌗畸形1，FR-2型适用于安氏Ⅱ类错𬌗畸形2，FR-3型应用于安氏Ⅲ类错𬌗畸形，FR-4型用于治疗开𬌗，FR-5型联合口外弓治疗安氏Ⅰ、Ⅱ类错𬌗畸形治疗。使发育中的牙列免受异常口周肌功能影响，改变口周肌的动力平衡来影响牙弓、颌骨的发育，使牙弓、颌骨在三维方向上正常发育。

成年腺样体面容矫正　对于已形成的"腺样体面容"，需根据畸形具体情况设计正颌正畸联合治疗方案。上颌骨发育不足、牙弓狭窄、反𬌗的患者可通过手术辅助的上颌骨支持式扩弓、正畸+二期正颌正畸解决。对于小下颌或下颌后缩类型的患者，可通过下颌双尖牙区的牵引成骨、正畸排牙+二期颏前移成形手术或双颌手术治疗。

综上所述，腺样体和/或扁桃体肥大治疗通常是一个序列的过程，腺样体和/或扁桃体的切除或许仅仅是治疗的开始，对于这类患者应按手术指征尽早切除肥大的腺样体和/或扁桃体并纠正张口呼吸习惯，阻断一系列继发畸形的产生；同时随访和治疗需多学科合作，不能仅仅聚焦于上呼吸道占位，需高度关注张口呼吸及其带来的错𬌗畸形的预防和治疗。

预后　越早治疗，手段越简单，效果越好。

（卢晓峰）

xiǎohé jīxíng

小颌畸形（micrognathia）　上颌骨和/或下颌骨因为各种原因发育不足形成颌面形态异常的疾病。包括小上颌和小下颌畸形。颌骨是构成上呼吸道的骨支架，小颌即意味着上气道骨性空间的狭小，患者阻塞性睡眠呼吸障碍发生区域、程度与颌骨畸形类型及程度密切相关。

临床表现　包括以下方面。

小上颌或上颌后缩　为反𬌗，表现为面中部的凹陷，侧面观成月牙脸。其可导致鼻腔、鼻咽腔和腭咽腔的狭窄或阻塞。常见于颅缝相关的综合征、腺样体面容和单纯上颌发育不足。

小下颌或下颌后缩　严重的呈鸟嘴畸形，先天性疾病中的第一二鳃弓综合征、皮埃尔·罗宾综合征等以及后天下颌发育不足、各种原因造成的儿童颞下颌关节强直等都可有不同程度的小下颌。这类患者下咽腔可见明显狭窄，严重的患者难以平卧，常伴严重的阻塞性睡眠呼吸暂停低通气综合征。

第一二鳃弓综合征　也称颜面短小症，可单侧或双侧发病，系胚胎期第一、二鳃弓发育不良所致。畸形在婴儿或小儿期可能出现，但随着生长发育越加明显；该疾病的主要临床表现为患侧面部发育不足畸形、耳部畸形与面裂，如面横裂、副耳、外耳缺失、外耳道闭锁、患侧颌骨/颧骨/颞骨发育不良。颜面不对称畸形是单侧者主要表现，颜面短小则是双侧者特征。

皮埃尔·罗宾综合征　小下颌、腭裂和舌后坠联合。出生时具有典型面型，下颌骨小且双侧对称性后缩，常见鼻底扁平。腭裂呈"U"形或"V"形，其腭裂宽度大于单纯腭裂者。患儿吸气相明显呼吸困难，伴有发绀，呼吸费力和胸骨与肋骨的凹陷。特别当小儿仰卧时这种现象十分明显。

眼睑-颧骨-下颌骨发育不足综合征 以下颌骨和颧骨发育不全为特征，伴有眼、耳、听力、智力等先天异常畸形的综合征，其是一种结构蛋白缺陷所致的遗传性疾病，呈常染色体显性遗传。患者双侧面部外形具有特征性畸形。①颧眶部塌陷畸形：颧骨体缺失或对称性地发育不足，同时伴有未融合的颧弓，额骨颧突明显发育不足，眼眶距离过远；双侧睑裂较短且斜向侧外方，下眼睑的外 1/3 经常（占 75%）有一个残缺。②小下颌畸形。③其他，如腭裂、后鼻孔闭锁、鼻翼软骨发育不全、耳郭常畸形、外耳附属物和盲瘘等。

下颌发育不足畸形 下颌髁突是下颌骨发育中心，因产伤、炎症、外伤、放射损伤等都会导致受损侧下颌骨的发育不足或停滞，畸形程度根据损伤时间、程度不同而不同，损伤年龄越小程度越严重，小下颌也就越重。临床上常见的有张口呼吸导致的小下颌（腺样体面容）和颞下颌关节强直继发小下颌。颞下颌关节强直继发小下颌系在颅面发育完成前，患儿颞下颌骨关节受伤导致关节结构消失、骨融合而造成下颌骨发育障碍的畸形；可单侧强直，也可双侧罹患。患者表现为小下颌，严重的呈鸟嘴状；张口受限，严重的张口度可为零；阻塞性睡眠呼吸障碍，重者清醒时也嘴唇发绀、不能平卧、频繁憋气、睡眠大汗淋漓；患者多营养不良、发育差、矮小。产钳损伤、跌伤致颏部受冲击造成髁突

损伤或骨折是常见原因，可见患儿张口度逐渐减少、下颌发育迟缓或停滞及各种小下颌畸形继发的功能障碍日益严重，需高度警惕和尽早治疗。

治疗 外科治疗主要是通过颌骨的截开、移位或牵张、重塑上气道的骨骼支架，拓展上气道和纠正颌骨畸形。牵引成骨和正颌正畸技术是主要方法。

牵引成骨 主要应用于未成年患者和需要大幅度成骨的重度小颌畸形患者，颌骨移动后的咬合关系异常需通过正畸和/或正颌的方法矫正。牵引成骨步骤为截断骨骼，安置牵引器，间歇 4～5 天，每天牵引骨骼增长或扩展 1mm 至畸形纠正，固定 2～3 个月等牵引间隙骨骼形成成熟，拆牵引器。

牵引成骨截开骨骼、逐渐拉长和/或横扩达到骨发育不足畸形的矫正，重塑颅面和上气道形态。牵引成骨只需做截骨不需广泛的骨剥离，然后每天缓慢地牵引，创伤相对较小，它不但有延展骨骼的作用，对软组织等也有同样的延展作用。

优点是创伤小，对颅颌骨发育影响小；对神经、血管和肌肉等软组织具有相同的延展作用，故功能保障好且可明显降低由于肌肉牵拉导致的骨骼后缩复发；可做传统手术不能的大幅度延展，完成严重畸形的矫正。故牵引成骨特别适合于发育中的未成年人和需要大幅度延展骨骼的成年人。

正颌外科 把颅颌骨截开、分块，然后重新固定，以此来重建颅面形态和重塑上呼吸道。手术主要用于骨骼移动在 15mm 以内的成年或青春后期颌骨畸形患者，主要截骨方式有勒福（Le Fort）Ⅲ～Ⅰ型截骨、上颌前部截

断截骨术、上颌正中矢状劈开、下颌支矢状劈开截骨术、根尖下截骨术等。

头影测量分析、模板外科、模型外科和计算机辅助的手术模拟预测系统、三维打印技术、导航技术是手术设计、确保骨骼精确移动的关键技术，而口腔正畸则是协调牙颌的必需技术。

预后 患者骨骼畸形造成的阻塞性睡眠呼吸障碍通过正颌正畸联合治疗，不但畸形多能得以矫正，阻塞性睡眠呼吸障碍也可达治愈效果。

（卢晓峰）

tángshì zōnghézhēng

唐氏综合征（Down syndrome）
21 号染色体异常而导致的疾病。又称 21-三体综合征。唐氏综合征发生率与母亲妊娠年龄相关。系 21 号染色体的异常，分为三体、易位及嵌合三种类型。高龄孕妇、卵子老化是发生染色体不分离的重要原因。

临床表现 患儿具有明显的特殊面容体征，如短头、面中份发育不足、眶距过宽、鼻根低平、舌肥大；身材矮小、肌肉紧张度低下、体力低下、颈椎脆弱等多发畸形及智力低下。

患儿因颅和面中部发育不良、肌肉紧张度低下和舌肥大等原因常伴有睡眠呼吸障碍，常呈现嗜睡和喂养困难，其智力低下表现随着年龄增长而逐渐明显，智商一般为 25～50，动作发育和性发育都延迟；也常伴有先天性心脏病，患病率高达 40%，尤其是心内膜不全，不进行早期治疗有致命危险；因免疫功能低下，易患各种感染，白血病的发生率比一般人群增高 10～30 倍；易患如白内障、中耳炎、甲状腺疾病、消化器官畸形、癫痫等。

预防 避免高龄妊娠、加强产前检查筛除是预防的关键。

治疗 对于伴发的阻塞性睡眠呼吸障碍可用正压通气治疗；对患者进行对症支持治疗、手术整复畸形。耐心地教育和训练让患者掌握一定的生活、工作技能，使得在监护下达到生活自理，甚至可做较简单的社会工作。

预后 患者如存活至成人期，则常在30岁以后即出现老年性痴呆症状，几乎（>90%）在40岁以内死于心脏病、胃肠道畸形或肿瘤。

（卢晓峰）

qíshàn-jùshé-jùtǐ zōnghézhēng

脐疝-巨舌-巨体综合征（ex-omphalos-macroglossia-gigantism syndrome）

以脐膨出、巨舌、半身肥大和新生儿低血糖为特征的综合征。也称新生儿低血糖-巨舌-内脏肥大-脐膨出综合征、新生儿低血糖-巨内脏-巨舌-小头综合征等。为常染色体显性遗传，也可能为多基因遗传。临床上男女均可发病。

临床表现 患儿出生后即显特征性的畸形外观。①低血糖：低血糖发作为该病的突出症状，在出生后几小时内即可出现，以后则反复发作，严重者出现抽搐、意识丧失。一般在生后3~4个月渐渐停止发作、恢复正常，但也有持续至2~3岁者。但也有不出现低血糖发作者。低血糖发生率占33%~50%。②巨舌：巨舌充满口腔，常伸出口外不能回纳，活动笨拙，影响正常的哺乳、咀嚼、吞咽和语言功能障碍，也因阻塞舌咽气道造成呼吸不畅和阻塞性睡眠呼吸障碍。巨舌也导致继发的颌骨发育畸形。患儿有轻度的智力低下、小头畸形、颜面中部发育不良等。③脐膨出和巨体：患儿体格较一般新生儿明显巨大，常有脐膨出或脐疝，脐疝内可含肝脏和/或小肠；内脏肥大也常见，如肝、肾、胰腺、心脏等均有不成比例的肥大，膈肌缺损、阴蒂肥大、隐睾、肠扭转等。患儿如能幸存至小儿期，则可有半身肥大症。

该病有易罹患某些肿瘤的倾向，常易罹患恶性肿瘤，如肝母细胞瘤、肾母细胞瘤、性腺母细胞瘤、肾上腺癌及腹腔肿瘤等。

治疗 ①纠正低血糖，一般须治疗3个月左右。②舌部分切除术，出生6个月左右可施行舌部分切除术，以预防或减轻相关功能障碍。③脐疝修补。④定期随访：有发生腹部恶性肿瘤者可视机体状况争取手术摘除，并加强术后长期随访。

预后 预后不良，除轻症者外，多夭折于儿童期。

（卢晓峰）

jùshézhèng

巨舌症（macroglossia）

各种原因造成舌形态异常，导致呼吸、语言、吞咽功能障碍和继发错𬌗畸形的疾病。舌的肿瘤、水肿、淀粉样变和舌肌肥大等都可造成巨舌症。常见的有舌血管和/或淋巴管瘤性巨舌、神经纤维瘤性巨舌、黏液水肿性巨舌、过敏性水肿性巨舌、舌淀粉样变性和舌肌肥大巨舌等。

患儿呈一种特殊面容，舌不能回纳口腔、流涎、语言不清、吞咽障碍、呼吸不畅、打鼾、憋气、反𬌗等。

舌肌肥大 因舌肌过度发育所致，表现为全舌整体均匀肥大。

血管畸形和/或淋巴管畸形所致巨舌 引发的巨舌常呈不对称、不均匀性增大或累及全舌表现为整体肥大。舌血管或淋巴管畸形可见舌表面红色如草莓状颗粒或乳白色小点，可见扩张的血管和囊状淋巴管，深在的血管瘤和淋巴管瘤有时不易确诊。

神经纤维瘤性巨舌 神经纤维瘤为起源于神经纤维组织的良性肿瘤，口内多见于舌。多见于青少年，儿童期即发病，可有家族史。生长缓慢，可形成巨大占位。好发于额、颞头皮部，也见于鼻、颈和腮腺区；也可全身多发，即神经纤维瘤病；肿瘤境界不清，质地柔软，内有结节，发于皮肤者可见皮肤棕色色素沉着。可行手术部分或全切治疗。

黏液水肿性巨舌 系甲状腺功能减弱而造成，可见舌对称性增大，活动不灵活，舌侧缘有明显的牙痕，有呆小症或胫前黏液水肿，患者多有甲状腺功能亢进的治疗史，血生化检查可见甲状腺功能低下。需行针对甲状腺功能减低的药物治疗、无创正压通气治疗，对于有上气道周占位或鼻中隔偏曲的或鼻甲肥大的患者，可以辅助手术治疗，以提高正压通气。

过敏性水肿性巨舌 常由血管神经性水肿引起，也可见于上腔静脉阻塞、心力衰竭等；需针对原发疾病进行治疗。

舌淀粉样变性巨舌 淀粉样变可局部发生或累及全身各系统器官，系指淀粉样蛋白沉积于正常组织中引起组织、器官肥大和功能障碍，这种特殊蛋白物质的化学反应类似淀粉遇碘变为蓝色，因而命名为淀粉样变；多见累及舌、心脏和肾脏等，中年以上人群发病较多。在舌表现为进行性舌肥大，出现相应功能障碍、阻塞舌咽气道造成阻塞性睡眠呼吸障碍。舌活检、肾或骨髓穿刺可明确诊断。对于单发于舌的淀粉样变可行部分手术切除术，全身性病变可采用化疗和骨髓移植治疗。

(卢晓峰)

shuìmián hūxī zhàng'ài zhèngyā tōngqì zhìliáo

睡眠呼吸障碍正压通气治疗

（positive airway pressure therapy of sleep-related breathing disorder） 通过治疗仪提供一定正压力来对抗吸气负压，减少吸气阻力，以维持整个呼吸周期均为气道正压，保持阻塞性睡眠呼吸暂停低通气综合征患者上气道开放和通畅的方法。阻塞性睡眠呼吸暂停低通气综合征的发生是基于上气道的塌陷或部分闭塞，主要原因是上气道解剖结构狭窄、上气道舒张肌群的松弛以及其收缩产生开大气道的压力与吸气时气道内负压的不平衡。正常人及阻塞性睡眠呼吸暂停低通气综合征患者在睡眠时均有上气道易塌陷性增高的倾向。正压通气治疗一般是在自主呼吸条件下，提供一定压力水平的气流，维持气道内正压，同时又可增加功能残气量、肺泡内正压，改善通气/血流比率，改善血氧饱和度。气流刺激上气道的压力感受器，还可使上气道扩张肌的张力增加，可防止上气道塌陷。气道内正压通气是治疗阻塞性睡眠呼吸暂停低通气综合征的常用方法，包括持续正压通气（continuous positive airway pressure，CPAP）、双水平正压通气（Bi-level positive airway pressure，BPAP）、自动调节持续正压通气（Auto-titrating CPAP，APAP），均可回家进行治疗。

持续正压通气治疗 使用面罩将持续的正压气流送入气道。目前已成为治疗阻塞性睡眠呼吸暂停低通气综合征，特别是中重度阻塞性睡眠呼吸暂停低通气综合征患者的首选方法。CPAP 的最佳压力是指使患者在任何体位，任何睡眠期鼾声消失，血氧饱和度均高于 90% 的最低压力，其大小与上气道阻塞的程度有关。压力过低达不到治疗作用或残留部分上气道阻塞，过高会使患者不适导致治疗失败。多导睡眠监测不仅是诊断阻塞性睡眠呼吸暂停低通气综合征的金标准，也是选择最佳压力、观察疗效的最佳方法。通常多导睡眠监测需要两夜时间，且需要整夜不少于 7 小时的睡眠。第一晚用于明确阻塞性睡眠呼吸暂停低通气综合征的诊断，了解呼吸暂停的严重程度；第二晚进行压力测定，这个过程称为滴定。

适应证 ①睡眠呼吸暂停低通气指数（AHI）≥20 次/小时的阻塞性睡眠呼吸暂停低通气综合征患者。②睡眠呼吸暂停低通气指数为 5~20 次/小时，伴有日间嗜睡、认知功能异常、性格异常改变、失眠和有客观临床资料证实合并心血管疾病者。③阻塞性睡眠呼吸暂停低通气综合征合并慢性阻塞性肺病即重叠综合征者。④阻塞性睡眠呼吸暂停低通气综合征合并夜间哮喘者。⑤重度打鼾者。⑥白天嗜睡诊断不明者可进行试验性治疗。⑦手术前后的治疗和手术失败者的非手术治疗。

禁忌证 ①胸部 X 线检查发现肺大疱、气胸或纵隔气肿。②血压低于 90/60mmHg 或有明显的循环血量不足。③急性心肌梗死血流动力学不稳定者。④脑脊液鼻漏、颅脑外伤或颅内积气。⑤反复发作的鼻出血。⑥急性中耳炎、鼻炎或者鼻窦炎感染未控制者。

副作用及防治 主要是由气流和压力对鼻腔造成的鼻塞、口鼻干燥、流鼻涕等不适，偶有胸部不适、吞气后引起胃不适、情绪紧张等，一般不良反应较轻。鼻罩气味引起或加重的变应性鼻炎；鼻罩接触皮肤，使受压皮肤发红或出现皮疹等；面罩的不匹配、漏气等机械刺激引起鼻周局部皮肤不适、破损等。经局部处理及正确指导均可克服。仔细调定 CPAP 压力，选择大小适中、舒适的面罩，一定湿化能减少副作用，增加患者的配合度。

双水平正压通气 BPAP 允许独立调节吸气压（IPAP）和呼气压（EPAP）。EPAP 的设定用于稳定呼气末的上气道；IPAP 的设定是防止吸气期间上气道发生闭合和部分阻塞。因为通常在呼气时比吸气时需要较小的压力以保持上气道开放，因此，EPAP 通常低于 IPAP。这不同于常规的 CPAP，CPAP 呼气时所输送的压力必须和吸气时所输送的压力一样高。在双水平正压通气治疗的自主模式下，患者可依自己的呼吸方式呼吸。

BPAP 有两个作用，提供辅助通气和改善患者舒适度。某些使用 CPAP 失败的病例可考虑使用双水平正压通气。慢性阻塞性肺疾病合并阻塞性睡眠呼吸暂停低通气综合征的患者更应当使用双水平正压通气。慢性阻塞性肺疾病患者使用 CPAP 可能加重二氧化碳潴留。目前推荐双水平正压通气仅用于伴有通气衰竭的患者。

自动调节持续正压通气 比 CPAP 更智能化，可通过压力、流量传感器及计算机软件感知因呼吸暂停、低通气和打鼾引起的气流振动、上气道阻力和气体量的改变，再根据患者所需自动调整压力。APAP 根据情况改变，提供一个维持气道开放的最小有效压力，从而降低了压力相关的不良反应，既保证了正压治疗的有效性，又提高了患者舒适度、接受程度和依从性。

APAP 主要应用于以下 3 个方面。①诊断模式：多数 APAP 仪设置了软件应用系统，可记录并储存患者呼吸参数的变化，通过统计分析睡眠呼吸暂停低通气指数等的变化，结合临床症状，可对患者做出初步诊断。②滴定模式：APAP 可以代替传统的多导睡眠监测 + CPAP 方式，为传统 CPAP 滴定理想压力。③治疗模式：APAP 为阻塞性睡眠呼吸暂停低通气综合征患者提供了一种自动调整的模式的治疗，这种模式适应了患者上气道阻力会随不同体位、睡眠阶段、体重改变、饮酒等因素时刻变化的需要。

美国睡眠医学协会制订了 APAP 的临床应用标准：①明确阻塞性睡眠呼吸暂停低通气综合征的诊断。②有下列情况的患者目前不推荐使用 APAP 滴定或治疗：充血性心力衰竭、慢性阻塞性肺疾病、无打鼾的阻塞性睡眠呼吸暂停低通气综合征患者（由于软腭手术或其他情况）。③目前不推荐使用 APAP 装置用于分夜滴定。④在多导睡眠监测下，某些 APAP 装置可用来滴定，以确定一个固定的压力，用于阻塞性睡眠呼吸暂停低通气综合征患者的长期治疗。⑤在从来没有使用过 CPAP 的患者，最好不采用没有技术员参与的 APAP 来确定压力或治疗患者。⑥根据 APAP 滴定基础上的固定 CPAP 治疗或 APAP 治疗，患者应被随访以确定治疗的效果和安全性。⑦如果上述治疗不能解除症状或效果不佳，则有必要进行重新评估，进

行标准的多导睡眠监测下的固定 CPAP 滴定。

（刘月华）

shuìmián hūxī zhàng'àixíngwéi zhìliáo
睡眠呼吸障碍行为治疗（behavioral therapy of sleep-related breathing disorder） 行为治疗是通过一系列行为使患者遵从一定饮食和运动的建议，形成适当的行为习惯和生活方式，以达到减轻症状、治疗疾病目的的方法。也称行为干预。行为治疗是阻塞性睡眠呼吸暂停低通气综合征患者的基础治疗，几乎适用于所有的阻塞性睡眠呼吸暂停低通气综合征患者，一些轻度阻塞性睡眠呼吸暂停低通气综合征患者经行为治疗后即可达到治疗效果，中重度阻塞性睡眠呼吸暂停低通气综合征患者经行为治疗后病情也可减轻，对于中重度阻塞性睡眠呼吸暂停低通气综合征患者，行为治疗一般作为其他治疗手段的辅助治疗。行为治疗主要包括体重控制（理想 BMI $\leqslant 25kg/m^2$）、戒烟酒等刺激性物质和避免镇静催眠类药物、体位疗法。

适应证 ①肥胖、嗜烟酒或有服用镇静催眠类药物习惯者。②原发性鼾症患者。③轻中度阻塞性睡眠呼吸暂停低通气综合征不伴明显黏膜组织增生阻塞上气道者。④不/无法接受持续正压通气、口腔矫治器、外科手术治疗等阻塞性睡眠呼吸暂停低通气综合征患者，或作为其他治疗手段的辅助治疗。

干预方式 有以下方式。

体重控制 肥胖是阻塞性睡眠呼吸暂停低通气综合征的重要致病危险因素之一。肥胖患者由于过多脂肪堆积使呼吸道相对狭窄，肺容量减少，肺呼吸的弹性阻力增大，常伴发或加重阻塞性

睡眠呼吸暂停低通气综合征。超重和肥胖人群中阻塞性睡眠呼吸暂停低通气综合征发病率可达 31%，远高于正常体重人群。体重指数增长 10%，患病风险可增加 4 倍。阻塞性睡眠呼吸暂停低通气综合征患者体重减轻后，睡眠呼吸紊乱、低氧血症、睡眠片断化及白天嗜睡症状均有不同程度的改善。减肥是缓解和治疗阻塞性睡眠呼吸暂停低通气综合征的简单、安全、有效的方法。体重控制的方法如下。①饮食干预：低热量饮食是根据患者活动量和理想体重计算每日提供的热量供给，为患者完成每日增加的活动提供保证。极低热量饮食法是只提供保证患者每日生理活动所需的能量，控制额外能量的摄入，以达到消耗脂肪、减少体重的目的。②运动减重：一般与饮食控制结合，当运动量达到一定的消耗程度，即每日进行一定时间和强度的运动，热量基本一致时，才能达到减重的效果。运动每周至少 3 次，每次 30~45 分钟的中强度运动在阻塞性睡眠呼吸暂停低通气综合征患者中可取得显著的效果。③药物减肥：适用于前两种方法难以达到减肥目的的患者，常用药物为奥利司他和西布曲明。

避免烟酒和镇静安眠类药物 没有直接研究证据表明吸烟会直接导致睡眠中发生呼吸暂停，但流行病学调查发现吸烟者睡眠呼吸暂停低通气指数明显高于不吸烟人群，夜间氧饱和度显著降低。吸烟易诱发呼吸道感染，软腭、舌根充血肿胀，致呼吸道狭窄、阻塞，睡眠时气流冲击软腭或鼻腔，导致鼾声、睡眠呼吸障碍。睡前 2~5 小时饮用刺激性物质，如酒、咖啡、茶、可乐等，

可使咽黏膜肿胀而加重打鼾。因此戒烟酒能明显减轻阻塞性睡眠呼吸暂停低通气综合征的症状。镇静安眠类药物可降低上呼吸道肌肉的张力、抑制呼吸中枢的功能，从而加重阻塞性睡眠呼吸暂停低通气综合征患者的症状。

体位疗法　监测发现，睡眠时仰卧位发生呼吸暂停的次数多于侧卧位。因为上气道的咽腔缺乏完整的骨性结构支撑，主要靠咽腔周围肌肉收缩来调节咽腔的大小。该部位肌肉肌纤维少，血供丰富，收缩迅速而易疲劳。睡眠时肌紧张性降低，加之平卧睡眠时上气道神经肌肉功能下降，肌肉松弛，腭部和舌体重力性后坠压迫气道，导致呼吸暂停的次数多于侧卧位，因此通过调整睡眠时的体位可以达到改善症状的目的。如通过适当抬高床头，给患者睡眠时腰间佩戴重量感应器，在睡衣背部或腰部缝制圆形睡眠枕头迫使侧卧位的方法，能有效阻止患者仰卧姿势。

（刘月华）

zǔsāixìng shuìmián hūxī zàntíng dītōngqì zōnghézhēng kǒuqiāng jiǎozhìqì zhìliáo

阻塞性睡眠呼吸暂停低通气综合征口腔矫治器治疗（oral appliance for sleep-related breathing disorder）

临床上可以通过各种口腔矫治器前伸并固定下颌或吸引舌体向前，防止患者睡眠期间上气道塌陷，以治疗阻塞性睡眠呼吸暂停低通气综合征。具有无创、经济有效、使用简便及患者接受度高等优点。口腔矫治器适用于不同程度的阻塞性睡眠呼吸暂停低通气综合征患者，尤其在轻、中度阻塞性睡眠呼吸暂停低通气综合征患者中具有良好的疗效。研究报道，轻中度阻

塞性睡眠呼吸暂停低通气综合征患者的成功率高达80%，而重度患者的成功率也可达到60%。下颌前伸型口腔矫治器疗效一般在60%~90%。

机制　通过前伸下颌，改变下颌、舌、软腭和悬雍垂的位置关系，同时增加舌肌张力，以达到开大和稳定上气道的目的，其疗效与下颌前伸位置的确定密切相关。

种类　用于治疗阻塞性睡眠呼吸暂停低通气综合征的口腔矫治器常用名称有下颌前伸装置、下颌前伸咬合板、下颌定位器等，都是指直接作用于下颌使其前伸的口腔矫治器。临床上绝大多数患者采用的是该类矫治器，如咬合前移器、阻鼾器等。

根据制作方式和贴合程度可将其分为个性化定制式和非定制式。个性化定制式是在取患者口腔结构的印模、灌制模型或数字化扫描出患者口腔结构的基础上制作的矫治器，与患者上下牙列、口腔黏膜等结构完全吻合。非定

制式即预成式口腔矫治器，可通过修整使其部分贴合于患者口腔结构。

根据下颌前移量是否可调节分为可调式和不可调式。可调式矫治器的下颌前移量可根据患者的需要而调整，而不可调式矫治器只有一个既定的前伸位置，治疗过程中固定下颌于该位置（图1，图2）。

还有一种可直接作用于舌的矫治器，常见的如舌位维持器，其作用原理是通过矫治器前方的球状物内产生的负压吸引舌向前，防止上气道塌陷，治疗单纯鼾症和阻塞性睡眠呼吸暂停低通气综合征有一定疗效，但缺乏足够的研究证明其疗效，且患者对该矫治器的耐受性差，已较少用于临床。应该把这种矫治器与临床常用的口腔矫治器区别开来。

适应证　①被抱怨鼾声太大影响同屋睡眠的原发性鼾症患者。②阻塞平面在腭咽部或口咽部，不存在明显黏膜组织肥厚、悬雍垂肥大/过长、舌/咽腭弓宽大肥

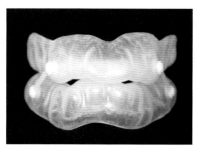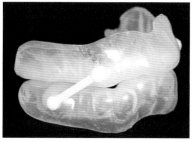
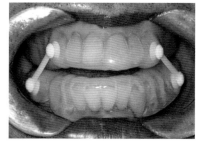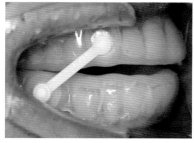

图1　定制可调式阻鼾器

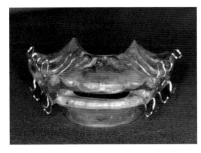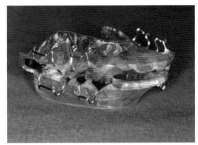

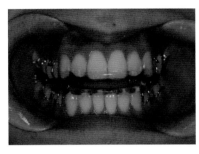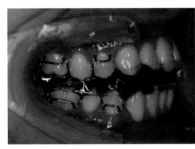

图2 定制式不可调式阻鼾器

厚上气道阻力综合征患者。③轻中度阻塞性睡眠呼吸暂停低通气综合征患者。④保守治疗（减重、戒烟、戒酒等）失败者。⑤无法耐受持续正压通气治疗、无法接受持续正压通气副作用或对持续正压通气治疗无反应者。⑥重度阻塞性睡眠呼吸暂停低通气综合征患者的序列治疗之一。

禁忌证 ①气道阻塞部位在鼻咽部者。②气道阻塞部位在口咽部但有明显黏膜组织肥厚、上下颌骨发育严重不调等明显的外科手术适应证患者。③患有颞下颌关节紊乱病者。④患有中重度牙周病、牙松动度大影响治疗者。⑤下颌张口受限、下颌前伸度小于6mm者。⑥缺牙过多无法为矫治器提供固位者。

方法 ①常规口腔检查、上气道评估（头影测量侧位片、纤维鼻咽镜检查、上气道三维重建等）、多导睡眠监测。②选用合适的矫治器。定制式矫治器需要取阴模后灌制模型或数字化扫描口腔结构，确定下颌前伸咬合记录，技工室加工制作矫治器。③调整矫治器，教患者正确的戴用方式，交代注意事项，嘱定期复诊。

副作用及防治 ①短期症状：大多数使用其治疗阻塞性睡眠呼吸暂停低通气综合征的患者可能会出现如唾液分泌过多或口腔黏膜干燥、牙或牙龈敏感、清晨咬合不适等症状，仔细检查调磨矫治器，尽量使矫治器与患者口腔组织贴合，固位力均匀，通过习惯和训练，这些症状一般都能消除。②长期症状：颞下颌关节区疼痛，下颌后下旋转、牙排列及咬合改变。这些副作用发生率较低，报道中一般出现在使用5年以上患者。预防的方法是选用合适的矫治器，定时检查，出现相关症状后及时处理。

（刘月华）

ruǎnzǔzhī jiǎnróngshù
软组织减容术（soft tissue reduction） 通过外科手段减少呼吸道周围软组织容量，达到拓展上呼吸道空间的一类手术。软组织减容术包括鼻腔、咽腔周围肥大软组织的减容或占位切除，如下鼻甲肥大低温等离子消融术、扁桃体摘除术、腺样体切除术、悬雍垂软腭切除腭咽成形术（uvualopalatopharnygoplasty，UPPP/UP3）、鼻咽颅底或口底占位切除、巨舌成形术等。在广义上讲，胃肠改道等外科减重手术也是一种软组织减容手术。

颅面软组织都有其功能作用，故软组织减容手术是以牺牲相应功能为代价的，严格掌握手术指征和适应证是该类治疗的关键，根据研究报道不加选择的行UPPP，手术成功率在25%～50%，而高度把握手术指征的UPPP成功率可达73.3%。

软腭的功能主要在于语言、吞咽等，其黏膜下有大量的机械感受器，参与呼吸的调节。在行UPPP/UP3时，如何保护其功能是要重点关注的内容。有很多种悬雍垂软腭腭咽成形术，其着眼点各有侧重。定量悬雍垂软腭切除腭咽成形术着眼点在于保护软腭功能的同时尽可能地达到减容、拓展口咽腔的目的，该手术也是为行双颌前移治疗时避免微突面型的东方人出现上颌前突畸形而设计。

常用软组织减容术如下。

下鼻甲肥大矫正术 采用低温等离子消融技术或手术切除增生肥大的下鼻甲，以通畅鼻道降低鼻阻力、辅助阻塞性睡眠呼吸障碍治疗。

适应证 ①鼻甲黏膜肥大射频/低温等离子减容术指征：各种原因所致的鼻甲黏膜肥大，其适应证如下：物理治疗无效的鼻甲黏膜肥大，既往鼻甲手术失败者，血管运动性鼻炎所致的鼻甲黏膜肥大、变应性鼻炎所致的鼻甲黏膜肥大。②下鼻甲黏膜和鼻甲切除术指征：下鼻甲肥大，影响鼻呼吸功能，经保守治疗无效者；下鼻甲前端肥大，后端息肉样变或整个下鼻甲桑葚样变者；下鼻甲骨大者。

围手术准备 ①备皮、修剪鼻毛等。②每侧鼻孔先给予浸有1%丁卡因的棉片行表面麻醉，然后再给予含 1‰肾上腺素的 1%~2%利多卡因 1~2ml 行局部浸润麻醉。③通常采取坐位或半卧位。

手术步骤 ①鼻甲黏膜肥大射频/低温等离子减容和下鼻甲骨折外移术：直视下将射频或等离子针头从下鼻甲的前端插入，于黏膜下平行鼻甲向后至下鼻甲的后端，防止将电极的尖端穿出鼻甲后端。电极插入位置确定后即可按设置的治疗参数行射频治疗。根据下鼻甲肥大的程度可选择1~3个治疗位点，但应防止能量过大而导致黏膜烧伤。根据肥大和治疗效果可行 1~3 次治疗，每次间隔4~6周。用宽剥离子于下鼻甲内侧面将下鼻甲向外推移即可。术后鼻腔可用膨胀海绵填塞。②下鼻甲黏膜和骨部分切除术：自下鼻甲游离下缘由前向后剪去一条黏膜，剪下时注意将下鼻甲后端切除，用剪刀于下鼻甲游离缘切开黏膜，将黏膜与下鼻甲分离，剪去过大的鼻甲骨下缘，若黏膜肥厚可剪除部分黏膜，切除范围以鼻腔通畅为度，对位缝合两侧黏膜片。术后鼻腔可用膨胀海绵填塞。

并发症及防治 术后常见并发症为出血、黏膜糜烂或溃疡、粘连和空鼻症等。①术后出血：可用膨胀海绵填塞压迫止血。②黏膜糜烂或溃疡：多与射频/低温等离子能量过大、针头过于接近黏膜或穿出黏膜及术后感染相关，出现糜烂或溃疡时应加强局部的清洁、冲洗和引流，口服或肌注抗生素控制感染、防止粘连。③空鼻症：由于鼻腔疾病手术治疗过程中下鼻甲、中鼻甲等组织切除过多，导致鼻通气过畅、鼻阻力减小而引发的一系列症状，如患者感觉鼻部通气不畅、鼻子灼痛、头痛、多发性感染、有硬结痂，患者有"不能用鼻子呼吸或有吸入的空气不足"的感觉，失眠，许多患者因为持续的症状和长期感到吸入的空气不足，可发生抑郁症。可以通过缩窄总鼻道、下鼻道，增加鼻阻力来改善症状。鼻甲射频/低温等离子减容术术后短期疼痛和鼻腔黏膜肿胀，一般反应轻微者不需要特殊处理。

扁桃体/腺样体切除术 儿童上气道淋巴组织的增生从出生开始可以持续到 12 岁左右，腺样体和扁桃体肿大是少年儿童阻塞性睡眠呼吸障碍的主要原因之一，通常腺样体和扁桃体在 3~6 岁年龄段相对最大，之后逐渐萎缩。腺样体和扁桃体的肥大可能造成阻塞性睡眠呼吸障碍，并可致张口呼吸，呼吸气流通道改变可使颌骨外在的生长动力发生变化，造成上下颌骨的发育异常。腺样体和扁桃体肥大可通过射频减容手术、腺样体低温等离子吸切术得到治疗。

适应证 ①鼻通气不畅及相应症状者：夜间睡眠打鼾、张口呼吸、睡眠不安、盗汗、遗尿等；白天鼻塞、张口呼吸、活动即喘、听力下降、有注意力缺陷、多动、烦躁、易激惹等，主要症状常常持续 2 个月以上。②有腺样体面容或有全身生长发育障碍者。

③多导睡眠监测：睡眠呼吸暂停低通气指数>5 或 OAI>1，夜间有低氧血症，最低氧饱和度<92%。

围手术准备 ①常规全麻术前检查。②上气道评估：头影上气道测量分析、纤维鼻咽镜检查、上气道三维重建等。③多导睡眠监测。④术前 6 小时禁食。

手术方法 ①麻醉：经口插管全身麻醉。②体位：平卧头正中后仰位。③插入鼻咽纤维内镜至患者鼻咽部，探查腺样体的大小，咽鼓管圆枕的位置及是否有异常血管搏动，并用示指指尖将腺样体推向中线，以便于切除。④根据年龄及鼻咽腔宽度，选择适当大小的等离子刀，在鼻咽纤维内镜直视下以刀头切割、止血、吸除腺样体。⑤清洁创面，观察如无出血，结束手术。

并发症及防治 ①术后部分患者可出现开放性鼻音或进食呛入鼻腔，此腭咽闭合不全的现象多为暂时性，术后近期进食时忌大口，慢慢习惯和通过训练，多能消除。②手术时如损伤咽鼓管圆枕，可能引起咽鼓管狭窄及相应的继发疾病，手术应在鼻咽纤维内镜直视下操作避免损伤、防止咽鼓管口狭窄闭塞。

悬雍垂、软腭切除腭咽成形术 方法多种多样，总的手段是对软腭和/或侧咽的软组织进行减容或前移软腭，旨在解除腭咽腔的狭窄。临床上对于非严重扁桃体肥大的重度阻塞性睡眠呼吸暂停低通气综合征患者，单独的 UPPP 手术效果不佳，长期随访的结果提示只有 20%的患者能获得成功。国际上有反对 UPPP 手术的潮流，认为 UPPP 手术远期效果差，且悬雍垂、软腭等口咽区黏膜下有参与控制呼吸和吞咽的机械感受器，手术切除这区域的软组织将会造成不可恢复的功能障碍。应用 UPPP 手术，需严格把握手术指征。对于没有明显占位的重度阻塞性睡眠呼吸暂停低通气综合征患者推荐颌骨前移的骨手术治疗。现介绍定量悬雍垂、软腭切除腭咽成形术（quantified uvulopalatopharyngoplasty，Q-UPPP/Q-UP3）：

适应证 ①单纯鼾症、上气道阻力综合征患者阻塞平面在口咽部，软腭黏膜组织肥厚、悬雍垂肥大/过长、软腭过低/过长、扁桃体肥大、舌/咽腭弓宽大肥厚者。②轻、中度阻塞性睡眠呼吸暂停低通气综合征患者存在口咽部狭窄者，重度阻塞性睡眠呼吸暂停低通气综合征患者的序列治疗之一。

围手术准备 ①常规术前检查。②上气道评估：头影上气道测量分析、纤维鼻咽镜检查、上气道三维重建等。③多导睡眠监测。④软腭切除量测量：摄持续发|i|音头颅定位侧位片，测量腭咽闭合点距悬雍垂游离缘距离。⑤重度阻塞性睡眠呼吸暂停低通气综合征患者术前 5~7 天正压通气治疗。⑥术前 8 小时禁食。

手术方法 ①清醒鼻插管全身麻醉。②平卧，头后仰。③切口设计，按测量所得的 85%~90%的软腭切除量画手术切口线。④局部 1：（50000~200000）肾上腺素溶液浸润。⑤锐性切开黏膜、黏膜下组织，切口向软腭游离缘和扁桃体下极方向延伸，电刀切除黏膜和黏膜下组织，显露扁桃体上极，彻底止血。⑥用双极电凝或电刀剥离扁桃体，彻底止血。⑦于咽腭弓悬雍垂端以手术剪做一切口，使咽腭弓瓣转向侧咽覆盖扁桃体切除创面，做咽腭弓和舌腭弓肌层缝合。⑧以可吸收线

连续缝合侧咽黏膜创口，同样处理另一侧。⑨按设计切除悬雍垂，保留适当的软腭鼻腔面黏膜，修整软腭游离缘形态，翻转保留的黏膜至口腔侧，以可吸收线连续关闭黏膜创口。⑩术毕，检查创口有无活动性出血、软腭和悬雍垂形态，于舌体上做一舌牵引线备用。⑪术后入 ICU 观察，根据患者阻塞性睡眠呼吸障碍严重程度和手术情况，决定是否留置鼻插管。

并发症及防治 常见的术后并发症有暂时或永久性腭咽闭合不全、吞咽不畅、咽喉紧缩、干燥、疼痛、感染、瘢痕挛缩等。腭咽闭合不全的预防关键在于术前的评估和测量，手术设计时必须保证足够长的软腭，以防术后出现进食呛咳或开放性鼻音。Q-UP3 对于有先天性腭咽闭合不全的患者，手术时可尽可能地保留悬雍垂，而加深两侧峡部的深度，如此即可保证对腭咽闭合功能的不良影响，又开通腭咽腔。软腭的足够长度是维持吞咽功能保证，悬雍垂、软腭的手术切除量并不是保证腭咽闭合之门正好关上最为理想。临床上可见术后腭咽闭合之门能正好关上的患者有吞咽不畅的抱怨，进食时食物不能一口吞下，常滞留在会厌区，需吞咽努力才能把食物最后咽下。因此手术宜修出悬雍垂的形态，在腭咽闭合之门正好关上的基础上保留一定量的悬雍垂对于吞咽不畅的预防有积极的作用。

（卢晓峰）

lúhégǔ kuàngjià chóngjiànshù

颅颌骨框架重建术（craniomaxillomandibular reconstruction）

通过颅骨和/或上下颌骨截骨手术重构颅颌面和上呼吸道形态的一系列手术。颅颌骨是颅面

软组织支架，行使支撑和相关的运动功能。口腔正颌外科、口腔正畸能确保骨支架的精确重建、在扩展或延长后能继续正常行使功能、恢复正常和获得美的容貌。

要通过软组织减容重塑上呼吸道，在软组织减容量与上呼吸道形态改变上很难加以把握，尤其对于无明显占位的患者；同时过度的软组织切除，会导致严重的功能障碍，如腭咽闭合功能不全、咀嚼吞咽障碍，术后出现开放性鼻音或进食反流致鼻腔、吞咽不畅等。故软组织减容手术类主要针对严重占位患者或轻中度非占位阻塞性睡眠呼吸暂停低通气综合征患者。

而颅颌框架手术对其功能影响小，骨框架重建不但能得到阻塞性睡眠呼吸障碍的显著治疗效果，且安全、效果长期稳定，同时也能改善患者的颅面形态。颅颌骨框架重建主要应用于颅颌骨先后天畸形患者、各种原因造成的颌骨缺损患者、肥胖伴重度阻塞性睡眠呼吸暂停低通气综合征患者和作为其他各种手术失败患者的终极治疗手段。

常用手术如下。

鼻腔内重建手术 纠正鼻腔形态异常以恢复鼻呼吸气流通畅。鼻呼吸模式是人的正常呼吸模式，鼻道不通畅势必造成张口呼吸和阻塞性睡眠呼吸障碍。临床常见鼻甲肥大、鼻中隔偏曲等鼻结构畸形，重建鼻道恢复正常的通气有助于阻塞性睡眠呼吸障碍的治疗，包括下鼻甲低温等离子消融、骨折外移和鼻中隔偏曲矫正。

适应证 ①鼻中隔偏曲，影响呼吸，引起持续性或交替性鼻塞者，或影响无创正压通气治疗者。②鼻中隔高位偏曲，压迫中鼻甲或有嵴突刺激下鼻甲引起反

射性头痛者。③鼻中隔偏曲妨碍鼻窦引流者。④鼻中隔前端偏曲，反复鼻出血者。⑤鼻中隔偏曲，伴一侧鼻腔萎缩者。⑥鼻中隔严重偏向一侧，而对侧鼻甲代偿性肥大或中隔黏膜肥厚致使双侧鼻腔堵塞，影响咽鼓管通气及听力障碍。⑦鼻中隔偏曲，该侧鼻腔有息肉，须先行鼻中隔矫正术后方能摘除息肉，或为其他手术做准备。⑧鼻中隔偏曲，伴有软骨部歪鼻者。

围手术准备 ①常规术前检查，行鼻镜、鼻纤维内镜检查。②术前1天剪鼻毛，口周备皮，清洁。

手术方法 ①以鼻腔表面麻醉为主，切口处可应用黏软骨膜下浸润麻醉，特殊情况下可适当采用全身麻醉。②通常为坐位或半卧位。③常规消毒鼻部及面部，消毒铺巾。④切口一般应于鼻中隔的凸面进路，利于分离，切口于鼻前庭皮肤与黏膜交界处近皮肤侧约3mm皮肤上做一弧形切口，切透皮肤和黏骨膜全层，上自鼻中隔前上缘以下5mm开始，经皮肤向后下方转向鼻底，以利于剥离为度。⑤分离同侧黏软骨膜，用剥离子紧贴鼻中隔软骨或骨面做上下平行剥离，由前向后超越偏曲部约1cm。⑥软骨切口在黏膜切口后约1mm，用小圆球刀边切边向上翘起软骨，用剥离子向上下拉动分开软骨，再与对侧软骨膜及骨膜分离，保持该侧黏软骨膜的完整；两侧黏软骨膜及骨膜均充分分离后放入中隔扩张器，将鼻中隔两侧黏软骨膜及骨膜（以下称黏骨膜）张开。⑦用中隔回旋刀由软骨切口上端与鼻背平行向后推进达筛骨垂直板，然后向下至犁骨缘再向前拉出，即可切除鼻中隔大部分软骨。

⑧中隔软骨切除后，黏骨膜袋已松弛，可向鼻底分离黏骨膜至骨嵴尖端，再由鼻底向上分离黏骨膜与骨嵴下缘，使骨嵴与黏骨膜完全分离，如骨嵴过锐，可将其向对侧骨折，但勿损伤对侧黏骨膜。⑨将偏曲侧的筛骨垂直板用咬骨钳咬除，继之咬去犁骨，用扩张器将两侧黏骨膜保护后，用咬骨钳夹持中隔下部骨嵴取下。⑩全部弯曲骨切除后，检查鼻中隔是否正直，有无出血点，吸净血液、血块，并取出碎骨片，然后将两侧鼻中隔黏骨膜对合，中隔完全垂直后缝合，防止黏膜退缩、软骨暴露而延缓伤口愈合及结痂。如手术出血不多，中隔内侧面亦无新鲜出血，可于中隔切口敷以小块明胶海绵，若疑有出血，可用膨胀海绵充填。

并发症及防治 鼻中隔穿孔是常见并发症之一，原因主要有剥离时穿通至对侧鼻腔、术后创口感染等。鼻中隔穿孔其主要表现为鼻腔干燥和脓痂形成，常伴有头痛和鼻出血，如为鼻中隔前段小穿孔者，患者呼吸时常发生吹哨声；如穿孔位于鼻中隔后段则无吹哨声。对有功能障碍及临床症状的穿孔可行二期的手术修补。鼻中隔是左右鼻腔的分隔结构，也是鼻下份的支撑结构，如果支撑作用破坏即可造成外鼻的继发畸形鼻下份塌陷。预防的关键是术中避免破坏其支撑作用，即去骨不能超过骨的上1/3。

双颌前移术 双颌前移术（Maxillomandibular advancement, MMA） 是前移上下颌骨以扩大上气道骨性空间，为解除上气道严重狭窄或阻塞的有效方法，是解决其他阻塞性睡眠呼吸暂停低通气综合征手术失败的外科治疗方案，也是治疗重度阻塞性睡眠呼吸暂停低通气综合征的有效外科手段。

适应证 ①18～65岁严重上下颌发育不足或后缩伴重度阻塞性睡眠呼吸暂停低通气综合征患者。②18～65岁肥胖伴重度阻塞性睡眠呼吸暂停低通气综合征、体重指数<40患者。③18～65岁前期手术如UP3、舌骨悬吊术失败患者。

围手术准备 ①常规全麻术前准备。②上气道评估：头影上气道测量分析、纤维鼻咽镜检查、上气道三维重建等。③多导睡眠监测。④术前可配合正压通气治疗。⑤二维或三维计算机辅助手术模拟面型预测、模型外科、殆板制作。⑥术前8小时禁食，术前禁用镇静剂。

手术方法 包括以下方面。

传统MMA手术 ①清醒鼻插管，降压，全身麻醉。②平卧，头正中位。③局部肾上腺素溶液浸润，切开16～26间前庭沟底外3mm处黏膜，电刀切至骨面，剥离显露上颌骨颧牙槽嵴、眶下神经、梨状孔；剪除前鼻嵴，剥离下鼻道黏膜，剥离上颌骨后外侧面至翼上颌连接，于鼻前孔外侧和上颌后外侧面置脑压板保护。④勒福（Le Fort）Ⅰ型截骨：以鼻中隔骨凿由前至后凿开鼻中隔底部，以6mm薄刃骨凿平行于上颌殆平面劈开上颌骨内侧壁和后外侧壁至翼突；以弯薄刃骨凿凿开翼上颌连接，向下掰开上颌骨，肾上腺素溶液纱布填塞止血；修整游离的上颌骨内、后外侧骨缘，游离保护腭降神经血管束，修整鼻中隔底嵴。⑤对于凸面型患者，为避免上颌前移后出现上颌前凸面型，可拔除双侧14和24，分上颌2块或3块（前牙骨块和后牙骨块）截骨术，行上颌分块截骨时需注意保护牙根、腭侧黏骨膜防止穿孔；如有鼻中隔偏曲或鼻甲肥大则按前述方法同期进行鼻中隔偏曲矫正或鼻甲修整术，以可吸收线修补鼻黏膜切口。⑥上下颌牵引钉置入，戴入中间𬌗板，上下颌颌间结扎；检查上颌牙中线与面中线是否一致，检查开唇露齿情况，检查鼻中隔有无偏曲；弯制钛板，双侧上颌颧牙槽嵴和梨状孔边缘钛板坚固内固定。⑦打开颌间结扎，手抵颏部使下颌髁突于关节后位，闭合上下颌检查上下𬌗关系。⑧上颌前庭沟切口暂以含肾上腺素止血纱条覆盖止血。⑨下颌支矢状劈开。⑩颏截骨前移术：于下颌前牙前庭沟底外3mm外做切口，切开至下颌骨面，剥离显露颏部，小心分离和保护双侧颏神经，以定位球钻做中线标记和截骨线标记，用矢状锯全层截开颏部，小心保护颏舌肌、颏舌骨肌的附着。按术前设计的颏前移幅度弯制钛板，固定颏截骨块。检查颏部形态，无异常后去除上下前庭沟创口覆盖纱条，冲洗创口，检查鼻中隔有无偏曲，双侧鼻翼脚缝扎收紧恢复前鼻孔大小，以可吸收缝线连续缝合关闭口内创口。⑪术毕，检查口腔和鼻腔渗血情况，再次检查有无鼻中隔偏曲、鼻前孔和鼻尖形态，检查唇中线和牙中线以及开唇露齿情况、颏部形态。⑫留置舌牵引线，双侧上下颌间各置一橡皮圈做颌间弹性牵引，术后带鼻插管入ICU。

常见的并发症有窒息、暂时或永久性腭咽闭合不全、吞咽不畅、唇部麻木、紧绷、鼻形态改变、鼻中隔偏曲、咬合关系异常等。患者颌骨前移的幅度均较常规正颌患者大，术后患者舌骨上肌群的张力远较常规正颌患者大，

在巨大张力的作用下下颌有顺时针旋转的趋势，如果术后近期制动和咬合关系不能良好的维系将可能造成下颌前牙开𬌗。术后近期的咬合关系保持是关键，一般患者术后需保持6~8周的颌间牵引，以稳定后方可拆除颌间牵引装置。

Q-UP3+双颌逆时针前旋术　传统MMA改良方法，通过定量悬雍垂软腭切除腭咽成形术联合先下颌后上颌的截骨前移、逆时针旋转颌骨，以达到对东方面容特征的重度阻塞性睡眠呼吸暂停低通气综合征患者颌面和上气道的重建。手术步骤如下：①清醒鼻插管，降压，全身麻醉。②平卧，头正中位。③Q-UP3同前悬雍垂、软腭切除腭咽成形术。④下颌骨支矢状劈开截骨术。⑤上颌骨勒福Ⅰ型截骨前移手术如上述。⑥如需行颏前移手术，方法如上述。⑦术后带管入ICU。并发症及防治见双颌前移术。

双颌同期前牵引术　双颌同期前牵引术（maxillomandibular advancement by distruction oseogenessis，MMADO）是通过上颌勒福Ⅰ型截骨和双侧下颌骨矢状劈开用牵引成骨方法前移双颌。手术步骤如下：①清醒鼻插管，降压，全身麻醉。②平卧，头正中位。③行上下颌牙弓文特弓结扎。④下颌前庭沟切开做下颌骨牵张器预安置，拆除；行双侧下颌矢状劈开，牵引器再安置，并试牵引。⑤行上颌骨勒福Ⅰ型截骨，截骨完成后于双侧梨状孔边缘截骨线上打孔各拴扎一钢丝，露出前庭沟创口，末端成环，套入牵引橡皮筋，橡皮筋备用。⑥做颌间结扎术、橡皮筋悬吊于上颌文特弓挂钩上。⑦做双颌试牵引。⑧检查创口、冲洗、彻底止血；

关闭创口。⑨术后带管入ICU。并发症及防治见双颌前移术。

（卢晓峰）

口腔颌面美容外科学（oral and maxillofacial cosmetic surgery）　立足于人体美学，融合审美心理、颌面外科技术，对颌面头颈部进行美容塑造，或对一些损容性病变进行美容治疗，在保证功能完好的基础上，使头面颈部形态更具美感的专业。口腔颌面美容外科学是医学美学、整形外科学与口腔颌面外科学等多个学科交叉产生的分支，也是现代美容外科学的重要组成部分。

《晋书》中关于唇腭裂修补术的描述开辟了中国古代整形外科的先河。美容外科学是从整形外科学的基础上衍生而来，任何涉及美容外科的范畴都离不开整形外科的发展。1907年，美国医生米勒（Miller）出版了第一部美容外科专著《容貌缺陷的矫正》。战火纷飞的年代，伤员屡屡出现残疾、面部畸形、面部器官缺损，但当时的医疗条件并不能有效解决伤员面部损伤的问题。基于此，中国各地纷纷成立整形外科，华西大学整形与颌面外科、北京医学院成形外科、北京协和医院整形外科、上海第九人民医院整复外科、第四军医大学整形外科等是最早的一批整形外科专科。1948年，宋儒耀在华西大学医学院讲授整形外科学，在牙医学院讲授口腔颌面外科学，这两门学科的创设，标志着中国整形外科学体系初步形成，使中国成为当时亚洲第一个有整形外科教授和整形外科课程的国家。但此时的整形外科学停留在再造整形上，如鼻部再造、耳部再造等，与美容外科依然没有交叉。

美容外科作为独立专科的历史短暂，随着经济水平的提高，人民生活质量也有了空前的飞跃，对美容的认识也从此前的"拒绝、排斥"到如今的"接受、欣赏"，美容外科学的地位也大为提高。1990 年成立了中华医学会美学与美容学会，随后医学美容教育逐步深入，美容外科队伍不断壮大。在口腔颌面整形外科日趋成熟的技术指导下和美容外科学与时俱进的审美理念引领下，诸位学者立足于对医学的透彻理解，将美学原则渗透至外科技术之中，对颌面头颈部进行美容塑造，或对一些损容性病变进行美容治疗，使颌面部轮廓、器官更具美感，最终创立了口腔颌面美容外科学这一分支。

口腔颌面美容外科学与医学美学关系紧密，医学美学为口腔颌面美容外科学的学科建设、理论体系形成提供重要的理论支撑，口腔颌面美容外科学中的治疗、操作都需要遵循医学美学的原则。口腔美容外科学是建立在口腔颌面外科学的基础上，遵从美学指导，将审美心理融入外科操作，强调对属于人体正常解剖与生理限度的生理缺陷进行修复和塑造，以完善人体形态美。口腔颌面美容外科的服务群体则主要为健康人群，诊疗的目的在于使颌面部器官及其轮廓更具美感。

(封兴华 曹 强)

kǒuqiāng hémiàn chúzhòu shù

口腔颌面除皱术（oral and maxillofacial rhytidectomy）

通过去除面部松弛的部分皮肤，以减少和改善局部皱纹的面部年轻化手术。包括颞部除皱术、额部除皱术、额颞部除皱术、颈部除皱术、面颈部除皱术等。

(封兴华 曹 强)

nièbù chúzhòushù

颞部除皱术（temporal rhytidectomy）

为改善两侧鱼尾纹、改善眉外侧的眉下垂、颞部软组织下垂等而进行的除皱手术。

适应证 广泛鱼尾纹、眉外侧的眉下垂、颞部软组织下垂。

禁忌证 孕妇、瘢痕体质；颞部及周围有炎症者；长期接受激素治疗者；合并全身其他疾病，如血液病、糖尿病、心血管疾病、肝肾疾病者。

术前准备 需要与患者全面沟通，详细了解药物治疗史、过敏史、既往疾病史、手术史及烟酒嗜好。如果曾服用阿司匹林和激素类药物、正在吸烟，应停药或戒烟两周后方可手术。术前发际内切口处剃发，1∶5000 新洁尔灭浸泡头发 30 分钟，切口 3cm 前后头发扎成小辫。协助医师画好头皮切开标志线、局部分离标志线。剃除额部、耳轮脚上颞部画线范围内头发，其余头发编成小辫。术前 4 周停用阿司匹林类药物，术前 2 周停用维生素 E、丹参类药物。女性要计算好月经周期。

手术要点 手术切口可选择在发际线后 5~6cm，手术中紧贴颞浅筋膜浅层分离，分离至眼轮匝肌外缘时，对于鱼尾纹较重者，可继续分离眼轮匝肌与真皮的连接，然后眼轮匝肌外缘向外牵拉固定，两侧分离完成后，向后、向上拉紧皮瓣，定点固定，去除多余的皮肤，分层缝合伤口。

术后处理 术后加压包扎 48 小时，随后更换敷料，也可直接暴露创面。颞部除皱术后会出现肿胀，以上眼睑最为明显，一般 72 小时后会逐渐消退；部分患者会出现短时间头痛，个别人较严重，甚至出现恶心、呕吐的症状，对症处理即可；术后 10~12 天拆线，拆线后 3 天可正常洗发，但不可用力揉搓伤口处。

优点 颞部应采用弧形切口或"W"形切口，愈合后比直线切口自然，瘢痕轻。手术切口小，出血少，损伤轻，配合内镜使操作更精确。

注意事项 分离眼轮匝肌下方时注意保护颞神经眼轮匝肌支；悬吊眼轮匝肌、拉紧头皮务必对称；眼轮匝肌肥厚或眶外侧部皱纹显著者，可劈开眼轮匝肌达外眦，再分别提紧于颞浅筋膜上。

并发症及处理 ①血肿：最常见的并发症之一，多于术后 12 小时内发生。如血肿较小，可立即拆除部分缝线，挤出血肿，负压引流并加压包扎。如出血量较大，应立即行血肿清除术。②神经损伤：可能会损伤面神经颞支，损伤后患侧眉毛下垂，无法睁眼。术中安全的剥离是颞区向前分离至额肌和眼轮匝肌外侧缘相当于眉梢上外 1.5cm 处。绝大多数神经损伤是暂时的，数周或数月后可恢复正常。③瘢痕：瘢痕是皮瓣的血运不良和缝合时张力过大所致。颞部头皮区最易发生。术者严格设计切口方向、位置，尽可能将张力落在表浅筋膜系统层面上，减少皮肤张力。④感染：术后感染可能会造成大面积皮下潜行扩散。术前要彻底清洗术区，消毒液浸泡头发，头发按区域编扎。嘱患者常规服用抗生素。化脓性感染者，及时切开引流。⑤皮肤坏死：手术最严重的并发症之一。术中潜行分离的皮肤过薄、缝合张力过大、包扎压力过高及血肿等因素均可能引起皮肤坏死。表皮坏死者予以保守治疗，一般预后良好；全层皮肤坏死者会遗留瘢痕，需再次手术切除。⑥脱发：术中剥离平面过浅、切口缝合过紧影响毛囊血供所致。为避免毛囊受损，切开头皮时顺沿毛囊方向；头皮出血用钳夹帽状腱膜反向压迫止血，不可直接钳夹；帽状腱膜与头皮分层缝合，减少头皮张力。双侧不对称系剥离范围、切除宽度、牵拉力量不同造成，眉梢、外眦多见。术中需做好标记，保证提拉段皮肤宽窄对称，左右外眦角在同一水平线上。

（封兴华　曹　强）

ébù chúzhòushù

额部除皱术（forehead rhytidectomy）

改善抬头纹、眉间纵纹、鼻根横纹等面部纹理而进行的除皱手术。

适应证　额部横纹、眉间竖纹、鱼尾纹、鼻背横纹、眉下垂。

禁忌证、术前准备　见颞部除皱术。

手术要点　术前常规处理，采用前额发际内纵形小切口（内镜下手术），或双耳轮之间做冠状切口；额部的帽状腱膜下或骨膜下分离，切除部分额肌，去除双眉间皱眉肌、鼻背处降眉肌，在外眼角处悬吊眼轮匝肌，最后将皮肤、筋膜向上、后方向提紧、悬吊，切除部分多余的皮肤，缝合伤口。

术后处理　部分患者术后会出现短时间头痛，个别人较严重，甚至出现恶心、呕吐的症状，对症处理即可。术后加压包扎48小时，随后更换敷料，也可直接暴露创面。术后会出现肿胀，以上眼睑最为明显，一般72小时后会逐渐消退。术后7天拆线，拆线后3天可正常洗发，但不可用力揉搓伤口处。

优缺点　内镜下额部除皱术

额部手术切口小，无需去除多余皮肤，仅将额部的皮肤向后固定，依靠组织自身调节功能使松弛多余的皮肤自行萎缩，术后伤口恢复快；缺点是部分患者效果维持时间短。冠状切口额部除皱术术中显露充分，切除额肌、皱眉肌准确，且可以切除多余的额部皮肤；缺点是切口较大，术后发际内留下瘢痕。

注意事项　把握好剥离范围和额肌的破坏程度，过小会影响术后效果，过大会造成不必要的损伤；切除部分额肌时有可能损伤面神经颞支末梢，但要尽可能保护眶上神经血管束；注意骨膜上缝合固定牢靠，以免滑脱影响效果。

并发症及处理　①血肿、瘢痕、感染见颞部除皱术。②神经、血管损伤：眶上神经和血管出眶缘后均分为深浅支，逐渐形成网，主要在额肌内上行。术中操作要尽可能避免对眶缘处神经、血管的损伤。③皮肤坏死：前额部发生率最高。系术后加压包扎过紧所致，因下为额骨，无缓冲余地，再加上敷料厚薄不均，去除头皮过多，会加剧皮肤坏死。术后应解开发辫并洗净，敷料放置合适，包扎后可容下一指插入绷带之下。④脱发：术中剥离平面过浅、切口缝合过紧影响毛囊血供所致。为避免毛囊受损，切开头皮时顺沿毛囊方向；头皮出血用钳夹帽状腱膜反向压迫止血，不可直接钳夹；帽状腱膜与头皮分层缝合，减少头皮张力。⑤双侧不对称：系剥离范围、切除宽度、牵拉力量不同造成，眉梢、外眦多见。应做好标记，保证提拉段皮肤宽窄对称，左右外眦角在同一水平线上。

（封兴华　曹　强）

é' nièbù chúzhòushù

额颞部除皱术（forehead and temporal rhytidectomy）

为消除或减轻抬头纹、改善眉间纵纹、鼻根横纹等面部纹理而联合使用额部除皱术与颞部除皱术的手术。

适应证　包括额颞部横纹、眉间竖纹、鱼尾纹、鼻背横纹、眉下垂。

禁忌证、术前准备　见颞部除皱术。

手术要点　术前常规护理，采用前额发际内纵切口，双耳轮之间做冠状切开；首先在颞部的皮下层分离，然后在额部的帽状腱膜下或骨膜下分离，最后在额部切除部分额肌，去除双眉间皱眉肌、鼻背处降眉肌，在外眼角处悬吊眼轮匝肌，最后将皮肤、筋膜向上、后方向提紧、悬吊，切除部分皮肤，缝合伤口。

术后处理　部分患者术后会出现短时间头痛，个别人较严重，甚至出现恶心、呕吐的症状，对症处理即可；术后加压包扎48小时，随后更换敷料，也可直接暴露创面；额颞部除皱术后会出现肿胀，以上眼睑最为明显，一般72小时后会逐渐消退；术后10～12天拆线，拆线后3天可正常洗发，但不可用力揉搓伤口处。

优缺点　颞部可采用弧形切口或"W"形切口，伤口张力小，愈合后比直线切口自然，瘢痕轻且隐蔽；额部无需去除皮肤，仅将多余的皮肤向后固定，依靠组织自身调节功能，松弛的皮肤会在发际内形成皮赘自行萎缩；术后恢复快，但部分患者效果维持时间短。微创定位除皱术具备不缝线的优势。

注意事项　把握好剥离范围和额肌的破坏程度，过小会影响术后效果，过大会造成不必要的损伤；额部层次表浅，在皮肤可触及且能清晰地感觉到手术操作过程；额颞部除皱术需要破坏额肌，很难避免神经、血管损伤，但要尽可能保护眶缘处的神经、血管；注意骨膜上缝合固定效果，以免滑脱影响效果。

并发症及处理　参见颞部除皱术。

（封兴华　曹　强）

jǐngbù chúzhòushù

颈部除皱术（neck rhytidectomy）

为减少颈部皮肤软组织的萎缩下垂，去除颈部皱纹、颈横纹和垂直颈阔肌带而进行的除皱手术。

适应证　面颈部皱纹、皮肤松垂、颈部皮肤软组织萎缩下垂、颈部皱纹、颈部横纹等。

禁忌证、术前准备　见颞部除皱术。

手术要点　采用全身麻醉，少数患者也可采取局部肿胀麻醉。通常颈部切口由颅耳沟延伸至发际缘下方。切开皮肤后，颈部皮下剥离至外眦角、鼻唇沟外缘、颈前区；用电凝止血。对颊部膨出者，剥离后直接切除颊脂肪垫，注意保护神经和止血。如同时行剥离区的吸脂，需在剥离前用细的吸脂头及 20 ml 注射器进行负压抽吸，而剥离区以外的部分可在剥离后进行吸脂。切除各部分多余的皮肤，细致缝合。

术后处理　术后加压包扎 48 小时，定时更换敷料；术后短时间可能会有头痛、恶心、呕吐的现象，需对症处理；术后可能会出现肿胀，一般 72 小时后肿胀逐渐消退；术后 10~12 天拆线，拆线后 3 天可洗澡，但不可大力揉搓颈部。

优点　小切口的优点是创伤小，操作较简单，手术时间短，术后不会出现瘢痕性脱发、长期头皮麻木等并发症，尤其对冠状切口恐惧者适用。

注意事项　耳后切口应设计在颅耳沟耳郭侧，以保证术后切口瘢痕隐藏在颅耳沟的皱襞内。

并发症及处理　①血肿、瘢痕、感染、皮肤坏死、双侧不对称见颞部除皱术。②神经损伤：颈阔肌后缘横行剪开、固定时，勿损伤胸锁乳突肌后缘耳大神经。绝大多数神经损伤是暂时的，数周或数月后可恢复正常。

（封兴华　曹　强）

miànjǐngbù chúzhòushù

面颈部除皱术（face and neck rhytidectomy）

为改善颧颊部及颈部的松垂和皱纹、矫治鱼尾纹以及鼻唇沟过深等而进行的除皱手术。

适应证　面颈部皱纹、皮肤松垂、颈部皮肤软组织萎缩下垂、颈部皱纹、颈部横纹等。

禁忌证、术前准备　见颞部除皱术。

手术方法　切口设计在耳前，绕耳垂至耳后，可进入乳突后发际区。麻醉后沿设计线切开皮肤，在颞颧颊部行皮下剥离，分别剥离至眼轮匝肌的外缘、颧大肌的外缘和鼻唇沟外侧，下颌颈区的分离范围根据颈部皮肤松弛程度决定。对于面部松垂及皱纹不严重者，面颈部的表浅筋膜系统向外上方向折叠缝合；对于面部松垂及皱纹严重者，需形成表浅筋膜系统-颈阔肌瓣，对其进行外上方向的提紧和固定。

表浅筋膜系统筋膜的悬吊，必须确切、可靠地悬吊在颞深筋膜、颧弓表面的骨膜及胸锁乳突肌腱膜上。然后将面颊部皮肤向后上方推进，在耳轮角水平、耳颅沟切口的顶端、乳突区切口和枕部切口的联合处固定缝合。依次缝合皮下组织、皮肤。

术后处理　术后加压包扎 48 小时，及时更换敷料，或直接暴露创面；术后面颈部会有肿胀，72 小时后肿胀基本消退；如术后出现头痛、恶心、呕吐的现象，对症处理即可；术后 10~12 天拆线，拆线后 3 天可洗澡，但清洗面颈部动作轻柔。

优缺点　手术效果显著，术后维持时间长。但鼻唇沟处无表浅筋膜系统，故而表浅筋膜系统剥离术去除面中部皮肤皱纹效果不甚理想。表浅筋膜系统成形悬吊术可能引起血肿、损伤面神经。

注意事项　腮腺区分离制作表浅筋膜系统瓣时，上端切割不宜过深、过宽；缝合固定表浅筋膜系统勿将前额支与眼轮匝肌支缝扎；颈部皮肤松弛严重者，剪开固定颈阔肌后缘时注意保护耳大神经。

并发症及处理　①血肿、肿胀：颊颈部好发，主要因手术分离层次不清、厚薄不均、细小血管受损造成。术后负压引流，观察有无活动性出血。轻度血肿可逐渐吸收。术后加压包扎，嘱患者半卧位安静休息，给予止血药物。②神经损伤：面神经损伤后会出现表情肌功能障碍，甚至面瘫。术前清楚神经走向，标记安全区。颈部皮肤提紧时，如需剪开颈阔肌则应避免损伤胸锁乳突肌后缘的耳大神经。术中解剖清晰，避免电凝、钳夹止血、筋膜悬吊等操作伤及神经。一旦发现神经损伤症状，及时追查原因并处理。③瘢痕、感染、皮肤坏死见颞部除皱术。④脱发：较为少见。切口进入耳后发际区时要顺沿毛囊方向；术中该区出血不可直接钳夹；帽状腱膜与头皮分层缝合，减少头皮张力。⑤双侧不对称系剥离范围、切除宽度、牵拉力量不同造成。口角、鼻根正中、耳垂等不对称非常影响患者满意度，找好参照点，保证提拉段皮肤宽窄一致，提拉方向对称。⑥腮腺内瘘：术中剥离层面过深，腮腺组织受损所致。

（封兴华 曹 强）

róudúgǎnjūn dúsù A zhùshè chúzhòushù

肉毒杆菌毒素 A 注射除皱术

（botulinum toxin A injection rhytidectomy） 通过局部注射肉毒杆菌毒素 A 阻断乙酰胆碱的释放，从而阻断神经对肌肉的传导，使肌肉产生麻痹、去除皱纹的手术。

原理 肉毒杆菌毒素 A 注射之所以能够除皱，是由于毒素结合于神经元，进而进入神经细胞胞液中，毒素抑制乙酰胆碱作用于神经肌肉连接，使肌肉发生麻痹，通常注射 2~3 天出现肌肉运动的减弱。临床上毒素注射除皱的效果一般可维持 3~6 个月。

适应证 主要治疗早期皱纹，特别适用于面上半部的额头纹、眉间纹和鱼尾纹。也可用于面部以下前颈部的皱纹。

禁忌证 孕妇、哺乳期女性；对肉毒杆菌毒素过敏者；合并心血管疾病、自身免疫性疾病及过敏者；合并严重肝肾疾病者；伴有神经肌肉病变，如肌无力、先天性上睑下垂、面瘫后遗症者；注射部位存在炎症或感染者；未成年人等禁用。

术前准备 术前 2 周停用活血化瘀及扩张血管类药物。术前观察注射局部皮肤有无感染灶，如毛囊炎、囊肿等，待治愈后再行注射。手术当日勿使用化妆品。术前评估皱纹严重程度，嘱患者做微笑、皱眉、抬额头等动作，

在皱纹展示清楚的状态下确定注射点并做好标记。

手术要点 30U 局部注射，一般注射 3~14 天，约 10 天后皱纹会慢慢地舒展、消失、皮肤变平坦。除皱效果维持 3~6 个月，平均为 4 个月，一般一年内要注射 3~4 次。此法对鱼尾纹的效果最好，抬头纹的效果稍差。

术后处理 注射针眼处 4~6 小时内不能沾水；术后 24 小时内保持局部清洁、干燥，避免使用刺激性化妆品；注射后保持注射部位相对静止，不要进行反复咀嚼、大笑等局部肌肉频繁的活动；注射后 1 周内不要进食刺激性食物，忌烟酒；注射后 1 个月内不要做皮肤护理、桑拿等。

优点 无需手术，创伤小，不影响求美者正常生活；肉毒杆菌毒素注射除皱术属于生物除皱，见效快；注射剂量和操作过程非常精确，相比手术治疗更为经济。

注意事项 术前了解求美者的身体状况，避开妊娠期、月经期、哺乳期；较深部位的肌肉，注意把握注射深度，如注射部位表浅，效果或不理想；精确控制注射范围，减少对非目标肌肉的影响；控制注射剂量，剂量越大麻痹效果越强，作用时间越长，但一次总剂量不得超过 100U。

并发症及处理 ①局部反应：轻度肿胀、疼痛是注射 A 型肉毒杆菌毒素常见的并发症。为避免该类并发症，注射前 2 周避免服用维生素 E 等抗凝药；注射后 2 小时不要按摩注射部位；出现淤斑可于注射早期间断冷敷。②非靶肌肉的反应：A 型肉毒杆菌毒素浸润至非靶向肌肉，引起非靶向肌肉麻痹而造成的一系列并发症，如上睑下垂、复视、斜视、眉形改变、邻近部位皱纹加深、

表情呆板等。注射时严格把握注射剂量，预防上睑下垂需避免上眼睑中央注射或进针过深；眉形或邻近部位皱纹加深可通过平衡补注来修正。③全身反应：注射后出现发热、疲倦、乏力等类似感冒样症状。

（封兴华 曹 强）

tòumíngzhìsuānnà níngjiāo zhùshè chúzhòushù

透明质酸钠凝胶注射除皱术

（sodium hyaluronate gel injection rhytidectomy） 采用透明质酸钠凝胶填充面部皮下组织，从而修复皮肤表面轮廓以达到去除皱纹的手术。

原理 透明质酸是一种天然大分子黏多糖物质，是存在于皮肤及皮下组织结构中的重要组成成分，其为真皮构架中的主要连接物，产生黏液使胶原蛋白和弹力纤维嵌合紧密，是目前使用最广泛的软组织填充物。

适应证 面部各种皱纹均可使用。

禁忌证 孕妇、哺乳期女性；合并心血管疾病、自身免疫性疾病及过敏者；合并严重肝肾疾病者；注射部位存在炎症或感染者；血液系统疾病患者。

术前准备 术前叮嘱患者近期做好皮肤护理，减少太阳暴晒及紫外线照射。注射当日常规洁面，观察注射区域肌肤的干燥、脱皮状态、皱纹程度，预估应用剂量。

手术要点 标记注射区域，正确判断注射部位和注射量，分层注射于所需区域，填充于面部表浅皱纹时常注射于真皮中层。

术后处理 注射针眼处 4~6 小时内不能沾水；术后 24 小时内保持局部清洁、干燥，保持面部放松，勿做过多的面部表情；在

注射后 24 小时内，勿触摸或按摩注射部位；注射后立即用冰袋冷敷注射部位 15 分钟，有助于缓解注射部位的肿胀和不适感。在注射后的肿胀和发红消退之前，注射部位禁止暴露在强光、高温或极度寒冷的环境下，注射后短时间之内要避免做剧烈运动。

注意事项 术前充分了解求美者的需求，掌握其身体状况，避开妊娠期、月经期、哺乳期；注射把握注射深度，控制注射剂量。

优缺点 透明质酸广泛存在于人体皮肤及结缔组织，生物安全性高，排异反应小；高浓度透明质酸会起到较强的保水作用，使皮肤光滑、富有弹性；注射后持续时间长，但为非永久性。

并发症及处理 ①红肿：一般会在注射后 1~2 天自行消失。为缓解症状，术后可冰敷 10~15 分钟。若治疗 3 天后红肿依然存在，可给予喜疗妥软膏等治疗。②淤血：为常见并发症，与医生的技术、经验密切相关。要求医生熟悉解剖结果，对注射层次严格把握，不可过深或过浅。注射后棉签按压 2~3 分钟，再进行冰敷。③感染：主要分为皮下感染和针眼感染。前者通常是操作不规范、皮下一次注射容积过多或注射部位有感染病灶所致，给予抗生素治疗，同时抽取局部泌物或注射物、抗生素生理盐水反复冲洗。针眼感染时，可将针眼处注射剂挤出、清创治疗，常规服用抗生素。④过度矫正、矫正不足：注射过程中，医生注射用力或注射层次不均匀，当超出注射的限度时则会出现过度矫正。可采取从原注射针眼将注射剂挤出来改善，对于无法挤出的部分可局部注射玻璃酸酶溶解。

（封兴华 曹 强）

zìtǐ zhīfáng chōngtián chúzhòushù

自体脂肪充填除皱术 (autologous fat injection rhytidectomy)

使用患者自体脂肪填充来消除皱纹的手术。随着年龄增长，皮肤开始出现老化，表现为皮肤厚度变薄、弹性降低、皮下组织减少和深部组织松弛，可将自体脂肪注射至目标区域，改善皮肤松弛和局部凹陷。

适应证 面颈部皱纹和凹陷、上眼睑凹陷、泪沟、鼻唇沟。

禁忌证 合并肝肾等严重的器质性病变，存在凝血障碍、糖尿病、心脏病、精神障碍者。

术前准备 见面部除皱手术。选择脂肪供应部位，标记脂肪颗粒充填范围并预估脂肪移植量。双侧充填者观察自身是否对称，调整注射量。

手术要点 选择腹部、大腿及小腿常规消毒铺巾，供区进行常规局部肿胀麻醉。采用专用脂肪抽吸针进行抽吸。之后予以 4℃ 冷盐水进行脂肪洗涤，去除多余水分，然后放入离心机中离心。离心后去除上部破碎的脂肪及下部的水分，将所有获得脂肪放入 1ml 的注射器中待用。

面部常规消毒铺巾，在预先描述的部位将制备好的脂肪采用由远及近、缓慢无阻力的方式，多点、多隧道、多层次交叉注射。同时予以局部按摩，让注射的脂肪在局部分布均匀。注射形态比预期略微丰满，脂肪注射量一般超过 30%。在额部、眉弓部，分皮下、额肌下两个层次注射；在颞部，注射层次在颞浅筋膜浅层和深层；鼻唇沟在浅层注射。在注射中应尽量避免损伤局部神经和血管。

术后处理 术后不再进行局部按摩及包扎，嘱患者术后 2 小时冰敷及 48 小时内间断性冰敷。1 周内避免剧烈运动。术后随访。术后切口部位加压包扎 1 周，期间保持创口清洁、干燥，每日酒精消毒；口服抗生素 3~5 天。

优缺点 原材料为患者自身组织，生物安全性远胜于其他任何假体材料；术后无排异反应和免疫反应，对身体无不良影响；移植物来源丰富，取材简单；手术操作简单，创伤小。但自体脂肪的成活率不高，需要多次充填。

注意事项 注射器以小注射器为宜；脂肪颗粒制备过程中最大限度保护细胞的完整性，以提高脂肪成活率；抽取的脂肪生理盐水冲洗干净，减少血液、细胞碎片、游离脂肪酸的含量；应多层次、多隧道注射。

并发症及处理 ①感染：脂肪移植后最大的风险就是感染。术前常规应用抗生素，术后继续应用抗生素一周。术后严密观察术区敷料有无渗血、松动、脱落，包扎是否合适，有无伤口渗血。②液化、坏死：因注射的脂肪团块过大所致。未感染的情况下表现为局部皂化现象，触之为一硬结，3 个月开始逐渐软化，半年恢复正常。合并感染时会出现液化坏死，最终全部移植物坏死，需要切开引流。③不对称畸形：注射时两侧脂肪量预估有误差，往往需要再次充填。④过度矫正：术前预估好脂肪用量，不能盲目追求效果显著而超限度注射。⑤矫正不足：术前预估用量不足所致，需要二次充填进行完善。

（封兴华 曹 强）

yǎnbù zhěngxíngshù

眼部整形术 (eye plastic surgery)

矫正眼睑的外形，使眼部外形更符合美学要求的手术。包括眼睑松弛矫正术、睑裂开大术、外眦矫正术、睑裂缩短术、重睑成形术、睑袋整形术、眼轮匝肌肥厚矫正术、眼睑凹陷脂肪充填术等。

（封兴华 曹 强）

眼睑松弛矫正术（eyelid relaxation）

yǎnjiǎn sōngchí jiǎozhèngshù

改善眼部外形、减轻老态、矫正倒睫的手术。常用于中老年人眼部。

适应证 包括上睑松弛，鱼尾纹增多，外眼角下垂，重睑线上方皮肤外侧部分下垂，或伴有眉下垂。

禁忌证 孕妇、瘢痕体质及伴有其他全身疾病，如血液病、糖尿病、严重肝肾疾病、心血管疾病；严重的内眦赘皮；上睑瘢痕；切开法失败者。

术前准备 手术当日勿化妆，保持面部清洁。嘱患者微微闭眼，使上睑皮肤处于紧绷状态，根据患者的具体情况画好切口部位。亚甲蓝标记切除皮肤范围。

手术要点 设计7~8mm的皱褶宽度，根据皮肤松弛程度设计去除的上睑皮肤宽度，沿设计线切除松弛的皮肤，分离切口线下方皮肤达睑缘，剪除睑板前方眼轮匝肌，充分暴露睑板，修剪睑板前方筋膜和上睑提肌腱膜达睑板上缘。如有眶隔脂肪脱垂，可酌情去除眶隔脂肪；如有上睑沟存在，可同时取自体脂肪颗粒充填于眼轮匝肌和眶隔之间，如有泪腺脱垂，可将脱垂的泪腺复位到眶外上方的泪腺窝内，将泪腺包膜与眶骨骨膜固定，切口间断缝合。如患者要求做重睑者，可做睑板固定，术后5天左右拆线。

术后处理 术毕结膜囊内涂红霉素眼膏，加压包扎24小时，每日换药，术后7天拆线。

优缺点 自体脂肪颗粒充填凹陷部位，术后效果自然。但如受术者为中老年人，其皮肤弹性差，术后淋巴回流迟缓，肿胀期较长；外眼角部容易出现皮肤堆积，重睑线上缘厚重臃肿，成型呆板。

注意事项 术后冰敷，3天后改为热敷。保证创口清洁、干燥，医用酒精或无菌盐水擦净伤口的血痂或分泌物。术后第二天开始正常睁闭眼，不可用力揉搓眼部。多摄入高蛋白食物，忌刺激性食物。

并发症及处理 ①眼睑淤斑及水肿：一般是手术创伤所致，1~2周可自行消退。②睑外翻、睑裂闭合不全及重建皱褶过宽：这些是由于切除上睑皮肤过多所致。③上睑下垂：大部分是由于老年性上睑下垂，术前未做充分检查，术后出现双侧上睑下垂，偶有病例是因术中误伤上睑提肌腱膜所致，应尽早做上睑提肌缩短术进行矫正。④上睑凹陷：由于术中去除脂肪过多所致，如出现严重的上睑凹陷，可行自体脂肪充填加以矫正。⑤泪溢：继发于术后眼睑炎症和水肿，症状轻者无需特殊处理，严重者睡前应用润滑软膏可减轻症状，一般2~3周内症状消除。

（封兴华 曹 强）

睑裂开大术（palpebral fissure opening plasty）

jiǎnliè kāidàshù

使睑裂达到永久性放大目的的手术。

分类 ①外眦松解术：适用于手术切除下睑肿物、外伤等因素导致下睑小范围缺损，如拉拢缝合有困难（一般下睑缺损1/4范围，可以拉拢缝合），可以采用外眦松解术，以便将颞侧眼睑组织向缺损创面推移、修复缺损。②外眦成形睑裂开大术：适用于

做永久性睑裂开大，但实际上术后仍有一定程度的收缩。③布拉斯科维茨（Blaskovic）外眦成形术：适用于永久性扩大睑裂。④眼睑中央部楔形睑板移行瓣术：适用于永久性扩大睑裂。

适应证 ①睑裂窄小，如先天性小睑裂、倒向性内眦赘皮综合征等。②两眼睑裂大小不等，将小睑裂一侧眼行睑裂扩大，达到两睑裂等长。③手术切除下睑肿物、外伤等因素，导致下睑小范围缺损，如拉拢缝合有困难（一般下睑缺损1/4范围，可以拉拢缝合），可以采用外眦松解术，以便将颞侧眼睑组织向缺损创面推移，修复缺损。用以矫治睑裂缩小症，两眼睑裂过短或长度不等，放大不合标准长度者，矫治因疾病或外伤所致眦角睑缘粘连。

禁忌证 孕妇、瘢痕体质及伴有其他全身疾病，如血液病、糖尿病、严重肝肾疾病、心血管疾病等。

术前准备 手术当日保持面部清洁。术前两周停用阿司匹林、激素类药物。吸烟者戒烟两周后方可手术。了解患者的全身状况，防止感冒、发热、感染。面部有疖、痈、脓肿者须待愈合后再行手术。

手术要点 切开外眦角，充分止血，用剪刀潜行剥离结膜至穹隆部，使外侧球结膜完全松动，牵拉球结膜至外眦角切口，球结膜与外眦角皮肤接拢缝合，形成外侧穹隆。

术后处理 术后常规给予抗生素眼膏，无菌纱布加压包扎24~48小时，冰敷2~6小时。部分患者可口服抗感染药物3天。术后5天拆线，拆线后1周至6个月内涂抹瘢痕抑制剂。

优点 缝线内固定外眦角处

结膜囊于外侧眶缘骨膜上，术后很难出现结膜囊回缩而使睑裂变短；新的外眦为结膜覆盖，降低上下创缘粘连的风险；结膜延展性好，充分剥离后可以良好闭合创面；结膜愈合能力强，且不留瘢痕。

注意事项 术中可能出血稍多，注意充分压迫止血。尽可能避免在睑结膜处缝合，以免术后有异物感，甚至角膜上皮剥脱。

并发症及处理 ①肿胀、淤血：最为常见，可以自行消退。②两侧睑裂长度不一致：多因术前标记测量不准确或缝合位置不同所致，明显的睑裂不对称需要重新手术矫正，修复术在半年后进行。③结膜水肿：会持续2~3天，严重者会持续2~3周，适当给予类固醇激素滴剂或行淋巴引流按摩。④溢泪：继发于术后眼睑炎症和水肿，症状轻者无需特殊处理，严重者睡前应用润滑软膏可减轻症状，一般2~3周内症状消除。

（封兴华　曹　强）

wàizì jiǎozhèngshù

外眦矫正术（outer canthus plasty）

采用从外眦加长上睑，从而使睑裂放大的手术。

适应证 用于矫治睑裂缩小症，两眼睑裂过短或长度不等，放大不合标准长度者，矫治因疾病或外伤所致眦角睑缘粘连。

禁忌证 孕妇、瘢痕体质及伴有其他全身疾病，如血液病、糖尿病、严重肝肾疾病、心血管疾病等；外伤或肿瘤切除后外眦缺如也为其禁忌证。

术前准备 手术当日保持面部清洁。术前两周停用阿司匹林、激素类药物。测量两侧睑裂长度，以健眼为基准，确定术眼睑裂需缩短的量。正常人睑裂长度平均

为28~30mm，以供参考。

手术方法 自外眦角顺上睑缘向外下方延长切开皮肤，长约1cm，继于该切口之外下端向外上方做另一切口，亦长约1cm，在此两切口之间形成一个三角皮瓣，将距尖角0.75cm的三角形皮肤切除，伤口颞侧缘做皮下潜行剥离至约1cm，然后将创缘交错缝合，最后从眦角的伤口将球结膜剥离、松动，牵拉起来后与创缘缝合。

术后处理 术后常规给予抗生素眼膏，无菌纱布加压包扎24~48小时，冰敷2~6小时；术后48小时首次换药，后改为隔日换药，7天后拆去皮肤缝线，睑板的缝线应于10天后拆除；术后全身给予抗生素；拆线后1周至6个月内涂抹瘢痕抑制剂。

优缺点 自外眦角向上睑缘切开，保留了皮肤与肌肉的完整性，术后切口线隐蔽。但外眦开大术后容易出现外眦变形或回缩；两切口之间三角皮瓣形成"V"形缺损，但结膜具有再生特性，缺损处将由结膜和睑板再生填补；三角皮瓣的设计可以使外眦呈现"游离状态"，可保存外眦的外形结构，避免术后回缩。

注意事项 术中可能出血稍多，注意充分压迫止血。尽可能避免在睑结膜处缝合，以免术后有异物感，甚至角膜上皮剥脱。

并发症及处理 ①肿胀与淤血、两侧睑裂长度不一致、结膜水肿见睑裂开大术。②线结部小囊肿：线结埋入过浅所致。发生后切开，地塞米松加庆大霉素冲洗伤口，一般1~2周后可治愈。③眦移位复发：缝合不可靠，眦韧带处于拉紧、固定位置后发生撕脱或断裂。

（封兴华　曹　强）

jiǎnliè suōduǎnshù

睑裂缩短术（narrowing of the palpebral）

从上下睑缘外眦部手术切除部分组织，使睑裂暂时性或永久性缩短的手术。外眦部睑缘缝合分美容性和治疗性两种，因美容需求者手术后可使睑裂永久性缩短；因治疗需要者可做暂时性缩短，治疗结束后再劈开眼裂，令其恢复原状。

适应证 双眼睑裂不对称及一侧睑裂过长畸形者；与甲状腺相关眼病的眼球突出者，缩短睑裂可以保护角膜，并限制其发展；麻痹性下睑外翻者，缩短睑裂可帮助睑裂闭合，保护角膜并略使下睑上提，减少溢泪；整复外眦形状者。

禁忌证 孕妇、瘢痕体质及伴有其他全身疾病，如血液病、糖尿病、严重肝肾疾病、心血管疾病等。

术前准备 麻痹性下睑外翻至少稳定一年以上，或者出现角膜严重并发症暴露性角膜炎时才考虑睑裂缩短术。测量两侧睑裂长度，以健眼为基准，确定术眼睑裂需缩短的量。正常人睑裂长度平均为28~30mm，可供参考。至于突眼患者，为保护角膜需缩短睑裂者，可令患者闭眼，用拇指自外眦部捏住上下睑，至睑裂闭合，上下睑能完全遮盖住角膜为度。睑裂缩短时如果贝尔（Bell）现象正常，缩短范围可以短一些；无贝尔现象，则睑裂缩短范围应大一些。睑裂大小不等者，缩短睑裂时注意两眼对称。

手术要点 外眦部皮下浸润麻醉，在上下睑缘外眦部，按预定缩短的长度，将睑缘上皮组织切除，造成创面，用缝线，从上或下睑缘的皮肤面穿入，睑缘创面穿出，再从相对的睑缘的创面

穿入、皮肤面穿出，拉紧结扎，使上下睑缘外眦部粘紧。

术后处理　术后无菌纱布加压包扎；术后 48 小时首次换药，后改为隔日换药，7 天后拆去皮肤缝线，睑板的缝线应于 10 天后拆除。术后全身给予抗生素。

优点　自外眦角向上睑缘切开，保留了皮肤与肌肉的完整性，术后切口线隐蔽。

注意事项　术中可能出血稍多，注意充分压迫止血。尽可能避免在睑结膜处缝合，以免术后有异物感，甚至角膜上皮剥脱；永久睑缘缩短，可以同时切除睫毛在内的睑缘组织。

并发症及处理　①肿胀与淤血、两侧睑裂长度不一致、结膜水肿见睑裂开大术。②球后血肿：是一种严重的并发症，重者可导致失明。主要因术中止血不彻底、术后保护不当所致。一旦发生应及时拆除缝线，清除血肿、减少视神经的受压。

（封兴华　曹　强）

zhòngjiǎn chéngxíngshù

重睑成形术（double eyelid plasty）

于上睑形成明显皱襞的手术。重睑指有明显的上眼睑皱襞者，俗称双眼皮。

适应证　凡睑裂较小、上睑臃肿的单睑者；原为重睑，由于皮肤松弛、眶隔下垂重睑皱襞变浅者；两侧上睑不对称者；轻度上睑内翻倒睫。

禁忌证　妊娠期及哺乳期，瘢痕体质，伴有其他全身严重病变，有出血倾向病史和高血压，先天性弱视，内眼或外眼有急慢性感染者，面瘫睑裂闭合不全者，各种原因引起眼球过突、过凹或眼睑退缩、上睑瘢痕、上睑下垂。

术前准备　检查受术者睑裂及周围皮肤状况，有无眼睑臃肿、

皮肤松弛。女性受术者避开月经期、妊娠前后期。有出血倾向史应检查血小板、凝血时间等。有结膜炎、睑缘炎或沙眼的患者需要积极配合治疗。术前每天抗生素眼药水滴眼。手术前 7～10 天停止服用类固醇激素和阿司匹林等药物。

手术要点　根据患者要求和自身上睑状况，设计重睑线，距睑缘 6～8mm，最高点在睑缘中央偏内。手术方法分为埋线法及切开法。①埋线法：仰卧、标记重睑线，麻醉后缝线挂缝睑板前筋膜，最后线结埋入皮下。②切开法：不受术者单睑条件的限制，适应证较广，设计重睑线、上睑皮下浸润麻醉，沿线切开皮肤、皮下组织，暴露眼轮匝肌，切口下缘皮肤与眼轮匝肌分离，暴露睑板，剪去切口下缘一条眼轮匝肌，如有眶脂肪膨出，则剪除少许脂肪，丝线带睑板前组织，缝合皮肤。

术后处理　术后冰敷 2～6 小时；局部应用抗生素滴眼液，口服抗菌药物 5～7 天；无菌纱布加压包扎切口 1 天；视患者恢复情况，5～7 天拆线；部分患者可口服抗感染药物 3 天；拆线后 1 周至 6 个月内涂抹瘢痕抑制剂。

优缺点　埋线法手术操作简单，术后恢复快，无切口瘢痕，但术后重睑易消失。切开法适用范围广，术后重睑效果持久。三点定位重睑术创伤小、愈合快，术后自然持久。

注意事项　术后冰敷，3 天后改为热敷；保证创口清洁、干燥，医用酒精或无菌盐水擦净伤口的血痂或分泌物；术后第二天开始正常睁闭眼，不可用力揉搓眼部；多摄入高蛋白食物，忌刺激性食物。

并发症及处理　①肿胀、淤血：手术创伤、静脉及淋巴回流障碍所致，无需特殊处理。②两侧重睑宽度不一致：多由于术前标记测量不准确，也可由重睑在睑板上缝合的位置不同所致；明显的两侧重睑不对称多需重新手术矫正，修复术在半年后进行。③上睑下垂：一周内出现的多是一过性上睑下垂，多因肿胀、上睑提肌麻痹无力引起，通常无需任何处理，可自行恢复。如因上睑提肌腱膜损伤所致，应立即手术修复。④上睑凹陷：常见原因是眶隔脂肪去除过多所致，可行自体脂肪移植进行修复。术中应把握脂肪去除量，不可盲目去除。⑤多层重睑：眼轮匝肌偏薄的人群易发生。术中定点缝合时，需将眼轮匝肌下移与重睑线处皮肤缝合在一起。术后出现多层重睑，于重睑线处重新切开，将眼轮匝肌下移。⑥内眦成形不理想：内眦赘皮不形成或形成的重睑在内眦皱襞上、下。术后 3 个月重新定点，在内眦皱襞上去除多余的皮肤及眼轮匝肌，将皮肤固定在提上睑肌腱膜上。⑦外眦形成不理想：外眦部分皮肤未与提上睑肌腱膜固定或固定点过低，或因外眦部下唇皮肤保留过多、外眦部眼轮匝肌去除过少引起。可在术后早期行外眦部埋线，并切开去除外眦角度的肌肉和皮下组织。⑧上睑瘢痕：引起瘢痕的原因大致分为术中操作粗暴，切开边缘损伤过重；术中无菌操作不严格，术后感染瘢痕形成；瘢痕体质。要求术者操作轻柔，严格无菌操作。瘢痕体质者不可再次手术切除瘢痕，可给予瘢痕消除药物改善。⑨重睑消失：术中未固定皮肤与提上睑肌腱膜，或皮下脂肪较多影响皮肤与提上睑肌

腱膜粘连造成。需重新埋线或切开去除多余脂肪和肌肉。⑩线结外露、感染：回针过浅，线结不能回缩入上睑皮下；回针与进针不在同一针孔等因素均能引起线结外露。感染后积极控制炎症，剪除外露线结。重睑消失者，拆除外露线结后 3 个月重新手术。⑪表皮样囊肿：埋线时上睑部分上皮被带入皮下或回针未从原针孔穿出，打结后部分上皮拉入上睑皮下。确诊后，在囊肿处切开，取出病灶。与线相连时，连线一起取出。

（封兴华 曹 强）

jiǎndài zhěngxíngshù

睑袋整形术（baggy eyelid plasty）

去除睑袋的手术。睑袋是因眶隔脂肪向前膨出而形成的袋状眼睑畸形，常伴有皮肤松弛。

适应证 眶隔脂肪突出明显、下睑皮肤松垂。

禁忌证 术前准备见重睑成形术。

手术要点 包括结膜入路睑袋整形术和皮肤入路睑袋整形术。①结膜入路睑袋整形术：多适用于下睑皮肤无明显松弛的年轻人，也可用于下睑皮肤轻度松弛的中年患者。在下睑穹隆结膜及眶下缘区做局部浸润，翻开下睑，暴露睑板，于睑板下缘 3~4mm 处切开睑结膜至结膜下，向眶下缘方向钝性分离，剪开眶隔，轻压眼球使眶隔脂肪自行膨出，去除眶隔脂肪。结膜切口可不缝合，切口涂抹金霉素眼膏，术后适度加压。②皮肤入路睑袋整形术：适用于下睑皮肤松弛的老年人。下睑缘下方 1~2mm 标记切口线，局部浸润麻醉，切开皮肤及皮下组织，在睑板下缘剪开眼轮匝肌，暴露眶隔，去除脂肪，彻底止血；令患者双眼向上看，去除超出切缘的皮肤，间断缝合皮肤。

术后处理 局部应用抗生素滴眼液 5~7 天；医用纱布加压包扎切口 1 天；视患者恢复情况，5~7 天拆线。术后 48 小时首次换药，后改为隔日换药，7 天后拆去皮肤缝线，睑板的缝线应于 10 天后拆除；术后全身给予抗生素。

优点 结膜入路去除眶隔脂肪可有效避免下眼睑瘢痕的产生，同时避免术后眼睑外翻的可能。皮肤入路可切除多余的皮肤，使松弛的睑袋恢复平整，眼部肌肤不再松弛；切口顺应下睑睫毛走行，术后瘢痕隐蔽，不影响美观。

注意事项 术中可能出血稍多，注意充分压迫止血；参考患者年龄、眼袋程度等综合因素考虑术中切除量；设计操作谨慎细微，皮肤切除当遵循"宁少勿多"的原则。

并发症及处理 ①下睑外翻：是睑袋整形术的常见并发症，常见的原因是下睑皮肤和肌肉切除过多。持久的外翻需手术矫正。②下睑退缩：指没有外翻的下睑缘向下移位，临床表现为外眦角变钝，巩膜过度显露，有畏光、流泪等症状，常见原因是皮肤肌肉去除过多、眶隔与眶隔脂肪的瘢痕挛缩也可引起。下睑退缩的矫正需根据退缩程度决定。仅表现为外眦角变钝或外眦韧带松弛、下睑缘轻度下移者，单纯应用经眦眦固定术即可。对较重者，联合使用眦眦固定术和保留眶隔脂肪的下睑成形术进行矫正可获得较满意效果。③球后血肿：最严重的并发症之一，重者可导致失明。该并发症常因术中血管误切但未能彻底止血，术后未及时压迫治疗。血肿会压迫神经，进而导致视网膜中心动脉痉挛，最终失明。因此术中应当操作轻柔，避免损伤血管。如术后发生血肿，应及时清除血肿、减少视神经受压。④下睑凹陷：眶隔脂肪去除过多或向外侧拉近缝合眼轮匝肌范围过窄所致。术中去除脂肪量以轻压眶隔下方后自然疝出的脂肪量为限，不可过多去除。术中发现下睑凹陷可将部分脂肪回填，术后出现则需行颗粒脂肪注射或脂肪移植。⑤下睑瘢痕：显露切口距下睑距离超过 3mm，创缘张力过大或缝线太粗均可显露下睑瘢痕。设计时注意切口线与睑缘的距离，如出现瘢痕不宜立即手术，可涂抹软膏软化瘢痕，或注射曲安奈德混悬液。⑥两侧不对称：术前预估两侧眶隔脂肪去除量，根据眼袋大小来去除皮肤和脂肪。

（封兴华 曹 强）

yǎnlúnzājī féihòu jiǎozhèngshù

眼轮匝肌肥厚矫正术（orbicularis muscle hypertrophy plasty）

切除部分肥厚的眼轮匝肌，让眼周恢复平整的手术。眼轮匝肌肥厚常伴眼轮匝肌无力，临床表现为眼睑与睑缘平行的隆起，可行眼轮匝肌切除术予以矫正。

适应证 眼轮匝肌肥厚者。

禁忌证、术前准备 见重睑成形术。

手术要点 在睑缘下 2mm 做水平切口，切除一条中间宽为 3mm 的梭形眼轮匝肌纤维，如皮肤多余，则同时一并切除，皮肤切口用丝线间断缝合，术后加压包扎 24 小时。

术后处理 局部应用抗生素滴眼液，口服抗菌药物 5~7 天；医用纱布加压包扎切口 1 天；视患者恢复情况，5~7 天拆线。

优缺点 手术切开位于眼睑缘下 2mm，与下睑睫毛走行一致，瘢痕隐蔽，不影响美观；皮肤松弛者连同皮肤一起切除，恢复眼周年轻态。但单纯手术却无法从根本上矫正患者面部表情时隆起的眼袋。

注意事项　术中切除注意适度，不可切除过多，以免引起眼睑闭合不全或眼睑外翻；根据患者年龄、眼轮匝肌肥厚程度等综合考虑眼轮匝肌切除量；皮肤松弛伴有眼轮匝肌肥厚者，术中适当去除部分皮肤。

并发症及处理　参见重睑成形术。

（封兴华　曹　强）

yǎnjiǎn āoxiàn zhīfáng tiánchōngshù
眼睑凹陷脂肪填充术 （adi-pose filling of eyelid depression）

采用自体脂肪组织移植来填充眼睑凹陷的手术。常见于上睑畸形，临床一般依据病因将上睑凹陷畸形分为先天性上睑凹陷畸形和后天性上睑凹陷畸形。

适应证　中老性上睑凹陷畸形、手术性上睑凹陷畸形、外伤性上睑凹陷畸形、先天性上睑凹陷畸形。

禁忌证　合并肝肾等严重的器质性病变，存在凝血障碍、糖尿病、心脏病、精神障碍者。

术前准备　常规术前检查。嘱患者取立位，光线充足的环境下对两侧眼睑凹陷范围、程度仔细测量。与患者耐心沟通，了解其手术需要和要求，确认充填的范围和厚度，并用亚甲蓝标记充填范围。选择脂肪供应部位，标记脂肪颗粒充填范围并预估脂肪移植量。双侧充填者观察自身是否对称，调整注射量。

手术要点　抽脂部位一般选择腰、下腹部、大腿内侧及上臂等脂肪较多之处，术前准确标记出面部凹陷的部位和范围，以及需要填充的区域。取脂区采用肿胀麻醉，根据所需脂肪量来判断肿胀液的注射量及注射范围，一般应稍超过需要注射的范围，用20ml注射器连接3mm针头，负压将脂肪颗粒抽出，拣出大脂肪颗粒及纤维素，经生理盐水加庆大霉素反复漂洗，去除血液成分至大致清亮透明为止，静置分层后取中层脂肪颗粒装于1ml注射器内，注射完成填充区域填充。

术后处理　术后注射部位冰敷；术后7天内禁止用力按压注射部位；静脉注射抗生素5天；吸脂部位可用腹带或塑身衣加压，包扎时间根据抽吸脂肪量而定；1周内避免剧烈运动。

优缺点　取材方便，供体充足；无移植物破裂、移位或穿出等并发症；可避免排斥及异物反应，不易形成包膜挛缩；手术切口小，位置隐蔽，恢复快，不易产生瘢痕。

注意事项　在利用自体脂肪颗粒对面部凹陷进行填充时，应注意肿胀液的配制方法和用量，抽吸脂肪时要控制好负压，掌握脂肪颗粒的注射量，一般每侧注射1～2ml即可，注射量宁少勿多。取材动作要轻柔，负压不能太大，尽量不暴露于空气中，要尽量剔除脂肪组织中纤维组织。注入眼轮匝肌下即可。注射器以小注射器为宜；脂肪颗粒制备过程中最大限度保护细胞的完整性，以提高脂肪成活率；抽取的脂肪生理盐水冲洗干净，减少血液、细胞碎片、游离脂肪酸的含量；以多层次、多隧道注射。

并发症及处理　①感染：术前、术后常规应用抗生素；术后注意观察敷料有无渗血、松动、脱落。②液化、坏死：脂肪处理不妥当，注射的脂肪团块过大。未感染的脂肪硬结可缓缓按摩，使之平软；合并感染液化、坏死的脂肪需切开引流。③不对称畸形：注射时两侧脂肪量预估有误差，往往需要再次充填。④过度矫正：术前预估好脂肪用量，不能盲目追求效果显著而超限度注射。⑤矫正不足：眼睑凹陷脂肪充填术少见。一般为术前预估用量不足所致，需要二次充填进行完善。⑥移位：脂肪注射后无法定位，在脂肪未成活定型前期，眼睑需要开合，脂肪可能会移动。可通过对眼轮匝肌折叠的方式解决这一问题。

（封兴华　曹　强）

miànbù pífū huànfūshù
面部皮肤换肤术 （facial skin resurfacing）

以激光、化学等方式磨削面部皮肤表皮层，刺激皮肤胶原再生，重建皮肤表面，改善皮肤状态的手术。包括皮肤磨削术、皮肤激光换肤术、皮肤化学剥脱术。

（封兴华　曹　强）

pífū móxiāoshù
皮肤磨削术 （dermabrasion）

采用磨头对表皮和真皮浅层进行可控制的机械性磨削，改善瘢痕或皱纹的手术。

适应证　口周皱纹、痤疮瘢痕和酒糟鼻。

禁忌证　血友病或出血异常者；严重或复发性单纯疱疹病毒感染者；活动性脓皮病者；放射性皮炎或近期内接受放射治疗者；情绪不稳定者；皮肤有红肿、化脓等炎症者；Ⅲ度烧伤患者、增生期瘢痕、瘢痕疙瘩患者；乙型肝炎表面抗原阳性者。

术前准备　术前常规碘伏消毒；烧伤、烫伤患者，需去除创面的水疱；观察患者肤色、皮肤厚度、是否有化学损伤；并参考患者头发、眼睛的颜色；了解患者是否有痤疮、瘢痕史；若有疱疹、愈合不良、过敏或色素沉着时，治愈后再接受治疗。给予丙酮和乙醇对皮肤进行脱脂。

手术方法 磨削前麻醉可根据需要，采用静脉基础麻醉和局部感觉神经阻滞联合使用。标记治疗区域，手指撑开皮肤，磨削头接触皮肤时应与皮肤表面平行，不断移动磨削头，防止局部过热和造成伤口过深。磨削的深度是磨削效果的关键，手术时，首先磨削去除棕色的表皮，显示光滑不出血的真皮表皮交界处。继续磨削时，出现很少的点状出血代表乳头层真皮。继续磨削，出血点增多，代表乳头层深部。更深时，出血点融合而且活跃，真皮胶原暴露，代表中浅层网状层。

术后处理 磨削后，采用盐水纱布覆盖数分钟以止血。然后用凡士林油膏纱布覆盖。伤口7~10天愈合。随磨削深度的加深术后红斑加重。新愈合皮肤对紫外线特别敏感，应使用防晒霜避免形成色素沉着。

优缺点 手术为微创手术，术中出血少、痛苦小，绝大多数患者可耐受；磨头去除组织操作灵活，并准确控制目标；最大限度暴露残存的上皮，促进创面生长；不影响生活，术后并发症少。

注意事项 手术要严格注意无菌操作，预防术后感染；把握磨削的深度和部位，准确对位，不可扩大范围；过深的瘢痕可分次平复。

并发症及处理 ①增生性瘢痕：是磨削手术最严重的并发症，多由于磨削过度造成。此外，伤口感染也可形成增生性瘢痕。②色素减退：磨削越深，越容易形成色素脱失。③色素沉着：多由于暴露紫外线下所致，术后要求患者避免暴露于紫外线下，注意防晒。

（封兴华 曹 强）

pífū huàxué bōtuōshù

皮肤化学剥脱术（dermal chemical peeling）

通过化学药物涂抹的方法，剥脱表皮部分角质层，使新形成的表皮角质层平整、光泽的手术。

化学剥脱剂 常用石炭酸（苯酚）、三氯乙酸和α羟基酸。①α羟基酸：包括乙二醇、乳酸、果酸等，是最温和的剥脱剂，能产生轻微剥脱。α羟基酸剥脱可用以治疗细微皱纹、皮肤干燥、不一致的色素斑和痤疮。各种α羟基酸浓缩物可以每周使用，也可间歇较长时间，以取得最佳效果。α羟基酸中果酸可用较低浓度与洗面液或膏结合，作为每日皮肤保养剂使用，以改善皮肤质地。②三氯乙酸：可以不同浓度使用，但最常用于中度剥脱。面部细微皱纹、表浅瑕疵和色素斑通常用三氯乙酸处理。三氯乙酸剥脱的结果通常不像石炭酸那样显著持久。使用三氯乙酸时，通常需要使用多次，以获得理想效果。三氯乙酸剥脱的恢复时间较石炭酸为短。③石炭酸：最强的产生深层剥脱的化学溶液，主要用于处理患者面部粗糙的皱纹、皮肤斑块或因暴露于日光下造成的损伤或皮肤的癌前病变。由于石炭酸有时有皮肤漂白作用，所以患者皮肤的颜色是是否使用这一治疗方法的决定因素。石炭酸仅限用于面部，颈部和身体其他部位使用时可形成瘢痕。

适应证 痤疮和痤疮瘢痕、皮肤老化皱纹、角化过度、创伤性瘢痕、色素沉着。

禁忌证 近2~6个月施术区需接受其他手术者。

术前准备 术前常规体格检查；评估患者肤色、皮肤厚度、是否有化学损伤；并参考患者头发、眼睛的颜色；了解患者是否有痤疮、瘢痕史；如有疱疹、愈合不良、过敏或色素沉着时，治愈后再接受治疗；丙酮和乙醇对皮肤进行脱脂。

手术方法 彻底清洗治疗区，剥脱之前可使用镇静药物。根据皮肤老化程度、瘢痕深度及患者喜好、耐受程度决定剥脱的深浅。均匀涂抹剥脱剂，最后以纯净水浸润的湿纱布完全去除剥脱剂。

术后处理 ①三氯乙酸剥脱后，皮肤会有紧致感，肤色逐渐变暗；24小时后患者每日用清水和/或稀释的过氧化氢清洁皮肤；术区涂抹表皮生长因子软膏促进上皮再生；中等深度换肤产生的红斑、脱屑可持续5~7天；待脱屑完成后可以化妆；三氯乙酸或造成明显的肿胀，导致眼睑睁开困难，术后1~2天需他人照顾，术后7~10天可恢复正常活动。②苯酚剥脱后涂抹药膏10~14天，绷带包扎；使用胶带者，术后48小时轻轻去除，允许冲洗；避免日晒，必须外出时做好防晒。

优缺点 对皮肤有一定损伤性，但这种损伤可以控制。

注意事项 α羟基酸剥脱后，皮肤通常有暂时性角化鳞片形成、发红发干，但会逐渐消失；石炭酸和三氯乙酸剥脱后，适当给予镇痛药，胶布覆盖面部；长期红斑的患者，色素减退程度与皮肤重建深度有关，术前应与患者充分沟通。

并发症及处理 ①红斑：剥脱后最初几天呈红色，可逐渐消退，部分患者可持续10~12周或更久。②皮肤色素减退：剥脱后产生黑色素的细胞减少，引起皮肤色素减退。③色素沉着：是石炭酸剥脱后最常见的问题，必须向患者强调术后注意避免阳光照射，使用防晒霜。④瘢痕形成：剥脱术后最严重的并发症之一。深层剥脱最容易产生瘢痕，口周区、下颌区常见，可局部应用皮质类固醇改善。

（封兴华 曹 强）

pífū jīguāng huànfūshù

皮肤激光换肤术 （dermal laser resurfacing） 利用特定宽光谱的脉冲光能量所产生的光热和光化学作用，对皮肤进行磨削，以达到面部皮肤光鲜靓丽的手术。常用的激光换肤有强脉冲光、点阵激光和射频技术。分为剥脱性和非剥脱性换肤。

原理 利用激光磨削技术，其原理是通过改变激光器的聚焦特性，使激光点变成一个光斑，再利用图形发生器，将光斑按照一定的图形进行扫描，使激光斑在瞬间产生的高热将扫描范围内的目标组织去除。每个光斑的强度、密度、扫描图的形状及大小均由计算机进行控制，从而精确地控制去除目标组织的深度，达到治疗的目的。

适应证 痤疮瘢痕、晒伤斑、黄褐斑及其他皮肤瑕疵，嫩肤，治疗皱纹。

禁忌证 顽固性高血压或其他严重心血管疾病；局部皮肤有活动性感染；患有活动期银屑病、白癜风等；有色素沉着异常史；治疗前后可能会暴晒的患者（近期1个月）；光敏感或怀疑皮肤癌患者。

术前准备 治疗前仔细筛选病例，评估患者皮肤质地。询问患者病史、有无暴晒史、有无使用"美白"换肤护肤品；皮肤有无接触光敏物史以及家族史。女性避开月经期。常规清洁面部，2.5%复方利多卡因乳膏表面麻醉。用透明薄膜覆盖1~3小时。清除面部毫毛，专用眼罩保护眼睛。治疗区域涂抹冷凝胶。

手术方法 清洁面部，擦去表面麻醉药膏。开始于耳前稍隐蔽处进行光斑试验，8~10分钟后根据光斑情况调整参数。全面部治疗时，适当降低能量。遵照美容单位顺序进行，脚踏开关控制发光，每次打击一下，在同一个美容区域不重复扫描。激光手柄垂直放置于靶组织上方，每次发光中不移动手具，保持直到扫描完成。随后移动至下一个部位进行治疗。

术后处理 治疗后冰敷，减少热刺激，应用修复因子、芦荟凝胶等皮肤修复剂。间隔1个月继续下次治疗。

优点 强脉冲光源Ⅰ型、Ⅱ型光子嫩肤对血管性病变、色素性病变、皮肤缺乏弹性及皱纹等有很好的效果，疼痛轻微，不影响正常工作。

注意事项 术中注意不能重叠光斑治疗，减少光束在皮肤的停留时间，减少热损失。边操作边均匀涂抹冷凝胶，尽量不要一次性涂完整个面部。要求患者行激光换肤术前后应避光，适当服用维生素类药物，术后面部用药或换药防止感染等。

并发症及处理 ①色素沉着：术后3个月内一过性色素沉着发生率较高，黄种人比较常见，多在半年内消失，不再复发。出现这种情况，不必进行特殊处理，应避光，并使用一些防晒护肤品。②光变应性皮炎：术后冷敷。红斑水肿期可用1%炉甘石洗剂冲洗，口服抗过敏药物。禁食胡萝卜、芹菜、菠菜等增加光敏作用的食物并防晒。③灼伤：术后即刻冰敷。灼伤处涂抹烧伤膏，连续涂抹2~3周。禁辛辣刺激性饮食，注意防晒。

（封兴华 曹 强）

miànbù lúnkuò zhěngxíngshù

面部轮廓整形术 （facial contouring cosmetic surgery） 在不改变牙颌关系的前提下，通过手术改变面部比例、外形轮廓，使面部轮廓线条柔美、比例符合美学标准的一系列颌面外科整形美容手术。包括隆额术、隆颞术、额部降低术、下颌角肥大矫治术、隆额术、额部前移术、额部后缩术等。

（封兴华 曹 强）

lóng'éshù

隆额术 （humping forehead） 通过植入假体或注射充填物的方法改善额部狭窄、扁平、局部凹陷等症状，使额部形态更加平整、饱满的手术。分为手术隆额和注射隆额两大类，其中注射隆额又包括玻尿酸注射隆额和自体脂肪注射。

适应证 额部凹陷、眉弓或眉间低平。

禁忌证 孕妇、瘢痕体质；额颞部及周围有炎症者；长期接受激素治疗者；合并全身其他疾病，如血液病、糖尿病、心血管疾病、肝肾疾病者。面部存在炎症病变者。

术前准备 术前每日洗净头面部，连续3天。1∶5000新洁尔灭溶液浸泡10分钟，每天1次；手术当日，以冠状切口为中心，剃去边缘2~3cm的头发，切口两侧头发编小辫，甲紫画出切口范围，2%碘酊固定；硅胶隆额者，依次比照大小、形状、厚薄。

手术方法 隆额术常用的方法有假体植入和自体脂肪颗粒植

入。①假体植入：常用的材料有固体硅胶和膨体聚四氟乙烯，根据患者额部凹陷情况及患者要求，设计额部填充范围，在额头部位发际线的后方设计切口，切口长2~3cm，切开头皮，在帽状腱膜层分离，填入假体。提紧额颞部皮瓣，分段切除多余头皮。分层缝合，术后纱布覆盖，加压包扎。②自体脂肪颗粒：可以移植，采用20ml注射器抽吸腹部等部位的皮下脂肪颗粒，用生理盐水将抽吸的脂肪颗粒清洗至清亮为止。静置5~10分钟后取中层脂肪，使用注射器将脂肪颗粒注射入标记好的注射范围，层次为皮下组织层，并按摩均匀。

术后处理 手术当日应用镇痛剂，应用抗生素预防感染，7天后拆线。

优缺点 硅胶材料挺阔平整，手术容易操作、效果可靠，部分患者术后感觉局部有异物感；膨体材料生物相容性好，柔软舒适，但术中容易出现褶皱不平，对医师的审美、操作技术要求高。自体脂肪充填自然逼真，无排异反应和免疫反应。

注意事项 确定切口范围，避免损伤面神经额支及血管；精确预估脂肪注射量，不宜注射过量；膨体隆额时，仔细观察患者面型，参照个人需求、职业等进行磨削；分离切口下唇皮下组织层下帽状腱膜，保持其与额肌的连续性，尽可能形成蒂在下方带有滑车动脉、眶上动脉的额肌帽状腱膜瓣，提供充足的血供。

并发症及处理 ①血肿：常见并发症之一。多发生于术后12小时。如果血肿较小，立即拆除部分缝线，挤出血肿，引流包扎。出血量过多时，需立即行血肿清除术。②面神经额支受损：额肌

分离高度低于额结节线或损伤面神经额支。术中分离适度，以免损伤眶缘处神经、血管。③瘢痕：切口位置过于暴露，术后可看到明显的瘢痕。切口设计时充分考虑美观性和隐蔽性。④感染：术后感染可能会造成大面积皮下潜行扩散。术前要彻底清洗术区，消毒液浸泡头发，头发按区域编扎。术中剥离完成后排净空气、麻醉药、渗血等。常规应用抗生素。化脓性感染者，及时切开引流。⑤脱发：术中剥离平面过浅、切口缝合过紧影响毛囊血供所致。为避免毛囊受损，切开头皮时顺沿毛囊方向；头皮出血用钳夹帽状腱膜反向压迫止血，不可直接钳夹；帽状腱膜与头皮分层缝合，减少头皮张力。⑥额头不平整：由脂肪填充不均匀或膨体切削不当造成，与医生技术和经验密切相关。

(封兴华 曹 强)

lóngnièshù

隆颞术（humping temple） 通过植入假体或注射充填物的方法改善颞部狭窄、凹陷等症状，使颞部形态更加饱满、面型更加圆润的手术。分为手术隆颞和注射隆颞两大类，其中注射隆颞又包括玻尿酸注射隆颞和自体脂肪注射两种。

适应证 颞部凹陷、颞部不对称、半侧颜面部畸形。

禁忌证 见隆额术。

术前准备 术前每日洗净头面部，连续3天；1:5000新洁尔灭溶液浸泡10分钟，每天1次；判断双侧颞部凹陷程度，预估两侧充填量；手术当日剃去边缘2~3cm的头发，切口两侧头发编小辫，甲紫画出切口范围，2%碘酊固定；硅胶隆额者，依次比照大小、形状、厚薄。

手术方法 术前每日洗净头面部，连续3天。1:5000新洁尔灭溶液浸泡10分钟，每天1次。①标记颞部填充的范围及植入体形态大小，沿鬓角前缘垂线向上于发际线内1cm处向上切开头皮，深达颞肌筋膜浅层，于颞深筋膜下分离植入假体腔隙，植入固体硅胶或膨体聚四氟乙烯，检查假体平整无移位，提紧额颞部皮瓣，分段切除多余头皮。缝合切口。②自体脂肪颗粒：可以移植，采用20ml注射器抽吸腹部等部位的皮下脂肪颗粒，用生理盐水将抽吸的脂肪颗粒清洗至清亮为止。静置5~10分钟后取中层脂肪使用，使用注射器将脂肪颗粒注射入标记好的注射范围，层次为颞浅筋膜深层，并按摩均匀。

术后处理 严密加压包扎，术后应用抗生素3~5天预防感染，7天后拆线；手术当日应用镇痛剂；应用抗生素3~5天预防感染，7天后拆线。

优缺点 自体颗粒脂肪注射移植操作简单，组织相容性好，可重复注射；充填区过渡自然；无需做手术切口，无瘢痕。但移植后脂肪细胞容易液化、坏死、吸收。

注意事项 选择相对隐蔽的进针点；术中严格消毒，植入脂肪均匀散开；吸脂、注射动作轻柔，掌握好解剖层次，避开大血管；注射前回抽，确定无回血；以较小的压力由远向近缓慢注射；间断跳跃式多点注射。

并发症及处理 ①假体移位：颞部组织较为疏松，假体易在外力作用下向远处移位。是否取出取决于移位引起畸形的严重程度。②皮肤炎症：多见于颞部膨体聚四氟乙烯充填后，皮肤红斑、灼烧样感，或伴瘙痒。口服阿司咪

唑、局部涂抹皮炎平软膏即可好转。③感染：积极应用抗生素治疗，局部换药。严重者切开患处并抗生素冲洗，去除坏死组织。④不对称畸形：注射时两侧脂肪量预估有误差，需再次充填。⑤过度矫正/矫正不足：术前预估好脂肪用量，不能盲目追求效果显著而超限度注射，亦不可过于保守。

（封兴华　曹　强）

quángǔ jiàngdīshù

颧骨降低术（malar reduction）

通过截骨或磨削的方法，祛除过高的颧骨和过突的颧弓，使面中部轮廓更加圆润的手术。颧骨肥大可以由颧骨复合体肥大外突造成，也可以由颞部及颊部凹陷而形成假性颧骨肥大。

适应证　颧突和颧弓明显高的患者。

禁忌证　见隆额术。

术前准备　常规体格检查。检查患者面部器官，特别是口腔内有无急慢性疾病或炎性病变；术前拍摄正侧位片，并在X线片上标记出上颌窦发育情况；个别病例需要取平面模，以准确评定颧骨的削除量。术前3日漱口液漱口，口腔卫生差者需进行口腔洁治。口外切口者需用1∶1000新洁尔灭泡洗头皮。

手术方法　高颧骨降低的方法有磨削法和截骨法。

磨削法　适合于颧骨骨质较厚者，磨削去除部分向前向外隆凸的骨质达到颧骨缩小的目的，直接将颧骨体及颧弓外侧皮质骨凿去，缩小颧骨复合体。该术式虽然凿骨量有限，但可从口内、耳前、下睑、外眦等局部入路，创面小，对于单纯颧骨体突出明显的患者仍不失为一种有效术式。

截骨法　适合于颧骨颧弓向

前向外隆凸、颧骨后间隙增宽者，截骨后颧骨颧弓向后向内移位达到颧骨缩小的目的。通过截骨将突出的颧骨及颧弓离断并移位，使颧骨复合体退缩，颧面宽缩小特别明显，非常适宜于颧骨体及颧弓十分突出的肥大者。

术后处理　颧骨加压包扎5~7天，无特殊情况不得拆除；全身应用抗生素，口服止血药物；术后观察创口有无渗血；3个月内不得做面部美容按摩，禁止揉搓术区；术后6小时开始应用漱口液至拆线；术后流食，3个月内尽量避免用力咬硬物；术后7天拆线。

优缺点　前额发际内冠状切口、耳颞弧形切口可以充分暴露术野，但创伤大，且术后发际线或耳颞部有瘢痕。口外入路极易造成三叉神经受损，口内勒福（Le Fort）Ⅰ型切口位置偏向后下部可避免神经、血管的损伤，术后无切口瘢痕；但口内入路视野有限，无法充分显露颧骨上后部。

注意事项　凿骨时严格按照截骨线走行，不可超过安全界线，以免损伤眶周和眼球。上颌窦发育过大者，术中容易出现上颌窦黏膜损伤，较小的穿通伤无需处理，若穿孔较大需沿窦壁黏膜分离缝合。术中要锉平骨面。

并发症及处理　①球结膜血肿：术中剥离至眶下孔，或术中未及时止血造成眶周血肿压迫眼部。②上唇麻木：口内入路多见。主要由于拉钩牵拉力量过大，从而引起上唇暂时性麻木。③上颌：常见。穿孔小于2mm，可按照拔牙后常规处理，必要时相对缝合颊腭侧牙龈，缩小牙槽窝创口，保护牙槽窝内血凝块，待其机化自然愈合处理；穿孔2~6mm者，局部加压缝合，创口表面垫缝碘

仿纱条，荷包样打结固定，待自然愈合；穿孔口较大，无法自行愈合者，采用各种组织瓣和生物材料修复，如局部黏膜瓣、自体骨移植、异种组织移植、人工材料等。④面中部软组织松垂与鼻唇沟加深：为最常见的并发症，也是该手术的难点之一。出现该并发症的原因有颧面部前外侧软组织附着点因手术的剥离而向下移动；术后面中部骨架变小，而软组织则出现相对剩余；颧面部外侧咬肌浅层剥离。术中尽可能缩小暴露范围，并上移悬吊颧肌。

（封兴华　曹　强）

xiàhéjiǎo féidà jiǎozhèngshù

下颌角肥大矫正术（mandibualr angle osteotomy）

通过截骨和磨削的方法，祛除发育过度的下颌角骨组织，使下颌角角度、宽度趋于合理，面下1/3线条更加流畅的手术。下颌角是下颌体与下颌升支结合处所形成的角状结构。下颌角肥大多伴有咬肌肥厚，面下1/3宽大呈梯形面型，侧面下颌角角度小于110°，面型过于阳刚。下颌角肥大矫正术祛除部分下颌角骨组织，使面下1/3形态更适合现代审美需要。

适应证　面下部宽大、下颌角肥大、两侧面部不对称畸形。

禁忌证　见隆额术。

术前准备　全面了解患者病史；手术当天清洁面部，去除油脂，不要化妆；清洁口腔，抗菌漱口液漱口；CT三维扫描确定下颌角术前、术后面部几何特征指标，设计截骨线。

手术方法　手术切口分为口外切口和口内切口，以口内切口为主。手术在全麻或强化局麻下进行，口内切口于颊龈沟底部自第二前磨牙至上颌结节后缘切开黏膜下组织及骨膜，沿骨面向下

剥离暴露下颌角。于下颌缘部分避开咬肌附着处，沿下颌缘向前剥离至第二前磨牙处。设计截骨线，同时可以切除或磨削下颌骨外板和下颌缘，截除后用磨头将创面打磨平滑。彻底止血后缝合切口，加压包扎，放置负压引流48小时。

术后处理 观察术区是否继发出血；常规应用抗生素5~7天；服用止血药2天；术后10天拆线；术后2天禁食，2天后流质饮食，3天改为半流质，之后逐渐恢复正常，1个月不能吃过硬食物；加强口腔护理，每次进食后漱口。

优缺点 口内入路一般不会损伤面神经。口外入路较口内入路视野清晰，可操作性强；但耳后切口易留下瘢痕，影响美观。

注意事项 下颌角弧形截骨需按照设计截骨量用小圆钻定点并连成弧线，以确定手术范围，保护颏神经；下颌升支后缘截骨线不宜过高；残存骨连接需用骨凿凿断，用力应均匀，切忌用暴力；下颌下缘与截骨部位连接光滑流畅，不可有台阶感；钻头、磨头不可与口唇直接接触，以免烫伤或擦伤；术野明显活动性出血必须在止血后关闭切口。

并发症及处理 ①出血、血肿：术中出血过多或术后创面弥散性渗血。术前检查凝血功能等，严格筛检病例；术后渗血可应用碘仿纱条加压填塞，3天后取出，缝合伤口；较小的血肿暂时密切观察，较大血肿直接清除。②神经损伤：口内切口入路几乎不会损伤面神经，切口前端不宜超过第一前磨牙；如术后下唇颏部麻木，考虑术中过度牵拉；术中颏神经断裂者，及时吻合。③感染：术后面颊部及下颌下区肿胀、疼痛，白细胞计数增高等。给予抗生素治疗。④双侧不对称：术中下颌角切除不均所致，术后重新修整下颌下缘。⑤第2下颌角形成：常见下颌角角度过大、下颌下缘陡直，需行下颌角形态再造术。⑥髁突骨折：术中禁止应用暴力，避免应力集中。⑦涎瘘：少见。⑧咬肌痉挛：少见。

（封兴华 曹 强）

yǎojī ròudúgǎnjūn dúsù A zhùshèshù
咬肌肉毒杆菌毒素A注射术
（botulinum toxin A injection of masseter hypertrophy） 在咬肌内注射肉毒杆菌毒素A，阻断神经对咬肌运动的支配作用，使咬肌运动减弱、逐渐萎缩变薄的手术。肉毒杆菌毒素是一种神经毒素，毒素局部注射后能阻断运动神经乙酰胆碱的释放，从而阻断了神经对肌肉的传导，引起局部肌肉运动减弱，导致肌肉失用性萎缩。咬肌肉毒杆菌毒素注射使面下1/3明显消瘦，实现瘦脸的效果。

适应证 面部丰满、咬肌肥大、下颌角区肥大。

禁忌证 妊娠期或哺乳期女性；全身真菌感染者；免疫力增加或低下者；皮肤病发作期或注射部位局部炎症反应者；有心、肝、肺疾病及血液病患者；正服用氨基糖苷类药物者；对肉毒杆菌毒素过敏者；伴有神经肌肉病变，如肌无力面瘫后遗症者；发热、急性传染病患者缓用。

术前准备 治疗前2~4个月拍摄面部正位片以备面型测量；测量面中部、面下部宽度，分析下颌角形态；患者仰卧，反复咬牙和放松，观察并标记患者咬肌最肥厚点（下面部最突出点）及咬肌轮廓；两侧面部不对称者相应调整注射剂量。

治疗 生理盐水稀释药物，注入咬肌内，每侧注射量50~80U。注射3天至一周咬肌开始萎缩。1~2个月时咬肌减少量达到最大。通常在6~8个月后咬肌逐渐恢复。

术后处理 注射针眼处4~6小时内不能沾水；术后24小时内保持局部清洁、干燥，避免使用刺激性化妆品；注射后保持注射部位相对静止，不要进行反复咀嚼、大笑等局部肌肉频繁活动的动作；注射后1周内不要食用刺激性食物，忌烟酒；注射后1个月内不要做皮肤护理、桑拿等；局部冰敷。

优缺点 操作简单、见效快；术后并发症少，对生活不会产生较大的影响；无需手术，创伤小；毒素可以在体内代谢、吸收，适用于短期内瘦脸或者术前试验性注射。

注意事项 注射范围不超过咬肌轮廓；注射速度缓慢、均匀；注射完成后适当轻轻按压，但不做局部按摩。

并发症及处理 ①面颊低凹：由于注射入咬肌渗透所致，也可由注射剂量过大有关。②面部表达功能的失调：由于注射过量所致。也可由于注射过浅所致。失调是暂时的，3~4周内即可消失。③全身症状：多见发热、全身不适、疲倦、乏力、皮疹等。为安全注射，术前详细询问病史，如有必要可在病灶处做皮试。注射完成后观察30分钟方可离开。④感染：多数为消毒不严格所致，抗生素处理后方可痊愈，但病程普遍较长。⑤血肿：咬肌血管丰富，穿透皮肤和肌肉组织时容易损伤小血管，引起淤斑、血肿。⑥表情僵硬：这是注射量过大时最多见的副作用，因此要求注射时宁深勿浅。

（封兴华 曹 强）

jiázhīdiàn zhāichúshù

颊脂垫摘除术 （partial resection of buccal fat pad）

切除两侧部分颊脂肪垫，消除面颊部丰满，改善面部形态的手术。颊脂肪垫是颊部一块脂肪组织突起形成的三角形颊脂肪体，起到丰满面中部软组织的作用。颊脂肪垫摘除术可以使面中部消瘦，更符合现代审美的趋势。

适应证 面部丰满、求美者个人要求。

禁忌证 颧骨过高、面部消瘦。余见隆颏术。

术前准备 术前 30 分钟肌注阿托品 0.5mg，0.1%氯己定液漱口，清洁口腔。

手术方法 在口腔内颊部黏膜咬合线上，做一长约 1.5cm 的水平切口，切开黏膜、黏膜下，钝性分离横行的颊肌，分离出被一菲薄筋膜包裹的脂肪团，此即颊脂垫，将其拉出摘除、止血后分层对位缝合。

术后处理 生理盐水冲洗腔隙，丝线缝合创口；术后面颊部放置纱布，胶布固定后外套弹力网压迫 2 天；术后应用抗生素 3 天；氯己定液漱口 5 天；术后 10 天拆除缝线。

优缺点 口内入路操作简单，安全可靠；手术创伤小，恢复快；切口位于腮腺导管开口下方，术中钝性分离，可保护腮腺导管及面神经不受损。

注意事项 做切口时应在腮腺导管开口下方 0.5cm 的平面，以免损伤导管；切开黏膜后，应钝性分离颊肌，以免损伤面横动脉及面神经颊支。颊脂垫有丰富的毛细血管，摘除时应充分止血；术中保护颊动脉、面动脉分支及

后牙槽上动脉分支；两侧不对称者，丰满侧去除量稍多些。

并发症及处理 ①血肿：术后血肿是由于颊突残端出血，术中结扎残端即可预防；颊肌裂口处出血，术中应钝性分离、切口缘充分止血。②神经损伤：颊动脉、面动脉分支及后牙槽上动脉分支在颊脂肪垫内交汇成网，操作者必须熟悉解剖特点，动作轻柔，钝性分离颊肌，保护神经不受损。③腮腺损伤：掌握好适应证，充分熟悉颊脂垫及其周围解剖结构，切口避开腮腺导管，减少组织损伤。④间隙感染：严格无菌操作，术后嘱患者保持口腔卫生。⑤牙关紧闭：不常见。

（封兴华 曹 强）

lóngkéshù

隆颏术 （chin augmentation）

植入假体或注射充填物改善下颌骨短小、颏部后缩等症状，使颏部延长前伸、面形结构合理的手术。分为手术隆颏和注射隆颏，其中注射隆颏又包括玻尿酸注射隆颏和自体脂肪注射。

适应证 小颌畸形、颏部后缩畸形的求美者。

禁忌证 见隆额术。

术前准备 术前每日清洁面部；检查患者血尿常规、凝血功能、肝肾功能等；女性避开月经周期；排除存在口腔疾病及明显骨性错𬌗畸形；术前 1 天洁牙，抗生素漱口液漱口；评估患者下颏后缩程度，设计手术方案；甲紫画出切口范围，2%碘酊固定，范围较假体大 0.5cm；硅胶隆颏者，参照鼻唇颏平面选择合适的假体。

手术方法 在拟填充的颏部标出颏正中线颏前缘，并准确标记出两侧填充范围。在下颌颊龈沟距沟底 1.5cm 处牙龈沟侧切一

3~4cm 的切口达骨膜下，剥离出所标记的填充腔隙。剥离时在颌下缘向颌后缘剥离 1cm 左右，将雕塑好的假体植入剥离腔隙，并观察植入体的中线是否与颏正中线一致。分层缝合后固定，防止假体移位，5 天后拆除。

术后处理 术后一周流质饮食，餐后漱口；口服甲硝唑 3 天；建议冷流质饮食，以免烫伤下唇或引起出血。

优点 口内纵切口顺应下唇方肌、颏肌、下唇三角肌等辐射状走向，最大限度不损伤下颏正常解剖结构；不易产生瘢痕；双侧纵切口较单侧或横切口更利于限制假体移位，减少肿胀或充血；假体翼充分伸展，外观自然；聚乙烯假体生物安全性高，稳定不被吸收。

注意事项 骨膜离子插入骨膜下层时需钝性剥离，范围超出假体的体表投影，但应注意保护颏神经；术中确认假体居中、外形对称后方可关闭切口；缝合时组织不宜过少，动作轻柔。

并发症及处理 ①血肿及继发感染：纵向切口少见，多见于横切口。②术后口腔瘢痕：一般横切口会有多处条状瘢痕挛缩，严重时可导致唇畸形。③下唇麻木：术中下唇深部肌肉遭破坏，假体滑动压迫颏神经。一般术后 3 个月可恢复，此阶段建议冷流质饮食，以免烫伤唇部。

（封兴华 曹 强）

kébù qiányíshù

颏部前移术 （mentum anterior displacement）

采用截骨的方式将后退的颏部前移，使颏部形态更符合审美趋势的手术。颏部位于面下 1/3，其自身的形态、位置及与面部上下的协调比例关系是构成面部美学的重要因素之一。

面下 1/3 是面部整体结构中最富于变化、最具有特征的部位，颏部的改变常可给人以整个容貌发生根本变化的感觉。

适应证 下颌前突Ⅲ类错𬌗畸形施行下颌整体后退，颏前点后缩者；正常或短头面型需增加颏突出者；改变面下部 1/3 高度，并需增加颏突度者。

禁忌证 见隆颏术。

术前准备 手术当天清洁面部；抗菌漱口液漱口，保持口腔卫生；CT 扫描颏棘，术者设计截骨线。

手术要点 经鼻插管全麻，局部浸润麻醉。自左下第一前磨牙至右下第一前磨牙牙龈下 5mm 处做"V"形切口切开黏膜、部分颏肌，然后直达骨膜，骨膜下剥离，保留颏舌肌不做剥离。颏孔下 3mm 处设计截骨线，电钻标记。来复锯凸字形片切骨块，颏侧面积大于唇侧面积。修整骨块两侧边缘，并前移 1.0～1.5cm，前移距离以 X 线头影测量为准，确定后 Z 型钛板固定。冲洗术腔，止血，缝合切口。

术后处理 气管内留管，综合外科监护病房监护 24 小时，伤口持续负压吸引 48 小时；观察术区出血状况；术后 2 天禁食，2 天后流质饮食，3 天改为半流质，之后逐渐恢复正常，1 个月不能吃过硬食物；加强口腔护理，每次进食后漱口；服用抗感染药物 5～7 天；术后 10 天拆线。

优点 颏棘上方截骨使截骨位置更准确，避免损伤前牙根尖；口内入路一般不会损伤面神经，术后面部无瘢痕，不影响美观。

注意事项 ①截骨前要在左右两侧及正中部做好对位标志线，便于掌握骨段前移距离及双侧对称。②所有截骨线必须在牙根下

至少 4mm 处进行，注意尖牙根的长度。③在下骨段前移距离较少，估计软组织缝合不紧张的情况下，应尽量保留下颌下缘及正中联合部的骨膜附着。④若下骨段需前移超过 10mm 时，应做双台阶式截骨，两条平行截骨线间距离为 5～10mm。先做下截骨线，后做上截骨线。考虑到软组织缝合紧张时，可做正中联合下缘的骨膜横行切开。⑤缝合时必须将骨膜向上拉对位缝合，正确缝合颏肌及黏膜，为使左右对称可先缝中间一针。

并发症及处理 ①黏膜切口裂开：主要原因为黏膜切缘挫伤较大；缝合前彻底冲洗不够，局部有感染；黏膜创面对合不良，未按要求分层缝合骨膜；缝线结扎过紧等。应加强换药，每日冲洗口腔，特别是裂隙处可用 3% 过氧化氢溶液及生理盐水冲洗，一般在术后 3 周左右可以愈合。②骨坏死或骨愈合延迟：主要原因是下骨段的舌侧附着肌蒂剥离过多，影响血供；局部有感染，加重了血液供应障碍。一旦发生，应及时引流，控制感染，使骨坏死局限在小范围。骨愈合延迟除以上原因外，还可能因固定不确切、骨创接触不良等所致，只要局部制动，虽时间延长，骨愈合是可以完成的。③颏神经损伤：主要原因是对颏孔的位置及其可能的变异，在术前未从全颌断层 X 线片上得到确定，以致在口腔前庭切口时直接损伤神经；在剥离过程中牵拉过重，或在水平截骨时保护不够而损伤。如在术中发现颏神经损伤，可在手术结束前予以吻合。如断端较短，可将颏孔扩大，伸延部分下牙槽神经，使断端延长便于吻合修复。④下前牙根尖损伤：截骨线位置距离

根尖过近所致。根据患者个体情况设计截骨线，术中准确截骨，保护根尖。

（封兴华　曹　强）

kēbù hòusuōshù

颏部后缩术（mentum posterior displacement）

通过截骨和磨除的方法，去除发育异常的骨质以缩小过分前伸的颏部，使下颌形态更为柔美的手术。

颏前突分度 ①轻度颏前突：显示下颌略向前突出，颏切迹较浅，属美形颏。②中度颏前突：下颌明显前突，颏迹较明显。③重度颏前突：下颌明显前突而尖长，面部凹陷，咬合异常，俗称大下巴；亦可向下延长称为长颏。这损害了局部协调性，手术多以缩小下颌宽度、增大下颌平面角、延长并缩窄颏部为主，从而获得协调流畅的面部轮廓。

适应证 下颏过长、巨颏、颏前突。

禁忌证 见隆颏术。

术前准备 拍摄 X 线正侧位片观察颏大小及形态，精确设计截骨线；术前两周停止服用阿司匹林类抗凝血药物；术前确定患者身体健康，无传染性疾病或其他身体炎症；术前不要化妆，清洁面部；男性提前戒烟一周。

手术方法 ①切口和剥离：切口同颏前移术。但注意保留正中联合前、下面不脱套，使此区仍有骨膜和表面的软组织附着。在颏孔下方自骨膜下剥离，显露下颌骨下缘，以便完成截骨。在两侧尖牙根尖及正中联合做与𬌗平面垂直的对位标志线。从一侧下颌第一前磨牙至对侧第一前磨牙附着龈之下 5～10mm 的唇侧黏膜切口，切开黏膜、部分颏肌，然后直达骨膜。②截骨：根据预测的截骨方案，用摆动锯或高速

牙钻，在两侧颏孔下方，下颌下缘上1~1.5cm处截骨。切骨线至下颌下缘的距离向后逐渐变窄，至颏孔下方时两线合拢。在截断舌侧骨板时要准确、轻巧，避免舌侧软组织受到损伤。③固定：用骨凿松动"U"形骨块后，试行后退，并根据标志线，判断后退距离。将"U"形骨块后退至所需位置，在颏隆突两侧用微型钛板固定或不锈钢丝结扎固定。④缝合：一般应做2层或3层缝合，即骨膜、颏肌及黏膜。注意缝合时先对准中线，将唇侧骨膜与龈侧组织瓣骨膜缝合，以达到下唇有良好支持。在较大范围前移时，为使软组织充分松弛，可做正中联合下缘的骨膜横向切开，否则有可能在术后出现唇闭合困难和下牙轻度显露。⑤包扎：术后颏部加压包扎，可消除死腔、防止血肿形成，并有利于软组织塑形，获得满意的颏唇沟外形。应用胶布做四头带状包扎，简便易行，效果良好。

术后处理 术后15天内伤口避免沾水；保持口腔卫生，伤口上血痂、分泌物用酒精或生理盐水擦拭干净；术后局部加压包扎，冰袋冷敷。

优点 颏棘上方截骨使截骨位置更准确，可保护前牙根尖不受损；口内入路一般不会损伤面神经，术后面部无瘢痕，不影响美观。

注意事项 截骨前画好截骨线，观察左右两侧是否对称并做好标记，便于掌握骨段前移距离及双侧对称；颏部大范围前移时，为保证软组织充分松弛，一般选择横向切开正中联合下缘的骨膜，以免术后出现唇闭合困难和下牙轻度显露；所有截骨线必须在牙根下至少4mm处进行，注意尖牙牙根的位置。

并发症及处理 ①出血：主要是截骨线内出血，出血来自近心骨段的骨髓腔。可采用控制性降低血压麻醉、尽快完成截骨操作的方式减少出血。②血肿及继发感染：纵向切口少见，多见于横切口。与术中止血不严密、包扎不可靠有关，应及时清除淤血和血肿，碘仿纱条填充腔隙，抗生素冲洗伤口。③术后口腔瘢痕：一般横切口会有多处条状瘢痕挛缩，严重时可导致唇畸形。④下唇麻木：术中下唇深部肌肉遭破坏，暴露牵拉均会造成下唇麻木。一般术后3个月可恢复，此阶段建议冷流质饮食，以免烫伤唇部。

（封兴华 曹 强）

bíbù zhěngxíngshù

鼻部整形术（rhinoplasty） 用于缩小或增加鼻背高度，改变鼻尖、鼻翼形态，矫正鼻部天生缺陷的手术。包括鼻翼下垂矫治术、鼻翼肥厚矫治术、鼻翼上缩矫治术、鼻翼塌陷矫治术、驼峰鼻矫治术、鹰钩鼻矫治术、鼻尖圆钝矫治术、鼻尖隐裂矫治术、鼻小柱过短矫治术、鼻小柱塌陷矫治术、鼻小柱偏斜矫治术、歪鼻矫治术、隆鼻术。

（封兴华 曹 强）

bíyì xiàchuí jiǎozhìshù

鼻翼下垂矫治术（nasal alar ptosis plasty） 矫正鼻翼塌陷、抬高鼻尖达到鼻部美容效果的手术。鼻翼下垂包括前、后或全部鼻翼缘的下垂，侧面看上去，可挡住鼻小柱，形成假性小柱内陷畸形。

适应证 鼻翼下垂、鼻翼塌陷、假性鼻小柱内陷。

禁忌证 妊娠期及哺乳期女性；伴有其他全身严重病变；有出血倾向病史和高血压；长期接受激素治疗者。

术前准备 术前两周停用抗凝血药物；确定受术者身体健康，无传染性疾病及其他身体炎症；术前彻底清洁面部；清洁鼻孔，修剪鼻毛；女性避开月经期；术前戒烟2周。

手术方法 主要有以下3种。①鼻翼软骨外侧角及中隔软骨下缘修整法：仅适用于皮肤较薄者，切除部分鼻翼软骨外侧角下缘及中隔鼻尖端软骨以达到上提鼻翼的目的。同时采用鼻中隔下缘软骨切除术达到提起鼻翼及鼻小柱的效果。②边缘切除法：检查下垂的鼻翼缘部位，如上部下垂则上部行鼻翼缘切除，如下部下垂则下部切除。有些病例可行保留中份的上下部分同时切除，或沿整个鼻翼缘切除一圈。切口位于鼻内软骨下，切除鼻翼缘后，组织对位缝合于鼻内。鼻翼缘扩大切除法可将切口延伸至鼻唇沟，但应注意重建鼻翼缘的圆滑和自然。鼻唇沟切口最好用皮内缝合，以免留下明显瘢痕。③鼻翼衬里部分切除法：经过鼻内软骨间切口，切除外侧角上缘软骨衬里区的少许皮肤，亦可起到上提鼻翼的作用。

术后处理 术后每日用酒精棉签清洁切口，涂红霉素眼膏；常规服用抗菌药物；术后1天换药，7天拆线；嘱患者术后尽可能不碰鼻部；尽量不带框架眼镜；术后3~6个月内涂抹抗瘢痕药物，提高患者满意度。

优点 切口位于鼻内软骨下，位置隐蔽，不影响美观；手术操作简单，术后恢复快，减轻了受术者的痛苦；鼻中隔下缘软骨切除术可以同时提起鼻翼、鼻小柱，术后效果显著。

注意事项 术中精细解剖，

避免破坏鼻翼外侧脚与鼻底槛交界处的自然圆钝弧度；术中严格把握两侧鼻翼的对称性；去除皮肤、皮下组织等多余鼻翼组织时，慎勿穿透内层鼻黏膜，以免分泌物污染口腔。

并发症及处理 ①皮肤张力过高：如移植物过长，将出现皮肤张力增高，鼻部皮肤变白或变红，甚至破溃，移植物裸露或脱出。一旦发现张力过大过高，应及时取出移植物，修剪后重新植入。②出血：鼻部血管密集，但隆鼻是在盲视下完成，很难对切口进行有效止血。术后局部加压、冷敷均可减少渗血和出血的状况。③外观不自然：雕刻假体模型的经验不足，设计鼻假体形状不到位，从而假体与原鼻的形态不对称、鼻根部及鼻背两侧假体与组织衔接过于生硬、鼻头尖锐。

(封兴华 曹 强)

bíyì féihòu jiǎozhìshù

鼻翼肥厚矫治术 （nasal alar hypertrophy plasty） 通过去除多余组织矫正先天性鼻翼发育过度，恢复鼻翼自然形态的手术。鼻翼肥厚是因先天性鼻翼发育过度所致。鼻翼的宽度和厚度与鼻全长的比例关系可用鼻指数表示。

$$鼻指数 = (鼻的最大宽度 / 鼻的最大长度) \times 100$$

鼻指数大于 80 可诊断为鼻翼肥厚。通常鼻孔最外侧不超过内眦的垂直线，否则就是鼻翼肥厚。在临床上常与鞍鼻、鼻头圆钝等合并存在。

适应证 鼻翼肥厚、低鼻伴有鼻翼过宽、假性鼻小柱内陷。

禁忌证、术前准备 见鼻翼下垂矫治术。

手术要点 评价鼻翼外侧脚和鼻小柱的关系、鼻孔形态、鼻

翼肥厚情况等。①面部酒精消毒，双侧鼻孔稀释碘伏消毒，消毒铺巾；双侧鼻孔靠近鼻底部斜形切口及鼻翼软骨潜行剥离范围，切口长度 0.3~0.4cm，亚甲蓝标记。于两侧鼻孔基底菱形切除部分皮肤及皮下组织，横行缝合创面，以缩窄鼻翼；于两侧鼻翼沟切开鼻翼，后平行于鼻翼沟切除部分鼻翼，创面直接对位缝合。②埋线法：埋线自一侧鼻翼沟进针，经皮下鼻小柱基底，至对侧鼻翼沟穿出，缝线张力调节适当，打结固定。

术后处理 参见鼻翼下垂矫治术。

优点 手术创口小，并能够完全隐蔽在鼻孔内，符合美观要求；手术操作简单，时间短，术后恢复快，减轻了受术者的痛苦；将双侧中脚向中央拉拢，再进行褥式缝合，这样可以不断缩小鼻尖宽度，提升鼻尖高度，保护鼻翼软骨。

注意事项 术中尽量避免破坏鼻翼外侧脚与鼻槛交界处的自然圆钝弧度，否则术后效果不自然；术中时刻注意两侧鼻翼的对称性，切除的量、切除缝合的部位尽可能对称并精细对合缝合；最好采用皮内缝合，以减少缝线瘢痕；去除皮肤、皮下组织等多余鼻翼组织时，慎勿穿透内层鼻黏膜，以免分泌物污染口腔。

并发症及处理 见鼻翼下垂矫治术。

(封兴华 曹 强)

bíyì shàngsuō jiǎozhìshù

鼻翼上缩矫治术 （nasal alar constrictor plasty） 通过开放式鼻尖显露方法，松解两侧鼻翼组织或植入假体，矫正鼻翼上缩、鼻孔外翻的手术。鼻翼上缩分为先天畸形和继发原因（如手术、

感染或外伤）造成，显得鼻孔朝天。当由继发性原因造成鼻翼上缩时，下方外侧脚软骨被削弱（通常由外侧脚的过度切除造成）和瘢痕挛缩是形成的主要原因。

适应证 鼻翼上缩、鼻孔外露、鼻孔外翻、唇腭裂畸形引起的鼻翼上缩、外伤口鼻翼处瘢痕挛缩。

禁忌证、术前准备 见鼻翼下垂矫治术。

手术要点 ①先天性原因引起的鼻翼上缩，在鼻前庭上方或鼻翼外侧基底部切口，潜行分离鼻翼缘，在外鼻皮肤与前庭皮肤之间分离出一容纳植入体的腔隙，与鼻翼软骨外侧角上方切取一椭圆形或长方形软骨，将其植入上缩鼻翼处分离的腔隙内，褥式固定移植体。②轻微的鼻翼上缩，鼻翼皮肤和软组织还持有弹性。因此，鼻翼软组织的复位和皮肤覆盖可通过鼻翼缘移植物或复合移植物加强基础鼻腔结构来实现。③严重上缩的鼻翼意味着瘢痕无收缩力，可结合鼻翼板状移植物，采用皮肤鼻翼旋转皮瓣来修复严重鼻翼上缩。

术后处理 术后密切观察患者的呼吸状态，及时清除口鼻分泌物；教会患者张口呼吸，棉签湿润嘴唇或用凡士林滋润唇部；术后 6 小时半卧位休息；常规应用抗生素；每日酒精清洁伤口；术后 7 天拆除鼻部伤口线；成品硅橡胶鼻膜塑形 3 个月；术后 3~6 个月内涂抹抗瘢痕药物，提高患者满意度。

优点 手术创口小，术后瘢痕不明显，符合整形外科手术原则；手术操作简单，时间短，术后恢复快，减轻了受术者的痛苦；褥式固定移植物不仅可改善鼻翼形态，同时保证鼻尖的高度；皮

肤鼻翼旋转皮瓣术后效果更接近美学标准。

注意事项 强调无菌操作，不能忽视对侧鼻孔的消毒；严格对照两侧鼻翼是否对称，切除的量、切除缝合的部位尽可能对称并精细对合缝合；术后尽可能不碰鼻部，尽量不带框架眼镜；切口设计非常关键，需按照鼻翼缘的弧线走行，不能过高、过低或过直；鼻翼沟切口线不要设计在鼻翼沟正中，应在鼻翼沟前 1mm 处，便于缝合；缝合时对合要整齐、细针细线，鼻翼处应皮下缝合，致密层缝合须对合整齐无缝隙。

并发症及处理 ①皮肤张力过高：移植物过长增加皮肤张力，导致皮肤张力增高，鼻翼部皮肤变白或变红，甚至破溃，移植物裸露或脱出。②感染：术后保持切口清洁、干燥，遵医嘱应用抗感染药物。③出血：观察切口有无渗血或出血，观察其颜色、量、性质等，保持切口处敷料清洁、干燥，定时换药，一旦有出血现象及时报告医生，并尽早处理。④外观不自然：手术方法不当或假体模型不适宜等原因造成鼻翼两侧不对称，鼻尖形态生硬。

（封兴华 曹 强）

bíyì tāxiàn jiǎozhìshù

鼻翼塌陷矫治术 （nasal alar collapse plasty） 通过开放式鼻尖显露方法，解剖分离出移位变形的鼻翼软骨，复位固定至接近正常位置，改善移位畸形鼻翼形态的手术。鼻翼塌陷可为单侧或双侧，多由唇腭裂等先天性畸形引起，常伴有鼻中隔软骨脱位、鼻尖偏斜、鼻前庭凹陷畸形。通常唇裂畸形越严重，鼻翼塌陷越严重。

适应证 唇腭裂系列畸形造成的鼻翼塌陷畸形或其他先天性鼻翼塌陷畸形。

禁忌证、术前准备 见鼻翼下垂矫治术。

手术要点 ①单侧鼻翼塌陷：矫正鼻中隔软骨的偏斜和脱位，按健侧形态修复患侧大翼软骨的拱形结构，同时修复鼻腔衬里，以延长患侧鼻小柱及塑造鼻孔和鼻翼的形态。缩小患侧鼻孔底边宽度，修复鼻前庭基底组织缺损及口鼻瘘。有严重的上颌骨发育不全时，可用骨牵引或骨移植法修复。②双侧鼻翼塌陷：用邻近皮瓣延长鼻小柱皮肤，双侧大翼软骨塑形，以延长鼻小柱软骨支架及缩窄鼻翼宽度。鼻孔黏膜衬里及鼻孔表面皮肤塑形，可用鼻假体置入行鼻尖鼻背整形。

术后处理 术后密切观察患者的呼吸状态，及时清除口鼻分泌物；教会患者张口呼吸，棉签湿润嘴唇或用凡士林滋润唇部；术后 6 小时半卧位休息；常规应用抗生素；每日酒精清洁伤口；术后 7 天拆除鼻部伤口线；成品硅橡胶鼻膜塑形 3 个月。

优缺点 正面观鼻翼外 1/3 在面部并不明显，此处翻转局部皮瓣作为衬里，瘢痕、色差较为隐蔽，利于美观；鼻唇沟皮肤血供丰富，成活率较高，但用于鼻翼修复后略显臃肿。

注意事项 术中参照健侧鼻孔情况，将患侧鼻翼软骨向鼻小柱置入软骨及上外侧悬吊，保证两侧鼻孔的对称性；如合并鼻翼基底凹陷，需将雕刻好的软骨固定于患侧鼻翼基底，以抬高鼻翼基底高度。

并发症及处理 ①感染：手术非无菌操作或术后创口清洁不当所致。要求术者严格无菌操作，嘱受术者保持创口清洁，遵医嘱应用抗感染药物。②出血：观察切口有无渗血或出血，观察其颜色、量、性质等，保持切口处敷料清洁、干燥，定时换药，一旦有出血现象及时报告医生，并尽早处理。③两侧鼻孔不对称：多见于单侧鼻翼塌陷患者。手术未全面参考健侧鼻孔形态、大小，或鼻翼塌陷程度过重，单次手术矫正不能完全恢复。

（封兴华 曹 强）

tuófēngbí jiǎozhìshù

驼峰鼻矫治术 （hump nose plasty） 通过截除驼峰样隆起的鼻骨，缩小鼻下端过高中隔软骨及鼻翼软骨，并进行骨性宽鼻截断缩窄，改善鼻部形态的手术。驼峰鼻表现为鼻背中部向上隆起，形似驼峰，多系鼻骨发育过度引起，严重者同时伴有鼻中隔软骨发育过度，少数与鼻外伤后骨质增生有关。

适应证 鼻骨下部呈驼峰样隆起、增宽；轻度Ⅰ、Ⅱ型驼峰鼻；中、重度驼峰鼻。

禁忌证、术前准备 见鼻翼下垂矫治术。

手术方法 术前标记黄金点和鼻正中线；直尺前端抵住鼻根最低点及鼻尖最高点；测量驼峰上线端分别到鼻尖和黄金点的距离；直尺放于鼻侧画线，确定去除的鼻骨量。在鼻背表面，按正常弧度标记需截除的增生部分。切口在鼻孔内侧鼻软骨及鼻翼软骨间黏膜处做弧形切口，分离后进入侧鼻软骨表面，向上分离至鼻骨骨膜处改用骨膜剥离器进行剥离至鼻根，参照切除线切除增生的软骨及骨，然后骨锉锉平，彻底止血后，缝合伤口。术后固定鼻背部，鼻孔填塞固定。术后 48 小时拔除鼻孔填塞物，术后一周去除外固定，拆线。

术后处理 术后冰敷，半卧位休息；伤口处涂红霉素软膏，酒精棉签擦拭血痂及分泌物；术后尽量不要化妆和做面部护理。

优缺点 采用鼻孔内侧鼻软骨及鼻翼软骨间黏膜切口入路，术后体表无瘢痕，对美观影响不大；采用先截骨后骨锉的方式，可精确去除骨质，避免台阶样变，并恢复鼻背部弧度。

注意事项 术中只分离截骨部分的骨膜，不做广泛分离，减轻术后肿胀；操作轻柔，止血彻底，以免血块机化；术后彻底清洗创面，及时锉除骨质，预防骨质残留造成的局限性骨痂样增生。

并发症及处理 ①出血：多为骨折面渗血，可给予局部加压及全身应用止血剂。②水肿：术后多有明显局部及全面部水肿，可自行消退。③鼻不对称：测量画线有误或术中操作失误造成两侧截骨量不一致。应当术前精确测量，术中采用眶下孔阻滞麻醉，减少局部浸润麻醉用量，尽可能避免影响观察。④外鼻阶梯状：截骨位置过高，不在鼻骨与上颌鼻突联合处。如术中发现阶梯状畸形，立即用骨锉修平。⑤鼻孔上翘：鼻中隔软骨切除过多，需参考术前测量的校正度数，由少至多的切除，黏膜少切，以免术后鼻腔后瘢痕挛缩导致外形改变。⑥倒"V"畸形：上外侧软骨切除过多，或术中撕脱引起。⑦鼻背过低/去除不足：术中骨与软骨驼峰的过度切除或切除不足所致。

(封兴华 曹 强)

yīnggōubí jiǎozhìshù

鹰钩鼻矫治术 （hawk nose plasty）

通过截骨、磨削、剪切的方法，截除过高隆起的鼻背骨组织，剪除部分鼻翼软骨，实现降低鼻背高度、抬高下垂鼻尖的手术。鹰钩鼻表现为鼻背部轻度隆起与鼻尖下垂，多由于鼻大翼软骨内侧脚、鼻中隔软骨过长、发育过度、降鼻肌肥大或收缩功能较强所致。

适应证 鼻骨下部呈驼峰样隆起、增宽。鼻中隔软骨过长。侧鼻软骨、鼻翼软骨内侧脚过长。

禁忌证、术前准备 见鼻翼下垂矫治术。

手术要点 术前测量外鼻长度、鼻唇角，观察鼻尖与鼻唇成90°的鼻长，并计算鼻尖需要缩短的长度。鼻背部标记出鼻翼软骨、侧鼻软骨轮廓，测量需要切除的部分，做前庭软骨间联合切口或鼻端鸟形切口，向上紧贴软骨浅面剥离，再向下自鼻翼软骨表面剥离，将侧鼻软骨下端拉出，参照标记切除部分下缘，再将鼻翼软骨拉出，去除上部及外部。

在鼻大翼软骨内侧脚后方，去除中隔软骨前端部分软骨及软骨膜；止血钳向切牙方向插入，离断降鼻中隔肌，先将鼻柱与中隔贯穿缝合，然后缝合软骨间切口，缝合伤口，垫放纱布鼻腔内填塞固定，石膏夹板外固定。缝合即可。

术后处理 术后即刻冰敷；半卧位休息，注意避免挤压鼻部；伤口处涂红霉素软膏，消毒棉签去除表面脏污；密切观察鼻尖皮肤色泽变化，如渗血过多或发绀应及时处理；术后第5天开始热敷，促进血液循环。

优点 前庭软骨间联合切口或鼻端鸟形切口走形顺应生理解剖，与周围组织衔接自然，不影响美观；手术操作简单。

注意事项 按照术前设计宽度切除鼻中隔软骨，当切除宽度超过0.5cm时，需同时切除一部分相应的黏膜软骨瓣及部分鼻侧软骨。

并发症及处理 ①出血：多为骨折面渗血，可给予局部加压及全身应用止血剂。②水肿：术后多有明显局部及全面部水肿，可自行消退。③鼻孔上翘：鼻中隔软骨切除过多，需参考术前测量的校正度数，由少至多切除，黏膜少切，以免术后鼻腔后瘢痕挛缩导致外形改变。④倒"V"畸形：上外侧软骨切除过多，或术中撕脱引起。

(封兴华 曹 强)

bíjiān yuándùn jiǎozhìshù

鼻尖圆钝矫治术 （broad and bulbous nasal tip plasty）

通过开放式鼻尖显露方法，去除鼻尖多余组织，并放置假体或自体软骨，纠正鼻尖圆钝的手术。鼻尖圆钝由于鼻尖软组织的肥厚和大翼软骨的宽大肥厚或大翼软骨鼻尖端间距过宽，致鼻尖宽度超过正常比例关系，致使鼻尖界限不明，出现鼻尖圆钝乃至肥厚。

适应证 ①鼻椎体整体宽大：包括鼻梁、鼻背和鼻下部整体宽鼻或大鼻。②鼻下部宽鼻：鼻根和鼻梁形态良好；鼻中下部宽鼻，是指鼻骨支架结构正常，侧鼻软骨和鼻翼软骨及其相连的组织结构异常。③鼻尖鼻翼宽大：表现为鼻尖鼻翼角增大，为钝角，鼻翼外侧沟距离中线较远。这类鼻尖部宽鼻在东方人种十分多见，常伴有球状鼻尖畸形，或鼻翼沟饱满，或鼻孔鼻尖腹部比例失调。

禁忌证 见鼻翼下垂矫治术。

手术要点 术前观察患者鼻部外形，亚甲蓝在鼻尖部设计鼻翼边缘、鼻小柱边缘及鼻翼基部的切口位置；标记鼻翼软骨外侧脚需去除的部分；鼻尖圆钝低平者，设计鼻翼基部的单线切口。鼻尖圆钝、低平合并鞍鼻者，可置入假体纠正。去除鼻尖过多的组织，包括皮下软组织、部分大翼软骨及侧鼻软骨。矫正鼻尖的外形，可分离解剖出鼻翼软骨，以延长鼻翼软骨内侧脚的长度，将相邻内侧脚贯穿缝合成鼻尖支架，也可应用自体鼻中隔软骨或者组织代用品鼻尖植入，以矫正鼻尖圆钝、小柱角缺如。

术后处理 术后 7 天拆线，10 天拆除鼻尖固定片及橡皮管；伴有玫瑰痤疮畸形或鼻表面皮肤粗糙者，术后 3 个月可行鼻部磨削术。

优点 切口隐蔽；自体鼻中隔软骨矫正取材方便，无排异反应；术后鼻子的柔软度高，美观自然。

注意事项 避免鼻尖圆钝区域浸润麻醉，以减少视觉误差；术中时时观察鼻孔的形状，避免切除组织量过大而破坏鼻孔缘的正常弧度；轻度鼻尖圆钝者，单纯修薄鼻尖部皮肤并修整鼻尖内部软骨组织即可；鼻尖圆钝低平者，修薄的同时需植入人工假体；鼻尖圆钝伴有肥大者，需去除多余皮肤组织。

并发症及处理 ①感染：术者严格无菌操作，加强术后护理，保证术区处于无菌状态。术后嘱患者定期换药，保持创口清洁。②假体外露：多发生在鼻尖部和切口处，其中假体植入层次过浅、假体过硬、鼻尖皮肤过薄、排异反应等均是诱因，可造成鼻头黏膜与皮肤张力过大、局部急慢性炎症、皮肤穿破从而假体外露。③出血：鼻部血管密集，但隆鼻是在盲视下完成，很难对切口进行有效止血。术后局部加压、冷敷均可减少渗血和出血的状况。④外观不自然：雕刻假体模型的经验不足，设计鼻假体形状不到

位，从而假体与原鼻的形态不对称、鼻根部及鼻背两侧假体与组织衔接过于生硬、鼻头尖锐。

（封兴华 曹 强）

鼻尖隐裂矫治术（cracked nasal tip plasty）

通过开放式鼻尖手术的方法，缝合两侧翼软骨或在鼻尖部植入自体软骨，形成完整鼻尖形态的手术。鼻尖隐裂指两侧鼻翼内侧脚之间角度过大，引起明显的横向的鼻尖双峰。

适应证 鼻尖隐裂。

禁忌证、术前准备 见鼻翼下垂矫治术。

手术要点 观察患者鼻部外形，用亚甲蓝在鼻尖部画出鼻翼边缘、鼻小柱边缘及鼻翼基部的切口位置。鼻小柱处设计鸟形切口，分离并切除两鼻翼内侧脚之间的脂肪纤维组织，将双内侧脚行贯通褥式缝合。必要时可在穹隆部切断鼻翼软骨予以重新塑形，也可获取自体耳软骨、组织代用品充填鼻尖部隐裂。

术后处理 术后立即冰敷；半卧位休息，防止意外出血；伤口处涂红霉素软膏，消毒棉签去除表面脏污；观察鼻尖皮肤色泽，出现发绀或苍白立即告知医生；术后 7 天拆线，10 天拆除鼻尖固定片及橡皮管；术后第 5 天开始热敷，促进血液循环；术后 1 个月内尽量不要化妆和做面部护理；伴有玫瑰痤疮畸形或鼻表面皮肤粗糙者，可于术后 3 个月行鼻部皮肤磨削术。

优点 切口隐蔽；自体鼻中隔软骨矫正取材方便，无排异反应；术后鼻尖形态自然逼真，鼻形俏丽。

注意事项 避免鼻尖圆钝区域浸润麻醉，以减少视觉误差；术中时时观察鼻孔的形状，避免

切除组织量过大而破坏鼻孔缘的正常弧度；轻度鼻尖隐裂可直接选择皮瓣转移，或修正鼻尖内软骨；鼻尖隐裂严重者，需要植入软骨。

并发症及处理 ①感染：术者严格遵守无菌操作，加强术后护理，保证术区处于无菌状态。术后嘱患者定期换药，保持创口清洁。②出血：鼻部血管密集，术中很容易损伤血管，且止血困难。术后局部加压、冷敷均可减少渗血和出血的状况。③外观不自然：鼻尖部皮肤组织过于紧张，术后皮肤紧绷，外观不自然。或鼻尖恢复过高，与其鼻部组织衔接过于生硬，鼻头尖锐。

（封兴华 曹 强）

鼻小柱过短矫治术（short nasal columella plasty）

通过局部组织瓣转移修复的方法，延长鼻小柱长度，使鼻小柱形态接近正常的手术。鼻小柱过短可由先天发育不足引起，也有后天外伤、感染造成，严重者出现部分或全部鼻小柱缺损。

适应证 鼻子塌陷、鼻小柱过短。

禁忌证、术前准备 见鼻翼下垂矫治术。

手术要点 术前甲紫于鼻小柱下 1/3 处定点，设计切口、皮瓣宽度并做标记。在过短鼻小柱的两侧鼻孔下缘向上唇中央做"V"形切口，分离三角形皮瓣，切口在鼻小柱两侧缘向上延长，再转向鼻孔上半部边缘，切开剥离皮瓣后，向上推进，切口下端缝合成直线，再逐渐缝合成"Y"形。为便于加长鼻小柱的长度，在放置植入体之前，需将鼻小柱内的降鼻肌的大部分肌纤维剪除，以便充分延长鼻小柱。

术后处理 术后 6 小时予半卧位休息，利于帮助呼吸；术后伤口处不沾水，保证手术部位清洁；忌辛辣刺激类食物；术后 3~6 个月内避免参加剧烈运动，如碰撞、揉捏鼻部等；预防上呼吸道感染，避免打喷嚏。

优缺点 "V"形切口鼻尖皮瓣上移后，两侧鼻小柱创口拉拢缝合会致使此处鼻小柱较窄，鼻孔的内上象限处呈直角状，影响鼻孔形状；缝合后鼻尖会有不同程度内收，侧面观失去鼻尖部鼻小柱下缘的自然弧形，影响手术效果。

注意事项 鼻小柱延长程度需符合东方人的特质，同时参考求美者自身的容貌特点。

并发症及处理 ①感染：术中器械、术野消毒不严格，鼻面部、上呼吸道存在感染，或患者抵抗力差都可能造成感染。要求术中严格遵守无菌操作，术后保持伤口处清洁，并常规应用抗生素。②假体歪斜：鼻小柱侧切隆鼻常见并发症。分离腔穴时上端偏向切口同侧，下端偏向切口对侧造成假体歪斜。术中操作一定要保持正中位置，掌握分离平面，两侧分离范围一致、腔隙充分。③假体外露：鼻小柱组织较为薄弱，切口对合不严密的情况下，假体容易外露。

（封兴华 曹 强）

bíxiǎozhù tāxiàn jiǎozhìshù

鼻小柱塌陷矫治术 （collapse nasal columella plasty）

通过自体软骨移植或假体植入的方法，修复塌陷畸形的鼻小柱以达到鼻尖挺拔美丽的手术。

适应证 鼻小柱塌陷。

禁忌证、术前准备 见鼻翼下垂矫治术。

手术要点 鼻小柱塌陷但鼻尖高度正常者，利用鼻中隔软骨或耳甲腔软骨卷曲移植充填。鼻小柱内陷合并鼻尖低平者，可选择自体骨或假体成 L 型，同时纠正两种畸形。鼻小柱内陷合并中隔组织紧缩者，需在鼻中隔处做一切口松弛组织，上部组织向下滑行，鼻棘部分凿除，以松弛中隔下部组织，同时一鼻小柱软骨植入。该类患者也可行单纯鼻中隔矩形瓣推进，或鼻中隔全层 "V-Y" 缝合推进。

术后处理 术后严禁触碰、揉搓切口；保证术区清洁，生理盐水或酒精擦拭血痂或分泌物；术后冰敷鼻部；7 天拆除缝线；避免进食刺激性食物等。

优点 其手术切口隐蔽，不会影响面部美观；术后鼻小柱细直，鼻型俏丽；伴有鼻尖较低者，可以恢复鼻尖高度，改善鼻部外观。

注意事项 术中切除的软骨或骨片修整后重新放入双侧软骨膜间，防止粘连或穿孔；术后鼻小柱恢复程度需与鼻部比例、面部轮廓相符合。

并发症及处理 ①移植假体浮动：多由于分离层次过浅，未能进入中缝上间隙，需要重新手术矫正。②假体偏斜/外露：剥离隧道腔穴过小，导致皮肤张力过大，假体自薄弱点穿出；L 形假体短臂未放入鼻小柱的两鼻软骨之间，在鼻尖部形成持续向下的张力；分离鼻小柱时对侧损伤，植入假体后未能够及时缝合。③出血：由于鼻部血管密集，而术中未对切口进行有效止血造成。术后局部加压、冷敷均可减少渗血和出血的状况。④外观不自然：雕刻假体模型的经验不足，设计鼻假体形状不到位，从而假体与原鼻的形态不对称。鼻根部及鼻背两侧假体与组织的衔接过于生硬，鼻头尖锐。⑤感染：切口缝合不严密，细菌沿切口裂隙侵入；术中无菌操作不严格或术后未保持伤口清洁。检查缝合是否严密，给予抗生素治疗，如仍无好转或加重可取出假体等愈合后再进行矫正。

（封兴华 曹 强）

bíxiǎozhù piānxié jiǎozhìshù

鼻小柱偏斜矫治术 （deviated nasal columella plasty）

通过自体软骨组织植入或局部组织瓣转移修复的方法，修复偏斜移位的鼻小柱以达到鼻部结构接近正常的手术。鼻小柱偏斜可以由外伤性、医源性或先天性唇腭裂畸形引起，常伴有鼻孔、鼻尖甚至鼻翼的畸形。

适应证 鼻小柱偏斜，唇腭裂鼻畸形，外伤性、医源性鼻小柱偏斜。

禁忌证、术前准备 见鼻翼下垂矫治术。

手术要点 鼻小柱的偏斜都可采用 "Z" 成形术修复。首先在鼻小柱或上端设计 "Z" 形切口，然后切断鼻小柱鼻翼软骨内脚，分离中隔软骨，最后将两个三角瓣转位使鼻小柱返回中线。若鼻小柱倾斜伴有鼻翼形态不对称者，可以将较短一侧鼻翼软骨内侧脚切断上移与对侧软骨缝合，使鼻尖软骨支架对称。也可以将发育过度的鼻翼软骨外侧脚部分切除，使鼻尖复位，缝合鼻翼两断端。

术后处理 术后 6 小时予半卧位休息，利于呼吸；术后伤口处不沾水，保证伤口清洁；忌辛辣刺激类食物；术后 3~6 个月内避免参加剧烈运动，如碰撞、揉捏鼻部等；预防上呼吸道感染，避免打喷嚏。

优点 鼻翼软骨内界与鼻尖结缔组织疏松，利于健患侧鼻翼软骨移位、分离，为手术创造良好的条件；上唇正中部采用"Z"成形术切口，不破坏正常人中、人中嵴的截骨，切口隐蔽。

注意事项 术中切除的软骨或骨片修整后重新放入双侧软骨膜间，防止粘连或穿孔。如选择双侧耳屏软骨矫正鼻小柱畸形，需将一侧软骨沿长轴从中央区做半层切开，翻转重叠形成"Y"形支撑杆，使其形态更接近大翼软骨内侧脚，另外一侧软骨盖在"Y"形杆上方，使其形态更接近鼻尖。

并发症及处理 如果术中器械、术野消毒不严格，或鼻面部、上呼吸道存在感染，或患者抵抗力差都可能造成感染。因此，要求术中要严格遵守无菌原则，术后保持术区清洁，并且常规应用抗生素。

（封兴华 曹 强）

wāibí jiǎozhìshù

歪鼻矫治术 （deviated nose plasty）
通过凿骨、磨削、植入假体等方式将歪斜移位的鼻部结构复位，使鼻部外形更为自然、美观的手术。歪鼻指鼻尖或鼻梁偏离面中部内眦连线中点与人中上端连线的中轴线。先天性歪鼻由鼻软骨发育异常所致，后天性歪鼻见于各种外伤造成的鼻骨骨折畸形愈合和鼻中隔偏曲。

适应证 先天性歪鼻可待患者鼻部发育成熟后进行矫治，外伤性歪鼻在伤后两周内，组织肿胀消退后即可进行手法矫治，如未得到及时矫治，出现畸形愈合，可于6~12个月后进行矫治。

禁忌证、术前准备 见鼻翼下垂矫治术。

手术要点 切开鼻前庭软骨间切口，用剪刀从鼻翼软骨和侧鼻软骨间进入鼻背，在骨膜上进行剥离。牵开鼻中隔突侧的鼻孔，在鼻小柱皮肤和黏膜交界处切开，紧贴鼻中隔软骨用骨膜剥离器推开软骨膜。将鼻小柱牵向对侧，显露鼻中隔软骨的前缘，分离对侧黏骨膜。用回旋刀平行于鼻背切除部分偏曲的鼻中隔软骨，使鼻中隔复位。合并有骨性歪斜者，从切口置入鼻锯，在双侧鼻骨侧锯开其与上颌骨骨突的连接，从正中线伸入骨凿，分开鼻骨，以骨钳扭动，使上端发生骨折，然后移位至正常位置，用拇指将松动的鼻侧软骨向正中挤压恢复鼻梁正中位。术后鼻腔内填充碘仿纱条，外用印模胶固定。

术后处理 双侧鼻道同时以油纱条填充，以保持鼻中隔、鼻骨的正确位置；鼻梁两侧胶布向鼻部靠拢固定；术后48小时抽出鼻腔纱条，外固定2天松解1次；术后7天拆线，同时拆除外固定。

优点 鼻外入路充分分解软骨畸形引起的不均衡张力，操作更精确；鼻翼软骨和侧鼻软骨切口，术后瘢痕小，符合患者审美要求。

注意事项 截骨线的位置需要根据鼻骨偏斜程度和两侧鼻骨之间的关系来确定；凿骨力度适中，不可过大，准确凿骨与复位；鼻中隔软骨偏曲较严重时，可将切除的软骨修整成条状支架，缝合固定于软骨凹侧，以维持软骨形态。

并发症及处理 ①继发畸形：畸形可能发生在与手术相关的不同部位，如鼻梁骨性部分以及鼻背部驼峰切除过多均可能造成鼻梁中部凹陷，影响美观，严重时会引起鼻部通气障碍，需采用移植性材料充填缺损处。②排斥反应：人工材料移植后易出现术后感染、皮肤破溃、材料排出等并发症，一旦发生应及时取出假体。③移植软骨变形：发生概率非常小，如果取软骨中央部分，则这种危险性很小，但吸收程度大。另外，年轻者软骨较老年者更容易变形。④歪鼻矫正不彻底：骨部凿断不彻底、组织松解不彻底或内外固定不当都可以造成畸形的复发。

（封兴华 曹 强）

lóngbíshù

隆鼻术 （augmentation rhinoplasty）
将一个成型的植入体埋植到鼻背骨膜下面，从而改变鼻背的形状，改善鞍鼻畸形的手术。鼻背和鼻根部凹陷，额部－鼻背－鼻尖之间呈马鞍状，称为鞍鼻畸形。可由外伤、先天发育畸形、后天疾病或种族遗传因素造成。

适应证 ①鞍鼻：鼻根部低于上睑缘垂线1~5mm，鼻背低平，伴有鼻面角小于25°。②严重鞍鼻：面部正侧位时，鼻根部低于上睑缘垂线5mm以上，伴有鼻面角小于20°。③平鼻：面部正侧位时，鼻根部与上睑缘垂线持平，或伴有鼻面角小于30°。④常鼻：面部正侧位时，鼻根部高于双上睑缘的水平连线，鼻面角在30°~35°。

禁忌证、术前准备 见鼻翼下垂矫治术。

手术要点 标记鼻根黄金分割点（眉间中点与内眦间中点连线的中点），标出鼻背中线，采用一侧鼻孔缘切口或正中鸟形切口，切开皮肤及皮下组织。蚊式钳分离两侧大翼软骨间中隔，沿中隔嵴向嵴背分离，分离至骨、软骨交接处，使用骨膜剥离器剥离至黄金分割点，分离范围恰好能容纳填充物即可，预行鼻尖或鼻小柱充填者还需做鼻小柱至前鼻棘间剥离。植入填充物（常用的有自体软骨、医用硅橡胶假体隆鼻、膨体聚四氟乙烯假体隆鼻）。将切口原位缝合。

术后处理 术后立即冰敷切口；半卧位休息，防止意外出血；保证充足的睡眠，避免挤压鼻部；伤口处涂红霉素软膏，酒精棉签去除表面脏污；给予抗生素3~5天，观察鼻尖皮肤色泽，出现发绀或苍白立即告知医生；术后第7天拆除缝线，术后2周内避免碰撞；患者尽量不要化妆和做面部护理。

优缺点 手术操作简单，手术创伤小，身体恢复快；术后偶有排异反应，需要取出植入假体；硅胶假体隆鼻术后个别患者鼻背部皮肤颜色发亮，感觉不自然。自体软骨隆鼻需要开辟第二术区，造成一定创伤；自体软骨隆鼻术后无排异反应，手感逼真，形态自然。

注意事项 假体雕刻精细，边缘平滑并与鼻骨贴合；"L"形假体长臂与鼻尖至新设计的鼻根点距离等长；假体短臂不宜超过双侧鼻孔下缘连线；隧道大小以能够置入假体且假体固定良好不宜活动为宜；强调无菌操作技术，不能忽视对侧鼻孔的消毒；假体应植入于骨膜下，保持术后假体稳定。

并发症及处理 ①移植硅橡胶假体轮廓透明：多为移植物过厚，或植入层次较浅，需重新手术调整层次，必要时更换植入物。②移植假体浮动：多由于分离层次过浅，未能进入中缝上间隙，需重新手术矫正。③假体偏斜/外露：没有根据标准的操作对鼻背腔穴进行处理，导致分离腔穴不对称。④皮肤张力过高：如移植

物过长，将出现皮肤张力增高，鼻部皮肤变白或变红，甚至破溃，移植物裸露或脱出。一旦发现张力过大过高，应及时取出移植物，修剪后重新植入。⑤出血：鼻部血管密集，但隆鼻是在盲视下完成，很难对切口进行有效止血。术后局部加压、冷敷均可减少渗血和出血的状况。⑥外观不自然：雕刻假体模型的经验不足，设计鼻假体形状不到位，从而假体与原鼻的形态不对称。鼻根部及鼻背两侧假体与组织衔接过于生硬、鼻头尖锐。

(封兴华 曹 强)

chúnbù zhěngxíngshù

唇部整形术（lip plastic surgery）

矫正上下唇皮肤、黏膜、唇红组织先天或后天畸形或缺陷，恢复正常唇部外形，达到唇部美观效果的手术。包括重唇矫正术、丰唇术。

(封兴华 曹 强)

zhòngchún jiǎozhèngshù

重唇矫正术（double lip plasty）

通过手术切除多余黏膜与增生的黏液腺组织，使唇部形态接近正常外形的手术。重唇又称双唇，为先天性发育畸形，重唇主要见于上唇，多在青春期表现最为明显，表现为红唇内侧的唇黏膜发育过度，黏液腺肥大增生，组织松垂突出。该畸形对容貌影响很大，其闭口时畸形不显；但是开口时可见两唇缘，在两唇缘间有一横沟，笑时呈现两道清楚的红唇。

适应证 先天性口唇肥大、细菌感染性口唇肥大、淋巴腺囊肿性口唇肥大、颌骨发育异常引起的口唇肥大等。

禁忌证 高血压、心脏病、糖尿病、传染性疾病、血液病、瘢痕增生、正在使用皮质激素者

等患者。

术前准备 与患者充分沟通，讲述手术相关内容、可能达到的效果等；常规体格检查，了解患者手术史、用药史等；术前1周停止饮酒，停用抗凝血类药物及扩张血管药物；术前3天每天洗头，保持面部清洁；参照患者面型、个性、要求等设计手术方案。

手术要点 标记需要切除多余的黏膜组织，在两侧重唇黏膜做梭形切口，切口两侧常需延长至颊部，楔形切除多余的黏膜及增生的黏液腺组织，止血后间断缝合。

术后处理 术后无需包扎，切口缝合后抗生素软膏涂抹即可；口服抗生素7天；术后3天流质饮食；每日漱口液漱口4~6次，保持口腔清洁；术后5天服用维生素C和抗病毒药物。

优点 切口瘢痕隐蔽，术后不会影响美观；切口与吻部曲线较好地恢复了上唇解剖特征；术后外观有明显的改善，效果佳。

注意事项 重唇矫正术只需将多余的黏膜与增生的黏液腺切除即可。不可切除过多的黏膜组织，尤其在唇珠处，以免破坏唇珠。缝合前去除切口边缘唇腺，避免出现黏液性囊肿；先缝合系带，注意双侧对称，保证唇珠形态自然；切除部位要合理，解剖清晰，最大限度地恢复上唇解剖特征。

并发症及处理 ①重唇复发：主要由于上唇黏膜及黏液腺组织切除不足引起。如复发，可在3~6个月再次手术治疗。②唇珠不显：主要由于上唇组织尤其是唇珠部位组织切除过多所致，如发生，可行"V-Y"组织瓣或局部"Z"成形术重建唇珠。

(封兴华 曹 强)

fēngchúnshù

丰唇术（lip augmentation） 使
唇部形态充盈饱满，以解决唇部过薄或由于衰老导致唇部萎缩、老化等问题的手术。

适应证 薄唇丰厚、唇部两侧不对称畸形修复以及唇部形态美容。

禁忌证 合并严重器质性病变，凝血功能障碍，糖尿病，免疫性疾病，神经运动功能障碍，对胶原蛋白过敏者，瘢痕体质，正在使用皮质类激素者。

术前准备 术前常规检查；术前半个月禁服抗凝药物；充分与患者沟通，确认需隆起的程度；实行注射部位无感染病灶；女性避开月经期；术前3天局部注射生理盐水推测注射量，并判断局部组织可能粘连的程度。

手术要点 红唇横向双"V-Y"成形术，适用于单纯性薄唇不伴有上唇皮肤松弛者。眶下神经阻滞麻醉后，以红唇干湿交界线为横轴，在两侧方各做一反向"V"形切口，进行推进缝合，增加红唇厚度并使唇珠明显。注射丰唇目前常用的有透明质酸钠凝胶注射和自体脂肪颗粒注射丰唇。

术后处理 局部轻柔按摩，使脂肪颗粒均匀分布；术后24小时内避免阳光暴晒，避免按压术区；嘱患者术后不要过于频繁讲话或做夸张的唇部动作。

优点 下唇红唇外侧区、口周外侧注射可以增加垂直高度、浑圆度及丰满度；自体脂肪注射效果自然；联合丰颏、丰颞、丰面部凹陷等，临床效果会更令人满意。

注意事项 脂肪抽吸尽量采用手工注射肿胀麻醉液，注射速度不宜过快，肿胀压力不要过高，最大限度减轻对脂肪细胞的机械

和化学损伤；注射时上唇尽量向外侧注射，维持上唇宽度，而下唇较上唇略丰满。

并发症及处理 ①感染：主要为皮下感染和针眼感染。为避免感染发生，术前、术后常规应用抗生素。术中严格无菌操作，如有发生需积极给予抗生素治疗，抽取局部分泌物或注射物，生理盐水反复冲洗。②局部红肿：注射后大多会出现红肿的现象，1~2天后会逐渐好转。建议术后冰敷。若治疗3天后红肿依然存在，可给予喜疗妥软膏等治疗。③液化、坏死：因注射的脂肪团块过大所致。未感染的情况下表现为局部皂化现象，触之为一硬结，3个月开始逐渐软化，半年恢复正常。合并感染时会出现液化、坏死，最终全部移植物坏死，需要切开引流。④不对称畸形：注射时唇部两侧注射量预估有误差，往往需要再次充填。⑤过度矫正：术前预估好用量，不能盲目追求效果显著而超限度注射。⑥矫正不足：术前预估用量不足，未达到预期效果，需二次补充。

（封兴华　曹　强）

jiǔwō chéngxíngshù

酒窝成形术（dimple plasty）
造成面部表情肌纤维束与颊部皮肤真皮下层粘连，当表情运动时，通过这些纤维束牵拉而形成皮肤陷凹的手术。酒窝又称面靥，是位于口角外侧面颊皮肤上的凹窝。面部处于静态时酒窝并不显现，当微笑时或面部有愉悦表情时酒窝即可出现。

适应证 有意愿行酒窝成形术者。

禁忌证 合并高血压、心脏病者；有传染性疾病者；血液系统疾病，凝血障碍者；瘢痕体质者；颊侧脂肪过丰满者；月经期

及哺乳期女性。

术前准备 见重唇矫治术。

手术要点 在与拟定的皮肤酒窝点相对应的黏膜上用亚甲蓝做标记，注射麻醉药物后沿水平方向切开黏膜约0.5cm。接着采用钝性方法分离黏膜下层、肌层和皮下组织直达真皮深面。然后，从切口的一侧肌层进针，经由确定的酒窝点出针，再由出针点缝入真皮并在真皮内行进一段距离，转向内从切口的另侧肌层穿出，将肌肉和真皮缝在一起。缝线在真皮内行进的距离决定了形成酒窝的大小和形态。最后缝合黏膜切口。

术后处理 术后休息尽量为半卧位，将头部垫高，利于消肿；避免碰撞伤口，不做夸张的表情，以免伤口裂开；术后保持口腔卫生，漱口液漱口；禁烟禁酒1周，忌辛辣刺激性食物。

优点 操作简单、准确，易于掌握；创伤小，不会损伤面神经及腮腺导管；形成的酒窝牢固，不易消失，形态自然逼真；缝线各返折点不会有缝线外露。

注意事项 穿刺时针尖斜面朝向定点线外侧，利于缝合较多的颊肌；定点需准确，确保部分颊肌和真皮被缝合在一起。

并发症及处理 ①感染：手术切口在口内，进食容易增加感染概率。②酒窝变浅或消失：主要是手术方法不当或术者技术不佳所致。③腮腺损伤：切口距离腮腺导管较近，术中很有可能损伤腮腺导管。④双侧酒窝位置不对称：与缝合位置、深浅密切相关，需重新手术。⑤出血：术中损伤血管所致。⑥面神经损伤：术中剥离及缝针过程中造成面神经损伤。

（封兴华　曹　强）

kǒuqiāng hémiànbù xiūfù chóngjiàn wàikēxué

口腔颌面部修复重建外科学

（oral and maxillofacial reparative and reconstructive surgery） 应用整复外科基本技术，特别是显微外科、牙种植、三维打印等技术修复各种颅颌面颈部缺损、畸形及恢复其外形和功能的口腔颌面外科专业。亦称口腔颌面整形外科。

简史 公元前 800 年印度医师施行第一例全鼻再造术，被认为是修复重建外科历史上最早的颌面缺损重建术。

皮肤移植修复缺损被认为是修复重建外科的基本技术。1869 年的点状植皮，随后的断层皮片移植；1875 年的全厚皮片移植；一直到 1917 年的管状皮瓣移植，都为软组织缺损的修复带来了福音。以后，不少整形外科学者在局部带蒂皮瓣转移修复口腔颌面部缺损中做出了很大贡献，其中包括"Z"成形术等。20 世纪 60 年代初出现了轴型皮瓣的概念（亦称知名动脉皮瓣），使原来皮瓣长宽比例的限制被突破，使长蒂瓣也可修复洞穿性缺损。随着中国学者陈中伟首例应用血液循环重建断肢再植手术的成功，促进了中国及世界各国显微外科技术的进展。1974 年杨东岳、张孟殷等首次以腹股沟游离皮瓣修复面颊缺损成功；1996 年学者报道口内移植成活。1981 年杨东岳等报道前臂皮瓣游离移植，并广泛应用于口腔颌面修复重建外科。

研究内容 ①口腔颌面部软组织的修复重建：皮瓣修复作为口腔颌面软组织缺损修复的主要手段，经历了管状皮瓣（管）、轴形皮瓣，发展到再血管化的游离皮瓣移植。随着显微外科技术的发展，血管化游离皮瓣在大型缺损的修复及复合组织瓣的移植中表现出独特的优势。对于颌面部大范围的缺损，利用串联皮瓣的技术将几个皮瓣连接起来，一起修复颌面部的缺损，扩大了修复重建的适应证，保证了肿瘤及病变的彻底切除，提高了肿瘤患者的治愈率及生存质量。但是相对较小的软组织缺损，局部皮瓣仍然是理想的选择。同时，对于皮肤组织量少的患者，可以采用皮肤扩张器进行皮肤的扩展后，再进行皮肤缺损的修复。②神经肌组织移植及微创外科的应用：神经功能的恢复是动力性修复的关键所在。近年来，在自体神经移植及同种异体神经移植方面都取得了显著进展。③颌面部骨组织缺损的修复重建：颌面部骨组织缺损和畸形的修复重建仍然是颌面修复重建的重点与难点，它不仅要求颌骨外形的修复，还要求功能重建。自体骨移植仍然是颌面骨组织修复重建中应用最广泛的技术，而个体化设计、动力性修复以及功能性重建是该领域发展的方向。④计算机辅助设计/辅助制作技术以及快速原型技术的应用，实现了个体化的解剖构筑和上颌骨大型缺损的个体化修复与功能性重建，显著提高了患者术后的生存质量。⑤"微创外科"是追求外科治疗对局部组织造成的损伤最小化、微型化的外科手术。微创外科技术逐步应用于口腔颌面部骨折治疗中，从而达到了外形和功能统一的治疗效果。⑥随着医学影像技术、计算机辅助设计/辅助制作技术、手术虚拟设计、计算机辅助导航技术以及快速成型技术等多种工程科学在口腔颌面修复重建领域的应用，保证了修复体在形态与空间上的协调对称性，在恢复面部外形的基础上，通过种植体进行义齿修复，提高了修复精度，实现了颌骨缺损的个体化、功能性修复。⑦口腔颌面修复重建的基础研究：主要集中在组织工程、牵张成骨、生物材料、生物力学以及同种异体移植等方面。组织工程是口腔颌面修复重建外科领域的研究热点，主要集中在骨组织工程、皮肤黏膜组织工程、牙组织工程等领域。学者们分别采用多种支架材料，与骨髓间充质干细胞或成骨细胞复合，或通过基因修饰，用于修复颌面部骨缺损。同种异体骨移植的应用，旨在替代自体骨移植以及假体的修复，经过去抗原处理后的同种异体骨用于颌面骨组织缺损的修复，在动物实验中取得了满意的效果。而关于生物材料、干细胞以及生长因子的研究，为再生医学的发展带来了崭新的前景。牵引成骨技术具有创伤小、新骨生成量大等优点，是治疗疑难颌骨畸形和骨缺损的有效手段。随着研究在分子水平的逐步深入，学者们对牵张成骨的机制进行了广泛深入的探讨。

与邻近学科的关系 口腔颌颌面修复重建外科涉及的临床科室有整形外科、眼科、耳鼻咽喉科及口腔正畸科、口腔修复科、康复科等。

（沈国芳 于洪波）

kǒuqiāng hémiànbù jīxíng

口腔颌面部畸形

（oral and maxillofacial deformity） 在口腔与颅颌面生长发育过程中，由先天遗传因素或后天环境因素，或由二者联合影响所致的牙、颌骨、颅面等软硬组织的畸形。颅面部与口腔的生长发育是机体生长发育的一部分，既反映了全身生长发育的总规律，又具有其自身的特点。

分类 包括口腔颌面部先天性畸形和口腔颌面部获得性缺损。

口腔颌面部先天畸形 形成因素与机制是错综复杂的，其发生过程可能由单一因素及单一机制在起作用，也可能是多种因素和机制共同作用的结果。导致口腔颌面部畸形的先天因素如染色体异常、胚胎发育异常、药物影响等。先天性口腔颌面部畸形以唇裂、腭裂最常见；其次可见面横裂和正中裂；也可发生罕见的颅颌面综合征。因生长发育异常导致的口腔颌面部畸形主要是指牙颌面畸形，系指因颌骨发育异常引起的颌骨的体积、形态以及上下颌骨之间及其与颅面其他骨骼之间的关系异常，以及随之伴发的咬合关系及口颌系统功能异常与颜面形态异常。

口腔颌面部获得性缺损 由于后天性获得性因素引起的组织口腔颌面部器官缺损状态，器官或组织缺损均常伴有畸形。致病原因在1950～1960年以感染性疾病，特别是坏疽性口炎后遗症所致最多，以后随口腔颌面部肿瘤外科手术的进展，肿瘤术后缺损成为口腔颌面部缺损最主要的致病原因；现今由于交通事故创伤所致的口腔颌面部缺损日益增多。

炎症 ①软组织的化脓性炎症一般不致引起面部组织缺损。颌面骨的化脓性炎症，由于骨质坏死、溶解或分离排出，常可造成不同程度的颌面部不对称性畸形。这种畸形可由于骨质缺损本身所引起；也可以由于颌骨生长发育中心，如髁突的破坏而使颌骨一侧发育受到抑制而造成继发性畸形。②特异性炎症，包括梅毒、结核等均可以引起颌面部软硬组织缺损与畸形，如晚期梅毒的树胶肿可导致腭部穿孔，梅毒可引起下一代鼻部发育缺陷而形成典型的鞍鼻。③由于某些传染病，如天花及狼疮（皮肤结核）不仅可遗留面部皮肤多发性凹陷性病变，有时还可因严重继发感染而导致鼻前庭瘢痕增生，形成鼻腔闭锁。由于抗生素的迅速发展，坏疽性口炎引起的颌面部获得性缺损或畸形，正在逐年大幅度地下降和减少。

创伤 ①因交通事故引起颌面部畸形与缺损最为常见。②工业外伤，尤其多见于建筑业。随着交通事业的发展和工业化水平的更加提高，因损伤而引起的畸形或缺损将会更进一步增多。③儿童期的跌落伤是造成一侧（或双侧）颞下颌关节损伤、偏颌（或小颌）畸形的主要原因，有时还可因此伴发张口受限，并发真性颞下颌关节强直。灼伤也常造成颌面部软组织甚至器官的部分或全部缺失，后者最常发生于鼻尖及耳郭。由于瘢痕增生以及瘢痕牵引所致的器官移位，如唇外翻、睑外翻、鼻孔缩窄等也很常见。④火器伤多为软硬组织缺损同时存在，其严重程度与致伤源的种类、能量和部位密切相关，如枪弹伤多呈腔道并有入口和出口；鸟枪击伤多为散在性，表浅性软组织损伤伴铁屑残留；如果在口腔内发生爆炸伤，则常常引起口腔、口咽、上下颌骨的多发性、弥散性严重损伤。⑤自然灾害引起者则最常见于地震，多为挤压伤。其特点是受伤人数多，且短期内迅速集中。伤型常为多处伤，极少单独发生口腔颌面部损伤。此外，由自然灾害引起的口腔颌面部组织缺损，亦可见于冻伤。

肿瘤 由于肿瘤本身造成颌面部畸形者多为一些良性肿瘤，这其中多数属于先天性畸形，如神经纤维瘤等。少数非先天性肿瘤，如牙源性肿瘤、囊肿等。对于其他良性或恶性肿瘤来说，则多数系由于手术后而遗留不同程度的缺损或畸形。病期愈晚，切除组织愈多，畸形、缺损也愈大，而且常常还是复合组织缺损；功能障碍及外貌损毁自然也相当严重。除手术以外，放疗也可导致组织缺损（特别见于放射性骨坏死），或由于放疗而引起发育抑制及组织萎缩性变。此外，一些特殊的肿瘤局部治疗方法，如冷冻治疗、激光治疗、栓塞治疗等也可导致组织缺损或畸形。由于肿瘤而引起的畸形或缺损，已是近年来颌面部获得性缺损的主要原因之一。

其他 最常见为医源性畸形与缺损，如注射液状石蜡及硅橡胶不当引起的组织畸形；或因手术处理不当，如组织瓣设计不良而致组织坏死等。

临床表现 口腔颌面部组织器官畸形与缺损可导致外貌缺陷，常引起口腔颌面部功能障碍，如进食、咀嚼困难，语言障碍及唾液外溢，长期不整复还可导致患者心理障碍及人格方面改变。常见的口腔颌面部缺损包括黏膜缺损、皮肤缺损和复合缺损，后者包括黏膜和皮肤甚至深部肌肉及骨组织的同时缺损。常见缺损部位包括唇颊部、面颊部、鼻部、舌体、腭部及颌面骨等。

诊断与鉴别诊断 口腔颌面部畸形与缺损的诊断一般比较容易，只要通过详细的问诊与检查，病因多不难明确。

治疗原则 口腔颌面部组织器官畸形与缺损整复的手术原则：①选择适当的手术时期，如瘢痕的切除整复术应在其增生、收缩变化恒定后进行。②形态的整复要考虑功能的恢复。③除静态时对称外，应尽量做到动态的平衡。④能用邻近组织瓣者，尽量不用远距组织瓣。⑤骨组织缺损整复应尽量选用自体骨移植，生物人工材料的选择应严格选择适应证。

(沈国芳 蔡 鸣)

kǒuqiāng hémiàn xiǎnwēi wàikē
口腔颌面显微外科 (oral and maxillofacial microsurgery) 显微外科是在手术显微镜或手术放大镜下，应用显微外科手术器械进行的微观手术。现代显微外科手术的临床应用始于 20 世纪 60 年代，而盛于 70 年代初期。中国和日本学者做出了杰出的贡献。显微外科技术可用于血管吻合重建，也可用于神经组织的吻合。外科医师也经常借助于手术放大镜进行各种精细的手术，以求达到更准确和美观的效果。

临床上应用最多的是显微血管外科，即血管吻合（化）的各种组织和器官移植，亦称游离组织或器官移植术，包括自体移植、异体移植。显微血管外科的小血管定义是 4～5mm；其中小于 1～1.5mm 的血管必须在手术显微镜下施术。显微神经外科则指在手术显微镜下进行神经的吻合或移植手术。借助手术显微镜，可更准确地缝合神经外膜与束膜，使神经的功能恢复加速。

口腔颌面外科学应用的显微外科，主要为组织移植。

(张陈平)

kǒuqiāng hémiànbù zǔzhī yízhí
口腔颌面部组织移植 (oral and maxillofacial tissue transplantation) 将自体组织移植到口腔、颅颌面颈部，治疗组织缺损或畸形的手术。组织移植包括皮肤移植、骨及软骨移植、真皮及脂肪移植、黏膜移植、筋膜移植、肌移植、神经移植、复合组织移植以及组织工程化组织移植等。

(张陈平)

pífū yízhí
皮肤移植 (skin transplantation) 仅含皮肤层组织的，不行血管吻合的游离移植术。是应用得最多的自体组织移植方法之一，可按皮肤厚度分为 3 种。①表层皮片：也称刃厚皮片、薄层皮片或 Thiersh 皮片。它包括表皮层和很薄一层真皮最上层的乳突层，厚度在成年人为 0.2～0.25mm。此种皮片移植后生活力强、抗感染力亦强；缺点是皮片收缩大、极易挛缩、质地脆弱、不耐受外力摩擦与负重、色素沉着严重，在肌腱、肌肉等部位生长后，易产生挛缩性功能障碍。②中厚皮片：也称 Blair 皮片。它包括表皮及一部分真皮层。厚度在成年人为 0.35～0.80mm，收缩较表层皮片为小，因皮片内含有弹力纤维，故较柔软、耐受摩擦，色素沉着也轻微，功能恢复与外表均较佳。③全厚皮片：也称 Wolfe-Krause 皮片。包括表皮及真皮的全层。这种皮片生长成活后，柔软而富有弹性，活动度大，能耐受摩擦及负重，收缩小，色泽变化亦小，特别适合于面部植皮。游离皮片移植适用于大面积的浅层组织，包括皮肤和黏膜的缺损。一般说来，面颈部植皮应多采用全厚或厚中厚皮片；口腔内植皮，一般多采用薄中厚皮片；有感染的肉芽创面或骨面，则只能采用表层皮片移植。全厚皮片因含有毛囊，移植后毛发可以再生，故也可用于眉再造等手术。

(张陈平)

píbàn yízhí
皮瓣移植 (skin flap transplantation) 皮瓣由皮肤的全厚层及皮下组织所构成。

与游离皮片移植不同的是，皮瓣必须有与机体皮肤相连的蒂，或行血管吻合，血液循环重建后以供给皮瓣的血供和营养，才能保证移植皮瓣的成活。前者称为带蒂皮瓣移植；后者则称为知名带蒂皮瓣移植或再血管化游离皮瓣移植。

带蒂皮瓣在临床上还可分为若干类，较常用的是按转移形式与血供来源分类。①随意皮瓣：也称皮肤皮瓣。皮瓣特点是由于没有知名的血管供血，故在设计皮瓣时，其长宽比例要受到一定限制。在肢体与躯干部位，长宽之比以 1.5：1 为最安全，最好不超过 2：1；在面部，由于血液循环丰富，根据实际情况可放宽到 (2～3)：1，在血供特别丰富的部位可达 4：1。随意皮瓣均属近位带蒂转移。②轴型皮瓣：也称动脉皮瓣。皮瓣特点是有一对知名血管供血与回流，因而只要在血管的长轴内设计皮瓣，一般可不受长宽比例的限制。上述旋转皮瓣、滑行皮瓣等也均可以轴形皮瓣的形式转移。除此外，作为含有知名血管的轴形皮瓣常以岛状皮瓣或隧道皮瓣的形式转移。

(张陈平)

yóulí píbàn yízhí
游离皮瓣移植 (free flap transplantation) 需吻合血管，重建血液循环后的皮瓣或复合瓣移植。亦称血管化游离皮瓣移植。

游离皮瓣监测 游离皮瓣术后，需要严密观察与监测皮瓣血液循环情况，一旦出现皮瓣危象，则需尽快处理。皮瓣移植术后早期一般建议每小时观察皮瓣，主要观察皮瓣的形态、温度、颜色、质地、毛细血管充盈试验及针刺出血试验，并与正常组织比照。游离皮瓣移植术后，早期多有轻度水肿，但皮纹存在，过度的肿胀或者皱缩都是异常现象，需警惕；对于皮瓣温度，一般于术后 2~3 小时温度略低于正常，但后期逐渐恢复至正常，不过值得注意的是，对于口内皮瓣，温度监测并不十分适宜；皮瓣颜色观察建议于自然光下进行，皮瓣颜色正常情况下与皮瓣供区基本一致，在术后早期可能略苍白，但之后可逐渐恢复；皮瓣质地若出现明显变硬，多有血管危象，需及时探查；对于皮瓣的毛细血管充盈反应，是了解真皮下毛细血管是否充盈良好的主要检测方法，轻压皮瓣皮肤至苍白色，迅速移去后 1~2 秒内皮肤颜色恢复正常说明毛细血管充盈良好；对于一些皮瓣颜色苍白但不能判断是否动脉堵塞者，可在无菌状态下，以 7 号针头刺入皮瓣约 0.5cm 深度，适当捻动后拔除，轻压周围组织后，针眼见鲜红色血液流出，则提示动脉血供良好。

游离皮瓣的以上监测方法多适用于外露皮瓣，对于深部埋藏的皮瓣，检测较为困难，临床上可采用脉冲多普勒、植入式激光多普勒、近红外组织血氧参数监测等方法进行术后监测。

术后护理 游离皮瓣术中显微外科操作及相关手术技巧十分重要，但术后的护理同样对皮瓣的后期成活至关重要。①游离皮瓣（特别是外露的游离皮瓣）术后一般建议保持室温在 25℃ 左右，以防止血管痉挛，对于外露皮瓣，必要时可采用表面覆盖棉垫及白炽灯 30cm 外照射等方法保温处理，同时可使用药物扩张血管。

②游离皮瓣术后头颈部体位要尽量与术中血管吻合时体位基本一致，并予以适当制动，同时也可以使用低分子右旋糖酐等药物降低静脉血栓风险。③皮瓣术后头颈部创口放置负压引流者，其放置位置及负压压力要适当，放置位置需与皮瓣血管蒂保持一定距离，避免压迫血管，负压压力不可过大，防止压力过大导致静脉被压迫，压力过小则可导致积血、积液不能充分引流而间接导致静脉受压。

皮瓣的早期护理多是为了及早发现并处理皮瓣血管危象，但皮瓣后期护理同样不容小视。皮瓣的感觉在术后短期内是缺失的，后期感觉的恢复一般是痛觉最早，其次触压觉，最后是温度觉，因此，在术后感觉尚未恢复的阶段内要注意防止创伤，特别是烫伤和冻伤。

血管危象 术后皮瓣出现血液循环障碍时将直接影响到移植瓣的存活，故称为血管危象。游离皮瓣术后血管危象多发生于 72 小时内，及早发现并处理血管危象是危象皮瓣能否抢救成功的关键要素，对于早期发现血管危象者，切勿延误时机，需要及时探查，过多的等待观察与保守的药物治疗，很容易导致最终的皮瓣失败。

游离皮瓣的血管危象分为动脉危象与静脉危象。①动脉危象：皮瓣多呈现灰白色，表面皮纹皱褶增多、加深，皮瓣温度下降，毛细血管充盈试验皮瓣颜色恢复时间延长，针刺出血试验时针眼出血明显延后甚至不出血。②静脉危象：较动脉危象常见，也更易识别，游离皮瓣静脉危象主要表现为皮瓣颜色变暗、发绀，早期可能散在点状紫色，逐渐可连

成斑片状，静脉危象时皮瓣多肿胀，皮纹消失，质地变硬，针刺出血试验时出血呈现暗红色而非鲜红色，且出血速度较正常更为迅速，毛细血管试验时可出现皮瓣颜色较正常皮瓣更为迅速恢复。

（王慧明 赵文权）

zhíjiē pífū xuèguǎn píbàn yízhí
直接皮肤血管皮瓣移植

（straight cutaneous perforator flap transplantation） 直接皮肤血管皮瓣是由营养皮肤的动脉在穿出深筋膜后与皮肤表面平行，走行于皮下组织内，并沿途发出小支以供养皮下组织及皮肤的典型轴型皮瓣。常用的腹股沟皮瓣、胸三角皮瓣均属于此类。

适应证 颌面部皮肤、口腔黏膜等中大型软组织缺损；不适宜用邻近皮瓣或轴型皮瓣修复者，受区有供吻合的动、静脉。

手术方法 制备前应对供区的解剖足够熟悉，应标记供区皮瓣支配血管的体表投影，并根据缺损区域的需要，设计皮瓣的形态和大小；然后切开皮肤及皮下组织，将皮瓣从肌肉表面翻起；显露血管蒂部（胸三角皮瓣为胸肩峰血管皮肤支，腹直肌皮瓣为腹壁下动脉及伴行静脉），将血管蒂部动脉、伴行静脉与周围结缔组织进行分离；根据受区对血管蒂的长度需求，制备足够长度的血管蒂。对于胸三角皮瓣移植，可根据缺损的部位选择带蒂或再血管化游离皮瓣移植。

并发症及处理 所有类型的再血管化游离组织瓣移植，最常见的并发症即为血管危象，指术后小血管产生的血管栓塞，最常见的栓塞区域是吻合口周围，栓塞造成血流不通畅、皮瓣出现缺血或淤血现象。分动脉性和静脉性两种，主要原因包括显微吻合

技术不佳、血管痉挛、受区动脉供血不足、体位改变、引流管放置不当、术后灌注不足、未采用抗凝和血管扩张药物等因素。一旦出现危象应紧急处理，判明血管危象发生的原因，如需要外科处理，应立即行探查手术，纠正相关不利因素，必要时进行重新吻合等挽救手段。

（张陈平）

jīpí xuèguǎnbàn yízhí

肌皮血管瓣移植（myocutaneous perforator flap transplantation）

肌皮血管瓣是通过肌组织发出营养支，垂直穿透深筋膜至皮下组织及皮肤的皮瓣。也称肌皮瓣。实质上是复合组织瓣。在移植时注意保护皮瓣与深面肌肉组织，否则影响血供。常用的胸大肌皮瓣、背阔肌皮瓣均属此种类型。

适应证 颌面部皮肤、口腔黏膜、肌肉等中大型的复合组织缺损，是目前口腔颌面部最为常用供区皮瓣类型；不适宜用邻近皮瓣或轴型皮瓣修复者，受区有供吻合的动、静脉。

手术方法 标记所需制备皮瓣主要供血血管，在其供应区域设计缺损所需要的皮岛范围；切开皮肤、皮下组织，向皮岛周围翻瓣，切取皮岛深面所附着的肌肉，将其从肋骨表面翻起，注意切取的皮肤、皮下脂肪组织和附着的肌肉组织范围应该呈"金字塔"形，基底部逐步增大，以保证皮岛的血供；皮岛周围肌肉组织切取完成后，可先在肌肉深面显露血管蒂部（胸肩峰血管胸肌支/胸背血管），将其表面肌肉打开，显露血管蒂，如制备游离组织瓣，可以解剖至足够长度进行断蒂。

并发症及处理 血管危象的处理可见直接皮肤血管皮瓣移植，除血管吻合口区域的问题外，此类型皮瓣可由于制备时未注意携带足够的肌肉组织量（应大于所设计皮岛范围），导致皮岛局部危象；如发生血管蒂扭转等血管危象，其初始表现经常为引流增多、颜色加深，而发生不同程度的静脉危象。

（张陈平）

dòngmàigàn wǎngzhuàng xuèguǎn píbàn yízhí

动脉干网状血管皮瓣移植（arterio-reticular vessel perforator flap transplantation）

动脉干网状血管皮瓣是由动脉干上直接发出许多微细的血管支，组成丰富的网状结构，直接营养其所属皮肤的皮瓣。这种皮瓣的动脉多为体表浅的动脉主干，口径较粗，易于吻合成功；而且主干的两端均较粗，皆可供吻合，在此基础上，可成为桥梁皮瓣与其他皮瓣连接成二级串连皮瓣。1978年杨果凡创用的前臂皮瓣属此种类型，其他常见的应用于口腔颌面部的还有足背皮瓣。

适应证 颌面部皮肤、口腔黏膜等较为表浅的组织缺损，尤其是口唇、软腭、颊黏膜等对于组织弹性有较高要求的区域，不适宜用邻近皮瓣或轴型皮瓣修复者，受区附近有供吻合的正常动、静脉。

手术方法 相对其他皮瓣而言，动脉干网状皮瓣往往在同一表浅层面操作，动静脉恒定，且与面部供区血管匹配，视野较好，制备相对容易。首先标记所需制备皮瓣主要供血血管和回流血管，以其走形轴线为皮瓣中心设计缺损所需要的皮岛范围；切开皮肤、皮下组织，可自远心端结扎供血动脉、伴行静脉，如前臂皮瓣需采用浅静脉系统的头静脉进行吻合，头静脉需一并结扎；沿肌肉表面将包含有供血动脉、回流静脉的皮瓣掀起，结扎其支配肌肉的分支，注意保护周围邻近的神经，解剖血管蒂至所需长度，在断蒂前应明确浅静脉系统回流是否可靠。

并发症及处理 血管危象的处理可见直接皮肤血管皮瓣移植。由于动脉干网状皮瓣所携带组织量较小，如有静脉危象问题，可迅速地表现为皮瓣边缘或中心区域肿胀、青紫色。

（张陈平）

jījiàngé xuèguǎn píbàn yízhí

肌间隔血管皮瓣移植（septo-cutaneous perforator flap transplantation）

肌间隔血管皮瓣是动脉行走于肌间隔内，然后发出分支至皮肤，并与其他皮肤动脉吻合的皮瓣。这类皮瓣常可分离出较长一段血管蒂，且常有两条静脉伴行。制备过程中，相对恒定简单。上臂内外侧皮瓣、小腿外侧皮瓣、肩胛皮瓣均属于这种类型。

适应证 颌面部皮肤、口腔黏膜等中大型的组织缺损；不适宜用邻近皮瓣或轴型皮瓣修复者，受区有供吻合的动、静脉。

手术方法 可在术前采用超声多普勒对需制备皮瓣穿支位置进行体表定位标记；以穿支位置为中心区域，根据缺损的大小和类型设计皮瓣；切开内侧或外侧的皮肤及皮下组织，到达穿支供应皮肤的层次，以最为常用的股前外侧皮瓣为例，可至大腿阔筋膜的浅面或深面进行皮岛的分离，显露穿支；逆行解剖穿支，将穿支表面的肌肉间隔进行分离，显露至其从血管蒂发出位置，分离包含动脉、静脉的血管蒂周围结缔组织，至所需长度；分离血管蒂过程中可沿途显露血管蒂发出的支配肌肉组织血管分支，可以此制备肌肉瓣。

并发症及处理 血管危象的处理可见直接皮肤血管皮瓣移植。由于此类型供区皮瓣皮肤与肌肉的供血穿支相对独立，管径较细，为 0.5~2mm，容易出现穿支扭转或局部肿胀、牵拉所导致的穿支痉挛，可在临床上表现为渐进性的血管危象，发现较难，待发现时往往穿支内布满血栓，取出困难，因而挽救手术的成功率较其他皮瓣移植较低。

（张陈平）

huáxíng píbàn yízhí

滑行皮瓣移植 (sliding skin flap transplantation)

滑行皮瓣是利用组织的弹性，将其滑行到缺损部位以整复缺损创面的皮瓣。又称推进皮瓣。因皮瓣形成后常略有收缩，皮瓣设计应略大于缺损。切取皮下脂肪的厚薄，应视缺损处需要而定。

适应证 颌面部皮肤、口腔黏膜内小型缺损。

手术方法 临床中设计较为灵活，以"V""Y"为例，其常用于增长或缩短某一组织的长度和宽度，在皮肤上做"V"形切口，分离三角形皮瓣及两侧皮下组织，利用组织的收缩性，使三角形皮瓣后退，再将切口缝为"Y"形，可以使皮肤的长度增加，宽度缩小。反之，在皮肤上做"Y"形切口，分离三角形皮瓣及对直切口两侧行潜行分离，利用组织的弹性，将三角形皮瓣向前推进，把切口缝合成"V"形，则可使皮肤的长度缩短，宽度增加。

并发症及处理 术后如有严重肿胀、血肿等表现可拆除部分缝线。

（张陈平）

xuánzhuǎn píbàn yízhí

旋转皮瓣移植 (rotation skin flap transplantation)

旋转皮瓣是在缺损周围形成一个或数个带蒂皮瓣，利用旋转的方法以整复缺损的皮瓣。

由于这种皮瓣取自缺损的邻接部，故皮瓣的厚薄、颜色、韧度都合乎缺损处的要求。

适应证 口腔颌面部皮肤及头皮的中小型缺损或口腔内黏膜的较小缺损。

手术方法 根据缺损形态及大小，设计附加切口，设计时应注意皮瓣的旋转点及旋转半径要足够长，尤其是头皮位置的缺损，尽量做到无张力修复。供皮瓣处造成的缺损必须即刻处理。所取皮瓣范围小者，可直接缝合，若面积大者，则所造成的缺损不能直接缝合，必须另做游离皮肤移植修复。

并发症及处理 局部可能有血肿或渗出引起的局部张力过大，必要时可予以拆除部分缝线，减轻肿胀。

（张陈平）

shuāngyè píbàn yízhí

双叶皮瓣移植 (bilobed skin flap transplantation)

双叶皮瓣是将负荷分散，分成两个似叶状的旋转皮瓣。

适应证 多适用于鼻部缺损和面部中等大小缺损，但瘢痕区比较广泛。

手术方法 与其他旋转皮瓣操作类似，关键是皮瓣的设计，两个皮瓣实际根据缺损外缘的圆周半径设计而成，每个皮瓣旋转不超过90°，掀起皮瓣时必须超过皮瓣蒂以外范围以获得良好的活动度，第 2 个皮瓣所遗留缺损必

须直接缝合，注意修建转移皮瓣形成的"猫耳"。

并发症与处理 远端呈圆弧形，易形成"插针状"瘢痕畸形，设计时注意旋转角度不易过大。

（张陈平）

huànwèi píbàn yízhí

换位皮瓣移植 (transposition skin flap transplantation)

换位皮瓣是通过缺损周围设计两个或数个可相互置换位置的皮瓣。

适应证 多应用于狭长形的索状瘢痕挛缩；也可用于恢复错位的组织或器官的正常位置与功能；以及用于长切口的闭合以预防术后瘢痕挛缩。

手术方法 包括对偶三角交叉皮瓣、"Z"成形术和"W"成形术。除此外还可设计成一大一小三角瓣。三角形皮瓣的角度越大，增加的长度越大，但一般以60°最常用，过大由于皮肤松动受限，不易达到转移目的。这种皮瓣尚可根据治疗的需要考虑做多个附加切口，设置成连续的多"Z"形对偶三角瓣，即为"W"成形术。

并发症及处理 局部可能存在张力或者缝合过紧，严重可导致瓣尖呈青紫色，必要时可予以局部湿敷或拆除部分缝线。

（张陈平）

"Z" chéngxíngshù

"Z"成形术 (Z-plasty)

由皮肤三个切口连接成"Z"字形而构成两个相对的三角形皮瓣彼此交换位置后缝合，增加伤口长度的手术。是换位皮瓣移植的一种。

可以重新定位瘢痕组织的位置，以便与皮肤的自然纹理和皱褶相平行或重叠，使之外观不明显，同时也可减轻因瘢痕挛缩而引起的皮肤张力过大问题。

适应证 主要用于狭长形的

索状瘢痕挛缩及用于长切口的闭合以预防术后瘢痕挛缩。

手术方法 是由皮肤三个切口连接成"Z"字形而构成两个相对的三角形皮瓣彼此交换位置后缝合。两皮瓣的侧切口与中切口所形成的角度，一般以60°为常用，此时三个切口的长度应基本相等。在两个三角形组织瓣交叉转移换位后，可增加其中轴的长度的75%。

并发症及处理 见换位皮瓣移植。

(张陈平)

língxíng píbàn yízhí

菱形皮瓣移植（rhomboid skin flap transplantation） 菱形皮瓣是将欲转移的皮瓣在缺损周围设计成菱形的皮肤瓣。是换位皮瓣的一种。将缺损设计为菱形，沿短轴延长线切开，换位修复缺损。优点是简单实用、成功率高；色泽、质地协调；设计灵活，有效减少术后继发畸形。

适应证 面部小型缺损。

手术方法 经典的菱形瓣，缺损部菱形夹角为60°和120°。皮瓣设计时皮瓣按照菱形缺损短轴的延长线方向切开，长度为菱形边长，然后以60°角将切口线转向一侧，切口长度与第一切口相等。在临床应用中，可根据缺损的部位和组织弹性，灵活设计方向。改良的菱形瓣可将夹角设计为30°或45°。

注意事项 在缝合时注意"猫耳"的处理，力求平整。

(张陈平)

ébàn yízhí

额瓣移植（forehead skin flap transplantation） 额瓣是由额部皮肤、皮下组织及额肌组成的皮瓣。应保存帽状筋膜。

额瓣的神经和血管均位于皮下组织内，被纤维组织包绕和固定。额部皮瓣的血液供应主要包括两个系统：首先是颞浅动脉浅支，其次是眶上动脉和滑车上动脉。这两组血管之间有丰富的吻合支呈网状分布，故以任何一支为供应血管，均可供养整个皮瓣并确保皮瓣成活。

适应证 全鼻、鼻下段及半鼻再造，额部皮瓣是首选的部位及材料；上下唇再造，修复舌、腭部、咽部等不能用邻近组织或游离皮瓣修复的广泛缺损，因额部皮瓣转移后可遗留一定程度的畸形，故选用时需慎重。

手术方法 设计中应包含眶上与滑车上血管，正中垂直切口须足够长至缺损区域，沿颅骨骨膜，掀起皮瓣，保留颅骨骨膜完整，将半侧额部转移至缺损区域，可于术后2~3周断蒂。

并发症与处理 皮瓣血供不佳，主要由设计不佳造成，应注意明确供血血管的位置。

(张陈平)

bíbèi píbàn yízhí

鼻背皮瓣移植（nasal dorsum skin flap transplantation） 鼻背皮瓣是设计在鼻背部的皮肤瓣。

鼻背皮瓣可认为是一种旋转推进皮瓣，也可认为是以一侧角动脉分支为蒂的轴型皮瓣，主要血供是角动脉的终末支，可与眼动脉和眶下动脉交通，形成血管网。具有色泽匹配、厚度适宜、血运可靠的特点

适应证 鼻尖1/3至鼻中1/3较小的缺损。

手术方法 皮瓣应设计于眉间连线上方，高度应大于缺损的直径，并对鼻背部皮肤进行充分的潜行分离，向下移位后应注意鼻翼区"猫耳"处理，两侧切口应设计在鼻翼区和鼻背区的交界

线上。

并发症与处理 关键是设计问题，不可用于鼻翼较大和鼻翼软骨缺损的患者，容易造成张力过大，需要复合其他组织瓣进行修复。

(张陈平)

nièjībàn yízhí

颞肌瓣移植（temporal muscle flap transplantation） 颞肌瓣是以部分或一侧颞肌构成的肌瓣。颞肌是起源于颞凹的颞上线的扇形肌肉。其主要血供来自上颌动脉的2~3个肌支，由颧弓下1.5cm处进入肌肉深面。颞浅动脉的分支颞中动脉穿过颞肌筋膜进入肌腹，供应颞肌后部，术中使颞肌瓣下降完善和减少牵拉张力，常常切断颞浅动脉与该肌的连接，并不影响颞肌瓣的存活。颞肌瓣血运丰富，成活率高，呈扇形分布，取材面积广，手术区和颞肌瓣供区在同一个术野，解剖操作方便，带来的功能障碍也相对较少。

适应证 可用于上颌骨腭部缺损及邻近颅底区域的缺损。

手术方法 多选用冠状或半冠状切口，显露颞窝，在颞深筋膜深面切开颞肌的上端附着，向下向前暴露至颧弓根部、冠突位置，可将冠突切除进入口内；或者切取部分颞肌修复邻近颅底缺损，须注意保护面神经的颞支和颧支。

并发症及处理 可能因进入口腔内隧道过小影响肌瓣成活，需要扩大进入口内隧道，至少约1横指。

(张陈平)

nièjī jīnmóbàn yízhí

颞肌筋膜瓣移植（temporal fascia flap transplantation） 颞肌筋膜瓣是包含颞肌及颞深筋膜

的肌筋膜复合瓣。

相对于颞肌瓣，需要将颞深筋膜完整地保留在瓣上，将颞肌筋膜作为口腔黏膜面，可在术后上皮化。

适应证 上颌骨、下颌后部、咽部、颊部等切除术后中型组织缺损的修复，可与冠突联合用于眶底的重建，也常用于颞下颌关节手术。

手术方法 与颞肌瓣制备方法相似，但应注意保持筋膜的完整性。

并发症及处理 与颞肌瓣类似，可因局部血肿导致受压坏死，注意术区的止血与引流。

（张陈平）

jǐngkuòjī pǐbàn yízhí

颈阔肌皮瓣移植 （platysma myocutanous flap transplantation） 颈阔肌皮瓣是包含颈阔肌及其表面皮肤的肌皮瓣。

1978年首次报道应用于口腔颌面部缺损，其取自颈部的肌皮复合组织瓣，包括颈部皮肤和深面的颈阔肌，可根据制取的位置不同分为横向型和纵向型颈阔肌皮瓣两型。其横向型，又称后蒂型，长宽比一般为2：1，血供来源于枕动脉分支；纵向型，又称上蒂型，血供来源于面动脉颏下分支。

适应证 可用于唇颊部、口底、舌咽侧黏膜、下颌牙槽黏膜缺损及面颊中下份皮肤的中小型缺损，一般不适用于放疗后患者及大型复合缺损，有颈部淋巴结转移者应慎用。

手术方法 目前以纵向型为主，血供主要来源于面动脉的颏下分支，动脉应在蒂部中点，皮瓣多设计在颏点至下颌角连线的中1/3段，为保证颈部直接关创，一般宽度不亦超过6cm，且与颈

阔肌肌纤维方向一致。制备时自远端开始，切开皮肤、皮下组织、颈阔肌，在颈深筋膜浅层仔细分离，保护好颈阔肌深面的血管网不受损伤，折转入口内时注意去除隧道区域的表皮，并保证蒂部松弛。

并发症及处理 颈阔肌皮瓣血供可能存在供血不足或回流障碍等血管危象，需要进行蒂部松解或湿敷等。

（张陈平）

xiōngsānjiǎo pǐbàn yízhí

胸三角皮瓣移植 （deltopectoral skin flap transplantation） 胸三角皮瓣是由前胸壁皮肤和三角肌区皮肤所组成的皮瓣。其血液供应来自胸廓内动脉的前胸穿支，该血管在胸骨缘外侧约1cm处穿过肋间隙和胸大肌，到达皮下层后，朝肩部方向外行，止于三角胸沟。胸肩峰动脉为另一血供来源，从腋动脉基部分出，发出1~2支皮肤分支供给该区，在肩前部的真皮下形成血管网。

主要特点 胸三角皮瓣血液循环丰富、面积大、手术操作较简便、成功率高。

适应证 适用于邻近较大型皮肤缺损修复，也可折叠修复颊全层缺损，常作为血管化游离皮瓣修复失败病例的后备皮瓣。

禁忌证 三角区皮肤因外伤、炎症等原因造成皮肤瘢痕者禁用。由于供区创面较大，植皮后局部畸形较明显，因此，青年女性慎用该皮瓣。

手术方法 由于皮瓣制取后胸三角区留下缺损需皮片覆盖，故手术器械分两台准备，备取皮器械。手术体位要求仰卧位、垫肩，头偏向健侧。

皮瓣设计，上界为锁骨下线；下界为第5肋骨沿腋窝前缘的褶

皱尖端，在乳头上3~4cm向外延伸；内界为1~4肋间隙，距胸骨边缘外侧约2.0cm；外界为三角肌区肩峰的顶端，但根据需要还可延长。皮瓣具体范围要根据缺损大小和形状设计，确保蒂部要有足够的长度，皮瓣转移到缺损区后其本身无张力。标记好切取范围后，沿设计线切开皮肤、皮下组织直至肌膜表面，锐性分离皮瓣。分离胸三角皮瓣时，解剖层次要清楚，在肌膜表面上分离，必要时可带肌膜。分离至胸骨旁2~3cm时应停止，注意保护胸廓内动脉前胸穿支，不可伤及，否则皮瓣易发生坏死。术中观察皮瓣游离的尖端是否有新鲜渗血，否则应做适当修剪至有新鲜血渗出为止。术中皮瓣创面彻底止血，防止术后血肿形成。皮瓣制备后转移至缺损区，根据缺损形态和缺损区创缘缝合固定数针，然后缝合。有时皮瓣需要穿过某些区域，如穿过颌下区进入口内修复舌口底缺损，此时应去除穿越区皮瓣的表皮，去表皮时勿损伤真皮下血管网。用取皮工具从腹部切取中厚游离皮片，植于胸肩供区裸露的创面，缝合，碘仿纱布包扎固定植皮区。可于颈部胸三角皮瓣蒂部两侧分别放置负压引流管。

胸三角皮瓣转移修复缺损术后头、胸部固定位置要可靠，防止皮瓣蒂部张力。观察皮瓣血运情况并做记录。术后3~4天拔除负压引流管。术后全身应用抗生素。胸三角供皮区植皮缝线术后13~15天拆除。

并发症及处理 应注意皮瓣转移后头部的固定。因为其为带蒂皮瓣类型，比例设计应在控制范围内。随时处理皮瓣危象。

（郭传瑸）

xiōngsuǒrǔtūjī píbàn yízhí

胸锁乳突肌皮瓣移植 （ster-nomastoid myocutaneous flap transplantation）

胸锁乳突肌皮瓣是以胸锁乳突肌做蒂的颈侧肌皮瓣。

胸锁乳突肌起自胸骨和锁骨的两个头，斜向后上，止于颞骨乳突和上项线。胸锁乳突肌的血液来源较多，主要来自颈外动脉胸锁乳突肌支、枕动脉、耳后动脉、甲状腺上动脉、肩胛上动脉和颈横动脉的肌支等。但其供应血管较细，分上、中、下 3 段供应，因此，肌皮瓣的宽度不宜超过 7cm。如果肌皮瓣的下界超过锁骨下 2cm，或者宽度超过 7cm 时，需要做肌皮瓣延迟手术，否则术后可能血供不足，导致皮瓣尖端部分坏死。胸锁乳突肌的运动受副神经支配，副神经常穿行其中。

适应证 可用来修复口底、舌、咽、面颊部缺损及颈部软组织缺损和瘢痕畸形。

手术方法 根据缺损部位、范围、大小等情况，设计颈侧皮瓣的方向、部位、范围和转移方向，肌皮瓣的大小应控制在 5cm 以下。插管全麻或颈丛神经阻滞加局部麻醉。采用平仰卧位，头偏向健侧。切开皮肤、皮下组织，显露胸锁乳突肌。从肌皮瓣的下端、胸大肌表面连同筋膜分离皮瓣达锁骨上缘。在锁骨上缘切断胸锁乳突肌的附着并沿胸锁乳突肌的深面与颈鞘之间向上翻起胸锁乳突肌肌皮瓣。根据修复部位设计隧道，肌皮瓣可穿过隧道向口腔颌面部缺损区转移至修复部位。

手术中保留甲状腺上动脉和保护枕动脉、耳后动脉及其伴行静脉，确保肌皮瓣的血液供给。

同时要保护深部的血管、神经避免损伤。制备肌皮瓣过程中，要保持皮瓣与肌肉的连接。转移皮瓣或穿过隧道时，避免蒂部扭转和受压，蒂部附近应放置引流条。对于受区，要严密关闭口腔内或咽内创面，防止口咽皮肤瘘和感染发生。供皮区尽量做一期缝合，关闭创面。

胸锁乳突肌骨瓣多取自锁骨头附着的胸锁乳头肌，按计划切取。注意勿使肌与锁骨头分离。

并发症及处理 术后密切观察组织瓣的颜色、皮肤温度的变化，必要时给予血管扩张药物。注意观察蒂部是否有血肿形成，发现血肿应及时处理。防止蒂部受压。术后 24~48 小时拔除引流条。术后 7 天拆除缝线。

（郭传瑸）

kéxià píbàn yízhí

颏下皮瓣移植 （submental flap transplantation）

颏下皮瓣是位于颏下区包含颈阔肌，以颏下血管为蒂的皮瓣。颏下动脉是面动脉发出的一支较粗的知名动脉，由面动脉发出后，向前内走行于下颌下腺内侧沟及下颌舌骨肌表面，最后终于二腹肌前腹及下颌骨。沿途有小分支到下颌下腺、下颌舌骨肌、二腹肌、下颌底骨膜等处，并有 1~4 条皮支穿出颈阔肌分布于颏下皮肤组织。在中线附近，两侧颏下动脉的皮支及二腹肌支分别在真皮下和二腹肌的浅深面有丰富的吻合。颏下动脉有恒定的伴行静脉。

主要特点 此皮瓣血管解剖恒定，血供可靠，血管蒂较长，转移后比较安全；皮瓣色泽、质地与面部正常皮肤接近，术后效果较满意。皮瓣供区隐蔽，切取后对供区形态不会造成明显不良影响，尤其是当所需皮瓣面积小

或供区皮肤松弛，颏下皮瓣制取后遗留创面可直接缝合封闭时，这一优点更为明显。

适应证 用于组织缺损修复，包括颜面部、口腔、咽腔等部位组织缺损及颈段食道狭窄的修复。对于颏下、颌下淋巴结有转移患者不宜采用此皮瓣。男性颏下区胡须浓密者，不宜用该皮瓣修复无毛区皮肤缺损。

手术方法 手术在全麻或局麻下施行。患者取仰卧位，头部后仰。先在下颌角前方触及面动脉搏动点，在该点下方、下颌角下缘标明颏下动脉起始处，以该点作为皮瓣的旋转点，根据面部皮肤软组织缺损情况设计皮瓣。皮瓣上界距下颌骨下缘 1.0cm 左右，其远端距旋转点的距离应大于缺损远端距旋转点的距离。皮瓣的下界和近端依面部缺损的宽度与长度而定。皮瓣的切取由远端至近端进行。在远端于颈阔肌深面分离，近端紧贴下颌舌骨肌、二腹肌前腹及颌下腺表面分离，并在皮瓣近端与颏下动脉起始处之间做皮下分离，形成以颏下动脉及部分皮下组织为蒂的岛状皮瓣。切取皮瓣过程中注意止血，并注意保护面神经的下颌缘支。最后将皮瓣通过皮下隧道转移至受区创面缝合，颏下的继发创面可通过充分分离颈前皮肤直接缝合封闭，不能直接缝合者，以皮片移植覆盖，否则可致下唇外翻、颏颈角变钝、头后仰受限及瘢痕增生等并发症发生。为了安全起见，皮瓣血管蒂周围应该保留一些皮下组织，不必将颏下血管完全游离。

并发症及处理 术中切勿伤及颏下血管，随时注意有无血管危象。

（郭传瑸）

xiōngdàjī jīpíbàn yízhí

胸大肌肌皮瓣移植（pectoralis major myocutaneous flap transplantation） 胸大肌肌皮瓣是以知名动脉供血，包括胸大肌及皮肤的轴型肌皮瓣。胸大肌位于胸廓前上部，起于锁骨内侧半的前面、胸锁关节、胸骨前面、6个肋软骨的前面和腹直肌前鞘，呈扇形止于肱骨大结节嵴。其血供主要来自胸肩峰动脉，此外还有胸最上动脉和胸外侧动脉参与。胸肩峰动脉自腋动脉发出，穿过喙锁胸筋膜分为4支，其中胸肌支为供给胸大肌的主要血管，自肩峰至胸骨剑突画一线，该动脉（胸肌支）即紧靠此线的外侧并与之平行走行于胸大肌的深面，手术时易于辨认。

主要特点 其在组织缺损修复中发挥了重要作用。主要供应血管位置恒定，易于解剖，操作简便易行；肌皮瓣蒂较长，皮瓣转移后无张力，不要求患者低头位姿势固定，特别适用于恶性肿物切除后大块组织缺损的同期修复；胸大肌皮瓣体积大，去除其表皮层可作为真皮脂肪肌肉垫充填面颈部凹陷畸形，或消灭死腔；由于瓣带有血管神经束，可减少术后肌皮瓣失用性萎缩；胸大肌皮瓣跨过锁骨上方穿过颈部皮下隧道转移修复缺损区，其肌肉蒂可替代颈淋巴结清扫术时切除的胸锁乳突肌，即可保护深部组织还使颈部恢复丰满外形；当肌皮瓣宽度不超过7~8cm时，供区创面可拉拢缝合不需植皮；术后对供区功能无影响，胸部瘢痕也较隐蔽；肌皮瓣制备可与头颈部肿瘤切除分两组同时进行，术中不需变换体位，缩短了手术时间；肌皮瓣可同时切取肋骨及肋软骨，作为复合组织瓣修复骨及软组织缺损，也可与其他皮瓣同时修复洞穿性缺损。一般肌皮瓣切口正落于乳晕内缘，术后乳头位置变化不大。但对年轻妇女及胸部多毛的男性应慎重使用。

适应证 常用于修复头颈部较大型组织缺损。

手术方法 锁骨中点下方3~4cm处为胸肩峰动脉的入肌点。按血管走行方向，设计肌皮瓣，在前胸部沿肩峰至剑突连线的外侧做切口，切开皮肤、皮下组织和深筋膜至胸大肌深面，按胸大肌纤维方向钝性分开肌束，将切口内侧肌肉从胸壁上剥离，在其深面用手指触及动脉搏动，找到主要血管神经束，直视下注意保护血管神经束，沿血管走行方向向上、下延长切口，然后根据术前设计切开皮瓣下方切口及内侧切口。分离肌皮瓣过程中常需切断结扎乳房内动脉、胸廓内动脉、胸外侧动脉等分支。

提起肌皮瓣，将肌蒂尽量向基部解剖，并使肌蒂向上逐渐缩窄，仅保留血管束周围有2~3cm宽的肌肉组织。肌蒂不宜过宽，过宽则影响蒂的长度和活动度，且经锁骨向上转移时显得臃肿。为使皮瓣有更大的活动度，可将基部肌纤维从锁骨面分离，形成一个只有血管、神经肌肉蒂的岛状肌皮瓣，有利皮瓣向上翻转修复面颈部缺损。操作中注意保护好血管、神经束主干。根据缺损部位大小及远近，胸大肌下端肌肉止点以下还可携带4~5cm长的皮瓣，注意此部分皮瓣应包括部分腹直肌鞘膜等皮下组织，需保护皮下血管网，避免皮瓣远端坏死。胸大肌皮瓣向上转移修复头颈部缺损，可以肌肉和皮肤为蒂，蒂部裸露创面需暂用皮片覆盖，肌皮瓣修复缺损成活后行二次断蒂手术；也可仅以肌肉层为蒂，经颈部皮下隧道或经颈淋巴结清扫术切口在颈部皮瓣下转移至头颈部缺损区，手术一次完成。肌皮瓣转移时应注意消灭死腔，特别是锁骨上、下区及下颌下区肌皮瓣蒂部易留有死腔，手术时应将肌皮瓣蒂与颈部组织床固定几针，使其与颈部贴合。术后放引流条24~48小时。颈淋巴结清扫术后放入负压引流管有助于消灭死腔。供区可拉拢缝合，必要时可用植皮或胸腹部局部推进皮瓣关闭创面。如胸大肌皮瓣的肌蒂不够长时，可做成吻合血管的游离肌皮瓣修复缺损。

并发症及处理 术后应严密固定头部，防治血管蒂受压出现血管危象。

（郭传瑸）

xiéfāngjī píbàn yízhí

斜方肌皮瓣移植（trapezius myocutaneous flap transplantation） 斜方肌皮瓣是以知名血管供血，包含斜方肌及颈下皮肤的肌皮瓣。斜方肌位于项背部，是大而薄的三角形扁平阔肌，两侧合在一起为斜方肌。按肌纤维的走行方向，可分成上、中、下3部分。上部起自上项线的内1/3、枕外隆突、项韧带和C4~7，肌纤维向外下走行，止于锁骨的外1/3；中部起自C7和上6个胸椎棘突，肌纤维水平向外走行，止于肩峰和肩胛冈上缘；下部起自下6个胸椎棘突，肌纤维向外上走行，止于肩胛冈下缘的内侧。斜方肌的主要供血动脉是颈横动脉和肩胛背动脉，还有枕动脉、肋间后动脉分支及胸背动脉等。斜方肌的静脉回流通过颈横静脉并存在变异。副神经是斜方肌的主要支配神经。

主要特点 自斜方肌的前缘

至颈中线，皮瓣的长宽比例为 3：1，如超过此比例时则需迟延手术。皮瓣顶端可达肩胛外侧嵴，供区创面可拉拢缝合或植皮。肌皮瓣可取宽 6～10cm，长可达 30cm，一般为 8cm×24cm。同时做颈淋巴结清扫术的患者，须将颈淋巴结清扫的水平切口下移以防肌皮瓣坏死。

适应证　斜方肌皮瓣具有丰富的血管网，皮瓣组织量大，可修复不同类型的组织缺损，如口咽、口底、面颊部、颈部肿瘤及放射性溃疡病灶切除后的组织缺损，也可去除表皮后用于充填面颈部的凹陷畸形。可用以修复咽后上部约 8cm 宽的缺损，并可修复扁桃体窝、颊黏膜、颈前部、颞窝，向后可达对侧颈中部或乳突窝的缺损。

手术方法　根据缺损修复需要，斜方肌瓣可设计上方、侧方、下方三种类型。上方及侧方斜方肌瓣尚可包含肩胛冈，形成肌皮骨瓣修复下颌骨缺损。手术在全身麻醉下进行，采取侧卧位或半俯卧位。①上斜方肌皮瓣：包括斜方肌上部的肌肉筋膜和皮肤。肌皮瓣的旋转中心位于乳突下 5cm 处，前界不超过斜方肌前缘，后界至项后中线，下缘在肩胛冈之上，面积约为（6～10）cm×30cm，适于修复口底、咽侧壁和面颈部缺损。为便于组织瓣的转移及供区缺损的关闭，可形成肌蒂岛状瓣。手术先从皮瓣前缘切开皮肤至斜方肌，再切开皮瓣远端与后缘皮肤、皮下组织，在深筋膜下分离，形成单纯皮瓣。在颈肩角处切断斜方肌，在肌肉深面分离，形成肌皮瓣。上斜方肌皮瓣近端 1/3 为肌皮瓣，远端 2/3 为皮瓣。②外侧斜方肌皮瓣：包括斜方肌外侧部分及其表面皮肤。

肌皮瓣的前界是斜方肌前缘，下方为用于修复缺损的皮瓣供区，向上达锁骨上 5cm 左右。由于动静脉走行不恒定，应先在近蒂部进行解剖，以确定血管是否存在及其长度。血管一般在锁骨上缘 5cm 处进入斜方肌，此点可作为测量肌蒂长度的标志，然后再按血管走行确定肌皮瓣中用于修复缺损的皮瓣的位置和范围。肌皮瓣应经胸锁乳突肌下方转移，可避免牵拉血管蒂。③下斜方肌皮瓣：包括斜方肌下部及其表面皮肤。肌皮瓣的旋转点位于血管进入斜方肌处，约在锁骨上 5cm。手术可先从皮瓣近端做切口，在斜方肌和菱形肌之间确认颈横动脉深支后，从近端到远端将肌皮瓣翻起；也可先从肌皮瓣远端做切口，切开皮肤、皮下及斜方肌，保护好紧贴肌肉深面的颈横动脉深支，从远端到近端将肌皮瓣翻起。下斜方肌皮瓣的下方包括宽度相等的皮瓣和肌蒂。解剖肌血管蒂直至颈横动脉浅支和深支分叉处，形成仅有颈横动、静脉相连的岛状肌皮瓣。

术中注意保护副神经。多次确认并保护血管蒂。颈横动、静脉如在臂丛神经之间穿行或在其下后方经过，血管蒂难以游离，不能制备外侧斜方肌皮瓣。颈部手术已结扎颈横动、静脉者，无法制备斜方肌皮瓣。供区创面可直接拉拢缝合，如不能直接关闭则游离植皮覆盖创面。

并发症及处理　术后因牵拉分离可导致神经损伤。术中如切断副神经，应立即吻合神经。术后可辅以理疗，应用神经营养药物，并配合功能训练。术后需要确保引流通畅，应用抗生素预防感染。

（郭传瑛）

bèikuòjī píbàn yízhí

背阔肌皮瓣移植（latissimus dorsi myocutaneous flap transplantation）　背阔肌皮瓣是以知名血管供血，包含背阔肌及其穿支分布的皮肤组成的肌皮瓣。背阔肌为三角形板状肌，位于胸背部和腋部，是全身最大的阔肌。背阔肌表面与皮肤紧密相连，深面与肋骨骨膜相连，三者之间有丰富的穿通血管。其血供主要来自肩胛下动脉的胸背动脉，回流静脉是与胸背动脉伴行的胸背静脉，支配神经是与胸背血管伴行的胸背神经。由于胸背动脉供应背阔肌的外 2/3，肌皮瓣应取于该肌的外 2/3 处，即第 6～10 肋间区，一般可切 20cm×15cm 大小的皮瓣。

主要特点　组织瓣以胸背血管近端为旋转点，自肩胛下血管分出的胸背血管至进入背阔肌的距离一般在 10cm 左右，因而可以制备较长的血管肌肉蒂的肌蒂岛状瓣。

适应证　背阔肌皮瓣部位隐蔽，对供区功能影响不大，组织量丰富，常用于修复肿瘤切除后口底、面颊、颌下及颈部的大型软组织缺损，去除表层皮肤后形成真皮脂肪肌肉瓣，可充填矫正面颈部大型凹陷性缺损。

手术方法　手术在全身麻醉下进行。取侧卧位。手术先沿背阔肌前缘做切口，切开皮肤、皮下组织达肌层，将背阔肌从肋骨表面游离，确认并保护位于肌肉深面的胸背血管神经束。沿背阔肌前缘将切口向上延长，继续在背阔肌深面进行分离，直至胸背血管近端。按设计的大小、形态切取肌皮瓣，瓣的下端可达髂嵴上方，但不低于髂嵴上 5cm。如需取骨肌皮瓣，应先将组织瓣的下端与前后缘切到肋间肌浅面，再切取肋骨。保证直视下制备皮瓣，降低损伤血管蒂的可能。肌蒂应有足够宽度以保护血管蒂，游离至胸背血管起始部时，可切断肌肉，而仅以血管蒂相连，使组织瓣从腋部向头面部转移时具有更大的灵活性。肌皮瓣可经皮下隧道或不经隧道转移至缺损部位。供区创面一般可直接拉拢缝合，如不能直接关闭，应游离植皮覆盖创面。如同期行颈淋巴结清扫术，肌皮瓣向上转移后肌蒂可以代替已被切除的胸锁乳突肌以保护颈动脉等深部重要结构，同时颈部外形得以改善。背阔肌皮瓣也制备成游离组织瓣，通过血管吻合进行转移。由于背阔肌皮瓣制备采用侧卧位，不能和头颈部手术实施双组同时手术，术中需变换体位，且手术时间较长，这是其缺点。

并发症及处理 术后需确保引流通畅，应用抗生素预防感染。须防治血管蒂部受压，出现血管危象。

（郭传瑸）

shégǔxiàjīqún jīpíbàn yízhí
舌骨下肌群肌皮瓣移植

（submental myocutaneous flap transplantation） 舌骨下肌群肌皮瓣是以知名血管供血，包含颈前肌群及颈前皮肤构成的肌皮瓣。亦称颈前肌群皮瓣。舌骨下肌群由胸骨舌骨肌、胸骨甲状肌、甲状舌骨肌及肩胛舌骨肌组成。此肌皮瓣只包括胸骨舌骨肌、胸骨甲状肌及肩胛舌骨肌上腹。为了保护喉上动、静脉及喉上神经，一般不包括甲状舌骨肌。肌皮瓣的动脉供应来自甲状腺上动脉，该动脉各分支中除喉上动脉及甲状腺后支外，甲状腺前支、环甲支、舌骨下支及胸锁乳突支均有小分支供应舌骨下肌群，手术中要注意保护。与动脉伴行的静脉

作为回流静脉。

适应证 舌骨下肌群肌皮瓣厚度适当，距口腔近，转移方便，适于修复腭、舌、颊部组织缺损。

手术方法 根据缺损部位确定肌皮瓣的位置及大小。缺损位于一侧者，肌皮瓣设计在缺损侧颈部；缺损位于中线两侧者，可设计位于颈中部的双侧肌皮瓣。皮瓣大小一般不超过 4cm×10cm。内界在颈中线，外界与之平行，上界在舌骨水平，下界在锁骨上缘下 4～5cm。先由远端分离，将胸大肌筋膜及胸锁乳突肌胸骨头部分包括在肌皮瓣内，肌皮瓣掀起达锁骨及胸骨切迹上缘时，结扎、切断颈前静脉，并离断胸骨舌骨肌及胸骨甲状肌，将肌肉断端与皮肤缝合以防两肌肉与皮肤分离。从甲状腺包膜（含部分包膜）下翻起肌皮瓣，但分离至甲状腺上极时，应特别注意保护肌皮瓣的供血动脉——甲状腺上动脉。需要带神经时则选择支配带状肌的舌下神经降支。切断结扎甲状腺上动脉分布至腺体的细支，保留甲状腺上动脉的主干及其进入带状肌的分支，使之与甲状腺分离。上端在贴近带状肌于甲状软骨及舌骨处的止点处切断带状肌，形成一个带血管神经的带状肌的岛状皮瓣，尽可能带有血管神经蒂，以增加该肌皮瓣的血供，有利于修复。在断胸骨甲状肌甲状软骨处止点时，要注意不损伤喉上神经外支及环甲支动脉，应在中线切断、结扎，并将其留在胸骨舌骨肌一侧。手术时从中线切开，从内侧向外侧分离，并先断胸骨舌骨肌在舌骨的止点，有助于上述分离。在切取肌皮瓣外侧部分时，要防止损伤颈神经袢。肌皮瓣的蒂部可去除部分上皮，经下颌下部隧道向上翻转，一次

修复缺损区。肌皮瓣宽度不超过 4cm 者，供皮区可利用局部皮瓣拉拢缝合。

并发症及处理 手术中勿伤及颈前肌群供应的血管。皮瓣供区过大时应行供区的补充修复。

（郭传瑸）

qiánbì píbàn yízhí
前臂皮瓣移植

（forearm flap transplantation） 前臂皮瓣是取自前臂，以桡侧或尺侧血管供应的皮瓣。前臂皮瓣是杨国凡、李吉等于 1979 年首创的多功能性皮瓣，又称中国瓣，可分为前臂桡侧皮瓣和前臂尺侧皮瓣两种。在中国前臂桡侧皮瓣较常用，它的供血动脉为桡动脉，回流静脉主要为头静脉，切取皮瓣时偶尔也可以桡静脉为回流静脉。欧美白种人群因为皮肤汗毛较重，多选择尺侧瓣，它的供血动脉为尺动脉，回流静脉为尺静脉，也可采用贵要静脉为回流静脉。前臂外侧皮神经及桡神经浅支分布在皮瓣区域。

主要特点 前臂皮瓣位置表浅，解剖恒定，易于制备。移植到口腔颌面部时均应采用血管吻合的再血管化皮瓣移植。

适应证 皮瓣血管蒂长，血管管径较粗，皮下脂肪较少，皮瓣薄而柔软，利于成形，适用于游离移植修复各种口腔颌面颈部的中型软组织缺损，特别适合于舌、口底及面颊部缺损的修复。

主要缺点 在前臂留有明显瘢痕，供区大多需植皮。

手术方法 一般取前臂桡侧皮瓣，该皮瓣包含桡动脉、桡静脉、头静脉和前臂外侧皮神经及桡神经浅支，后者多保留于前臂。桡动脉走行投影线为自肘窝部肱骨内外髁间边线的中点至腕部桡骨茎突内侧桡动脉搏动处，以此

为中轴线设计皮瓣。皮瓣下界应在手腕腕线上至少 2cm，以保证术后手腕活动不受影响。术前先前臂驱血，再于上臂上止血带（压力为 53kPa）后开始切取手术，应注意上肢上止血带的时间不超过 90 分钟。切开皮瓣下侧缘，显露桡动脉、桡静脉和头静脉，附加纵切口，剥离血管达血管蒂所需长度，可先行结扎、切断，便于以后的操作。切开皮瓣的两侧缘达肌膜浅面，用尖刀锐性推剥皮瓣，提起血管蒂和皮瓣下端，沿桡动脉走行自下而上剥离至所需长度切断、结扎血管。沿途注意勿使血管与皮瓣脱离。松止血带后，检查动脉、静脉血流情况，完善止血。通常桡血管束内为桡动脉及其伴行的两根桡静脉，此时可以先将桡静脉结扎观察头静脉回流，如回流不佳还可打开桡静脉备吻合用。注意皮瓣与受区创面缝合不宜过密、过紧，以免术后引流不畅造成积血、积液对血管蒂造成压力。妥善安排血管蒂的位置，放置橡皮条或负压引流，注意负压引流管应远离吻合血管并妥善固定，包扎压力适当以免压迫血管蒂。术后酌情头部制动 72 小时。皮瓣成活良好，术后 3~5 天可根据引流量并在停用扩容药物后去除引流管。皮瓣用于口内时，鼻饲 7 天。

并发症及处理 常规检查皮瓣供血，出现血管危象时应及时再手术探查血管吻合口。在血管危险出现 2 小时内处理，其再成功率可超过 50%。

（郭传瑸）

shàngbì wàicè píbàn yízhí

上臂外侧皮瓣移植（upper lateral arm flap transplantation）

上臂外侧皮瓣是以桡侧副动脉后支为基础的筋膜瓣或筋膜皮瓣。桡侧副动脉是肱深动脉的直接延续。桡侧副动脉后支在肱桡肌的后方沿外侧肌间隔走行，沿途发出细小的皮动脉供应上臂外侧皮瓣。桡侧副动脉有支配皮瓣远侧皮肤的上臂后侧皮神经、前臂后侧皮神经和两条直径约为 2mm 的较大静脉伴行。

主要特点 皮瓣的优点是较薄，可借助于臂后侧皮神经恢复神经支配；主要缺点是血管蒂较短（2~6cm），血管直径不恒定（1~3mm）。该皮瓣最好用于男性，以便一期闭合供区创面。

适应证 皮瓣的最大可取范围为 10cm×15cm，适合修复口腔颌面部软组织缺损。

手术方法 超声多普勒探测血管走行并加以标记。患者平卧位，术侧上肢外展。以桡侧副动脉为中心，包括头静脉在内，根据受区创面大小，确定所需皮瓣的范围。沿三角肌后缘切口，自腋缘起至该肌止点处，切开皮肤至深筋膜，切开部分肱三头肌外侧头附着点，显露并分离肱深动脉、静脉至适当位置，必要时结扎中副动脉。找到桡神经，桡神经在臂外侧下部，要小心分离，避免误伤。在三角肌前缘切开皮肤，于皮下分离出头静脉。由于供血动脉——桡侧副动脉位于外侧肌间隔中，位置深在，在切取皮瓣时必须连深筋膜一并切取，以免损伤。操作中注意头静脉留在皮瓣内，贵要静脉留在上臂创面上。切开皮瓣下方切口，切断、结扎头静脉，皮瓣向上分离，切断、结扎桡侧副动脉前支及每个肌支，小心分离桡神经和前臂后侧神经，将它们留在上臂创面内。这时皮瓣只剩有肱深动静脉、头静脉及臂外侧下皮神经的血管神经蒂未断。观察皮瓣血液循环情况。待受区准备就绪后，再切断血管神经蒂，转移至受区并加以缝合。供区创面行中厚植皮。

并发症及处理 见游离皮瓣移植。

（郭传瑸）

gǔqián wàicè píbàn yízhí

股前外侧皮瓣移植（anterolateral thigh flap transplantation）

股前外侧皮瓣是由知名肌间隔血管供血的股外侧皮瓣。1983 年徐达传等提出股前外侧皮瓣，1984 年罗力生报道成功应用于临床修复组织缺损。其供应血管主要是旋股外侧动脉降支，蒂长 8~12cm，平均外径 2.5mm。旋股外侧动脉降支在股直肌与股中间肌之间分为两支，外侧支沿股外侧肌与股直肌之间向外行，沿途发出分支穿过股外侧肌或肌间隙，至股外侧皮肤，多数为肌皮穿支，少数为肌间隙皮支。以第 1 支皮动脉穿支最为粗大，外径 0.5~1.0mm，是皮瓣的主要血管。有两条伴行静脉，均粗于动脉。皮瓣内的股神经可供吻合。

主要特点 该皮瓣的优点是血管蒂较长，血管口径粗，可携带股前外侧皮神经，可切取面积大，可制成筋膜瓣、肌皮瓣或岛状瓣，可塑性强，应用范围广，可以修复头颈部的中大型软组织缺损；不牺牲肢体主要血管，皮瓣切取后对肢体功能影响小；术中不需要更换体位，两组医生同时进行，缩短手术时间。皮瓣的主要缺点是存在解剖变异，即皮瓣血供可能不是由主要血管即旋股外侧动脉降支主干末端或降支发出，而是发自旋股外侧动脉横支或降支内侧支。对于有些组织缺损略显臃肿，但可应用削薄股前外侧皮瓣解决这一不足。

适应证 可以修复头颈部的

中大型软组织缺损。

手术方法 术前应用超声多普勒血流仪探测血管情况，以提供供区血管状态。皮瓣设计：髂前上棘外缘与髌骨外上角连线中点为轴心，该连线为轴线，根据皮肤软组织缺损的形状和大小来设计皮瓣，皮瓣 2/3 在轴线外侧，1/3 在轴线内侧，2/3 在轴心平面以下，1/3 在轴心平面以上。

先沿皮瓣的外侧缘切开皮肤，在阔筋膜深面向内侧掀起，通常有 2～4 支皮支经阔筋膜张肌的肌腹下端穿出，选最粗的皮支进行游离，向上分离寻找旋股外侧动脉降支或横支，尽量保留较长的血管蒂以保证吻合口位于健康组织内。切取面积大时，三条肌皮动脉全部解剖入皮瓣内是保障皮瓣血供的重要措施。皮瓣蒂部带少部分肌肉，可保护血管以免受损伤。将股前外侧皮神经包含于皮瓣内，以利感觉功能的重建。血管游离后，切开皮瓣的内侧缘，皮瓣完全游离后断蒂。操作中应边切开边将深筋膜与皮缘缝合，以防分离而破坏血供。遇肌支结扎、切断。皮瓣移植受区，先间断缝合固定皮缘，理顺血管蒂方向，在手术显微镜下无张力吻合血管。伴行静脉任何一条栓塞均可造成同侧部分皮缘回流障碍，影响皮瓣成活，故应保证两条静脉吻合通畅。供区皮肤直接缝合或中厚植皮，打包固定。

术后卧床，限制头颈部活动，避免牵拉、压迫血管蒂。定时观察皮瓣血运情况，并做记录。室温保持在 25～30℃。全身应用抗生素。5% 低分子右旋糖酐液 500ml，静脉滴注。负压引流管保持通畅，防止脱落、漏气及倒流。术后 4 天拔除负压引流管，7 天拆线，大腿缝线 13～15 天拆除。

并发症及处理 见游离皮瓣移植。

（郭传瑸）

zúbèi píbàn yízhí
足背皮瓣移植（dorsal pedis flap transplantation）

足背皮瓣是由知名血管供血的游离移植再血管化皮瓣。足背皮瓣的供血动脉是来自胫前动脉的足背动脉。此动脉沿动脉干发出若干皮支，较大的皮支集中在近侧段和远侧段。在距骨头平面向内发出跗内侧动脉，向外发出跗外侧动脉。足背动脉有两条伴行静脉，而大隐静脉是足背皮瓣主要回流静脉。足背的感觉主要有来自腓肠神经的足背内侧和足背外侧皮神经。

适应证 足背皮瓣质地较好，皮下脂肪少，弹性好，血管蒂较长，血管口径大，有感觉神经，可修复头颈部中型软组织缺损。另外，凡手背或手掌大面积皮肤缺损伴伸指或屈指肌腱缺损可选用带趾长伸肌腱的足背皮瓣复合组织瓣移植修复，也可连同趾甲皮瓣或第 2、3 趾移植行踇、手指再造。

手术方法 术前需用超声多普勒血流量仪检测足背动脉是否存在，凡足背动脉缺如或极细者不宜切取该皮瓣。以足背动脉为轴设计皮瓣，切取范围为踝前至趾蹼缘，两侧至足背内外侧缘。一般在充气止血带下手术。沿皮瓣标记线先做皮瓣近侧切口，切开皮肤、皮下组织至深筋膜，在踇长伸肌和趾长伸肌之间显露足背动脉，解剖分离足背动脉、静脉及大隐静脉。自皮瓣远侧及两侧于深筋膜下掀起，向足背动脉靠拢，使大隐静脉包含在内侧皮瓣内。皮瓣掀起过程中要注意保护趾长伸肌肌腱和踇长伸肌腱的腱周组织，并在踇长伸肌肌腱与趾长伸肌肌腱之间自跗骨上小心锐性

剥离，使足背动脉及伴行静脉连同皮瓣一并掀起，结扎、切断足底深支的动静脉。根据受区情况对足背动脉及大隐静脉做适当游离后断蒂，移至受区。先把皮瓣缘与受区创缘简单缝合数针防止皮瓣滑动，然后缝合静脉、神经及动脉，重建皮瓣的血液循环。供区创面取中厚皮片修复。

并发症及处理 见游离皮瓣移植。

（郭传瑸）

jiānjiǎ（gǔ）píbàn yízhí
肩胛（骨）皮瓣移植（scapular or osteo-scapular flap transplantation）

肩胛（骨）皮瓣是由知名血管供血的游离移植再血管化皮瓣或骨皮瓣。肩胛（骨）皮瓣的血供来自肩胛下动脉的分支旋肩胛动脉。旋肩胛动脉粗大而恒定，外径为 1.5～4.0mm，随解剖部位深度不同而异。该动脉为肩胛骨及附着肌肉和表面皮肤的主要供血动脉，自肩胛下动脉发出后，先行于大圆肌深面，随后进入三边孔。三边孔是由上方的小圆肌、下方的大圆肌及外侧的肱三头肌长头组成。肩胛皮瓣通过旋肩胛动脉的伴行静脉引流，该静脉为肩胛下静脉的终末支，外径为 2.0～6.0mm。肩胛区皮肤的感觉神经来自肋间神经的后外侧分支，该神经细小难以解剖。

适应证 主要用于修复肿瘤切除后的口腔、面颊部及颈部的软组织缺损，皮瓣去表皮后可充填矫正重度颜面部不对称畸形。

手术方法 患者侧卧位，向内侧收臂时，在其肩胛骨外缘上部可见一凹陷区，其中点为旋肩胛动脉皮支穿出处的体表标记，即三边孔处，在此做标记。标记三边孔后，可进一步通过超声多普勒证实。随后再标记出旋肩胛

动脉的水平支和垂直支，设计皮瓣的形状及大小，通常为横向或斜向的椭圆形。然后自三边孔标记处向外侧做一横行切口，切开皮肤及筋膜，寻找三边孔。找到旋肩胛动静脉血管束从三边孔的纤维脂肪组织内穿出处后，仔细分离出旋肩胛动静脉血管束至其起始部，且保护。按标记的组织瓣轮廓，切开皮肤、皮下组织和筋膜，制备皮瓣；结扎、切断旋肩胛动静脉血管束，取下组织瓣，供区组织拉拢缝合、关闭伤口，置负压引流。切取肩胛骨应按术前设计进行，注意勿使骨皮分离。将组织瓣的动、静脉血管分别与受区动脉及静脉吻合，然后将组织瓣固定缝合，修复缺损。

并发症及处理 见游离皮瓣移植。

（郭传瑸）

fùzhíjī píbàn yízhí

腹直肌皮瓣移植 （rectus abdominis myocutaneous flap transplantation） 腹直肌皮瓣是由知名血管供血的含腹直肌及皮肤的轴型肌皮瓣。腹直肌起于耻骨联合和耻骨嵴，止于第5～7肋软骨，其主要供血动静脉为腹壁上动静脉和腹壁下动静脉。腹壁下动脉是髂外动脉的分支，腹壁下静脉与动脉伴行，多为两支，多数在进入髂外静脉前汇合成静脉干。腹直肌支配神经为第6～12肋间神经及第1腰神经前支。

主要特点 该皮瓣解剖恒定，血管变异少，血管蒂长，血管口径大，血管吻合容易成功。皮瓣制备时无需改变患者的体位，可以双组同时手术。腹直肌皮瓣制备时如切取了部分腹直肌前鞘和腹直肌，术后有发生切口疝的可能，应予处理。

适应证 以腹壁下动静脉为

蒂的游离腹直肌皮瓣是大型头颈部缺损修复的常用皮瓣。但是，对于肥胖患者，腹直肌皮瓣修复上颌骨缺损仍略显臃肿，在一定程度上影响外形和功能的恢复。

手术方法 患者仰卧位。在脐旁画线标出皮瓣范围。先从皮瓣的外侧及下方切开皮肤、皮下组织到腹外斜肌鞘表面，沿皮瓣的外侧切开腹直肌鞘全层，然后顺腹直肌外侧向腹直肌深面分离，并将腹直肌向内侧拉开，此时可见腹壁下动脉及其伴行静脉。解剖血管蒂至髂外血管处。在血管蒂的内侧切断皮岛下方腹直肌，形成只有血管蒂相连的肌皮瓣。为避免腹直肌皮瓣的过度臃肿，还可制备不带肌肉的薄型皮瓣，即腹壁下动脉穿支皮瓣。

腹直肌皮瓣供区的创面通常可直接拉拢缝合。关闭创口时应仔细缝合腹直肌鞘前层。腹直肌切取后多数不会引起腹壁强度降低而发生切口疝。但是，由于半环线下方腹直肌鞘后层先天缺如，为预防切口疝的发生，可以在半环线下方应用聚丙烯网片予以加强腹壁强度。

并发症及处理 见游离皮瓣移植。

（郭传瑸）

xiōngdàjī lèigǔ jīpíbàn yízhí

胸大肌肋骨肌皮瓣移植 （rib-pectoralis major myocutaneous flap transpcantation） 胸大肌肋骨肌皮瓣是由知名血管供血的胸大肌骨皮瓣。**适应证、手术方法、并发症及处理** 见胸大肌肌皮瓣移植。唯一不同是，除胸大肌与皮肤外应加上与胸大肌紧密连结的肋骨，在胸膜面将肋骨一起取下供恢复颌骨（通常是下颌骨的缺损）使用。

（郭传瑸）

qiàgǔjī píbàn yízhí

髂骨肌皮瓣移植 （iliac osteomyocutaneous flap transplantation） 髂骨肌皮瓣是含知名血管供血的髂肌（嵴）和皮肤（或不含皮肤）的再血管化复合组织瓣。髂骨有多条血管供血，包括旋髂深血管、髂腰血管髂支和第4腰动脉前支。旋髂深动脉在腹股沟韧带上方起源于髂外动脉或股动脉。旋髂深动脉主干在髂嵴缘下方1～2cm穿过腹横筋膜沿着髂嵴内唇下方向后分布，从髂前上棘开始向后，该段血管长6～9cm，直接分支到髂骨或通过髂肌的肌支抵达髂骨。在该区域内，旋髂深动脉在距髂前上棘3.2～8.0cm处与髂腰动脉的髂支、第4腰动脉前支吻合。旋髂深静脉在动脉的起始部附近有两条，分别位于动脉的上、下方，称为旋髂深静脉的上支和下支。髂腰动脉髂支经腰大肌深面向外，出腰大肌外侧沟，经腰肌筋膜与髂肌之间行向外上，末端与旋髂深动脉、第4腰动脉前支吻合，并发出分支至髂肌和髂骨内面，它的伴行静脉80%有2条，并位于动脉的两侧。第4腰动脉前支经腰方肌外侧缘斜向外下，由髂嵴后份进入髂骨，循髂骨内唇向前与旋髂深动脉、髂腰动脉髂支吻合，它有两条静脉伴行。

主要特点 由髂前上棘到髂后上棘可供骨的长度平均为23.3cm。从髂骨内侧供血的旋髂深血管只能供养髂骨的前2/3，后1/3则由髂腰血管髂支或第4腰动脉前支供养。当髂骨肌瓣的供骨长度接近或超过14cm时，仅吻合旋髂深血管，则显得供血不足。采用吻合两组血管的髂骨肌皮瓣移植，其成活率则更高。

适应证 用于因下颌骨肿瘤、放射性骨髓炎、创伤等引起下颌骨缺损的修复重建。下颌骨肿瘤切除后，有一侧下颌骨升支和大部分下颌骨体复合组织缺损者，宜用吻合旋髂深血管的髂骨肌皮瓣移植修复；两侧下颌骨体及颏部复合组织或一侧下颌骨升支、体部和颏部缺损者，宜用吻合两组血管的髂骨肌皮瓣移植修复。

手术方法 一侧下颌骨升支、下颌骨体（含颏部）复合组织缺损者，切取同侧的髂骨肌皮瓣；两侧下颌骨体及颏部复合组织缺损者，切取左侧或右侧的髂骨肌皮瓣均可。将旋髂深动脉自腹股沟韧带处的起点到髂前上棘做一连线，该连线为骨肌皮瓣的纵轴，皮瓣设计在轴的两边，略偏外上方，根据口内软组织缺损范围的大小而设计皮瓣切口线。沿皮瓣设计线切开皮肤、皮下组织，暂时切断腹股沟韧带，于股动脉及髂外动脉后外方可见旋髂深动脉的起始处；在髂外动脉内侧尚可见腹壁下动脉的起点。然后切口向外侧延伸，直达髂前上棘区。从腹股沟韧带上切开腹外、腹内斜肌腱膜及腹横筋膜，切取包含旋髂深血管在内的腹内斜肌、腹横肌的血管蒂肌肉，带蒂肌肉宽3~4cm。向上分离，推开腹膜外脂肪，在腹股沟韧带上方即可清楚地看见动脉及伴行静脉的走向。如果切取髂骨的长度超过了旋髂深血管供血的范围，需要有两组血管供血时，则要将腹横筋膜、髂筋膜连同腹膜一起推向内上，在骶髂关节平面的腰大肌外侧沟显露髂腰血管髂支。当髂腰动脉髂支细小，并被粗大的第4腰动脉前支所代替时，则要选用该血管，它可在髂嵴后份上2cm左右的腰大肌外侧缘找到。切取髂瓣：先在髂嵴外唇下方1cm左右切开髂骨外面的肌肉附着，显露

髂骨外侧面。在髂骨内侧面，保护旋髂深血管或两组血管及其终末支，在各血管分支的内侧切断肌肉，保留在髂嵴内唇及髂骨内侧面附着的肌肉，以保证旋髂深血管或两组血管进入髂骨的小分支完好无损。依下颌骨缺损大小而决定切取髂骨瓣的长度，其宽度以2.5cm左右为宜。切骨时不可用力太猛，在保护髂嵴内唇及髂骨内侧骨膜、肌肉附着的前提下切骨。将离断的髂骨瓣连同其内侧的肌肉及软组织游离，于切骨线下方约1cm平行切断髂肌筋膜和髂肌，小心保护旋髂深血管或两组血管的肌肉血管蒂。检查骨瓣的髓腔、骨膜及周围软组织的血液循环情况，待受区准备就绪后，再断离旋髂深血管或两组血管蒂。检查有无神经损伤，如有，应予吻接。修复腹横筋膜及腹内、外斜肌，与髂肌筋膜及臀大肌筋膜相缝合。在腹股沟内，将腹外、腹内斜肌与腹股沟韧带相缝合，以修复切断的腹股沟韧带。于两侧皮下进行潜行剥离，放置引流条后，通过减张缝合和间断缝合而关闭皮肤伤口。

髂骨瓣塑形：在离体条件下，根据下颌骨不同部位缺损的需要进行塑形。当一侧下颌骨升支及同侧大部分下颌骨体缺损时，切取同侧髂骨瓣，以髂前上棘处之软骨作为髁突，在相当于下颌角处不完全切断髂骨瓣，弯折成钝角而用不锈钢丝固定；当一侧下颌骨升支和体部（含颏部）缺损时，切取对侧的髂骨瓣，以髂后上棘作为髁突，用髂嵴弯曲度最大处作为下颌角；当两侧下颌骨体及颏部缺损时，可切取左侧或右侧髂骨瓣，切断外侧骨板，不完全切断内侧骨板，向内弯折髂骨瓣，使之成为马蹄形。塑形过

程中要使髂骨瓣的内侧骨皮质与骨膜、骨膜外软组织紧密相连。将已游离的髂骨肌皮瓣移植到复合组织缺损区，先用髂区的皮瓣修复口腔的软组织缺损，然后将已塑形的髂骨瓣游离端内侧与受区骨残端外侧骨创相贴附，钻孔，固定。常规吻合血管。

并发症及处理 见游离皮瓣移植。仅行不含皮肤的髂骨肌组织瓣移植时，可以在缝合创口前，在组织瓣浅层留一约1cm×1cm大小的皮肤，以利观察深部的血液循环情况。

（郭传瑸）

féigǔjī (pí) bàn yízhí

腓骨肌（皮）瓣移植 （fibula osteo-myocutaneous flap transplantation）

腓骨肌（皮）瓣是知名血管供血的再血管化骨肌（皮）瓣。腓骨的血供除腓骨头由膝下外动脉和胭动脉等发出第一弓状动脉供血外，全部均由腓动脉发出的滋养动脉和弓状动脉骨膜支供血。小腿外侧皮肤由弓状动脉发出的肌间隔皮支和肌皮动脉穿支供应。屈蹞长肌由腓动脉供血，除弓状动脉分支至屈蹞长肌外，直接由腓动脉发出至该肌的动脉有4~6支。屈蹞长肌由胫神经发出的屈蹞长肌支支配。腓骨长肌肌腹的上1/3由胫前动脉分支供应，下2/3由腓浅动脉供应，还有来自腓动脉的弓状动脉的分支补充。其神经支配分散，分别由腓总神经的直接分支和腓浅神经支配。

适应证 适用于上下颌骨缺损的修复。其主要优点为供骨量足，易塑形，能满足下颌骨各种类型及部分上颌骨缺损的修复；血管管径与颈部受区血管管径匹配，利于吻合；可以同时制备带肌肉和皮肤的骨肌皮复合组织瓣，

同时修复受区的软组织缺损；下肢远离头颈部受区，利于开展双组手术。主要缺点是因切取下肢知名血管束，并破坏小腿外侧多束肌肉附着，可引起下肢无力、外踝稳定性不足、脚趾活动受限等缺陷；术后下肢外侧留较长手术瘢痕而影响美观；黄种人腓骨较细，修复颌骨略显高度不足。

手术方法 腓骨肌皮瓣的切口设计以腓骨后缘表面投影为皮瓣的轴心线。依据多普勒血管探测仪确定小腿外侧皮肤动脉的分布点，用亚甲蓝标记好，然后再根据受区情况，设计皮瓣的类型、大小和形状，设计腓骨瓣的长度、肌瓣的大小等。首先做皮瓣后缘切口，掀起筋膜层向腓骨方向分离，邻近腓骨长肌和比目鱼肌间隙时，可清楚看到皮动脉及其分支，小心予以保护，沿皮动脉向深层解剖，并向近侧分离切断比目鱼肌在腓骨上的起点部，显露出由胫后动、静脉发出的腓血管束起始段。再按腓骨和屈踇长肌所需要的长度，向下分开屈踇长肌达腓动脉下端。小心分离腓动脉近端、胫神经的屈踇长肌支和腓肠外侧皮神经。再切开皮瓣的前缘，沿小腿前肌间隔分离腓骨长肌及腓浅神经。根据受区的需要裁剪骨肌皮瓣。

腓骨瓣的设计 根据腓骨形状，将其前崤作下颌骨的牙槽崤，后面构成下颌骨的下缘，外侧面朝向口腔内，内侧面和前面朝向外，有利于腓血管和胫神经的屈踇长肌支构成的神经血管蒂向外，以便于与受区的血管神经吻接。根据下颌骨形态，将腓骨折断塑形，一般要折成3~4段。腓骨瓣塑形后，移植固定，吻合血管。

肌肉瓣应用的设计 当口腔内有较大软组织缺损时，可取离腓骨头以下8~9cm的腓骨长肌，用于填塞口腔内的死腔；当下唇及口周肌肉的相关部分缺损时，可切取屈踇长肌中段作为肌瓣修复，肌瓣的支配神经可与面神经颈支或下颌缘支缝接；当修复咬肌时，可用屈踇长肌下部作为咬肌的起端缝于颧弓上，支配肌瓣的神经选用下颌神经的下颌舌骨肌支缝接。

皮瓣应用的设计 按骨瓣的设计将皮瓣与口腔内保留下来的黏膜创周缝合，以修复口内软组织缺损，或用来修复口外的皮肤组织缺损，还可将腓肠外侧皮神经与下牙槽神经残端缝接，以建立皮瓣的感觉功能。

并发症及处理 见髂骨肌皮瓣移植。

(郭传瑸)

gǔmó yízhí

骨膜移植（periosteum transplantation） 利用骨膜覆盖组织缺损创面，以利骨再生的手术。骨膜是覆盖在骨外面的一层致密结缔组织膜，分为浅表的纤维层和深面具有成骨能力的生发层。在血肿的刺激下无论老年还是幼年的骨膜均能恢复成骨水平，能修复骨缺损。利用骨膜这些特性，切取健康骨膜贴敷或充填移植于颌骨缺损区促进成骨。临床应用中分为带蒂骨膜移植和游离骨膜移植。目前认为带血供营养的骨膜移植在软组织内或充填骨缺损时均能成骨。

适应证 口腔颌面部的无感染骨缺损，术中能关闭表面软组织创口对植入骨膜形成封闭。

手术方法 全麻下切除颌骨病灶并形成缺损区，在供区锐性剥取骨膜以保持其生发层完整性，植入缺损区并封闭创口。充填术中可混合自体骨髓、骨形态发生蛋白、自体骨、人工骨等共同植入缺损区以增强其成骨能力。

并发症及处理 术后保持植入术区封闭，避免与口腔相通。局部可能出现炎症感染，必要时需手术去除植入物。

(王慧明)

dānchún yóulí gǔ yízhí

单纯游离骨移植（simple non-vascular bone graft） 用手术将整块（段）健康的骨组织，包括密质骨、松质骨和骨膜，移植到患者体内骨缺损、需要加强或融合部位的手术。这类骨移植术必须在受植区无感染的情况下方可进行。在污染条件下进行游离骨移植术时，须妥善封闭、严密缝合口腔黏膜，同时给以大量抗生素控制感染，才能获得成功。

适应证 口腔颌面部的中小型无感染颌骨缺损，术中能封闭黏膜及皮肤创口避免暴露。

手术方法 根据骨缺损形态及大小，切取合适的移植骨块。移植骨片的大小、形态与颌骨缺损的范围应保持一致。于牙列恢复咬合关系后暂作颌间固定，将移植骨片镶嵌在缺损间隙，采用小型医用钛板做移植骨端与颌骨残留端之间的坚强内固定术。术后拆除颌间固定。骨内固定的钛板如无感染或异物反应可长期放置。如需拆除，在术后8~10周可切开取出。

并发症及处理 可能出现咬合关系异常，可术后颌间牵引。因此类植骨术式抗感染能力差，局部可能有血肿、感染，必要时可手术去除炎症骨块。

(王慧明)

chéngxíngxìng sōngzhìgǔ yízhí

成形性松质骨移植（formable spongy bone transplantation） 以金属网或涤纶网做成骨支架固

定于骨缺损区，然后取髂骨松质骨及其骨髓填入，经过成骨细胞活跃钙化后，最终形成整段骨块的手术。如无特殊反应，支架可任其存于体内；如出现排斥反应，可再次手术取出支架，但骨质保留不影响最终效果。这种植骨术式的优点在于松质骨抗感染力强，易于成活；由于支架可任意成形，外形恢复较好，操作也简单。

适应证 见单纯游离骨移植。

手术方法 截骨前根据缺损下颌骨形态塑形支架。如颌骨因病变已出现膨隆、吸收等变化，可采用计算机辅助设计技术制造健康侧颌骨镜像，并据此镜像塑形支架。切除病变颌骨，牙列恢复咬合关系后暂作颌间固定，固定支架。切取髂骨部分松质骨，充填于支架。最后严密关闭口内外切口。

并发症及处理 见单纯游离骨移植。

（王慧明）

ruǎngǔ yízhí

软骨移植（cartilage transplantation） 切取自体（或异体）软骨修复缺损（或器官成形）的手术。供区多选择肋软骨，取自体新鲜软骨，也可采用经过无菌处理冷藏、无皮肤病及传染病的异体或新鲜尸体软骨。

适应证 多用于填塞凹陷和恢复下颌升支的缺损；也可用于鼻再造、耳郭再造等。口腔颌面部的中小型无感染软骨缺损，多为鼻再造或耳郭再造，术中能关闭表面软组织创口对植入软骨形成包埋固定。

手术方法 因整复需要，在第7、8、9肋骨总汇聚处做切口，切开皮肤，分开肌肉与骨膜，暴露软骨。按需要切取合适大小、形状的软骨块。最后分层缝合切口。术中注意保护胸膜避免穿通

形成气胸。软骨块取下后，按照需要修剪成适合缺损处的形状、大小，再植入缺损区并包裹固定。

并发症及处理 见单纯游离骨移植。

（王慧明）

zhīfáng yízhí

脂肪移植（fat transplantation） 将自体脂肪组织（脂肪块或脂肪颗粒）移到需要改建的缺损或凹陷部位的手术。从自身脂肪较丰富的部位，用负压吸脂等方法吸出脂肪组织，经过特殊处理或纯净后，注射植入需要改变的有缺陷的受区内，以改变完善受区形态。也可通过手术切取脂肪组织块（有时含真皮）通过游离或血管化方式进行。以抽吸行颗粒脂肪移植为主要应用方式。

脂肪的生物学特性远优于假体材料，无毒无害，不会产生免疫反应和排异反应；取材比较容易，组织来源丰富。脂肪组织存活力较差，宜采用少量多次注射的方式。

适应证 填充面部皮下凹陷性缺损或畸形，如单侧或双侧颜面萎缩，面部软组织发育不良，颧、颞、额、眶区的凹陷，面部手术或外伤所导致的凹陷，上唇过薄或人中过短、鼻唇沟过深、耳垂较小等；也可用于乳房、生殖器等整形。

手术方法 用创伤较小、并发症少的湿性真空吸脂，该吸脂术所取切口一般3~5mm，故愈合后瘢痕非常小且位于隐蔽部位（如脐部、臀线等）。对局部脂肪较多堆积的人，又可起到减肥瘦身、塑造美好曲线的作用。

并发症与处理 抽吸过程创伤较大，术中易出现血肿。极少情况下可出现脂肪栓塞危及生命。操作中出现任何异常应即刻停止。

移植后可出现感染、皮肤淤斑、皮肤坏死、皮下积液、脂肪坏死等并发症。

（王慧明 魏栋）

niánmó yízhí

黏膜移植（mucosal transplantation） 切取黏膜全层作为组织供体材料修复缺损的手术。分为游离移植和带蒂移植两种。黏膜取材量少、供区有限，应用不广。全层移植包括上皮、基底膜、固有层和黏膜肌层，断层黏膜移植不包括黏膜肌层。黏膜移植的存活机制与皮片相同，移植后遵循的原则亦与皮片移植相同。

适应证 应用于口腔黏膜、红唇等部位的小范围缺损，也用于修复眼球、眼睑结膜缺损。取材多限于口腔内唇、颊黏膜或阴道内黏膜。个别病例需以鼻中隔黏膜瓣或硬腭黏膜瓣和带蒂的红唇黏膜瓣等修复缺损。

手术方法 供区若面积不大时，一般不需缝合即可迅速自行愈合。若切取的为外露红唇或较大面积的黏膜瓣，则需仔细缝合。以硬腭黏膜瓣转移修复软腭缺损为例：于软腭缺损区邻近硬腭处制作以腭降动脉供血的带蒂黏膜瓣，切开硬腭黏膜，直达骨面，以骨膜剥离器从骨面分离。将分离的黏膜瓣旋转至软腭缺损区，相对切缘间断缝合。

并发症与处理 黏膜瓣应良好固定，受压均匀，其底部应确切止血，否则可能出现存活不良、黏膜挛缩等情况。

（王慧明 魏栋）

jīnmó yízhí

筋膜移植（fascia transplantation） 以筋膜组织为供体修复缺损或矫正畸形的手术。筋膜是位于皮肤和肌肉之间的结缔组织。筋膜移植可以保存供区皮肤，对

供区外观影响很小，且受区不会显得臃肿，功能及外形都较满意。它在移植后被吸收或萎缩的机会较少，故常被用作填补小的缺损。筋膜的来源常用大腿外侧的阔筋膜及颞筋膜。

适应证　常用于面神经瘫痪或眼睑下垂的筋膜悬吊整形手术。另外筋膜亦可用于疝、腹壁缺损、硬脑膜缺损的修复。

手术方法　筋膜可分为浅筋膜和深筋膜两层，根据临床需要选择浅或深筋膜作为移植物，并相应地采取游离移植或者带蒂移植方式。以口腔颌面外科常用的颞筋膜移植为例：①以耳屏前颞浅动脉搏动点向颅顶矢状缝连线为长轴，设计合适形状及大小的筋膜瓣。②切开皮肤后，向切口两侧分离头皮瓣，剥至足够大小后，自远端向蒂部游离筋膜瓣，颞筋膜瓣只有蒂部与头皮相连。③筋膜瓣植于受区后，筋膜瓣供区头皮直接缝合。

并发症与处理　分离筋膜瓣时，避免损伤皮肤下浅筋膜表面的颞浅血管，注意保护颅骨骨膜。

（王慧明　魏栋）

jī yízhí

肌移植（muscle transplantation）

以肌作为供体恢复缺损的手术。肌移植分带蒂移植与游离移植两类。目前应用的带蒂移植肌瓣，均含有正常血管与神经，故移植效果较好。对大型远距的肌游离移植，则必须应用显微外科技术行血管吻合重建血液循环的方法，通常可保证成活。

适应证　临床上可用颈阔肌或胸锁乳突肌带蒂转移修复面颊部的凹陷缺损或充填死腔。治疗面瘫则常用颞肌和咬肌肌束转移，或采用血管吻合的游离股薄肌、胸小肌等移植。在颈淋巴结清扫

术欲妥善保护颈动脉时，则多采用肩胛提肌或斜方肌肌束转移覆盖。腭裂患者行咽成形术时，多采用咽后壁组织瓣（主要是咽上缩肌）或腭咽肌瓣进行修补。

移植方法　带蒂肌移植时，应注意肌组织血供的解剖，以免导致坏死。如胸锁乳突肌转移时，一定要注意其节段性供血的特点：蒂在上时一定要保留枕动脉降支，甚或要求保留甲状腺上动脉的胸锁乳突肌支。行血管吻合，血液循环重建的肌移植时，一定要吻合好动静脉保证血运通畅。

肌带蒂移植时，若完整地保留或恢复其运动神经，则可恢复一定的肌功能，如在陈旧性面瘫行咬肌移植时，必须妥善保留咬肌神经，不能损伤。如行游离肌移植，则必须行运动神经吻合术，才有可能恢复肌的运动功能，故肌游离移植时常须与神经吻合术同时进行。然而由于神经再生需要一定时间，常常在神经功能恢复以前肌即已萎缩，致其效果目前尚不能令人满意，因此功能性恢复尚待进一步从技术上及基础方面更深入地进行研究。

并发症与处理　移植后肌肉坏死或感染是主要的并发症。主因术中操作不慎损伤神经及血管束，导致肌瓣血供可能存在供血不足或回流障碍等血管危象，术中应特别保护血管，或进行蒂部松解或湿敷等。预防感染的方法是术前应彻底消毒手术野，操作中应仔细止血。因术中要做成较长的皮下隧道，隧道内积血是造成术后感染的重要原因。

（王慧明　朱慧勇）

shénjīng yízhí

神经移植（nerve transplantation）

以神经为供体，以桥接修复神经缺损的手术。

适应证　在口腔颌面整复术中，神经移植主要用于肿瘤手术后整复面神经的缺损，以及舌下神经、迷走神经、下牙槽神经等的整复，其中又以手术时立即移植整复应用最多。因为早期整复，特别是立即整复，恢复功能的效果较佳。

对早期面瘫可以行腓肠神经横跨移植，即将正常侧的冲动通过移植的腓肠神经传导至患侧面部的末梢支，从而获得面部功能的恢复。至于对晚期面瘫，则必须同时行肌移植才能取得一定效果。

移植方法　神经损伤后缺损不多，应力争行端端吻合术，其效果较好；如缺损过多，不能直接缝合时，则采用自体神经移植。自体神经可取耳大神经或腓肠神经，前者可提供 5~6cm 长的神经，优点在于其邻近颌面部手术区，常不需另做切口是其最大优点，而后者优点是可提供 15~20cm 长的神经，且神经较粗可分成若干神经束以备移植吻合。移植神经的长度一般应比实际缺损长度还要长 10%~20%。

神经断端找出后，应用生理盐水湿纱布覆盖，决不能使神经干燥、暴露，以免神经变性。神经吻合时，横断面的轴突应行准确的端端吻合，不可扭转、折叠或张力过大。如夹有其他组织于其间，也可导致移植吻合的失败。神经吻合应在显微镜下操作，使用无损伤缝线，一般将神经断端的前、后、左、右4点做定点缝合，较细的神经断端只需相对缝合2针。针线只应穿过神经外膜及其靠近的神经束膜，而决不能穿过神经纤维。缝完后应检查有无外露的神经束，或者内卷的外膜。最后，可将神经周围的疏松结缔组织、脂肪或肌移至神经周

围，以便将缝合口固定，防止愈合后粘连。有学者采用自体血管一段或用筋膜将神经吻合口周围包绕，防止瘢痕长入神经吻合口，但效果尚未完全肯定。在后期行神经整复时应将移植区内瘢痕去除，使血运供给丰富。

在神经近颅端缺失的情况下（如面神经总干端缺失）也可以采用替代神经转移吻合术，如副神经或舌下神经与面神经断端吻合术等。

在行肌移植整复陈旧性面瘫时，除长神经蒂肌束转移外，一般应先行腓肠神经横跨移植；半年后，待正常侧神经冲动已能到达患侧再行肌移植，这样可缩短肌功能恢复的时间，避免肌萎缩。

并发症与处理 神经移植的吻合最好在显微镜下进行，以提高功能恢复率。促进神经功能恢复的药物及理疗均提倡应用。

（王慧明 朱慧勇）

fùhé zǔzhī yízhí

复合组织移植（compound tissue transplantation）

应用不同组织组合形成的组织供体修复缺损的手术。

颌面部大型复合组织移植可以是肌与皮肤同时移植（肌皮瓣），也可以是肌、皮肤与骨骼的复合移植（骨肌皮瓣）。移植方式也是带蒂移植与血液循环重建的游离移植两种。复合组织移植的一次成功是整复外科史上的一大发展。为了恢复肌功能行所谓"动力性"整复时，自然少不了要同时进行运动或感觉神经的吻合，从而达到运动或感觉功能的重建。

适应证 应用于各类复合性组织缺损。

手术方法 应根据缺损的部位、范围及大小等决定供区选择。临床常用的肌皮瓣及骨肌皮瓣如

表所示。

（王慧明 朱慧勇）

yùzhì zǔzhībàn yízhí

预制组织瓣移植（prefabricated flap transplantation）

预制组织瓣是组织瓣在移植前通过手术预先进行加工和改造，使其达到组织缺损区域的功能和形态要求，以达到满意的组织或器官的修复和再造效果。其加工和改造的核心内容是组织瓣血供的重建。预制组织瓣的概念是 1966 年在试验中发现狗的带血管回肠片段可以维持预构的皮肤及皮下组织存活后提出来的。口腔颌面部的器官和组织形态复杂而不规则，组织缺损对患者的外貌和功能都有较大的影响，尤其是对软硬组织复合缺损，常规的组织瓣移植常难以达到良好的效果。预制组织瓣移植技术可以预先构建出更接近天然形态的组织瓣，可以包括皮肤、肌肉、骨等组织，可以有效改善患者外观和功能，提高生活质量。预制组织瓣移植与组织扩张、神经移植及组织工程等技术的联合应用可以扩大适应证，达到更好的治疗效果。

适应证 应根据缺损恢复的要求选择不同的预制组织和方法。

手术方法 一般分两次手术进行。一期手术的主要目的是对用于修复缺损的组织瓣进行血运重建，使其拥有可以进行带蒂转移或血管吻合的供血血管，主要有两种方式：一种是把血管或含有血管的组织移植到组织瓣处，另一种是把组织瓣移植到含有血管的组织上。二期手术时采用带蒂移植或血管吻合游离移植的方法修复原发病灶的组织缺损。

（王慧明）

shēngwù cáiliào zhírù

生物材料植入（biomaterial implantation）

将与人体具有亲和性、无毒无害的各种可成形性材料移植的到人体的手术。

生物材料是以医疗为目的，通过与生物系统相互接触和相互作用，来达到进行诊断、治疗、替代、修复、诱导再生和增进功能的一类材料，包括具有生物相容性和/或生物降解性的材料，具有药物不可替代的特性。对于长期或永久植入体内的生物材料来说，其理想的生物相容性指在预

表 临床常用的肌皮瓣及骨肌皮瓣供区

	组织瓣名称	血管	神经	转移方式
肌皮瓣	胸锁乳突肌	枕血管降支	胸锁乳突肌支	带蒂
	颈阔肌	颏下血管降支	面神经颈支	带蒂
	斜方肌	枕血管降支或颈横血管	副神经	带蒂
	胸大肌	胸肩峰血管	胸外侧神经	带蒂或游离
	背阔肌	胸背血管	胸背神经	带蒂或游离
骨肌皮瓣	肋骨肋间肌	肋间血管	肋间神经	游离
	肋骨胸大肌	胸肩峰血管	胸外侧神经	带蒂或游离
	肋骨背阔肌	胸背血管	胸背神经	游离
	髂骨腹斜、横肌	旋髂深血管	/	游离
	肩胛骨斜方肌	颈横血管	副神经	带蒂或游离
	腓骨胫后肌	腓血管	/	游离
	颅骨颞肌	颞浅血管	三叉神经	带蒂

期的程度上既可以达到既定的目标，同时又不会引起任何预期之外的局部或全身不良反应。常用的生物材料有金属、高分子聚合物、陶瓷、生物源性材料及其衍生物等几大类。生物材料与种子细胞复合后形成组织工程化支架，可以用来修复软、硬组织缺损和畸形，进行组织和器官再生。虽然随着合成技术水平的提高，生物材料的生物相容性得到明显提高，但实验研究中仍发现部分材料可以引起凝血、感染、钙化及肿瘤等不良反应。

（王慧明）

zǔzhī gōngchénghuà zǔzhī yízhí

组织工程化组织移植 （tissue engineering tissue transplantation）

通过移植经组织工程技术制备的、含有自体活性细胞的组织，来修复、改善或重建患者组织或器官的结构和/或功能的手术。组织工程是指利用体外培养扩增的种子细胞接种于可吸收生物材料上，使细胞按照预制形态的三维支架生长。按照组织工程的方法制备好的组织支架移植入体内后，随着材料的降解吸收，细胞持续增生分化，直接参与组织修复，并可分泌释放基质和生物因子，促进组织的生长和修复。

2009年卫生部发布了《组织工程化组织移植治疗技术管理规范（试行）》。组织工程化组织既不包括直接移植（如自体植骨、植皮术等）或为后续移植而保存的细胞、组织或器官植物，也不包括用于其他目的的体细胞治疗。组织工程化组织移植目前仅适用于结构性组织（如骨、软骨、皮肤等组织）的临床应用。以代谢性功能为主的复杂组织如肝、肾、脑等器官的临床应用暂不允许开展。

组织工程中使用的生物材料包括胶原、明胶、壳聚糖、透明质酸等天然及其改性修饰材料，也包括聚乳酸、聚羟基乙酸、聚己内酯等人工合成材料，两者因自身材料特性原因均存在明显不足。用天然材料和人工材料组合而成的复合支架材料可以兼备两者亲细胞性和良好力学性能的特点，如胶原/羟基磷灰石、矿化胶原/聚乳酸、壳聚糖/胶原等复合材料已经广泛应用于骨组织工程研究。

（王慧明）

kǒuqiāng hémiànbù ruǎnzǔzhī quēsǔn zhěngfù

口腔颌面部软组织缺损整复 （resconstruction of soft tissue defect in oral and maxillofacial region）

在组织缺损后即刻（一期）或延迟（二期）应用人工组织补片、皮片、邻近组织瓣、远处游离组织瓣、假体等方法修复软组织缺损，覆盖创面，恢复或部分恢复其生理功能的手术。口腔颌面部软组织缺损指由于先天性发育缺陷或后天外伤、感染、肿瘤切除等因素导致口腔颌面部皮肤、黏膜、肌肉以及导管、神经等软组织缺损。按部位可分为唇缺损、颊部缺损、腭部缺损、舌部缺损、鼻部缺损和耳部缺损等，缺损可累及一个部位，也可同时累及多个部位，可累及一种组织，也可同时累及多种组织。

整复时机 分为一期整复和二期整复。对于缺损部位较小，无明显感染或感染不严重、患者全身状况容许的患者，创口经处理后常在缺损后即刻进行整复。一期修复有助于保护重要的组织器官如颈动脉、面神经等；有助于患者早期恢复基本解剖结构、形态和生理功能，促进患者的术

后康复，减少患者因遗留缺损而导致的心理伤害；同时节约医疗资源和费用。因此，在条件容许的情况下，口腔颌面部软组织缺损应首选一期修复。即使对于大面积软组织损伤及有严重感染的创口，随着显微外科技术和游离皮瓣技术的发展，一期修复也日益成为主流。但是对于其他合并严重损伤如颅脑、脊柱、胸腹等损伤不允许在当时适当处理者，常遗留软组织缺损和畸形，影响面容和功能，需要后期整复治疗。

整复方法 包括人工组织补片、皮片、邻近组织瓣、远处游离组织瓣、假体等方法。①采用人工组织补片修复不需要供区提供组织来源。②皮片具有较强的抗感染能力，且对供区的损伤较小。但是组织补片和皮片容易收缩、颜色不完全一致且不能恢复缺损区域体积和组织量，主要用于覆盖创面，如口底黏膜缺损、面部皮肤缺损等。③与皮片和组织补片移植相比，邻近组织瓣可通过旋转、推进或反折至组织缺损处，其优点是转移组织的颜色和质地非常接近缺损部位皮肤，且能够提供足够的组织量和体积，因此能获得更出色的功能和美学效果，常见的邻近组织瓣包括胸三角皮瓣、胸大肌肌皮瓣、胸锁乳突肌皮瓣、带蒂背阔肌皮瓣、颈阔肌皮瓣、斜方肌皮瓣、颞肌筋膜瓣、颏下岛状瓣、鼻唇沟瓣和颊脂垫瓣等。胸大肌肌皮瓣目前仍是口腔颌面部软组织缺损修复重建的一线皮瓣。它能提供充足的软组织量，对于口腔、咽部大面积软组织缺损具有十分明显的优势，尤其对于晚期肿瘤患者、全身情况差不宜行血管吻合或放疗后受区血管质量差的患者，胸大肌肌皮瓣仍然是首选修复皮瓣，

但对于女性患者应注意最大限度地保护其乳房。其他皮瓣如背阔肌瓣、颈阔肌瓣、斜方肌瓣、颞肌筋膜瓣、颏下岛状瓣、鼻唇沟瓣和颊脂垫瓣等根据其解剖位置和缺损的特点也可灵活选择，根据具体情况可用于唇、颊、腭、舌、鼻和耳等部位软组织缺损的修复重建。④除了邻近带蒂组织瓣外，还包括远处带蒂组织瓣，20世纪80年代以前，口腔颌面部软组织缺损的修复重建主要依靠通过从上肢、胸腹部等远处滑行随意皮瓣，修复过程需持续数周到数月且常需二次手术断蒂，延长了患者的治疗时间，降低了治疗期间患者的生活质量，目前已很少使用。80年代开始，随着前臂桡侧皮瓣和腓骨肌皮瓣等皮瓣的广泛应用，口腔颌面部软组织重建外科完成了从带蒂皮瓣到血管化游离组织瓣的跨越。此后，穿支皮瓣技术、预成瓣技术以及基于数字化外科技术的个体化皮瓣和组织工程化技术逐渐出现，推动口腔颌面部软组织缺损的修复重建向精准化、个体化发展。前臂皮瓣，又称中国瓣，在口腔颌面部软组织修复重建中广泛应用。此外，肩胛瓣、游离背阔肌瓣、游离胸大肌皮瓣、上臂外侧皮瓣、股前外侧皮瓣、腹直肌瓣及空肠瓣等游离组织瓣逐渐出现，使得口腔颌面部软组织修复重建的选择更多，也获得了满意的效果。⑤除了传统的带蒂和游离组织瓣外，穿支皮瓣的概念出现，口腔颌面部软组织修复重建常用的有股前外侧穿支皮瓣、腹壁下动脉穿支皮瓣、胸背动脉穿支皮瓣等。其中，股前外侧穿支皮瓣应用最为广泛。穿支皮瓣设计灵活、顺应性好、供区并发症低，一般可直接关闭；但穿支皮瓣其

穿支血管直径小，且大小和位置变异较大，血管蒂易发生血管痉挛，须引起术者重视。自由模式游离皮瓣由穿支皮瓣衍生而成，根据多普勒超声在皮肤表面测到有皮肤的供血血管足够用于显微吻合，便可以形成一个个性化皮瓣。预成瓣主要用于口腔颌面部软组织因瘢痕整复、烧伤等引起缺损的二期修复重建，指在皮瓣移植前将血管蒂植入供区皮瓣内，待其形成新的血管化皮瓣后再进行带蒂皮瓣转位或游离移植，可解决皮肤色泽相似性的问题。预衬瓣主要用于耳、鼻等组织器官再造，指在皮瓣移植前将预成形生物支架或组织工程复合支架植于皮瓣下，待成形的皮瓣血管化后再进行二期的带蒂或游离移植。

口腔颌面部位置特殊，外形差异大，组织结构复杂，生理功能多样。对口腔颌面部软组织缺损患者在努力提高治愈率和生存率的同时，应尽可能地实现组织量或器官形态的恢复，以及其动力性和生理功能的恢复。口腔颌面部表情肌、咀嚼肌、舌肌等肌群在面神经等运动神经的支配下完成了表情、咀嚼、吞咽和语言等功能。虽然神经移植等关于神经功能恢复的研究成果不断有报道，但面瘫及舌缺损、软腭缺损、咀嚼肌附着等动力性的修复重建效果尚不稳定和满意。此外，舌、唇等部位感觉功能的重建对提高患者的生活质量也很重要，但这方面的基础研究和临床应用还有待深入。

修复重建疗效的评价标准
修复重建评价的方式可分为问卷调查和客观检查、数据检测两方面。华盛顿大学问卷（UW-QOL）侧重通过问卷调查的方式评价患者生理功能的恢复和生存质量。

需要根据口腔颌面部软组织缺损部位及修复重建的方法选择合适的评价方法，如咀嚼、吞咽等功能的恢复需结合主观感受和客观检查，而外形的恢复及患者的心理感受需以主观反应的调查问卷为主。

（沈国芳）

chún jīxíng zhěngfù
唇畸形整复（resconstruction of lip deformity） 对由口唇部肿瘤、唇裂、外伤等病变引起的缺损畸形进行矫正、修复的手术。

适应证 由各种原因引起的唇缺损或畸形。

手术方法 唇缺损修复方法主要由缺损的部位和范围决定。理想的唇畸形整复应兼顾生理功能与外形美观，由于其解剖结构及外形的特殊性，远位组织无法提供完全相符或相近组织修复唇缺损，因而，不论何种原因引起的唇缺损，在手术过程中都应尽可能地保留正常唇组织，根据同物相济-以相类似的原则，残存的唇组织、对侧唇组织及邻近的颊组织成为修复唇缺损的首选。在设计修复皮瓣时应根据创面的大小、形状、部位等具体情况选择适宜的局部皮瓣修复创面，除此外，还要考虑邻近周围正常组织状况，以及继发性缺损的闭合等问题。

供瓣设计 ①在设计皮瓣时应注意附加切口的隐蔽性，并尽量按皮纹方向做切口。②皮瓣部位的设计，适合的皮瓣应使创面修复在颜色、质地及结构特征方面与周围组织相协调。③皮瓣大小，一般口唇部皮瓣长宽比例可达3∶1，鼻唇沟区有丰富的双重血供，因而鼻唇沟皮瓣长宽比例大于3∶1，皮瓣面积应大于创面10%~20%，以保证缝合后皮瓣张力适中，不至于影响皮瓣血运。④有时单一的局部皮瓣无法满足

唇缺损的修复，要注意不同手术方式的联合，以期达到唇部外观、功能的最好修复。⑤局部皮瓣修复唇缺损，操作简单，效果满意，值得临床推广。

供瓣转移方式 ①唇缺损范围<1/3唇长，采用A-T皮瓣、V-Y推进皮瓣或直接拉拢缝合修复；伴有唇珠缺损者，如仅行局部皮瓣修复，组织量不足、唇珠形态欠饱满者，可以采用局部唇红黏膜瓣联合黏膜下组织瓣修复，术后唇珠饱满。②若唇缺损范围在1/3~1/2唇长，位于上唇中部缺损者，采用缺损两侧唇复合组织瓣滑行推进；其他部位缺损者，应用对侧唇红肌黏膜瓣滑行推进或交唇皮瓣修复，带蒂皮瓣术后2~3周经蒂部血运训练后二次手术断蒂。③唇缺损1/2~2/3唇长者，采用同侧唇颊部旋转皮瓣修复，附加同侧鼻唇沟切口。④切取组织瓣时，于其外侧携带条形颊黏膜用于形成新的唇红组织，将组织瓣向内下旋转与残存唇组织对位缝合。

并发症及处理 术后要预防感染及努力减少口唇运动，以免影响创口愈合，一般宜用鼻饲或吸管口饲流质。减少说话以防带蒂瓣裂开或撕脱。

(沈国芳 袁 灏)

chúnwàifān zhěngfù

唇外翻整复 （resconstruction of lip ectropion） 对各种原因造成的唇部瘢痕挛缩所引起的唇外翻畸形进行矫正、修复的手术。

适应证 凡有唇外翻的患者。其中以烧伤产生的瘢痕挛缩导致的唇外翻最为常见。

轻度的唇外翻或伴有口角轻度变形，影响患者容貌，给患者心理及社交活动等带来压力，而对于唇部的功能影响不大。严重

的唇外翻不仅严重影响容貌，妨碍患者的正常工作和社交活动，而且造成局部功能障碍，如与颈部和/或胸部发生严重粘连时，下唇可极度外翻，并出现进食、咀嚼、吞咽、语言和呼吸等方面的功能障碍。如幼时发生严重唇外翻，可因瘢痕牵拉，常合并深部组织的广泛破坏或瘢痕挛缩，甚至发生骨及颞下颌关节粘连，使下颌骨生长中心功能丧失，患者唇部呈鸟嘴状改变。唇外翻畸形的患者通常有以下表现：上、下唇黏膜翻出；口唇闭合困难；常伴流涎；并有吞咽、语言等功能障碍；心理负担较重，有自卑感。

手术方法 一般来说，唇外翻畸形的整复术式原则上根据外翻畸形程度和功能障碍情况而定。①对于局限性的唇外翻畸形患者宜用局部皮瓣修复，如"V-Y"推进皮瓣、"Z"成形术、鼻唇沟皮瓣法等。"V-Y"滑形皮瓣矫正术适用于上下唇小范围的皮肤缺损所致的唇外翻。"Z"字成形术适用于条索状瘢痕牵拉形成的轻度唇外翻畸形。鼻唇沟皮瓣矫正术适用于上下唇缺损范围较广，瘢痕较深，游离植皮又难以达到满意效果的唇外翻畸形。②对于大面积瘢痕所造成的唇外翻畸形可施行游离植皮术或采用远位皮瓣修复，如前臂皮瓣修复术、侧胸皮瓣修复术等。③对于下唇严重外翻合并颏颈、颏胸瘢痕挛缩时需要做广泛瘢痕的切除，并结合应用植皮和皮瓣修复等方法进行治疗。

术后护理 对于唇外翻畸形整复患者，术后需限制下颌骨运动，避免张大口活动，给予管喂流质食物。对于小儿患者需进行安抚，防止过分哭闹，以免造成创口裂开。术区创面可予暴露，

每日以75%酒精与3%过氧化氢溶液涂搭，保持面部清洁，做好口腔护理。术后5~7天拆除面部皮肤缝线，口内黏膜上的缝线可任其自行脱落或待两周后再拆除，以免过早拆线而张口活动时使创口裂开。

并发症及处理 为防止术后感染发生，术后可适当预防性使用抗生素3~5天。

(沈国芳 袁 灏)

chúnnèijuàn zhěngfù

唇内卷整复 （resconstruction of lip entropion） 对各种原因导致的唇内卷畸形进行矫正、修复的手术。行肿瘤、外伤及唇腭裂手术后，常会发生唇内卷畸形，原因可能为口腔侧唇黏膜缺损较皮肤侧多，导致唇部术后创口愈合后向内卷起移位；口内创口缝合后瘢痕挛缩；唇腭裂患者术后未将唇红口轮匝肌松弛外翻，容易造成患侧唇红内卷畸形。

适应证 唇内卷患者均适用。

手术方法 对于唇部缺损的患者，应尽量避免横向直接拉拢缝合后出现唇红部内卷畸形。在行唇内卷整复时，需要松解口轮匝肌，使其充分外翻后再缝合唇黏膜。对于内侧唇黏膜缺损的患者，可以纵形缝合内侧黏膜。若口腔内侧黏膜缺损较多者，则需要通过邻近组织瓣或黏膜移植进行修复，只有保证口腔内侧充分的组织量才能够松解口唇，纠正唇内卷。

并发症及处理 参见唇外翻整复。

(沈国芳 袁 灏)

chúnhóng quēsǔn zhěngfù

唇红缺损整复 （resconstruction of vermilion defect） 对各种原因造成的唇红部分或全部缺损而进行矫正、修复的手术。唇红

是皮肤与黏膜的移行区，临床上切除唇红部病变多应用纵向梭形切口，直接拉拢、缝合、关闭黏膜缺损创面。但临床上部分邻近唇红且较大的病变，切除后直接拉拢、直线缝合，易导致唇红部畸形，影响唇面部美观。为消除此类病变术后唇红部缺损畸形，需要进行唇红缺损整复手术。

适应证 唇红部分或全部缺损影响美观的患者。

手术方法 唇红具有皮肤和黏膜的双重特征，在人体其他部位中没有相同性状的组织，因此在进行唇红病变切除及唇红缺损整复时应注意以下几点：①病变切除时，选择沿病变边界稍外侧切口，如此既可完全切除病变（非梭形切口），也避免了切口延长至唇红，从而尽量保存唇红部自然结构。病变切除后，如唇红缺损较小者，可以直接拉拢缝合。②唇红缺损的患者，若能运用唇红自身组织进行修复能达到较好效果者，尽量避免利用邻近或远位组织修复；如果缺损较大，不能应用自身组织进行修复者，临床上常用邻位组织瓣转移或滑行瓣修复唇红。黏膜组织瓣附加切口设计时应充分应用美学原理，尽量选择隐蔽部位。附加切口选择在上唇黏膜侧中上份及下唇黏膜侧中下份。制备黏膜组织瓣时，尽量保证蒂部的宽度，以保证组织瓣血供，长宽比不超过 2 : 1。由于黏膜组织瓣愈合后的色泽、质地与周围组织一致，且不引起瘢痕收缩，因此，邻近唇红且黏膜缺损面积较大的应用邻位黏膜组织瓣修复是一种较为实用和理想的方法。③对于唇裂术后及外伤后继发的唇红部缺损畸形，尤其是唇红缺损过多的患者仅靠唇部自身的组织或邻近组织瓣进行

修复不能较好恢复唇部的外形。此时需通过利用远位组织来修复。也有学者应用身体其他部位的去表皮瘢痕、颞浅筋膜、真皮等组织充填红唇，或利用颊、舌组织黏膜游离移植矫正红唇缺损畸形。

并发症及处理 参见唇外翻整复。

（沈国芳 袁 濒）

kǒujiǎo wāixié zhěngfù

口角歪斜整复 （resconstruction of commissure distortion）

对口角或者颊部因为瘢痕挛缩导致的双侧口角不在同一水平线上而进行矫正、修复的手术。

适应证 口角不对称的患者。

手术方法 因为索状瘢痕引起口角歪斜的手术方法主要是瘢痕切除，并采用"Z"成形术。而在非索状瘢痕、也无严重组织缺少的情况下，可采用对侧唇部及口角邻近组织行"Z"成形术。

如果患侧口角歪斜向上，可在上唇近中线处沿红唇缘左切口，延至同侧口角部；再继续弯向下唇，并沿红唇缘向中线伸展；再弯向下外侧皮肤形成一"Z"字形切口，形成红唇侧组织瓣和皮肤侧组织瓣。先切开红唇侧组织瓣，可达肌层，充分松解瘢痕，这样向上歪斜的口角一般可以降至正常水平。然后，根据上唇部由于口角下降后造成的缺损大小，调整皮肤侧组织瓣的大小，使之适合缺损部的面积。校正无误后，即将皮肤侧组织瓣切开，自皮下分离，转移向上插入上唇下降后形成的创面内，并分层缝合。如此，则可将患侧歪斜向上的口角进行下降，并与对侧口角平行。下唇部遗留的三角形创面，可在切口两侧做潜行剥离后，直接拉拢缝合。创口轻微加压包扎 1 天后，直接暴露干燥，每天清洗。

5~7 天后即可拆除缝线。约 1 周后全部愈合。如果患侧口角歪斜向下，可采用上述方法进行手术，但是将上唇皮肤侧组织瓣转移向下唇，修复缺损。如因唇颊部严重组织缺损而引起的口角歪斜，而局部又无组织可利用者，可在口角复位后采用近距皮瓣，如额瓣或颈瓣，修复遗留的缺损创面。

并发症及处理 术后宜限制张口运动直至创口愈合，以免创口撕裂。

（沈国芳 吴锦阳）

xiǎokǒu jīxíng zhěngfù

小口畸形整复 （resconstruction of microstomia）

对各种原因引起的口唇缩小，使患者的饮食、语言、表情、咀嚼等功能受到限制而进行矫正、修复手术。

适应证 口唇缩小影响功能或美观的患者。

手术方法 根据患侧小口的畸形大小和形态，设计切口，切除部分皮肤及皮下组织，然后用黏膜组织瓣修复缺损部位，形成新的口裂和红唇。如果是单侧口裂过小，三角形的大小及顶端位置可参照正常侧决定；如果是双侧口裂过小，则顶端的位置应在两侧瞳孔的垂线上。

在患侧口角处沿唇红缘延伸向外侧皮肤，做长短、大小适宜的三角形切口。切除三角形切口内的皮肤和皮下组织，肌肉组织一般不做切除，保留黏膜组织。沿口裂平面将三角形黏膜切开，至近三角形顶端时，再加弧形直切口。将此三角形黏膜瓣分别翻转向外，对合上下皮肤切口的边缘进行缝合，即可形成新的口裂和唇红组织。

并发症及处理 见口角歪斜整复。

（沈国芳 吴锦阳）

shé quēsǔn zhěngfù

舌缺损整复 （reconstruction of tongue defect）

对创伤或者肿瘤切除造成的舌体缺损需修复舌的体积和外形的手术。

适应证 舌是口腔的重要器官，舌缺损到一定程度时，必须进行舌再造，以最大限度地恢复舌功能。

手术方法 根据缺损的大小、部位及是否伴有软硬组织缺损等情况，选用不同的组织瓣。修复时需要考虑修复的形态及功能。①小型舌体缺损：舌体缺损在1/3以内者。因为舌的代偿能力很强，因此一般不必行舌再造术，可直接拉拢缝合。缝合时应将舌缘与舌缘或舌缘与口底缝合，而不能将舌缘与颊黏膜或颊侧牙龈缝合，以免影响舌体的运动，以及干扰以后的义齿修复。②中型舌体缺损：舌体缺损在1/3~1/2者。一般选用皮瓣或薄的肌皮瓣修复。血管吻合的游离皮瓣可选用前臂皮瓣或肩甲皮瓣。带蒂皮瓣可选用全额皮瓣、斜方肌皮瓣、胸三角皮瓣等。薄的肌皮瓣可选用颈阔肌皮瓣、胸锁乳突肌皮瓣及股薄肌皮瓣等。③舌体大型缺损：舌体缺损在2/3以上者。因组织缺损多，需要提供较大的组织量才能恢复舌体的形态，故宜选用厚的肌皮瓣。最常应用的是胸大肌皮瓣，可采用带蒂或游离移植两种方式。也可选用背阔肌皮瓣、腹直肌皮瓣或股前外侧肌皮瓣进行游离移植。④舌根部缺损：分为部分缺损和全部缺失。如果是全部缺失，则舌体也无法保留，即为典型的全舌缺损。对于舌根部分缺损，宜选择薄的肌皮瓣修复，如颈阔肌皮瓣、股薄肌皮瓣等。而全舌缺损，必须提供足够的组织量才能修复缺损，因此以背阔肌或腹直肌等厚肌皮瓣为首选。

并发症及处理 术后注意患者呼吸道必须通畅，特别对大部分或全舌缺损者。可行留置插管或预防性气管切开术。

（沈国芳 吴锦阳）

ruǎn'è quēsǔn zhěngfù

软腭缺损整复 （reconstruction of soft palate defect）

对各种原因造成的软腭部缺损而进行修复的手术。

适应证 具有软腭全部或部分缺失的患者。

手术方法 软腭有频繁的功能活动，对其进行修复重建比较复杂和困难，需要根据缺损大小选择合适的方法。①软腭的口腔侧黏膜缺损：常用的整复方法有两种。以腭大血管为蒂的硬腭岛状瓣修复，一般选择一侧的岛状瓣，如果硬腭中份的黏膜较厚，可采用全硬腭或者过中线的大部分硬腭作为岛状瓣。蒂在后的舌瓣修复，舌瓣旋转270°可修复软腭近后份的缺损，但需要在术后2周左右进行断蒂手术，在此期间必须严格限制舌体的活动，避免脱落。②软腭的大型洞穿性缺损：如缺损范围不太大且周围条件较好，可用蒂在上的咽后壁瓣修复软腭鼻腔侧的黏膜缺损，然后用硬腭岛状瓣或颊部黏膜瓣修复软腭口腔侧的黏膜缺损。如果局部组织不能用于修复，可用游离的前臂皮瓣修复软腭口腔侧的黏膜缺损，联合咽后壁瓣或植皮。③修复鼻腔侧的黏膜缺损：对于老年人或者面部要求不高的患者，也可用额瓣转移行软腭再造，此法相对简单适用，但会导致继发性的额部缺损，故不宜用于年轻患者。

并发症及处理 术后应减少舌运动以免舌瓣撕脱，应尽量减少言语、进食，宜用鼻饲，直至创口愈合。

（沈国芳 吴锦阳）

miànjiábù quēsǔn zhěngfù

面颊部缺损整复 （reconstruction of buccal defect）

对炎症感染、创伤或者肿瘤切除术后等造成的面颊部组织缺损而进行修复的手术。

适应证 面颊皮肤缺损、黏膜缺损和洞穿性缺损患者均可以施行。

手术方法 根据面颊部缺损的部位和程度，选取合适的邻近组织瓣或者游离组织瓣，以修复缺损。①面颊部皮肤缺损：此类缺损以带蒂皮瓣转移修复最为常用。皮瓣来源以邻近组织为宜，如耳前后、颏部、颈部等；有时也可采用额部隧道皮瓣，通过皮下转移。行邻近皮瓣转移修复时，还必须同时考虑对供皮区所造成的继发性缺损创面进行整复，通常可利用潜行分离、附加切口或者游离植皮予以关闭。对于包括皮下组织在内的大型颊部缺损，应根据实际缺损的情况，采用血管吻合的游离皮瓣进行移植修复。供区可选择上臂内侧、前臂等区域。②颊部黏膜缺损：对于小面积的颊黏膜缺损，一般采用游离植皮予以修复，植皮时应注意充分固定，以提高皮片的成活率。颊黏膜后部或同时伴有磨牙后区及口咽部黏膜的缺损，采用带蒂的舌组织瓣进行转移修复比较合适。大面积的颊黏膜缺损，可考虑采用额部隧道皮瓣，通过颧弓下隧道转移，进行整复。对于单纯的颊黏膜缺损，也可采用颊脂垫进行修复，无需植皮，2~3周后即可黏膜化。根据缺损的大小，也可采用血管吻合的游离皮瓣进行整复。其中以前臂皮瓣应用最广，因其质地、厚度均比较接近口腔黏膜，而且没有产生继发的面部畸形的弊端。③颊部洞穿性缺损：整复时需要考虑双侧的同时整复，即黏膜侧和皮肤侧。对于陈旧性的洞穿性缺损，黏膜侧的整复多可应用缺损边缘的皮肤，翻转形成里层。较大型的缺损或者肿瘤切除后的缺损需要同期修复时，则不能用缺损边缘的皮肤，可选用额部隧道皮瓣修复里层。而皮肤侧的缺损，可按上述的单纯面颊部皮肤缺损的整复方法进行修复。颊部洞穿性缺损，也可应用带蒂转移的全额折叠裸露皮瓣进行修复，皮瓣的前端作为黏膜侧的里层，后端作为皮肤侧的外层，折叠处可根据创面大小去除其上皮，使之呈裸露的创面，从而对创口进行一期缝合，避免遗留暂时性的口内外交通。为了避免产生继发性的面部缺损，最好选择血管吻合的游离皮瓣进行移植修复。其中也以前臂皮瓣最为常用，因其为动脉干网状型血管皮瓣，可耐受折叠和去除较多的上皮。对于大面积的缺损，特别是伴有皮下组织甚至骨组织的缺损时，也可选择复合组织瓣进行移植修复，或者各种组织瓣的同时联合应用。如额部隧道皮瓣与肌皮瓣组合，或者采用两个游离的组织瓣同时移植，常用前臂皮瓣联合胸大肌皮瓣或者背阔肌皮瓣。

并发症及处理　应用额部隧道皮瓣转移者应严密监视口内皮瓣的血供情况，如有血管危象应及时手术探查处理。

（沈国芳　吴锦阳）

miànjiábù āoxiàn jīxíng zhěngfù

面颊部凹陷畸形整复 （reconstruction of buccal deficiency deformity）　对皮肤和黏膜完整、仅有皮下组织或肌肉缺损引起的面颊部凹陷而进行修复的手术。

适应证　面颊一侧凹陷导致两侧面部不对称的患者。

手术方法　根据凹陷畸形的大小，可采用真皮脂肪、骨、软骨或者其他生物植入材料填入，以纠正畸形。①真皮脂肪的移植修复：真皮脂肪的制备，先用取皮刀或鼓式切皮机切开表层皮片，再切取真皮。小块的真皮切取后，表层皮片可弃去不用，创面直接拉拢缝合。大块的真皮切取后，则应将表层皮片缝回原处，以封闭创面。真皮取下后，修整成需要的面积，也可折叠成几层，通过皮肤小切口，填塞在凹陷畸形处的皮下，最后缝合皮肤切口，并加压包扎。真皮带有脂肪，移植后仍有一定的吸收，设计时应比预定的整复面积大。真皮脂肪移植的供区以腹部最为适宜，也可采用大腿内侧或背部。血管吻合的真皮脂肪，供区多来自下腹部或腹股沟区。对于大面积的凹陷畸形，可采用大网膜进行移植修复，同样需要进行血管吻合，重建血液循环。②骨的移植修复：主要指松质骨的移植，供骨区多为髂骨。在颊部凹陷畸形的区域制备受植区，可采用涤纶网等作为骨支架，先固定于受植区，然后将松质骨填入其内。但是此法不能用于感染区、瘢痕区或软组织缺少区，因为容易发生骨吸收，影响手术效果。③软骨的移植修复：常用肋软骨。切取软骨时应注意勿穿通胸膜，以免造成气胸。软骨块取下后，可修剪成适合凹陷处的形状和大小，然后植入凹陷处，进行包埋固定。④生物植入材料的修复：常用为硅橡胶，根据凹陷畸形的形状和大小进行塑形，手术方法与软骨移植修复相同。

并发症及处理　手术前应用生物图像处理技术以设计适合植入的生物组织或生物材料的形状及大小，以免术后留下不对称缺陷。对生物材料植入者应观察有无排异现象，以便及时处理。

（沈国芳　吴锦阳）

shànghégǔ quēsǔn zhěngfù

上颌骨缺损整复 （reconstruction of maxillary defect）　对各种原因导致的上颌骨解剖结构部分或全部缺失而进行修复的手术。

上颌骨缺损多为肿瘤手术、创伤、炎症后遗等所致，由于不同程度的骨组织缺损导致面中1/3畸形凹陷，极大程度上导致面部畸形及功能缺陷，特别是言语、咀嚼功能障碍。

上颌骨解剖特点　上颌骨位于面中1/3，与颅面骨相联，固定且无运动，因此上颌骨的缺损常伴有邻近骨骼的缺损，如颧骨、鼻骨、筛骨等。因肿瘤施行上颌骨切除术包括部分颧骨在内，根据不同的切除范围还可累及鼻骨、筛骨、眶壁等邻近结构；如行颅颌联合根治术，还需切除部分颅底骨质，可累及前颅窝及颅中窝等；而创伤及炎症所致的上颌骨缺损则更不规则。

由于其复杂的解剖和功能特点，使得上颌骨重建极具挑战性。任何重建技术都要达到以下目的：①消除缺损。②恢复功能，特别是语言和咀嚼功能。③为外部结构，如鼻、唇、颊提供骨性支撑。④重建外部结构的美学特征。

重建方式选择　包括以下几个方面。

使用赝复体的上颌骨重建随着生物材料的广泛应用，赝复体在修复上颌骨及面部缺损具有早期、快速、简便易行、可清洁、易修理、形态与颜色易匹配、修复过程受放疗影响小、有利于观察创面、不受修复区血供的影响，以及对机体损伤小等优点。单纯的上颌骨缺损的赝复体修复是根据上颌骨缺损的部位和基牙位置，一般多采用中空式阻塞器和义齿粘接的一体式修复体。因此，赝复体修复上颌骨缺损还存在着诸多弊端：①假体与软组织接触，可引起软组织不适。②由于没有足够的骨性组织支持，特别是上颌骨大型缺损的患者咀嚼效率下降。③由于口鼻腔封闭不严，患者进流质食物时可引起鼻腔漏，不易于口腔清洁。④修复体体积大，牙槽突区相对较重，摘戴困难。⑤抛光困难，易导致真菌滋生。⑥阻塞器部分和义齿部分间粘结性差。⑦义颌边缘封闭性差，固位不良。随着磁性固位体及种植体技术的应用，解决了赝复体修复的一些弊端，使之仍然是目前上颌骨缺损修复的主要方法。

使用磁性固位体及种植体的上颌骨修复　磁性固位技术利用磁体与磁性材料之间吸引力的原理。常用的磁体为永磁材料，其特点是一旦被饱和磁化后，能在很长时间内保持着较满的和稳定的磁场，随后学者们设计的"三明治"式磁性附着体，显著改善了赝复体的固位。它具有操作简单、可自动复位、固位可靠、无需调节修理、不传递侧向力、应用范围广、对人体无害等优点。一般在缺损较大、基牙较少或完全没有基牙的情况下，磁性固位体可单独与其他传统固位方式同时应用。

上颌骨缺损的种植赝复体是利用骨内种植作为上颌骨缺损后赝复体的固位，其支持装置植入部位为髂骨、颧骨、残余上颌骨。其优点是生物相容性好，同时具有可以植入任何有足够骨量的组织部位，为颌骨缺损提供了重要的固位与支持结构。

自体组织瓣的应用　①局部组织瓣：适用于缺损较小的上颌骨，如牙槽裂等。②带蒂组织瓣：适用于缺损较大的上颌骨修复，需要其填塞缺损的区域。在游离组织瓣应用之前，临床上主要依靠此方法。常用的带蒂组织瓣包括胸大肌瓣、颞肌筋膜瓣、斜方肌瓣、背阔肌瓣等。③游离组织瓣：随着显微外科技术的日趋成熟，血管吻合技术取得重大进展，使得血管化游离组织瓣，特别是血管化游离骨组织瓣的应用取得重大进展，尤其结合牙种植技术，使得上颌骨缺损修复进入了一个崭新的阶段，使患者颌面部功能及面容得到了真正的修复与重建。常用的游离组织瓣有前臂皮瓣、腹直肌皮瓣和游离背阔肌皮瓣。前臂皮瓣，它能提供面积较大、薄、质地柔软、皮下组织较少的皮肤组织，可以修复颊、腭部及鼻腔黏膜缺损，皮肤可以折叠；腹直肌皮瓣和游离背阔肌皮瓣，均能提供较大体积的软组织，可用于缺损充填。随着复合瓣移植技术的发展，桡侧前臂皮瓣带桡骨复合皮瓣、肩胛骨组织瓣、髂骨肌瓣、腓骨肌瓣等，这些组织瓣易塑形，也应用到上颌骨缺损重建上。

计算机辅助设计/辅助制作技术及个体化快速成型技术　骨具有以下优点：①能够较精确地恢复颌骨外形，从而有效地恢复患者面容。②术前根据模型设计截骨线、固位等，有利于术中引导移植准确对位，可避免术后的继发功能障碍，如关节运动异常。③有效节省手术时间，事半功倍。它的缺点在于快速模型的制作周期长。

并发症及处理　最常见的并发症是术后感染，并因死骨形成而导致整复手术失败，因而控制感染为主要预防手段。有时需要再次手术方能完成预想的效果。

(沈国芳　沈舜尧)

xiàhégǔ quēsǔn zhěngfù
下颌骨缺损整复（reconstruction of mandibular defect）

对各种原因导致的下颌骨解剖结构部分或全部缺失而进行修复的手术。

下颌骨缺损多为肿瘤手术、创伤、炎症等所致，由于不同程度的骨组织缺损导致面下1/3畸形凹陷，在不同程度上导致面部畸形及功能缺陷，特别是咀嚼与言语功能障碍。

下颌骨解剖特点　下颌骨位于面中下1/3，呈弓形，弯曲度大，在全身骨骼形态中最为复杂。下颌骨不仅与容貌有关，还和上颌骨共同承担着咀嚼功能，且其骨面附着肌群与维持舌体位置和呼吸道畅通有一定关系，因此下颌骨缺损的即刻或延期修复一直是临床医师关注的热点。

重建方式选择　包括以下几个方面。

传统的单纯游离骨移植修复　一般因下颌骨良性肿瘤切除所致的下颌骨缺损可以考虑采用单纯游离骨移植修复，由于多数情况下创口与口腔相通，游离骨移植的区域非无菌环境，不可避免存在骨吸收的情况，甚至出现感染或坏死。文献报道其成功率一般在80%~90%。某些肿瘤手术或创伤、炎症等所致的下颌骨缺损可以一期封闭创面后，考虑二期行游离骨移植。其优点是在无菌环境下植骨，感染概率低，成功率高。缺点是局部瘢痕组织形成，常有组织移位导致解剖变异，植骨之前需将移位的骨断端复位后再行植骨。

带蒂骨移植修复 必须以骨肌瓣或骨肌皮瓣为媒介进行移植修复。优点是始终存在骨膜维持骨的血供，其抗感染和抗吸收能力较游离骨移植强，具有血管化骨移植的优点。但由于受到血管蒂和供区骨量的限制，仅限用于下颌骨中下型缺损的修复。

血管化游离骨移植 血管化的骨瓣移植修复使得大多数下颌骨肿瘤切除后可以同期修复下颌骨缺损。血运良好的血管化游离骨移植对受区创面局部血供的要求低，使得一些放疗后的病例也可行一期植骨修复，移植的骨段可以迅速地与邻近下颌骨结合，还可以作为骨结合性种植体的种植床，以最大限度地提高面形美观和功能。因此血管化的游离骨移植已成为下颌骨缺损修复的首选方案。最常用于下颌骨缺损的游离骨瓣一般选择腓骨、髂骨、肩胛骨和桡骨，每种皮瓣都有其优缺点。根据下颌骨骨缺损的范围，结合考虑受区皮肤、软组织重建需要、颈部血管情况及患者的全身情况，综合考虑供区骨瓣的选择。

自体下颌骨移植或再植 ①自体下颌骨移植是利用剩余的下颌骨，切取部分进行异位移植，如下颌骨体部的缺损可以利用切除包括冠突在内的下颌支或切取下颌体部下缘进行移植，或者通过牵引成骨技术延长下颌骨修复缺损。优点是就地取材、减少创口。缺点是供区的骨量有限，只能恢复下颌骨的连续性，修复的下颌骨高度不能满足义齿修复的

需要。②自体下颌骨再植是指因良性肿瘤或瘤样病变切除的下颌骨进行修整后，再用低温（液氮浸泡）或煮沸的方式处理瘤骨后进行原位再植，以维持面部外形，在特定条件下可以作为一种过渡材料。

骨替代材料在下颌骨整复中的应用 无论是感染或损伤术后，受区感染较重，软组织缺损较多，不适宜血管化的游离骨一期修复，或者某些恶性肿瘤不适宜一期修复的病例，可以应用骨替代材料暂时恢复下颌骨的连续性和维持固位，可以防止骨移位或瘢痕挛缩，为二期修复创造条件。骨代用品一般分为生物材料或非生物材料两种：前者包括羟基磷灰石、生物陶瓷等；后者主要为金属材料，包括商品化的重建钛板、钛网及个性化打印的金属支架和假体等。无论生物材料或非生物材料进行修复，同即刻植骨一样，要求尽量关闭创面死腔，以减少排异、感染概率。特别需要指出，如果没有足够的软组织覆盖，尤其是在接受放射治疗后，易导致植入材料的外露。

并发症及处理 见上颌骨缺损整复。

（沈国芳 沈舜尧）

quángǔ quēsǔn zhěngfù

颧骨缺损整复（reconstruction of zygomatic bone defect） 对各种原因导致的颧骨解剖结构缺失或缺损而进行修复的手术。

颧骨缺损多由肿瘤、外伤等后天疾病所导致。颧骨位于人的面中部两侧，对面形结构起着非常重要的作用。在修复的过程中，处理好与眼部的支撑关系、面部外形及对称性均至关重要。颧骨缺损重建的满意程度，直接影响患者今后外形美观、生理功能及

心理健康等。

手术方法 颧骨及上颌骨大面积缺损的整复，一直以来是口腔颌面外科重建修复领域的难题。修复方法有多种，主要包括异体假体修复，如羟基磷灰石、多孔聚乙烯；自体组织修复，如血管化骨移植、带蒂颊脂垫等；计算机辅助下钛网自体组织联合修复。前两者单纯使用，虽然能不同程度恢复形态，但术中仅靠术者经验手术，术后效果可重复性差，形态、功能恢复效果不佳；后者不仅大大提高了手术的精确性、减少了术中术者塑形时间，而且面部形态对称性明显提高、手术时间缩短、植入物感染率降低，此外计算机辅助设计可以实现良好的医生之间、医患之间高效沟通，为成功的术后效果打下坚实基础。为了达到左右面部的最佳对称、外形轮廓的协调美观，目前一般在术前采用计算机辅助设计与制造技术对颧骨缺损患者进行设计，并精密制作三维头颅模型及镜像模型，在此模型上精确塑形颧骨缺损修补钛网（同时术中结合带蒂颊脂垫瓣内衬及自体骨移植）或者异体假体，修复重建颧骨复合体缺损畸形。一般按照以下步骤进行：①制作快速原型三维实体模型和镜像模型。通过扫描患者术前颅颌面部CT，并以DICOM格式刻录。利用三维设计软件将健侧颧骨复合体数据镜像转化，获得双侧对称的颧骨复合体模型，即为参考的修复后的患者模型，在此模型上继续调整，获得最理想的患侧颧骨缺损修复效果。②术前准备、重建钛网、异体假体准备：根据患者的镜像三维实体模型、颌骨影像学资料确定切除的病变范围，行标记点标记；将标记点复制至镜像处理

模型，制作个体化精确钛网支架。对于采用羟基磷灰石假体的患者，可以通过镜像模型直接制造相同形状的缺损骨块，也可以在成品颧骨假体上进行塑形。③手术方法：一般采用经鼻气管插管全麻下手术，术中注意面神经的保护。对于钛网修复的患者，需要根据缺损范围及个性化钛网的形态，取足量的自体髂骨或髂骨松质骨进行移植，将塑型后的移植骨与钛网结合，将术前准备的精确个性化的钛网模型就位，利用钛钉稳固固定；对于异体假体植入的患者，则需要按照术前规划方案，利用钛钉将假体稳固固定于患者的残余颌骨上。最终放置引流，缝合创口，局部适当加压包扎。

并发症及处理 见上颌骨缺损整复。

（沈国芳 于德栋）

nièxiàhé guānjié quēsǔn zhěngfù

颞下颌关节缺损整复 （reconstruction of temporomandibular joint defect）

对各类先天或者后天的因素导致的颞下颌关节组织部分或全部缺损而进行修复的手术。这类患者需要通过整复恢复颞下颌关节的功能。

颞下颌关节是口腔颌面部唯一可以活动的关节，这个关节在人体中属于小关节，它的体积只有指关节大小，但却行使着十分重要的功能。任何颞下颌关节疾病均会影响咀嚼功能，甚至语言和表情活动。颞下颌关节缺损尤为重大，给患者生活质量造成巨大影响。临床上需要进行重建修复手术。

手术方法 常用的修复方法包括人工关节、钛网、钛板、人工骨等异体组织修复，以及如髂骨、下颌骨、肋骨、各类软组织瓣等自体组织移植。自体髂骨、下颌骨供骨有限，其他生物及非生物代用品存在着组织相容性差等问题，而自体肋骨、肋软骨在组织结构和生理学上都与下颌骨的髁突相似，适合于髁突再造，且其无退行性变、供骨区很少见并发症、肋骨常可再生，所以自体肋骨、肋软骨被认为是最适合行颞下颌关节重建的组织，儿童尤为适宜。移植的自体组织或者异体组织的形态应该能够较好地恢复缺损的形态。常用的方法是通过各类术前规划软件，术前完成植入物（如自体肋骨）形态规划，并实现导板设计。术中利用导板精确获取骨组织，以恢复病变部位形态和功能。

术前准备包括：①术前完成上下颌牙弓夹板结扎或牵引钉颌间固定，儿童患者做上下颌牙颊面铁钩。②常规做 X 线片（全景片），双侧关节的 CT/MRI 及临床检查，明确病变部位、性质及范围。了解胸腔及胸壁有无病变，以便做好术前设计。③注意检查外耳道有无分泌物，患中耳炎者应先做治疗。④术前备好电钻、钛板、钛钉及内镜等特殊器材。

手术宜在全麻下进行，仰卧位。术中根据具体情况进行，切口设计、翻瓣、病变部位修整、取骨或者匹配假体（利用导板），在颌间固定之后，将植入物紧密贴合在受植区，并稳定牢靠固定。最后进行冲洗、对位缝合，放置引流装置，加压包扎，拆除颌间结扎，手术结束。术后常规应用抗生素 5~7 天；创口加压包扎；5~7 天拆线；术后 1 周内流质饮食，1 周后进半流质，并逐渐恢复软食和一般食物，不宜吃过硬食物；术后如有手术侧后牙轻度开拾，可暂时观察；1 周后应做被动开口训练；术后如果咬合不稳，应做拾垫，并做牵引治疗。

并发症及处理 术后一般无严重的并发症。应用内镜技术辅助植入钛钉，从而避免了瘢痕的遗留，达到了微创美容的效果。

（沈国芳 于德栋）

kuàngzhōugǔ quēsǔn zhěngfù

眶周骨缺损整复 （reconstruction of orbital fracture）

对各种原因导致眶骨、额骨、颧骨、上颌骨组成的眶周骨质缺损而进行修复的手术。

由于先天性或者获得性原因，如外伤、肿瘤或者眼球及眶内容物因各种原因被摘除后，造成了眼眶周围的骨组织缺损，它是颅颌面外科常见病，眼球位置的异常、眶周塌陷是其最直接的临床表现特征。为了恢复眼眶的正常容积、形态美观或者安装义眼需要完成眶周骨缺损的整复。

手术方法 患者完成常规术前检查和眼科的会诊检查，重点是视力、视野、复视、眼球的运动情况等专科检查。静脉复合麻醉，鼻插管，患者取平卧位。需眶周截骨复位的患者采用头皮冠状切口、下睑缘下切口；眶周完整、只需修复眶壁缺损的患者采用下睑缘下切口，或眶周原有的瘢痕做切口。可以通过在全麻下，获取自身骨或人工材料来修复缺损部位。

自体骨材料 以取下颌骨为例，口内龈颊沟切口入路获取下颌骨外板，下颌骨外板切取范围上为咬合平面，沿外斜线向前，至颏孔后方 1cm 的垂直线。对于眶缘移位的患者，先行截骨复位，再移植下颌骨外板修复眶的骨缺损。修复眶周缺损需要使用钛钉进行固定。供区无特殊处理，缝合后加压包扎，术后常规使用糖皮质激素，降低眼压。

术中需要注意，移植的骨片必须与植床密切接触，否则不易成活，形成死骨。如有较大的缝隙，或进一步加工雕琢，或用小碎骨片堵塞；如果骨质缺损区无骨膜，可利用四周软组织覆盖的方法予以固定。

人工骨修补材料　常见的有羟基磷灰石、有机玻璃纸片等。除了上述常规治疗外，术前最好在设计软件上设计出拟置入的假体，并利用三维打印技术，打印出植入体。术中必须保证植入物与受植床固定好，尽量消灭间隙。一般植入物表面需要覆盖软组织，有利于血管化。如植入骨膜下，有可能有成骨诱导作用。

并发症及处理　眶周骨缺损的整复大多需用骨移植或生物相容性材料，因此抗感染及选择生物亲和力强、避免排异的材料均十分重要。

（沈国芳　于德栋）

ānbí zhěngfù

鞍鼻整复　（reconstruction of saddle nose）　对鼻背部凹陷，类似马鞍状畸形进行矫正、修复的手术。鞍鼻俗称塌鼻梁，是鼻背比一般平均高度低，鼻背呈不同程度凹陷的畸形，多由外伤、感染及先天畸形引起。

分类　①单纯性鞍鼻：鼻背平坦或凹陷、鼻尖支撑尚可或鼻尖表现为圆钝低平，鼻腔多无生理功能障碍。②复杂性鞍背：合并鼻外部皮肤、鼻腔内黏膜、鼻骨的缺损或瘢痕挛缩以及鼻中隔缺损；坏疽性口炎者合并鼻小柱、上唇缺损。

手术方法　①单纯性鞍鼻：行隆鼻术。基本原理是在鼻部塌陷的部位充填材料，使鼻背抬高至合适的程度，从而获得理想的鼻子形态。移植组织为软骨、骨

或医用硅胶、玻尿酸等组织替代品，以自体软骨或骨为好。②复杂性鞍鼻：瘢痕切除松解植皮或皮瓣转移法、内嵌植皮假体支撑法等。

并发症及处理　并发症有移植物移位或引起明显的瘢痕、鼻背皮肤坏死和感染、移植物吸收、软骨片脱位等。手术中应注意鼻部皮肤的分离层次不可过浅；术后控制继发感染；如遇移植物排异、脱落和吸收时，需择期再次手术。

（王慧明　吴慧玲）

bíkǒng búduìchèn jīxíng zhěngfù

鼻孔不对称畸形整复　（reconstruction of asymmetric nostrils）　对各种原因造成的鼻孔不对称畸形进行矫正、修复的手术。鼻孔不对称畸形是凡以鼻小柱为中线的两侧鼻孔大小、形态、角度等不对称者。也称鼻孔畸形。事实上两侧鼻孔完全对称者甚少，常有不同程度的偏差。

常见原因　包括外伤、唇腭裂等发育异常、遗传、鼻部整形术后、继发鼻部疾病等。单纯鼻孔不对称，一般不影响功能。

病理解剖　表现双侧鼻翼软骨、皮肤或软组织的高度、宽度、周长、角度、鼻面交界处存在不对称。

手术设计　单纯鼻孔不对称，如不伴有双侧鼻翼不对称或者鼻尖的偏歪和鼻小柱偏歪，一般不影响外观，无需进行手术治疗。如患者强烈要求手术治疗，可以利用鼻翼外侧角移位，鼻翼基底皮肤梭形切除等方式得以改进。伴有影响面部外观的双侧鼻孔不对称，可做手术纠正。手术调整双侧鼻翼软骨的大小及支撑力，调整皮肤及软组织的量。

（王慧明　吴慧玲）

bízhōnggé piānqǔ zhěngfù

鼻中隔偏曲整复　（septorhinoplasty）　鼻中隔向一侧或两侧弯曲，或鼻中隔一侧或两侧局部突起，引起鼻腔、鼻窦生理功能障碍并产生症状（如鼻塞、鼻出血、头痛等）者，称为鼻中隔偏曲。好发人群为有鼻外伤史患者，儿童期患腺样体肥大，有家族史、鼻息肉、肿瘤患者。一般经鼻镜检查便可诊断。手术矫正是鼻中隔偏曲唯一治疗方法。

分类　①按形态分类：C形偏曲为鼻中隔软骨与筛骨垂直板均向一侧偏曲，与该侧中、下鼻甲接触，阻碍鼻腔呼吸和引流。S形偏曲为筛骨垂直板向一侧偏斜，中隔软骨向另一侧偏斜。常致两侧鼻腔呼吸和引流障碍。嵴突为鼻中隔的长条形突起，自前下向后上方倾斜，多为鼻中隔软骨、鼻嵴或犁骨上缘混合偏曲。距状突为局限性尖锐突起，常位于鼻中隔软骨的后端，或其与筛骨垂直板、犁骨交接处，如突起尖端压迫鼻甲黏膜，可引起反射性头面部神经痛。②按位置高低分类：高位偏曲、低位偏曲。③按偏斜方向分类：有纵偏、横偏及斜偏，鼻中隔斜偏常伴有外鼻歪斜。

手术　手术矫正是唯一治疗方法。但若伴有鼻息肉或鼻甲肿大，同时行鼻息肉和鼻甲手术。

手术指征　有如下情形之一者即应予以手术：鼻中隔偏曲引起长期持续性鼻塞者，鼻中隔高位偏曲影响鼻窦引流者，因鼻中隔偏曲而致反复鼻出血者，因鼻中隔偏曲而引起反射性头痛者，有鼻中隔明显偏曲的血管运动性鼻炎（结构性鼻炎）。下列情形应属手术禁忌或暂缓手术：鼻内急性感染者，未经治疗的鼻窦炎，某些全身性疾病如糖尿病、肺结

核、严重高血压、心功能不全、血液病等，女性患者月经期，18岁以下患者。

手术方法　手术径路分为鼻内或鼻外唇龈沟切口，现多采用前者。手术方法可采用前鼻镜下或鼻内镜下操作。鼻内镜视野清晰，手术创伤小、矫正彻底，已被普遍应用。主要步骤分离黏软骨膜囊，暴露骨及软骨，切除部分偏曲的骨及软骨，将软骨修复后重置入黏膜囊复位，或将骨板骨折向中线推移，或通过划痕、摇动将软骨向中线复位。

主要术式　鼻中隔黏膜下切除术、鼻中隔成形术、鼻中隔矫正术。由于鼻中隔偏曲的种类和形态各异，因此手术方法也不尽相同，术前要仔细进行检查，明确偏曲的种类和部位，据此制订手术方案并根据术中所见灵活加以运用。

并发症　①鼻中隔穿孔：多发生因为剥离黏膜时，因鼻中隔嵴及棘处黏膜菲薄、张力较高而黏膜破裂所致。有鼻腔炎症存在时，即使单侧撕裂也可能导致穿孔。若双侧黏膜撕裂，可将取出的软骨置于两侧裂口之间，可能起到防止穿孔的作用。②鼻中隔血肿：系鼻中隔黏膜囊内积血。术后抽出鼻腔填塞物后若发现鼻中隔两侧有半圆形隆起，质地柔软，患者鼻塞，虽滴用麻黄素生理盐水也不改善，穿刺可抽出血性液体，可以诊断。小血肿可自行吸收，较大血肿须予切开引流。③鼻中隔脓肿：多由于鼻中隔血肿继发细菌感染所致，须予切开引流、抗感染治疗。④塌鼻：由于鼻中隔是外鼻的重要支撑，在去除或移动鼻中隔骨及软骨时，就会出现塌鼻的风险。鼻中隔脓肿造成软骨液化坏死，也可发生

此类畸形。⑤颅内并发症：少见。筛骨垂直板与脑板相连，老年人以及骨质疏松者，可能出现脑板破裂，造成脑脊液漏。鼻中隔脓肿可能向上波及颅内，引起颅内感染。

（王慧明　吴慧玲）

bíquēsǔn zhěngfù

鼻缺损整复（reconstruction of nasal defect）

对各种原因导致的全部或部分鼻组织缺损而进行修复的手术。

鼻部分缺损可分为鼻尖缺损、鼻翼缺损、鼻小柱缺损、鼻半侧缺损、鼻上部缺损、鼻根缺损等；鼻部分缺损的整复方法，主要采用皮瓣移植术。小的缺损，多用各种局部皮瓣，如鼻唇沟皮瓣、菱形瓣、双叶皮瓣、推进皮瓣等；较大的缺损，常用额部皮瓣或岛状瓣。另外，皮肤软组织扩张术、耳郭复合组织移植、植皮也是常用方法。皮肤软组织扩张术的优点是供区无需植皮，可以直接缝合；方法是先在额部植入扩张器扩张额部皮肤，然后二期手术行皮瓣转移术，可以修复鼻部分或大部分缺损。

鼻大部或全鼻缺损多源于外伤或肿瘤切除术后，一般需用皮瓣行全鼻再造术。全鼻缺损整复采用前额正中皮瓣较多，该皮瓣包含了滑车上动脉和鼻背动脉，可扭转180°而不需要延迟。其手术方法是将蒂部血管及皮下组织束进行分离，通过鼻背部皮下隧道，旋转180°到鼻缺损处。或者选一侧眉和耳前部蒂内含颞浅动脉、眶上动脉、滑车上动脉的皮瓣或镰刀状皮瓣，须行延迟。如额部有瘢痕或患者不同意用额部皮瓣时，也可选用上臂、肩胸皮管或前臂游离皮瓣修复。额部扩张后的皮瓣适用于发际较低、额

部正常皮肤不足者。额部皮瓣优点是使额部皮瓣扩张到足够大小，增加血运；额部继发创面无需植皮，可以直接拉拢缝合；可做成两个皮瓣，一个做衬里、一个修复皮肤缺损。

（王慧明　谈伟强　李彩云）

bíxiǎozhù quēsǔn zhěngfù

鼻小柱缺损整复（reconstruction of nasal columella defect）

对各种原因导致鼻小柱缺失而进行修复的手术。

鼻小柱缺损多系外伤或肿瘤切除造成，有部分或全部缺损之分。部分缺损主要是在皮肤及皮下组织层，常因瘢痕组织的挛缩使鼻尖部变形，但鼻中隔软骨尚属完整。全部缺损常合并鼻中隔缺失，甚至鼻前庭由于瘢痕挛缩将鼻翼及鼻尖紧粘在一起，使畸形更为明显。

适应证　鼻小柱全部或部分缺损。

手术方法　若鼻小柱部分缺损而鼻中隔完整、局部无广泛的瘢痕组织，鼻小柱缺损整复最宜采用耳郭皮肤脂肪复合组织移植。此种移植片最好采用耳轮下方或耳垂部皮肤及脂肪（无软骨）组织。将取下适当大小的移植片直接缝合于鼻中隔处的创面上，可将移植片略做切开以增加宽度。鼻小柱较低者，还可取耳甲软骨移植于鼻小柱缺损区，供皮区剥离缝合或植皮修复。

若鼻小柱全部缺损合并鼻中隔缺损，因无法接受游离组织移植，就需要用邻近或远处的皮瓣组织进行修复。局部皮瓣有上唇人中嵴皮瓣（在相当于鼻小柱基部设计皮瓣，即时转向鼻尖，并切除一段皮瓣远端的表皮组织，借以嵌入鼻尖部的皮下，以加强其创面的愈合；皮瓣上创面植以

中厚或全厚皮片，上唇切口可直接缝合）、上唇唇弓嵴皮瓣（皮瓣蒂部在上唇唇弓嵴，皮瓣远端在鼻小柱基部，而将它缝合于鼻尖部；术后上唇暂时保持在外翻位置，3周后断蒂将皮瓣缝合于鼻小柱基部）、鼻唇沟皮管等。远处皮瓣常用的是上臂内侧小皮管；也可在颈部做横行皮管，经跳行法转移至鼻部；也可自手背第1~2掌骨间制备细小皮管，作为鼻小柱修复之用。

并发症与处理 采用上臂皮管修复鼻小柱缺损时应保证血液循环，牢固固定，在3~4周后断蒂放下手臂，否则有造成肩关节损伤的可能。如过度延迟断蒂时间，肩关节处宜予以理疗，以减轻损伤；断蒂后应加强锻炼。

（王慧明 谈伟强）

bíjiān quēsǔn zhěngfù

鼻尖缺损整复

（resconstruction of nasal tip defect） 对各种原因导致鼻尖解剖缺损或畸形而进行修复的手术。鼻尖缺损的病因除外伤、感染外，也可由于鼻中隔软骨、鼻翼软骨、软骨支架结构异常的先天性畸形造成。鼻尖位于颜面部的中央，轻微的缺损都会影响人的外貌，且对心理影响很大。修复时既要注意局部的完整，使其与整体对称而均匀协调，还要让颜面部的瘢痕最小。

适应证 先天性唇裂尤其是双侧性唇裂，修复后常出现鼻尖低平等畸形。

手术方法 轻度的鼻尖缺损，常用鼻尖上端的邻近皮瓣，经延迟手术后重新掀开皮瓣向鼻尖部推进，折叠形成鼻尖，创面可直接缝合或植以全厚皮片，该方法简单有效。也可用耳垂的皮肤脂肪复合组织，切下楔形组织，剖开后移植于鼻尖缺损部。

严重的鼻尖缺损，可应用额部皮瓣，常用以颞浅动脉为蒂部的皮瓣。但该皮瓣用于修复鼻尖等较小缺损，因手术创伤较大而有得不偿失之感。因此，用手指携带前额皮瓣修复鼻尖缺损的改进方法，在外形、颜色、质地方面均取得满意的效果。

并发症与处理 外形不满意时，常需二期手术。

（王慧明 谈伟强）

bíyì quēsǔn zhěngfù

鼻翼缺损整复

（resconstruction of nasal alar defect） 对各种原因导致鼻翼缺损或畸形而进行修复的手术。单侧鼻翼缺损多由于切除肿瘤或受肿瘤破坏所致；双侧鼻翼缺损可因外伤等引起。

适应证 由各种原因引起的鼻翼畸形或缺损。

手术方法 鼻翼缺损整复的手术方法需要根据缺损的具体大小、程度来选择。

对于外伤后鼻翼边缘对合不齐而造成的缺口畸形，可重新切开并剖开鼻翼进行阶梯状缝合方法，以防止因单层切开缝合的直线瘢痕挛缩可能再度造成畸形。对于鼻翼上方皮肤瘢痕挛缩而造成的缺口畸形，若瘢痕范围较小且已软化时可局部设计一个或几个Z形切口，将鼻翼回复到正常的位置；若瘢痕范围较大，则做瘢痕切除及鼻翼复位，在创面上进行全厚皮片移植。有时在鼻翼上方做倒V形切口，剥离后成三角形皮瓣，向下推进行Y形缝合，可使鼻翼缺损部下降至正常位。

当鼻翼全厚层部分缺损，不能采用局部邻近组织进行修复时，耳郭复合组织移植是一种较为理想的修复方法。此种移植片与鼻翼组织结构近似，两者均外为皮肤、中有软骨，移植后可保持良

好的外形，而且在颜色、质地、厚度和弯曲度方面均可获得良好效果。一般只需一次手术就可完成，比其他的移植方法治疗日程大为缩短。但这种移植片所取大小受到一定限度，一般以宽度不超过1.5cm为度，否则就有失败的可能。这是因为复合组织上的任何一点，原则上应不远离有血供的组织5mm，这样计算切取的最大组织量可控制在1cm范围；但若有正常组织翻转作为衬里，切取范围可扩展达3cm。

如鼻翼缺损范围较大，不能用耳郭复合组织修复时，可采用皮片移植、邻近皮瓣（在鼻翼外侧鼻唇沟设计局部皮瓣；如缺损较大，可自耳后区切取带有软骨的耳郭复合组织埋藏在鼻唇沟内，3周后连同鼻唇沟皮瓣移植修复）、额部岛状皮瓣、耳后岛状皮瓣等方法进行修复。

并发症及处理 行复合移植患者要预防感染。形态不满意者仍需再次手术。

（王慧明 谈伟强）

bí bàncè quēsǔn zhěngfù

鼻半侧缺损整复

（resconstruction of heminasal defect） 对各种原因导致半侧鼻解剖结构缺失而进行修复的手术。鼻半侧缺损（半鼻缺损）指鼻部半侧外形正常，另半侧缺损。

适应证 半侧鼻部缺损者。

手术方法 鼻半侧缺损整复因有正常半鼻的对比，故远较全鼻再造难度为大，常不能得到十分满意的治疗效果，故设计手术方案时应特别慎重。鼻中隔基本完好的鼻半侧缺损，可考虑行鼻半侧缺损整复（半鼻再造术）；若缺损超过中线或鼻尖已缺损时，应考虑行全鼻再造术。手术时需要注意再造侧半鼻与健侧半鼻的

对称与协调，不应轻易破坏健侧半鼻的正常结构，不能仅仅为了追求再造鼻形态、质地、色泽的整体一致而选择全鼻再造。方法有额部鬓角的镰状皮瓣、额部岛状皮瓣或直接皮瓣转移、耳后游离皮瓣、同侧颊部推进皮瓣。传统的方法为前两种。

并发症及处理 见全鼻缺损整复。

(王慧明 谈伟强)

quánbí quēsǔn zhěngfù

全鼻缺损整复 (total rhinoplasty)

对各种原因导致全鼻缺损而进行修复的手术亦称全鼻重建术或全鼻再造术。全鼻解剖结构缺失的器官成形术。

适应证 当鼻部受到严重外伤，或因为感染、烧伤等因素导致大部或全部缺损时，均应考虑做全鼻缺损整复，否则不仅手术设计困难，而且手术后效果也难以达到满意程度。

手术方法 全鼻缺损整复所需的皮肤组织来源，主要是利用皮瓣或皮管移植，常用的有前额皮瓣、上臂皮管、肩胸皮管和腹部皮管等。由于缺损范围、层次、毗邻结构的不同，修复方法千变万化。原则上，术前应明确缺损的组织量和缺损涉及的组织结构，然后制订切实可行的修复方法，即缺多少补多少，缺何组织结构补何组织结构。鼻的再造不仅再造外鼻，尚须再造鼻腔衬里；鼻的位置在颜面中较为显著，鼻的立体结构和外形轮廓较为精细；单纯的修复组织成活，并非整复成功的标志，还需要重塑精细鼻外形并有良好功能。

在3000年前就有了"印度鼻"修复法，由于古印度对俘虏与罪犯处以割鼻之刑，故使行医者有机会施行全鼻缺损整复的手术，当时所用的方法为额部皮瓣法，又称印度法。16世纪，意大利医生创用上臂皮管法进行全鼻再造，不在额部留下任何痕迹，但需4次手术，疗程较长，且需将上肢与头部间固定3周。后来全鼻再造改进为前额岛状皮瓣法一期完成，并且成活佳、形态良好。若额部缺乏供区条件，还可应用胸三角皮瓣法、耳后皮瓣法、前臂皮瓣带蒂或游离移植法等。目前扩张后额部皮瓣法成为全鼻再造的首选方法，该方法在额部只遗留线状瘢痕，对鼻型宽大者尤为适用，其缺点是术后皮瓣有一定程度的回缩，影响远期疗效。

并发症与处理 全鼻缺损整复术后的鼻型固定十分重要，否则将致最终效果不良，固定时间宜长至2周以上。由于软组织内需用软骨形成鼻梁，常需二期手术，同时可对前期手术缺陷再次进行修整。如应用额瓣留下的继发供区缺损，可采用全额全厚植皮进行弥补。

(王慧明 谈伟强)

ěr quēsǔn zhěngfù

耳缺损整复 (reconstruction of ear defect)

对各种原因导致外耳全部或部分缺失而进行修复的手术。耳郭因其细微复杂的解剖结构成为整形外科体表器官再造中最困难、最具挑战性的工作。全耳缺损畸形修复最常用的是经典Brent全耳再造法。

适应证 先天性小耳畸形或因切割伤、烧伤、感染、肿瘤等原因引起的后天耳郭缺损。先天耳郭畸形手术时机以6~8岁为宜，获得性全耳缺损应在受伤后3个月进行。

手术方法 一期手术分两组进行，一组取第7~9肋软骨1~3块，按健侧耳模型雕刻塑形成耳软骨支架。另一组分离耳区皮下腔隙，将残存软骨取出，将支架埋入耳区局部皮瓣内，通过适度负压吸引，使皮肤与支架贴附固定；3~6个月后，进行二期手术，将再造耳掀起，使耳外形立体，耳后和乳突区分别植皮，打包固定，再造颅耳角、耳屏。也可在耳后区使用皮肤扩张器，将支架置入扩张皮瓣与皮下筋膜瓣之间，塑形外耳。

并发症及处理 应用自体肋软骨雕刻成耳支架，具有无排异反应、耳郭外形较逼真及并发症少等优点，但手术需分期、耗时长，雕刻软骨支架要求较高，切取肋软骨有可能发生气胸。术后远期的耳郭外形，因软骨吸收或变形等原因均无法达到十分理想的美观效果，必要时需二次手术修整外形。常见的并发症有术后血肿、软骨外露、再造耳郭偏小。处理以加强负压引流、局部皮瓣覆盖暴露软骨、皮管皮瓣扩大耳郭为主。

(王慧明 林轶)

miànshénjīng quēsǔn zhěngfù

面神经缺损整复 (reconstruction of facial nerve defect)

对各种原因导致面神经节段性缺损，需行桥接面神经两端或将面神经远心端与其他运动神经吻合的手术。面神经主要支配面部表情肌，由于面神经各分支位置表浅，口腔颌面外伤及手术常容易造成对其损伤，产生的面部表情肌运动功能障碍给患者身心带来难以忍受的痛苦。

适应证 面神经主干及其分支因外伤或受肿瘤侵及发生缺损，不能直接进行吻合时，则需行一段神经作为桥接。

手术方法 对面神经缺损的整复，在神经吻合的方法上分别采用了神经外膜、神经束膜及神经外膜-束膜联合缝合法进行面神经自体或与其他运动神经的吻合技术。①面神经颅外段吻合术：分为神经端端吻合术和神经端侧吻合术，后者是对前者的有效补充。②面-舌下神经及面-副神经交叉吻合术：由于后者术后可发生如垂肩综合征及面部表情运动功能障碍，已逐渐淡出临床应用。面-舌下神经移位移植获得良好的临床效果。③保留舌下神经功能的舌下-面神经端侧吻合术：能有效避免传统面-舌下神经吻合术后引起的患侧舌体萎缩。

临床上常用耳大神经、腓肠神经和股前皮神经作为移植供体行面神经移植，采用外膜修复技术、束间神经移植技术和神经植入技术对面神经近颅端行移植后吻合。

面神经缺损还可行跨面部神经移植术。使用长段的游离自体神经移植于面部，将健侧面神经分支的中枢端经皮下隧道到达患侧，与患侧面神经的远颅端吻接在一起，通过面神经轴突再生来恢复患侧表情肌的功能。通过对面神经缺损整复，实现对面神经的功能和表情肌功能的保存。

并发症及处理 见面神经吻合术。

（王慧明 李志勇）

miànshénjīng yízhíshù

面神经移植术 （facial nerve grafting）

面神经缺损而无法作吻合时，采用桥接、转位缝合等方法进行移植修复受损的面神经的连续性，以恢复面神经功能的手术。

适应证 主要用于外伤、肿瘤等原因造成面神经缺损而无法直接作端-端吻合时。

手术方法 主要方法有耳大神经等颈丛的皮支、腓肠神经作游离神经移植，咬肌神经、舌下神经、副神经与面神经进行转位缝合及跨面神经移植。

在神经移植时，需保证植入神经长于神经缺损段 15% 以上，以免切取的移植神经自然短缩而导致吻合端的张力，影响神经的生长；注意植入神经的位置和方向，防止扭曲、旋转、牵拉和挤压，并保证有健康的组织床，提供充足的血供，以免影响神经纤维的生长和其功能的恢复；对陈旧性面神经损伤断裂的病例，必须切除神经断端的瘢痕或可能存在的神经瘤，形成新鲜的吻合断面，以利于神经纤维对接愈合。

面神经移植术后面部静态下的对称恢复容易实现，但运动时的对称和同步较为困难。对于陈旧性面瘫 2 年以上，包括贝尔面瘫和中枢性面瘫，面部表情肌已严重萎缩的病例，除跨面神经移植外，其余方法均效果不佳。

并发症及处理 常见并发症包括涎瘘、血肿、伤口感染等，可分别采用局部加压或低剂量放疗、外科结扎、开放引流，如手术时长超过 3 小时应预防性应用抗生素等处理措施；对于采用超长血管神经蒂背阔肌瓣面神经移植修复面瘫，除上述常见并发症外，仍可有血管危象等严重并发症的出现，一经确定血管危象，应立即行外科探查手术，探明危象原因，及时纠正不利因素。

（张陈平 杨溪）

miànshénjīng wěnhéshù

面神经吻合术 （facial nerve anastomosis）

因各种原因导致的面神经断裂后重新吻合的手术。

适应证 神经被切断而无损伤或缺损小于 3mm 的外伤者；面神经无法直接缝合，但通过面神经乳突段改道前移后能达到减张目的者；能找到面神经远颅端，能与其他神经吻合者。

手术方法 在神经吻合的方法上分别采用了神经外膜、神经束膜，以及神经外膜-束膜联合缝合法进行面神经自体或与其他运动神经的吻合技术。在显微镜下操作，使用无损伤缝线将神经断端前后左右 4 点做定点缝合，针线只穿过神经外膜及其靠近的神经束膜，最后将神经周围疏松结缔组织、脂肪或肌移至神经周围缝合固定。

并发症与处理 ①神经错位生长，产生联带动作：吻合时断端必须对齐，避免错位吻合。②瘢痕长入神经吻合口：吻合时不要将针穿过神经，亦不能留有死腔；神经鞘膜不能内卷。可采用自体血管一段或用筋膜将神经吻合口周围包绕；后期行神经整复时将移植区内瘢痕去除，使血运供给丰富。

（王慧明 李志勇）

zhènghé wàikēxué

正颌外科学 （orthognathic surgery）

研究和诊治各类先天发育性的、后天获得性的牙颌面畸形，以恢复患者口颌系统生理功能，改变患者畸形容貌为主要目的的口腔颌面外科专业。是口腔颌面外科学、整形外科学的重要组成部分，是口腔颌面外科学与口腔正畸学交叉融合形成的专业。

它集口腔颌面外科学、口腔正畸学、口腔解剖生理学、麻醉学、颜面美学和心理学等有关学科的新理论和新技术为一体，特别是采用外科手术与口腔正畸技术相结合的方式，取得了过去单独用外科手术或口腔正畸矫治难以达到的功能与形态两方面都满意的治疗效果。因此，正颌外科包含了术前正畸治疗、正颌外科手术与术后正畸治疗的完整概念。

20世纪80年代，现代正颌外科的理论、临床技术发展成熟。其标志性成果如下：①颌骨血运特征的研究奠定了正颌外科发展的生物学基础。②双颌外科技术的成功应用为双颌畸形的矫治提供了可行的临床技术手段。③坚固内固定技术的成功应用，不仅使正颌外科的手术操作简便，而且极大改善了患者术后的康复条件，提高了手术矫治效果的稳定性。④外科与正畸的结合，为口颌系统生理功能的完美恢复、容貌美的创造提供了保障。⑤20世纪90年代开始应用的颌骨牵张成骨技术（特别是内置式颌骨牵张成骨技术）为正颌外科难以满意矫治的发育不全类畸形和组织缺失类畸形提供了新的矫治手段。同时牵张成骨以其手术风险较低、可对幼儿患者实施矫治等优势，受到普遍欢迎。

简史 1848年，学者首次行牙间截骨、移动牙骨段的手术，成功矫治了一位因烧伤致颈部瘢痕挛缩导致的前牙开𬌗畸形患者的畸形。此后有学者曾采用下颌髁突切除或髁突颈部截骨、下颌支水平截骨矫治下颌骨畸形（前突或后缩）。但这样的截骨方式很快因术后严重的并发症而淘汰。1968年，首次报道经口内入路完成的下颌支垂直截骨术，因其较易操作、风险较小、下颌后退的幅度较大，在20世纪70~80年代曾广泛应用于下颌前突畸形的矫治；但其难以行骨段间的坚固内固定，患者术后在较长时间内必须行颌间结扎固定，现在已较少应用。

1957年，首次报道经口内入路的下颌支矢状劈开截骨术，但是其出现的初期，因其操作难度大、并发症易发、特别是伤及颌内动脉的大出血，曾有过多起术中死亡病例报道，因此在很长一段时间里仅在欧洲少数学者中应用。但是由于这一术式，其适应证广，可以为截开的骨段间的坚固内固定提供良好的解剖学条件，到了20世纪70年代后期，已在全球范围内广泛应用。如今下颌骨畸形的矫治几乎均选择这一术式。20世纪80年代中期，中国学者就在中国应用这一术式矫治下颌骨的各类畸形。经过不断的改进和经验积累，这一手术已成为一个并发症极少发生的安全手术，成为双颌外科的标准搭配术式。

上颌骨的解剖结构及其毗邻关系相对较为复杂，外科矫治上颌骨畸形的起步较晚。1927年，首次采用勒福（Le Fort）Ⅰ型截骨方式矫正上颌后缩伴前牙开𬌗畸形，但在术中仅截开双侧上颌窦前外侧壁，未离断翼上颌连接，术中未移动上颌牙骨段，而是在术后采用颌间牵引，使上颌牙骨段向前移动。这一尝试开创了使用勒福Ⅰ型截骨术矫治上颌骨畸形的历史。

20世纪60年代末至70年代，美国学者就颌骨的血运特征进行了系统实验研究，得出了两个对正颌外科临床极具指导价值的结论。其一，不同于其他器官，颌骨的血管结构呈网状结构，血流的方向是双向的，既有从黏骨膜到颌骨的血流，也有从颌骨到黏骨膜的血流。其二，完整地保留牙骨段一侧的黏骨膜蒂，就能够避免缺血性骨坏死的发生。这些理论依据奠定了现代正颌外科的生物学基础，为现代正颌外科各类手术的安全实施提供了科学的

依据和成功的保证。随之而出现的上颌骨勒福Ⅰ型截骨加上截开牙骨段的降下折断，开启了上颌骨勒福Ⅰ型截骨术广泛应用的历史。因为上颌骨的降下折断手术，使得这一手术的适应证大大扩展：①用来前徙上颌骨、矫正上颌后缩畸形。②在上颌牙骨段后方去除部分骨组织，后退上颌牙骨段，矫正上颌前突畸形。③在上颌牙骨段的鼻腔面及骨段间去除部分骨质，矫治上颌垂直向的发育过长，或在骨段间植骨，增加上颌骨的高度，矫治上颌发育过短畸形等。因此，可以说上颌勒福Ⅰ型截骨加上降下折断已成为几乎可以矫治各类上颌骨发育畸形的手术，此手术得到了极其广泛的应用。

1992年，学者首次报道采用口外牵张装置施行的下颌骨牵张成骨术，成功地矫治了由半侧颜面发育不全导致的、先天发育的小下颌畸形病例。但是口外牵引装置在牵引过程中产生明显的颜面皮肤瘢痕，以及可能损伤面神经下颌缘支的风险，使口外牵引成骨技术的应用受到制约。1994年，学者报道了可安置于组织内或通过口内入路安置的下颌骨牵引器，完成下颌骨的牵引延长，从此开启了内置式颌骨牵张成骨技术广泛应用的历史。

研究对象 包括各类牙颌面畸形（先天发育的或后天获得的）的病因学研究分析，临床诊断矫治设计，各类矫治技术（包括外科手术技术和术前术后正畸技术），各种并发症的预防及处理，围手术期的管理和术后康复等。由于这类患者多伴有不同类型的心理性疾病，其心理判断、心理关怀治疗也是正颌外科研究所必不可少的。部分患者伴有睡眠呼

吸障碍，因此有关的临床检测、评价等也应引起正颌外科医生的高度关注。近年来颌骨牵张成骨技术的应用，临床上遇到的最大问题就是疗程较长。针对这一问题，就如何加速新骨形成及改建，展开了一系列分子生物学水平的研究。

研究方法　可分为临床研究和基础研究。临床研究主要是临床新技术的应用研究、正颌外科手术后软硬组织的稳定性等。基础研究则涉及骨生成、骨改建、软组织改建、容貌美学、正颌外科患者心理学、牙颌面畸形的遗传学等研究。

与邻近学科的关系　正颌外科与整形外科、美容外科、呼吸内科、眼科、耳鼻科等都有着非常密切的关系，与口腔医学中的正畸学、牙周病学等都有着密切联系。正颌外科医生必须具备一定的正畸知识、容貌美学知识以及患者心理评价、心理关怀、心理治疗知识。正颌外科医生需要和口腔正畸医生共同合作，并了解一些牙颌面畸形患者术前术后正畸的基本知识，提出需要正畸医生解决的问题，从而使牙颌面畸形的矫治效果达到结构与功能同步矫正的目的。

（王　兴）

yáhémiàn jīxíng

牙颌面畸形（dento-maxillofacial deformity）

因颌骨发育异常所引起的咬合关系紊乱及颜面形态异常的疾病。

牙颌面畸形可以分为发育性和获得性两大类。获得性畸形是由于外伤或其他外部因素导致的面部畸形或组织缺损，而发育性畸形则是由于面部骨骼生长发育异常所致。正颌外科治疗的主要对象是发育性牙颌面畸形。牙颌面畸形可根据畸形发育方向、畸形来源、影响范围等分类，临床多以畸形方向分类。①颌骨前后向发育异常，如上颌前突、上颌后缩、下颌前突、下颌后缩等。②颌骨垂直向发育异常，如前牙骨性开𬌗等。③颌骨横向发育异常，如上、下颌宽度不足等。

牙颌面畸形的诊断有赖于对患者存在的问题进行详细的专科检查，并对获取的资料做出科学的分析和总结。对于任何一个可能接受正颌外科治疗的患者，应先进行病史询问和全身脏器功能的临床和实验室检查，判断患者的全身健康状况能否承受麻醉和手术。牙颌面畸形专科检查的主要内容包括面部形态观察、牙颌模型分析、X线头影测量、口颌系统功能检查以及心理状况评估等。

（祝颂松　胡　静）

shànghé qiántū

上颌前突（maxillary protrusion）

上颌骨整体或者上颌前部牙-牙槽骨复合体向前（可同时向下）发育过度所致的牙颌面畸形（图）。上颌前突是黄种人常见的一种牙颌面畸形，在中国南方省份人群中更为多见。

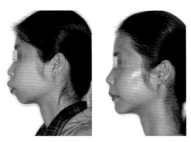

图　上颌前突畸形
注：术前与术后对比

病因　与遗传和环境等因素有关，临床上常可见这类患者有明显的家族遗传史。另外，某些口腔不良习惯（如吮指、咬下唇、口呼吸等）长期作用也可导致上颌前突。上颌前突有可能是上颌骨整体向前发育过度所致，但这种情况在临床上少见。绝大多数上颌前突患者是由于上颌前部牙-牙槽骨复合体向前（可同时向下）发育过度所致。

临床表现　①上前牙及上唇前突，呈凸面型。②开唇露齿，自然状态上下唇不能闭合，微笑露龈。③多伴有颏后缩畸形，闭唇时颏肌紧张，颏唇沟变浅或消失。④前牙深覆𬌗、深覆盖，磨牙多为安氏Ⅰ类错𬌗畸形。若整个上颌骨发育过度或同时伴有下颌后缩者磨牙关系为安氏Ⅱ类错𬌗畸形。

诊断与鉴别诊断　主要根据临床检查和X线头影测量分析结果进行诊断。X线头影测量分析显示SNA和ANB角大于正常，大多数上颌前突患者颏点（Pg）位置后移。一些患者还同时存在下前牙-牙槽骨发育过度，表现为双颌前突，如伴发颏部发育不足，侧面观呈"鸟嘴"样面容。单纯上颌前突或双颌前突患者没有明显的咬合功能障碍，求治目的主要是改善容貌。鉴别诊断除判定是牙性和骨性错𬌗畸形外，还需明确有无下颌发育不足。

矫治方法　包括以下方面。

术前正畸治疗　主要是去除牙代偿，为顺利后退上颌前份颌骨或上颌骨以及建立稳定良好的覆𬌗覆盖关系做好正牙准备。当术前正畸治疗符合手术要求时，应在手术前1个月将矫治弓丝换成固定方丝唇弓。通过模型外科制作的定位𬌗板可以确保患者在颜面外形改善的同时，拥有稳定良好的咬合关系。

手术选择　应针对患者的X

线头影测量结果和畸形严重程度以及模型外科分析结果，并结合患者的主观要求制订出科学合理的治疗计划。①绝大多数上颌前突是由于上颌前部牙-牙槽骨向前发育过度所致。对此类患者，采用上颌前部骨切开术后退上颌前部牙骨段就能获取良好的矫治效果。在术中或术前拔除上颌第一双尖牙（4|4）以提供约 5mm 的间隙供上颌前部牙骨块后退。②对颏点位置正常的双颌前突患者，可拔除上下颌第一双尖牙后，同期采用上颌前部骨切开术和下颌前部根尖下骨切开术后退上下颌前部牙骨段进行矫正。对颏部后缩者，可辅以颏前徙成形术。③若患者整个上颌骨向前发育过度，称为面中份前突。其上颌骨后退距离超过 6mm 者，应选择上颌勒福（Le Fort）Ⅰ型骨切开术。由于上颌结节后区的限制，单纯上颌骨整体后退距离难以超过 5mm，此时应拔除上颌第一双尖牙，利用拔牙间隙行勒福Ⅰ型分块骨切开术，这种手术方式可后退上颌 10mm。④对上颌前突伴垂直向发育过度的患者，应根据上颌上移的多少和模型外科分析结果确定手术方式。上颌前突伴轻度露龈者，可以选择上颌前部骨切开术后退并少量（<3mm）上移上颌前部牙骨段进行矫正。对上颌前突伴重度上颌垂直向过长者，这时需要较多地上移上颌骨才能解决露龈问题，若采用上颌前部骨切开术上移上颌前部牙骨段，不仅在上颌尖牙与第二双尖牙间形成阶梯，而且在前牙区可能出现开𬌗。这种情况应选择勒福Ⅰ型骨切开术上移整体上颌骨，同时拔除上颌第一双尖牙行分块骨切开后退术。

上颌前突患者的鼻唇角大多小于正常，上唇过短伴开唇露齿。在上颌前突的手术治疗中，唇齿关系与鼻唇角是两个重要的参考指标。理想的唇齿关系是上切牙切缘暴露于上唇唇红缘下方 2～3mm。正常人的鼻唇角为 90°～110°。对上唇过短的患者，在缝合软组织切口时，可行 V-Y 成形术，以达到部分延长上唇的美容效果。在临床上，大多数上颌前突是由于上前牙-牙槽骨发育过度所致。这类患者下牙列多发生拥挤，下前牙牙轴唇倾，后牙一般为安氏Ⅰ类错𬌗畸形如果伴发颏部后缩，在视觉上，更加大了上下唇和前牙向前突出的印象。

术后正畸治疗 术后需要行 2～4 周的颌间牵引固定，在拆除橡皮圈后应逐渐加强开口训练，待开口度基本恢复后即可开始术后正畸治疗。术后正畸治疗的目的是进一步排齐整平牙列，关闭剩余间隙，建立正常稳定的前牙覆𬌗覆盖和后牙关系。

（祝颂松 胡静）

shuānghé qiántū

双颌前突（maxillary and mandibular protrusion）

上下颌前部牙槽骨向前发育过度所引起的牙颌面畸形（图 1，图 2）。黄种及黑种人群中较为常见。患者的牙列往往排列整齐，不伴有咬合功能障碍，求治的目的主要是改善容貌。

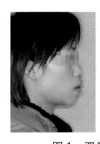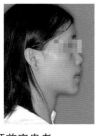

图 1 双颌前突患者

注：术前与术后对比

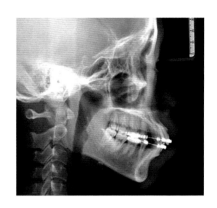

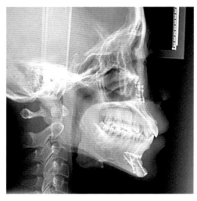

图 2 双颌前突患者侧位片

注：术前与术后对比

病因 双颌前突的发生多与遗传因素、口腔不良习惯、异常唇舌肌动力平衡等有关。

临床表现 ①双唇及上下前牙向前突出，开唇露齿、微笑露龈，上下唇不能自然闭合，强行闭唇时可见唇颏肌紧张隆起。②多伴有颏后缩畸形，侧面观呈"鸟嘴"状典型面容。③前牙列排列整齐或轻度拥挤，上下前牙牙轴唇倾，前牙关系可为深覆𬌗或开𬌗，后牙多为安氏Ⅰ类错𬌗畸形。在临床上，相当多的患者是由于上颌牙槽骨向前发育过度引起上前牙前突，下前牙出现代偿性前突或唇倾。当伴有颏后缩时，更给人以双颌前突的视觉印象。因此临床上许多诊断为双颌前突的病例，实际是上颌前突伴颏后缩畸形。严格意义上的双颌前突为上下颌前部牙及牙槽骨同时向前发育过度，这种情况在临床上并不多见。

诊断 X线头影测量分析可帮助医生进行准确诊断。一般说来，这类患者的SNA角以及A点突距大于正常，颏点（Pg）后缩。如果SNB及B点突距也明显大于正常，可诊断为双颌前突，否则为上颌前突。软组织测量显示上切牙暴露过多、上唇过短、颏唇沟变浅甚至消失。

矫治方法 包括以下方面。

术前正畸治疗 主要任务是去除牙代偿，为顺利后退上、下颌骨和建立稳定良好的前牙覆𬌗覆盖关系做好正畸准备。通过模型外科制作的定位𬌗板可以确保患者在颜面外形改善的同时，拥有稳定良好的咬合关系。

手术选择 一般采用外科-正畸联合治疗的方法进行矫治，应根据患者的畸形特征及主观要求进行合理的手术设计。①上颌前部骨切开术及下颌前部根尖下骨切开术是矫治双颌前突的基本术式，通过拔除上下颌第一双尖牙，为后退上下颌前部牙骨段提供空间。多数情况下，还需行颏前徙成形术才能获得更好的美容效果。在完成术前正畸治疗后，通过模型外科分析，将上下颌第一双尖牙减数后，后退上下颌前部牙骨段，观察上下颌牙弓宽度、牙弓曲线是否存在台阶及前牙覆𬌗覆盖关系变化。当术前矫治达到要求时，在切割拼对后的模型上制作定位𬌗板及固定唇弓。上下颌前部骨切开术基本上采用微型钛板和螺钉进行骨内固定。由于下颌前部根尖下骨切开术的水平骨切口与颏成形术的水平骨切口位置靠得太近，有学者不主张同期行颏前徙成形术。如果两种手术同期进行，应注意两条水平骨切口间要保留4~5mm宽度的骨桥，

以免意外骨折。②许多临床诊断为双颌前突病例，主要的问题是上颌前突同时伴有颏后缩，下颌前牙及牙槽骨前突并不严重。对这类患者，可拔除下颌双侧第一双尖牙，有时只需拔除个别下颌切牙，利用拔牙间隙，通过正畸手段排齐下颌牙列，去除下前牙代偿性唇倾，消除下前牙对上颌前部牙骨段后退的咬合干扰。在术前正畸治疗完成后，行上颌前部骨切开后退术加颏前徙成形术进行治疗。这种矫治方案尤其适用于骨颏部高度不足，没有足够的骨量同时行下颌前部根尖下骨切开术及颏成形术的双颌前突患者。多数双颌前突畸形用这种方法进行治疗都可以收到理想的美容效果。缺点是增加了术前正畸治疗时间。③如果上颌前突、开唇露齿程度非常严重，单纯采用上颌前部骨切开术难以获得理想矫治效果，可考虑行勒福（Le Fort）Ⅰ型分块骨切开术后退及上移上颌骨，同期行下颌根尖下骨切开后退术，必要时行颏前徙成形术。④对上下颌牙列排列整齐并且缺乏术前正畸治疗条件的双颌前突患者，可以在术中拔除上下颌第一双尖牙后，用上下颌前部骨切开术后退双颌前部牙骨段。由于前部牙弓窄小，后退以后在尖牙与第二双尖牙之间经常出现牙弓宽度或高度的不协调，此时可以在中切牙间正中劈开前部牙骨段，并使正中劈开后形成的两个骨段适度外展，使得前后段牙弓宽度协调。有些情况，也可以采用拔除上下颌第二双尖牙的方法，并通过此处截骨后退前部牙骨段，相对拔除上下颌第一双尖牙而言，这样可能更容易取得牙弓宽度形态的协调。

术后正畸治疗 术后需要行

2~4周的颌间牵引固定，在拆除橡皮圈后应逐渐加强开口训练，待开口度基本恢复后即可开始术后正畸治疗。术后正畸治疗的目的是进一步排齐整平牙列，关闭剩余间隙，建立正常稳定的前牙覆𬌗覆盖和后牙关系。

（祝颂松 胡 静）

xiàhé fāyù guòdù

下颌发育过度 （mandibular excess） 下颌骨向前生长过度引起的咬合关系紊乱和面下部牙颌面畸形（图1，图2）。又称下颌前突。是临床常见的牙颌面畸形，在东亚人群有着相当高的患有率。

病因 与遗传和环境因素有关，其中遗传因素可能占主导地位。临床上常可见这类患者有家族史。

临床表现 ①面下1/3向前突出，尤其是下唇位置明显靠前。②颏部突出过长，但也有部分患者颏部并不前突。③安氏Ⅲ类错𬌗畸形，前牙反𬌗或切𬌗（对刃𬌗）。④咀嚼功能障碍，严重者影响唇闭合与发音功能。

诊断与鉴别诊断 主要根据临床检查与X线头影测量分析结果进行诊断。X线头影测量分析显示下颌前突患者的下颌骨长度大于正常，下颌相对于颅底位置靠前，如∠SNB大于80°，∠ANB减小甚至为负角等。由于下颌及

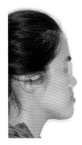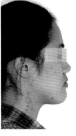

图1 下颌发育过度患者

注：术前与术后对比

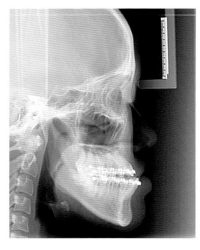

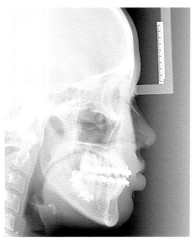

图2　下颌发育过度患者侧位片
注：术前与术后对比

颏部向前突出，下面高多增大。鉴别诊断除了需要明确是骨性畸形外，还特别注意鉴别是不是上颌发育不足导致的假性下颌前突，因为上颌发育不足也表现为安氏Ⅲ类错𬌗畸形及前牙反𬌗。

X线头影测量及牙颌模型分析还能帮助医生了解前牙反𬌗是由于下颌整体发育过度所致，还是由于下颌前部牙槽骨发育过度所引起的。前者的磨牙关系多为安氏Ⅲ类错𬌗畸形，颏点位置靠前；而后者可表现为安氏Ⅰ类错𬌗畸形，颏点位置正常甚至后缩。对于磨牙关系正常的下颌牙槽骨发育过度的患者，可选择下颌前部根尖下骨切开术进行矫正。每

个患者均需摄取颌骨全景片，了解双侧下颌骨的形状、对称度及下颌管的位置及走向等。对下颌前突患者还须检查颞下颌关节的功能状况，必要时拍摄关节X线片，了解关节有无问题。

矫治方法　如果确诊为下颌骨性前突，只有通过外科与正畸联合治疗才能获得功能与形态俱佳的矫治效果。通过可视化治疗目标分析模拟下颌后退术，了解患者颜面软组织侧貌伴随骨组织的变化情况，对手术后的面型改善进行美学评估和预测。这个过程可以通过电子计算机图像分析系统来完成，手术后颜面侧貌的变化图像可以显示给患者本人观看，但需要向其说明这种预测图像只能表示一种变化趋势，并不100%代表手术后的真实容貌。可视化治疗目标分析可以预测术后侧貌变化情况，使临床医生了解下颌整体后退后软组织颏的位置，从而决定有无必要同期行颏成形术。

术前正畸治疗　绝大多数下颌发育过度患者的前牙会发生代偿性倾斜，多表现为下前牙舌倾而上前牙唇倾。术前正畸治疗的一个主要任务是去除这种牙代偿，为顺利后退下颌骨和建立稳定良好的前牙覆𬌗覆盖关系做好正畸准备。当术前正畸治疗符合手术要求时，应在手术前1个月将矫治弓丝换成固定方丝唇弓。通过模型外科制作的定位𬌗板可以确保患者在颜面外形改善的同时，拥有稳定良好的咬合关系。定位𬌗板制作好以后，应准备合适的橡皮圈供术中颌间结扎时使用，一般选用直径为1/8或3/16英寸的弹性橡皮圈。

手术选择　如果患者磨牙关系正常，只是由于下牙槽发育过度引起的前牙反𬌗可选择下颌前部根

尖下骨切开术进行矫正。有些下颌前突畸形的颏部并不前突，当行下颌整体后退术后可能出现颏后缩畸形，这种情况应同期行颏前徙成形术才能取得满意的美容效果。

国际上公认的用于矫正下颌发育过度的成熟术式有两种：即下颌支垂直/斜行骨切开术和下颌支矢状骨劈开术，但由于下颌支垂直截骨术和下颌支矢状骨劈开术手术各有其优缺点，到底哪种手术是治疗下颌发育过度的首选术式，仍无定论。但由于下颌支矢状骨劈开术不需要进行较长时间的颌间结扎固定，这种手术已越来越多地用于矫治下颌前突。在临床实际工作中并不刻意提倡或排斥某种手术方法，而是根据患者的具体情况来选择术式。对绝大多数对称（含轻度不对称）的下颌前突患者都可以用下颌支矢状骨劈开术加坚固内固定术进行矫治，尤其对不愿忍受较长时间颌间固定者，应首选下颌支矢状骨劈开术。颌骨全景片显示下颌孔位置明显靠后，鼻腔存在阻塞性疾病的患者及术后监护条件不足时也最好选择下颌支矢状骨劈开术手术进行治疗。影响颌面外科医师选择手术方式的因素还包括切骨和固定器械的优劣、术者的个人偏爱和操作习惯等。

下颌支垂直/斜行骨切开术的适应证　①下颌前突伴严重不对称的患者应首选下颌支垂直骨切开术。手术中通过后退并旋转远心骨段，使两侧下颌骨非等距后退即可达到治疗目的。如果一侧下颌后退距离超过10mm，可以将此侧手术改为下颌支倒"L"形骨切开术。下颌支垂直骨切开术和下颌支斜行骨切开术也经常用来矫治由于一侧下颌骨发育过度所致的偏突颌畸形。②术前存在

颞下颌关节紊乱病的下颌前突患者应优先选择下颌支垂直骨切开术或下颌支斜行骨切开术。临床研究报道显示下颌支垂直/斜行骨切开术对术前伴有颞下颌关节紊乱病包括关节习惯性脱臼患者的症状和体征有治疗作用。③下颌支厚度严重不足（缺乏髓质骨）以及下颌孔的位置明显靠近乙状切迹的病例应考虑选择下颌支垂直骨切开术。④术前正畸准备不够充分导致术后前牙覆𬌗较浅者，以及患者不愿体内留置钛板与螺钉者可考虑选择下颌支垂直骨切开术。下颌支矢状骨劈开术有时需在面颊部做小切口用穿颊套筒行螺钉固定，部分女性患者对由此留下的面部小瘢痕不能接受，这种情况也可将下颌支矢状骨劈开术改为下颌支垂直骨切开术。⑤对下颌前突伴鼻旁区塌陷的患者可以选择下颌支垂直骨切开术。在手术中将双侧喙突截除，经塑形后，采用贴附式植骨方式移植于梨状孔边缘并用螺钉固定，从而使鼻翼旁外形显得丰满。相对于传统的髂骨块植入术，这种方法不仅避免了实施供骨区手术的打击，而且以皮质骨成分为主的喙突术后的吸收率比髂骨移植骨块低。总之，对大多数下颌前突患者，无论是采用下颌支矢状骨劈开术还是下颌支垂直/斜行骨切开术，都可以在功能和外形两方面获得满意的矫治效果。下颌支垂直/斜行骨切开术的最大优点是技术操作相对简单，手术时间短，出血量少于50ml，一般在一个小时以内完成手术。最大缺点是需要行至少6周的颌间固定，对下颌后退较多（＞7mm）者还应延长至8周才能保证骨块的可靠愈合与稳定。下颌支矢状骨劈开术加坚固内固定手术最大的优点是

不需要或者只需要短时间的颌间固定，有利于患者术后的进食、发音与口腔清洁及口颌系统功能的迅速康复。但缺点是操作相对繁杂，髁突复位情况难以预测。另外，下颌支矢状骨劈开术术后发生下牙槽神经支配区域感觉障碍的概率也显著高于下颌支垂直骨切开术。

术后正畸治疗　下颌支垂直/斜行骨切开术需要行6～8周的颌间牵引固定，在拆除橡皮圈后应逐渐加强开口训练，待开口度基本恢复后即可开始术后正畸治疗。下颌支矢状骨劈开术一般不需要或只需要1周左右的颌间固定，因此在术后5～6周就可开始正畸治疗。术后正畸治疗的目的是进一步排齐整平牙列，关闭剩余间隙，建立正常稳定的前牙覆𬌗覆盖和后牙关系。若患者出现复发趋势，可适当应用Ⅲ类牵引，但应注意防止后牙伸长。必要时对前牙施以垂直牵引和头帽颏兜，防止畸形复发。

（祝颂松　胡　静）

shànghé fāyù bùzú

上颌发育不足（maxillary deficiency）

上颌骨发育不良导致的上颌后缩，而下颌位置基本正常，前牙反𬌗，后牙近中𬌗的牙颌面畸形（图1，图2）。又称为上颌后缩。它是临床上常见的牙颌面畸形。

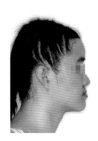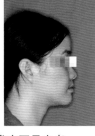

图1　上颌发育不足患者
注：术前与术后对比

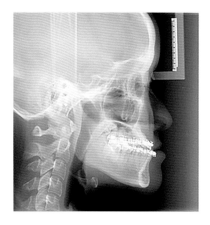

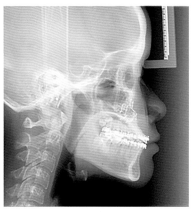

图2　上颌发育不足患者侧位片
注：术前与术后对比

病因　与遗传和环境因素有关。某些颅面发育异常综合征，如克鲁宗（Crouzon）综合征，可伴有严重的上颌发育不足。幼儿时期接受腭裂修补术后的患者常继发严重的上颌甚至面中份发育不足。另外，面中份与上颌骨骨折错位愈合也可以导致上颌后缩畸形。

临床表现　①鼻旁及眶下区塌陷，上唇后缩呈凹面型。②前牙反𬌗或对刃𬌗，后牙安氏Ⅲ类错𬌗畸形。③鼻唇角小于正常，唇间隙消失。

诊断与鉴别诊断　根据临床检查与X线头影测量分析（图2）可得出诊断。A点位置后移，∠SNA小于正常，∠ANB减小多为负值，上颌骨长度变短。临床上需与下颌前突进行鉴别诊断。

矫治方法 上颌前后向发育不足需要采用外科与正畸联合的方法进行治疗。

术前正畸治疗 上颌后缩患者多存在代偿性上前牙唇倾和下前牙舌倾。术前正畸治疗需去除前牙代偿性倾斜、排齐牙列。如果存在上颌宽度不足，还需进行术前扩弓治疗，使上下颌牙弓宽度协调。

手术选择 一般选择勒福 (Le Fort) Ⅰ型骨切开术前徙上颌至正常位置进行矫正。对鼻旁区塌陷明显的患者可行改良勒福Ⅰ型骨切开术，而对面中份及眶下区严重凹陷者可选择勒福Ⅱ或Ⅲ型骨切开前徙术。尽管坚固内固定技术的应用已大大减少了术后上颌骨回缩的机会，但对上颌前徙量≥6mm者，仍主张在翼上颌连接处的间隙内植骨，以提高颌骨移动后的稳定性，防止术后畸形复发。相当部分的上颌前后向发育不足的患者合并下颌前突，对此类患者需要采用双颌外科手术进行矫正。对腭裂术后继发上颌后缩畸形，由于腭部软组织瘢痕的限制，以及可能加重已存在的腭咽闭合不全等问题，有时需要适当后退下颌，以获取正常咬合关系和面形的改善。骨牵张术的应用为矫治这类重度上颌发育不足畸形提供一种新的选择手段，牵张成骨不仅能延长上颌骨，其周围的软组织也得以逐渐延伸。这不仅降低了术后畸形的复发概率，而且可以减少或避免由于较大幅度前徙上颌骨使腭咽闭合不全加重的并发症。

术后正畸治疗 对单纯上颌勒福Ⅰ型骨切开前徙术者，在术后第4~5周可以开始术后正畸治疗。其主要内容包括进一步排齐牙列，协调上下牙弓宽度，建立

尖窝交错的锁结关系和防止术后复发等。

(祝颂松 胡静)

xiàhé fāyù bùzú

下颌发育不足 (mandibular deficiency) 下颌骨向前生长不足导致的咬合关系紊乱与牙颌面畸形（图1，图2）。又称下颌后缩。如果患者同时存在下颌体、下颌支和颏部的严重发育不足，则称为小（下）颌畸形。Ⅱ类错

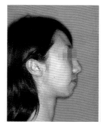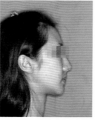

图1 下颌发育不足患者
注：术前与术后对比

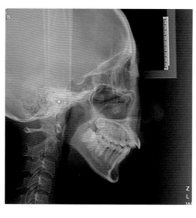

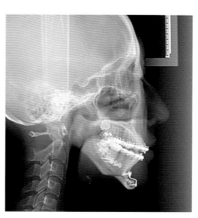

图2 下颌发育不足患者侧位片
注：术前与术后对比

殆畸形是西方国家很常见的牙颌面畸形，有资料显示10%的白种人群存在明显的超覆盖，其中约5%需要外科与正畸联合矫治才能获得满意疗效。尽管临床上要求矫治的下颌后缩患者没有下颌前突那么多，但下颌发育不足的患病率并不低。

病因 与遗传、环境因素有关，但多由遗传因素所致，如某些颅面发育不全综合征就存在严重的下颌发育不足。另外，先天或后天环境因素变化也可导致下颌生长及发育障碍，如婴幼儿时期的髁突损伤或颞下颌关节强直可引起成年后严重的小下颌畸形。

临床表现 面下1/3后缩和后牙安氏Ⅱ类错殆畸形以及前牙区覆盖与覆殆增大是下颌发育不足的典型临床表现，由于下颌后缩常给人以面下份高度不足的印象。许多下颌严重发育不足患者伴有颞下颌关节紊乱病，部分病例还存在阻塞性睡眠呼吸暂停综合征。小下颌畸形的颏突度严重不足，颏肌紧张，颏颈距离过短而上颌相对前突，成典型的"鸟嘴"面容，这在颞下颌关节强直继发严重下颌发育不足的患者中表现尤为突出。

鉴别诊断与分类 根据临床表现和X线头影测量分析结果进行诊断。X线头影测量分析显示下颌体长度小于正常、下颌相对于颅骨和上颌骨位置靠后、∠SNB显著减小、∠ANB增大、B点后缩等。临床上需要与上颌前突相鉴别，因为上颌前突常给人以下颌后缩的错觉。在对下颌发育不足患者进行诊断时还需要对其颞下颌关节的形态、功能，以及上气道宽度和睡眠呼吸功能进行全面评估。

根据X线头影测量下颌平面

角的大小将下颌骨前后向发育不足分为3种类型。①Ⅰ型低角型下颌后缩：下颌前后向与垂直向发育不足，颏部水平向发育正常或过度，下颌平面角小，常表现为内倾型深覆𬌗。可以采用下颌支矢状骨劈开术前徙下颌，恢复后牙关系的同时行颏成形术后退颏部。也可以考虑行全下颌根尖下骨切开术前徙下颌全牙弓，这种手术没有前移发育正常的颏部。②Ⅱ型均角型下颌后缩：下颌前后向发育不足而垂直向发育基本正常，下颌平面处于正常范围。部分病例同时存在上颌轻度前突。对这类患者一般选择下颌支矢状骨劈开术前徙下颌，根据颏点位置再决定有无必要同期行颏前徙成形术。③Ⅲ型高角型下颌后缩：下颌骨前后向发育不足伴上颌后份垂直向发育过度，下颌平面角增大，多表现为前牙开𬌗。对这类患者可考虑行上颌勒福（Le Fort）Ⅰ型骨切开术上移上颌后份，降低上颌后牙槽高度使下颌向前自动旋转来矫治下颌后缩。如果下颌前移距离不够，可同时行下颌支矢状骨劈开术或颏前徙成形术。

矫治方法　根据临床检查与X线头影测量分析结果做出诊断，并详细列出患者所存在的问题，如果确诊为骨性下颌后缩，应考虑外科-正畸联合治疗。

术前正畸治疗　骨性下颌后缩多存在牙代偿和施佩曲线异常，在术前正畸治疗时应予以矫正。如果下牙列拥挤、下前牙唇倾严重，应考虑拔牙减数的方法（多拔除下颌第一双尖牙）排齐牙列与去代偿。通过压低并内收下前牙、唇倾上前牙，减小前牙区覆𬌗并整平下颌施佩曲线等措施为前徙下颌骨创造条件。骨性Ⅱ类

错𬌗畸形患者的上颌牙弓常呈尖圆形，前中段狭窄。这时需要适度扩宽上颌牙弓，使下颌骨顺利前移并确保术后上下颌牙弓形态与宽度协调。在正畸治疗过程中，应定期取牙颌模型，并与口腔颌面外科医生一起会诊患者。当患者的矫治情况符合手术要求时，通过模型外科制作𬌗导板，同时备好橡皮圈供手术中进行颌间结扎时使用。

手术选择　矫治下颌发育不足的首选术式是下颌支矢状骨劈开术，全下颌根尖下骨切开术、倒"L"形或"C"形骨切开术也可用来矫治下颌后缩畸形。由于大多数下颌后缩畸形伴有颏部发育不足，经常需要辅以颏前徙成形术才能取得更好的美容效果。下颌骨牵张术为治疗严重小下颌畸形提供了新的手段和方法。

术后正畸治疗　若采用下颌支矢状骨劈开术加坚固内固定术，一般在术后4周即可行术后正畸治疗。对有复发趋势的病例，可适当采用Ⅱ类颌间牵引。对有开𬌗的患者，可及时辅以前牙区垂直牵引加以矫治。

（祝颂松　胡　静）

kēbù jīxíng

颏部畸形（chin deformity）　颏部在三维方向上各种形态异常的牙颌面畸形（图）。颏部是面部较为突出的部位之一，无论是正面

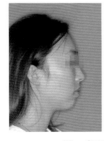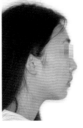

图　颏后缩患者
注：术前与术后对比

还是侧面观，颏部的形态对颜面整体外观都有着极为重要的影响。

病因　与遗传和环境因素有关，但多由遗传因素所致。

临床表现　依其发育形成原因可被分为颏部发育不足、颏部发育过度以及颏部偏斜畸形。参照不同测量平面，则可分为颏部前后向畸形、颏部垂直向畸形及左右不对称畸形。事实上，临床病例的具体表现中，上述各种畸形因素往往相互影响、互相交叉。

诊断与鉴别诊断　根据临床检查与X线头影测量分析可得出诊断。要注意与单纯的下颌后缩和下颌前突进行区分。

矫治方法　颏部手术与正畸无关，因此不需要正畸治疗配合。应全面观察颏部与同处面下1/3的颏唇沟、下唇等结构在位置和形态之间是否协调对称，以及整个面下1/3与面中、上1/3的关系是否均衡一致。因此，在进行术前设计时，应当综合全面地分析畸形特点，有针对性地制订治疗计划，才能够获得令人满意的手术效果。

颏成形术包括矫治颏部发育过度、发育不良以及颏部偏斜等涉及颏部前后、上下及左右等三维方向异常的多种手术方式。主要介绍以下颌骨颏部舌侧口底肌肉为血供蒂的水平骨切开颏成形术，也是矫治各类颏部形态异常的最佳术式。

适应证　①前徙颏部矫治颏后缩畸形。②后退颏部矫治颏前突畸形。③增加颏部高度矫治颏垂直向发育不足。④缩短颏部高度矫治颏垂直向过长。⑤增加颏部宽度矫治颏左右径不足。⑥旋转颏部矫治颏偏斜等不对称性畸形。⑦与其他正颌外科手术配合，矫治复杂牙颌面畸形。

术前准备 ①在进行头影测量分析及手术设计时，应确定颏部移动的方向、距离和最终位置，并预测其移动后的软组织形态变化。②如系与其他正颌外科手术配合矫治复杂牙面畸形，需做相应准备。在预计增加颏部高度较多者，应做好植骨的准备工作。

手术设计与施行 在对不同个体进行颏部位置与形态评价和手术设计时，需要建立稳定和重复性较高的参照平面与相关标志点。在 X 线头影测量片上，常用以下 3 种方法确定软组织颏的理想位置：①通过测量面突角了解颏凸度，正常面突角为 11°左右。②通过软组织鼻根点（N′）做垂直于眶耳平面（FH）或 HP 平面的参照平面，其软组织颏前点（Pg′）应通过或靠近此平面。③下唇突点至审美平面（EP）距离，正常值为（2±2）mm。这三种方法在评价颏部位置时各有其优缺点，如第一种方法的面突角代表整个侧貌凸度，但此值要受到软组织额点（G）变异和鼻下点（Sn）位置变化的影响；而审美平面的位置显然与鼻尖突度有关。由于不同个体间颏部发育差异较大，而颏成形术的矫治目的是尽量获取面下份与颜面其他部分的和谐协调，因此，手术设计应结合每个患者的具体面形和畸形特征进行考虑。对颏部畸形患者，将其实际颏部软组织轮廓线与正常协调的颏部轮廓重叠，二者在水平方向的差距即为颏部侧貌外形需要增加或减少的量，并以此进行手术设计。

口内入路颏成形术的手术原理是在下前牙根尖及两侧颏孔下水平切开下颌骨正中联合部骨块，保持切开后骨块的舌侧软组织血供蒂的完整性，向前移动骨块于新的位置并将其与下颌骨重新固定在一起。由于附着在颏部骨块唇颊侧的软组织也向前移动，因而矫治了颏部后缩畸形。受软组织弹性与周围组织张力的影响，术后颏部软组织的前移程度略小于骨块前徙量，其位移距离除被颏部骨块前徙程度决定外，还与术中其附着被剥离的范围密切相关，剥离范围越小，术后软组织前移度越大，因而侧貌改观也越明显。因此在实际手术中，在保证充分视野暴露的前提下，应尽量保留下颌下缘处的软组织附着，可使颏部软组织移动范围达到骨块前徙距离的 80%~90%。

(祝颂松 胡 静)

gǔxìng kāihé

骨性开𬌗 （skeletal open bite）

由于颌骨原因如上颌骨后份垂直发育过度或下颌发育不足导致正中𬌗位及下颌功能运动时前牙无𬌗接触的牙颌面畸形（图 1，图 2）。

病因 与遗传、口颌系统不良习惯及环境因素有关。

临床表现 具有骨性开𬌗及下颌发育不足的复合临床表现。①面下 1/3 过长，面部垂直向比例失调。开唇露齿、双唇不能自然闭合，微笑露龈。②下颌及颏后缩，呈高下颌平面角面容。③前牙开𬌗及超覆盖，后牙呈安氏Ⅱ类错𬌗畸形。

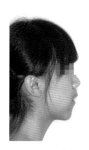
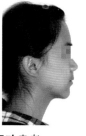

图 1 开𬌗患者

注：术前与术后

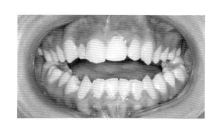
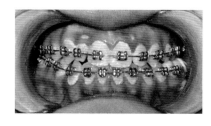

图 2 开𬌗患者咬合

注：术前与术后

诊断与鉴别诊断 X 线头影测量分析结果显示上颌牙槽高度大于正常，下面高增加，上前牙露齿度常在 6mm 以上。下颌长度发育不足，B 点及 Pg 点后缩，下颌角过钝，下颌平面角过大。

矫治方法 包括以下方面。

术前正畸治疗 术前正畸治疗需去除前后牙代偿性倾斜、排齐牙列。如果存在上颌宽度不足，还需进行术前扩弓治疗，使上下颌牙弓宽度协调。

手术选择 采用外科正畸联合治疗模式行双颌外科手术治疗，采用先上颌后下颌手术的顺序进行手术操作。①勒福（Le Fort）Ⅰ型骨切开术：勒福Ⅰ型整块或分块骨切开术是矫正上颌垂直向发育过度的基本术式。在进行 VTO 分析时，唇齿关系是决定上颌骨上移量的主要参考依据。合并上前牙前突者，有时需要进行分块勒福Ⅰ型骨切开术，利用拔除第一双尖牙的间隙后退上颌前部牙骨段。通常上颌骨后份的上移量大于前份，以利于关闭前牙开𬌗。②下颌矢状骨劈开术及颏成形术：上颌上移后，下颌将向前上（反时针）方向发生自动旋转，从而在一定程度上矫正下颌及颏部后缩，并缩短下面高。然而，对这种同时存在下颌发育不足的患者，下颌向前上的自动旋转不足以获得上下颌理想的咬合关系与面容改善。因此，需要同期行双侧下颌支矢状骨劈开术，前徙并向上轻度旋转下颌骨，使前后牙咬合关系恢复正常。

对于行上下颌联合手术后，颏点位置仍后缩的病例，可以同期行水平骨切开颏成形术，从而建立起更为协调的唇颏关系。是否行颏成形术以及颏部骨块移动的方向和量，由术前 VTO 分析结果而定。

术后正畸治疗 一般在术后 4 周即可行术后正畸治疗。这种双颌手术解决的骨性开𬌗较为稳定，少有复发趋势。对有开𬌗的患者，可及时辅以前牙区垂直牵引加以矫治。

（祝颂松 胡 静）

shuānghé jīxíng

双颌畸形（maxillary and mandibular deformity）

同时存在于上颌及下颌骨（包括颏部）骨性错𬌗的牙颌面畸形。有些患者还伴有面中份及颧骨的问题。双颌畸形患者的容貌异常与口颌系统功能障碍比发生于单颌畸形的患者严重。

临床常见双颌畸形 ①上颌后缩伴下颌前突。②上颌前突伴下颌后缩。③双颌前突。④双颌后缩。⑤上颌垂直向发育过度伴下颌后缩或前突。

病因 多由遗传因素、口颌不良习惯等造成。

临床表现 不同类型的双颌畸形可有不同的临床表现，如上颌后缩与下颌前突、上颌前突与下颌后缩、双颌前突等。

诊断与鉴别诊断 根据临床表现及 X 线头影测量分析结果进行诊断，同时取石膏牙𬌗模型，了解上下颌位、𬌗关系、牙排列及牙弓宽度状况。X 线头影测量显示上下颌骨大小与位置出现相应的异常。除硬组织测量项目的分析外，还应对软组织测量结果进行综合评价。

矫治方法 明确这种骨性畸形发生部位和严重程度后，可初步决定采用手术对上颌与下颌予以治疗。为了保证手术的准确性，还需进行可视化治疗目标和模型外科分析，将手术方案定量化。通过手工可视化治疗目标分析或计算机模拟手术与面型预测系统进一步确定上下颌牙与颌骨移动的方向和距离。并根据软组织位移比率，预测出患者术后软组织侧貌变化。模型外科分析将帮助外科医生了解上下颌骨移动后咬合接触、牙排列、前牙覆𬌗覆盖关系及牙弓宽度协调情况，明确术前正畸治疗是否完善，是否需要调整矫治方案。

术前正畸治疗 为了兼顾形态与功能要求，以及确保矫治效果的稳定性，对这类复合性牙颌面畸形要求常规进行术前正畸治疗。主要内容一般包括排齐牙列、去除代偿性牙轴倾斜和协调上下颌牙弓形态与宽度等。对伴有上颌牙弓狭窄者，应行上颌扩弓治疗，尽量避免通过拔牙减数的方法排齐上颌牙列。在术前正畸治疗过程中，需多次取上下颌石膏模型进行预期术后位置的简单对𬌗，观察咬合接触、牙弓宽度、覆𬌗覆盖情况以及有无咬合干扰等，指导下一步的术前矫治。

手术选择 通常需要采用上下颌同期外科手术（双颌外科）的方法进行矫治。由于双颌畸形可能涉及上下颌骨三维空间关系的异常，其治疗设计及手术程序相对复杂而特殊。①上颌勒福（Le Fort）Ⅰ型骨切开前徙术：是矫治上颌发育不足的基本术式。这种手术可以在三维空间方向移动上颌骨。对上颌后缩伴垂直向发育过度的病例，在前徙上颌的同时，需要截除根向的一段骨质，将上颌上移，达到恢复正常唇齿关系的要求。对上颌后缩伴垂直向发育不足者，在前徙的同时下降上颌骨，下降后遗留的间隙一般需要植入游离骨块。当前徙上颌骨超过 5mm 时，通常需要在上颌结节的后方植骨，以防止上颌骨的回缩与畸形复发。游离植骨块的来源可以取自体髂骨或颅骨外板。然而，在需要植入的骨量不大的情况下，为了避免另外开辟术野取骨，减少手术创伤，对这类上颌骨手术需要植骨的双颌畸形患者，植入骨块可取自下颌支手术创口：用下颌支矢状劈开截骨术后退下颌时，可将垂直骨切口截除的部分皮质骨外板作为供骨源；若用下颌支垂直截骨术后退下颌时，可截除喙突以满足上颌手术植骨的需要。②由于下颌支矢状骨劈开术方便在近远心骨段之间进行坚固内固定，在手术结束的当时不需要进行颌间结扎，因此，采用下颌支矢状劈开截骨术配合勒福Ⅰ型骨切开术矫正下颌前突伴上颌发育不足的外科医生越来越多。③下颌支垂直/斜行骨切开术也可用于后退下颌骨，最大缺点是在手术结束的当时与相当一段时间需要进行颌间结扎。④水平骨切开颏成形术是否需要行颏成形术应根据术前可视化治疗目标分析结果而定。如果下颌后退后，患者的唇颏关系正常，就没有必要行水平骨切开术颏成形术。如果颏点后缩，应辅以颏前徙术；若唇颏高过大，可在行水平颏成形术时，截除中间一段骨质，达到降低面下1/3高度的目的。

双颌外科手术可以大幅度调整上下颌骨的相互关系，重新构建患者的牙颌面形态与位置，因此手术前后患者的容貌会发生令人惊奇的变化（图）。

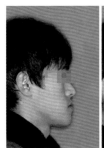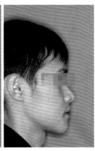

图 双颌畸形患者
注：术前与术后对比

术后正畸治疗 对选用下颌支垂直骨切开后退术的病例，术后需要7~8周的颌间结扎固定。对采用SSRO后退下颌的患者，尽管有学者认为不需要进行颌间结扎，但相当多的临床学者仍主张辅以4~5周的颌间结扎固定，以确保颌骨及咬合关系的稳定。在拆除颌间结扎后，应积极进行口颌系统功能康复训练。当张口度基本恢复正常后，即可开始术后正畸治疗。主要内容包括进一步排齐牙列、关闭剩余间隙及调整个别牙早接触等，最终建立起尖窝锁结的稳定咬合关系。在进行术后正畸治疗时，合理使用Ⅲ类牵引，对稳定上下颌位置关系，防止畸形复发有积极意义。

（祝颂松 胡 静）

zhènghé shǒushù

正颌手术（orthognathic surgery）

用于矫正一系列先天发育性以及后天获得性牙颌面畸形的手术。目前最常使用的正颌手术

包括勒福（Le Fort）Ⅰ型截骨术、勒福Ⅱ型截骨术、勒福Ⅲ型截骨术、上颌前部截骨术、上颌后部截骨术、下颌支矢状劈开截骨术、下颌支垂直截骨术、下颌前部根尖下截骨术、水平截骨颏成形术等。

勒福Ⅰ、Ⅱ、Ⅲ型截骨术、上颌前部截骨术、上颌后部截骨术通常被用于矫正上颌骨甚至是上颌、颧、眶、鼻部前后向、垂直向发育不足以及上颌前后向、垂直向发育过度等及上颌骨的发育不对称畸形。下颌升支部位的手术主要适用于下颌骨前后向发育不足或发育过度等畸形。也常常被用于下颌骨发育不对称畸形的矫正。下颌前部根尖下截骨术则主要用于矫正比较严重的Spee曲线异常。水平截骨颏成形术是重要的正颌外科辅助手术，对创建颜面下三分之一、鼻、唇、颏关系的协调发挥重要作用。颏的对称性、前后向的突度、垂直向的高度与颜面结构的整体协调关系十分密切，因此为了达到更理想的容貌美学效果，在各种畸形矫治过程中，常常使用这一手术，它也是现代正颌外科中的双颌外科手术的标准配置手术。双颌外科指上颌勒福Ⅰ型截骨术和下颌升支矢状劈开截骨术以及水平截骨颏成形术同期进行，从而使复杂的双颌畸形得以矫正。

正颌手术中的另外一个重要技术就是使用特制的小型或微型钛板对截开移动后的牙骨段进行坚固内固定。上颌截骨后通常使用微型钛板固定（厚度0.6mm，螺钉直径1.5mm），下颌骨截骨后，通常使用小型钛板（厚度1mm，螺钉直径2mm）固定。坚固内固定不仅是术后稳定愈合的保障，而且使患者免除了术后颌间结扎固定的痛苦，有利于患者

的术后康复。

（王 兴）

Lèfú Ⅰ xíng jiégǔshù

勒福Ⅰ型截骨术（Le Fort Ⅰ osteotomy）

沿法国学者勒福（Le Fort）确定的上颌骨勒福Ⅰ型骨折线的走向截开上颌骨的手术。1867年，曾有学者将此种截骨方式用来作为鼻咽部肿物切除的手术入路。1927年有学者首次采用勒福Ⅰ型截骨术矫治牙颌面畸形，手术方式仅为截开上颌窦的前外侧骨壁，而未行翼上颌连接的离断；术后采用颌间牵引移动上颌骨。1942年有学者分二期行上颌骨勒福Ⅰ型截骨术，第一期类似上述截骨方式，未离断翼上颌连接；二期手术再行翼上颌连接离断，其目的为了防止破坏上颌骨牙骨段的血供、减少术后复发。1951年有学者首次一期完成勒福Ⅰ型截骨。此后又有了改进，包括离断翼上颌连接，将上颌骨分成多个牙骨段，行上颌骨牙骨段的降下折断，从而使勒福Ⅰ型截骨术成为广泛应用于上颌骨各种畸形矫治的通用手术。

适应证 可以用于上颌骨各种畸形的矫治。①单颌畸形：上颌后缩、上颌前突、上颌不对称畸形、上颌牙弓狭窄等。②双颌畸形：上颌后缩伴下颌前突畸形、上颌前突伴下颌后缩畸形、长面综合征、短面综合征、半侧颜面发育不全综合征、半侧颌骨肥大畸形等。

禁忌证 全身系统性疾病无法接受手术的情况应视为禁忌证。

围术期准备 正颌外科手术大多通过口腔内入路完成，手术操作部位深在，难度较大，术中可能出血较多。因此正颌外科手术对麻醉和术中监护要求较高，绝大多数手术必须在经鼻气管插

管全身麻醉下进行，且术中需要采用控制性低血压技术和肌松技术等，以减少患者失血。术后则应重点预防因局部出血、渗血、水肿等导致的呼吸道梗阻。

手术方法 ①黏骨膜切口：在双侧第一磨牙之间切开黏骨膜，切口位于牙龈附着龈上方约5mm的游离龈处。为减少出血，切开表层的黏膜后，可用电刀切开黏膜下组织及骨膜。②剥离与暴露：骨膜剥离子紧贴骨面剥离，暴露梨状孔、前鼻嵴、上颌窦前外侧壁、颧牙槽嵴，并沿上颌结节的弧形骨面，向后潜行剥离直达翼上颌连接。然后剥离双侧鼻底黏骨膜（图a）。③截骨：确定截骨标记点（或线）。自梨状孔外侧缘，高于单尖牙根尖约5mm的水平，用小球钻确定前部截骨标记点，在颧牙槽嵴上双倍于磨牙牙冠高度处，做后部截骨标记点。连接两个截骨标志点，即成为截骨标志线。沿设计的截骨线，用来复锯或裂钻截开上颌窦前外侧壁，向后直达翼上颌连接处，向前截开部分内侧壁。上颌窦内侧壁的截开应避免伤及腭降动脉引起出血。截开梨状孔前份时，常常可以见到走行其中的上牙槽前动脉被截断后的出血，应及时用电凝止血。上颌窦内侧壁可使用薄刃骨凿沿梨状孔外侧缘适当补充截骨。④凿断翼上颌连接与鼻中隔：使用专用的弯形骨凿置于翼上颌连接处截骨线的下方，使凿刃正对着翼上颌连接。另一手指伸入口腔，置于翼上颌连接相对应的口腔上腭部黏膜，以便在离断翼上颌连接时，感觉骨凿的深度并保护腭侧黏骨膜。切忌骨凿安置位置错误，或凿开时骨凿向头方滑脱，以避免损伤上颌动脉翼腭段，引起致命性出血。然

后使用鼻中隔骨凿，紧贴鼻中隔基底部向后完全离断鼻中隔（图b）⑤降下折断：可将双手拇指置于截骨线下方的尖牙窝或牙槽骨上，用力向下按压，使上颌骨向下折断。若遇较大阻力，应仔细检查补充截骨。上颌骨折断降下后，应仔细检查上颌窦内后壁交界处骨组织内或在其后方的腭降动脉有无损伤，有无活跃出血，如有活跃出血应及时处理止血（图c）。⑥移动上颌骨牙骨段及固定：降下折断后，可使用上颌把持钳进一步松动上颌牙骨段，此时可使用中间殆导板行临时颌间结扎固定，使其顺利就位于设计位置。遇骨阻力应去除影响就位的骨组织。上颌牙骨段就位后，每侧使用两个四孔"L"形微型接骨板，分别于梨状孔边缘和颧牙槽嵴处行坚固内固定（图d）。

⑦缝合：如有鼻底黏骨膜的破损，应用可吸收缝线严密缝合关闭。关闭切口前应仔细检查有无活跃出血点，如有，必须认真止血后再关闭切口。勒福Ⅰ型截骨术后常出现鼻翼基底变宽、上唇缩短的并发症。对此应采用鼻翼基底的复位缝合或其他矫正方式予以处理。水平黏骨膜切口常规行V-Y缝合，以保持上唇的长度及防止唇红内翻。

并发症及防治 ①出血：颌骨特别是上颌骨血运丰富，软组织切开、截骨后创面的渗血都较为明显。术中有可能损伤上颌动脉的翼腭段，可引起致命大出血。损伤腭降动脉、上牙槽前动脉、上牙槽后动脉、颊动静脉等，均可引起明显出血。避免损伤上颌动脉是防止因出血而危及患者生命安全的关键。一般情况下上颌

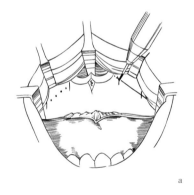
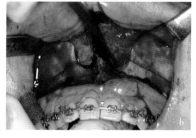
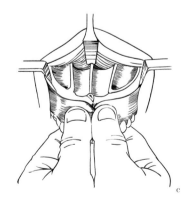
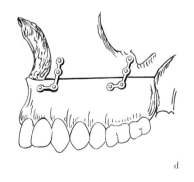

图4 勒福Ⅰ型截骨术

a. 口内黏骨膜切口、截骨线标志；b. 术中截骨及离断鼻中隔；c. 术中完成截骨后，降下折断上颌牙骨段；d. 完成截骨、降下折断、牙骨段移位后行坚固内固定

动脉翼腭段距翼上颌连接的上端有 10mm 的距离，正常操作的情况下，不会损伤该动脉。当用弯骨凿凿离断翼上颌连接时，如果骨凿的凿刃过宽或骨凿安放的位置过高，都有可能伤及上颌动脉翼腭段。如果不慎伤及上颌动脉，应迅速采用填塞压迫止血的方法。腭降动脉损伤也可导致术中或术后延迟出血。在凿开上颌窦内壁时，一般情况下只需凿断其 2/3 的骨壁，不应全部凿断。中国约 1/3 的人其腭降动脉走行在上颌窦内后壁交界处的骨组织中，因此完全离断上颌窦内后壁有可能损伤这一动脉。如果发生了这一动脉的损伤，应因在完成降下折断后迅速找到出血点，钳夹结扎止血。②意外骨折：上颌窦前外侧壁及内壁的骨质较薄，在行截骨时可能导致该部位的骨折。此类骨折一般不需特殊处理。翼板或颅底骨折都是由于离断翼上颌连接时骨凿位置安放不当造成的。翼突根部或颅底骨折可能合并颈内动脉的损伤，从而危及患者生命。因此在离断翼上颌连接时，应仔细安放好骨凿，避免这类并发症发生。另一类异常骨折就是在离断上颌窦内侧壁时，内后壁交界处发生的非截骨线水平的离断，而且是向其上方发生不规则骨折。发生这类骨折的原因主要是离断部位时遗留的骨连接太多而又强迫降下折断造成的。如感觉降下折断阻力太大，应及时补充离断，且不可暴力降下折断。③缺血性骨坏死：勒福Ⅰ型截骨术后上颌骨的血运主要来自于双侧后方的颊黏膜及腭侧软组织蒂，术中应注意保护。一般情况下，腭降血管损伤不会引起牙骨段的缺血性骨坏死，但如果两侧同时损伤就增加了发生缺血性骨坏死

的风险。术中应尽量避免。④感染：上颌骨血运丰富，一般很少出现伤口感染。但对于急慢性上颌窦炎患者，有可能发生术后感染。对此，应在术前控制上颌窦炎，使炎症消退后再行手术。术中发现上颌窦感染者，可在术中刮除窦腔内的炎性组织，使用含有抗生素的生理盐水反复冲洗创面，以减少术后感染。⑤复发：对于上颌大幅度前徙的患者，特别是腭裂继发上颌骨发育不全畸形的患者，术后可能发生不同程度的复发。如果未在牙骨段移位后的骨间隙内植骨，骨间坚固内固定不到位均可造成一定的复发。因此，对于骨移动量较大患者，可考虑间隙内植骨。对于唇腭裂等术区瘢痕较多患者，必要时应矫枉过正。

（王　兴）

勒福Ⅱ型截骨术（Le Fort Ⅱ osteotomy）

沿法国学者勒福（Le Fort）确定的上颌骨勒福Ⅱ性骨折线截开上颌骨、移动鼻上颌牙骨段的手术（图）。1973 年学者首次报道了勒福Ⅱ型截骨术。

适应证　主要用于矫正鼻、上颌区发育不足及伴有的安氏Ⅲ类骨性错𬌗畸形。

禁忌证　全身系统性疾病无法接受手术的情况应视为禁忌证。

围术期准备　参见勒福Ⅰ型截骨术。

手术方法　①切口、剥离与暴露：多采用鼻根旁切口。由内眦近中沿鼻根走向分别做两条长 1.5～2.0cm 皮肤切口。切开皮肤、皮下组织及骨膜。在骨膜下向中线分离使两侧皮肤切口相通，暴露眶内侧缘及部分眶下缘，显露内眦、前后泪嵴和泪沟。也可采用头皮冠状切口。该切口位于发际上方大约 10mm。于骨膜上帽状

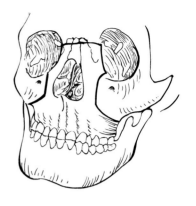

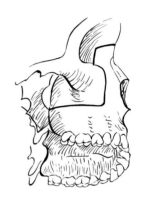

图　勒福Ⅱ型截骨术
注：截骨线走向示意

腱膜下向下剥离、翻起头皮，在眶上缘距离初始切口约 1/3 处切开骨膜，行骨膜下剥离至眶上缘、鼻根部。这一切口可充分暴露视野。②截骨：鼻根部的水平截骨及眶内截骨，截骨线的设计一般位于鼻额缝的下方，鼻根部水平截骨后，截骨线延伸向后进入筛骨，然后改变方向在泪囊窝后方向下至眶底并向前达眶下缘，在泪囊窝与眶下孔之间越过眶下缘至上颌骨前壁。③口内切口：完成口外进路的鼻眶区截骨后，勒福Ⅱ型截骨术尚需行口内切口，完成其余的截骨。口内切口同勒福Ⅰ型截骨术。骨膜下剥离范围较大，直达眶下缘。此时应注意保护眶下神经血管束。截骨继续自前述口外入路的眶下缘外端向下，于勒福Ⅰ型截骨线水平折转向后，越过颧牙槽嵴，直达翼上

颌连接。④离断翼上颌连接：见勒福Ⅰ型截骨术。⑤离断鼻上颌区骨连接：将扁平骨凿自鼻根部水平截骨线处插入，向后向下完成筛骨垂直板及犁骨的离断。截骨线自前部水平切口止于后部上颌棘。⑥游离鼻上颌复合牙骨段：使用两把上颌把持钳，夹持整个鼻上颌复合牙骨段，使其松动，然后向前移动。此时应该从鼻根部截骨线处观察、判断是否为鼻上颌牙骨段整体移动。必要时自鼻根部插入一把骨凿协助其整体移动，直到鼻上颌复合牙骨段可以在无明显张力的情况下，移位至术前设计位置。⑦戴入𬌗板，行颌间结扎临时固定：将鼻上颌复合牙骨段游离松动后，戴入𬌗板，行临时性颌间结扎固定。⑧植骨并行坚固内固定：由于勒福Ⅱ型截骨后，鼻上颌复合牙骨段移动距离较大，截骨线间常留有较大骨间隙。为利于术后移动牙骨段的稳定性，减少复发，必须在各截骨间隙内植骨，并行坚固内固定。⑨复位缝合内眦韧带：如果术中切断了内眦韧带，术中需行内眦韧带缝合。用两头穿针的不可吸收缝线，先将一侧的内眦韧带缝扎，然后将两针分别自鼻根下方穿至对侧相应部位，缝扎对侧内眦韧带。⑩关闭软组织切口：彻底冲洗口内外创面后，缝合皮肤及黏骨膜切口。

并发症及其防治 与勒福Ⅰ型截骨术基本相同。不同的是术中有可能损伤鼻泪管。因此术中行鼻旁与眶内侧壁剥离、截骨时，应仔细操作，防止损伤鼻泪管。鼻根部手术切口愈合后会遗留瘢痕，瘢痕体质的患者或有感染者，瘢痕会更明显，应予注意。必要时采用头皮冠状切口。

（王 兴）

fāngkuàizhuàng Lèfú Ⅱ
xíngjiégǔshù
方块状勒福Ⅱ型截骨术
（square Le Fort Ⅱ osteotomy）

在鼻旁、眶底以及颧骨部位截骨，形成一个类似方块状的可移动牙骨段的手术。是在勒福（Le Fort）Ⅰ型截骨术和勒福Ⅱ型截骨术基础上的一个改良术式。1980年将勒福Ⅱ截骨术，分为3个类型：前部勒福Ⅱ型截骨术、锥形勒福Ⅱ型截骨术、方块状勒福Ⅱ型截骨术。方块状勒福Ⅱ型截骨术较前两者的适应范围更广泛，且在前徙的上颌骨与颧骨之间植骨，增加了上颌前徙后的稳定性，降低了术后复发（图）。

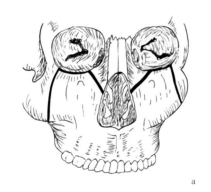

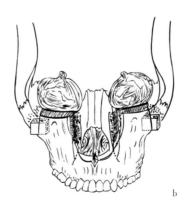

图 方块状勒福Ⅱ型截骨术

注：a. 截骨线示意；b. 完成截骨、前徙颧上颌复合牙骨段及骨间隙植骨示意

适应证 鼻突度正常，但颧上颌区发育不足，咬合关系呈安

氏Ⅲ类错𬌗畸形的患者。

禁忌证 全身系统性疾病无法接受手术的情况，应该视为禁忌证。

围术期准备 参见勒福Ⅰ型截骨术。

手术方法 ①切口、剥离：暴露眶下缘，切口可选择睑缘切口或下眼睑缘下（距睑缘5～10mm）与皮肤纹理一致的皮肤切口。自口内切口骨膜下剥离暴露上颌窦前壁和颧骨，上达眶下缘上部，后至翼上颌连接。由睑缘或睑缘下切口剥离眶下缘的骨膜自泪囊窝至眶内侧壁。游离保护眶下神经。剥离鼻底黏骨膜，暴露上颌鼻腔面及犁骨，剪断鼻中隔软骨与犁骨之间的连接。向上整个掀起鼻底黏骨膜，直达下鼻甲。手术切口也可全部是口内切口。②截骨：当剥离暴露后鼻棘及鼻侧壁后，使用摆动锯完成从眶下缘近中部至下鼻甲上部以及眶下缘外侧部至翼上颌缝处的截骨。然后使用直骨凿，凿断上颌窦后壁。近中眶下缘的骨切口位于泪沟外侧。然后用弯骨凿离断翼上颌连接。③降下折断：使用两把上颌把持钳行颧上颌复合牙骨段的降下折断。④移动颧上颌复合牙骨段：完成上述操作后，可使用上颌把持钳或两把上颌移动钳将颧上颌复合牙骨段前徙至术前设计的位置，就位于术前制做好的𬌗板，并行临时性颌间结扎固定。⑤植骨与固定：当颧上颌复合牙骨段前徙就位后，截骨断面间常留有较大间隙，需要在其间植骨，以保证前徙后的颧上颌牙骨段的稳定性。在颧骨截骨断面间以及颧骨颧弓截骨断面间应行块状骨移植。鼻旁截骨线处可行块状或颗粒状骨移植。供骨可选用髂骨、颅骨外板或下颌支外斜线处的骨外板。⑥缝合：常规缝合关闭口内外切口。

并发症及其防治 参见勒福Ⅱ型截骨术。

（王 兴）

Lèfú Ⅲ xíng jiégǔshù

勒福Ⅲ型截骨术（Le Fort Ⅲ osteotomy） 沿法国学者勒福（Le Fort）确定的类似于勒福Ⅲ型骨折线走向的颅面骨截骨，使眼眶、鼻、颧骨以及上颌骨整体向前移位，从而矫正面中1/3严重发育不全畸形的手术（图）。1950年学者采用这一高位截骨的手术成功矫治了一位颅缝早闭患者的面中部发育不全。现在这一术式已经成为颅颌面畸形（包括多种颅面发育不全综合征）治疗中的常规术式。

适应证 整个面中份发育不足，包括鼻背、颧骨、上颌骨、眶下缘及眶外侧缘的前后向发育不全，面中份严重凹陷的畸形。面中份外伤，特别是勒福Ⅲ型骨折的错位愈合导致的面中份凹陷的畸形。

禁忌证 全身系统性疾病无法接受手术的情况应视为禁忌证。

围术期准备 参见勒福Ⅰ型截骨术。

手术方法 ①切口、剥离与暴露：多采用头皮冠状切口加双侧下睑缘切口。头皮冠状切口，自双侧耳轮角前方，向上延伸至头顶部发际后方。切开头皮和帽状腱膜，自帽状腱膜下向前下方剥离翻起头皮。距眶上缘上方约2cm处切开骨膜，在颞深筋膜层进行剥离，注意保护面神经额支，暴露颧骨颧弓。向下暴露至眶上缘及鼻根部，用头皮夹进行皮瓣创缘止血。下睑缘皮肤切口暴露眶下缘，以便行眶底部骨质截开。也可于睑缘下3~5mm沿皮肤纹

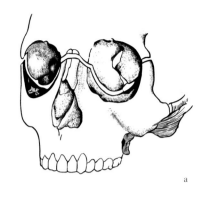

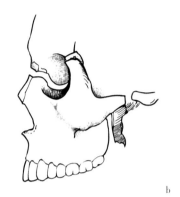

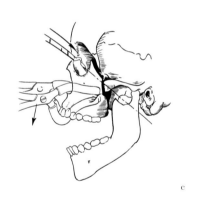

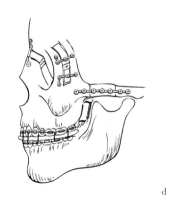

图 勒福Ⅲ型截骨术

注：a. 截线正面观；b. 截线侧面观；c. 术中行颧上颌、鼻眶复合牙骨段降下折断、移位；d. 行坚固内固定

理，行睑缘皮肤切口，在皮肤皮下与眼轮匝肌之间进行剥离至眶下缘。沿眶下缘切开骨膜，将眶底骨面暴露至整个眶底深度的1/3，注意保护眶底骨膜的完整性。在眶内侧，注意保护泪囊及内眦韧带。口内黏骨膜切口位于两侧第一、二磨牙相对应的龈颊沟部位，切口长约10mm，水平向或垂直向黏骨膜切口均可。在骨膜下潜行剥离至翼上颌连接。②截骨：额鼻连接处的截骨，截骨位置低于前筛孔的水平，以防损伤脑组织。应用中粗裂钻横断鼻额缝，从侧方水平进入眶内侧壁。眶底及眶内外侧壁的截骨，眶内侧壁截骨线在泪囊的后上方，外侧壁截骨线沿眶下裂向上，连接眶内外侧壁截骨线形成眶底截骨线，在眶内截骨过程中注意保护眼球及眶下神经血管束。眶外侧的截骨根据术前畸形矫治的需要确定其高度，一般位于颧额缝下方。颧弓、颧骨处的截骨，用中粗裂钻切断颧弓，截骨的方向取决于畸形矫治所要求的外形变化，最简单的为通过颧颞缝的垂直或斜行骨切开，也可以进行包括眶外侧缘上嵴的半圆形截骨。颧骨、颧弓截开后，沿颧牙槽嵴向下截开上颌后外侧壁至勒福Ⅰ截骨水平，向后截骨至翼上颌连接，完成翼上颌连接的离断。筛板及鼻中隔与颅底的连接需要自鼻根部插入一薄骨凿自前向后下凿断至后鼻棘处。③面中1/3牙骨段的断离和移动：彻底松解、游离面中颧-眶-上颌牙骨段复合结构，使其具有适当松动度之后，用两把上颌钳夹持上颌骨，同时辅以插入骨切口中骨凿的撬动力量，将整个面中份松动下降。亦可用两把上颌移动牵引器插入上颌窦后方与翼板之间，向前移动

面中份骨块至预期位置。④固定、缝合及包扎：咬合关系对位后，进行颌间结扎，保持面中1/3向前的位置并在间隙内植骨。戴入预制的殆板，进行颌间结扎。在鼻根、眶外侧与颧额缝等部位用微型钛板固定，必要时用钢丝辅助固定。对于将内眦韧带切断或从骨面剥离的患者，手术结束时需行内眦韧带复位悬吊术，以防术后内眦过宽。在伤口缝合以前，冠状切口应彻底冲洗以防感染。常规缝合伤口，放置闭式引流，头部加压包扎。

并发症及其防治 ①出血：冠状切口的失血：头皮血运丰富，头皮下组织为致密的纤维结缔组织，血管不易收缩，因此在行冠状切口时可沿切开线预防性缝合，然后用电刀切开，或使用头皮夹。在冠状瓣分离时使用温盐水纱布覆盖也可起到止血作用。术中血管损伤引起出血：在截骨、分离和牵引面中1/3骨段时易损伤眶下神经和上颌动脉。在分离翼上颌连接时，骨凿的方向应向下向内，做眶下缘切口及眶底骨切开时应注意保护眶下神经血管束，一旦血管损伤，或结扎止血，或应用明胶海绵压迫止血。②颅底损伤、脑脊液外漏：颅底损伤是勒福Ⅲ型手术的严重并发症之一。断离鼻额连接及鼻中隔与颅前窝连接时，骨凿的方向偏离；截骨不彻底，游离面中骨段时用力过猛造成颅底异常骨折。颅底损伤后可出现脑脊液漏，甚至导致颅内感染。因此术中严格按X线片所示仔细操作，各截骨线分离应彻底。一旦发生颅底损伤应大量应用抗生素，预防颅内感染，术后严密观察生命体征。③神经损伤：眶下神经和面神经额支、颧支在手术中被损伤而造成眶下鼻

旁区皮肤麻木及眼轮匝肌功能障碍和额纹消失。另外还可能有眼球的损伤、术后复视及内眦韧带的损伤等。术中应非常仔细地操作。④感染：手术因与鼻腔相通和口内存在切口，因此有可能发生术后感染。术中的无菌操作，口内外手术器械分开使用，尽量消除术野的死腔，术中及术后应用抗生素都是非常重要、不可忽视的重要举措。⑤术后下眼睑外翻：术中由于切口位置的失当、分离技术和缝合技术的不到位以及术后感染等都可能引起术后患者的下眼睑外翻。缝合时应分层进行，尤其是骨膜、眼轮匝肌的对位缝合很重要。当皮肤缝合时，最好应用皮下连续缝合技术。若进行皮肤间断缝合应该用细针细线。

（王 兴）

shànghé qiánbù jiégǔshù

上颌前部截骨术（anterior maxillary osteotomy）

在上颌骨前份截骨，形成包括前鼻嵴和前部骨性鼻底在内的双侧尖牙间（或第一前磨牙间）的牙骨段的手术。多用于后退或上移此牙骨段矫治上颌前突畸形。曾有过3种手术方式：瓦斯蒙德（Wassmund）上颌前部手术、文德雷尔（Wunderer）上颌前部手术、库帕尔（Cupar）上颌前部手术，又称上颌前部降下折断手术。以下重点介绍库帕尔上颌前部降下折断手术（图）。

适应证 主要用于矫治骨性安氏Ⅰ类错殆畸形的上颌前牙及牙槽骨的前突畸形，包括矢状向或垂直向的发育过度。配合下颌骨前部根尖下截骨术也用来矫治双颌前突或前牙轻度开殆畸形。

禁忌证 全身系统性疾病无法接受手术的情况应视为禁忌证。

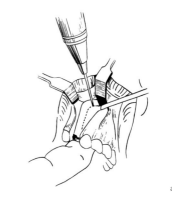

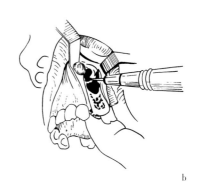

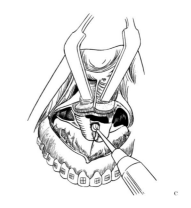

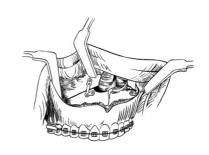

图 库帕尔上颌前部降下折断术

注：a. 示手术切口、截骨线；b. 第一前磨牙部位截骨；c. 术中上颌前部骨段鼻腔面适当去骨；d. 牙骨段移位后行坚固内固定

围术期准备 参见勒福Ⅰ型截骨术。

手术方法 ①切口与术野暴露：一般情况下，首先拔除上颌第一前磨牙。然后行软组织切口及剥离与暴露术野。切口自一侧第二前磨牙远中至对侧第二前磨牙远中，在上颌唇颊侧前庭沟处上方约5mm水平切开黏骨膜，直达骨面。用骨膜剥离子在骨表面分离黏骨膜，剥离、暴露上颌骨前壁、梨状孔外侧下缘、鼻底、鼻腔侧壁及鼻中隔黏膜。在拔牙区剥离颊侧黏骨膜至牙槽嵴顶。②截骨：用小球钻在骨面上间隔钻孔，标记截骨点。截骨标记线首先标记出第一前磨牙区的垂直截骨界限，然后于尖牙根尖上方至少5mm向前转折至梨状孔边缘，用裂钻或骨锯将标记的截骨标记点连接起来，形成两条几乎平行的垂直截骨线以及一条水平截骨线。水平截骨线主要是截开部分上颌骨前部的骨质以及上颌窦内侧壁的前份，垂直截骨可使用矢状锯或裂钻完成，由浅入深向腭侧逐渐截骨，注意保护邻牙牙根。截骨时置左手示指于腭侧黏膜表面，感觉器械深度，以免损伤腭侧黏骨膜。截开梨状孔边缘时，注意保护鼻黏膜。以同样方法行对侧手术。两侧垂直截骨完成后，用一薄刃骨凿由双侧垂直进入凿断腭部水平骨板。然后用鼻中隔骨凿从前鼻嵴处向后凿断鼻中隔软骨，至腭部截骨线。③降下折断：完成全部截骨后，用较宽骨刀插入两侧截骨间隙，轻轻撬动，确定所有骨性连接都已断开。然后用手指将上颌前部骨块向下摇动，旋转下降前部骨块，暴露骨块上面及后缘，用骨钻行骨断面的修整，去除影响牙骨段向后移位的骨阻力。④骨块

就位固定：移动上颌前部牙骨段至术前设计位置，试行戴入殆板，如遇前后牙弓不调，可以将前颌骨自正中分开，使前后两段牙弓协调。如果上移牙骨段，应用球钻在骨性鼻底处磨出一条相应深度的凹槽，并适量切除部分鼻中隔软骨，避免术后鼻中隔歪曲。牙骨段顺利就位于殆板，将上下颌牙弓结扎固定，用微型钛板和螺钉在两侧梨状孔边缘行坚固内固定。⑤缝合口腔黏膜切口。

并发症及其防治 ①牙根损伤：为常见并发症。术前应仔细观察X线片上骨切开线两侧牙根的走向及长度，注意截骨线与牙根间保留适当间隙。如果牙根间隙位置不足，应通过术前正畸使邻牙牙根离开截骨线。水平向截骨线应位于尖牙根尖上至少5mm。②牙骨段缺血性骨坏死：术中应避免腭侧黏骨膜的剥离，务必保留腭侧黏骨膜的完整附着。截骨时，注意保护好腭侧黏骨膜，以保证上颌前部牙骨段的血运。同时应尽量减少前颌骨的分块，分块越多，血供越差。③口鼻痿或上颌窦口鼻痿：鼻腔黏膜的损伤会造成上颌窦与鼻腔的交通，手术中应尽量修补不慎损伤的鼻腔及腭部黏膜。

（王 兴）

shànghé hòubù jiégǔshù

上颌后部截骨术 （posterior maxillary osteotomy） 在上颌后部磨牙部位的根尖上以及磨牙、前磨牙间进行截骨，形成可移动的上颌后部牙骨段的手术（图）。

适应证 上颌后部截骨术多与其他正颌外科手术配合应用。但是针对后部牙槽骨段的位置异常，也常常单独应用。①下颌后牙长期缺失导致上颌后牙下垂，后牙颌间距离减少影响义齿修复。

②上颌后部横向发育不足或发育过度致使后牙反殆或锁殆。③单纯的上颌后部牙槽突垂直向高度增加引起的前牙开殆畸形。④上颌后部垂直向发育不足，造成后牙开殆畸形者。

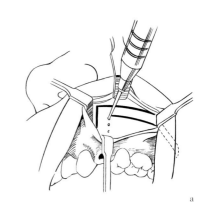

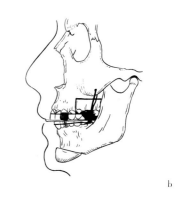

图 上颌后部截骨术

注：a. 截骨线；b. 牙骨段移位后固定

禁忌证 全身系统性疾病无法接受手术的情况，应该视为禁忌证。

围术期准备 见勒福（Le Fort）Ⅰ型截骨术。

手术方法 ①切口及术野暴露：在上颌尖牙至第二磨牙的颊侧前庭沟黏膜转折处上方约5mm做水平黏骨膜切口，于骨膜下剥离黏骨膜显露上颌骨前外侧壁，向后剥离显露上颌骨后壁至翼上颌连接处。②截骨：标记后牙根尖，用定位小球钻在预期移动的后牙根尖上5mm标记出水平截骨

线，若需降低上颌后部牙槽骨高度，根据模型外科需上移后部牙骨段的距离，标记出两条截骨线，下方截骨线位于根尖上5mm（实际上大约相当于两个磨牙高度）；前部垂直骨切口根据模型外科设计要求，一般选择在尖牙与第一前磨牙或第一、二前磨牙之间。也用小球钻标出截骨线，注意避免损伤邻牙牙根。根据标记好的截骨线，以来复锯行水平向的截骨，以裂钻或矢状锯进行垂直骨向的截骨。牙骨段内侧腭部骨板的截骨，一般情况下骨钻或骨锯都难以到达，多采用弯骨凿自水平骨切口深入，用手指抵住腭侧黏骨膜，轻轻凿断腭侧骨板，待牙骨段松动后用骨钻加以修整。上颌骨与翼板之间的连接，可采用翼上颌连接骨凿使其分离。

③牙骨段的移位与就位：用手指将牙骨段折断、松动后，可用球钻去除骨干扰；带入𬌗板使上颌后部牙骨段按术前设计就位；行颌间结扎；骨间以微型钛板进行坚固内固定。

并发症及其防治 ①复发：复发的原因与牙骨段移动的方向和距离有关。防止复发的主要措施是充分离断、松解要移动的牙骨段，充分伸张腭部的黏骨膜，使上颌后部牙骨段能够轻松进入𬌗板。在骨间隙植骨也能有效减少术后复发。②牙骨段缺血性坏死：保证牙骨段的血供是保证牙骨段成活的关键。轻柔操作，保持腭侧软组织蒂与牙骨段的充分连接，是防止牙骨段缺血性坏死的重要措施。③出血：上颌后部截骨术，如同勒福Ⅰ型截骨术在凿断翼上颌连接时，可能损伤上颌动脉或其分支腭降血管神经束，引起较严重出血。预防见勒福Ⅰ型截骨术。④牙根损伤：术前应仔细观察X线片上垂直截骨部位两侧牙根的走向及长度，注意截骨线与牙根间保留适当间隙。如果牙根间隙位置不足，应通过术前正畸使邻牙牙根适当分开。水平向截骨线应位于尖牙根尖上至少5mm。

（王 兴）

xiàhézhī shǐzhuàng pīkāi jiégǔshù

下颌支矢状劈开截骨术

（sagittal split ramus osteotomy, SSRO） 在下颌骨升支部位行其内侧的水平截骨、下颌支前沿的矢状截骨以及下颌磨牙部位的垂直截骨后，将下颌支从中间劈开，形成可移动的牙骨段的手术（图）。

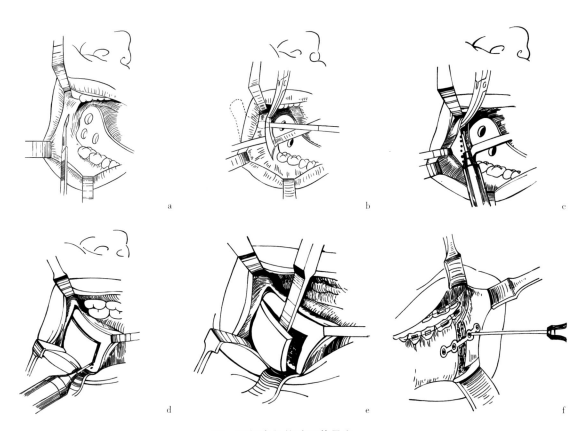

图 下颌支矢状劈开截骨术

注：a.手术切口示意；b.剥离黏骨膜示意；c.下颌支前缘矢状截骨示意；d.下颌骨体部垂直截骨示意；e.体部垂直骨切口处劈开示意；f.完成远心骨段移位并行小型钛板坚固内固定

适应证 ①下颌发育不足或部分小下颌畸形。②下颌发育过度，即下颌前突畸形。③各类下颌偏斜畸形等。

禁忌证 全身系统性疾病无法接受手术的情况，应该视为禁忌证。

围术期准备 见勒福（Le Fort）Ⅰ型截骨术。

手术方法 ①软组织切口与术野剥离、暴露：口内软组织切口在距下颌𬌗平面上约 1 cm 的下颌支前缘处，向下向前至下颌第一磨牙近中龈颊沟偏颊侧约 5 mm 处。逐层切开黏骨膜、黏膜下组织及骨膜。此时在切口上常可遇到明显的出血，这是因为切断了横跨下颌支前缘的颊动静脉而引起，常可用电凝止血，以保证术野清晰。沿黏骨膜切口在骨膜剥离下颌支前缘及下颌体部的颊侧直达体部的下颌骨下缘，向上剥离至喙突根部。用升支牵拉钩沿升支前缘向上牵拉，用弯有齿止血钳夹持住喙突根部，从上颌𬌗平面对应的下颌支前缘开始，于下颌小舌与乙状切迹之间，在下颌支内侧面行骨膜下剥离，止于下颌支中后 1/3 交界处的舌侧沟。②下颌支截骨：完成上述剥离、暴露后，用下颌支内侧拉钩牵拉暴露下颌支内侧水平骨切口的术野并保护下颌支内侧软组织。用细长裂钻或来复锯在下颌小舌与乙状切迹之间做水平骨切口，骨切口从升支前缘向后，大体平行于上颌𬌗平面，切口后端越过下颌孔的后方至下颌神经沟。避免直达下颌支后缘，以免损伤后方的上颌动脉，造成大出血。早期这一手术的死亡病例报道，大多是损伤这一血管所引起，应该特别注意。截骨的深度以截开骨皮质，见到其下方的骨松质为宜，

不宜过深，以免下颌支在此处被截断。完成这一骨切口后，除去下颌支内侧拉钩，填入纱条压迫止血。从升支前缘内侧骨切口前端开始，沿下颌支前缘稍靠内侧，向下向外向前截开骨皮质，直达第一磨牙颊侧骨板。在此部位插入下颌体部拉钩，暴露体部垂直截骨部位，用来复锯截开颊侧骨皮质。如果设计方案为后退下颌骨远心骨段，垂直截骨线则为两条，其间距离即为远心骨段需要后退的距离。三个不同部位的骨切口必须在其连接处充分截开骨皮质至骨松质显露。否则在此后的劈开操作中常常发生骨切口连接处的异常骨折。③矢状骨劈开：助手托住患者的下颌角部，术者首先自下颌支体部垂直骨切口后方用一薄刃骨凿劈开下颌体部下缘的骨连接，此处劈开最为安全，不会伤及下牙槽神经血管束。因为此处的外侧骨皮质与下牙槽神经血管束之间有厚度相当于骨皮质的骨松质存在。同时这一部位也是下颌骨骨皮质相对最厚的部位，如果这一部位离断不充分，而在其他部位劈开，常常导致近心骨段的骨折。大多情况下此处离断其他部位常常自然分开。即使其他部位需要劈开操作，也变得比较容易。因为下颌体部的离断常常为术者提供了更加清楚的术野。实施劈开操作可以在明视下进行，这样则不易损伤下牙槽神经血管束。④移动远心骨段及固定：完成矢状劈开后，下颌骨即形成一个带有髁突、喙突的近心骨段和一个带有下牙槽血管束和牙列的远心骨段。需要移位的是远心骨段，或后退或前徙，均根据术前设计方案而定。移动远心骨段至术前设计位置。⑤缝合：固定好骨段后，拆除颌间结

扎固定，用手轻托颏部模拟开闭口动作，观察下颌中线与牙列咬合情况。确定达到预期位置后，彻底止血，冲洗深部创口，缝合黏骨膜切口，放置负压引流或橡皮引流条。面侧部适度加压包扎。

并发症及其防治 ①出血：正常情况下，术后出血并不多。造成手术明显出血的原因是损伤术区知名血管导致的。可能血管有颊动静脉、下牙槽血管束、上颌动脉。在截骨和劈开操作中，都有可能因操作失误伤及血管。下牙槽血管束损伤，可在劈开近远心骨段后直接看到，结扎止血即可。颊动静脉常常被切断，电凝止血即可。唯独上颌动脉出血唯一可行的办法就是立即停止手术，在下颌支后缘使用碘仿纱条填塞压迫止血，要求紧紧地填塞。企图找到出血血管结扎止血没有可能性。②上呼吸道梗阻：由于其手术创面大，操作难度较大，创面渗血多，一些部位的操作容易损伤重要血管，因此术中与术后都有可能因为水肿、血肿而导致呼吸道梗塞的发生。因此术中和术后都必须严密观察有无活跃出血点，如有应对其进行仔细处理。术后如发现严重肿胀，可能引起患者的呼吸道梗阻，更必须立即采取措施，重新打开手术创口进行止血，必要时行气管切开术，以保障患者的生命安全。③神经损伤：下牙槽神经损伤是其最常见的并发症，偶尔也可见到面神经或舌神经损伤的情况。下牙槽神经损伤主要是由于术中劈开操作的直接损伤造成的。早期手术大多从下颌支前缘的矢状骨切口中部开始劈开，其实这个部位的劈开，对下牙槽神经血管束来说是最危险的。因为根据解剖学研究，这一部位的下牙槽神

经血管束紧紧贴着外侧骨皮质，其间没有什么间隙，凿子位置稍有不当或凿劈方向稍有偏差，都可能直接伤及下牙槽神经血管束。更何况个别患者的下牙槽神经血管束嵌入在外侧骨皮质之中，劈开过程中极易损伤。因此还是从体部垂直骨切口处首先劈开为宜，比较安全。偶尔发生的面神经损伤，主要是手术操作过程中下颌支内侧水平截骨与此处的劈开伤及面神经。远心骨段后退幅度过大，也有可能压迫到面神经。因此这一手术一个重要的改进就是水平骨切口及劈开都只达到下颌支内侧中后 1/3 交界处即可。这样就完全可以避免损伤面神经。关于舌神经损伤的情况主要是在行双皮质骨螺钉固定时，如果钻孔位置太深或固定螺钉太长，钻针或螺钉有可能穿透舌侧骨板而损伤舌神经。④意外骨折：在近或远心骨段发生的非手术需要的骨折或断裂。意外骨折的发生率为 3%～20%，而且主要发生在近心骨段，也有下颌角部骨折的情况发生。常见原因是截骨线上有皮质骨桥相连就强行劈开所致。由于下颌骨在下颌体部的下缘处最厚，因此，劈开时意外骨折多发生较薄的近心骨段中部。水平切口过深可能造成下颌支水平横断。如果发生意外骨折，应先将断裂开的游离骨折片与近心骨段用钛板进行复位固定，然后再将固定好的近心骨段与移动后的远心骨段进行固定。⑤髁突移位：如果在手术中未将带髁突的近心骨段回复至术前位置就与移动后的远心骨段固定在一起，便可导致髁突移位。由于颞下颌关节具有一定的代偿功能，轻度的髁突移位可以通过关节组织的适应性改建来恢复正常。但较明显的髁

突移位一方面可能导致术后下颌错位与畸形的复发，另一方面可能诱发颞下颌关节紊乱病。因此，在术中确定和恢复髁突术前的生理位置十分重要。在完成劈开下颌支的固定后，应拆除颌间结扎，用手托住颏部轻轻被动完成张闭口运动，在无张力情况下观察上下颌牙列的咬合关系。若下颌发生偏斜或咬合关系较明显错位，应当拆除固位螺钉，使下颌近远心骨段，特别是髁突处于正确位置后，重新固定。

（王　兴）

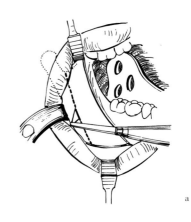

xiàhézhī chuízhí jiégūshù

下颌支垂直截骨术（intraoral vertical ramus osteotomy，IVRO）

在下颌支自乙状切迹，平行于下颌支后缘向下止于下颌支角前切迹截骨的手术。1968 年被首先报道。由于其操作相对简单，并发症较少，一度成为矫正下颌前突的首选术式。但是由于其难以提供坚固内固定的解剖条件，加之只能用于下颌前突畸形的矫治，适应范围较窄，现在已较少应用。还有一个类似的术式，称为下颌支斜行截骨术，只是截骨线的方向偏向下颌支后方，止于下颌角。适用范围与 IVRO 相同（图）。

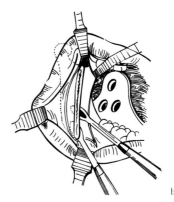

图　下颌支垂直截骨术

注：a. 口内入路下颌支垂直截骨术截骨示意；b. 远心骨段移位后退示意

适应证　主要用于矫治下颌后退不超过 10mm 的骨性下颌前突畸形。

禁忌证　全身系统性疾病无法接受手术的情况应视为禁忌证。

围术期准备　见勒福（Le Fort）Ⅰ型截骨术。

手术方法　①软组织切口与术野显露：口内软组织切口见下颌支矢状劈开截骨术。切开黏膜、黏膜下组织、骨膜后，于骨膜下向上剥离升支前缘至喙突根部的颞肌附着处，随后用弯有齿止血

钳夹持住喙突，用骨膜剥离器在下颌支外侧面，行骨膜下剥离，上达乙状切迹，后至升支后缘，向下达角前切迹下颌下缘处。②下颌支垂直截骨：用"W"形专用升支后缘拉钩紧贴下颌支外侧骨面插入，放置于下颌支后缘中份。从升支后缘前方约 10mm 处开始截骨。截骨使用的骨锯为锯片与锯柄之间成 100°左右的摆动锯。锯刃的外形呈扇形。然后于下颌支距后缘 10mm 的中部开始截骨，当这一部位截开后，左右旋转摆动锯，向下颌角前切迹方向行进。使用一适当器械保护下颌角部位的软组织，以防截骨至下颌角前切迹时锯片滑脱，伤及软组织以及神经血管等。此后暴露术野的上份，"W"形后缘拉

钩的位置尽可能向乙状切迹方向移动，在同样旋转摆动锯完成下颌支上份截骨，直达乙状切迹。此时就已完成全部截骨。③近心骨段就位：完成截骨后，可见近心骨段已经游离，可随拉钩移动。由于附着于近心骨段的上方有翼外肌，下方有翼内肌，会将近心骨段拉向内侧，造成后退远心骨段的困难。因此当近心骨段游离后，切不可立即抽出拉钩，此时应使用一个骨膜剥离子立即插入骨切口，向外撬动近心骨段，并使用持骨钳，夹持住近心骨段，适当剥离附着于近心骨段内侧的翼内肌，后推其附着于下颌支后缘，然后就可顺利后退远心骨段，使近远心骨段在远心骨段颊侧面重叠。为防止术后近心骨段移位，还可在近心骨段上钻一小孔，穿过一根细钢丝使其悬吊在下颌牙列的正畸装置上。完成上述操作后，手术创面内填入纱条压迫止血，同法完成另一侧的截骨。当两侧下颌支被完全截开后，完成两侧远心骨段后退，同时将其就位于固定在上颌牙列的定位𬌗导板，行临时性颌间结扎固定。④缝合软组织切口：冲洗深部创口，彻底止血后可采用间断或连续缝合的方式关闭口内切口，放置负压引流或橡皮引流条，面侧部适度加压包扎。

并发症及其防治 ①出血：一般情况下，IVRO发生术中、术后严重出血的概率很低。但是，如果截骨线位置不当，或术中器械滑脱，有可能损伤下牙槽动静脉、翼静脉丛甚至上颌动脉，导致严重出血。伤及下牙槽血管可在截开近远心骨段后，直视下结扎止血，伤及翼静脉丛及上颌动脉，只能用碘条紧紧填塞压迫止血。②上呼吸道梗阻：下颌支垂

直截骨，由于难于进行坚固内固定，为防止近心骨段移位，除术中采用钢丝悬吊外，有时也行颌间结扎固定。事实上为了安全起见，一般仅使用橡皮圈弹力牵引。如行颌间固定，应防止多种因素可能导致的上呼吸道发生梗阻。因此术后的监护十分重要，若发生意外应迅速解除颌间固定，吸净口鼻腔分泌物，探明原因进行处理。若仍不奏效，应行紧急气管切开术解决上呼吸道梗阻。

（王 兴）

xiàhé qiánbù gēnjiānxià jiégǔshù

下颌前部根尖下截骨术

（mandibular anterior subapical osteotomy） 在下颌骨前牙部位的根尖下截骨，行成可移动的下颌前部牙骨段的手术（图）。1959年被首先报道。

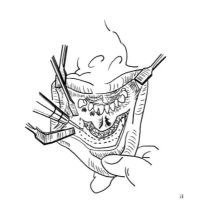

a

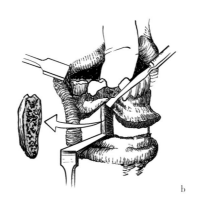

b

图 下颌前部根尖下截骨术

注：a. 截骨线标记示意；b. 完成截骨后去除第一前磨牙部位的骨质，以使前部牙骨段后退

适应证 主要用于矫治下颌前部的牙及牙槽骨前突畸形。矫正过大的施佩曲线，矫治深覆𬌗。常常与上颌前部截骨术配合应用，矫治双颌前突畸形。

禁忌证 全身系统性疾病无法接受手术的情况应视为禁忌证。

围术期准备 见勒福（Le Fort）Ⅰ型截骨术。

手术方法 ①软组织切口与术野显露：截骨范围包括从一侧下颌第一双尖牙远中至对侧第一双尖牙远中。在距下颌前庭沟黏膜转折处唇侧6~7 mm处，做黏骨膜水平切口，在骨膜下剥离显露颏部下缘、颏神经血管束与两侧垂直截骨部位。②截骨：如果设计拔除下颌第一前磨牙后退下颌前部牙骨段，则应首先拔除两侧的第一前磨牙。在双侧第一前磨牙部位应做两条平行的、宽度相当于术前设计的前部牙骨段后退距离的垂直截骨线。然后行垂直截骨，全层截开该部位的唇、舌侧骨皮质，当骨锯接近舌侧骨板时，应将示指置于舌侧对应位置，以感觉骨锯进入的深度，避免损伤舌侧软组织蒂。此后行根尖下水平截骨。水平截骨线应位于下颌前牙根尖下至少5mm。如需下降前部牙骨段，水平截骨线也应为两条。两条截骨线之间的距离，则是设计下降的距离。可使用矢状锯沿截骨标记线进行水平截骨。在接近舌侧皮质骨时，同样需要用手指置于下颌前部舌侧感觉截骨深度，以免损伤舌侧软组织蒂。③牙骨段移位及固定：用骨刀插入骨切口中轻轻撬动已经截开的前部牙骨段，使之充分离断，保留舌侧软组织蒂的良好附着。去除截骨线间需要去除的骨块，用定位𬌗板引导下颌前部牙骨段至设计位置。若发现存在

骨性干扰，影响牙骨段精确就位，可在直视下用去除骨干扰。当前部牙骨段准确就位于定位𬌗板后，将术前预制的唇弓插入牙面锁槽的槽沟中，并用正畸结扎丝栓结固定。骨间用微型钛板螺钉行坚固内固定。④缝合切口：用生理盐水冲洗术区，仔细检查创面，特别是牙骨段舌侧有无活跃出血，充分止血后关闭切口。注意应行下颌唇侧颏肌间的对位缝合，以避免术后下唇外翻的并发症。

并发症及其防治　①骨愈合不良或缺血性骨坏死：下颌前部根尖下截骨术后，移位牙骨段的血液供应主要来自舌侧软组织蒂。如果术中不慎损伤或撕裂舌侧软组织蒂，甚至将其与牙骨段完全分离，将造成前部牙骨段的供血障碍，导致骨愈合障碍甚至牙骨段缺血性骨坏死。因此要求术者操作时要精确到位，轻柔细致。②牙髓退行性变与坏死：下颌前部根尖下截骨术后，牙髓组织在短时间内可能会出现一定程度的供血不足，从而导致牙髓退行性变或坏死。因此，水平截骨线应设计于至少距离根尖下5mm处，同时保护好提供整个牙骨段血供的软组织蒂，避免术后出现牙髓的退行性变与坏死。③牙龈萎缩与牙根暴露：在行第一前磨牙部位的垂直截骨时，截除牙间骨质时，可能造成牙周支持骨组织的损伤与牙周附着的丧失，导致牙龈与牙周组织萎缩甚至牙根暴露。因此在去骨时应格外小心。

（王　兴）

xiàhé hòubù gēnjiānxià jiégǔshù

下颌后部根尖下截骨术

（posterior mandibular subapical osteotomy）　通过移动下后牙-骨段，改变下后牙在颊舌向、近远中向以及垂直向的位置，以达到建立下颌后牙与上颌牙协调的咬合关系的手术。亦称下颌后部牙槽骨段截骨术。一般在下颌前磨牙区及磨牙区做垂直截骨线，水平截骨线可置于下牙槽神经管以上或以下。下颌后部根尖下截骨术因位于下颌后部牙槽骨段，视野较差，且可能需要处理下牙槽神经血管束，操作比较困难，因此临床应用较少。

适应证　主要用于需要调整上下颌后牙的咬合关系，使舌倾或颊侧倾斜的下后牙-骨段独立，或前移下后牙-骨段的位置以消灭由于缺少牙形成的间隙，并以达到协调的上下后牙咬合关系。

禁忌证　见勒福（Le Fort）Ⅰ型截骨术。术前正畸未完善，预设截骨线两侧牙牙根太接近，截骨时可能损伤邻牙牙根。

围手术期准备　①手术方案的模拟与导板制造：可用传统石膏模型外科进行术前手术模拟，若利用数字化技术则更佳。术前用软件对患者颌面部CT数据进行三维重建，勾画出牙槽骨段包含的牙根、下牙槽神经的位置和走形；根据临床需求需要进行截骨线的设计（包括垂直截骨线和水平截骨线），决定是否需要行下牙槽血管神经束的移位术；制作数字化截骨导板，用于术中定位下牙槽神经位置及截骨线；制作数字化𬌗板，用于下颌后牙牙槽骨段就位与固定。②如果存在正畸钢丝，需在预截骨段的位置将钢丝剪断，以免影响术中骨块的移动。③全手术准备：见勒福Ⅰ型截骨术。④局麻手术准备：0.5%碘伏消毒口腔黏膜及口周皮肤，铺巾；碧兰麻（4%盐酸阿替卡因和1：100000肾上腺素）行术侧下牙槽神经阻滞麻醉；麻醉起效后，局部注射止血药至骨膜，以减少术中出血以及便于黏骨膜和骨面剥离。

手术方法　包括以下方面。

软组织切口与暴露　在下颌后部龈颊沟外侧3~4mm处做水平黏骨膜切口，自尖牙区到下颌支前缘。垂直黏膜表面切开黏膜达黏膜下层；在前磨牙区调整刀片方向稍向𬌗方，避免损伤颏神经，越过颏神经后，刀片垂直于骨面，切开黏膜下层及骨膜后，骨膜分离器自骨膜下翻瓣暴露下颌骨外侧板。

截骨　①观察在需移动的牙骨段近远中截骨线上的牙，铅笔勾画出牙根的形态与位置，根据截骨导板，用超声骨刀或者细裂钻（或二者结合）做垂直截骨线，远中垂直截骨线一般置于磨牙后区。全层切透颊舌侧骨皮质，做近中截骨线时应注意勿伤及两侧的牙根，并保护舌侧骨膜。②根据截骨导板进行水平线截骨，一般在根尖下4~5mm处做水平截骨线连接近远中垂直截骨线。在用裂钻或者超声骨刀先切开外侧密质骨，如果水平截骨线位于下牙槽神经管以上，可以继续深入，直至切透舌侧皮质骨。③如果水平截骨线位于下牙槽神经管以下，则需先行去皮质骨术游离下牙槽神经。步骤如下：软组织切口需超过颏孔，暴露颏神经，并将其自软组织中稍稍游离，根据导板的引导，或者颏孔的位置，用小圆钻标记出颏孔前后的下牙槽神经管的位置。在该标记以外用超声骨刀或细裂钻切穿颊侧皮质骨，用凿子撬动，可从后向前，先移去后份密质骨片，使前方包绕下牙槽神经的骨片有松动余地，再撬动前方骨片。最后用咬骨钳，分块咬掉下牙槽神经周围的骨块。暴露下牙槽神经外侧的松质骨，用刮匙去除松质骨，打开下牙槽神经管。切断下牙槽神经在骨内向前延伸的终末支，将下牙槽神经及颏神经自下牙槽神经管中完整游离出来。④分离出下牙槽神经血管束后，再用钻及锯或超声骨刀切开内侧密质骨。无论是水平截骨线在下牙槽神经管以上或以下，移动的后牙骨段的血供都不是来自下牙槽血管，而是来自舌侧软组织蒂，因此必须保持舌侧软组织蒂的完整性。在整个截断舌侧骨板的过程中均需用另一手示指放在舌侧黏膜上，感觉器械进入的深度。一旦穿透舌侧骨板应立即停止切割，以免损伤舌侧软组织蒂。

牙骨段移位及固定 用骨刀插入骨切口中轻轻撬动已经截开的后部牙骨段，使之充分离断，注意保护舌侧软组织蒂的良好附着。去除截骨线间需要去除的骨块，用定位拾。板引导下颌后部牙骨段至设计位置。若发现存在骨性干扰，可在直视下去除干扰。如果在有较大骨间隙的部位应植骨。当牙骨段精确就位于拾。板后，行临时颌间结扎。骨间用直4孔钛板或"L"形钛板行坚固内固定，注意钉孔固定避开下牙槽神经。去除颌间固定，检查咬合及牙骨段与拾板的就位情况。截骨线上的牙可以与周围固定骨段的牙做钢丝结扎（或行文特弓单下颌固定），辅助后牙牙槽骨段的固位。

缝合切口 用生理盐水冲洗术区，检查下牙槽神经有无损伤及离断，若有离断，行神经吻合术。检查创面，缝合软组织，特别是牙骨段舌侧有无活动性出血，充分止血后关闭切口。牙龈组织缝合。

并发症及其防治 ①下牙槽神经的损伤：是最常见的并发症。如果手术时细心处理下牙槽神经，不使之过度创伤或切断，则麻木多为暂时的，可于3~6个月后恢复。若行神经移位术恢复时间可能延长。术后佐以神经营养药辅助治疗。②骨愈合不良或缺血性骨坏死：见下颌骨前部根尖下截骨术。③牙髓退行性变与坏死：见下颌骨前部根尖下截骨术。④复发：受骨段游离程度、移动距离影响。移动骨段后形成的间隙中植骨，使骨接触密合可减少复发趋势。充分的固定也是维持稳定效果的保证之一。必要时术后佩戴拾板固定及必要的弹性牵引辅助。⑤截骨线的邻牙损伤：主要原因有术前未仔细查看牙根情况，术中截骨线靠近牙根，以及术中骨去除干扰过多伤及牙根。术前完善影像学检查，必要时需要正畸辅助进行截骨线两侧的牙进行分根，以及数字化导板指导截骨位置和方向。⑥固位钛板钛钉松动：术中选择合适钉板，钻孔时注意冲洗降温，防止骨灼伤导致钛钉松动。

（沈国芳 王旭东 余婧爽）

shuǐpíng jiégǔ ké chéngxíngshù

水平截骨颏成形术 （horizontal osteotomy genioplasty） 在下颌骨颏部双侧颏孔下方，沿平行于拾平面的截骨线截开颏部骨段的手术（图）。

在生物进化的历史中，人类颜面结构发生了一系列变化，最主要的变化是前额越来越突出，咀嚼器官（牙与牙槽突）的退化引起双唇越来越后退，与此同时颏的轮廓却越来越清晰。1934年颏成形术是把鼻成形术中切除的鼻背部组织移植于下颌颏正中联合的前方，以增加颏的突度。此后各种异体植入物，如硅橡胶、象牙、牛骨及牛软骨都曾用来增加颏部突度，称为隆颏术。但异体物植入后容易发生局部感染、植入物排出并破坏受植区下方的骨结构，局部感染和创面愈合后的瘢痕收缩还可导致下唇短缩和外翻、下前牙外露等不良后果。自体骨及软骨移植也曾被广泛用来增加颏突度，但移植后的骨吸收常使手术效果无法预测。同时术中很难使移植骨块的形态自然逼真，术后也很难保持理想形态，因而目前也很少应用。1942年首次从口外颏下切口入路行颏部水平截骨，使颏部骨段前徙，增加颏部突度，获得较好效果。1950年通过口内入路完成此手术，避免了皮肤瘢痕。但早期水平截骨颏成形术中，颏部骨段的软组织附着被广泛剥离，甚至使颏部骨段变成了游离骨移植，这使得颏部骨段的骨吸收率高，甚至会发生骨段的缺血性骨坏死。20世纪70年代出现了带广泛软组织蒂的水平截骨颏成形术，术中尽可能保留了舌侧的软组织蒂的完整以及唇侧截骨线以下的软组织附着，以保证颏部骨段有充分的血液供应，避免缺血性骨坏死的发生。

颏的位置或者是颏突度是容貌美的重要标志。根据王兴等对中国美貌人群的颅面三维结构的研究表明，中国人协调的鼻唇颏关系应符合以下条件：①如果以眶耳平面作为水平标志线，过软组织鼻根点和鼻下点分别做这条水平标志线的垂线，青年男性的颏前点靠近过软组织鼻下点的垂线，青年女性的颏前点则位于两条垂线之间且稍靠近过鼻根点的垂线。男性的鼻唇沟相对较女性深。②如以连接鼻尖点和颏前点连线形成的审美平面来评价的话，男女的双唇均位于该平面的后方

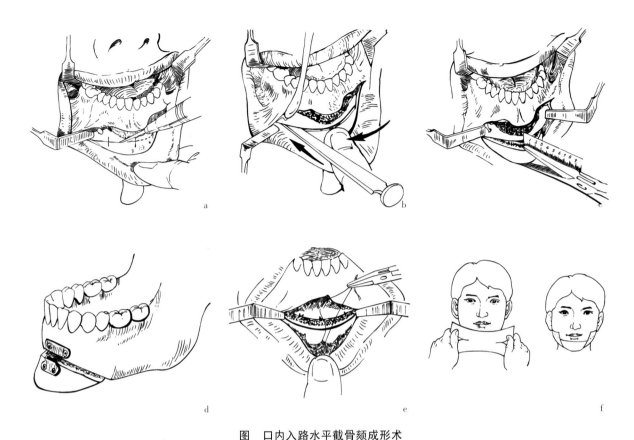

图　口内入路水平截骨颏成形术

注：a. 截骨线及对位标记线示意；b. 完成截骨后劈开骨段；c. 按照术前设计方向及距离移动颏部骨段；d. 截骨完成后移动颏部骨段并行坚固内固定；e. 在关闭软组织切口之前需行颏肌的对位缝合，以免术后下唇外翻；f. 为术后局部加压包扎示意

1~2mm，上唇较下唇相对靠前。③上唇高（从鼻下点到上唇下缘距离）与下唇颏高（上唇下缘到颏下点距离）之比大约为1∶2。④颏中线应与面中线一致，两侧颏结节应对称，两侧颏下缘的高低以及颏旁区突度应基本保持一致。美貌者的颏无论是从哪个方面评价都是基本对称的，其非对称率小于10%。

水平截骨颏成形术经过诸多改进，针对不同情况的颏畸形，已经演变出十几种不同术式。包括水平前徙式、双台阶前徙式、水平后退式、垂直缩短式、植骨加高式、水平移位式、水平旋转移位式、三角形骨段切除式、楔形骨段切除式、颏部骨段加宽式、颏部骨段缩窄式等。

适应证　①颏后缩畸形：是东方人群中常见的颜面畸形。东方人属于蒙古人种，蒙古人种颜面结构的特点之一是双颌微突，颏部突度较高加索人种小，因此颏后缩的情况比较普遍。②颏前突畸形：单纯的颏前突畸形在东方人群中并不多见。但在骨性下颌前突畸形患者中常伴有不同程度的颏前突，需在矫正下颌前突畸形的同时予以矫正。③颏过长畸形：颏垂直方向上发育较长，指面下1/3中的下唇颏高与上唇高比例失调，显得过长，从而使面中份与面下份的比例关系失调。这种情况多见于长面综合征患者，在一些下颌前突畸形的患者中也可看到。④颏过短畸形：颏部垂直向发育不足，多见于短面综合征患者。其同样造成面下1/3的上唇高与下唇颏高的比例关系失调，面中份与面下份的比例关系失调。因此需适当增加颏部的垂直高度来矫正此类畸形。⑤颏部不对称畸形：包括颏在三维方向上的各种不对称，情况比较复杂。最多见的有颏中线偏离面中线、两侧下颌骨下缘高度不一致造成的颏中线歪斜和颏下缘一侧高一侧低、两侧颏结节突度不一致等。

禁忌证　全身系统性疾病无法接受手术的情况，应该视为禁忌证。

围术期准备　见勒福（Le Fort）Ⅰ型截骨术。

手术方法　①麻醉：口内进路水平截骨颏成形术可采用气管插管全身麻醉，亦可采用下颌神经传导阻滞加局部浸润麻醉。全麻的优点是患者无恐惧感，便于术者操作，特别是颏部畸形复杂、颏部骨段移位大，或采用较为复杂的术式、预计手术操作时间较长时，宜选择气管插管全身麻醉。而术式较简单、颏部骨段移位小、患者心理承受能力较强者亦可选择局部麻醉的方法，术前应向患者详细说明术中可能有振动感、牵拉感或轻微疼痛，使患者理解和配合。②软组织切口：宜选在双侧下颌第一前磨牙间的口腔前庭靠唇侧黏膜处。切口与前庭沟底的距离约5mm。切开前沿设计切口于黏膜下注射含有1:（80 000～100 000）肾上腺素的0.5%利多卡因，2～3分钟后切开黏膜。刀片稍倾斜切开肌肉组织，以保留部分颏肌于下颌前部的外侧骨板上，这是为关闭切口时对位缝合颏肌创造条件。在下颌尖牙的根尖下约5mm处切开骨膜，向下方剥离暴露骨面，剥离暴露范围以能完成设计的骨切口为宜。一般不剥离颏部下缘的软组织附着，并尽可能保留截骨线下方的软组织附着。③截骨：先做水平截骨标志线以及骨段移动的对位标志线。为使颏部骨段准确移位至设计位置，在截骨前于中线处及双侧尖牙的根方做与水平截骨标志线相垂直的对位标志线，对位标志线应跨越截骨标志线。在颏的中部距颏下缘最低点10～15mm处用细裂钻标记截骨位置，自此向两侧延伸，经双侧颏孔下方5mm处至下颌下缘，使其大致与眶耳平面平行。然后以矢状锯或来复锯沿截骨标志线截骨，用骨凿凿断残余的皮质骨连接。当截骨至舌侧骨板时，操作要轻柔准确，以免损伤舌侧软组织，导致术后口底血肿及重度肿胀。严重的口底血肿及肿胀，可将舌体推向后方，影响术后呼吸道的通畅，危及患者的生命安全。④骨段移动与固定：完成截骨后，行骨断面和舌侧软组织止血并将截

骨段适当牵拉松动。参考对位标记线，根据术前设计颏部骨段移动的距离与方向，将颏部骨段移动至预计位置，并予固定。钢丝结扎固定法：多为"8"字形钢丝结扎，颏部骨段上的结扎孔制备于舌侧骨板上，截骨线上方的结扎孔制备于唇侧骨板，于颏正中及两侧单尖牙下方各制备一对钢丝结扎孔。先将钢丝由颏部骨段骨孔的唇侧穿入，舌侧面穿出，再于上方结扎孔由唇侧穿入，出骨断面。然后拉紧钢丝，测量骨段的移动距离和方向后，即可拉紧结扎。钛板坚固内固定法：采用钛板及螺钉进行固定，使固定更为稳定，利于骨愈合和保持骨段的稳定性。骨段移动距离小，可用微型钛板系统固定（1.5mm系列）；反之，需采用小型钛板固定（2.0mm系列）。⑤缝合：首先需在中线及双侧单尖牙部位进行颏肌的三点对位缝合，以防止术后下唇外翻，下前牙暴露过多。因此处的肌肉纤维脆弱，可先将三根缝线在上述部位一一穿好后再逐一打结。可采用褥式缝合或间断缝合来缝合黏膜，避免黏膜内卷，影响伤口愈合。缝合时应先仔细确定唇中线，准确对位缝合，以免术后出现下唇不对称畸形。术毕局部应行加压包扎。避免下唇外翻，利于颏部软组织形态的改建。

并发症及其预防处理 ①出血：原因有软组织切开剥离时的活跃出血、截骨时骨髓腔的渗血、颏神经血管束损伤以及口底软组织的损伤亦可造成明显出血。预防措施有截骨时麻醉给予低压控制麻醉、用骨蜡填塞骨创面的活跃出血点、及时结扎活跃的软组织出血点、避免截骨时间过长和对舌侧口底软组织的损伤。②颏

神经损伤：不适当的牵引暴露以及截骨线位置过高均可造成颏神经的损伤而导致术后较长时间的下唇颏部麻木，特别是某些较为复杂的截骨术式，颏神经损伤成为其主要并发症。为避免颏神经的损伤，截骨线的位置设计要适当，术中应避免粗暴牵拉，并仔细保护颏神经。一般情况下不必要过多解剖颏神经，以免解剖过程中的损伤以及解剖后颏神经暴露时更易因牵拉而损伤。③异常骨折：在未充分截开颏部骨质之前，使用暴力撬动或骨凿凿劈，可造成骨段末端的骨折。这不仅会影响骨段的移动及准确就位，也常造成双侧下颌侧方形态的不对称。水平截骨颏成形术的截骨线向两侧延伸可至第一磨牙相对应的下颌下缘，截骨线长，加之骨皮质密度高，故应尽可能使用来复锯将两侧骨质充分截开。这样可以较快地完成截骨，还可减少骨段骨折的发生。④术后感染：较少见。一旦发生感染，除全身使用抗生素治疗外，更重要的是局部处理，每日可用1.5%过氧化氢溶液、生理盐水冲洗伤口2～3次，表面覆盖碘仿纱条。一般在1～2周内局部会有新鲜肉芽组织生长，上皮重新覆盖，伤口Ⅱ期愈合。如采用植骨加高术式或其他复杂截骨方式，黏骨膜切口最好不使用电刀，关闭切口时仔细地对位缝合、加压包扎等都是保证伤口Ⅰ期愈合、避免感染的重要步骤。一般术后应每日两次冲洗清洁口腔，并要求患者进食后及时使用漱口液漱口，以维护口腔的清洁。⑤术后口底肿胀：这一并发症是水平截骨颏成形术最严重的并发症之一，可引起患者窒息死亡，应引起高度重视。主要原因是操作时损伤口底软组织

中的知名血管或软组织，造成术后局部出血或软组织渗血。术中若发现软组织活跃出血应及时结扎止血。对于广泛的渗血亦应使用明胶海绵或止血纱布填塞压迫并仔细观察确认没有活跃出血后，再关闭缝合切口。⑥术后唇颏部麻木及不适：颏神经受损后会出现唇颏部麻木不适等症状。术中的牵拉、挤压都会对颏神经造成损伤，即使未切断颏神经，仅术中牵拉，也会出现这一并发症。局部麻木及感觉异常，可能是暂时的，也可能是持久性的，因此在术前需向患者充分说明。术中轻柔准确的操作，仔细保护颏神经是控制这一并发症的关键。另外，在颏部骨段前徙后，常常形成局部的骨台阶，会产生明显的软组织瘢痕，患者常有局部紧绷绷的感觉。术中可局部植入骨生物材料，使骨断面之间平滑，减少局部瘢痕的产生。

（王　兴）

zhènghé xiāngguān zhèngjī zhìliáo

正颌相关正畸治疗 （orthodontic treatment in orthognathic surgery）

利用正畸手段去除牙颌面畸形患者的牙排列错乱和咬合关系异常，为正颌手术创造良好手术条件，并在手术后建立协调、稳定的咬合关系的方法。正颌外科矫治牙颌面畸形就是采用外科－正畸联合治疗，应用现代正畸技术恢复基骨正常关系，通过外科手术改变颌骨位置，再运用正畸手段建立协调、稳定的咬合关系，最终获取形态和功能俱佳的治疗效果。全过程主要包括三个阶段，即正颌术前正畸治疗、外科手术和正颌术后正畸治疗。正颌相关正畸治疗主要包括术前正畸治疗和术后正畸治疗。

（祝颂松　胡　静）

zhènghé shùqián zhèngjī zhìliáo

正颌术前正畸治疗 （pre-surgical orthodontic treatment）

通过正畸治疗去除因颌骨异常导致的各种牙代偿，同时排齐牙，为正颌手术创造良好咬合条件的方法。术前正畸治疗是正颌－正畸联合矫治中非常重要的一个环节。

重要性 ①排齐牙列，去除牙代偿性倾斜与咬合干扰，释放限制颌骨移动的因素。②拓展牙间间隙，分开牙根，便于骨切开术顺利进行。③矫正异常𬌗曲线，协调上下牙弓宽度，为建立术后良好的咬合关系打下基础。④正常咬合关系的建立对维持牙骨块的稳定，防止术后畸形复发有着非常重要的作用。相反，如不进行术前正畸治疗，术中颌骨的移动阻力较大，移动量受到限制，最重要的是术后遗留的牙颌面畸形仍不美观，即使术后再行补救性正畸治疗，其治疗难度和时间相应增加，而且治疗效果常不满意。因此，对颌骨发育异常导致的牙颌面畸形，急功近利地采用单纯的外科手术不可能获取功能和形态都满意的治疗效果。只有通过颌面外科医生和口腔正畸科医生的密切协作，对各种骨性牙颌面畸形做出正确的诊断，制订出合理的治疗计划，采取有效的矫治手段，才能保证治疗效果的稳定和可靠。

主要内容 ①排齐牙列：将错位牙排入牙弓中，建立正常的牙弓弧度。排齐牙列是任何正畸治疗的最根本目的，也是矫治过程的初级阶段。牙错位常常妨碍术中颌骨的移动，对实施分段骨移动颌骨的患者，术中无法行牙列骨段切开或行骨切开术时损伤牙根，术后也难以建立稳定的咬合关系。因此，排齐牙列是术前正畸治疗的一个重要内容。②去除牙代偿：骨性牙颌面畸形患者在生长发育过程中，由于受到牙周和牙弓内外肌肉的作用以及为了获得的咬合接触关系，牙会发生代偿性倾斜或伸长。去除牙代偿的目的是将牙恢复到上下颌骨各自正确的位置上，从而保证在手术时能顺利移动颌骨至预期位置，重建牙颌面的正常关系。术前正畸治疗常常使错𬌗畸形比治疗前显得更加严重。③整平𬌗曲线：应用各种矫治措施，改善牙弓上异常𬌗曲线，使牙弓纵𬌗曲线恢复正常，为顺利进行颌骨的重新移动定位和咬合关系的改善创造条件。整平𬌗曲线主要是改变牙的垂直向位置关系。异常的𬌗曲线会妨碍正常覆𬌗覆盖关系的建立，形成𬌗干扰，妨碍手术中颌骨的移动。④协调上下颌牙弓宽度：骨性错𬌗畸形患者常存在上下牙弓形态和大小的失调，术前正畸治疗必须使上下颌牙弓协调，避免咬合干扰影响术中骨段的移动和术后稳定。⑤去除咬合干扰：因颌骨手术后，上下颌𬌗面接触区域和磨耗情况与手术前是完全不同的，这样常常导致术后咬合早接触，妨碍手术中颌骨的移动、就位和术后颌骨的稳定性。因此在术前正畸过程中应随时进行调𬌗，尤其是术前正畸治疗接近结束时，应经常取研究模型进行分析，了解上下颌牙在新的颌骨位置时咬合早接触的情况，并进行适当调磨（图）。

在术前正畸治疗过程中，应多次取石膏研究模型，并将模型置于术后颌骨预期位置上观察上下颌牙弓长宽高关系是否协调，牙位置与接触关系，覆𬌗覆盖情况以及有无咬合干扰等，以便指导下一步的术前矫治工作。

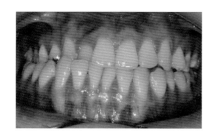

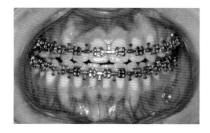

图　正畸治疗前与术前正畸结束

（祝颂松　胡　静）

zhèng hé shùhòu zhèngjī zhìliáo

正颌术后正畸治疗（post-surgical orthodontic treatment）

正颌手术之后为最终建立稳定、良好的咬合关系而采取正畸治疗措施的方法。正颌手术后正畸治疗主要包括进一步排齐牙列和整平牙弓，关闭牙列间隙；并做牙位及殆位的精细调整，最终建立起稳定良好的咬合关系，避免或减少术后复发。术后正畸治疗一般在骨组织基本愈合，颌骨关系处于相对稳定的时期开始。

方法　正颌外科手术多采用坚固内固定技术，术后4～5周即可开始正畸治疗。但如果采用钢丝或颌间固定，则应在术后第6～8周解除颌间固定后再行术后正畸治疗。

术后正畸治疗时先拆除殆板和固定唇弓，检查上下颌牙接触以及覆盖覆殆关系，并仔细观察有无剩余牙列间隙，有无殆曲线异常与殆干扰等。如有殆干扰，应立即进行调磨，尽可能快地达到咬合平衡，否则很容易引起下颌骨的偏斜移位，导致复发。一旦殆板去除后，一般要用较细的弓丝替代粗的固定弓丝，弓丝的类型根据牙移动量决定。下颌弓丝可选用细的圆丝完成，上颌弓丝多用富有弹性的方丝，以保持前牙的转矩，同时施加轻的后牙区的箱状牵引或Ⅱ、Ⅲ类颌间牵引，以调整后牙区的咬合，使上下颌牙建立最大的尖窝交错接触关系。一般来说，开始4周患者需要24小时配戴橡皮圈牵引，以后的12周仅夜间配戴橡皮圈，当咬合稳定后便可终止牵引。对于通过手术扩大上颌牙弓的患者，应注意维持牙弓宽度，必要时用辅弓装置维持或扩大牙弓。术后正畸治疗一般在6个月内完成。正畸治疗完成后还应仔细观察4～6周，若无复发倾向，再拆除固定矫正器，并制作活动保持器，稳定治疗效果（图）。

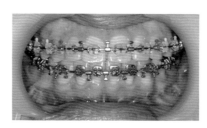

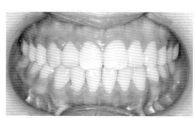

图　正颌手术后与术后正畸治疗结束

（祝颂松　胡　静）

kǒuqiāng hémiànbù jíbìng wùlǐ zhìliáo

口腔颌面部疾病物理治疗（physical therapy of oral and maxillofacial disease）

应用各种光能、声能、电能、机械能量等物理因子，采用非侵入性方式对口腔颌面部病变进行的治疗。包括口腔颌面部疾病冷冻治疗、口腔颌面部疾病理疗、口腔颌面部疾病微波热化疗等。

（周国瑜）

kǒuqiāng hémiànbù jíbìng lěngdòng zhìliáo

口腔颌面部疾病冷冻治疗（cryosurgery of oral and maxillofacial disease）

采用制冷设备将制冷剂的低温传导到口腔颌面部病灶组织而实施局部破坏的方法。采用冷冻方法可以治疗口腔黑色素瘤、口腔黏膜白斑、口腔非典型增生、口腔黏膜红斑等口腔疾病以及面神经低温处理术。

（周国瑜）

kǒuqiāng hēisèsùliú lěngdòng zhìliáo

口腔黑色素瘤冷冻治疗（cryosurgery of oral and maxillofacial melanoma）

口腔黑色素瘤是原发于口腔黏膜色素细胞的恶性黑色素瘤。其极大部分表现为黑色的肿块，具有生长迅速、容易转移的特点，是口腔恶性肿瘤中病死率极高的肿瘤。对于口腔黑色素瘤原发病灶进行低温治疗是基于黑色素细胞对于低温较正常细胞敏感的特点，同时低温造成的组织凝固减少了局部出血，可以有效防止恶性黑色素瘤细胞的术中播散。

适应证　原发于口腔的恶性黑色素瘤（图）。

禁忌证　绝对禁忌证：已经伴随口腔原发灶以外的全身其他脏器和器官转移的情况；或者患者身体状况不良无法耐受冷冻治疗时，如罹患严重的心脑血管疾病、严重肝肾功能不全、糖尿病血糖不能控制在正常范围、罹患精神疾病、口腔和气道先天性或后天性狭窄等。相对禁忌证：包括口腔原发肿瘤但不能确诊为黑色素瘤的情况，如口腔鳞状细胞癌、腺癌伴有局部黏膜色素异常、静脉畸形伴有结石且有软组织增生时等。

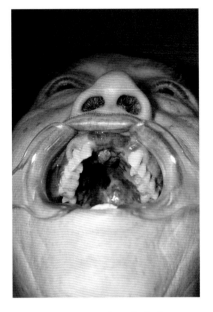

图　口腔腭部黑色素瘤

方法　尽量采用局部阻滞麻醉、结合局部浸润麻醉。

冷冻　采用直接喷雾法即在肿瘤病灶表面敷以药棉，用冷冻治疗仪直接将制冷剂（常用液氮）喷射到肿瘤病灶，确保白色冰晶形成的边缘超过肿瘤病灶的5.0～10mm 范围，并开始记录冻融时间。

肿瘤活检　传统方法是在第二次冻融周期前应用，采用咬骨钳咬取冰晶状态的部分肿瘤组织。临床发现经冷冻低温处理后的软组织在常规 HE 染色情况下，细胞形态因脱水而变形，后者影响最终的病理诊断。现在冷冻的第一冻融周期前，应用 CO_2 激光光刀做激光的肿瘤切取活检术；或者采用微细器械的活检并以 CO_2 激光刀进行部分汽化止血再实施冷冻的方法。

并发症及防治　常见的冷冻并发症主要有肿瘤病灶的坏死脱落、出血和溃疡形成，治疗部位肿胀，肿瘤累及的病灶牙坏死、松动、脱落，牙槽骨部分坏死等。极个别患者黑色素瘤合并周围口腔黏膜的色素异常斑块，在首次治疗肿瘤之后，需要再治疗黏膜的色素斑。并发症处理：①对于冷冻后肿瘤坏死组织一般在术后2～3 周需要外科清创、修整。②若术后局部出血可对症处理，如应用止血敷料、缝合等。③牙松动等可酌情拔除等待后期修复治疗。④一般冷冻治疗术后给予局部氯己定、碳酸氢钠等漱口剂，结合口服抗生素。⑤术后给予口服激素是预防口腔软组织肿胀的有效手段，个别年老体弱者可先行预防性气管切开术来预防术后口腔软组织肿胀所致窒息。

（周国瑜）

kǒuqiāng niánmó báibān lěngdòng zhìliáo

口腔黏膜白斑冷冻治疗（cryosurgery of leukoplakia of oral mucose）　口腔黏膜白斑是表现为口腔黏膜白色特征性病变的疾病（图）。世界卫生组织将其定义为口腔癌前病变，有 12% 左右的癌变概率。对于口腔黏膜白斑的治疗方法有传统手术切除、冷冻、激光和药物治疗等。由于大面积

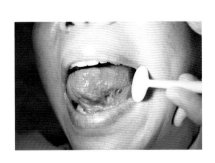

图　左舌缘白斑

浅表黏膜病灶行手术切除时需要组织修复如植皮等，因此手术切除已经被冷冻和激光等方法替代。冷冻治疗具有刺激局部组织免疫反应的特点，因此是物理治疗中首选的方法。

适应证　原发于口腔的黏膜白斑。

禁忌证　患者身体状况不良无法耐受冷冻治疗时，如罹患严重的心脑血管疾病、严重肝肾功能不全、糖尿病血糖不能控制在正常范围、罹患精神疾病、口腔和气道先天性或后天性狭窄等。

方法　尽量采用局部阻滞麻醉。结合局部浸润麻醉。

冷冻　采用直接喷雾法即在口腔黏膜白斑病灶表面敷以药棉，用冷冻治疗仪直接将制冷剂（常用液氮）喷射到病灶，确保白色冰晶形成的边缘超过病灶的5.0mm 范围，并开始记录冻融时间（图2）。

病灶活检　提倡在冷冻的第一冻融周期前，应用 CO_2 激光光刀做病灶组织切取活检术。

并发症及防治　见口腔黑色素瘤冷冻治疗。个别年老体弱者病灶多个时应建议分次治疗的方案。

（周国瑜）

kǒuqiāng niánmó fēidiǎnxíng zēngshēng lěngdòng zhìliáo

口腔黏膜非典型增生冷冻治疗（cryosurgery of atypical regeneration of oral mucose）　口腔黏膜非典型增生是口腔上皮细胞增生并伴有上皮钉突形态异常等十多种表现在内的口腔黏膜增生性疾病。

适应证　为发生在口腔腭部、牙龈、颊部、舌体等部位的黏膜非典型增生，通常是在多年口腔黏膜扁平苔藓、白斑的基础上发展而来。病理学上依据口腔黏膜

的组织形态异常程度将其分为轻度、中度、重度非典型增生。

禁忌证 患者身体状况不良无法耐受冷冻治疗时。如罹患严重的心脑血管疾病、严重肝肾功能不全、糖尿病血糖不能控制在正常范围、罹患精神疾病、口腔、气道先天性或后天性狭窄等。

方法 尽量采用局部阻滞麻醉、结合局部浸润麻醉。

冷冻 采用直接喷雾法即在病灶表面敷以药棉，用冷冻治疗仪直接将制冷剂（常用液氮）喷射到病灶，确保冰晶形成的边缘超过病灶的 2.0~5.0mm 范围，并开始记录冻融时间。

病灶活检 提倡在冷冻的第一冻融周期前，应用 CO_2 激光光刀做病灶组织切取活检术。

并发症及防治 并发症见口腔黑色瘤冷冻治疗。个别病例会因治疗剂量不足而导致恶变。防治见口腔黑色素瘤冷冻治疗。预防因冷冻治疗剂量不足而引起的恶变时，应考虑到治疗范围不足时可能。并严密随访复查患者口腔情况，每月一次，连续 6 个月。

(周国瑜)

kǒuqiāng niánmó hóngbān lěngdòng zhìliáo

口腔黏膜红斑冷冻治疗 （cryosurgery of ergthroplakia of oral mucose）

口腔黏膜红斑是口腔黏膜发生鳞状细胞癌的原位癌阶段，即肿瘤细胞未突破基底膜。又称口腔魁氏斑。冷冻治疗口腔魁氏斑是一种简单而有效的传统方法。

临床表现为口腔黏膜的鲜红色细小颗粒状增生斑块。通常是在多年口腔黏膜扁平苔藓、白斑合并非典型增生的基础上发展而来。也多见于原发口腔鳞状细胞癌在根治性手术以后数年随访人

群中，病变常见于肿瘤切除后采用皮瓣修复的周围交界黏膜处。由于病灶的特征性颜色及斑块的特点易于诊断。冷冻治疗能够取得良好治愈的效果，因此一般建议初诊患者采用冷冻治疗，复发患者应用激光治疗。

适应证 为发生在口腔舌、牙龈、颊部、腭部等部位的黏膜鳞状细胞癌，肿瘤未突破基底膜的情况。

禁忌证 见口腔黏膜非典型增生冷冻治疗。

方法 采用局部浸润麻醉。

冷冻 采用直接喷雾法即在病灶表面敷以药棉，用冷冻治疗仪直接将制冷剂（常用液氮）喷射到病灶，确保白色冰晶形成的边缘超过病灶的 2.0~5.0mm 范围，并开始记录冻融时间。

病灶活检 提倡采用冷冻的第一冻融周期前，应用 CO_2 激光光刀做病灶组织切取活检术。

并发症及防治 见口腔黑色素瘤冷冻治疗。

(周国瑜)

kǒuqiāng hémiànbù jíbìng dīwēn qiánqǔ huójiǎnshù

口腔颌面部疾病低温钳取活检术 （freezing clamp biopsy of oral and maxillofacial disease）

在冷冻治疗口腔软组织病变时，需要获得病灶行病理诊断而用外科钳钳取组织的技术。

适应证 发生在口腔舌、牙龈、颊部、腭部等部位的疑似恶性黑色素瘤病灶，或者具有高度恶性的浅表肿瘤。可避免常规手术刀片实施组织切取活检时的易出血并易导致肿瘤细胞播散和转移。

禁忌证 见口腔黏膜非典型增生冷冻治疗。

方法 采用局部浸润麻醉。采用直接喷雾法即在病灶表面敷

以药棉，用冷冻治疗仪直接将制冷剂（常用液氮）喷射到病灶，确保白色冰晶形成的边缘超过病灶的 2.0~5.0mm 范围，并开始记录冻融时间。提倡采用冷冻的第一冻融周期前，病灶组织冰晶完全形成时应用活检钳钳取米粒大小的病灶组织。

并发症及防治 常见的并发症主要有出血和溃疡形成、治疗部位疼痛。由于临床上所要实施钳取的活组织的容量在需要冷冻治疗的组织范围之内，因此术后的防治措施主要是冷冻术后的压迫止血和应用局部消毒漱口剂和镇痛剂。

(周国瑜)

miànshénjīng dīwēn chǔlǐshù

面神经低温处理术 （hypothermia of facial nerve）

用制冷剂对可能受肿瘤细胞浸润的相关面神经的分支采用低温杀灭肿瘤细胞的技术。是唾液腺恶性肿瘤外科手术切除肿瘤时考虑保留面神经分支的情况下所采用的处理手术野面神经的方法，可避免切除面神经分支而预防患者出现术后永久性部分面瘫的情况，提高患者的生存质量，保留可以保留的面神经具有重要的临床意义。

适应证 口腔唾液腺肿瘤如恶性多形性腺瘤等其他肿瘤时。

禁忌证 肿瘤已明显侵犯面神经，或肿瘤属于高度恶性的、临床和病理分型如唾液腺低分化癌或未分化癌或肿瘤已经引起面瘫等。

方法 采用全身麻醉。在唾液腺肿瘤切除后并用抗癌药物清洗术区后，将需要低温处理的术野用干纱布裹以酒精棉球围成屏障，随后将液氮直接灌入需要实施冷冻的面神经部位。

并发症及防治 常见的并发

症主要有暂时性术后面瘫。一般无需特别处理，等待其自然恢复。也可酌情采用温热湿敷等方法，联合口服营养神经的药物等加快神经功能恢复。

（周国瑜）

kǒuqiāng hémiànbù jíbìng lǐliáo
口腔颌面部疾病理疗（physiotherapy of oral and maxillofacial disease）
应用低能量电子波谱装置增加软组织血液循环、刺激组织再生的辅助治疗方法。包括微波热疗、红外激光照射等方法。

适应证 发生在口腔唇部、颊部、舌体、牙龈、颞下颌关节区域等部位的炎症和炎症性溃疡、软组织肿胀、慢性炎症消退缓慢、面部软组织钝性外伤、口腔各种手术治疗后需加速创面愈合等。

禁忌证 临床上各种口腔软组织急性炎症、肿瘤继发感染、血管瘤生长期等。

方法 包括以下方法。

微波理疗 采用国产的微波治疗仪，根据患者个体情况不同选择微波输出功率。将治疗头固定于金属支架上，对准软组织病灶区域，保持与病灶 1.0cm 的距离。照射时间 20~30 分钟为宜。在开始和进行微波加热过程中观察局部皮肤或者口腔黏膜有无明显充血和红肿等不良反应。观察患者有无灼热、疼痛等症状。

激光理疗 通常采用 630~690nm 红光波长或者采用 810nm、890nm、980nm 等近红外波长激光扩束治疗，建议功率密度为 $100mW/cm^2$ 照射。

射频理疗 采用射频治疗仪，将手柄对准病灶区域。设置的参数为 $60~80J/cm^3$。需要观察患者照射野有无充血、灼热、疼痛等不良反应。

并发症及防治 一般理疗没有特别并发症，主要是注意照射治疗参数的适当设立，防止剂量过高即可。

（周国瑜）

kǒuqiāng èxìng zhǒngliú wēibō rèhuàliáo
口腔恶性肿瘤微波热化疗（microwave hyperthermia chemical therapy of oral malignant tumor）
在化疗同时应用微波对口腔恶性肿瘤病灶进行局部加热的方法。它是治疗口腔软组织恶性肿瘤的方法之一。

适应证 发生在口腔唇部、颊部、舌体等部位的 $T_1N_0M_0$ 期鳞状细胞癌和腺癌。对于口腔黏膜表浅部位发生的恶性上皮性肿瘤和腺癌，特别是解剖位置有良好血运的部位具有较好的疗效，如口唇、颊部等部位。

禁忌证 临床其他分期肿瘤和其他部位、类型肿瘤均为禁忌证或相对禁忌证。

方法 尽量采用局部阻滞麻醉、结合局部浸润麻醉。

静脉化疗 根据鳞癌或者腺癌的常规化疗方案，先实施静脉滴注。

微波热疗 采用微波治疗仪，根据患者个体情况选择微波输出功率。将治疗头固定于金属支架上，对准肿瘤病灶，保持与病灶 1.0cm 的距离。保持微波照射时间为 20~30 分钟。在开始和进行微波加热过程中观察局部皮肤或者口腔黏膜有无明显充血和红肿等不良反应。观察患者有无灼热、疼痛等症状。并可以采用红外测温仪实时监控微波照射野的组织温度，以 45℃ 左右为宜。

并发症及防治 常见的热化疗并发症主要有病灶的坏死脱落、出血和溃疡形成，治疗部位肿胀等。个别也有因治疗剂量不足导致肿瘤病灶增生。

对于微波热疗后病灶组织坏死，一般在术后 2~3 周需要外科清创、修正。偶遇术后局部出血可对症处理如应用止血敷料、打包缝合等。一般微波热化疗术后给予局部氯己定、碳酸氢钠等消毒漱口剂、结合口服抗生素预防继发感染。

（周国瑜）

kǒuqiāng hémiànbù jíbìng jīguāng zhìliáo
口腔颌面部疾病激光治疗（laser therapy of oral and maxillofacial disease）
采用激光治疗口腔颌面部疾病的方法。根据光与生物组织不同作用原理，激光治疗的机制大致分为选择性光热凝固、选择性光热分解、光动力疗法、激光光刀手术、弱激光理疗照射、点阵激光治疗等。

适应证 口腔颌面部疾病可以采用激光或者优先考虑应用激光来治疗的病种主要包括以下几大类：①血管性病变如血管瘤、多种脉管畸形。②口腔黏膜癌前状态如扁平苔藓、癌前病变如黏膜白斑、各种非典型增生。③肿瘤病灶切取活检。④口腔颌面部微创整形如系带矫正、牙龈成形、牙龈增生切除、矫正牙助萌、中小型囊肿摘除、面部赘生物和痣疣去除。⑤面部中小型瘢痕整形。⑥慢性炎症理疗和其他慢性炎症性疾病如痤疮的治疗。⑦面部美容性治疗如色素增加性疾病、色素减少性疾病。⑧微创性激光内镜碎石、内镜治疗血管畸形。⑨口腔肿瘤皮瓣修复患者的口腔皮瓣脱毛治疗。⑩浅表口腔癌的光动力治疗等。

禁忌证 临床上主要根据激光治疗的有创性和无创性来考虑。有创性激光治疗的禁忌证同外科手术：主要避免经期、高血压、糖尿病等疾病未被控制，凝血功能异常，精神疾病未被控制等。无创性激光治疗的禁忌证主要考虑激光术后会导致口腔软组织肿胀，如可能影响到口腔特别是气道通畅等情况。激光美容治疗的禁忌证主要有敏感体质、焦虑性神经质、极端追求完美等患者。

方法 ①选择性光热凝固激光：激光采用能被病灶组织有较强吸收的波长，针对各种病灶进行凝固来达到治疗目的，如红外激光治疗静脉畸形。②选择性光热分解激光：采用各种短脉冲激光，针对不同吸收色基的病灶组织实施的光热分解技术，如激光治疗色素增加性疾病。③光动力疗法：采用局部给药和系统给药的两种方法。于激光术前给予光敏药物或者光敏药物的前生物，然后进行激光照射治疗。④激光光刀治疗：采用激光高功率密度模式做精细的光刀切割手术。⑤弱激光治疗。⑥点阵激光治疗：采用点阵方式激光输出的治疗方法。用于瘢痕性治疗或者面部除皱等面部年轻化治疗。激光治疗时麻醉方法有各种选择，如表面麻醉、局部浸润麻醉、阻滞麻醉、系统分离麻醉、气管麻醉等。

并发症及防治 激光治疗的并发症根据采用的激光方法不同而有所不一，大致上可分成有创性激光治疗和无创性激光治疗的情况。有创性激光治疗的并发症同各种常规器械手术的并发症一样，由于随着激光设备制造技术的不断提高，以往激光手术后组织延期愈合的问题已经解决。无创性激光治疗的并发症相对较少，主要是各种敏感体质的延迟反应、色素沉着、色素减弱、脱色、皮肤或者黏膜纹理改变、瘢痕形成、治疗区脱毛等。预防的宗旨是制订个体化的治疗剂量和方案，术后注意避免继发感染、变态反应、避光、避免水浴等。

（周国瑜）

kǒuqiāng hémiànbù jíbìng jīguāng yíngguāng zhěnduàn

口腔颌面部疾病激光荧光诊断（laser fluorescence diagnosis of oral and maxillofacial disease）

应用特定波长的激光作为激发口腔颌面部病灶而进行疾病的诊断。

适应证 口腔颌面部炎症如面部痤疮、龋齿、口腔黏膜的恶性肿瘤（黑色素瘤除外）等。

禁忌证 卟啉症患者。

方法 ①面部感染：如痤疮。采用400~420nm波长激光。诊断光剂量要求达到100mW/cm²以上的强度。对准面部采用扩束照射，在暗室内进行。有肉眼可见的橘红色荧光，即可诊断是痤疮丙酸杆菌感染。②龋齿荧光诊断：采用410nm左右紫光波长光照射患牙表面，可见蓝绿色荧光部分即为牙体组织龋坏的病灶。③口腔浅表恶性肿瘤：采用354nm左右的激光波长光照射肿瘤表面，若看到橘红色荧光便可诊断为恶性肿瘤。照射激光的功率密度应在100~200mW/cm²。另外，在实施激光光动力治疗口腔浅表肿瘤时，在系统给予光敏药物时再用激光照射病灶辨别肿瘤荧光也是方法之一。④舌部鳞状细胞癌分子荧光诊断：采用特定的荧光剂在舌部肿瘤病灶涂抹10~20分钟之后，采用400~420nm波长紫色半导体激光照射病灶。如果病灶显示绿色荧光，即可诊断为舌部鳞状细胞癌。目前该方法仅可以诊断5种鳞状细胞癌，但有99%的正确率。

并发症及防治 荧光诊断一般不造成并发症和不良反应。

（周国瑜）

kǒuqiāng hémiànbù jíbìng jīguāng guāngdònglìxué liáofǎ

口腔颌面部疾病激光光动力学疗法（laser photodynamic therapy of oral and maxillofacial disease）

激光光动力学疗法是应用光敏药物结合激光作为激发药物的光动力效应，产生光化学反应的产物如单线态氧分子和自由基，后者对吸收了光敏药物的病灶细胞造成杀伤的方法。有细胞死亡的Ⅰ型光动力反应和造成细胞凋亡的Ⅱ型光动力反应之分。

适应证 口腔颌面及头颈部鲜红斑痣、炎症如面部痤疮（感染期）、口腔黏膜的浅表性恶性肿瘤（黑色素瘤除外）、口腔黏膜的癌前病变或癌前状态如非典型增生、面部皮肤基底细胞癌、日光性角化症等。

禁忌证 黑色素瘤。

方法 ①鲜红斑痣：采用400~420nm波长激光作为首选光源，如氩离子激光的413nm波长、半导体408nm波长激光等。其次也可应用KTP-532nm波长激光开展治疗。照射光剂量要求达到100mJ/cm²左右的强度。对准面部病灶，保持照射光斑直径在6.0mm左右。采用扩束照射，在暗室内进行，患者静脉给予滴注光敏药物5分钟起开始照射激光。每个光斑照射10分钟，每次治疗累计时间只能照射20分钟。若照射病灶面积较大时，应采用双光源分区同时照射。②痤疮：采用520nm和630nm左右波长照射病灶区，激光的剂量以100mJ/cm²左右为宜。每次照射时间为10分钟。治疗完毕再用紫色激光照射面部，观察治疗开始前的荧光是否消失。若荧光消失，则为治疗的终点。③口腔浅表恶性肿瘤或癌前病变：采用630nm的激光波长光照射肿瘤或其他病灶表面，照射激光的功率密度应在 $100\sim200mW/cm^2$。光斑直径应大于肿瘤病灶或其他需要治疗的病灶，每次照射时间为20分钟。

并发症及防治 常见并发症主要是由于各种避光不佳而出现的皮肤暴露部位如手、足等部位的色素沉着、红斑、皮肤多毛、水疱、结痂、渗出、瘢痕形成。教育患者做好激光治疗后的避光要求即可有效预防。

（周国瑜）

kǒuqiāng hémiànbù jíbìng jīguāng shǒushù

口腔颌面部疾病激光手术

（laser surgery of oral and maxillofacial disease） 激光手术是应用聚焦的高能激光束作为光刀所实施的手术。与传统的手术刀不同的是激光刀在进行组织切割时具有止血作用，因此手术视野清晰；激光的高温可以杀灭细菌和肿瘤细胞，因此适合于外伤、炎症和肿瘤等情形下开展治疗；由于没有手术刀的使用，儿童患者不会恐惧，非常适宜于儿童口腔门诊手术治疗。

适应证 口腔颌面部口腔黏膜复发的癌前病变或癌前状态如非典型增生（图1）等病灶、面部痣、疣和各种赘生物、小型囊肿、静脉畸形的静脉石挖除、口腔系带矫正、牙龈增生或软组织畸形、黏膜血栓摘除、面部小型胎记切除、畸形整形等。

禁忌证 激光手术和传统器械手术的禁忌证相同，如年老体弱者、有血液系统功能异常者如出凝血功能异常、肝功能异常、精神异常等情况。

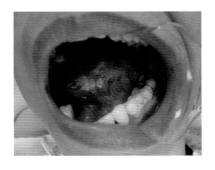

图1 左侧舌缘白斑伴非典型增生

方法 采用局部浸润或者阻滞麻醉。

激光切除术 应用10600nm波长 CO_2 激光，聚焦手柄。选择超脉冲或连续输出模式，设计相应切口，将病灶逐渐暴露和解剖剥离，分层缝合，术毕（图2）。

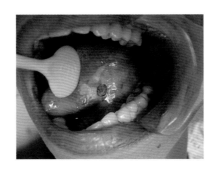

图2 激光活检术毕即刻观

注：创面无须缝合也未见出血，符合肿瘤外科处理的原则

激光成形术 采用相同 CO_2 激光的同样模式，实施牙龈或其他口腔黏膜区的切除和雕塑成形使肿胀畸形的牙龈获得接近正常的外形。

并发症及防治 由于激光光束性能大大提高，已经没有以往的组织延迟愈合的问题。现在主要的并发症有疼痛、肿胀等，少见的并发症有出血、继发创面感染等情况，一般对症处理即可。预防措施有术后给予口腔漱口药液、口服抗生素，必要时再加以

口服激素治疗。

（周国瑜）

kǒuqiāng hémiànbù jíbìng jīguāng nínggùshù

口腔颌面部疾病激光凝固术

（laser coagulation of oral and maxillofacial disease） 激光凝固术是利用病灶组织比周围正常组织有相对于某种波长有较强吸收特性而实施病灶凝固，又相对保护周围正常组织的方法。

适应证 口腔颌面及头颈部静脉畸形、微静脉畸形即鲜红斑痣、面部毛细血管扩张症、面部老年性静脉扩张、雀斑、皮肤脂溢性角化（老年斑）。

禁忌证 黑色素瘤。

方法 口内病灶采用局部浸润或局部阻滞麻醉；面部病灶采用表面麻醉或不麻醉。①口腔内激光凝固治疗：采用810nm、980nm、1064nm左右波长激光，经光导纤维照射病灶表面，直至病灶苍白、挛缩或消失。激光功率可选择 $10\sim14W$，光纤直径400μm。②面部病灶激光凝固：采用532nm、585nm、595nm左右的激光波长光照射鲜红斑痣表面，看到病灶出现灰色或蓝紫色光斑反应即为治疗终点。③面部表皮性色素增加性病灶激光或强光治疗：选用694nm、755nm波长光的治疗头对准病灶发射。强光剂量为 $20\sim25J/cm^2$（图）。

并发症及防治 口腔病灶经激光凝固术后一般会有轻度疼痛及组织肿胀、坏死、脱落的过程。局部给予漱口液和镇痛剂即可。对于口腔组织疏松的部位如舌根、软腭、翼颌韧带等部位因较容易发生术后肿胀，可口服激素如泼尼松。对于局部有皮肤和黏膜脱落的情况可给予生长因子凝胶或薄膜。

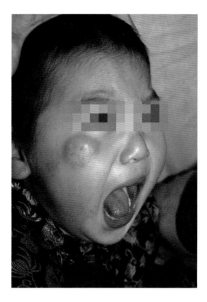

a. 治疗前

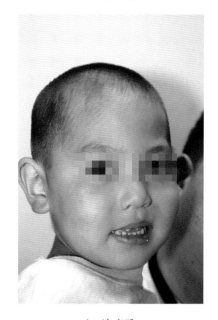

b. 治疗后

图 右颧面部血管瘤激光治疗

（周国瑜）

kǒuqiāng hémiànbù jíbìng jīguāng zǔzhīnèizhàoshè zhìliáo

口腔颌面部疾病激光组织内照射治疗（laser intertissue radiation of oral and maxillofacial disease）

激光组织内照射是应用可接触式光导纤维插入组织内行激光治疗的方法。

适应证 口腔疾病的激光组织内照射源于激光光动力治疗口

腔鳞状细胞癌的应用研究，已经专门用于口腔良性病灶的治疗。主要适用于口腔颌面部的深层中小型低流速静脉畸形的治疗。

禁忌证 各型动静脉畸形。

方法 局部浸润麻醉或阻滞麻醉。采用 980nm 左右波长激光，经由 200~400μm 直径光导纤维借穿刺针套管插入口腔软组织，抵达病灶周围实施激光光热凝固。激光的功率密度与常规激光凝固方法一致。

并发症及防治 常见的并发症主要是局部软组织瘢痕形成，一般无需特别处理，等自然软化即可。需要注意预防的是面神经某支的激光误伤，预防的重点是掌握面神经的解剖走向。激光照射时观察病灶有无退缩反应，如遇照射区没有退缩反应应立即停止照射。每次发光即可及时观察面神经功能。

（周国瑜）

kǒuqiāng hémiànbù jíbìng jīguāng nèijìng zhìliáo

口腔颌面部疾病激光内镜治疗（laser endoscopic therapy of oral and maxillofacial disease）

激光内镜治疗是借助于内镜开展激光治疗的方法。包括唾液腺内镜激光、颞下颌关节镜下激光等。

适应证 口腔颌面及头颈部静脉畸形（常见低流速型）。

禁忌证 相对病灶较大、无法一次性门诊在内镜下完成者。

方法 表面呋喃西林麻黄素喷雾口腔黏膜。①激光内镜治疗：采用 980nm 或 1064nm 波长半导体激光，用 200μm 或者 400μm 直径光导纤维经内镜潜孔空缓缓插入，定位照射病灶表面。激光照射治疗的功率一般采用 10~15W，视频上观察静脉畸形的病灶挛缩、消失或者微微发白即可。②唾液

腺内镜激光：采用 2490nm 左右波长的铒激光，激光光导纤维经内镜插入到唾液腺导管，进行激光碎石治疗。③颞下颌关节镜下激光治疗：通常采用 2490nm 左右的铒激光波长，将光导纤维经关节镜内孔进入需要治疗的关节囊等病灶部位，进行激光削刨和切割成形等治疗。

并发症及防治 常见并发症是术后出血，除血管破裂外，一般予以止血药物处理即可。活动性出血可二次开放性手术治疗。

（周国瑜）

kǒuqiāng hémiànbù jíbìng qūsèsù jīguāng zhìliáo

口腔颌面部疾病祛色素激光治疗（laser removal of pigmentation from oral and maxillofacial disease）

针对口腔黏膜或面部皮肤的先天性和获得性病变开展激光治疗的方法。常见的应用调 Q 激光如 694nm、755nm、532nm、1064nm 等波长的纳秒和皮秒激光设备。利用高能短脉宽激光实施色素细胞选择性光热分解来达到去除色素的目的。

适应证 口腔颌面及头颈部皮肤、黏膜的各种常见色素增加性疾病和胎记如太田痣、褐青色痣、雀斑、晒斑、文身、鲜红斑痣经核素治疗后色素沉着、慢性炎症后色素沉着、瘢痕性色素沉着、面部爆炸伤的粉尘症等。

禁忌证 黏膜色素斑具有高发恶变概率的病灶。如口周黑子症、结肠息肉综合征的口腔色素异常、牙龈和腭部的黏膜色素斑。

方法 采用表面涂抹麻醉如复合麻醉乳胶，或不麻醉。可选择的激光波长有 532nm、694nm、755nm、1064nm。首选调 Q 激光器，首选的波长是 694nm、755nm。

激光参数为脉宽 40~50ns、能量密度为 7.0~8.5J/cm²、3.0~4.0mn 光斑。如应用 1064nm 激光治疗，参数建议为 5.0~6.0J/cm²、3.0~4.0mn 光斑。临床治疗终点以病灶组织有微微发白即可，应避免皮肤或黏膜的飞溅和剥离。在 1064nm 激光治疗时，应以局部组织微微充血、发红为终点，避免针尖样出血的形成（图）。

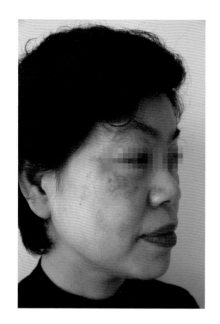

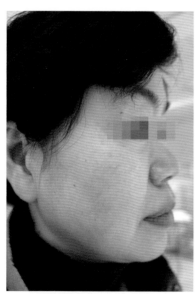

图 2 面部黄褐斑激光治疗前后观

注：右图是患者术后 3 年后随访照片

并发症及防治 一般没有严重并发症，但是常见有激光后暂时性色素沉着，以及少数色素减退和色脱。选择个体化合适的激光能量是防止并发症的关键，出现的色素沉着可以外用退色素性药膜、药膏进行处理；色素减退可观察等待自行恢复，或者采用 308nm 准分子激光治疗。

（周国瑜）

jīguāng yá piǎobáishù

激光牙漂白术（laser therapy of teeth bleaching）

应用特殊的漂白凝胶联合激光照射使牙美白的方法。由于采用的是弱激光功率模式的照射，基本类似于光化学治疗的模式。

适应证 恒牙牙体组织的生理性变黄、食物色素的沉着和轻度四环素牙着色等。

禁忌证 一般没有特别禁忌证，中度以上的四环素牙是相对禁忌证。

步骤 ①牙龈隔离保护：采用冷光固化材料涂抹与需要美白治疗的上下 5+5 牙的唇侧牙龈。用紫光灯固化，形成薄薄的软性塑料保护层。②牙面美白凝胶处理：专用牙美白制剂凝胶均匀涂抹于每个牙的唇侧。注意避免将美白凝胶涂抹到牙龈部位，以造成牙龈的酸性刺激。③采用 400nm 左右波长的紫色激光光照射牙面，每个照射野照光 15 分钟，并依次完成整个口腔暴露视野的牙面的激光漂白过程。照射激光的功率密度应在 80~90mW/cm²。术后将牙龈保护塑料去除，用水枪冲洗牙面，令患者漱口干净即可（图）。

并发症及防治 常见并发症是治疗区域的牙过敏，一般无需特别处理，令患者咀嚼口香糖即可以。

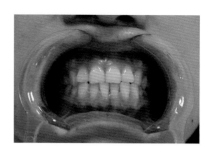

a. 治疗前

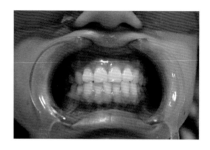

b. 治疗后

图 激光牙漂白术前后观

（周国瑜）

kǒuqiāng hémiànbù bānhén jīguāng zhìliáo

口腔颌面部瘢痕激光治疗（laser therapy of oral and maxillofacial scar）

采用激光治疗口腔颌面部瘢痕的技术。可以分为早期新鲜瘢痕和晚期陈旧瘢痕的激光治疗。口腔颌面部由于外伤、手术、炎症、文身等造成各种瘢痕，新鲜瘢痕采用特定波长的弱激光（一种激光低能量模式设备）照射，利用光生物调节作用来缓解损伤性炎症过程而软化瘢痕。陈旧瘢痕是利用部分性光热分解技术原理，以点阵输出的高能激光照射做瘢痕区域的重新修正，并逐渐修复达到改善瘢痕外观，甚而部分去除瘢痕。

适应证 口腔颌面及头颈部各种炎症性瘢痕、外伤性瘢痕、手术瘢痕等。

禁忌证 瘢痕疙瘩和瘢痕体质患者。

方法（图） ①新鲜瘢痕激

光治疗：采用 595nm 波长脉冲燃料激光的瘢痕模式。激光剂量为 4.5J/cm² 强度，脉宽 0.45ms，10mn 光斑直径。对准面部瘢痕区域依次脉冲扫描。②陈旧瘢痕激光治疗：采用点阵 CO_2 激光或者点阵铒激光、点阵 YSGG 激光治疗。根据瘢痕的几何深度做个性化的激光调整，以临床治疗终点达到平整为宜。治疗时需要局部麻醉。对于增生性瘢痕，除点阵激光治疗外还要联合糖皮质激素的瘢痕下方局部注射，以防止新的增生性瘢痕出现。由于增生性瘢痕治疗效果的差异性较大，且激光治疗疗程无法明确，因此要与患者多沟通、交流，以减少医患矛盾。

并发症及防治 一般没有特别并发症，常见的是激光治疗之后的继发感染，其容易导致新的瘢痕形成。因此，防止激光治疗术后感染是防止瘢痕形成的前提，可常规给予抗生素以及告知患者术区术后免水洗 1 周。

(周国瑜)

kǒuqiāng hémiànbù jíbìng zhǔnfēnzǐ jīguāng zhìliáo

口腔颌面部疾病准分子激光治疗（excimer laser therapy of oral and maxillofacial disease）

用 308nm 波长准分子激光治疗口腔特别是面部皮肤色素缺失病变的方法。准分子激光是应用一种气体在高压电流下形成不稳定的"准分子"结构状态时发出的激光能量。

适应证 口腔、面颈部先天性和后天性色素减低和缺失病变，如贫血痣、皮肤异色症，鲜红斑痣治疗后脱色、血管瘤核素治疗后脱色、色素性胎记调 Q 激光治疗后色减，色素脱色如太田痣、黄褐斑治疗后色素减少和缺失的情况，白癜风病灶等。

禁忌证 如非色素性痣、皮肤光老化性色素治疗后色素异常脱色。

方法 采用 308nm 波长激光治疗仪或者相同波长的准分子强光治疗仪。激光剂量要求成人 200mW/cm² 以上的强度，儿童 100~150 mW/cm²。对准病灶用白色透明有机玻璃防护板，选择合适病变大小相近的圆孔来透光治疗，并保护周围正常皮肤或者黏膜。一般没有肉眼可见的皮肤和黏膜的组织反应，个别如果出现即刻充血，应视为激光治疗剂量过强。

并发症及防治 一般无特别不良反应，但是偶尔遇到由于激光照射过强或者患者敏感性体质，会出现照射野即刻红斑、水疱，甚至继发感染等并发症。处理措施是马上终止激光照射，予以皮肤和黏膜修复的药物局部涂抹，如表皮生长因子、修复肽、胶原蛋白等。

(周国瑜)

miànbù jīguāng zǔzhī tíshēngshù

面部激光组织提升术（laser face lifting）

利用近红外波长激光对软组织有较深的组织穿透性，以对Ⅲ型胶原的选择性光热凝固的原理，实施激光治疗以产生新的胶原蛋白，达到胶原重组从而最终获得面部提升疗效的手术。

适应证 口腔颌面及颈部皮

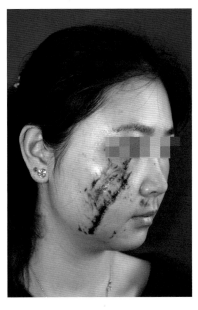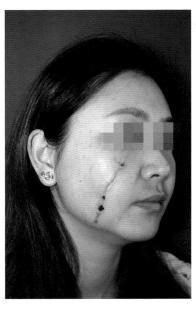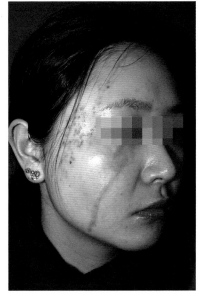

图　面部外伤性瘢痕激光治疗前后观

肤生理性老化、松弛、皱纹。

禁忌证 排除精神异常的美容患者。

方法 采用表面涂抹麻醉或者不麻醉。采用 1100～1800nm 波长近红外脉冲激光或者强光治疗仪，激光能量设置为 20～25J/cm² 为宜。患者面部先涂抹超声导声凝胶，然后用治疗手柄对照面部皮肤及皮下组织做循环式脉冲扫描发射（图）。整个面部完整重复照射 3 遍，术后可见皮肤略微充血即可视为治疗终点。否则激光能量过强会出现水疱、结痂等不良反应。

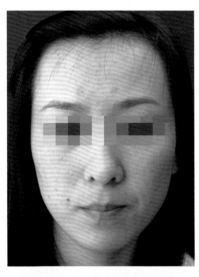

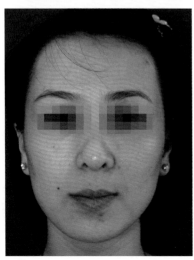

图 激光组织提升术治疗前后观

并发症及防治 常见的有水疱、结痂、紫癜甚至瘢痕形成。建议采用个体化治疗剂量，出血、水疱应调低激光能量。并予冰敷术区，给予抗生素、皮肤生长因子等处理。

（周国瑜）

kǒuqiāng hémiànbù jíbìng jīguāng shèpín zhìliáo

口腔颌面部疾病激光射频治疗（laser-radiofrequency therapy of oral and maxillofacial disease）

激光射频治疗是先发射红外波长激光（或强光）使治疗区的皮肤或者黏膜组织的电流阻抗降低，随后发射射频能量的治疗。临床上达到激光和射频联合治疗提高生物效应又相对降低单一激光或者射频治疗时所需的能量以降低不良反应。

适应证 口腔颌面头颈部的生理性皮肤和肌肉的老化、松弛、皱纹形成。

禁忌证 早期皮肤癌如基底细胞癌及日光性角化症，黑色素瘤早期病变等。

方法 术前表面复合麻醉凝胶涂布 1 小时。激光射频治疗建议初始治疗剂量设置为 980nm 激光，能量为 30J/cm²，射频能量 70J/cm³。治疗手柄依次在面部均匀滑动扫描，整个面颈部扫描 3 遍。治疗的即刻终点是轻度皮肤充血。

并发症及防治 常见并发症是剂量过高引起红斑、水疱、结痂、色素沉着等，实施个体化治疗剂量非常关键，同时注意首次试验发光后的皮肤反应观察甚为重要。另外由于射频能量容易误伤眼球，造成白内障。因此治疗中应严禁突破骨性眼眶的范围。

（周国瑜）

kǒuqiāng hémiànbù jíbìng jīguāng zhìliáofánghù

口腔颌面部疾病激光治疗防护（protection of laser therapy of oral and maxillofacial disease）

激光治疗在针对各种病灶实施破坏的同时，对于周围正常组织如口腔黏膜、皮肤、牙、眼、毛发具有误伤的潜在风险；同时对于操作医生也有损伤、误伤的可能；激光在治疗过程中产生的废气、烟雾和漫散射光甚至直射光更会造成医护人员、患者及家属的损伤。因此激光治疗时应严格做好激光防护工作。口腔颌面部疾病激光治疗中的防护装置包括医患人员的防护目镜、亚光手术器械和吸烟装置等。

患者防护 ①红外激光治疗时，令患者闭目即可。②可见光波长治疗时应让患者佩戴专用眼罩。③激光光动力治疗面部时，除硬质眼罩外应辅助防护眼镜、软质防护眼罩；准分子激光治疗时注意周围皮肤的遮盖。治疗眼周病灶时，严格掌握光束不能直射或对准眼球；应用光导纤维实施治疗时应注意在眼球的切线方向上照射，避免直接照射眼球；患儿治疗时注意患儿躁动、挣扎及恐惧时的睁眼反射。激光光刀手术时应用生理盐水纱布保护周围正常软组织。

医护人员防护 严格执行激光防护条例，治疗室张贴激光防护标记。严禁非工作人员的随意出入。医师佩戴光学防护眼镜及口罩、帽子。高能激光手术时应保持治疗室内空气流动、注意氧气和其他易燃易爆气体远离激光束可达范围。特别是在实施插管麻醉时，注意激光直接照射到通气管道，易发生助燃、爆炸等事故。注意吸引装置的通畅及良好运行。

（周国瑜）

kǒuqiāng mázuìxué

口腔麻醉学（dental anesthesi-ology）

研究为口腔外科手术患者提供镇静、镇痛，调控其围术期生理功能，以及术后监护和疼痛治疗的学科。是随着医学和科学技术的发展，以及临床工作的需要，以基础医学、临床医学、麻醉学、口腔颌面外科学及其他相关学科的有关理论为基础，应用近代科学技术成果而建立起来的新兴学科。

简史 现代麻醉医学是美国口腔科医师霍勒斯·威尔士（Horace Wells）首创。1844 年，霍勒斯·威尔士医师首次应用氧化亚氮（笑气）试验，在吸入笑气后由美国约翰·里格斯（John Riggs）医师在无痛和无知觉的情况下将自己的第三磨牙拔除。两年后，他的学生美国威廉·莫顿（William Morton）医师研究以乙醚麻醉来代替笑气，结果发现效果颇佳。1846 年 10 月 16 日，威廉·莫顿医师在麻省总医院礼堂内成功演示了乙醚麻醉。由外科主任柯林斯·沃伦（Collins Warren）医师在患者无痛状态下进行了下颌下腺手术，从此开创了近代麻醉的新纪元，也标志着口腔麻醉史的开端。从此，乙醚麻醉成为牙科手术不可缺少的部分，世界各地外科手术也纷纷用乙醚吸入实施全身麻醉。威廉·莫顿医师也致力于麻醉医学的传播工作，同时开始麻醉器械的设计和生产。在威廉·莫顿医师使用乙醚不到 40 年，现代精神科医师西格蒙德·弗洛伊德（Sigmund Freud）研究了可卡因的局部麻醉的作用。1885 年，美国霍尔斯特德·威廉姆（William Holsted）医师在霍普金斯大学开始将可卡因用于临床麻醉。1905 年，德国阿尔弗雷德·艾因霍恩（Alfred Einhorn）医师发现普鲁卡因。1935 年，瑞典化学家尼尔斯·洛夫格伦（Nils Lofgren）以化学方法合成了现代广泛使用的利多卡因。此后，局部麻醉才逐渐取代了用笑气和乙醚全身麻醉拔牙以及口腔外科手术。但局部麻醉虽有镇痛效果，却没有镇静效应，紧张的患者有因恐慌过度而晕厥或有心脏病和高血压者术中面临心脏病突发或脑出血发生的可能，因此口腔医学界人士开始积极寻找既能镇痛又能镇静的方法以解决此难题。1930 年，英国牙科医师斯坦利·德蒙德·杰克逊（Stanley Drumond Jackson）和维克多·戈德曼（Victor Goldman）与美国牙科医师阿德里安·胡贝尔（Adrian Hubell）医师率先将安眠药氯巴比妥用于口腔外科治疗镇静中。1934 年美国约翰·伦迪（John Lundy）医师开始将硫喷妥钠用于麻醉。

中国第一所口腔诊所于 1908 年在成都成立，在此基础上于 1911 年建立了华西口腔医院，随后在北京、上海、武汉等地陆续建立了口腔专科医院。由于早期口腔手术主要是在局部麻醉下完成的，由口腔科医师实施，这些医院创立之初都没有麻醉科，从事口腔麻醉专业的人员更是凤毛麟角。20 世纪 40 年代末，中国现代麻醉的开拓者吴珏、尚得延回国后相继在全国各地开展了临床麻醉工作，培养专业人才，创建麻醉学科，一些口腔医院也有了第一批的口腔麻醉人员。但麻醉方法相对简单，设备简陋，缺乏必要的监测。1989 年卫生部第 12 号文件明确麻醉科是一级临床科室，并规定了其工作领域和业务范围；1998 年颁布了中华人民共和国执业医师法，进一步明确全身麻醉包括镇静药物的使用以及术中监护管理等都应由专业的麻醉医师承担。此后，口腔麻醉学快速发展起来。目前，中国口腔麻醉医师除了在口腔专科医院任职，还有很大部分在综合性医院工作，这些医院主要有四川大学华西口腔医院、北京大学口腔医院、第四军医大学口腔医院、武汉大学口腔医院和上海交通大学附属第九人民医院等。1992 年组建了中华口腔医学会口腔颌面外科专业委员会麻醉学组。2008 年正式成立了中华口腔医学会口腔麻醉学专业委员会。通过不断加强国际交流与合作，积极参与国际组织和会议，提高了中国口腔麻醉学在亚洲地区甚至世界范围内的知名度。

研究内容 随着外科学的发展，麻醉学的研究内容已远远超过单纯解决手术镇痛的目的，口腔麻醉临床研究的重点主要有困难气道的处理、围术期的脑保护、血液保护和控制性降压、婴幼儿和高龄患者麻醉管理、患者术后自控镇痛等诸多方面。随着许多复杂高风险的口腔颌面外科手术不断开展以及麻醉新设备、新药物的开发应用，口腔麻醉学的临床研究平台日益广阔。

研究方法 临床研究应当作为临床工作和基础研究之间的桥梁。口腔麻醉医师在临床工作中遇见各种问题如气管插管困难、呼吸循环抑制、术后认知功能障碍、手术出血量大、药物的副反应、苏醒延迟、术后恶心呕吐等问题，试图通过新理论、新技术和新设备结合自身的临床经验来解决这些问题，得出临床结论。临床研究成果具体的机制问题应通过相应的基础研究来阐明。

与邻近学科关系 口腔麻醉学与口腔外科学紧密相关、团结合作、相互支持，目的是使患者安全、顺利地度过围手术期和康复期。

（朱也森）

kǒuqiāng hémiànbù shǒushù mázuì
口腔颌面部手术麻醉 （anesthesia for oral and maxillofacial surgery）

通过麻醉药物，为口腔颌面外科手术的患者提供可逆的镇静（或使其意识消失）和镇痛、保持其生理功能稳定，使患者安全、舒适地完成手术的方法。一般包括局部麻醉、局部麻醉辅助镇静治疗和全身麻醉三种方式。

局部麻醉操作简单，对患者生理影响较小，一般适用于部位浅表、范围较小的手术，多由口腔颌面外科医师实施，不需要专业的麻醉医师参与。有些严重的牙科焦虑症患者，则需要在辅助镇静下才能耐受局部麻醉和手术。如果手术范围较大、时间较长，往往需要实施全身麻醉。在中国，辅助镇静和全身麻醉多由专业的麻醉医师负责实施。

（朱也森 姜虹）

kǒuqiāng hémiànbù shǒushù júbù mázuì
口腔颌面部手术局部麻醉
（local anesthesia for oral and maxillofacial surgery）

口腔颌面部手术时保持患者清醒，仅将局麻药应用于患者口腔颌面手术区域，此区域感觉神经传导功能暂时被阻断，而运动神经传导保持完好或同时有程度不等的被阻滞的方法。

优点 有简便易行、安全、患者清醒、并发症少和对患者生理功能影响小、易于管理的特点。适用于部位浅表、范围较小的手术。

缺点 手术区疼痛感受器的阻滞不易完善。

常用局部麻醉药 在神经阻滞麻醉中较为常用的局部麻醉药主要包括利多卡因、布比卡因和罗哌卡因这三种酰胺类药物。①利多卡因：短效酰胺类局部麻醉药。起效迅速，作用时间 1～3 小时，常用浓度为 1%～1.5%，最大推荐剂量为 6mg/kg。有血管扩张作用，中毒后在心脏抑制之前即可出现神经系统症状。②布比卡因：长效酰胺类局部麻醉药。起效较慢，作用时间 4～12 小时，常用浓度为 0.25%～0.5%，最大推荐剂量为 2mg/kg。大剂量会产生复杂的心脏毒性，其 S 旋光异构体左旋布比卡因运动阻滞强度较小、心脏毒性较低、有缩血管作用。③罗哌卡因：长效酰胺类局部麻醉药。起效较慢，作用时间 5～8 小时，常用浓度为 0.25%～0.75%，最大推荐剂量为 3mg/kg。该药物运动阻滞的强度较小，心脏毒性较布比卡因和左旋布比卡因低。在临床应用中常将短效局部麻醉药和长效局部麻醉药混合使用，可以达到起效迅速、作用时间长的目的，使用此类药物混合液时应注意，混合液中每种药物的总量应相应减少且药物之间无不良的相互作用。临床上在中、短效局部麻醉药（如利多卡因）中添加 5μg/ml 的肾上腺素，可减少局部麻醉药的血管重吸收，缩短起效时间，延长药物作用时间，降低药物的血浆峰浓度，但总量一般不能超过 200μg，在末梢神经阻滞时禁用。

常用局部麻醉方法 包括以下方法（图）。

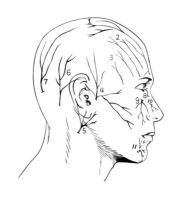

图　头面部神经
注：1. 额神经；2. 眶上神经；3. 额颞神经；4. 耳颞神经；5. 耳大神经；6. 枕小神经；7. 枕大神经；8. 滑车上、下神经；9. 眶下神经；10. 筛神经鼻外支；11. 颏神经

眶上神经阻滞 眶上神经的体表标志为眶上孔，沿眶上缘可摸到眶上孔。操作时患者平卧位，头正中位，于眶上孔处垂直进针，遇骨质或异感后，回抽无血即可注入局部麻醉药，可以麻醉前额皮肤。

眶下神经阻滞 眶下神经的体表标志为眶下孔，其位置在眶下缘中点下方 5mm 处。操作时可在鼻翼外侧鼻唇沟最高点处朝眶下孔进针，遇骨质时可先注射少量局部麻醉药，针尖进入眶下孔后回抽无血即可注入局部麻醉药。可麻醉一侧鼻翼、鼻中隔、下眼睑、面颊的中部及上唇。

鼻外侧神经阻滞 鼻外侧神经即筛神经鼻外支，其体表标志为鼻骨的基底部。操作时沿鼻正中摸到两侧鼻骨下缘，旁开 6～10mm 进针，回抽无血即可注入局部麻醉药，可麻醉鼻软骨及鼻尖。

耳大神经阻滞 耳大神经为颈丛神经 2 和 3 的最大上行分支，体表标志为胸锁乳突肌。操作时于外耳道下方 6.5cm 为进针点，进针至胸锁乳突肌筋膜表面，回抽无血即可注入局部麻醉药。可麻醉耳的下部、耳后及下颌角周围皮肤。

面神经阻滞 面神经起自脑桥下缘的脑干,从茎乳孔出颅。操作时患者平卧位,头偏向对侧,取乳突前缘外耳道下方为进针点,穿过乳突后继续进针约 1.5cm,针尖即到达茎乳孔附近,回抽无血即可注入局部麻醉药。此方法主要用于治疗面肌痉挛。

颈丛神经阻滞 颈丛神经由颈 1~4 脊神经根前支组成,位于中斜角肌前方、胸锁乳突肌和颈内静脉的深面。除颈 1 主要是运动神经外,其余三对颈神经均为感觉神经。①颈浅丛的体表标志:胸锁乳突肌后缘和环状软骨。操作时患者平卧位,头偏向对侧,取环状软骨水平线与胸锁乳突肌后缘交点作为进针点,垂直进针,穿过颈前筋膜可有突破感,回抽无血后注入局部麻醉药。此方法可麻醉颌部、颈前部、枕后部、肩膀前后两面和上胸壁感觉,呈披肩状。②颈深丛的体表标志:乳突和第六颈椎横突结节。操作时患者平卧位,头偏向对侧,以乳突尖和第六颈椎横突结节连线后方 1cm 画一平行线,乳突后下 1~2cm 处可触及第二颈椎横突,第三、第四颈椎横突在平行线上,三者分别间隔 1.5~2cm,在此三点处进针,回抽无血及脑脊液后注入局麻药。此方法主要用于颈前深部组织及甲状腺切除等手术。

上颌神经阻滞 上颌神经为三叉神经第二支,经圆孔出颅进入翼腭窝。操作时患者平卧位,嘱患者微张口,取颧弓中点和下颌切迹中点连线的前中 1/3 作为穿刺点,垂直进针 3.5~5cm 到翼突外板,标记进针深度,退针后向瞳孔方向重新进针,较标记处再深 1~1.5cm 处探到异感,回抽无血即可注入局部麻醉药。可麻醉下睑、鼻外侧区及鼻前庭、上唇及附近颊部的皮肤和黏膜。

下颌神经阻滞 下颌神经从颅底的卵圆孔穿出入颞下窝。操作时患者平卧,头偏向一侧,以颧弓中点之下为进针点,横向垂直进针约 4cm,针尖可触及翼突,此时针头约在卵圆孔前 1cm,标记深进针度,退针后向后偏斜约 15°重新进针到标记深度或再深数毫米处,针尖即可到达卵圆孔附近,回抽无血即可注入局部麻醉药。可麻醉下颌的牙和牙龈、舌前 2/3 及口底黏膜、耳颞区以及口裂以下的皮肤。

上牙槽后神经阻滞 上牙槽后神经阻滞来源于上颌神经的分支。操作时患者坐位,头稍后仰,半张口,取第二磨牙颊侧远中根部对应的前庭沟黏膜皱襞处为进针点,与上颌牙殆面呈 45°,向上、后、内进针,针尖沿着上颌结节后外侧弧形面滑行,进针 1.5~2.5cm 到达上颌结节周围,回抽无血即可注入局部麻醉药。此方法主要用于上颌窦、上颌磨牙、牙槽骨以及颊侧的牙周膜、骨膜牙龈和黏膜部位的小手术。

下牙槽神经阻滞 下牙槽神经是下颌神经的分支,于下颌骨内侧面进入下颌骨管。操作时患者半卧,头正中位,尽量张口到最大,取以翼下颌皱襞中点外侧或翼下颌皱襞外侧的颊脂垫尖处作为进针点,注射器置于对侧前磨牙区,约与中线呈 45°,与下颌殆面平行,进针约 2.5cm,可达下颌骨侧面的下牙槽神经沟附近,回抽无血即可注入局部麻醉药。此方法主要用于同侧的下颌牙、牙龈、颏部和下唇的皮肤黏膜等部位的小手术。

局部麻醉并发症 ①局部出血或血肿。②由于穿刺操作或局部麻醉药毒性作用导致的神经损伤。③局麻药误入血管内或用药量过大导致的局麻药中毒反应。④膈神经麻痹、喉返神经麻痹、硬膜外阻滞、全脊麻等。⑤穿刺部位疼痛。为避免并发症的发生,在操作时应避免反复穿刺;意外穿破动脉时,应局部压迫 5 分钟;注入局部麻醉药前需小心回抽,避免用力加压和快速注射局部麻醉药。由于手术需要,进行多处阻滞时应当慎重,可适当降低药物浓度,注意所用局部麻醉药的最大用量,对年老和体弱患者应慎用大剂量和长效局部麻醉药,对高热脱水、酸碱失衡、高碳酸血症、低氧血症及大量使用单胺氧化酶抑制剂的患者,局部麻醉药用量应减半。

(朱也森 姜 虹)

kǒuqiāng hémiànbù shǒushù
quánshēn mázuì

口腔颌面部手术全身麻醉

(general anesthesia for oral and maxillofacial surgery) 口腔颌面部手术时,通过将全身麻醉药物由呼吸道吸入、静脉注射、肌内注射、口服或直肠灌注等方式进入患者体内,从而对中枢神经系统产生可抑地抑制作用,使患者的感觉和意识消失,对手术刺激无明显反应的方法。

口腔颌面外科手术要求麻醉平稳、安全,镇痛完全,术后恢复迅速,一般对肌肉松弛的要求不高。麻醉医生需要根据患者的年龄、体质、精神状况及手术的部位、范围、时间长短等进行综合考虑,选择合适的麻醉方法。随着现代医学的发展,麻醉药物和技术日益更新,监测手段不断提高,人们对全身麻醉实质的认识已发生转变，对手术中无知晓和手术过程遗忘有了新的要求，越来越多的患者更愿意在安全、舒适的全麻下接受手术。由于口腔颌面外科手术涉及口腔、颅颌面、颈等部位，手术野多在气道入口周围，因此，气管内插管全身麻醉应是较为理想的麻醉选择。

优点 手术区疼痛感受器的阻滞完善，患者术中无不良感受。

缺点 全身麻醉对患者生理功能影响相对较大，需要一定的仪器设备，一般用于范围较大的手术。

常用方法 包括以下方法。

静吸复合麻醉 各种新的吸入麻醉药、静脉麻醉药、麻醉性镇痛药、肌肉松弛药不断问世，全身麻醉的方法也有许多更新，使之更合乎生理要求、更安全、更易为患者、手术医师和麻醉医师所接受。现多主张采用平衡麻醉技术，即复合使用不同的麻醉药物和方法，在满足手术需要的前提下，尽可能地减少麻醉药用量，以降低其对生理的不良影响。临床上常用静吸复合麻醉的方法，如恩氟烷、异氟烷、地氟烷或七氟烷-氧化亚氮-氧吸入，非去极化肌松药和麻醉性镇痛药静脉注射。使用肌肉松弛剂的目的并不是为了有足够的肌肉松弛效果，而是为了便于施行机械通气以加强术中呼吸管理，并可减少麻醉药的用量，避免深麻醉对循环和呼吸的抑制。吸入麻醉药有较好的中枢性肌松效应，可与非去极化肌松药产生协同作用，复合应用时能减少肌松药的用量。吸入氧化亚氮可获得良好的镇痛效果，从而能减少术中麻醉性镇痛药的用量。

常用的吸入麻醉药主要有恩氟烷、异氟烷、氟烷、氧化亚氮及地氟烷、七氟烷等。静脉麻醉药有硫喷妥钠、氯胺酮、羟基丁酸钠、依托咪酯、地西泮以及异丙酚、咪达唑仑等。麻醉性镇痛药有芬太尼、哌替啶、吗啡及阿芬太尼、舒芬太尼等。现多采用非去极化类的肌松药，主要有阿曲库铵、维库溴铵、泮库溴铵及杜什溴铵、哌库溴铵、美维库铵和罗库溴铵等。

麻醉诱导应以舒适、安全、迅速为原则，根据患者全身情况、是否存在插管困难以及现有的麻醉设备、药物、技术来选择合适的诱导方法。常用方法如下：①快速诱导法：即给予静脉麻醉药和/或吸入麻醉药、静脉注射麻醉性镇痛药、肌松药进行诱导、插管。这种方法较为常用，肌松药可使直接喉镜下插管变得更为容易，但不应常规使用。快速诱导法宜在患者全身情况尚可、估计面罩通气和插管无困难、麻醉设施完善和有熟练的麻醉医师在场的情况下采用。②慢速诱导法：即给予静脉麻醉药和/或吸入麻醉药、静脉注射麻醉性镇痛药而不使用肌松药进行诱导，在保留自主呼吸的条件下施行气管插管。这种方法适用于患者全身情况较差、预测有插管困难、不适宜做正压通气及不合作或不能耐受清醒插管的患者。③清醒插管后诱导法：即在完成清醒插管后再实施麻醉诱导。对于全身情况差、病情危重、预计麻醉诱导后不能维持面罩通气或有插管困难存在的患者，原则上均需采用清醒插管。清醒插管时，应辅助给予适量的镇静、镇痛药物。完善咽喉、气管内黏膜表面麻醉有助于降低咽喉反射和减少应激反应，常是慢速诱导和清醒插管取得成功的关键步骤。

气管插管完成后，可继续采用静吸复合方法以维持麻醉。麻醉维持的要求是在满足手术需要的同时尽可能保持机体生理功能的稳定，术中使患者处于睡眠、镇痛、肌肉松弛状态，并能产生良好的遗忘效果。手术将近结束时，应停止使用麻醉药。手术结束后，患者被送入麻醉恢复室即开始实施麻醉恢复。有特异性拮抗剂的药物可使用拮抗剂来拮抗，如非去极化肌松药用新期的明拮抗、苯二氮䓬类药物用氟马西林拮抗、阿片类药物用纳洛酮拮抗。

全凭静脉麻醉 通过复合应用多种静脉麻醉药以维持麻醉。临床上最常采用镇静药-镇痛药-肌松药的药物配方，如异丙酚-阿芬太尼-维库溴铵或美维库铵等。优点在于能有效避免吸入麻醉药的不良反应和环境污染，为长时间手术提供稳定、有足够深度的麻醉，且术后恢复快。主要缺点是无法精确调整用药的剂量和时间，易造成术中知晓、恢复期苏醒和肌松逆转延迟。

计算机药物输注技术的出现为全凭静脉麻醉的进一步发展奠定了基础。对于不同患者在不同的手术阶段，由计算机控制的泵都能根据药代学和药效学参数自动给药，使全凭静脉麻醉变得更精确、更易受控制和调节，可减少麻醉药物峰浓度和阈下浓度的发生，在维持稳定麻醉深度的同时，有效避免药物的不良反应。其中，靶浓度控制输注是一种新型的计算机药物输注系统，输入患者年龄、体重和设定的靶血浆浓度或靶效应部位浓度，微电脑处理器会实时调整药物输注速率以维持所需要的靶浓度。为获得满意的肌肉松弛效果，全凭静脉麻醉中会不可避免地应用大量的肌松药，传统的给药方法可造成肌松药过量或蓄积。一些中、短效的肌松药如阿曲库铵、维库溴铵、罗库溴铵和美维库铵等起效快、作用持续时间短，适宜采用计算机控制给药。根据肌松监测仪反馈的肌松信息，微电脑处理器可精确调节肌松药的输注速度，形成一个闭合环路的自动控制系统。但该类输注系统尚未进入临床使用。

常用全麻药物 包括以下几种药物。

吸入麻醉药 ①氟烷：强效的挥发性吸入麻醉药，呈无色透明状，带水果香味，无刺激性，不燃不爆。最低肺泡有效浓度为0.77%，年龄越小最低肺泡有效浓度越大，婴幼儿接近1%。②恩氟烷：呈无色透明状，性能稳定，不需添加防腐剂或化学稳定剂即可在玻璃瓶中长期保存。恩氟烷的油/气分配系数为98.5，血/气分配系数为1.91，最低肺泡有效浓度为1.68%。恩氟烷麻醉诱导快、排出迅速，但因有醚的异味，在一定程度上限制了它单独作为诱导药物使用。③异氟烷：恩氟烷的异构体，化学性能稳定，不用任何防腐剂的情况下可保存5年之久。异氟烷的油/气分配系数为91，血/气分配系数为1.48，最低肺泡有效浓度为1.15%。由于血中溶解度低，异氟烷较氟烷和恩氟烷诱导、苏醒更为迅速，但它带有刺激性气味，因而限制了其单独作为诱导药物使用。④地氟烷：异氟烷的衍生物。地氟烷的油/气分配系数为18.7，血/气分配系数为0.45，最低肺泡有效浓度为6.0%。当地氟烷的吸入浓度大于1个最低肺泡有效浓度时，可引起呼吸道激惹反应如呛咳、屏气和喉痉挛等，故不宜单独用于麻醉诱导。吸入地氟烷

可迅速产生吸入肺泡浓度和脑内浓度的平衡，苏醒较氟烷、恩氟烷、异氟烷和七氟烷都快，长时间使用也能快速恢复，因而它是一种起效快、苏醒早的吸入麻醉药。⑤七氟烷：略带香味、无刺激性，其油/气分配系数为55，血/气分配系数为0.65，麻醉效力强于地氟烷，最低肺泡有效浓度为2%。七氟烷具有对呼吸道无刺激、麻醉效力强、起效和苏醒迅速的特点，适宜用作麻醉诱导药物，但由于诱导时需使用高流量气体，故费用较高。⑥氧化亚氮：俗称笑气。是麻醉效能最弱的吸入麻醉药，最低肺泡有效浓度为101%，临床上常将其与氧气混合后作为其他挥发性吸入麻醉药的载体。氧化亚氮的油/气分配系数为1.4，血/气分配系数为0.47，吸入后能很快达到平衡，又能迅速排出。氧化亚氮有较强的镇痛作用，在50%~75%的浓度下可作为基础麻醉镇痛药，与睡眠静脉麻醉药、镇静安定药和肌松药复合使用，这种麻醉方法称为神经安定麻醉平衡麻醉，其优点在于对患者产生的抑制作用小，复合使用多种小剂量麻醉药物将比使用任一种较大剂量药物更为安全。各种吸入麻醉药的最低肺泡有效浓度和分配系数见下表。

静脉麻醉药 ①硫喷妥钠：短效的巴比妥类药物，不但可用

于麻醉诱导，也可用于麻醉维持。通常使用2.5%（25mg/ml）的稀释溶液，诱导剂量约为4mg/kg。②γ-羟丁酸钠：又称羟丁酸钠，是脑生理代谢产物γ-氨丁酸的中间代谢物，能通过血脑屏障且对中枢抑制作用强。自20世纪60年代起，羟丁酸钠一直被广泛应用于临床麻醉中，现随着各种新型静脉麻醉药的出现，已渐少用。③氯胺酮：具有强镇痛作用的静脉麻醉药。20世纪60年代进入临床，至今仍广泛应用于静脉复合麻醉中。氯胺酮的常用剂量为4~7mg/kg肌内注射、1%氯胺酮溶液0.5~2mg/kg静脉注射。静脉注射1分钟左右起效，肌内注射则需要3分钟才能达到效果。1次静脉注射后麻醉持续时间约为10分钟，之后可以选用诱导量的1/4~1/2作为维持量。④依托咪酯：速效的催眠性静脉麻醉药。比硫喷妥钠起效更迅速，常用剂量0.3mg/kg（0.2~0.6mg/kg）在1分钟内可完成诱导，苏醒时间也较硫喷妥钠快。与硫喷妥钠相似，依托咪酯麻醉可导致脑血流量减少，使脑耗氧量和颅内压降低。⑤异丙酚：起效快、苏醒快的新型静脉麻醉药。异丙酚的麻醉强度为硫喷妥钠的1.8倍，主要用于麻醉诱导和静脉复合麻醉。麻醉诱导剂量为1.5~2.5mg/kg，成人每小时连续静脉滴注4~

表 各种吸入麻醉药的最低肺泡有效浓度和分配系数

吸入麻醉药	最低肺泡有效浓度	油/气分配系数	血/气分配系数
氟烷	0.77%	224	2.4
恩氟烷	1.68%	98.5	1.91
异氟烷	1.15%	91	1.48
地氟烷	6%	18.7	0.45
七氟烷	2%	55	0.65
氧化亚氮	101%	1.4	0.47

12mg/kg 基本上可以维持较满意的麻醉水平，3 岁以上小儿每小时可以用 9~15mg/kg 静脉维持。

镇静安定药 ①地西泮：又称安定。一种苯二氮䓬类的镇静药物。临床上可用于麻醉诱导，但因半衰期（20~40 小时）较长，通常更多地将地西泮用作全身麻醉的辅助药物。常用剂量为 0.1~0.4mg/kg，肌内注射或静脉注射。因不溶于水，使用时不宜与其他药物混合。②咪达唑仑：又称咪唑安定。目前唯一的水溶性苯二氮䓬类药物，可用于麻醉前用药、术中辅助镇静、麻醉诱导和维持。常用剂量为 0.15~0.2mg/kg，静脉注射，根据患者年龄、全身状况和用途不同酌情增减。③氟哌利多：又名氟哌啶。强效镇静安定药，多被用作麻醉前用药和辅助镇静药物。它起效快，静脉注射 2~3 分钟起效，作用持续时间为 3~6 小时。常用剂量为 5~10mg 麻醉前肌内注射、2.5~5mg 术中静脉注射。

肌肉松弛药 ①泮库溴铵：又称本可松。其为人工合成的甾类非去极化肌松药。其 ED_{95} 为 0.07mg/kg。其静脉注射 0.1~0.15mg/kg 的剂量可施行气管插管，其起效时间为 1~2 分钟，维持时间约为 120 分钟。②维库溴铵：又称万可松、去甲本可松。对心血管影响最小的非去极化肌松药。ED_{95} 为 0.05mg/kg。给予 0.07~0.15mg/kg 剂量可施行气管插管，起效时间为 2~3 分钟，维持时间为 45~75 分钟。③哌库溴铵：人工合成的甾类非去极化肌松药。ED_{95} 为 0.05~0.06mg/kg。气管插管剂量为 0.1mg/kg，起效时间为 4~5 分钟，维持时间为 100~120 分钟。临床上，哌库溴铵多用于时间较长手术的麻醉中。

④罗库溴铵：人工合成的甾类非去极化肌松药，作用强度弱于维库溴铵。起效迅速，2 倍 ED_{95} 剂量时其起效时间仅为维库溴铵的 1/2。罗库溴铵的 ED_{95} 为 0.3mg/kg。给予 0.6~1.0mg/kg 剂量的罗库溴铵，可施行气管插管；起效时间短，为 1~1.5 分钟；维持时间较长，为 45~75 分钟。也正是由于罗库溴铵有时效较长的缺点，使其至今仍无法取代琥珀胆碱的地位。⑤阿曲库铵（卡肌宁）：突出特点是在碱性 pH 条件下可自发降解成两个没有活性的衍生物。ED_{95} 为 0.2mg/kg。气管插管剂量为 0.4~0.5mg/kg，其起效时间和维持时间均与维库溴铵相似。阿曲库铵在体内消除不受肝肾功能影响，最适合在肝肾功能不全患者中使用。由于反复用药后蓄积少，因此，它还十分适合于长时间持续静脉输注，数小时后也不会造成体内蓄积，仍可迅速从血浆中清除。⑥美维库铵：化学结构与阿曲库铵相似，特点是可迅速被血浆胆碱酯酶水解。ED_{95} 为 0.08mg/kg。给予 0.2mg/kg 剂量的美维库铵，可施行气管插管，起效时间为 1~2 分钟，维持时间为 15~20 分钟。

并发症 为低氧血症、苏醒延迟、术后恶心和呕吐。为避免并发症的发生，在麻醉诱导时应注意及时供氧，术中积极气道管理，合理使用麻醉药物。预防和治疗术后恶心、呕吐可给予三联抗呕吐药，如昂丹司琼、氟哌利多和地塞米松。

（朱也森 姜虹）

kǒuqiāng hémiànbù shǒushù zhènjìng
口腔颌面部手术镇静（sedation for oral and maxillofacial surgery） 口腔颌面部手术时，通过药物使患者中枢神经部分抑制，使患者不安、紧张和恐惧感消失，达到精神放松、生命体征平稳，配合手术进行的方法。一般的口腔颌面外科小手术可通过神经阻滞或局部浸润达到手术无痛。然而由于口腔颌面外科手术绝大部分在头颈部操作，手术对患者刺激远比其他部位手术更为强烈。良好的神经阻滞或局部浸润麻醉不能完全解决患者的精神紧张问题。对一些可能会给患者带来较大痛苦或造成患者紧张、不安的较局限的口腔颌面外科小手术可采用镇静法来完成手术。

镇静与全身麻醉的区别 镇静特点：患者意识保存，各种反射保留，呼吸、循环等生命体征变化小，手术中可能需要患者配合，无痛效果不完全手术区必须局部麻醉（表1）。

镇静法目的 ①缓解对手术治疗的不安、紧张和恐惧。②减轻手术所引起的不良刺激和不快感。③增强应急能力，使生命体征保持平稳。④获得手术记忆缺如的效果。⑤提高疼痛阈值。

理想镇静麻醉 ①紧张感消除，身心放松。②能配合手术治疗。③呼吸、循环稳定。④生理反射正常。⑤疼痛阈值提高。⑥有手术遗忘效果。

镇静麻醉深度 参见表2、表3。

镇静法种类 包括以下方面。

静脉内镇静 神经安定药物单独或与麻醉药合用，经静脉给药而产生镇静状态的方法。

适应证 ①对口腔颌面外科手术或牙科治疗感到不安、恐惧。②心血管病患者手术刺激引起剧烈循环不稳定。③呕吐反射强烈而影响手术、取模、牙科治疗等。

禁忌证 ①完全不能配合手术治疗患者。②严重全身疾病患

表1 镇静与全身麻醉的区别

	镇静法	全身麻醉
目的	缓解紧张、恐惧、应急反应	痛觉消失，交感反射抑制
麻醉深度	第一期 二级	第三期一至二级
意识	有	无
反射	正常	抑制
呼吸	正常	抑制
肌张力	正常	松弛
无痛效果	不完全	完全
术后影响	小	较大
患者配合	可获得	无
安全性	高	有并发症可能

表2 镇静麻醉深度

有意识	安静
	催眠
	局部麻醉
	镇静（经口、直肠）
	镇静（肌内注射）
	笑气吸入镇静
	静脉内镇静
无意识	全身麻醉
	静脉麻醉药（硫喷妥钠、异丙酚等）
	吸入麻醉药（异氟醚、安氟醚等）

表3 镇静麻醉第一期深度表现

第一级	第二级	第三级
疼痛	部分疼痛缺失	疼痛记忆全部缺失
记忆缺失前期	全部记忆缺失	意识消失
相对无痛	相对无痛	绝对无痛

者。③妊娠初期。④镇静后呼吸道通畅困难者。

常用静脉镇静药物 ①地西泮：作用于大脑皮质，抑制中枢，镇静（大剂量催眠）、抗痉挛，轻度提高疼痛阈值。静脉给药，呼吸、循环轻度抑制。狭角青光眼、重症肌无力禁用。静脉注射致血管痛，注射部位静脉炎发生率高。0.2mg/kg 静注做基准，1mg/30s 缓慢静注，可获得30~60分钟镇静效果，总给药量不超过 20mg。②咪达唑仑：与地西泮作用类似，0.075~0.1mg/kg 静脉注射，镇静效果持续 20~40 分钟。半衰期较地西泮短，1.7~2.6 小时。镇静遗忘作用较地西泮强。呼吸抑制作用强。静注部位静脉炎极少。

实施和管理注意点 ①静脉镇静前、用药后监测生命体征。②静脉缓慢注药，同时与患者对话，当患者眼睑自然下垂，覆盖瞳孔一半时患者反应迟钝，对话缓慢，此时处于最佳镇静期。③静脉用药过快、过量可导致意识消失、舌根后坠、呼吸抑制。④二种以上合并用药须注意镇静深度，以免呼吸抑制。⑤镇静实施现场须具备呼吸抑制、意识消失应急设施。

笑气吸入镇静法 低浓度笑气和氧气混合吸入的方法。必须具备专用笑气吸入镇静装置，给予30%以下低浓度笑气和氧气混合经鼻罩吸入，并获得镇静效果。

药理作用 ①麻醉作用弱，最低肺泡有效浓度105%。②镇痛作用强，20% 笑气吸入相当于15mg 吗啡的作用。③体内吸收排泄快，血/气分配系数0.4。④无呼吸抑制，无气道刺激。⑤循环系统影响小。⑥吸入初期呈轻度交感神经紧张状态。

副作用 ①体内闭锁腔膨胀。②高浓度笑气吸入后低氧血症。③长期连续使用后可能出现造血功能障碍和多发性神经障碍。

适应证和禁忌证 适应证同静脉内镇静法。但鼻呼吸不能者，鼻罩呼吸影响手术者，中耳疾病、肠梗阻、气胸、体内有闭锁腔患者禁用。

优点 ①镇静状态易于调节。②笑气 30%以下浓度吸入安全性高。③轻度提高疼痛阈值。④恢复快。

缺点 ①鼻罩吸入易影响手术操作。②患者讲话或口呼吸易影响镇静深度。③笑气可污染手术室。

实施和管理注意点 ①尽可能舒适的治疗体位。②安置鼻腔呼吸面罩。③以总气体流量8~10L/min 为基准，开始时先给予吸氧。④练习用鼻呼吸，然后逐渐加大吸入笑气浓度。⑤边与患者对话边观察患者表情，调节笑气浓度，当进入良好镇静状态时（表4），即可开始治疗。⑥笑气镇静术期间，应密切注意患者的镇静状况，注意氧和笑气的流量，注意呼吸和气囊的运动。有循环系统合并症的患者必须监测心率和血压。⑦治疗结束后停止吸入笑气。

笑气吸入浓度和镇静 10%～25%浓度笑气吸入可获得良好的镇静状态，达到相当于阿尔图西奥（Artusio）分类第Ⅰ、Ⅱ级或朗高（Langa）分类相对无痛期。一般情况下，30%笑气吸入不会进入兴奋期。在笑气吸入镇静实施时应以吸入浓度不高于30%为原则。当过高浓度笑气吸入时，患者可出现病情痛苦、呼吸不规则等症状，一旦发现应降低吸入浓度或停止吸入笑气（表5）。

（朱也森 姜 虹）

kǒuqiāng hémiànbù zhǒngliú huànzhě zhèntòng

口腔颌面部肿瘤患者镇痛

（patient analgesia for oral and maxillofacial tumor） 通过药物和非药物手段，使口腔颌面部肿瘤患者疼痛消失或缓解，生活质量接近日常的方法。

目的 肿瘤患者疼痛治疗的最终目的是使患者疼痛消失，保持持续无痛状态，生活质量接近日常生活。治疗的最初应保证夜间睡眠，其次是安静时无痛，进而活动时无痛。睡眠和安静时无痛比较容易获得，而活动时疼痛消失往往难于达到，但是所有的患者都能达到疼痛的大幅度缓解。疼痛的治疗方法有很多，但肿瘤患者的主要治疗方法是应用镇痛药物，大多数患者对镇痛药反应良好、疗效较高，药物治疗有使用方便、费用不高等优点。

基本原则 ①尽可能口服给药：口服给药可不经别人的帮助而实现，患者可独立完成。只有在不能口服或胃肠吸收功能低下时可选择直肠或注射给药。②至少给予维持5小时疼痛消失的剂量：吗啡缓释剂等长效制剂采用的是维持12小时镇痛效果的剂量，但大多数常用镇痛药使用的是大约镇痛5小时的剂量。因为同一剂量下每位患者的个体差异较大，所以一般最初给予较小剂量，在观察镇痛效果和副作用的同时逐渐增量30%～50%，每增量1次，疼痛得以减轻，最终达到一定剂量时疼痛消失。③按计划定时给药：在镇痛效果消失前1小时给予下一次的镇痛药以维持疼痛消失状态。除长效制剂以外，大部分镇痛药每4小时给药1次较为合理。等待疼痛出现才给予镇痛药的方法往往因每隔几小时疼痛就会加重，患者不能从恐惧和不安中得以解脱。④根据疼痛的强度选择药物：在增加所用镇痛药剂量仍不能获得良好镇痛效果时，应更换效力更强的镇痛药。处方的原则是对于轻度疼痛给予非阿片类镇痛药（阿司匹林、对乙酰氨基酚、非类固醇消炎镇痛药），对于轻、中度疼痛给予弱阿片类药物（可待因），对于中、强度疼痛给予强阿片类镇痛药（吗啡）。即根据疼痛强度选择药物。晚期恶性肿瘤患者中80%常需使用强阿片类药物才能镇痛。此时是否应用强阿片类代表药吗啡，决定于疼痛的强度，而不应过分担心使用阿片类药物的成瘾性、耐药性或生命的长短。⑤预防镇痛药的副作用：镇痛药物的副作用若不及时处理往往会影响疼痛的治疗效果。大多数阿片类药物的副作用比较容易处理，在开始使用阿片类药物的同时联合使用导泻药，可预防便秘，恶心和呕吐可使用止吐药，瘙痒可使用抗组胺药物，因阿片类药物引起的镇静可用右苯丙胺治疗。

三阶梯方法 治疗癌症疼痛最常用的方法为药物疗法。世界卫生组织为一般镇痛处方提供了大致的框架。这一框架即为癌症疼痛治疗的三阶梯方法，对癌症疼痛的病因、性质做出正确的评估后，根据患者疼痛的程度和原

表4 笑气吸入镇静鉴别

笑气吸入时良好镇静状态	笑气吸入浓度高时症状
表情安详，放松	表情痛苦
配合良好	呼吸不规则
全身有发热感	有不适主诉
轻度出汗	自己摘除鼻罩
呼吸规则	不能应答

表5 笑气吸入浓度与镇静

麻醉深度	第Ⅰ期	第Ⅱ期	第Ⅲ期	第Ⅳ期
居德尔（Guedel）分类	无痛期	兴奋期	外科期	麻痹期
阿尔图西奥（Artusio）分类	Ⅰ级	Ⅱ级	Ⅲ级	
朗高（Langa）分类	相对无痛	完全无痛		
笑气浓度	10%～25%	15%～30%	30%～50%	

因选择相应的镇痛剂，对轻度疼痛选用非阿片类镇痛药±辅助药，中度疼痛选用弱阿片类镇痛药±非阿片类镇痛药±辅助药，重度疼痛选用强阿片类药±非阿片类镇痛药±辅助药。

(朱也森　姜　虹)

kǒuqiāng hémiànbù shǒushù qìdào kòngzhì

口腔颌面部手术气道控制

(airway control for oral and maxillofacial surgery)　口腔颌面部手术时保持患者气道通畅的方法。由于口腔颌面部手术毗邻气道，因此有效控制患者气道，保证通气通畅至关重要。一般情况下多采用气管内插管来建立气道，特殊情况下采用紧急通气技术。

气管内插管　建立气道通畅的有效手段，常用于麻醉和复苏治疗中。严格地讲，所有的全麻手术和需给予呼吸支持的危重患者均是气管内插管的适应证。当气管插管作为抢救患者生命所必须采取的抢救措施时，均应无绝对禁忌证存在。

对于麻醉前预计有气管插管困难的患者，应选择清醒插管，并使用合适的插管技术。只有经多次尝试插管失败后，才考虑采用以下方法：①局部浸润麻醉下，区域神经阻滞或面罩麻醉下手术。②施行气管切开术。

在全麻下插管发生困难时，应给予恢复自主呼吸、苏醒患者并根据情况是否紧急选择下一步措施，主要包括：①非紧急状态下（面罩通气充足），可考虑采用各种插管技术包括使用不同的喉镜镜片插管、借助探条插管、盲探经鼻插管、纤维光导喉镜引导插管、逆行引导插管等，多种尝试失败后，可采取与上述清醒插管失败后相同的措施。②紧急状态下（面罩通气不足），可再尝试1次插管或施行非手术紧急通气包括喉罩通气、气管内喷射通气和食管-气管联合导管通气等，若失败则应做紧急气管切开术。

喉镜下插管　此技术最易为麻醉医师所熟悉，但对清醒患者刺激甚大，完善表面麻醉至关重要。患者头颈部位置的变动，可影响喉镜下的暴露视野。插管时最佳的头位应为"嗅花位"。在插管困难的病例中，甚至将头部垫高10~20cm，喉镜置入困难时，可先置入镜片再安置镜柄。目前，喉镜下声门显露不佳时，可用可塑管芯把气管导管弯曲成前端上翘的位置，从而易到达声门口，再沿管芯将气管导管推入气管内；也可采用在外部向后、上、右按压患者喉结的方法帮助插管。

盲探经鼻插管　无需特殊器械，颇为简便、实用，可用于插管困难的患者。插管时，多采用头部后仰、肩部垫高的体位，并可根据气管导管管口外呼吸音的强弱进行适当的头位调整（后仰→平卧→前屈）。颈部外扪诊有助于判断导管前端的位置。盲探经鼻插管的并发症多为上呼吸道损伤、出血。患有凝血障碍、颅底骨折、鼻部或鼻窦畸形的患者，禁用此方法插管。

纤维光导喉镜引导插管　纤维光导喉镜被认为是解决气管插管困难的最有用的辅助器械。可经鼻或经口操作，对患者的刺激比直接喉镜更小，尤其适用于清醒非紧急状态的患者。

仪器准备　①接通光源。②调整焦距。③镜干前涂润滑油。④将所需的气管导管套在镜干的后端。患者体位仰卧，自然头位操作者位于患者头端。

操作方法　①经口插管：经口置入插管专用的通气道，它具有通气和牙垫的双重功能；将气管导管置于通气道中或套于镜干后部，通常镜干可顺利通过ID<6mm的气管导管；插入镜干，当穿出通气道时，可见粗糙的舌根，应用方向控制器向上或向下转动可调整镜干前端Y轴的方向，镜干逆时针或顺时针向转动则可调整其X轴的方向，以寻找会厌和声门；窥见声门后，将声门调节至目镜正中，轻轻推入镜干，插入至气管中段，可见到光亮的气管环；由镜干引导气管导管进入气管。②经鼻插管：临床上常采用经鼻径路，较经口插管容易成功。插管时，可先将气管导管经鼻插至口咽腔，然后，经导管插入镜干，余操作方法与经口插管时相同。

失败原因　纤维光导喉镜处理气管插管困难最主要的失败原因是操作经验不足。其他的失败原因：①咽喉部有分泌物或血液聚积。②物镜和目镜积雾。③因表面麻醉不完善或会厌塌陷等原因使镜干进入声门受阻。④因表面麻醉不完善、会厌过长过大、镜干与导管内径的差距过大等原因使气管导管推入气管发生困难。当气管导管尖端骑跨于会厌上或顶住右侧杓状软骨、声带时，可将导管逆时钟旋转90°，使尖端转向12点钟，再轻轻推入气管，常可获成功。⑤镜干误入气管导管的侧孔。

优点和存在的不足　①纤维光导喉镜具有插管成功率高、并发症少的优点，结合应用一些其他的插管技术如逆行引导、放置喉罩等，将更为有效。②它也存在着不足，如咽喉部有明显出血和分泌物存在以及操作者的技术经验不足等都将影响其插管的成功率。另外，纤维支气管镜的价格较为昂贵，且光导纤维易折损而影响到目镜视野的清晰度，故其在中国的应用范围受到了一定的限制。

纤维可塑芯喉镜插管 纤维可塑芯喉镜的镜干短而硬，前端可塑形弯曲，以适合声门的位置，适用于经口插管的病例。其应用不及纤维光导喉镜广泛。插管时，将套有气管导管的镜干（导管前端以超过镜干 0.5～1.0cm 为宜）沿口腔中线插到口咽部，经目镜观察，寻找会厌、声门。窥见声门后，随即将导管快速推至气管内，然后再退出镜干，完成气管插管。

逆行引导插管 这种方法已被成功运用于临床多年，可经鼻或经口操作，在患有严重口腔颌面创伤、颞下颌关节强直和上呼吸道肿块的患者中尤为有用。

操作方法 ①用 16 号穿刺针（可选用套管针）在环甲膜或第 1～2 气管软骨环间穿刺，针体与皮肤成 30°，并抽得空气。②经穿刺针或套管针套管置入一根细的引导管（如硬膜外导管），逆行经口或经鼻拉出，缚在气管导管前端的侧孔上。③用手拉紧引导管的另一端，牵拉引导送入气管导管。④当气管导管进入声门后，紧贴颈部皮肤切断穿刺处外留的引导管，并顺势推送气管导管进入气管。有学者把一根较硬的中空导管通过逆行引导管，从口或鼻引导进入气管，然后拔除逆行引导管，以此中空导管来引导气管插管，它的优点在于可以为气管导管的进入提供一条更直接的通路。

置管困难原因 ①表面麻醉不完善、咽喉部反射活跃。②引导管的管径与气管导管的内径相差甚大。

并发症 逆行技术是一种有创技术，牵拉过程中可垂直裂开环甲膜，还可能导致声音嘶哑、血肿、皮下气肿、纵隔血肿等并发症。

光索引导插管 光索是一根可弯曲的导管，前端装有灯泡。使用光索插管时，可在患者颈前部见到明亮光点下移，为盲探下插管提供了一个可视指标，因而能有效地提高插管成功率。有咽喉部结构明显异常、过度肥胖、颈部瘢痕的患者，光索的使用受到了限制。

喉罩通气或引导插管 喉罩在临床上应用已十分广泛，操作简便迅速、对患者刺激小，在紧急或非紧急状态下，气道正常或困难的患者，它都可作为一个有用的通气道以替代气管插管。放置到位时，其通气效果与气管内插管类似。喉罩在患者的喉口周围形成一个封闭圈，能有效地克服上呼吸道梗阻，维持自主或正压通气，但是，喉罩并不能有效地防止胃内容物的反流、误吸，故不宜长时间使用。为使气道管理更为安全，可通过喉罩插入一根 ID 为 6.0mm 的气管导管或弹性探条，可再以探条做引导插入内径更大的气管导管。

操作方法 ①患者头部取后仰位。②左手控制患者头部，右手将喉罩沿上腭正中一直插至咽喉部，遇较大阻力感即止。③经气囊注气 20～30ml 不等，以经喉罩加压通气 20cmH$_2$O 压力时不漏气为宜。④胸部听诊两侧呼吸音清晰，则表明喉罩通气功能确切。

禁忌证 ①饱胃及胃排空延缓患者。②咽喉创伤、肿瘤及解剖畸形患者。③气道受压患者。此外，长时间手术、需特殊体位手术、肺顺应性低的患者也不宜选用喉罩通气（紧急通气除外）。

并发症 ①呼吸道梗阻，主要为喉罩位置放置不当和麻醉过浅引起喉痉挛所致。②反流和误吸。③术后咽喉疼痛。

紧急通气技术 气道困难的紧急通气技术包括喉罩通气、经气管喷射通气、食管-气管联合导管通气和环甲膜或气管切开术。

在无法维持通气和/或插管的情况下，运用经气管喷射通气可进行快速短暂供氧，赢得宝贵的抢救时间。尽管经气管喷射通气的并发症接近 30%，但很少有因为采用该项技术而导致死亡的。经气管喷射通气的并发症有皮下气肿、纵隔气肿、气胸、动脉穿破出血和呼吸障碍等。食管-气管联合导管通气也是一种在紧急状态下使用的通气工具。研究表明，使用食管-气管联合导管通气患者的氧合、通气功能与使用气管导管的患者相似，但是，食管-气管联合导管通气具有较高的失败率和并发症发生率。

紧急情况下，环甲膜切开比气管切开更为简便、迅速，并且并发症更少。对于 12 岁以下的小儿，由于术后声门下狭窄的发生率显著增高，环甲膜切开术被列为禁忌。

目前，多主张施行微创的气管切开术，即不切开气管软骨环、仅在上下软骨环之间做横向扩张以置入气管切开导管，这种方法的优点在于损伤小，可避免发生术后气管狭窄，而且颈部瘢痕不凹陷、平整美观。现已有成套的微创经皮气管切开包上市，主要包括一把气管切开刀、一个气管穿刺针（似 14 号的静脉套管针大小）、一根钢丝、一个中空的扩张器、一把内设有凹槽可夹持钢丝并能在钢丝上滑动的特制扩张钳和一个导管芯内有管道能通过钢丝的气管切开导管。通常，选择第2~3或第3~4气管软骨环间作为切口。操作时，用刀切开皮肤，在切口处置入穿刺针深达气管内，再把钢丝通过穿刺针插入气管，拔出穿刺针并留置钢丝，然后，经钢丝插入扩张器在气管软骨环间做初步扩张，以使特制的扩张钳能顺着钢丝插入气管软骨环间做进一步的横向扩张，最后，经钢丝引导插入气管切开导管。

(朱也森 姜 虹)

口腔颌面部手术围术期监测

(perioperative monitoring for oral and maxillofacial surgery) 持续测量口腔颌面外科患者术前、术中和术后的生理指标变化及变化趋势，以保证患者整个围术期安全的方法。口腔颌面手术围术期监测是口腔颌面手术麻醉的重要组成部分。

循环功能监测 包括以下几个方法。

间接肢端袖带测压 通过袖带逐渐放气和重新触摸到动脉搏动，这是测量动脉血压最常用的方法。由于袖带在放气过程中发生机械变形，使动脉内血流形成涡流，从而产生柯氏音。首次出现柯氏音代表收缩压（SBP），声音消失或变调是舒张压（DBP），然后根据公式可算出平均动脉压（MBP）：$MBP = DBP + 1/3(SBP - DBP)$。目前手术中最常用的是无创性震荡血压计测压，在其测压过程中，压力传感器探测袖带压力的变化，再经数字化处理后输出。袖带充气后维持恒定，同时进行震荡采样，若压力传感器没有感受到震荡，微处理器打开放气阀，在下一个较低压力水平再进行震荡采样。研究表明，

自动震荡法测量的 MBP 和 DBP 与直接动脉内测量的 MBP 和 DBP 相关性良好。

直接动脉内置管测压 动脉内置管可连续检测动脉血压并可采集血液标本。通过充满生理盐水的管道将动脉压力传递至压力传感器，传感器将硅晶体的位移信号转换为电压信号，该信号再经放大滤波后显示为动脉压力波形。直接动脉测压可供选择的动脉很多，如桡动脉、肱动脉、股动脉和足背动脉等。因位置表浅、侧支循环丰富，以桡动脉和足背动脉最常用。

动脉穿刺置管通常有 3 种方法：直接动脉穿刺、导丝引导穿刺和穿透法。经皮置管的首要条件是确定动脉搏动，若难以触摸时，可用超声多普勒辅助。成人用 20G 外套管穿刺针。桡动脉穿刺时患者仰卧，上肢外展于托手架上，腕部垫高使腕背伸，拇指保持外展，消毒铺巾，保持无菌技术。穿刺者右手示、中指与拇指持针，于腕横线桡骨茎突旁桡动脉搏动最清楚处进皮。在左手示、中指摸清桡动脉搏动行踪的引导下向着动脉进针。一般针与皮肤呈 30°~45°，针尖抵达动脉表面略带冲击的力量将针尖刺入动脉，此时有鲜红的血液喷射至针蒂，表明内针已进入动脉。再进针约 2mm，使外套管也进入动脉内，此时一手固定内针，另一手捻转并推进外套管，在无阻力的情况下将外套管送入动脉腔内。拔除内针，有搏动性血流自导管喷出，证实导管位置良好，即可连接测压装置。若外套管推进遇有阻力，常表示导管未进入动脉管腔。穿刺时有突破感，且有少量血液入针蒂，但血流不畅，此时穿刺针可能偏向一侧或已穿透

动脉血管后壁。

心电监测 心电监测是麻醉手术期间的常规监测。心电图是通过体表记录心肌的电活动，对了解心脏的节律变化和传导情况有肯定价值，对诊断心房、心室增大及心肌病变，如心肌梗死、缺血、药物与电解质影响等也都有较大的参考意义，并能反映起搏及传导系统功能。术中连续监测患者心电图对及时掌握心功能基本状况十分必要。但心电图仅仅反映心脏的电活动而不表示心脏的泵功能，但诊断模式下的心电监测的 ST 段和 T 波分析有助于心肌缺血的诊断。

中心静脉压 中心静脉置管是术中重要的静脉通路，其压力变化又可以反映血容量的变化，尽管并不能直接反映患者的血容量，但它所反映的是心脏对回心血量的泵出能力，并提示静脉回心血量是否充足。

由于中心静脉压受多种因素影响，其高低取决于心功能、血容量、静脉血管张力、胸内压、静脉血回流量和肺循环阻力等因素，其中尤以静脉回流与右心室排血量之间的平衡关系最为重要，因此，作为反映心功能的指标连续测定观察其动态变化，比单次的绝对值更有指导意义。临床工作中也应依据动脉压的高低、脉压大小、尿量及临床症状、体征，结合中心静脉压变化对病情做出判断，指导治疗。

呼吸功能监测 口腔手术，特别是存在困难气管插管的口腔手术，有关呼吸功能（包括吸入、呼出气体以及氧合）的监测十分重要，如呼气末二氧化碳监测，不仅可以辅助判断气管插管是否到位，而且可以提前发现气管导管位置不正确、连接接头脱落等

致命性风险因素。

呼吸运动监测　麻醉前检查患者胸廓的形态，有无畸形，同时还应观察呼吸的频率和节律，呼吸周期中呼气相与吸气相的比率。必要时可配合触诊、叩诊进行检查。麻醉诱导及麻醉后观察麻醉机呼吸囊、患者胸廓起伏的活动频率、幅度及节律来判断呼吸运动的变化。

呼吸音监测　利用听诊器或食管听诊器，监听呼吸音的强度、音调、时相、性质的改变，可鉴别正常与病理呼吸音及其部位。如患者与麻醉机接通时，可经过气管内导管、回路中的螺纹管、呼吸囊等进行监听。呼吸音的监测可确定气管插管是否到位、气道内有无分泌物等异常情况。

皮肤、黏膜颜色监测　在皮肤菲薄、色素较少和毛细血管丰富的部位，如口唇、鼻尖、颊部、耳郭、甲床等处，可通过皮肤、黏膜颜色来反映机体氧合情况。

脉搏血氧饱和度监测　脉搏血氧饱和度（SpO$_2$）监测是麻醉管理中氧和的基本指标，其可连续、无创地监测血红蛋白氧饱和度和脉率，而且可用于所有年龄组的患者，以早期发现和预防低氧血症。

呼气末二氧化碳监测（Et-CO$_2$）　二氧化碳监测仪可在呼气、吸气时测量并数字化显示二氧化碳浓度。二氧化碳浓度曲线是通气过程中从患者气道取样，并连续显示为浓度-时间的变化曲线，二氧化碳波形图是对患者二氧化碳浓度曲线的连续监测。二氧化碳浓度曲线分为基线、上升支、肺泡平台、下降支4相。

呼气末 EtCO$_2$ 监测可以辅助判断气管插管是否在气管内。若超过三次呼气末二氧化碳仍然稳定，即可确定导管不在食管内。但持续稳定的二氧化碳波形虽能说明存在肺泡通气，但并不能保证气管导管在气管内的正确位置。此外，呼气末二氧化碳监测对麻醉呼吸回路脱开或气道漏气也很敏感。呼气末二氧化碳过高表示肺泡通气不足或输入肺泡的二氧化碳增多，如恶性高热时增加二氧化碳的产生，颅内压增高，麻醉性镇痛药如哌替啶、芬太尼等对呼吸的抑制，严重呼吸肌麻痹患者的自主呼吸中的浅快呼吸，以及机械通气时呼吸机故障或回路系统有漏气等。呼气末二氧化碳过低主要是肺泡通气过度或输入肺泡的二氧化碳减少，常见于人工通气的频率和潮气量均设置太高，或者患者因疼痛、低氧血症和严重休克状态也可导致。

体温监测　体温的恒定是维持机体各项生理功能的基本保证，机体通过产热和散热的方式维持中心温度在（37±0.2）℃，如有较大的偏差将引起代谢功能的紊乱甚至死亡发生。围术期由于内脏或肢体大面积、长时间的暴露，大量补液及麻醉药对机体体温调节功能的影响等因素造成体温变化。而连续观察麻醉患者体温变化，可以及早发现热量的额外丢失和恶性高热。

镇静和麻醉深度监测　为提供良好的手术操作条件，确保患者安全舒适，避免发生麻醉中记忆或知晓，以及麻醉过深带来的苏醒延迟，镇静和麻醉深度监测越来越受到麻醉学者的重视。

双频指数　基于脑电信号展开的麻醉深度监测方法主要包括双频指数、脑电非线性分析等。主要阐述双频指数。双频指数是包含了时域、频域和高阶谱变量（双谱分析）三种特性的脑电图定量分析指标，其通过一个特定的非线性算法将4个不同的脑电图参数综合成一个0~100的无量纲数字，用于表示大脑的抑制程度。由于双频指数包括了位相信息在内的高阶信息，使得双频指数分析在脑电图信号分析中有了重要价值，因而双频指数是目前脑电监测麻醉镇静程度的常用方法，已有大量有关应用双频指数进行麻醉深度评估的报道。

经研究证实，双频指数可用于评价麻醉药镇静程度和伤害性刺激。随着麻醉或镇静水平的加深，双频指数数值减少。双频指数的特异性、敏感性和准确性较好，而且变异性很小。双频指数监测在诱导和维持阶段根据意识丧失值（大约60），调整麻醉药物诱导量和维持量，减少因不明确麻醉状态水平而导致的药物使用不当的发生率，同时也减少了可能伴发的一些不利作用，提高了患者术中安全性，为指导麻醉药追加使用和患者早期恢复提供了一种有效的预测评估手段。但是，双频指数作为麻醉深度监测技术有其明显的局限性，许多因素都会对双频指数产生影响。双频指数的脑电监护效果明显依赖于麻醉药的使用，如双频指数与七氟醚的吸入浓度相关性良好，与异氟醚吸入浓度则无相关性，而且，氧化亚氮和氙气的麻醉对双频指数值无影响。双频指数可能具有人种差异。

诱发电位　指于神经系统（包括感觉器）某一特定部位施加适宜刺激，在中枢神经（包括周围神经）系统相应部位检出的与刺激有锁定关系的电位变化。现有的研究已证实，多种吸入和静脉麻醉药对诱发电位都有剂量相关的影响，即随麻醉药剂量或浓度的增加诱发电位的潜伏期延长和波幅下降。

在麻醉时由于听觉最后丧失且最早恢复，再加上脑干听觉诱发电位有确切的解剖学意义，反映了大脑对刺激反应的客观表现，因而用脑干听觉诱发电位监测来反映麻醉深度和觉醒状态成为可能。当患者处于无意识状态时，脑干听觉诱发电位波形的振幅降低、潜伏期延长，所有患者都遵循此规律，甚至受到刺激时亦如此。脑干听觉诱发电位反应即时的意识状态。

（朱也森 姜 虹）

kǒuqiāng hémiànbù shǒushù róngliàng guǎnlǐ

口腔颌面部手术容量管理

（fluid management for oral and maxillofacial surgery） 在口腔颌面部手术期间，通过合理的输液和输血治疗，从而保持患者有效循环血量稳定、生命体征平稳、各器官组织灌注正常的方法。

输液 包括以下方面。

术前输液 对没有明显水、电解质紊乱的口腔颌面部手术患者，术前不需要输液。对有脱水和电解质紊乱的患者，则应计算出欠缺量，并在术前给予2~3天的输液治疗。对需紧急手术者，术前应补欠缺量的1/4~1/3。术前纠正治疗分为紧急输液、开始输液和计划输液。

紧急输液 根据简单的病史及临床症状分析，立即迅速开始输液，主要针对休克、严重脱水和电解质紊乱的患者采用。临床上常用平衡盐液。

开始输液 根据病史和症状，做出大体上定性、定量的诊断，并开始第一步必要的输液，根据病情予以纠正。①等渗性脱水：多见于消化液大量丢失，或大量

体液隔离在第三间隙。轻度脱水为欠缺量相当于体重的4%，体征较不明显。中度不足为欠缺量相当于体重的6%~8%，出现神志淡漠、直立性低血压、心动过速。重度为欠缺量达体重的10%，出现谵妄、昏迷、低血压、四肢厥冷。对中度和重度等渗性脱水的治疗，除了应快速输注平衡盐液外，还应适量输注胶体液，以提高胶体渗透压。②高渗性脱水：多见于水分摄入不足，危重患者或昏迷患者不能经口摄入，而静脉给水又不足，水分丢失过多，如高热、大汗等。根据水分丢失程度，分为3度。①轻度：缺水量占体重2%~3%，主要表现为口渴、尿少、尿比重升高。②中度：缺水量相当于体重的4%~6%，出现烦躁不安、心动过速、高热、低压。③重度：缺水量超过体重的7%，出现脑细胞功能障碍状态。对高渗性脱水的治疗，以补充不含或少含电解质的溶液为主。轻度可以饮水、输注5%葡萄糖液，按体重的2%~3%计算。对中重度患者应迅速输液，可输入5%葡萄糖液，并输入适当血浆、代血浆和平衡盐液，以维持循环容量。第1日补充1/2~2/3量，余下的量在第2日补给。

计划输液 根据病情调整输液量，进行24小时计划输液。24小时必要输入量＝日生理需要量＋1/3欠缺量。

术中输液量 应在手术的开始前2小时内补充由于术前禁食、禁饮而丧失的水分。通常可按"4-2-1"公式计算每小时所需液量，即体重的第1个10kg给4，第2个10kg给2，余下的体重数给1。同时，术中也应禁食，也应继续按此式补充维持液，以输入含钠的平衡盐液为主。此外，还

应该按创伤大小再追加补充量，大、中、小手术分别需要追加补充量8 ml/(kg·h)、6 ml/(kg·h)、4ml/(kg·h)。出血量以3倍的平衡液输入，或1倍的胶体液输入。当出血量达20%或血细胞比容<0.30时应输注胶体液和血浆，以维持正常的胶体渗透压和组织灌注。术中的输液量还应依赖临床的监测，特别是血压、脉搏、中心静脉压及尿量等的变化，以判定输液量是否合适。

围术期输血 临床上口腔颌面外科的重大手术失血量较大。机体对失血有一定的代偿能力，通过增加心排血量、增快心率、收缩外周血管，来维持正常的循环功能。当急性失血量超过血容量的20%时，或血细胞比容小于0.28，不能维持正常的组织输氧能力时，必须输血治疗。

输血也带来令人担忧的问题，诸如血液来源有限，输血所带来的复杂的免疫反应，血源性传染病如丙肝、获得性免疫缺陷综合征等的威胁，以及血液的保存和运输条件的严格要求等。所以，近年来已推广成分输血，并着眼于开展手术中减少出血和输血的研究，提倡"无血"手术，并在生物工程上研发血浆代用品，克服输血所带来的不良后果。

失血量估计 血容量即为循环系统的血管内液，占正常人体重的5%~8%。以下以5%计算，70千克体重的成人，血容量约为3.5L。机体在失血的早期，通过收缩外周血管，增加心排血量和增快心率，以及收缩肾小动脉、降低肾小球滤过率、减少尿量，来维持血压。当失血量超过20%血容量时，则代偿功能不易维持，出现低容量性休克。有经验的麻醉医师可以通过观察心率、血压

变化和尿量的测定，以及敷料浸血程度粗略估计出失血量，决定输血时机和输血量。也可以根据测定血细胞比容（Hct），精确算出失血量。公式如下：失血量（ml）=（手术前 Hct－失血后 Hct）/手术前 Hct×体重（g）×5%。

输血反应 常见的输血反应为免疫系统的改变。①溶血性反应：系相应红细胞同种抗原的抗体所致，被视为最严重并可致命的输血反应。手术创面渗血、低血压，无其他原因时，应考虑输错血的可能。应立即中断输血，抗休克、给氧、支持循环治疗、碱化尿液、保护肾功能。②非溶血性反应：为受血者与库血中的白细胞、血小板和免疫球蛋白之间的相互作用。人的白细胞携带着组织相容性抗原系统，在多次受血的患者体内产生白细胞和血小板凝集素，再次输血时可发生反应，表现为发热。

输血并发症 ①心脏负荷过重：大量快速输血，可致静脉容量增大，中心静脉压升高，心脏负荷过重，严重时引起肺水肿。②出血倾向：输入大量库血，因库血中含血小板和凝血因子少，致使受血者的凝血因子受到稀释，加以纤溶酶的活性增加，容易有出血倾向。③枸橼酸中毒：库血中抗凝剂主要为枸橼酸钠，大量输用库血可引起中毒，因其可与血清中游离钙结合使血清钙浓度降低，抑制心肌功能。④高钾血症：库血中钾离子增加，大量输血时可能产生高血钾。⑤低温：大量输入冷的库血，可致体温下降。⑥输血传播疾病：输血可传播肝炎、获得性免疫缺陷综合征、疟疾、丝虫病、黑热病、梅毒等传染病，主要为丙肝（中国发生率为10%）和获得性免疫缺陷综合征（发生率为 1：60000～1：100000）的传播。

（朱也森 姜 虹）

zhènghé shǒushù mázuì

正颌手术麻醉（anesthesia for orthognathic surgery）

通过合理使用静脉和吸入麻醉药、肌松药，使颌骨各种形式的截骨、移动、固定等操作无痛，保证患者安全，为手术创造良好条件的方法。

手术特点 ①口腔颌面畸形的患者其畸形对心理的影响较大，所以有相当一部分患者可能存在心理疾病。②面部先天性畸形可伴发多种畸形，如皮埃尔·罗班（Pierre Robin）综合征表现为腭裂、小颌、舌根下坠，特雷彻·柯林斯（Treacher Collion）综合征表现为小颌、颧弓发育不良、小口、后鼻孔闭锁，这一类患者多存在插管困难；部分患者还可能并发先天性心脏病。③正颌外科基本都从口内施行手术，位置深、术区解剖结构复杂。术中头部移动频繁，截骨、移动、固定都可能造成气管导管脱管、导管弯折；术区紧邻呼吸道出口，这些都可能给术中、术后呼吸道的管理带来困难。④口腔颌面部血管无静脉瓣，术中易渗血及不易止血，出血也是正颌外科术后最常见的并发症。

麻醉实施与管理 包括以下方面。

术前准备 正颌手术几乎都需全身麻醉，所有患者均需进行严格术前检查和详细的术前访视。①了解既往史、手术史、过敏史及其他可疑病史（如家族中是否有恶性高热、假胆碱酯酶缺乏史）。②重点检查颌面、口腔及颈部结构。下颌骨后缩和短颈、肥胖常提示插管困难，上颌骨前伸使面罩通气和窥喉困难。选择鼻腔插管，术前要了解是否有鼻中隔偏曲、鼻充血等，插管应尽量选择通气良好、不影响手术操作的一侧鼻腔插管。先天性综合征如皮埃尔·罗班综合征、特雷彻·柯林斯综合征患者可能造成气管插管及面罩通气困难。③术前检查心血管、呼吸系统是重点。高血压患者术前应接受专科医师指导下的系统药物治疗，待收缩压控制在145mmHg以内，舒张压控制在90mmHg以内，方可接受正颌手术。通过肺的呼吸功能检测发现最大呼气量降低提示限制性呼吸系统疾病，单位时间呼气量降低则提示阻塞性呼吸系统疾病。动脉血气分析结果可准确地显示有无缺氧和二氧化碳潴留。④术前实验室检查包括血常规，肝、肾功能及电解质检查，凝血功能检查，血糖检查等。根据检查结果排除手术禁忌证，同时能有针对性地采取措施，提高患者的手术耐受力，减少术后并发症。贫血患者应在术前进行治疗，必要时可以在术前输血纠正。对于血小板低于 $8×10^9$/L，同时实验室检查提示凝血时间延长或血块收缩不良者应禁忌手术。

术前用药 术前可常规给予镇静药和抗胆碱能药物，目的在于镇静、抑制腺体分泌、阻滞迷走反射。目前使用最多的是咪达唑仑，可产生良好的镇静、抗焦虑和部分顺行性遗忘作用。方法：$60μg/kg$ 肌注或 $150μg$ 口服。阿托品、东莨菪碱、戊羟利定（长托宁）可根据不同患者选择。长托宁较强地选择性作用于 M1、M3 受体，抗腺体分泌的效果强于阿托品，对心脏和神经元突触前膜的 M2 受体作用不明显，心率增快、术后尿潴留等副作用少。

麻醉方法 多选用全麻，麻

醉医师应周密计划麻醉的细节步骤，确保手术的视野和入路不受麻醉影响。①气管插管：常选择鼻腔插管。选用特制的导管，便于紧贴面部固定于所需位置。内带金属螺旋丝的导管不易折叠，较多被选用。插管前可用麻黄碱滴鼻液收缩鼻腔血管，预防出血。如有可能插管困难则选择纤支镜插管。插管前鼻腔、口咽部应做好充分局麻。插管后检查管口气流并听诊肺部，确认插管位于气管内（判断导管在气管内的标准最准确的是呼末二氧化碳出现波形和数据）。同时外端使用胶带妥善固定。另外注意保护鼻腔、口角和角膜，以免损伤。②麻醉诱导：对存在困难插管的患者选择慢诱导清醒插管，保留患者自主呼吸。临床最常用的是静脉诱导，常用药物有咪达唑仑、依托咪酯、异丙酚、γ-羟丁酸钠等。镇痛剂有芬太尼、瑞芬太尼等。肌松剂分为去极化与非去极化两类，前者有琥珀胆碱，后者常用药有维库溴铵、罗库溴铵、阿曲库铵等。对痛觉敏感者可提前在静脉穿刺部位使用恩纳。七氟醚是首选吸入诱导药物。③麻醉维持：可以在手术前期以及截骨出血阶段采用静吸复合麻醉，控制患者血压，保持一定麻醉深度。手术主要步骤完成后，改用全凭静脉麻醉可使术中平稳、易控，术毕苏醒良好，可尽早拔管，既满足手术的要求又能使患者的安全性得到最大的保证。④苏醒拔管：正颌手术一般要求完全清醒后拔管。应根据呼吸模式、呼吸肌力、气道功能、气体交换状况及血流动力学稳定性等综合判断。正常生理反射（如呛咳、吞咽反射）恢复，TOF>0.7，呼吸规则、平稳、断氧呼吸 5 分钟脉搏氧饱和度在

95%以上，能完成指令动作则能安全拔管。如果已预料到拔管后会发生严重气道阻塞，并且可能再插管有困难，在拔管前应慎重选择拔管时机、做好重建通气道的各种准备。

控制性降压　正颌外科术中常要求控制性降压。通过降压药物将收缩压降至 80～90mmHg 或平均动脉压 50～65mmHg，不致有重要器官的缺血缺氧性损害，终止降压后血压可迅速恢复正常，不产生永久性损害。

适应证　①大量输血有困难或有输血禁忌证。②常压麻醉下出血较多、止血困难，增加手术难度甚至使手术操作无法顺利完成。③某些原因拒绝输血。

禁忌证　①确诊的冠心病是控制降压麻醉的绝对禁忌证。②心脑血管供血不足、心肌缺血、肾脏病、贫血和低血容量以及麻醉实施者的经验不足是相对禁忌证。对于一些在常压麻醉下能安全顺利完成、需时不长的正颌外科手术，如下颌支垂直骨切开术、颏成形等，则不一定选择控制降压麻醉方式。降压过程中如发现心电图有异常变化，应立即停止降压。

药物选择　常规监测脉搏、呼吸、有创动脉血压等基本生命体征指标和心电图、动脉血氧分压，并留置导尿管。根据自身经验选择降压药物。①硝普钠：直接扩张动脉和静脉，可以降低心室前、后负荷。一般来说，如果使用剂量持续增大、时间过长，最好改用其他降压药。以每分钟 10～25μg 开始静脉滴注，然后根据血压反应，调整维持剂量。该药起效迅速，停止滴注后作用在 3～5 分钟内即消失，但可发生耐药现象。注意避光使用，大剂量或应用时间较长时，应防止发生

硫氰酸中毒。②硝酸甘油：直接扩张容量血管，半衰期短，无毒性代谢产物。起效较硝普钠慢，但维持时间较长，停药后还有较长时间的血管扩张作用，而且无反弹。由于不同患者对药物敏感性存在个体差异，可将硝酸甘油 0.5～1μg/（kg·h）持续静脉泵入，当收缩压降至 85mmHg 左右给予维持剂量。停药数分钟内其作用即消失。不良反应有心动过速、面红、头痛、呕吐等。出现心动过速时可同时静脉泵入艾司洛尔。③尼卡地平：钙通道阻断剂，扩张外周血管、冠状动脉和脑血管，不影响心肌收缩力和心输出量，不产生反射性的心动过速。④吸入麻醉剂：也可用于控制血压，常用有安氟烷、异氟烷、七氟烷。

在临床工作中，普通患者短时间内 MAP 降到 55～65mmHg 可能是安全的，但高血压和血管硬化患者降压水平不应超过 30%。

麻醉后恢复　正颌外科手术结束 72 小时内是术后并发症的高发期，尤其以手术当日为甚。可能发生的并发症包括口底及面颈部广泛肿胀、呼吸困难、出血、反流、误吸等。这些并发症都可能迅速发展危及生命，所以正颌患者术后对患者呼吸道的管理尤为重要。患者被送离手术室后，其复苏过程应在配备了全面监护和抢救设备并由经专门训练的护理人员提供强化护理的重症监护病房内度过。

（朱也森　姜　虹）

kǒuqiāng hémiànbù zhǒngliú shǒushù mázuì

口腔颌面部肿瘤手术麻醉

（anesthesia for oral and maxillo-facial tumor surgery）通过合理使用静脉和吸入麻醉药、肌松药，

使口腔颌面部各种良性肿瘤切除、恶性肿瘤根治术等操作无痛，保证患者安全，为手术创造良好条件的方法。

手术特点 ①患者年龄跨度大。②手术区域邻近或覆盖气道，气道管理困难。③长时间手术，大的创面的暴露。④口腔颌面部止血困难，出血量大。⑤可能涉及颅内操作。⑥需要显微外科等精细操作。

麻醉实施与管理 对口腔颌面部恶性肿瘤患者，只要其全身情况许可，通常进行根治手术。涉及颅前凹或颅中凹的手术即是颅颌面联合手术，兼有口腔颌面外科和神经外科之特点。

术前准备 ①实施肿瘤手术的患者，常会因大面积组织切除后可能造成的头面部外观畸形而存在明显的心理障碍。对于诸多心理问题，麻醉医师应予以高度重视，术前应做好耐心细致的解释工作。②患者多数年龄大、营养状况差、多次放疗或化疗史，往往有不同程度低蛋白血症、水电解质紊乱、血小板减少。术前应停止放化疗，适当补充清蛋白和输血治疗，积极改善患者营养状况。给予升血小板的药物，使血细胞比容大于 0.30，血小板>10×10^9/L。若凝血功能障碍还要增加凝血因子或输血浆。若合并心肺等脏器疾病应积极治疗，以提高手术耐受力。③口腔颌面部肿瘤的发生部位可影响到气管插管。根据手术需要选定插管径路并固定好导管，一般颅底、眼眶、鼻部、上颌骨、上颌窦手术宜经口插管，而下颌骨、腮腺区、口腔内手术宜经鼻插管。如果肿瘤生长正好在导管必经之路，则必须放弃经口或经鼻气管插管而选用气管造口下全麻。

术前用药 术前可常规给予镇静药和抗胆碱能药物，使用最多的是咪达唑仑和长托宁。

麻醉方法 ①气管插管：气管内麻醉是口腔颌面部肿瘤手术麻醉的基本方法。它将呼吸道与口腔相互隔开。除上腭肿瘤手术首选经口腔气管插管以外，其余手术以经鼻腔气管插管更为常用。有许多困难气管插管，可以用盲探法经鼻腔插管法，或者借用其他器械帮助，使经鼻插管获得成功。插管前先环甲膜穿刺咽喉表面麻醉，然后小剂量咪达唑仑和芬太尼清醒镇静或异丙酚靶控输注可有效减轻经鼻盲探插管的应激反应。原则上应当选择手术对侧鼻孔插入。②麻醉诱导：临床最常用的是静脉诱导，常用全麻药物有咪达唑仑、依托咪酯、异丙酚等。麻醉镇痛药有芬太尼、瑞芬太尼。肌松剂常用非去极化肌松剂维库溴铵、罗库溴铵、阿曲库铵等。七氟醚是首选吸入诱导药物。老年人诱导剂量应偏小。③麻醉维持：一般采用静吸复合麻醉，保持一定麻醉深度。手术主要步骤完成后，改用全凭静脉麻醉。④术中常规监测：常规监测脉搏、呼吸、血压等基本生命体征和行心电图、动脉血氧分压监测，并留置导尿管。时间长的手术还需监测体温。口腔颌面部血管、神经丰富，手术时可发生反射性循环功能紊乱以及大出血等严重并发症。术中加强循环监护，常规中心静脉置管以及足背动脉测压。手术操作刺激颈动脉窦或迷走神经可引起心率减慢甚至心脏骤停。发现心率减慢时，即暂停手术操作，必要时给予阿托品，待心率恢复正常后再继续手术。可提醒外科医师操作要轻柔或手术操作接近颈动脉时，加

用局部浸润麻醉以阻滞迷走神经反射。⑤颅内压监测：颅内操作或颈内静脉结扎需要密切监测颅内压。颅内压与腰部蛛网下腔压力系处于同一封闭系统，因此测量腰部蛛网膜下腔的压力即可代表颅内压。在麻醉前先做腰 3~4 蛛网膜下腔穿刺留置导管，将之引出到测量管内，定下零点水平并记录基础值。手术者常在切断对侧颈内静脉之前先暂时加以结扎以观察压力升高的幅度。脑脊液压力监测应当注意与患者的基础脑压比较时的相对数值，如果测得的数值较之基础值成倍升高，甚至高于咳嗽时短暂上升的数值，患者可能出现面色发绀、眼结膜水肿甚或眼球凸出，此时应采取紧急措施。最有效的措施是立即放出若干毫升脑脊液，使压力迅速降低。少量多次放出比 1 次大量放出要安全。术中快速静脉滴注甘露醇及地塞米松，充分供给氧气，过度换气，颈椎尽量给予舒展，这些措施均会有利于椎静脉回流，减低颅内压力。手术后给患者采取头高斜坡 15°~30° 的卧位，这样有利于头颈静脉回流。监测系统应在手术后带回病房并留置 1~4 天，直至患者的脑脊液压力测定已完全稳定才可拔除。⑥低温麻醉：采用体表冰袋降温法。麻醉后降温前先静脉注射非去极化肌松剂，后在头颈部及体表大动脉部位放置冰袋，一般可将体温降至 34~33℃，但心前区应避免直接用冰袋降温，以免发生意外。密切监测心电图，一旦有严重心律失常应尽早复温。⑦显微外科操作时的麻醉：显微外科麻醉中应注意要保持血流动力学稳定，注意手术中有效循环血量的支持，并注意避免血液黏滞度增加，可适当地稀释血液，

不可滥用血管收缩类药物。避免低温和过度通气。术后周围循环要保持高水平，同时注意移植组织保暖。当然也要避免重建灌注以后高压灌注的继发损害。在血管吻合这一精细操作中，要绝对制动，防止麻醉较浅时，强烈的手术刺激引起头部活动。同样手术后也要保持患者的安静，保持头位不动，防止患者躁动，使血管蒂扭曲、移植物坏死。防止剧烈呕吐污染伤口。

麻醉后恢复 ①拔管准备：麻醉苏醒室至少有两名麻醉科专业人员在场，并且应准备好紧急手术建立气道（比如环甲膜切开或气管切开）的设备和抢救药物。困难气道手推车是保证紧急气道处理设备随手可用的有效方法，苏醒室的所有成员应熟悉困难气道手推车的使用。②拔管方法：充分供氧并吸尽患者气道分泌物和胃内容物。确认患者已完全清醒并且没有残留肌松作用，潮气量和每分通气量基本正常，SpO_2 维持 95% 以上。拔管时最好让患者坐起，这样能最大限度增加功能残气量和减少气道梗阻。如果拔管后有舌后坠的可能应先将舌牵出并用缝线固定。应采用通气引导管拔管，如喷射通气管（库克气道交换导管）或纤支镜。这样，拔管后保留的通气引导管还可保证供氧又能随时再次引导插管。拔管动作要轻柔，先试将气管导管退至声门上，观察有无气管狭窄或塌陷，然后再将气管导管缓慢拔除。若无特殊情况则最后将通气引导管拔出。如出现舌后坠可尝试口咽通气道、鼻咽通气道或喉罩。少数患者可能出现喉水肿或喉痉挛，通过加压供氧、肾上腺素雾化吸入等处理，症状一般都能缓解。如症状持续加重甚至出现呼吸困难应考虑再次插管或气管切开。③保留气管导管或预防性气管切开：口底、咽后壁手术造成局部水肿有气道梗阻风险，术后常常保留气管导管，以经鼻气管导管为宜。若护理得当，通常可以保留 3 天左右，拔管时仍应遵循苏醒期困难气道拔管原则。如手术范围较大造成气道解剖明显改变，而短期内又无法保证气道通畅者，最好进行预防性气管切开术。

（朱也森 姜 虹）

kǒuqiāng hémiànbù chuàngshāng shǒushù mázuì

口腔颌面部创伤手术麻醉

（anesthesia for oral and maxillofacial trauma surgery） 通过合理使用静脉和吸入麻醉药、肌松药，使口腔颌面部各种骨折、组织损伤修复手术等操作无痛，保证患者安全，为手术创造良好条件的方法。现今交通事故是口腔颌面部创伤的第一位原因。全部口腔颌面创伤中大约有 1/4 合并骨伤，以下颌骨颏部骨折最为多见，上颌骨骨折以勒福（Le Fort）Ⅱ型最多。周邻合并伤中当然是以颅脑外伤为最为多见，大约每 10 例颌面外伤就会有 1 例牵涉颅脑外伤，有的统计报道合并颅脑外伤多达近 30%。其次是邻近的眼鼻创伤。颈部创伤虽然不是很多，但有些颈部合并伤来势凶猛，颈部大血管破裂威胁患者生命，失血量极短时间即可达血容量的 30%，须分秒必争地紧急止血。

口腔颌面部创伤特点 ①口腔颌面部血运丰富，创伤后出血多，容易形成血肿，同时组织水肿反应迅速，如口底、舌根等部位损伤，则可因血肿、水肿压迫呼吸道，甚至引起窒息。②口腔颌面部创伤常合并颌骨骨折、牙移位或咬合关系的改变。颌骨骨折线上的病灶牙（如龋齿、根尖周炎等）可导致骨创感染，影响骨折愈合。③口腔系消化道和呼吸道的始端，口腔颌面部创伤可因组织肿胀、移位、舌后坠、异物等阻塞影响呼吸道通畅，严重者可发生窒息；同时，颌骨骨折或软组织损伤，会不同程度影响张口、咀嚼和吞咽功能，妨碍正常摄食。④颌面部与颅脑有着密切的解剖关系，特别是颅面诸骨相互嵌合，因此颌面部损伤的伤员常伴有不同程度的颅脑损伤，如脑震荡、脑挫伤、颅内血肿及颅底骨折等，使伤情加重和复杂，所以在处理口腔颌面部创伤伤员时，应高度重视和排除有无合并颅脑损伤，避免漏诊而延误抢救时机。⑤口腔颌面部有唾液腺、面神经和三叉神经分布，损伤后可出现涎瘘、面神经功能障碍及面部麻木等症状，在诊治过程中应注意是否合并相应部位的其他重要组织损伤，应认真检查并给予合理的处理。⑥口腔颌面部有口腔、鼻腔、咽腔、鼻窦等，在这些腔窦内存在着大量细菌，而口腔颌面部创伤常与这些腔窦相通，容易发生感染，因此，在救治伤员过程中，应尽早关闭与腔窦相通的伤口，减少感染的机会。

麻醉实施与管理 包括以下方面。

麻醉前准备 对口腔颌面部创伤急症患者，首先要处理的是止血和清理呼吸道，防止继续出血和防止误吸。这两方面麻醉医师和口腔颌面外科医师应当有所分工，但绝不是各顾各，应相互协作。误吸常因血液呛入气管所致，其他还有碎骨片、碎牙、软组织碎片、外来物碎片、大量唾液等；局部软组织肿胀阻塞呼吸道也是窒息原因；也可由于下呼吸道受刺激引起支气管痉挛或喉头痉挛等；昏迷患者则是由于胃的反流或呕吐。口腔颌面部创伤伴颅脑外伤呈昏迷的患者更容易发生窒息，由于窒息而死亡的患者比由于颅脑外伤本身伤势严重而死亡的患者要多。颅脑外伤昏迷患者对其生命威胁最大的是胃的反流而非呕吐。因此口腔颌面部创伤伴昏迷的患者应放置胃管，虽然胃管并不能吸出全部胃内容物，但此举有益无害。另外，仰卧位的确可增加窒息危险，甚至舌根后坠就可置患者于死地，侧卧位有助于减少窒息的危险。

麻醉前用药　术前可常规给予镇静药和抗胆碱能药物，使用最多的是咪达唑仑和长托宁。

麻醉方法　对于严重口腔颌面部创伤患者应在充分的表面麻醉下行清醒气管插管或慢诱导下经口或鼻气管插管为较安全的麻醉方法，临床常用插管方法如下：①经口清醒气管内插管。②经鼻清醒盲探气管内插管。③纤维支气管镜经鼻气管内插管。④气管切开气管内插管。

麻醉后恢复　①口腔颌面部创伤手术后，在实施头面部包扎前需要再一次适当加深麻醉，因为头位的不断变化会使气管导管在气道内移动，由此产生的刺激将导致血压的剧烈升高并诱发患者强烈的咳嗽反射，可引起明显的心血管反应。尤其是伴有颅脑损伤患者，血压升高可诱发 ICP 升高，增加了颅内出血和脑水肿的危险。但短暂的加深麻醉需要尽量减少对苏醒的影响。②严重口腔颌面部创伤手术后，因外伤和手术刺激口咽部的分泌物较多，如不及时清除，拔管时可产生误吸的危险。因而应在相对较深麻

醉状态下清除口咽腔分泌物，以减少拔管时的刺激。③对于严重口腔颌面部创伤全麻术后一定要警惕上呼吸道梗阻造成的通气障碍，严格掌握拔管时机及适应证，拔除气管导管后密切观察患者呼吸情况，及时清除口咽部分泌物，加强生命体征和 SpO_2 监测，必要时做预防性气管切开。尤其是严重口腔颌面部或咽部的广泛损伤，并有明显呼吸困难且术后梗阻原因未能完全解除者，特别是伴有颅脑损伤而昏迷患者最好进行预防性气管切开或保留气管导管以策安全。④口腔颌面部创伤全麻手术后恶心、呕吐发生率较高，应采用多途径的防治措施，尽可能避免或减少致呕吐刺激。治疗方法包括应用镇静药物（苯二氮䓬类）、足量输液、预防性应用止吐药物（应考虑联合用药）、有效镇痛、辅助吸氧和非药物治疗（针灸、电针刺和催眠）等措施。

（朱也森　姜虹）

értóng chún'èliè shǒushù mázuì
儿童唇腭裂手术麻醉 （anesthesia for cleft lip and palate surgery in children）　通过合理使用静脉和吸入麻醉药、肌松药，使小儿唇裂、腭裂修复手术等操作无痛，保证患儿安全，为手术创造良好条件的方法。唇腭裂是口腔颌面部常见的先天性畸形，畸形修复的整个手术治疗过程都在小儿时期完成，而且大部分手术需在 3 岁以前的婴幼儿期施行。

唇腭裂患儿解剖特点　①颅颌面畸形：唇腭裂畸形和近 150 种综合征相关，以颅颌面畸形综合征较为多见。最常见的是皮埃尔·罗班（Pierre Robin）综合征，表现为小颌、腭裂和舌后坠等畸形，另一种常见的综合征是克利佩尔·费尔（Klippel Feil）

综合征，包括脊柱融合、颈胸椎侧凸和高腭弓等畸形特征，脊柱融合可造成颈部后仰严重受限。对于这些颅颌面畸形的患儿，处理气道困难成了麻醉管理的主要问题。有些患儿术前气道梗阻症状明显，表现为夜间睡眠后打鼾，甚至出现阻塞性睡眠呼吸暂停。但对于那些未出现明显症状者，也需警惕其存在气道困难的潜在危险。②先天性心脏病：唇腭裂伴先天性心脏病的发生率高达 3%~7%，以单纯的房间隔和室间隔缺损最为常见。有些患儿无症状，常未被察觉。患儿母亲叙述其平时喂食困难，有容易疲乏、口周青紫等表现，尤其是喂食或哭闹时。若患儿出现皮肤、黏膜发绀，则多提示伴有动静脉血液分流、循环缺氧严重。这类患儿存在呼吸、循环代偿功能减退的问题。

唇腭裂患儿生理特点　①慢性鼻溢液：唇腭裂患儿常有慢性鼻溢液，这是由于喂食后反流入鼻咽的缘故，有时很难将其与呼吸道感染的症状区分开来。②早产：唇腭裂患儿中早产儿发生率较高。一般而言，年龄越小，手术麻醉风险越大。早产儿全麻后出现呼吸暂停和心动过缓等并发症的发生率明显高于足月儿，多发生在手术中或术后 12 小时之内。这些严重并发症的发生率与持续时间长短与妊娠后年龄密切相关。妊娠后年龄的计算是从受精卵产生至小儿出生后的目前阶段止，即出生时孕龄加上出生后年龄。目前，临床上较多采用妊娠后 44 周作为早产儿实施手术的相对安全年龄。早产儿术后吞咽不协调，在进食时气道的防御功能存在缺陷，因此即使是最小的手术也需要住院治疗，至少要求

术后严密观察 24 小时，以防意外发生。③营养不良：唇腭裂患儿常有喂食困难，其整体的营养及生长发育情况常较正常同龄儿差。从体重、身高、头围的测量数据上可表现出来。这类患儿体格状况欠佳，麻醉用药应视其具体情况而定，避免药物过量。由于合并其他严重畸形或患儿母亲缺乏经验，唇腭裂患儿还常伴有轻度慢性脱水存在。当患儿术前禁饮禁食后，其脱水程度将会进一步加重，在腭裂手术中尤须值得注意，有可能导致在失血的情况下输血输液量的估计不足。有人发现，给予患儿术前 2 小时进食清淡液体并不会增加胃酸量或胃容量却可使脱水症状得到改善，但胃排空奶制饮料或母乳速度较清淡液体减慢，不宜喂食。④贫血：新生儿在出生后 3 个月中，渐渐由出生时的胎儿血红蛋白转变为合成与成人相同的血红蛋白。故出生后 2~3 个月的时期即是血红蛋白处于最低值的所谓生理性贫血期，以后随时间推移逐渐恢复至正常。严重贫血可导致重要脏器血供、氧供减少，并与围术期心脏停搏发生率的增加有关，故应暂缓手术。唇裂修复术的时机恰好在 3~6 个月，这一阶段中患儿的贫血状况很可能还未出现明显改善，若手术范围相对较大如双侧修复时，则应推迟择期手术日期至血红蛋白数量恢复。

手术特点 时间短，一般来说耗时 30 分钟至 1 小时即可完成，出血量有限。因此需要患儿术后迅速苏醒，以提高周转率。手术操作时对患儿气道的干扰较大，应引起重视。

麻醉实施与管理 包括以下方面。

麻醉前准备 包括以下方面。

体格准备 对于唇腭裂患儿病情的复杂性，术前都要有清楚的认识。完善麻醉前准备可将患儿调整至最佳生理状态，以提高其对麻醉手术的耐受力。麻醉前访视时，应仔细复习病史资料、体格检查和实验室检查，了解患儿是否合并其他的先天性畸形，评估有无气道困难存在、有无呼吸和循环代偿功能减退、有无营养不良和发育不全，是否存在呼吸道感染和严重贫血等。

心理准备 ①对患儿：一般而言，6 个月的小儿会因离开父母、陌生环境等而感到害怕，1 岁的小儿则已开始有一些初级简单的心理活动。唇腭裂患儿因外观丑陋和语言功能异常，在与人交往中有意无意地遭到排斥，会造成自卑、敏感等心理障碍。有一部分已接受了早期手术治疗的患儿，手术麻醉的痛苦体验与不良回忆常使其对再次手术存在极度恐惧、焦虑甚至拒绝心理。术前麻醉医师与患儿之间的接触甚至游戏有助于减轻患儿的紧张感，不良心理活动的抑制与阻断，无疑对减少麻醉用药量、维持生理状态稳定和减少术后并发症都有着重要意义。②对家长：除了患儿外，家长也在麻醉医师的访视范围内。患儿家长在等待手术与麻醉期间常表现出极度的焦虑，对围术期过程进行解释是很有必

要的，它可消除家长的顾虑并使其能在安抚患儿与做好麻醉前准备工作上发挥积极作用。

麻醉前药物准备 麻醉前用药主要包括麻醉性镇痛药、镇静安定药、抗胆碱能药等，多在麻醉诱导前 1~2 小时经肌内注射给予。合理的用药方案应尽力做到个体化，麻醉医师需结合患儿年龄、身体和心理状况、药物反应以及手术麻醉史等做综合考虑。通常，1 岁以内的婴儿在麻醉前无需使用镇静药物；对 1 岁以上的小儿，可视具体情况在麻醉前给予镇痛、镇静药物。麻醉前使用少量阿托品，可防止反射性心动过缓和明显减少分泌。婴幼儿麻醉前用药剂量见表 1。

麻醉方法 ①基础麻醉：氯胺酮静脉基础麻醉（氯胺酮-羟丁酸钠-地西泮）的方法至今在中国仍被广泛用于小儿麻醉。氯胺酮有强体表镇痛作用，较适用于短小手术，术中基本能保持自主呼吸。但氯胺酮可引起呼吸道分泌物增加，还可抑制喉反射、抑制呼吸、增高颅内压。由于缺乏呼吸道保护和有效呼吸支持，这种方法已逐渐在淘汰之中。②全凭静脉麻醉：异丙酚、芬太尼类复合中短效非去极化肌松药，是比较理想的全凭静脉麻醉药组合，尤其适合于时间较短的手术。气管内插管有助于维持气道通畅，

表 1　婴幼儿麻醉前用药剂量（mg）

年龄	体重（kg）	戊巴比妥钠（直肠）	吗啡（肌内注射）	哌替啶（肌内注射）	阿托品（肌内注射）	地西泮（肌内注射）
新生儿	3.3	30		3.0	0.15	0.66
6 个月	8.1	45		7.0	0.2	1.6
1 岁	10.6	60	1.0	10.0	0.2	2.0
2 岁	14.0	60	1.5	12.0	0.3	2.8
3 岁	15.0	90	2.0	15.0	0.3	3.0

便于清理气道、实施人工通气。肌松药不仅有助于呼吸管理，而且能松弛口咽部肌肉以利腭裂手术操作。由于手术时间较短以及新生儿和婴幼儿的全身肌肉发育较差，故应掌握好药物的用量，最好选择较短时效的药物。异丙酚和瑞芬太尼起效快、作用时间短，术后苏醒快速平稳。肌松药首选非去极化类，如罗库溴铵、阿曲库铵等。适当辅助局部麻醉可显著减少全麻药物使用量，有利于患儿苏醒。③静吸复合全麻：国际上普遍采用静吸复合的平衡麻醉技术，即挥发性吸入麻醉药-氧化亚氮-氧气吸入。常用的挥发性吸入麻醉药有七氟醚和异氟醚。静脉麻醉药和麻醉镇痛药也以短效药物为主，比如异丙酚、瑞芬太尼。肌松药可选择短效非去极化肌松药罗库溴铵。

麻醉实施　包括以下方面。

麻醉诱导　麻醉诱导过程会在患儿记忆中留下深刻印象。从清醒状态过渡到麻醉状态应当是愉快和平静的经历，不过，若实施不当也有可能成为生理创伤，成为经常萦绕在患儿脑中的可怕的创伤性噩梦。对小儿没有一成不变的行之有效的诱导方法，在很多情况下都应因人而异地选择使用。临床上常用方法如下。①10～12岁以下的小儿适宜使用吸入麻醉诱导如七氟烷-氧化亚氮-氧气。②对于不合作的小儿，不宜继续强迫小儿入睡，应中止吸入诱导，改用静脉、肌内、直肠给药进行诱导。若肌内或静脉注射运用熟练，可使注射时不适减少到最低程度。

气管插管操作　①无气道困难：对于麻醉前预测无气道困难的患儿，可在麻醉诱导后保留自主呼吸或使用肌松药进行气管插管。而肌松药通常应在确认面罩通气无异常后再使用。局麻药喷雾可帮助完善咽喉气管内黏膜的表面麻醉。较深麻醉或肌肉松弛的状态有利于插管时喉镜充分暴露和减少咽喉反射，但若插管不顺利有导致通气无法维持的危险。腭裂患儿插管时，喉镜凸缘叶常会嵌入裂缝中，使喉镜在喉部移动困难，并可能对咽喉组织造成损伤、出血。采用低凸缘的弯镜片有助于解决这一问题。但多数情况下，在口咽腔有足够空间的患儿中，使用标准的直型 Miller 镜片已能满足需要。②伴有或可能有气道困难：唇腭裂伴先天性颅颌面畸形的患儿在麻醉后维持气道常有困难。如皮埃尔·罗班综合征患儿，小下颌和高喉头使得喉镜下无法窥见会厌和声带而造成插管困难，较大的舌体嵌于腭部裂隙中还有导致气道完全阻塞的可能。多采用让患儿俯卧使其舌、下颌前移的方法以获得暂时的通气。而已有慢性气道阻塞的患儿在插管过程中对缺氧的耐受力极差，将会在短时间内导致去氧饱和的发生。因此，对于可能存在气道困难的患儿麻醉诱导时都不能使用肌松药插管，以防意外。③导管的固定：由于小儿的气道最狭窄部位在环状软骨入口处，通常对8岁以下的小儿导管套囊无需充气，而选用合适管径的导管应以气道压力达到 $15\sim20cmH_2O$ 时有管周漏气为宜。留存一定的漏气空间可避免导管壁过度压迫造成咽气管黏膜的缺血性损害以及术后发生的反应性气道水肿。但导管套囊不充气的缺点在于术中导管不易固定使滑出的发生率增加。

麻醉维持　常采用吸入麻醉药维持麻醉，以麻醉性镇痛药做辅助用药。可依据手术预计时间和可能出现的术后不适程度来指导用药。有报道，在手术中早期使用少量芬太尼（$2\sim3~\mu g/kg$）有助于其麻醉后平稳恢复，大多患儿从麻醉中平和苏醒、拔管时哭闹减少。平稳的苏醒可减少气道损伤、伤口渗血，无疑对术后恢复极为有利。适当辅助局部麻醉可显著减少全麻药物使用量，有利于患儿苏醒。

术中麻醉管理与监测　包括以下方面。

气道和呼吸管理与监测　施行机械通气时，应根据患儿的具体情况调整呼吸机参数，同时监测吸入氧浓度、脉搏血氧饱和度和呼气末二氧化碳分压等。在小儿气管插管定压控制呼吸管理中，要强调随时注意潮气量和呼气末二氧化碳波形的变化。二者的突然变化往往说明呼吸道有问题，应立即进行评估。在小儿气管插管定容控制呼吸管理中，则要随时注意气道峰压和呼气末二氧化碳波形的变化。手术时，患儿头部周围被手术医师占据，头位常因手术操作而变动，麻醉医师应严密观察，及时发现导管的扭曲、折叠、滑脱以及接口脱落等异常情况。

循环管理与监测　加强对循环系统的监测十分重要。常规项目包括心电图、脉率、无创动脉压、尿量等。术中失血量受较多因素的影响，诸如患儿循环系统和血液系统功能、麻醉状态、使用药物、手术修复条件、手术医师技术等。失血量可由纱布、吸引瓶中血量和连续监测的血细胞容积变化来估算。手术过程中，患儿的输液量取决于每日需要量、术前体液负平衡程度、术中由手术创伤引起的细胞外液转移和丢失。手术麻醉期间损失的是细胞外液，术中应输注晶体液，包括乳酸林格液或生理盐水。但晶体液不能提供热量，故还应按每分钟 4~6mg/kg 的用量输注葡萄糖液。术中输液标准如下：手术第 1 小时 10~15ml/kg，随后每小时用量为基础需要量 2~4ml/kg 加上创伤需要量 2~4ml/kg。术后输液量取决于每日需要量、术中体液负平衡的程度以及手术创伤引起的继续损失量。小儿每日输液需要量见表 2。

体温管理与监测 唇腭裂手术过程中常需采取各种措施保持体温恒定。对于婴幼儿，可使用直肠电子温度计连续监测术中体温变化。

麻醉后恢复 ①目前临床上有清醒拔管和深麻醉拔管两种拔管方式。前者指意识完全恢复后再拔管；后者指通气量足够，患者意识尚未恢复即拔管。唇腭裂手术后患儿口咽部创面组织水肿及舌后坠，加上气道保护反射尚未完善，易造成急性气道梗阻，一般不适合深麻醉拔管。②必须严格掌握好拔管指征：只有在患儿意识清醒、保护性气道反射完善后方可拔管，拔管时做好再次插管准备。值得注意的是切忌将患儿无意识的动作视为苏醒。③腭裂手术后，应尽可能减少经鼻或口做口咽部吸引，也不主张放置口咽通气道，以免损伤缝合修补的部位。④对术前已有中、重度气道阻塞的患儿，常需在其舌上用一缝线悬吊以在发生舌后坠时能牵拉缝线使舌根远离咽后部。⑤通常，待患儿苏醒拔管后，并确定气道保护性反射和通气功能恢复良好，才可给予适量的麻醉性镇痛药以实施术后镇痛。

（朱也森 姜 虹）

nièxiàhé guānjié shǒushù mázuì

颞下颌关节手术麻醉（anesthesia for temporomandibular joint surgery） 通过合理使用静脉和吸入麻醉药、肌松药，使颞下颌关节手术等操作无痛，保证患者安全，为手术创造良好条件的方法。颞下颌关节疾病可发生于任何年龄，在人群中相当普遍。作为口腔颌面外科中的一类常见病和多发病，有相当一部分病例需接受外科手术治疗。

手术特点 颞下颌关节疾病是口腔疾病中的常见病。许多颞下颌关节疾病，如下颌骨骨折错位、颌面肿瘤根治术后、关节外软组织瘢痕挛缩、放疗后口腔颌面部组织广泛粘连、骨关节坏死等，均可引发颞下颌关节强直，造成张口困难。有些颞下颌关节长期功能紊乱的患者，迁延不愈，最终因器质性病变也可导致张口困难或完全不能张口，发生颞下颌关节强直。发生在幼年的关节强直可造成咀嚼功能的减弱和下颌的主要生长中心髁突被破坏，下颌骨发育畸形随着年龄增长而日益明显。双侧强直者，可形成特殊的小颌畸形面容，严重的甚至伴发阻塞性睡眠呼吸暂停综合征，并由此引发心肺功能异常和全身发育不良。而这些均使得其在麻醉处理上具有一定的特殊性。

常用麻醉方法 包括全身麻醉和局部麻醉。

全身麻醉 包括以下方面。

麻醉前访视与准备 ①通常，麻醉医师在术前 1 天访视患者。首先，要详细复习全部住院病史记录，有目的地询问以往有关麻醉手术的病史。小儿患者须着重了解分娩史包括有无宫内窘迫、早产、产钳或产伤史；有无先天性疾病；患儿的喂养情况，以了解张口受限对营养状况和生长发育的影响；患儿的睡眠情况包括能否安睡或平卧、是否存在打鼾或憋醒现象，以便制订麻醉方案。术前有感染性疾病的小儿都应在感染症状控制后再择期手术。确定手术时机可参考化验报告做决定，一般应使患儿达到以下要求：白细胞 $< 10 \times 10^9/L$，且血红蛋白 $> 100g/L$。②外伤患者中以青壮年患者居多。麻醉前，应详细询问受伤的时间，检查创伤的范围和程度，尤需注意了解有否颅脑外伤、颈椎骨折等其他部位的合并伤以及已接受过的麻醉手术情况，并结合手术径路等选择最适宜的气管插管途径和插管方式。③老年患者中以肿瘤患者居多，可因恶性肿瘤根治手术、放疗引起口腔颌面部组织粘连固定、无菌性骨髓炎或骨坏死等而造成关节缺损或功能障碍，甚至导致颞下颌关节强直。对于老年患者，麻醉前应详细询问病史，着重了解其全身状况和合并症的发生情况。若患者伴有高血压、冠心病、慢性支气管炎等合并症，应分别给予对症处理，以提高其围术期的安全性；有些患者接受化疗、放疗后造血系统和肝功能会受到不

表 2 小儿每日输液需要量

体重	每日输液需要量
<10kg	100ml/kg
10~20kg	1000ml+50ml/kg（超过 10kg 每千克增加量）
>20kg	1500ml+20ml/kg（超过 20kg 每千克增加量）

同程度的损害，可引起贫血、营养不良以及低蛋白血症等，这类患者对麻醉、手术的耐受能力较差，易导致围术期中各种并发症的发生，术前应尽可能予以纠正；除了常规检查心血管功能、肺功能及肾功能外，还需特别注意老年患者是否存在糖尿病等代谢性疾病，如被忽略，易引发糖尿病酮症酸中毒，甚至昏迷。④麻醉访视时，麻醉医师应对患者简单介绍麻醉操作的过程，尤其对张口困难的患者，应重点说明实施清醒插管时须配合的事项，解除其焦虑不安的情绪，更好地与麻醉医师配合，以顺利完成气管插管。对小儿患者，应与其家长解释术前禁食、禁饮的重要性，以便家长配合，严格遵守禁食时间。⑤麻醉前用药：颞下颌关节疾病患者多存在关节强直，严重者可出现睡眠呼吸暂停综合征，通常术前禁用或慎用镇静、催眠、镇痛药物，可常规应用抗胆碱药物，如阿托品 0.01 ～ 0.03mg/kg 或东莨菪碱 0.005 ～ 0.01mg/kg，术前 0.5 小时肌内注射。

麻醉实施　由于颞下颌关节强直使患者张口受限而无法放置喉镜，给全身麻醉后气管插管带来困难。通常，应选择在清醒状态下施行经鼻清醒盲探插管、纤维光导喉镜引导插管、逆行引导气管插管等。若小儿患者不能配合，可在浅全麻下给予气管插管。无论清醒或浅全麻状态，辅助应用咽喉气管内黏膜喷雾，表面麻醉应是插管过程的重要步骤。①经鼻清醒盲探插管法：清醒插管术要求麻醉师具有丰富的临床经验和熟练的插管技术，并根据患者情况给予适量的神经安定镇痛药（如地西泮、咪达唑仑、氟哌利多、芬太尼等），在保留意识和自主呼吸情况下进行气管内插管。完善的表面麻醉可以减少插管刺激所引起的循环系统、内分泌系统的应激反应和不良记忆，并可减轻患者的痛苦，是完成插管的关键。表面麻醉可在插管前和插管过程中进行。经鼻插管时，表面麻醉完成后，将所选导管插入经缩血管药准备的鼻腔，在进退导管的同时旋转导管，并调整头位（后仰-平卧-前屈），以完成插管。②纤维光导喉镜引导插管法：此方法已成为插管困难病例的常用方法，以经鼻径路的成功率较高。准备和表面麻醉同前。先经鼻或经口插入气管导管至咽腔，然后插入纤维光导喉镜的镜杆，运用方向控制器和转动镜柄改变镜杆前端的方向，找到会厌、声门后，按内镜操作原则，将镜杆送入声门，再沿镜杆将气管导管送入气管，最后退出镜杆，完成插管。此方法的成功很大程度上取决于操作者的经验及熟练程度等因素。③逆行引导插管法：由于此方法创伤较大，不易为患者接受，现已较少使用。操作过程中，应注意强调无菌概念。操作时，待表面麻醉完善后，用16号穿刺针刺入环甲膜，然后经穿刺针置入硬膜外导管，逆行牵出后缚在气管导管头端的侧孔上，并以此牵拉气管导管进入声门，完成插管。

术中监测与管理　①呼吸监测与管理：由于手术时患者头部为术者及消毒巾占据，并且术中常需变动头位，而麻醉医师只能远距离操作，因此，会给监测、管理带来困难。麻醉医师尤须注意严密观察，及时发现气管导管过深、扭曲、折叠和接口脱落等异常情况，以能及时处理。完成气管插管后，应根据患者具体情况选择维持麻醉药物种类。施行控制呼吸前，应准确设定气体流量、潮气量、呼吸频率、呼吸比值，调整气道压力报警的上下限。除了借助仪器监测患者脉搏血氧饱和度、呼气末二氧化碳分压及各类吸入气体浓度，还需密切观察其皮肤黏膜颜色、伤口的渗血和胸腹呼吸运动等情况，以弥补各种因素对仪器干扰所造成的误差。长时间、重大手术应定时行血气分析，以避免缺氧、二氧化碳蓄积、酸碱平衡失调造成内环境紊乱。②循环监测与管理：通常，颞下颌骨关节强直手术时间不长，但同时实施正颌手术时可有较多的出血，不能忽视了循环的监测与管理。应按常规监测心电图、脉搏及血压，记录术中液体出入量并准确估计出血量，及时补充晶体液和胶体液。值得一提的是，为避免血液传播性疾病的发生，在维持循环功能稳定的条件下，应尽可能不予输血。③神经系统监测与管理：颞下颌关节手术中经常使用骨凿等工具，若使用不当（如骨凿方向与颅底垂直，或使用暴力）可造成颅内组织损伤或出血。加强围术期神经系统监测可早期发现、早期治疗。检查患者的瞳孔大小有助于及早发现颅内的异常情况。若苏醒期中发现患者对侧肢体偏瘫，应立即行头颅CT扫描以明确颅内病变的诊断，并为下一步的紧急颅脑探查手术提供依据。颞下颌关节手术中发生颅脑损伤虽十分罕见，但也曾发生过，手术医师和麻醉医师都应引起重视。

麻醉恢复　颞下颌关节成形术后，患者头面部多被敷料包扎固定，若拔管时机选择不当，拔管后一旦出现呼吸困难，处理较棘手。故手术结束后应送入麻醉恢复室，由恢复室医师负责使患者安全度过苏醒期。

局部麻醉　颞下颌关节紊乱病的早期治疗以温和的保守治疗为主。关节内镜的出现，使颞下颌关节疾病的诊断和治疗有了突飞猛进的发展。颞下颌关节镜手术创伤小，适用于各年龄组患者，尤其适用于一些年龄在65岁以上，因体弱多病而不能承受开放性手术的患者。手术中，给予2%含肾上腺素的利多卡因1.5~2ml可做耳颞神经阻滞或关节盘后区浸润即可满足手术镇痛需要。实施局部麻醉较全身麻醉简便，对机体生理干扰小，患者能在清醒状态下与手术医师配合。但局部麻醉亦存在一定的并发症，包括疼痛、血肿、血管内注射、面瘫、感觉恢复延迟、复视等，全身反应如局麻药毒性反应、血管收缩反应、变态反应等。因此，实施局部麻醉时，应注意防止局麻药过量，注药前要做抽吸试验，以防将药物误注入血管。

(朱也森　姜　虹)

zǔsāixìng shuìmián hūxī zàntíng zōnghézhēng shǒushù mázuì

阻塞性睡眠呼吸暂停综合征手术麻醉（anesthesia for obstructive sleep apnea syndrome）通过合理使用静脉和吸入麻醉药、肌松药，使阻塞性睡眠呼吸暂停综合征各种鼻甲切除、咽腔扩大成形手术等操作无痛，保证患者安全，为手术创造良好条件的方法。阻塞性睡眠呼吸暂停综合征在睡眠过程中出现周期性的上呼吸道部分或完全阻塞，为了能使气道重新开放，又重复出现觉醒，由此导致白天嗜睡或其他症状，如小儿会在白天出现攻击性或注意力不集中等行为。气道阻塞还导致与睡眠相关的间断性的去氧饱和，二氧化碳增高以及心血管功能受损。有研究表明，女性和男性患者症状明显的OSA患病率分别为2%与4%。

根据症状程度不同，分为阻塞性睡眠呼吸暂停（obstructive sleep apnea，OSA）和阻塞性睡眠呼吸不足（obstructive sleep hypopnea，OSH）（表1）。

手术特点　OSA的特征是睡眠中吸气时，咽壁肌群张力不足以维持咽喉部气道开放，使咽腔负压超出了咽壁抵制塌陷的能力，从而出现上呼吸道塌陷、阻塞甚至呼吸暂停。OSA病因可分为两大类，一是存在解剖结构异常如上呼吸道狭窄、颅面畸形或比例不协调等，二是维持咽部气道开放因素发生改变。

麻醉实施与管理　麻醉前，对OSA患者的病情进行全面评估，有助于了解其上呼吸道阻塞的严重程度、明确其全身状况和重要器官功能存在的不足，在评估其对手术麻醉耐受力的同时，能采取相应的治疗措施如控制感染、改善呼吸和循环功能、纠正低氧血症、酸碱平衡失调和营养不良等，并制订具体的麻醉实施方案和对围术期并发症的防治措施。值得提醒的是，困难气道是OSA患者的突出问题，麻醉前对所有患者都应做好处理困难气道的充分准备。

诊断与评估　①术前诊断：如果术前没确诊，麻醉医师是把握和处理危险的最后一道关。OSA指南认为存在下列因素会导致OSA：肥胖患者体重指数≥35，≥同年龄或性别的95%的小儿；颈围男性约大于等于43.18cm，女性约大于等于40.64cm；颅面畸形，小下颌或下颌退缩（暴牙，舌后移）；任何病因致鼻腔阻塞；扁桃体肿大至中线甚至超过中线。②临床诊断：睡眠障碍性呼吸（明显的鼻息音和/或呼吸暂停）、觉醒（肢体扭动，发声，翻身，鼾声）、白天嗜睡（在安静的时候容易入睡）。③评估OSA严重程度：见表2、表3。④确定围术期的危险性：主要根据OSA严重程度、麻醉或手术创伤程度及术后阿片类药物镇痛情况判断。见表4，如果危险评分=4分，围术期危险增加；如果危险评分≥5分，围术期危险显著增加。根据阿片类药物需求的评分判断见表5。⑤认真评估气道、重要脏器功能及其他合并症的严重程度等。

术前准备　包括以下方面。

OSA围术期麻醉处理（门诊与住院患者）的设施要求　①危险程度4分（危险性增加）的患者手术，都应具备以下条件：紧急气道处理设备、可携带式胸部X线拍片仪，可测动脉血气、电

表1　OSA与OSH鉴别

呼吸阻塞	气流下降	次数/小时	$SaO_2\downarrow$	睡眠打断	白天嗜睡
OSA	>10秒	>5	≥4%	是	是
OSH	>5秒	>15	≥4%	是	是

表2 无睡眠研究资料时可根据症状体征或病因判断 OSA 严重程度

症状体征或病因	严重性判断	严重程度评分
临界	轻度	1
明确但不显著	中度	2
明显	重度	3

表3 根据睡眠呼吸暂停低通气指数（apnea hypopnea index，AHI）判断 OSA 严重程度

成人 AHI	小儿 AHI	严重程度	严重程度评分
6～12	1～5	轻度	1
21～40	6～10	中度	2
≥41	≥10	重度	3

表4 根据麻醉和手术的创伤程度判断围术期危险性

手术	麻醉	创伤程度评分
体表或外周	局麻或周围神经阻滞，无镇静	0
	中度镇静，腰麻或硬膜外	1
	全身麻醉	2
大手术或有气道问题	全身麻醉	3

表5 根据阿片类药物需求评分判断围术期危险性

阿片类药物需求	评分
无	0
低剂量口服	1
高剂量口服	2
非肠道或经神经轴给药	3

解质、血红蛋白和血细胞比容等，住院患者的转运设施；小于 3 岁的小儿不准在门诊做悬雍垂腭咽成形术、扁桃体手术和上腹部腔镜手术。②危险程度 ≥5 分（危险程度显著增加）的患者，基本上不在门诊手术。

术前准备的目的和方法　术前准备是为了改善 OSA 患者的围术期身体状况。应考虑用 CPAP，特别是严重的 OSA 患者。对 CPAP 反应差的患者，可采用无创正压通气（NIPPV）。另外，也可应用下颌前移矫治器或口腔矫治器，以及减肥的方法。对已做过矫形气道手术（如悬雍垂腭咽成形术等）的患者，除非有正常的睡眠研究报告或者症状没再发生，就应假定患者仍然有 OSA 的并发症的可能。已知或怀疑是 OSA 的患者，可能存在困难气道，要按困难气道的指南来处理。对围术期有可能发生 OSA 相关并发症的患者，术前就应该决定是按门诊或住院的手术要求来手术。

术中处理　主要关注麻醉方法和药物的选择和气道的处理。

麻醉方法和药物的选择　由于 OSA 患者的气道塌陷倾向和睡眠的剥夺，围术期危险随之增加，对有呼吸抑制或气道作用的镇静药、阿片类药以及吸入麻醉药等特别敏感。因此，术中药物的选择要考虑到对术后呼吸的影响。局部麻醉或周围神经阻滞适用于浅表手术。如果结合应用中度镇静，会增加气道阻塞的危险，需要持续监测呼吸（可行的话，监测呼气末二氧化碳分压）。对之前曾用口腔矫治器或 CPAP 的患者，镇静时可予继续使用。OSA 患者全麻下保留自主呼吸，有导致严重低氧血症和二氧化碳蓄积的危险。因此全身麻醉和确保气道安全，更适合需要深度镇静的患者，尤其是对气道有机械性影响的手术（上呼吸道内镜、支气管镜、悬雍垂腭咽成形术等）。全麻最好选用短效的药物如异丙酚、瑞芬太尼等。腰麻和硬膜外腔阻滞适合四肢的手术。腹部手术也可在硬膜外阻滞下进行，但要注意麻醉平面对呼吸的影响。

气道的处理　OSA 患者多存在上气道解剖异常，增加了麻醉时气道管理的困难。术前访视发现患者存在鼻腔阻塞、小颌畸形、颞下颌关节强直、肥胖、颈部粗短、巨舌等因素，即提示气管插管困难。插管前 3 分钟去氮给氧有助于提高血氧分压的水平。由于这类患者全麻下插管失败的发生率高，且继发的面罩通气困难有危及生命的危险，故有学者建议，所有 OSA 患者全麻诱导时都应清醒插管。另外，应注意口内操作对气管导管的影响，及时发现导管的扭曲、折叠、滑脱等异常情况并处理。

麻醉后恢复　除非有内外科方面的禁忌，有 OSA 危险性增加的患者，应该在术毕清醒后拔管。拔管时（无论是在手术室、手术麻醉恢复室或 ICU），患者都应该处于完全清醒的状态。一个危险的错误判断就是将患者不自主的活动（如反射性地抓气管导管、突然要坐起等）误认为患者已清醒。拔管前，完全拮抗肌肉松弛药的作用。采用外周神经刺激仪进行监测，有助于确定肌松药的剂量、判断手术结束时神经肌肉阻滞的逆转程度，对预防术后呼吸功能不全有重要作用。拔管最

好是在侧卧、半坐卧或其他非仰卧体位下进行。拔管时应放置口咽或长的鼻咽通气道，并做好两人面罩通气的准备。如果不能确定患者在拔管后是否能良好地通气且对重新插管没有把握时，应通过气道交换导管或纤支镜拔除气管导管。许多口腔颌面外科手术患者术前并无上呼吸道阻塞，因手术创伤及肿胀而引起继发性OSA，过快拔除气管导管可能导致严重的气道梗阻而危及生命，术后应谨慎拔管，并做好气管切开准备。

（朱也森　姜　虹）

kǒuqiāng hémiànbù ménzhěn shǒushù mázuì

口腔颌面部门诊手术麻醉

（anesthesia for oral and maxillofacial day surgery）　通过实施适当的镇静、镇痛或全身麻醉使口腔门诊小手术等操作无痛，同时缓解患者紧张、焦虑，为手术创造良好条件的方法。门诊手术又称日间手术。由经过专业训练具有高超技术、丰富临床经验的麻醉医生对口腔颌面部门诊手术患者实施适当的镇静及全身麻醉确实给患者及口腔颌面外科医师带来很多的好处。①降低治疗费用，据统计显示，门诊手术较住院手术可节约开支 30%～50%。②治疗及时，提高住院床位周转率，使确实需要住院者等待手术的时间显著缩短。③方便患者，减少家属往返医院探视陪伴的精力和时间。④减少患者尤其是小儿因住院暂离家庭及亲属而情绪波动，减轻精神创伤。⑤减少医源性交叉感染的机会。

病例选择　理想的门诊手术患者的麻醉（简称门诊麻醉）应为起效快，而且麻醉过程平稳，术后保护性反射、意识、运动亦

快速恢复，以利患者早期离院。为了保证门诊手术安全而顺利地进行，外科医师在手术前数日对病例的选择尤为重要。通过详细询问病史和严格的体格检查进行评估和筛选，以明确适应证与禁忌证，必要时请相关科室医师共同会诊。同时宜对常见病制订病情稳定的标准，以减少许多重复的讨论和协商，根据美国麻醉协会对身体状况的分类，下列为门诊麻醉适应对象。①分类 1 级或 2 级的患者。②分类 3 级患者，其合并症经药物治疗后已经控制且情况稳定者。③择期手术，估计手术时间不超过 2 小时。婴幼儿则不超过 1 小时，仅以表浅手术为妥，如单侧不完全性唇裂、面部小囊肿等。④术后一般不会发生出血、软组织肿胀压迫导致上呼吸道梗阻等并发症的手术。⑤术后早期可离床活动的手术。⑥患者及其家属能充分理解并严格执行医嘱者。⑦患者年龄不宜过高。80 岁以上的老年人无例外的都有显著的器官功能的降低和组织细胞的改变，属麻醉的高危对象，术后恢复延迟且容易并发呼吸系统感染、排尿障碍、心脑血管意外或暂时性精神障碍而影响早期离院，故不宜进行门诊手术。

麻醉前准备　麻醉前的准备工作是门诊手术安全的保证。即使牙周手术、拔牙、淋巴结活检等口腔小手术，也应详细询问病史（如出血史、月经史、药物治疗等情况），进行血常规及口腔、胸部 X 线检查。因为有许多患全身疾病（如造血系统疾病、内分泌系统疾病等）的患者因口腔组织病变为首发症状或主要症状而来口腔颌面外科初诊，口腔外科医师应结合病史与临床表现进行综合考虑。临床实践中，急

性白血病患者因淋巴结肿大做活检导致出血不止；牙松动，盲目拔牙导致颌骨中心血管瘤破裂出血危及生命的病例并不少见。有关麻醉前禁食、禁饮的问题，胃肠功能正常的患者，除成形食物或半流质外，清淡流质在术前 3 小时内即可由胃内排尽，因而主张不必禁饮。但事实上，肥胖者、术前精神极度紧张患者的胃排空时间常较延长；而且口腔颌面外科手术的部位通常近在气道入口处，血运丰富，术中血液、分泌物、异物有误入气道的危险；神经阻滞和黏膜表面麻醉不完善、手术操作不当都易使患者出现恶心、呕吐而影响手术。所以麻醉医师在术前访视中有必要向患者及其家属交代清楚禁食、禁饮的具体时间，并解释禁食、禁饮的重要性。

麻醉前给药宜因人而异。麻醉前所用的镇静药（尤其吗啡类药）易致术后定向力抑制，判断力（反应）减退，对于较短小手术的病例不宜使用。对一些情绪过分紧张、手术较大、有人陪伴的病例，可给适量短效镇静药，如地西泮 5～10mg，术前 2 小时口服。小儿术前镇静药的效果很不肯定，量小时作用不明显，量大时又易引起过分抑制现象，故常需使用基础麻醉，一般采用氯胺酮 4～5mg/kg 肌内注射。术前给予适量的颠茄类药物，以防止过多的分泌物，并减低迷走神经的兴奋性，这在口腔颌面外科手术中尤为重要。对术前精神明显紧张的学龄儿童，且不用基础麻醉者，仍应酌情给予适量的麻醉前用药。

麻醉实施　包括以下方面。

麻醉药物　根据门诊患者手术麻醉的特点，理想的门诊用麻醉药物需满足如下要求：①诱导苏醒快。②容易识别麻醉深度。

③麻醉深度的作用时限可控性强。④技术装备易于给药。⑤对重要脏器无不良影响。⑥代谢快，药物消除与肝、肾功能无关，代谢产物无药理活性。⑦病理生理变化对药代动力学影响轻微，治疗安全指数高。⑧适用于各年龄组。⑨价格药效比合理。⑩麻醉后不良反应发生率低。

麻醉方法 ①局部麻醉仍为口腔门诊麻醉的最佳选择，以表面麻醉、浸润麻醉和阻滞麻醉最为常用。口腔科医师借助局部麻醉，使患者在无痛情况下施行常规治疗，如牙髓治疗、牙周手术、拔牙术和其他口腔外科小手术。在不具备全身麻醉条件下也可采取部位麻醉完成口腔颌面较大的手术，如颌骨外伤的清创处理、良性肿瘤的摘除术。局部麻醉还有诊断作用：口腔颌面部感觉受三叉神经支配，其分支也支配牙、颌骨和上颌窦等。来自上述结构的剧烈疼痛，有时患者难以确切说出疼痛的部位，主要是因为存在"牵涉痛"，即在三叉神经分支间，来自某一分支管辖区的疼痛，可被患者误认为是另一分支支配区所产生的疼痛，如下颌前磨牙区的脓肿可导致同侧上颌牙的疼痛，遇此情况可用局部阻滞麻醉加以确诊，也可用于牙痛和其他牙源性疾病的鉴别，以及三叉神经痛究竟属哪一支的鉴别。②口腔门诊手术麻醉的成败与许多因素有关，如选择的麻醉方法、麻醉药物（种类、剂型、浓度、剂量）是否恰当、对局部区域解剖知识的熟悉程度及是否了解年龄因素造成个体解剖结构的差异、体位和操作方式是否正确等。当临床上遇有对治疗或拔牙精神紧张或有恐惧感或有神经质的患者，口腔科医师可与麻醉医师合作，采用镇静技术，如朗高（Langa）镇静技术，即在注射局麻药之前先吸入含氧量高的氧化亚氮；乔高森（Jorgensen）镇静技术，即静脉注射镇静剂后再行局部麻醉药的注射）使患者增强对医师的信赖，缓和紧张情绪，达到良好的合作，在保护性反射存在的情况下顺利地完成治疗，可避免应用全身麻醉可能发生的并发症。但注意镇静剂的选用以短效药物为宜，如地西泮、咪达唑仑、芬太尼；不应使用氟哌利多、氯丙嗪、异丙嗪、哌替啶等作用时间冗长，或术后并发恶心、呕吐、尿潴留、呼吸抑制的药物。采用镇静技术的门诊手术患者，手术后必须等待意识和定向力恢复正常，运动功能完全恢复方准离院，否则易发生直立性低血压的意外。

术后处理 早期离院是门诊手术的特殊要求。虽然麻醉药和麻醉技术的改进使越来越多较大的手术能够在门诊施行，但即使患者手术完毕即刻清醒，麻醉药物的残留作用使患者往往缺乏敏锐的观察力和判断力，不能胜任细致的肌肉操作，其影响需一定时间后方能基本消退，所以患者需进入门诊麻醉恢复室继续观察处理。

恶心、呕吐 是门诊术后恢复室最常见的并发症。有时可因频繁恶心、呕吐而延长恢复室观察时间甚至由此住院。成年女性术后恶心、呕吐发生率较成年男性高出2~4倍，且程度较重；儿童较成人更易发生术后恶心、呕吐；进食不久或禁食时间过长情况下麻醉也会诱发恶心、呕吐；术前或术中应用阿片类药物明显增加术后恶心、呕吐的发生率；手术麻醉时间越长，麻醉药剂量越大，恶心、呕吐的发生率也将增加。恶心、呕吐可影响伤口愈合，频繁呕吐可造成电解质紊乱及脱水，口腔颌面外科手术患者尤应注意防止发生误吸导致严重后果。针对上述易发因素可采取以下措施来降低术后恶心、呕吐的发生率：①适当禁食。选择性手术禁食4~6小时有助于避免减少麻醉中及麻醉后恶心、呕吐。②清醒患者避免过度的咽部刺激，气管导管也应在患者自主呼吸恢复后尽早拔除。③避免胃部过度膨胀。④维持呼吸、循环稳定，避免因围术期的低血压和低氧血症而致恶心、呕吐。⑤适当镇痛。因阿片类药物可致恶心、呕吐，故应注意选择药物及其药用剂量和给药途径。昂丹司琼（枢复宁）是目前理想的抗呕吐药，通过阻断胃肠道的外周性5-羟色胺受体以及作用于延髓的呕吐中枢而产生镇吐作用。麻醉诱导后静脉注射4~8mg昂丹司琼，可有效地防止术后恶心、呕吐。

术后疼痛 是门诊术后恢复室的又一常见并发症。成人一般问题不大，但小儿患者有时因为疼痛难忍而不得不延长留院时间进行镇痛治疗。以往由于对小儿应用麻醉性镇痛药的药代动力学了解不够，对小儿疼痛缺乏满意的判断方法，因此不能充分评估小儿疼痛而给予合理治疗。目前认为，非激素类抗炎镇痛药不良反应较少，不抑制呼吸，也无中枢作用，故应用安全，应首先考虑应用。但该类药镇痛作用相对较弱，且用至一定剂量后有封顶作用，即镇痛作用不再随剂量增大而提高。麻醉性镇痛药（阿片类镇痛药）作用于中枢神经的阿片受体，镇痛效果良好，但不良反应较多。因其呼吸抑制作用曾限制了阿片类镇痛药在小儿科的应用。临床上，已经对 6 岁以上小儿应用自身控制镇痛给药方法进行镇痛治疗。持续静脉点滴给药，为大部分患儿提供良好镇痛又不至于引起呼吸抑制。应用阿片类药物时应严密观察患儿，根据疼痛程度及时调整静脉点滴速度。如能进行血氧饱和度及呼气末二氧化碳监测可极大地提高安全性。由于门诊术后恢复室的人力、物力和时间的限制，此种方法虽有效，但无法推广。

离院标准　门诊手术的实用离院标准系指"适于陪伴回家"。①患者的意识和定向力恢复正常，下肢感觉和肌张力恢复，小儿患者安静有反应，包括吞咽流质能力、咳嗽、张口反射等恢复正常。②呼吸与循环等体征稳定（停止吸氧血氧饱和度正常）。③移动体位后无明显眩晕、恶心或呕吐。患者离院时应告知家属术后护理注意事项，必要时可及时与医师联系或就近医疗机构解决，以保证安全。

（朱也森　姜 虹）

kǒuqiāng hémiànbù shǒushù shùhòu zhèntòng

口腔颌面部手术术后镇痛

（postoperative analgesia for oral and maxillofacial surgery）　口腔颌面外科手术术后的疼痛除由组织损伤直接造成以外，被损伤组织的炎性水肿更加重疼痛程度，因此手术对患者造成的主观与客观的刺激远远超过了其他部位的手术。对于患者术后的疼痛，需要采取术后镇痛来解决。

疼痛对机体的影响　口腔颌面部手术部位由于其神经、血管丰富，大部分手术在体表和骨组织表面进行，手术刺激大，所以术后疼痛通常比较剧烈，若不适时恰当的处理，可引起患者机体

系统的应急反应，并有可能导致各系统和器官的异常甚至衰竭。因此，对口腔颌面部手术后急性疼痛的处理应在其病理生理变化尚未引起功能性损害发生之前或其间进行。①对心血管功能的影响：手术后疼痛可引起机体交感神经活动过度增强，出现心率增快，外周血管阻力增加，血压升高，心排血量增加，最后导致心脏做功增加，心肌耗氧量增多。由于心率加快，心脏舒张充盈时间缩短，而出现心肌供氧不足，冠状血管的 α 受体由于交感神经刺激而出现冠状血管收缩。这些病理生理反应的结果，对于过去曾患冠状动脉疾病并伴有心绞痛的患者，发生心肌梗死的潜在危险性增高。上述病理生理变化的机制主要是由于疼痛刺激使患者的内源性物质释放所致，这些物质包括儿茶酚胺、醛固酮和抗利尿激素等。疼痛增加了心血管的负担还可导致口腔颌面显微手术移植组织的循环障碍。当外周血管阻力增加或痉挛时，可影响移植组织的血液供应，移植组织缺血、缺氧，代谢物质堆积，甚至坏死。②对呼吸系统的影响：口腔颌面部手术后疼痛对呼吸的影响虽不及胸腹部手术对呼吸系统的明显，但由于手术部位的特殊性，手术后疼痛对呼吸系统的影响仍不可忽视。特别是部分在呼吸道周围操作的口腔颌面部手术，术后疼痛可限制患者吞咽和咳嗽。当手术区水肿、出血或渗出物增多时，由于吞咽、咳嗽的限制，有可能干扰呼吸和发生误吸。分泌物潴留、咳嗽无力、受限，可引起肺炎、肺不张等并发症。老年人、吸烟患者和患呼吸系统疾病者更易并发。③对内分泌和代谢的影响：手术后疼痛和伤害引

起的机体应激反应表现为交感神经兴奋，释放多种激素参与反应。主要以内分泌和代谢改变为主，并产生相应的病理生理变化。除一些促进分解代谢的激素如儿茶酚胺、皮质醇、血管紧张素Ⅱ和抗利尿激素外，应激反应尚可引起促肾上腺皮质激素、生长激素和胰高血糖素的增加；另外应激反应导致促进合成代谢激素如雄性激素和胰岛素水平降低。醛固酮、皮质醇和抗利尿激素使机体潴钠排钾，影响体液和电解质的重吸收，引起水钠潴留。在某些心脏储备功能差的患者甚至可引起充血性心力衰竭。此外内源性儿茶酚胺可使外周伤害性末梢更为敏感，使患者处于疼痛-儿茶酚胺释放-疼痛的恶性循环之中。有效的术后镇痛不仅能阻断手术后的内分泌和代谢反应异常，而且也能部分阻断儿茶酚胺升高的反应，减低皮质激素和垂体激素升高的程度。从代谢方面看，内分泌变化的结果是分解代谢亢进和相对应的促进合成代谢降低。结果导致血糖、乳酸、酮体和游离脂肪酸的增加，氧耗增加，动员机体储备。长时间疼痛、伤害冲动传入可导致高分解状态和负氮平衡，不利机体康复。④对胃肠道的影响：疼痛引起的交感神经系统兴奋可反射性地抑制胃肠道功能，使胃肠道平滑肌张力降低，括约肌张力增高。临床上患者可表现为肠麻痹、恶心、呕吐等不良反应。⑤疼痛也可引起尿道和膀胱功能的降低，继之排尿困难而产生尿潴留，增加了相应并发症发生机会。阿片类镇痛药在术后镇痛治疗时可延长胃排空，也可导致尿潴留。在术后胃肠道和泌尿系统并发症的诊断处理上需加以鉴别。⑥对免疫功能的影响：

与疼痛相关的应激反应可以明显抑制机体的免疫反应。细胞免疫功能异常主要表现为淋巴细胞减少，白细胞增多，中性粒细胞趋向性减弱，单核细胞的活性降低和网状内皮系统抑制。体液免疫功能降低表现为不能产生特异性抗体。上述因素可使术后患者对病原体的抵抗力减弱，术后感染和其他并发症的发生率增加。肿瘤患者术后疼痛等应激反应的结果可使体内杀伤性 T 细胞的功能减弱，数量减少。另外应激反应引起的内分泌变化，可能造成机体免疫抑制的改变，甚至导致残余肿瘤细胞的术后扩散。⑦对凝血功能的影响：主要表现为使血小板黏附功能增强、纤溶功能降低，使机体处于高凝状态。这对某些有心脑血管疾病或已有凝血机制异常的患者尤其不利，并可能引起如血栓形成造成心肌梗死和脑血栓等致命性并发症。高凝状态对口腔颌面部皮瓣移植手术同样形成巨大威胁，血栓在动、静脉吻合处形成并阻塞血管，使移植组织缺血、坏死。⑧对精神状态的影响：手术后疼痛对人体的影响主要表现为焦虑、恐惧、失眠，甚至产生无助的感觉。这些因素加之疼痛的影响无疑延缓了患者的康复过程，甚至可产生较为严重的术后并发症。

疼痛治疗 包括以下方面。

药物镇痛 ①口服法：口腔颌面部中小手术，特别是门诊手术术后疼痛，口服给药是较常用的给药方法。口服给药起效缓慢，用药剂量个体差异大，作用时间长，且仅适用于胃肠道功能正常的患者。常用药物有阿片类和非阿片类药物。阿片类药物有吗啡、哌替啶、喷他佐辛以及新型口服阿片类药盐酸二氢埃托啡等。非阿片类药物有阿司匹林、扑热息痛、吲哚美辛以及新型非阿片类药如布洛芬、芬必得、曲马多等。②肌内注射法：一般适用于手术后轻、中度疼痛，与口服给药相比，药物作用起效快。缺点是用药后个体间药代动力学和药效学差异相当大，需重复给药，且易产生耐受性和成瘾性。常用药物以哌替啶为主，肌内注射 10 分钟即可产生镇痛、镇静，持续 2～4 小时。成人肌注 50mg 哌替啶，可使痛阈提高 50%。③静脉注射法：与肌内注射相比，静脉给药时血浆药物浓度易于维持恒定。用药后起效迅速，镇痛作用确实。但可产生阿片类药物蓄积，并导致可能致命的呼吸抑制。常用阿片类镇痛药的药效学参数见表 1。④经皮或皮下注射法：适用于手术后难以静脉注射或不能口服的患者。经皮给予芬太尼避免了注射的不适，也有较好的疗效。皮下注射时血药浓度相对稳定，与肌肉用药基本相似，常用药物为吗啡和哌替啶。该方法也可用于口腔颌面部晚期恶性肿瘤疼痛患者不能经口给药的镇痛治疗。⑤直肠给药：口腔颌面部手术后经口服困难或儿童患者术后疼痛也可经直肠给药，口服给药和直肠一次给药两者血药浓度大致相同，常用药物有吗啡、吲哚美辛栓剂等。

区域阻滞镇痛法 口腔颌面部的主要感觉神经是三叉神经。自半月神经节发出眼神经、上颌神经、下颌神经三大支。根据手术的部位可采用 0.25%～0.5% 布比卡因（含 1∶40000 肾上腺素）行相应神经阻滞，如眶上神经、眶下神经、上颌神经或下颌神经阻滞。用药后一般可维持 4～6 小时镇痛。与药物镇痛法相比，区

表 1　常用阿片类镇痛药的药效学参数

药物	半衰期（小时）	给药途径	镇痛时间		
			起效时间（分钟）	峰时间（分钟）	维持时间（小时）
吗啡	2～4	口服	20～40	60～120	5～10
		肌内注射	10～30	30～60	4～5
		静脉注射	1～3	20	4～5
		硬膜外给药	15～60		12～50
		直肠给药	20～60		>24
哌替啶	2.4～5	口服	15	60～90	2～4
		肌内注射	10～15	30～50	2～4
		静脉注射	1	5～7	2～4
		硬膜外给药	12～30		
喷他佐辛	2～3	口服	15～30	60～90	3
		肌内注射	15～20	30～60	2～3
		静脉注射	2～3	15～30	2～3
芬太尼	0.8～1.3	肌内注射	15	15～30	1～2
		静脉注射	立即	15～30	0.5～1
		硬膜外给药	15～20		4～5
布托啡诺	2.5～4	肌内注射	10～30	30～60	3～4
		静脉注射	2～3	30	2～4

域阻滞对胃肠道功能影响小，呼吸抑制发生率低。

患者自控镇痛（patient controlled analgesia，PCA）由患者自己在疼痛时给予镇痛药的方法。最初是为了避免镇痛治疗中个体间阿片类药代动力学和药效学差异而设计。它是基于一种反馈环路原理：疼痛使患者给药，给药后疼痛减轻，于是患者停止给药。PCA 镇痛最主要的优点为高质量的镇痛效果，镇痛迅速，患者具有自主性。大量研究表明，PCA 阿片类镇痛与肌注阿片类比较，效果相等或比肌注更佳，而其用药量较少，患者和护士满意度高。PCA 的给药途径可分为经静脉（PCIA）、硬膜外腔（PCEA）、皮下（PCSA）等。口腔颌面部手术后自控镇痛由于手术部位的特殊性，给药途径一般均选用 PCIA；阿片类制剂由于使用方便，镇痛效果可靠，常作为 PCIA 的首选药物。临床上常用的 PCA 装置可分为一次性 PCA 和电脑控制的 PCA，两者均有锁定时间和单次给药量的控制，由此保证患者自行给药的安全性。患者自控镇痛装置的给药原则见表2。

（朱也森 姜 虹）

口腔颌面部手术麻醉恢复室
（postanesthesia care unit for oral and maxillofacial surgery）手术麻醉恢复室是口腔颌面部手术患者全身麻醉后进行短时间（通常小于 12 小时）严密监测，等待麻醉作用充分消除，同时处理相关并发症，直至患者术后生命体征平稳的场所。口腔颌面外科手术涉及颅颌面、胸颈及整个上呼吸道，围术期风险极大，麻醉恢复室需要维持患者苏醒过程中的循环、呼吸功能，并面临着手术、麻醉后的早期并发症，其作用显得尤为重要。二战期间，大批伤员需要看护，护士极为紧缺，人们发现术后早期最容易出现危险，于是把这些患者集中起来，选择有经验的护士监护，能极大地提高患者的生存率，此后，PACU 逐渐发展起来。

PACU 建设 包括以下方面。

设计及设备 PACU 的入口应该紧邻手术室并尽可能靠近血库、检验科等，以方便转运及治疗。PACU 与手术室的床位数之比通常为 1.5∶1。通常要求空间宽敞明亮，有利于医护人员观察

及处理每个患者。无创血压、心电图、脉搏血氧饱和度监测是三项基本的监测，每个需要监护的患者都应该配备。针对特殊患者的监测（如呼气末二氧化碳浓度、体温监测、有创动脉测压、中心静脉压监测、血气分析等）和治疗（如呼吸机应用、急救复苏等）所需物品也应配备。口腔颌面外科术后较易发生呼吸道梗阻，且通气/插管困难的患者较多，因此，除了常规的通气道、急插管等，还应该确保困难插管装置和紧急气管切开设备处于备用状态。

人员及管理 PACU 由麻醉主治医生主管，并向麻醉科主任汇报。PACU 护士应该受过麻醉苏醒的专门训练，并熟悉气道管理、心肺复苏以及常见手术并发症的处理。必须保证所有患者都能得到充分的护理，护士和患者的比例通常在 1∶（1～1.3），重症患者甚至需要配备两名护士。护士按照常规工作流程进行工作，而特殊患者的拔管及处理、每位患者转出 PACU 都应该由麻醉医生确认。良好的质控体系有助于保证患者的安全。

患者选择 所有接受麻醉的患者，都需要进入 PACU。对于口腔颌面外科手术患者来说，所有接受全身麻醉、区域麻醉或者麻醉监护以及病情不稳定的患者，都应该进入麻醉后恢复室。有感染播散危险的患者应有隔离措施。

入 PACU 的转运 由于在转运途中缺乏足够的监护及急救药物常使患者处于危险之中，故而患者在转运至 PACU 之前必须满足一定的条件：气道通畅、通气量满意、循环稳定。在转运途中吸入空气，有近半数的患者会出现一过性的低氧血症，故而转运途中应吸氧，病情不稳定的患者

表2 患者自控镇痛装置的给药原则

药物	浓度（mg/ml）	单次剂量（mg）	锁定时间（分钟）	背景连续输注（mg/h）
激动剂				
芬太尼	0.01	0.015～0.05	3～10	0.02～0.1
盐酸二氢吗啡	0.2	0.10～0.5	5～15	0.2～0.5
哌替啶	10	5～15	5～15	5～40
美沙酮	1	0.5～3.0	10～20	
吗啡	1	0.5～3.0	5～20	1～10
舒芬太尼	0.002	0.002～0.015	3～10	0.004～0.03
激动-拮抗剂				
丁丙诺非	0.03	0.03～0.2	10～20	
喷他佐辛	10	5～30	5～15	6～40

还需携带必要的监护和抢救设备。由一名熟悉患者病情的麻醉成员负责转运途中的安全并进行口头和书面交班，交班内容包括患者术前和术中的情况，对于口腔颌面外科患者还需特别说明和气道相关的特殊情况和处理。患者刚入 PACU 的状态也应该得到转运者和 PACU 人员的共同评估。

患者评估 患者进入 PACU 后，常规给予高浓度氧气，全麻未拔管患者应接上"T"管供氧，必要时给予呼吸支持，由 PACU 的医护人员对患者的呼吸、循环、意识、肌松等情况进行监测和评估，并每隔 15~30 分钟重复一次，重症患者还需加强对生命体征的监护。根据评估结果决定拔除气管导管的时机，并最终决定转出 PACU 的时机和去向。相关的评估方法很多，麻醉后计分（PAS）系统（表）简单明了，被广泛采用。如总分为 10 分，表明患者处于最佳的麻醉后状态，6 分是患者转出 PACU 的最低标准。

监测和管理 包括以下方面。

呼吸系统 呼吸系统的监测通常包括呼吸频率、幅度、呼吸运动的协调性、呼吸音、脉搏血氧饱和度，必要时还应该予以气末二氧化碳或者血气分析检查进一步明确。PACU 常见的呼吸系统并发症包括气道阻塞、低氧血症、高碳酸血症等。

气道阻塞 可分为上呼吸道梗阻和下呼吸道梗阻。上呼吸道梗阻是 PACU 最常见的且极易造成严重后果的并发症，多发生在拔管后。其常见原因如下。①舌后坠：全麻未完全清醒的患者术后会发生舌后坠，而咽腔手术的患者由于组织肿胀、咽腔变窄，更容易在麻醉苏醒过程中发生舌后坠而阻塞气道。值得注意的是，

由于下颌肌群失去支撑，下颌骨缺失的患者即使在极少量的麻醉药物残留的情况下也会发生致命性的舌后坠。②喉痉挛：分泌物刺激、浅麻醉下操作（如放置通气道、吸痰等）都会诱发喉痉挛。吸清分泌物、暂停操作通常有效。如果无效，患者缺氧症状明显，需加压给予纯氧，静脉推注小剂量琥珀胆碱（20~30mg）。如仍无效，只能考虑紧急气管切开或者紧急环甲膜穿刺。③呕吐误吸：全麻药物的作用、血液进入胃内对胃黏膜的刺激、低血压等使口腔颌面外科患者较易出现术后恶心、呕吐，但对于颞下颌关节等包扎严密或者由于颌间结扎等原因严重影响张口以及意识障碍的患者，口内分泌物、呕吐物均不能顺利吐出，就会造成误吸而导

致上呼吸道梗阻，发现不及时或者处理不当都会导致严重后果。④颈部包扎过紧：颈部手术，特别是甲状腺手术后，如果包扎过紧，极可能在拔除气管导管后出现颈部受压而导致呼吸困难。甲状腺手术后出现气管塌陷、创面出血压迫气管也会导致气道梗阻，故而术后必须严密监测，并做好紧急气管切开的准备。⑤喉水肿：常发生于小儿患者，其咽喉部组织稚嫩，如果气管导管管径过大、导管压迫气道、术中经常移动导管、患儿吞咽频繁、导管留置时间过长就会诱发喉水肿，从而造成呼吸道梗阻，早期给予地塞米松有助于预防喉水肿的发生。下呼吸道梗阻在 PACU 较为少见，通常由支气管痉挛引起。患者往往有哮喘或者慢性呼吸道疾病史，

表　麻醉后计分（PAS）系统

评分指标	评分
肢体活动度	
四肢能活动	2
双肢体能活动	1
肢体不能活动	0
呼吸	
能做深呼吸和咳嗽	2
呼吸困难或呼吸受限	1
窒息、呼吸暂停	0
循环	
血压是麻醉前水平的±20mmHg	2
血压是麻醉前水平的 20~50mmHg	1
血压是麻醉前水平的±50mmHg	0
苏醒	
完全清醒	2
呼之能醒	1
无反应	0
皮肤黏膜颜色	
粉红	2
苍白、阴暗、斑点、黄疸	1
青紫	0
总计分	

支气管平滑肌处于高敏状态，在此基础上，浅麻醉下操作刺激或者麻醉药物变态反应都可能诱发支气管痉挛，表现为呼气性呼吸困难、气道压力升高、听诊两肺哮鸣音等。处理上主要是消除诱因、保证供氧、应用激素和支气管解痉剂。

低氧血症　原因可能是：①麻醉药和肌松剂残留作用致呼吸抑制。②胸腹部包扎或者由于疼痛导致的限制性通气障碍。③心肺功能异常，如气胸、肺水肿、肺栓塞、心力衰竭等。④单肺通气，即使术中并没有发生低氧血症，由于患者体位改变、导管位置移动等，苏醒期也会因单肺通气导致低氧、二氧化碳分压升高，严重时还会引起肺不张。⑤麻醉中使用笑气的，尚需考虑弥散性缺氧的可能。需要注意即使完全清醒的患者仍有可能发生低氧血症。

高碳酸血症　如果患者自主呼吸较弱，又给予高浓度氧，就可能没有缺氧而仅仅表现出高碳酸血症，临床上比较容易忽略。轻度的高碳酸血症能够刺激呼吸，但重度的高碳酸血症则会抑制呼吸，并导致苏醒延迟、心脑血管意外可能。在老年患者较易发生，应特别重视。

循环系统　监测包括心电图、心率、血压、脉搏血氧饱和度，必要时还应该监测中心静脉压、有创动脉血压、尿量等。PACU常见的循环系统并发症包括高血压、低血压、心律失常、心力衰竭及心肌梗死，严重时还可能发生心脏骤停。

意识　观察患者神志是否清醒、是否能呼唤睁眼、查体是否合作、是否能主动表达自己的不适。苏醒期常见以下3种情况。①苏醒延迟：大多数情况下，全

麻患者在术后短期（十分钟到数十分钟）苏醒，甚至手术一结束就能苏醒，但也有患者术后长时间不能清醒，目前通常认为全麻后超过两小时意识不能恢复即发生了苏醒延迟。最常见的原因包括长时间吸入高浓度的吸入麻醉气体、大剂量的阿片类药物、大剂量的长效肌松剂、肝肾功能不全、高龄体弱等。而新型短效麻醉药物的使用，如异丙酚、瑞芬太尼、爱可松、七氟烷等，极大地缩短了苏醒的时间，减少了苏醒延迟的发生率。麻醉药物之间以及麻醉药物与其他药物的复合作用也是应该考虑的因素，联合用药种类越多，其相互作用的发生概率会大幅上升。对于苏醒延迟的患者，一方面需要给予适当的呼吸支持，等待药物的消退；另一方面需要做相关检查，排除低温、低血糖、酸中毒、高碳酸血症的可能，对于长时间未苏醒的患者还需观察瞳孔的大小及对光反射的情况以排除脑血管意外的可能。如果考虑残余非去极化肌松药或者阿片类药物导致苏醒延迟，可相应酌情给予新斯的明或纳洛酮拮抗。②苏醒期躁动：发生苏醒期躁动的原因很多，常见的有神志未完全清醒，但疼痛剧烈；气管导管刺激；严重代谢紊乱（如低氧、酸中毒、低血压等）的早期表现；膀胱充盈，或者导尿管刺激；氯胺酮等残余麻醉药物的兴奋作用或者不适当的纳洛酮催醒等。苏醒期躁动可能导致伤口出血、引流物脱出、皮瓣的血管吻合口断裂，并增加心、脑血管并发症的发生率，应积极寻找原因并给予处理。特别应该重视躁动后不明原因的安静，这可能是长时间缺氧后的抑制。排除疼痛和严重的代谢紊乱后，小

剂量镇静剂（如咪达唑仑0.5~1mg静推）有助于缓解持续躁动。安抚、拥抱常能使术后躁动的儿童得以平静下来。

其他　①体温：小儿体表面积大，极易受到环境温度的影响，故而容易出现体温升高或者体温过低，对患儿不利。而大手术患者，创面蒸发多，体液丢失多，补液多，如果不注意保温，容易出现低温，低温可直接导致心肌缺血和心律失常，而低温造成剧烈寒战后大大增加氧耗也会间接导致心血管问题，故而应该引起重视，必要时给予保温毯等。②外科情况：口腔颌面部血供丰富，手术后创面较易渗血，严重时还会出现血肿而需要再次手术，应注意创面及引流液的量及颜色，皮瓣手术还应观察皮瓣情况，如有特殊，应及时和外科医生联系。

拔管　包括以下方面。

指征　通常情况下，拔除气管导管需要患者完全清醒；通气量满意；肌张力恢复良好，能配合握拳且握拳有力，抬头离开床超过5秒；吞咽反射恢复，呛咳反射完全恢复。口腔颌面外科术后患者拔管必须谨慎，严格掌握拔管指征。拔管前必须吸清口鼻腔、咽部、气管内分泌物，吸清胃液，减少气道分泌物阻塞呼吸道以及呕吐误吸的可能。对于需要拔管但有可能出现拔管后通气/插管困难的患者，可以先拔出部分气管导管，使气管导管的尖端处于咽后壁，留做通气导管；或者先在气管导管内置入引导管，拔除气管导管而保留引导管，必要时可通过引导管再次插管，排除气道梗阻可能后再分别拔除通气导管和引导管。拔管时应有麻醉医生，还应该有手术医生和护士在场，积极配合，必要时立即

做气管切开。

注意事项 ①确认已取出可能影响呼吸道通畅的纱布、血块等。②口内、颈部的手术，应在拔管前确认无活动性出血。③口底或舌根部手术、颌颈联合根治术、严重阻塞性睡眠呼吸暂停综合征的患者，应考虑保留气管导管或者预防性气管切开。④张口受限或者通气/插管困难的患者，拔管应慎重，需要等患者完全清醒，吸清气道分泌物和胃液，并做好气管切开准备。

转出标准 一般认为麻醉后患者需要在 PACU 停留 2～12 小时，根据患者病情及转出后的去向，由麻醉医生决定转出时间。①转回普通病房通常要求患者神志清楚、生命体征平稳、气道通畅、没有严重的心律失常和低血容量、拔管后至少观察一个小时、外科情况稳定，且需要麻醉医生的签名认可。②如果患者病情危重，不可能达到很理想的状态，可以考虑进入监护室，但患者转出时的基本生命体征必须稳定，必须尽量缩短转送途中的时间，转送途中维持基本的心电监护和原有的治疗（如吸氧、简易呼吸器呼吸支持、血管活性药物等），并须由麻醉医生、手术医生、PACU 护士共同护送患者进入 ICU 进行详细交班。保留气管导管或者意识尚未完全恢复并不是患者从 PACU 转到监护室的反指征，但如果转运途中风险过大，则应考虑延长在 PACU 的治疗时间。③小儿患者在苏醒期由于缺乏家长的陪伴或者不适应，会表现出术后躁动或者哭闹，严重的还可能导致剧烈呕吐致使误吸的发生，故而除了给予安慰治疗外，必要时也可以提前转回病房。

（朱也森 姜 虹）

kǒuqiāng hémiànbù shǒushù
zhòngzhèng jiānhùshì

口腔颌面部手术重症监护室

（intensive care unit for oral and maxillofacial surgery） 对病情危重但可能好转的口腔颌面部手术患者进行集中严密监测并加强治疗的病区。它集中了院内先进的监测和治疗设备及各相关学科的医护人员，能更有效地治疗患者，提高重危患者的存活率。

ICU 许多患者都由麻醉恢复室（PACU）转送而来，故而两者对硬件配置和人员的要求有许多相似之处，通常把 ICU 设计在 PACU 旁边，以求资源共享。但 PACU 收治的是术后早期的患者，而 ICU 收治的是重危患者，除了 ICU 需要更充裕的人员安排外，两者对患者监测和治疗的重点也不完全相同。

患者选择 ICU 通常收治病情危重的患者，对于口腔颌面外科患者来说，有如下情况就应该进入 ICU。①术后苏醒延迟，数小时内不能清醒，需要严密监测的。②严重创伤、大手术术后呼吸循环功能不稳定，需要严密监测各重要器官生理功能的。③严重心肺功能疾病，需要术后呼吸支持或者使用血管活性药物的。④由于各种原因进行心肺复苏后的。⑤败血症及急性多脏器功能不全的。⑥对于需要保留气管导管的患者，尤其是小儿，考虑到发生气管导管堵塞的危险较大，也应收治 ICU。

ICU 不宜收治的情况包括急性传染病、恶性肿瘤晚期、脑死亡、不可能救治的濒死患者、各种慢性疾病晚期、精神病等。

监测和管理 ICU 和 PACU 的监测治疗有所不同。患者在 PACU 停留时间较短，仅数小时，其工作重点偏重于重要生命体征，而在 ICU 的工作则更为精细、更为全面，需要防微杜渐，更好地维持患者的内环境衡态。因此不仅需要监控呼吸功能、循环功能、意识水平，还需要关注水电解质、酸碱平衡、肝肾功能等；不仅需要监测生命体征的各项指标，还需要考虑诸如气管插管的维护、镇静、镇痛、止吐之类的问题，以预防可能出现的病理变化，保持机体处于较好的稳态水平。

呼吸系统管理 包括呼吸道的管理及呼吸治疗。口腔颌面外科的 ICU 患者往往保留气管导管或者气管切开，因此，呼吸道管理的重点就是人工气道的维护。

人工气道维护 良好的人工气道管理有助于减少肺部感染、肺不张等并发症，并可避免由于导管意外阻塞或者脱出而导致的严重后果，使患者顺利地度过围术期。而对于口腔颌面外科的患者来说，有了良好的气道管理，许多患者可以通过保留气管导管而安全度过创面肿胀期，从而避免气管切开。①保证导管的深度适宜：必须固定牢固，每班检查插管深度，定期摄胸片。②保持导管通畅：防止导管扭曲、打折，常规雾化湿化严防阻塞。人工气道湿化不足会造成痰液黏稠、结痂阻塞呼吸道引起通气障碍、肺不张和肺部感染等，甚至引起窒息。应常规使用糜蛋白酶加庆大霉素雾化吸入、常规湿化气道吸痰，以气管内吸出的痰为白色清亮卡他样，且痰液稀薄易吸出为湿化充分的标准。痰多的患者需加强吸痰，使用稀化痰液的药物，并进行细菌学检查明确是否伴有呼吸道感染。每班评估导管通畅情况，早期处理。③规范吸痰：遵守严格的消毒隔离措施，注意无菌操作。吸痰时控制负压，动作轻柔，避免反复吸引。根据痰液性质、多少决定吸痰间隔时间，每次持续时间不超过 15 秒。吸痰前后要加大氧流量防止低氧。④定期放套囊：即使是低压套囊，长期压迫气管黏膜也会引起溃疡坏死。应每 6～8 小时放气一次，每次 15 分钟。充气适度，再次充气时需将导管适当移位，以避免同一部位的长时间压迫。

呼吸管理 绝大多数 ICU 患者由于心肺疾病、手术创伤等都会出现氧供需的不平衡导致细胞缺氧，而氧疗可以很好地改善氧气的输送，缓解低氧血症。从保证氧供的角度出发，ICU 的患者在首次进行氧疗时应给予较高浓度的氧气，随后逐步监测调整。①不能自主呼吸良好的患者，通常采用面罩供氧，接有储氧袋时氧浓度可超过 60%，具有单向阀瓣的面罩能提供更高浓度的氧气。保留气管导管的患者可以用一根细导管置入气管导管内吸氧，气管切开患者则可以用气管切开面罩，必须注意吸氧导管不能妨碍患者呼气。由于 T 管会造成气道干燥，故不建议长期使用 T 管供氧。②对于严重心肺疾病或者多器官功能衰竭的患者，则需要使用呼吸机支持，维持代谢所需的肺泡通气，纠正低氧血症和改善氧运输，减少呼吸肌做功并进而减少心脏负荷。常用的通气方式包括呼气末正压（PEEP）、同步间歇指令通气（SIMV）、双相气道正压（BIPAP）、压力调节容积控制通气（PRVC）。

循环系统管理 可以通过心电图、脉搏、无创血压、脉搏血氧饱和度、尿量、无创心功能监测等，循环不稳定或者循环系统容易出现并发症的患者还可以考虑有创动脉血压、中心静脉压、肺动脉导管测定、心肌酶谱测定等创伤性检查，从而发现患者出现的异常改变。①心率：心率增快是 ICU 最常见的心血管系统异常，其原因多种多样，但常见的有由于疼痛、外伤等多种因素导致交感神经兴奋、血容量不足、缺氧或者高碳酸血症。缺氧早期就会出现心率增快，有时还伴有心脏易位节律，而心率增快增加了心肌的耗氧量，加重了心脏的负荷，危重患者更应密切关注。②血压：ICU 出现的血压异常也很常见。感染性、心源性、神经源性等多种原因都会导致血压过低，进而导致各脏器供血不足，应予纠正。既往没有心血管疾病的患者平均动脉压大于 60mmHg 往往能满足重要脏器的供血。但对于行皮瓣移植或者颈动脉结扎的口腔颌面外科患者来说，较高的血压有利于皮瓣存活、脑组织供血，颈动脉结扎的患者甚至需要血压维持在术前水平。ICU 出现的血压过高往往和手术并发症及疼痛刺激有关，可在纠正病因的基础上适当应用血管活性药物。对于血压不稳定的患者，需行有创动脉压监测以利于精细调节。③心电图：通过心电图监测能了解是否有心律失常及心肌缺血的变化，心电图的动态改变则有助于心肌梗死的诊断。而电解质紊乱，特别是血钾异常往往也能在心电图上体现出来。使用洋地黄类、锂剂等一些药物，监测心电图有助于及时发现药物的毒副作用。④重症患者还需要综合尿量、中心静脉压、血压等指标，必要时行肺动脉漂浮导管测量心输出量、肺动脉压等指标，详细了解心脏的泵功能情况，以明确是左心衰还是右心衰，是舒张功能异常还是收缩功能异常，并指导输血输液和血管活性药物的使用。ICU 患者由于手术创伤以及原有的心血管疾病，往往会出现循环系统不稳定，有些甚至会导致严重后果，这就需要加强监测，综合分析，以了解疾病的本质，从而进行有针对性的治疗。

其他 ①神经系统：原有血管疾病或者手术累及脑血管的患者，术后容易发生神经系统并发症，而多脏器功能衰竭的患者也会出现神经系统异常。观察神志、瞳孔、对光反射等情况能直接反映脑细胞的受损程度，也可以检查头颅 CT、脑血流图、脑电图、颅内压监测等以明确病变的情况。需要注意的是，即使术前评估通过，颈动脉结扎术后仍有部分患者会出现结扎侧脑组织灌注不足，治疗上主要通过提高血压、提高血容量、维持血细胞比容在 0.30 左右，以增加脑血流量，使脑缺血的组织得到再灌注。尼莫地平可以缓解脑血管痉挛，常用于保护脑神经。②水电解质、酸碱平衡：这对于 ICU 患者是非常重要的，需要调节患者的出入量平衡，给予适当的晶体和胶体液，保证患者血浆中的重要电解质在正常范围。同时还需注意维持患者的能量需求和营养代谢。③肝肾功能：监测谷草转氨酶、谷丙转氨酶、清蛋白、球蛋白等有助于了解肝细胞受损程度，监测清蛋白还有助于了解疾病的严重程度。监测尿素氮、肌酐，结合尿量、尿常规检查有助于发现肾功能异常。ICU 需要监测的项目还很多，要根据临床上不同的病情有重点地选择相应的监测，以求达到不遗漏也不过分的目的。

镇静、镇痛和止吐 对于口腔颌面外科重症患者来说，镇静、镇痛和止吐是非常重要的工作，这不仅有助于患者满意度的上升，而且还有助于稳定患者的情绪、循环等，甚至还能避免一些危险事件的发生。①镇痛：手术创伤后不可避免会引起疼痛，剧烈疼痛会引起强烈的心血管反应，对有血管病变基础的患者甚至会造成严重不良后果。目前常用的是患者自控镇痛的形式，即给予患者背景输注镇痛药物的同时，患者可以根据自身需要增加一个镇痛剂量，从而达到既有效缓解患者的疼痛，又把总的药物剂量降到最低，而通过控制患者自控部分的给药量和给药间隔时间又能防止误操作带来的不良后果。可以通过静脉、硬膜外或者皮下使用。口腔颌面外科患者常用静脉途径，芬太尼 1.0mg 维持 48 小时能够缓解绝大多数患者的疼痛。也可以用曲马多等，以减少芬太尼使用后对呼吸的抑制作用。②镇静：在 ICU 监护的患者，由于患者术前情况差、手术创伤大，又缺乏亲情的陪伴，麻醉后较易发生心理或者精神异常，而有人工气道的患者术后交流困难，更易出现烦躁、不配合等情况，多出现在术后 2~3 天内。除了在术前做好解释和交流工作，加强心理护理外，排除病理因素（如缺氧、疼痛等），应该给予镇静治疗，适当镇静还可以减少心理应激。通常采用静脉内给予小剂量咪达唑仑或者镇静剂量的丙泊酚微泵维持，对绝大多数患者有效。其中，咪达唑仑作用时间较长，静脉维持可能造成蓄积；丙泊酚为短效制剂，不易蓄积，但价格较贵，剂量稍大或者容量不足的患者容易造成循环抑制。还必须注意镇静剂对呼吸的抑制作用。对于呼吸机治疗而人机配合差的

患者还可以考虑在镇静的基础上使用肌松剂。极少数术后精神障碍而不能配合的患者，应给予约束带固定，同时给予氯丙嗪等。③止吐：术后恶心、呕吐在全身麻醉后发生率可达 20%~30%，是影响术后满意度的重要因素，并可造成电解质紊乱、反流误吸等严重后果。通常年轻女性、肥胖、有相关恶心、呕吐病史的患者较易发生，而术后疼痛、低血压也是恶心、呕吐的原因。对于口腔颌面外科患者来说，血液流入胃内易诱发恶心、呕吐，而颌间结扎、颜面部的严密包扎会增加反流误吸的可能，不带套囊的人工气道也会增加静息性反流。除了胃管吸引和抬高头位外，可以选用止吐药物减少恶心、呕吐的发生，5-HT-3 阻断剂如昂丹司琼、格拉司琼等有很好的疗效，甲氧氯普胺、地塞米松和小剂量的氟哌利多也有不错的效果，但后者大剂量使用时可能导致致命性的心律失常而被 FDA 冠以"黑匣子"的警告。研究表明，明显存在多个恶心、呕吐因素的患者应给予预防性用药，而预防性联合用药效果优于单一用药。

（朱也森　姜　虹）

kǒuqiāng zhòngzhíxué

口腔种植学（implant dentistry）

研究在颌骨内植入种植体、支持或固位修复体，以修复牙列缺损和缺失的口腔医学学科。包括牙种植体系统、骨再生及其相关材料等系列基础研究和种植诊断与设计、种植外科、种植修复与技工工艺及种植维护等临床研究内容。

牙列缺损或缺失的种植体修复已经成为治疗常规。从临床角度而言，种植体植入到修复体制作完成的过程包括种植治疗的诊

断与设计、种植外科、种植修复（包括临床与技工室两个方面）和种植维护 4 个基本程序。而这些治疗程序又在不同程度上与种植体系统的研发密切相关。因此，现代口腔种植学的发生是伴随着现代牙种植体系统的研发和进步而发生和发展的。而牙种植体系统的研发标志着口腔医学与生物材料、生物力学、应用化学和机械制造等多学科的共同进步与相互融合。

简史　20 世纪 50 年代之前，学者开始了关于种植体生物学基础、设计和外科程序的研究，其典型的代表为美国哈佛大学口腔医生斯特洛克（Strock），1939 年他将种植成功描述为"牙拔除后即刻种植，没有术后并发症，之后的放射线检查显示了骨和种植体的完全结合，组织学切片显示受植区组织与种植体相容"。1946 年斯特洛克在临床应用了两段式植入的螺纹状种植体，描述骨-种植体接触为"固连"。1952 年瑞典哥德堡大学骨科医生布伦马克（Brånemark）在修复性骨再生的实验研究中发现钛和骨发生了非常坚固的结合。布伦马克于 1965 年开始将钛种植体应用于牙列缺失的种植治疗，并于 1977 年正式发表了骨结合理论。1976 年瑞士伯尔尼大学口腔医生施罗德（Schroeder）首次明确证实了骨结合在组织学上的存在。20 世纪 70 年代初期施罗德以骨-种植体界面为种植研究的起点，证实了种植体表面与骨组织直接接触，并将其描述为功能性固连。1982 年 5 月布伦马克倡议在加拿大多伦多大学召开了"临床牙科学中的骨结合"的国际学术会议，并向与会者全面展现了布伦马克团队关于骨结合种植体的材料学、动物

实验结果，并报道了种植治疗获得牙缺失功能性修复的临床效果。之后，口腔医学界迅速接受了种植体骨结合理论和牙缺失的种植治疗，开启了牙列缺损和牙列缺失种植治疗的新纪元。由此，布伦马克被誉为现代口腔种植之父，1982 年被认为是现代口腔种植学的起点。

与西方发达国家相比，中国的口腔种植起步相较晚。四川大学口腔颌面外科学医生王大章 1982 年参加在多伦多召开的"临床牙科学中的骨结合"国际学术会议，同年在《国外医学·口腔分册》发表了评述"骨结合与牙种植"。之后中国在 1991 年出版专著《口腔种植学》，1995 年成立中华医学会口腔科分会口腔种植专业协作组，1996 年发行《中国口腔种植学杂志》，2002 年成立中华口腔医学会口腔种植专业委员会，2011 年出版研究生教材《口腔种植学》。

口腔种植事业的蓬勃发展，推动了口腔医疗机构中的专业建制，许多国家已经将口腔种植列为独立的临床治疗科目。国家卫生部 2010 年 6 月 11 日发布"卫医政发〔2010〕55 号"文，在口腔专业中增列口腔种植专科，完成了口腔种植在行政法规层次上的临床专科建制。

口腔种植已从早期的动物实验和临床试验，发展为涵盖基础、临床、技工工艺和机械制造等方面的成熟学科。在基础研究方面，涉及（口腔）组织学、（口腔）解剖学、生物学、生物力学、生理学、化学和材料学等学科；在临床方面，形成了与口腔医学多学科交叉融合的独特专科，包括种植诊断、种植外科、种植修复体设计与制作和种植体周疾病等；

种植技工工艺远比传统工艺涉猎广泛，而种植体系统的机械制造具备复杂、精密并且符合组织生物学和生物力学要求的特点。因此，口腔种植相关的基础理论研究与临床应用研究共同形成口腔种植学。

口腔种植治疗的发展和普及速度之快，令人始料不及，在获得理想的功能和美学修复的同时，并发症风险也同时并存。因此，口腔种植的教学和临床规范也成为口腔种植学的重要组成部分。在中国，除了本科生和研究生的学历教育、口腔种植学术研讨会和继续教育项目之外，学界内也在探讨口腔种植的临床规范。如相关部门，如 2007 年中国医院协会临床技术应用管理专业委员会、2008 年中华口腔医学会口腔种植专业委员会、2010 年北京口腔医学会口腔种植专业委员会等召开多次研讨会讨论口腔种植临床技术和临床应用的规范化管理。2013 年国家卫生与计划生育委员会颁布了《口腔种植技术管理规范》，并要求自 2013 年 4 月起在全国执行。

研究内容 口腔种植治疗的临床效果不断提高，这主要依赖于：①种植体系统和相关材料的发展与进步。②口腔种植临床治疗原则的确立和临床技术的进步。③口腔种植学的循证医学研究。三者之间形成了种植研究的良性循环，迄今 10 年的种植体存留率已经超过 95%，在某些医疗单位可以达到 98% 以上。因此，口腔种植学研究的主要内容集中于以下几个方面。①种植体骨结合：种植体骨结合是口腔种植学研究的核心问题之一，包括获得骨结合的速度与骨结合的长期稳定。②种植治疗的美学效果：与传统

的牙缺失修复相比，美学区种植治疗的优点不只在于咀嚼功能的恢复，更重要的是恢复软组织美学效果。广泛的研究集中于如何规避种植治疗的美学风险，在最大限度上获得美学治疗效果并维持其长期稳定。③种植体周炎：学者们已经意识到种植体周炎对骨结合的破坏和对种植体存留的威胁，尝试探讨不同的治疗方法。但是，目前尚无系统、规范和共识性的治疗手段。④骨和软组织增量：用损伤小、术后反应轻和周期短的外科程序修复骨和软组织缺损，扩大种植治疗的适应证，并获得种植体周围骨和软组织的长期稳定。⑤种植修复体：降低种植体支持式或固位式种植体的机械和工艺并发症。⑥种植体系统：种植体系统（包括种植体和基台等）的精度（工差）、几何设计和抗疲劳强度不断改善，显著提高了种植治疗的长期稳定性和成功率。种植体系统的研究主要包括种植体设计；基台和相关部件；种植体表面和表面处理方法，尤其是注重具备生物再生能力的种植体表面；种植体材料。钛作为骨结合种植体材料已经基本能够满足临床材料的需要，但是学者们仍然在尝试以获得更快骨结合和更高机械强度的种植体材料，如钛锆合金种植体和金瓷种植体等。⑦数字化种植治疗：包括数字化种植诊断与设计、数字化种植外科（导板外科与导航外科）和数字化种植修复（数字化印模与修复体制作）等治疗技术与程序。

研究方法 ①动物实验研究：研究种植体-骨界面（骨结合与骨结合速率等）、种植体-软组织界面（生物学宽度等）、种植体周围生理性及病理性骨吸收、骨再生

等，包括组织学、细胞学和生物工程学等方面研究手段。②种植体材料学研究：研究种植体材料、种植体几何设计、种植体表面处理和种植修复部件等，包括材料学、化学、机械学和生物力学等方面研究手段。③骨再生材料学研究：研究骨增量、屏障膜及骨诱导材料，包括生物材料合成、组织学、细胞学和生物工程学等方面研究手段。④临床技术与临床程序研究：研究种植诊断与设计、骨及软组织增量、种植体植入与修复及维护等技术与程序，目的是提高种植治疗的功能与美学效果、最大限度地避免种植治疗的并发症，包括回顾性研究、前瞻性研究等研究手段。⑤数字化种植治疗研究：研究与各种种植治疗技术和治疗程序相关的数字化解决方案，包括数控研究、CAD/CAM 研究、导板与导航外科研究和种植治疗全程数字化研究等方面研究手段。

与邻近学科关系 口腔种植学是一个新兴的口腔学科，其基础、临床研究与相关基础、临床学科相互交叉，许多临床技术、程序与相关临床学科相互交融。①组织学与解剖学：牙槽嵴的生理性与病理性变化、解剖学形态与结构与种植治疗之间密切关联。②生物学与生物力学：与骨再生材料与种植体材料的生物相容性、种植体在颌骨内的应力分布及颌骨对咀嚼力的应力应答等密切关联。③材料学与化学：与种植体材料的强度、衰减及种植体的表面处理等密切关联。④放射影像学：与种植诊断与设计、虚拟种植体植入与修复等密切关联。⑤口腔颌面外科学：与种植体植入、修复性骨再生、软组织移植和颌位关系矫正等密切关联。

⑥口腔修复学：与种植体修复及种植𬌗学等密切关联。⑦牙周病学：与种植体维护及种植体周围炎防治等密切关联。

（宿玉成 王璐）

gǔ jiéhé

骨结合（osseointegration） 有序的活骨与负荷的种植体表面之间的结构性和功能性的直接连接，在种植体和支持骨之间没有纤维结缔组织间隔，是新骨在种植体表面的直接骨沉积。

布伦马克（Brånemark）的研究 现代牙种植体诞生于一项与牙种植并不相关的实验研究。1952 年瑞典哥德堡大学骨科医生布伦马克（Brånemark）将钛合金制作的观测器植入兔髂骨内，研究骨髓愈合过程中的血液微循环。实验结束后，在取出观测器的过程中偶然发现钛和骨发生了非常坚固的结合。他于 1960 年初开始将钛应用于牙种植的实验研究，将种植体植入犬的体内，在长达 10 年的种植体整合的实验研究中，没有发现不利于骨和软组织的反应。1965 年布伦马克开始将钛种植体应用于牙列缺失的种植治疗，经过 10 余年的临床研究之后，于 1977 年发表了骨结合理论：在光镜下，活骨和种植体表面直接接触，比例不同。将能够获得骨结合的种植体称为骨结合种植体。

布伦马克创造了新名词"骨结合"（英文前缀骨 osseo- 与整合 integration 的合成词），尽管与之前学者使用的名词"骨融合（bone fusing）"或"骨固连（bone ankylosis）"在描述骨-种植体界面时的含义相同，但是"骨结合"既表达了骨-种植体界面的微观状态，也描述了种植体"坚固固定（rigid fixation）"的临床状态，并

直接否定了骨-种植体界面的纤维结缔组织结合。布伦马克的研究结果直接令早期"Brånemark 种植体"得以诞生：商业纯钛、光滑表面的螺纹状分体式种植体，骨-种植体界面为骨结合，外科方式为两阶段式种植、潜入式愈合。

尽管布伦马克首次提出了骨结合的概念，并证实骨-种植体的直接接触是最佳的界面方式，但是在学术交流中这一观点仍然不能完全令人信服，其中一部分原因在于证实骨结合的方法并不完善。由于当时布伦马克还无法获得完整的骨-金属联合切片，所以是通过间接方法来证实骨结合的，即在含有种植体的动物实验标本上取出种植体，然后进行组织学检查，由于种植体周围的骨界面未发现纤维结缔组织，所以断定骨结合的存在；或者在机械力量下将种植体从活体动物的机体中强行拉出，由于种植体表面仍然存在骨组织并且没有结缔组织，所以断定骨结合的存在。

施罗德（Schroeder）的研究 1976 年瑞士伯尔尼大学口腔医生安德鲁·施罗德（André Schroeder）首次明确证实了骨结合在组织学上的存在。20 世纪 70 年代初期施罗德在研究种植体与骨之间界面关系的同时，与德国莱卡（Leica）公司合作发明了金属与硬组织联合切片机，证实种植体表面与骨组织直接接触，并称之为功能性固连（functional ankylosis）。施罗德发表其研究报告之后，在同期略早的文章中发现，布伦马克已经将骨-种植体的直接接触定义为骨结合，因此放弃了功能性固连这一称谓，避免了不同命名可能产生的混乱。施罗德的研究结果则使得早期 ITI 种植体诞生：商业纯钛、光滑表面的中

空柱状种植体，骨-种植体界面为骨结合，外科方式为一阶段式种植、非潜入式愈合。

（宿玉成 王 璐）

zhòngzhí chénggōng biāo zhǔn

种植成功标准（implant success criteria）

尽管目前种植成功的标准释义存在分歧，但仍然包括如下主要方面：放射线检查种植体周牙槽嵴顶骨丧失在戴入修复体后 1 年内小于 2.0mm，之后每年不超过 0.2mm；种植体无动度；种植修复体功能正常；患者感觉无异常；正常维护状态下无生物学并发症、无美学并发症。

（宿玉成 王 璐）

zhòngzhí měixué

种植美学（implant esthetics）

美学区种植除了要获得种植体长效稳定的骨结合，还要获得长期稳定的美学效果，即自然、协调和稳定的种植体周软组织以及逼真的修复体。种植美学包括白色美学、红色美学及轮廓美学。其评价标准既是治疗目标，也是选择临床程序的重要理论依据。

客观而言，美学区（esthetic zone）指大笑时暴露的牙或修复体及其周围组织结构的区域，通常为上颌双侧第一前磨牙之间的区域；主观而言，是患者认为具有美学重要性的牙或修复体及其周围组织的区域。美学区种植治疗要遵循美学治疗原则，以获得可预期的美学治疗效果。

（宿玉成 王 璐）

báisè měixué

白色美学（white esthetic）

牙及种植体的冠部修复体形态和色泽与周围牙列协调一致的美学区种植修复体的客观评价指标。通常用视觉量表评价修复体的美学效果。主要采用瑞士日内瓦大学口腔固定修复学与𬌗学系教授贝

尔瑟（Belser）等 2009 年提出的白色美学评分（white esthetic score，WES）予以评价，该评分包括修复体形状、尺寸、颜色、表面纹理和透明度 5 项指标，每项评分为"2-1-0"，最高分为 10 分。

（宿玉成 王 璐）

hóngsè měixué

红色美学（pink esthetic）

牙及种植体的周围软组织的龈缘形态和牙龈曲线与周围牙列协调一致，形成健康、自然和长期稳定的龈乳头、龈缘和附着龈，类似天然牙的牙周组织的美学区种植体（或修复体）周软组织的客观评价指标。通常用视觉量表评价种植体周软组织的美学效果。主要采用瑞士日内瓦大学口腔固定修复学与𬌗学系教授贝尔瑟（Belser）等 2009 年提出的白色美学评分，包括近中龈乳头高度、远中龈乳头高度、唇侧黏膜曲度、唇侧黏膜高度、唇侧根面突度/软组织颜色及质地 5 项指标，每项评分为"2-1-0"，最高分为 10 分。

（宿玉成 王 璐）

lúnkuò měixué

轮廓美学（contour esthetics）

牙或种植体唇侧骨弓轮廓呈自然的根样凸起，并与周围牙列的骨弓轮廓协调一致的美学区骨弓轮廓的保存或重建效果的客观评价指标。由中国医学科学院口腔种植学教授宿玉成提出，强调骨弓轮廓是实现白色美学与红色美学的基础。

（宿玉成 王 璐）

zhòngzhítǐ xìtǒng

种植体系统（implant system）

种植体、相关部件、操作器械和设备的总称。这是广义的种植体系统。但是，习惯上称谓的种植体系统并不包括种植治疗的操作器械和设备。所以，在没有特

殊注明时，种植体系统只包括种植体、基台、修复结构和与之相关的其他部件。

（宿玉成 王 璐）

zhòng zhí tǐ

种植体（implant）

为缺失牙或颅颌面修复体提供支持和/或固位的具有生物相容性、替代缺失组织和器官的人工合成植入物。按照种植体所行使的功能，将种植体分类为牙种植体、颅颌面器官种植体、肢体种植体与正畸支抗种植体；按照种植体植入的解剖学部位，将牙种植体分类为骨内种植体、骨膜下种植体、穿下颌骨种植体与颧骨种植体；按照种植体的形状，将骨内种植体分类为根形种植体、叶片状种植体与盘状种植体；按照种植体的表面形态和化学特征，可以将种植体分类为光滑表面种植体、粗糙表面种植体、复合表面种植体与亲水表面种植体；按照种植体的制作材料，可以将种植体分类为钛种植体（纯钛种植体或六铝四钒钛种植体）、钛锆种植体与二氧化锆种植体；按照种植体与基台（或修复体）的连接方式，可以将骨内根形种植体分类为平台对接种植体、平台转移种植体、内连接种植体与外连接种植体；按照种植体与牙槽嵴顶的位置关系，可以将骨内根形种植体分类为一体式种植体、分体式种植体、软组织水平种植体与骨水平种植体。

通常，在描述种植体形状时，只要没有特殊说明，牙种植体均指骨内根形种植体。

（宿玉成 王 璐）

zhòngzhítǐ jītái

种植体基台（implant abutment）

安装、锚固于骨内根形种植体平台上，并将其向口腔内延伸，用于连接、支持和/或固位

修复体或种植体上部结构的种植修复部件。简称基台（abutment）。基台与种植体为一个整体（一段式种植体）或作为独立的修复组件（二段式种植体）。

基台通过内基台连接或外基台连接结构获得固位、抗旋转和定位能力。

按照基台与种植体的固位方式，基台与种植体的固位方式可分类为螺丝固位、摩擦力固位和螺丝与摩擦力共同固位基台；按照基台是否需要额外的基台螺丝固位，分为一体式基台和分体式基台；按照基台长轴和种植体长轴的位置关系可分为直基台和角度基台；按照基台是否带有肩台设计，分类为有肩台基台和无肩台基台；按照基台材料属性，分类为钛基台、瓷基台、金基台、钴铬基台等；按照基台可被调改的能力，分类为预成基台、可铸造基台与可研磨基台等；按照修复时机，分类为临时基台和最终基台。

（宿玉成 王 璐）

zhòngzhí wàikē chéngxù

种植外科程序（surgical procedures of implant therapy）

在拔牙后恰当的时机将种植体以恰当的三维位置植入，根据需要可以同阶段或分阶段行骨及软组织增量处理的程序。

经过几十年的探索与实践，所涉及的种植外科技术已经规范。常见的骨增量处理有引导骨再生、上颌窦底提升、块状自体骨移植、夹层骨移植、骨劈开、拔牙位点保存等。骨增量材料包括自体骨、同种异体骨、异种骨及异质骨等材料。

自体骨移植是增加骨高度和宽度的有效手术方法，为从同一个体的供区获取骨（口内或口外）移植至受区。获取的自体骨通常

包括骨屑、颗粒状自体骨（由块状骨粉碎而成）与块状自体骨 3 种形式。前两者通常与同种异体骨、异种骨及异质骨等骨增量材料联合应用。

根据一期手术方案设计不同，部分植入的种植体在完成骨结合后还需经过二期手术，方可进行上部修复。

（宿玉成 王 璐）

zhòngzhítǐ zhírù shíjī

种植体植入时机（timing of implant placement）

拔牙后种植体植入的时间。理论上，在拔牙之后的任何阶段均可植入种植体。国际口腔种植学会（ITI）共识研讨会提出的种植时机分类被口腔种植学界普遍接受。首先，按照牙槽窝的愈合时间进行分类和表述：即刻种植（immediate implant placement）、早期种植（early implant placement）和延期种植（delayed implant placement）。其次，按照牙槽窝愈合的组织学状态（Ⅰ型、Ⅱ型、Ⅲ型和Ⅳ型牙槽窝）进行分类与表述：Ⅰ型种植（type 1 placement）、Ⅱ型种植（type 2 placement）、Ⅲ型种植（type 3 placement）和Ⅳ型种植（type 4 placement）。通常牙槽窝的愈合时间和组织学状态相一致，由此产生了一个完善的种植体植入时机的分类与表述。①即刻种植（Ⅰ型种植）：拔牙同期植入种植体，拔牙位点没有任何骨和软组织愈合。②软组织愈合的早期种植（Ⅱ型种植）：拔牙之后 4~8 周植入种植体，拔牙位点软组织愈合，但其内没有具备临床意义的骨愈合（牙槽窝无骨充填）。③部分骨愈合的早期种植（Ⅲ型种植）：拔牙之后 12~16 周植入种植体，拔牙位点软组织愈合，并有部分骨愈合（牙槽窝根方部

分骨充填）。④延期种植（Ⅳ型种植）：拔牙之后 6 个月或者更长的时间植入种植体，拔牙位点完全愈合。

（宿玉成 王 璐）

báyá wèidiǎn bǎocún

拔牙位点保存（extraction site preservation）

在牙槽窝内即刻植入骨增量材料，创口表面可覆盖移植的黏膜或胶原膜，减少牙槽窝愈合过程中的牙槽嵴吸收和软组织塌陷的技术。

牙槽窝愈合过程中会发生牙槽嵴吸收、高度降低，龈乳头和龈缘将随之退缩，出现种植治疗的美学并发症。因此，诞生了拔牙窝保存或牙槽嵴保存的新概念：在出现骨吸收前即拔牙同期对拔牙窝进行保护或修复性干预，在牙槽窝愈合过程中阻断和减少牙槽嵴的生理性和病理性骨吸收，保存邻面牙槽嵴和牙龈乳头的高度和形态，防止拔牙后龈乳头和龈缘萎缩，为美学修复创造条件。由于治疗目标不单纯是保存牙槽嵴，同时也改善了软组织的形态和质量，因此中国医学科学院口腔种植学教授宿玉成将其称为拔牙位点保存。

首次较为规范的拔牙位点保存技术是由美国私人开业牙医斯科拉尔（Sclar）提出，他的技术要点为清理拔牙创、植入去蛋白牛骨基质、涂布组织粘结剂并在表面覆盖可吸收性胶原材料，即刻戴入过渡修复体（马里兰桥修复体）保存牙龈外形，而不需要翻瓣和初期创口关闭。瑞士苏黎世大学口腔医生荣格（Jung）是在拔牙窝内填入整合了 10% 胶原基质的去蛋白牛骨基质，在其表面覆盖游离腭黏膜瓣，缝合固定。

拔牙位点保存适用于非急性或化脓性感染的拔牙位点，但是

为了获得预期的拔牙位点保存效果，筛选病例时主要考虑如下因素：①不存在严重骨缺损的位点。②拔牙位点存在骨缺损，但放任拔牙窝自然愈合有成骨不理想的风险。

外科操作包括不翻瓣的微创拔牙、拔牙窝清创、植入骨代用品、封闭拔牙窝。

（宿玉成　王　璐）

引导骨再生 (guided bone regeneration，GBR)

yǐndǎo gǔ zàishēng

在骨缺损区利用屏障膜维持空间并阻挡增生较快的上皮细胞和成纤维细胞长入，保证增生速度较慢的成骨细胞优势增长而形成骨的手术。通常，在屏障膜下方植入自体骨和/或其他骨增量材料。

自20世纪80年代以来，引导骨再生的完整的理论体系与临床程序得以建立，在骨量不足的种植位点实现精细、完美的修复性骨再生，为实现理想三维位置的种植体植入和获得种植治疗功能及美学效果的长期稳定创造了条件。

引导骨再生的生物学机制就是阻止术区的其他细胞长入，而使来源于骨组织的细胞增生并长入屏障膜下方血凝块占据的空间。屏障膜建立了一个允许骨在无干扰、受保护条件下愈合的封闭空间。屏障膜包括生物可吸收性屏障膜和不可吸收性屏障膜。

引导骨再生适用于开窗式和裂开式骨缺损、间隙性骨缺损、水平向骨缺损、垂直向骨缺损、上颌窦底提升。

引导骨再生的外科程序为翻黏骨膜瓣充分暴露术区，进行受植床预备，开放骨髓腔，植入骨移植材料，覆盖并固定（必要时）屏障膜，无张力关闭创口。

（宿玉成　王　璐）

上颌窦底提升 (sinus floor elevation)

shànghédòudǐ tíshēng

将上颌窦底黏骨膜自窦底及周围骨壁分离，形成一个隔离的空间，植入骨增量材料以增加窦底骨高度，同期或分阶段植入种植体的手术。

适用于上颌窦气化导致的上颌窦底过低、牙槽嵴高度不能满足充足长度种植体植入的病例。

通常包括侧壁开窗上颌窦底提升（俗称外提升）与穿牙槽嵴上颌窦底提升（俗称内提升）两种基本术式。使用骨增量材料包括自体骨、同种异体骨、异种骨及异质骨等。外科程序根据所选术式不同而有所区别：①侧壁开窗上颌窦底提升：在上颌窦外侧壁开骨窗，获得进入上颌窦的入路，剥离并抬起窦底及其周围黏骨膜，植入骨增量材料，增加窦底骨高度，同期或分阶段植入种植体。②穿牙槽嵴顶上颌窦底提升：预备种植窝至上颌窦底，并通过此入路抬起窦底黏骨膜并植入骨增量材料，增加窦底骨高度，同期植入种植体。

（宿玉成　王　璐）

块状自体骨移植 (autogenous bone block grafting)

kuàizhuàng zìtǐgǔ yízhí

从供区（颌骨或其他部位）切取块状骨，整块或分成几块移植到受区的手术。块状自体骨移植可以分为血管化的块状自体骨移植和非血管化的块状自体骨移植两种，移植骨的愈合方式不同、临床指征也不相同。通常，非血管化的块状自体骨移植来自颌骨与髂骨，而血管化的块状自体骨移植为血管化的腓骨瓣移植或血管化的髂骨瓣移植。

不同的自体骨移植方法有其相应的临床指征。但总体而言，

应当满足以下一般性原则：①单纯引导骨再生不能获得预期效果者。②不利型骨缺损。③严重的垂直向和/或水平向骨缺损。④颊舌向贯通性骨缺损。⑤患者拒绝接受骨替代材料者。

自体骨移植的外科程序，通常遵循受区预备、供区取骨、受区骨移植手术顺序。

（宿玉成　王　璐）

夹层骨移植 (sandwich bone graft)

jiácénggǔ yízhí

将上颌骨或下颌骨水平截断并抬起，在断端之间植入骨增量材料的手术。又称三明治骨移植。截断的骨块仍然存在未剥离的软组织，继续向骨块提供血供。因此，与块状自体骨移植的原则性区别在于截断的骨块是没有离断血运的血管化"活骨"，块状移植的骨块必须依靠再血管化才能成为"活骨"。

其愈合是基于将牙槽骨垂直向断开之后形成一个带有软组织附着的牙槽骨骨块和颌骨基底骨床。牙槽骨骨块舌/腭侧黏骨膜并未剥离，保证了局部血液供应，因此其愈合速度快。而植入在夹层之内的自体骨或骨替代材料，因为存在来自骨断端的松质骨的充分血供，也提高了愈合速度和成骨质量。

其临床指征为垂直向骨缺损，可同期植入种植体。

夹层骨移植的外科程序及要点主要包括：①切口应以最大限度保留舌侧黏骨膜附着为原则。②根据骨缺损大小设计截骨线。③截骨，需注意避免损伤舌侧软组织、颏神经和下牙槽神经。④撬动骨块，冠向移位。⑤骨块固定。⑥植入种植体。⑦保护骨块。⑧无张力的初期创口关闭。

（宿玉成　王　璐）

gǔ pīkāi

骨劈开（split ridge technique/ridge splitting）

使用骨凿或超声骨刀劈开狭窄的牙槽嵴、再逐步增加牙槽嵴宽度的手术。牙槽嵴劈开之后形成的颊舌向间隙通常可以满足种植体的植入，在引导骨再生同期植入种植体，保证种植体的初始稳定性，并减少移植骨量。骨劈开扩大了种植手术适应证，是操作性较强的种植外科技术。通常，骨劈开与引导骨再生两种技术联合应用。

在屏障膜保护之下的骨劈开的生物学愈合机制与引导骨再生相类似。但由于存在劈开形成的种植体唇侧骨板，愈合过程中血供得以保证，骨增量效果的可预期性也得以提高。

骨劈开的临床指征为水平向骨缺损，同时在颊侧与舌侧的皮质骨之间要有松质骨存在。骨劈开可以同期实施引导骨再生程序和同期植入种植体。

此操作获得成功的关键因素是不能发生唇侧骨板游离性折断。

（宿玉成 王 璐）

èrqī shǒushù

二期手术（implant exposure）

两阶段种植中种植体完成骨结合后暴露种植体平台的种植外科程序。

目的：①暴露种植体平台。②成形种植体周软组织。③获取最佳的种植体周软组织美学效果。④如有需要，可以同期行小范围的引导骨再生和/或软组织移植。⑤某些病例可以同期取出不可吸收屏障膜或固位膜钉。

（宿玉成 王 璐）

zhòngzhí xiūfù chéngxù

种植修复程序（prosthetic procedures of implant therapy）

制作种植体支持或固位的上部修复体以恢复缺失牙形态和功能的治疗程序。

成功的种植修复，与合理的修复体设计、精确的印模技术和精准的工作模型以及高精密度的上部结构加工制作等密切相关。种植体的修复过程与常规义齿修复的修复过程相类似，包括制取印模、灌制工作模型、颌位记录、制作修复体、试戴和戴牙等过程，但其修复过程也存在很多独特之处，如需选择恰当的种植体负荷时机、种植印模方法、最终修复体的固位方式等。

（宿玉成 王 璐）

zhòngzhítǐ fùhéshíjī

种植体负荷时机（timing of implant loading）

种植修复体与对𬌗存在功能性咬合接触的时机。

根据国际口腔种植学会（ITI）第四届共识研讨会提出的建议，在临床上常规应用如下种植体负荷时机的分类。①即刻负荷（immediate loading）：种植体植入后，1周之内戴入种植修复体，修复体与对𬌗存在功能性咬合接触。②早期负荷（early loading）：种植体植入后，1周至2个月之间戴入种植修复体，修复体与对𬌗存在功能性咬合接触。③常规负荷（conventional loading）：种植体植入后，3～6个月之间戴入种植修复体。④延期负荷（delayed loading）：种植体植入后，6个月的愈合期之后戴入种植修复体。

以上是种植体负荷的标准方案。但应对不同的临床条件也会做出相应的调整。①即刻修复（immediate restoration）：种植体植入后，1周之内戴入种植修复体，修复体与对𬌗无功能性咬合接触。②早期修复（early restoration）：种植体植入后，1周至2个月之间戴入种植修复体，修复体与对𬌗无功能性咬合接触。③直接咬合接触（direct occlusal contact）：种植修复体与对𬌗牙列功能性咬合接触。④间接咬合（indirect occlusion）：种植修复体与对𬌗牙列无功能性咬合接触，即咬合脱离。⑤渐进负荷（progressive loading）：渐进负荷的病例，种植修复体由与对𬌗牙列轻微的功能性咬合接触过渡到完全的功能性咬合接触。

（宿玉成 王 璐）

zhòngzhí yìnmó

种植印模（impression）

用印模材料和印模托盘来制取口腔有关组织阴模或使用口内扫描仪获得图像数据的技术。现仅指前者，即传统方法。后者为数字化技术。印模是种植修复的重要环节之一。

种植修复的印模方法与常规修复的印模方法有所不同，种植修复印模不仅要准确地反映口腔内剩余牙的解剖形态和周围软组织状况，同时需要在印模过程中使用相应的成品印模帽和替代体将种植体或基台在口腔内的位置、方向复制到模型上，然后在替代体上进行上部结构的制作。这种方法可有效地提高印模的准确性，保证修复体的加工精度。

种植修复的印模方法有很多，根据使用的托盘是否开窗分为开窗式印模和非开窗式印模两种印模。①开窗式印模（open tray impression），又称直接印模，是使用开窗托盘（通常为个性化托盘）和中央带有固定螺丝的印模帽制取的印模。印模帽和印模材是作为一个整体取下的。②非开窗式印模（closed tray impression），又称间接印模，是使用封闭式托盘制取印模，印模取出后，然后将印模帽回插。

还可以根据印模目的分为基

台水平印模和种植体水平印模。①基台水平印模（abutment-leval impression）：是将基台在口内的位置和方向复制到工作模型上。②种植体水平印模（implant-leval impression）：是将口内种植体平台位置和种植体轴向复制到工作模型上。

（宿玉成 王 璐）

zhòngzhí xiūfùtǐ

种植修复体 （implant prosthesis）

种植体支持或固位的牙及颅颌面器官的修复体。

种植修复体的固位，基于修复体连接方式，可分类为粘接固位与螺丝固位。①粘接固位（cement-retained）：使用粘结剂将修复体与基台或一段式种植体的穿黏膜部分连接固定。②螺丝固位（screw-retained）：使用螺丝连接固定基台和修复体。

两种固位方式各有优缺点，目前种植体存留率未见显著性差异。就种植体支持式覆盖义齿而言，是由独立或夹板相连的种植体以及软组织所支持的局部或全颌可摘义齿，固位方式包括球附着体、自固位附着体、杆附着体、磁性附着体和双层冠附着体等。

（宿玉成 王 璐）

zhòngzhí wéihù chéngxù

种植维护程序 （procedures of implant maintenance）

为了维护种植体周组织的健康、保证种植修复的长期成功，在选定的时间间隔帮助患者维持口腔健康的程序。更准确来说，围术期维护已属于种植维护。

种植维护程序的重中之重是口腔卫生维护，需要医师和患者共同努力，包括患者自我维护、临床维护。①自我口腔卫生维护主要是日常刷牙、牙线、冲牙器等的使用。②临床维护则依赖于

全面、规律和规范的复诊，复诊内容包括评估更新患者的全身和局部情况，控制风险因素，监测种植体周软组织和硬组织的状态，针对性进行口腔卫生宣教，指导患者维持种植体和余留天然牙的清洁，对出现问题的种植体及时、正确地采取治疗措施。

（宿玉成 王 璐）

kǒuqiāng wèishēng wéihù

口腔卫生维护 （oral hygiene）

使用机械性或化学性手段清除菌斑和软垢，以维持牙、种植体、基台或修复体及其他口腔结构的表面清洁。

（宿玉成 王 璐）

shùzìhuà kǒuqiāng zhòngzhí zhìliáo

数字化口腔种植治疗 （digital oral implant therapy）

将数字化设备用于口腔种植治疗，替代传统的治疗手段，提高种植治疗效果的技术。各种数字化技术是数字化口腔种植治疗的基础，联合使用可实现口腔种植治疗程序的数字化，当各治疗程序相连接，便实现了全程数字化。

数字化口腔种植治疗程序有别甚至完全摒弃了传统治疗方法。包括数字化诊断与设计程序、数字化外科程序、数字化修复程序和数字化技工工艺程序等内容。

目前数字化外科程序主要分为静态引导外科（即导板外科）和动态引导外科（即导航外科）两类。

数字化口腔种植修复与技工工艺程序指将基台选择或制作、印模、修复体的设计及制作数字化的临床程序。数字化口腔种植修复与技工工艺程序可以是独立的修复程序，也可以是数字化口腔种植外科程序的延续。

种植修复体的计算机辅助设计（CAD）是通过专业的种植设

计软件将从数字化印模中获得的数据，生成虚拟蜡型，由此设计种植体支持式修复体。计算机辅助制作（CAM）是依据虚拟蜡型的数据，由数控精密机床或三维打印机制作修复体基底（或支架）与冠。

数字化口腔种植修复程序在整个种植治疗过程中是数字化实现程度最高的治疗程序，其优势如下：①提高了修复精度与质量，包括修复体与基台或种植体平台界面的精度及支架或修复体的被动就位。②修复程序的可重复性，意味着在需要时使用计算机中的原有数据再次进行加工制作。③通过网络实现与加工厂、技工室远程数据传输与交流，便捷准确，并降低了对传统工艺的依赖。④修复体结构尺寸的最小化，如全瓷冠的厚度等。⑤个性化治疗与个性化加工产业化。⑥降低机械和工艺并发症。

（宿玉成 王 璐）

dǎobǎn wàikē

导板外科 （guided surgery）

广义来讲，主要包括：①种植手术中，用数字化种植导板引导种植窝预备或种植体植入的外科程序。②种植手术中，用数字化截骨导板引导牙槽突修整或取骨的外科程序。③正颌手术中，用数字化外科导板确定骨块移动位置和建立新的颌位关系的外科程序。④用数字化种植外科导板引导颌骨肿瘤、囊肿或埋伏牙取出的外科程序。狭义来讲，是指种植术中在外科导板的引导下植入种植体。实现口腔种植与口腔外科精准医疗重要手段之一。

种植外科导板的制作，是通过锥束状 CT（CBCT）或螺旋 CT（SCT）获得的医学数字成像和通信（DICOM）数据进行三维重建，

使颌骨的形态、内部结构与牙列可视化，并且与数字化扫描等所获得的标准模板库（STL）数据相叠加，进行虚拟修复体、虚拟殆与虚拟种植体植入程序，实现以修复为导向的种植治疗方案设计。基于数字化虚拟种植体植入方案将缺牙区拟植入种植体的植入部位、数量、三维位置与轴向等信息参数转化为 STL 文件格式，通过数控精密机床或用快速成型方法加工，制作用于术中所使用的高精度定位外科导板，引导外科医师的操作，从而确保术前所规划治疗方案顺利实施。数字化外科导板作为最终信息的载体，将种植医师的设计思路通过手术模板的精确定位和引导予以实现，术中不允许改变种植体设计和三维位置及轴向。

（宿玉成 王 璐）

dǎoháng wàikē
导航外科（navigation surgery）

基于数字化虚拟种植体植入，但不制作外科导板，需要特殊导航设备在术中进行配准，然后利用种植体植入的三维导向系统进行实时动态导航，允许术者在术中调整部分设计甚至是种植体的三维位置的技术。包括：①利用运动追踪技术，在显示器的三维重建图像上显示手术器械与解剖结构的实时匹配，由此定位并引导手术操作的手术方法。②种植窝预备过程中，在显示器的三维重建图像上实时显示钻在颌骨中三维位置与轴向，引导钻按照预先计划的钻孔路径进行种植窝预备。实现口腔外科精准医疗另一重要手段。

（宿玉成 王 璐）

shùzìhuà sǎomiáo
数字化扫描（digital scanning）

通过扫描，直接或间接获取解剖结构的光学图像。俗称数字化印模（digital impression）。与传统印模技术相比，患者更舒适，操作时间短，不发生印模材料和模型材料的形变，便于数字化印模信息储存。数字化扫描的时段包括：①在种植治疗诊断与设计阶段扫描牙及软组织的表面信息。②种植治疗修复阶段扫描软组织、牙及种植体平台（或基台）的表面信息。③临时修复体使用完成之后扫描软组织、牙及临时修复体的表面信息。

（宿玉成 王 璐）

gèxìnghuà jītái
个性化基台（custom abutment）

基于种植体的位置、轴向与软组织形态可以使用专业软件设计，并在数控机床或三维打印机上个性化制作的基台。个性化基台具备如下含义：①用含有与种植体连接结构的基台雏形，按照龈缘的走行设计并制作合理的粘接线位置。②强调使用基台基底，基台基底指种植体制造商提供含有与种植体连接结构的基台雏形，是个性化基台的基础。为确保个性化基台不损害种植体与基台的连接面，并不主张使用非基台基底制作的个性化基台。换言之，要确保种植体植入在正确的三维位置与轴向上，当出现偏差时用个性化基台来修正存在治疗效果的功能与美学风险。

（宿玉成 王 璐）

zhòngzhí zhìliáo bìngfāzhèng
种植治疗并发症（complicaitons of implant therapy）

发生于种植治疗程序中的并发症。种植治疗的并发症有多种分类，瑞士伯尔尼大学口腔医生萨尔维（Salvi）分类较为客观，包括生物学并发症、机械并发症和工艺并发症。

牙种植的整个治疗过程，包含了种植诊断与设计、种植外科、种植修复、技工工艺以及种植维护等诸多治疗程序。每种治疗程序又包含了多种治疗技术，所有应用于治疗程序中的技术均与种植治疗的功能与美学效果、成功与失败密切相关。与所有的其他医疗技术一样，种植治疗程序所涉及的技术同样存在着风险，或是瑕疵和问题，甚至失败。无论是患者个体的全身状况或解剖因素，还是材料或技术因素，当前还无法完全避免影响种植治疗效果的风险因素。

生物学并发症（biological complication） 在种植体植入之后种植体周围组织发生的并发症。最常见的种植治疗生物学并发症为种植体周感染，包括种植体周黏膜炎、种植体周炎和种植体根尖周炎。

种植体周黏膜炎是局限于种植体周黏膜的可逆性炎症反应，无种植体周边缘骨丧失。种植体周炎是发生于种植体周组织的炎症性反应，特征为种植体周黏膜的炎症和进行性骨丧失。种植体根尖周炎是发生于种植体根尖周骨组织的炎症性反应。

机械并发症（mechanical complication） 是机械力量导致的种植体及预成部件在种植体植入或负荷之后发生的并发症。包括种植体、基台、基台螺丝、修复螺丝的断裂及螺丝和基台的松动等。

工艺并发症（technical complication） 是技工室加工的修复部件在负荷之后发生的并发症。主要发生于修复体，具体包括修复体折断、修复体瓷或树脂崩裂，以及树脂基托、支架或基底折断等。

（宿玉成 王 璐）

索　引

条目标题汉字笔画索引

说　明

一、本索引供读者按条目标题的汉字笔画查检条目。

二、条目标题按第一字的笔画由少到多的顺序排列，按画数和起笔笔形横（一）、竖（丨）、撇（丿）、点（丶）、折（乛，包括丁乚く等）的顺序排列。笔画数和起笔笔形相同的字，按字形结构排列，先左右形字，再上下形字，后整体字。第一字相同的，依次按后面各字的笔画数和起笔笔形顺序排列。

三、以拉丁字母、希腊字母和阿拉伯数字、罗马数字开头的条目标题，依次排在汉字条目标题的后面。

二　画

二期手术（implant exposure）　523

儿童唇腭裂手术麻醉（anesthesia for cleft lip and palate surgery in children）　501

儿童颌骨骨折（jaw fracture in children）　199

三　画

三叉神经痛（trigeminal neuralgia）　328

三叉神经痛微创外科治疗（minimal invasive surgery for trigeminal neuralgia）　331

下颌下腺炎（submandibular sialadenitis）　284

下颌支矢状劈开截骨术（sagittal split ramus osteotomy，SSRO）　465

下颌支垂直截骨术（intraoral vertical ramus osteotomy，IVRO）　467

下颌发育不足（mandibular deficiency）　454

下颌发育过度（mandibular excess）　451

下颌后部根尖下截骨术（posterior mandibular subapical osteotomy）　469

下颌体骨折（mandibular body fracture）　187

下颌角肥大矫正术（mandibualr angle osteotomy）　401

下颌角骨折（mandibular angle fracture）　188

下颌骨后前位片（posterioanterior radiograph of mandible）　6

下颌骨陈旧性骨折（long-standing fracture of mandible）　189

下颌骨侧斜位片（lateral oblique radiograph of mandible）　5

下颌骨骨不连（non-union of mandibular fracture）　189

下颌骨骨折（mandibular fracture）　187

下颌骨骨折影像学表现（imaging findings of mandible fracture）　39

下颌骨缺损整复（reconstruction of mandibular defect）　440

下颌骨粉碎性骨折（comminuted fracture of mandible）　189

下颌前部根尖下截骨术（mandibular anterior subapical osteotomy）　468

上气道评估（upper airway evaluation）　366

上气道阻力综合征（upper airway resistance syndrome，UARS）　369

上颌发育不足（maxillary deficiency）　453

上颌后部截骨术（posterior maxillary osteotomy）　464

上颌体层片（tomogram of maxilla）　8

上颌骨骨折（maxillary fracture）　190

上颌骨骨折影像学表现（imaging findings of maxilla fracture）　40

上颌骨缺损整复（reconstruction of maxillary defect）

439

上颌前突（maxillary protrusion） 449

上颌前部截骨术（anterior maxillary osteotomy） 463

上颌结节肥大修整术（maxillary tuberosity hypertrophy surgery） 159

上颌窦底提升（sinus floor elevation） 522

上颌窦癌（carcinoma of maxillary sinus） 254

上臂外侧皮瓣移植（upper lateral arm flap transplantation） 426

小口畸形整复（resconstruction of microstomia） 437

小型和微型板固定（miniplate and microplate fixation） 202

小颌畸形（micrognathia） 377

口干症（xerostomia） 287

口角歪斜整复（resconstruction of commissure distortion） 437

口底癌（oral floor cancer） 252

口面痛（orofacial pain） 123

口咽癌（oropharyngeal carcinoma） 254

口咽癌放射治疗（radiotherapy of oral oropharyngeal carcinoma） 273

口腔上颌窦瘘修补术（oro-antral fistula surgery） 160

口腔卫生维护（oral hygiene） 524

口腔异味（bad breath） 136

口腔种植学（implant dentistry） 517

口腔恶性肿瘤微波热化疗（microwave hyperthermia chemical therapy of oral malignant tumor） 477

口腔检查（oral examination） 112

口腔麻醉学（dental anesthesiology） 484

口腔黑色素瘤冷冻治疗（cryosurgery of oral and maxillofacial melanoma） 474

口腔颌面外科学（oral and maxillofacial surgery） 108

口腔颌面医学影像学（oral and maxillofacial medical imaging） 1

口腔颌面显微外科（oral and maxillofacial microsurgery） 416

口腔颌面种植放射学技术（techniques for implant radiology of oral and maxillofacial region） 27

口腔颌面美容外科学（oral and maxillofacial cosmetic surgery） 387

口腔颌面除皱术（oral and maxillofacial rhytidectomy） 388

口腔颌面部 CT 检查（oral and maxillofacial CT scan） 14

口腔颌面部门诊手术麻醉（anesthesia for oral and maxillofacial day surgery） 508

口腔颌面部巨囊型淋巴管畸形（macrocystic lymphatic malformation of oral and maxillofacial region） 232

口腔颌面部手术气道控制（airway control for oral and maxillofacial surgery） 492

口腔颌面部手术术后镇痛（postoperative analgesia for oral and maxillofacial surgery） 510

口腔颌面部手术全身麻醉（general anesthesia for oral and maxillofacial surgery） 486

口腔颌面部手术围术期监测（perioperative monitoring for oral and maxillofacial surgery） 494

口腔颌面部手术局部麻醉（local anesthesia for oral and maxillofacial surgery） 485

口腔颌面部手术重症监护室（intensive care unit for oral and maxillofacial surgery） 515

口腔颌面部手术容量管理（fluid management for oral and maxillofacial surgery） 496

口腔颌面部手术麻醉（anesthesia for oral and maxillofacial surgery） 485

口腔颌面部手术麻醉恢复室（postanesthesia care unit for oral and maxillofacial surgery） 512

口腔颌面部手术镇静（sedation for oral and maxillofacial surgery） 489

口腔颌面部化脓性肉芽肿影像学表现（imaging findings of pyogenic granuloma of oral and maxillofacial region） 77

口腔颌面部介入放射学技术（techniques for interventional radiology of oral and maxillofacial region） 26

口腔颌面部平滑肌肉瘤影像学表现（imaging findings of leiomyosarcoma of oral-maxillofacial region） 81

口腔颌面部卡波西肉瘤（Kaposi sarcoma of oral and maxillofacial region） 235

口腔颌面部头颈肿瘤加热治疗（thermal therapy of tumor in oromaxillofacial head and neck region） 280

口腔颌面部出血（oral and maxillofacial bleeding） 127

口腔颌面部皮样囊肿（dermoid cyst of oral and maxillofacial region） 209

口腔颌面部皮样囊肿影像学表现（imaging findings of maxillofacial dermoid cyst） 47

口腔颌面部皮脂腺囊肿（sebaceous cyst of oral and maxillofacial region） 207

口腔颌面部动物咬伤（animal bite wound of oral and maxillofacial region） 178

口腔颌面部动静脉畸形（arteriovenous malformation of oral and maxillofacial region） 225

口腔颌面部动静脉畸形介入栓塞（interventional embolization of arteriovenous malformation in oral and maxillofacial region） 228

口腔颌面部先天性血管瘤（congenital hemangioma of oral and maxillofacial region） 216

口腔颌面部血管内皮细胞瘤（hemangioendothelioma of oral and maxillofacial region） 234

口腔颌面部血管外皮细胞瘤（hemangiopericytoma of oral and maxillofacial region） 234

口腔颌面部血管瘤（hemangioma of oral and maxillofacial region） 212

口腔颌面部血管瘤和脉管畸形相关综合征（hemangioma and vascular malformation related syndrome of oral and maxillofacial region） 236

口腔颌面部创伤（oral and maxillofacial trauma） 174

口腔颌面部创伤手术麻醉（anesthesia for oral and maxillofacial trauma surgery） 500

口腔颌面部创伤急救（first aid of oral and maxillofacial trauma） 175

口腔颌面部多原发癌（multiple primary cancer of oral and maxillofacial rengion） 264

口腔颌面部色素痣（nevus of oral and maxillofacial region） 247

口腔颌面部异物（foreign body in oral and maxillofacial region） 182

口腔颌面部异物定位技术（localization of foreign body in maxillofacial region） 183

口腔颌面部纤维肉瘤影像学表现（imaging findings of fibrosarcoma of oral and maxillofacial region） 79

口腔颌面部纤维瘤（fibroma of oral and maxillofacial region） 246

口腔颌面部韧带样型纤维瘤病影像学表现（imaging findings of desmoid-type fibromatosis of oral and maxillofacial region） 69

口腔颌面部运动神经疾病（motor nerve disease of oral and maxillofacial region） 336

口腔颌面部间隙感染（space infection of oral and maxillofacial region） 163

口腔颌面部良性肿瘤（benign tumor of oral and maxillofacial region） 240

口腔颌面部表皮样囊肿（epidermoid cyst of oral and maxillofacial region） 209

口腔颌面部表皮样囊肿影像学表现（imaging findings of maxillofacial epidermoid cyst） 47

口腔颌面部软组织开放性损伤（open wound of oral and maxillofacial soft tissue） 177

口腔颌面部软组织开放性损伤清创术（open wound debridement of oral and maxillofacial soft tissue） 181

口腔颌面部软组织动静脉畸形（arteriovenous malformation of oral and maxillofacial soft tissue） 225

口腔颌面部软组织肉瘤（soft tissue sarcomas of oral and maxillofacial region） 256

口腔颌面部软组织血管肉瘤影像学表现（imaging findings of angiosarcoma of oral and maxillofacial soft tissue） 80

口腔颌面部软组织肿瘤（oral and maxillofacial soft tissue tumor） 246

口腔颌面部软组织缺损整复（resconstruction of soft tissue defect in oral and maxillofacial region） 434

口腔颌面部软组织囊肿（cyst of oral and maxillofacial soft tissue） 207

口腔颌面部非霍奇金淋巴瘤（non-Hodgkin lymphoma of oral and maxillofacial region） 260

口腔颌面部肿块（oral and maxillofacial mass） 137

口腔颌面部肿瘤手术治疗（surgical treatment of oral and maxillofacial cancer） 266

口腔颌面部肿瘤手术麻醉（anesthesia for oral and maxillofacial tumor surgery） 498

口腔颌面部肿瘤代谢核素显像（metabolic imaging of oral and maxillofacial tumors） 25

口腔颌面部肿瘤冷冻治疗（cryotherapy of oral and maxillofacial malignant tumor） 278

口腔颌面部肿瘤学（oral and maxillofacial oncology） 205

口腔颌面部肿瘤治疗（therapy of oral and maxillofacial cancer） 265

口腔颌面部肿瘤患者镇痛（patient analgesia for oral and maxillofacial tumor） 491

口腔颌面部肿瘤葡萄糖代谢核素显像（glucose metabolic imaging of oral and maxillofacial tumors） 25

口腔颌面部放线菌病（actinomycosis of oral and maxillofacial region） 170

口腔颌面部炎症性肌成纤维细胞性肿瘤影像学表现（imaging findings of inflammatory myofibroblastic tumor of oral and maxillofacial region） 70

口腔颌面部组织移植（oral and maxillofacial tissue transplantation） 416

口腔颌面部孤立性纤维瘤影像学表现（imaging findings of solitary fibroma of oral and maxillofacial region） 69

口腔颌面部骨巨细胞瘤（giant cell tumor of bone of oral and maxillofacial region） 245

口腔颌面部骨化纤维瘤（ossifying fibroma of oral and maxillofacial region） 245

口腔颌面部骨化性肌炎影像学表现（imaging findings of myositis ossificans of oral and maxillofacial region） 68

口腔颌面部骨源性肉瘤（osteogentic sarcoma of oral and maxillofacial region） 256

口腔颌面部骨源性肿瘤（osteogenic tumor of oral and maxillofacial region） 245

口腔颌面部钙化上皮瘤（calcifying epithelioma of oral and maxillofacial region） 247

口腔颌面部修复重建外科学（oral and maxillofacial reparative and reconstructive surgery） 414

口腔颌面部脉管系统肿瘤（vascular neoplasm of oral and maxillofacial region） 233

口腔颌面部脉管性疾病（vascular anomalies of oral and maxillofacial region） 211

口腔颌面部脉管畸形（vascular malformation of oral and maxillofacial region） 218

口腔颌面部神经纤维瘤（neurofibroma of oral and maxillofacial region） 246

口腔颌面部神经纤维瘤影像学表现（imaging findings of neurofibroma of oral and maxillofacial-neck region） 74

口腔颌面部神经疾病（oral and maxillofacial nerve disease） 328

口腔颌面部神经鞘瘤（neurilemmoma of oral and maxillofacial region） 246

口腔颌面部结节性筋膜炎影像学表现（imaging findings of nodular fascitis of maxillofacial region） 70

口腔颌面部结核（tuberculosis of oral and maxillofacial region） 169

口腔颌面部恶性肿瘤（malignant tumor of oral and maxillofacial region） 248

口腔颌面部恶性肿瘤中西医结合治疗（combined treatment of traditial Chineses medicine and western medicine of oral and maxillofacial malignant tumor） 279

口腔颌面部恶性肿瘤中医治疗（traditional Chinese medicine therapy of oral and maxillofacial malignant tumor） 279

口腔颌面部恶性肿瘤化学治疗（chemotheraphy of oral and maxillofacial malignant tumor） 268

口腔颌面部恶性肿瘤生物治疗（biotherapy of oral and maxillofacial malignant tumor） 276

口腔颌面部恶性肿瘤放射治疗（radiotherapy of oral and maxillofacial tumor） 269

口腔颌面部恶性肿瘤综合序列治疗（comprehensive and sequential therapy of oral and maxillofacial malignant tumor） 281

口腔颌面部恶性肿瘤靶向治疗（targeting therapy of oral and maxillofacial malignant tumor） 277

口腔颌面部恶性周围神经鞘瘤影像学表现（imaging findings of malignant peripheral nerve sheath tumor of oral and maxillofacial region） 82

口腔颌面部恶性黑色素瘤（malignant melanoma of oral and maxillofacial region） 257

口腔颌面部恶性黑色素瘤影像学表现（imaging findings of malignant melanoma of oral and maxillofacial region） 83

口腔颌面部脂肪肉瘤影像学表现（imaging findings of liposarcoma of oral and maxillofacial region） 80

口腔颌面部脓肿（abscess of oral and maxillofacial region） 164

口腔颌面部疾病低温钳取活检术（freezing clamp biopsy of oral and maxillofacial disease） 476

口腔颌面部疾病冷冻治疗（cryosurgery of oral and maxillofacial disease） 474

口腔颌面部疾病物理治疗（physical therapy of oral and maxillofacial disease） 474

口腔颌面部疾病骨核素显像（bone imaging of oral and maxillofacial diseases） 23

口腔颌面部疾病祛色素激光治疗（laser removal of pigmentation from oral and maxillofacial disease） 480

口腔颌面部疾病准分子激光治疗（excimer laser therapy of oral and maxillofacial disease） 482

口腔颌面部疾病理疗（physiotherapy of oral and maxillofacial disease） 477

口腔颌面部疾病鉴别诊断（differential diagnosis of oral and maxillofacial disease） 121

口腔颌面部疾病激光内镜治疗（laser endoscopic therapy of oral and maxillofacial disease） 480

口腔颌面部疾病激光手术（laser surgery of oral and maxillofacial disease） 479

口腔颌面部疾病激光光动力学疗法（laser photodynamic therapy of oral and maxillofacial disease） 478

口腔颌面部疾病激光治疗（laser therapy of oral and maxillofacial disease） 477

口腔颌面部疾病激光治疗防护（protection of laser therapy of oral and maxillofacial disease） 483

口腔颌面部疾病激光组织内照射治疗（laser intertissue radiation of oral and maxillofacial disease） 480

口腔颌面部疾病激光荧光诊断（laser fluorescence diagnosis of oral and maxillofacial disease） 478

口腔颌面部疾病激光射频治疗（laser－radiofrequency therapy of oral and maxillofacial disease） 483

口腔颌面部疾病激光凝固术（laser coagulation of oral and maxillofacial disease） 479

口腔颌面部朗格汉斯细胞组织细胞增生症（Langerhans cell histiocytosis of oral and maxillofacial region） 262

口腔颌面部梅毒（syphilis of oral and maxillofacial region） 170

口腔颌面部麻木（oral and maxillofacial numbness） 129

口腔颌面部淋巴核素显像（lymphoscintigraphy of oral and maxillofacial region） 24

口腔颌面部淋巴管畸形（lymphatic malformation of oral and maxillofacial region） 230

口腔颌面部混合性脉管畸形（mixed vascular malformation of oral and maxillofacial region） 233

口腔颌面部超声成像（oral and maxillofacial ultrasonography） 21

口腔颌面部滑膜肉瘤影像学表现（imaging findings of synovial sarcoma of oral and maxillofacial region） 82

口腔颌面部感觉功能障碍（sensory dysfunction of oral and maxillofacial region） 334

口腔颌面部感觉神经疾病（oral and maxillofacial sensory nerve disease） 328

口腔颌面部感染性疾病（infectious disease of oral and maxillofacial region） 161

口腔颌面部嗜酸性淋巴肉芽肿放射治疗（radiotherapy of eosinophilic lymphoid granuloma in oral and maxillofacial region） 275

口腔颌面部畸形（oral and maxillofacial deformity） 414

口腔颌面部微静脉畸形（venular malformation of oral and maxillofacial region） 219

口腔颌面部微囊型淋巴管畸形（microcystic lymphatic malformation of oral and maxillofacial region） 230

口腔颌面部静脉畸形（venous malformation of oral and maxillofacial region） 221

口腔颌面部磁共振成像（oral-maxillofacial magnetic resonance imaging） 18

口腔颌面部瘘管与窦道（oral and maxillofacial fistula/sinus） 142

口腔颌面部横纹肌肉瘤影像学表现（imaging findings of rhabdomyosarcoma of oral and maxillofacial region） 81

口腔颌面部瘢痕激光治疗（laser therapy of oral and maxillofacial scar） 481

口腔颌面部瘤样病变（tumor-like lesion of oral and maxillofacial region） 247

口腔颌面部霍奇金淋巴瘤（Hodgkin lymphoma of oral and maxillofacial region） 259

口腔颌面部鳞状细胞癌影像学表现（imaging findings of squamous cell carcinoma of oral and maxillofacial region） 77

口腔颌面部囊肿（oral and maxillofacial cyst） 206

口腔颌面深部异物探查取出术（extraction of foreign body in the deep oral and maxillofacial region） 183

口腔颌面颈部动静脉瘘（arteriovenous fiatula of oral and maxillofacial region） 229

口腔颌面颈部软组织动静脉畸形影像学表现（imaging finding of arteriovenous malformation of oral and maxillofacial-neck soft tissue） 71

口腔颌面颈部活体组织检查（biopsy of oromaxillofacia and neck region） 118

口腔颌面颈部穿刺检查（puncture of oromaxillofacia and neck region） 116

口腔颌面颈部神经鞘瘤影像学表现（imaging findings of neurilemmoma of oral and maxillofacial-neck region）

73

口腔颌面颈部结节病影像学表现（imaging findings of sarcoidosis of oral and maxillofacial-neck region） 77

口腔颌面颈部脂肪瘤影像学表现（imaging findings of lipoma of oral and maxillofacial-neck region） 71

口腔颌面颈部检查（oromaxillofacial and neck examination） 110

口腔颌面颈部淋巴结炎（lymphadenitis of oromaxillofacial and neck region） 166

口腔颌面颈部淋巴管畸形影像学表现（imaging findings of lymphatic malformation of oral and maxillofacial-neck region） 73

口腔颌面颈部淋巴瘤影像学表现（imaging findings of lymphoma of oral and maxillofacial-neck region） 78

口腔颌面颈部嗜酸性粒细胞淋巴肉芽肿影像学表现（imaging findings of eosinophilic hyperplastic lymphogranuloma of oral and maxillofacial-neck region） 76

口腔颌面颈部静脉畸形影像学表现（imaging findings of venous malformation of oral and maxillofacial-neck region） 72

口腔窦瘘道（oral sinus fistula） 165

口腔静脉湖（oral venous lake，OVL） 223

口腔黏膜白斑冷冻治疗（cryosurgery of leukoplakia of oral mucose） 475

口腔黏膜红斑冷冻治疗（cryosurgery of ergthroplakia of oral mucose） 476

口腔黏膜非典型增生冷冻治疗（cryosurgery of atypical regeneration of oral mucose） 475

口腔癌（oral cancer） 248

口腔癌放射治疗（radiotherapy of oral cavity cancer） 272

个性化基台（custom abutment） 525

四　画

丰唇术（lip augmentation） 413

开口受限（limited mouth opening） 129

巨舌症（macroglossia） 379

巨颌症（cherubism） 248

巨颌症影像学表现（imaging findings of cherubism） 58

牙及牙槽外科学（dental and alveolar surgery） 145

牙发育异常影像学表现（imaging findings of tooth dysplasia） 30

牙再植术（tooth replantation） 152

牙折断（tooth fracture） 184

牙拔除术（tooth extraction） 147

牙周炎影像学表现（imaging findings of periodontitis） 34

牙骨质化纤维瘤（cementifying fibroma） 245

牙骨质瘤（cementoblastoma） 242

牙根折裂影像学表现（imaging findings of fracture of tooth root） 33

牙损伤（tooth injury） 184

牙损伤影像学表现（imaging findings of tooth injury） 32

牙移植术（tooth transplantation） 154

牙脱位（tooth dislocation） 185

牙脱位复位固定术（reduction and fixation of tooth dislocation） 185

牙颌面畸形（dento-maxillofacial deformity） 449

牙源性上颌窦炎（odontogenic maxillary sinusitis） 167

牙源性化脓性颌骨骨髓炎影像学表现（imaging findings of odontogenic suppurative osteomyelitis of jawbone） 35

牙源性纤维瘤（odontogenic fibroma） 244

牙源性纤维瘤影像学表现（imaging findings of odontogenic fibroma） 52

牙源性角化囊肿（odontogenic keratocyst） 242

牙源性角化囊肿影像学表现（imaging findings of odontogenic keratocyst） 43

牙源性肿瘤（odontogentic tumor） 241

牙源性钙化上皮瘤（calcifying epithelial odontogenic tumor） 244

牙源性钙化上皮瘤影像学表现（imaging findings of calcifying epithelial odontogenic tumor） 49

牙源性钙化囊性瘤影像学表现（imaging findings of calcifying cystic odontogenic tumor） 51

牙源性钙化囊腺瘤（calcifying odontogenic cyst） 244

牙源性颌骨囊肿（odontogenic cyst of the jaw） 210

牙源性腺样瘤（adenoid odontogenic tumor） 244

牙源性腺样瘤影像学表现（imaging findings of adenomatoid odontogenic tumor） 50

牙源性黏液瘤（odontogenic myxoma） 243

牙源性黏液瘤影像学表现（imaging findings of odontogenic myxoma） 52

牙龈瘤（epulis） 247

牙龈癌（gingival cancer） 252

牙槽突骨折（alveolar fracture） 186

牙槽突骨折复位固定术（reduction and fixation of alveolar fracture） 186

牙槽突骨折影像学表现（imaging findings of alveolar process fracture） 39

牙槽突重建术（alveolar reconstrution） 156

牙槽突修整术（alveolar plasty） 156

牙槽突裂（alveolar cleft） 359

牙槽突裂植骨术（bone graft of alveolar cleft） 360

牙瘤（odontoma） 241

牙瘤影像学表现（imaging findings of odontoma） 50

牙髓病影像学表现（imaging findings of pulp diseases） 28

中间神经痛（geniculate neuralgia） 333

中枢性睡眠呼吸暂停低通气综合征（central sleep apnea-hypopnea syndrome，OSAHS） 371

贝尔面瘫（Bell palsy） 338

水平截骨颏成形术（horizontal osteotomy genioplasty） 470

气管切开术（tracheostomy） 177

化学性颌骨坏死（chemical osteonecrosis of the jaw） 174

化脓性颌骨骨髓炎（suppurative osteomyelitis of the jaw） 168

化脓性颞下颌关节炎（suppurative arthritis of temporomandibular joint） 310

方块状勒福Ⅱ型截骨术（square Le Fort Ⅱ osteotomy） 461

引导骨再生（guided bone regeneration，GBR） 522

双叶皮瓣移植（bilobed skin flap transplantation） 419

双侧唇裂术后继发唇畸形整复术（repair of secondary lip deformity of bilateral cleft lip） 350

双侧唇裂鼻畸形整复术（secondary repair of bilateral cleft lip nasal deformity） 351

双侧唇裂整复术（bilateral cleft lip repair） 349

双颌前突（maxillary and mandibular protrusion） 450

双颌畸形（maxillary and mandibular deformity） 457

双髁突畸形影像学表现（imaging findings of bifid condyle） 95

五 画

正颌手术（orthognathic surgery） 458

正颌手术麻醉（anesthesia for orthognathic surgery） 497

正颌术后正畸治疗（post-surgical orthodontic treatment） 474

正颌术前正畸治疗（pre-surgical orthodontic treatment） 473

正颌外科学（orthognathic surgery） 447

正颌相关正畸治疗（orthodontic treatment in orthognathic surgery） 473

可吸收板固定（absorbable plate fixation） 203

卡萨巴赫·梅里特现象（Kasabach-Merritt syndrome） 238

甲状舌管囊肿（thyroglossal duct cyst） 207

甲状舌管囊肿影像学表现（imaging findings of thyroglossal duct cyst） 45

甲状旁腺功能亢进症颌骨病变影像学表现（imaging findings of jaw lesion of hyperparathyroidism） 84

生物材料植入（biomaterial implantation） 433

白色美学（white esthetic） 520

外眦矫正术（outer canthus plasty） 394

头影测量片（cephalometric radiograph） 7

汉语语音清晰度（voice articulation of Chinese speech） 358

汉语语音清晰度测试字表（voice articulation test of Chinese speech） 359

弗里德曼分类（Friedman staging system） 364

加雷骨髓炎影像学表现（imaging findings of Garre osteomyelitis） 36

皮肤化学剥脱术（dermal chemical peeling） 398

皮肤移植（skin transplantation） 416

皮肤磨削术（dermabrasion） 397

皮肤激光换肤术（dermal laser resurfacing） 399

皮瓣移植（skin flap transplantation） 416

六 画

动脉干网状血管皮瓣移植（arterio-reticular vessel perforator flap transplantation） 418

耳缺损整复（reconstruction of ear defect） 446

耳颞神经痛（auriculotemporal neuralgia） 333

成牙骨质细胞瘤影像学表现（imaging findings of cementoblastoma） 53

成形性松质骨移植（formable spongy bone transplantation） 430

成釉细胞纤维-牙瘤影像学表现（imaging findings of

ameloblastic fibro-odontoma） 52

成釉细胞纤维肉瘤影像学表现（imaging findings of ameloblastic fibrosarcoma） 55

成釉细胞纤维瘤影像学表现（imaging findings of ameloblastic fibroma） 51

成釉细胞瘤（ameloblastoma） 242

成釉细胞瘤影像学表现（imaging findings of ameloblastoma） 48

成釉细胞癌影像学表现（imaging findings of ameloblastic carcinoma） 53

夹层骨移植（sandwich bone graft） 522

曲面体层片（panoramic radiograph） 9

肉毒杆菌毒素 A 注射除皱术（botulinum toxin A injection rhytidectomy） 391

舌下神经麻痹（hypoglossal paralysis） 341

舌下腺囊肿（ranula） 289

舌下囊肿影像学表现（imaging findings of ranula） 48

舌系带矫正术（lingual frenectomy） 160

舌咽神经痛（glossopharyngeal neuralgia） 332

舌骨下肌群肌皮瓣移植（submental myocutaneous flap transplantation） 425

舌损伤（tongue injury） 178

舌缺损整复（reconstruction of tongue defect） 438

舌癌（tongue cancer） 250

华特位片（water position radiograph） 5

自体脂肪充填除皱术（autologous fat injection rhytidectomy） 392

全面部骨折（panfacial fracture） 198

全鼻缺损整复（total rhinoplasty） 446

创伤性面瘫（traumatic facial palsy） 339

肌皮血管瓣移植（myocutaneous perforator flap transplantation） 418

肌间隔血管皮瓣移植（septocutaneous perforator flap transplantation） 418

肌移植（muscle transplantation） 432

多导睡眠监测（polysomnogram，PSG） 362

导板外科（guided surgery） 524

导航外科（navigation surgery） 525

红色美学（pink esthetic） 520

七 画

坏疽性口炎（gangrenous stomatitis） 162

块状自体骨移植（autogenous bone block grafting）
522

克利佩尔·特伦纳伊综合征（Klippel-Trenaunay syndrome） 236

足背皮瓣移植（dorsal pedis flap transplantation）
427

低毒性硬化性颌骨骨髓炎（hypotoxic sclerosing osteomyelitis of the jaw） 172

低磷血症颌骨病变影像学表现（imaging findings of hypophosphatemia in jaws） 86

低磷酸酯酶症颌骨病变影像学表现（imaging findings of hypophosphatasia in jaws） 86

佝偻病颌骨病变影像学表现（imaging findings of jaw lesion of rickets） 85

含牙囊肿影像学表现（imaging findings of dentigerous cyst） 42

局灶性牙骨质-骨结构不良影像学表现（imaging findings of focal cemento-osseous dysplasia） 56

改良咽后壁组织瓣转移术（modified posterior pharyngeal flap transplantation） 356

张力带固定（tension band fixation） 202

阻生牙拔除术（impacted tooth extration） 150

阻塞性睡眠呼吸暂停低通气综合征（obstructive sleep apnea-hypopnea syndrome，OSAHS） 369

阻塞性睡眠呼吸暂停低通气综合征口腔矫治器治疗（oral appliance for sleep-related breathing disorder）
382

阻塞性睡眠呼吸暂停综合征手术麻醉（anesthesia for obstructive sleep apnea syndrome） 506

阻塞性睡眠呼吸障碍（obstructive sleep disorder breathing，OSDB） 368

八 画

环甲膜穿刺术（thyrocricocentesis） 177

直接皮肤血管皮瓣移植（straight cutaneous perforator flap transplantation） 417

茎突过长综合征（elongated styloid process syndrome）
335

拔牙位点保存（extraction site preservation） 521

拉力螺钉固定（lag screw fixation） 201

轮廓美学（contour esthetics） 520

软组织减容术（soft tissure reduction） 383

软骨移植（cartilage transplantation） 431

软腭缺损整复（reconstruction of soft palate defect）
438

非牙源性颌骨囊肿（non-odontogenic cyst of the jaw）
211

非典型性面痛（atypical facial pain）　332

味觉功能障碍（taste dysfunction）　335

味觉出汗综合征（auriculotemporal nerve syndrome，
Frey's syndrome）　336

咀嚼功能检查（masticatory function examination）
114

咀嚼肌功能紊乱（dysfunction of masticatory muscle）
302

垂体功能亢进症颌骨病变影像学表现（imaging find-
ings of hyperpituitarism in jaws）　85

舍格伦综合征（Sjögren syndrome，SS）　288

舍格伦综合征影像学表现（imaging findings of Sjögren
syndrome）　90

股前外侧皮瓣移植（anterolateral thigh flap transplanta-
tion）　426

肥胖评价（obesity evaluation）　367

放射性颌骨骨髓炎（radiation osteomyelitis of the jaw）
173

单纯游离骨移植（simple nonvascular bone graft）
430

单侧唇裂术后继发唇畸形整复术（repair of secondary
lip deformity of unilateral cleft lip）　348

单侧唇裂鼻畸形整复术（secondary repair of unilateral
cleft lip nasal deformity）　349

单侧唇裂整复术（unilateral cleft lip repair）　347

肩胛（骨）皮瓣移植（scapular or osteo-scapular flap
transplantation）　427

组织工程化组织移植（tissue engineering tissue trans-
plantation）　434

驼峰鼻矫治术（hump nose plasty）　407

九　画

歪鼻矫治术（deviated nose plasty）　411

面中部骨折（midfacial fracture）　192

面中部复合骨折影像学表现（imaging findings of mid-
face multiple fracture）　41

面中裂（midline facial cleft）　344

面中裂修复术（repair of midline facial cleft）　344

面肌抽搐（hemifacial spasm）　340

面神经功能评价系统（evaluation system for facial
nerve function）　342

面神经吻合术（facial nerve anastomosis）　447

面神经低温处理术（hypothermia of facial nerve）
476

面神经损伤（facial nerve injury）　180

面神经损伤修复（repair of facial nerve injury）　343

面神经缺损整复（reconstruction of facial nerve defect）
446

面神经移植术（facial nerve grafting）　447

面神经麻痹（facial palsy）　336

面部不对称（facial asymmetry）　134

面部皮肤换肤术（facial skin resurfacing）　397

面部疖痈（facial furuncle and carbuncle）　166

面部轮廓整形术（facial contouring cosmetic surgery）
399

面部软组织撕脱伤（lacerated wound of facial soft tis-
sue）　179

面部激光组织提升术（laser face lifting）　482

面斜裂（oblique facial cleft）　345

面斜裂修复术（repair of oblique facial cleft）　345

面颈部除皱术（face and neck rhytidectomy）　390

面裂（facial cleft）　344

面颊部凹陷畸形整复（resconstruction of buccal defi-
ciency deformity）　439

面颊部缺损整复（reconstruction of buccal defect）
438

面横裂（transverse facial cleft）　345

面横裂修复术（repair of transverse facial cleft）　346

背阔肌皮瓣移植（latissimus dorsi myocutaneous flap
transplantation）　424

咽成形术（pharyngoplasty）　355

咽后壁组织瓣转移术（posterior pharyngeal flap trans-
plantation）　356

咬肌肉毒杆菌毒素 A 注射术（botulinum toxin A injec-
tion of masseter hypertrophy）　402

骨软化症颌骨病变影像学表现（imaging findings of
jaw lesion of osteomalacia）　86

骨质疏松症颌骨病变影像学表现（imaging findings of
osteoporosis in jaws）　85

骨性开𬌗（skeletal open bite）　456

骨结合（osseointegration）　519

骨硬化症颌骨病变影像学表现（imaging findings of
osteopetrosis in jaws）　86

骨膜移植（periosteum transplantation）　430

骨劈开（split ridge technique/ridge splitting）　523

种植印模（impression）　523

种植外科程序（surgical procedures of implant therapy） 521

种植成功标准（implant success criteria） 520

种植体（implant） 520

种植体负荷时机（timing of implant loading） 523

种植体系统（implant system） 520

种植体基台（implant abutment） 520

种植体植入时机（timing of implant placement） 521

种植治疗并发症（complicaitons of implant therapy） 525

种植修复体（implant prosthesis） 524

种植修复程序（prosthetic procedures of implant therapy） 523

种植美学（implant esthetics） 520

种植维护程序（procedures of implant maintenance） 524

重建板固定（reconstruction plate fixation） 203

重唇矫正术（double lip plasty） 412

重睑成形术（double eyelid plasty） 395

复合组织移植（compound tissue transplantation） 433

复杂牙拔除术（complex tooth extraction） 148

修复前外科（pre-prosthetic surgery） 155

脉搏传导时间（pulse transit time, PTT） 365

急性化脓性腮腺炎（acute suppurative parotitis） 282

类风湿关节炎累及颞下颌关节影像学表现（imaging findings of temporomandibular joint involved by rheumatoid arthritis） 100

迷走神经麻痹（vagus nerve paralysis） 342

前臂皮瓣移植（forearm flap transplantation） 425

涎瘘（salivary fistula） 286

涎瘘放射治疗（radiotherapy of salivary fistula） 276

语音不清（aphthenxia） 132

神经官能症性面痛（neurosis of facial pain） 334

神经移植（nerve transplantation） 432

十　画

换位皮瓣移植（transposition skin flap transplantation） 419

根尖片（periapical radiograph） 2

根尖周牙骨质结构不良（periapical cemental dysplasia） 248

根尖周牙骨质结构不良影像学表现（imaging findings of periapical cemental dysplasia） 56

根尖周病影像学表现（imaging findings of periapical diseases） 29

根尖周囊肿影像学表现（imaging findings of periapical cyst） 42

唇内卷整复（resconstruction of lip entropion） 436

唇外翻整复（resconstruction of lip ectropion） 436

唇红缺损整复（resconstruction of vermilion defect） 436

唇系带矫正术（labial frenectomy） 159

唇损伤（lip injury） 178

唇部整形术（lip plastic surgery） 412

唇裂（cleft lip） 346

唇裂修复术（cleft lip repair） 347

唇颊沟延伸术（labial and buccal sulcus extension surgery） 158

唇畸形整复（resconstruction of lip deformity） 435

唇癌（lip cancer） 249

原发性骨内鳞状细胞癌影像学表现（imaging findings of primary intraosseous squamous cell carcinoma） 54

原发性颌骨内癌（primary intraosseous carcinoma of the jaw） 255

原发性鼾症（primary snoring disorder, PSD） 368

𬌗片（occlusive radiograph） 4

𬌗翼片（bitewing radiograph） 4

透明质酸钠凝胶注射除皱术（sodium hyaluronate gel injection rhytidectomy） 391

脂肪移植（fat transplantation） 431

胸三角皮瓣移植（deltopectoral skin flap transplantation） 421

胸大肌肌皮瓣移植（pectoralis major myocutaneous flap transplantation） 423

胸大肌肋骨肌皮瓣移植（rib-pectoralis major myocutaneous flap transpcantation） 428

胸锁乳突肌皮瓣移植（sternomastoid myocutaneous flap transplantation） 422

脐疝-巨舌-巨体综合征（exomphalos-macroglossia-gigantism syndrome） 379

脑颜面血管瘤综合征（encephalofacial angiomatosis） 239

唐氏综合征（Down syndrome） 378

酒窝成形术（dimple plasty） 413

海绵窦血栓性静脉炎（thrombophlebitis of cavernous sinus） 163

流涎症（salivation）287

家族性巨大型牙骨质瘤影像学表现（imaging findings of familial gigantiform cementoma）57

预制组织瓣移植（prefabricated flap transplantation）433

十一 画

基底细胞痣综合征影像学表现（imaging findings of basal cell nevus syndrome）43

菱形皮瓣移植（rhomboid skin flap transplantation）420

勒福 I 型截骨术（Le Fort I osteotomy）458

勒福 II 型截骨术（Le Fort II osteotomy）460

勒福 III 型截骨术（Le Fort III osteotomy）462

副神经麻痹（accessory nerve paralysis）342

颅面裂（craniofacial cleft）343

颅颌固定（cranio-maxillary fixation）203

颅颌骨框架重建术（craniomaxillomandibular reconstruction）385

颅缝早闭综合征（craniosynostosis syndrome）373

眶周骨缺损整复（reconstruction of orbital fracture）442

眼轮匝肌肥厚矫正术（orbicularis muscle hypertrophy plasty）396

眼部整形术（eye plastic surgery）392

眼眶骨折（orbital fracture）194

眼睑凹陷脂肪填充术（adipose filling of eyelid depression）397

眼睑松弛矫正术（eyelid relaxtion）393

唾液腺上皮-肌上皮癌（epithelial-myoepithelial carcinoma of salivary gland）296

唾液腺内镜技术（endoscopic technique for salivary gland disease）298

唾液腺发育异常影像学表现（imaging findings of salivary gland dysplasia）87

唾液腺肌上皮瘤（myoepithelioma of salivary gland）291

唾液腺肌上皮癌（myoepithelial carcinoma of salivary gland）295

唾液腺多形性腺瘤（pleomorphic adenoma of salivary gland）290

唾液腺多形性腺瘤癌变（carcinoma ex pleomorphic adenoma of salivary gland）297

唾液腺导管癌（duct carcinoma of salivary gland）296

唾液腺沃辛瘤（Warthin tumor of salivary gland）292

唾液腺良性肥大（benign hypertrophy of salivary gland）290

唾液腺良性肥大影像学表现（imaging findings of benign hypertrophy of salivary gland）94

唾液腺肿瘤（salivary gland tumor）290

唾液腺肿瘤影像学表现（imaging findings of salivary gland tumor）92

唾液腺放线菌病（actinomycosis of salivary gland）285

唾液腺炎症（sialadenitis）282

唾液腺炎症影像学表现（imaging findings of sialadenitis）89

唾液腺结石病（sialolithiasis）286

唾液腺结石病影像学表现（imaging findings of sialolithiasis）87

唾液腺结核（salivary gland tuberculosis）285

唾液腺核素显像（salivary gland imaging）23

唾液腺造影（sialography）11

唾液腺疾病（salivary gland disease）282

唾液腺基底细胞腺瘤（basal cell adenoma of salivary gland）292

唾液腺检查（salivary gland examination）116

唾液腺腺泡细胞癌（acinic cell carcinoma of salivary gland）295

唾液腺腺样囊性癌（adenoid cystic carcinoma of salivary gland）294

唾液腺瘘影像学表现（imaging findings of salivary fistula）88

唾液腺黏液表皮样癌（mucoepidermoid carcinoma of salivary gland）293

唾液腺黏液囊肿（mucocele of salivary gland）289

唾液腺癌放射治疗（radiotherapy of salivary gland cancer）273

唾液腺囊肿影像学表现（imaging findings of salivary gland cyst）91

婴儿黑色素神经外胚瘤影像学表现（imaging findings of melanotic neuroectodermal tumor of infancy）60

婴幼儿颌骨骨髓炎影像学表现（imaging findings of infantile osteomyelitis of jawbone）36

第三磨牙冠周炎（pericoronitis of third molar）161

斜方肌皮瓣移植（trapezius myocutaneous flap transplantation） 423

旋转皮瓣移植（rotation skin flap transplantation） 419

淋菌性口炎（gonococcal stomatitis） 171

隆颏术（chin augmentation） 403

隆鼻术（augmentation rhinoplasty） 411

隆额术（humping forehead） 399

隆颞术（humping temple） 400

颈内静脉扩张症（internal jugular vein phlebectasia） 224

颈外动脉结扎术（carotid artery ligation） 177

颈动脉体副神经节瘤影像学表现（imaging findings of paraganglioma of carotid body） 75

颈部除皱术（neck rhytidectomy） 390

颈部检查（neck examination） 113

颈淋巴结转移性肿瘤影像学表现（imaging findings of metastatic tumor of cervical lymph node） 83

颈阔肌皮瓣移植（platysma myocutanous flap transplantation） 421

十 二 画

颊脂垫摘除术（partial resection of buccal fat pad） 403

颊部贯通伤（cheek penetrating wound） 179

颊黏膜癌（buccal mucosa cancer） 251

睑袋整形术（baggy eyelid plasty） 396

睑裂开大术（palpebral fissure opening plasty） 393

睑裂缩短术（narrowing of the palpebral） 394

锁定固定（lock plate fixation） 203

筋膜移植（fascia transplantation） 431

颌间固定（intermaxillary fixation） 201

颌面骨结核影像学表现（imaging findings of tuberculosis of maxillofacial bone） 38

颌面部骨折（maxillofacial fracture） 185

颌面部骨折固定（fixation of maxillofacial fracture） 200

颌面部骨折复位（reduction of maxillofacial fracture） 200

颌面部骨折愈合（healing of maxillofacial fracture） 203

颌面部检查（maxillofacial examination） 111

颌骨尤因肉瘤影像学表现（imaging findings of Ewing sarcoma of jawbone） 65

颌骨中心性巨细胞肉芽肿影像学表现（imaging find-ings of central giant cell granuloma of jawbone） 57

颌骨中心性血管瘤影像学表现（imaging findings of central hemangioma of jawbone） 61

颌骨化学性坏死影像学表现（imaging findings of chemical osteonecrosis of jawbone） 39

颌骨动脉瘤样骨囊肿影像学表现（imaging findings of aneurysmal bone cyst of jawbone） 58

颌骨动静脉畸形（arteriovenous malformation of the jaw） 227

颌骨成骨细胞瘤影像学表现（imaging findings of os-teoblastoma of jawbone） 60

颌骨血管肉瘤影像学表现（imaging findings of angio-sarcoma of jawbone） 66

颌骨纤维肉瘤影像学表现（imaging findings of fibro-sarcoma of jawbone） 64

颌骨纤维结构不良影像学表现（imaging findings of fi-brous dysplasia of jaw bone） 55

颌骨转移性肿瘤影像学表现（imaging findings of me-tastatic tumor of jawbone） 68

颌骨软骨肉瘤影像学表现（imaging findings of chon-drosarcoma of jawbone） 63

颌骨放线菌病影像学表现（imaging findings of actino-phytosis of jawbone） 38

颌骨放射性骨坏死影像学表现（imaging findings of osteoradionecrosis of jawbone） 37

颌骨单纯性骨囊肿影像学表现（imaging findings of simple bone cyst of jawbone） 59

颌骨骨化纤维瘤影像学表现（imaging findings of ossif-ying fibroma of jawbone） 55

颌骨骨肉瘤影像学表现（imaging findings of osteosar-coma of jawbone） 64

颌骨骨纤维异常增殖症（fibrous dysplasia of the jaw） 247

颌骨骨样骨瘤影像学表现（imaging findings of osteoid osteoma of jawbone） 61

颌骨骨瘤影像学表现（imaging findings of osteoma of jawbone） 60

颌骨骨髓瘤影像学表现（imaging finding of myeloma of jawbone） 66

颌骨促结缔组织增生性纤维瘤影像学表现（imaging findings of desmoplastic fibroma of jawbone） 62

颌骨恶性纤维组织细胞瘤影像学表现（imaging find-ings of malignant fibrous histiocytoma of jawbone） 65

颌骨朗格汉斯细胞组织细胞增多症影像学表现（imaging findings of Langerhans cell histiocytosis of jawbone） 62

颌骨唾液腺癌影像学表现（imaging findings of salivary gland carcinomas of jawbone） 67

颌骨淋巴瘤影像学表现（imaging findings of lymphoma of jawbone） 67

颌骨隆突修整术（jaw protuberances surgery） 158

颌骨囊肿（jaw cyst） 209

腓骨肌（皮）瓣移植（fibula osteo-myocutaneous flap transplantation） 429

颏下皮瓣移植（submental flap transplantation） 422

颏及颏旁骨折（symphyseal and parasymphyseal fracture） 187

颏部后缩术（mentum posterior displacement） 404

颏部前移术（mentum anterior displacement） 403

颏部畸形（chin deformity） 455

普通牙拔除术（ordinary tooth extraction） 148

滑行皮瓣移植（sliding skin flap transplantation） 419

游离皮瓣移植（free flap transplantation） 416

强直性脊柱炎累及颞下颌关节影像学表现（imaging findings of temporomandibular joint involved by ankylosing spondylitis） 100

十三 画

感染性口角炎（infectious angular cheilitis） 163

睡眠低通气综合征（sleep hypoventilation syndrome，SHVS） 372

睡眠呼吸障碍正压通气治疗（positive airway pressure therapy of sleep-related breathing disorder） 380

睡眠呼吸障碍行为治疗（behavioral therapy of sleep-related breathing disorder） 381

睡眠呼吸障碍相关指数（index of sleep-related breathing disorder） 364

睡眠呼吸障碍疾病（sleep-related breathing disorder，SRBD） 362

嗜睡评价（sleepiness evaluation） 367

微觉醒（arousal） 363

腮腺导管吻合术（parotid duct anastomosis） 182

腮腺损伤（parotid gland injury） 180

腭成形术（palatoplasty） 352

腭咽成形术（uvulopalatopharyngoplasty） 356

腭咽肌瓣成形术（sphincter pharyngoplasty） 355

腭咽闭合（velopharyngeal closure） 356

腭损伤（palate injury） 179

腭裂（cleft palate） 351

腭裂两瓣法整复术（two-flap palatoplasty） 354

腭裂逆向双"Z"形瓣整复术（Furlow double-opposing Z-palatoplasty） 354

腭裂语音（cleft palate speech） 358

腭裂腭帆提肌重建术（palatine velum levator muscle reconstruction of cleft palate） 354

腭癌（palatal cancer） 253

腹直肌皮瓣移植（rectus abdominis myocutaneous flap transplantation） 428

腺牙源性囊肿影像学表现（imaging findings of glandular odontogenic cyst） 44

腺样体面容（adenoid face） 375

新生儿颌骨骨髓炎（osteomyelitis of the jaw in neonate） 167

数字化口腔种植治疗（digital oral implant therapy） 524

数字化扫描（digital scanning） 525

十四 画

鼻小柱过短矫治术（short nasal columella plasty） 409

鼻小柱缺损整复（reconstruction of nasal columella defect） 444

鼻小柱偏斜矫治术（deviated nasal columella plasty） 410

鼻小柱塌陷矫治术（collapse nasal columella plasty） 410

鼻中隔偏曲整复（septorhinoplasty） 443

鼻孔不对称畸形整复（reconstruction of asymmetric nostrils） 443

鼻半侧缺损整复（resconstruction of heminasal defect） 445

鼻尖圆钝矫治术（broad and bulbous nasal tip plasty） 408

鼻尖缺损整复（resconstruction of nasal tip defect） 445

鼻尖隐裂矫治术（cracked nasal tip plasty） 409

鼻背皮瓣移植（nasal dorsum skin flap transplantation） 420

鼻咽腔造影（nasopharyngography） 13

鼻骨骨折影像学表现（imaging findings of nasal bone

fracture） 41

鼻唇囊肿影像学表现（imaging findings of nasolabial cyst） 45

鼻损伤（nose injury） 179

鼻缺损整复（reconstruction of nasal defect） 444

鼻部整形术（rhinoplasty） 405

鼻眶筛区骨折（naso-orbital-ethmoid fracture） 196

鼻腔上颌窦癌放射治疗（radiotherapy of nasal cavity and maxillary sinus carcinoma） 275

鼻腭囊肿影像学表现（imaging findings of nasopalatine cyst） 44

鼻翼下垂矫治术（nasal alar ptosis plasty） 405

鼻翼上缩矫治术（nasal alar constrictor plasty） 406

鼻翼肥厚矫治术（nasal alar hypertrophy plasty） 406

鼻翼缺损整复（resconstruction of nasal alar defect） 445

鼻翼塌陷矫治术（nasal alar collapse plasty） 407

瘘管造影（fistulography） 14

慢性阻塞性腮腺炎（chronic obstructive parotitis） 284

慢性复发性腮腺炎（chronic recurrent parotitis） 283

慢性硬化性颌骨骨髓炎（chronic sclerosing osteomyelitis of jawbone） 172

慢性硬化性颌骨骨髓炎影像学表现（imaging findings of chronic sclerosing osteomyelitis of jawbone） 37

十五　画

鞍鼻整复（reconstruction of saddle nose） 443

蝶腭神经痛（sphenopalatine neuralgia） 333

瘤腔造影（intranidus angiography） 14

额部除皱术（forehead rhytidectomy） 389

额窦骨折（fracture of frontal sinus） 197

额颞部除皱术（forehead and temporal rhytidectomy） 389

额瓣移植（forehead skin flap transplantation） 420

十六　画

颞下颌关节二水焦磷酸钙结晶沉积病影像学表现（imaging findings of calcium pyrophosphate dihydrate crystal deposition disease of temporomandibular joint） 102

颞下颌关节巨细胞肉芽肿（giant cell reparative granuloma of temporomandibular joint） 316

颞下颌关节内镜检查（arthroscopy of the temporoman-

dibular joint） 120

颞下颌关节手术麻醉（anesthesia for temporomandibular joint surgery） 504

颞下颌关节化脓性关节炎影像学表现（imaging findings of suppurative arthritis of temporomandibular joint） 99

颞下颌关节双髁突畸形（double condyle of temporomandibular joint） 322

颞下颌关节动脉瘤样骨囊肿影像学表现（imaging findings of aneurysmal bone cyst of temporomandibular joint） 104

颞下颌关节成软骨细胞瘤（chondroblastoma of temporomandibular joint） 314

颞下颌关节成软骨细胞瘤影像学表现（imaging findings of chondroblastoma of temporomandibular joint） 106

颞下颌关节成骨细胞瘤（osteoblastoma of temporomandibular joint ） 313

颞下颌关节创伤性关节炎影像学表现（imaging findings of traumatic arthritis of temporomandibular joint） 98

颞下颌关节色素绒毛结节性滑膜炎（pigmented villonodular synovitis of temporomandibular joint） 320

颞下颌关节色素绒毛结节性滑膜炎影像学表现（imaging findings of pigmented villonodular synovitis of temporomandibular joint） 107

颞下颌关节关节镜外科（arthroscopic surgery of temporomandibular joint） 326

颞下颌关节纤维瘤病（fibromatosis of temporomandibular joint） 322

颞下颌关节体层片（tomogram of temporomandibular joint） 8

颞下颌关节良性肿瘤（benign tumor of temporomandibular joint） 312

颞下颌关节转移瘤影像学表现（imaging findings of metastatic tumor of temporomandibular joint） 108

颞下颌关节软骨肉瘤（chondrosarcoma of temporomandibular joint） 318

颞下颌关节软骨肉瘤影像学表现（imaging findings of chondrosarcoma of temporomandibular joint） 108

颞下颌关节软骨瘤（chondroma of temporomandibular joint） 313

颞下颌关节软骨黏液样纤维瘤（chondromyxoid fibroma of temporomandibular joint） 316

颞下颌关节肿瘤（temporomandibular joint tumor）311

颞下颌关节单纯性骨囊肿影像学表现（imaging findings of simple bone cyst of temporomandibular joint）103

颞下颌关节炎性疾病（inflammatory disease of temporomandibular joint）304

颞下颌关节经颅侧斜位片（transcranial lateral oblique radiograph of temporomandibular joint）6

颞下颌关节骨巨细胞瘤（giant cell tumor of temporomandibular joint）315

颞下颌关节骨巨细胞瘤影像学表现（imaging findings of giant cell tumor of bone of temporomandibular joint）106

颞下颌关节骨肉瘤（osteosarcoma of temporomandibular joint）317

颞下颌关节骨肉瘤影像学表现（imaging findings of osteosarcoma of temporomandibular joint）107

颞下颌关节骨关节病（osteoarthrosis of temporomandibular joint）303

颞下颌关节骨软骨瘤（osteochondroma of temporomandibular joint）314

颞下颌关节骨样骨瘤（temporomandibular joint osteoid osteoma）312

颞下颌关节骨瘤（temporomandibular joint osteoma）312

颞下颌关节结构紊乱疾病（temporomandibular joint internal derangemen）300

颞下颌关节结核影像学表现（imaging findings of tuberculosis of temporomandibular joint）100

颞下颌关节恶性肿瘤（malignant tumor of temporomandibular joint）317

颞下颌关节核素显像（imaging of temporomandibular joint）24

颞下颌关节损伤（temporomandibular joint injury）305

颞下颌关节缺损整复（reconstruction of temporomandibular joint defect）442

颞下颌关节造影（arthrography of temporomandibular joint）12

颞下颌关节疾病（temporomandibular joint diseases）299

颞下颌关节疾病相关性牙颌面畸形（dento-maxillofacial deformity related to temporomandibular joint disease）324

颞下颌关节紊乱病（temporomandibular disorders，TMD）299

颞下颌关节紊乱病影像学表现（imaging findings of temporomandibular disorders）95

颞下颌关节朗格汉斯细胞组织细胞增生症（Langerhans cell histocytosis of temporomandibular joint）323

颞下颌关节检查（temporomandibular joint examination）113

颞下颌关节脱位（temporomandibular joint dislocation）309

颞下颌关节脱位影像学表现（imaging findings of dislocation of temporomandibular joint）98

颞下颌关节腱鞘囊肿（thecal cyst of temporomandibular joint）324

颞下颌关节腱鞘囊肿影像学表现（imaging findings of ganglion cyst of temporomandibular joint）103

颞下颌关节滑膜软骨肉瘤（synovial chondrosarcoma of temporomandibular joint）319

颞下颌关节滑膜软骨瘤病（synovial chondromatosis of temporomandibular joint）320

颞下颌关节滑膜软骨瘤病影像学表现（imaging findings of synovial chondromatosis of temporomandibular joint）105

颞下颌关节滑膜囊肿（synovial cyst of temporomandibular joint）323

颞下颌关节滑膜囊肿影像学表现（imaging findings of synovial cyst of temporomandibular joint）102

颞下颌关节强直（temporomandibular joint ankylosis）307

颞下颌关节强直影像学表现（imaging findings of ankylosis of temporomandibular joint）101

颞下颌关节感染（temporomandibular joint infection）310

颞下颌关节瘤样钙盐沉着症（tumor-like calcinosis of temporomandibular joint）322

颞下颌关节瘤样病变（tumor-like lesion of temporomandibular joint）319

颞下颌关节髁突外生骨疣（osteochondroma of temporomandibular joint condylar）322

颞下颌关节髁突瘤样增生（tumor-like hyperplasia of temporomandibular joint condylar）321

颞下颌关节囊肿（temporomandibular joint cyst）

323

颞肌筋膜瓣移植（temporal fascia flap transplantation） 420

颞肌瓣移植（temporal muscle flap transplantation） 420

颞部除皱术（temporal rhytidectomy） 388

糖尿病颌骨病变影像学表现（imaging findings of diabetes mellitus in jaws） 85

激光牙漂白术（laser therapy of teeth bleaching） 481

十七　画

龋病影像学表现（imagings findings of caries） 28

髁突发育不良影像学表现（imaging findings of condylar hypoplasia） 94

髁突发育过度影像学表现（imaging findings of overdevelopment of condyle） 94

髁突经咽侧位片（transpharyngeal lateral radiograph of condyle） 7

髁突骨折（condylar process fracture） 188

髁突骨软骨瘤影像学表现（imaging findings of osteochondroma of condyle） 104

髁突骨瘤影像学表现（imaging findings of osteoma of condyle） 104

髁突特发性吸收影像学表现（imaging findings of idiopathic condylar resorption） 101

黏膜移植（mucosal transplantation） 431

簇集性头痛（histamine cephalalgia） 333

繁茂型骨结构不良影像学表现（imaging findings of florid osseous dysplasia） 57

鳃裂囊肿（branchial cleft cyst） 208

鳃裂囊肿影像学表现（imaging findings of brachial cleft cyst） 46

十八　画

髂骨肌皮瓣移植（iliac osteo-myocutaneous flap transplantation） 428

鹰钩鼻矫治术（hawk nose plasty） 408

二十三　画

颧骨降低术（malar reduction） 401

颧骨骨折（fracture of zygomatic bone） 192

颧骨复合骨折影像学表现（imaging findings of zygomatic bone complex fracture） 41

颧骨缺损整复（reconstruction of zygomatic bone defect） 441

拉丁字母

PHACES综合征（PHACES syndrome） 240

"Z"成形术（Z-plasty） 419

条 目 外 文 标 题 索 引

A

abscess of oral and maxillofacial region（口腔颌面部脓肿）　164

absorbable plate fixation（可吸收板固定）　203

accessory nerve paralysis（副神经麻痹）　342

acinic cell carcinoma of salivary gland（唾液腺腺泡细胞癌）　295

actinomycosis of oral and maxillofacial region（口腔颌面部放线菌病）　170

actinomycosis of salivary gland（唾液腺放线菌病）　285

acute suppurative parotitis（急性化脓性腮腺炎）　282

adenoid cystic carcinoma of salivary gland（唾液腺腺样囊性癌）　294

adenoid face（腺样体面容）　375

adenoid odontogenic tumor（牙源性腺样瘤）　244

adipose filling of eyelid depression（眼睑凹陷脂肪填充术）　397

airway control for oral and maxillofacial surgery（口腔颌面部手术气道控制）　492

alveolar cleft（牙槽突裂）　359

alveolar fracture（牙槽突骨折）　186

alveolar plasty（牙槽突修整术）　156

alveolar reconstrution（牙槽突重建术）　156

ameloblastoma（成釉细胞瘤）　242

anesthesia for cleft lip and palate surgery in children（儿童唇腭裂手术麻醉）　501

anesthesia for obstructive sleep apnea syndrome（阻塞性睡眠呼吸暂停综合征手术麻醉）　506

anesthesia for oral and maxillofacial day surgery（口腔颌面部门诊手术麻醉）　508

anesthesia for oral and maxillofacial surgery（口腔颌面部手术麻醉）　485

anesthesia for oral and maxillofacial trauma surgery（口腔颌面部创伤手术麻醉）　500

anesthesia for oral and maxillofacial tumor surgery（口腔颌面部肿瘤手术麻醉）　498

anesthesia for orthognathic surgery（正颌手术麻醉）　497

anesthesia for temporomandibular joint surgery（颞下颌关节手术麻醉）　504

animal bite wound of oral and maxillofacial region（口腔颌面部动物咬伤）　178

anterior maxillary osteotomy（上颌前部截骨术）　463

anterolateral thigh flap transplantation（股前外侧皮瓣移植）　426

aphthenxia（语音不清）　132

arousal（微觉醒）　363

arteriovenous fiatula of oral and maxillofacial region（口腔颌面颈部动静脉瘘）　229

arteriovenous malformation of oral and maxillofacial region（口腔颌面部动静脉畸形）　225

arteriovenous malformation of oral and maxillofacial soft tissue（口腔颌面部软组织动静脉畸形）　225

arteriovenous malformation of the jaw（颌骨动静脉畸形）　227

arterio-reticular vessel perforator flap transplantation（动脉干网状血管皮瓣移植）　418

arthrography of temporomandibular joint（颞下颌关节造影）　12

arthroscopic surgery of temporomandibular joint（颞下颌关节关节镜外科）　326

arthroscopy of the temporomandibular joint（颞下颌关节内镜检查）　120

atypical facial pain（非典型性面痛）　332

augmentation rhinoplasty（隆鼻术）　411

auriculotemporal nerve syndrome, Frey's syndrome（味觉出汗综合征）　336

auriculotemporal neuralgia（耳颞神经痛）　333

autogenous bone block grafting（块状自体骨移植）　522

autologous fat injection rhytidectomy（自体脂肪充填除皱术）　392

B

bad breath（口腔异味）　136

baggy eyelid plasty（睑袋整形术）　396

basal cell adenoma of salivary gland（唾液腺基底细胞腺瘤）　292

behavioral therapy of sleep-related breathing disorder（睡眠呼吸障碍行为治疗）　381

Bell palsy（贝尔面瘫）　338

benign hypertrophy of salivary gland（唾液腺良性肥大）

290

benign tumor of oral and maxillofacial region （口腔颌面部良性肿瘤）　240

benign tumor of temporomandibular joint （颞下颌关节良性肿瘤）　312

bilateral cleft lip repair （双侧唇裂整复术）　349

bilobed skin flap transplantation （双叶皮瓣移植）　419

biomaterial implantation （生物材料植入）　433

biopsy of oromaxillofacia and neck region （口腔颌面颈部活体组织检查）　118

biotherapy of oral and maxillofacial malignant tumor （口腔颌面部恶性肿瘤生物治疗）　276

bitewing radiograph （殆翼片）　4

bone graft of alveolar cleft （牙槽突裂植骨术）　360

bone imaging of oral and maxillofacial diseases （口腔颌面部疾病骨核素显像）　23

botulinum toxin A injection rhytidectomy （肉毒杆菌毒素 A 注射除皱术）　391

botulinum toxin A injection of masseter hypertrophy （咬肌肉毒杆菌毒素 A 注射术）　402

branchial cleft cyst （鳃裂囊肿）　208

broad and bulbous nasal tip plasty （鼻尖圆钝矫治术）　408

buccal mucosa cancer （颊黏膜癌）　251

C

calcifying epithelial odontogenic tumor （牙源性钙化上皮瘤）　244

calcifying epithelioma of oral and maxillofacial region （口腔颌面部钙化上皮瘤）　247

calcifying odontogenic cyst （牙源性钙化囊腺瘤）　244

carcinoma ex pleomorphic adenoma of salivary gland （唾液腺多形性腺瘤癌变）　297

carcinoma of maxillary sinus （上颌窦癌）　254

carotid artery ligation （颈外动脉结扎术）　177

cartilage transplantation （软骨移植）　431

cementifying fibroma （牙骨质化纤维瘤）　245

cementoblastoma （牙骨质瘤）　242

central sleep apnea-hypopnea syndrome, OSAHS （中枢性睡眠呼吸暂停低通气综合征）　371

cephalometric radiograph （头影测量片）　7

cheek penetrating wound （颊部贯通伤）　179

chemical osteonecrosis of the jaw （化学性颌骨坏死）　174

chemotheraphy of oral and maxillofacial malignant tumor （口腔颌面部恶性肿瘤化学治疗）　268

cherubism （巨颌症）　248

chin augmentation （隆颏术）　403

chin deformity （颏部畸形）　455

chondroblastoma of temporomandibular joint （颞下颌关节成软骨细胞瘤）　314

chondroma of temporomandibular joint （颞下颌关节软骨瘤）　313

chondromyxoid fibroma of temporomandibular joint （颞下颌关节软骨黏液样纤维瘤）　316

chondrosarcoma of temporomandibular joint （颞下颌关节软骨肉瘤）　318

chronic obstructive parotitis （慢性阻塞性腮腺炎）　284

chronic recurrent parotitis （慢性复发性腮腺炎）　283

chronic sclerosing osteomyelitis of jawbone （慢性硬化性颌骨骨髓炎）　172

cleft lip repair （唇裂修复术）　347

cleft lip （唇裂）　346

cleft palate speech （腭裂语音）　358

cleft palate （腭裂）　351

collapse nasal columella plasty （鼻小柱塌陷矫治术）　410

combined treatment of traditioal Chineses medicine and western medicine of oral and maxillofacial malignant tumor （口腔颌面部恶性肿瘤中西医结合治疗）　279

comminuted fracture of mandible （下颌骨粉碎性骨折）　189

complex tooth extraction （复杂牙拔除术）　148

complicaitons of implant therapy （种植治疗并发症）　525

compound tissue transplantation （复合组织移植）　433

comprehensive and sequential therapy of oral and maxillofacial malignant tumor （口腔颌面部恶性肿瘤综合序列治疗）　281

condylar process fracture （髁突骨折）　188

congenital hemangioma of oral and maxillofacial region （口腔颌面部先天性血管瘤）　216

contour esthetics （轮廓美学）　520

cracked nasal tip plasty（鼻尖隐裂矫治术）　409

craniofacial cleft（颅面裂）　343

craniomaxillomandibular reconstruction（颅颌骨框架重建术）　385

craniosynostosis syndrome（颅缝早闭综合征）　373

cranio-maxillary fixation（颅颌固定）　203

cryosurgery of atypical regeneration of oral mucose（口腔黏膜非典型增生冷冻治疗）　475

cryosurgery of ergthroplakia of oral mucose（口腔黏膜红斑冷冻治疗）　476

cryosurgery of leukoplakia of oral mucose（口腔黏膜白斑冷冻治疗）　475

cryosurgery of oral and maxillofacial disease（口腔颌面部疾病冷冻治疗）　474

cryosurgery of oral and maxillofacial melanoma（口腔黑色素瘤冷冻治疗）　474

cryotherapy of oral and maxillofacial malignant tumor（口腔颌面部肿瘤冷冻治疗）　278

custom abutment（个性化基台）　525

cyst of oral and maxillofacial soft tissue（口腔颌面部软组织囊肿）　207

D

deltopectoral skin flap transplantation（胸三角皮瓣移植）　421

dental and alveolar surgery（牙及牙槽外科学）　145

dental anesthesiology（口腔麻醉学）　484

dento-maxillofacial deformity related to temporomandibular joint disease（颞下颌关节疾病相关性牙颌面畸形）　324

dento-maxillofacial deformity（牙颌面畸形）　449

dermabrasion（皮肤磨削术）　397

dermal chemical peeling（皮肤化学剥脱术）　398

dermal laser resurfacing（皮肤激光换肤术）　399

dermoid cyst of oral and maxillofacial region（口腔颌面部皮样囊肿）　209

deviated nasal columella plasty（鼻小柱偏斜矫治术）　410

deviated nose plasty（歪鼻矫治术）　411

differential diagnosis of oral and maxillofacial disease（口腔颌面部疾病鉴别诊断）　121

digital oral implant therapy（数字化口腔种植治疗）　524

digital scanning（数字化扫描）　525

dimple plasty（酒窝成形术）　413

dorsal pedis flap transplantation（足背皮瓣移植）　427

double condyle of temporomandibular joint（颞下颌关节双髁突畸形）　322

double eyelid plasty（重睑成形术）　395

double lip plasty（重唇矫正术）　412

Down syndrome（唐氏综合征）　378

duct carcinoma of salivary gland（唾液腺导管癌）　296

dysfunction of masticatory muscle（咀嚼肌功能紊乱）　302

E

elongated styloid process syndrome（茎突过长综合征）　335

encephalofacial angiomatosis（脑颜面血管瘤综合征）　239

endoscopic technique for salivary gland disease（唾液腺内镜技术）　298

epidermoid cyst of oral and maxillofacial region（口腔颌面部表皮样囊肿）　209

epithelial-myoepithelial carcinoma of salivary gland（唾液腺上皮-肌上皮癌）　296

epulis（牙龈瘤）　247

evaluation system for facial nerve function（面神经功能评价系统）　342

excimer laser therapy of oral and maxillofacial disease（口腔颌面部疾病准分子激光治疗）　482

exomphalos-macroglossia-gigantism syndrome（脐疝-巨舌-巨体综合征）　379

extraction of foreign body in the deep oral and maxillofacial region（口腔颌面深部异物探查取出术）　183

extraction site preservation（拔牙位点保存）　521

eye plastic surgery（眼部整形术）　392

eyelid relaxtion（眼睑松弛矫正术）　393

F

face and neck rhytidectomy（面颈部除皱术）　390

facial asymmetry（面部不对称）　134

facial cleft（面裂）　344

facial contouring cosmetic surgery（面部轮廓整形术）　399

facial furuncle and carbuncle（面部疖痈）　166

facial nerve anastomosis （面神经吻合术） 447

facial nerve grafting （面神经移植术） 447

facial nerve injury （面神经损伤） 180

facial palsy （面神经麻痹） 336

facial skin resurfacing （面部皮肤换肤术） 397

fascia transplantation （筋膜移植） 431

fat transplantation （脂肪移植） 431

fibroma of oral and maxillofacial region （口腔颌面部纤维瘤） 246

fibromatosis of temporomandibular joint （颞下颌关节纤维瘤病） 322

fibrous dysplasia of the jaw （颌骨骨纤维异常增殖症） 247

fibula osteo-myocutaneous flap transplantation ［腓骨肌（皮）瓣移植］ 429

first aid of oral and maxillofacial trauma （口腔颌面部创伤急救） 175

fistulography （瘘管造影） 14

fixation of maxillofacial fracture （颌面部骨折固定） 200

fluid management for oral and maxillofacial surgery （口腔颌面部手术容量管理） 496

forearm flap transplantation （前臂皮瓣移植） 425

forehead and temporal rhytidectomy （额颞部除皱术） 389

forehead rhytidectomy （额部除皱术） 389

forehead skin flap transplantation （额瓣移植） 420

foreign body in oral and maxillofacial region （口腔颌面部异物） 182

formable spongy bone transplantation （成形性松质骨移植） 430

fracture of frontal sinus （额窦骨折） 197

fracture of zygomatic bone （颧骨骨折） 192

free flap transplantation （游离皮瓣移植） 416

freezing clamp biopsy of oral and maxillofacial disease （口腔颌面部疾病低温钳取活检术） 476

Friedman staging system （弗里德曼分类） 364

Furlow double-opposing Z-palatoplasty （腭裂逆向双 "Z" 形瓣整复术） 354

G

gangrenous stomatitis （坏疽性口炎） 162

general anesthesia for oral and maxillofacial surgery （口腔颌面部手术全身麻醉） 486

geniculate neuralgia （中间神经痛） 333

giant cell reparative granuloma of temporomandibular joint （颞下颌关节巨细胞肉芽肿） 316

giant cell tumor of bone of oral and maxillofacial region （口腔颌面部骨巨细胞瘤） 245

giant cell tumor of temporomandibular joint （颞下颌关节骨巨细胞瘤） 315

gingival cancer （牙龈癌） 252

glossopharyngeal neuralgia （舌咽神经痛） 332

glucose metabolic imaging of oral and maxillofacial tumors （口腔颌面部肿瘤葡萄糖代谢核素显像） 25

gonococcal stomatitis （淋菌性口炎） 171

guided bone regeneration，GBR （引导骨再生） 522

guided surgery （导板外科） 524

H

hawk nose plasty （鹰钩鼻矫治术） 408

healing of maxillofacial fracture （颌面部骨折愈合） 203

hemangioendothelioma of oral and maxillofacial region （口腔颌面部血管内皮细胞瘤） 234

hemangioma and vascular malformation related syndrome of oral and maxillofacial region （口腔颌面部血管瘤和脉管畸形相关综合征） 236

hemangioma of oral and maxillofacial region （口腔颌面部血管瘤） 212

hemangiopericytoma of oral and maxillofacial region （口腔颌面部血管外皮细胞瘤） 234

hemifacial spasm （面肌抽搐） 340

histamine cephalalgia （簇集性头痛） 333

Hodgkin lymphoma of oral and maxillofacial region （口腔颌面部霍奇金淋巴瘤） 259

horizontal osteotomy genioplasty （水平截骨颏成形术） 470

hump nose plasty （驼峰鼻矫治术） 407

humping forehead （隆额术） 399

humping temple （隆颞术） 400

hypoglossal paralysis （舌下神经麻痹） 341

hypothermia of facial nerve （面神经低温处理术） 476

hypotoxic sclerosing osteomyelitis of the jaw （低毒性硬化性颌骨骨髓炎） 172

I

iliac osteo-myocutaneous flap transplantation （髂骨肌皮

瓣移植） 428

imaging finding of arteriovenous malformation of oral and maxillofacial-neck soft tissue（口腔颌面颈部软组织动静脉畸形影像学表现） 71

imaging finding of myeloma of jawbone（颌骨骨髓瘤影像学表现） 66

imaging findings of actinophytosis of jawbone（颌骨放线菌病影像学表现） 38

imaging findings of adenomatoid odontogenic tumor（牙源性腺样瘤影像学表现） 50

imaging findings of alveolar process fracture（牙槽突骨折影像学表现） 39

imaging findings of ameloblastic carcinoma（成釉细胞癌影像学表现） 53

imaging findings of ameloblastic fibroma（成釉细胞纤维瘤影像学表现） 51

imaging findings of ameloblastic fibrosarcoma（成釉细胞纤维肉瘤影像学表现） 55

imaging findings of ameloblastic fibro-odontoma（成釉细胞纤维–牙瘤影像学表现） 52

imaging findings of ameloblastoma（成釉细胞瘤影像学表现） 48

imaging findings of aneurysmal bone cyst of jawbone（颌骨动脉瘤样骨囊肿影像学表现） 58

imaging findings of aneurysmal bone cyst of temporomandibular joint（颞下颌关节动脉瘤样骨囊肿影像学表现） 104

imaging findings of angiosarcoma of jawbone（颌骨血管肉瘤影像学表现） 66

imaging findings of angiosarcoma of oral and maxillofacial soft tissue（口腔颌面部软组织血管肉瘤影像学表现） 80

imaging findings of ankylosis of temporomandibular joint（颞下颌关节强直影像学表现） 101

imaging findings of basal cell nevus syndrome（基底细胞痣综合征影像学表现） 43

imaging findings of benign hypertrophy of salivary gland（唾液腺良性肥大影像学表现） 94

imaging findings of bifid condyle（双髁突畸形影像学表现） 95

imaging findings of brachial cleft cyst（鳃裂囊肿影像学表现） 46

imaging findings of calcifying cystic odontogenic tumor（牙源性钙化囊性瘤影像学表现） 51

imaging findings of calcifying epithelial odontogenic tumor（牙源性钙化上皮瘤影像学表现） 49

imaging findings of calcium pyrophosphate dihydrate crystal deposition disease of temporomandibular joint（颞下颌关节二水焦磷酸钙结晶沉积病影像学表现） 102

imaging findings of cementoblastoma（成牙骨质细胞瘤影像学表现） 53

imaging findings of central giant cell granuloma of jawbone（颌骨中心性巨细胞肉芽肿影像学表现） 57

imaging findings of central hemangioma of jawbone（颌骨中心性血管瘤影像学表现） 61

imaging findings of chemical osteonecrosis of jawbone（颌骨化学性坏死影像学表现） 39

imaging findings of cherubism（巨颌症影像学表现） 58

imaging findings of chondroblastoma of temporomandibular joint（颞下颌关节成软骨细胞瘤影像学表现） 106

imaging findings of chondrosarcoma of jawbone（颌骨软骨肉瘤影像学表现） 63

imaging findings of chondrosarcoma of temporomandibular joint（颞下颌关节软骨肉瘤影像学表现） 108

imaging findings of chronic sclerosing osteomyelitis of jawbone（慢性硬化性颌骨骨髓炎影像学表现） 37

imaging findings of condylar hypoplasia（髁突发育不良影像学表现） 94

imaging findings of dentigerous cyst（含牙囊肿影像学表现） 42

imaging findings of desmoid-type fibromatosis of oral and maxillofacial region（口腔颌面部韧带样型纤维瘤病影像学表现） 69

imaging findings of desmoplastic fibroma of jawbone（颌骨促结缔组织增生性纤维瘤影像学表现） 62

imaging findings of diabetes mellitus in jaws（糖尿病颌骨病变影像学表现） 85

imaging findings of dislocation of temporomandibular joint（颞下颌关节脱位影像学表现） 98

imaging findings of eosinophilic hyperplastic lymphogranuloma of oral and maxillofacial-neck region（口腔颌面颈部嗜酸性粒细胞淋巴肉芽肿影像学表现） 76

imaging findings of Ewing sarcoma of jawbone（颌骨尤因肉瘤影像学表现） 65

imaging findings of familial gigantiform cementoma（家族性巨大型牙骨质瘤影像学表现） 57

imaging findings of fibrosarcoma of jawbone（颌骨纤维肉瘤影像学表现） 64

imaging findings of fibrosarcoma of oral and maxillofacial region（口腔颌面部纤维肉瘤影像学表现） 79

imaging findings of fibrous dysplasia of jaw bone（颌骨纤维结构不良影像学表现） 55

imaging findings of florid osseous dysplasia（繁茂型骨结构不良影像学表现） 57

imaging findings of focal cemento-osseous dysplasia（局灶性牙骨质-骨结构不良影像学表现） 56

imaging findings of fracture of tooth root（牙根折裂影像学表现） 33

imaging findings of ganglion cyst of temporomandibular joint（颞下颌关节腱鞘囊肿影像学表现） 103

imaging findings of Garre osteomyelitis（加雷骨髓炎影像学表现） 36

imaging findings of giant cell tumor of bone of temporomandibular joint（颞下颌关节骨巨细胞瘤影像学表现） 106

imaging findings of glandular odontogenic cyst（腺牙源性囊肿影像学表现） 44

imaging findings of hyperpituitarism in jaws（垂体功能亢进症颌骨病变影像学表现） 85

imaging findings of hypophosphatasia in jaws（低磷酸酯酶症颌骨病变影像学表现） 86

imaging findings of hypophosphatemia in jaws（低磷血症颌骨病变影像学表现） 86

imaging findings of idiopathic condylar resorption（髁突特发性吸收影像学表现） 101

imaging findings of infantile osteomyelitis of jawbone（婴幼儿颌骨骨髓炎影像学表现） 36

imaging findings of inflammatory myofibroblastic tumor of oral and maxillofacial region（口腔颌面部炎症性肌成纤维细胞性肿瘤影像学表现） 70

imaging findings of jaw lesion of hyperparathyroidism（甲状旁腺功能亢进症颌骨病变影像学表现） 84

imaging findings of jaw lesion of osteomalacia（骨软化症颌骨病变影像学表现） 86

imaging findings of jaw lesion of rickets（佝偻病颌骨病变影像学表现） 85

imaging findings of Langerhans cell histiocytosis of jawbone（颌骨朗格汉斯细胞组织细胞增多症影像学表现） 62

imaging findings of leiomyosarcoma of oral-maxillofacial region（口腔颌面部平滑肌肉瘤影像学表现） 81

imaging findings of lipoma of oral and maxillofacial-neck region（口腔颌面颈部脂肪瘤影像学表现） 71

imaging findings of liposarcoma of oral and maxillofacial region（口腔颌面部脂肪肉瘤影像学表现） 80

imaging findings of lymphatic malformation of oral and maxillofacial-neck region（口腔颌面颈部淋巴管畸形影像学表现） 73

imaging findings of lymphoma of jawbone（颌骨淋巴瘤影像学表现） 67

imaging findings of lymphoma of oral and maxillofacial-neck region（口腔颌面颈部淋巴瘤影像学表现） 78

imaging findings of malignant fibrous histiocytoma of jawbone（颌骨恶性纤维组织细胞瘤影像学表现） 65

imaging findings of malignant melanoma of oral and maxillofacial region（口腔颌面部恶性黑色素瘤影像学表现） 83

imaging findings of malignant peripheral nerve sheath tumor of oral and maxillofacial region（口腔颌面部恶性周围神经鞘瘤影像学表现） 82

imaging findings of mandible fracture（下颌骨骨折影像学表现） 39

imaging findings of maxilla fracture（上颌骨骨折影像学表现） 40

imaging findings of maxillofacial dermoid cyst（口腔颌面部皮样囊肿影像学表现） 47

imaging findings of maxillofacial epidermoid cyst（口腔颌面部表皮样囊肿影像学表现） 47

imaging findings of melanotic neuroectodermal tumor of infancy（婴儿黑色素神经外胚瘤影像学表现） 60

imaging findings of metastatic tumor of cervical lymph node（颈淋巴结转移性肿瘤影像学表现） 83

imaging findings of metastatic tumor of jawbone（颌骨转移性肿瘤影像学表现） 68

imaging findings of metastatic tumor of temporomandibular joint（颞下颌关节转移瘤影像学表现） 108

imaging findings of mid-face multiple fracture（面中部复合骨折影像学表现） 41

imaging findings of myositis ossificans of oral and maxillo-

facial region （口腔颌面部骨化性肌炎影像学表现）
68

imaging findings of nasal bone fracture （鼻骨骨折影像
学表现） 41

imaging findings of nasolabial cyst （鼻唇囊肿影像学表
现） 45

imaging findings of nasopalatine cyst （鼻腭囊肿影像学
表现） 44

imaging findings of neurilemmoma of oral and maxillofa-
cial-neck region （口腔颌面颈部神经鞘瘤影像学表
现） 73

imaging findings of neurofibroma of oral and maxillofacial-
neck region （口腔颌面部神经纤维瘤影像学表现）
74

imaging findings of nodular fascitis of maxillofacial region
（口腔颌面部结节性筋膜炎影像学表现） 70

imaging findings of odontogenic keratocyst （牙源性角化
囊肿影像学表现） 43

imaging findings of odontogenic fibroma （牙源性纤维瘤
影像学表现） 52

imaging findings of odontogenic myxoma （牙源性黏液瘤
影像学表现） 52

imaging findings of odontogenic suppurative osteomyelitis
of jawbone （牙源性化脓性颌骨骨髓炎影像学表现）
35

imaging findings of odontoma （牙瘤影像学表现） 50

imaging findings of ossifying fibroma of jawbone （颌骨骨
化纤维瘤影像学表现） 55

imaging findings of osteoblastoma of jawbone （颌骨成骨
细胞瘤影像学表现） 60

imaging findings of osteochondroma of condyle （髁突骨
软骨瘤影像学表现） 104

imaging findings of osteoid osteoma of jawbone （颌骨骨
样骨瘤影像学表现） 61

imaging findings of osteoma of condyle （髁突骨瘤影像
学表现） 104

imaging findings of osteoma of jawbone （颌骨骨瘤影像
学表现） 60

imaging findings of osteopetrosis in jaws （骨硬化症颌骨
病变影像学表现） 86

imaging findings of osteoporosis in jaws （骨质疏松症颌
骨病变影像学表现） 85

imaging findings of osteoradionecrosis of jawbone （颌骨
放射性骨坏死影像学表现） 37

imaging findings of osteosarcoma of jawbone （颌骨骨肉
瘤影像学表现） 64

imaging findings of osteosarcoma of temporomandibular
joint （颞下颌关节骨肉瘤影像学表现） 107

imaging findings of overdevelopment of condyle （髁突发
育过度影像学表现） 94

imaging findings of paraganglioma of carotid body （颈动
脉体副神经节瘤影像学表现） 75

imaging findings of periapical cemental dysplasia （根尖
周牙骨质结构不良影像学表现） 56

imaging findings of periapical cyst （根尖周囊肿影像学
表现） 42

imaging findings of periapical diseases （根尖周病影像
学表现） 29

imaging findings of periodontitis （牙周炎影像学表现）
34

imaging findings of pigmented villonodular synovitis of
temporomandibular joint （颞下颌关节色素绒毛结节
性滑膜炎影像学表现） 107

imaging findings of primary intraosseous squamous cell
carcinoma （原发性骨内鳞状细胞癌影像学表现）
54

imaging findings of pulp diseases （牙髓病影像学表现）
28

imaging findings of pyogenic granuloma of oral and maxil-
lofacial region （口腔颌面部化脓性肉芽肿影像学表
现） 77

imaging findings of ranula （舌下囊肿影像学表现）
48

imaging findings of rhabdomyosarcoma of oral and maxil-
lofacial region （口腔颌面部横纹肌肉瘤影像学表
现） 81

imaging findings of salivary fistula （唾液腺瘘影像学表
现） 88

imaging findings of salivary gland carcinomas of jawbone
（颌骨唾液腺癌影像学表现） 67

imaging findings of salivary gland cyst （唾液腺囊肿影
像学表现） 91

imaging findings of salivary gland dysplasia （唾液腺发
育异常影像学表现） 87

imaging findings of salivary gland tumor （唾液腺肿瘤影
像学表现） 92

imaging findings of sarcoidosis of oral and maxillofacial-
neck region （口腔颌面颈部结节病影像学表现）

77

imaging findings of sialadenitis（唾液腺炎症影像学表现） 89

imaging findings of sialolithiasis（唾液腺结石病影像学表现） 87

imaging findings of simple bone cyst of jawbone（颌骨单纯性骨囊肿影像学表现） 59

imaging findings of simple bone cyst of temporomandibular joint（颞下颌关节单纯性骨囊肿影像学表现） 103

imaging findings of Sjögren syndrome（舍格伦综合征影像学表现） 90

imaging findings of solitary fibroma of oral and maxillofacial region（口腔颌面部孤立性纤维瘤影像学表现） 69

imaging findings of squamous cell carcinoma of oral and maxillofacial region（口腔颌面部鳞状细胞癌影像学表现） 77

imaging findings of suppurative arthritis of temporomandibular joint（颞下颌关节化脓性关节炎影像学表现） 99

imaging findings of synovial chondromatosis of temporomandibular joint（颞下颌关节滑膜软骨瘤病影像学表现） 105

imaging findings of synovial cyst of temporomandibular joint（颞下颌关节滑膜囊肿影像学表现） 102

imaging findings of synovial sarcoma of oral and maxillofacial region（口腔颌面部滑膜肉瘤影像学表现） 82

imaging findings of temporomandibular disorders（颞下颌关节紊乱病影像学表现） 95

imaging findings of temporomandibular joint involved by ankylosing spondylitis（强直性脊柱炎累及颞下颌关节影像学表现） 100

imaging findings of temporomandibular joint involved by rheumatoid arthritis（类风湿关节炎累及颞下颌关节影像学表现） 100

imaging findings of thyroglossal duct cyst（甲状舌管囊肿影像学表现） 45

imaging findings of tooth dysplasia（牙发育异常影像学表现） 30

imaging findings of tooth injury（牙损伤影像学表现） 32

imaging findings of traumatic arthritis of temporomandibular joint（颞下颌关节创伤性关节炎影像学表现） 98

imaging findings of tuberculosis of maxillofacial bone（颌面骨结核影像学表现） 38

imaging findings of tuberculosis of temporomandibular joint（颞下颌关节结核影像学表现） 100

imaging findings of venous malformation of oral and maxillofacial-neck region（口腔颌面颈部静脉畸形影像学表现） 72

imaging findings of zygomatic bone complex fracture（颧骨复合骨折影像学表现） 41

imaging of temporomandibular joint（颞下颌关节核素显像） 24

imagings findings of caries（龋病影像学表现） 28

impacted tooth extration（阻生牙拔除术） 150

implant abutment（种植体基台） 520

implant dentistry（口腔种植学） 517

implant esthetics（种植美学） 520

implant exposure（二期手术） 523

implant prosthesis（种植修复体） 524

implant success criteria（种植成功标准） 520

implant system（种植体系统） 520

implant（种植体） 520

impression（种植印模） 523

index of sleep-related breathing disorder（睡眠呼吸障碍相关指数） 364

infectious angular cheilitis（感染性口角炎） 163

infectious disease of oral and maxillofacial region（口腔颌面部感染性疾病） 161

inflammatory disease of temporomandibular joint（颞下颌关节炎性疾病） 304

intensive care unit for oral and maxillofacial surgery（口腔颌面部手术重症监护室） 515

intermaxillary fixation（颌间固定） 201

internal jugular vein phlebectasia（颈内静脉扩张症） 224

interventional embolization of arteriovenous malformation in oral and maxillofacial region（口腔颌面部动静脉畸形介入栓塞） 228

intranidus angiography（瘤腔造影） 14

intraoral vertical ramus osteotomy，IVRO（下颌支垂直截骨术） 467

J

jaw cyst（颌骨囊肿） 209

jaw fracture in children （儿童颌骨骨折） 199

jaw protuberances surgery （颌骨隆突修整术） 158

K

Kaposi sarcoma of oral and maxillofacial region （口腔颌面部卡波西肉瘤） 235

Kasabach-Merritt syndrome （卡萨巴赫·梅里特现象） 238

Klippel-Trenaunay syndrome （克利佩尔·特伦纳伊综合征） 236

L

labial frenectomy （唇系带矫正术） 159

labial and buccal sulcus extension surgery （唇颊沟延伸术） 158

lacerated wound of facial soft tissue （面部软组织撕脱伤） 179

lag screw fixation （拉力螺钉固定） 201

Langerhans cell histiocytosis of oral and maxillofacial region （口腔颌面部朗格汉斯细胞组织细胞增生症） 262

Langerhans cell histocytosis of temporomandibular joint （颞下颌关节朗格汉斯细胞组织细胞增生症） 323

laser coagulation of oral and maxillofacial disease （口腔颌面部疾病激光凝固术） 479

laser endoscopic therapy of oral and maxillofacial disease （口腔颌面部疾病激光内镜治疗） 480

laser face lifting （面部激光组织提升术） 482

laser fluorescence diagnosis of oral and maxillofacial disease （口腔颌面部疾病激光荧光诊断） 478

laser intertissue radiation of oral and maxillofacial disease （口腔颌面部疾病激光组织内照射治疗） 480

laser photodynamic therapy of oral and maxillofacial disease （口腔颌面部疾病激光光动力学疗法） 478

laser removal of pigmentation from oral and maxillofacial disease （口腔颌面部疾病祛色素激光治疗） 480

laser surgery of oral and maxillofacial disease （口腔颌面部疾病激光手术） 479

laser therapy of oral and maxillofacial disease （口腔颌面部疾病激光治疗） 477

laser therapy of oral and maxillofacial scar （口腔颌面部瘢痕激光治疗） 481

laser therapy of teeth bleaching （激光牙漂白术） 481

laser-radiofrequency therapy of oral and maxillofacial disease （口腔颌面部疾病激光射频治疗） 483

lateral oblique radiograph of mandible （下颌骨侧斜位片） 5

latissimus dorsi myocutaneous flap transplantation （背阔肌皮瓣移植） 424

Le Fort Ⅰ osteotomy （勒福Ⅰ型截骨术） 458

Le Fort Ⅱ osteotomy （勒福Ⅱ型截骨术） 460

Le Fort Ⅲ osteotomy （勒福Ⅲ型截骨术） 462

limited mouth opening （开口受限） 129

lingual frenectomy （舌系带矫正术） 160

lip augmentation （丰唇术） 413

lip cancer （唇癌） 249

lip injury （唇损伤） 178

lip plastic surgery （唇部整形术） 412

local anesthesia for oral and maxillofacial surgery （口腔颌面部手术局部麻醉） 485

localization of foreign body in maxillofacial region （口腔颌面部异物定位技术） 183

lock plate fixation （锁定固定） 203

long-standing fracture of mandible （下颌骨陈旧性骨折） 189

lymphadenitis of oromaxillofacial and neck region （口腔颌面颈部淋巴结炎） 166

lymphatic malformation of oral and maxillofacial region （口腔颌面部淋巴管畸形） 230

lymphoscintigraphy of oral and maxillofacial region （口腔颌面部淋巴核素显像） 24

M

macrocystic lymphatic malformation of oral and maxillofacial region （口腔颌面部巨囊型淋巴管畸形） 232

macroglossia （巨舌症） 379

malar reduction （颧骨降低术） 401

malignant melanoma of oral and maxillofacial region （口腔颌面部恶性黑色素瘤） 257

malignant tumor of oral and maxillofacial region （口腔颌面部恶性肿瘤） 248

malignant tumor of temporomandibular joint （颞下颌关节恶性肿瘤） 317

mandibualr angle osteotomy （下颌角肥大矫正术） 401

mandibular angle fracture （下颌角骨折） 188

mandibular anterior subapical osteotomy （下颌前部根尖

下截骨术） 468

mandibular body fracture（下颌体骨折） 187

mandibular deficiency（下颌发育不足） 454

mandibular excess（下颌发育过度） 451

mandibular fracture（下颌骨骨折） 187

masticatory function examination（咀嚼功能检查） 114

maxillary and mandibular deformity（双颌畸形） 457

maxillary and mandibular protrusion（双颌前突） 450

maxillary deficiency（上颌发育不足） 453

maxillary fracture（上颌骨骨折） 190

maxillary protrusion（上颌前突） 449

maxillary tuberosity hypertrophy surgery（上颌结节肥大修整术） 159

maxillofacial examination（颌面部检查） 111

maxillofacial fracture（颌面部骨折） 185

mentum anterior displacement（颏部前移术） 403

mentum posterior displacement（颏部后缩术） 404

metabolic imaging of oral and maxillofacial tumors（口腔颌面部肿瘤代谢核素显像） 25

microcystic lymphatic malformation of oral and maxillofacial region（口腔颌面部微囊型淋巴管畸形） 230

micrognathia（小颌畸形） 377

microwave hyperthermia chemical therapy of oral malignant tumor（口腔恶性肿瘤微波热化疗） 477

midfacial fracture（面中部骨折） 192

midline facial cleft（面中裂） 344

minimal invasive surgery for trigeminal neuralgia（三叉神经痛微创外科治疗） 331

miniplate and microplate fixation（小型和微型板固定） 202

mixed vascular malformation of oral and maxillofacial region（口腔颌面部混合性脉管畸形） 233

modified posterior pharyngeal flap transplantation（改良咽后壁组织瓣转移术） 356

motor nerve disease of oral and maxillofacial region（口腔颌面部运动神经疾病） 336

mucocele of salivary gland（唾液腺黏液囊肿） 289

mucoepidermoid carcinoma of salivary gland（唾液腺黏液表皮样癌） 293

mucosal transplantation（黏膜移植） 431

multiple primary cancer of oral and maxillofacial rengion（口腔颌面部多原发癌） 264

muscle transplantation（肌移植） 432

myocutaneous perforator flap transplantation（肌皮血管瓣移植） 418

myoepithelial carcinoma of salivary gland（唾液腺肌上皮癌） 295

myoepithelioma of salivary gland（唾液腺肌上皮瘤） 291

N

narrowing of the palpebral（睑裂缩短术） 394

nasal alar collapse plasty（鼻翼塌陷矫治术） 407

nasal alar constrictor plasty（鼻翼上缩矫治术） 406

nasal alar hypertrophy plasty（鼻翼肥厚矫治术） 406

nasal alar ptosis plasty（鼻翼下垂矫治术） 405

nasal dorsum skin flap transplantation（鼻背皮瓣移植） 420

nasopharyngography（鼻咽腔造影） 13

naso-orbital-ethmoid fracture（鼻眶筛区骨折） 196

navigation surgery（导航外科） 525

neck rhytidectomy（颈部除皱术） 390

neck examination（颈部检查） 113

nerve transplantation（神经移植） 432

neurilemmoma of oral and maxillofacial region（口腔颌面部神经鞘瘤） 246

neurofibroma of oral and maxillofacial region（口腔颌面部神经纤维瘤） 246

neurosis of facial pain（神经官能症性面痛） 334

nevus of oral and maxillofacial region（口腔颌面部色素痣） 247

non-Hodgkin lymphoma of oral and maxillofacial region（口腔颌面部非霍奇金淋巴瘤） 260

non-odontogenic cyst of the jaw（非牙源性颌骨囊肿） 211

non-union of mandibular fracture（下颌骨骨不连） 189

nose injury（鼻损伤） 179

O

obesity evaluation（肥胖评价） 367

oblique facial cleft（面斜裂） 345

obstructive sleep apnea-hypopnea syndrome, OSAHS（阻塞性睡眠呼吸暂停低通气综合征） 369

obstructive sleep disorder breathing, OSDB（阻塞性睡眠呼吸障碍） 368

occlusive radiograph（殆片） 4

odontogenic cyst of the jaw（牙源性颌骨囊肿） 210

odontogenic fibroma（牙源性纤维瘤） 244

odontogenic keratocyst（牙源性角化囊肿） 242

odontogenic maxillary sinusitis（牙源性上颌窦炎） 167

odontogenic myxoma（牙源性黏液瘤） 243

odontogentic tumor（牙源性肿瘤） 241

odontoma（牙瘤） 241

open wound debridement of oral and maxillofacial soft tissue（口腔颌面部软组织开放性损伤清创术） 181

open wound of oral and maxillofacial soft tissue（口腔颌面部软组织开放性损伤） 177

oral and maxillofacial bleeding（口腔颌面部出血） 127

oral and maxillofacial nerve disease（口腔颌面部神经疾病） 328

oral and maxillofacial cosmetic surgery（口腔颌面美容外科学） 387

oral and maxillofacial CT scan（口腔颌面部CT检查） 14

oral and maxillofacial cyst（口腔颌面部囊肿） 206

oral and maxillofacial deformity（口腔颌面部畸形） 414

oral and maxillofacial fistula/sinus（口腔颌面部瘘管与窦道） 142

oral and maxillofacial mass（口腔颌面部肿块） 137

oral and maxillofacial medical imaging（口腔颌面医学影像学） 1

oral and maxillofacial microsurgery（口腔颌面显微外科） 416

oral and maxillofacial numbness（口腔颌面部麻木） 129

oral and maxillofacial oncology（口腔颌面部肿瘤学） 205

oral and maxillofacial reparative and reconstructive surgery（口腔颌面部修复重建外科学） 414

oral and maxillofacial rhytidectomy（口腔颌面除皱术） 388

oral and maxillofacial sensory nerve disease（口腔颌面部感觉神经疾病） 328

oral and maxillofacial soft tissue tumor（口腔颌面部软组织肿瘤） 246

oral and maxillofacial surgery（口腔颌面外科学） 108

oral and maxillofacial tissue transplantation（口腔颌面部组织移植） 416

oral and maxillofacial trauma（口腔颌面部创伤） 174

oral and maxillofacial ultrasonography（口腔颌面部超声成像） 21

oral appliance for sleep-related breathing disorder（阻塞性睡眠呼吸暂停低通气综合征口腔矫治器治疗） 382

oral cancer（口腔癌） 248

oral examination（口腔检查） 112

oral floor cancer（口底癌） 252

oral hygiene（口腔卫生维护） 524

oral sinus fistula（口腔窦瘘道） 165

oral venous lake，OVL（口腔静脉湖） 223

oral-maxillofacial magnetic resonance imaging（口腔颌面部磁共振成像） 18

orbicularis muscle hypertrophy plasty（眼轮匝肌肥厚矫正术） 396

orbital fracture（眼眶骨折） 194

ordinary tooth extraction（普通牙拔除术） 148

orofacial pain（口面痛） 123

oromaxillofacial and neck examination（口腔颌面颈部检查） 110

oropharyngeal carcinoma（口咽癌） 254

oro-antral fistula surgery（口腔上颌窦瘘修补术） 160

orthodontic treatment in orthognathic surgery（正颌相关正畸治疗） 473

orthognathic surgery（正颌手术） 458

orthognathic surgery（正颌外科学） 447

osseointegration（骨结合） 519

ossifying fibroma of oral and maxillofacial region（口腔颌面部骨化纤维瘤） 245

osteoarthrosis of temporomandibular joint（颞下颌关节骨关节病） 303

osteoblastoma of temporomandibular joint（颞下颌关节成骨细胞瘤） 313

osteochondroma of temporomandibular joint（颞下颌关节骨软骨瘤） 314

osteochondroma of temporomandibular joint condylar（颞下颌关节髁突外生骨疣） 322

osteogenic tumor of oral and maxillofacial region（口腔颌面部骨源性肿瘤） 245

osteogentic sarcoma of oral and maxillofacial region （口腔颌面部骨源性肉瘤） 256

osteomyelitis of the jaw in neonate （新生儿颌骨骨髓炎） 167

osteosarcoma of temporomandibular joint （颞下颌关节骨肉瘤） 317

outer canthus plasty （外眦矫正术） 394

P

palatal cancer （腭癌） 253

palate injury （腭损伤） 179

palatine velum levator muscle reconstruction of cleft palate （腭裂腭帆提肌重建术） 354

palatoplasty （腭成形术） 352

palpebral fissure opening plasty （睑裂开大术） 393

panfacial fracture （全面部骨折） 198

panoramic radiograph （曲面体层片） 9

parotid duct anastomosis （腮腺导管吻合术） 182

parotid gland injury （腮腺损伤） 180

partial resection of buccal fat pad （颊脂垫摘除术） 403

patient analgesia for oral and maxillofacial tumor （口腔颌面部肿瘤患者镇痛） 491

pectoralis major myocutaneous flap transplantation （胸大肌肌皮瓣移植） 423

periapical cemental dysplasia （根尖周牙骨质结构不良） 248

periapical radiograph （根尖片） 2

pericoronitis of third molar （第三磨牙冠周炎） 161

perioperative monitoring for oral and maxillofacial surgery （口腔颌面部手术围术期监测） 494

periosteum transplantation （骨膜移植） 430

PHACES syndrome （PHACES 综合征） 240

pharyngoplasty （咽成形术） 355

physical therapy of oral and maxillofacial disease （口腔颌面部疾病物理治疗） 474

physiotherapy of oral and maxillofacial disease （口腔颌面部疾病理疗） 477

pigmented villonodular synovitis of temporomandibular joint （颞下颌关节色素绒毛结节性滑膜炎） 320

pink esthetic （红色美学） 520

platysma myocutanous flap transplantation （颈阔肌皮瓣移植） 421

pleomorphic adenoma of salivary gland （唾液腺多形性腺瘤） 290

polysomnogram，PSG （多导睡眠监测） 362

positive airway pressure therapy of sleep-related breathing disorder （睡眠呼吸障碍正压通气治疗） 380

postanesthesia care unit for oral and maxillofacial surgery （口腔颌面部手术麻醉恢复室） 512

posterioanterior radiograph of mandible （下颌骨后前位片） 6

posterior mandibular subapical osteotomy （下颌后部根尖下截骨术） 469

posterior maxillary osteotomy （上颌后部截骨术） 464

posterior pharyngeal flap transplantation （咽后壁组织瓣转移术） 356

postoperative analgesia for oral and maxillofacial surgery （口腔颌面部手术术后镇痛） 510

post-surgical orthodontic treatment （正颌术后正畸治疗） 474

prefabricated flap transplantation （预制组织瓣移植） 433

pre-prosthetic surgery （修复前外科） 155

pre-surgical orthodontic treatment （正颌术前正畸治疗） 473

primary intraosseous carcinoma of the jaw （原发性颌骨内癌） 255

primary snoring disorder，PSD （原发性鼾症） 368

procedures of implant maintenance （种植维护程序） 524

prosthetic procedures of implant therapy （种植修复程序） 523

protection of laser therapy of oral and maxillofacial disease （口腔颌面部疾病激光治疗防护） 483

pulse transit time，PTT （脉搏传导时间） 365

puncture of oromaxillofacia and neck region （口腔颌面颈部穿刺检查） 116

R

radiation osteomyelitis of the jaw （放射性颌骨骨髓炎） 173

radiotherapy of eosinophilic lymphoid granuloma in oral and maxillofacial region （口腔颌面部嗜酸性淋巴肉芽肿放射治疗） 275

radiotherapy of nasal cavity and maxillary sinus carcinoma （鼻腔上颌窦癌放射治疗） 275

radiotherapy of oral and maxillofacial tumor（口腔颌面部恶性肿瘤放射治疗） 269

radiotherapy of oral cavity cancer（口腔癌放射治疗） 272

radiotherapy of oral oropharyngeal carcinoma（口咽癌放射治疗） 273

radiotherapy of salivary fistula（涎瘘放射治疗） 276

radiotherapy of salivary gland cancer（唾液腺癌放射治疗） 273

ranula（舌下腺囊肿） 289

reconstruction of asymmetric nostrils（鼻孔不对称畸形整复） 443

reconstruction of buccal defect（面颊部缺损整复） 438

reconstruction of ear defect（耳缺损整复） 446

reconstruction of facial nerve defect（面神经缺损整复） 446

reconstruction of mandibular defect（下颌骨缺损整复） 440

reconstruction of maxillary defect（上颌骨缺损整复） 439

reconstruction of nasal columella defect（鼻小柱缺损整复） 444

reconstruction of nasal defect（鼻缺损整复） 444

reconstruction of orbital fracture（眶周骨缺损整复） 442

reconstruction of saddle nose（鞍鼻整复） 443

reconstruction of soft palate defect（软腭缺损整复） 438

reconstruction of temporomandibular joint defect（颞下颌关节缺损整复） 442

reconstruction of tongue defect（舌缺损整复） 438

reconstruction of zygomatic bone defect（颧骨缺损整复） 441

reconstruction plate fixation（重建板固定） 203

rectus abdominis myocutaneous flap transplantation（腹直肌皮瓣移植） 428

reduction and fixation of alveolar fracture（牙槽突骨折复位固定术） 186

reduction and fixation of tooth dislocation（牙脱位复位固定术） 185

reduction of maxillofacial fracture（颌面部骨折复位） 200

repair of facial nerve injury（面神经损伤修复） 343

repair of midline facial cleft（面中裂修复术） 344

repair of oblique facial cleft（面斜裂修复术） 345

repair of secondary lip deformity of bilateral cleft lip（双侧唇裂术后继发唇畸形整复术） 350

repair of secondary lip deformity of unilateral cleft lip（单侧唇裂术后继发唇畸形整复术） 348

repair of transverse facial cleft（面横裂修复术） 346

reconstruction of buccal deficiency deformity（面颊部凹陷畸形整复） 439

reconstruction of commissure distortion（口角歪斜整复） 437

reconstruction of heminasal defect（鼻半侧缺损整复） 445

resconstruction of lip deformity（唇畸形整复） 435

resconstruction of lip ectropion（唇外翻整复） 436

resconstruction of lip entropion（唇内卷整复） 436

resconstruction of microstomia（小口畸形整复） 437

resconstruction of nasal alar defect（鼻翼缺损整复） 445

resconstruction of nasal tip defect（鼻尖缺损整复） 445

reconstruction of soft tissue defect in oral and maxillofacial region（口腔颌面部软组织缺损整复） 434

resconstruction of vermilion defect（唇红缺损整复） 436

rhinoplasty（鼻部整形术） 405

rhomboid skin flap transplantation（菱形皮瓣移植） 420

rib-pectoralis major myocutaneous flap transpcantation（胸大肌肋骨肌皮瓣移植） 428

rotation skin flap transplantation（旋转皮瓣移植） 419

S

sagittal split ramus osteotomy，SSRO（下颌支矢状劈开截骨术） 465

salivary fistula（涎瘘） 286

salivary gland disease（唾液腺疾病） 282

salivary gland examination（唾液腺检查） 116

salivary gland imaging（唾液腺核素显像） 23

salivary gland tuberculosis（唾液腺结核） 285

salivary gland tumor（唾液腺肿瘤） 290

salivation（流涎症） 287

sandwich bone graft（夹层骨移植） 522

scapular or osteo-scapular flap transplantation［肩胛（骨）皮瓣移植］ 427

sebaceous cyst of oral and maxillofacial region（口腔颌面部皮脂腺囊肿） 207

secondary repair of bilateral cleft lip nasal deformity（双侧唇裂鼻畸形整复术） 351

secondary repair of unilateral cleft lip nasal deformity（单侧唇裂鼻畸形整复术） 349

sedation for oral and maxillofacial surgery（口腔颌面部手术镇静） 489

sensory dysfunction of oral and maxillofacial region（口腔颌面部感觉功能障碍） 334

septocutaneous perforator flap transplantation（肌间隔血管皮瓣移植） 418

septorhinoplasty（鼻中隔偏曲整复） 443

short nasal columella plasty（鼻小柱过短矫治术） 409

sialadenitis（唾液腺炎症） 282

sialography（唾液腺造影） 11

sialolithiasis（唾液腺结石病） 286

simple nonvascular bone graft（单纯游离骨移植） 430

sinus floor elevation（上颌窦底提升） 522

Sjögren syndrome, SS（舍格伦综合征） 288

skeletal open bite（骨性开𬌗） 456

skin flap transplantation（皮瓣移植） 416

skin transplantation（皮肤移植） 416

sleep hypoventilation syndrome, SHVS（睡眠低通气综合征） 372

sleepiness evaluation（嗜睡评价） 367

sleep-related breathing disorder, SRBD（睡眠呼吸障碍疾病） 362

sliding skin flap transplantation（滑行皮瓣移植） 419

sodium hyaluronate gel injection rhytidectomy（透明质酸钠凝胶注射除皱术） 391

soft tissue sarcomas of oral and maxillofacial region（口腔颌面部软组织肉瘤） 256

soft tissue reduction（软组织减容术） 383

space infection of oral and maxillofacial region（口腔颌面部间隙感染） 163

sphenopalatine neuralgia（蝶腭神经痛） 333

sphincter pharyngoplasty（腭咽肌瓣成形术） 355

split ridge technique/ridge splitting（骨劈开） 523

square Le Fort Ⅱ osteotomy（方块状勒福Ⅱ型截骨术） 461

sternomastoid myocutaneous flap transplantation（胸锁乳突肌皮瓣移植） 422

straight cutaneous perforator flap transplantation（直接皮肤血管皮瓣移植） 417

submandibular sialadenitis（下颌下腺炎） 284

submental flap transplantation（颏下皮瓣移植） 422

submental myocutaneous flap transplantation（舌骨下肌群肌皮瓣移植） 425

suppurative arthritis of temporomandibular joint（化脓性颞下颌关节炎） 310

suppurative osteomyelitis of the jaw（化脓性颌骨骨髓炎） 168

surgical procedures of implant therapy（种植外科程序） 521

surgical treatment of oral and maxillofacial cancer（口腔颌面部肿瘤手术治疗） 266

symphyseal and parasymphyseal fracture（颏及颏旁骨折） 187

synovial chondromatosis of temporomandibular joint（颞下颌关节滑膜软骨瘤病） 320

synovial chondrosarcoma of temporomandibular joint（颞下颌关节滑膜软骨肉瘤） 319

synovial cyst of temporomandibular joint（颞下颌关节滑膜囊肿） 323

syphilis of oral and maxillofacial region（口腔颌面部梅毒） 170

T

targeting therapy of oral and maxillofacial malignant tumor（口腔颌面部恶性肿瘤靶向治疗） 277

taste dysfunction（味觉功能障碍） 335

techniques for implant radiology of oral and maxillofacial region（口腔颌面种植放射学技术） 27

techniques for interventional radiology of oral and maxillofacial region（口腔颌面部介入放射学技术） 26

temporal fascia flap transplantation（颞肌筋膜瓣移植） 420

temporal muscle flap transplantation（颞肌瓣移植） 420

temporal rhytidectomy（颞部除皱术） 388

temporomandibular disorders, TMD（颞下颌关节紊乱病） 299

temporomandibular joint ankylosis（颞下颌关节强直）
307

temporomandibular joint cyst（颞下颌关节囊肿）
323

temporomandibular joint diseases（颞下颌关节疾病）
299

temporomandibular joint dislocation（颞下颌关节脱位）
309

temporomandibular joint examination（颞下颌关节检查） 113

temporomandibular joint infection（颞下颌关节感染）
310

temporomandibular joint injury（颞下颌关节损伤）
305

temporomandibular joint internal derangemen（颞下颌关节结构紊乱疾病） 300

temporomandibular joint osteoid osteoma（颞下颌关节骨样骨瘤） 312

temporomandibular joint osteoma（颞下颌关节骨瘤）
312

temporomandibular joint tumor（颞下颌关节肿瘤）
311

tension band fixation（张力带固定） 202

thecal cyst of temporomandibular joint（颞下颌关节腱鞘囊肿） 324

therapy of oral and maxillofacial cancer（口腔颌面部肿瘤治疗） 265

thermal therapy of tumor in oromaxillofacial head and neck region（口腔颌面部头颈肿瘤加热治疗）
280

thrombophlebitis of cavernous sinus（海绵窦血栓性静脉炎） 163

thyrocricocentesis（环甲膜穿刺术） 177

thyroglossal duct cyst（甲状舌管囊肿） 207

timing of implant loading（种植体负荷时机） 523

timing of implant placement（种植体植入时机） 521

tissue engineering tissue transplantation（组织工程化组织移植） 434

tomogram of maxilla（上颌体层片） 8

tomogram of temporomandibular joint（颞下颌关节体层片） 8

tongue cancer（舌癌） 250

tongue injury（舌损伤） 178

tooth dislocation（牙脱位） 185

tooth extraction（牙拔除术） 147

tooth fracture（牙折断） 184

tooth injury（牙损伤） 184

tooth replantation（牙再植术） 152

tooth transplantation（牙移植术） 154

total rhinoplasty（全鼻缺损整复） 446

tracheostomy（气管切开术） 177

traditional Chinese medicine therapy of oral and maxillofacial malignant tumor（口腔颌面部恶性肿瘤中医治疗） 279

transcranial lateral oblique radiograph of temporomandibular joint（颞下颌关节经颅侧斜位片） 6

transpharyngeal lateral radiograph of condyle（髁突经咽侧位片） 7

transposition skin flap transplantation（换位皮瓣移植）
419

transverse facial cleft（面横裂） 345

trapezius myocutaneous flap transplantation（斜方肌皮瓣移植） 423

traumatic facial palsy（创伤性面瘫） 339

trigeminal neuralgia（三叉神经痛） 328

tuberculosis of oral and maxillofacial region（口腔颌面部结核） 169

tumor-like calcinosis of temporomandibular joint（颞下颌关节瘤样钙盐沉着症） 322

tumor-like hyperplasia of temporomandibular joint condylar（颞下颌关节髁突瘤样增生） 321

tumor-like lesion of oral and maxillofacial region（口腔颌面部瘤样病变） 247

tumor-like lesion of temporomandibular joint（颞下颌关节瘤样病变） 319

two-flap palatoplasty（腭裂两瓣法整复术） 354

U

unilateral cleft lip repair（单侧唇裂整复术） 347

upper airway evaluation（上气道评估） 366

upper airway resistance syndrome，UARS（上气道阻力综合征） 369

upper lateral arm flap transplantation（上臂外侧皮瓣移植） 426

uvulopalatopharyngoplasty（腭咽成形术） 356

V

vagus nerve paralysis（迷走神经麻痹） 342

vascular anomalies of oral and maxillofacial region（口腔颌面部脉管性疾病） 211

vascular malformation of oral and maxillofacial region（口腔颌面部脉管畸形） 218

vascular neoplasm of oral and maxillofacial region（口腔颌面部脉管系统肿瘤） 233

velopharyngeal closure（腭咽闭合） 356

venous malformation of oral and maxillofacial region（口腔颌面部静脉畸形） 221

venular malformation of oral and maxillofacial region（口腔颌面部微静脉畸形） 219

voice articulation of Chinese speech（汉语语音清晰度） 358

voice articulation test of Chinese speech（汉语语音清晰度测试字表） 359

W

Warthin tumor of salivary gland（唾液腺沃辛瘤） 292

water position radiograph（华特位片） 5

white esthetic（白色美学） 520

X

xerostomia（口干症） 287

Z

Z-plasty（"Z"成形术） 419

内 容 索 引

说 明

一、本索引是本卷条目和条目内容的主题分析索引。索引款目按汉语拼音字母顺序并辅以汉字笔画、起笔笔形顺序排列。同音时，按汉字笔画由少到多的顺序排列，笔画数相同的按起笔笔形横（一）、竖（丨）、撇（丿）、点（、）、折（乛，包括丁乚⺄等）的顺序排列。第一字相同时，按第二字，余类推。索引标目中夹有拉丁字母、希腊字母、阿拉伯数字和罗马数字的，依次排在相应的汉字索引款目之后。标点符号不作为排序单元。

二、设有条目的款目用黑体字，未设条目的款目用宋体字。

三、不同概念（含人物）具有同一标目名称时，分别设置索引款目；未设条目的同名索引标目后括注简单说明或所属类别，以利检索。

四、索引标目之后的阿拉伯数字是标目内容所在的页码，数字之后的小写拉丁字母表示索引内容所在的版面区域。本书正文的版面区域划分如右图。

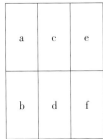

a	c	e
b	d	f

A

阿曲库铵（卡肌宁） 489c

癌在多形性腺瘤中 297b

癌在骨内型成釉细胞瘤中 53f

癌在外周型成釉细胞瘤中 53f

安定 489a

鞍鼻 443b

鞍鼻畸形 411e

鞍鼻整复（reconstruction of saddle nose） 443b

B

拔牙位点保存（extraction site preservation） 521e

靶向治疗 277b

白日嗜睡 367b

白色美学（white esthetic） 520b

扳机点 328f

半侧面肌抽搐 340b

伴嗜酸性粒细胞和淋巴滤泡的结节性血管母细胞增生 76c

包扎止血法 176b

薄层皮片 416c

贝尔面瘫（Bell palsy） 338e

贝尔征 339a

背阔肌皮瓣 424e

背阔肌皮瓣移植（latissimus dorsi myocutaneous flap transplantation） 424e

本可松 489b

鼻半侧缺损整复（resconstruction of heminasal defect） 445f

鼻背皮瓣 420d

鼻背皮瓣移植（nasal dorsum skin flap transplantation） 420d

鼻部整形术（rhinoplasty） 405c

鼻唇囊肿 45b，211a

鼻唇囊肿影像学表现（imaging findings of nasolabial cyst） 45b

鼻腭管囊肿 44e，211a

鼻腭囊肿 44e

鼻腭囊肿影像学表现（imaging findings of nasopalatine cyst） 44e

鼻骨骨折 41c

鼻骨骨折影像学表现（imaging findings of nasal bone fracture） 41c

鼻尖缺损整复（resconstruction of nasal tip defect） 445a

鼻尖隐裂 409c

鼻尖隐裂矫治术（cracked nasal tip plasty） 409c

鼻尖圆钝矫治术（broad and bulbous nasal tip plasty） 408e

鼻颏位 5b

鼻孔不对称畸形 443c

鼻孔不对称畸形整复（reconstruction of asymmetric nostrils） 443c

鼻眶筛复合体 196b

鼻眶筛区 196b

鼻眶筛区骨折 (naso-orbital-ethmoid fracture) 196b

鼻腔内重建手术 385f

鼻腔上颌窦癌放射治疗 (radiotherapy of nasal cavity and maxillary sinus carcinoma) 275a

鼻缺损整复 (reconstruction of nasal defect) 444c

鼻上颌泪额筛区 196b

鼻损伤 (nose injury) 179b

鼻外侧神经阻滞 485f

鼻小柱过短矫治术 (short nasal columella plasty) 409e

鼻小柱偏斜矫治术 (deviated nasal columella plasty) 410e

鼻小柱缺损整复 (reconstruction of nasal columella defect) 444e

鼻小柱塌陷矫治术 (collapse nasal columella plasty) 410b

鼻牙槽囊肿 45b

鼻咽腔造影 (nasopharyngography) 13f

鼻翼肥厚 406b

鼻翼肥厚矫治术 (nasal alar hypertrophy plasty) 406b

鼻翼缺损整复 (resconstruction of nasal alar defect) 445c

鼻翼上缩 406d

鼻翼上缩矫治术 (nasal alar constrictor plasty) 406d

鼻翼塌陷 407b

鼻翼塌陷矫治术 (nasal alar collapse plasty) 407b

鼻翼下垂 405d

鼻翼下垂矫治术 (nasal alar ptosis plasty) 405d

鼻指数 406b

鼻中隔偏曲 443e

鼻中隔偏曲整复 (septorhinoplasty) 443e

比色法 115c

扁桃体/腺样体切除术 384c

"标准摄取值" (standardized uptake value, SUV) 25e

表层皮片 416c

表皮样囊肿 209d

病理反射 329e

不明原因的髁突吸收 101f

部分骨愈合的早期种植 (Ⅲ型种植) 521d

C

长庚法 347f

长遮线筒技术 3b

常规负荷 (conventional loading) 523d

常染色体显性遗传型骨硬化症 86e

常染色体隐性遗传型骨硬化症 86e

潮红和竖毛综合征 336c

成骨细胞瘤 60e

成软骨细胞瘤 106c

成形性松质骨移植 (formable spongy bone transplantation) 430f

成牙骨质细胞瘤 53d，242b

成牙骨质细胞瘤影像学表现 (imaging findings of cementoblastoma) 53c

成釉细胞癌 53e

成釉细胞癌影像学表现 (imaging findings of ameloblastic carcinoma) 53e

成釉细胞瘤 (ameloblastoma) 242e

成釉细胞瘤影像学表现 (imaging findings of ameloblastoma) 48d

成釉细胞纤维瘤 51e

成釉细胞纤维瘤影像学表现 (imaging findings of ameloblastic fibroma) 51e

成釉细胞纤维肉瘤 55b

成釉细胞纤维肉瘤影像学表现 (imaging findings of ameloblastic fibrosarcoma) 55a

成釉细胞纤维牙本质瘤 51e

成釉细胞纤维-牙瘤 52a

成釉细胞纤维-牙瘤影像学表现 (imaging findings of ameloblastic fibro-odontoma) 52a

重唇 412d

重唇矫正术 (double lip plasty) 412d

重睑 395b

重睑成形术 (double eyelid plasty) 395b

重建板固定 (reconstruction plate fixation) 203a

出血性骨囊肿 59d

穿刺检查 116e

创伤后囊肿 209e

创伤性骨化性肌炎 68e

创伤性骨囊肿 59d

创伤性关节炎 98e

创伤性面瘫（traumatic facial palsy） 339e

垂体功能亢进症 85a

垂体功能亢进症颌骨病变影像学表现（imaging findings of hyperpituitarism in jaws） 85a

唇癌（lip cancer） 249c

唇部整形术（lip plastic surgery） 412c

唇弓重建双侧唇裂整复术 350a

唇红缺损整复（resconstruction of vermilion defect） 436f

唇畸形整复（resconstruction of lip deformity） 435e

唇颊沟加深术 158b

唇颊沟延伸术（labial and buccal sulcus extension surgery） 158a

唇裂（cleft lip） 346c

唇裂修复术（cleft lip repair） 347a

唇内卷整复（resconstruction of lip entropion） 436e

唇损伤（lip injury） 178c

唇外翻整复（resconstruction of lip ectropion） 436b

唇系带矫正术（labial frenectomy） 159e

唇珠偏斜 348f

磁共振成像 18a

促结缔组织增生性纤维瘤 62b

簇集性头痛（histamine cephalalgia） 333f

D

大口畸形 345f

大理石骨病 86e

带蒂皮瓣移植 416e

单侧鼻翼软骨内固定整复术 349a

单侧鼻翼软骨重建整复术 349a

单侧唇裂鼻畸形整复术（secondary repair of unilateral cleft lip nasal deformity） 349a

单侧唇裂术后唇珠偏斜整复术 348e

单侧唇裂术后继发唇畸形整复术（repair of secondary lip deformity of unilateral cleft lip） 348a

单侧唇裂整复术（unilateral cleft lip repair） 347c

单侧味觉性出汗 336c

单纯性打鼾 368d

单纯性骨囊肿 59d，103f

单纯游离骨移植（simple nonvascular bone graft） 430e

单房性骨囊肿 103f

单腔性骨囊肿 59d

导板外科（guided surgery） 524f

导航外科（navigation surgery） 525a

低毒性硬化性颌骨骨髓炎（hypotoxic sclerosing osteomyelitis of the jaw） 172b

低磷酸酯酶症 86b

低磷酸酯酶症颌骨病变影像学表现（imaging findings of hypophosphatasia in jaws） 86b

低磷血症 86d

低磷血症颌骨病变影像学表现（imaging findings of hypophosphatemia in jaws） 86d

低通气 362b

地氟烷 488b

地西泮 489a

第三磨牙冠周炎（pericoronitis of third molar） 161f

蝶腭神经节神经痛 333a

蝶腭神经痛（sphenopalatine neuralgia） 333a

动静脉畸形 71e

动脉干网状血管皮瓣 418c

动脉干网状血管皮瓣移植（arterio-reticular vessel perforator flap transplantation） 418c

动脉瘤性静脉曲张 224c

动脉瘤样骨囊肿 58f，104b

窦道 142d

多导睡眠监测（polysomnogram，PSG） 362f

多发性出血性肉芽肿 235c

多发性骨内成骨症 172e

多发性血管肉瘤 235c

E

额瓣 420b

额瓣移植（forehead skin flap transplantation） 420b

额部除皱术（forehead rhytidectomy） 389a

额窦骨折（fracture of frontal sinus） 197e

额颞部除皱术（forehead and temporal rhytidectomy） 389e

恶性多形性腺瘤 297b

恶性黑色素瘤 83a

恶性横纹肌瘤 81b

恶性混合瘤 297b

恶性施万细胞瘤 82e

恶性石骨病 86e

恶性纤维黄色瘤 65b

恶性纤维组织细胞瘤 65b

恶性血管内皮瘤 66c，80f

恶性血管内皮细胞瘤 234b

恶性周围神经鞘瘤 82d

腭癌（palatal cancer） 253e

腭成形术（palatoplasty） 352a

腭反射 329c

腭裂（cleft palate） 351e

腭裂腭帆提肌重建术（palatine velum levator muscle reconstruction of cleft palate） 354e

腭裂两瓣法整复术（two-flap palatoplasty） 354c

腭裂逆向双"Z"形瓣整复术（Furlow double-opposing Z-palatoplasty） 354d

腭裂语音（cleft palate speech） 358a

腭乳头囊肿 44e

腭损伤（palate injury） 179a

腭咽闭合（velopharyngeal closure） 356e

腭咽成形术（uvulopalatopharyngoplasty） 356d

腭咽肌瓣成形术（sphincter pharyngoplasty） 355f

恩氟烷 488a

儿童唇腭裂手术麻醉（anesthesia for cleft lip and palate surgery in children） 501d

儿童颌骨骨折（jaw fracture in children） 199c

耳大神经阻滞 485f

耳颞神经痛（auriculotemporal neuralgia） 333e

耳颞神经综合征 336c

耳缺损整复（reconstruction of ear defect） 446d

耳痛症 335e

二期手术（implant exposure） 523b

二水焦磷酸钙结晶沉积病 102b

F

繁茂型骨结构不良 57a

繁茂型骨结构不良影像学表现（imaging findings of florid osseous dysplasia） 57a

繁茂型牙骨质-骨结构不良 57a

方块状勒福Ⅱ型截骨术（square Le Fort Ⅱ osteotomy） 461c

放射性颌骨骨髓炎（radiation osteomyelitis of the jaw） 173a

放线菌病 38c

非典型性面痛（atypical facial pain） 332f

非开窗式印模（closed tray impression） 523f

非嗜铬细胞副神经节瘤 75d

非牙源性颌骨囊肿（non-odontogenic cyst of the jaw） 211a

肥胖 367d

肥胖评价（obesity evaluation） 367d

腓骨肌（皮）瓣 429e

腓骨肌（皮）瓣移植（fibula osteo-myocutaneous flap transplantation） 429e

分角线投照技术 2d

丰唇术（lip augmentation） 413a

弗里德曼分类（Friedman staging system） 364e

氟哌啶 489a

氟哌利多 489a

氟烷 488a

复合组织移植（compound tissue transplantation） 433b

复杂牙拔除术（complex tooth extraction） 148e

副神经麻痹（accessory nerve paralysis） 342c

腹直肌皮瓣 428b

腹直肌皮瓣移植（rectus abdominis myocutaneous flap transplantation） 428a

G

改良咽后壁组织瓣转移术（modified posterior pharyngeal flap transplantation） 356b

钙化性巨细胞瘤 106d

感染性口角炎（infectious angular cheilitis） 163c

戈林（Gorlin）囊肿 51b

戈林（Gorlin）综合征 44a

个性化基台（custom abutment） 525c

根尖囊肿 42b

根尖片（periapical radiograph） 2c

根尖牙周囊肿 42b

根尖周病 29b

根尖周病影像学表现（imaging findings of periapical diseases） 29a

根尖周骨结构不良 56e

根尖周囊肿 42a，210b

根尖周囊肿影像学表现（imaging findings of periapical cyst） 42a

根尖周纤维结构不良 248c

根尖周牙骨质结构不良 56e

根尖周牙骨质结构不良（periapical cemental dysplasia） 248b

根尖周牙骨质结构不良影像学表现（imaging findings of periapical cemental dysplasia） 56e

根尖周牙骨质瘤 56e

佝偻病 85f

佝偻病颌骨病变影像学表现（imaging findings of jaw lesion of rickets） 85f

孤立性骨囊肿 59d，103f

孤立性纤维瘤 69d

股前外侧皮瓣 426e

股前外侧皮瓣移植（anterolateral thigh flap transplantation） 426e

骨肥大性静脉曲张综合征 236f

骨骺软骨巨细胞瘤 106d

骨化巨细胞瘤 60e

骨化纤维瘤 55c

骨化性骨膜炎 172b

骨化性骨髓炎 172e

骨化性肌炎 68e

骨结合（osseointegration） 519c

骨巨细胞瘤 106a

骨瘤 60c，104c

骨膜移植（periosteum transplantation） 430c

骨母细胞瘤 60e

骨内型软组织纤维瘤病 62b

骨劈开（split ridge technique/ridge splitting） 523a

骨韧带状瘤 62b

骨肉瘤 64b，107e

骨软化症 86a

骨软化症颌骨病变影像学表现（imaging findings of jaw lesion of osteomalacia） 86a

骨髓瘤 66d

骨外局限性非肿瘤性骨和软骨形成 68e

骨纤维结构不良 247f

骨纤维肉瘤 64f

骨纤维异常增殖症 56a

骨性开𬌗（skeletal open bite） 456c

骨样骨瘤 61a

骨硬化症 86e

骨硬化症颌骨病变影像学表现（imaging findings of osteopetrosis in jaws） 86e

骨质疏松症 85d

骨质疏松症颌骨病变影像学表现（imaging findings

of osteoporosis in jaws） 85d

固有口腔检查 112f

关节结核 100a

关节上腔单纯碘对比剂造影 12d

关节双重对比造影 12f

关节下腔单纯碘对比剂造影 12e

光索引导插管 493c

H

蛤蟆肿 289d

海绵窦血栓性静脉炎（thrombophlebitis of cavernous sinus） 163a

海绵状淋巴管瘤 230e

海绵状血管瘤 72d，221d

含牙囊肿 42e，210b

含牙囊肿影像学表现（imaging findings of dentigerous cyst） 42e

汉语语音清晰度（voice articulation of Chinese speech） 358e

汉语语音清晰度测试字表（voice articulation test of Chinese speech） 359a

核磁共振成像 18b

𬌗片（occlusive radiograph） 4d

𬌗翼片（bitewing radiograph） 4b

颌骨成骨细胞瘤影像学表现（imaging findings of osteoblastoma of jawbone） 60e

颌骨促结缔组织增生性纤维瘤影像学表现（imaging findings of desmoplastic fibroma of jawbone） 62b

颌骨单纯性骨囊肿影像学表现（imaging findings of simple bone cyst of jawbone） 59d

颌骨动静脉畸形（arteriovenous malformation of the jaw） 227c

颌骨动脉瘤样骨囊肿影像学表现（imaging findings of aneurysmal bone cyst of jawbone） 58f

颌骨恶性纤维组织细胞瘤影像学表现（imaging findings of malignant fibrous histiocytoma of jawbone） 65b

颌骨放射性骨坏死 37f

颌骨放射性骨坏死影像学表现（imaging findings of osteoradionecrosis of jawbone） 37e

颌骨放线菌病影像学表现（imaging findings of actinophytosis of jawbone） 38c

颌骨骨化纤维瘤影像学表现（imaging findings of ossifying fibroma of jawbone） 55c

颌骨骨瘤影像学表现（imaging findings of osteoma of jawbone） 60c

颌骨骨肉瘤影像学表现（imaging findings of osteosarcoma of jawbone） 64b

颌骨骨髓瘤影像学表现（imaging finding of myeloma of jawbone） 66d

颌骨骨纤维异常增殖症（fibrous dysplasia of the jaw） 247f

颌骨骨样骨瘤影像学表现（imaging findings of osteoid osteoma of jawbone） 61a

颌骨化学性坏死 39b

颌骨化学性坏死影像学表现（imaging findings of chemical osteonecrosis of jawbone） 39b

颌骨朗格汉斯细胞组织细胞增多症影像学表现（imaging findings of Langerhans cell histiocytosis of jawbone） 62e

颌骨淋巴瘤影像学表现（imaging findings of lymphoma of jawbone） 67a

颌骨隆突修整术（jaw protuberances surgery） 158e

颌骨囊肿（jaw cyst） 209f

颌骨软骨肉瘤影像学表现（imaging findings of chondrosarcoma of jawbone） 63d

颌骨唾液腺癌 67d

颌骨唾液腺癌影像学表现（imaging findings of salivary gland carcinomas of jawbone） 67d

颌骨纤维结构不良影像学表现（imaging findings of fibrous dysplasia of jaw bone） 55f

颌骨纤维肉瘤影像学表现（imaging findings of fibrosarcoma of jawbone） 64f

颌骨血管肉瘤影像学表现（imaging findings of angiosarcoma of jawbone） 66b

颌骨尤因肉瘤 65e

颌骨尤因肉瘤影像学表现（imaging findings of Ewing sarcoma of jawbone） 65e

颌骨中心性巨细胞肉芽肿 57e

颌骨中心性巨细胞肉芽肿影像学表现（imaging findings of central giant cell granuloma of jawbone） 57e

颌骨中心性血管瘤 61c，227c

颌骨中心性血管瘤影像学表现（imaging findings of central hemangioma of jawbone） 61c

颌骨转移性肿瘤 68a

颌骨转移性肿瘤影像学表现（imaging findings of metastatic tumor of jawbone） 68a

颌间固定（intermaxillary fixation） 201b

颌面部骨折（maxillofacial fracture） 185f

颌面部骨折复位（reduction of maxillofacial fracture） 200b

颌面部骨折固定（fixation of maxillofacial fracture） 200e

颌面部骨折愈合（healing of maxillofacial fracture） 203f

颌面部检查（maxillofacial examination） 111a

颌面骨结核 38e

颌面骨结核影像学表现（imaging findings of tuberculosis of maxillofacial bone） 38e

黑色素性成釉细胞瘤 60a

黑色素性突变瘤 60a

横跨面神经移植 338c

横纹肌母细胞瘤 81b

横纹肌肉瘤 81b

横纹肉瘤 81b

红色美学（pink esthetic） 520c

红胎记 219a

喉镜下插管 492c

喉罩通气 493c

呼吸功能监测 494f

呼吸努力相关微觉醒指数 364c

呼吸暂停 362b

华特位片（water position radiograph） 5b

滑膜骨软骨瘤病 105b

滑膜囊肿 102f

滑膜肉瘤 82b

滑膜软骨瘤病 105b

滑行皮瓣 419a

滑行皮瓣移植（sliding skin flap transplantation） 419a

化脓性关节炎 99c

化脓性颌骨骨髓炎（suppurative osteomyelitis of the jaw） 168e

化脓性颞下颌关节炎（suppurative arthritis of temporomandibular joint） 310d

化脓性肉芽肿 77a

化学感受器瘤 75d

化学性颌骨坏死（chemical osteonecrosis of the jaw） 174b

坏疽性口炎（gangrenous stomatitis） 162e

环甲膜穿刺术（thyrocricocentesis） 177a

换位皮瓣 419e

换位皮瓣移植（transposition skin flap transplantation） 419e

混合型牙瘤 50d

混合性脉管畸形 233c

活检 118a

活体组织检查 118a

J

肌间隔血管皮瓣 418e

肌间隔血管皮瓣移植（septocutaneous perforator flap transplantation） 418e

肌筋膜疼痛 302c

肌筋膜疼痛功能紊乱综合征 302c

肌痉挛 303b

肌皮瓣 418a

肌皮血管瓣 418a

肌皮血管瓣移植（myocutaneous perforator flap transplantation） 418a

肌肉瘤 81b

肌纤维变性挛缩 303d

肌炎 302f

肌移植（muscle transplantation） 432b

基底细胞痣综合征 43f

基底细胞痣综合征影像学表现（imaging findings of basal cell nevus syndrome） 43f

基台（abutment） 521a

基台水平印模（abutment-leval impression） 524a

激光光动力学疗法 478e

激光内镜治疗 480d

激光凝固术 479e

激光射频治疗 483c

激光手术 479a

激光牙漂白术（laser therapy of teeth bleaching） 481c

激光组织内照射 480b

即刻负荷（immediate loading） 523d

即刻修复（immediate restoration） 523d

即刻种植（Ⅰ型种植） 521d

急性化脓性腮腺炎（acute suppurative parotitis） 282e

计算机辅助制作（CAM） 524e

加雷骨髓炎 36d，172e

加雷骨髓炎影像学表现（imaging findings of Garre osteomyelitis） 36d

加雷硬化性骨髓炎 172b

加雷增生性骨膜炎 172b

加热治疗 280d

夹层骨移植（sandwich bone graft） 522e

家族性颌骨肥大 248d

家族性巨大型牙骨质瘤 57c

家族性巨大型牙骨质瘤影像学表现（imaging findings of familial gigantiform cementoma） 57c

家族性纤维结构不良 58c，248d

颊部贯通伤（cheek penetrating wound） 179d

颊黏膜癌（buccal mucosa cancer） 251b

颊脂垫摘除术（partial resection of buccal fat pad） 403a

甲状旁腺功能亢进症 84e

甲状旁腺功能亢进症颌骨病变影像学表现（imaging findings of jaw lesion of hyperparathyroidism） 84e

甲状舌管囊肿（thyroglossal duct cyst） 207e

甲状舌管囊肿影像学表现（imaging findings of thyroglossal duct cyst） 45c

假肉瘤性筋膜炎 70e

假痛风 102b

间接咬合（indirect occlusion） 523e

间接印模 523f

间接肢端袖带测压 494b

肩胛（骨）皮瓣 427e

肩胛（骨）皮瓣移植（scapular or osteo-scapular flap transplantation） 427e

肩胛综合征 342d

睑袋 396a

睑袋整形术（baggy eyelid plasty） 396a

睑裂开大术（palpebral fissure opening plasty） 393d

睑裂缩短术（narrowing of the palpebral） 394e

简单牙拔除术 148b

渐进负荷（progressive loading） 523e

腱膜纤维瘤病 69b

腱鞘囊肿 103b

浆细胞假瘤 70b

浆细胞瘤 66d

浆细胞肉芽肿 70b

浆细胞炎性假瘤 70b

角膜反射 329c

矫正颞下颌关节经颅侧斜位片 6d

矫正许勒位 6d

疖 166d

结节病 77c

结节性筋膜炎 70e

筋膜移植（fascia transplantation） 431f

紧急通气技术 493e

进展性骨腔 59d

茎突过长所致舌咽神经痛 335e

茎突过长症 335e

茎突过长综合征（elongated styloid process syndrome） 335e

茎突舌骨肌综合征 335e

茎突舌骨综合征 335e

茎突综合征 335e

颈部除皱术（neck rhytidectomy） 390a

颈部检查（neck examination） 113b

颈丛神经阻滞 486a

颈动脉体副神经节瘤 75d

颈动脉体副神经节瘤影像学表现（imaging findings of paraganglioma of carotid body） 75d

颈动脉体瘤 75d

颈阔肌皮瓣 421a

颈阔肌皮瓣移植（platysma myocutanous flap transplantation） 421a

颈淋巴结转移性肿瘤 83d

颈淋巴结转移性肿瘤影像学表现（imaging findings of metastatic tumor of cervical lymph node） 83d

颈内静脉扩张症（internal jugular vein phlebectasia） 224c

颈前肌群皮瓣 425b

颈浅丛的体表标志 486a

颈深丛的体表标志 486b

颈外动脉结扎术（carotid artery ligation） 177d

静脉畸形 72d，221d

静脉扩张 224c

静脉瘤 224c

静脉性动脉瘤 224c

静吸复合麻醉 487a

酒窝 413d

酒窝成形术（dimple plasty） 413d

局限性骨化性肌炎 68e

局灶性骨结构不良 57a

局灶性牙骨质-骨结构不良 56f

局灶性牙骨质-骨结构不良影像学表现（imaging findings of focal cemento-osseous dysplasia） 56f

咀嚼功能检查（masticatory function examination） 114d

咀嚼肌功能紊乱（dysfunction of masticatory muscle） 302b

巨大茎突 335e

巨大性骨样骨瘤 60e

巨颌症（cherubism） 248c

巨颌症影像学表现（imaging findings of cherubism） 58c

巨囊型淋巴管畸形 232a

巨舌症（macroglossia） 379d

巨细胞修复肉芽肿 104b

觉醒 364a

K

卡波西病 235c

卡波西肉瘤（kaposi sarcoma，KS） 235c

卡萨巴赫·梅里特现象（Kasabach-Merritt syndrome） 238a

开窗式印模（open tray impression） 523f

开口困难 129f

开口受限（limited mouth opening） 129f

科德曼（Godman）瘤 314f

颏部后缩术（mentum posterior displacement） 404e

颏部畸形（chin deformity） 455d

颏部前移术（mentum anterior displacement） 403f

颏及颏旁骨折（symphyseal and parasymphyseal fracture） 187c

颏下皮瓣 422d

颏下皮瓣移植（submental flap transplantation） 422c

髁突发育不良 94c

髁突发育不良影像学表现（imaging findings of condylar hypoplasia） 94c

髁突发育过度 94e

髁突发育过度影像学表现（imaging findings of overdevelopment of condyle） 94e

髁突骨瘤影像学表现（imaging findings of osteoma of condyle） 104c

髁突骨软骨瘤 104f

髁突骨软骨瘤影像学表现（imaging findings of osteochondroma of condyle） 104f

髁突骨折（condylar process fracture） 188d

髁突经咽侧位片（transpharyngeal lateral radiograph of condyle） 7c

髁突溶解症 101f

髁突特发性吸收 101f

髁突特发性吸收影像学表现（imaging findings of idiopathic condylar resorption） 101f

可吸收板固定（absorbable plate fixation） 203c

克利佩尔·特伦纳伊综合征（Klippel-Trenaunay syndrome） 236f

口臭 136b

口底癌（oral floor cancer） 252a

口干症（xerostomia） 287e

口角歪斜整复（resconstruction of commissure distortion） 437c

口面痛（orofacial pain） 123f

口气 136b

口腔癌（oral cancer） 248f

口腔癌放射治疗（radiotherapy of oral cavity cancer） 272c

口腔窦瘘道（oral sinus fistula） 165c

口腔恶性肿瘤微波热化疗（microwave hyperthermia chemical therapy of oral malignant tumor） 477c

口腔颌面部瘢痕激光治疗（laser therapy of oral and maxillofacial scar） 481e

口腔颌面部表皮样囊肿（epidermoid cyst of oral and maxillofacial region） 209d

口腔颌面部表皮样囊肿影像学表现（imaging findings of maxillofacial epidermoid cyst） 47e

口腔颌面部超声成像（oral and maxillofacial ultrasonography） 21a

口腔颌面部出血（oral and maxillofacial bleeding） 127b

口腔颌面部创伤（oral and maxillofacial trauma） 174f

口腔颌面部创伤急救（first aid of oral and maxillofacial trauma） 175b

口腔颌面部创伤手术麻醉（anesthesia for oral and maxillofacial trauma surgery） 500c

口腔颌面部磁共振成像（oral-maxillofacial magnetic resonance imaging） 18a

口腔颌面部动静脉畸形（arteriovenous malformation of oral and maxillofacial region） 225c

口腔颌面部动静脉畸形介入栓塞（interventional embolization of arteriovenous malformation in oral and maxillofacial region） 228d

口腔颌面部动物咬伤（animal bite wound of oral and maxillofacial region） 178a

口腔颌面部多原发癌（multiple primary cancer of oral and maxillofacial rengion） 264c

口腔颌面部恶性黑色素瘤（malignant melanoma of oral and maxillofacial region） 257e

口腔颌面部恶性黑色素瘤影像学表现（imaging findings of malignant melanoma of oral and maxillofacial region） 83a

口腔颌面部恶性肿瘤（malignant tumor of oral and maxillofacial region） 248e

口腔颌面部恶性肿瘤靶向治疗（targeting therapy of oral and maxillofacial malignant tumor） 277b

口腔颌面部恶性肿瘤放射治疗（radiotherapy of oral and maxillofacial tumor） 269f

口腔颌面部恶性肿瘤化学治疗（chemotheraphy of oral and maxillofacial malignant tumor） 268c

口腔颌面部恶性肿瘤生物治疗（biotherapy of oral and maxillofacial malignant tumor） 276c

口腔颌面部恶性肿瘤中西医结合治疗（combined treatment of traditioal Chineses medicine and western medicine of oral and maxillofacial malignant tumor） 279e

口腔颌面部恶性肿瘤中医治疗（traditional Chinese medicine therapy of oral and maxillofacial malignant tumor） 279c

口腔颌面部恶性肿瘤综合序列治疗（comprehensive and sequential therapy of oral and maxillofacial malignant tumor） 281c

口腔颌面部恶性周围神经鞘瘤影像学表现（imaging findings of malignant peripheral nerve sheath tumor of oral and maxillofacial region） 82d

口腔颌面部放线菌病（actinomycosis of oral and maxillofacial region） 170a

口腔颌面部非霍奇金淋巴瘤（non-Hodgkin lymphoma of oral and maxillofacial region） 260d

口腔颌面部非特异性感染 161c

口腔颌面部钙化上皮瘤 （calcifying epithelioma of oral and maxillofacial region） 247a

口腔颌面部感觉功能障碍 （sensory dysfunction of oral and maxillofacial region） 334d

口腔颌面部感觉神经疾病 （oral and maxillofacial sensory nerve disease） 328c

口腔颌面部感染性疾病 （infectious disease of oral and maxillofacial region） 161b

口腔颌面部孤立性纤维瘤影像学表现 （imaging findings of solitary fibroma of oral and maxillofacial region） 69d

口腔颌面部骨化纤维瘤 （ossifying fibroma of oral and maxillofacial region） 245c

口腔颌面部骨化性肌炎影像学表现 （imaging findings of myositis ossificans of oral and maxillofacial region） 68e

口腔颌面部骨巨细胞瘤 （giant cell tumor of bone of oral and maxillofacial region） 245e

口腔颌面部骨源性肉瘤 （osteogentic sarcoma of oral and maxillofacial region） 256f

口腔颌面部骨源性肿瘤 （osteogenic tumor of oral and maxillofacial region） 245a

口腔颌面部横纹肌肉瘤影像学表现 （imaging findings of rhabdomyosarcoma of oral and maxillofacial region） 81a

口腔颌面部滑膜肉瘤影像学表现 （imaging findings of synovial sarcoma of oral and maxillofacial region） 82b

口腔颌面部化脓性感染 161c

口腔颌面部化脓性肉芽肿影像学表现 （imaging findings of pyogenic granuloma of oral and maxillofacial region） 77a

口腔颌面部混合性脉管畸形 （mixed vascular malformation of oral and maxillofacial region） 233c

口腔颌面部获得性缺损 415a

口腔颌面部霍奇金淋巴瘤 （Hodgkin lymphoma of oral and maxillofacial region） 259c

口腔颌面部畸形 （oral and maxillofacial deformity） 414f

口腔颌面部急性出血 176a

口腔颌面部疾病低温钳取活检术 （freezing clamp biopsy of oral and maxillofacial disease） 476d

口腔颌面部疾病骨核素显像 （bone imaging of oral and maxillofacial diseases） 23d

口腔颌面部疾病激光光动力学疗法 （laser photodynamic therapy of oral and maxillofacial disease） 478e

口腔颌面部疾病激光内镜治疗 （laser endoscopic therapy of oral and maxillofacial disease） 480d

口腔颌面部疾病激光凝固术 （laser coagulation of oral and maxillofacial disease） 479e

口腔颌面部疾病激光射频治疗 （laser-radiofrequency therapy of oral and maxillofacial disease） 483c

口腔颌面部疾病激光手术 （laser surgery of oral and maxillofacial disease） 479a

口腔颌面部疾病激光荧光诊断 （laser fluorescence diagnosis of oral and maxillofacial disease） 478c

口腔颌面部疾病激光治疗 （laser therapy of oral and maxillofacial disease） 477e

口腔颌面部疾病激光治疗防护 （protection of laser therapy of oral and maxillofacial disease） 483e

口腔颌面部疾病激光组织内照射治疗 （laser intertissue radiation of oral and maxillofacial disease） 480b

口腔颌面部疾病鉴别诊断 （differential diagnosis of oral and maxillofacial disease） 121d

口腔颌面部疾病冷冻治疗 （cryosurgery of oral and maxillofacial disease） 474e

口腔颌面部疾病理疗 （physiotherapy of oral and maxillofacial disease） 477a

口腔颌面部疾病祛色素激光治疗 （laser removal of pigmentation from oral and maxillofacial disease） 480e

口腔颌面部疾病物理治疗 （physical therapy of oral and maxillofacial disease） 474d

口腔颌面部疾病准分子激光治疗 （excimer laser therapy of oral and maxillofacial disease） 482c

口腔颌面部间隙感染 （space infection of oral and maxillofacial region） 163e

口腔颌面部 CT 检查 （oral and maxillofacial CT scan） 14c

口腔颌面部结核 （tuberculosis of oral and maxillofacial region） 169d

口腔颌面部结节性筋膜炎影像学表现 （imaging findings of nodular fascitis of maxillofacial region）

70e

口腔颌面部介入放射学技术（techniques for interventional radiology of oral and maxillofacial region） 26c

口腔颌面部静脉畸形（venous malformation of oral and maxillofacial region） 221d

口腔颌面部巨囊型淋巴管畸形（macrocystic lymphatic malformation of oral and maxillofacial region） 232a

口腔颌面部卡波西肉瘤（Kaposi sarcoma of oral and maxillofacial region） 235c

口腔颌面部朗格汉斯细胞组织细胞增生症（Langerhans cell histiocytosis of oral and maxillofacial region） 262e

口腔颌面部良性肿瘤（benign tumor of oral and maxillofacial region） 240f

口腔颌面部淋巴管畸形（lymphatic malformation of oral and maxillofacial region） 230d

口腔颌面部淋巴核素显像（lymphoscintigraphy of oral and maxillofacial region） 24e

口腔颌面部鳞状细胞癌 77e

口腔颌面部鳞状细胞癌影像学表现（imaging findings of squamous cell carcinoma of oral and maxillofacial region） 77e

口腔颌面部瘤样病变（tumor-like lesion of oral and maxillofacial region） 247b

口腔颌面部瘘管与窦道（oral and maxillofacial fistula/sinus） 142d

口腔颌面部麻木（oral and maxillofacial numbness） 129b

口腔颌面部脉管畸形（vascular malformation of oral and maxillofacial region） 218b

口腔颌面部脉管系统肿瘤（vascular neoplasm of oral and maxillofacial region） 233f

口腔颌面部脉管性疾病（vascular anomalies of oral and maxillofacial region） 211f

口腔颌面部梅毒（syphilis of oral and maxillofacial region） 170d

口腔颌面部门诊手术麻醉（anesthesia for oral and maxillofacial day surgery） 508a

口腔颌面部囊肿（oral and maxillofacial cyst） 206f

口腔颌面部脓肿（abscess of oral and maxillofacial region） 164d

口腔颌面部皮样囊肿（dermoid cyst of oral and maxillofacial region） 209b

口腔颌面部皮样囊肿影像学表现（imaging findings of maxillofacial dermoid cyst） 47a

口腔颌面部皮脂腺囊肿（sebaceous cyst of oral and maxillofacial region） 207c

口腔颌面部平滑肌肉瘤影像学表现（imaging findings of leiomyosarcoma of oral-maxillofacial region） 81e

口腔颌面部破骨细胞瘤 245e

口腔颌面部韧带样型纤维瘤病影像学表现（imaging findings of desmoid-type fibromatosis of oral and maxillofacial region） 69b

口腔颌面部软组织动静脉畸形（arteriovenous malformation of oral and maxillofacial soft tissue） 225d

口腔颌面部软组织开放性损伤（open wound of oral and maxillofacial soft tissue） 177f

口腔颌面部软组织开放性损伤清创术（open wound debridement of oral and maxillofacial soft tissue） 181e

口腔颌面部软组织囊肿（cyst of oral and maxillofacial soft tissue） 207a

口腔颌面部软组织缺损整复（resconstruction of soft tissue defect in oral and maxillofacial region） 434c

口腔颌面部软组织肉瘤（soft tissue sarcomas of oral and maxillofacial region） 256b

口腔颌面部软组织血管肉瘤影像学表现（imaging findings of angiosarcoma of oral and maxillofacial soft tissue） 80f

口腔颌面部软组织肿瘤（oral and maxillofacial soft tissue tumor） 246a

口腔颌面部色素痣（nevus of oral and maxillofacial region） 247c

口腔颌面部神经疾病（oral and maxillofacial nerve disease） 328b

口腔颌面部神经鞘瘤（neurilemmoma of oral and maxillofacial region） 246c

口腔颌面部神经纤维瘤（neurofibroma of oral and maxillofacial region） 246e

口腔颌面部神经纤维瘤影像学表现（imaging findings of neurofibroma of oral and maxillofacial-neck region） 74e

口腔颌面部嗜酸性淋巴肉芽肿放射治疗（radiotherapy of eosinophilic lymphoid granuloma in oral and maxillofacial region） 275f

口腔颌面部手术局部麻醉（local anesthesia for oral and maxillofacial surgery） 485b

口腔颌面部手术麻醉（anesthesia for oral and maxillofacial surgery） 485a

口腔颌面部手术麻醉恢复室（postanesthesia care unit for oral and maxillofacial surgery） 512c

口腔颌面部手术气道控制（airway control for oral and maxillofacial surgery） 492a

口腔颌面部手术全身麻醉（general anesthesia for oral and maxillofacial surgery） 486f

口腔颌面部手术容量管理（fluid management for oral and maxillofacial surgery） 496a

口腔颌面部手术术后镇痛（postoperative analgesia for oral and maxillofacial surgery） 510b

口腔颌面部手术围术期监测（perioperative monitoring for oral and maxillofacial surgery） 494a

口腔颌面部手术镇静（sedation for oral and maxillofacial surgery） 489d

口腔颌面部手术重症监护室（intensive care unit for oral and maxillofacial surgery） 515c

口腔颌面部特异性感染 161c

口腔颌面部头颈肿瘤加热治疗（thermal therapy of tumor in oromaxillofacial head and neck region） 280d

口腔颌面部微静脉畸形（venular malformation of oral and maxillofacial region） 219a

口腔颌面部微囊型淋巴管畸形（microcystic lymphatic malformation of oral and maxillofacial region） 230e

口腔颌面部先天畸形 415a

口腔颌面部先天性血管瘤（congenital hemangioma of oral and maxillofacial region） 216e

口腔颌面部纤维瘤（fibroma of oral and maxillofacial region） 246b

口腔颌面部纤维肉瘤影像学表现（imaging findings of fibrosarcoma of oral and maxillofacial region） 79e

口腔颌面部修复重建外科学（oral and maxillofacial reparative and reconstructive surgery） 414a

口腔颌面部血管瘤（hemangioma of oral and maxillofacial region） 212e

口腔颌面部血管瘤和脉管畸形相关综合征（hemangioma and vascular malformation related syndrome of oral and maxillofacial region） 236c

口腔颌面部血管内皮细胞瘤（hemangioendothelioma of oral and maxillofacial region） 234b

口腔颌面部血管外皮细胞瘤（hemangiopericytoma of oral and maxillofacial region） 234e

口腔颌面部炎症性肌成纤维细胞性肿瘤影像学表现（imaging findings of inflammatory myofibroblastic tumor of oral and maxillofacial region） 70b

口腔颌面部异物（foreign body in oral and maxillofacial region） 182f

口腔颌面部异物定位技术（localization of foreign body in maxillofacial region） 183c

口腔颌面部运动神经疾病（motor nerve disease of oral and maxillofacial region） 336e

口腔颌面部脂肪肉瘤影像学表现（imaging findings of liposarcoma of oral and maxillofacial region） 80b

口腔颌面部肿块（oral and maxillofacial mass） 137a

口腔颌面部肿瘤代谢核素显像（metabolic imaging of oral and maxillofacial tumors） 25a

口腔颌面部肿瘤患者镇痛（patient analgesia for oral and maxillofacial tumor） 491b

口腔颌面部肿瘤冷冻治疗（cryotherapy of oral and maxillofacial malignant tumor） 278a

口腔颌面部肿瘤葡萄糖代谢核素显像（glucose metabolic imaging of oral and maxillofacial tumors） 25c

口腔颌面部肿瘤手术麻醉（anesthesia for oral and maxillofacial tumor surgery） 498f

口腔颌面部肿瘤手术治疗（surgical treatment of oral and maxillofacial cancer） 266c

口腔颌面部肿瘤学（oral and maxillofacial oncology） 205c

口腔颌面部肿瘤治疗（therapy of oral and maxillofacial cancer） 265f

口腔颌面部组织移植（oral and maxillofacial tissue transplantation） 416b

口腔颌面除皱术（oral and maxillofacial rhytidectomy） 388b

口腔颌面颈部穿刺检查（puncture of oromaxillofacia and neck region） 116e

口腔颌面颈部动静脉瘘 （arteriovenous fiatula of oral and maxillofacial region） 229f

口腔颌面颈部活体组织检查 （biopsy of oromaxillofacia and neck region） 118a

口腔颌面颈部检查 （oromaxillofacial and neck examination） 110f

口腔颌面颈部结节病影像学表现 （imaging findings of sarcoidosis of oral and maxillofacial-neck region） 77c

口腔颌面颈部静脉畸形影像学表现 （imaging findings of venous malformation of oral and maxillofacial-neck region） 72c

口腔颌面颈部淋巴管畸形影像学表现 （imaging findings of lymphatic malformation of oral and maxillofacial-neck region） 73a

口腔颌面颈部淋巴结炎 （lymphadenitis of oromaxillofacial and neck region） 166a

口腔颌面颈部淋巴瘤影像学表现 （imaging findings of lymphoma of oral and maxillofacial-neck region） 78e

口腔颌面颈部软组织动静脉畸形影像学表现 （imaging finding of arteriovenous malformation of oral and maxillofacial-neck soft tissue） 71e

口腔颌面颈部神经鞘瘤影像学表现 （imaging findings of neurilemmoma of oral and maxillofacial-neck region） 73e

口腔颌面颈部嗜酸性粒细胞淋巴肉芽肿影像学表现 （imaging findings of eosinophilic hyperplastic lymphogranuloma of oral and maxillofacial-neck region） 76b

口腔颌面颈部脂肪瘤影像学表现 （imaging findings of lipoma of oral and maxillofacial-neck region） 71b

口腔颌面美容外科学 （oral and maxillofacial cosmetic surgery） 387e

口腔颌面深部异物探查取出术 （extraction of foreign body in the deep oral and maxillofacial region） 183f

口腔颌面外科学 （oral and maxillofacial surgery） 108f

口腔颌面显微外科 （oral and maxillofacial microsurgery） 416a

口腔颌面医学影像学 （oral and maxillofacial medical imaging） 1a

口腔颌面整形外科 414a

口腔颌面种植放射学技术 （techniques for implant radiology of oral and maxillofacial region） 27b

口腔黑色素瘤 474e

口腔黑色素瘤冷冻治疗 （cryosurgery of oral and maxillofacial melanoma） 474e

口腔检查 （oral examination） 112b

口腔静脉湖 （oral venous lake，OVL） 223f

口腔魁氏斑 476b

口腔麻醉学 （dental anesthesiology） 484a

口腔黏膜白斑 475d

口腔黏膜白斑冷冻治疗 （cryosurgery of leukoplakia of oral mucose） 475d

口腔黏膜非典型增生 475f

口腔黏膜非典型增生冷冻治疗 （cryosurgery of atypical regeneration of oral mucose） 475f

口腔黏膜红斑 476b

口腔黏膜红斑冷冻治疗 （cryosurgery of ergthroplakia of oral mucose） 476b

口腔前庭检查 112c

口腔上颌窦瘘修补术 （oro-antral fistula surgery） 160e

口腔卫生维护 （oral hygiene） 524c

口腔异味 （bad breath） 136b

口腔种植学 （implant dentistry） 517d

口咽癌 （oropharyngeal carcinoma） 254c

口咽癌放射治疗 （radiotherapy of oral oropharyngeal carcinoma） 273b

口咽检查 112f

块状自体骨移植 （autogenous bone block grafting） 522d

眶上神经阻滞 485e

眶下神经阻滞 485f

眶周骨缺损整复 （reconstruction of orbital fracture） 442e

L

拉力螺钉固定 （lag screw fixation） 201d

朗格汉斯细胞肉芽肿病 62e

朗格汉斯细胞组织细胞增多症 62e

勒福 I 型截骨术 （Le Fort I osteotomy） 458e

勒福 II 型截骨术 （Le Fort II osteotomy） 460c

勒福 III 型截骨术 （Le Fort III osteotomy） 462a

类风湿关节炎 100b

类风湿关节炎累及颞下颌关节影像学表现（imaging findings of temporomandibular joint involved by rheumatoid arthritis） 100b

冷冻活体组织检查 118a

冷冻治疗 278a

良性成牙骨质细胞瘤 53d

良性石骨病 86e

裂隙侧上唇过长整复术 348c

裂隙侧上唇过短整复术 348b

淋巴管畸形 73b，230d

淋巴管瘤 73b，230d

淋巴管肉瘤 80f

淋巴瘤 67a，78e

淋巴肉瘤 67a

淋巴上皮囊肿 208d

淋菌性口炎（gonococcal stomatitis） 171f

菱形皮瓣 420a

菱形皮瓣移植（rhomboid skin flap transplantation） 420a

流唾症 287b

流涎发汗综合征 336c

流涎症（salivation） 287b

硫喷妥钠 488d

瘤腔造影（intranidus angiography） 14a

隆鼻术（augmentation rhinoplasty） 411e

隆额术（humping forehead） 399e

隆颏术（chin augmentation） 403c

隆颞术（humping temple） 400d

瘘管 142d

瘘管造影（fistulography） 14b

漏斗囊肿 47e

颅缝早闭综合征（craniosynostosis syndrome） 373e

颅颌骨框架重建术（craniomaxillomandibular reconstruction） 385d

颅颌固定（cranio-maxillary fixation） 203e

颅面裂（craniofacial cleft） 343f

滤泡囊肿 42e

氯胺酮 488e

轮廓美学（contour esthetics） 520d

罗库溴铵 489c

螺丝固位（screw-retained） 524a

M

脉搏传导时间（pulse transit time，PTT） 365b

脉管畸形 218b

曼彻斯特法 349e

蔓状血管瘤 71e

慢速诱导法 487d

慢性非化脓性硬化性骨髓炎 172b

慢性复发性腮腺炎（chronic recurrent parotitis） 283e

慢性硬化性颌骨骨髓炎（chronic sclerosing osteomyelitis of jawbone） 172d

慢性硬化性颌骨骨髓炎影像学表现（imaging findings of chronic sclerosing osteomyelitis of jawbone） 37b

慢性阻塞性腮腺炎（chronic obstructive parotitis） 284b

盲探经鼻插管 492c

毛细管型淋巴管瘤 230e

眉间反射 329d

美维库铵 489d

美学区（esthetic zone） 520b

萌出囊肿 210b

咪达唑仑 489a

咪唑安定 489a

弥漫型巨细胞瘤 107a

迷走神经麻痹（vagus nerve paralysis） 342a

面部不对称（facial asymmetry） 134c

面部激光组织提升术（laser face lifting） 482e

面部矫形手术 338d

面部疖痈（facial furuncle and carbuncle） 166c

面部轮廓整形术（facial contouring cosmetic surgery） 399e

面部皮肤换肤术（facial skin resurfacing） 397e

面部软组织撕脱伤（lacerated wound of facial soft tissue） 179f

面横裂（transverse facial cleft） 345f

面横裂修复术（repair of transverse facial cleft） 346a

面红立毛综合征 336c

面肌抽搐（hemifacial spasm） 340a

面肌痉挛 340b

面颊部凹陷畸形整复（resconstruction of buccal deficiency deformity） 439b

面颊部缺损整复（reconstruction of buccal defect） 438e

面颈部除皱术（face and neck rhytidectomy） 390c

面裂（facial cleft） 344c

面裂囊肿 211a

面神经低温处理术（hypothermia of facial nerve） 476e

面神经功能评价系统（evaluation system for facial nerve function） 342e

面神经减压术 338c

面神经麻痹（facial palsy） 336f

面神经缺损整复（reconstruction of facial nerve defect） 446f

面神经损伤（facial nerve injury） 180d

面神经损伤修复（repair of facial nerve injury） 343b

面神经痛 333c

面神经吻合术（facial nerve anastomosis） 447d

面神经修复手术 338b

面神经移植术（facial nerve grafting） 447b

面神经阻滞 486a

面瘫 336f

面斜裂（oblique facial cleft） 345b

面斜裂修复术（repair of oblique facial cleft） 345d

面厝 413d

面中部复合骨折 41d

面中部复合骨折影像学表现（imaging findings of mid-face multiple fracture） 41d

面中部骨折（midfacial fracture） 192a

面中裂（midline facial cleft） 344d

面中裂修复术（repair of midline facial cleft） 344e

莫勒法 347f

N

囊性水瘤 232a

囊性牙瘤 50d

囊状水瘤 73b

脑脊液漏 176d

脑三叉神经血管瘤综合征 239b

脑三叉神经综合征 239b

脑颜面血管瘤综合征（encephalofacial angiomatosis） 239b

内镜辅助下微血管减压术 331f

内镜下眶下管减压术 331c

内皮样血管肉瘤 66c

逆行引导插管 493a

黏膜移植（mucosal transplantation） 431e

黏液纤维肉瘤 65b

黏液样恶性纤维组织细胞瘤 65b

黏液潴留性囊肿 48a

颞部除皱术（temporal rhytidectomy） 388c

颞肌瓣 420e

颞肌瓣移植（temporal muscle flap transplantation） 420e

颞肌筋膜瓣 420f

颞肌筋膜瓣移植（temporal fascia flap transplantation） 420f

颞下颌关节成骨细胞瘤（osteoblastoma of temporomandibular joint） 313b

颞下颌关节成软骨细胞瘤（chondroblastoma of temporomandibular joint） 314f

颞下颌关节成软骨细胞瘤影像学表现（imaging findings of chondroblastoma of temporomandibular joint） 106c

颞下颌关节创伤性关节炎影像学表现（imaging findings of traumatic arthritis of temporomandibular joint） 98e

颞下颌关节单纯性骨囊肿影像学表现（imaging findings of simple bone cyst of temporomandibular joint） 103f

颞下颌关节动脉瘤样骨囊肿影像学表现（imaging findings of aneurysmal bone cyst of temporomandibular joint） 104b

颞下颌关节恶性肿瘤（malignant tumor of temporomandibular joint） 317c

颞下颌关节二水焦磷酸钙结晶沉积病影像学表现（imaging findings of calcium pyrophosphate dihydrate crystal deposition disease of temporomandibular joint） 102b

颞下颌关节感染（temporomandibular joint infection） 310d

颞下颌关节骨关节病（osteoarthrosis of temporomandibular joint） 303f

颞下颌关节骨巨细胞瘤（giant cell tumor of temporomandibular joint） 315d

颞下颌关节骨巨细胞瘤影像学表现（imaging findings of giant cell tumor of bone of temporomandibular joint） 106a

颞下颌关节骨瘤（temporomandibular joint osteoma） 312b

颞下颌关节骨肉瘤（osteosarcoma of temporomandibular joint） 317c

颞下颌关节骨肉瘤影像学表现（imaging findings of osteosarcoma of temporomandibular joint） 107e

颞下颌关节骨软骨瘤（osteochondroma of temporomandibular joint） 314a

颞下颌关节骨软骨性外生骨疣 314b

颞下颌关节骨样骨瘤（temporomandibular joint osteoid osteoma） 312e

颞下颌关节关节镜外科（arthroscopic surgery of temporomandibular joint） 326a

颞下颌关节核素显像（imaging of temporomandibular joint） 24d

颞下颌关节滑膜囊肿（synovial cyst of temporomandibular joint） 323e

颞下颌关节滑膜囊肿影像学表现（imaging findings of synovial cyst of temporomandibular joint） 102e

颞下颌关节滑膜软骨瘤病（synovial chondromatosis of temporomandibular joint） 320a

颞下颌关节滑膜软骨瘤病影像学表现（imaging findings of synovial chondromatosis of temporomandibular joint） 105b

颞下颌关节滑膜软骨肉瘤（synovial chondrosarcoma of temporomandibular joint） 319b

颞下颌关节化脓性关节炎影像学表现（imaging findings of suppurative arthritis of temporomandibular joint） 99c

颞下颌关节疾病（temporomandibular joint diseases） 299a

颞下颌关节疾病相关性牙颌面畸形（dento-maxillofacial deformity related to temporomandibular joint disease） 324d

颞下颌关节检查（temporomandibular joint examination） 113e

颞下颌关节腱鞘囊肿（thecal cyst of temporomandibular joint） 324b

颞下颌关节腱鞘囊肿影像学表现（imaging findings of ganglion cyst of temporomandibular joint） 103b

颞下颌关节结构紊乱疾病（temporomandibular joint internal derangemen） 300c

颞下颌关节结核影像学表现（imaging findings of tuberculosis of temporomandibular joint） 100a

颞下颌关节经颅侧斜位片（transcranial lateral oblique radiograph of temporomandibular joint） 6d

颞下颌关节巨细胞肉芽肿（giant cell reparative granuloma of temporomandibular joint） 316c

颞下颌关节髁突瘤样增生（tumor-like hyperplasia of temporomandibular joint condylar） 321e

颞下颌关节髁突外生骨疣（osteochondroma of temporomandibular joint condylar） 322a

颞下颌关节朗格汉斯细胞组织细胞增生症（Langerhans cell histocytosis of temporomandibular joint） 323c

颞下颌关节良性肿瘤（benign tumor of temporomandibular joint） 312a

颞下颌关节瘤样病变（tumor-like lesion of temporomandibular joint） 319f

颞下颌关节瘤样钙盐沉着症（tumor-like calcinosis of temporomandibular joint） 322f

颞下颌关节囊肿（temporomandibular joint cyst） 323e

颞下颌关节内镜检查（arthroscopy of the temporomandibular joint） 120b

颞下颌关节黏液纤维性软骨瘤 316f

颞下颌关节破骨细胞瘤 315d

颞下颌关节强直（temporomandibular joint ankylosis） 307c

颞下颌关节强直影像学表现（imaging findings of ankylosis of temporomandibular joint） 101b

颞下颌关节缺损整复（reconstruction of temporomandibular joint defect） 442a

颞下颌关节软骨瘤（chondroma of temporomandibular joint） 313d

颞下颌关节软骨母细胞瘤 314f

颞下颌关节软骨黏液样纤维瘤（chondromyxoid fibroma of temporomandibular joint） 316f

颞下颌关节软骨肉瘤（chondrosarcoma of temporomandibular joint） 318b

颞下颌关节软骨肉瘤影像学表现（imaging findings of chondrosarcoma of temporomandibular joint） 108a

颞下颌关节色素绒毛结节性滑膜炎（pigmented villonodular synovitis of temporomandibular joint） 320f

颞下颌关节色素绒毛结节性滑膜炎影像学表现（imaging findings of pigmented villonodular synovitis of temporomandibular joint） 107a

颞下颌关节手术麻醉（anesthesia for temporomandibular joint surgery） 504c

颞下颌关节双髁突畸形（double condyle of temporomandibular joint） 322b

颞下颌关节损伤（temporomandibular joint injury） 305c

颞下颌关节疼痛功能紊乱综合征 95e

颞下颌关节体层片（tomogram of temporomandibular joint） 8f

颞下颌关节脱位（temporomandibular joint dislocation） 309d

颞下颌关节脱位影像学表现（imaging findings of dislocation of temporomandibular joint） 98c

颞下颌关节紊乱病（temporomandibular disorders, TMD） 299b

颞下颌关节紊乱病影像学表现（imaging findings of temporomandibular disorders） 95d

颞下颌关节紊乱综合征 95e

颞下颌关节纤维瘤病（fibromatosis of temporomandibular joint） 322d

颞下颌关节炎性疾病（inflammatory disease of temporomandibular joint） 304f

颞下颌关节造影（arthrography of temporomandibular joint） 12c

颞下颌关节肿瘤（temporomandibular joint tumor） 311d

颞下颌关节转移瘤 108d

颞下颌关节转移瘤影像学表现（imaging findings of metastatic tumor of temporomandibular joint） 108c

P

哌库溴铵 489b

泮库溴铵 489b

胚胎性肉瘤 81b

皮瓣 416e

皮瓣移植（skin flap transplantation） 416e

皮肤化学剥脱术（dermal chemical peeling） 398c

皮肤激光换肤术（dermal laser resurfacing） 399a

皮肤磨削术（dermabrasion） 397f

皮肤神经软脑膜血管瘤病 239b

皮肤特发性多发性着色肉瘤 235c

皮肤移植（skin transplantation） 416c

皮下血管母细胞性淋巴样增生伴嗜酸性粒细胞浸润 76c

皮样囊肿 209b

皮脂腺囊肿 207c

平堡（Pindborg）瘤 49d，244b

平滑肌肉瘤 81e

平行投照技术 3b

破骨细胞瘤 106a

葡萄酒色斑 219a

普通牙拔除术（ordinary tooth extraction） 148a

Q

七氟烷 488c

脐疝-巨舌-巨体综合征（exomphalos-macroglossia-gigantism syndrome） 379a

气管切开术（tracheostomy） 177b

髂骨肌皮瓣 428e

髂骨肌皮瓣移植（iliac osteo-myocutaneous flap transplantation） 428e

前臂皮瓣 425e

前臂皮瓣移植（forearm flap transplantation） 425e

前腭裂 359e

浅反射 329c

强直性脊柱炎 100f

强直性脊柱炎累及颞下颌关节影像学表现（imaging findings of temporomandibular joint involved by ankylosing spondylitis） 100e

切除活体组织检查 118a

切取活体组织检查 118a

切牙管囊肿 44e，211b

侵袭性纤维瘤病 69b

青少年骨囊肿 103f

青少年（活动性/侵袭性）骨化纤维瘤 55c

球瘤 75d

球状上颌囊肿 211a

曲面体层片（panoramic radiograph） 9d

龋病 28c

龋病影像学表现（imagings findings of caries） 28c

去甲本可松 489b

全鼻缺损整复 (total rhinoplasty) 446a

全厚皮片 416d

全面部骨折 (panfacial fracture) 198c

全凭静脉麻醉 487e

颧骨复合骨折 41b

颧骨复合骨折影像学表现 (imaging findings of zygomatic bone complex fracture) 41a

颧骨复合体骨折 192f

颧骨骨折 (fracture of zygomatic bone) 192e

颧骨降低术 (malar reduction) 401a

颧骨缺损整复 (reconstruction of zygomatic bone defect) 441d

颧眶复合体骨折 192f

颧上颌复合体骨折 192f

R

刃厚皮片 416c

韧带样瘤 69b

韧带样型纤维瘤病 69b

妊娠性龈瘤 77a

肉毒杆菌毒素 A 注射除皱术 (botulinum toxin A injection rhytidectomy) 391a

肉芽肿性牙龈瘤 77a

乳头状淋巴囊腺瘤 292e

软腭缺损整复 (reconstruction of soft palate defect) 438c

软骨钙质沉积症 102b

软骨肉瘤 63d, 108a

软骨移植 (cartilage transplantation) 431b

软组织假恶性骨肿瘤 68e

软组织减容术 (soft tissue reduction) 383d

软组织愈合的早期种植 (Ⅱ型种植) 521d

S

腮腺导管吻合术 (parotid duct anastomosis) 182d

腮腺损伤 (parotid gland injury) 180b

鳃裂囊肿 (branchial cleft cyst) 208d

鳃裂囊肿影像学表现 (imaging findings of branchial cleft cyst) 46a

三叉神经痛 (trigeminal neuralgia) 328c

三叉神经痛微创外科治疗 (minimal invasive surgery for trigeminal neuralgia) 331c

三阶梯方法 491f

三明治骨移植 522e

色素沉着绒毛结节性腱鞘炎 107a

色素绒毛结节性滑膜炎 107a

色素痣 247c

筛分称重法 115b

筛分体积法 115b

上臂外侧皮瓣 426b

上臂外侧皮瓣移植 (upper lateral arm flap transplantation) 426b

上颌窦癌 (carcinoma of maxillary sinus) 254f

上颌窦底提升 (sinus floor elevation) 522c

上颌发育不足 (maxillary deficiency) 453d

上颌骨骨折 (maxillary fracture) 190a

上颌骨骨折影像学表现 (imaging findings of maxilla fracture) 40e

上颌骨缺损整复 (reconstruction of maxillary defect) 439e

上颌后部殆片 4e

上颌后部截骨术 (posterior maxillary osteotomy) 464d

上颌后缩 453d

上颌结节肥大修整术 (maxillary tuberosity hypertrophy surgery) 159c

上颌前部横断殆片 4e

上颌前部殆片 4d

上颌前部截骨术 (anterior maxillary osteotomy) 463c

上颌前突 (maxillary protrusion) 449d

上颌神经阻滞 486b

上颌体层片 (tomogram of maxilla) 8d

上皮性牙瘤 48e

上皮样血管瘤 76c

上皮样血管肉瘤 66c

上气道评估 (upper airway evaluation) 366c

上气道阻力综合征 (upper airway resistance syndrome, UARS) 369b

上牙槽后神经阻滞 486c

舌癌 (tongue cancer) 250b

舌骨下肌群肌皮瓣 425b

舌骨下肌群肌皮瓣移植 (submental myocutaneous flap transplantation) 425b

舌缺损整复 (reconstruction of tongue defect) 438a

舌损伤 (tongue injury) 178e

舌系带过短　160a

舌系带矫正术（lingual frenectomy）　160a

舌下囊肿　48a

舌下囊肿影像学表现（imaging findings of ranula）　48a

舌下神经麻痹（hypoglossal paralysis）　341d

舌下腺囊肿（ranula）　289d

舌下腺黏液囊肿　48a

舌咽神经痛（glossopharyngeal neuralgia）　332a

舍格伦综合征（Sjögren syndrome，SS）　288b

舍格伦综合征影像学表现（imaging findings of Sjögren syndrome）　90d

深反射　329d

神经官能症性面痛（neurosis of facial pain）　334b

神经-肌肉修复性手术　338d

神经交叉吻合术　338c

神经内分泌肿瘤　75d

神经鞘瘤　73e

神经纤维瘤（neurofibromatosis，NF）　74e

神经纤维肉瘤　82e

神经移植（nerve transplantation）　432d

神经源性肉瘤　82e

神经种植术　338c

生物材料植入（biomaterial implantation）　433e

生物治疗　276c

施万细胞瘤　73e

石骨症　86e

始基囊肿　43b

视网膜始基瘤　60a

嗜睡　367b

嗜睡评价（sleepiness evaluation）　367a

嗜酸性粒细胞淋巴肉芽肿　76b

嗜酸性粒细胞增生性淋巴肉芽肿　76c

手术后腮腺炎　282e

手术麻醉恢复室　512c

数字化口腔种植修复与技工工艺程序　524d

数字化口腔种植治疗（digital oral implant therapy）　524c

数字化扫描（digital scanning）　525b

数字化印模（digital impression）　525c

双侧唇裂鼻畸形整复术（secondary repair of bilateral cleft lip nasal deformity）　351a

双侧唇裂术后鼻小柱延长术　351a

双侧唇裂术后鼻翼软骨重建术　351c

双侧唇裂术后继发唇畸形整复术（repair of secondary lip deformity of bilateral cleft lip）　350c

双侧唇裂术后口哨畸形整复术（大石正道法）　350e

双侧唇裂术后人中重建整复术　350f

双侧唇裂整复术（bilateral cleft lip repair）　349c

双唇　412d

双颌畸形（maxillary and mandibular deformity）　457b

双颌前突（maxillary and mandibular protrusion）　450d

双颌前移术　386d

双髁突畸形　95b

双髁突畸形影像学表现（imaging findings of bifid condyle）　95b

双频指数　495d

双眼皮　395b

双叶皮瓣　419d

双叶皮瓣移植（bilobed skin flap transplantation）　419d

水平截骨颏成形术（horizontal osteotomy genioplasty）　470d

睡眠低通气综合征（sleep hypoventilation syndrome，SHVS）　372c

睡眠呼吸紊乱指数　364c

睡眠呼吸暂停低通气指数　364b

睡眠呼吸暂停指数　364a

睡眠呼吸障碍疾病（sleep-related breathing disorder，SRBD）　362a

睡眠呼吸障碍相关指数（index of sleep-related breathing disorder）　364a

睡眠呼吸障碍行为治疗（behavioral therapy of sleep-related breathing disorder）　381c

睡眠呼吸障碍正压通气治疗（positive airway pressure therapy of sleep-related breathing disorder）　380a

锁定固定（lock plate fixation）　203c

T

塌鼻梁　443b

唐氏综合征（Down syndrome）　378e

糖尿病　85c

糖尿病颌骨病变影像学表现（imaging findings of diabetes mellitus in jaws）　85c

特发性骨腔 59d

疼痛 123f

天使病 248d

头影测量片（cephalometric radiograph） 7f

透明质酸钠凝胶注射除皱术（sodium hyaluronate gel injection rhytidectomy） 391e

推进皮瓣 419a

驼峰鼻 407e

驼峰鼻矫治术（hump nose plasty） 407e

唾液出汗综合征 336c

唾液减少 288a

唾液腺 282a

唾液腺癌放射治疗（radiotherapy of salivary gland cancer） 273e

唾液腺导管癌（duct carcinoma of salivary gland） 296e

唾液腺多形性腺瘤（pleomorphic adenoma of salivary gland） 290f

唾液腺多形性腺瘤癌变（carcinoma ex pleomorphic adenoma of salivary gland） 297b

唾液腺恶性肌上皮瘤 295f

唾液腺发育异常 87a

唾液腺发育异常影像学表现（imaging findings of salivary gland dysplasia） 87a

唾液腺放线菌病（actinomycosis of salivary gland） 285e

唾液腺核素显像（salivary gland imaging） 23a

唾液腺混合瘤 290f

唾液腺肌上皮癌（myoepithelial carcinoma of salivary gland） 295e

唾液腺肌上皮瘤（myoepithelioma of salivary gland） 291d

唾液腺基底细胞腺瘤（basal cell adenoma of salivary gland） 292a

唾液腺疾病（salivary gland disease） 282a

唾液腺检查（salivary gland examination） 116a

唾液腺结核（salivary gland tuberculosis） 285b

唾液腺结石病（sialolithiasis） 286a

唾液腺结石病影像学表现（imaging findings of sialolithiasis） 87f

唾液腺良性肥大（benign hypertrophy of salivary gland） 290a

唾液腺良性肥大影像学表现（imaging findings of benign hypertrophy of salivary gland） 94a

唾液腺瘘 88f

唾液腺瘘影像学表现（imaging findings of salivary fistula） 88e

唾液腺囊肿 91e

唾液腺囊肿影像学表现（imaging findings of salivary gland cyst） 91e

唾液腺内镜技术（endoscopic technique for salivary gland disease） 298a

唾液腺黏液表皮样癌（mucoepidermoid carcinoma of salivary gland） 293d

唾液腺黏液囊肿（mucocele of salivary gland） 289a

唾液腺上皮-肌上皮癌（epithelial-myoepithelial carcinoma of salivary gland） 296c

唾液腺沃辛瘤（Warthin tumor of salivary gland） 292e

唾液腺腺泡细胞癌（acinic cell carcinoma of salivary gland） 295b

唾液腺腺样囊性癌（adenoid cystic carcinoma of salivary gland） 294c

唾液腺炎症（sialadenitis） 282d

唾液腺炎症影像学表现（imaging findings of sialadenitis） 89a

唾液腺圆柱瘤 294c

唾液腺造影（sialography） 11a

唾液腺肿大症 290a

唾液腺肿瘤（salivary gland tumor） 290d

唾液腺肿瘤影像学表现（imaging findings of salivary gland tumor） 92a

W

瓦尔萨瓦检查 224d

歪鼻 411b

歪鼻矫治术（deviated nose plasty） 411b

外眦矫正术（outer canthus plasty） 394b

万可松 489b

网织细胞肉瘤 67a

微静脉畸形 219a

微觉醒（arousal） 363f

微觉醒指数 363f

微囊型淋巴管畸形 230e

维库溴铵 489b

味觉出汗综合征（auriculotemporal nerve syndrome, Frey's syndrome） 336b

味觉功能障碍（taste dysfunction） 335b

温热治疗 280d

X

吸光度法 115c

吸取活体组织检查 118a

膝状神经节神经痛 333c

习惯性打鼾 368d

狭颅症 373f

下鼻甲肥大矫正术 383f

下颌发育不足（mandibular deficiency） 454c

下颌发育过度（mandibular excess） 451e

下颌骨侧斜位片（lateral oblique radiograph of mandible） 5e

下颌骨陈旧性骨折（long-standing fracture of mandible） 189c

下颌骨粉碎性骨折（comminuted fracture of mandible） 189a

下颌骨骨不连（non-union of mandibular fracture） 189e

下颌骨骨折（mandibular fracture） 187a

下颌骨骨折影像学表现（imaging findings of mandible fracture） 39f

下颌骨后前位片（posterioanterior radiograph of mandible） 6b

下颌骨弥漫性硬化性骨髓炎 37c

下颌骨缺损整复（reconstruction of mandibular defect） 440e

下颌横断殆片 4f

下颌后部根尖下截骨术（posterior mandibular subapical osteotomy） 469b

下颌后部牙槽骨段截骨术 469c

下颌后缩 454c

下颌角肥大矫正术（mandibualr angle osteotomy） 401e

下颌角骨折（mandibular angle fracture） 188b

下颌前部根尖下截骨术（mandibular anterior subapical osteotomy） 468c

下颌前部殆片 4f

下颌前突 451e

下颌神经阻滞 486c

下颌体骨折（mandibular body fracture） 187f

下颌下腺炎（submandibular sialadenitis） 284e

下颌正中囊肿 211a

下颌支垂直截骨术（intraoral vertical ramus osteotomy，IVRO） 467c

下颌支矢状劈开截骨术（sagittal split ramus osteotomy，SSRO） 465e

下牙槽神经阻滞 486d

先天性非进展性血管瘤 216e

先天性静脉囊肿 224c

先天性血管瘤 216e

纤维光导喉镜引导插管 492d

纤维黄色肉瘤 65b

纤维结构不良 55f

纤维可塑芯喉镜插管 493a

纤维肉瘤 79f

鲜红斑痣 219a

涎瘘（salivary fistula） 286e

涎瘘放射治疗（radiotherapy of salivary fistula） 276b

涎腺 282a

涎腺疾病 282a

涎腺肿瘤 290d

腺淋巴瘤 292e

腺牙源性囊肿 44c，210b

腺牙源性囊肿影像学表现（imaging findings of glandular odontogenic cyst） 44c

腺样体面容（adenoid face） 375a

小颌畸形（micrognathia） 377e

小口畸形整复（resconstruction of microstomia） 437e

小（下）颌畸形 454c

小型和微型板固定（miniplate and microplate fixation） 202d

笑气 488c

斜方肌皮瓣 423f

斜方肌皮瓣移植（trapezius myocutaneous flap transplantation） 423e

新生儿低血糖-巨内脏-巨舌-小头综合征 379b

新生儿低血糖-巨舌-内脏肥大-脐膨出综合征 379a

新生儿颌骨骨髓炎（osteomyelitis of the jaw in neonate） 167f

新旋转推进法 347d

行为干预 381c

行为治疗 381c

胸大肌肌皮瓣 423a

胸大肌肌皮瓣移植（pectoralis major myocutaneous

flap transplantation) 423a

胸大肌肋骨肌皮瓣 428d

胸大肌肋骨肌皮瓣移植 (rib-pectoralis major myocu-
taneous flap transpcantation) 428d

胸三角皮瓣 421c

胸三角皮瓣移植 (deltopectoral skin flap transplan-
tation) 421c

胸锁乳突肌皮瓣 422a

胸锁乳突肌皮瓣移植 (sternomastoid myocutaneous
flap transplantation) 422a

修复前外科 (pre-prosthetic surgery) 155a

修复性巨细胞肉芽肿 57e

许勒位片 6d

旋转皮瓣 419c

旋转皮瓣移植 (rotation skin flap transplantation)
419c

旋转推进法 347c

薛氏位片 6d

血管化游离皮瓣移植 416f

血管淋巴管瘤 233c

血管淋巴样增生伴嗜酸性粒细胞浸润 76c

血管瘤 212e

血管母细胞瘤 80f

血管内皮瘤 66c

血管内皮肉瘤 66c

血管内皮细胞瘤 234b

血管肉瘤 66b, 80f

血管外皮细胞瘤 234e

循环功能监测 494b

Y

牙拔除术 (tooth extraction) 147a

牙槽突骨折 (alveolar fracture) 186c

牙槽突骨折复位固定术 (reduction and fixation of
alveolar fracture) 186d

牙槽突骨折影像学表现 (imaging findings of alveolar
process fracture) 39d

牙槽突裂 (alveolar cleft) 359e

牙槽突裂植骨术 (bone graft of alveolar cleft)
360d

牙槽突修整术 (alveolar plasty) 156b

牙槽突延伸术 158b

牙槽突重建术 (alveolar reconstruction) 156f

牙发育异常 30b

牙发育异常影像学表现 (imaging findings of tooth
dysplasia) 30b

牙根折裂 33d

牙根折裂影像学表现 (imaging findings of fracture of
tooth root) 33d

牙根纵裂 33d

牙骨质-骨化纤维瘤 55c, 245d

牙骨质化纤维瘤 (cementifying fibroma) 245b

牙骨质瘤 (cementoblastoma) 242a

牙颌面畸形 (dento-maxillofacial deformity) 449b

牙及牙槽外科学 (dental and alveolar surgery)
145d

牙及咬合检查 112d

牙瘤 (odontoma) 241f

牙瘤影像学表现 (imaging findings of odontoma)
50d

牙囊肿 42b

牙旁囊肿 210b

牙片 2c

牙钳 147c

牙髓病 28e

牙髓病影像学表现 (imaging findings of pulp disea-
ses) 28e

牙损伤 (tooth injury) 184b

牙损伤影像学表现 (imaging findings of tooth injury)
32e

牙挺 147d

牙脱位 (tooth dislocation) 185a

牙脱位复位固定术 (reduction and fixation of tooth
dislocation) 185d

牙移植术 (tooth transplantation) 154a

牙龈癌 (gingival cancer) 252e

牙龈分离器 147e

牙龈瘤 (epulis) 247e

牙源性错构瘤 50d

牙源性钙化囊腺瘤 (calcifying odontogenic cyst)
244d

牙源性钙化囊性瘤 51a

牙源性钙化囊性瘤影像学表现 (imaging findings of
calcifying cystic odontogenic tumor) 51a

牙源性钙化囊肿 51b

牙源性钙化上皮瘤 (calcifying epithelial odontogenic
tumor) 244b

牙源性钙化上皮瘤影像学表现 (imaging findings of

calcifying epithelial odontogenic tumor） 49d

牙源性颌骨囊肿 （odontogenic cyst of the jaw） 210a

牙源性化脓性颌骨骨髓炎 35c

牙源性化脓性颌骨骨髓炎影像学表现 （imaging findings of odontogenic suppurative osteomyelitis of jawbone） 35c

牙源性角化囊性瘤 43b，242c

牙源性角化囊肿 （odontogenic keratocyst） 242c

牙源性角化囊肿影像学表现 （imaging findings of odontogenic keratocyst） 43b

牙源性黏液瘤 （odontogenic myxoma） 243e

牙源性黏液瘤影像学表现 （imaging findings of odontogenic myxoma） 52f

牙源性黏液纤维瘤 52f

牙源性上颌窦炎 （odontogenic maxillary sinusitis） 167c

牙源性纤维瘤 （odontogenic fibroma） 244f

牙源性纤维瘤影像学表现 （imaging findings of odontogenic fibroma） 52c

牙源性腺样瘤 （adenoid odontogenic tumor） 244a

牙源性腺样瘤影像学表现 （imaging findings of adenomatoid odontogenic tumor） 50a

牙源性肿瘤 （odontogentic tumor） 241e

牙再植术 （tooth replantation） 152f

牙折断 （tooth fracture） 184d

牙周炎 34a

牙周炎影像学表现 （imaging findings of periodontitis） 34a

咽成形术 （pharyngoplasty） 355b

咽反射 329c

咽后壁组织瓣转移术 （posterior pharyngeal flap transplantation） 356a

延期负荷 （delayed loading） 523d

延期种植 （Ⅳ型种植） 521e

炎性假瘤 70b

炎性血管瘤样结节 76c

炎症性肌成纤维细胞性增生 70b

炎症性肌成纤维细胞性肿瘤 70b

眼部整形术 （eye plastic surgery） 392f

眼睑凹陷脂肪填充术 （adipose filling of eyelid depression） 397a

眼睑松弛矫正术 （eyelid relaxtion） 393a

眼眶骨折 （orbital fracture） 194e

眼轮匝肌反射 329d

眼轮匝肌肥厚矫正术 （orbicularis muscle hypertrophy plasty） 396e

氧化亚氮 488c

咬肌肉毒杆菌毒素 A 注射术 （botulinum toxin A injection of masseter hypertrophy） 402c

一般牙拔除术 148b

衣氏放线菌 170a

依托咪酯 488e

义齿修复前外科 155b

异丙酚 488f

异氟烷 488b

溢出性囊肿 59d

引导插管 493c

引导骨再生 （guided bone regeneration，GBR） 522a

婴儿黑色素神经外胚瘤 60a

婴儿黑色素神经外胚瘤影像学表现 （imaging findings of melanotic neuroectodermal tumor of infancy） 60a

婴幼儿骨髓炎 168b

婴幼儿颌骨骨髓炎 36b

婴幼儿颌骨骨髓炎影像学表现 （imaging findings of infantile osteomyelitis of jawbone） 36b

鹰钩鼻矫治术 （hawk nose plasty） 408b

硬化性骨炎 172e

痈 166d

尤因瘤 65e

游离皮瓣移植 （free flap transplantation） 416f

釉质瘤 48e

语言不清 132e

语言障碍 132e

语音不清 （aphthenxia） 132e

预制组织瓣 433c

预制组织瓣移植 （prefabricated flap transplantation） 433c

原发性骨内鳞状细胞癌 54b

原发性骨内鳞状细胞癌影像学表现 （imaging findings of primary intraosseous squamous cell carcinoma） 54b

原发性鼾症 （primary snoring disorder，PSD） 368d

原发性颌骨内癌 （primary intraosseous carcinoma of the jaw） 255d

Z

再血管化游离皮瓣移植 416e

早期负荷（early loading） 523d

早期修复（early restoration） 523d

粘接固位（cement-retained） 524a

战壕口 162e

张口度检查 112e

张口受限 112e，129f

张力带固定（tension band fixation） 202b

真性牙骨质瘤 53d，242b

正颌手术（orthognathic surgery） 458b

正颌手术麻醉（anesthesia for orthognathic surgery） 497c

正颌术后正畸治疗（post-surgical orthodontic treatment） 474a

正颌术前正畸治疗（pre-surgical orthodontic treatment） 473c

正颌外科学（orthognathic surgery） 447f

正颌相关正畸治疗（orthodontic treatment in orthognathic surgery） 473b

正中腭囊肿 44e

正中前上颌囊肿 44e

知名带蒂皮瓣移植 416e

脂肪瘤 71b

脂肪肉瘤 80b

脂肪移植（fat transplantation） 431c

直角投照技术 3b

直接动脉内置管测压 494c

直接皮肤血管皮瓣 417e

直接皮肤血管皮瓣移植（straight cutaneous perforator flap transplantation） 417e

直接咬合接触（direct occlusal contact） 523e

直接印模 523f

直线法 349c

植入性囊肿 209e

指压止血法 176b

窒息 175c

痣样基底细胞癌综合征 44a

中国瓣 425e

中厚皮片 416c

中间神经痛（geniculate neuralgia） 333c

中枢性睡眠呼吸暂停低通气综合征（central sleep apnea-hypopnea syndrome, OSAHS） 371a

中央性颌骨癌 255d

种植成功标准（implant success criteria） 520a

种植美学（implant esthetics） 520a

种植体（implant） 520e

种植体负荷时机（timing of implant loading） 523c

种植体基台（implant abutment） 520f

种植体水平印模（implant-leval impression） 524a

种植体系统（implant system） 520d

种植体植入时机（timing of implant placement） 521c

种植外科程序（surgical procedures of implant therapy） 521b

种植维护程序（procedures of implant maintenance） 524b

种植修复程序（prosthetic procedures of implant therapy） 523b

种植修复体（implant prosthesis） 524a

种植修复体的计算机辅助设计（CAD） 524d

种植印模（impression） 523e

种植治疗并发症（complicaitons of implant therapy） 525d

种植治疗工艺并发症（technical complication） 525f

种植治疗机械并发症（mechanical complication） 525f

种植治疗生物学并发症（biological complication） 525e

周期性偏头痛性神经痛 333f

自体脂肪充填除皱术（autologous fat injection rhytidectomy） 392c

自旋成像 18b

自主神经反射 329d

综合征性唇裂 346f

走马牙疳 162f

足背皮瓣 427c

足背皮瓣移植（dorsal pedis flap transplantation） 427c

阻塞性睡眠呼吸暂停低通气综合征（obstructive sleep apnea-hypopnea syndrome, OSAHS） 369d

阻塞性睡眠呼吸暂停低通气综合征口腔矫治器治疗（oral appliance for sleep-related breathing disorder） 382b

阻塞性睡眠呼吸暂停综合征手术麻醉（anesthesia for obstructive sleep apnea syndrome） 506b

阻塞性睡眠呼吸障碍（obstructive sleep disorder breathing, OSDB） 368b

阻生牙拔除术（impacted tooth extration） 150f

组胺性头痛 333f

组合型牙瘤 50d

组织工程化组织移植（tissue engineering tissue transplantation） 434a

组织细胞增多症 X 62e

拉丁字母

Blair 皮片 416d

Klestadt 囊肿 45b

PHACES 综合征（PHACES syndrome） 240c

Thiersh 皮片 416c

Wolfe-Krause 皮片 416d

"Z" 成形术（Z-plasty） 419f

希腊字母

γ-羟丁酸钠 488e

本卷主要编辑、出版人员

执行总编　　谢　阳

责任编审　　谢　阳

责任编辑　　吴翠姣

索引编辑　　赵　健

名词术语编辑　　陈丽丽

汉语拼音编辑　　曾爱英

外文编辑　　陈　佩

参见编辑　　杨　冲

责任校对　　苏　沁

责任印制　　陈　楠

装帧设计　　雅昌设计中心·北京